임상운동학

관절의 구조와 기능

포괄적 분석

개정 6판

임상운동학

관절의 구조와 기능

포괄적 분석

개정 6판

Joint Structure & Function

A COMPREHENSIVE ANALYSIS

SIXTH EDITION

Pamela K. Levangie, PT, DPT, DSc, FAPTA
Professor Emerita
Department of Physical Therapy
School of Health and Rehabilitation Sciences
MGH Institute of Health Professions
Boston, Massachusetts

Cynthia C. Norkin, PT, EdD
Professor Emerita
Division of Physical Therapy
College of Health Sciences and Professions
Ohio University
Athens, Ohio

Michael D. Lewek, PT, PhD
Associate Professor
Division of Physical Therapy
Department of Allied Health Sciences
University of North Carolina at Chapel Hill
Chapel Hill, North Carolina

영 문 출 판 사

■ 옮긴이 (가나다 순)

김명준 경동대학교 물리치료학과 교수
문동철 김해대학교 물리치료과 교수
배세현 동신대학교 물리치료학과 교수
심경섭 여주대학교 건강운동재활과 교수
안창식 을지대학교 물리치료학과 교수
엄기매 여주대학교 물리치료과 교수
이건철 경남정보대학교 물리치료과 교수
이창렬 나사렛대학교 물리치료학과 교수
정대근 세한대학교 물리치료학과 교수
정형국 안산대학교 물리치료과 교수
채윤원 광주보건대학교 물리치료과 교수
채정병 마산대학교 물리치료과 교수

Joint Structure & Function, A COMPREHENSIVE ANALYSIS Sixth Edition

by Pamela K. Levangie, PT, DPT, DSc & Cynthia C. Norkin, PT, EdD & Michael D. Lewek, PT, PhD

The Original English language work has been published by: The F.A. Davis Company, Philadelphia, Pennsylvania

개정 6판

임상운동학

관절의 구조와 기능 포괄적 분석

2022년 5월 23일 초판인쇄
2022년 5월 30일 초판발행

지은이 : Pamela K. Levangie & Cynthia C. Norkin & Michael D. Lewek
옮긴이 : 정 형 국 외
발행인 : 박 병 조
발행처 : 도서출판 영문출판사
등 록 : 1987년 12월 21일 제2-419호
주 소 : 서울시 강남구 삼성동 69-1
전 화 : (02) 514-5590, 776-5590
팩 스 : (02) 756-8943
E-mail : yeongmunsa@empas.com
홈페이지 : www.ymsbook.net
정 가 : 60,000 원
ISBN 978-89-7224-531-5 93510

※ 파본은 교환해 드립니다.

서문
Proface

임상운동학 6판을 출간하면서, 우리는 거의 40년 전에 시작했던 이 책의 여정을 계속 이어가고 있다. 그 당시 목표로 삼았던 손상된 움직임에 대한 지식은 근거중심의 운동학적 기반의 관점에서 볼 때 거의 공백 상태였다. 연구와 정보 기술의 지속적인 발전으로, 이제 사람들은 그들이 이용할 수 있는 정보의 폭발적 증가에 접근하고 사용하는 방법에 대해 다양한 선택권을 갖게 되었다. 6판의 목표는 현재 독자들의 요구와 선호에 반응하면서, 운동학에서 현재의 개념을 찾는 사람들을 위해 접근가능하고 선호하는 자원이 되는 전통을 계속 유지하는 것이다.

6판은 성인 학습의 이해와 학습 선호도의 변화를 반영하고 있다.

- 우리는 기본 개념을 지지하는 이미지를 증가시키고 강화시켰다.
- 우리는 독자들이 내용을 우선시할 수 있는 독자들의 능력을 촉진하기 위해 *기본 개념*, *확장 개념*, 그리고 *환자 적용* 등의 상자를 그대로 유지했다.
- 내용을 효율적으로 찾을 수 있도록 각 장의 시작 부분에 그 내용에 해당하는 페이지의 번호를 기재했다.
- 근육 조직을 빠르게 리뷰할 수 있도록 관절 복합체를 다룬 장들의 시작 부분에 *해부학 개요*는 표를 추가했다.
- 장에 새롭게 도움을 주고 새로운 편집 팀원으로서, Michael Lewek 박사는 새로운 세대의 연구자를 참여시키기 위한 노력을 반영한다.

우리의 학습자와 학습을 지원하는 기술이 발전하고 있지만, **임상운동학**은 인간의 구조와 기능에 대한 이해를 바탕으로 하는 동시에, 가능하면 접근 가능하고 간결하게 하는 원칙에서 강력하고 현대적이며 근거중심적이 되도록 하는데 전념하고 있다. 우리의 독자인 학생들과 건강관리 제공자들의 전문가적 발전을 도와줌으로써 사회 건강에 기여하는 우리의 기회에 매우 고맙게 생각한다.

Pamela K. Levangie
Cynthia C. Norkin
Michael D. Lewek

감사말
Acknowledgments

더 많은 사람들이 참여와 노력으로 했고, **임상운동학** 6판이 출간하게 되었다. 무엇보다도, 우리는 이 책이 출간되는데 도움을 주신 많은 분들의 시간, 노력 및 전문지식에 감사드린다. 그러므로 우리는 Sam Ward, David Berry, Behar Shahidi, Susan Sigward, Gary Chleboun, Diane Dalton, Julie Starr, Pam Ritzline, Paula Ludewig, John Borstad, Amee Seitz, Jeff Hartman, RobRoy Martin, Ben Kivlan, Lynn Snyder-Mackler, David Logerstedt, Elizabeth Wellsandt, Lee Marinko, Michael Hunt, Janice Eng, Sandra Olney, 뿐만 아니라 Noelle Austin에게 감사의 말을 전하고 싶다. 우리는 또한 오랜 세월 동안 제안을 계속해서 전달해주시는 우리의 동료들과 학생들에게도 감사드린다.

우리는 ***관절기능학***의 미래에 대한 투자와 부수적인 물질적 도움을 준 출판회사 F.A. Davis에게 지속적으로 감사드린다.

특히, 개발 편집자인 Laura Horowitz와 많은 지원을 아낌없이 해 준 Melissa Duffield(수석 인수 편집자), Jason Torres(포토그래퍼), George Lang(컨텐츠 개발 책임자), Robert Butler(제작 관리자), Carolyn O' Brien(예술 디자인 담당자), 그리고 Katherine Margeson(일러스트레이션 담당자)에게 감사드린다. 늘 그렇듯이 우리는 오랜 세월 동안 독자들에게 가치 있는 이미지를 제공해 준 아티스트들에게도 감사드린다. 여기에는 과거 판의 아티스트인 Joe Farnum, Timothy Malone, Anne Raines와 Dartmouth 출판사에게 감사드린다. 우리의 그림을 한 단계 높이느데 도움을 준 새로운 6판에 참여한 Dragonary Media Group에게도 감사드린다.

마지막으로, 우리는 이 일이 누구의 지원 없이는 이루어질 수 없었음을 잘 알고 있고, 우리의 동료와 가족에게 감사드린다.

도움을 주신 분
Contributors

Noelle M. Austin, PT, MS
Certified Hand Therapist
CJ Education & Consulting, LLC
www.cj-education.com
Lynchburg, VA 24503

David B. Berry, PhD
Department of Bioengineering, Nanoengineering, Orthopaedic Surgery
UC San Diego
San Diego, California

John Borstad, PT, PhD
Professor and Chair
College of St. Scholastica
Duluth, Minnesota

Gary Chleboun, PT, PhD
Professor of Physical Therapy
Director, School of Rehabilitation and Communication Sciences
Ohio University
Athens, Ohio

Diane Dalton, PT, DPT, OCS
Board Certified Clinical Specialist in Orthopaedic Physical Therapy
Clinical Associate Professor
College of Health & Rehabilitation Sciences: Sargent College
Boston University
Boston, Massachusetts

Janice Eng, PhD, BSR (PT/OT), MSc
Professor and Canada Research Chair
University of British Columbia
Vancouver, British Columbia, Canada

Jeff Hartman, PT, DPT, MPH
Assistant Professor
Northwestern University, Feinberg School of Medicine
Department of Physical Therapy & Human Movement Sciences
Chicago, Illinois

Michael A. Hunt, PhD, BHK, MPT, MSc
Associate Professor
Department of Physical Therapy
University of British Columbia
Vancouver, British Columbia, Canada

Benjamin Kivlan, PT, PhD, SCS, OCS
Board Certified Clinical Specialist in Sports and Orthopaedic Physical Therapy
Assistant Professor
Duquesne University
Rangos School of Health Sciences
Department of Physical Therapy
Pittsburgh, Pennsylvania

David S. Logerstedt, PT, PhD, MPT, MA
Board Certified Clinical Specialist in Sports Physical Therapy
Assistant Professor
University of the Sciences
Philadelphia, Pennsylvania

Paula M. Ludewig, PT, PhD, FAPTA
Professor, Division of Physical Therapy
Department of Rehabilitation Medicine
University of Minnesota
Minneapolis, Minnesota

Lee N. Marinko PT, ScD OCS, OMT, FAAOMPT
Board Certified Clinical Specialist in Orthopaedic Physical Therapy
Fellow American Academy of Orthopaedic Manual Physical Therapists
Clinical Assistant Professor
Boston University
Boston, Massachusetts

RobRoy L. Martin, PT, PhD
Certified Strength and Conditioning Specialist
Professor
Duquesne University
Pittsburgh, Pennsylvania

Sandra J. Olney, BSc (PT&OT), PhD, MD (hon)
Professor Emeritus
School of Rehabilitation Therapy
Queens University
Kingston, Ontario, Canada

Pamela D. Ritzline, PT, EdD
Dean, School of Behavioral and Health Sciences
Professor, Physical Therapy
Walsh University
North Canton, Ohio

Amee Seitz, PT, PhD, DPT, MS, OCS
Board Certified Clinical Specialist in Orthopaedic Physical Therapy
Associate Professor
Northwestern University, Feinberg School of Medicine
Department of Physical Therapy & Human Movement Sciences
Chicago, Illinois

Bahar Shahidi, PT, PhD, DPT
Assistant Professor
Department of Orthopaedic Surgery
UC San Diego
San Diego, California

Susan M. Sigward, PT, PhD
Athletic Trainer, Certified
Associate Professor of Clinical Physical Therapy
Division of Biokinesiology and Physical Therapy
University of Southern California
Los Angeles, California

Lynn Snyder-Mackler, PT, ATC, ScD, SCS, FAPTA
Board-certified Clinical Specialist in Sports Physical Therapy
Athletic Trainer, Certified
Alumni Distinguished Professor
Department of Physical Therapy
University of Delaware
Newark, Delaware

Julie Ann Starr, PT, DPT
Board Certified Clinical Specialist in Cardiovascular and Pulmonary Physical Therapy
Clinical Associate Professor
College of Health and Rehabilitation Sciences, Sargent College
Boston University
Boston, Massachusetts

Samuel R. Ward, PT, PhD, FAPTA
Professor and Vice Chair of Research
Departments of Orthopaedic Surgery, Radiology, and Bioengineering
UC San Diego
San Diego, California

Elizabeth Wellsandt, PT, PhD, DPT, OCS
Board Certified Clinical Specialist in Orthopaedic Physical Therapy
Assistant Professor
University of Nebraska Medical Center
Division of Physical Therapy Education
Omaha, Nebraska

역자서문

이 책의 번역에 여러 번 참여했던 경험과 새로운 지식을 습득하여 이번 6판의 번역에 심혈을 기울였다는 점이 번역한 후에 개인적으로 가졌던 소회이다. 이번 6판의 번역은 이번 판의 번역 때 실수했거나 오역했던 부분을 최대한 줄이는데 역점을 두었다. 이 책이 갖는 의미와 능력은 따로 말씀을 드리지 않아도 될 만큼 훌륭한 책이다. 5판을 비롯한 이전 판에 비해 6판에는 몇몇의 학자들이 더 많이 참여했고, 책의 구성에도 많은 변화를 주었다.

크게 볼 때 책의 구성은 변하지 않았지만, 각 장들의 내용에서는 많은 변화가 있었고, 그림이나 예제들도 많이 바뀌었다. 전체적으로 볼 때 책의 내용이 약간 줄어든 느낌이 강하게 들었고, 용어의 선택도 보다 철저하게 이루어졌다. 그러나 용어 선택의 측면에서 볼 때, 다른 책에서 동작의 의미로 않았던 valgus와 valrus를 동작의 의미로 많이 사용했다는 점이 개인적으로 인상적이고, 다른 책에서 의미적으로 헷갈리게 표현하고 있는 “dorsal flexion”과 “plantar flexion”의 용어도 각각 “flecion”과 “extension”으로 확실하게 설명하고 있다는 점이 가슴에 와 닿는다.

이 책의 내용이 첫판에 비해 많은 내용을 담고 있어서, 학생들에게 너무 어려울 수 있겠지만, 임상에서 참고할 수 있는 운동학이나 근육, 관절, 관절주머니와 인대, 윤활주머니, 무릎 주름 등에 대한 내용은 관련된 책에서 가장 좋은 책이라고 말할 수 있다. 학생들이나 임상 선생님이 쉽게 찾아볼 수 있는 책으로 권장하고 싶다.

끝으로 번역 출판에 도움을 주신 영문사 박병조 사장님과 직원분들에게 감사드린다.

역자대표 **정 형 국**

목차 요약
Contents in Brief

목차
Contents

Chapter 2 인체 관절 구조의 복잡성 55

Susan M. Sigward, PhD, PT, ATC

Chapter 3 근육의 구조와 기능 99

Gary Chleboun, PT, PhD

단원 2 축성 뼈대의 관절복합체 131

Chapter 4 척주 133

Diane Dalton, PT, DPT, OCS

Chapter 5 가슴우리와 가슴벽 199

Julie Ann Starr, PT, DPT, CCS
Diane Dalton, PT, DPT, OCS

Chapter 6 턱관절 219

Pamela D. Ritzline, PT, EdD

단원 3 상지 관절 복합체 239

Chapter 7 어깨 복합체 241

Paula M. Ludewig, PT, PhD, FAPTA John Borstad, PT, PhD

단원 5 통합 기능 537

Chapter 13 자세 539

Lee N. Marinko, PT, ScD, OCS, OMT, FAAOMPT
Cynthia C. Norkin, PT, EdD

Chapter 14 보행 571

Michael A. Hunt, PhD, BHK, MPT, MSc
Sandra J. Olney, BSc (PT&OT), PhD, MD (hon)
Janice J. Eng, PhD, BSR, (PT/OT), MSc

단원 1

관절의 구조와 기능: 기본 개념

Joint Structure and Function: Foundational Concepts

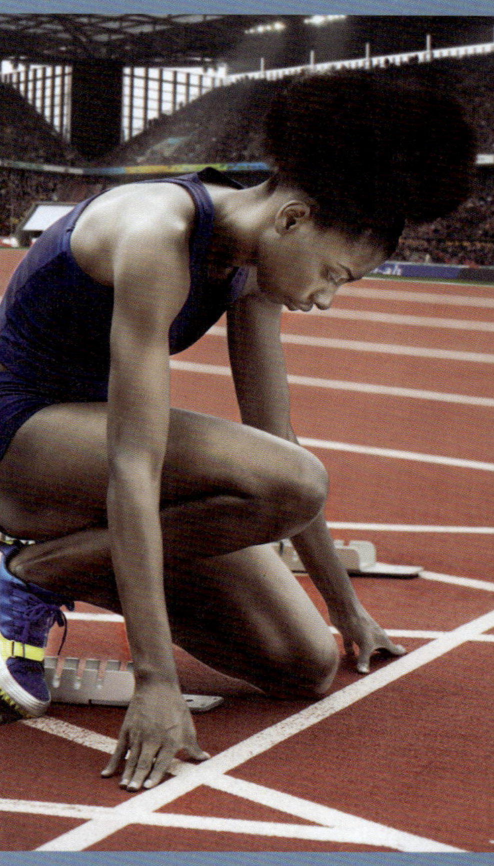

관절의 구조와 기능에 대한 생체역학적 적용

Biomechanical Applications to Joint Structure and Function

1 장

Samuel R. Ward, PT, PhD, FAPTA | Bahar Shahidi, PT, PhD, DPT | David B. Berry, PhD

본장 개요

서론(Introduction)

사람은 자세와 움직임에 있어 거의 무한한 다양성을 생산할 수 있는 능력을 가지고 있다. 인체는 관절의 움직임을 생산하고 통제하는 힘들을 생성하고 반응할 수 있는 구조물을 필요로 한다. 비록 주어진 시점에서 근육뼈대계의 기능에 영향을 주는 모든 운동학적 요소를 포착하는 것은 불가능하지만, 능동 스트레스와 수동 스트레스에 대한 신체 반응을 지배하는 물리적 원리에 대한 최소한의 지식은 인체의 기능과 기능부전을 이해할 수 있는 전제 조건이다.

우리는 뼈 분절, 관절과 관련된 결합조직 구조물 및 근육의 역할 뿐만 아니라, 이들 구조물에 적용된 외적 힘들을 조사함으로써 인체 근육뼈대계의 기능과 관련된 복잡성을 일부 조사할 것이다. 우리는 주요 신체 관절 복합체에 작용하는 스트레스와 그 스트레스의 반응에 대한 기본적인 지식을 제공하는 개념적 틀을 개발할 것이다. 사례와 임상 시나리오는 제시된 원리의 적용에 대한 독자들의 지식을 쌓기 위해 이용될 것이다. 개별 관절과 자세와 이동에서 그들의 상호의존적 기능들을 이해하는데 필요한 주요 생체역학적 원리를 다룰 것이다. 비록 운동조절에서 신경계의 역할이 중요하다는 사실을 알고 있지만, 본 장은 조절자로서의 역할과 피드백 기전을 관장하는 이론들의 지식에 대해서는 다루지 않을 것이다.

본 장은 운동을 만들어내거나 통제하는 내적 힘과 외적 힘들의 검사를 고려하는 생체역학적 원리들을 살펴 볼 것이다. 초점은 주로 강체(rigid body) 분석이다: 다음의 2장은 힘들이 결합조직의 변형에 어떤 영향을 주고(2장), 근육의 어떻게 힘을 만들어 내고, 또 힘에 의해 어떤 영향을 받는지 살펴 볼 것이다(3장). 그 다음의 후속 장들은 인체의 각 영역별 관절 복합체를 탐구함으로써 힘, 스트레스, 조직의 양상 및 기능 간의 상호작용에 대해 알아볼 것이다. 맨 마지막 두 개의 장은 관절복합체의 기능을 자세(13장)와 보행(14장)이라는 포괄적인 과제 안에 통합할 것이다.

본 장에 제시된 생체역학적 원리들의 임상적 적용에 대한 초점을 유지하기 위해, 사례들을 제시함으로써 생체역학의 원리들을 이해하는데 도움을 주고자 한다.

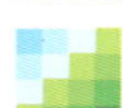

환자 적용 1-1

John Alexander는 20세, 신장 5피트, 9인치(1.75 m), 몸무게 165파운드(~75kg, 734 N)이다. John은 대학 골프선수이다. 그는 경사면에서 발이 구멍에 빠져 오른쪽 무릎이 손상되었다.

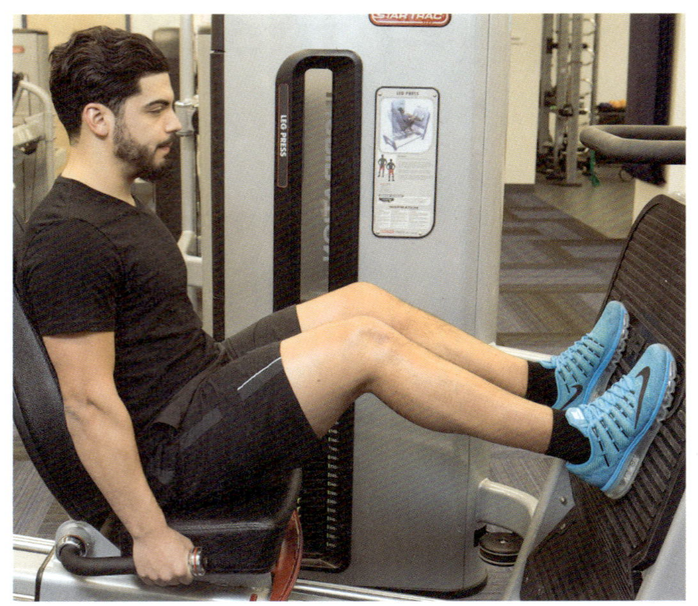

A

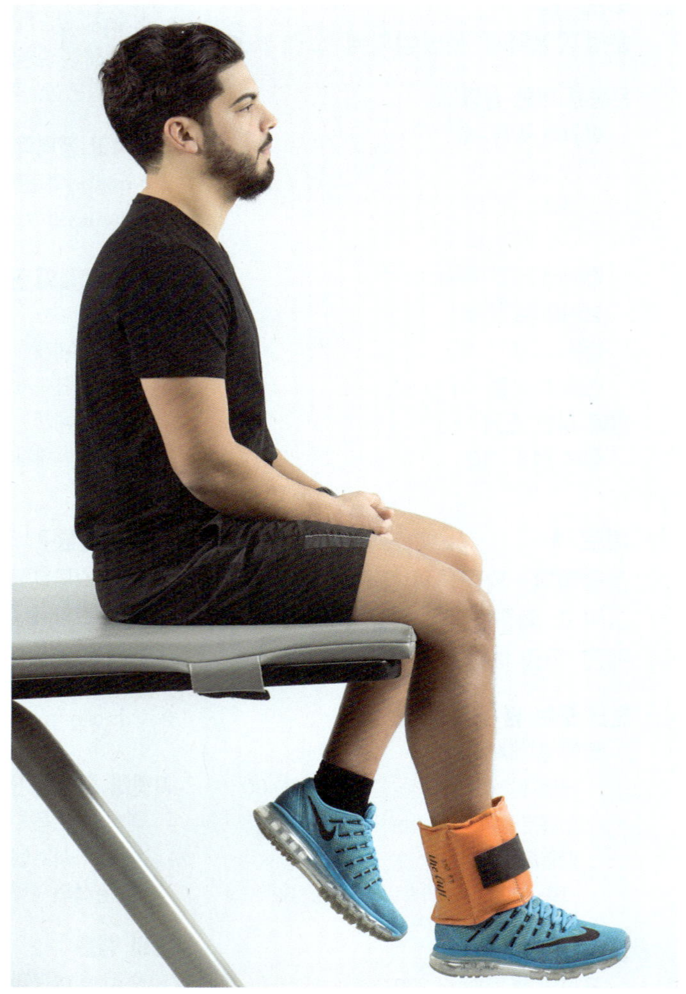

B

그림 1-1. A. 엉덩관절과 무릎관절을 강화하는 레그 프레스. B. 무릎관절 폄근을 강화하는 앵클 웨이트.

이학적 검사와 자기공명영상검사(MRI)를 통해 안쪽곁인대의 찢어짐(tear)과 앞십자인대(ACL)의 분절 찢어짐이라는 진단받았다. John은 정형외과의사의 권고를 받아들여 일차적으로 무릎관절의 근력강화운동을 실시하였다. 초기의 관심은 넙다리네갈래근의 강화에 맞추어졌다. 대학 내 휘트니스센터에 있는 레그 프레스(leg-press) 기구(그림 1-1A)와 프리 웨이트 부츠(그림 1-1B)를 사용하였다.

우리는 본 장을 통해 John의 손상과 근력강화 목표에 관련하여 이들 각각의 재활 운동 옵션에 생체역학을 고려할 것이다.

인체의 운동은 본래 복잡한 것이며, 2개 이상의 분절에 동시에 적용되는 여러 분절(지렛대)과 힘들이 관련한다. 이해하기 쉽고 임상적으로 적용가능한 개념적인 모델을 개발하기 위해, 일반적으로 한 번에 한 개의 분절에 초점을 맞추는 전략을 사용한다. John Alexander의 문제를 분석하기 위하여 초점을 종아리-발 분절에 맞춘다. 종아리-발 분절은 무릎관절 아래에 있는 한 개의 강체(rigid unit)로 간주한다. 그림 1-2A와 그림 1-2B는 레그 프레스기구와 프리 웨이트 부츠에 연결된 종아리-발 분절의 도식적인 그림이다.

그림에서 종아리-발 분절에 연결된 다른 요소들(넙다리뼈 하부, 레그 프레스의 발판, 앵클 웨이트)도 표현이 되어 있지만 이 그림에서 가장 중요한 것은 종아리-발 분절이다. 어떤 그림에서는 명확한 설명을 위해 넙다리뼈, 발판, 웨이트 부츠 등의 종아리-발 분절에 작용하는 힘만 표시하고 그림을 모두 생략하기도 한다. 이렇게 한 분절(또는 선택적인 소수 분절)을 제한적으로 시각화한 그림을 **자유물체도**(free body diagram) 또는 **공간도**(space diagram)라고 한다. 분절에 작용하는 힘들을 크기를 고려하여 같은 비율로 축소한 그림을 "자유물체도"라 한다. 그림의 정확도 보다는 단순한 이해를 위해 비율을 고려하지 않고 힘을 표시한 그림을 "공간도"라고 한다.[1] 일반적으로 힘을 정확한 비율을 고려하여 그리는 것이 쉽지 않기 때문에 우리는 본 장과 이 책에서 공간도를 사용할 것이다.

두 가지의 운동상황에서 종아리-발 분절의 운동을 고찰하고자 할 때, 첫 단계로 가장 먼저 해야 할 것은 분절이 현재 하고 있는, 또는 앞으로 할 운동을 묘사하는 것이다. 운동을 묘사하는 것은 생체역학의 한 분야인 **운동형상학**(kinematics) 영역에 속한다.

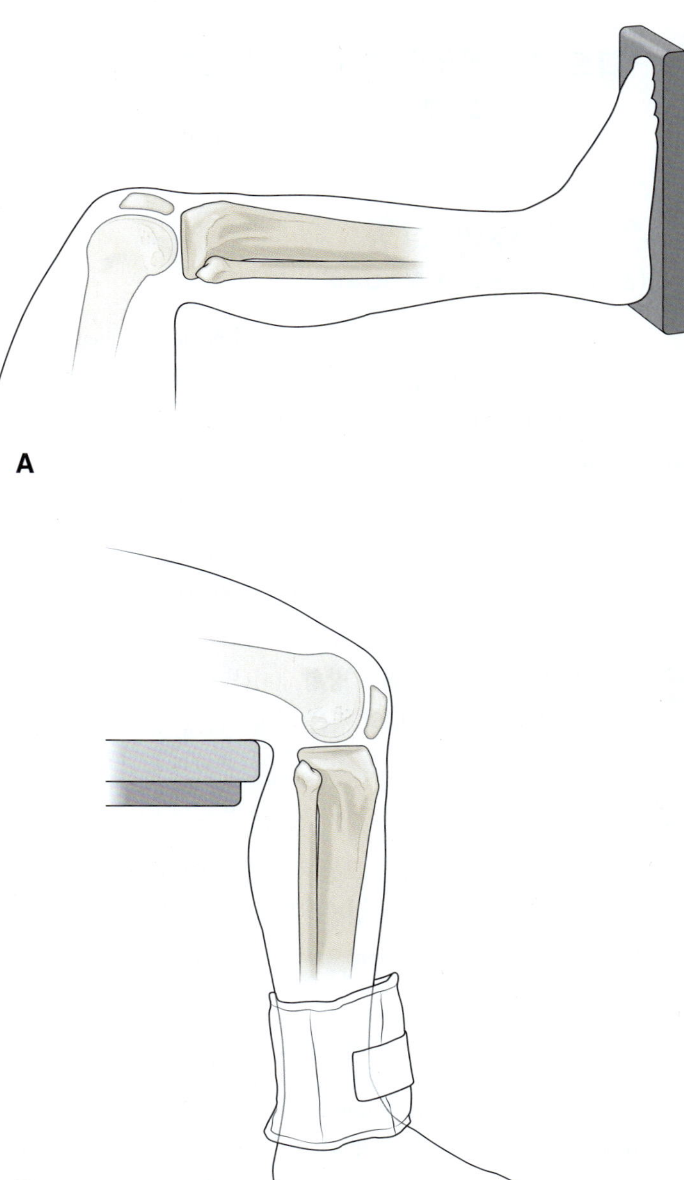

그림 1-2. A. 레그 프레스 발판 위에 놓인 종아리-발 분절. B. 앵클 웨이트가 달린 종아리-발 분절.

파트 1: 운동형상학과 운동역학의 소개

운동에 대한 설명 (Descriptions of Motion)

운동형상학는 단순히 분절의 운동 **변위**(displacement)만을 묘사하는 개념들로 이루어지는 것이며, 운동의 원인이 되는 힘은 운동형상학의 영역에서 고려되지 않는다. 인체의 뼈대(skeleton)는 글자 그대로 지레(lever) 또는 분절들로 이루어진 하나의 시스템이다. 실제로 뼈가 완벽한 강체는 아니지만, 우리는 강체 지렛대(rigid lever)라고 가정할 것이다. 분절의 운동 또는 변위를 묘사하는 5 가지의 운동형상학적 변수들은 다음과 같다: (1) 변위(운동)의 **형태**, (2) 변위의 공간 **위치**, (3) 분절의 변위 **방향**, (4) 변위의 **크기**, (5) 변위의 **비율**(속도) 또는 속도의 비율 변화(가속도).

변위의 종류(Types of Displacement)

병진운동과 회전운동은 모든 강체 분절에 적용되는 2가지 기본적인 운동 형태이다. 병진운동과 회전운동이 결합된 것을 일반 운동(general motion)이라고 한다.

병진운동(Translatory Motion)

병진운동(**선형 변위**, linear displacement)은 분절이 직선을 따라 움직이는 것이다. 인체 움직임에서, 단독으로 일어나는 병진운동은 거의 없다. 그러나 관절가동술을 할 때, 단독 병진운동을 일으키는 임상 시도를 한다. 무릎관절에서 일어나는 넙다리뼈에 대한 정강뼈 고원의 활주처럼, 관절가동술은 치료사에 의해 이루어지는 2개 관절면 사이의 활주 운동이다. 사실, 온전한 관절에서 일어나는 신체 분절의 병진운동은 그 분절의 회전 운동(회전은 거의 눈에 보이지 않지만)이 동반되지 않으면, 거의 일어날 수 없는 인체 운동이다.

회전운동(Rotary Motion)

회전 운동(**각 변위**)은 고정된 축(**회전축**, center of rotation, **CoR**)을 중심으로 물체가 곡선 경로를 그리면서 움직이는 것을 말한다. 순수한 회전운동의 경우, 물체 내의 임의의 점들이 같은 시간에 같은 각도를 움직이며, 회전축(CoR)으로부터 항상 일정한 거리에 위치하는 것이다. 순수한 회전운동은 분절의 병진운동이 일어나지 않고 축을 중심으로 순수한 회전력만이 작용할 때 일어날 수 있다. 그러나 인체에서는 순수한 회전운동이 일어나지 않는다. 그림 1-3의 예에서 종아리-발 분절내의 모든 점들이 고정된 축을 중심으로 회전하여 같은 시간에 같은 각도만큼 이동하는 것으로 보인다. 실제로 인체의 어떤 분절도 완벽하게 고정된 축을 중심으로 회전하지 않는다. 분절들이 순수한 회전운동을 일으키도록 충분히 제한되어 있지 않기 때문에, 모든 관절의 축은 회전 시 아주 조금씩 순간적으로 이동한다.

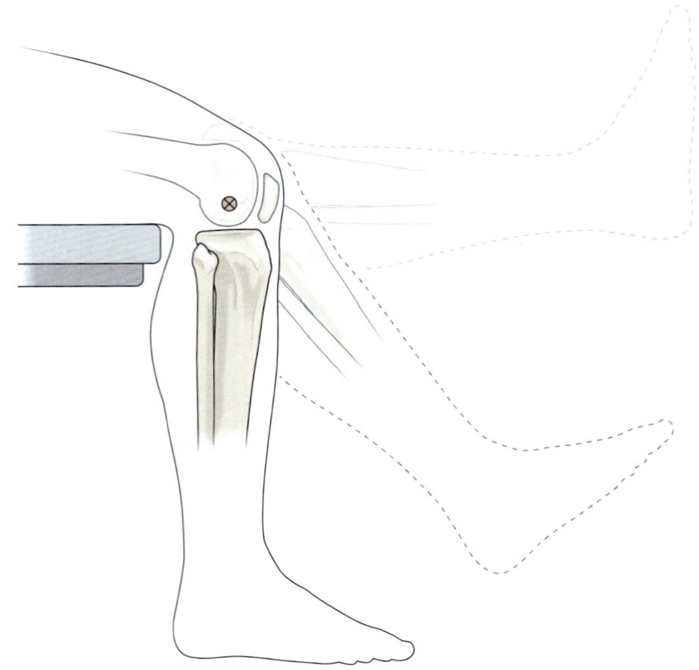

그림 1-3. 회전 운동. 종아리-발 분절의 각 지점들이 고정된 축이나 회전중심으로부터 같은 시간에 같은 각도를 가지고 일정 거리를 움직인다.

일반운동(General Motion)

비분절화된 물체가 움직일 때, 회전운동과 병진운동의 결합운동(**일반적 운동**)이 흔히 일어난다. 회전운동과 병진운동이 결합된 운동을 나타내는 용어는 몇 가지가 있다.

곡선운동[curvilinear(**plannar**) motion]은 ***2차원***에서 분절의 회전운동과 병진운동이 결합된 운동을 말한다(자유도 3에서 평면에 평행하게 나타나는 운동).[2-4] 이런 운동이 일어났을 때, 분절의 회전축은 고정되지 않고 분절의 운동과 동시에 공간 내에서 이동하게 된다. 이동하는 분절의 회전축을 **순간회전중심**(Instantaneous center of rotation, ICoR), 또는 **순간회전축**(instantaneous axis of rotation, IaR)이라고 한다.

곡선경로를 따라 주행하는 물체나 분절은 매우 먼 거리에 있는 고정된 회전중심을 축[3,4]으로 회전운동을 하고 있는 것이라고 간주된다. 다시 말해, 곡선경로는 먼거리에 있는 회전축으로부터 그려진 매우 큰 원의 일부라고 보면 된다.

3차원에 걸쳐 일어나는 분절의 운동을 **3차원운동**(three-dimensional motion)이라고 한다. 곡선운동이 먼거리에 있는 하나의 회전중심을 축으로 일어나는 운동이라면, 3차원 운동은 **나선형 축**(helical axis of motion; **HaM**), 또는 **나사형 축**(screw axis of motion)을 중심으로 일어난다고 볼 수 있다.[3]

이미 언급했듯이, 분절에 작용하는 인대, 근육, 다른 뼈들의 힘들은 분절에서 순수한 회전운동이 일어나도록 충분히 제한되지 못한다. 대신 관절에서는 분절의 일차적인 회전에 동반하여 매우 작은 양의 병진운동(종종 이차적인 회전운동이 동반되기도 함)이 일반적으로 일어난다. 따라서 대분절의 관절회전은 일련의 순간회전축들 주변에서 일어나게 된다. 어떤 관절운동(예로, 무릎관절 굽힘)에서 일반적으로 말하는 "축(axis)"은 순수한 회전 축(true CoR)이라기 보다는 순간회전축들(ICoRs) 사이를 관통하는 한 지점을 말한다. 실제로 대분절의 신체분절들이 곡선경로를 따라 움직이므로, 분절의 진짜 회전운동(true rotatory motion)의 축이 되는 진짜 회전중심(true CoR)은 실제 관절로부터 먼 거리에 위치한다.[3,4]

변위의 공간 위치 (Location of Displacement in Space)

분절의 회전운동 또는 병진 운동은 수학에서 차용한 매우 유용한 준거의 틀인 3차원 데카르트 좌표계(three dimensional Cartesian coordinate system)를 사용하여 표현한다. 인체가 **해부학적 자세**(얼굴은 앞을 바라보고, 손바닥은 전면을 향함)를 취하고 있다고 가정했을 때, 좌표계의 x-축, y-축, z-축의 시작점은 인체의 **질량중심**(center of mass; **CoM**)에 위치한다(그림 1-4). Panjabi와 White가 제시한 시스템에 토대로 x-축은 인체의 좌우방향으로 주행하며 이를 **이마축**(coronal axis)이라 칭하고; y축은 위아래 방향으로 주행하며 이를 **수직축**(vertical axis)이라 하고; z-축은 전후 방향으로 주행하며, **앞뒤축**(anteroposterior[A-P] axis)이라고 한다.[3] 분절의 운동은 축을 **중심으로** 일어나거나(회전운동) 축을 **따라서** 일어난다(병진운동). 자유로운 분절들은 각각의 3개의 축에서 3개의 회전운동과 3개의 병진운동을 일으킬 수 있으므로, 잠재적으로 6가지의 선택(option)이 가능하다. 한 분절이 선택할 수 있는 운동의 수를 **자유도**(degree of freedom)라고 한다. 완전하게 속박되지 않은 분절은 항상 자유도가 6이

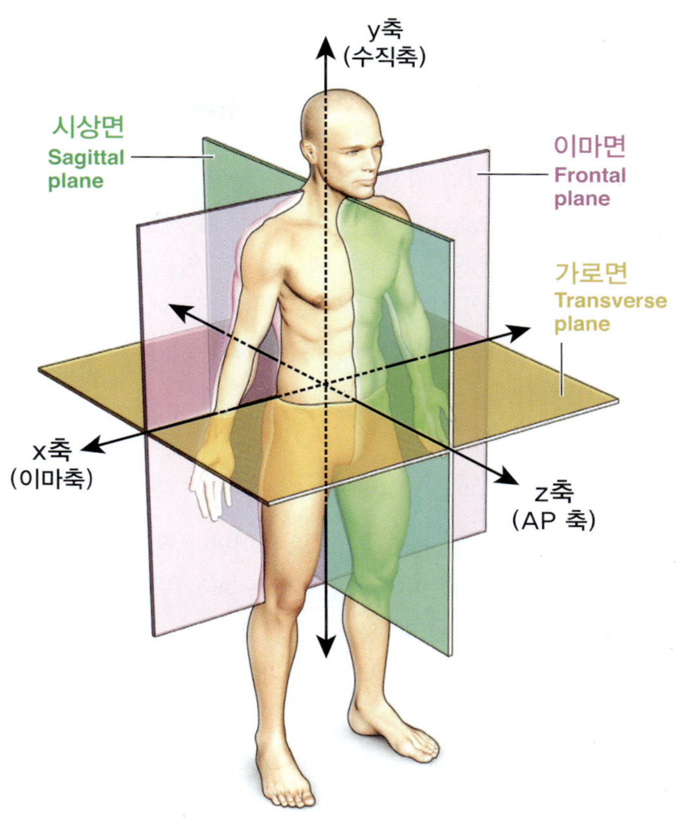

그림 1-4. 해부학적 자세의 신체는 데카르트 좌표계의 x축(이마면), y축(시상면), z축(가로면)을 보여 준다.

되는데, 그 이유는 3개의 축을 중심으로 회전하고, 3개의 축을 따라 병진하기 때문이다. 물론, 인체의 분절들은 속박되지 않으며, 종종 6도 미만의 자유도를 가진다.

신체분절의 회전을 표현하는 방법은 3개의 축 중 하나를 중심으로 일어나는 것으로 표현할 수도 있고, 3개의 기본 **운동면**(cardinal plane)에 평행하게 일어나는 것으로 표현할 수도 있다(그림. 1-4). 한 분절이 특정 축을 **중심으로** 회전할 때, 분절은 축과 수직을 이루는 면을 따라 움직인다. x-축(이마축)을 **중심으로** 회전하는 분절의 운동은 **시상면**(sagittal plane)에서 일어난다. 시상면의 운동은 분절의 전후방향의 운동으로 도식화[1]되기 쉽다(예, 팔의 오목위팔관절 굽힘과 폄).

y-축(또는 수직축)을 **중심으로** 회전하는 분절의 운동은 **가로면**(transverse plane)에서 일어난다. 가로면의 운동은 지면과 평행하게 분절의 운동이 일어나는 것으로 이해할 수 있다(다리의 엉덩관절 안쪽돌림/가쪽돌림). 가로면의 운동은 긴뼈(long bone)의 길이 방향으로 주행하는 축을 중심으로 일어나는 운동으로 표현되기도 하는데, 긴뼈의 축은 실제로 수직축과 일치하지 않기 때문에, **세로축**(longitudinal axis)이라는

용어가 수직축을 대신 사용한다. z-축(또는 앞뒤축)을 **중심으로** 회전하는 분절의 운동은 **이마면**(frontal plane)에서 일어난다. 이마면의 운동은 분절의 측면방향으로 쉽게 시각화될 수 있다(예, 팔의 오목위팔관절의 벌림/모음).

모든 인체 분절의 회전운동과 병진운동은 기준축을 중심으로, 또는 기준면을 따라 일어나는 운동으로 제한할 수 없다. 실제로 기본면 운동은 예외다. 관절의 움직임을 기술하는 것이 유용하지만, 기본면과 기본축은 인체 운동에서 지나치게 단순화되어 있다. 일반적으로, 분절은 2개 이상의 자유도를 가지고 3차원에서 움직인다.

변위의 방향(Direction of Displacement)

분절의 변위가 한 축을 중심으로 일어난다 할지라도, 축을 중심으로 또는 축을 따라서 일어나는 회전운동 또는 병진운동은 두 개의 다른 방향으로 일어날 수 있다(그림 1-5). 회전운동에서 축을 중심으로 일어나는 회전운동의 방향은 시계방향, 또는 반시계방향으로 표현할 수 있다.

굽힘(flexion)과 **폄**(extension)은 같은 축을 중심으로, 같은 면(단일축 또는 단일면)에서 일어나는 운동이지만, 방향은 서로 반대이다(그림 1-5A). 굽힘과 폄은 일부 예외(엄지손가락의 손목손허리관절(carpometacarpal joint)의 굽힘과 폄)를 제외하고는, 일반적으로 이마축을 중심으로 시상면에서 일어난다. **벌림**(abduction)과 **모음**(adduction)은 같은 축을 중심으로, 같은 면에서 일어나는 운동이지만 방향은 서로 반대이다. 벌림/모음과 옆굽힘(lateral flexion)은 예외적으로 엄지손가락 손목손허리관절의 벌림과 모음을 제외하고는, 일반적으로 앞-뒤축(A-P axis)을 중심으로 이마면에서 일어나는 운동이다(그림 1-5B). 해부학적으로 벌림은 분절이 중심선(midline of the body)으로부터 멀어지는 방향으로 회전하는 운동이고, 모음은 분절이 중심선 쪽으로 가까워지는 방향으로 회전하는 운동이다. 움직이는 분절이 신체 중심선과 일치하는 부위(예, 체간이나 머리) 일 때는 (우측 또는 좌측) **옆굽힘**이라고 표현한다.

안쪽돌림(medial or internal rotation)과 **가쪽돌림**(lateral or external rotation)은 수직축(또는 세로축)을 중심으로 가로면에서 일어나는 운동이며 방향은 서로 반대이다(그림 1-5C). 해부학적으로 안쪽돌림은 신체분절이 지면과 평행하게 신체 중심 쪽으로 돌림하는 것이고, 가쪽돌림은 이와 반대 방향으로 일어나는 운동이다. 움직이는 분절이 신체중심선과 일치하는 부위일 때(예, 몸통이나 머리) 가로면에서 일어나는 돌림을 단순히 우측 돌림과 좌측 돌림으로 표현한다. 운동을 표현하는 일반적인 규칙을 벗어난 예들에 대해서는 관절마다 개별적으로 확인하면서 학습해야 한다.

변위의 크기 (Magnitude of Displacement)

분절이 움직이는 회전운동(rotary motion)[또는 각 변위(angular displacement)]의 크기는 **가동범위**(ROM)로 알려져 있다. 가장 많이 알려진 임상 ROM의 측정방법은 측각기로 측정하는 것이다. 물체가 완전히 한 바퀴 회전하면, 그 물체는 360°로 회전한 것이다.

분절의 병진운동(변위)은 물체나 분절이 변위된 선형 거리로 표기된다. 병진운동을 표현하는 단위는 길이의 단위와 같다. **국제단위**(SI unit)로는 m(cm, 또는 mm)로 표현하고, 미국단위(US unit)로는 ft(또는 inch)로 표현한다. 이 책은 국제단위로 표현하는 것을 기본으로 하고 있으며, 필요한 경우에는 이해를 돕기 위해 미국 단위를 같이 표기한다(1 인치는 2.54 ㎝). 임상적으로는 인체 전체의 선형변위를 측정하기도 한다. 예를 들어, 6분 보행측정법(6 minutes walk, 심호흡계질환을 가진 사람의 기능적 상태를 평가하기위한 방법)이란 어떤 사람이 6분 동안 걸어간 거리(m 또는 ft)를 측정하는 것이다.

변위의 비율(Rate of Displacement)

물론 변위의 크기(magnitude of displacement)도 중요하지만, 분절의 변위 비율(단위시간 당 일어난 변위)도 역시 중요하다. 방향을 고려하지 않은 단위시간 당 변위를 **속력**(speed)이라고 하고, 주어진 방향으로 단위시간 당 일어난 변위를 **속도**(velocity)라고 한다. 속도가 시간의 흐름에 따라 변화할 때, 단위시간 당 일어난 속도의 변화를 **가속도**(acceleration)라고 한다.

선형속도(병진운동을 하는 분절의 속도)는 국제단위로서 초 당 이동한 m로 표현하고(m/s), 미국단위로서 초 당 이동한 feet로 표현한다(ft/sec). 가속도는 국제단위로 초제곱당 이동한 m으로 표현하고(m/sec^2), 미국단위로서 초제곱당 이동한 feet로 표현한다(ft/sec^2). 각속도(회전하는 분절의 속도)는 초 당 회전한 각도로 표현하고(deg/sec), 각가속도는 초제곱당 회전한 각도로 표현한다(deg/sec^2).

전자측각계나 3차원 동작분석 시스템은 시간의 흐름에 따른 변화들을 기록한다. 변위에 대한 요약된 정보들을 수집할 때, 이런 시스템들의 출력물을 접하게 되는 경우가 증가하고

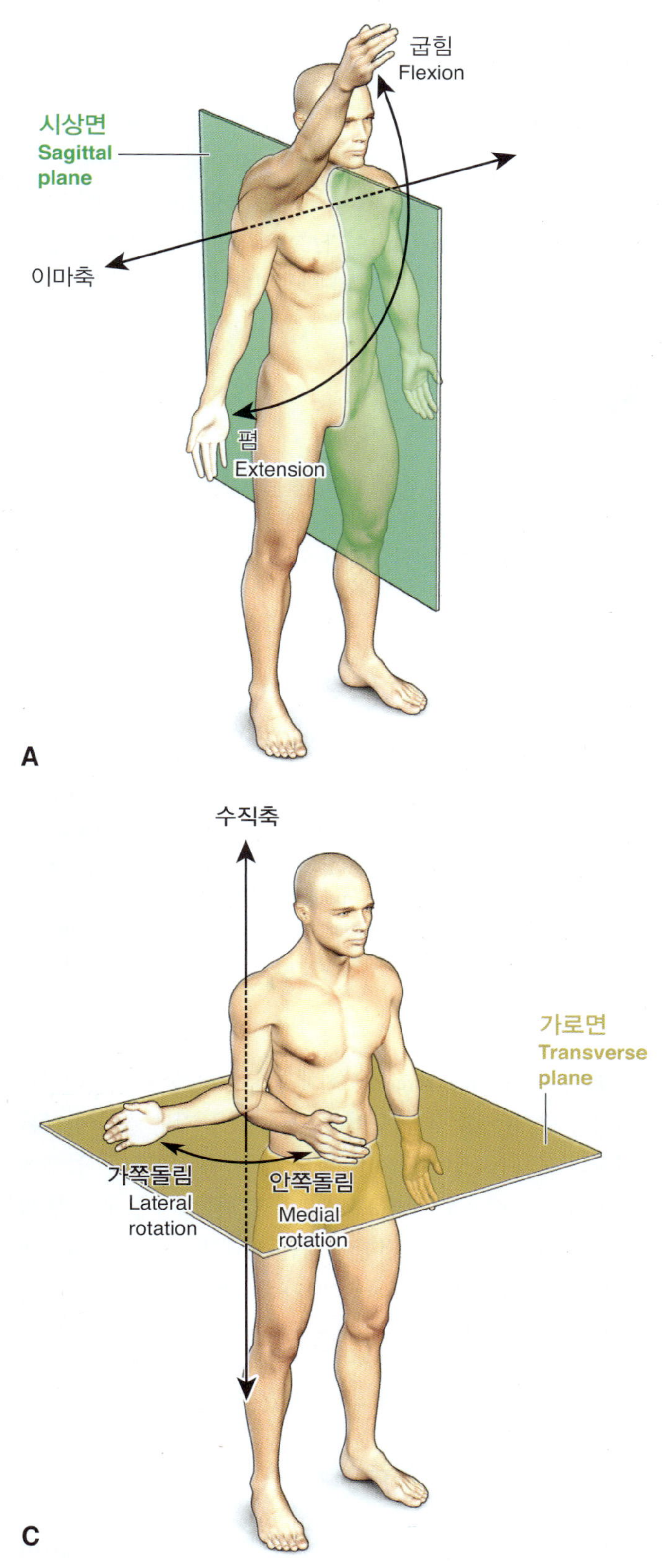

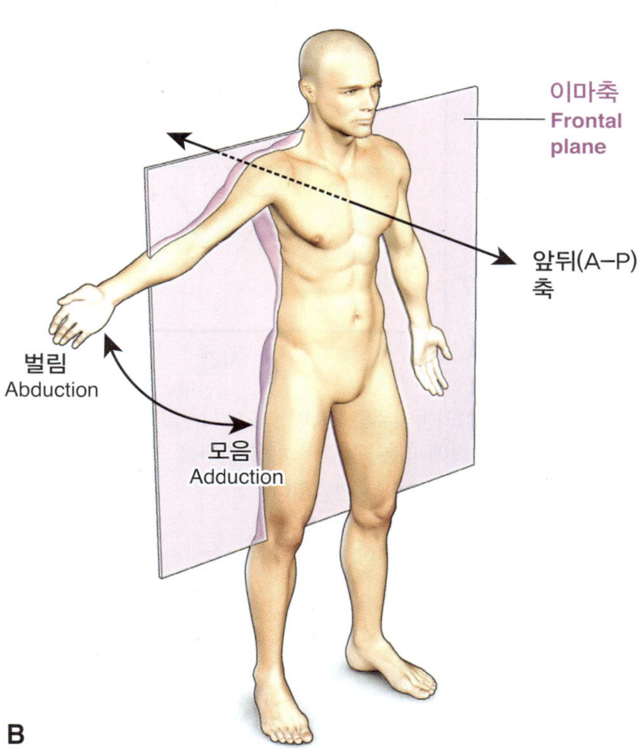

그림 1-5. 운동의 해부학적 정의. **A.** 굽힘과 폄은 이마축을 중심으로 시상면에서 일어나는 운동이며, 굽힘은 앞쪽 방향으로 움직이고, 폄은 뒤쪽 방향으로 움직이는 운동이다. **B.** 벌림과 모음은 각각 중심선에서 멀어지는 운동과 가까워지는 운동이며, AP축을 중심으로 이마면에서 일어나는 운동이다. **C.** 안쪽돌림과 가쪽돌림은 각각 중심선 쪽으로 회전하는 운동과 멀어지는 회전 운동이며, 수직축을 중심으로 가로면에서 일어나는 운동이다.

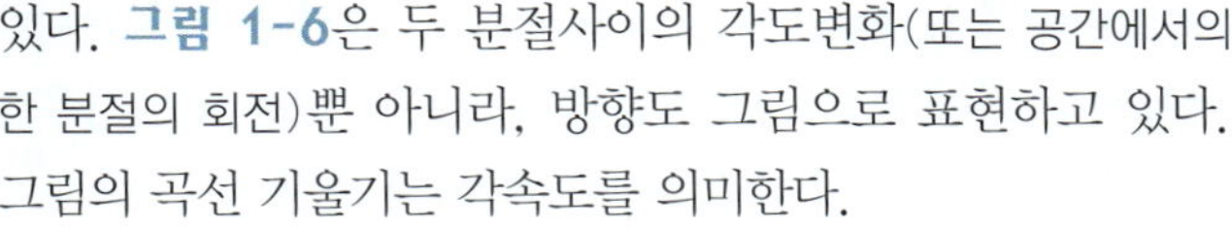
있다. **그림 1-6**은 두 분절사이의 각도변화(또는 공간에서의 한 분절의 회전)뿐 아니라, 방향도 그림으로 표현하고 있다. 그림의 곡선 기울기는 각속도를 의미한다.

그림 1-7은 관절각도의 변화는 고려하지 않고, 시간의 흐름에 따른 신체분절(또는 분절내의 한 점)의 선형가속도 변화를 보여주는 그림이다.

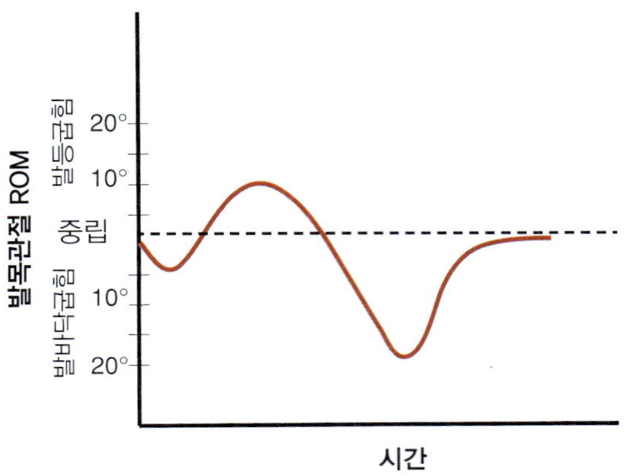

그림 1-6. 관절가동범위를 y축에 놓고, 시간을 x축에 배치했을 때, x축은 시간 경과에 따른 관절 위치의 변화를 보여준다. 곡선의 기울기는 관절 속도의 변화를 반영한다.

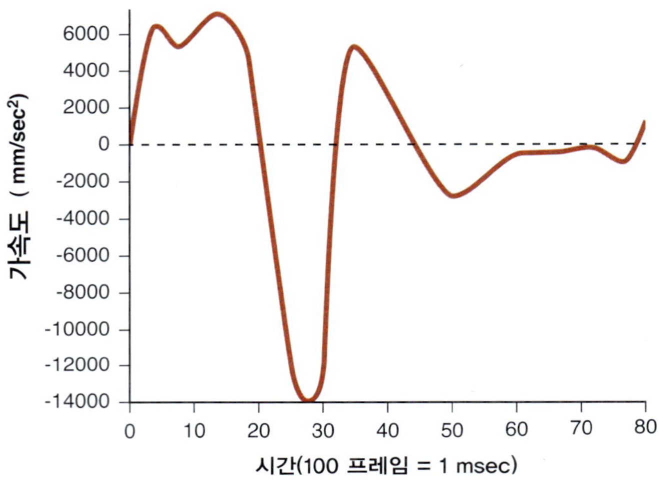

그림 1-7. 분절에 대한 점의 움직임은 시간의 경과(x축)에 따른 분절의 가속도(y축)를 표시한다. 곡선의 기울기와 경향은 움직임이 계속될 때 가속도 크기의 증가나 감소를 나타낸다(출처: Fetters L. Boston University, 2003.)

힘에 대한 소개 (Introduction to Forces)

힘의 정의(Definition of Forces)

인체 운동을 운동형상학적(kinematic)으로 설명하는 것은 운동을 시각적으로 이해하지만, 운동이 일어나는 원인에 대한 이해를 제공하지 못한다. 운동의 원인을 이해하기 위해서는 힘(force)에 대한 고찰이 필요하다. 신체나 신체분절이 움직이느냐, 정지해 있는냐는 신체에 작용하는 힘에 의해 결정된다.

힘이란 간단히 말해서, 한 물체가 다른 물체에 작용하는 밀기(push)나 당김(pull)이다.

두 물체가 접촉할 때, 두 물체 사이에는 한 물체가 다른 물체를 밀거나 당기는 어느 정도의 힘이 작용하게 된다. 국제단위에서의 힘(밀기/당기기)의 단위는 **뉴톤**(newton, **N**)이다. 미국 단위는 **pound**(**lb**)이다. 힘의 밀기나 당기기 개념은 인체의 운동을 평가할 때 흔히 사용된다.

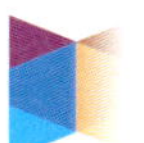

기본 개념: 1-1
힘(force)

비록 힘이 단순하게 밀기나 당김으로 설명되기도 하지만, 힘의 효과(가속도)가 측정가능하기 때문에 힘을 "이론적인 개념(theoretical concept)"으로 표현할 수도 있다.[4] 힘(F)은 힘이 적용된 물체가 갖는 가속도(a)를 사용해 표현될 수 있다. 이 가속도는 물체의 질량에 비례한다. 즉, 다음과 같이 표현할 수 있다.

힘 = (질량)(가속도)

또는 $F = (m)(a)$

질량의 단위가 kilogram(kg)이고, 가속도의 단위가 m/sec^2이기 때문에, 힘의 단위는 $kg \cdot m/sec^2$이 되며, 더 간단히는 newton(N)이 된다; 즉, 1N은 1kg 질량의 물체에게 1 m/sec^2의 가속도를 갖게 하는 힘이 된다(마찬가지로 pound는 질량 1 슬러그(slug)의 물체에게 1 ft/sec^2의 가속도를 갖게 하는 힘이 됨). "슬러그(slug)"는 미국 시스템의 질량 단위이지만, 거의 사용되지 않는 용어이다.

외적 힘(external force)은 신체 외부에서 신체에 가해지는 밀기나 당기는 힘이다. **중력**(gravity, **g**)은 지구 질량이 다른 질량의 물체를 잡아 당기는 힘으로, 지구상의 모든 물체에 지속적으로 작용하는 대표적인 외적 힘이다. 물체의 **무게**(weight, **W**)는 아무런 저항이 없는 상태에서 중력이 물체에 $9.8 m/sec^2$(또는 $32.2\ ft/sec^2$)의 가속도를 발생시키는 당김(push) 작용을 말하는 것이다.

무게 = (질량)(중력)

또는 $W = (m)(g)$

무게가 힘이기 때문에, 무게의 단위는 뉴톤(또는 pound)이 된다. 실제 **kilogram**(**kg**)이 질량의 단위가 더 정확하지만, 일반적으로 1kg를 무게의 단위로 보고 있다. 미국단위체계에서는 질량의 단위로 파운드(pound)를 사용하는 경우가 흔한데, 그것은 힘의 단위(1kg = 2.2 lb)가 된다.

확장 개념 1-1
힘과 질량의 단위를 나타내는 용어

힘과 질량의 단위는 국가에 따라 부정확하게 쓰이곤 한다. 일반적으로 미터법을 사용하는 사람들은 무게의 단위로 뉴톤보다는 kilogram으로 사용한다. 미국에서는 많은 사람들이 pound를 "무게"의 단위로서, 질량의 단위로 혼용해 사용한다. 사람들이 흔히 질량을 무게(중력이 물체의 질량을 당기는 작용)의 개념으로 이해하기 때문에, 그리고 보통 사람들에게 slug라는 질량단위가 친숙하지 않기 때문에, 미국에서는 pound를 질량의 단위로 사용한다.

힘의 단위와 질량의 단위의 구분을 과학적 목적으로 명확히 구분하기 위해 질량 단위인 lb와 kg을 힘의 단위로 사용하는 경우 lbf(pound-force)와 kgf(kilogram-force)로 표시하기도 한다.[3,4]

힘의 단위로서 kilogram이 사용될 때:

$$1 \text{ kgf} = 9.8 \text{ N}$$

질량의 단위로서 pound가 사용될 때:

$$1 \text{ pound} = 0.031 \text{ slug}$$

이런 변환들은 저항을 받지 않는 중력가속도가 9.8 m/sec^2 또는 32.2 ft/sec^2라는 가정을 기초로 한다. kgf와 slug가 일반적으로 사용되는 용어가 아니기 때문에, 독자들은 이들 용어에 친숙하지 않을 것이다.

질량과 힘의 단위를 구분하는 것이 중요한데, 그 이유는 질량은 스칼라량(힘의 방향이나 힘선이 정의되지 않음)이고, 뉴톤이나 파운드는 힘의 단위이고 벡터의 성질을 가지고 있기 때문이다. 우리는 이책에서 ***뉴톤***과 ***파운드***는 힘의 단위로, ***kilogram***과 "slug"는 질량의 단위로 사용할 것이다. 슬러그는 일반적으로 사용되는 단위가 아니기 때문에, 이 책에서 더 이상 이 용어를 사용하지 않을 것이다.

중력은 신체에 가장 지속적으로 작용하는 힘이므로, 인체에 작용하는 잠재적인 힘들을 고찰할 때, 중력이 가장 우선적으로 고려되어야 할 힘이다. 그러나, 중력은 인체나 인체분절에 작용하는 무한히 많은 외적 힘들 중 단지 하나의 힘에 불과하다. 인체나 인체분절에 밀기나 당김으로 작용할 수 있는 다른 외적 힘들의 예로는 바람(신체에 작용하는 공기의 밀기), 물(신체에 작용하는 물의 밀기), 다른 사람(검사자가 John Alexander의 다리에 작용하는 밀기나 당기기), 다른 물체(발에 작용하는 지면의 밀기, 다리에 작용하는 웨이트 부츠의 당기기) 등이 있다. 여기서 가장 중요한 점은 인체나 인체분절에 작용하는 힘들이 인체나 인체분절과 접촉하고 있는(in touching) 무언가에 의해 작용하고 있다는 점이다. 이 규칙의 가장 큰 예외는 중력이다. 그러나 중력(지구의 끌어당김)이 지구상의 모든 물체와 "접촉(contact)"하고 있다는 가정을 허용한다면, 이런 예외를 인정하고, 분절에 작용하는 모든 힘(중력 포함)은 *분절과 접촉하고 있는 것으로부터 발생한다*라는 규칙을 세울 수 있게 된다. 다음과 같은, 반대의 명제도 성립 가능하다. *분절과 접촉하고 있는 모든 것들은 분절에 힘을 발생시킨다*(비록 힘이 무시할 정도로 작을 지라도).

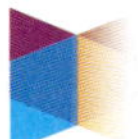

기본 개념 1-2
힘의 기본 법칙(primary rule of force)

- 분절에 작용하는 모든 힘은 분절과 접촉하는 무엇인가로부터 발생한다.
- 분절과 접촉하는 모든 것은 분절에 힘을 발생시킨다. (비록, 힘의 크기가 무시할 정도로 작다할지라도)
- 중력은 모든 물체와 "접촉"하는 것으로 간주한다.

내적 힘(internal force)은 인체에 작용하는 인체 내부에서 발생한 힘을 말한다(즉, 인체내의 2개의 구조물간의 접촉에 의해 발생하는 힘). 예로, 근육(위팔두갈래근이 자뼈[ulna]에 작용하는 당기기), 인대(인대가 뼈에 작용하는 당기기), 뼈(관절에서 한 뼈가 다른 뼈에 작용하는 밀기) 등에 작용하는 힘을 들다.

외적 힘은 운동을 촉진할 수도, 또는 제한할 수도 있다. 내적 힘은 운동의 ***시작***(initiation)에 필수적인 것으로 간주된다. 그러나 내적 힘은 다른 내적 힘에 대해 저항할 뿐만 아니라, 외적 힘에 의해 발생한 운동을 상쇄시키거나 제어하기도 한다. 다음 장들에서 다루는 많은 내용들은 내적 힘의 역할로서, 운동을 유발하는 역할뿐만 아니라, 다른 내적 힘이나 외적 힘의 효과들에 대항해 관절구조물의 보존성을 유지하려는 상호 역할(interactive role)을 다루고 있다.

힘 벡터(Force Vectors)

모든 힘은 힘의 발생 근원이나 힘이 작용하는 물체에 상관없이 벡터량으로 표현된다. **벡터**(Vector)는 전통적으로 화살표로 표시된다. 힘을 나타내는 화살표는 (1) 힘이 가해지는 물체 위에 기초를 두고 있으며(작용점, point of application), (2) 화살표의 몸체와 머리는 힘이 작용하는 방향으로 향하고, 힘을 받는 물체와 일정 각도를 형성하며(방향, direction/orientation), (3) 화살표의 길이는 가해진 힘의 크기를 나타낸다(크기, magnitude). 앞으로 힘벡터에 대해 고찰할 때(최소한 본 장 내에서는), 그림 상의 벡터의 **작용점**(*기초*)은 힘이 가해지는 물체 위에 존재하는 것으로 한다.

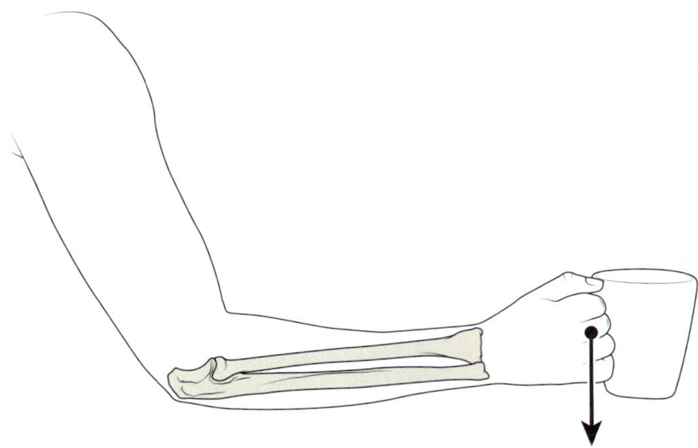

그림 1-8. 아래팔-손 분절에 대한 커피잔 무게의 당김을 나타내는 벡터(커피잔-on-아래팔/손 벡터(MFh). 힘의 크기는 커피잔의 무게와 질량의 크기에 비례한다.

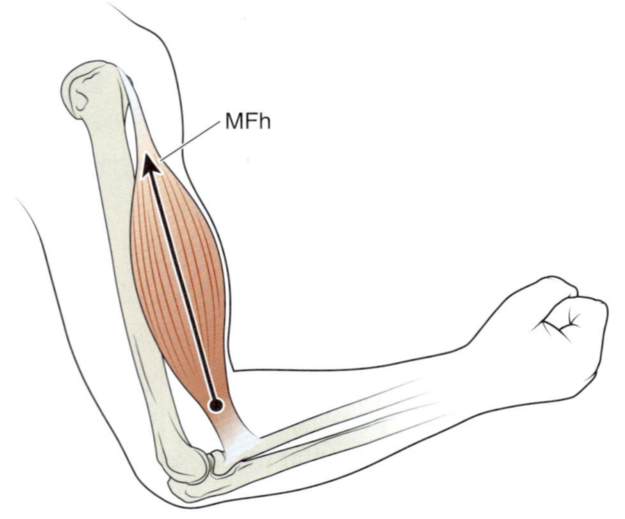

그림 1-9. 근육-on-아래팔/손 벡터(MFh)는 아래팔-손 분절에 대한 근육의 당김을 나타낸다.

아래팔-손에 놓인 커피잔은 외적 힘으로 작용하고, 아래팔-손 분절에 작용하는 근육의 당김은 내적 힘으로 작용한다. 그림 1-8은 커피잔(외적 힘)을 들고 있는 손과 아래-손 분절을 보여주고 있다. 커피잔이 아래-손 분절에 접촉하고 있기 때문에, 커피잔이 아래-손 분절에 가해지는 힘(이 경우에는, 아래쪽 방향으로 당기는 힘)으로 작용한다. 커피잔-on-아래팔/손(MFh)으로 불리는 힘은 벡터로 표시된다. 아래팔-손 분절에 가해지는 이 힘의 작용점은 손에 위치하는데, 그 이유는 커피잔이 중력 방향으로 당겨지기 때문이다; 작용선과 방향은 각각 아래팔-손에 관련해 커피잔의 당김과 당김 각도를 나타낸다; 힘의 길이는 커피잔 당김의 크기를 나타낸다. 힘 MFh는 외적 힘인데, 그 이유는 커피잔이 분절에 접촉되어 있다하더라도, 커피잔이 신체의 일부가 아니기 때문이다. 그림 1-9는 아래팔-손 분절에 작용하는 팔꿉관절 굽힘근의 힘(내적 힘)을 보여 주고 있다. 작용점은 근육이 아래팔에 부착되는 지점이고, 힘의 방위(orientation)와 방향(direction)은 근육의 중심쪽으로 향한다("당김"은 항상 힘의 근원 쪽으로 향한다). 이 근육의 힘은 근육-on-아래팔/손의 힘(vector MFh)으로 불린다. 힘을 "외적 힘" 또는 "내적 힘"으로 지정하는 것이 어떤 맥락에서 유용할 수 있지만, 커피잔과 같은 외적 힘과 근육과 같은 내적 힘에 대해 힘을 그리거나 시각화하는 규칙은 동일하다.

벡터는 작용점과 힘의 근원에 따라 분절을 밀거나 당기는 것으로 표현될 수 있다. 그림 1-10은 아래팔에 대한 외적 저항의 **밀기**와 **당김**의 힘 벡터를 보여준다. 그림 1-10A에서 미는 벡터는 수동 저항으로부터 멀어지고, 그림 1-10B의 당김 벡터는 수동 저항 쪽으로 향한다. 양쪽 벡터의 크기가 동일하다면, 아래팔-손 분절에 동일한 영향을 미칠 것이다.

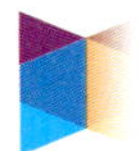

기본 개념 1-3
힘벡터(Force Vector)

힘벡터는 다음에 의해 결정된다:

- *힘을 받는 물체 위에 존재하는* **작용점**.
- *밀기는* 힘의 근원으로부터 멀어지고,
  당기기에서는 힘의 근원으로 가까워지며,
  힘을 받는 물체와 일정 각도를 형성하는 작용선과
  방향(direction/orientation).
- 실제 힘의 **크기**(밀기나 당기기의 크기)에 비례하게
  표시되는 길이(length).
- 길이는 한 벡터와 주변의 다른 벡터들과의 관계를
  고찰하기 위해 연장될 수 있음.
- "X-on-Y"을 사용하는 힘 **이름**에서
  첫 번째 분절("X")은 항상 힘의 근원을 나타내고,
  두 번째 분절("Y")은 그 힘이 작용되는 물체나
  분절을 나타낸다.

중력(Force of Gravity)

이미 언급했듯이, 중력은 인체가 자세유지나 운동 시에 받게 되는 가장 지속적이고 영향력 있는 힘 중의 하나이다. 그러므로 힘의 특성을 고찰할 때 중력을 가장 먼저 살펴보는 것이 도움이 된다. 중력도 역시 벡터로서 작용점, 작용선, 방향,

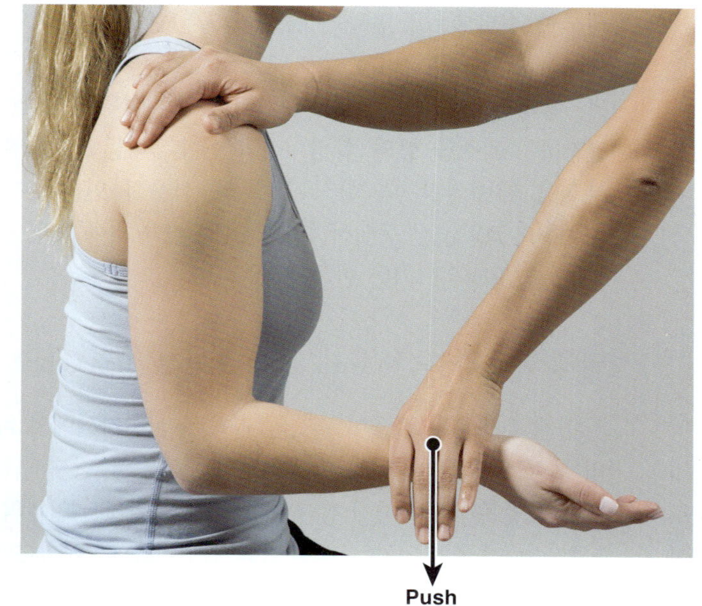

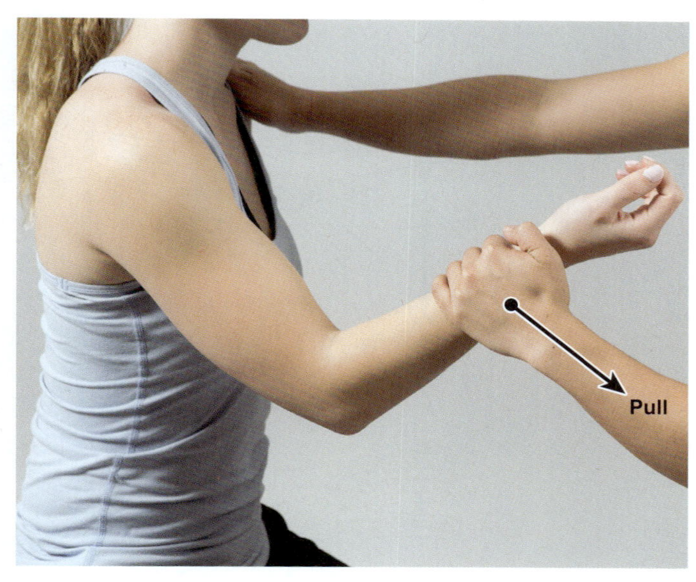

그림 1-10. 미는 힘과 당기는 힘. A. 물리치료사가 미는 힘으로서 아래팔에 도수저항을 적용하고 있다. 반면, B. 물리치료사가 당기는 힘으로서 아래팔에 도수저항을 적용하고 있다. 만약 사진에서 물리치료사의 손을 제거하면, 양쪽 벡터는 비슷하게 보이고, 당기는 힘인지 미는 힘인지 구분하기가 어려울 것이다.

크기를 가지고 있다. 한 점이나, 제한된 부위에 작용하는 다른 힘들과는 달리, 중력은 물체를 이루고 있는 질량 전체에 작용한다. 이를 단순화하기 위해, 물체나 분절에 작용하는 중력벡터는 그 작용점이 물체나 분절의 **질량중심**(center of mass; CoM), 또는 **중력중심**(center of gravity; **CoG**)에 위치하는 것으로 간주한다 – 중력중심은 물체나 분절의 모든 질량이 집중되는 곳이라고 생각되는 가상의 점을 의미한다 – 모든 물체나 분절은 하나의 질량중심을 갖는다.

대칭성 물체의 경우, 중력중심은 물체의 기하학적 중심부위에 존재하며, 질량은 질량중심으로 고르게 분포한다. 비대칭성의 물체에서는 중력중심이 더 무거운 쪽으로 이동하게 한다. 질량중심이 물체의 외부에 있는 경우에도, 여전히 그 질량중심에 중력의 힘이 ***작용하게*** 된다. 물체의 질량중심은 물체의 균형점이라고 생각하면 된다(손가락 하나로 물체의 균형을 맞출 수 있다고 가정할 수 있다).

대분절에 작용하는 힘들의 방향은 힘의 근원이 어느 쪽이냐에 따라 달라지지만, 물체에 작용하는 중력은 **항상** 지구의 중심방향으로 향해 지면과 수직방향으로 향한다. 중력벡터를 흔히 **중력선**(line of gravity; **LoG**)이라고 표현한다. 중력선의 길이는 척도를 기준으로 그릴 수 있지만(자유물체도를 그릴 때, 힘의 크기에 비례하여 벡터의 길이를 결정한 것과 같이), 중력선은 물체 질량중심에 끈을 매달아 놓는 것으로 가장 잘 표현될 수 있다.

분절 질량중심과 중력의 합성

신체의 각 분절은 자신의 질량과 중력선을 가진 것으로 간주된다. 그림 1-11A는 위팔, 아래팔 및 손 분절의 질량중심에 작용하는 중력 벡터를 보여주고 있다(각각 벡터 GA, GF 및 GH). 그러나 두 개 이상의 분절(예: 종아리-발 분절과 같은)을 단일 강체 분절로 간주하는 것이 종종 유용할 수 있다. 그림 1-11B에서, 아래팔과 손에 작용하는 중력은 이들 두 분절의 결합된 질량중심에 작용하는 단일 벡터(GFH)이다. 그림 1-11C에서, 3개 분절에 대한 중력은 3개 분절이 결합된 질량중심에 작용하는 단일 벡터(GAFH)로 표현된다.

두 분절의 질량이 결합될 때(예: 그림 1-11B의 아래팔 분절과 손 분절, 또는 그림 1-11C의 위팔 분절과 아래팔 분절), 새로운 작용점(새로운 질량중심)은 원래 두 분절의 질량중심 사이에 위치할 것이다. 연결된 분절이 동일한 질량이 아닐 때는, 새로운 질량중심은 더 무거운 분절 쪽에 위치할 것이다. 새로운 벡터는 결합된 분절에 대해 동일한 효과를 가질 것이고, **합성힘**으로 불린다. 2개 이상의 힘이 하나의 합성힘으로 결합하는 과정을 **힘의 합성**이라고 한다. 그림 1-11D처럼 분절을 재배열할 때, 합성된 질량중심을 확인하는 법칙(GAFH의 작용점)은 동일하지만, 실제로 물체 밖에 놓일 수도 있다; GAFH의 크기는 변하지 않는다.

인체의 질량중심(Center of Mass of the Human Body)

인체의 모든 분절들이 결합되어 해부학적 자세에서 하나의 분절로 생각되어지면, 인체의 중력중심은 두 번째 엉치뼈(S2)의 앞쪽에 위치하게 된다. 해부학적 자세에서 인체의 정확한 질량중심의 위치는 각 사람의 인체비율(질량의 분포)에 의해 결정된다.

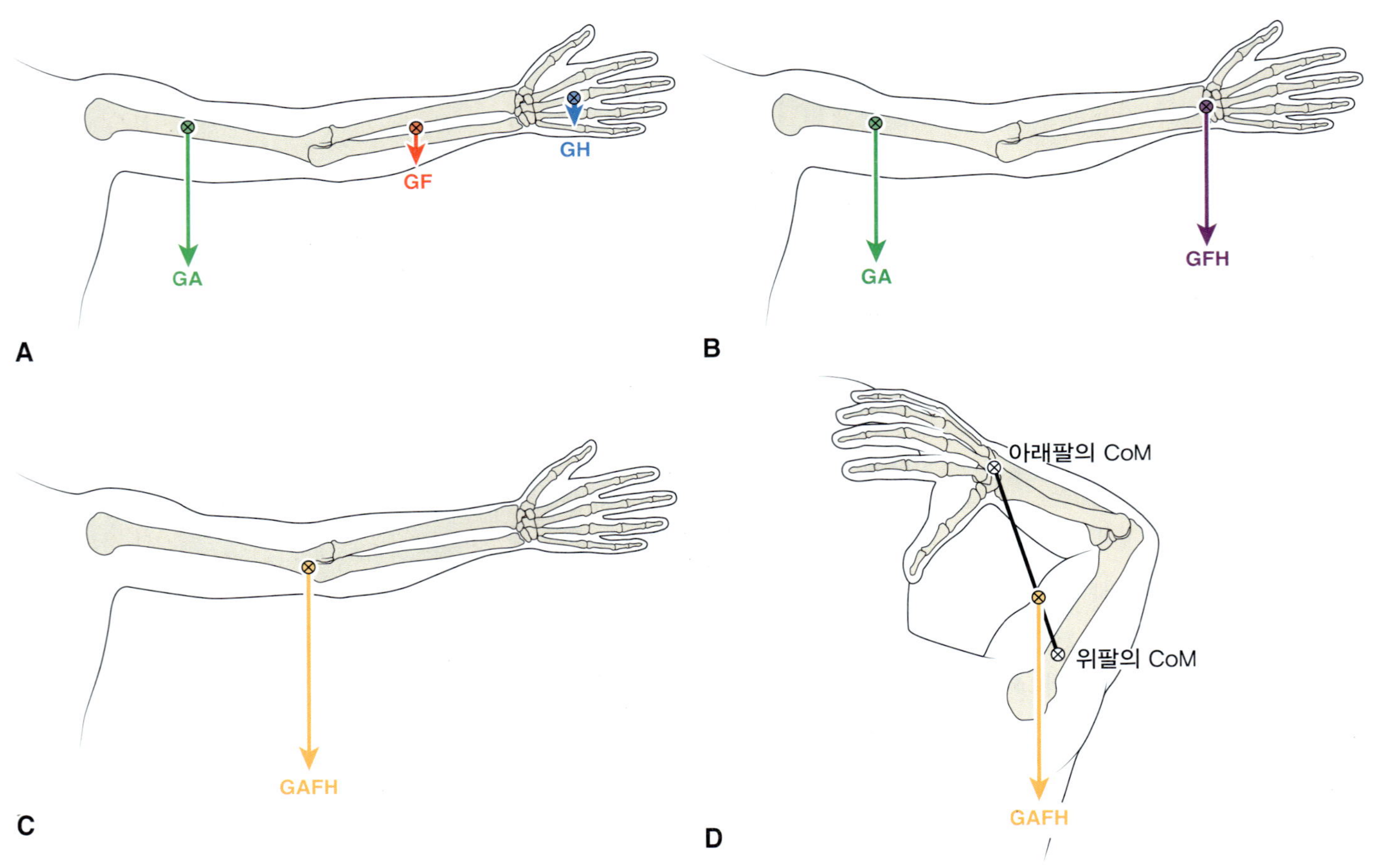

그림 1-11. 중력은 각 분절의 질량중심에 작용하거나 2개 이상 분절의 질량을 결합한 질량중심에 작용하는 것으로 보인다. **A.** 중력은 위팔(GA), 아래팔(GF), 손(GH) 분절의 질량중심에 각각 작용한다. **B.** 아래팔과 손의 결합된 분절 질량에 작용하는 중력은 단일 합성 벡터인 GFH로 표시되며, 이 두 분절의 새로운 질량중심에 작용점이 위치한다. **C.** 위팔-아래팔-손 분절의 결합된 분절에 작용하는 중력은 단일 합성 벡터인 GAFH로 표시되며, 결합된 3개 분절의 새로운 질량중심에 작용한다. **D.** 위팔 분절과 아래팔-손 분절의 질량이 재정렬될 때, 중력 벡터(GAFH)의 작용점은 원래 분절중심을 연결하는 선 사이의 새로운 질량중심으로 이동한다.

그림 1-12에서, 해부학적 자세로 서 있을 때 중력선은 그 사람의 양쪽 발 사이(**기저면[BoS]**)에 위치하며, 중력선은 몸통, 지절과 평행하다. 사람이 누운 자세를 취할 경우(해부학적 자세를 유지한 채), 중력중심으로부터 투사하는 중력선은 몸통과 지절에 평행하지 않고 직각으로 작용한다. 인체는 고정된 물체도 아니고 해부학적 자세를 계속 유지하지도 않는다. 인체는 동작을 수행하며 각 분절을 끊임없이 다른 위치로 재배열시킨다. 인체 각 분절의 재배열이 일어나면, 인체의 중력중심도 변한다.

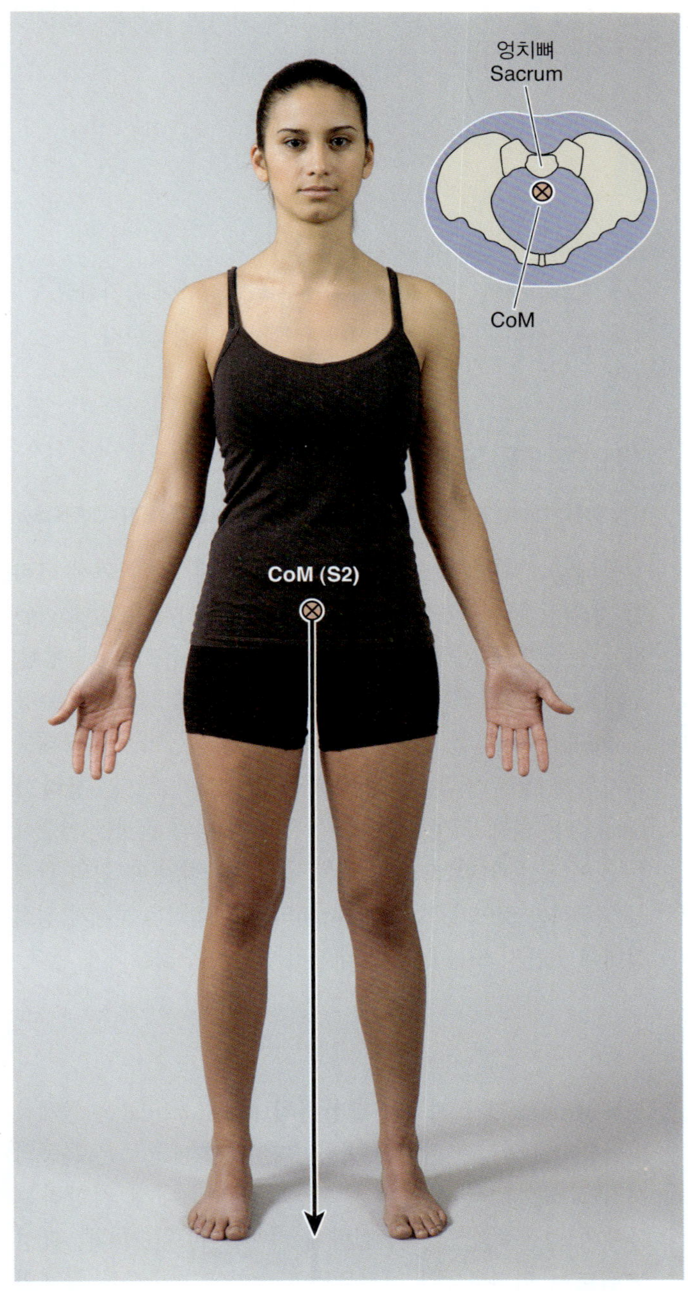

그림 1-12. 인체의 질량중심(CoM)은 대략 엉치뼈 2번 앞에 위치한다(별도 그림). 중력선은 양발 사이의 기저면 안에 떨어진다.

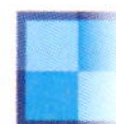

예제 1-1

사람을 단단한 상체(머리-팔-몸통[HAT])와 단단한 하체 분절로 구성된 강체로 간주하면, 각 분절은 자신만의 질량중심을 가지게 될 것이다. 몸통이 앞으로 기울어진 경우(그림 1-13 참조)에는, 분절 질량은 변하지 않지만, 재배열된 분절의 합성 질량중심이 골반 내에 위치한 원래 위치에서 두 질량중심을 연결하는 선 상의 새로운 지점으로 이동하게 된다. 머리-팔-몸통의 질량이 하체 질량의 2배이기 때문에, 새로운 질량은 HAT 쪽에 가까워질 것이다. 재배치된 질량중심은 물리적으로 신체의 바깥쪽에 위치하며, 그에 상응하는 중력선은 기저면 내에서 앞쪽으로 이동된다.

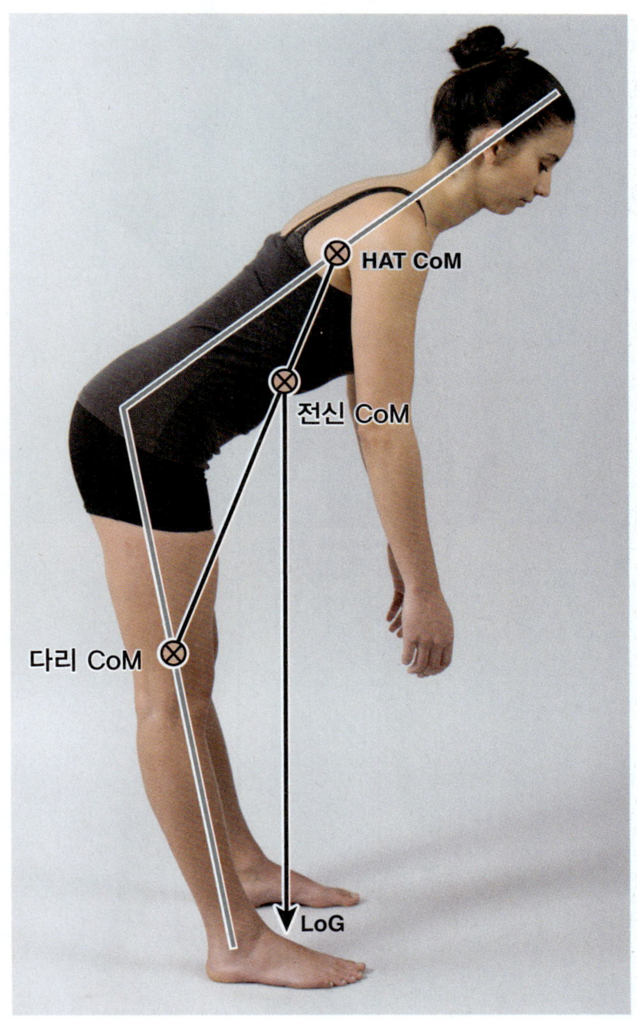

그림 1-13. 하지(다리)에 대한 머리, 팔, 몸통(HAT)의 재배열은 질량중심(CoM)을 재배치시키고, 기저면 내에서 전방으로 중력선(LoG)을 이동시킨다.

질량중심, 중력선 및 안정성 (Center of Mass, Line of Gravity, and Stability)

그림 1-13에서, 중력선은 기저면으로 작용하는 양쪽 발의 앞쪽에 떨어진다. 물체가 안정되려면, ***중력선이 기저면 안에 떨어져야 한다.*** 중력선이 기저면 밖으로 떨어지면, 그 물체는 불안정하게 되어 넘어지기 시작할 것이다.

물체의 기저면이 크면 중력선이 기저면을 벗어날 가능성이 적어지고, 결과적으로 물체는 더욱 안정하게 된다. 사람이 두 발을 벌리고 서면(그림 1-14), 기저면이 좌우로 증가하게 되어, 좌우 운동시에 중력선이 기저면을 벗어날 가능성이 적어진다. 몸통을 좌우로 흔들 때, 질량중심은 거의 같은 지점에 유지되는 반면에, 중력선은 넓은 기저면 안에서 움직이게 된다. 다시 말해, 중력선을 다림줄(추를 매단 실, plumb line)으로 이해하는 것이 매우 도움이 된다. 다림줄이 기저면을 벗어나지 않는 한, 그 사람은 넘어지지 않는다.

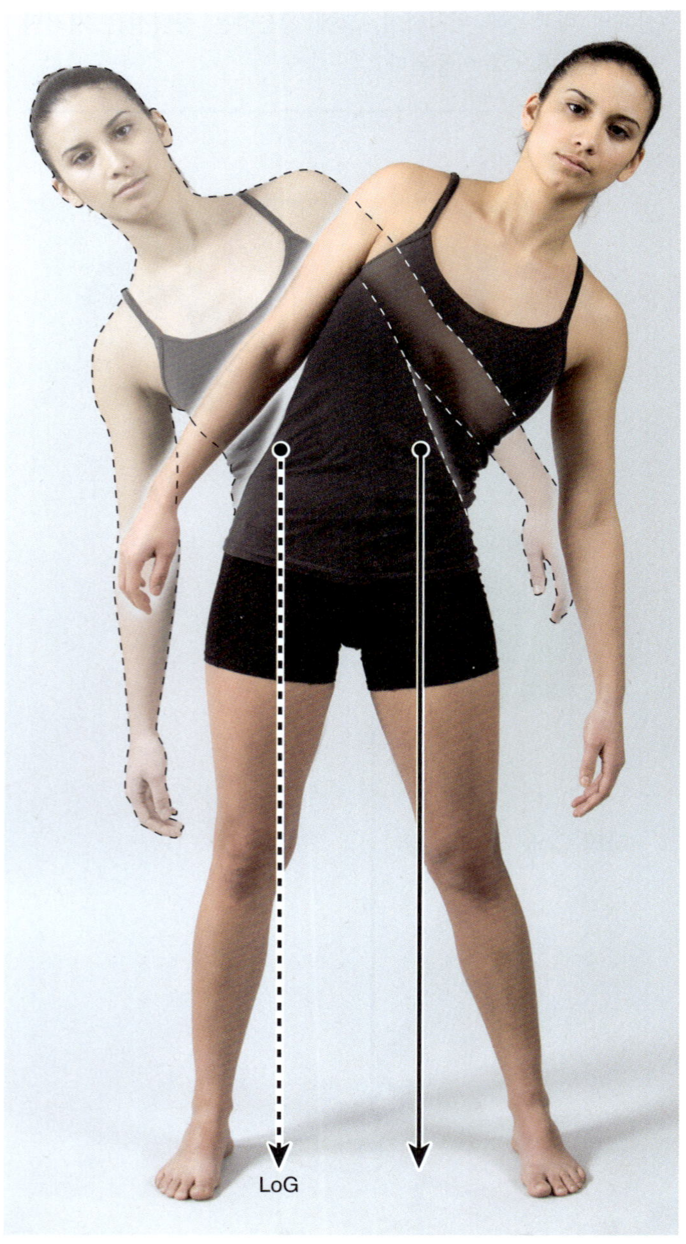

그림 1-14. 넓은 기저면은 중력선(LoG)이 기저면 밖으로 나가지 않고 넓은 중력선의 진폭을 허용한다.

기저면이 크면 클수록, 물체가 더욱 안정 되듯이, 질량중심이 낮을 때(지면에 가까울수록)도 물체가 안정화된다. 질량중심이 낮을 때, 질량중심에서 기저면까지 이르는 중력의 수직선이 짧아질 것이고, 이로 인해 기저면 밖으로 "흔들리는" 경향이 적어진다.

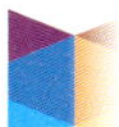

기본 개념 1-4
물체나 인체의 안정성

- 기저면이 클수록 안정성이 증가한다.
- 질량중심이 기저면에 가까울수록 안정성이 증가한다.
- 중력선이 기저면을 벗어나면 안정성이 감소한다.

정역학과 동역학의 소개 (INTRODUCTION TO STATICS AND DYNAMICS)

물체나 인체에 작용하는 힘을 관찰할 때, 가장 먼저 고려할 것은 물체나 인체에 작용하는 힘의 영향이다. 분절에 작용하는 모든 힘들이 "균형상태(balanced)"를 유지할 때(**평형**; equilibrium), 분절은 정지(at rest)해 있거나, 일정한 운동(uniform motion)을 갖게 된다. 작용하는 힘들이 균형상태를 유지하지 않는 경우, 분절은 가속도를 갖게 된다. **정역학**(statics)은 물체가 정지상태를 유지할 때 힘의 관계를 연구하는 것이다. **동역학**(dynamics)은 물체가 움직일 때 힘의 관계를 연구하는 것이다. Isaac Newton의 제 1 법칙은 물체가 정적 상태에 있을지 또는 동적 상태에서 있을지를 좌우하게 된다.

Newton의 관성 법칙(Law of Inertia)

Newton의 제 1 법칙인 **관성법칙**(law of inertia)은 물체가 평형상태에 있는지 관련된 법칙이다. **관성**(inertia)은 운동의 시작(initiation)과 운동의 변화(change)에 대해 저항하는 물체의 성질로서 물체의 질량에 비례한다. 비슷하게, **관성 모멘트**는 회전운동과 회전운동의 변화에 저항하는 물체의 특성이다. **모멘트**(또는 토크)는 힘에 의해 생성되는 회전의 크기를 의미한다. **관성**의 법칙은 모든 물체는 불안정한 힘이 작용하지 않는 한, 정지상태, 또는 일정한 운동 상태를 유지한다는 법칙이다. 균형된 힘을 받고 있는 물체는 운동 없이 **정적 평형**을 유지한다. 그러나 균형된 힘을 받고 있는 물체는, 일정한 속도와 방향으로, 운동상태를 유지할 수도 있다. 속도(velocity)는 속력과 방향을 동시에 갖는 벡터량이다. 평형상태의 물체는 일정한 속도(≥ 0)를 갖게 되며, 이 속도는 일정하게 유지된다. 물체의 속도가 0보다 크면, 물체는 지속적인 운동을 유지하게 된다(**동적 평형상태**). 이 운동은 선형(병진)운동일 수도, 각(회전)운동일 수도, 또는 두 운동 결합된 형태(일반운동)일 수도 있다. 인체 관절의 운동을 고찰해 볼 때, 분절의 정적평형(일정속도상태)은 거의 일어나지 않는다. 따라서 이 책에서 특정한 언급이 없다면, 평형상태란 물체가 정지된 상태(정적 평형)를 의미하는 것으로 쉽게 생각된다.

Newton의 관성 법칙(또는 평형의 법칙)은 다음과 같이 다시 기술될 수 있다: 물체가 균형상태를 유지하기 위해서는 물체에 작용하는 힘의 총합이 0이어야 한다.

$$\Sigma F = 0 \text{ 과 } \Sigma\tau = 0$$

물체의 평형은 ***오직 물체에 작용하는***(그 물체에 작용점을 갖고 있는) ***힘들에 의하여*** 결정된다. 둘 이상의 힘이 물체에 작용할 때, 평형상태에 있는 물체에 작용할 수 있는 힘의 갯수는 제한되지 않는다. 하나(단지 하나만의)의 힘이 물체에 작용한다면, 힘의 총합은 0이 될 수 없다. 물체에 작용하는 힘들의 총합이 0이 아닌 모든 경우에($\Sigma F \neq 0$ 또는 $\Sigma\tau \neq 0$), 물체는 평형상태를 유지하지 못하고 가속도를 갖게 된다.

Newton의 가속도 법칙(Law of Acceleration)

움직이는 물체의 가속도의 크기는 Newton의 제 2 법칙인 **가속도 법칙**에 의해 설명될 수 있다. 뉴톤의 제 2 법칙은, 물체에서 발생하는 가속도(a)는 물체에 가해진 알짜 불균형힘(net unbalanced force, F_{unbal})에 비례하며, 물체의 질량(m)에 반비례한다.

$$a = \frac{F_{unbal}}{m}$$

$$\alpha = \frac{\tau_{unbal}}{I}$$

관성모멘트(I)는 단순 질량보다 덜 알려진 용어이다. 관성모멘트은 $I = mr^2$으로 정의되고, m은 물체의 질량이고, r은 회전축으로부터 질량이 존재하는 거리이다. 그러므로 회전 돌림의 저항은 물체의 전체 질량과 질량이 분포하는 공간에 좌우된다. 다른 말로 표현하자면, 무거운 물체는 가벼운 물체보다 회전 관성이 더 크고, 또 회전축으로부터 질량이 멀리 떨어져 있을수록 관성모멘트가 더 커진다.

알짜 불균형힘이나 토크가 작용된 물체는 가속을 하기 때문에, 그 물체는 항상 운동이나 동적 상태를 유지한다. 물체의 가속 방향은 알짜 불균형힘이나 토크의 방향이다. 알짜 불균형**힘**은 병진운동을 일으킬 것이고, 알짜 불균형 **토크**는 회전운동을 일으킬 것이다. 불균형힘과 토크의 결합은 일반운동(예, curvilinear)을 발생시킬 것이다.

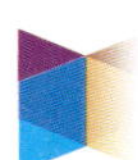

기본 개념 1-5
가속도 법칙의 적용(관성)

가속도의 법칙을 간단히 표현하면: 일정 질량을 갖는 물체에 큰 불균형의 밀기나 당기기(F_{unbal})가 작용하면, 작은 불균형의 밀기나 당기기가 작용할 때보다 더 큰 가속도(a)가 발생한다. 마찬가지로, 일정 크기의 불균형 밀기나 당기기가 질량이 큰 물체에 작용할 때, 같은 크기의 밀기나 당기기가 질량이 작은 물체에 작용할 때보다 더 작은 가속도가 발생한다. 가속도 법칙을 통해, 관성(속도의 변화에 저항하려는 물체나 인체의 특성)은 가속도에 저항하며, 인체나 분절의 질량에 비례하는 것을 알 수 있다. 물체의 질량이 커질수록, 물체를 움직이기 위한, 또는 물체의 운동을 변화시키는데 필요한 알짜 불균형힘은 더 커지게 된다. 휠체어에 앉은 체격이 큰 여성은 같은 휠체어에 앉은 작은 여성보다 관성이 크다. 작은 여성이 탄 휠체어보다 큰 여성이 탄 휠체어를 움직일 때, 다른 사람의 도움이 더 많이 필요할 지도 모른다.

선형 힘체계와 공점 힘체계의 병진운동 (TRANSLATORY MOTION IN LINEAR AND CONCURRENT FORCE SYSTEMS)

힘의 합성 과정은 알짜 불균형힘이 분절에 작용하고 있는지를 알아보는데 이용된다. 그 이유는 분절이 정지되어 있는지 아니면 움직이는지를 이것이 결정하기 때문이다. 더욱이 알짜 불균형힘의 위치와 방향은 분절 운동의 방향과 형태를 결정하게 된다. 힘의 합성과정은 그림 1–11과 그림 1–13에서 간단하게 소개되었다. 그 과정은 서로의 힘 사이 관계, 즉 힘이 선형, 동시 또는 병렬 힘 시스템에 있는지 여부에 따라 달라진다. 벡터가 동일 분절(동일 면에 위치하는 작용선을 가진)에 작용하면, 이들 두 벡터는 **선형 힘 시스템**의 일부이다. 만약 두 힘이 공면이 아니지만 동일선에 위치하거나 또는 동일선상이 아니지만 공면에 위치한다면(각을 형성한다면), 그들 힘은 동일한 선형 힘 시스템의 일부가 아니다.

선형 힘체계(Linear Force Systems)

선형 힘 시스템은 **동일 분절**에 작용하는 두 개 이상의 힘이 같은 선(공선)과 같은 면(공면)에 위치할 때 존재한다; 만약 그들 작용선이 연장되면, 완전히 일치하게 된다(그림 1-15A). 선형 힘 시스템의 힘은 양의 부호(+)나 음의 부호(-)로 표기된다. 위쪽 방향의 힘(y축), 앞쪽 방향의 힘(z축), 그리고 오른쪽 방향의 힘(x축)이 양(+)의 기호로 표기되고, 반대로 아래쪽 방향의 힘, 뒤쪽 방향의 힘, 그리고 왼쪽 방향의 힘들이 음(-)의 부호로 표기된다.

선형 힘체계의 합성 힘 결정하기(Determining Resultant Forces in a Linear Force System)

동일 선형 힘 시스템의 일부인 모든 힘의 합성이나 알짜 효과는 단일 합성(알짜) 벡터로 구성될 수 있다(그림 1-15B). 합성 벡터는 원래 성분 벡터처럼, 동일 선과 동일 면에 작용선을 가진다; 크기는 성분 벡터의 산술 합계와 같으며, 알짜 힘의 방향에 존재한다. 동일 선형 힘 시스템의 벡터들이 모두 공면과 공선 상에 위치하기 때문에, 합성 벡터의 작용점은 합성 벡터의 공통 작용선을 따라 위치할 것이다.

인접한 뼈 분절로부터 해당 분절을 멀리 움직이는 알짜 힘은 **신연력**(distraction force)으로 알려져 있다. 신연력은 관절을 구성하는 뼈들을 분리시키는 경향이 있다. 그림 1-15B에서, GAwLf는 종아리-발 분절에 작용하는 유일한 힘이며, 종아리-발 분절이 넙다리뼈로부터 아래쪽 방향으로 움직이는 힘을 나타낸다. 힘의 합계가 0이 아닌 한, 물체가 멈출 수 없기 때문에, 적어도 하나의 추가적인 힘이 종아리-발 분절에 작용해야 분절의 움직임이 정지될 수 있다. 종아리-발 분절에 무엇인가 닿아 있을 때, 그 힘이 발생한다.

윤활관절(예, 무릎관절)의 두 뼈는 결합조직으로 구성된

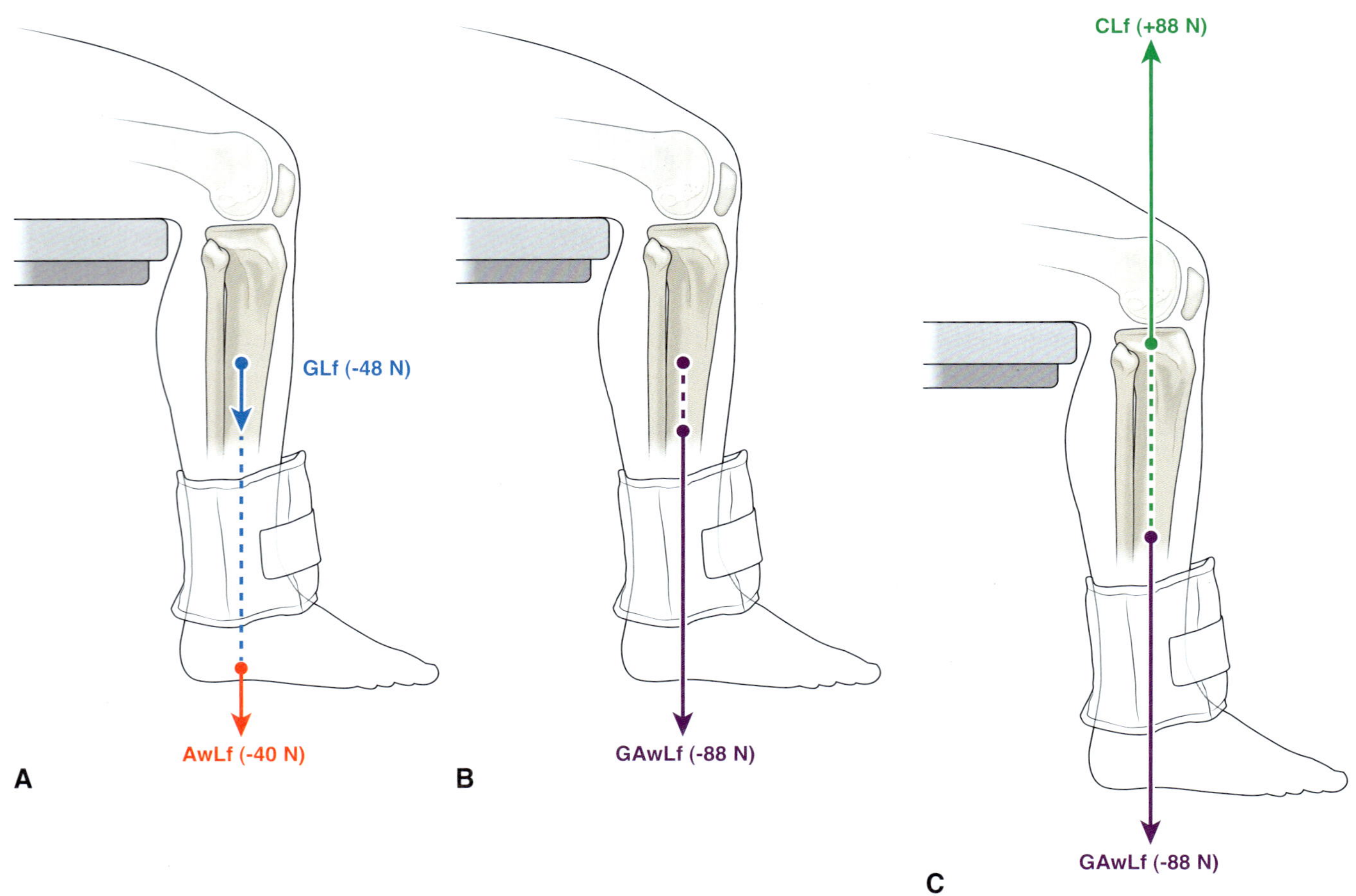

그림 1-15. 선형 힘체계에서의 합성힘. A. 중력-on-종아리/발의 힘(GLf)과 앵클 웨이트-on-종아리/발의 힘(AwLf)은 동일 선형 힘체계에 존재하는데, 그 이유는 그들의 힘이 동일한 물체에 적용되고, 공선과 공면 상에 위치하기 때문이다. B. GAwLf는 GLf(-48 N)과 AwLf(-40 N)의 합성힘이며, 크기는 -88 N이고 작용점은 GLf의 작용점과 AwLf의 작용점 사이에 위치한다(힘의 크기가 무거운 쪽으로 약간 이동한다). C. 관절주머니-on-넙다리의 힘(CLf)과 같은 힘은 선형힘의 합이 "0"이 되고 종아리-발 분절이 움직이지 않도록 종아리-발 분절에 적용되어야 한다.

관절주머니에 의해 연결(접촉함)된다. 비록 우리가 지나치게 단순화시키고 있지만, 관절주머니인대의 힘(관절주머니-on-종아리/발)은 GAwLf와 동일 선을 따라 종아리-발 분절(**그림 1-15C**)을 위쪽으로 당기고, GAwLf와 반대되는 방향이고 크기는 동일하다; 그러므로 종아리-발 분절에 작용하는 알짜 힘은 0이고, 종아리-발 분절은 평형을 이룰 것이다.

관절주머니는 그림 1-15C에 표시된 뼈에 대한 당김힘을 일으키지 않을 것이다. 실제로 관절주머니는 인접한 뼈들을 3차원으로 ***감싸서*** 소매처럼 관절을 둘러싸고 있다. 관절주머니는 몸쪽 관절 분절과 먼쪽 관절 분절을 원주형태로 둘러싸고 있다. 그러므로, 관절주머니의 힘은 이웃한 관절면의 주변에 적용되는 일련의 힘이다. **그림 1-16**은 일반적인 윤활관절 관절주머니의 종단면을 보여주고 있다. 앞뒤 관절주머니의 당김을 나타내는 벡터의 화살표는 각각의 작용점에서 관절주머니의 섬유를 따라 직선으로 표시되어야 한다. **벡터는 항상 직선이다**; 관절주머니의 섬유들이 뼈 부착점을 지나 방향을 바꾸더라도 벡터는 같은 일직선을 그려져야 한다. 이런 2차원적 표현에서도, 관절주머니의 앞뒤 섬유는 동일 선상에 있지 않고 각도를 형성하면서 다른 지점에서 먼쪽 분절을 당길 것이다.

그림 1-16에 표시된 힘은 **공점 힘체계**의 일부이다.

공점 힘체계(Concurrent Force System)

일반적으로 물체에 작용하는 힘들은 물체와 일정 각도를 형상하여 물체에 작용하게 된다. 공점(common point of application)이란 문자 그대로 힘들이 물체의 동일 지점(Johne 지점)에 작용하고 있음을 의미하는 것이고, 같은 물체에 작용하는 있는 힘의 벡터들을 연장했을 때, 벡터들이 교차한다는 것이다(교차부위는 질량중심의 예와 마찬가지로, 물체의 외부에 있을 수도 있음). 공점 힘체계 내의 두 개의 힘은 **평행사변형법**(composition by parallelogram)이라고 불리는 방법을 통해 하나의 힘으로 합성될 수 있다.

공점 힘체계의 합성 힘 결정하기(Determining Resultant Forces in a Concurrent Force System)

평행사변형에 의한 구성에서, **동일** 공점 힘체계(물체에 2개 이상의 힘이 존재할 수 있음)의 일부인 2개 힘을 한 번에 취한다. **그림 1-17A**는 앞쪽 관절주머니-on-종아리/발의 힘(AcLf)과 뒤쪽 관절주머니-on-종아리/발의 힘(PcLf)을 가진 그림 1-15B처럼, 합성힘(GAwLf)를 가진 John Alexander의 종아리-발 분절을 보여준다. 공통 작용점과 서로에 대한 관계를 확인하기 위해 벡터 AcLf와 PcLf를 연장한다.

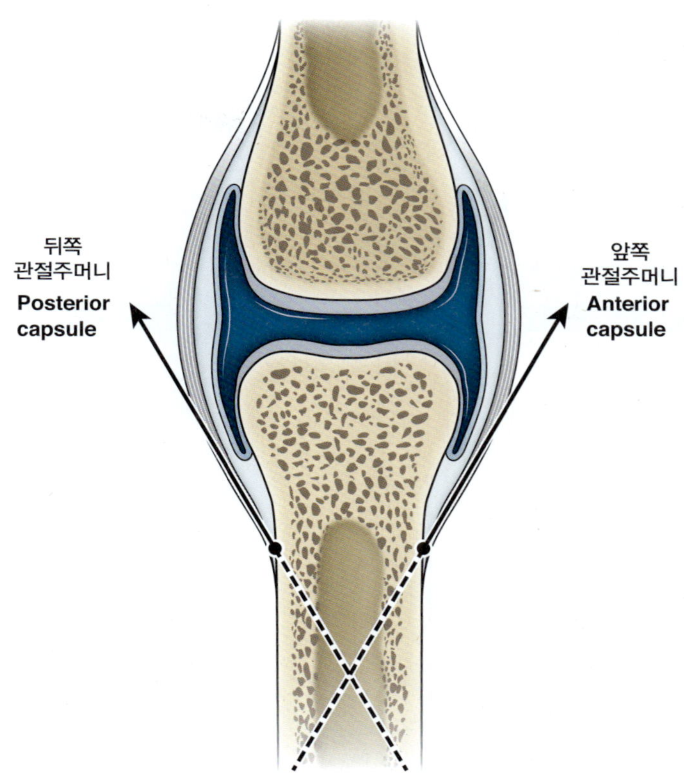

그림 1-16. 일반적인 윤활관절의 종단면은 관절의 먼쪽 분절에 대한 앞쪽 관절주머니와 뒤쪽 관절주머니의 당김을 보여주고 있다. 이들 두 힘은 같은 물체에 적용되지만, 서로에 대해 각을 형성하고 있다. 만약 이들 힘을 계속 연장시키면 교차하게 될 것이다. 이들 힘은 공점 힘체계를 형성한다.

그림 1-17B에서 벡터 AcLf와 PcLf(현재 이들의 공통 작용점에서 시작됨)는 평행사변형을 형성하며, 그림에서처럼, AcLf와 PcLf에 **평행한** 점선을 추가하여 평행사변형을 완성한다. 합성힘(CLF)은 원래 벡터와 작용점이 같고, 두 점선의 교차점에 의해 길이가 결정되는 평행사변형의 대각선 힘이다. 그림 1-17B의 합성힘 CLF는 그림 1-15C의 CLF와 같으며, 이전의 그림에서 사용된 단순화는 여전히 원근법을 지나치게 단순화하기는 했지만, 종아리-발 분절에 대한 앞뒤 관절주머니의 합성 당김으로 표현된 것이다.

2개 공점 힘의 합성힘 크기는 원래 두 힘과 비례관계를 가진다. 그들의 관계는 성분 벡터의 크기와 각도(방위)에 좌우된다. 알짜 효과는 같지만 두 개의 서로 다른 밀거나 당기는 것보다 한 번의 밀거나 당기는 것이 더 효율적이기 때문에 두 개의 공점력(예: 그림 1-17B의 CLf < AcLf + PcLf)의 합성힘 크기는 성분 힘의 합보다 항상 작을 것이다.

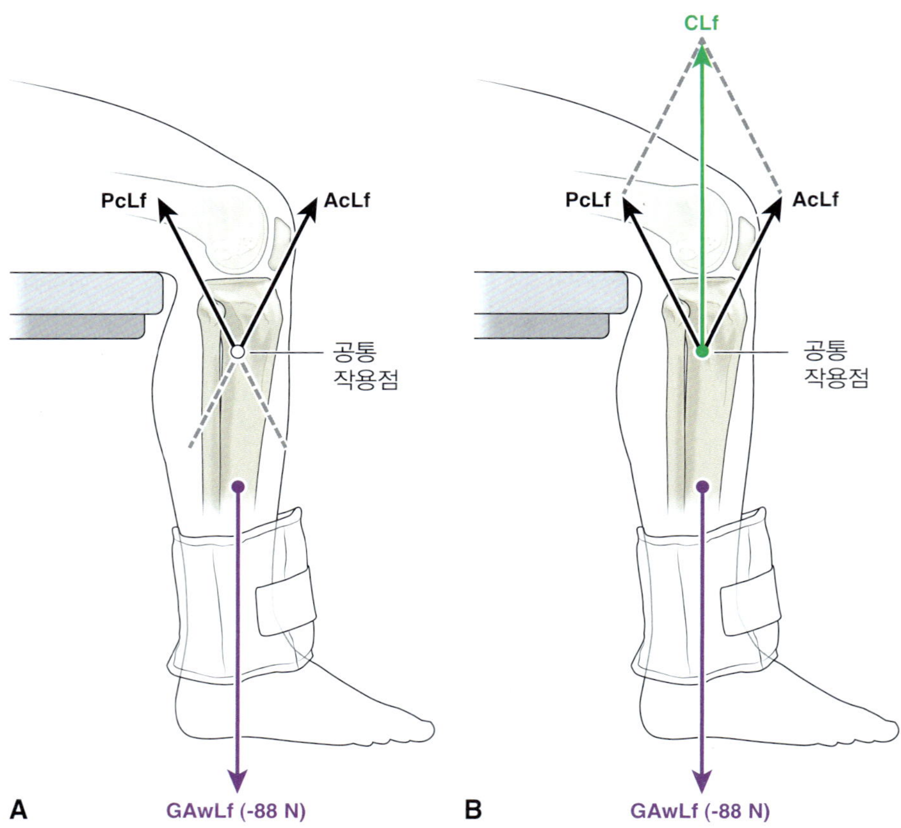

그림 1-17. 공점 힘의 성분. **A.** 종아리-발 분절에 작용하는 앞쪽 관절주머니의 힘(AcLf)과 뒤쪽 주머니의 힘(PcLf)의 벡터를 연장시켜 공통 작용점을 파악할 수 있다. **B.** AcLf와 PcLf가 공통 작용점에서 작용하는 것으로 나타난 상태에서, 평행사변형의 나머지 두 면을 그린다. AcLf와 PcLf의 합성힘은 평행사변형의 대각선(CLF)이다. 관절주머니-on-종아리-발의 힘(CLF)은 AcLf + PcLf의 결합된 힘과 마찬가지로 종아리-발 분절에 동일한 영향을 미친다.

평행사변형에 의한 구성의 개념은 2개 공점력의 알짜 효과에 대한 이해(그리고 아마도 시각화)를 제공할 수 있다. 성분 힘의 크기와 교차하는 성분 힘의 각도가 알려지면, 삼각함수를 사용하여 합성힘의 크기를 결정할 수 있다. 연구실 밖에서는 각도의 값을 거의 알 수 없기 때문에, 수학적 해결책(삼각함수)이 개념적으로 가치가 있지만, 평행사변형 성분의 잠재적 "시각적" 해결만큼 임상적으로 실용화되어 있지 않다.

확장 개념 1-2
평행사변 그리기를 통한 힘 합성의 심각법

벡터 PcLf와 AcLf가 각각 51 N의 힘을 가지고, 이들 두 벡터는 60°의 각을 가지고 작용(그림 1-17을 그대로 이용하여)한다고 가정해 보자(**그림 1-18**). AcLf와 PcLf와 길이는 같고 평행한 선분 $AcLf_1$와 $PcLf_1$를 그려서 평행사변형을 만든다; 합성 힘(CLf)은 평행사변형의 대각선으로 그려진다. 대각선 벡터는 평행사변형을 똑같은 2개의 삼각형으로 나눈다. 합성 힘(CLf)의 크기는 삼각형이 직각삼각형이 아닐 때 알려진 각에 대응하는 삼각형의 변 길이를 계산할 수 있는 코사인 법칙으로 결정될 수 있다.

기준 삼각형(음영처리 된)은 PcLf, $AcLf_1$, CLf에 의해 형성된다. 코사인의 법칙을 적용하기 위해, β 각도를 알아야 하는데, 그 이유는 벡터 CLf(우리가 구하고자 하는 힘 벡터의 길이)가 β 각에

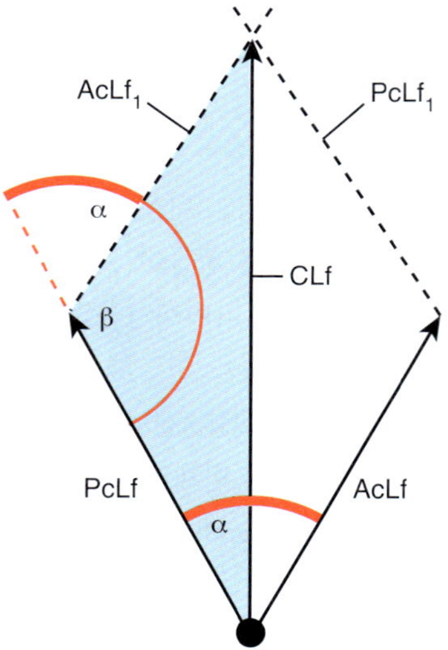

그림 1-18. 삼각함수 코사인의 법칙은 AcLf와 PcLf의 크기뿐만 아니라 이들 사이의 적용각도(α)를 감안하여 CLf의 크기를 계산하는데 사용된다. 관련 각도(β)는 각도 α의 여각(180° − α)이다.

"대응하는 변"이기 때문이다. 우리는 그림 1-18에서 이미 α 각도를 60°이라고 확인했다. 만약 PcLf를 연장시키면(그림 1-18에서 빨간색 점선처럼 표시됨), θ 각도가 복제되는데, 그 이유는 $AcLf_1$이 AcLf와 평행하여 PcLf와 동일한 각도 관계를 가지기 때문이다.

β 각도는 α 각도의 여각이 될 것이다: 즉,

$$\beta = 180^\circ - 60^\circ = 120^\circ$$

다음의 식을 이용하여, 예에서 주어진 변수들을 대입해 합성력의 크기, CLf를 구할 수 있다:

$$\text{CLf} = \sqrt{\text{PcLf}^2 + \text{AcLf}^2 - 2(\text{PcLf})(\text{AcLf})(\cos\beta)}$$

위 식의 PcLf와 AcLf에 51 N을 대입하고, β를 120°로 하면, 벡터 CLf = 88 N이 된다.

Newton의 반작용 법칙(Law of Reaction)

Newton의 3 법칙은 흔히 다음과 같이 표현된다: 모든 작용(action)에는 방향은 반대이고, 크기가 같은 반작용(reaction)이 존재한다. 한편, 한 물체가 두 번째 물체에 힘을 작용할 때, 두 번째 물체는 첫 번째 물체가 가한 힘과 크기는 같고 방향은 반대인 힘을 동시에 첫 번째 물체에 ***가한다.*** 이렇게 접촉하고 있는 두 물체에 작용하는 두 힘들은 **상호적 짝힘**(interaction pair)이며, **작용-반작용**(간단히 **반작용**)의 **힘**이라고 한다.

확장 개념 1-3

작용과 반작용 짝(Action-Reaction Pairs)

그림 1-17B에서, 우리는 종아리-발 분절에 대한 관절주머니의 당김으로 인한 관절주머니-on-종아리/발의 힘 벡터(CLF)를 보았다. 만약 관절주머니가 종아리-발 분절을 당기면, 종아리-발 분절은 관절주머니에 접촉하여 관절주머니-on-종아리/발의 힘(LfC)을 일으켜야 할 것이다. CLf와 LfC는 작용과 반작용인데, 그 이유는 두 물체가 ***서로 붙어 있기*** 때문이다. 우리가 종아리-발 분절에 대한 힘에만 흥미를 느끼고 있기 때문에, 이론적으로 LfC를 무시할 수 있다. 그러나 John은 관절주머니와 밀접한 관련이 있고 비슷한 당김선을 가진 안쪽곁인대의 손상을 당했다. 우리는 손상된 John의 무릎 구조물에 대한 운동의 효과를 알기 위해, 관절주머니(관련된 인대)를 당기는 힘들을 고려할 필요가 있다.

반작용의 힘들은 항상 같은 선상에 존재하고, **다른** 물체(그러나 접촉하고 있는 물체)에 작용한다. 접촉하고 있는 두 물체는 항상 서로 잡아당기거나, 서로 밀고 있기 때문에, 반작용힘들의 방향은 항상 서로 반대이다. 반작용력의 작용점들은 같은 물체내에 존재하지 않기 때문에, 반작용력들은 같은 힘체계 내에 속할 수 없고, 같은 공간도(space diagram)에 속하지 않는다. 그러나, 한 분절만 독립적으로 존재하는 경우가 없기 때문에(공간도에서 보듯이), 인체 기능에 있어서 반작용의 힘은 매우 중요하게 고려할 사항이 된다.

중력과 접촉력 (Gravitational and Contact Forces)

물체에 작용하는 힘과 이에 대한 반작용력을 구별하는 것을 설명하기 위해 다른 시나리오를 예제로 들 것이다. 우리는 체중계에서 보여주는 수치가 우리의 무게를 보여준다고 생각한다. 그러나 사람의 무게(중력-사람, GP)는 체중계에 적용되는 것이 아니므로, "무게"는 체중계에 힘을 작용하지 않는다고 할 수 있다. 체중계에 기록되는 수치는 중력이 사람에 작용하는 힘이 아니라 사람이 체중계에 가하는(사람-체중계, PS) 접촉력(밀기)이다. "중력-사람"과 "사람-체중계" 사이를 구별하고, 두 힘간의 관계를 설정하는 것은 Newton의 제 1법칙과 제 3법칙을 통해 가능하다.

체중계 위의 사람(그림 1-19)은 균형상태($\Sigma F = 0$)이어야 한다. 벡터 중력-사람은 −734 N의 크기로 아래쪽으로 향하고 있다면(John Alexander의 몸무게), 사람의 운동이 일어나지 않기 위해서는 이 힘과 크기가 같고 반대방향으로 사람에게 작용하는 힘이 존재해야 한다. 그림 1-19에서 중력 이외에 사람과 접촉하고 있는 물체는 체중계 밖에 없다. 따라서 체중계는 벡터 중력-사람과 같은 크기로(+734 N) 사람을 위쪽 방향으로 밀어 올려야 한다. 체중계가 사람에 작용하는 힘(체중계-사람)의 반작용 힘으로서 크기는 같고(734 N), 방향은 반대인(아래쪽) 사람이 체중계에 가하는 힘(사람-체중계 또는 그림 1-19의 PS)이 존재한다. 이 시나리오에서, 그 사람의 체중(GP)의 크기와 체중계 눈금(PS)의 숫자는 ***서로 다른 물체에 적용되지만*** 그 크기는 동일하다.

다른 무언가가 사람이나 체중계와 접촉하고 있다면, 중력-사람과 반작용력인 사람-체중계를 구분하는 것이 매우 중요하다. 체중계위의 사람이 무언가 들고 있다면, 사람의 무게(중력-사람)는 변함이 없겠지만, 접촉력(사람-체중계와 체중계-사람)은 증가된다. 마찬가지로, 욕실에서 체중을 측정할 때, 손으로 세면대(bathroom countertop)을 내리누르면서 체중을 측정하면 측정되는 몸무게가 감소하게 된다. 어떤 물체의 지지면과의 접촉력과 그 물체의 무게가 혼동되어 쓰이는 경우를 많이 보게 된다. 실제로, 두 힘의 크기가 같은 지를 결정해야 하는 상황에서 많은 주의가 요구된다. 두 힘을 서로 다른 힘으로 이해하는 것이, 필요한 경우 힘들을 수정(modify)해야 할 때, 더 많은 융통성을 제공해 준다.

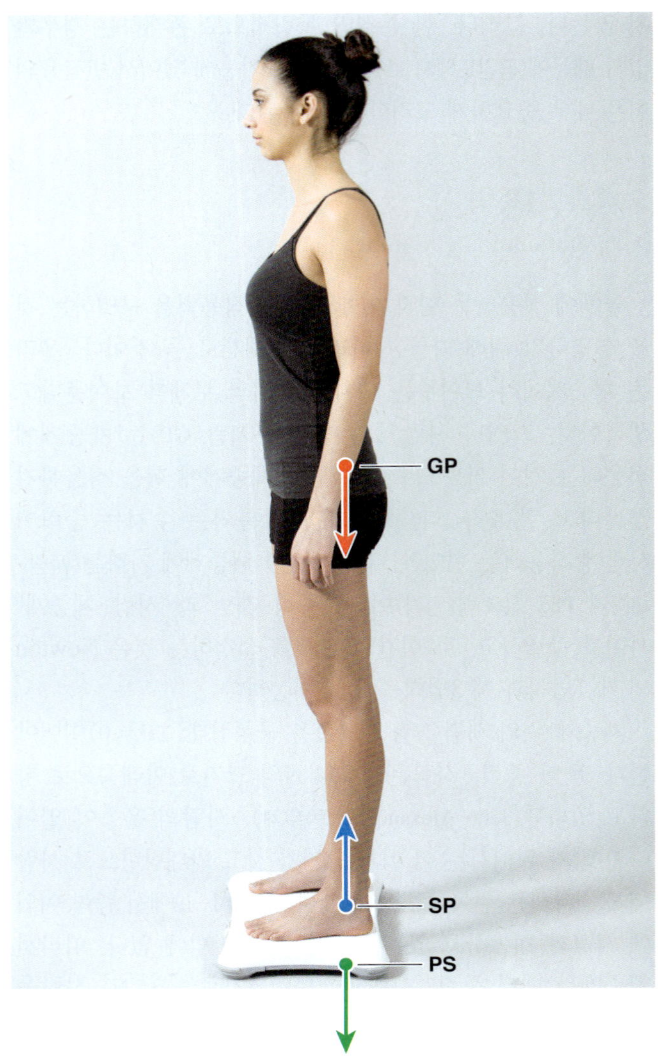

그림 1-19. 비록 체중계가 서 있는 사람의 체중을 측정하는 것(중력-사람 또는 GP)으로 생각되지만, 실제로는 사람-체중계(PS)의 접촉력을 측정하는 것이다. 이 사진에서 중력과 체중계 이외에는 사람이 접촉하는 것이 없기 때문에, 체중계-사람(SP)의 미는 힘은 중력-사람의 힘(GP)과 크기는 같고, 방향만 반대이어야 한다(정적 사람에 대한 힘의 합은 0이다). Newton의 2법칙에 따르면, SP는 크기는 같고 방향만 반대인 사람-체중계(PS)의 반작용이다. 사람에 접촉되는 다른 것이 없는 한, GP, SP, PS의 크기는 모두 동등하다. 즉, 사람의 "체중(GP)"은 체중계와 사람의 접촉력(PS)과 동일하다.

체중계에 대한 사람의 반응력(PS)과 사람에 대한 체중계의 반응력(SP)은 서로를 **밀어나는** 2개의 접촉력의 결과로써 일어난다. 반응력이 접촉면의 **밀기로부터** 일어날 때, 두 힘은 **접촉력**(F_C)으로 종종 간주된다. 접촉력이 표면과 수직일 때, **정상 힘**(F_N)이라는 용어를 사용한다.[5,6,7,8,9] 그러므로 접촉력은 반응력의 한 부분이다.

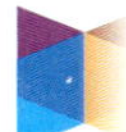

기본 개념 1-6
작용-반작용 힘(Action-reaction force)

- 두 개의 물체나 분절이 접촉할 때, 두 물체나 분절은 서로 힘을 작용한다. 결과적으로 모든 힘은 반작용 힘을 가지며, 작용-반작용 짝(action-reaction pair)의 일부가 된다.
- 접촉력(contact force)이라는 용어는 물체 사이의 "접촉"이 당김이 아니라 밀기이기 때문에 하나 또는 한 쌍의 반작용힘을 나타내는 용어로 흔히 쓰인다.
- 반작용력들은 서로 다른 물체에 작용하는 두 힘이므로, 절대로 같은 힘체계 내에 존재하지 않으며, 합성되지도 않는다(서로 더해지지도 감해지지도 않는다).
- 물체의 정적 또는 동적 상태(평형 또는 운동)는 물체와 접촉하지 않는 다른 물체나, 물체에 작용하지 않는 힘에 의해 전혀 영향을 받지 않는다.
- 어떤 힘에 대한 반작용력은 반드시 알고 있어야 하지만, 힘을 받는 물체와 물체에 작용하는 다른 힘들이 관심대상이 아닌 경우에는 그림으로나 개념적으로 무시될 수도 있다.

부가적인 선형 힘체계의 고려사항들 (Additional Linear Force Considerations)

앵클 웨이트를 달고 앉아 있는 John Alexander의 종아리-발 분절로 다시 돌아가기 위해, 종아리-발 분절의 평형은 중력과 앵클 웨이트의 하방 당김(GAwLf)과 같은 크기의 종아리-발 분절에 작용하는 관절주머니(인대 포함)의 상방 당김력(CLf)에 좌우된다(그림 1-20). 이제 우리는 관절주머니가 88 N의 크기로 종아리-발 분절을 당기고 있음을 알고 있다. Newton의 3법칙(반작용의 법칙)은 88 N과 동등한 힘으로 관절주머니를 종아리-발 분절이 당겨야 한다고 규정하고 있다(관절주머니-on-종아리/발의 힘, LfC)(노트: *그림 1-20의 CLf와 LfC은 다른 물체에 작용하지만, 공선[동일 선]과 공면[동일 면]이다, 각 벡터를 볼 수 있도록 그림의 벡터를 분해해야 한다*). John은 안쪽곁인대의 손상을 당했다. 안쪽곁인대는 무릎관절의 주머니를 보강하고, 관절주머니의 당김선과 비슷한 당김선을 가지고 있다. 그러므로 관절주머니에 대한 당김은 손상된 안쪽곁인대의 당김을 일으킬 수 있다. 관절주머니에 대한 종아리-발의 당김이 관절주머니(곁인대 포함)에 어떤 영향을 주는지를 이해하기 위해서는, 우리는 **장력**과 그 장력을 일으키는 힘들을 연구할 필요가 있다.

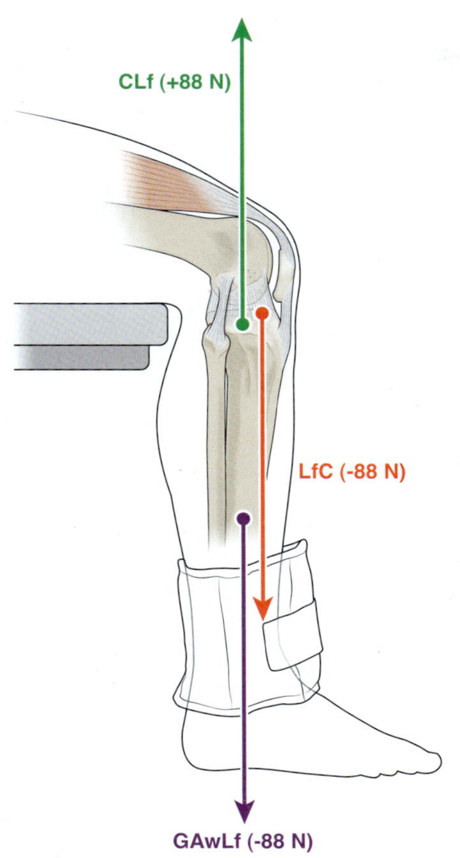

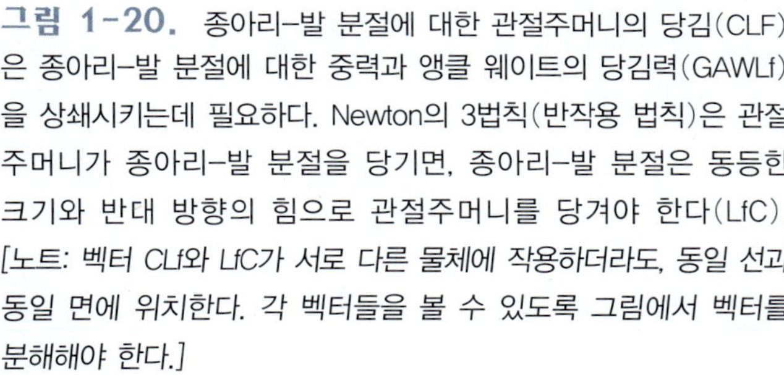
그림 1-20. 종아리–발 분절에 대한 관절주머니의 당김(CLF)은 종아리–발 분절에 대한 중력과 앵클 웨이트의 당김력(GAWLf)을 상쇄시키는데 필요하다. Newton의 3법칙(반작용 법칙)은 관절주머니가 종아리–발 분절을 당기면, 종아리–발 분절은 동등한 크기와 반대 방향의 힘으로 관절주머니를 당겨야 한다(LfC). *[노트: 벡터 CLf와 LfC가 서로 다른 물체에 작용하더라도, 동일 선과 동일 면에 위치한다. 각 벡터들을 볼 수 있도록 그림에서 벡터를 분해해야 한다.]*

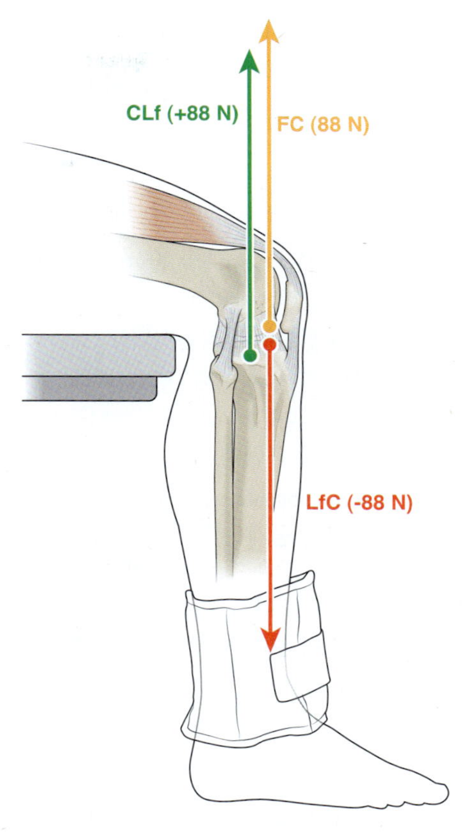

그림 1-21. 무릎관절의 관절주머니가 평형을 이룰 수 있도록, 관절주머니에 접촉된 다른 물체에서 나오는 두 번째 힘이 있어야 한다. 넙다리뼈가 관절주머니에 접촉하는 유일한 다른 "물체"이기 때문에, 넙다리–on–관절주머니(FC)는 종아리/발–on–관절주머니의 힘(LfC)과 크기(88 N)는 같고, 방향은 반대이어야 한다. FC와 LfC 모두는 관절주머니를 서로 반대 방향으로 당기기 때문에, 이런 힘들은 관절주머니에 긴장을 일으키는 장력으로 간주된다.

장력(Tensile Forces)

관절주머니에서 발생하는 긴장(장력, tension)은 다른 수동 구조물(뼈와 같이 상대적으로 딱딱한 물질을 포함한)과 마찬가지로, 물체에 대한 반대방향의 당김(opposite pulls)에 의해 발생한다. 물체에 대한 반대방향의 두 개의 당김 작용(장력, tensile force)이 없다면, 물체에 장력이 발생하지 않을 것이다.

우리는 종아리–발 분절이 관절주머니를 88 N의 힘(LfC)으로 당기고 있다고 설정했다. Newton의 1 법칙(평형 법칙)은 만약 LfC이 관절주머니에 작용하는 유일한 힘이라면, 그 관절주머니는 평형을 이룰 수 없다는 것이다. 따라서 관절주머니에 적어도 1개 이상의 다른 힘이 있어야 하고, 그 힘은 관절주머니에 접촉하는 다른 물체에 의해 발생해야 한다. 관절주머니가 먼쪽으로는 종아리–발 분절에 부착하고, 몸쪽으로는 넙다리 분절에 부착하기 때문에, 넙다리뼈도 관절주머니에 붙어 있는 것이다(넙다리–on–관절주머니, 또는 FC)(**그림 1-21**). 관절주머니가 평형을 이루면, FC도 88 N (LfC + FC = 0)의 크기를 가져야 한다.

종아리/발–on–관절주머니의 힘은 관절주머니에 장력을 발생시키는 서로 반대 방향의 당김이다. 우리는 관절주머니를 2개의 뼈를 잡고 있는 얇은 밧줄처럼 생각할 수 있다. 줄다리기의 밧줄처럼 관절주머니는 같은 크기의 힘에 의해 반대 방향으로 당겨지고 있으며, 동등한 장력에 놓이게 될 것이다. 관절주머니와 관련 인대가 관절의 뼈들을 함께 잡고 있기 위해,

관절주머니 조직은 연속적인 뼈의 당김에 의해 부과되는 장력을 견딜 수 있을 만큼 충분한 조직 온전성을 가져야 한다.

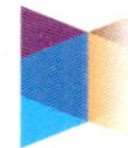

기본 개념 1-7
긴장과 장력(Tension and Tensile force)

- 물체에 작용하는 장력들(또는 장력들의 합성력)은 항상 크기는 같고, 방향은 반대이며, 물체의 세로축에 평행하게 작용한다.
- 장력은 동일선상, 동일 평면에 존재하며, 같은 물체에 작용한다; 따라서 장력벡터들은 같은 선형 힘체계에 속한다.
- 균일한 구성비(homogenous composition)를 가지는 유연하거나, 견고한 물체는 물체의 세로축을 따라 어느 부위에서든 똑같은 장력이 발생한다 (마찰력이 없는 경우); 다시 말해, 장력은 물체의 길이 (세로축)를 따라 전달된다.

관절신연(Joint Distraction)

관절주머니와 인대가 항상 장력에 노출되는 것은 아니다. John의 관절주머니-인대 구조물은 장력에 노출되는데, 그 이유는 John의 종아리-발 분절에 대한 중력과 앵클 웨이트의 하방 당김이 매달려 있는 John의 비부하 쪽 종아리-발 분절을 상쇄시켜야 하기 때문이다(그림 1-20 참조). 만약 John의 발이 위쪽으로 밀어주는 88 N의 힘을 가진 어떤 사람의 손에 의해 지지된다면, 관절주머니(인대)의 장력이 사라지게 될 것인데, 그 이유는 관절주머니-인대 구조물이 더 이상 위쪽 방향으로 당길 필요가 없기 때문이다. 사실, 관절주머니-인대 구조물은 실제로 느슨해질지도 모른다.

손의 상방 지지가 점진적으로 제거되면(그리고 초기에 관절주머니-인대 구조물이 느슨하다고 가정하면), 최소한의 작은 알짜 불균형 힘(아래방향의 힘)이 일어날 것이다. 알짜 불균형 힘은 자신에 비례하는 작은 가속으로 인해 종아리-발 분절이 허벅지로부터 멀어지게 될 것이다(Newton의 2법칙). 한쪽의 분절이 다른 쪽 분절로부터 멀어지는 것을 **관절신연**(joint distraction)이라고 한다.[3] 손의 지지가 감소함에 따라 신연이 증가할 때, 관절주머니의 장력이 종아리-발 분절에 대한 중력과 앵클 웨이트의 하방 당김인 88 N을 완전히 상쇄시킬 때까지 부수적으로 증가할 것이다; 평형이 종아리-발 분절에서 대해 다시 한번 회복된다.

종아리-발 분절에 대한 중력과 앵클 웨이트의 당김은 **신연력**(distraction force)[3] 또는 **관절신연력**(joint distraction force)으로 간주될 수 있다. 신연력은 적용되는 관절면으로부터 멀어지는 방향의 힘이, 관절면과 수직을 이루며, 관절면을 분리한다. 여기서 중요한 것은 신연이란 용어가 견고하고 변형이 일어나지 않는 뼈들의 분리를 의미한다는 점이다. 변형될 수 있는 물체를 가로지르거나 물체의 내부에서 발생하는 **신연**은 복잡해 2장에서 다룰 것이다.

확장 개념 1-4
관절신연의 가속도

종아리-발 분절과 웨이트 부츠의 합성무게가 88 N이다.

가속도를 계산하기 위해($a = F_{unbal} \div m$), 종아리-발 분절과 웨이트 부츠의 질량(무게가 아님)을 알아야 한다. 1 N이란 1 kg의 물체를 1 m/sec²를 가속시키는 힘이라는 것과, 무게(Newton, 또는 kg-m/sec²)는 질량과 중력가속도의 곱이라는 것을 다시 기억해보자.

$$W = (m)(9.8\ m/sec^2)$$

질량을 구하면, 88 N(또는 88 kg-m/sec²) ÷ 9.8 m/sec² = 8.97 kg이 계산된다. 결과적으로 종아리-발 분절과 웨이트 부츠의 질량은 약 9 kg이 된다. 임의의 수치를 가정하여, 아래쪽으로 향하는 −88 N의 힘이 지지하는 손에 의해 발생하는 힘 +50 N과 관절주머니의 장력 +10 N에 의해 상쇄되고 있다고 가정하자. 종아리-발 분절에 작용하는 알짜불균형힘(−88 + 50 + 10)은 −28 N이다. 따라서:

$$a = \frac{-28\ kg\text{-}m/sec^2}{9\ kg}$$

$$a = -3.11\ m/sec^2$$

인체의 경우, 관절신연(동적 단계) 시 한 개 또는 두 개의 분절이 서로에 대해 멀어지는 가속은 관절주머니와 인대(또는 관절을 가로지르는 근육)가 손상되지 않는 한, 매우 짧게 일어난다. 종아리-발 분절에 적용되는 신연력이 관절주머니의 장력과 균형을 이루기 전에는 John의 종아리-발 분절이 넙다리뼈로부터 길게 가속되지 않을 것이다. 앵클 웨이트가 John의 종아리-발 분절에 매달려 있을 때 John이 이완되어 있다고 가정한다면(우리는 John에게 어떤 것도 요구하지 않았다), 관절신연의 체크는 관절주머니-인대 구조물의 장력을 전적으로 검사하는 것이다. John은 이들 통증-민감성 결합조직을 당겼을 때 통증이 발생하는 인대 손상을 가진 것으로 추정된다.

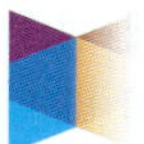

기본 개념 1-8
관절신연과 신연력

- 신연력은 관절면의 분리를 일으킨다.
- 각 분절에 최소한 한 개의 신연력이 존재해야 하며, 각 신연력은 관절면에 수직이어야 하며, 방향은 근접한 분절에 작용하는 신연력과 반대이어야 하며, 관절면으로부터 멀어져야 한다.
- 관절신연이 일어나는 상황은 동적이거나(dynamic, 분절의 반대방향의 또는 불일치하는 가속도에 의함), 정적일(분절의 결합을 유지하는 조직의 장력이 같거나 좀 더 큰 크기의 신연력와 균형을 이루는 경우) 수도 있다.

관절압박과 관절반응력
(Joint Compression and Joint Reaction Forces)

손을 발 밑에 배치하여 John Alexander의 종아리-발 분절을 압박하는 것은 손상당한 관절주머니-인대 구조물의 장력을 최소화하거나 제거할 수 있다. 만약 종아리-발 분절을 지지하는 손의 상방 밀기가 90 N까지 증가하고, 중력과 앵클 웨이트의 하방 당김이 −88 N으로 유지된다면, 이들 힘의 합계는 2 N의 종아리-발 분절에 대한 알짜 불균형 **상방의** 힘을 초래할 것이다. 만약 손에 의한 90 N의 지지가 계속된다면, 종아리-발 분절은 새로운 하방의 힘이 있을 때까지 약간의 상방 가속 상태에 놓일 것이다. 종아리-발 분절이 정강뼈고원 위에 있는 넙다리뼈와 접촉되면, 새로운 힘이 나타날 것이다. 새로운 접촉력(넙다리-on-종아리/발의 힘[FLf])이 −2 N(종아리-발 분절의 평형이 회복되는 지점)에 이르면, 종아리-발 분절의 상방 가속이 멈출 것이다.

관절의 두 뼈를 밀어서 "접촉"할 때 발생하는 반응력(접촉)을 **관절반응력**이라고도 한다.[3] 관절반응력은 인접한 관절면이 접촉할 때마다 발생하는 접촉력이다. 관절반응력은 두 개의 뼈가 서로 밀어야 하기 때문에 인접한 관절의 각 뼈 부분에 대해 존재하는 하나의 힘에 좌우된다. 이런 힘들은 관절면에 수직으로 작용하고, 관절면 **쪽으로** 향한다. 각 분절에 관절반응력을 일으키는 2개의 힘은 **압박력**이다. 신연력이 관절주머니-인대의 장력을 일으키기 위해 관절면을 분리하는 것과 마찬가지로, 압박력은 관절반응력을 일으키기 위해 관절면을 서로 민다. 우리가 사용했던 앞의 예시에서, 종아리-발 분절에 대한 손의 밀기가 압박력이다. 비록 넙다리가 종아리-발 분절을 밀 수 있도록 넙다리에 대한 압박력이 존재해야 하지만, 우리의 분석은 이것을 설명할 필요는 없다.

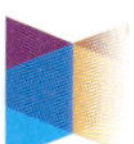

기본 개념 1-9
관절압박과 관절압박력

- 관절압박력은 관절면사이의 접촉을 유발한다.
- 접촉하는 분절에 작용하는 최소한 1개 이상의 압박력이 존재하며, 각각의 압박력은 관절면에 수직으로 작용하며, 관절면 쪽으로 향하며, 근접한 다른 관절면에 작용하는 압박력과 방향이 반대이다.

확장 개념 1-5
관절의 잠김(close-packing of a joint)

비록 알짜 압박력(전단력은 없음)이 관절에 적용할 때는 관절주머니인대 구조물이 일반적으로 긴장상태에 있지 ***않겠지만***, 중요한 예외가 존재한다. 관절의 관절주머니인대 구조물의 꼬임으로 인해, 관절주머니는 뼈 분절을 잡아당겨, 근접한 관절면이 가까워져 접촉하게 된다. 이 상태를 관절의 "잠김(close-packing)"라고 한다. 1장의 "확장 개념"에서 설명되었지만, 이 개념은 2장과 후속 장들의 관절 복합체에서 다루어질 것이다. 그들 장에서는 잠김 개념이 "기본 개념"이다.

Newton의 평형 법칙 재탐구
(Revisiting Newton's Law of Equilibrium)

우리가 손(또는 벤치)으로 John의 종아리-발 분절을 계속 지지할 계획이 아니라면, 손상된 관절주머니-인대 구조물에서 생성되는 잠재적인 장력을 고려할 때, 앵클 웨이트는 John에게 좋은 선택이 아닌 것처럼 보일 수 있다. 운동의 변화가 무릎관절에서 힘을 어떻게 변화시킬 것인지를 알아보기 위해, 레그-프레스 운동의 선택을 연구해 보자.

레그-프레스 운동(그림 1-22A)에서, 종아리-발 분절은 여전히 −48 N 중력(GLf)에 의해 작용하지만, 종아리-발 분절의 방향 변화는 중력 방향의 변화도 바뀌었음을 의미한다. 종아리-발 분절도 알려지지 않은 크기의 힘으로 발판에 접촉된다(발판-on-종아리/발, FpLf). 이 시나리오의 경우, GLf와 FpLf는 동일 선형 힘 시스템(공선 또는 공면이 아니다)의 일부가 아니기 때문에, 중력-on-종아리/발의 힘에 대해 우리가 알고 있는 것을 토대로 하여, 발판-on-종아리/발의 힘을 가정할 수 없다. Newton의 평형 법칙에 대한 노력이 우리를 도울 수 있다.

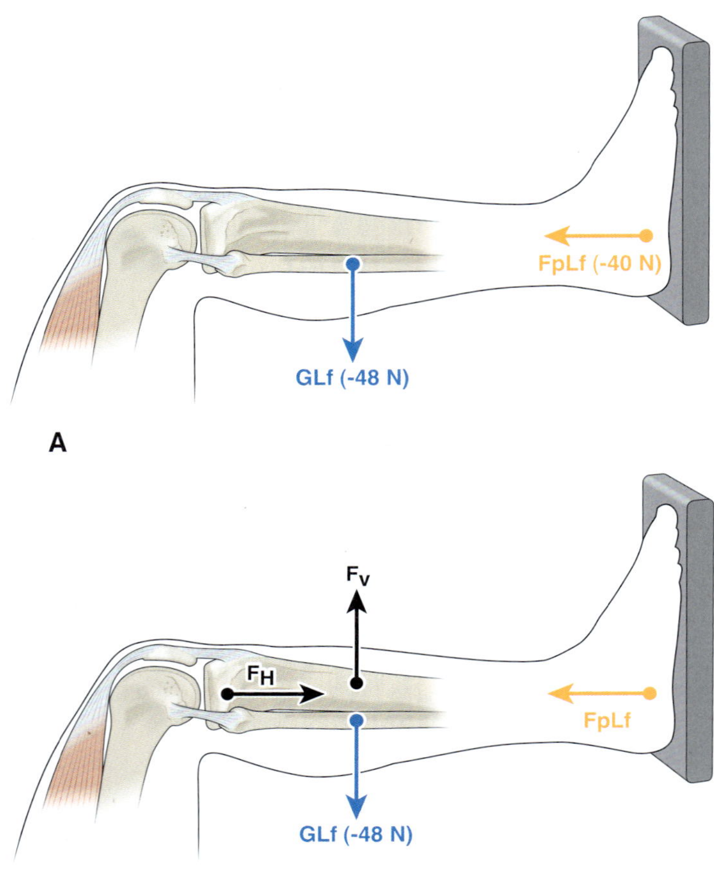

그림 1-22. **A.** John이 레그-프레스 운동을 시작하기 전에, 종아리-발 분절은 중력(GLf)과 발판(FpLf)에 접촉된다. GLf와 FpLf은 동일 선형 힘 시스템이 아니다; 종아리-발 분절은 이들 2 힘에 의해 평형상태가 될 수 없다. **B.** 종아리-발 분절에 대한 수직력의 합계와 수평력의 합계가 "0"이 되도록 하나의 부가적인 수직력(F_V)과 수평력(F_H)이 존재해야 한다.

수직 및 수평의 선형 힘체계 (Vertical and Horizontal Linear Force Systems)

Newton의 평형 법칙에서 이미 정의되었듯이, 물체에 가해지는 힘의 합은 0이어야 한다($\Sigma F = 0$). 우리는 이제 평형상태의 물체에 작용하는 **수직력**(F_V)의 합은 총 0($F_V = 0$)이어야 하고, 독립적으로 동일 물체에 작용하는 **수평력**(F_H)의 합은 총 0($F_H = 0$)이어야 한다고 Newton의 평형 법칙을 정리할 수 있다. 보다 구체적인 조건의 집합을 충족하려면, 각각 중력-on-종아리/발의 힘(GLf)과 발판-on-종아리/발의 힘(FpLf)과는 크기는 같고 방향이 반대인 종아리-발 분절에 작용하는 부가적인 하나의 수직힘(F_V)과 수평힘(F_H)이 존재해야 한다(그림 1-22B). 힘 F_V와 F_H의 근원은 아직 알려지지 않았다.

우리는 넙다리뼈와 관절주머니가 종아리-발 분절에 접촉하면서 힘을 작용한다는 것을 알고 있다. 이런 상황에서 벡터 F_H는 종아리-발 분절에 대한 넙다리의 밀기가 될 것인데, 그 이유는 발판이 넙다리-on-종아리/발의 힘을 만드는 넙다리와의 접촉이 되도록 종아리-발 분절을 밀 수 있기 때문이다. 관절주머니(종아리-발 분절에 여전히 접촉하고 있는)가 강력한 후보가 될 것 같지 않기 때문에, F_V의 근원을 확인하기 어렵다: 그 밖의 어떤 것도 종아리-발 분절과 접촉되지 않는다. F_V를 확인하기 위해서는, 모든 접촉력들의 부가적인 특성을 알아야 한다. 두 물체 사이의 접촉이 이루어질 때, 접촉면 사이에서 마찰력이 발생할 수 있다. 그러나 마찰력은 접촉면에서 반대방향의 전단력이 발생할 때만 크기를 갖게 될 것이다.

전단력과 마찰력(Shear and Friction Forces)

전단력(shear force, F_S)은 접촉면과 평행하고(또는, 곡면과는 접선방향이며), 두 면사이에서 움직임을 일으키거나 제한한다(노트: *여기서 설명되는 전단력은 두 개의 딱딱한 구조물 사이에서 발생하는 것을 말한다. 변형 가능한 구조물에서 발생하는 전단력은 2장에서 다루어질 것이다*).

어떤 물체에 접촉력이 발생할 때마다, 그 물체에서는 **마찰력**(friction force, F_r)이 잠재적으로 존재한다. 마찰력은 접촉면에 항상 평행하고(또는 곡면과는 접선방향), 운동이 일어나는 방향과 반대방향으로 작용하는 힘이다. 마찰이 크기를 가지기 위해서는, 접촉하는 두 물체 사이의 움직임을 일으키거나 시도하는 알짜 전단력이 있어야 한다. 전단력과 마찰력은 접촉면과 평행하는 힘이라는 공통성을 공유하지만, 전단력은 항상 움직임의 방향으로 적용되는 반면, 마찰력은 그 움직임(잠재적 움직임)과 반대되는 방향으로 발생한다. 마찰력의 크기를 알기 위해서는, 우리는 마찰력에 대해 더 많이 공부해야 한다.

정적 마찰과 운동 마찰 (Static Friction and Kinetic Friction)

물체에 작용하는 마찰력의 크기는 항상 물체 사이에서 접촉 크기와, 접촉면 성질(미끄럽거나 또는 거칠거나)에 좌우된다. 서로 전단력을 발생시키며, 접촉하는 두 물체가 움직이지 않을 때, 각 물체에 작용하는 마찰력의 크기는 전단력의 크기에 비례한다. 두 물체가 움직이지 않는다면(물체는 정적상태), **정지마찰력**(F_{rs})의 최대 크기는 **정지마찰계수**(codfficient of static friction, μ_S)라는 상수와 각물체에 작용하는 접촉력(contact force, F_C)의 곱으로 결정된다.

다시 말해, 다음의 식으로 표현할 수 있다:

$$Fr_S \leq \mu_S F_C$$

정지마찰계수는 특정 물체마다 다르게 주어지는 상수이다. 예를 들어, 얼음과 얼음 사이의 μs는 약 0.05이다; 나무와 나무 사이의 μs는 0.25이다.[6]

접촉면이 거칠어질수록 μs는 증가한다. 물체들 사이의 접촉력의 크기가 증가할수록, 발생가능한 마찰력의 크기도 증가한다. 물체에 가해지는 접촉력의 크기가 커질수록, 물체 사이의 접촉면이 거칠수록, 발생가능한 최대마찰력의 크기는 증가한다. 손이 따뜻해지도록 마찰력을 이용할 때, 손의 접촉은 두 손을 모두 따뜻하게 만든다(마찰력이 오른손과 왼손 모두에 작용한다). 마찰력을 증가시키고자 한다면, 손을 비빌 때 손을 더 세게 압박한다(접촉력 증가). 압력의 증가는 두 손 사이의 접촉력을 증가시키고, 최대마찰력을 증가시킨다(피부와 피부 사이의 접촉면의 성질은 변화가 없으므로 마찰계수는 변하지 않는다). 흔히, 두 접촉면 사이의 마찰력의 크기는 접촉하는 면의 크기와 관련이 있다고 생각한다. 그러나 마찰력을 결정하는 것은 접촉력과 마찰계수이다. 접촉면의 면적은 마찰력 크기에 영향을 주지 않는다.[2]

그림 1-23A에서, 445 N(~45 kg, 또는 100 lb)의 큰 상자가 마루 위에 놓여 있다. 상자는 수직방향으로 움직이지 않으므로($\Sigma F_V = 0$), 마루는 상자의 무게(GB)와 같은 크기의 힘(FB)으로 상자를 밀고 있다. 접촉면(상자밑면과 마루) 위에서 상자를 평행하게 움직이려는 힘이 없으므로, 상자와 마루 사이에는 마찰력이 존재하지 않는다. 그러나, 사람이 상자를 밀기 시작하면(그림 1-23B), 사람의 힘은 전단력(사람이 상자에 작용하는 힘, MB)을 만들어내고, 동시에 상자에 작용하는 마찰력(마찰-on-상자, FrB)이 발생하게 된다(*노트: 예를 들어, 그림 1-23B는 지나치게 단순화된 것으로 모든 힘이 같은 지점에서 작용하는 것처럼 보인다. 바닥-상자의 힘이 상자의 질량 중심을 통해 작용하지만, 그 힘은 상자 하단에 작용한다; 마찰-on-상자의 힘도 상자 하단에 작용한다*). 사람-on-상자의 전단력이 상자를 움직이지 않는다고 가정할 때, 마찰-상자의 최대 힘을 계산할 수 있다.

상자가 움직이지 않을 때, 상자에 작용하는 최대마찰력은 나무상자와 나무마루 사이의 정지마찰계수(0.25)와 마루가 상자에 가해는 접촉력(445 N)의 곱에 의해 결정된다:

$$FrB \leq (0.25)(445\ N)$$

$$FrB \leq 111.25\ N$$

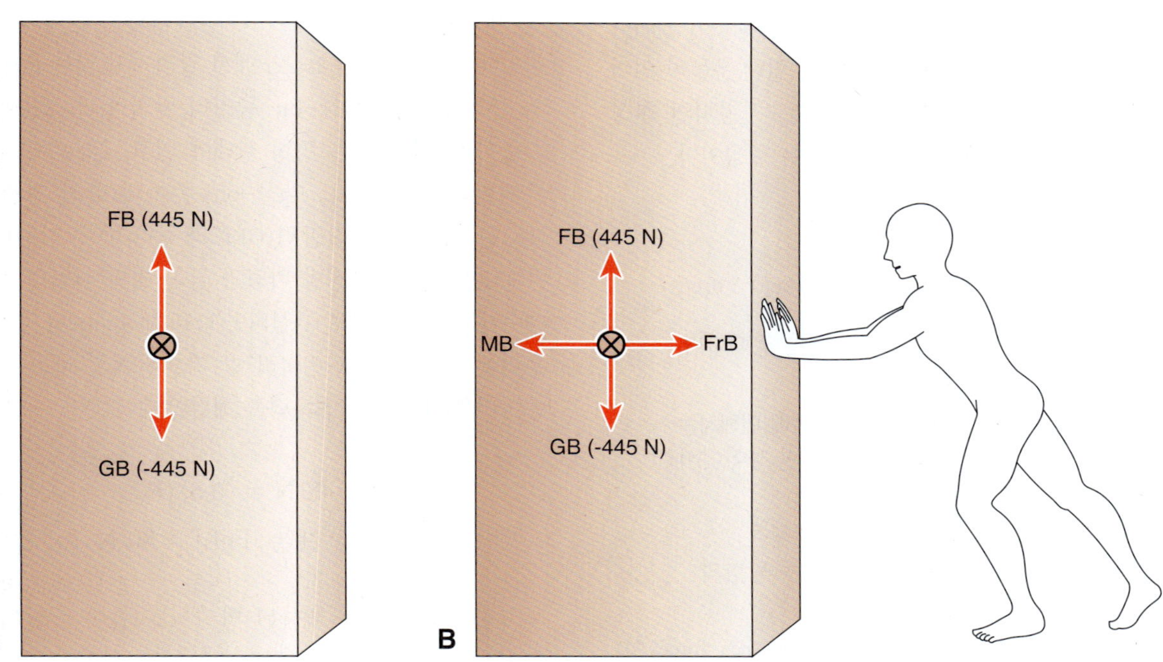

그림 1-23. A. 중력(GB)과 바닥-상자 접촉력(FB)이 상자에 작용한다. 마찰력은 크기를 가지지 않는데, 그 이유는 시도된 움직임이 없기 때문이다. B. 사람-on-상자의 힘(MB)은 마찰력과 반대되는 힘(FrB)을 일으킨다.

상자가 움직이지 않는다면, 마찰-on-상자의 크기는 전단력의 크기와 같다($\Sigma F_H = 0$). 사람이 상자를 밀지만 상자가 움직이지 않는다면, 예에서 계산된 것처럼 마찰의 크기는 111.25 N까지 동일한 크기로 동시에 증가된다. 정적 마찰의 크기는 물체에 대한 전단력의 크기에 대응하여 변화하지만, 정적 마찰은 계산된 최대 힘을 초과할 수 없다.

사람의 상자를 미는 힘이 111.25 N을 넘게 되면, 마찰력이 111.25 N 이상의 힘을 가지지 못하기 때문에 상자는 움직이기 시작한다; 물체가 움직이기 시작하면, 접촉하는 물체 사이에서 발생하는 **운동마찰력**(kinetic friction force, Fr_K)의 크기가 계산되어야 한다. 정적 마찰과는 달리, 이런 특정 상황의 운동마찰은 일정한 크기이고, 접촉력(Fc)과 동등하다. 그리고 **운동마찰계수**(coefficient of kinetic frection, μ_K)은 다음과 같다:

$$Fr_K = (\mu_K)(Fc)$$

운동마찰계수(μ_K)는 어떤 경우이든지, 항상 정지마찰계수(μ_S) 보다 작다. 결과적으로 마찰력 크기는 물체가 움직이기 시작하기 직전(전단력이 최대정지마찰력과 같은 크기가 될 때)에 가장 최대가 된다. 일단 전단력이 최대정지마찰력을 초과하게 되면, 알짜 불균형의 힘이 존재하게 되므로($\Sigma F_H \neq 0$) 물체는 움직이게 된다. 그러나 운동이 일단 시작되면, 마찰력의 크기는 최대정지마찰력보다 갑자기 떨어지게 되어, 전단력의 크기는 변하지 않더라도 순간적으로 알짜 불균형 힘의 증가가 일어난다. 사람이 상자를 밀 때, 운동이 일어나기 전까지는 미는데 매우 큰 힘이 들더라도, 일단 운동이 일어나면, 순간적으로 빠르게 상자가 가속되는 전형적인 현상은 마찰력의 순간적인 감소로 인해 나타나는 현상이다.

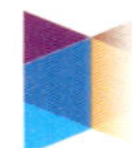

기본 개념 1-10
마찰력과 전단력(Friction and Shear Forces)

- 전단력과 마찰력은 두 개의 물체가 접촉할 때마다 발생한다.
- 전단력은 물체의 접촉면에 평행한(곡면에 대해서는 접선방향인) 힘(또는 힘성분)이며, 접촉면 사이에서 운동을 일으키려고 한다.
- 마찰력은 전단력의 특별한 형태로서 방향은 항상 물체의 잠재적, 또는 상대적인 운동 방향과 반대이다(물체에 작용하는 전단력에 반대)
- 마찰력은 물체에 작용하는 알짜 전단력(net shear force)이 존재할 때만 발생한다; 다시 말해, 마찰력은 접촉하는 두 물체가 움직일 때, 또는 움직이려고 할 때, 전단력의 발생과 더불어 크기를 갖게 된다.
- 정지마찰력의 크기는 마찰력에 반대하는 알짜 전단력의 크기변화에 따라 변하게 된다: 운동마찰력은 마찰력에 반대하는 전단력의 크기와 물체를 움직이는 속력에 상관없이, 항상 일정한 값을 갖는다.
- 마찰력의 크기는 마찰력에 반대하는 전단력의 크기를 초과할 수 없다.
- 전단력과 마찰력은 접촉면에 항상 평행하다. 반면에 마찰력과 동시에 존재하는 접촉력(또는 접촉력성분)은 접촉면에 항상 수직이다. 결과적으로, 전단력과 마찰력은 접촉력(더 정확하게, 접촉면에 수직인 접촉력의 성분)에 수직이다.[3]

수직 및 수평의 선형 평형에 대한 고찰 (Considering Vertical and Horizontal Linear Equilibrium)

우리는 이제 John과 레그-프레스의 예제로 돌아갈 수 있다. 전단력과 마찰력의 지식은 그림 1-22B에서 F_V의 근원을 확인하고, 또 FpLf, F_V 및 F_H의 크기를 계산하는데 사용될 수 있다.

중력(GLf)은 발판과 평행하게 위치하며 종아리-발 분절을 발판 위로 미끄러뜨릴 가능성이 있기 때문에(그림 1-22B 참조), GLf는 전단력이다(접촉면과 나란하게 위치한다). 수직으로 정렬된 발판과 종아리-발 분절 사이에 전단력이 있다면, 마찰력은 수직의 힘이고, 전단력과는 반대되는 방향의 힘이다. 따라서 그림 1-22B에서 알려지지 않는 F_V는 발판과의 접촉에서오는 마찰-on-종아리/발의 힘과 같을 것이다.

종아리-발 분절은 평형 상태에 있고, 2개 수직의 힘만이 존재한다. 그러므로, 마찰-on-종아리/발의 마찰력 크기(F_V)는 −48 N의 전단력(GLf)과 동일한 크기이다(방향은 반대지만). John의 신발 바닥과 금속 발판 사이의 정적 마찰계수가 μS = 0.6으로 추정되면(나무-on-나무보다 약간 더 큼)[6], 우리는 F_V(마찰-on-종아리/발)가 48 N일 때, 발판-on-종아리/발(FpLf)의 접촉력을 해결할 수 있다:

$$48\ N = (0.6)(F_C)$$
$$F_C \text{ 또는 } FpLf = 80\ N$$

그림 1-22B에서 계산된 발판-on-종아리/발의 접촉력(FpLf)의 크기가 −80 N(왼쪽 방향)이면, 종아리-발이 평형을 이루기 위해서는 수평력의 합이 0이어야 하므로 넙다리뼈-on-종아리/발의 힘 크기는 +80 N(오른쪽으로 방향)이어야 한다.

파트 2: 운동역학 - 회진력과 병진력, 그리고 회진운동과 병진운동에 대한 고찰

회전운동과 일반운동을 탐구하기 시작할 때처럼, 우리는 개념의 이해를 쉽게 하기 위해, 토의와 예제를 2차원 분석에 국한하여 계속 설명할 것이다(예제와 함께 해왔던 것처럼). 후속 장들은 수학적으로 드물지만, 개념적으로 볼 때 3차원으로 중첩될 것이다.

물체가 완전하게 속박되지 않을 때(어떤 물체와 접촉되지 않을 때), 물체의 질량중심에 적용되거나 또는 질량중심을 통과하여 가해지는 하나의 힘은 힘이 적용되는 각도에 관계없이 선형 변형을 일으킬 것이다(그림 1-24A-C). 그러나 뼈 분절에 적용된 힘은 물체의 질량중심을 거의 통과하지 않는다. 속박되지 않은 물체에 적용된 힘이 질량중심을 통과하지 않으면, 회전운동과 병진운동이 결합되어 발생할 것이다(그림 1-25). 결과적으로, 뼈 분절에서는 단독 선형 운동은 흔한 일이 아니고, 회전운동과 일반운동이 더 흔하게 일어난다.

토크 또는 힘 모멘트

(Torque, or Moment of Force)

물체나 분절의 단독 회전운동을 일으키기 위해서는, 원래의 힘과 평행을 이루는 두 번째 힘이 물체나 분절에 적용되어야 한다. ***두 번째 힘***이 원래의 힘과 크기는 같고 방향이 반대이고 평행을 이룰 때(그림 1-26), 이들 힘의 병진운동 효과는 서로 상쇄되고, 순수한 회전운동이 일어날 것이다. 만약 그림 1-26의 블록과 같이 물체가 속박되지 않은 경우, 분절

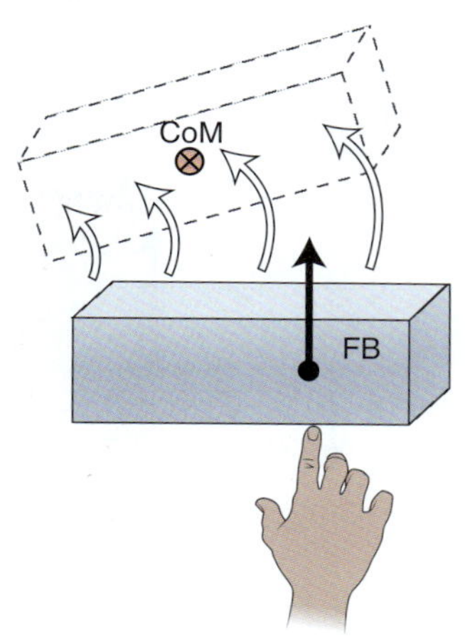

그림 1-25. 블록의 질량중심을 통과하지 않는 단일의 힘(손가락-on-블록, 또는 FB)이 블록에 적용될 때, 회전운동과 병진운동의 결합이 일어날 것이다(일반 운동).

의 회전은 두 힘의 중간 지점에서 일어날 것이다. 만약 물체가 이들 힘 중의 하나에 의해 속박되는 경우라면(FB_2의 적용 지점이 고정된 경우), 속박력의 작용점을 중심으로 회전이 일어날 것이다(그림 1-27). 두 힘(크기는 같고, 방향이 반대이며 평행을 이루는)이 동일 물체의 다른 지점에 각각 적용될 때, 이들 두 힘을 **짝힘**(force couple)이라 부른다. 동일 물체에 대해 서로 다른 거리에서 작용하는 짝힘은 항상 **힘 모멘트** 또는 토크(τ)를 일으킬 것이다. 토크("힘 모멘트" 또는 "모멘트"와 동의어로 사용되는)는 짝힘 중 하나의 힘에다 **모멘트팔**(**MA**)로 알려진 두 힘 사이의 수직 최단 거리를 곱한 값이다:

$$\tau = (F)(MA)$$

토크가 작용힘(짝힘의 경우 힘의 크기는 동등하다)의 크기와 짝힘 사이의 거리에 비례하기 때문에, 토크는 회전의 강도로

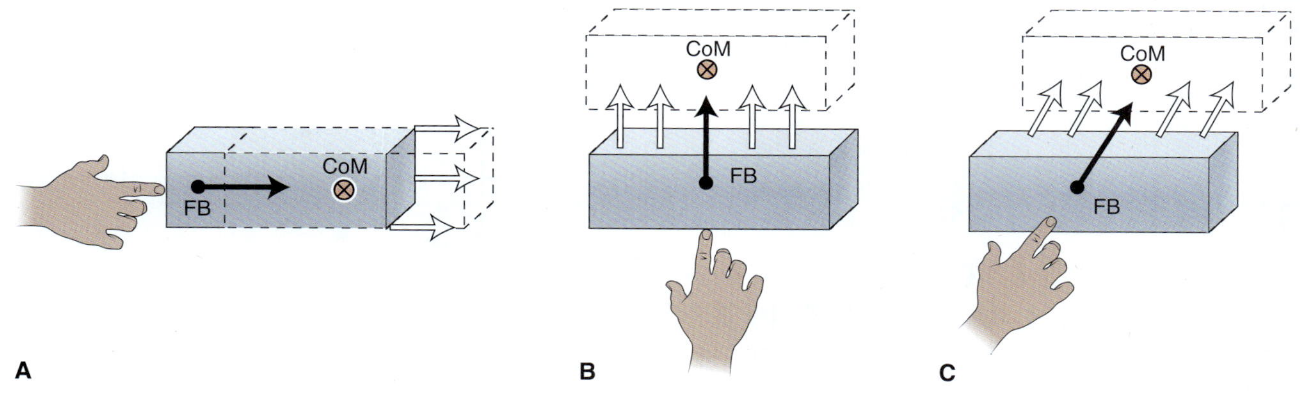

그림 1-24. 블록의 질량중심을 통과하면서 적용되는 단일의 힘(손가락-on-블록, FB)은 적용되는 힘의 방향에 관계없이 불균형 힘의 방향에서 블록의 선형 변형을 일으킬 것이다.

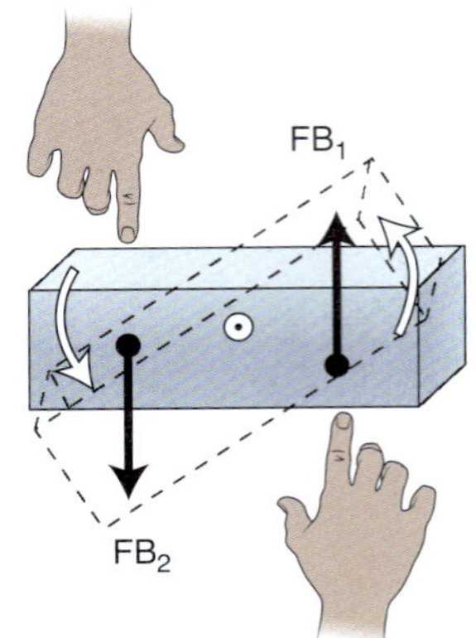

그림 1-26. 크기는 같고 방향이 반대인 2개의 힘(손가락-on-블록, FB_1과 FB_2)은 짝힘(force couple)을 일으킬 것이고, 물체의 제약이 없는 것으로 간주할 때 힘 사이의 중간지점을 중심으로 발생하는 물체의 회전을 일으킬 것이다.

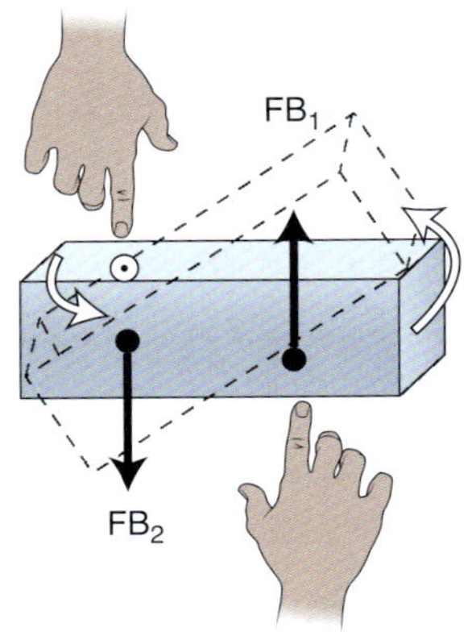

그림 1-27. 크기는 같은 2개의 힘(손가락-on-블록, FB_1과 FB_2)이 서로 반대 방향으로 블록에 적용된다. 그러나, FB_2의 작용점은 고정된다. FB_1과 FB_2는 FB_2의 작용점을 중심으로 발생하는 회전운동을 일으키는 짝힘을 발생시킬 것이다.

서 생각될 수 있다. 그러므로 짝힘의 크기가 클수록(MA가 클수록), 회전의 강도가 커진다.

힘의 단위는 뉴톤이고, 거리는 미터이다; 그러므로 토크의 단위는 **뉴톤 미터**(**Nm**)이다(또는 미국 시스템에서는 풋-파운드이다). 관절 분절에서의 잠재적 회전 방향 또는 토크 방향은 굽힘/폄, 안쪽돌림/가쪽돌림 또는 벌림/모음 등의 용어로 표시될 수 있다. 결과적으로, 관절 굽힘의 방향에서 토크는 **굽힘 모멘트** 또는 굽힘 토크로 언급될 수 있다.

평행 힘체계(Parallel Force Systems)

짝힘에서의 힘들이 서로 평행하기 때문에, 두 힘은 평행 힘체계의 일부가 된다. 여기에서 **평행 힘체계**란 2개 이상의 힘들이 서로 평행하게 동일 물체에 적용되는 경우이다. 각 평행의 힘에 의해 발생되는 토크는 힘의 크기에 모멘트팔을 곱함으로써 결정되고, 여기에서 모멘트팔은 힘에서 분절의 작용점까지의 최단 거리이다(동일 지점이 각 평행의 힘에 이용되는 한).

평행 힘체계의 합성 힘 결정하기

동일 평행 힘체계의 힘에 의해 생성된 알짜 토크 또는 합성 토크는 각 힘(+ 또는 -)에 의한 토크들의 합에 의해 결정될 수 있다. 관례적으로, 시계방향의 토크는 (-)로 표기되고, 반시계방향의 토크는 (+)로 표기된다.

3개의 힘이 **그림 1-28**에서 속박되지 않은 분절에 적용된다. F_1, F_2, F_3의 크기는 각각 5 N, 3 N, 7 N이다. F_1, F_2, F_3과 임의의 물체 지점 사이의 최단 거리(모멘트팔)는 각각 0.25 m, 0.12 m, 0.12 m이다. F_1과 F_2는 시계방향으로, F_3은 시계반대방향으로 적용된다.

알짜(합성) 토크는 다음과 같을 것이다:

$$\tau_{net} = (0.25\ m)(-5\ N) + (0.12\ m)(-3\ N) + (0.12\ m)(+7\ N)$$

$$\tau_{net} = -0.77\ Nm$$

즉, 분절의 알짜 회전은 0.77 Nm의 크기를 가지고 시계방향으로 회전하게 될 것이다.

그림 1-28의 알짜 토크는 분절의 질량중심이 **아닌** 다른 지점을 중심으로 계산되기 때문에, 분절은 회전과 병진하게 될 것이다. 3개의 모든 힘(F_1, F_2, F_3)이 상방의 수직 힘으로 우리가 고려할 때 이런 운동이 명백해진다; 이들 힘은 회전(토크)을 생성할 뿐만 아니라 병진운동을 일으킨다.

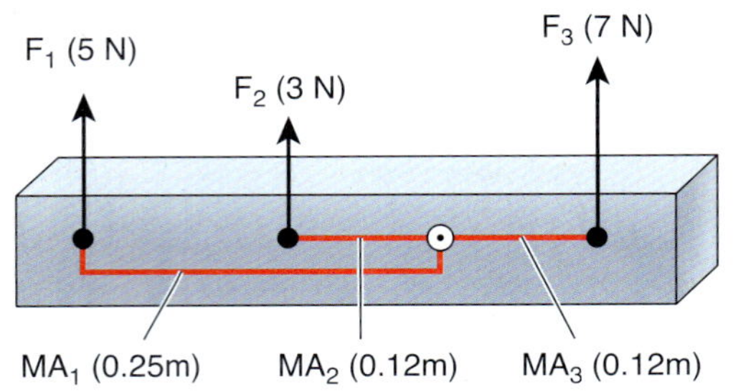

그림 1-28. 3개 평행 힘의 합성 힘은 토크의 합으로 결정된다: 토크는 각 힘(F_1, F_2, F_3)에다 모멘트팔(특정 회전축에서 힘까지의 거리; MA)을 곱한 것이다.

수직 힘의 합계는 상방의 알짜 수직 힘인 15 N을 양산할 것이다. 그리고 −0.77 Nm의 알짜 토크와 동반되는 상방의 병진운동을 가질 것이다.

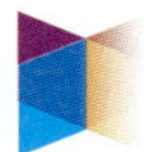

기본 개념 1-11
Newton의 평형 법칙 재탐구

Newton의 평형 법칙을 근거로, 물체나 분절이 평형을 이루면, 모든 힘의 합은 "0" ($\Sigma F = 0$)이다. 그런 다음, 우리는 자세하게 물체나 분절의 평형 상태를 $\Sigma F_V = 0$와 $\Sigma F_H = 0$으로 명시한다. 이제 우리는 더 자세하게 물체나 분절의 평형 상태를 $\Sigma\tau = 0$으로 표기할 수 있다. 물체나 분절이 평형을 이루려면, 아래의 3가지 조건 모두를 만족해야 한다:

$$\Sigma F_V = 0$$

$$\Sigma F_H = 0$$

$$\Sigma\tau = 0$$

그림 1-28의 목표(인체 관절의 목표처럼)가 분절을 병진시키기보다는 회전시키는 것이라면, 분절의 원치 않는 상방 병진운동은 새로운 힘의 추가에 의해 제거되어야 한다. 그러나 분절을 시계방향으로 회전시키는 F_1과 F_2를 합성하여 단일 합성 힘으로 먼저 단순화시키자.

그림 1-29에서 힘 F_1과 F_2는 합성 힘인 F_{1-2}로 구성되었고, 새로운 벡터(F_4)가 추가되었다(노트: *회색의 점선 화살표로 표시된 F_4는 특정 그림에서 아래쪽으로 미는 힘으로 그리기가 더 쉬울 수 있다. 그러나 우리는 F_4로 표기된 벡터처럼, 화살표의 바닥이 작용점에 있다는 규약을 계속 사용할 것이다.*)

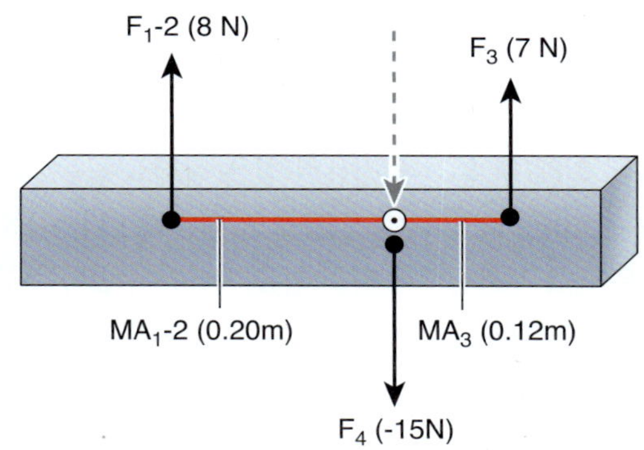

그림 1-29. 그림 1-28에서 힘 F_1과 F_2는 F_{1-2}로 합성되었다. F_4의 적용은 회전축을 통과(모멘트팔이 없음)하면서 이루어지기 때문에 부가적인 토크를 일으키지 않고 수직 평형을 일으킬 것이다. 블록은 고정축을 중심으로 불균형 토크의 방향으로 회전할 것이다.

힘 F_4(그림 1-29)는 −15 N의 크기로 할당되었다. F_4가 추가되면서 수직 힘(F_{1-2}, F_3, F_4)의 합은 "0"이 된다. 힘 F_4는 분절의 가상 회전축을 통과한다. F_4가 회전축을 통과하기 때문에, 회전축으로부터 모멘트팔은 "0"이다; 따라서 F_4에 의해 생성되는 토크는 "0" (−15 N x 0)이다. 기준점이나 회전축을 **통과하는** 어떤 힘도 토크를 생성하지 않는다.

비록 벡터 F_4의 추가가 수직 평형을 이룰지라도, 알짜 토크는 여전히 −0.77 Nm이다. F_4의 추가에 의해 발생하는 효과는 인체에서 일어나는 현상이다. 신체 분절은 동일하고 반대되는 속박 조건이 발생할 때까지 병진할 것이며, 그 지점에서 분절에 대한 병진력은 균형을 이루게 되고, 알짜 회전이 생성된다.

신체분절이 회전하는 관절축 확인하기
(Identifying the Joint Axis About Which Body Segments Rotate)

그림 1-30A는 레그-프레스 운동을 할 때와 같이 John의 종아리-발 분절을 보여주고 있지만, 발판의 접촉은 없다. 만약 여전히 John이 이완되면, 그의 종아리-발 분절은 평형을 유지할 수 없다. 처음에는 중력의 하방 힘(GLf) 때문에 종아리-발 분절이 아랫방향으로 병진할 것이다. 이 경우에서 중력은 전단력이 되는데, 그 이유는 중력이 넙다리뼈융기와 정강뼈고원의 접촉면과 나란하기 때문이다. 비록 전단력이 상반되는 마찰력을 발생시키는 잠재력을 가지고 있지만, 윤활관절의 매우 낮은 마찰계수(0.005)는 마찰의 크기를 무시할 수 있다는 의미이다.[3] 그러므로 우리가 앞에서 보았듯이, 무릎관절주머니가 타이트해질 때(관절주머니-on-종아리/발의 힘[CLf]을 일으키는)까지 종아리-발 분절은 아래쪽으로 병진을 할 것이다(**그림 1-30B**). 종아리-발 분절이 아래쪽으로 병진할 때, CLf가 48N에 도달할 때까지 관절주머니의 장력 크기가 증가할 것이다. 이제 우리는 관절주머니-on-종아리/발의 힘(CLf)이 중력-on-종아리/발의 힘(GLf)과 짝힘을 형성하고 있음을 볼 수 있다. 그런 다음, 종아리-발 분절의 운동은 관절주머니-on-인대의 힘이 작용하는 지점을 중심으로 계속 회전할 것이다.

인체의 분절 운동은 궁극적으로 관절구조물, 관절반응력 또는 관절주머니인대의 힘에 의해 속박된다. 추가적인 병진운동을 제한하는 관절반응력이나 관절주머니-인대 힘의 작용점은 회전을 위한 고정점(짝힘 중의 하나)이 된다. 회전(속박 지점을 중심으로)을 이어서 일어나는 병진운동의 알짜 효과는 분절의 미세한 곡선운동이다.

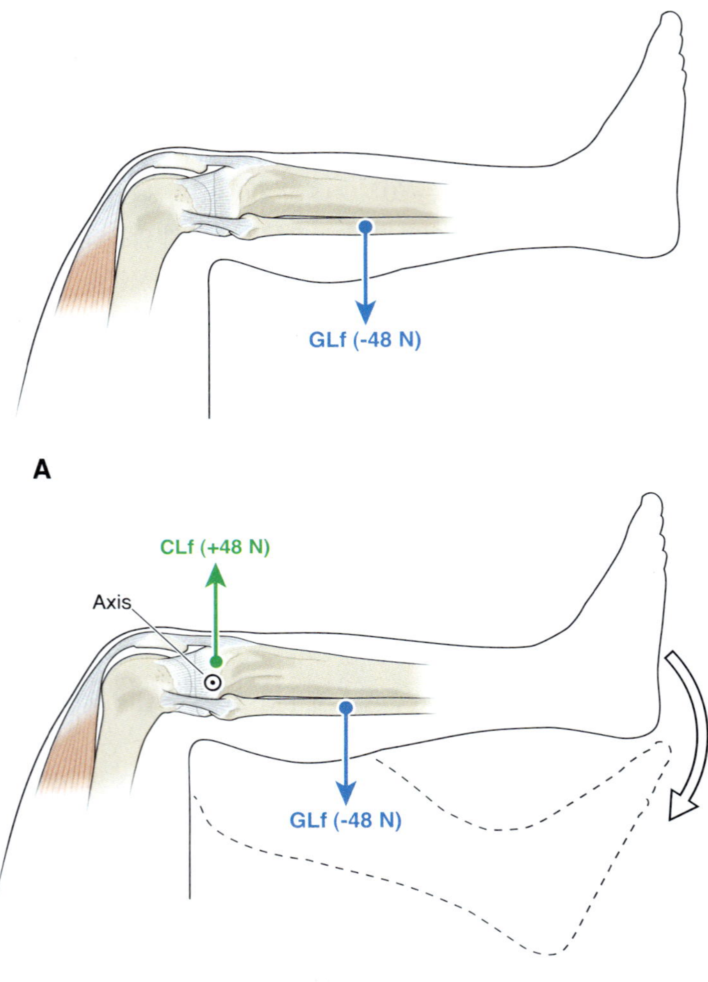

그림 1-30. A. 중력-on-종아리/발의 힘만이 종아리-발 분절의 하방 병진을 일으킬 것이다. B. 종아리-발 분절이 아래쪽으로 병진함에 따라, 무릎관절의 관절주머니-인대성 구조물(CLf)은 점점 타이트해질 것이다. CLf가 48 N에 도달하고 하방 병진운동이 제한을 받을 때, CLf와 GLf는 짝힘을 형성하여 속박력(CLf)의 작용점을 중심으로 무릎관절을 시계방향으로 회전시킬 것이다.

운동이 곡선이기 때문에, 운동 동안에 축이 약간씩 이동한다. 만약 관절의 정상 속박이 부적절하다면(손상된 조직에서처럼), 과도한 병진운동이 일어나고 순간회전중심이 과도하게 이동할 것이다.

비록 관절의 순간회전중심이 신체 분절의 움직임과 함께 이동한다는 것이 사실로 인정되고 있지만, 관절 회전이 **일어나는** 고정지점을 관절축으로 인정하는 것이 일반적인 관행이다. 대개 관절축은 순차적으로 이동하는 순간회전중심의 중앙에 위치하는 것으로 간주되고 있다. 그러나 이 관행은 신체 분절에 대한 토크의 평가를 지나치게 단순화시킨다는 점은 인정되어야 한다.

굽힘 모멘트와 비틀림 모멘트 (Bending Moments and Torsional Moments)

평행하는 힘들이 평형(분절의 회전이나 병진이 없는)을 이루고 있는 강체에 적용될 때, 강체의 특정 지점에 적용되는 토크(힘 모멘트)도 **굽힘 모멘트**로 간주될 수 있다.[3,4]

평행하는 힘인 F1(10 N)과 F2(10 N)가 블록에 적용되면(그림 1-31A), F1과 F2는 짝힘이기 때문에 블록은 고정점(F1의 작용점)을 중심으로 회전하게 된다. 새로운 힘(F3)은 블록의 평형을 회복할 수 있으며, F1과 F3는 F2의 절반 크기($\Sigma F_V = 0$)를 갖는다(그림 1-31B). 비록 분절이 회전하거나 병진하지 않지만, 블록이 강체가 아니라면, F1과 F3는 삼각형의 꼭지점을 중심으로 분절을 "굽힘"시킬 것이다; 그러므로, 평형상태에서의 짝힘은 굽힘 모멘트로 간주될 수 있다. 3개의 평행 힘들이 굽힘 효과를 내기 때문에, 굽힘 모멘트는 **3점 굽힘**(three-point bending.)으로 간주될 수 있다. 경우에 따라, 뼈 분절은 손상(골절)을 일으키는 굽힘력에 노출된다. 종종 뼈의 강도에 대한 실험은 3점 굽힘을 일으키는 실험조건에서 이루어진다(그림 1-31C).

비틀림 모멘트(torsional moment)는 때때로 토크 또는 힘 모멘트의 특별한 경우(또는 하위 범주)로 간주된다. 분절의 말단, 즉 분절의 회전축으로부터 멀리 떨어진 지점에 접선으로 적용된 비틀림력이 긴축을 중심으로 ***분절 내에서*** 회전을 일으킬 때 비틀림 모멘트가 생성된다(그림 1-32A). 이런 비틀림 모멘트의 일반적인 예는 신체의 긴 뼈에서 발생하는 나선형 골절이다(그림 1-32B).

근육의 힘 (Muscle Forces)

근력의 총 힘벡터(Total Muscle Force Vector)

근육에 의해 뼈 분절에 적용된 힘은 실제로 공동 작용점에서 당기는 많은 개별 힘(근섬유)들의 합성력이다. 근육의 각 섬유들은 근육 부착점에서 다른 섬유 벡터와 수렴하는 힘 벡터로 표기될 수 있다. 근육의 각 섬유는 근육의 부착부(근육의 총 힘 벡터(Fms)로 표기되는 합성의 힘과 함께 공점 힘체계를 형성하는)에서 다른 섬유 벡터와 수렴하는 힘 벡터로 나타날 수 있다(그림 1-33).

근육 힘의 벡터는 근섬유들의 중간 지점을 대칭적으로 통과하는 작용선으로 그려질 수 있다. 특정 근육의 당김 방향은 **항상** 근육의 중심으로 향한다. 모든 근육은 각 부착점에서 동시에 힘을 발휘한다.

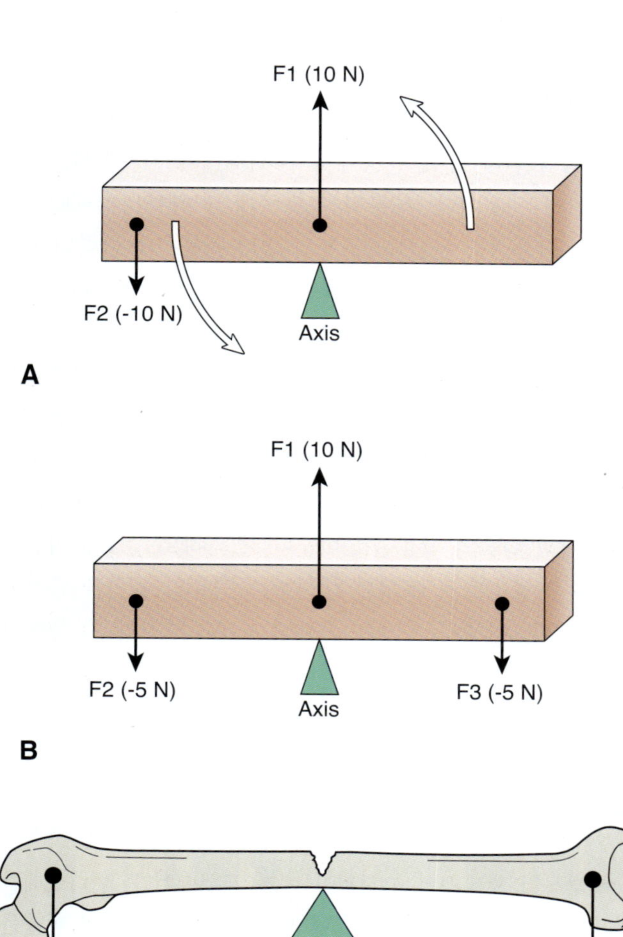

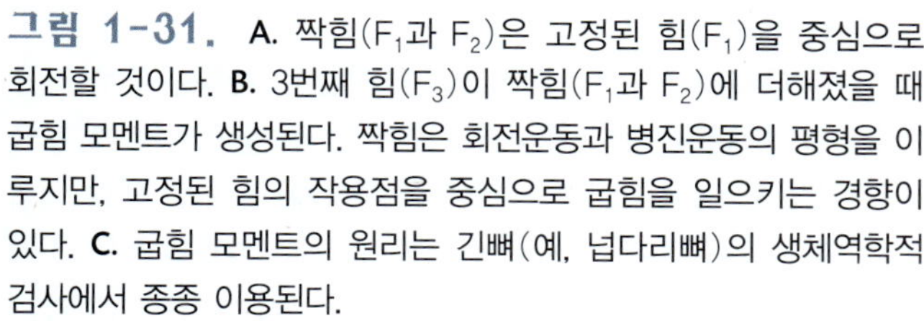

그림 1-31. A. 짝힘(F_1과 F_2)은 고정된 힘(F_1)을 중심으로 회전할 것이다. B. 3번째 힘(F_3)이 짝힘(F_1과 F_2)에 더해졌을 때 굽힘 모멘트가 생성된다. 짝힘은 회전운동과 병진운동의 평형을 이루지만, 고정된 힘의 작용점을 중심으로 굽힘을 일으키는 경향이 있다. C. 굽힘 모멘트의 원리는 긴뼈(예, 넙다리뼈)의 생체역학적 검사에서 종종 이용된다.

그러므로 모든 근육은 근육이 부착된 두 개(또는 그 이상)의 분절에서 각각 하나씩 최소 두 개의 힘 벡터를 생성하고, 두 개(또는 그 이상) 벡터는 각각 근육의 중간지점으로 향한다. 근수축으로 초래되는 운동의 유형과 방향은 각각의 뼈 부착점에서 작용하는 알짜 힘과 알짜 토크에 좌우된다. 근육에 의해 발생된 토크가 반대 토크를 초과했을 때만, 이 근육은 당김 방향으로 분절을 회전시킬 것이다.

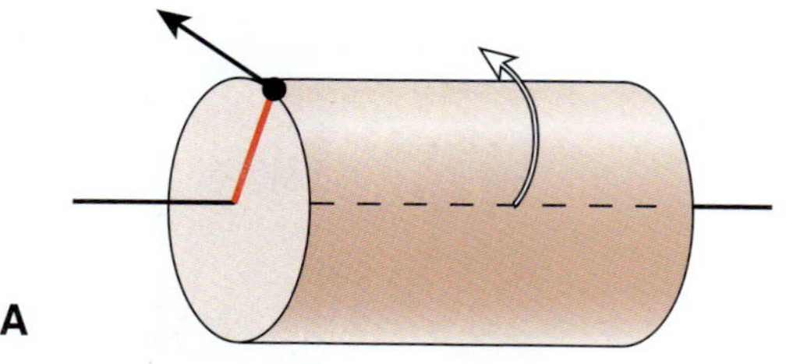

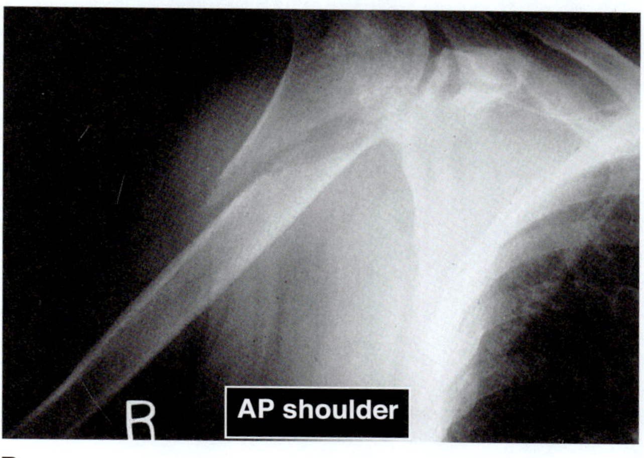

그림 1-32. A. 긴 분절의 말단(종으로 통과하는 축으로부터 어느 정도 떨어진 곳)에 적용된 접선의 힘은 힘의 크기와 세로축으로부터 떨어진 거리에 정비례하는 비틀림 모멘트를 일으킨다. B. 위팔뼈의 나선형 골절은 그 뼈에 가해진 비틀림 모멘트로부터 초래된다.

확장 개념 1-6
근력의 측정

살아 있는 사람의 근력값은 추정값인데, 그 이유는 사람의 실제 근력 크기(근 부착점에서 일어나는 근육의 당김)는 침습 측정 도구에 의해 측정되기 때문이다. 근전도(electromyography, EMG)는 근육의 전기적 활성(electrical activity)을 측정한다. 전기적 활성은 운동단위의 활성(motor unit activity)에 정비례한다.

다시 말해, 근력에 정비례한다(제 3장 참조). 그러나, 근육이 역학적 환경(예, 길이, 속도)에 민감하기 때문에, 전기적 활성뿐만 아니라, 동원되는 운동단위의 갯수로 근력의 절대값을 나타낼 수 없다. 임상적으로 "근력"은 웨이트, 힘변환기 또는 등속운동 장비와 같은 도구에 의해 측정된다. 그러나 실제로 직접 또는 간접으로 측정되는 것은 관절에 적용되는 토크이다. 비록 알짜 내적 토크(net internal torque)는 알려진 힘들(중력이나 외적 힘)에 대해 각 힘들의 MA를 추정함으로써 구해질 수 있겠지만, 내적 힘의 경우는 그 크기를 알아내는 것이 매우 힘들며, 때로는 불가능하다. 하나의 단일 근육이 활성화 되더라도, 관절반응력, 관절주머니인대의 힘, 작은 마찰력 같은 여러 힘들의 영향을 근육의 힘과 분리해 내는 것이 불가능하다. 따라서, 결론은 수술적 방법을 통해 측정기

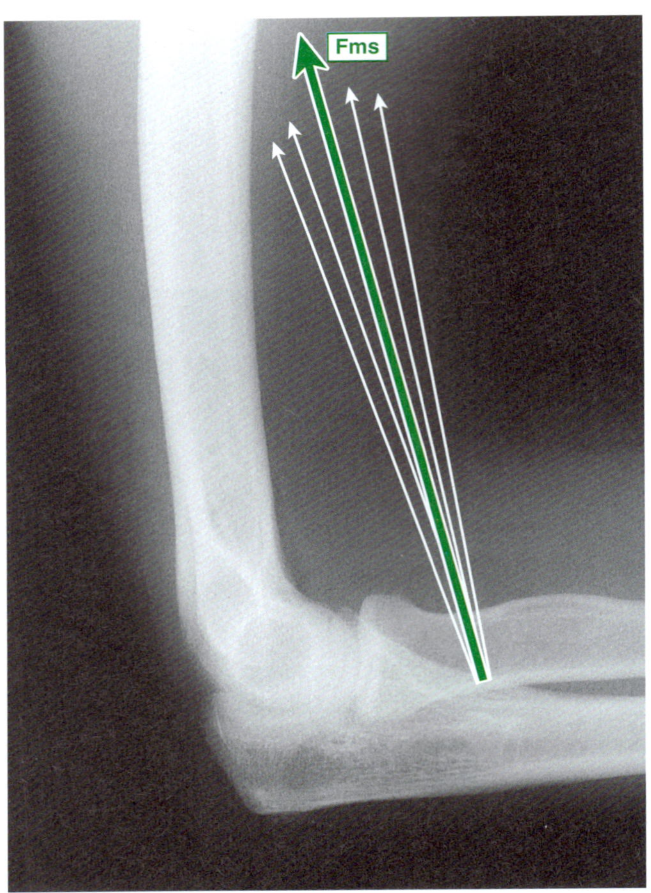

그림 1-33. 위팔근의 근섬유들은 자뼈에서 수렴하고 있고, 총 근육의 힘(Fms)은 개별 근섬유들이 당기는 힘들의 합성 힘이다.

구를 인체에 삽입하는 방법이 아니고서는(삽입된 도구 자체도 근육이 정상적으로 발생시키는 힘을 변화시킬 있음), 살아있는 사람에게서 근력을 정확히 측정하기는 어렵다는 것이다.

공간도에서, 우리는 종종, 우리가 관심을 갖는 분절에 작용하는 근육의 힘 만을 고려의 대상으로 삼는다. 그러나, 동일한 근육이 동시에 당기고 있는 또 다른 하나의 분절이 있다는 것을 의도적으로 무시하고 있다.

해부학적 도르래(Anatomic Pulleys)

종종, 근섬유나 근힘줄이 뼈 주변을 감싸거나 뼈 돌기에 의해 구부러지는 경우가 있다. 이처럼 근육의 당김 방향이 변화하게 되는 경우, 그 원인이 되는 뼈나 뼈돌기를 **해부학적 도르래**(anatomic pulley)라고 한다.

도르래는 작용하는 힘의 크기는 그대로 두고(마찰력이 없다면), 힘의 방향을 변화시키는 기능을 한다. 해부학적 도르래로 인한 작용선의 변화는 토크를 발생시키는 근육의 능력(근력 자체에는 영향을 주지 않지만)에 영향을 준다.

해부학적 도르래, 작용선 및 모멘트팔 (Anatomic Pulleys, Action Lines, and Moment Arms)

도르래는 과제수행을 쉽게 하기 위해 힘의 방향을 수정하는 역할을 한다. 인체 운동에서의 "과제(task)"는 인체분절을 회전시키는 것이다. 해부학적 도르래(대부분의 경우에서)는 근육의 작용선을 관절축으로부터 멀리 이동시켜 근력의 MA를 증가시킴으로써 이런 과제수행을 쉽게 만들어준다. 근력의 MA가 증가함으로써, 같은 크기의 힘으로 더 큰 토크가 발생하게 된다(에너지의 추가 소모 없이). 근육 힘의 모멘트팔을 증가시킴으로써 동일 크기의 힘(F)이 더 큰 토크를 생성할 것이다(τ = F x MA의 공식을 기억하자).

종자뼈는 힘줄이 관절 위를 지나는 지점에 위치하고, 근육의 방향과 힘줄의 작용선을 바꾼다. 결과적으로, 1개 이상의 관절축을 중심으로 토크를 생산하는 근육의 능력을 증가시킬 것이다. 인체에는 많은 종자뼈가 존재하지만, 무릎뼈가 가장 큰 종자뼈이다.

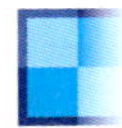

예제 1-2

해부학적 도르래로서의 무릎뼈

해부학적 도르래의 고전적인 예가 무릎뼈이다. 넙다리네갈래근의 힘살은 넙다리뼈와 평행하게 놓여있다. 근육의 힘줄은 무릎관절을 지나면서 무릎힘줄을 거쳐 아래다리(정강뼈)의 정강거친면(tibial tuberosity)에 부착한다.

무릎관절의 폄 시, 관절축은 넙다리뼈관절융기를 통과하며 존재한다고 간주된다. 넙다리네갈래근 근력(넙다리네갈래근-종아리-발)의 MA는 벡터와 관절축 사이의 공간에 놓여있다. 무릎뼈가 없다면, 넙다리네갈래근이 다리분절에 작용하는 힘의 작용선은 정강거친면에서 무릎힘줄의 방향을 따를 것이고, 종아리-발 분절에 평행하게 놓이게 된다(그림 1-34A). 그러나 무릎뼈가 넙다리네갈래근힘줄과 넙다리뼈 사이에 존재한다면, 무릎힘줄과 다리(정강뼈)이 이루는 각도가 변화하게 되어, 넙다리네갈래근의 작용선도 무릎관절축으로부터 멀어지게 된다(그림 1-34B). 넙다리네갈래근이 정강뼈에 작용하는 벡터의 작용선을 변화시키는 것은, 그림 1-34B와 같이 MA의 증가 효과를 가져온다. MA의 증가는, 넙다리네갈래근-종아리-발의 크기가 일정한 상황에서 추가적인 에너지 소비 없이도, 그림 1-34A보다 그림 1-34B에서처럼, 더 큰 토크를 만들어낼 수 있다.

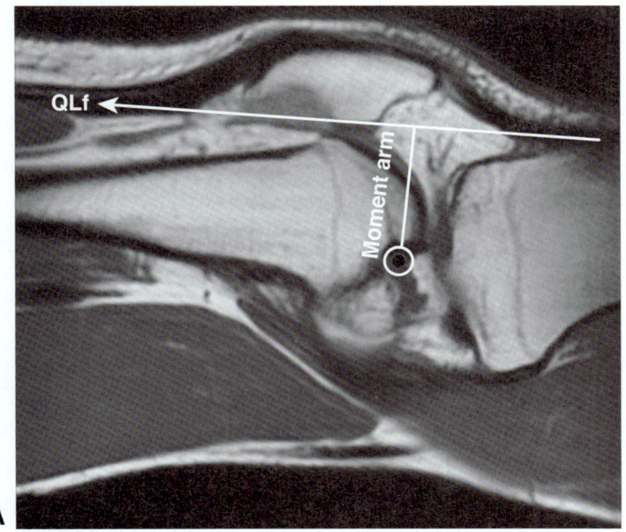

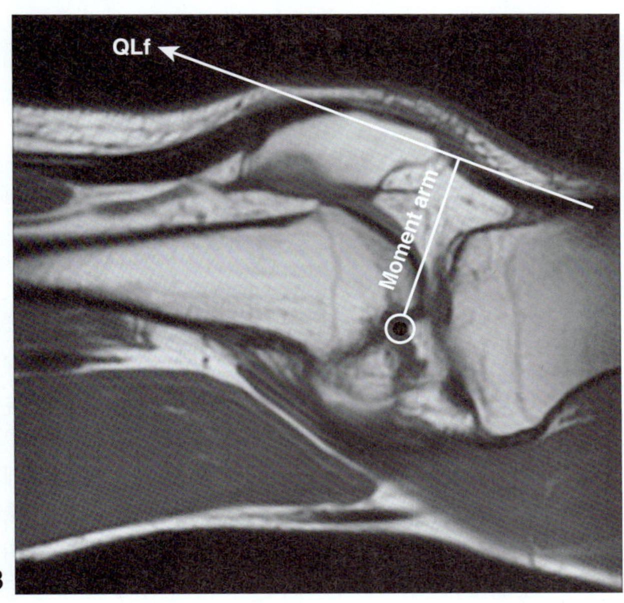

그림 1-34. 무릎관절의 시상면 T1-고강도 MRI이다. A. 무릎뼈가 없는 경우의 넙다리네갈래근의 당김선과 모멘트팔이다. B. 무릎뼈의 도르래 효과가 있는 경우이며, 근육의 당김선은 관절축으로부터 멀리 떨어져 있어 근육 힘의 모멘트팔을 증가시킨다.

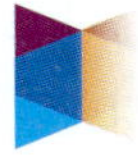

기본 개념 1-12
근육의 힘 벡터

- 근육의 능동적, 또는 수동적 장력은 근육에 부착된 모든(양쪽) 분절에 힘(당김)을 발생하는데, 한쪽의 분절만 움직이는 것으로 간주하곤 한다.
- 근력벡터의 작용점은 관심대상이 되는 분절의 근육부착점에 존재한다.
- 근력의 작용선은 근섬유나, 힘줄이 **작용점**으로부터 당기는 방향이 된다.
- 근육벡터는(모든 벡터들과 마찬가지로), 작용점 이후에 근섬유나 힘줄의 방향이 바뀌더라도, 벡터는 작용점으로부터 직선으로 주행한다.
- 근력의 크기는 일반적으로 이론적인, 가상적인 수치이다. 왜냐하면, 대부분의 생물체에서 근육이 부착된 것들을 당기는 힘을 비침습 방법으로는 완벽하게 측정할 수 없기 때문이다.

토크의 재탐구(Torque Revisited)

우리는 앵클 웨이트의 예에서 무릎의 폄이 시작되는 지점에서 넙다리네갈래근의 힘을 종아리-발 분절에 더해 보자; 즉, 지금 John Alexander는 자신의 무릎을 편한다.

힘 모멘트팔의 변화 (Changes to Moment Arm of a Force)

John Alexander의 종아리-발 분절에서 넙다리네갈래근의 수축이 시작되는 효과를 이해하기 위해, 우리는 관련된 힘들의 모멘트팔을 확인할 필요가 있다. 그림 1-35A는 중력과 앵클 웨이트의 합성 힘(GAwLf) 뿐만 아니라, 종아리-발 분절에 가해지는 넙다리네갈래근의 당김(QLf)을 보여주고 있다. 몇몇 벡터의 경우에는, 힘과 관절 사이의 최단거리(또는 수직)를 찾기 위해 벡터를 길게 연장시킬 필요가 있다. 힘의 효과는 벡터를 그래픽으로 연장해도 변하지 않는다. 그리고 힘의 크기도 변하지 않을 것이다. 그림 1-35A에서 GAwLf를 연장할 때, 힘은 여전히 −88 N의 크기를 갖지만, 연장된 벡터가 무릎관절축(MA ≈ 0)을 통과하기 때문에 모멘트팔(MA)은 사실상 "0"이다. 그러므로 무릎관절이 여전히 90° 굽힘되어 있을 때, 중력과 앵클 웨이트는 종아리-발 분절에 무시될 만큼의 토크를 만들어 낸다. GAwLf가 무릎관절의 위치에서 토크를 생성하지 않는다는 점을 고려할 때, 넙다리네갈래근에 의해 상대적으로 작은 힘(본 예에서 추정되는 비교적 큰 모멘트팔은 0.03 m인 것으로 적용됨)은 무릎의 폄 방향으로 알짜 토크를 만들 것이다. 종아리-발 분절에 가해지는 힘에 의해 생성된 토크는 종아리-발 분절의 방향에 따라 변경되기 때문에, 무릎관절이 더 이상 90° 굽힘이 되지 않을 때 시나리오가 변경될 것이다.

그림 1-35B에서 종아리-발 분절이 무릎의 폄(약 45°의 무릎 굽힘)을 더 야기해 왔다. 이 분절이 움직일 때, 분절에 적용되는 힘과 분절 사이의 관계가 자체적으로 변한다. 이제, 중력의 힘(GWbLf)은 무릎관절의 축으로부터 더 멀리 작용

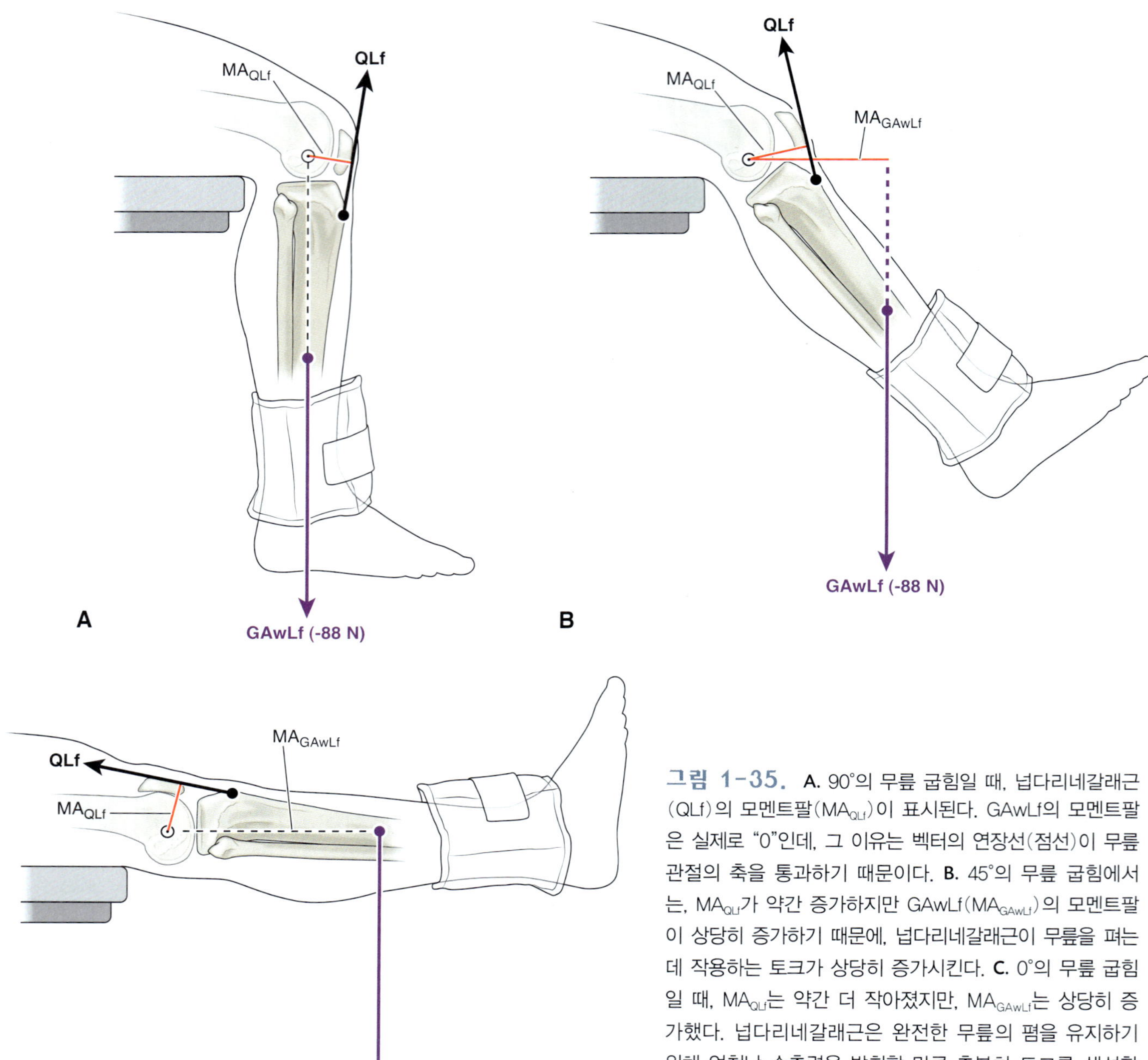

그림 1-35. **A.** 90°의 무릎 굽힘일 때, 넙다리네갈래근(QLf)의 모멘트팔(MA$_{QLf}$)이 표시된다. GAwLf의 모멘트팔은 실제로 "0"인데, 그 이유는 벡터의 연장선(점선)이 무릎관절의 축을 통과하기 때문이다. **B.** 45°의 무릎 굽힘에서는, MA$_{QLf}$가 약간 증가하지만 GAwLf(MA$_{GAwLf}$)의 모멘트팔이 상당히 증가하기 때문에, 넙다리네갈래근이 무릎을 펴는 데 작용하는 토크가 상당히 증가시킨다. **C.** 0°의 무릎 굽힘일 때, MA$_{QLf}$는 약간 더 작아졌지만, MA$_{GAwLf}$는 상당히 증가했다. 넙다리네갈래근은 완전한 무릎의 폄을 유지하기 위해 엄청난 수축력을 발휘할 만큼 충분히 토크를 생성할 것이다.

한다(모멘트팔이 증가된다). 넙다리네갈래근의 힘도 큰 모멘트팔(0.03~0.05 m로 추정)을 갖지만, GAwLf 모멘트팔의 증가(0에서 0.27 m의 증가로 추정)와 비교해 볼 때 그 증가의 폭은 미미하다. 이런 ROM의 새로운 지점으로부터 무릎의 폄을 계속하는 데 필요한 넙다리네갈래근의 힘도 상당히 증가되었다.

그림 1-35B에서 GAwLf의 모멘트팔이 0.27 m이라면, −88 N의 힘이 시계방향(무릎 굽힘)으로 23.76 Nm의 토크를 생성할 것이다. 넙다리네갈래근은 회전의 균형을 유지하기 위해 반시계방향의 23.76 Nm 토크를 일으킬 것이다. 만약 넙다리네갈래근의 모멘트팔이 0.05 m이라면, 넙다리네갈래근은 45°의 종아리-발 분절을 유지하기 위해 475.2 N (~107 lb)의 힘을 발생할 것이다. 사실 넙다리네갈래근의 힘은 지속적인 무릎의 폄 방향으로 알짜 불균형 토크를 일으키기 위해 475.2 N보다 더 큰 힘을 발휘해야 한다.

그림 1-35C는 무릎 폄의 끝지점(0°의 무릎 굽힘)에 있는 종아리-발 분절을 보여주고 있다. GAwLf는 종아리-발 분절과 수직을 이루고, 관절축으로부터 더 멀리 떨어져 있다(모멘트

팔이 0.36 m로 추정됨). 넙다리네갈래근의 당김선은 무릎이 45°로 굽힘되어 있을 때(모멘트팔이 감소된)보다 관절축에 더 가까워진다. GAwLf는 −88 N에서 변함이 없다. 그러나 이제 GAWLf는 시계방향의 31.68 Nm 토크를 생성한다. 만약 넙다리네갈래근의 감소된 모멘트팔이 0.01 m이라면, 넙다리네갈래근은 무릎의 완전한 폄을 유지하기 위해 3,168 N (712 lb)의 힘을 생성해야 할 것이다.

어떤 힘이 그 분절의 긴축과 90° 각도로 적용될 때(그림 1-35C의 GWbLf처럼), 그 힘이 발생하는 모멘트팔의 길이는 최대가 된다. 모멘트팔은 분절의 긴축(지렛대)과 나란하고, 이들 조건에서 볼 때, 그 힘의 **힘팔**로 간주될 수 있다. 분절에 90°로 힘이 적용될 때 힘의 모멘트팔(힘팔)이 가장 크기 때문에, ***주어진 힘에 의한*** 토크는 90°로 힘이 적용될 때 가장 커진다. John Alexander가 무릎을 펴하기 위해 자신의 넙다리네갈래근을 사용할 때, 넙다리네갈래근은 무릎이 완전히 폄한 상태에서 가장 큰 힘을 발휘할 것이고, 이것으로 인해 무릎의 자세를 유지하는 것이 매우 힘들어진다.

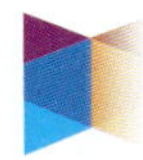

기본 개념 1-13
모멘트팔과 토크

- 힘의 모멘트팔이 증가할 때, 토크를 일으키는 잠재력도 증가한다.
- 힘의 모멘트팔은 힘이 분절에 90°로 작용할 때 최대가 된다.
- 힘의 작용선이 분절의 회전중심을 통과할 때 힘의 모멘트팔이 최소가 된다(0.0)
- 분절이 지면과 수평을 이룰 때 중력은 분절에 90°로 적용될 것이고, 분절이 지면과 수직을 이룰 때 중력은 0°로 분절에 적용될 것이다.
- 모멘트가 분절에 평행하게 놓일 때, 힘 벡터에서 관절축까지의 최단 거리를 설명하기 위해 "지레팔"이라는 용어가 사용될 수 있다.

확장 개념 1-7
일, 에너지 및 파워(일률)

일, 에너지 및 파워는 운동형상학적 변수와 운동역학적 변수의 조합이다. 비록 이들 용어가 본 장의 초점이 아니지만, 생체역학에서 중요한 이들의 개념은 근육 힘의 생산과 관련되기 때문에 간단하게 설명할 것이다. **일(Work)**은 힘에다 특정 거리를 곱한 값이며, 단위는 줄(또는 Nm)로 표현된다.

$$W = F \times D$$

만약 검사자가 팔꿉관절의 굽힘을 검사(그림 1-10 참고)할 때 먼쪽 아래팔에 10N의 하중을 적용하여 먼쪽 아래팔을 2 ㎝ 이동시켰다면, 검사자는 0.2 J(10 N × 0.02 m)의 일을 수행한 것이다. **파워(Power)**는 일의 생산 비율이며, 와트(watts, 또는 J/sec)로 표기된다.

$$P = W \div \text{시간}$$

만약 검사자가 먼쪽 아래팔을 2초 동안 2 ㎝ 이동시켰다면, 그는 0.1 와트의 파워를 생산한 것이다. 비록 이런 개념이 하찮은 것처럼 보일지 모르지만, 힘에 대해 이야기할 때 파워가 자주 잘못 표현되는 편이다. 파워는 일 생산의 비율이며, 힘 생산보다 복잡한 편이다. 나머지 개념은 에너지이다. **에너지(Energy)**는 일을 수행하는 능력이며, 일과 동일한 단위로 표기된다.

토크 변화와 각가속도
(Angular Acceleration With Changing Torques)

우리는 동결-프레임(freeze-frames)의 연속이나 단일 지점으로써 그림 1-35A–C에서 앵클 웨이트 운동을 분석했다. 물론, 인체 운동은 평형 지점의 연속이 아니지만, 관절축을 중심으로 회전한다. 그리고 분절이 원호를 그릴 때 각가속도가 바뀐다.

넙다리네갈래근은 분절과 앵클 웨이트의 무게에 의한 굽힘 토크에 저항하여 분절을 유지하기 위해, 무릎이 폄된 상태에서 약 3,168 N의 힘으로 수축할 필요가 있다는 것을 우리는 확인했다(그림. 1-35C). 만약 3,168 N이라는 넙다리네갈래근 수축의 힘이 90°의 무릎 굽힘에서 발생되었다면(그림. 1-35A), 앵클 웨이트와 다리의 무게(GAwLf)는 작은 모멘트팔 때문에, 저항을 일으키지 않는 굽힘 토크를 제공할 것이다. 넙다리네갈래근의 수축에 의해 큰 알짜 폄 토크(ΣT)가 생성될 것이다. 이런 알짜 토크는 상당한 종아리-발 분절의 각가속도를 일으킬 것이다[노트: *뉴톤의 두 번째 법칙(가속도 법칙)은 선형 가속도가 알짜 불균형 힘에 비례할 뿐만 아니라, 각가속도는 알짜 불균형 토크에 비례한다는 것을 의미한다.*] 만약 무릎의 폄이 일어날 때, 넙다리네갈래근이 3,168 N의 힘으로 계속 수축한다면, GAwLf의 모멘트팔이 증가할 때 GawLf에 의해 생성된 굽힘 토크가 점차적으로 증가하기 때문에 알짜 불균형 폄의 토크가 점차적으로 감소할 것이다. 그리고 완전히 무릎이 폄되었을 때 최대 모멘트팔과 굽힘 토크에 도달한다. 알짜 불균형 토크가 감소함에 따라, 종아리-발 분절의 각가속도도 감소할 것이다. 중력과 웨이트 부츠와 함께, 뒤쪽 무릎 구조물이 무릎의 폄에 저항할 때 각가속도는 "0"에 도달할 것이다(Fτ = 0, σF = 0일 때 종아리-발 분절의 균형이 회복된다). 심지어, 넙다리네갈래근의 수축력이 일정하고 종아리–발 분절과 앵클 웨이트의 무게가 일정하다면, 그 분절의 각가속도는 힘팔의 변화에 따라 변하게 될 것이다 *[노트: 이것은 모멘트팔이 가장 클 때(대략 무릎의 중간 가동범위일 때), 넙다리네갈래근의 특징이다. 근육의 모멘트팔이 가장 길어지는 관절 ROM의 지점(가장 큰 토크를 일으킬 수 있는)은 각 근육에 따라 다르고, 특정 규칙으로 예측되지 않는다.]*

모멘트팔과 힘의 적용 각도
(Moment Arm and Angle of Application of a Force)

우리는 분절이 관절축을 중심으로 회전하거나 분절이 공간에서 방향을 바꿀 때 힘의 모멘트팔(힘팔)이 변할 수 있음을 알고 있다. 힘팔의 길이는 분절에 작용하는 **힘의 적용 각도**와 직접으로 관련된다. 힘의 적용 각도는 힘 벡터와 분절(***관절축의 측면에서 적용되는***)의 교차에 의해 형성되는 각도이다. 힘이 분절에 적용되면, 적어도 2개의 각도가 형성된다. 일반적으로 사람들은 거의 자동적으로 예각(둔각보다)을 찾는 경향이 있을 것이다. 힘의 적용 각도를 확인하기 위해, 각도가 예각(90° 미만)이든 둔각(90° 이상)이든 관계없이, ***관절축의 측면에 대한*** 각도가 흥미있는 각도이다.

그림 1-36은 서로 다른 4개의 아래팔 각도에서 발생하는 힘 벡터(예, 위팔근)를 보여주고 있다. 힘의 적용 각도가 모멘트팔의 크기에 어떤 영향을 미치는지 알 수 있다. 힘의 적용 각도가 작을 때(~35°), 모멘트팔이 작아진다(그림 1-36A). 힘의 적용 각도(~70°)가 증가하면, 벡터가 관절축에서 멀리 떨어져 있기 때문에 모멘트팔이 증가한다(그림 1-36B). 힘의 적용 각도가 90°일 때 모멘트팔이 최대로 커진다(그림 1-36C). 적용 각도가 90°(예: 145°) 이상이 되면(그림 1-36D), 모멘트팔은 벡터의 연장선에서 측정된다. 힘의 적용 각도가 90° 이상으로 계속 증가하면, 벡터의 연장선이 관절축에 가까워진다. 근육의 힘 모멘트팔이 변함에 따라, 이미 그림 1-35 A–C의 넙다리네갈래근에서 보았듯이, 그에 따라 토크를 발생하는 능력도 변하게 된다.

그림 1-36A–D에서, 분절의 ROM이 바뀌면, 모멘트팔과 토크도 바뀌었다. 분절이 가동범위로 움직일 때, 중력에 대한 모멘트팔과 적용 각도도 변할 것이다. 그러나 중력의 적용 각도가 바뀌는 근거는 근육과 다르다. 중력은 항상 수직으로 내려간다. 따라서 중력의 적용 각도를 변화시키는 것은 관절의 각도보다는 ***공간에서의 분절*** 방향이다.

그림 1-37A에서, 팔꿉관절은 90°이고 아래팔은 지면과 평행을 이룬다. 따라서 중력–on–아래팔은 아래팔에 90°로 적용될 것이고, 중력–on–아래팔의 모멘트팔이 최대가 된다. 그림 1-37B에서 팔꿉관절은 여전히 90°이지만, 아래팔이 더 이상 지면과 평행을 이루지 않는다. 따라서 중력–on–아래팔의 모멘트팔은 작아질 것이다. 분절이 공간에서 움직일 때 분절에 대한 중력의 ***크기***가 변하지 않기 때문에, 분절의 무게에 의해 생성되는 토크는 관절의 각도보다는 분절의 위치에 더 많이 좌우된다.

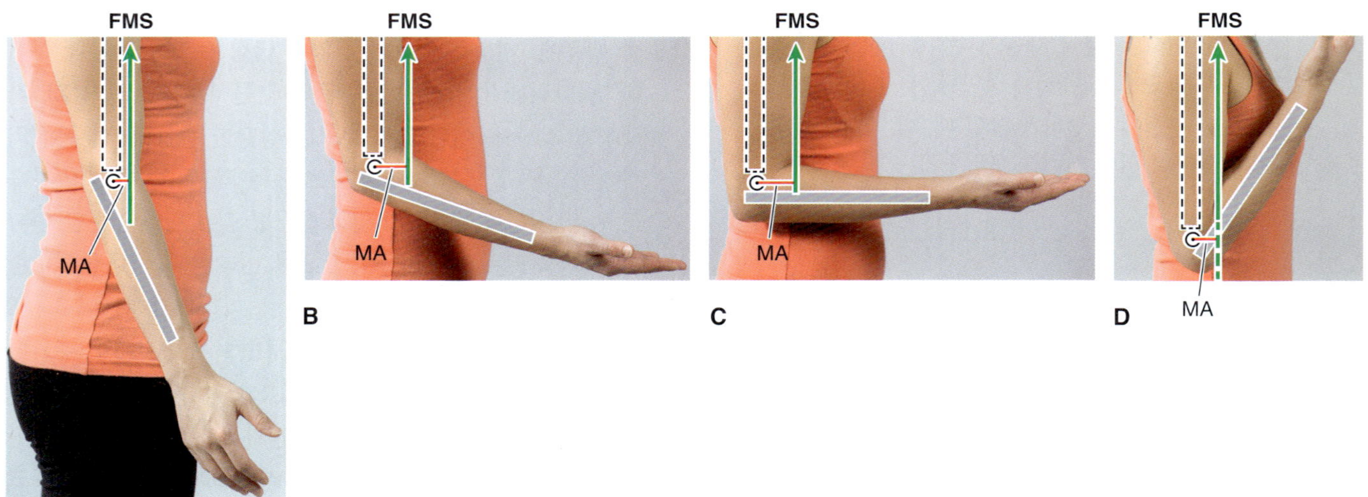

그림 1-36. 힘의 적용 각도의 변화(관절을 이루는 가동분절과 힘 벡터 사이의 각도)는 힘(Fms)의 모멘트팔(MA)의 변화를 초래한다. **A.** 모멘트팔은 적용 각도가 가장 작을 때(~35°), 가장 작다. **B.** Fms의 적용 각도(70°)가 증가함에 따라, MA도 증가한다. **C.** MA는 가동분절에 90°로 적용되었을 때, 최대가 된다. **D.** Fms의 적용 각도가 90° 이상(145°)일 때는, MA의 길이를 찾기 위해 벡터에 연장선을 그린다.

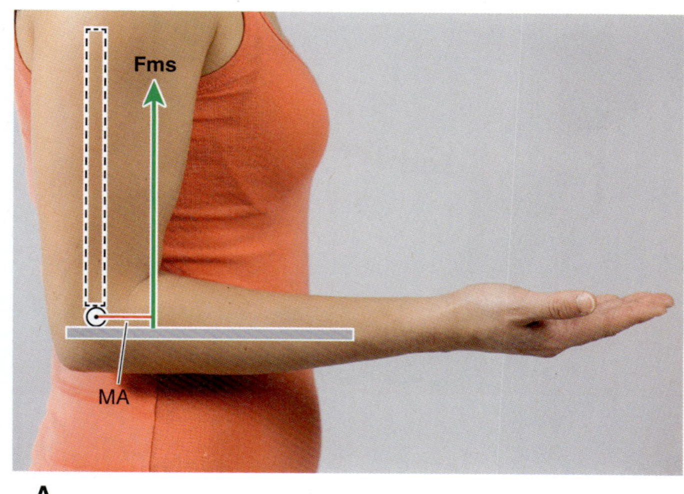

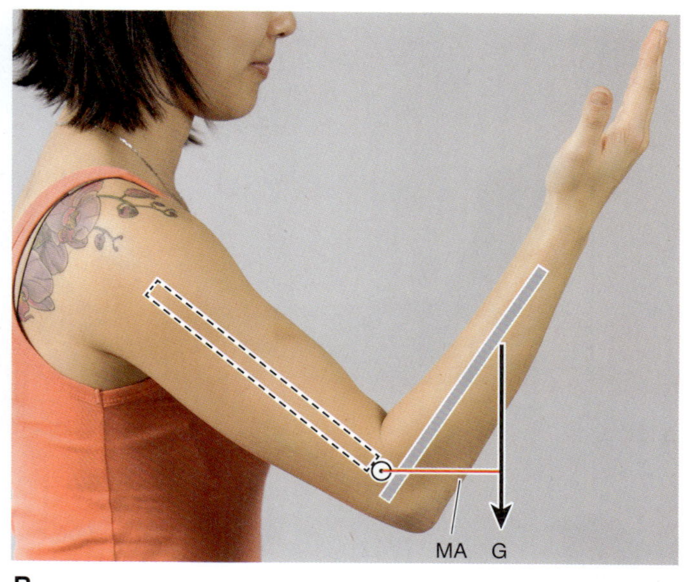

그림 1-37. A. 아래팔이 지면과 평행할 때, 중력(G)은 항상 90°의 적용 각도로 아래팔에 적용되고, 힘 모멘트팔이 최대로 커진다. B. 팔꿈치가 여전히 90° 굽힘되어 있지만, 중력(G)의 적용 각도는 아래팔에 대해 45°로 적용되며, MA가 A보다 더 작아진다.

비분절 물체에서 고정된 질량중심을 갖는 중력과 달리, 다른 외적 힘들(도수저항, 기계적 저항 또는 하중)은 힘의 적용 지점을 분절의 다른 지점으로 바꿀 수 있다. 관절 운동에 저항을 주는 도수저항이 관절축으로부터 멀어지게 되면, 저항의 모멘트팔이 커지기 때문에 동일한 크기의 토크를 생성하는 힘도 감소될 것이다.

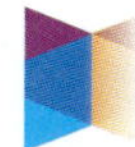

기본 개념 1-14 모멘트팔과 적용 각도

모든 힘(내적 힘과 외적 힘)에 대해:

- 힘의 모멘트팔(힘팔)은 힘의 적용이 90° (수직)일 때 가장 크다.
- 힘의 모멘트팔은 힘이 분절에 0° 또는 180° (병렬)에 적용되거나 가까워질 때 최소가 된다.
- 근육 힘의 적용 각도(및 모멘트 팔)는 분절이 공간에서 움직이기 때문에 가로지는 관절의 각도에 따라 변할 것이다.
- 중력의 적용 각도(및 모멘트팔)는 관절 각도와 관계없이 공간의 분절 방향에 따라 변할 것이다.
- 대부분의 근육은 분절에 부착되는 그들의 부착점과 나란하게 정렬된다: 결과적으로, 90°에 가까운 적용 각도의 근육은 일반적이지 않고 예외적이다.

질량중심의 변화에 따른 중력 모멘트팔의 변화 (Changing the Gravitation Moment Arm by Changing the Center of Mass)

그림 1-38은 복부 근육에 대한 3가지 등급의 운동을 보여주고 있다. 여기서 L5–S1의 척추사이공간은 머리–팔–몸통(HAT)이 회전하는 가상의 축으로 간주된다. 각 그림에서, 팔은 약간 다르게 배치되며, 질량의 재배열과 질량중심의 이동을 초래한다. **그림 1-38A**는 팔이 머리 위로 올라간 그림이다. 그 결과, 머리–팔–몸통의 무게중심은 머리 쪽에 더 가깝게 위치하며, 팔이 다른 두 위치에 있을 때보다 회전축(더 큰 모멘트팔)으로부터 더 멀리 떨어진 중력선을 가진다. 중력에 의한 토크는 반시계방향(몸통의 폄 토크 또는 모멘트)이다. 이 자세(회전 평형)를 유지하려면, 복부 근육은 반대 방향의 동등한 토크(동듣한 굽힘모멘트)를 생성해야 한다. **그림 1-38B**와 **C**에서, 질량중심은 팔이 내려갈 때 아래로 이동한다. 머리–팔–몸통의 무게중심이 이동하면, 중력선이 회전축에 가까워진다. 팔을 내릴 때도 상체의 무게가 변하지 않기 때문에, 중력에 의해 상체에 가해지는 토크의 크기는 모멘트팔의 감소에 비례하여 감소한다. 중력 토크의 감소는 평형을 유지하기 위해 복부 근육에 의한 반대 토크를 덜 필요로 한다. 따라서, 그림 1-38C의 자세를 유지하기가 가장 쉽고, 그림 1-38A의 자세를 유지하기가 가장 어렵다.

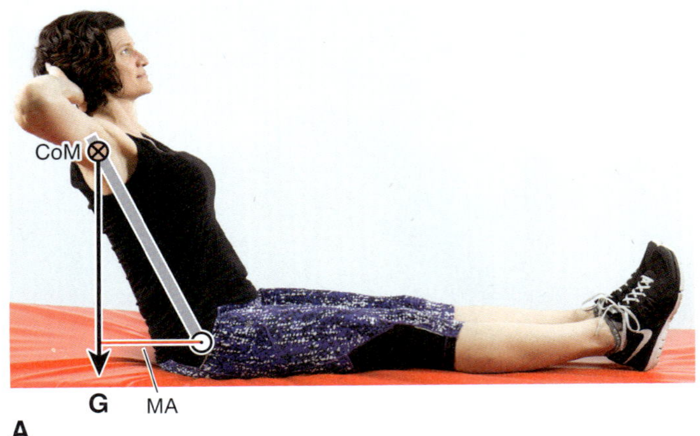

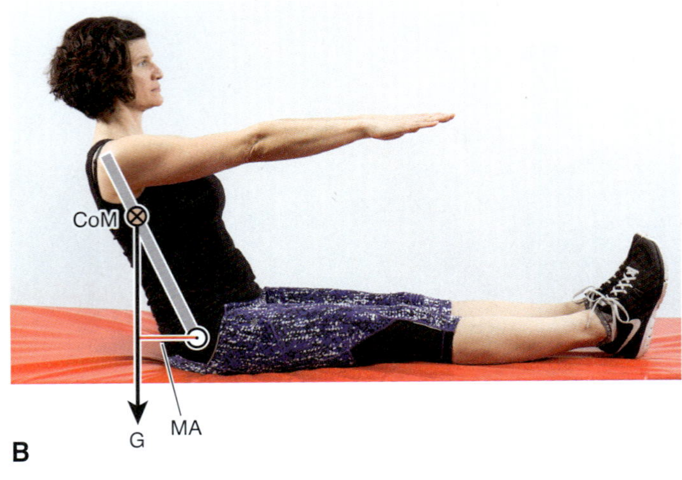

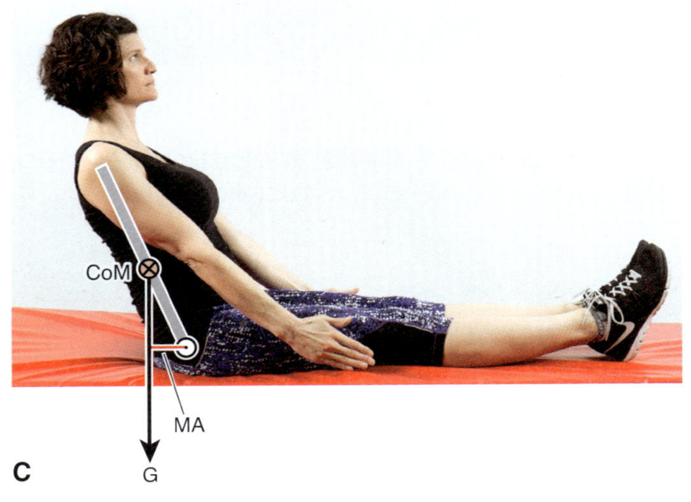

그림 1-38. 윗몸일으키기를 할 때 팔의 위치 변화는 상체의 질량중심(CoM)을 이동시키고, 모멘트팔(MA)을 바뀐다. 그리고 A 자세에서 C 자세로 갈 때 중력(G)의 토크가 감소한다.

지렛대 시스템 또는 지렛대 유형 (Lever Systems, or Classes of Levers)

내적 힘과 외적 힘의 상대적 토크를 평가하는데 사용되는 한 가지 관점은 **지렛대 시스템**(lever system) 또는 **지렛대 유형**(classes of lever)이다. 지렛대 시스템의 용어를 인간의 움직임에 적용하고자 할 때 몇 가지 중요한 단순화가 필요하지만, 용어(기존 평면과 축의 용어처럼)는 유용한 기준 프레임과 복잡한 운동학을 설명 가능한 구성요소 부분으로 나눌 수 있는 공통 용어를 제공한다.

지렛대는 받침점을 중심으로 회전하는 강체 분절이다. 지렛대 시스템은 지렛대에 반대되는 토크를 생성하는 두 가지의 힘을 적용한다. 우리가 지렛대의 개념을 뼈 분절에 적용하려면, 뼈 분절의 관절축이 상대적으로 고정되어야 한다(이미 앞에서 언급했듯이, 문제가 있는 가정이다). 그러나 2개 힘, (1) 근력과 (2) 중력 또는 외적 힘에 의해 생성되는 알짜(순) 회전을 살펴볼 때, 지렛대 개념을 뼈 분절을 적용하는 것은 일반적이다.

지렛대 시스템에서, 합성 토크(회전방향으로 작용하는 힘)를 생성하는 힘은 **근육의 힘**(또는 힘, **EF**)으로 불린다. 근육의 힘에 반대되는 힘은 반대 토크를 생성해야 하기 때문에 **저항력**(또는 저항, **RF**)으로 불린다. 지렛대에 작용하는 근육의 힘(힘)과 저항력(저항)을 생각해 볼 수 있는 다른 방법은 근육의 힘(EF)이 토크 게임에서 항상 **승리**하고, 저항력(RF)은 항상 분절의 회전을 만들어내는데 있어서 **"패배"**한다는 것이다. 근육 힘의 모멘트팔은 **힘팔**(**EA**)로 간주되고, 저항력의 모멘트팔은 **저항팔**(**RA**)로 간주된다. 일단 힘과 저항력을 식별하고 명명을 하면, 축의 위치와 힘팔과 저항팔의 상대적 크기가 지렛대의 유형을 결정한다.

1형 지렛대는 축이 힘의 적용지점과 저항 지점 사이에 위치하는 것이다(그림 1-39A). **2형 지렛대**는 저항력이 축과 힘 사이에 위치하는 지렛대 시스템이다(그림 1-39B). 이것은 항상 힘팔이 저항팔보다 더 크다.

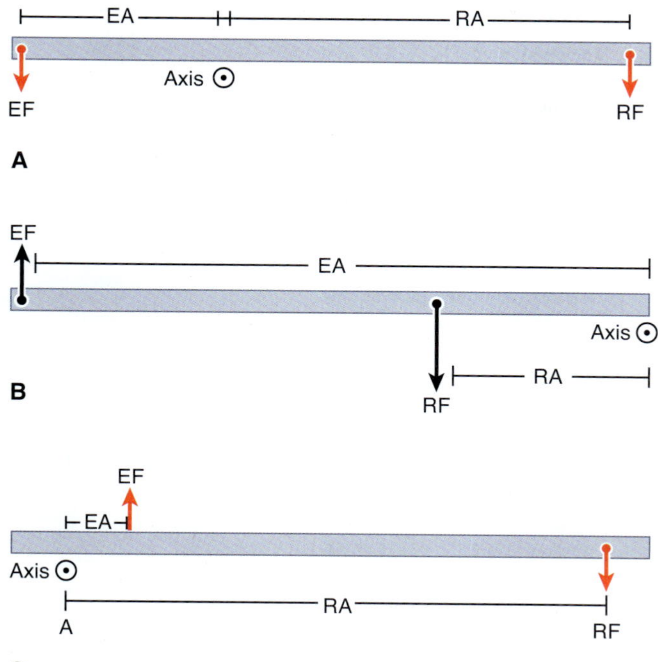

그림 1-39. A. 1형 지렛대: 축이 힘(EF)과 저항력(RF) 사이에 위치한다. B. 2형 지렛대: 저항(RF)는 축과 힘(EF) 사이에 위치하여, 힘팔(EA)이 항상 저항팔(RA)보다 더 크다. C. 3형 지렛대: 힘(EF)은 축과 저항(RF) 사이에 있고, 저항팔(RA)이 항상 힘팔(EA)보다 더 크다.

3형 지렛대는 힘이 축과 저항력 사이에 위치하는 것(그림 1-39C)이며, 항상 저항팔이 힘팔보다 더 크다.

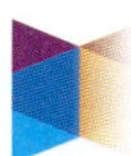

기본 개념 1-15 지렛대 시스템의 근육들

- **구심성** 수축을 할 때(능동적으로 짧아짐), 근육은 연결된 분절을 잡아당기는 방향으로 움직인다. 따라서 근육이 힘(effort force, EF)으로 작용한다. 대부분의 경우, 이들 근육은 3형 지렛대로 작용한다.
- **원심성** 수축을 할 때(능동적으로 길어짐), 근육은 분절의 운동과 반대방향으로 작용해야 한다; 다시 말해, 근육이 저항력(RF)으로 작용한다. 근육이 원심성 수축을 할 때, 근육은 힘에 의해 분절이 가속하는 것을 제어한다. 대부분의 경우, 이들 근육은 2형 지렛대로 작용한다.
- 회전 평형상태일 때, 지렛대에 작용하는 근육은 **등척성**으로 수축하는 것이다. 이 경우, 근육은 임의적으로 힘이 될 수도 있고, 저항력이 될 수도 있다. 그래서, 근육이 작용하는 지렛대의 유형은 명명(라벨링)에 좌우된다.
- 팔다리의 질량중심은 축의 한쪽에 작용하는 근육에 의해 움직이고, 반면 축의 다른 쪽에 위치하는 근육들은 많지 않다. 인체의 경우, 이들 근육은 대개 1형 지렛대로 작용한다.

역학적 이득(Mechanical Advantage)

역학적 이득(M Ad)은 지렛대의 기계적 효율(저항력에 대한 힘의 상대적 효과)을 의미한다. 역학적 이득은 지렛대의 유형과 관련되며, 외적 힘에 의한 토크(우리가 대략적으로 추정할 수 있는)와 근육의 힘에 의한 토크(외적 토크를 기준으로만 추정할 수 있는) 사이의 관계에 대한 이해를 제공한다. 지렛대의 역학적 이득은 저항팔(RA; 저항 모멘트팔)에 대한 힘팔(EA, 힘 모멘트팔)의 비율이다. 또는

$$\text{역학적 이득(M Ad)} = \frac{EA}{RA}$$

힘팔이 저항팔보다 클 때(그림 1-39B의 2형 지렛대처럼), 역학적 이득은 1보다 클 것이다. 역학적 이득이 1보다 클 때, 힘의 크기는 더 큰 모멘트팔을 통해 작용하고, 저항력의 크기보다 작을 수도 있지만, 여전히 "승리"를 위해 큰 토크를 생성할 수 있다. 작은 힘이 더 큰 힘을 물리칠 수 있다는 것이 '장점'이다.

힘팔이 저항팔보다 작을 때(그림 1-39C의 3형 지렛대처럼), 역학적 이득은 항상 1보다 작을 것이다. 3형 지렛대는 "역학적으로 비효율적"이거나 "단점"을 가지는데, 이것은 작은 모멘트팔을 통해 일을 하는 동안 "승리" (더 큰 토크를 생성)하는 힘의 토크를 위해 힘의 크기가 항상 저항의 크기보다 항상 ***커야 하기 때문이다***.

지렛대의 역학적 이득은 힘과 저항력의 ***크기***가 아니라 힘팔과 저항팔의 길이에 의해 결정된다. 만약 힘이 승리하고("힘" 타이틀을 얻기 위해), 저항력보다 작은 크기를 가진다면, 힘은 저항력보다 더 큰 모멘트팔을 통해 활동***해야 한다***. 그렇지 않으면 "승리"가 불가능하다. 그러나 힘팔이 저항팔 보다 클 경우(2형 지렛대), 힘의 크기가 반드시 저항의 크기보다 반드시 작을 ***필요는 없다***. 힘의 크기와 힘팔이 저항의 크기와 저항팔보다 크다면, 알짜 토크와 각가속도가 커질 것이다.

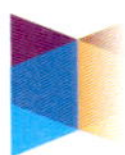

기본 개념 1-16
역학적 이득과 지렛대 유형

- 모든 2형 지렛대의 경우, 지렛대의 역학적 이득(M Ad)은 항상 1보다 클 것이다. 힘의 크기는 저항의 크기보다 작을 수도 있다(그러나 반드시 그렇지는 않다).
- 모든 3형 지렛대의 경우, 지렛대의 역학적 이득은 항상 1보다 작을 것이다. 더 큰 토크를 생성하기 위해서는, 힘의 크기가 저항의 크기보다 커야 한다.
- 1형 지렛대의 역학적 이득은 1형 지렛대보다 큰 경우, 작은 경우 또는 같은 경우에도 일어난다. 그러나 근육의 모멘트팔이 외적의 모멘트팔보다 짧아서 역학적으로 비효율성을 가지는 경우가 많다.
- 근육이 1보다 작은 역학적 이득을 가진 지렛대의 힘(EF)이라면, "승리"를 위한 충분한 근육의 힘을 생성하는데 필요한 에너지 지출은 근육의 최소 선형 변위와 속도의 필요성에 의해 상쇄된다. 그리고 이런 선형 변위와 속도는 분절의 원위 지점의 각변위와 각속도를 비례적으로 증가시킬 수 있다.
- 역학적 이득이 1보다 큰 지렛대(예: 2형 지렛대)에서의 힘(EF)이 외적 힘이라면, 힘의 크기가 저항의 크기와 비교했을 때 작아질 수도 있지만, 각변위와 각속도에서의 이득이 작아진다.

대부분의 근육은 외적 힘보다 관절축에 더 가까이 위치하기 때문에, 그 근육의 모멘트팔은 외적 힘의 모멘트팔보다 짧다. 따라서 근육은 "승리" (구심적인 힘으로 작용함)할 뿐만 아니라, 외적 힘이 "승리"할 때 원심적으로 제어할 수 있는 큰 힘을 만들어낼 수 있어야 한다. 3장에서 보게 되듯이, 일반적으로 근육은 원심성 수축하여 저항력으로 작용하든지 아니면, 힘으로 작용하든 간에, 작은 모멘트팔을 통해 작용할 때 충분한 토크를 만들어 내기 위해 큰 힘을 발휘해야 한다.

지렛대에 의한 힘 분석의 한계

비록 여기서 설명된 지렛대의 개념적 틀이 유용한 용어와 일부 추가 통찰력을 분절의 회전과 근육 기능에 제공하고 있지만, 이런 접근에는 뚜렷한 한계가 존재한다. 지렛대에 대한 우리의 논의는 지렛대의 회전이 적어도 하나의 짝힘을 필요로 한다는 기존의 사실을 무시했다. 힘과 저항은 반대 방향으로 회전하기 때문에(힘 커플처럼), 힘과 저항은 짝힘이 아니다(짝힘은 같은 방향으로 회전을 일으키기 위해 함께 작용하는 힘들이다). "짝힘"에서 두 번째의 힘은 일반적으로 관절 구속력(관절반응력이나 관절주머니인대의 힘)이며, 이것은 회전에 대한 축으로 작용한다. 따라서 인체 움직임을 분석하는 단순한 지렛대 접근 방식은 인체의 기능과 구조적 무결성에 영향을 미치는 핵심 요소를 고려하지 않은 지나친 단순화를 요구한다. 인체 분절에 대한 토크는 하나의 근육군과 하나의 외적인에 의해 단순하게 발생하는 것이 아니라, 간단한 지렛대 접근 방식에서 일반적으로 무시되는 수직의 힘과 수평의 힘을 **포함한** 많은 힘으로부터 발생한다.

힘의 성분(Force Components)

종아리–발 분절에 대한 폄 토크를 생성하는 넙다리네갈래근의 분석(그림 1-35A-C)에서, 우리는 실제로 무릎 폄의 토크를 일으키는데 필요한 짝힘의 두 번째 요소를 확인하지 못했다. 또한 우리는 고정축을 중심으로 일어나는 관절의 회전에 필수조건인 종아리–발 분절의 병진 평형($\Sigma F_V = 0$과 $\Sigma F_H = 0$)에 의한 기전도 확인하지 못했다. 이런 조건의 충족 정도를 검사하기 위해, 우리는 힘을 분해하여 각 성분으로 나누는 방법을 알 필요가 있다.

일정한 크기의 힘은 지렛대에 90°로 가해졌을 때 가장 큰 토크를 생성한다. 동등한 크기의 힘을 다른 각도로 적용하면, 실제로 힘의 크기가 ***변하지 않아도*** 발생하는 토크는 ***감소***될 것이다. 만약 동등한 크기의 힘이 90°로 적용되지 않을 때 작은 토크를 생성하면, 그 힘의 일부는 회전을 일으키는데 사용된 것이 아니고, 다른 일을 한 것이다. 사실 토크는 회전을 일으키는 힘의 요소에 ***의해서만*** 생성되는 것으로 간주된다. 힘이 다른 각도로 지렛대에 적용될 때(> 90° 또는 <90°), 지렛대에 90°로 적용되는 힘의 요소만이 회전을 일으키는데 참여할 것이다. 결과적으로, 그 분절에 90°로 가해지는 힘의 요소를 그 힘의 **수직(회전 또는 "y") 성분(Fy)**이라고 한다. 힘의 회전성분은 y 성분이다. 그 이유는 분절의 긴축이 대개 기준선(x 성분)이기 때문이다. 따라서, 분절에 수직되는 성분은 y 축이다.

Fy의 크기는 **힘의 분해** 과정에 의해 그래픽으로 확인될 수 있다. 힘의 분해 과정에서, 원래(**total**)의 힘(F_{TOT})은 서로 수직을 이루는 두 개의 성분으로 분해된다. 2개의 공점력이 하나의 벡터로 합성되듯이, 단일의 힘(F_{TOT})도 2개의 힘 성분으로 나누어질 수 있다. 본 예에서, 힘 성분은 분절과 수직을 이루는 Fy와 분절과 수평을 이루는 Fx로 이루어진다.

수직 성분과 수평 성분으로의 힘 분해하기

그림 1-40은 넙다리네갈래근–종아리발을 수직성분(Fy_{QLf})과 수평성분(Fx_{QLf})으로 분해하기 위한 3단계의 과정을

보여주고 있다:

1단계(그림 1-40A 참조). 원래힘과 **같은 작용점**을 갖는 힘선(line)을 지레의 세로축에 수직으로, 원래힘 방향쪽으로 그린다(Fy 힘성분의 "초벌선" [draft line]). 두 번째 힘선도 원래힘과 **같은 작용점**을 가지며, 분절의 세로축에 수평으로, 원래힘 방향쪽으로 그린다(Fx 힘성분의 초벌선). Fx와 Fy의 초벌선들은 원래힘 QLf의 화살표머리보다 더 길게 그려야 한다.

2단계(그림 1-40B 참조). Fx와 Fy의 초벌선에 수평인 선분들을 그려(원래힘의 화살표머리로부터) 직사각형을 완성한다.

3단계(그림 1-40C 참조). 직사각형을 이루는 부분을 제외하고 선분의 나머지 부분은 잘라낸다. Fy성분(회전성분)과 Fx성분(병진성분)은 직사각형의 한 변(one side)을 형성하며, 같은 작용점을 가지며, 이 성분들의 화살표머리(arrowhead)는 직사각형의 모퉁이를 형성한다; 이제 F_{TOT}는 직사각형의 대각선이 된다. 직사각형을 만들기 위해 Fy와 Fx가 잘라졌으며, Fx, Fy, F_{TOT}가 일정한 비례관계를 갖는다는 것은 매우 중요하다. 이런 비례관계는 F_{TOT}의 우세적이고 상대적인 효과를 결정짓게 해준다.

수직 성분과 수평 성분의 효과 (Perpendicular and Parallel Force Effects)

넙다리네갈래근의 "총" 힘(QLf)보다는 그 근육의 힘 성분(그림 1-40C의 Fy_{QLf}와 Fx_{QLf})에 초점을 맞추어 보면, QLf의 성분은 3가지 다른 움직임을 일으킬 수 있는 잠재력을 쉽게 알 수 있다: 수직 움직임, 수평 움직임 및 회전 움직임. Fx_{QLF}의 성분(그림 1-40C)은 수직 병진 운동을 만드는 경향이 있고, Fy_{QLF}의 성분은 회전 움직임과 수평 병진 움직임을 만드는 경향이 있다. 힘 성분(예: Fy_{QLF})이 회전과 병진 움직임을 모두 만들 수 있기 때문에, 성분의 이름을 "회전" 성분과 "병진" 성분으로 부르면 혼동이 발생할 수 있다. 본 장의 나머지 부분을 위해, 우리는 수직 성분을 Fy 성분이라 하고, 수평 성분을 Fx 성분이라 부를 것이다; Fy와 Fx(회전 또는 병진)의 효과는 시나리오에 따라 결정된다. 우리는 분절이 평형상태에 있는지 아니면, ΣF_V, ΣF_H와 Σ_τ(뉴톤의 평형 법칙)의 평가를 요구하지 않는지를 이미 알고 있다. 그러나 분절에 수직

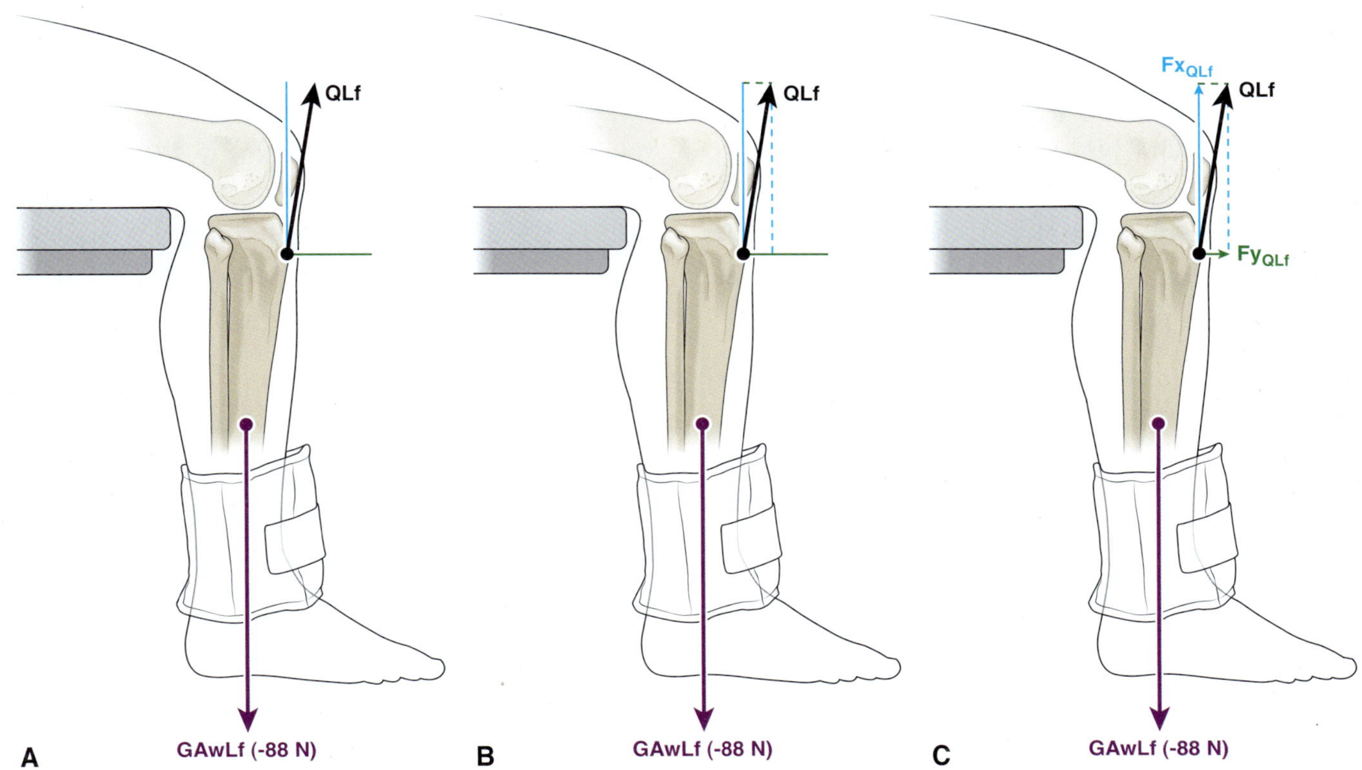

그림 1-40. 힘(예: QLf)이 성분으로 분해될 때, A. 뼈의 긴축에 수직되고, 또 수평을 이루는 2개의 선이 원래의 QLf 힘의 작용점에서 그려진다; B. 원래 QLF 힘의 화살머리로부터 평행선을 그러므로서 직사각형을 완성한다; C. 수직 성분(Fy)과 수평 성분(Fx)의 벡터는 원래의 힘과 공통된 작용점을 가지는 직사각형의 가로면과 세로면이다. 원래 힘(QLF)은 직사각형의 대각선이다.

이고 공간에 수평을 이루는 힘(예: 그림 1-40C의 Fy_{QLf})이 공간에서의 분절 움직임과 함께, 분절에 수직으로 여전히 남아 있을 때 공간에서 수직의 방향을 가진다(예: 무릎이 완전히 폄으로 움직인다면)는 것을 고려해 보자. 공간에서 동일한 방법의 이동은 Fx 성분과 함께 일어날 것이다. 분절에 대한 힘이나 힘 성분의 관계가 관절에 대한 효과를 이해할 때(공간에서 수직의 힘이든 수평의 힘이든간에) 중요한 요소이기 때문에, 우리는 Fx 성분의 합(ΣFx)과 Fy 성분의 합(ΣFy)을 고려함으로써 신체 분절의 병진 평형의 평가를 진행할 것이다. 신체 분절의 회전 평형은 힘이나 힘 성분에 의해 발생된 토크들의 합(Στ)을 결정함으로써 평가될 것이다.

힘 성분의 크기 결정하기 (Determining Magnitudes of Component Forces)

눈금이 그려진 그림에서, 상대적인 벡터의 길이는 알짜 불균형 힘을 추정할 때 이용될 수 있다. 만약 벡터가 눈금 위에 그려지지 않았다면, Fy와 Fx의 상대적 크기는 사인함수와 코사인함수로 결정되어야 한다.

Fx 성분과 Fy 성분은 항상 그들의 총 힘(F_{TOT})에 의해 두 개의 삼각형으로 나누어지는 직사각형의 두 면이다.

그림 1-41의 넙다리네갈래근의 힘(QLf)의 예를 토대로, 그림 1-41A는 넙다리네갈래근 벡터(QLf)와 힘 성분을 보여주고 있다. 직사각형의 음영 반쪽은 삼각형인데, 그 이유는 각도(θ)가 넙다리네갈래근의 적용각도(QLf와 무릎관절축의 긴축 사이의 각도)이기 때문이다. 벡터 QLf는 삼각형의 빗변(가장 긴 면)이며 현재의 임의 크기는 1,000 N이 할당된다. 본 예에서 적용각 θ은 25°이다. 벡터 Fx는 각도 θ에 인접한 세로면이고 벡터 Fy는 가로면이다.

그림 1-41B는 **그림 1-41A**와 동일한 직각을 보여주지만, 직각삼각형의 성분을 평가할 때 흔히 볼 수 있듯이 방향을 바꾸었다. θ은 우리가 처음에 라벨을 붙인 것과 같이 **문자 그대로** 수직 성분(Fy)이 아니지만, 크기는 동일한데(그림 1-41B 참고), 그 이유는 이들이 직사각형의 반대 면이고 길이가 동등하기 때문이다.

이제 $Fx(Fx_{QLf})$와 $Fy(Fy_{QLf})$의 크기를 분해하기 위해 삼각법을 사용할 수 있다. 여기에서, 적용각도(θ)가 25°이고 QLf가 1,000 N이다[*노트: 삼각법에 대한 자세한 내용은 확장 개념 1-8을 참고하길 바란다*].

$$Fx_{QLf} = (\cos 25°)(1,000\ N) = (0.91)(1,000\ N) = 910\ N$$

$$Fy_{QLf} = (\sin 25°)(1,000\ N) = (0.42)(1,000\ N) = 420\ N$$

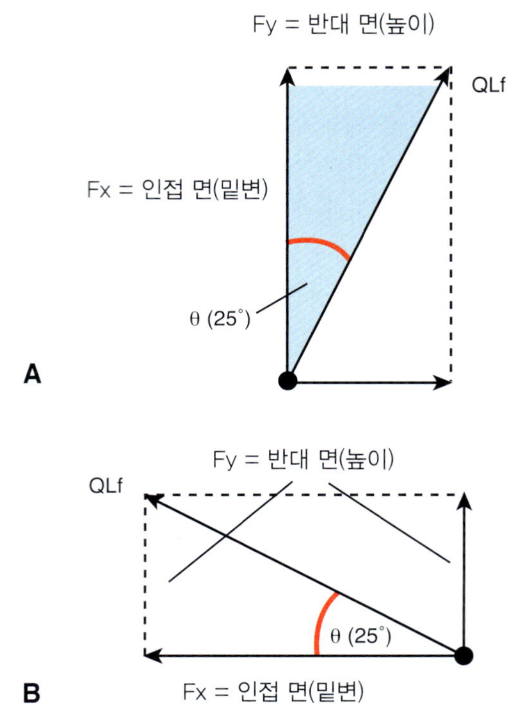

그림 1-41. 삼각법 검토: **A.** 벡터 QLf와 그의 Fx 성분과 Fy 성분이 그림 1-40C에 나타낸 것과 동일한 방향으로 복제된다(확대되었지만). 기준 삼각형(음영)은 QLf가 빗변임을 보여주고 있다. Fx는 각도 θ에 인접한 면이고, Fy(또는 동등한 길이)는 각도 θ에 반대되는 면이다. **B.** 같은 그림이 다른 시각화를 제공하기 위해 공간에서 다르게 배치되어 있다.

Fx 성분과 Fy 성분 크기의 합은 항상 총 힘(F_{TOT})의 크기보다 커야 한다는 점을 인식해야 한다. 힘의 성분과 마찬가지로, 총 힘은 더 효율적이다. 그러나 힘의 병진 효과나 회전 효과의 분석은 적절한 분석에 총 힘이 사용되든 힘 성분이 사용되든 간에, 수학적으로 동등한 결과를 산출할 것이다.

확장 개념 1-8
삼각법에 의한 힘의 분해

직각삼각형 3개의 변 사이의 관계는 피타고라스의 정리로 설명된다: $A^2 + B^2 = C^2$, C는 직각삼각형의 빗변(직각의 높이)의 길이이고, A와 B는 각 θ의 밑변과 높이의 길이이다(**그림 1-42A**). 이 방정식은 3변 중에서 2개의 길이를 알면 매우 유용하다. 그러나, 힘을 분해할 때, 우리가 빗변의 길이와 한 개의 각을 알고 있다면, 사인 법칙과 코사인 법칙을 이용할 수 있다.

피타고라스의 정리에 의하면, 다음과 같다:

sin θ = 높이(side opposite) / 빗변(hypotenuse)

cos θ = 밑변(side adjacent) / 빗변(hypotenuse)

위의 식은 각 θ(힘의 적용각도)와 빗변의 길이가 주어졌을 때, 밑변(Fx)와 높이(Fy)의 크기를 구할 때 사용된다:

$$\text{높이} = (\sin \theta)\ (\text{빗변})$$
$$\text{밑변} = (\cos \theta)\ (\text{빗변})$$

삼각함수에서 sin과 cos 값은 임의의 수가 아니다. sin과 cos 값은 직각삼각형의 다른 한 각이 정해졌을 때, 두 변의 길이 사이에는 고정된 관계가 존재한다는 것을 보여준다. 그림 1-42B에서, 한 각 θ 가 25°인 직각삼각형이 그려져 있다. 삼각형은 나누어져서, 변의 길이가 다른 3개의 삼각형이 제시되었다. 세 삼각형의 빗변의 길이는 작은 것부터 큰 것의 순서로 10cm, 15cm, 20cm라고 하면, 같은 척도를 사용하면 Fy(높이)의 값은 4.2cm, 6.3cm, 8.5cm이 될 것이다; Fx(밑변)는 9.1cm, 13.6cm, 18.1cm이 될 것이다. 한 각이 25°인 직각삼각형들 중 어떤 것을 선택하더라도, 삼각형의 두 변 사이의 비율은 삼각형 크기에 상관없이, 일정하게 되며, 이런 비율은 해당 각도의 삼각함수를 나타내게 된다.

1. 세 개의 삼각형에서(높이/빗변)의 값은:
(4.2/10 = 0.42); (6.3/15 = 0.42);
(8.5/20 = 0.42). sin 25°의 값은 0.42
2. 세 개의 삼각형에서 (밑변/빗변)의 값은:
(9.1/10 = 0.91); (13.6/15 = 0.91);
(18.1/20 = 0.91). cos 25°의 값은 0.91
3. 세 개의 삼각형에서 (높이/밑변)의 값은 :
(4.2/9.1 = 0.46); (6.3/13.6 = 0.46);
8.5/18.1 = 0.46). tangent(tan, 또는 sin/cos) 25°의 값은 0.46.

이것은 F_{TOT}의 적용각도가 주어졌을 때, F_{TOT}의 크기에 상관없이 (또한 공간 내에서의 분절의 위치에 상관없이, 또한 힘이 외적 힘이건 내적 힘이건 상관없이), Fx와 Fy의 크기는 F_{TOT}의 크기와 고정된 비율을 가지며, Fx와 Fy 서로간에도 고정된 비율을 가진다는 것을 증명(proof)해준다.

힘 성분과 힘의 적용각도(Force Components and the Angle of Application of the Force)

우리는 분절이 축을 중심으로 회전할 때 그리고 모멘트팔의 변화가 힘 적용각도의 변화를 일으킬 때 일정한 크기의 힘 모멘트팔(그리고, 토크)이 변할 수 있음을 알고 있었다. 힘의 수직 성분(Fy)은 토크의 전부가 아니지만 가장 힘을 많이 발생하는 성분이기 때문에, 일정한 힘에 의해 발생되는 토크의 변화는 Fy의 크기가 변하고 있음을 의미해야 한다. 이것은 논리적인데, 그 이유는 Fy의 크기가 힘의 적용 각도와 관계(Fy = [sin θ][빗변])가 있기 때문이고, 또 관절축을 중심으로 분절이 움직일 때 힘의 적용각도가 변한다는 것을 우리가 알고 있기 때문이다.

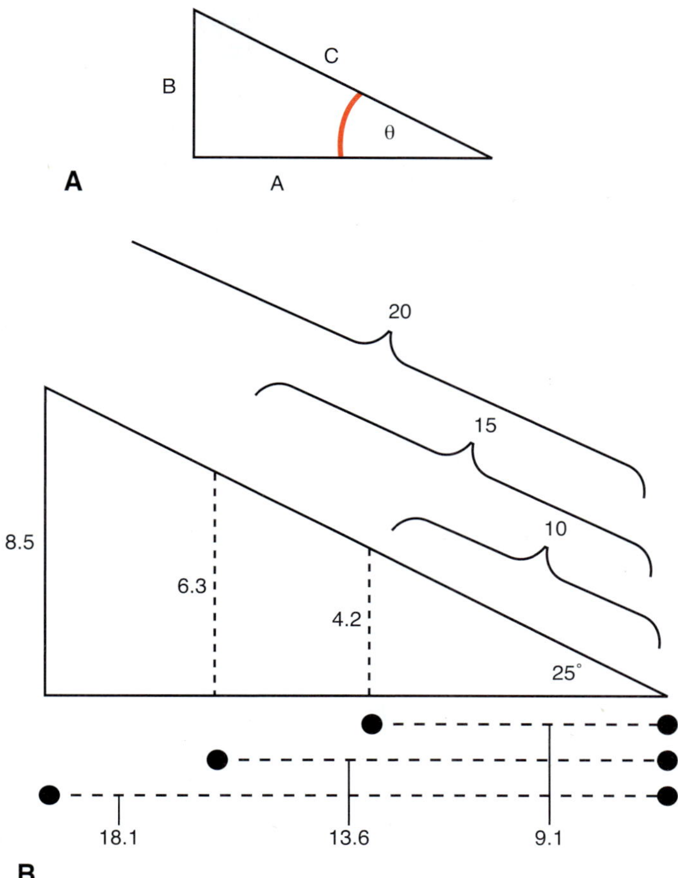

그림 1-42. 삼각법 리뷰: A. 피타고라스 정리에 따르면, $A^2 + B^2 = C^2$로 되어 있는데 여기서 A, B, C는 직각삼각형의 변이다. B. 주어진 각도가 θ(예: 25°)의 경우에는, 밑변과 높이의 길이는 삼각형의 크기에 관계없이 원래의 힘고 서로에 대해 고정된 관계를 가질 것이다.

분절에 90°로 힘이 적용되었을 때, 모멘트팔이 그 힘만큼 커진다는 것을 우리는 알고 있다. 비슷하게, Fy 성분은 그것이 할 수 있을 만큼 커질 것이고, 전체 힘(F_{TOT})과 같을 수 있다: F_{TOT}의 작용점에서 분절에 수직으로 그려지는 선(Fy)은 F_{TOT}가 90°일 때 F_{TOT}와 완전히 일치한다. 결과적으로, 모멘트팔과 Fy는 분절에 90°로 힘이 가했을 때 가장 큰 크기를 가진다. 중요한 것은 Fy가 증가할수록, Fx는 비례적으로 감소한다는 점이다. F_{TOT}의 적용 각도가 90°에 가까워지면(분절과 수직으로 적용될 때), 수직 성분(Fy)이 길어지고, 평행 성분(Fx)은 짧아진다. 이에 따라 F_{TOT}가 0°의 적용각도에 가까워지면(분절과 수평으로 이룰 때), 수평 성분(Fx)이 길어지고 수직 성분이 짧아진다. 즉, Fx와 Fy의 크기는 서로 반비례한다.

신체의 대다수 근육은, (1) 그들의 부착점과 거의 평행하게 주행하고, (2) 관절의 각도와 상관없이 당김 각도가 상대적으로 작다(Fx가 Fy보다 크다), (3) 거의 항상 관절축을 향해 당겨진다(Fy보다 크다). 이런 근육 배열의 결과는 일반적으로 회전을 일으키는 근육의 힘 성분인 Fy가 작은 편이고, 압박을 일으키는 힘 성분인 Fx가 큰 편이다. 그러므로 근육에 의해 발생하는 대부분의 힘은 관절을 ***회전시키기*** 보다는 관절의 ***압박에*** 기여한다. 이런 근육의 배열은 관절의 안정성을 향상시키지만, 근육은 공간으로 지렛대를 움직일 수 있는 충분한 토크를 생성하기 위해 커다란 전체 힘을 생성해야 한다는 것을 의미한다.

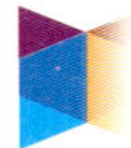

기본 개념 1-17
근력의 힘성분

- 대부분의 근육의 작용각은 작으며, 작용선은 지레에 수직이기 보다는 평행하다.
- 대부분의 경우, 근력의 수평성분(Fx)은 수직성분(Fy)보다 크다.
- 대부분의 근력의 평행성분은 관절압박력으로 작용하며, 이는 관절의 안정자로서 중요한 역할을 한다.

일반적인 사항은 대부분의 근력이 외적 힘을 적용할 수 없다는 것이다. 중력은 항상 수직 아랫방향으로 향하기 때문에, 몇 가지 예측을 가진다(분절이 지면과 수평으로 이룰 때, 중력이 항상 가장 크게 작용한다는 것이다). 다른 외적 힘(예, 도수저항)은 구속 조건이 거의 없기 때문에, 대부분은 분절에 대한 예측 관계나 효과를 가지지 않는다. 그러나 적용 각도와 모멘트팔, Fy 성분, Fx 성분 및 토크와 관련된 힘의 ***원리***는 어느 때나 적용되고, 임상에서 만날 수 있는 모든 힘에 적용된다.

토크를 최대화하기 위해 외적 힘의 조절 (Manipulating External Forces to Maximize Torque)

그림 1-43에서, 손에 의한 외적 힘(손-on-종아리-발 [HLf])이 같은 크기의 힘을 가진 다른 방법으로 적용되고 있다. 만약 목적이 최소의 힘을 적용하여 종아리-발 분절의 자세를 유지하는데($\Sigma\tau = 0$) 요구되는 넙다리네갈래근의 수축력을 최대화(치료사의 적은 힘으로 넙다리네갈래근을 강화)하는 것이라면, 하나의 방법이 다른 방법보다 더 큰 장점을 가진다.

그림 1-43A의 HLf은 그림 1-43B의 HLf보다 실제로 더 작은 모멘트팔을 가지는데, 그 이유는 저항손이 무릎관절에 더 가까이 위치하기 때문이다. 저항손이 종아리-발 분절(그림 1.43B)을 움직임으로써, HLf의 모멘트팔이 실제로 증가된다. 그림 1-43B의 HLf에 의해 생성된 굽힘 토크는 그림 1-43A의 HLf에 의해 생성된 굽힘 토크보다 더 클 것이다. 관절 각도와 넙다리네갈래근의 당김각도가 양쪽 모두에서 동일하기 때문에(모멘트팔이 변하지 않음), 종아리-발 분절의 평형을 유지하는데 요구되는 폄 토크를 더 크게 생성하기 위해 넙다리네갈래근는 그림 1-43B에서 수축력을 증가시켜야 한다. 도수저항의 적용각도를 수정함으로써 비슷한 크기의 저항력이 일어날 수 있다. 만약 그림 1-43B의 저항손이 종아리에 45°의 각도로 적용되었다면, 약 힘(HLf)의 절반만이 회전에 저항할 것이다($Fy_{HLf} \ll HLf$); 도수저항이 종아리에 90°로 적용될 때, $HLf = Fy_{HLf}$. 치료사는 모멘트팔과 외적 힘의 적용 각도를 조절하므로써 운동의 목적에 따라 넙다리네갈래근을 강하게 수축하거나 또는 약하게 수축할 수 있다.

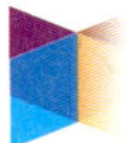

기본 개념 1-18
토크 생산을 최대로 하기 위한 외적 힘의 조절

- 외적 힘에 의한 토크는 힘의 크기를 증가시킴으로 증가시킬 수 있다.
- 외적 힘에 의한 토크는 힘을 지레에 수직으로 (수직에 가깝게) 작용함으로써 증가시킬 수 있다.
- 외적 힘에 의한 토크는 힘의 작용점을 축으로부터 멀리 위치시킴으로써 증가시킬 수 있다.

힘 성분의 병진 효과 (Translatory Effects of Force Components)

John과 앵클 웨이트 운동으로 다시 돌아가 보자. 목표는 넙다리네갈래근이 알짜 폄 토크를 생성할 때 분절이 병진 평형($\Sigma Fx = 0$ and $\Sigma Fy = 0$)을 이루는 것이다. 복잡한 힘의 상호작용을 이해하려면, 우리는 종아리-발 분절에 이미 가해진 힘의 병진 효과를 식별해야 할 뿐만 아니라, 병진 평형을 일으키는데 필요한 부가적인 힘이 무엇인지를 알아야 한다.

그림 1-44에서, 종아리-발 분절(GAwLf)에 대한 중력과 앵클 웨이트와 넙다리네갈래근(Fx_{QLF})의 Fx 성분은 둘다 종아리-발 분절과 평행하지만 반대 방향을 이루고, 선형 힘 시스템의 한 부분으로써 공면과 공선 시스템으로 간주된다.

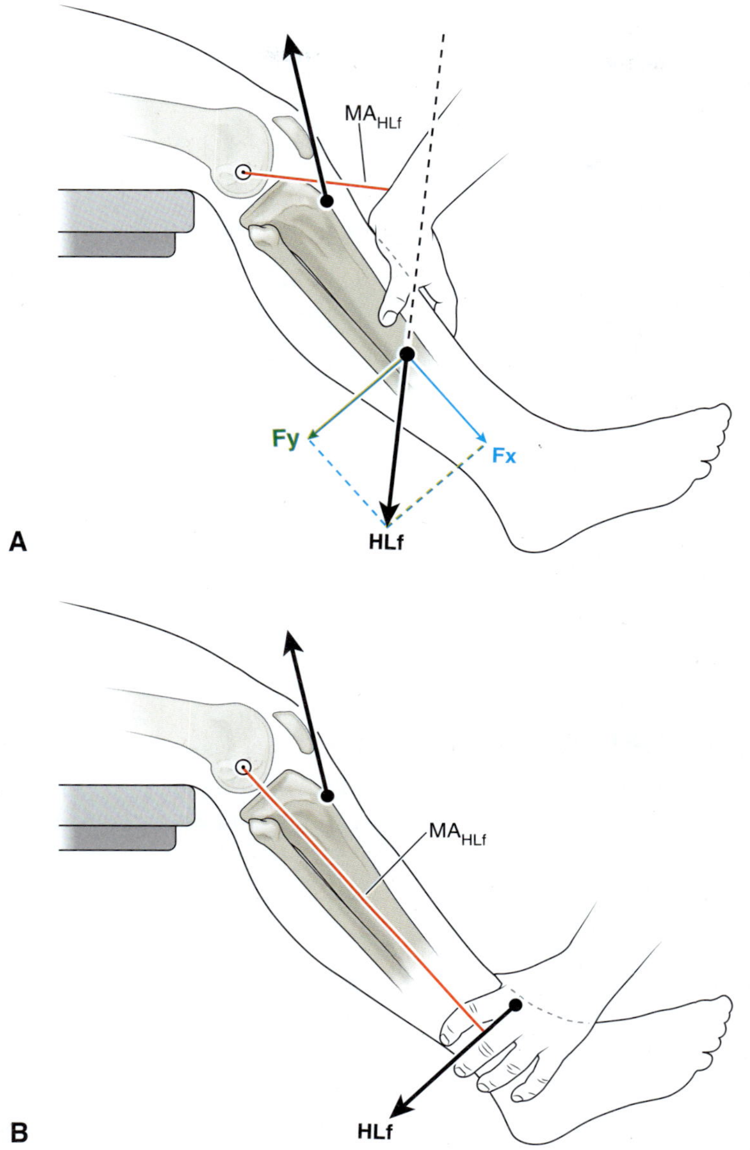

그림 1-43. **A.** 손의 힘(HLf)이 무릎관절 축의 가까운 지점에서 종아리-발 분절과 90°의 각도를 이루면서 적용된다. **B.** 손의 힘인 HLf의 적용이 무릎관절 축으로부터 멀리 떨어진 지점에서 적용될 때 동일한 크기의 손은 커다란 토크를 일으킨다. 그 이유는 모멘트팔이 상당히 크기 때문이다.

GAwLf가 무릎관절로부터 멀어지기 때문에 관절신연력이고, 반면 벡터 Fx_{QLF}는 무릎관절 쪽으로 향하는 관절의 압박력이다. GWbLf(-88 N)와 Fx_{QLF}의 크기를 고려해 볼 때(넙다리네갈래근의 적용각도에 대해 삼각법 계산에 의해 910 N으로 결정된), 822 N(상향)의 알짜 불균형 평행력이 존재한다. 넙다리네갈래근의 상향 당김을 고려해 볼 때, 종아리-발 분절이 인접한 넙다리뼈에 접촉할 때까지 종아리-발 분절은 위쪽으로 병진될 것이고, 넙다리네갈래근의 알짜 상방 당김(FLf = -822 N)을 상쇄할 수 있고 비슷한 선상에 있어야 하는 넙다리-on-종아리/발의 힘(FLf)이 초래될 것이다.

Fy_{QLF}는 삼각법으로 우측으로 향하는 420 N으로 계산되었다. 그림 1-44에서 Fy_{QLF}가 병진보다는 오히려 회전을 일으키기 전에 왼쪽으로 향하는 420 N이라는 다른 힘(또는 힘)이 있어야 한다. 그 힘의 가장 분명한 근원은 종아리-발 분절에 대한 관절주머니인대 구조물의 당김(CLf)이고, 이것은 넙다리뼈융기으로부터 멀어지는 정강뼈의 병진을 확인할 수 있다[노트: *놓쳐버린 Fy 성분의 근원이 될 수 있는 다른 힘이 존재하지만, 여기서 중요한 것은 근원을 확인하기보다는 병진 평형에 요구되는 부가적인 힘을 인지하는 것이다*].

힘 성분의 회전 효과
(Rotary Effects of Force Components)

그림 1-44에서, CLf와 Fy_{QLf}는 종아리-발 분절과 수직을 이룬다. 분절에 수직인 어떤 힘에 대해 사실이듯이, 병진움직임을 막는다면 이들 힘은 분절의 회전에 기여할 것이다. 이들 두 힘은 짝힘으로써 작용하는데, 그 이유는 그들이 동일 분절에 같은 크기지만 서로 반대되는 방향으로 적용되고 같은 방향(폄 방향)으로 종아리-발 분절을 회전시키기 때문이다. 관절주머니의 장력이 420 N(오른쪽 또는 앞쪽의 정강뼈 고원의 작은 움직임 이후)에 도달하면, 종아리-발 분절은 관절주머니 부착점의 축을 중심으로 회전하기 시작할 것이다.

본 장의 지금까지 토크는 Fx MA(또는 F_{TOT} x MA)로 계산되었다. Fy 성분의 모메트팔(MA)은 F_{TOT}의 모멘트팔

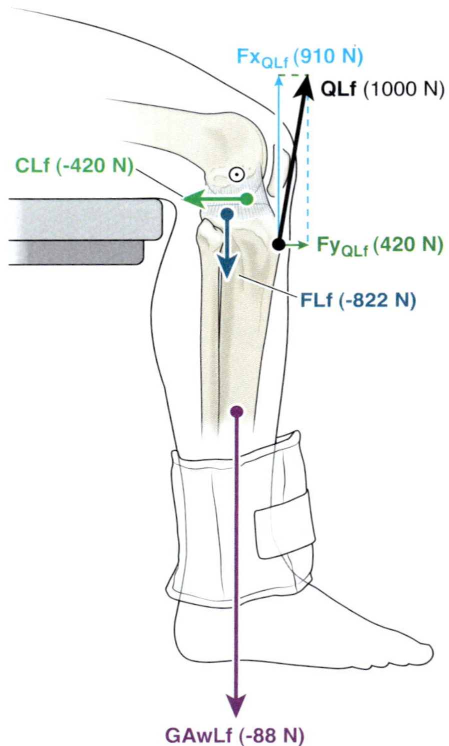

그림 1-44. GAwLf와 Fx_{QLF}(각각 -88 N과 910 N)의 힘은 둘 다 822 N의 알짜 상방력을 가진 종아리-발 분절과 평행하게 적용되었다. 종아리-발 분절은 넙다리뼈에 닿을 때까지 위쪽으로 병진되며, 이때 넙다리-on-종아리/발(FLf)의 힘이 -822 N의 힘을 가지고 아랫방향으로 내려간다. Fy_{QLF}(420 N)의 수직력은 CLf(관절주머니인대 구조물)의 장력이 추가적인 병진을 일으킬 때까지 종아리-발 분절을 오른쪽으로 병진시킨다(420 N). CLf가 420 N의 힘에 도달하면 CLf와 Fy_{QLF}는 짝힘을 이루고, 종아리-발 분절은 관절주머니인대 구조물의 구속 지점까지 회전할 것이다.

(Fy = F_{TOT}의 경우는 제외)과 다르지만, 분절에 힘이 90°의 각도로 가해지지 않았을 경우(그림 1-44의 넙다리네갈래근 힘에 대한 사실에서처럼)의 토크는 Fy x MA로 동등하게 계산될 수 있다. 그림 1-44에서 QLf(F_{TOT})와 무릎관절축 사이의 최단 거리는 Fy_{QLf}와 관절축 사이의 최단 거리와는 다르다는 것을 알 수 있다. 힘의 토크가 F_{TOT} x MA를 사용하여 계산되는지 아니면, Fy x MA를 사용하여 계산되는지에 관계없이, 토크의 크기는 동일할 것이다. Fy_{QLf}의 모멘트팔이 0.06 m일 경우, Fy_{QLf}는 25.2 Nm(420 N x 0.06 m)의 토크를 생성할 것이다.

$$(F_{TOT} \text{ x } MA_{FTOT}) = (Fy \text{ x } MA_{Fy})$$

확장 개념 1-9
수평 힘 성분(Fx)에 의해 생성된 회전

일반적으로, 뼈 분절에 수직되는 힘(또는 힘 성분)만이 분절에 대한 토크를 생산한다. 그러나 관절축으로부터 어느 정도 떨어진 작용선의 **힘**(Fx 성분 포함)은 그 축을 중심으로 회전을 발생시킨다(예: 그림 1-44의 Fx_{QLf}). 특정 힘이 일으키는 토크에 대한 Fx 성분의 기여(병진에 대한 기여와는 반대로)가 일반적으로 작기(Fy 성분 것보다 더 작다) 때문에, Fy에만 기반된 토크의 추정은 일반적으로 전체 힘에 의해 생성된 토크의 합리적 추정으로 간주된다.

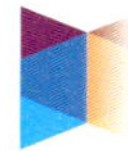

기본 개념 1-19
힘 성분과 관절운동

- 관절축을 중심으로 회전이 일어나기 위해서는 $\Sigma Fx = 0$ 이어야 한다. 만약 외적 힘과 근력을 고려하여 처음부터 $\Sigma Fx \neq 0$ 이라면, 관절반응력이나, 관절주머니인대들의 힘에 의해 방해될 때까지 분절의 병진운동이(단독적으로, 또는 회전운동과 동반하여) 계속 일어날 것이다.
- 관절축을 중심으로 회전이 일어나기 위해서는 $\Sigma Fy = 0$ 이어야 한다. 만약 외적 힘과 근력을 고려하여 처음부터 $\Sigma Fy \neq 0$ 이라면, 관절반응력이나, 관절주머니인대들의 힘에 의해 방해될 때까지 분절의 병진운동이(단독적으로, 또는 회전운동과 동반하여) 계속 일어날 것이다.
- 분절에서 발생하는 대부분의 토크는 관절축으로부터 어느 정도 떨어진 곳에 분절에 대해 90°로 작용하는 힘들, 또는 힘 성분(Fy)에 의해 발생한다.
- 관절의 회전을 일으키기 위해서는 원하는 방향으로의 알짜 불균형 토크($\Sigma\tau \neq 0$)가 필수적이다.
- 알짜 불균형 토크가 클수록, 분절의 각가속도 커진다.

다분절(닫힌 사슬)의 힘 분석
(Multisegment [Closed-Chain] Force Analysis)

John Alexander의 앵클 웨이트 운동과 레그-프레스 운동 사이의 주요 차이점은 레그-프레스 운동을 할 때 종아리-발 분절이 "고정"되거나 양쪽 끝단에 체중부하가 이루어진다는 것이다. 종아리-다리 분절의 원위 끝단은 발판과의 접촉으로 제한되어 공간에서 자유롭게 움직이지 않는다; 근위 끝단은 넙다리뼈와 연결되어 공간에서 자유롭게 움직일 수 없다. 분절이나 다중 분절의 한쪽 끝단이 공간에서 자유롭게 움직일 수 있을 때, 이것을 **열린 사슬**(open chain)이라고 한다. 분절이나 다중 분절의 **양쪽** 끝단이 어떤 방식으로든 제한될 때(공간에서 자유롭게 움직이지 못하는 경우), 이것을 **닫힌 사슬**(closed chain)이라고 한다.

확장 개념 1-10
열린 사슬과 닫힌 사슬

"운동역학적(kinetic)" 또는 "운동형상학적(kinematic)"이란 용어는 종종 열린 사슬(open chain), 또는 닫힌 사슬(closed chain)이란 용어를 대신하여 사용하기도 한다. 물론 양쪽 다 정확한 정의들이 있기는 하지만, 어떤 것이 더 선호되는가에 대한 합의는 없다. 이 시점에서 열린 사슬과 닫힌 사슬은 흔히 쓰이고 있으므로, 더 이상 수정이 필요해 보이지는 않는다. 그러나 닫힌 사슬이란 용어를 체중지지와 같은 의미로 사용하는 **오용**(misuse)은 반드시 피해야 한다(불행하게도 동의어가 아님에도 흔히 혼용되고 있다). 분절은 몸쪽 관절 부착점과 원위 체중부하에 의해 양쪽 끝단에서 고정될 수 있다. 그러나 분절 또는 다중 분절은 양쪽 끝단에 고정되지 않고(그리고 닫힌 사슬의 구속조건을 따르지 않고), 체중부하될 수 있다. 2개 이상에 대한 열린 사슬과 닫힌 사슬의 효과는 다음의 장들에서 보게 될 것인데, 그 이유는 인체 움직임을 생성하거나 제한하는 힘을 이해하는데 상당한 의미가 있기 때문이다.

종아리-발 분절은 닫힌 레그-프레스 운동을 할 때, 힘의 분석은 실질적으로 더 복잡해진다. 닫힌 사슬에서 한 분절의 움직임은 사슬 중 어느 한 부분에 적용된 힘에 의해 생성될 수 있다. **그림 1-45**는 레그-프레스 운동을 지나치게 단순화한 것이고, 넙다리뼈에 작용하는 큰볼기근의 힘**만을** 보여준다. 넙다리뼈는 종아리-발 분절과 함께 닫힌 사슬을 이루는데, 그 이유는 넙다리뼈가 몸쪽으로 골반과 붙어 있고, 종아리-발 분절은 엉덩관절과 무릎관절과 함께 먼쪽으로 발판과 붙어 있기 때문이다. 본 예서, 분절의 관심이 종아리-발 분절에서 넙다리뼈로 이동한다.

그림 1-45에서 큰볼기근(Fy_{Gm})의 수직 성분은 넙다리뼈의 시계방향 회전(폄)을 생성하는 경향이 있다. 큰볼기근은 넙다리뼈에 상당한 힘을 적용할 수 있는 큰 근육이고, 무릎관절축으로부터 상당히 떨어진 거리(큰 모멘트팔)에 위치하는 Fy 성분을 가진다. 즉, Fy_{Gm}은 무릎관절을 횡단하지 않지만, 무릎관절축을 중심으로 넙다리뼈의 상당한 시계방향 회전(토크)을 생성한다; 이것이 닫힌 사슬에서 일어나는데, 그 이유는 넙다리뼈의 시계방향 회전이 넙다리뼈를 종아리-발 분절에 접촉시키고, 종아리-발 분절을 오른쪽으로 민다(레그-프레스 운동의 목표). 레그-프레스 운동에서, 종아리-발 분절에 대한 넙다리네갈래근의 힘과 넙다리뼈에 대한 큰볼기근의 힘 둘 다 동시에 무릎 폄 토크를 일으킬 것이다 *[노트: 그림. 1-45의 그림 비율에 대한 제한이 주어지면, 큰볼기*

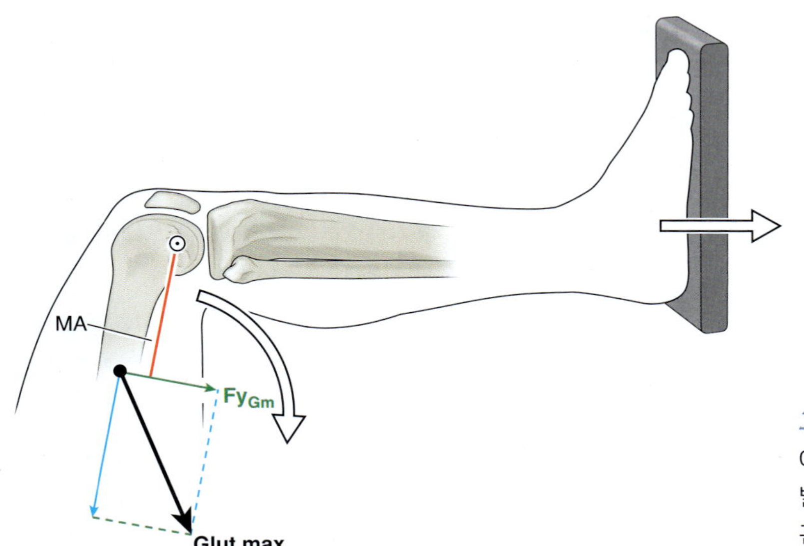

그림 1-45. 큰볼기근의 힘은 닫힌 사슬의 넙다리뼈에 적용된다. Fy_{Gm} 성분으로 인한 엉덩관절의 폄은 종아리-발 분절을 발판과 반대되는 오른쪽으로 밀 것이고, 무릎관절의 폄 토크를 생성할 것이다.

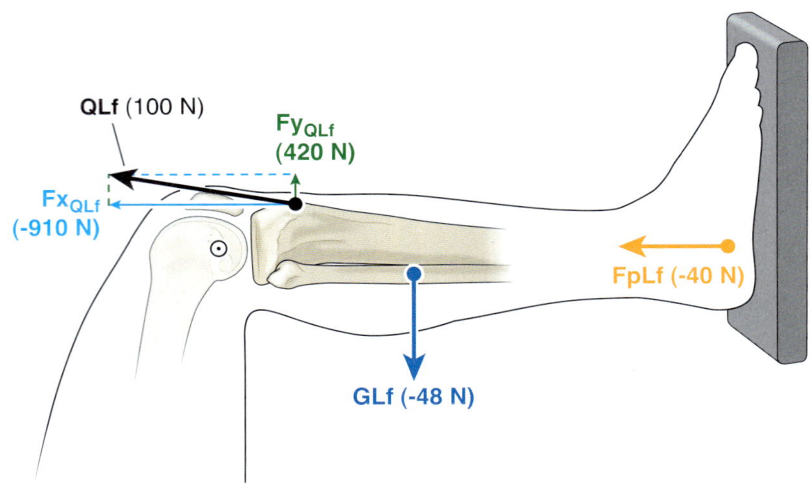

그림 1-46. 종아리-발 분절에 대한 넙다리네갈래근의 힘(QLf)과 그 힘의 성분, 중력(GLf) 및 발판(FpLf)이 90° 무릎 굽힘에서 이루어지는 레그-프레스 운동을 위해 그려져 있다. 비록 마찰력이 발과 발판(알짜 상향 전단과 반대되는) 사이에 있을지라도, 그 크기는 최소일 것이고 그림에서 생략된다.

근 벡터의 크기와 그의 힘 성분은 실질적으로 그림의 벡터 길이에 의해 측정될 수 있다. 더욱이 넙다리뼈에 대한 큰볼기근의 실제 작용점은 보이는 것보다 더 몸쪽에 위치하는데, 그 이유는 정확한 작용점이 그림의 한계를 뛰어넘기 때문이다. 결과적으로, 넙다리뼈와 무릎관절에 대한 Fy_{Gm}의 영향은 그림에서 상당히 축소된 것이다].

레그-프레스 운동이 종아리-발 분절 뿐만 아니라 넙다리뼈에 가해지는 힘을 포함하기 때문에, 완전한 분석은 넙다리뼈 분절과 종아리-발 분절에 대한 모든 힘의 근원, 크기 및 효과를 확인하는 것이고, 이것은 본 장의 범위를 벗어나는 것이다. 그러나 닫힌 사슬의 레그-프레스 운동의 복잡성 때문에, 비록 표적이 넙다리네갈래근일지라도, John Alexander는 그의 넙다리네갈래근 뿐만 아니라 큰볼기근도 사용할 것이다. 불가능한 것은 John이 운동과 넙다리네갈래근과 분리하는 것이다. 이것은 근육과 근육군을 강화하는 운동을 설계할 때의 중요한 개념이다. 비록 체중부하 운동이 더 기능적이라고 하더라도(일상생활에 더 가깝다 하더라도), 그런 운동을 수행하는데 사용될 수 있는 힘들의 조합은 맹 많고 항상 예측(통제)될 수 있는 것이 아니다. 즉, 사람은 다른 근육이나 근육군으로 하중을 이동함으로써 간단하게 약한 근육이나 손상된 근육의 사용을 피할 수 있을 것이다.

넙다리네갈래근과 비교해 더 큰 큰볼기근의 힘 생상 능력과 큰 모멘트팔은 레그-프레스 운동을 할 때 큰볼기근으로 하여금 넙다리네갈래근보다 더 큰 무릎 폄 토크를 생성시킬 것이다. 그러나 우리는 마치 넙다리네갈래근이 작용근인 것처럼 레그-프레스 운동의 분석을 진행할 것인데, 그 이유는 이런 가정이 중요한 원리를 적절하게 전달하면서 표현을 단순화시키기 때문이다.

그림 1-46은 다시 레그-프레스 운동의 종아리-발 분절을 보여준다. 중력(GLf)은 48 N의 크기로 종아리-발 분절에 작용한다. 무릎관절이 90°로 있는 한, 넙다리네갈래근의 적용각도가 동일하기 유지되기 때문에, 넙다리네갈래근(QLf)은 앵클 웨이트 운동을 위해 보여진 동일한 Fx_{QLF} 성분과 Fy_{QLF} 성분으로 동일한 1,000 N 수축이 발생하는 것으로 나타났다(그림 1-44 참고). 발판이 종아리-발 분절과 접촉하여 힘(발판-on-종아리/발의 힘, FpLf)을 생성한다. 레그-프레스 장비에 40 N의 무게(앵클 웨이트 운동에서 사용되는 것과 동일한 것)가 있다고 가정해 보자. 종아리-발 분절에 대한 발판의 미는 힘(FpLf)은 그 장비에 대한 무게의 크기보다 더 클 수 없다. 그래서 FpLf는 40 N의 크기로 할당된다. 발과 발판 사이에 마찰력이 존재할 수 있지만(알짜 상향 전단에 반대되는), 그 크기가 최소여서 고려하지 않는다. 우리는 이미 제자리에 적용된 힘의 균형을 유지함으로써 종아리-발 분절에 작용하는 부가적인 힘을 확인할 수 있을 것이다.

Fx_{QLF}와 FpLf의 크기를 각각 −910 N과 −40 N(왼쪽으로)으로 간주했을 때, 그림 1-46은 −950 N(ΣFx)의 알짜 압박력을 나타낸다. 각각 420 N과 −48 N인 Fy_{QLF}와 GLF의 크기를 고려할 때 372 N(ΣFy)의 알짜 상방력이 존재한다. 이들 알짜 Fx와 Fy의 힘은 종아리-발 분절이 왼쪽과 위쪽으로 이동하는 결과를 가져올 것이다. 그러나 목표는 정강뼈고원과

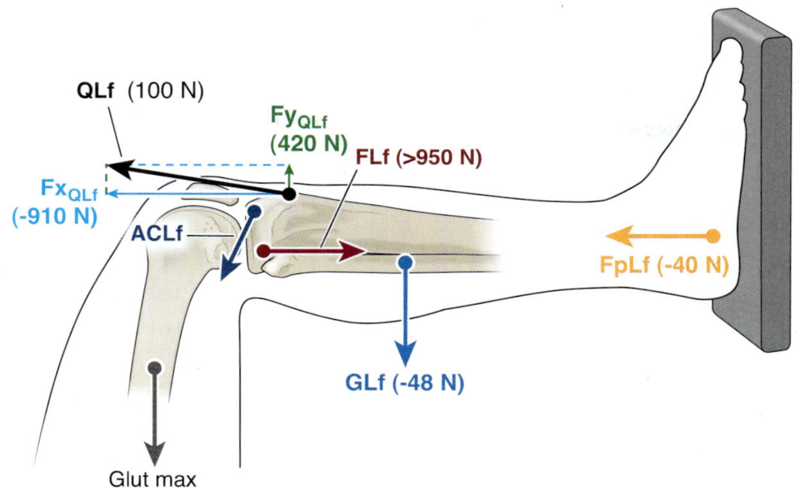

그림 1-47. 종아리-발 분절에 대한 앞십자인대와 관절주머니의 힘(ACLf)과 함께, 종아리-발 분절(FLf)과 그의 성분과 넙다리뼈의 접촉이 힘 분석에 첨가되었다. 넙다리뼈에 대한 큰볼기근의 힘은 음영으로 처리되며, FLf의 잠재적 근원 중의 하나만 남아 있다.

넙다리뼈융기 사이에 상방 활주(전단) 없이 발판의 저항에 대항해 종아리-발 분절을 오른쪽으로 움직이는 것이다. 그러므로 John Alexander가 운동을 할 수 있도록 종아리-발 분절에 몇 가지 부가적인 힘이 적용되어야 한다.

알짜 Fx 성분이 −950 N이면, 넙다리-on-종아리/발의 힘(FLf)이 발생하게 되는 지점인 넙다리뼈와 부딪힐 때까지 종아리-발 분절이 왼쪽으로 병진할 것이다(**그림 1-47**). 비록 950 N의 FLf 힘이 종아리-발 분절에 의해 발판이 왼쪽으로 밀리지 않을 만큼 충분할지라도, 실제로 FLf의 크기는 발판을 오른쪽으로 밀기 위해 950 N을 초과해야 한다[*노트: 우리가 보고 있는 것보다 분석이 더 복잡해질 것이라는 것을 독자들에게 상기시켜 주기 위해 큰볼기근의 힘이 그림 1-47에서 음영의 벡터로 그려져 있다*].

그림 1-47에는 372 N의 알짜 상방(Fy)의 힘이 존재한다. 다시 발과 발판 사이의 마찰력이 도움을 주기에 불충분하다는 것을 다시 한번 더 가정해 보면서, 이제 우리는 넙다리뼈 위에서 일어나는 정강뼈고원의 전방 활주(상방 전단)을 막아낼 구조를 확인해야 한다. 가능한 구조물로는 전방 관절주머니와 앞십자인대에 장력을 일으키는 관절주머니인대 구조물이 있다. 결과적으로, 앞십자인대/관절주머니-on-종아리/발 힘(ACLf)인 관절주머니인대의 힘이 그림에 추가되었다. 비록 ACLf를 그의 힘 성분으로 분해할 시도가 없었지만, Fy 성분(후방 변위)은 약 588 N이어야 한다. 그리고 당김각도에 따라 크기가 바뀌는 ACLf의 Fx 성분도 존재할 것이며, 이것은 Fx_{QLF}와 FpLf에 의해 이미 생성된 950 N의 관절압박력에 더 많은 기여를 할 것이다. 그러므로 레그-프레스 운동에서의 관절압박력은 실제로 앵클 웨이트 운동(동일한 무릎관절의 자세와 동일한 넙다리네갈래근의 수축력에서 이루어지는)에서 추정된 822 N의 압박력을 초과할 것이다.

비록 우리가 종아리-발 분절에 가해지는 모든 힘으로부터 초래될 수 있는 알짜 토크를 추정해지 못했지만(알짜 무릎 폄 토크이 있는지를 확인하기 위해), 본 예는 과도하게 단순화된 상황에서도 Newton 법칙의 적용이 좋은 방법이고, 동시에 힘 분석의 복잡성을 입증하기에 충분했다.

힘 적용각도의 매우 대략적인 추정에도 불구하고(그리고 그에 상응한 Fy 성분과 모멘트팔), 앵클 웨이트 운동과 레그-프레스 운동의 순수한 효과에 대한 우리의 소견은 적어도 한 연구자 그룹의 소견과 일치한다(매우 무거운 하중의 운동과 비교해 비록 우리가 앵클 웨이트 운동과 레그-프레스 운동에 최소한의 저항을 사용했더라도).[7,8] 이 연구자 그룹도 부정확한 생체역학적 분석의 특성을 입증했는데(정밀한 계측기를 사용해도), 그 이유는 그들이 다른 수학적 변수를 토대로 동일한 대상의 동일한 데이터를 가지고 다른 결과(예, 압박력과 전단력의 크기)를 발견했기 때문이다. 그들의 결과도 적어도 하나의 이전 연구의 일부 소견과 모순되었다.[9]

요약(SUMMARY)

- 본 장의 목적은 관절의 다양한 위치에서 작용하는 힘들과 그 힘들의 효과들을 이해하기 위한 개념적인 틀을 세우는데 필요한 생체역학적인 기본원리들을 제시하고자 John Alexander의 예를 들어 설명하는 것이다(동적 분석보다는 정적 분석에 기초한 단순화된 2차원적 접근법을 사용하여). 우리는 인체의 정상 기능(function)과 기능장애(dysfunction)의 복잡한 현상을 설명하고 이해하고자 사용된 개념적인 틀이 얼마나 많은 제한점을 갖는지를 알게 되었다.
- 우리는 근력, 중력(또는 다른 외적 힘), 그리고 관절의 제한요소(articular constraints)의 상호의존성에 대해 주의깊게 살펴보았다. 관절의 정상적인 회전을 위해 필요한 관절의 제한요소들(관절반응력, 또는 관절주머니인대의 힘)의 중요성이 너무 저평가 되었다.
- 관절의 제한 요소들은 문제가 발생한 경우에만 관심의 대상이 되었고, 정상적으로 작용하는 경우에는 무시되었다. 이런 오류를 피하기 위해, 우리는 근육과 힘줄뿐만 아니라, 관절의 제한요소들(뼈, 연골, 관절주머니/인대/근막)의 구성과 특성들을 살펴볼 것이다(2장과 3장).
- 다양한 조직들의 구성과 특성을 아는 것은, 한 조직이 다른 조직에 어떤 스트레스를 가하게 되고, 한 조직이 어떤 스트레스에 특징적으로 반응을 하는지를 이해하는데 중요한 열쇠가 될 것이다.
- 이런 개념을 가지고, 독자들은 다양한 관절에서의 정상 기능과 기능장애의 기초를 이해하기 위한 준비를 해야 할 것이다.

학습 문제(STUDY QUESTIONS)

1. 운동의 종류를 말하고, 각각의 예를 제공한다.
2. 머리 돌림이 일어나는 운동면과 축은 무엇인가?
3. 운동면은 운동역학을 고려하여 이름이 붙여진 것인가, 아니면 운동형상학을 고려하여 이름이 붙여진 것인가? 그 이유는?
4. 회전중심과 고정축은 어떤 차이점이 있는가?
5. 힘의 정의는 무엇이고, 힘의 단위는 무엇이고, 분절에 힘이 어떻게 적용되는가?
6. 모든 힘 벡터에 적용되는 특징은 무엇인가?
7. 모든 안정된 물체의 중력선(중력 벡터)에 대해 어떤 것이 일반화되는가?
8. 강체가 공간을 움직일 때 강체의 질량중심에 무슨 일이 일어나는가?
9. 신체분절이 재정렬될 때 그 신체분절의 질량중심에 무슨 일이 일어나는가?
   만약 오른쪽 팔이 절단되었다면, 신체의 질량중심에 무슨 일이 일어나는가?
   여러분의 답을 지지하기 위해 간단한 그림을 제공해 본다.
10. 한 학생이 오른 팔로 가을 학기 교재를 운반하고 있다. 그녀의 질량중심에 어떤 부가적인 무게가 가해지는가? 중력선은? 이런 변화에 대해 그녀의 신체는 어떻게 반응할 것인가?
11. 아기가 걷는 보행에 대해 설명해 보자.
    아기는 왜 이런 방법으로 걷는가?
12. 90kg이 되는 남성이 침대에 누워 있을 때, 작용하는 접촉력의 이름, 작용점, 크기 및 방향을 제시해 보자.
13. 작용-반작용의 두 힘이 같은 선형 힘체계에 있는가? 여러분의 답을 지지해 보자.
14. 물체에 대한 마찰력이 크기를 갖기 위해서는 어떤 조건이 존재해야 하는가?
    마찰력의 크기는 언제 가장 큰가?
15. 접촉력과 전단력, 마찰력 등이 어떻게 다른가?
16. 90 kg(882 N 또는 약 198 lb)의 남성이 침대에 누워서, 5 kg(49 N, 또는 약 12 lb)의 무게를 수평줄에 매달고 목뼈 견인을 하고 있다. 전체 몸이 비분절된 물체이고 평형 상태에 있다고 가정했을 때, 신체에 작용하는 모든 힘들을 확인해 보자(피부와 침대 사이의 마찰계수 μs는 0.25라고 가정했을 때).
17. 16번 문제의 그 남자는 목뼈 견인을 더 이상 하지 않았다. 침대의 발쪽에 서 있던 간호사는 그의 오른쪽 발을 잡고 침대의 발쪽으로 당겼다. 그 남자를 단일의 비분절된 물체로 간주했을 때, 간호사가 움직임을 시작하기 위해 그 남자에게 적용해야 했던 최소한의 힘을 결정해 보자.
18. 17번 문제의 그 남자의 종아리-발 분절은 무릎의 관절주머니인대성 구조물에 의해 비분절 신체의

나머지 부분과 연결되어 있다고 가정해 보자. 침대의 발 쪽으로 그 남자를 당기기 시작할 때 무릎관절의 관절주머니인대성 구조물의 장력 크기는 얼마이어야 하는가? 관절주머니인대성 구조물을 당기는 힘의 이름은 무엇인가? 무릎관절 분절의 신연을 일으키는 힘의 이름은 무엇인가?

19. 같은 분절에 서로 다른 각도로 작용하는 2개 힘들의 알짜(합성) 효과를 그래픽으로 어떻게 결정하는가? 이런 과정을 무엇이라고 부르는가?
20. 분절의 회전을 일으키는 최소 요구사항은 무엇인가? 회전의 강도로 간주되는 용어는 무엇인가? 분절 회전에 대한 최소 조건이 존재할 때 회전 강도는 얼마로 계산되는가?
21. 모멘트팔을 정의해 보자. 모멘트팔은 분절을 회전하는 능력에 어떤 영향을 주는가?
22. 관절축의 같은 쪽의 신체분절에 대해 방향이 반대인 2개의 힘이 존재한다면, 어느 것이 작용힘인지 또는 저항힘인지를 어떻게 결정하는가?
23. 해부학적 도르래는 근력(Fms)의 크기와 방향에 어떤 영향을 주는가?
24. 근력과 일률은 종종 혼동되어 사용되고 있다. 이들 용어의 차이점은 무엇인가?
25. 분절에 대한 알짜 토크에 변화일으키는 요소는 무엇인가?
26. 근육이 작용힘으로서 분절을 회전할 때, 그 근육은 어떤 수축을 하는가?
27. 근육이 분절 회전에 대해 저항힘으로 작용할 때, 그 근육은 어떤 수축을 하는가?
28. 아래의 값을 이용하여, 지렛대의 유형, 역학적 이득, 수행하고 있는 근수축의 종류, 그리고 중력-아래팔과 풍선-아래팔(손은 아래팔의 일부이다)의 합성 힘의 작용점을 확인해 본다.
    여기에서 Fms = 근육의 힘, LA = 지렛대팔, G = 중력-아래팔, B = 풍선-아래팔
    (모든 힘은 아래팔 지렛대에 수직으로 작용하고 있다고 가정한다):

    Fms = 500 N(반시계 방향), LA = 2 ㎝,
    G = 32 N(시계 방향), LA =18 ㎝
    B = 20 N(시계 방향), LA = 28 ㎝
29. 힘의 수직성분과 그 힘의 모멘트팔이 어떤 관계를 가지는지를 설명해 본다.
30. 무릎을 어떤 위치에 있어야 만이 중력이 무릎관절에 최소한의 토크를 발휘하는지를 설명해 본다. 무릎이 어떤 위치에 있어야 중력이 무릎관절에 최대의 토크를 발휘하는지를 설명해 본다.
31. 근육(Fms)이 중력의 저항을 이겨내고 관절을 중심으로 분절을 회전시키고 있다. Fms와 중력의 저항 이외에 분절의 회전을 일으키는 한 개 이사의 힘을 확인해 보자.
32. 모든 근육의 힘도 돌림에 영향을 주지 않는다면, 무슨 일이 일어나는가?
33. 회전 이외에 어떤 효과들이 분절에서 일어나겠는가?
34. 힘이 분절에 135°로 작용할 때, 힘의 어떤 부분이 분절을 회전시킬 것인가? 힘의 어떤 부분이 분절을 병진시킬 것인가? 그리고 그 힘이 압력의 힘인가 아니면, 견인의 힘인가?
35. 넙다리네갈래근이 45°의 각도와 500 N의 힘으로 종아리-발 분절(나머지 분절은 없음)에 작용하고 있다(비현실적이지만, 단순화됨). 종아리-발 분절에 요구되는 다른 힘의 이름을 확인해 보자.

참고문헌(REFERENCES)

1. LeVeau B (ed): Williams and Lissner's Biomechanics of Human Motion(ed. 3). Philadelphia, WB Saunders, 1992.
2. Hall S (ed): Basic Biomechanics (ed. 3). Boston, WCB/McGraw-Hill, 1999.
3. Panjabi MW, White A (eds): Biomechanics of the Musculoskeletal System.Philadelphia, Churchill-Livingstone, 2001.
4. Brinckmann PF, Frobin W, Leivseth G (eds): Musculoskeletal Biomechanics. New York, Thieme, 2002.
5. Hamilton D, Haennel R: Validity and reliability of the 6-minute walk test in a cardiac rehabilitation population. J Cardiopulm Rehabil 20:156, 2000.
6. Cromer A (ed): Physics for the Life Science (ed. 2). New York, McGraw-Hill, 1994.
7. Escamilla R, Flesig G, Zheng N, et al: Biomechanics of the knee during closed kinetic chain and open kinetic chain exercises. Med Sci Sports Exerc 30:556, 1998.
8. Zheng N, Flesig G, Escamilla R, et al: An analytical model of the knee for estimation of internal forces during exercise. J Biomech 31:963, 1998.
9. Lutz G, Palmitier R, An K, et al: Comparison of tibiofemoral joint forces during open-kinetic-chain and closed-kinetic-chain exercises. J Bone Joint Surg Am 75:732, 1993.

인체 관절 구조의 복잡성

Complexity of Human Joint Design

2장

Susan M. Sigward, PhD, PT, ATC

본장 개요

서론(Introduction)

형태는 기능을 따른다(Form Follows Function)

인체의 관절은 빌딩, 가구, 기계 등에 사용된 관절과 마찬가지로, 서로 다른 분절을 연결하고, 그 분절 사이의 움직임을 허용한다. 관절의 설계는 이런 요구를 반영한다. 미국 건축가인 Louis Sullivan에 의해 만들어지고, 1차 세계대전[1] 후 독일 Bauhaus 디자인 학교에 의해 촉발된 **"형태는 기능을 따른다"**는 명언은 기능에 의해 물체나 빌딩의 형태가 지배된다는 것을 시사한다. 비록, 패딩된 좌석, 팔걸이 및 등받이 등을 갖춘 나무 의자와 스툴은 둘 다 앉은 자세를 위한 것이지만, 형태의 차이가 각각 장기적 지지와 단기적 지지라는 의도적 기능을 가지고 있다. 스텝 스툴(step stool)의 기능은 안정성을 제공하기 위해 요소들을 연결하여 무게를 지탱하는 것이고, 무거운 나무와 같은 견고한 재료로 만들어진다. 그러나, 만약 스텝 스툴이 휴대할 필요가 있고 열었을 때도 여전히 안정된다면, 디자인과 재료 구성이 훨씬 더 복잡해질

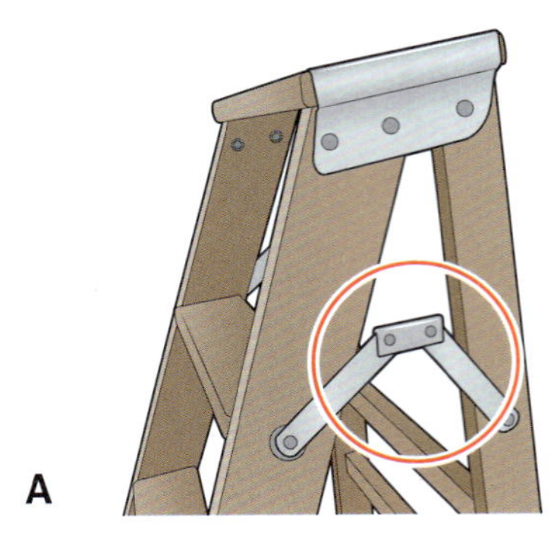

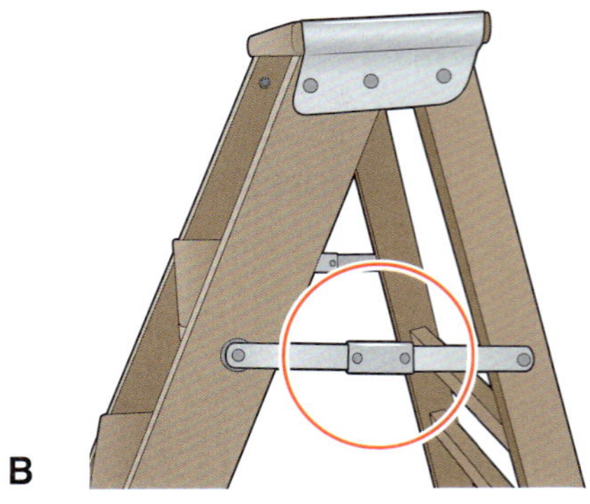

그림 2-1. 접이식 발판사다리의 관절. A. 발판사다리의 측면은 브레이스가 풀렸을 때 자유롭게 움직인다. B. 발판사다리의 양쪽 측면은 브레이스가 잠겼을 때 움직임이 제한되어 안정성을 제공할 수 있다.

것이다. 알루미늄 발판사다리는 가볍고, 잠금장치가 달린 금속 스트럿과 사다리의 양쪽 측면을 교차하는 지점에 경첩을 가진다. 브레이스가 잠김되지 않으면 사다리가 접힐 수 있다; 브레이스가 잠김되면, 그 사다리는 여전히 안정적일 것이다(그림 2-1). 사다리가 열려 있고 브레이스가 잠김되지 않으면, 과도한 가동성으로 인해 안정성이 떨어지게 된다. 안정성과 가동성을 모두 충족해야 하는 인체 관절은 안정성만 선호하는 관절보다 복잡해질 것이다. 인체 관절에 대한 요구와 설계가 복잡할수록, 그 관절은 더 많은 스트레스를 견뎌야 하고 파손될 위험이 더 많을 것이다.

형태는 물체의 구조 뿐만 아니라 물체의 구성도 포함하고, 구조물이나 물질(또는 둘 다)의 변화는 기능에 영향을 미칠 수 있다. **그림 2-2**에서 보여지는 의족은 물리적 형태(구조와 구성)와 기능 사이의 관계를 반영한다. 휘어진 발의 설계는 체중이 가해졌을 때 구조물이 굽힘될 수 있도록 만들어졌고, 반면 힐 연장장치는 안정된 지지를 제공한다. 의족의 굽힘은 충격을 흡수하고 후속 추진에 영향을 주는 탄성 반동을 제공해 줄 수 있다. 물질의 변화(카본 섬유로 구성됨)는 탄성 반동의 정도에 영향을 준다. 하지 절단 수술을 받은 사람은 그들의 기능적 요구에 따라 다른 물질로 만들어진 의족을 주문할 수 있다. 잘 늘어나지 않고 많은 반동을 가진 스프링 물질은 큰 하중과 빠른 속도로 이루어지는 활동(예, 달리기, 점핑)에 사용되는 반면, 적은 반동을 가진 물질은 보행에 적합하다. 하지 절단 육상 트랙 선수는 안정성이 떨어지지만(힐 연장장치가 없는), 증가된 가동성(속도)에 좋은 반동성 발을 사용할 수 있다(그림 2-3).[2]

대부분의 인공 구조물 형태는 상대적으로 정적이다. 발판사다리의 경우 붕괴될 수도 있지만, 모든 요소의 형태는 변하지 않을 것이다. 인간의 구조, 기능 및 형태는 동적이고 상호작용을 한다. 세포 성분과 조직 구조는 조직의 형태에 영향을 줄 것이고, 연이어 그 형태는 조직에 가해지는 스트레스의 종류와 크기에 의해 영향을 받는다; 스트레스는 조직에 가해지는 기능적 요구에 의해 결정된다. 기능이 변함에 따라, 조직에 가해지는 스트레스가 변할 것이고, 성분과 형태를 변화시키기 위해 단일 세포와 세포외 요소에 신호를 보내고, 조직의 형태를 변화시킬 수 있다(그림 2-4).

우리가 성장할 때 조직 물질 특성의 변화와 인체 관절 형태의 변화가 발생하고, 또 전형적인 움직임과 비전형적인 움직임에 부과되는 요구에 의해서도 변화가 초래될 수 있다. 이런 관계는 발달성 엉덩관절 이형성증의 사례에서 볼 수 있다.

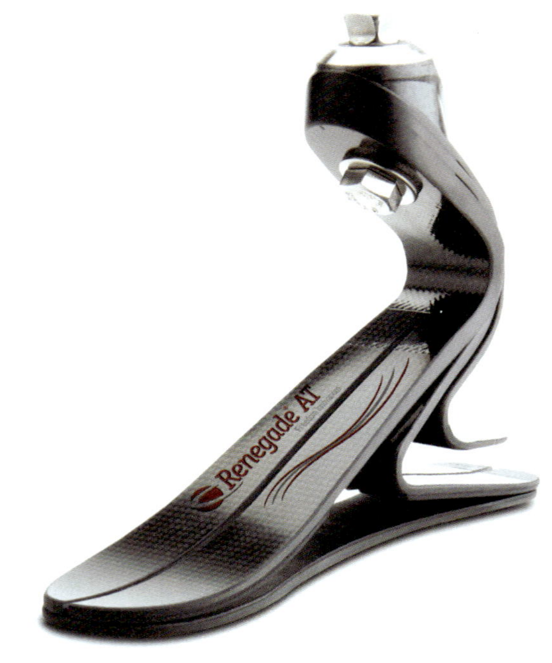

그림 2-2. 의족의 설계는 디자인과 구성을 통해 보행을 촉진한다. 휘어진 날은 하중을 받을 때 굽힘되고, 날이 반동을 할 때 추진을 돕는다. 힐 연장장치는 안정성을 증가시킨다. 출처: Freedom Innovations.

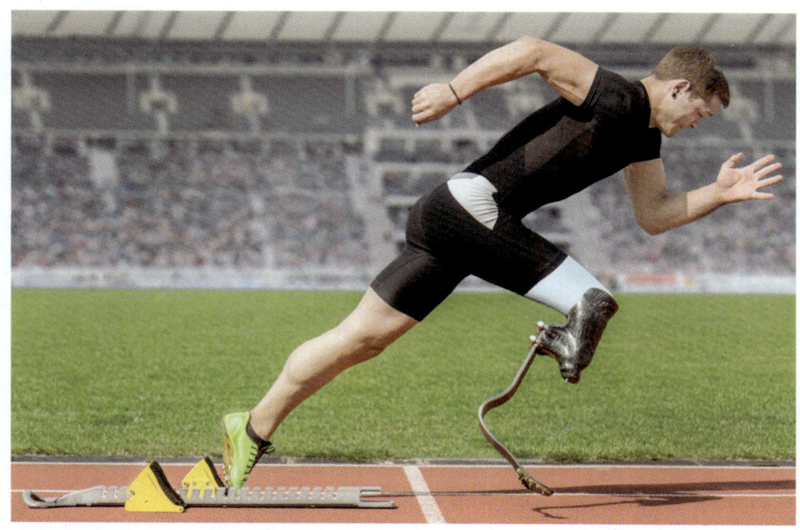

그림 2-3. 안정성을 희생하더라도 가동성(속도)을 극대화하는 것이 목표일 때는 의족의 형태가 바뀐다. 런닝 날이 있으면, 힐을 없앴을 수도 있고, 강한 추진을 위해 발의 탄성 반동을 증가킬 수 있다.

엉덩관절의 구조적 요소는 태어나기 전에 발달한다. 넙다리뼈머리와 절구의 성숙한 형태는 시간이 경과함에 따라 이들 두 구조물 사이의 기능적 상호작용에 의해 결정된다. 태아기 동안에 일어날 수 있는 절구와 넙다리뼈머리 사이의 접촉 감소는 얕은 절구나 넙다리뼈머리의 미숙을 초래할 뿐만 아니라, 절구연골의 겹핍을 초래할 수 있다.[3,4] 유아의 엉덩관절에 가해지는 스트레스의 변화(예, 수술을 통해 깊은 절구를 만들거나 절구 내의 넙다리뼈 재위치를 일으키는)는 일반적으로 넙다리절구관절의 구조와 구성[5]에 적응성 변화를 초래할 것이다; 적응성 변화는 엉덩관절의 가동성과 안정성을 모두 향상시킬 것이다(그림 2-5).

형태
Form
구조/구성
Stucture/
composition
기능
Function

그림 2-4. 인체 조직의 형태는 결합조직의 전반적 구성과 구조, 그리고 기능적 사용에 의해 결정된다. 조직의 크기와 그 구성은 조직이 견딜 수 있는 하중의 종류를 결정할 것이다. 그러나 조직은 조직 형태에 영향을 주는 세포내와 세포외의 이벤트를 초래하는 스트레스의 이동에 반응해 변화되는 기능적 요구에 적응할 것이다.

Julius Wolff는 1800년대 후반에 스트레스 변화에 대한 뼈의 적응을 기술했다(Wolff의 법칙[6]으로 알려진). 그러나 형태와 기능의 상호작용은 뼈에만 해당되는 것이 아니라, 살아있는 모든 조직에 해당된다.

뼈, 연골, 인대, 근육, 힘줄 등을 포함한 인체 관절의 모든 요소는 기능적 요구에 반응하여 그들의 형태와 구성에 적응한다. 이런 요구는 고정, 비활동 및 훈련 등으로 변할 수 있다. 기능적 요구와 그런 요구에 대한 조직의 반응을 앎음으로써 치료사는 표적 조직의 구조와 기능을 최적화하기 위해 재활 동안 조직에 가해지는 기능적 요구(스트레스)를 수정할 수 있다.

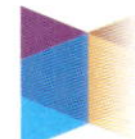

기본 개념 2-1
관절 기능, 구조/구성 및 형태의 상호작용
(Interaction of Joint Function, Structure/Composition, and Form)

- 관절의 형태는 관절의 구조(설계)와 구성(물질) 뿐만 아니라 관절의 기능에 따라 달라진다.
- 대부분의 인체 관절은 비록 하나의 목적이 우세하겠지만, 안정성과 가동성이라는 이중 목적을 가진다.
- 가동성과 안정성에 대한 요구가 증가함에 따라, 관절의 설계와 구성은 더욱 복잡해진다.
- 인체 조직과 관절에서의 구조/구성, 기능 및 형태 등의 요소들은 역동적이고 상호작용적이다. 한 요소의 변화는 다른 요소들에 영향을 미칠 수 있다.

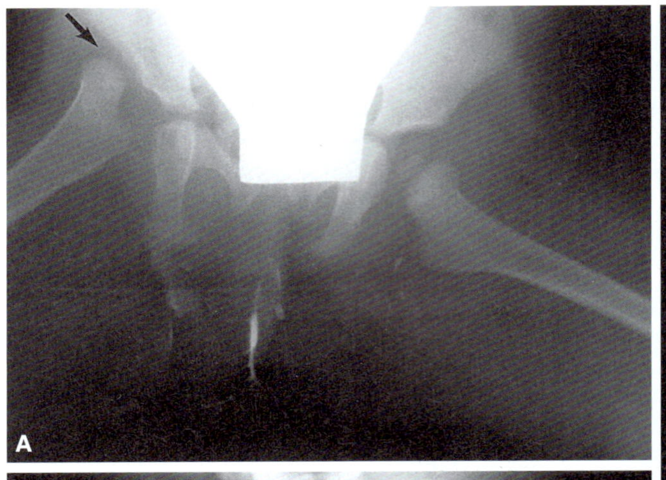

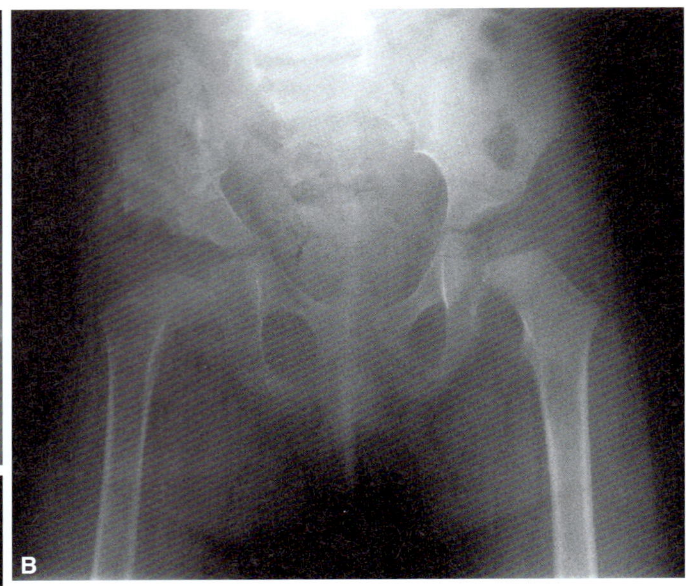

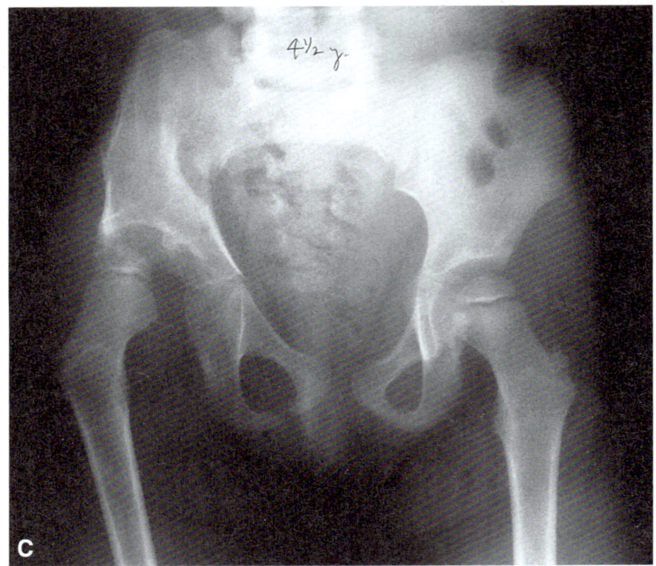

그림 2-5. 유아의 엉덩관절 이형성증. A. 화살표는 16개월 된 남아의 수술 이전 오른쪽 엉덩관절 선천적 기형을 가르키고 있다. 비교를 위해, 같은 필름에 있는 정상 형태인 왼쪽 엉덩관절을 제시한다(넙다리뼈머리와 절구의 대부분은 연골이고, 방사선 사진에서 투명하게 보인다). B. 수술 후 6개월이 지난 후 촬영된 절구의 오목(뒤엉덩뼈절개술)은 새로운 절구에 대해 향상된 넙다리뼈머리를 보여준다. C. 4.5세 때의 넙다리뼈머리는 모든 보행 활동을 지지하기 위해 둥근 절구 안에 잘 안착되어 있다.

인체 관절 구조의 복잡성 (The Complexity of Human Joint Design)

인체 관절의 복잡성에 대한 이해는 뼈 성분의 특성과 관절에 작용해야 하는 기능을 고려함으로써 얻어질 수 있다. 인체의 뼈대는 관절에 의해 연결되는 약 200개의 뼈로 구성된다. 뼈는 콩알만한 새끼발가락의 먼쪽 마디뼈에서부터 긴 넙다리뼈에 이르기까지 다양하다. 뼈의 형태는 둥근 뼈에서 납작한 뼈까지 다양하고, 뼈 끝단의 모양은 볼록한 것에서부터 오목한 것까지 다양하다. 전체 관절에 가동성과 안정성 모두를 제공하기 위해 함께 작용할 수 있는 관절 설계의 과제는 상당한 규모의 공학적 문제를 가지고 있다.

인체의 관절 디자인은 단순한 것에서부터 복잡한 것까지 다양하다. 단순한 인체 관절은 대개 일차 기능으로서 안정성을 가지고 있다; 복잡한 관절은 대개 일차 기능으로서 가동성을 가지지만 안정성도 무시할 수 없으며, 이상적인 것으로 흔히 말하는 **동적 안정성**을 달성하는 것이다. 안정성 관절은 양쪽 관절면이 잘 맞물리는 형태를 띠거나, 상대적으로 적은 움직임을 가지는 납작한 형태로 되어 있다. 관절은 안정성을 완전히 희생하지 않고 가동성의 증가를 요구하기 때문에, 관절주머니, 인대, 부속 관절 구조물 등과 같은 부가적인 구조 요소들이 가동성과 안정성의 요구를 절충하는 데 도움이 된다. 인체 관절의 분류는 관절의 구조물이나 움직임의 양에 근거되어 명명된다. 구조적으로 관절은 **섬유성 관절**, **연골성 관절** 또는 **윤활관절**로 분류될 수 있으며, 이들은 뼈 요소를 연결하는 결합조직의 종류나 윤활막의 유무에 의해 분류된다. 그리고 관절의 움직임 정도에 따라 **부동관절**, **반관절** 및 **가동관절**로 분류된다. 부동관절은 움직임이 전혀 없거나 아주 작게 일어나는 관절이고, 반관절은 최소한의 움직임에서 중등도의 움직임까지 허용하는 관절이고, 가동관절은 자유롭게 움직이는 관절이다. 서로 다른 두 가지 분류 체계는 실제로 상당하게 중첩되어 있는데, 그 이유는 작은 움직임을 가진 관절은 전형적으로 섬유성 조직에 의해 연결되어 있고, 중등도의 움직임을 가진 반관절은 **유리연골**(**관절연골**)이나 **섬유성 연골**에 의해 연결되어 있고, 또 움직임이 많은 가동관절은 윤활관절 구조물에 의해 연결되어 있기 때문이다. 결과적으로, 우리는 이들 분류에 대한 구조와 기능(움직임)을 설명하는 더 단순한 구조물의 명명을 사용하여 관절을 분류할 것이다.

관절 분류(Joint Classification)

섬유성 관절, 연골성 관절 및 윤활관절이 그림 2-6에서 설명되어 있다.

섬유성 관절(Fibrous Joints)

섬유성 관절의 뼈 요소는 섬유성 뼈사이의 결합조직에 의해 양쪽 뼈가 직접적으로 연결된다. 이것은 견고한 결합조직-뼈의 경계를 형성하여 움직임이 전혀 없거나 거의 일어나지 않기 때문에 기능적으로 부동관절로 분류된다. 인체에서 발견되는 섬유성 관절의 3 종류는 다음과 같다: 봉합(예: 이마뼈와 마루뼈사이의 봉합), 정식(예, 치아와 아래턱 사이의 관절), 그리고 인대결합(예, 먼쪽 정강뼈와 먼쪽 종아리뼈 사이의 관절; 그림. 2-6 참고).

봉합은 두 개의 뼈 성분이 콜라겐성 봉합 인대나 막에 의해 결합되는 것이다. 뼈 성분의 끝단은 반대쪽 뼈와 잘 맞물리거나 중첩되는 형태이다. 봉합은 생애 초기의 머리뼈에서만 발견되고, 매우 작은 움직임만 허용한다. 봉합에서의 뼈 융합은 생애의 후반부에서 일어나고, 뼈 융합의 형성을 초래한다.

정식(gomphosis)은 뼈 성분의 표면이 구멍 속의 페그처럼 서로 결합하고 섬유성 결합조직으로 연결되어 있다. 인체에 존재하는 유일한 정식 관절은 치아와 아래턱 사이이 관절이다.

인대결합은 섬유성 관절의 종류이고, 두 개의 뼈 성분은 뼈사이막, 섬유띠, 널힘줄 등에 의해 직접 연결되는 관절이다. 이런 관절은 작은 움직임을 허용하고, 노뼈와 자뼈 사이와 정강뼈와 종아리뼈 사이에서 볼 수 있다.

연골성 관절(Cartilaginous Joints)

연골성 관절에서 뼈 성분을 연결하는 물질은 섬유연골 또는 유리연골이다. 이들 물질은 한쪽 관절면과 다른 쪽 관절면을 직접 연결하고, 뼈들 사이의 어느 정도 움직임을 허용하는 뼈-연골-뼈 경계면을 생성한다(그림. 2-6 참고).

원반결합(symphysis)에서, 두 개의 뼈 성분은 유리관절의 얇은 층으로 덮여 있고, 이들 뼈 성분은 원반이나 패드의 형태인 섬유연골에 의해 직접 연결된다. 원반결합의 예로, 척추뼈사이의 척추사이관절, 복장뼈몸통과 복장뼈자루 사이의 관절, 그리고 골반에 있는 두덩결합 등이 있다.

연골결합(synchondrosis)은 2개의 뼈 성분을 연결하는 유리연골로 이루어진 관절 중의 하나이다. 연골결합의 예는 상위 7개의 갈비뼈와 복장뼈가 이루는 관절이다. 연골결합은 성장 중인 뼈대에 있는 두 뼈의 골화중심 사이의 유리연골 결합을 의미한다. 그림 2-5C에서, 연골성 골화중심은 넙다리뼈머리와 넙다리뼈목 사이의 부위처럼 보인다. 이들 관절은 안정성을 제공하는 동안 뼈 성장을 허용하고, 매우 작은 가동성을 허용한다. 골반 뿐만 아니라, 긴뼈의 뼈끝 성장판은 연골결합을 한다. 뼈 성장이 완성되면, 이들 관절이 골화하고 뼈 융합으로 전환한다.

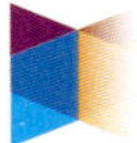

기본 개념 2-2
섬유성 관절과 연골성 관절

- 섬유성 관절에는 봉합, 정식 및 인대결합 등이 있다.
- 연골성 관절의 2가지 종류는 원반결합(symphyses)과 연골결합(synchondroses)이다.
- 섬유성 결합조직이나 연골성 결합조직에 의해 직접 연결된 뼈는 윤활관절보다 움직임이 거의 없고, 안정성이 매우 좋다. 그리고 연골성 관절은 일반적으로 섬유성 관절보다 움직임이 더 많은 편이다.

윤활관절(Synovial Joints)

윤활관절의 관절 구조는 섬유성 관절이나 연골성 관절의 것과는 다르다. 윤활관절의 경우, 뼈 성분의 끝단은 다른 뼈의 표면에 대해 자유롭게 움직이는데, 그 이유는 이웃한 뼈의 표면을 직접 연결해 주는 결합조직이 없기 때문이다. 그 뼈 성분은 관절을 둘러싸는 섬유윤활성 관절주머니에 의해 다른 뼈 성분과 간접적으로 연결된다. 윤활관절의 예로는 팔꿉관절과 무릎관절이 있다(그림. 2-6 참고). 윤활관절은 비슷한 방법(그림 2-7)으로 구성되며, 다음과 같은 빨간색으로 번호가 매겨진 공통점은 가지고 있다: (1) **관절공간**은 관절 주위에 있는 (2) **섬유성 관절주머니**에 의해 둘러싸여 있다;

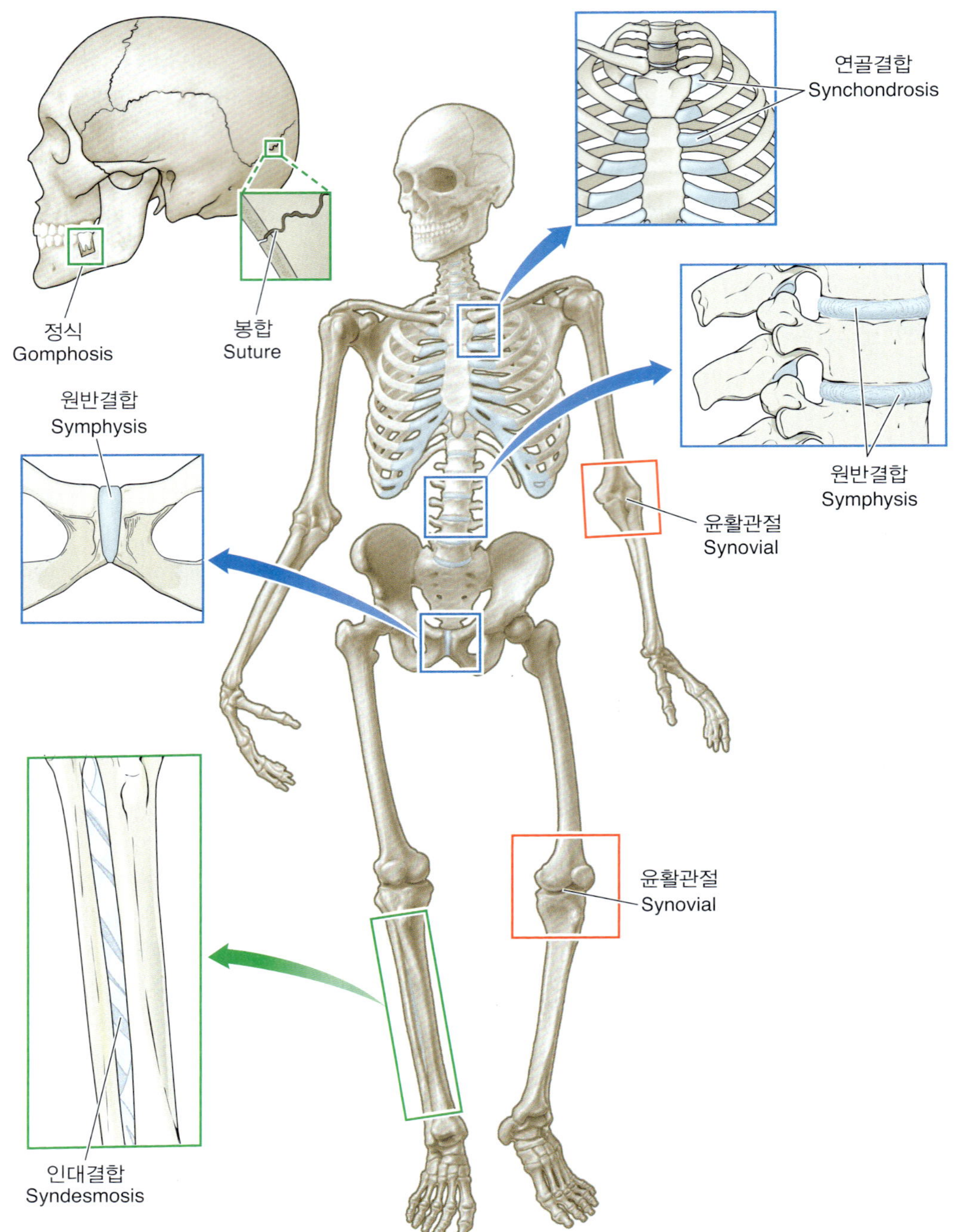

그림 2-6. 섬유성 관절은 뼈 사이에서 움직임이 전혀 없거나 매우 작은 움직임만 허용한다; 예(녹색으로 표시)로는 봉합(예: 이마뼈와 마루뼈 사이), 정식(예: 치아와 아래턱 사이), 그리고 인대결합(예: 먼쪽 정강뼈와 종아리뼈 사이) 등이 있다. 연골성 관절(파란색 선으로 표시)은 유리연골이나 섬유연골을 통해 이웃한 뼈를 직접 연결한다. 예로는 원반결합(예: 척추뼈몸통과 두덩뼈 사이)과 연골결합(상위 7개 갈비뼈와 복장뼈 사이)이 있다. 무릎관절과 팔꿉관절과 같은 윤활관절(빨간색으로 표시)에서는, 윤활막에 의해 간접적으로 이들 뼈가 연결된다.

(3) **윤활막**은 섬유층의 안쪽에 위치하는 막이다; (4) 유리연골은 뼈의 관절면을 덮는 연골이다; (5) 윤활액은 관절주머니 내에서 관절면을 덮는 필름을 형성한다.[7] 윤활관절은 관절주머니를 보강하는 관절주머니인대, 구조물 사이의 마찰을 감소시키는 윤활주머니, 가동성 소실을 최소화하는 한편 관절 가동성을 강화시키는 섬유연골성 부속 구조물(원반, 반달판, 바닥판 및 관절테두리), 그리고 완충작용을 해 주는 지방패드 등을 포함할 수 있다. 근육이나 힘줄이 모든 윤활관절을

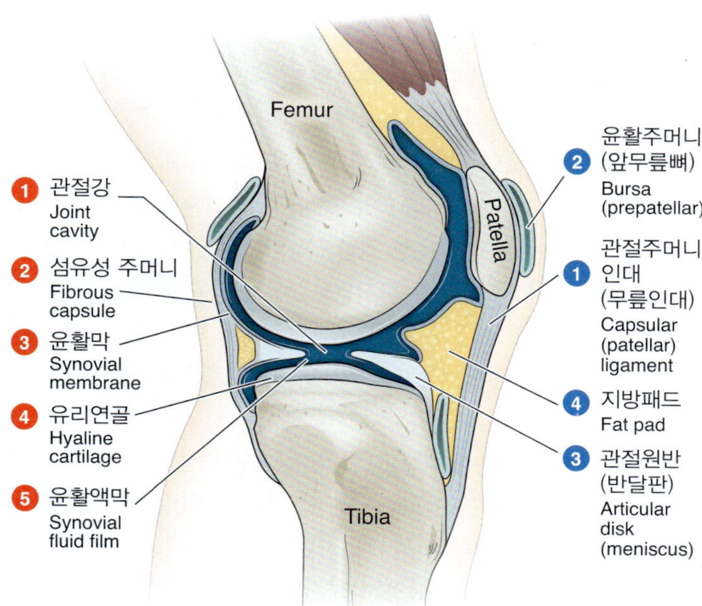

그림 2-7. 무릎관절과 같은, 윤활관절은 항상 다음과 같은 요소를 가지고 있을 것이다(빨간색 숫자로 기록되어 있다): (1) 관절강은 관절 주변에 있는 (2) 섬유층, (3) 섬유층의 내벽인 윤활막, (4) 뼈의 관절면을 덮고 있는 유리연골, 그리고 (5) 윤활액(관절주머니 내의 관절면 위에 필름을 형성하는)에 의해 둘러싸여 있다. 윤활관절은 다음과 같은 관련 구조물을 포함하고 있다(파란색 숫자로 표기되어 있음): (1) 관절주머니인대, (2) 윤활주머니, (3) 반달판, 원반, 바닥판 및 관절테두리 등과 같은 부속 구조물, 그리고 (4) 지방패드 등.

지나간다. 윤활관절과 관련된 관절주머니와 기타 구조물은 관절면을 제대로 정렬시키고, 움직임을 유도한다. 수동 관절 구조물에 의한 수동 안정화와 근육과 그들의 힘줄에 의한 능동 안정화는 관절의 견인과 과도한 뼈들의 병진 변위를 제한할 것이다.[8]

환자 적용 2-1

Sione Tanielu는 16세의 축구 선수이며, 다른 선수의 후방 태클에 의해 발목을 심하게 다쳤다. 그는 먼쪽 정강종아리 관절을 지지하는 인대의 손상을 당했다. 이 관절은 구조적으로 섬유성 관절(인대결합)로 분류되며, 앞·뒤정강인대뿐만 아니라, 뼈사이막에 의해 지지된다. 비록 구조물이 상대적으로 작은 움직임을 허용하지만 이 움직임이 먼쪽 정강뼈와 종아리뼈 사이에서 중요한 움직임일지라도, 이 관절의 안정성은 중요한데, 그 이유는 정강뼈와 종아리뼈가 함께 윤활관절인 발목관절의 몸쪽 분절을 형성하기 때문이다. Sione의 먼쪽 정강종아리관절의 파괴(과가동성)는 발목관절의 안정성에 크게 영향을 줄 것이고, 만약 효율적인 체중부하를 완전히 막아주지 않으면 제한된다.

관절주머니(JOINT CAPSULE)

윤활관절강은 2개의 층(가쪽의 섬유층과 안쪽의 윤활층)으로 구성된 관절주머니에 의해 둘러싸여 있는 2개 뼈 사이의 영역이다(그림. 2-7 참고). 가쪽의 섬유층은 뼈 끝단을 원주 형태로 둘러싸면서 부착된다. 섬유층의 주요 기능은 관절강의 울타리를 제공하고, 수동 억제 장치를 통해 관절의 안정성을 강화한다.[9] 안쪽 윤활층은 관절강의 내벽을 이루며, 관절연골에 윤활과 영양분을 제공한다.[10] 관절주머니의 이들 2층에는 감각신경이 분포되어 있으며, 중추신경계로 중요한 정보를 제공한다.

관절주머니의 섬유층은 관절에 따라 다양한 두께와 구성을 가진 치밀성 불규칙 결합조직에 의해 구성되며, 다양한 정도의 수동 억제 장치를 제공한다. 예를 들어, 엉덩관절주머니는 두껍고 밀도가 높아서 상당한 양의 스트레스가 가해지는 이런 체중 하중 관절에 안정성을 제공한다. 오목위팔관절과 같은 다른 관절주머니는 얇고 느슨한 편이어서, 안정성이 떨어지고 가동성이 증가된다. 섬유층 관절주머니의 두께, 섬유 방향 및 성분은 그 섬유층에 가해지는 스트레스에 의존하며, 관절주머니의 동적 특성을 잘 보여준다. 어깨 불안정 환자(만성 아탈구성 오목위팔관절)의 경우, 관절주머니가 조직 구성을 변화시키는 반복성 장력 스트레스에 노출된다; 관절주머니의 콜라겐 피브릴과 엘라스틴은 일반적인 관절주머니와 비교해 볼 때 더 크고 더 치밀한 편이다. 이런 적응은 신장 변형에 대한 관절주머니의 강도와 저항을 증가시킬 것이다.[8] 이와 반대로, 반복적인 압박 스트레스에 노출된 관절주머니의 일부분은 섬유연골성 조직의 발달을 보일 수 있다.[9,11]

관절주머니인대는 관절주머니와 구분되는 섬유 방향을 가지고 있고, 국소적으로 별개의 두꺼운 두께를 가진다. 이들 수동 조직은 부가적인 관절 안정성이나 섬유 방향에 따른 움직임에 저항하는 장치를 제공한다. 그리고 섬유의 방향은 가해지는 전형적인 스트레스에 의해 영향을 받는다. 그 방향은 그 관절의 일반적인 스트레스에 의해 영향을 받는다. 예를 들어, 엉덩관절의 엉덩넙다리인대는 엉덩관절의 앞쪽 관절주머니를 보강하는데, 그 이유는 AIIS에서 시작한 후 부채꼴

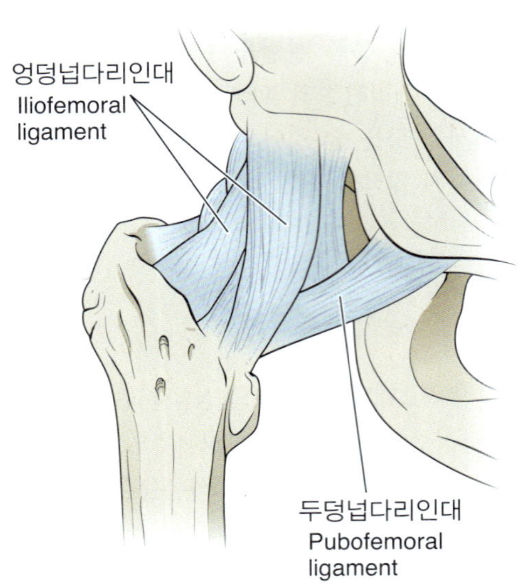

그림 2-8. 엉덩넙다리인대는 앞쪽 엉덩관절주머니를 보강하여, 강한 엉덩관절 폄 토크를 제한하는 수동 억제 장치를 제공한다.

로 퍼져 넙다리뼈의 뼈돌기사이선까지 주행하기 때문이다(그림 2-8). 관절주머니인대는 역 "Y"자 형태를 띠는데, 그 이유는 위쪽 밴드와 아래쪽 밴드로 구성되어 있기 때문이다.[12] 앞쪽 관절주머니의 보강은 수동 안정성을 강화하고 엉덩관절의 폄에 요구되는 억제장치를 제공하고, 엉덩관절에서 일어나는 강한 폄의 토크를 제한하는 능동 엉덩관절 굽힘근의 활동을 감소시킨다.

관절주머니의 윤활층은 섬유층 관절주머니의 안감에 해당된다. 윤활막은 관절연골이나 반달판/원반 등을 덮지 않지만, 기타 관절내 구조물(예, 무릎관절의 십자인대)을 둘러싸고 있다. 윤활층은 2개의 층으로 나누어진다: 내막(intima)과 내막밑막(subintima). 윤활층 **내막**은 관절강의 내벽을 이루는 표면세포의 얇은층으로 구성된다.[10] 표면세포는 관절강의 파편을 제거하고, 윤활막을 수복하고, 항원과 조직 파괴에 반응하고, 히알루론산(윤활액의 성분)을 합성한다.[10] 내막에는 모세혈관, 림프관 및 신경섬유 등이 풍부하게 존재한다. **내막밑막**(subintima)은 내막보다 바깥층(얕은 층)에 위치하고, 혈관이 풍부한 섬유성 결합조직의 느슨한 망으로 되어 있다(내막밑막의 자유로운 움직임을 허용한다). 내막밑막은 내막을 지지하고, 섬유층 주머니와 외층에서 병합한다. 내막밑막의 혈관은 산소, 영양분 및 면역세포를 관절로 운반한다.

관절 근처에 있는 감각신경의 가지와 근육신경의 가지는 섬유층을 통해 관절강을 관통한다.[9] 큰 직경의 감각신경과 얇은 말이신경이 섬유층 관절주머니에서 발견되고, 민말이신경인 C형 섬유는 윤활층에서 발견된다.[13] 섬유층에서 발견되는 관절수용기는 관절주머니의 신장이나 압박에 민감할 뿐만 아니라, 윤활액의 생성 증가(부종)에 따른 내압의 증가에 민감하다. 무릎관절과 그의 관절주머니를 하나의 예로 들면, 대부분의 관절수용기는 앞십자인대(ACL)의 근처에 있는 윤활층의 내막밑막에 위치한다. 내막밑막과 ACL에 있는 기계적 수용기(주로, Ruffini)는 주로 신장(예, 무릎의 마지막 폄)에 반응한다. Pacini 수용기는 거의 없으며, 압박에 의해 활성화되는 것으로 생각된다. 자유신경종말은 기계적 수용기보다 더 많이 존재하고, 염증 및 통증 자극에 반응하는 유해수용기(nociceptor)로서 기능한다(표 2-1).[14,15] 다른 기능 중에서 감각 자극은 안정 시 근육 긴장을 조절하고 근수축의 반사적 변화를 일으킴으로써 관절의 능동 안정성에 기여한다.[13]

표 2-1. 관절수용기

종류	이름	민감성	위치
I	Ruffini	신장 (대개, 폄의 마지막 지점)	관절이 굽힘하는 쪽의 관절주머니 섬유층, 뼈막, 인대 및 힘줄[10]
II	Pacini 또는 pacini-form	압박, 또는 정수압과 관절운동의 변화[1]	관절주머니 전반에 위치함 (특히, 심층과 지방패드)
III	Golgi, Golgi-Mazzoni	움직임 끝지점으로의 강력한 관절 운동과 압박	관절주머니의 안쪽층(윤활층), 인대 및 힘줄[10]
IV	민말이 자유신경종말	비유해성 역학적 스트레스와 유해성 역학적 스트레스, 또는 생체역학적 스트레스	윤활층의 혈관 주변과 지방패드와 결인대, 힘줄 및 뼈막에 위치

윤활액(SYNOVIAL FLUID)

관절연골과 윤활막의 안쪽면을 덮고 있는 얇은 필름인, **윤활액**은 관절면의 윤활을 유지하고 마찰을 감소하는데 도움을 준다.[16,17] 또한 관절연골을 압박하고 이완하여 윤활액을 관절연골의 안팎으로 이동시킴으로써, 관절면을 덮고 있는 유리연골에 영양을 공급한다.

윤활액 성분은 혈장의 성분과 비슷하지만, 윤활액은 히알루론산(hyaluronic acid)과 lubricin으로 불리는 glycoprotein을 포함하고 있다.[18] 윤활액의 히알루론산 성분은 윤활액의 점성을 담당하고 관절 윤활에 필수적이다. 히알루론산(hyaluronate)은 윤활액과 관절면 사이의 마찰을 감소시킨다.[10] lubricin은 이웃한 관절연골들의 윤활을 담당하는 윤활액의 성분이다.[10,16,19,20]

다양한 하중에도 불구하고, 정상 관절연골에서 최소의 마모가 일어나는 이유는 연골 기질의 구조와 윤활액의 존재 때문이다.[17,19,20] 다양한 하중 조건(예: "경계윤활" 및 "유체필름윤활")에서 윤활관절이 어떻게 윤활되는지를 설명하는 모델이 많겠지만, 일반적인 합의는 단순한 모델로 인체 관절의 윤활을 설명할 수 없다는 것이다.[16] 그러나 인정되는 것은, 윤활액의 히알루론산이나 lubricin의 농도 변화가 전체적인 윤활과 마찰의 정도에 영향을 준다는 것이다. 많은 실험은 윤활관절의 마찰계수가 오늘날 인공 윤활제의 마찰계수보다 훨씬 낮은 편임을 확인했다.[17] 마찰계수가 낮을수록, 움직임에 대한 저항력이 낮아진다. 엉덩관절이나 무릎관절의 관절염 증상을 완화하기 위해, 히알루론산염과 lubricin을 주사하는 방법을 지지하는 몇 가지 근거가 있다.[21,22]

정상 윤활액은 모든 윤활관절에서 소량으로 존재하는 점액이고, 투명하고, 옅은 노란색을 띤다.[20] 직접적인 물질 교환이 윤활층의 혈관과 윤활액 사이에서 일어나며, 이런 교환은 확산에 의해 일어나고, 영양분이 공급되고 노폐물이 관절강으로부터 제거된다. 관절이 손상되거나 질병이 발생하면, 관절 안의 윤활액 체적이 증가하는데, 이것은 통증의 발생과 관련된다.[23] 모든 점성 물질과 마찬가지로, 윤활액도 전단 하중에 저항한다.[16]

윤활층의 변화는 류마티스 관절염과 같은 염증성 관절 질환에서 나타나고, 관절의 퇴행과도 관련된다. 염증 세포의 증가는 윤활액의 윤활 특성을 방해한다. 염증성 세포의 증가된 레벨은 윤활액의 윤활 기능을 방해한다. 윤활층은 비대해져 **파누스**(pannus)가 발달하고, 관절연골을 파괴하는 침습성 육아조직이 발달한다. 류마티스성 질병은 전신성 질환이고, 여러 관절에 영향을 줄 것이다. 결과적으로, 그들은 가동성과 기능 능력을 감소시킨다.[24]

유리연골(HYALINE CARTILAGE)

유리연골은 그리스어로 "유리"를 의미하는 *hyalos*로서, 윤활관절의 뼈 끝단에 있는 상대적으로 얇은(1-7 mm) 막을 형성한다. 이것은 매끄럽고 탄성이 좋고, 마찰계수가 낮은 표면이다. 그리고 유리연골은 평생 동안 관절에 가해지는 힘을 견뎌내고 분산시키는 중요한 역할을 한다. 유리연골의 구성과 기능에 대한 자세한 설명은 본 장의 "특수 결합조직 성분"의 단락에서 나중에 논의될 것이다. 유리연골은 흔히 관절연골로 불린다.

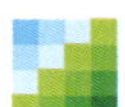

환자 적용 2-2

Enid Brown은 최근 류마티스 관절염 진단을 받은 50세의 여성이다. 그녀는 지난 1년 동안 양 손, 오른쪽 무릎, 목에서 뻣뻣함과 통증을 경험했다. 최근에 그녀는 손가락 관절이 붓고 양 손에 부종이 발생한다는 사실을 깨닫게 되었다. 손으로 어떤 물체를 잡을 때 통증과 염발음이 발생한다고 했다. 특히 병 뚜껑을 비틀어 열 때 더 심했다. 그녀의 주치의는 류마티스성 관절염을 의심하고 류마티스 전문의에게 그녀를 의뢰했다. 류마티스 관절염은 자가면역성 질환으로서, 윤활관절의 윤활층 내벽이 염증, 부종 및 비후되는 특성을 가지는데, Enid에게도 이런 증상이 나타났다. 이 질환은 진행성이며, 염증 반응이 관절연골과 주변 결합조직(관절주머니와 인대)에 나쁜 영향을 미친다.

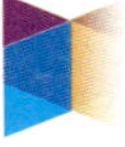

기본 개념 2-3
윤활관절주머니(Synovial Joint Capsule)

윤활관절주머니:

- 관절강을 위한 봉합 부분을 제공한다.
- 섬유층을 통한 수동 관절 억제와 안정성에 기여한다.
- 윤활층을 통해 관절내 구조물에 윤활과 영양분을 제공한다.
- 섬유층과 윤활층에는 관절 위치, 움직임 및 통증에 관한 정보를 제공하는 감각수용기가 존재한다.

윤활관절의 관련 구조물
(SYNOVIAL JOINT ASSOCIATED STRUCTURES)

섬유연골성 반달판, 관절테두리, 바닥판 및 원반은 관절의 일치성을 증가시키고, 압박력을 흡수하고, 안정성을 증가시키고, 또 움직임을 촉진하는데 도움을 준다. 예를 들어, 무릎관절의 쐐기형인 안쪽 반달판과 가쪽 반달판은 납작한 정강뼈고원을 더욱 오목하게 만들어, 크고 볼록한 넙다리뼈융기와 정강뼈의 일치성을 증가시킨다. 더 큰 접촉 면적은 관절의 안정성을 증가시킬 뿐만 아니라, 관절에 가해지는 압박력을 분산시켜 관절의 스트레스를 감소시킨다. 사실, 무릎의 반달판은 관절 각도에 따라 다르겠지만, 하중의 45~70%를 견뎌내는 것으로 추정되어 왔다.[25] 또 다른 예에서 보면, 섬유연골의 관절테두리는 관절면의 오목을 더욱 깊게 만들 뿐만 아니라 연장시킨다. 절구의 테두리는 골반 절구의 주변을 둘러싸고 있고, 절구의 깊이를 증가하고 음압을 생성시켜 관절의 안정성을 보강한다.[26] 섬유연골성 원반(fibrocartilage articular)은 관절 전반에 걸쳐 있고, 또 관절강을 분리하여 관절을 2개로 분리시킨다. 복장빗장관절의 원반은 그 관절을 통과하고, 움직임을 위한 축으로 작용하는 한편, 관절 안정성을 증가시킨다. 이들 각 예에서, 섬유연골성 부속 관절 구조물은 관절의 가동성을 거의 일으키지 않거나 희생시키지 않고 관절 안정성을 증가시킨다.

인대는 관절면의 정렬을 유지하고, 움직임을 제한하고 가이드하는 중요한 역할을 한다. 관절면의 과도한 분리나 병진 움직임은 인대의 수동 장력에 의해 제한될 뿐만 아니라, 관절을 가로지르는 섬유성 관절주머니와 근육 힘줄에 의해 제한된다. 앞에서 설명한 바와 같이, 인대는 관절주머니와 결합되고, 관절주머니(예, 엉덩넙다리인대, 오목위팔인대)의 비후된 부분처럼 보일 수 있다. 다른 인대는 관절주머니와 구분되고, 결합조직의 치밀한 백색 밴드나 코드로 구성될 수 있다(예, 무릎관절의 앞십자인대와 곁인대). 일반적으로 인대는 위치, 모양, 뼈 부착점 및 서로의 관계에 따라 이름이 명명된다.[6] 척추의 앞세로인대의 이름은 위치(앞)와 모양(세로)에서 나온 것이다. 팔꿉관절과 무릎관절의 안쪽곁인대는 위치에서 인대의 이름이 붙여진 것이다. 어깨뼈의 부리돌기와 위팔뼈를 연결하는 부리위팔인대와 같은 인대, 또는 노뼈와 자뼈를 연결하는 노자인대는 뼈의 부착점에서 유래된 것이다. 발목관절의 세모인대는 그들의 모양에서 이름이 붙여진 것이다. 경우에 따라, 인대를 처음 발견한 사람의 이름에서 나온 것도 있다(예, 엉덩넙다리인대의 다른 이름은 Bigelow의 Y 인대이다).

힘줄의 주요 임무가 근육에 의해 발달된 힘을 뼈 부착점으로 전달하여 관절의 회전을 만들거나 제한하는 것이지만, 능동과 수동의 힘줄의 힘은 압박력을 일으키거나 뼈 분절 사이의 과도하거나 원치 않는 병진 움직임을 제한함으로써 관절을 안정화시킬 수 있다. 힘줄의 모양과 구성은 몸 전반에 걸쳐 다양하다.[27-29] 그들은 팔꿈치의 위팔두갈래근 힘줄이나, 안쪽 복사뼈를 감아도는 뒤정강근의 힘줄처럼 로프 형태의 구조물일 수도 있다. 또한 힘줄은 가시위근, 넓은등근 및 큰가슴근의 힘줄처럼 납작한 형태를 띨 수도 있다. 매우 넓고 납작한 힘줄은 종종 **널힘줄**(aponeuroses)으로 불린다. 또한 힘줄은 가자미근과 어깨세모근에서처럼, 짧은 근섬유가 중심힘줄에 연결될 수 있도록 근육 ***내에*** 위치할 수도 있다.[27]

윤활주머니(bursae)는 납작하고 치밀한 불규칙성 결합조직의 주머니이고, 윤활막과 연결된다. 그리고 윤활주머니의 안쪽은 윤활액 필름에 의해 분리된다. 윤활주머니는 힘줄과 뼈 사이, 뼈와 피부 사이, 근육과 뼈 사이, 또는 인대와 뼈 사이에서 발견되고, 서로의 움직임이 많은 곳에서 주로 발견된다. 피부와 뼈 사이에 위치하는 윤활주머니(앞무릎윤활주무니와 같은)는 피부밑윤활주머니로 불린다.[6] 힘줄밑 윤활주머니는 힘줄과 뼈 사이에 위치하고, 근육밑윤활주머니는 근육과 뼈 사이에 위치한다.

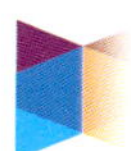
기본 개념 2-4
윤활관절의 안정성

일반적으로, 윤활관절은 섬유성 관절이나 연골성 관절에 비해 큰 뼈 사이의 움직임을 제공한다. 그러나 이런 가동성의 증가는 안정성을 희생시킬 수 있다. 심각한 가동성의 손상 없이 안정성을 강화할 수 있는 윤활관절과 관련된 몇 가지 특성이 있다:

- 인대는 개별 구조물처럼 보일 수도 있고, 또한 관절주머니와 결합할 수 있는 관절의 수동 안정 장치이다.
- 섬유연골성 반달판, 관절테두리, 바닥판 및 원반 등은 관절면의 깊이를 깊게 하거나 관절의 일치성을 증가시킴으로써 관절의 수동 안정성을 제공한다.

윤활관절의 분류
(CLASSIFICATION OF SYNOVIAL JOINTS)

윤활관절은 뼈 끝단의 형태와 구성에 따라 세부 분류로 더욱 나누어질 수 있다.[30] 이런 분류는 단순한 기하학적 형태의 관절면을 설명하고 있고, **평면관절**, **절구관절**, **융기관절**, **안장관절**, **경첩관절** 및 **중쇠관절** 등으로 분류된다(그림 2-9). 관절면과 기하학이 더 복잡함을 명심하고, 이들 기하학적 분류가 관절면의 기능과 방향을 더 단순하게 설명해 주고 있음을 명심하는 것이 중요하다.[31] 또한 이들 분류의 윤활관절들은 관절의 회전이 일어나는 축의 개수에 의해 분류될 수 있다: **1축 관절**, **2축 관절** 및 **3축 관절**.[32–34] 관절 움직임의 실제 방향과 크기는 관절의 기하학적 형태 뿐만 아니라 주변의 구조물에서도 결정될 수 있다.

1축(uniaxial, **uniplanar**) 관절은 하나의 축을 중심으로 하나의 평면에서 일어나는 뼈의 회전을 가진 관절이다(자유도 1). 경첩관절과 중쇠관절이 1축 관절에 해당된다. 경첩관절은 기계적으로 오목한 구성과 원통형 구성이 맞물린 문의 경첩을 닮았다. 팔꿉관절의 위팔자관절이 경첩관절의 좋은 예이고, 이것은 위팔뼈의 먼쪽 끝단인 도르래와 자뼈의 몸쪽 끝단인 도르래패임에 의해 형성된다(그림 2-9A 참고). 중쇠관절은 기계적으로 고리형태의 구성 안에 원통형 구성이 들어 있는 형태이다. 몸쪽 노자관절이 좋은 예이고, 이 관절은 고리인대와 자뼈의 노뼈패임이 이루는 관절이다. 즉, 노뼈머리가 고리 안에서 회전하는 형태를 띤다(그림 2-9B 참고).

2축(biaxial, **biplanar**) 관절은 2개의 축(자유도 2)을 중심으로 2개의 평면에서 뼈 구성 요소가 가시적으로 회전하는 관절이다. 융기관절과 안장관절이 2축 관절에 해당된다. **융기관절**은 타원관절으로도 불린다. 노손목관절이 융기관절의 예이다 – 시상면과 이마면 상에서 볼록한 손배뼈, 반달뼈 및 손배반달인대가 오목한 먼쪽 노뼈와 관절을 이루고 있다(그림 2-9C 참고).

안장관절은 2개의 분절이 한 평면에서는 볼록하고, 수직되는 다른 평면에서는 오목한 모양을 가진다. 이 모양은 전후 방향으로 오목하고, 좌우 방향으로 볼록한 형태의 말의 안장과 비슷하다. 엄지의 손목손허리관절이 안장관절의 좋은 예이며, 큰마름뼈와 1번 손허리뼈바닥이 이루는 관절이다(그림 2-9D 참고). 굽힘/폄 할 때는 볼록한 1번 손허리뼈바닥이 오목한 큰마름뼈 위에서 움직이고, 반면 벌림/모음할 때는 오목한 1번 손허리뼈바닥이 볼록한 큰마름뼈 위에서 움직인다.

3축 관절 또는 **다축** 관절은 뼈의 성분이 3개의 축을 중심으로 3개의 평면에서 자유롭게 회전하는 관절이다. 이 범주에는 2종류의 관절이 있는데, 평면관절과 절구관절이다. 평면관절은 비교적 2개의 평평한 형태의 뼈가 이루는 관절이다. 반대쪽 관절면은 두 개 이상의 뼈 사이에의 회전과 활주 모두를 허용하는 경미하지만 일치성이 떨어지는 만곡을 가진 다양한 형태를 띤다. 이런 관절의 예는 알머리와 갈고리뼈 사이의 관절과 같은, 손목뼈사이관절이다(그림 2-9E 참고). 절구관절은 오목한 소켓에 잘 맞는 공 모양의 볼록한 표면에 의해 형성된다. 절구관절의 예로는 엉덩관절의 절구관절에 있고, 이것은 볼록한 넙다리뼈머리와 오목한 절구에 의해 형성된다(그림 2-9F 참고). 굽힘/폄의 회전 운동은 이마축을 중심으로 시상면에서 일어나고, 벌림/모음은 앞뒤축을 중심으로 이마면에서 일어난다. 그리고 안쪽돌림/가쪽돌림은 세로축을 중심으로 가로면에서 일어난다.

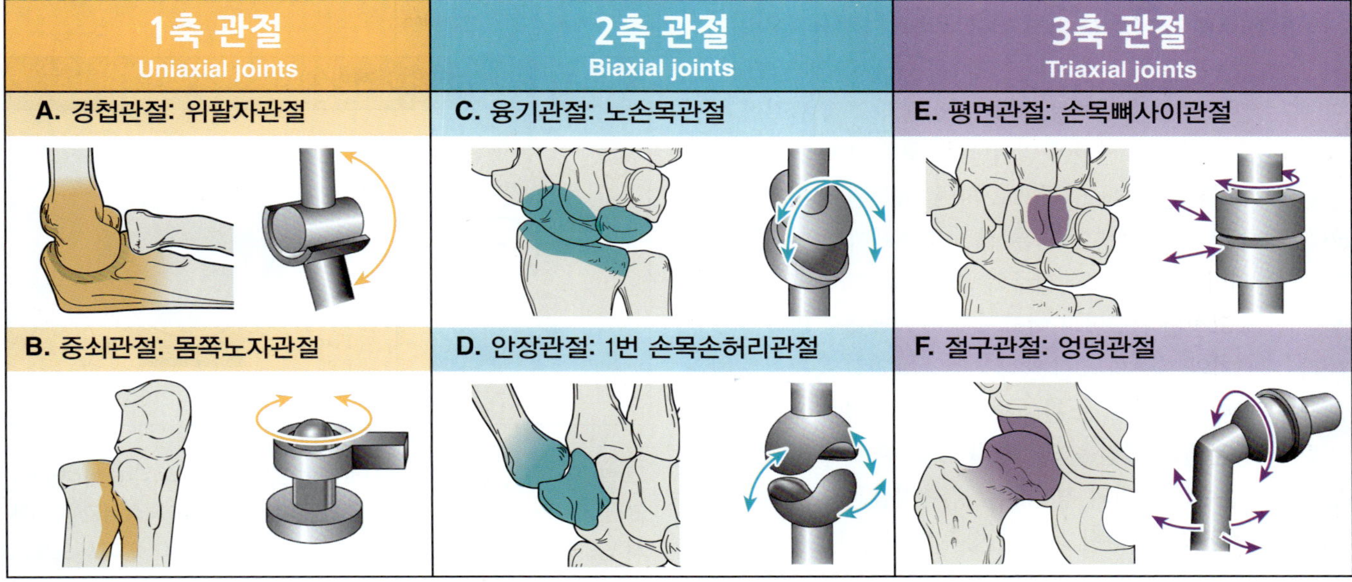

그림 2-9. 윤활관절은 관절의 기하학적 형태와 관절이 움직이는 축의 개수에 의해 세분적으로 분류될 수 있다. 각 관절의 예들이 움직임의 역학적 표현과 함께 제시되어 있다.

관절 운동(Joint Motion)

윤활관절의 세부 분류에서 볼 때, 관절들은 1축, 2축 및 3축을 중심으로 일어나는 가시적인 움직임에 따라 분류되었다. 윤활관절의 뼈 분절의 회전 운동은 **뼈운동형상학**으로 알려져 있다. 뼈 지렛대의 뼈운동형상학적 움직임 동안, 관절내의 이웃한 관절면에 접촉하는 지점들이 바뀐다; 이런 관절 접촉 지점의 이동을 **관절운동형상학**이라 한다.

뼈운동형상학(Osteokinematics)

뼈운동형상학이란 생리적으로 관절이 움직이는 동안, 뼈 지렛대의 회전 운동을 의미한다.[32] 이런 움직임은 일반적으로 축을 중심으로 일어나고, 그 운동면(시상면, 이마면 및 가로면)을 기준으로 운동을 기술하거나, 움직임의 방향(굽힘/폄, 벌림/모음 및 안쪽돌림/가쪽돌림)으로 기술된다.

관절운동형상학(Arthrokinematics)

종종 뼈운동형상학 동안, 한 관절면은 상대적으로 안정되어 있고 움직임이 일어나는 토대로서 작용하는 반면, 다른쪽 분절은 안정된 기반 위에서 움직인다. 가동분절이 고정분절 위에서 일어나는 관절 접촉의 다양한 변화를 기술하기 위해 **구르기**, **활주** 및 **스핀** 등의 용어가 사용된다.[17,32–34] 이런 관절 접촉의 변화는 관절운동형상학 또는 종속운동이라고 알려져 있다. 뼈운동형상학과는 달리, 관절운동형상학은 정상적인 조건에서 자발적으로 분리될 수 없다.[32,34]

구르기(그림 2-10A)는 도로 위를 굴러가는 자동차 타이어와 같이, 한 관절면 위에서 다른 관절면이 굴러가는 형태이다. 순수한 구르기 동안에는, 가동 관절면과 고정 관절면 사이에서 접촉 지점의 진전이 일어난다. 활주(그림 2-10B)는 일반적으로 "활주(gliding)"라고도 하며, 제동된 바퀴가 미끄러질 때처럼, 한 관절면이 다른 관절면 위에서 선형 병진하는 것을 의미한다. 순수한 활주의 경우, 활주하는 관절면의 한 지점은 고정된 관절면의 여러 지점과 차례대로 만나는 것이다. 구르기와 활주의 조합은 대부분의 생리적 움직임을 하는 동안 함께 일어난다. 스핀(spin)은 위쪽 분절이 스핀할 때처럼, 가동분절의 회전을 의미한다. 고정된 축을 중심으로 일어나는 순수한 스핀의 경우에는, 접촉지점은 가동 분절을 위해 변화하지만, 고정된 분절의 접촉지점은 변화가 일어나지 않는다(그림 2-10C). 구르기와 활주가 반대 방향으로 일어나고, 이들이 거의 비슷한 정도로 움직일 때 고정된 축을 중심으로 스핀이 일어날 수 있다(그림 2-10D).

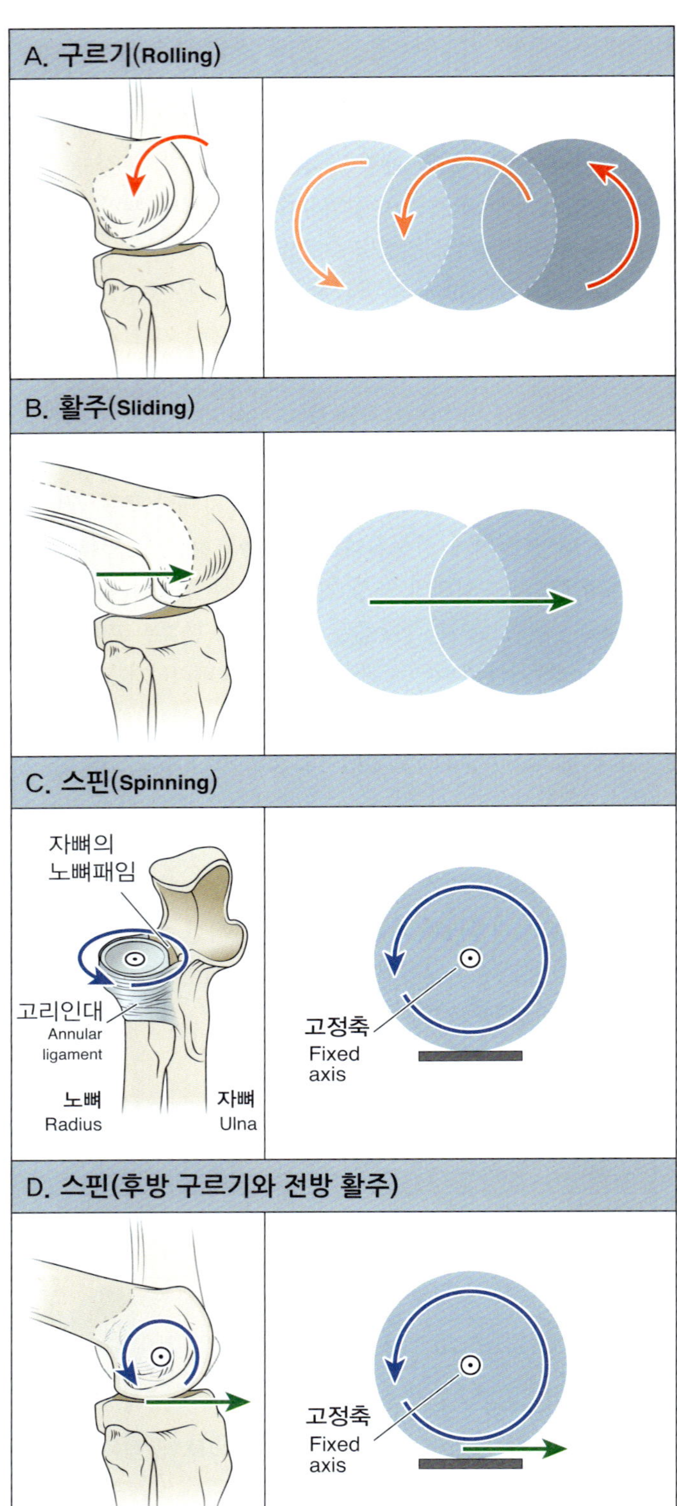

그림 2-10. 관절운동형상학은 다음과 같다: A. 구르기(정강뼈고원 위에서 넙다리뼈 후방으로 구른다). B. 활주(정강뼈고원 위에서 넙다리뼈가 전방으로 활주한다). C. 스핀(고리인대 안에서 노뼈머리가 회전한다). D. 넙다리뼈가 정강뼈고원 위에서 동시에 후방으로 구르기하고 전방으로 활주할 때, 그 결과는 상대적으로 고정된 축을 중심으로 일어나는 넙다리뼈융기의 스핀처럼 보인다.

구르기와 활주가 불균등한 비율로 일어날 때, 스핀이 고정되지 않은 축을 중심으로 일어나지만, 움직임이 계속될 때는 그 축이 이동하게 한다. 1축 관절, 2축 관절 및 3축 관절은 각각 1, 2 및 3의 자유도를 가진다. White와 Panjabi[34]는 관절 운동과 그의 관련된 관절내(관절운동형상학) 구성 요소가 자유도 6을 가지는 것으로 언급했다; 3개의 축을 중심으로 일어나는 3개의 회전운동과 3개의 축을 따라 병진으로 일어나는 3개의 병진운동. 1장의 운동의 설명한 단락과 본 책의 다른 장들도 자유도 6의 가능성을 언급한다.

White와 Panjabi의 모델이 더 단순한 모델의 노력이기 때문에, 자유도 6의 모형과 자유도 3의 모형은 실제로 충돌하지 않는다. White와 Panjabi의 모델은 관절 중재를 위한 몇몇 도수치료 접근법의 토대가 된다.

인체 관절의 움직임 동안, 구르기와 활주는 종종 관절 온전성을 유지하기 위해 다양한 비율로 함께 일어난다. 관절면의 구르기가 가동분절의 뼈운동형상학적 움직임과 같은 방법으로 일어날 때(그림. 2-10A 참고), 뼈운동형상학/관절운동형상학의 관계는 가동 관절면과 고정 관절면의 형태에 따라 달라질 수 있다. 이런 관계의 변화는 **볼록-오목 법칙**으로 간주된다.[35]

볼록한 관절면이 상대적으로 안정된 오목한 관절면 위에서 움직일 때, 볼록한 관절면이 뼈 지렛대의 뼈운동형상학적 움직임이 예상되는 방향과 같은 방향으로 구르기를 한다. 그러나 볼록한 관절면의 활주는 최적의 접촉을 유지하기 위해 구르기와 **반대 방향으로** 일어날 것이다. 그림 2-10D의 예를 자세히 설명해 보면, 체중부하된 상태에서 일어나는 무릎관절의 초기 구르기는 넙다리뼈의 후방 회전과 같은 방향으로 고정된 정강뼈고원 위에서 볼록한 넙다리뼈의 후방 구르기와 함께 일어난다(**그림 2-11**). 초기 구르기 이후, 넙다리뼈융기가 정강뼈고원의 뒤쪽으로 떨어지지 않도록 넙다리뼈융기가 **후방으로** 구르기를 할 때 **전방으로** 활주해야 한다(**그림 2-11A**). 무릎을 굽힘할 때의 이런 구르기와 활주의 결합은 무릎 굽힘의 마지막 단계에서만 뒤쪽 정강뼈고원 위에서 일어나는 넙다리뼈융기의 순수한 스핀에 가깝다. 이것은 오목한 관절면이 볼록한 관절면 위에서 움직일 때 나타나는 것과 대조적이다. 비록 구르기가 분절의 뼈운동형상학적 움직임과 같은 방향으로 여전히 일어난다 할지라도, 일반적으로 활주는 관절면의 구르기와 **같은 방향으로** 일어난다. 정강뼈가 펴하는 동안(앉은 자세에서처럼), 오목한 정강뼈고원은 정강뼈가 앞쪽으로 회전하는 방향과 같은 방향인 **전방의** 구르기를 한다. 넙다리뼈융기와 정강뼈고원의 접촉을 유지하면서 정강뼈를 완전히 펴하기 위해, 정강뼈고원이 구르기와 같은 방향인 **전방으로** 활주한다(**그림 2-11B**). 완전한 생리적 운동(가동범위)을 통해 관절이 움직이는 능력은 주변 조직의 적절한 억제 장치와 가동 관절면 형태의 요구를 토대로 구르기, 활주 및 스핀을 하는 접촉하는 관절 분절의 능력에 따라 좌우된다.

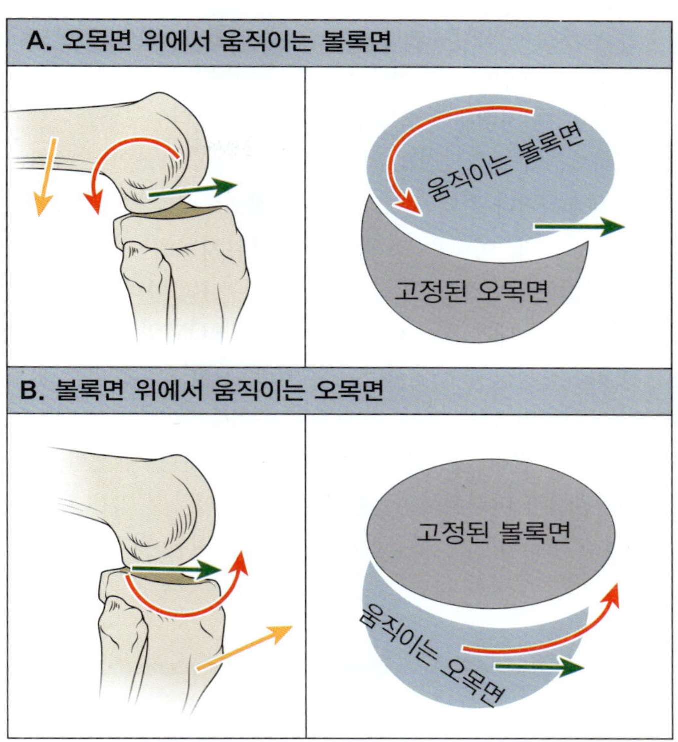

그림 2-11. 볼록/오목 법칙. **A.** 넙다리의 굽힘 동안, 볼록한 넙다리뼈융기는 고정된 오목한 관절면(노란색 화살표) 위에서 움직인다; 볼록한 넙다리뼈융기는 무릎이 굽힘하는 방향과 같은 방향으로 후방 구르기한다(빨간 화살표). 한편, 전방으로의 활주는 구르기와 반대 방향으로 일어난다. **B.** 정강뼈의 폄 동안, 오목한 정강뼈(노란색 화살표)는 폄하는 정강뼈와 같은 방향인 전방으로 구르기를 하고, 구르기처럼 같은 방향인 전방으로 활주(녹색 화살표)한다.

뼈 지렛대가 회전할 때 관절면이 적절한 방향(관절운동형상학)으로 자유롭게 움직이기 위해서는, 그 관절은 일정량의 **"조인트 플레이"**를 가지고 있어야 한다. 다른 관절면 위의 한 관절면의 움직임은 그 관절이 **풀림 위치**에 있을 때 검사자에 의해 측정될 수 있으며, 일반적으로 한 관절면의 수동 활주의 정도로써 측정된다. 관절의 풀림 위치는 종종 관절주머니와 인대가 수동 활주를 거의 제한하지 않는 가동범위의 범위로 기술된다. 만약 지지하고 있는 관절 구조물이 과도하게 느슨해져 있으면(예, 신장되거나 찢어지면), 그 관절은 제대로 움직일 수 없고 불안정해질 것이다. 관절 구조물이 심하게 타이트하면(예, 적응적으로 단축되거나 비후해져 있으면), 관절면 사이에서 일어나는 움직임은 거의 없을 것이다; 적절한 관절내 움직임이 생리적 움직임과 동반되지 않을 것이기 때문에, 뼈 지렛대의 움직임이 제한될 것이다.

대부분의 윤활관절의 경우, 관절면 사이의 조인트 플레이가 최소이거나 거의 일어나지 않는 것으로 기대되는 ROM의 지점이 있다. 이것은 그 관절의 **잠김위치**로 간주되며, 인대와 관절주머니가 최대로 타이트해지는 ROM의 지점이다. 잠김위치는 대개(항상은 아니지만) 관절 ROM의 끝지점이며, 관절의 안정성이 가장 좋은 위치이고, 관절면의 분리를 일으키는 견인의 힘에 가장 잘 저항할 수 있는 위치이다; 조인트 플레이가 전혀 없거나 거의 일어나지 않는다. 완전한 폄은 무릎관절과 마디뼈사이관절의 잠김위치이다.[32] 많은 관절의 경우, "잠김위치"는 무릎관절에서처럼 잠김된 위치로 간주될 수 있다.

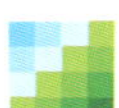

환자 적용 2-3

62세의 남성인 James Connelly는 사다리에서 떨어져 정강뼈고원이 골절되었다. 그는 허벅지에서 발목까지 긴 석고 고정을 하고 6주 동안 20°의 굽힘 자세로 무릎을 유지시켰다. 비록 정강뼈고원이 파괴되지 않고 정강뼈고원의 골절이 치유된 근거가 있다 하더라도, 석고 고정을 제거했을 때 무릎을 완전히 펴하거나 굽힘하는 그의 능력은 매우 제한되었다. 비록 장시간의 석고 고정으로 무릎관절의 근조직이 상당히 약화되었지만, 관절주머니와 인대에 대한 고정의 변화는 James의 관절 운동 문제의 중요한 요인이다. 만약 넙다리뼈융기나 정강뼈고원의 관절운동형상학(구르기, 활주 및 스핀)이 타이트한 관절주머니인대 구조물에 의해 과도하게 억제되면, 정강뼈의 굽힘과 폄이란 뼈운동형상학도 제한될 것이다. 도수 관절가동술을 통해 관절운동형상학적 움직임을 촉진하는 James의 치료가 무릎관절 ROM의 회복 측면에서 볼 때 정강뼈를 굽힘이나 폄으로 움직이는 것보다 더 효율적이고 더 안정적일 수 있다.

가동범위(Range of Motion)

관절의 해부학적 ROM이나 생리학적 ROM은 관절 구조물의 해부학적 한계 내에서 1개 축을 중심으로 관절에서 일어날 수 있는 **수동적인 회전** 운동의 정도로 간주된다.[32] 뼈운동형상학적 가동범위는 다음과 같은 많은 요소에 의해 결정된다: 관절면의 모양, 관절주머니, 인대, 근육의 크기, 뼈 구조물 및 주변의 근육힘줄 조직, 그리고 관절의 관절운동형상학과 뼈운동형상학에 영향을 줄 수 있는 모든 것. 일부 관절은 움직임에 대한 뼈의 제한이 없고, 물렁조직에 의해서만 ROM이 제한된다. 또 다른 관절은 물렁조직의 제한 이외에도 뼈에 의한 움직임 제한을 가진다. 위팔자관절의 폄은 자뼈의 팔꿈치머리돌기와 위팔뼈의 팔꿈치머리돌기오목의 뼈 접촉에 의해 제한되고, 반면 굽힘은 거의 대부분 아래팔과 위팔두갈래근 힘살의 접촉에 의해 제한된다. 검사자가 생리적 ROM의 끝지점까지 수동 움직임을 수행할 때 느끼는 감각을 끝느낌이라고 한다. Kaltenborn[35]에 의해 제일 먼저 알려진 용어를 사용해 보면, 물렁조직에 의해 제한된 움직임(예, 팔꿈관절의 굽힘)은 **부드러운 끝느낌**으로 간주되고, 관절주머니인대 구조물에 의해 제한된 움직임(무릎관절의 폄에서처럼)은 **팽팽한 끝느낌**으로 간주되고, 뼈에 의해 제한된 움직임(팔꿈관절의 폄처럼)은 **딱딱한 끝느낌**으로 간주된다.

움직임이 해부학적 한계를 벗어나거나 못 미쳤을 때의 관절 ROM은 비전형적인 것으로 간주된다. 수동 ROM이 예상 한계르 초과할 때, 이 관절은 **과가동성** 관절로 명명될 수 있다. 수동 ROM이 그 관절이 전형적으로 허용하는 것보다 적을 때, 그 관절을 **저가동성** 관절이라고 명명한다. 관절의 과가동성이나 저가동성은 침범된 관절뿐만 아니라 이웃한 관절 구조물에도 부정적인 결과를 가질 것이다. 관절 스트레스의 증가는 관절 구조물의 추가적인 변화를 초래할 것이고, 활동 제한과 참여 제약을 초래할 수 있다.

과가동성은 뼈 성분이나 물렁조직의 파열(약한 근육을 포함한)에 의해 일어날 수 있다. 부적절한 관절 억제는 과도한 조인트 플레이와 불안정을 초래할 수 있다. 예를 들어, 앞십자인대는 넙다리뼈융기에 대한 정강뼈의 과도한 전방 활주를 막아 주는 무릎관절의 주요 안정화 인대이다. 만약 주변 근육(예: 뒤넙다리근)과 나머지 관절 구조물(관절주머니, 인대 및 반달판)이 찢어진 앞십자인대를 적절히 대체할 수 없다면, 무릎의 불안정이 초래될 수 있다. 인대 손상의 결과로써, 과도한 스트레스가 다른 관절 구조물에 손상을 입힐 뿐만 아니라 현재의 불안정한 무릎 관절에 스트레스를 주는 활동을 피하거나 중단하게 될 것이다.

관절의 저가동성은 뼈나 연골의 차단에 의해 일어나고, 또한 전형적인 ROM을 위해 충분히 늘어나는 관절주머니, 인대 및 근육 등의 불능에 의해서도 일어날 수 있다. 예를 들어, 엉덩관절은 일반적으로 신체가 지탱하는 다리 위를 지나갈 때처럼 보행의 종말입각기 동안에서 폄한다. 엉덩관절에 골관절염이 있는 경우, 엉덩관절의 폄은 관절면의 비평탄화나 과도 성장의 결과로 제한될 수 있고, 또한 엉덩관절 통증의 반응인 엉덩관절 굽힘근의 과도한 긴장에 의해서도 제한될 수 있다. 엉덩관절의 폄 부족으로 인해 보폭의 길이가 짧아질 수도 있다. 골관절염 환자는 자신의 전방 진전을 촉진하고 보폭 길이를 증가시키기 위해 종말입각기 때 허리뼈의 폄을 증가시키는 보상작용을 할 수도 있다. 이런 적응성 변화는 시간이 지남에 따라 허리에도 부정적 영향을 줄 수 있다. **구축**(contracture)은 섬유성 변화를 동반하는 관절 주위에 있는 물렁조직의 단축이다. 구축은 저가동성의 또 다른 원인일 수 있고, 시간이 경과하면 지속적인 저가동성의 결과를 초래할 수 있다.

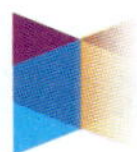

기본 개념 2-5
관절 운동(Joint Motion)

- 뼈운동형상학: 1개 이상의 축을 중심으로 1개 이상의 운동면에서 일어나는 뼈 지렛대의 회전 운동.
- 관절운동형상학: 서로 접촉하는 관절면에서 일어나는 구르기, 활주 및 스핀 등의 움직임.
- 볼록-오목 법칙: 안정된 오목한 관절면 위에서 움직이는 볼록한 관절면은 일반적으로 한 방향으로 구르기하고, 반대 방향으로 활주한다;
안정된 볼록한 관절면 위에서 움직이는 오목한 관절면은 일반적으로 구르기와 활주가 같은 방향으로 일어난다.
- 생리적 ROM: 뼈운동형상학적 기능과 관절운동형상학적 기능의 결과로써 일어나며, 관절 구조물의 해부학적 한계 내에서 한 운동면에서 예상되는 관절의 수동 회전 운동범위이다.
- 끝느낌(end-feel): 추가 움직임을 확인하는 구조에 따라 좌우되며, 각 관절의 수동 ROM 끝지점에서 검사자가 느끼는 감각(부드러운 끝느낌, 팽팽한 끝느낌, 또는 딱딱한 끝느낌)이다.

운동사슬(Kinematic Chains)

열린 사슬과 닫힌 사슬의 개념은 한 분절에 적용된 힘들이 다른 분절에 어떤 영향을 주는지를 확인하는 1장의 다분절(닫힌 사슬) 힘 분석에서 소개되었다. 또한 이 개념은 공간에서 움직이는 분절들의 상호의존성을 이해하는 것과 관련된다. 공학자들은 소위 "운동 사슬"을 핀으로 고정된 "분절들의 연속"이라고 설명했다(글자 그대로, 커다란 링크 사슬의 길이에서처럼). **열린 사슬**의 경우, 분절 시리즈의 한쪽 끝은 고정되고, 나머지 한쪽 끝은 자유롭게 움직인다; 비록 분절들이 공간에서 자유롭게 움직일 것이지만, 다른 관절의 움직임을 일으키지 않고, 한 관절에서만 움직임이 일어날 수 있다(그림 2-12A). **닫힌 사슬**은 사슬의 양쪽 끝이 고정된다; 한쪽 링크에서의 움직임은 공간에서 1개 이상의 분절을 움직일 뿐만 아니라, 그 사슬[32]에서 1개 이상 링크의 움직임을 일으킬 것이다(그림 2-12B).

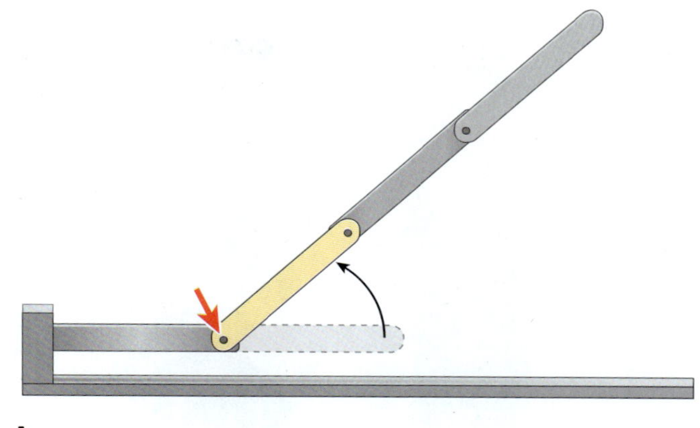

A

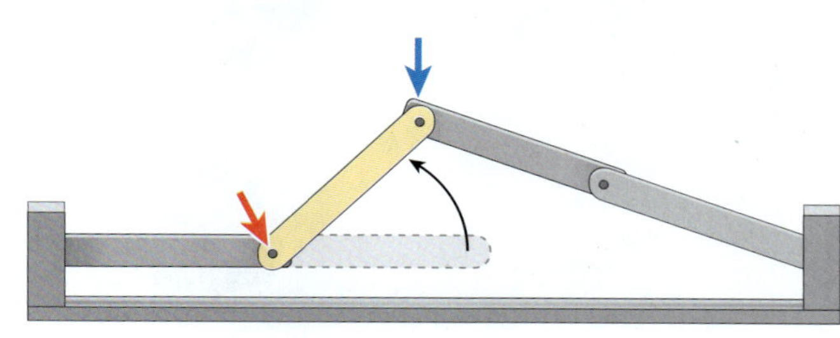

B

그림 2-12. 기계적 열린 사슬과 닫힌 사슬. **A.** 4개 분절로 된 열린 사슬의 경우(한쪽 끝만 고정된), 한 분절의 회전은 다른 축을 중심으로 일어나는 회전을 일으키지 않고, 단일축을 중심으로 일어날 수 있다(빨간색 화살표). **B.** 4개 분절된 닫힌 사슬의 경우(양쪽 끝이 모두 고정된), 동일 분절의 회전은 같은 축을 중심으로 일어나는 회전(빨간색 화살표) 뿐만 아니라, 적어도 1개 이상의 다른 축의 회전(파란색 화살표)을 일으킨다.

닫힌 사슬이란 용어는 먼쪽 분절이 고정되어 자유롭게 못 움직이는 체중부하 상태의 인체 움직임에 적용되어 왔다(1장에 있는 확장 개념 1-10 참고). 체중부하 상태에서, 한 관절의 움직임은 신체를 안정 상태로 유지하기 위해 일반적으로 다른 관절의 움직임에 의해 동반된다. 예를 들어, 열린 사슬(비체중부하)의 상태에서, 우측 발이 지면에 고정되어 있지 않다; 우측 무릎의 굽힘은 엉덩관절과 발목관절의 움직임을 일으키지 않고 독자적으로 일어날 수 있다(그림 2-13A). 양쪽 발이 지면에 고정되어 체중부하 상태에 있을 때, 만약 머리가 똑바른 자세를 유지하고 중력선이 기저면 내에 있다면, 무릎

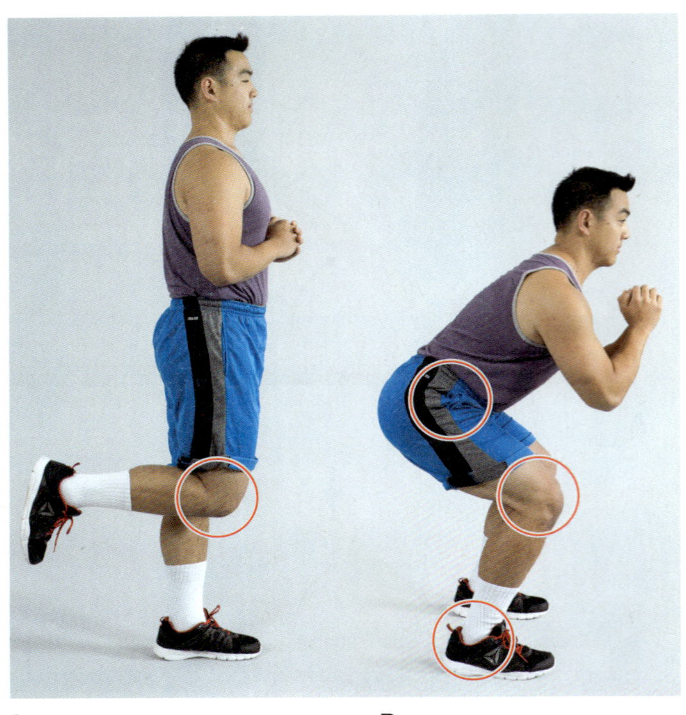

그림 2-13. 인체 움직임의 열린 사슬과 닫힌 사슬. **A.** 열린 사슬에서의 무릎 굽힘은 이웃한 엉덩관절과 발목관절의 움직임을 일으키지 않고 일어날 수 있다. **B.** 닫힌 사슬에서 일어나는 무릎 굽힘은 머리를 똑바로 세우고 중력선이 기저면 내에 떨어지도록 하기 위해 엉덩관절과 발목관절의 굽힘에 의해 동반된다.

의 굽힘은 양쪽 무릎에서 일어나고, 엉덩관절의 굽힘과 발목관절의 발등굽힘을 동시에 일으킬 것이다(그림 2-13B). 본 예(양측 체중부하가 일반적이기 때문)의 닫힌 사슬은 우측 발에서 시작해 우측 다리를 따라 위로 올라간 후, 골반을 가로지른 다음 다시 좌측 다리를 따라 내려와 좌측 발에서 끝나기까지 모든 관절을 포함한다. 공간에서 상대적으로 고정된 체중부하하는 발에서부터 머리까지 이르는 신체의 상태도 닫힌 사슬로 간주될 수도 있다. 비록 체중부하와 닫힌 사슬이 가끔 동의어으로 사용될지라도, 그림 2-13A의 사람과 그림 2-13B의 사람도 모두 체중부하 상태에 있다. 체중을 부하하든 아니면, 몇 가지 다른 억제 기전이나 적응성 기전을 통하든 간에, 사슬의 양쪽 끝이 고정되어 있을 때만 체중부하와 닫힌 사슬이 동의어로 사용된다.

인체의 움직임에서, 신체 분절(특히, 팔)은 열린 사슬에서 먼쪽으로 자유롭게 움직일 수 있다. 열린 사슬에서 뼈 분절의 움직임은 개별적으로 움직일 수 있고, 또는 자유도와 가동범위에 의해서만 제한된 많은 조합으로 움직일 수 있다. 열린 사슬의 한 관절이 비전형적인 구조적 억제에 의해 고정되면, 소실된 움직임은 열린 사슬의 더 몸쪽 관절이나 먼쪽 관절의 움직임으로 이루어질 수 있다.

그림 2-12A에서, 빨간색 화살표가 가리키는 관절의 고정은 먼쪽 관절의 움직임에서 일어나는 완전 ROM을 방해하지 않을 것이다. 닫힌 사슬의 관절 움직임은 예측될 수 있는데, 그 이유는 이웃한 분절들의 상호의존성이 이용할 수 있는 선택을 줄이기 때문이다. 만약 닫힌 사슬의 한 관절이 고정되면, 이웃한 관절의 움직임도 소실될 수 있다. 그림 2-12B의 빨간색 화살표가 가르키는 관절을 고정하면, 이웃한 관절(파란색 화살표)과 그 다음 관절에서도 움직임이 방해를 받을 수 있다. 열린 사슬과 닫힌 사슬의 개념은 인체 움직임의 운동형상학적 개념과 운동역학적 개념, 치료적 운동의 효과 및 신체 관절의 손상과 질병에 따른 결과를 이해하는데 중요한 역할을 한다. 따라서, 이 개념들은 관절의 손상이나 질병으로 일어날 수 있는 기능적 소실을 이해하기 위한 기준이 될 수 있다.

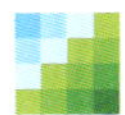

환자 적용 2-4

George Chen은 40세의 전기 기술자 겸 사업주이고, 아이스하키를 플레이할 때 다른 선수의 스틱에 의해 자신의 스케이트를 걸렸다. George는 이중 복사뼈 골절(정강쪽 복사뼈와 종아리쪽 복사뼈)을 당했고, 이 골절은 개방성 정복과 내적 고정으로 처치되었다. 안쪽복사뼈를 고정하고 먼쪽정강종아리관절의 안정화를 위해 먼쪽 종아리뼈를 따라 길게 고정판과 나사가 적용되었다. 그는 일정시간 동안 목발로 비체중부하 상태를 유지했고, 나중에 워킹 부츠(walking boo)를 신었다. 워킹 부츠를 제거했을 때, George는 5°의 발등굽힘과 20°의 발바닥굽힘을 가졌을 뿐만 아니라, 목말밑관절의 움직임 제한도 가졌다. George의 현재 발/발목 제한은 체중부하했을 때 다리 전체의 사슬에 영향을 줄 것이다. 발목 ROM의 제한과 목말밑관절의 움직임 제한 때문에, 보행(특히 경사로 보행), 계단 보행, 낮은 의자에서 일어서기, 그리고 쭈그려 앉기(신발끈을 묶을 때처럼) 등의 체중부하 활동에 영향을 줄 만큼 George의 무릎관절과 엉덩관절의 굽힘이 제한될 것이다. 도수 관절가동술의 적용으로 목말밑관절의 가동성(손상보다는 고정에 의해 크게 영향을 받은)이 회복될 수 있지만, 정강뼈와 종아리뼈의 하드웨어가 정강종아리관절과 발목관절의 회복을 제한할 것이다.

인체 관절의 물질
(Materials Found in Human Joints)

섬유성 관절, 연골성 관절 및 윤활관절을 구성하는 관절의 구조물과 이들 관절에서 일어날 수 있는 움직임에 영향을 주는 요소들을 설명하기 위해, 이 단락은 관절 구조물을 구성하는 조직(결합조직)들에 초점을 맞추고 있다. 인체 관절은 환경의 변화나 기능적 요구에 반응하여 그들의 구조물을 변화시키는 살아있는 조직으로 구성되어 있다. 조직은 생존을 위해 영양분과 어느 정도의 스트레스를 필요로 한다: 그들은 부과된 스트레스나 요구에 적응할 수 있지만, 조직 적응에 실패할 경우에는 손상을 당할 수도 있다. 조직의 적응 능력은 손상, 질병 및 노화 등을 포함한 다양한 요인에 의해 도전을 받을 수 있다. 조직의 구성과 스트레스와 스트레인에 어떻게 반응하는지를 아는 것은 부과된 스트레스에 조직이 어떻게 적응하는지 또는 적응에 실패하는지를 아는데 꼭 필요하다.

결합조직의 구성
(Composition of Connective Tissue)

지금까지 본 장에서 논의된 관절 구조물은 뼈, 윤활주머니, 관절주머니, 연골, 원반, 관절테두리, 반달판 및 바닥판, 인대 및 힘줄 등을 포함한 결합조직으로 구성된다. 이런 관절 구조물은 뼈, 연골 및 **치밀 결합조직**을 포함한 3 종류의 주요 결합조직에 해당된다. 비록 기타 결합조직의 분류가 있지만, 본 장은 주로 이들 3 종류의 결합조직에 대해 자세히 설명하고 있다. 결합조직의 육안 해부학적 구조물과 미세 구조물, 구성 성분 및 생체역학적 양상은 계속 연구되고 있고, 기술의 변화가 이들 조직을 이해하는 우리의 능력을 향상시킨다. 결합조직 유형 사이의 변화에도 불구하고, 그들 사이에 공통적으로 존재하는 요소들이 있다. 결합조직의 특성은 널리 분포된 세포와 **세포바깥물질**에 의해 결정된다. 현미경 수준에서 볼 때, 세포바깥물질은 **섬유사이기질**(**바탕질**)과 **섬유 성분**으로 구성된다. 신경과 근육과 같은 조직은 기능을 결정하는 세포에 의해 좌우되고, 반면 결합조직 기능은 그들의 세포바깥물질에 의해 강하게 영향을 받는다.

세포(Cells)

모든 결합조직의 세포는 주로 결합조직의 세포바깥물질을 합성하는 기능을 한다. 섬유아세포(fibroblast)는 대부분 결합조직의 기본 세포이다. 그것의 역학적 환경과 생리적 환경에 따라, **섬유아세포**는 **연골아세포**(연골), **힘줄아세포**(힘줄), 또는 **뼈아세포**(뼈)로 분화될 수 있다; 이들 세포가 성숙하고 대사적으로 덜 활성화될 때, 이들 세포는 각각 섬유세포, 연골세포, 힘줄세포 및 뼈세포로 불린다. 아세포(blast)와 세포(cyte) 사이의 구분은 주로 모양에 의해 이루어지고, 세포 합성 활동을 반영한다. 일반적으로, "아세포"는 세포바깥물질의 섬유 성분과 섬유사이 성분 모두에서 대사적으로 더 많이 분비되고, 세포(cyte)는 세포바깥물질의 섬유사이 성분을 유지하는 성숙된 세포이다. 적절한 환경이나 자극이 주어지면, 분화된 결합조직 세포는 탈분화(de-differentiate)할 수 있고, 그들이 생산하는 세포바깥물질을 변화시킨다. 예를 들어, 힘줄세포는 장기간의 압박력에 노출될 때 연골과 비슷한 세포바깥물질(힘줄과 비슷한 바탕질이 아닌)을 생산할 수 있다. 긴 압축력을 받을 때 (힘줄과 같은) 연골 조직을 생성할 수 있다.[36–38] 이런 소견은 결합조직의 구조가 하중의 변화에 의해 수정될 수 있음을 의미하다; 그러므로 역학적 환경을 조작함으로써, 결합조직의 기능을 강화하는 다른 물질을 합성할 수 있는 것이다.

세포바깥물질(Extracellular Matrix)

세포바깥물질은 세포 밖에 있는 결합조직의 일부이다. 세포바깥물질은 결합조직의 전체 체적을 담당하고, 결합조직의 기능을 결정한다. 세포바깥물질은 주로 단백질과 물을 포함하고 있고, 섬유 성분과 주변 섬유사이 성분으로 조성된다.

섬유 성분(FIBRILLAR COMPONENT)

세포바깥물질의 섬유 성분은 2 종류의 주요 구조단백질을 함유하고 있다: 콜라겐과 엘라스틴. 콜라겐은 대부분 결합조직의 주요 물질이며, 모든 다세포 유기체에서 발견된다.[11] **콜라겐**은 인체의 가장 풍부한 단백질이고, 포유동물의 경우에는 모든 단백질의 25~30%를 차지한다.[39] 콜라겐은 강철과 유사한 장력 강도를 가지고 있으며, 결합조직 구조의 기능적 온전성과 장력에 견디는 결합조직의 능력을 담당한다.[39–47]

많은 유형의 콜라겐이 밝혀졌지만, 여전히 많은 기능이 아직 밝혀지지 않았다.[39–43] 피브릴을 형성하는 콜라겐(Ⅰ, Ⅱ 및 Ⅲ형)이 가장 흔하다. I형 콜라겐은 신체 내 전체 콜라겐의 90%을 차지하고 있고, 힘줄, 인대, 반달판, 섬유연골, 관절주머니, 윤활막, 뼈, 관절테두리 및 피부 등을 포함한 대부분의 결합조직에서 발견된다.[39–45] Ⅰ형 콜라겐은 조직의 장력 강도를 담당하는 것 같다. Ⅱ형 콜라겐은 압박력을 많이 받는 연골과 척추사이원반에서 주로 발견된다.[40,41] Ⅲ형 콜라겐은 피부, 관절주머니, 근육 및 힘줄집에서 발견되고, I형 콜라겐과 같이 장력 스트레스가 많이 가해지는 결합조직에서 발견된다.[41,47]

콜라겐의 기본 구조는 **tropocollagen**(트로포콜라겐) 분자로 불리는 폴리펩티드 사슬의 3중 나선이다. 트로포콜라겐 분자는 **microfible**(마이크로피브릴)를 형성하기 위해 그룹을 형성한다; 마이크로피브릴은 다양한 크기[44,47]의 **피브릴**(원섬유)로 결합된다(그림 2-14). 교차연결은 분자내 교차연결(콜라겐 분자 내의 펩티드 사슬 사이)이나 분자사이 교차연결을 통해 피브릴을 안정화하고 강화한다. 분자 내(콜라겐 분자 내 펩타이드 체인 사이) 또는 분자 간(이웃한 피브릴 분자 사이)으로 안정되고 강화된다.[48] 더 많은 콜라겐이 그들에 부착될 때나 더 많은 교차연결이 이웃한 분자 사이에서 형성될 때 피브릴이 커진다; 그러므로, 오래된 피브릴이 더 크고, 그들을 더 강하게 만든다. 일반적으로, 힘줄과 인대의 I형 콜라겐 구성은 더 큰 집합체나 다발을 형성하기 위해 피브릴이 모이는 계층적 구조물을 계속 따른다. 연속적인 다발에 대한 구체적인 설명과 명명은 출처에 따라 다양하지만, 계층적 패턴을 보인다는 것에는 모두가 동의하고 있다.[27,44]

그림 2-14에서처럼, 콜라겐 피브릴 다발은 **콜라겐 섬유**를 형성하기 위해 함께 모인다. 콜라겐 섬유 사이에서 형성된 교차연결은 다양한 방법으로 정렬되어 있고, 크기와 길이가 다양하다. 조직이 이완되어 있을 때, 콜라겐 섬유는 크림프(crimp)로 불리는 물결 모양을 띤다. 콜라겐 섬유가 신장되면, 크림프도 사라진다. 콜라겐 섬유는 궁극적으로 힘줄이나 인대를 구성하는 더 큰 다발을 형성하기 위해 뭉친다.

콜라겐 섬유의 다발은 힘줄에서 **endotenon**(엔도테논)으로 불리는 느슨한 결합조직 말이집(피복)에 의해 둘러싸여 있다(그림. 2-14 참고). 이들 힘줄집은 힘줄에 연결된 신경, 림프관, 혈관 등을 둘러싸고 있고, 이웃한 섬유와 연결된 교차연결을 포함한다.[44] **epitenon**(에피테논)은 전체적으로 힘줄을 둘러싸고, 그것의 하부 구조인 엔도테논에 연결된다. 많은 힘줄은 가장 가층인 **paratenon**(파라테논)에 의해 둘러싸인다. 뼈나 힘줄을 감싸고 있는 힘줄은 파라테논에 의해 둘러싸이지 않지만, 마찰을 줄이기 위해 힘줄과 경계하는 윤활내벽을 가진 힘줄집에 의해 둘러싸인다.[27]

elastin(엘라스틴)도 많은 결합조직에서 발견되지만, 콜라겐과는 달리 엘라스틴 분자는 3중 나선이 없고, 알파와 같은 단일 가닥으로 구성된다.[11] 알파와 같은 가닥들은 고무와 같은 엘라스틴 섬유를 형성하기 위해 다른 엘라스틴과 교차 연결된다. 엘라스틴 섬유가 신장될 때 각 엘라스틴 분자는 신장된 형태를 띠고(그림 2-15A), 신장력이 제거되면 자발적으로 반동한다(그림 2-15B). 엘라스틴 섬유는 자유롭게 가지를 치고, 피부, 기관기관지나무, 동맥벽 등을 포함한 모든 관절 구조물의 주변에 존재한다. 엘라스틴은 콜라겐보다 세포바깥물질에서 더 작은 섬유 성분을 차지한다. 우리가 예상할 수 있듯이, "신축성(give)"을 필요로 하는 조직들은 엘라스틴을 더 많이 함유한다. 대동맥은 약 30%의 엘라스틴과 20%의 콜라겐(조직 건조무게량의 백분율)을 함유하고, 목뼈에 있는 목덜미인대는 75%의 엘라스틴과 15%의 콜라겐을 함유하는 반면, 아킬레스힘줄은 4.4%의 엘라스틴과 86%의 콜라겐을 함유하고 있다.

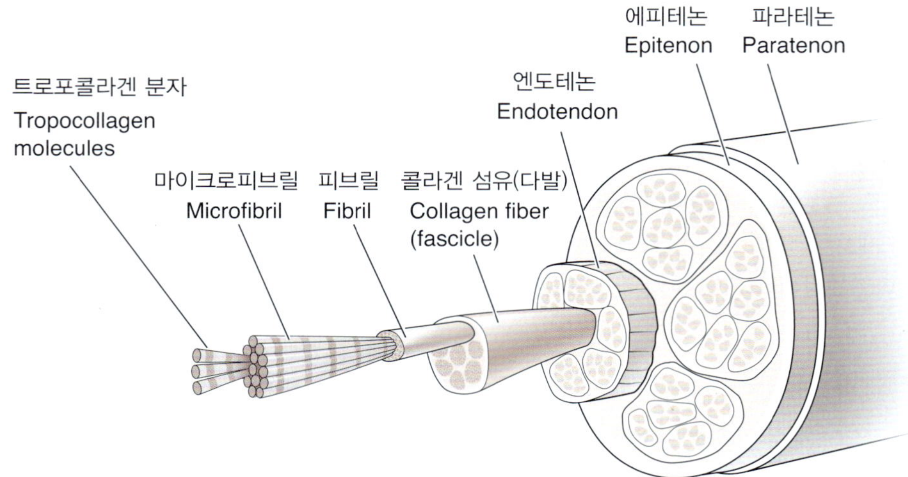

그림 2-14. 치밀결합조직(여기에서는 힘줄)은 트로포콜라겐 분자(왼쪽)에서 시작하여 합성 조직(오른쪽)에 이르는 계층적 구조물을 가지고 있다. 이들 연속 구조물은 엔도테논집, 에피테논 또는 파라테논에 의해 둘러싸이게 된다.

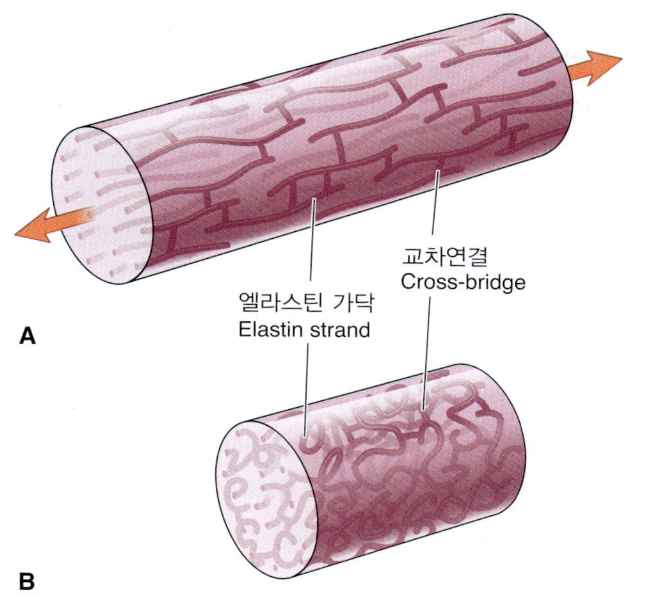

그림 2-15. A. 엘라스틴 섬유가 장력을 받으면(신장되면), 엘라스틴 가닥이 길게 늘어나서 엘라스틴 섬유가 길어진다. 그러나 가닥의 교차연결에 의해 길이의 신장이 일부 제한을 받기도 한다. B. 엘라스틴 섬유에 가해진 장력이 제거되면, 그 가닥이 반동하여 엘라스틴 섬유는 짧아진다.

섬유사이 성분(INTERFIBRILLAR COMPONENT)

종종 바탕질로 언급되는 결합조직의 섬유사이 성분은 **glycosaminoglycans**(글리코사미노글리칸[GAG])이 부착된 단백질인 **proteoglycans**(프로테오글리칸[PG])과 물을 함유하고 있다.[49–51] PG에는 약 100개의 GAG가 포함될 수 있고, 이것은 단백질 중심에 붙어서 병을 닦는 솔처럼 생긴 형태를 띤다.[52,53] Hyaluronan(히알루로난) 분자는 단백질 중심(protein core)에 부착되지 않지만, 다양한 길이의 자유 GAG 사슬(예: 힘줄 또는 인대)이나 다수의 PG가 부착되는 중심 분자(예: 연골)로서 존재하는 GAG이다.

1개의 큰 연골 PG는 **aggrecan**(아그레칸)으로 불린다. Aggrocan의 단백질 중심(protein core)은 그의 길이에서 나온 GAG(콘드로이트닌 황산염 및 케라틴 황산염 등)를 가지며, 단백질 중심은 링크 단백질[52]을 통해 히알루로난 분자에 부착된다(그림 2-16). GAG이 부착된 PG의 큰 아그레게이트(aggregates)는 주로 연골의 세포바깥물질을 특정짓고 압박에 잘 견뎌내는 능력을 관절연골에 제공하는 물-결합(water-binding)을 담당한다. 관절연골(히알루론, 콘드로이트닌 황산염, 글루코사민)과 관련된 GAG의 일부가 골관절염 치료를 위해 주사제 또는 보조제로 사용되는데, 아직 그들의 효율성이 증명되지 않았다.[54]

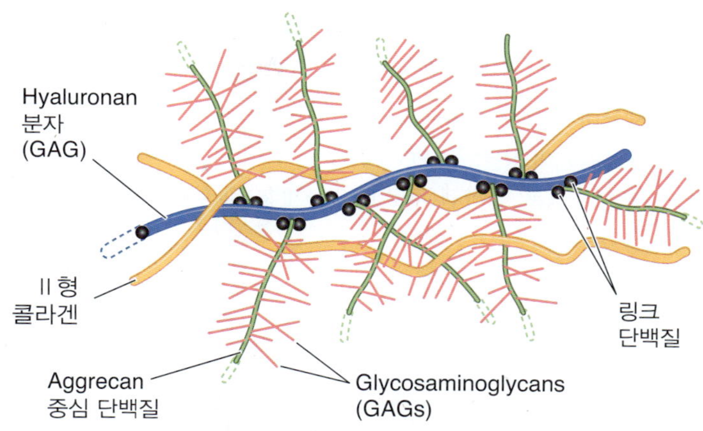

그림 2-16. 관절연골의 세포바깥물질(ECM)은 단백질 중심에 부착된 GAG와 함께, 커다란 아그레칸 프로테오글리칸(PG)을 포함하고 있다. 단백질 중심은 링크 단백질에 의해 히알루론 필라멘트에 고정되어 있다. 이들 섬유사이 성분은 본 예에서 II형 콜라겐 섬유 사이에 위치할 것이다.

결합조직(뼈, 연골, 힘줄 또는 인대)의 세포바깥물질에 있는 PG는 부착된 GAG를 통해 그것의 수화작용에 영향을 미친다.[53] GAG 사슬은 섬유사이기질 안으로 물을 끌어와서, 주변의 원섬유성 콜라겐 망에 장력 스트레스를 생성한다. 콜라겐 섬유는 세포바깥물질의 강직성을 증가시키는 부종을 억제한다. 이렇게 증가된 강직성(rigidity)은 조직이 압박력에 잘 저항하도록 만든다. 또한 PG는 콜라겐 섬유의 방향을 잡아 주거나 크기를 제한하는 영양소와 성장인자의 저장소를 형성한다. 높은 압박력이 노출되는 조직(연골과 같은)이 장력에 저항하는 조직보다 더 많은 PG와 다양한 GAG를 가지기 때문에, PG의 양과 종류는 결합조직의 형태-기능 상호작용의 또 다른 예이다.[37,38]

표 2-2는 윤활관절과 관련된 결합조직에서 발견된 세포외 성분의 변화에 대한 개요를 제공한다.

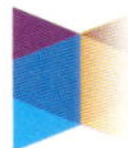

기본 개념 2-6
결합조직의 구성

결합조직이 뼈, 연골, 또는 치밀 결합조직(힘줄이나 인대)이든 간에 그것은 세포 성분과 세포외 성분에 의해 결정된다. 세포 구성은 조직에 가해지는 요구에 따라 달라질 수 있다(형태-기능 상호작용):

- 세포(Cell)
  - 섬유아세포/섬유세포: 다른 세포의 유형으로 분화시킬 수 있고, 인대에서 우세한 세포이다: 섬유아세포는 세포바깥물질을 생성한다.
  - 힘줄아세포: 힘줄에서 발견됨

- 연골아세포/연골세포: 연골에서 발견됨
- 뼈아세포/뼈세포: 뼈에서 발견됨

- 세포바깥물질(Extracellular Matrix)
  - 섬유사이 성분: 물, PG, GAG
  - 섬유 성분: 콜라겐(주로 I형이나 II형)과 엘라스틴

특수한 결합조직의 구성 (Specific Connective Tissue Composition)

다음 단락은 윤활관절과 관련된 다양한 결합조직 구조물에 대한 간략한 개요를 제공한다.

인대(Ligaments)

인대는 소량의 세포(조직 부피의 약 10~20%, 주로 섬유아세포로 구성)와 대량의 세포바깥물질(조직 부피의 약 80~90%)으로 구성된 비균등질 구조이다. 대부분의 인대에 있는 세포바깥물질의 섬유 성분은 다양한 양의 엘라스틴과 주로 I형 콜라겐으로 구성되어 있다. 한 가지 주목할 만한 예외는 척추에 있는 황색인대이며, 이 인대는 노란색을 띠고 다량의 엘라스틴(조직 건조중량의 75%)을 함유하고 있다.[11] 인대에 있는 I형 콜라겐 프브릴은 상대적으로 낮은 농도의 섬유사이 프로테오글리칸으로 치밀하게 채워져 있다. 대부분의 인대는 힘줄[55](그림 2-14 참고)과 유사한 계층적 구조로 되어 있고, 적용되는 장력과 일직선으로 배열되는 섬유 다발을 가진다. 콜라겐 섬유의 배열과 콜라겐/엘라스틴 섬유이 비율은 인대들에 따라 다양하고, 특정 관절을 위해 안정성과 가동성을 제공하는 이들 구조물의 상대적 능력에 좌우된다.

인대는 관절각도에 따라 다양한 방향의 장력에 노출되고, 이로 인해 인대의 콜라겐 섬유는 한 방향이 아닌, 여러 방향으로 주행하여 다양한 방향의 힘에 저항할 수 있게 된다. 예를 들어, 무릎관절에 있는 안쪽곁인대의 뒤쪽 섬유는 무릎을 펼 때 스트레스를 받고, 중간 섬유는 안굽이 스트레스가 가해졌을 때 장력 스트레스를 받는다.

인대의 모양과 구성은 뼈에 부착하는 **지점**(entheses) 근처에서 변한다. 인대는 섬유연골을 통해 뼈에 직접 부착되거나 섬유성 부착물을 통해 간접적으로 부착된다.[56] 섬유성 부착물이 있으면, 콜라겐 섬유는 **뼈막**과 병합되고, 이것은 다시 **Sharpey 섬유**를 통해 저면에 있는 겉질뼈에 부착된다. 이들 섬유성 부착물은 땅에 뿌리내리는 나무와 비유되어 왔고,

표 2-2. 선택된 결합조직의 세포바깥물질 성분

조직	물함량*	콜라겐†	PG/GAG†	코멘트
뼈(Bone)	25%	25%–30% 주로 I형	주로 CS	건조중량의 65%~70%는 무기질
연골(Cartilage)	60%–85%	10%–30% > 90% II형	8%–10% aggregating PGs	세포는 총 중량의 10%
인대(Ligament)	70%	75% 90% I형, 주로 DS 10% III형	< 1% 주로 DS	20%의 건조중량은 알려지지 않음
힘줄(Tendon)	60%–75%	80% 95% I형 <5% III형	0.2%–1% 주로 DS	인대보다 선형 콜라겐 피브릴 섬유가 더 많음
관절주머니(Capsule)	70%	90% 주로 I형	CS, DS	약간의 엘라스틴
반달판(Menisci)	70%–78%	60%–90% 주로 I형	<10%	섬유연골
섬유테(Anulus)	65%–70%	50%–60% I형과 II형	20% CS, KS	
속질핵(Nucleus)	65%–90%	20%–30% 주로 II형	65% aggregating PGs	

* 물 함량은 전체 조직 무게의 백분율이다.
† 콜라겐과 PG의 함량은 수분이 제거된 건조 중량의 백분율이다.
CS: chondroitin sulfate(압박 스트레스와 관련된), DS: dermatan sulfate(장력 스트레스와 관련된), GAG: glycosaminoglycan, KS: keratan sulfate(연골에서 흔하게 있는), PG, proteoglycan.

여기에서 Sharpey 섬유는 인대(힘줄과 비슷하게)를 위해 나무의 뿌리로써 작용한다. 섬유연골 부착점에 있는 인대-뼈 경계면의 뻣뻣함은 인대가 뼈 부착점(enthesis)에 붙을 가능성을 감소시킨다; 그러나 이 지점은 대개 뼈 밑에서 퇴행성 변화가 흔하게 일어나는 지점이다.[56-59]

힘줄(Tendons)

비록 힘줄의 세포에는 힘줄아세포와 힘줄세포가 우세하고 세포바깥물질 성분의 구성과 비율이 인대와 약간 다를지라도, 힘줄과 인대는 비슷한 구성 성분과 기본 구조물을 가지고 있다.[51] 힘줄은 주로 Ⅰ형 콜라겐(95% 이상)으로 되어 있고, 힘줄집은 Ⅲ형 콜라겐으로 구성되어 있다.[43,59] 힘줄은 인대보다 Ⅰ형 콜라겐이 약간 더 많고, Ⅲ형 콜라겐이 약간 더 적은 편이다(표 2-2 참고). Ⅰ형 콜라겐은 Ⅲ형 콜라겐보다 더 강한 것으로 간주되기 때문에, 증가된 Ⅰ형 콜라겐(인대와 비교했을 때)은 더 큰 장력에 적응할 것으로 생각된다.[43]

힘줄의 콜라겐 피브릴은 그림 2-14에서 설명된 것처럼 힘줄집에 의해 둘러싸인 큰 다발을 형성한다.[46] 엔도테논의 느슨한 결합조직 말이집은 주로 Ⅲ형 콜라겐 피브릴을 포함하고, 힘줄에 연결된 신경, 림프관, 혈관 등을 둘러싼다. 힘줄의 각 다발은 근육-힘줄 이음부에 있는 근섬유 그룹이나 운동단위와 관련된다.[60,61] 몇몇 다발은 엔도테논에 둘러싸인 큰 다발을 형성할 수도 있다. 파라테논은 느슨하게 에피테논의 가층에 붙어 있는 소성 결합조직의 이중층으로 된 말이집이다. 에피테논과 파라테논은 함께 종종 **힘줄다발막**(peritendon)으로도 불린다. 힘줄이 뼈 돌출부를 지나가거나 섬유성 터널을 통과할 때처럼 강한 마찰에 노출되는 힘줄다발막은 **힘줄윤활막**으로 불리는 윤활성 말이집을 가질 수 있다. 파라테논은 힘줄이 이웃한 구조물을 자유롭게 활주할 수 있도록 함으로써 힘줄을 보호하고, 또 힘줄이 손상되었을 때는 대체 세포의 원천을 제공한다. 힘줄에 가해지는 장력은 근수축에 의해 생성된다. 인대와는 달리, 힘줄의 힘은 주로 한 방향으로 가해지는 경향이 있기 때문에, 힘줄의 콜라겐 섬유는 일직선적이고, 더욱 평행하게 주행한다. 힘줄의 한쪽 끝은 뼈에 붙어 있고, 다른 쪽 끝은 근육에 붙어 있다. 각각의 부착점은 독특한 구조를 가진다.

힘줄은 인대처럼, 2가지 방법 중 한 가지의 방법으로 뼈에 부착한다.[56] 섬유연골성 부착이나 섬유성 부착(fibrous entheses). 힘줄의 섬유연골성 뼈 부착은 약 1 mm 길이에 걸쳐 힘줄 구조물의 점진적 변화를 수반한다. 이런 변화는 조직학적으로 볼 때 4개의 영역으로 나누어진다(그림 2-17).[56]

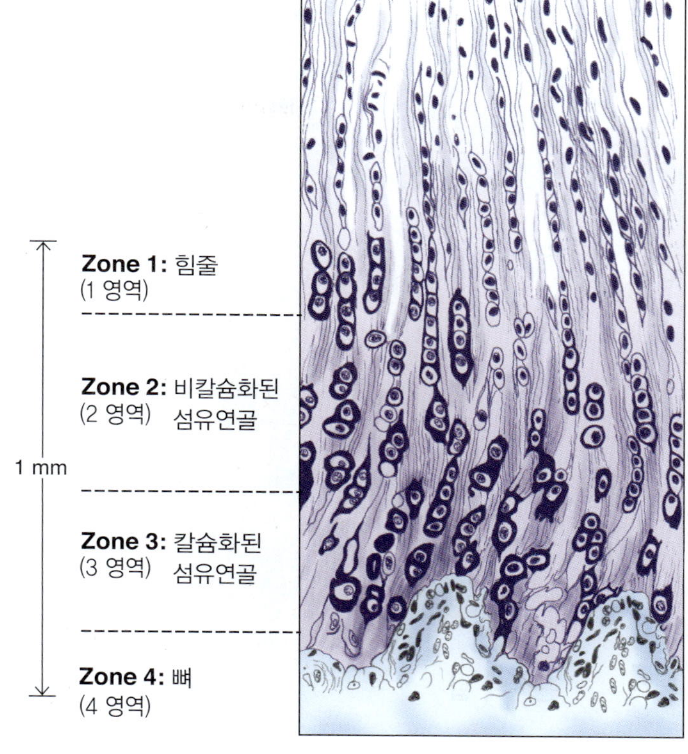

그림 2-17. 뼈-힘줄(또는 인대)의 섬유연골성 이음부. 순수한 힘줄(1 영역)에서부터 뼈(4 영역)까지 4개의 영역이 있다. 1 영역과 3 영역 사이에서, 물질은 섬유연골(2 영역)에서 무기질 섬유연골(3 영역)까지 점진적으로 전환한다.

첫 번째 영역은 힘줄의 중간물질과 연속되는 고유의 힘줄 성분으로 구성된다. 두 번째 영역은 비칼슘화된 섬유연골을 포함하고, 힘줄에서 뼈로 전환되는 시작점을 나타낸다. 세 번째 영역은 칼슘화된 섬유연골을 가지고 있는 영역이고, 네 번째 영역은 뼈이다. 조직의 변화는 점진적이면서 연속적으로 이루어지며, 이것은 매우 다른 물질인 힘줄과 뼈 사이에서 효율적인 하중 전이를 돕는 것으로 추정된다. **타이드마크**(변화의 절정, tidemark)는 섬유연골성 부착의 칼슘화 영역과 비칼슘화 영역 사이에서 빈번하게 나타나고, 이것은 물렁조직과 단단조직(hard tissue) 사이의 경계를 보여준다; 그러나 타이드마크가 절대적 구분선이 아니다. 결합조직 성분의 드라마틱한 변화는 다양한 영역에서 일어나는데, 이것은 압박력과 장력 모두에 노출되는 힘줄 부착점을 의미한다.

섬유성 부착은 두 가지 범주로 나누어진다: 뼈막성 범주와 뼈성 범주.[56,58] 뼈막성 부착에서는, 힘줄 섬유가 뼈막에 부착하는데, 이것은 힘줄과 뼈의 간접 부착을 제공한다. 뼈성 부착를 통해, 힘줄은 뼈에 직접 부착한다. 2개 유형의 부착이 혼합될 수도 있고, 뼈막성 부착이 노화로 인해 종종 뼈성 부착으

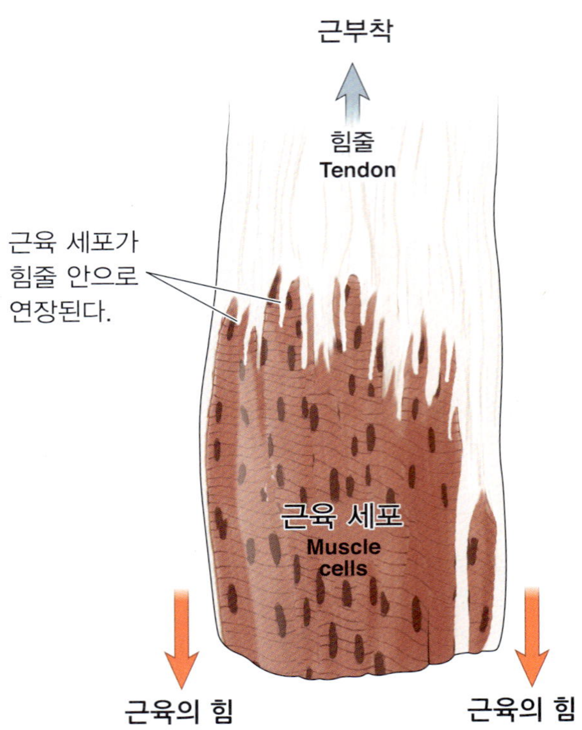

그림 2-18. 근육-힘줄 이음부. 근육 세포는 힘줄과 결합된다. 엔도테논은 근육속막과 연결되고, 에피테논은 근육바깥막과 연결되어 근섬육 주위에서 결합조직의 그물망을 형성한다.

로 바뀐다. 이들 혼합된 부착의 예는 위팔뼈, 어깨뼈 및 빗장뼈에 붙은 어깨세모근이다. 힘줄과 뼈의 수술적 부착 이후에 형성된 새로운 부착은 초기에 섬유성 부착이지만, 시간이 경과함에 따라 섬유연골성 부착으로 바뀔 수도 있다.[56]

힘줄은 근섬유가 힘줄[60,61]과 얽혀있는 주름진 막을 통해 **근육-힘줄 이음부**(MTJ)에서 근육에 부착한다(그림 2-18). 근섬유 세포막과 힘줄의 섬유아세포, PGs 및 콜라겐 사이에 직접적인 연결이 있다. 힘줄의 내장과 비문은 각각 근육의 내장과 에피미엄에 혼합되어, 근육 섬유를 둘러싼 결합조직의 그물망을 형성한다. 힘줄의 엔도테논과 에피테논은 근육의 근육속막과 병합되어, 근섬유 주위에서 결합조직의 그물망을 형성한다.

근육힘줄 이음부의 연결 구성은 근육힘줄 단위의 정상 기능에 필수적이다. 근육힘줄 단위는 역학적 조건에 매우 민감하여 하중이 감소될 때 납작해지고 접힘이 감소될 것이다. 이런 변화는 근육힘줄 이음부를 약하게 만들어 손상의 가능성을 높인다. 따라서, 고정 이후 근육과 힘줄에 하중을 적용할 때, 처음에는 낮은 수준의 하중을 적용한 후 점차적으로 하중을 높이는 것이 손상의 위험을 감소시킬 수 있다.

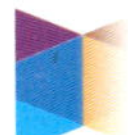

기본 개념 2-7 힘줄과 인대의 결합조직 (Tendon and Ligament Connective Tissues)

- 가장 큰 장력 강도를 가지는 Ⅰ형 콜라겐으로 구성된다.
- 콜라겐의 배열을 통해 힘줄에 가해진 스트레스를 반영한다. 힘줄은 근육의 선형 당김으로 인해 인대(여러 방향의 섬유 배열을 가진)보다 더 나란하게 배열된 섬유를 가진다.
- 이들 조직에 가해진 장력에 잘 적응할 수 있도록 적용된 힘의 방향으로 배열된 계층적 구조를 띄는 콜라겐을 가진다.
- 조직-뼈 경계면의 하중을 확산시키는 점진적인 전이를 통해 뼈에 부착하고, 이것은 손상을 막는데 도움을 줄 수 있다.[56]
- 하중의 변화(특히, 하중이 감소할 때)에 매우 민감한 부착 지점을 가진다.

연골(Cartilage)

연골은 대개 섬유연골, 유리연골, 탄성연골로 나누어진다. 유리연골은 뼈의 관절 끝단을 덮고 있고, 윤활관절의 독특한 특징 중의 하나이다. 섬유연골은 척추사이관절과 갈비복장관절 등과 같은 많은 연골성 관절에서 결합 물질을 형성한다. 또한 섬유연골은 원반이나 바닥판과 같은 형태의 몇몇 윤활관절에도 존재한다. 탄성연골은 귀와 후두에서 발견되고, 섬유연골보다 더 많은 엘라스틴을 가지고 있다.[62] 탄성연골은 관절 내부나 관절 주변에 없기 때문에, 이에 대해서는 더 이상 설명하지 않을 것이다.

유리연골(HYALINE CARTILAGE)

유리연골(관절연골)은 연골아세포와 성숙된 연골세포를 포함하고 있고, 힘줄과 인대보다 섬유사이 물질을 더 많이 함유하고 있는 세포바깥물질을 가지고 있다.[63] 연골아세포는 세포바깥물질로 빠져 나가는 콜라겐, PG(주로 아그레칸) 및 GAG를 생성한다. 세포바깥물질의 섬유 성분은 약간의 엘라스틴과 다른 종류의 콜라겐을 가지고 있지만, 전체 콜라겐 중 Ⅱ형 콜라겐이 90~95%를 차지한다.[63] 콜라겐은 세포바깥물질[49]의 섬유사이 성분 전역에 분산되어 있고, PGs와 그에 부착된 물 분자[49,63]를 압박하고 둘러싸는 그물망을 형성한다. 관절연골은 다른 관절 구조물보다 PG를 더 많이 함유하고 있다.

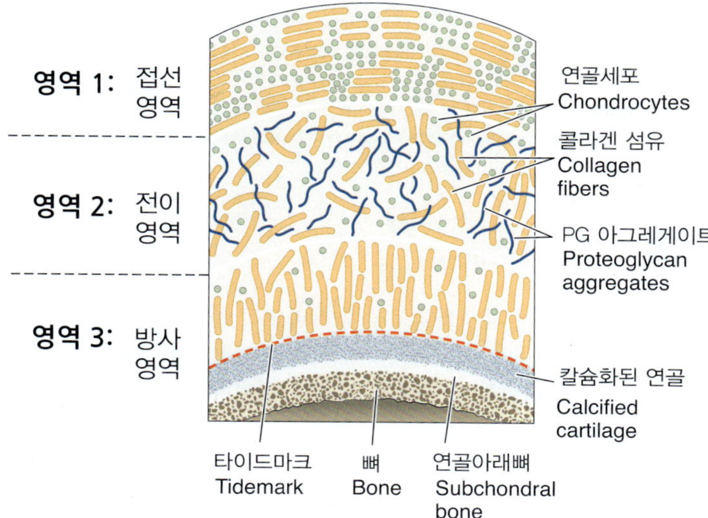

그림 2-19. 유리연골의 구조는 주로 콜라겐 섬유의 독특한 구성에 의해 이름이 붙여진 영역을 가지고 있다.

관절연골에는 뚜렷한 3 영역이 있고, 이들 영역은 윤활관절[64]의 뼈 끝단에서 발견된다(그림 2-19). 최외층(영역 1: 접선 구역)에서는, Ⅱ형 콜라겐 섬유가 관절면과 나란하게 배열되어 있다. 이 층은 관절주머니 내에 있는 관절강과 접한다. 매끄러운 외곽층은 반대쪽 관절면과의 마찰을 감소시키는데 도움을 주고, 관절면 위로 힘을 분산하는데 도움을 준다. 그 다음 층(영역 2: 중간층 또는 전이층)에서는, Ⅱ형 콜라겐 섬유가 열린 그물망을 형성한다. 이들 콜라겐 그물망은 함유된 섬유사이 PG와 물을 유지하여, 연골이 압박력을 흡수할 수 있도록 만든다. 세 번째 층(영역 3: 방사형 영역)에서는, 수직형(방사형) 콜라겐 섬유는 칼슘화된 연골에 있는 고정 상태를 찾기 위해 비칼슘화된 연골과 칼슘화된 연골 사이의 경계면을 가로지른다.[6,49] 연골의 칼슘화된 층은 가끔 네 번째 영역으로 불리며, 연골아래뼈와 인접된 부위에 위치하고, 연골을 뼈에 고정시키는 앵커 역할을 한다.[63] 칼슘화된 층은 비침투성 영역이어서 혈관이 풍부한 뼈에서 나온 영양분이 연골까지 도달하지 못한다.[65] 칼슘화된 연골과 비칼슘화된 연골 사이의 경계면은 힘줄과 뼈의 섬유연골 연결에 있는 칼슘화된 영역과 비칼슘화된 영역 사이에서 발견되는 것과 비슷한 타이드마크[62-63]이다.

유리연골은 다음과 사실을 근거로 볼 때, 실제로 세포 교체가 없는 것으로 간주된다: 유리연골은 (1) 세포가 적은 무혈관 조직이고, (2) 영양 공급을 주로 확산에 의존하고, (3) 오직 말기 때 분화된 세포만을 함유하고 있다. 관절연골의 칼슘화된 층이 뼈로 교체되는 것은 **연골내 칼슘화**에 의해 정상적으로 일어난다. 칼슘화의 전선은 칼슘화화된 연골의 흡수 비율과 균형을 맞추면서 천천히 연골의 비칼슘화 영역 쪽으로 진행하고, 세포들에 의해 새로운 세포바깥물질의 형성이 일어난다.[66,67] 노화 시, 연골의 심층(예, 영역 3)이 점차 뼈로 대체되어 연골의 두께가 얇아지기 때문에 이런 균형의 변화가 일어난다. 연골민뼈의 미세골절을 포함한 손상이 있을 때, 뼈의 2차 골화중심이 새로운 뼈 성장을 이루기 위해 활성화될 수 있고, 이것은 연골의 칼슘화 층으로 확장되어 타이드마크가 앞쪽으로 전진하고 비칼슘화 층이 얇아진다.[68]

관절연골의 디자인은 형태-기능 상호작용의 좋은 예이다. PG의 응집은 많은 양의 물을 끌어와서 연골의 삼투성 부종을 일으킬 수 있다. 관절연골이 압박(예: 체중부하)을 받으면, 부종 압박이 콜라겐 그물망의 후프에 장력을 가하고, 연이어 함유된 PGs와 물을 유지하는 반대의 힘을 일으킨다.[69] 관절에 대한 하중과 부종 압박이 균형을 이룰 때, 관절연골의 변형이 멈춘다.[70] 압박력에 대한 연골 저항력은 2가지 특징에 좌우된다: (1) 응집한 PGs의 큰 부피와 (2) 온전한 콜라겐 그물망. 관절 움직임 동안이나 연골이 압박될 때, 최외층(영역 1)에 있는 구멍을 통해 연골의 일부 윤활액이 관절강으로 빠져 나간다.[69-71] 그리고 하중을 제거하면, 그 윤활액은 연골 안으로 다시 들어온다. 이때 연골세포를 공급하는 관절강 안의 윤활액으로부터 영양분을 운반한다. 혈관이 유리연골에 때문에, 영양분은 오직 윤활액의 흐름을 통해서만 이루어진다; 따라서 자유로운 윤활액의 흐름은 유리연골의 생존에 필수적이다.

윤활액의 흐름은 가해지는 힘의 크기와 지속시간에 영향을 받는다.[71] 그 힘이 너무 과하거나 장기간 지속되면, 압박과 이완의 부족으로 윤활액의 흐름이 감소한다.[69] 또한 윤활액의 흐름 감소는 하중의 감소에 의해서도 일어난다. 유리연골은 장기간 하중이나 장기간 비하중 이후의 부적절한 영양분 공급에 의해 퇴행성 변화의 과정을 겪게 된다.[72] 연골의 건강은 반복된 중등도 압박력에 의존하는 것처럼 보인다.[73]

과도한 마찰력이나 외상으로 인해 콜라겐 섬유의 표층이 손상되면, PGs의 부종 압력에 저항하는 그물망이 찢어진다. 초기에 콜라겐 그물망의 찢어짐으로 인해 반대 힘이 없이 PGs가 더 많은 물을 끌어오면, 관절연골에 부종이 생기고 이로 인해 조직이 비후된다.[74] 결국에는, 윤활액의 이동이 느려지고, 새로운 세포바깥물질을 합상하는 능력이나 세포의 영양이 감소한다. 콜라겐 그물망의 억제가 없다면, PG가 윤활액 안으로 탈출하게 되어 점차 연골이 얇아지고 부식될 것이다. 이것은 골관절염의 발달 순서이다.[74]

섬유연골(FIBROCARTILAGE)

섬유연골의 구성은 유리연골과는 다르다. 세포의 구성에는 섬유아세포, 섬유세포, 그리고 경우에 따라 섬유연골세포 등이 포함된다. 유리연골과 비교했을 때, 섬유연골은 물과 PGs의 함량이 작고, 콜라겐의 함량이 더 큰 편이다. 비록 Ⅱ형 콜라겐이 섬유연골도 존재하지만, I형 콜라겐이 더 많이 분포되어 있다. 이런 콜라겐 섬유의 밀도는 물을 가두어 보관하는데 도움이 된다. 섬유연골은 주로 조직의 수분을 유지하기 위해 콜라겐의 구조를 사용하는 반면, 유리연골은 PG의 구조와 화학적 인력을 유지하기 콜라겐 구조를 이용한다.[75]

콜라겐 섬유의 구성은 섬유연골의 부위에 따라 다르고, 그 부위의 기능과 관련이 있는 것으로 여겨진다. 예를 들어, 콜라겐 섬유는 무릎관절 반달판의 표층에서는 무작위로 배열되어 있고, 심층 영역에서는 원주형으로 배열되어 있다; 방사형 섬유는 심층 영역과 주변(가장자리) 영역에서 관찰된다.[75] 원주형 섬유의 장력은 연골의 압박으로 발생하는 변형에 저항하고, 방사형 섬유는 원주형 섬유의 세로 방향의 분열을 막아주는 것으로 생각된다.[76]

섬유연골(유리연골과는 달리)은 어느 정도 혈관 공급을 받고 있지만, 여전히 혈관화가 제한된다. 섬유연골의 혈액 공급은 혈관화된 관절주머니의 부착점과 인접한 주변(가장자리) 영역에서만 발견된다.[26,75] 따라서, 유리연골에서 일어나는 것처럼, 하중을 통한 확산은 섬유연골의 많은 부분을 위해 영양분과 노폐물의 교환에 여전히 필수적이다.

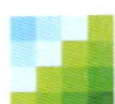

환자 적용 2-5

Katie는 17세 축구선수이며, 안쪽반달판이 찢어진 손상을 당했다. 5주 동안의 물리치료를 받았지만, 그녀는 무릎을 굽힐 때 통증, 부종 및 약간의 캐칭 느낌 등을 가지고 있다. 수술에 대해 논의할 때, 담당 의사는 그녀에게 반달판의 가장자리 부분이 찢어졌을 때만 수복이 가능하다고 말한다. 반달판의 중앙 부분은 혈관 공급을 받지 못하기 때문에, 반달판의 치유가 요구된다. 만약 반달판의 열상이 수복될 수 없는 반달판의 중앙 부분까지 들어갔다면, 수술의는 찢어진 반달판의 일부를 제거해야 것이다. 일반적으로 반달판은 무릎의 관절연골(특히, 평평해진 정강뼈고원)에 가해지는 체중부하의 하중을 어느 정도 분산시킨다. 결과적으로, 반달판 일부의 제거는 관절연골에 가해지는 하중(그리고 변형)을 증가시키고, 무혈관성 유리연골을 통한 윤활액 흐름을 감소시키고, 또 시간의 경과에 따라 Katie의 퇴행성 변화의 위험을 높일 것이다. 만약 반달판 열상이 반달판의 가장자리에만 한정되었다면, 혈관의 공급을 받기 때문에 수복과 치유가 가능할 수도 있다.

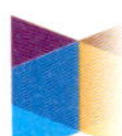

기본 개념 2-8
연골(Cartilage)

- 유리연골은 세포바깥물질에서 비교적 높은 비율의 PGs와 물을 가지고 있는 Ⅱ형 콜라겐에 의해 주로 구성되며, 압박의 힘에 잘 저항할 것이다.
- 섬유연골은 일반적으로 I형과 Ⅱ형의 콜라겐을 모두 함유하고 있어, 압박 스트레스와 장력 스트레스를 잘 견디는 편이다.
- 유리연골은 완전히 무혈관성 조직이다; 섬유연골은 제한된 혈관 공급을 가지고 있지만, 이것은 관절주머니와 인접한 영역에 한정된다.
- 무혈관성 유리연골이나 또는 혈관 공급이 제한되거나 없는 섬유연골의 부위는 하중과 비하중을 통한 윤활액의 흐름으로 영양분을 공급하고 노폐물을 제거한다.

뼈(Bone)

뼈는 모든 결합 조직 중에서 가장 단단한 조직이다. 세포바깥물질은 유기질(주로 I형 콜라겐)과 무기질(주로 섬유 주위를 채우는 **hydroxyapatite**(하이드록시아파타이트)로 구성되어 있다.[6,11] 유기질은 유연성과 장력 강도를 뼈에 제공하는 반면, 무기질은 압박 강도를 뼈에 제공한다.[77] 뼈의 세포 구성에는 섬유아세포, 뼈아세포, 뼈세포, 뼈파괴세포 및 전구세포(뼈아세포로 분화할 수 있는) 등이 포함된다. 섬유아세포는 I형 콜라겐과 기타 세포바깥물질 성분을 생성한다. 뼈세포는 1차 골형성 세포로서 뼈의 합성과 무기질의 퇴적과 무기질화를 담당한다. 또한 뼈아세포는 **procollagen**(프로콜라겐/I형 콜라겐의 전구 물질)을 주변 바탕질 안으로 분비한다. 뼈파괴세포는 커다란 단세포-다형 세포(monocyte-derived polymorphous cell)이며, 뼈의 재흡수를 담당한다. 흡수와 침착 사이의 항상성은 영양분, 호르몬 상태 및 역학적 하중에 의해 미세하게 조정된다.[77]

뼈는 2개의 층을 가지고 있다: 치밀한 가층과 스폰지 같은 속층(그림 2-20).[6] 속층은 **해면뼈**로 불린다(**뼈잔기둥**, 또는 **스폰지뼈**); 가층은 **치밀뼈**로 불린다. 해면뼈에서는, 칼슘화된 조직이 **뼈잔기둥**이라 불리는 얇은 판을 형성한다. 뼈잔기둥은 뼈에 가해진 스트레스와 일치되게 형성된다. 뼈잔기둥

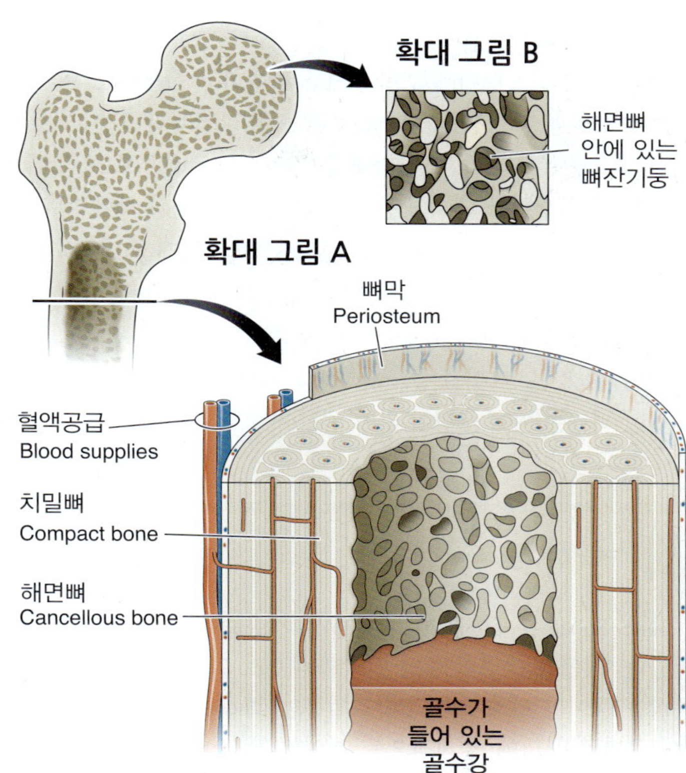

그림 2-20. 전형적인 긴뼈인 넙다리뼈의 몸통을 단면한 것이다. 이 그림(확대 그림 A)은 뼈의 가층이 치밀뼈이고, 속층이 해면뼈임을 잘 보여주고 있다. 해면뼈는 긴 스트레스 라인으로 이루어진 얇은 뼈잔기둥(확대 그림 B)을 보여 주고 있다. 뼈의 가쪽면(관절면 제거)은 치밀한 섬유성 뼈막(뼈와 혈관을 주고 받는)에 의해 둘러싸여 있다.

의 하중 이력(여러 방향으로 가진 하중을 포함하고)은 뼈 밀도의 분포와 뼈잔기둥의 방향에 영향을 주는 것으로 밝혀졌다.[78] 어떤 영역의 뼈밀도 증가와 다른 영역의 뼈밀도 감소는 뼈에 가해진 하중에 따라 반응하는 것이다. 해면뼈는 치밀한 겉질뼈의 층에 의해 덮혀 있으며, 겉질뼈는 구심성 층으로 이루어져 있다.

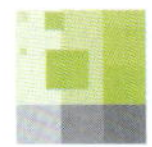

확장 개념 2-1
뼈의 강도

치밀뼈의 압박 강도는 250 MPa이고, 이것은 콘크리트(약 4 MPa)나 나무(100 MPa)보다 크지만, 강철(400~1500 MPa)보다는 작다. 뼈는 주철(140-300 MPa)만큼 강하지만, 무게는 덜 나간다. 뼈는 압박 만큼 장력에 강하지 않으며, 압박 강도는 밀도와 하중에 대한 뼈잔기둥의 방향에 좌우된다. 만약 하중의 뼈의 긴축을 따라 적용되면, 뼈가 더 강해진다.

뼈막은 관절면을 제외한 나머지 뼈 전체의 표면을 덮고 있는 섬유층이다. 인대와 힘줄의 콜라겐 섬유는 뼈막과 병합되고, 힘줄과 인대의 Sharpey 섬유가 뼈막을 통해 뼈의 심층으로 들어간다. 뼈막에는 뼈아세포와 뼈파괴세포의 전구물질이 들어 있고, 영양분을 제공하는 많은 모세혈관들이 존재한다. 뼈막은 성장과 수복에 요구되는 세포들의 저장고 역할을 한다. 따라서, 외상이나 수술에 의해 뼈막이나 뼈가 손상되면, 뼈의 치유 능력이 떨어질 것이다.

미세 구조의 관점에서 볼 때, 겉질뼈와 해면뼈 모두는 뼈 구조에서 뚜렷한 2가지 유형을 보여준다: **무층뼈**(woven bone)와 **층판뼈**(lamellar bone). 무층뼈(1차)의 콜라겐 섬유는 직조 물질과 닮은 거칠고 가는 섬유의 패턴을 형성하기 위해 불규칙하게 배열되어 있다. 무층뼈는 어린 뼈이고, 프레임 없이 빠르게 형성된다. 무층뼈는 영아, 골절된 애벌뼈 또는 긴뼈의 뼈몸통끝단에서 종종 발견된다. 층판뼈는 형성하기 위해 세포바깥물질의 프레임을 필요로 하고, 평행한 층으로 구조되고, 또 성인 뼈대의 대부분을 구성하는 오래된 뼈이다.

뼈는 평생에 걸쳐 증가된 힘줄의 당김, 체중의 변화나 또는 새로운 활동에 의한 스트레스 등과 같은 힘의 변화에 반응하면서 역동적인 활동과 리모델링 활동을 한다.[78] 본 장의 앞부분에서 언급한 바와 같이, 뼈의 모양은 기능에 맞춰 변화하는데, 이것은 Wolff의 법칙으로 알려져 있다. 새로운 힘이나 증가된 힘의 적용은 뼈파아세포의 활동을 증가시키고, 그 결과로 뼈질량이 증가한다. 힘의 감소가 일어나면, 뼈파괴세포의 활동이 우세해져 뼈질량이 감소한다. 노화, 영양 상태, 대사 과정 및 질환 등과 같은 내적 영향도 뼈의 리모델링에 영향을 줄 수 있는데, 그 이유는 뼈가 생리적 기능과 역학적

기능 모두 상호의존적이기 때문이다.[77,79]

뼈를 생성하는 뼈아세포보다 뼈를 파괴하고 흡수하는 뼈파괴세포가 더 빠르게 활성화하게 되는 뼈의 합성과 흡수 사이의 불균형이 초래되면, **골다공증**[80](osteoporosis)으로 불리는 상태가 발생한다. 골다공증을 가진 그 뼈는 정상 뼈에 비해 감소된 무기질 밀도(단위 부피당 질량)를 가지게 되어, 더 약해지고 골절의 위험이 높아진다. 세포들이 세포바깥물질의 다른 성분들을 계속 합성하는 동안 뼈 무기질화가 감소될 것이다; 이것은 **뼈감소증**(osteopenia)이라고 불린다. 고정되었던 뼈들은 뼈에 구멍이 많이 생긴다.

환자 적용 2-6

June Sabato는 56세이며, "다발성 경화증"이라는 진단을 받았다. 최근에 그녀의 증상이 악화되었고, 그녀의 주치의는 증상을 줄이기 위해 스테로이드 일종인 glucocorticoids(글루코코르티코이드)에 일시적으로 투여했다. 스테로이드에 의해 June의 증상은 가라앉았고, June은 스테로이드의 정규적 사용을 위한 처방전을 주지 않는 것에 의아해 했다. 의사는 그녀에게 다음과 같이 설명했다: 스테로이드제가 뼈 건강에 나쁜 영향을 주어 골다공증을 유발할 수 있다. 스테로이드처럼, 약물이 뼈아세포의 기능을 악화시키고 뼈파괴세포의 형성을 증가시킨다면, 뼈 형성과 뼈 퇴행 사이의 불균형이 뼈 퇴행을 가속하고 뼈를 약하게 만들어 골절의 위험을 증가시킬 것이다.[79]

확장 개념 2-2
체외에서의 조직 성장

결합조직은 손상된 조직을 대체하기 위해 나중에 이식할 수 있는 실험실 조건하에서 지금도 성장하고 있다. 예를 들어, 새로운 연골세포가 성장될 수 있고, 나중에 연골의 퇴행이 일어난 부위에 주입할 수 있다(동종 연골이식).[81] 출발점은 섬유아세포(손상된 연골에서 축출된)로서, 세포바깥물질 그물이나 뼈대에 심겨진다.

결합조직의 양상적 특성 (Behavioral Properties of Connective Tissue)

강철과 같은 동종 물질(homogeneous material)은 적용되는 힘의 방향에 관계없이 동일한 역학적 양상을 띠고, 이것을 **등방성 물질**(isotropic materials)이라 한다. 이와는 달리, 결합조직과 같은 ***이종 물질***(heterogeneous material)은 적용되는 힘의 크기와 방향에 따라 다른 양상을 띠게 되고, 이것을 **비등방성 물질**(anisotropic)이라 한다. 결합조직은 고체 성분과 반고체 성분이 혼합되어 있기 때문에 이종 물질로 불린다. 전체적으로 조직 물질의 기능은 다양한 성분의 결합 속성, 각 성분의 비율, 그리고 이들 성분간의 상호작용 등에 좌우된다.[32,33,82]

구조적 특성과 물질적 특성 (Structural and Material Properties)

인체 관절의 성분은 일상활동 동안 힘의 변화를 겪게 되고, 지지와 보호를 제공할 수 있도록 이들 힘을 이겨내는 능력을 가져야 한다. 이들 성분의 역학적 양상은 다양한 구조물과 조직이 지지를 어떻게 제공하는지를 나타낸다. 구조적 특성은 단면적과 길이와 같은 특성 고려한다. 물질의 속성은 조직 자체의 성분 특성에 대한 정보를 제공한다.

하중, 힘 및 신장(Load, Force, and Elongation)

하중이란 용어는 구조물에 가해지는 힘을 의미한다. 1장에서 설명된 많은 예들로는, 앵클 웨이트, 레그-프레스 발판 및 종아리-발 분절에 가해지는 중력 등에 의해 발생된 힘 등이 있다. 조직의 크기와 구성 뿐만 아니라, 힘 적용의 크기, 방향 및 속도가 하중에 대한 조직의 반응에 영향을 줄 것이다.

힘이 물체에 작용할 때, 그 물체는 **변형**(형태의 변화)을 일으킨다. 장력 하중은 물체를 신장시킨다; 압박력은 물체를 압박한다. **하중-변형 곡선**(그림 2-21)은 적용된 하중에 따른 변형을 나타낸 것이며, 이것은 특정 물질이나 구조물의 변형에 대해 가해진 하중(힘)을 표시한 결과로서, 특정 재료 또는 구조물의 강도 특성에 대한 정보를 제공한다.[83-85]

결합조직의 하중-변형 곡선은 물질의 **말단 영역**, **탄성**, **가소성**, **최종 강도** 및 물질의 **강직도** 뿐만 아니라, 물질이 파괴되기 직전까지 흡수하는 에너지량(하중-변형 곡선 아래의 면적)을 반영한다. 하중이 결합조직에 처음 적용될 때, 매우 작은 힘으로 조직의 물결 모양을 없앴을 수 있고, 이것으로 섬유를 자신의 길이만큼 일자로 신장할 수 있다. 이것은 곡선의 **말단 영역**으로 간주된다. 섬유가 자기 길이만큼 늘어난 후, 하중-변형 곡선은 선형 관계를 띤다; 하중의 증가만큼, 변형이 증가하게 될 것이다(그러나 비율이 반드시 동등하지는 않다). 이 영역은 **탄성 영역**으로 간주된다. 강직도의 역수는 순응(compliance)이다.

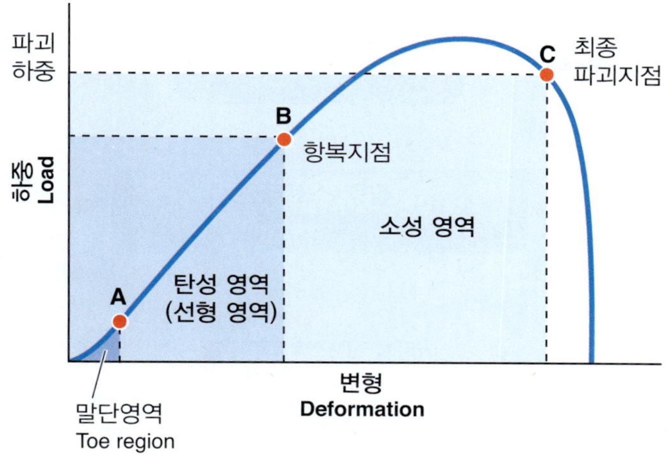

그림 2-21. 장력으로 검사된 결합조직의 하중 변형 곡선. 초기에는 작은 힘으로도 크림프(물결 모양)이 사라질 것이다(말단 영역). 콜라겐 섬유의 실제 신장은 탄성 영역에서 일어난다(직선(A–B)의 특성을 가진다). 항복지점인 탄성 영역의 끝지점(B)에서 추가적인 힘 적용이 있으면, 영구적인 변형이 발생한다(소성 영역). 소성 영역을 초과하여 하중의 증가가 계속 일어나면, 조직이 최종 파괴지점(C)에서 파괴된다. 파괴지점에서는 하중을 더 이상 지탱할 수 없다.

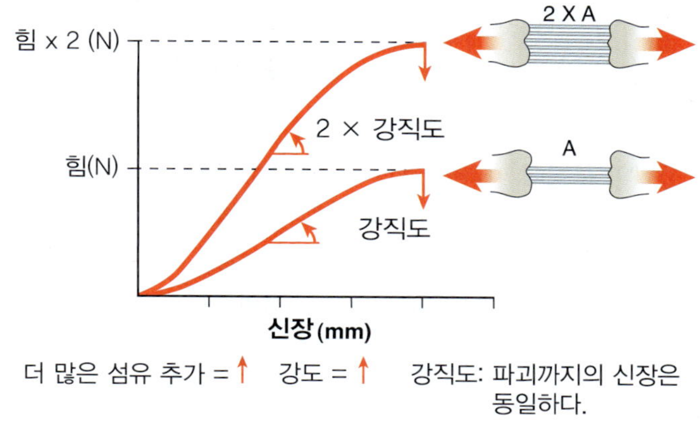

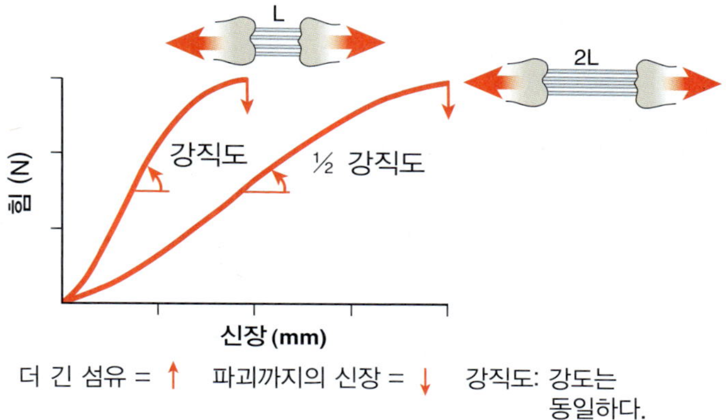

그림 2-22. 같은 조직의 단면적과 길이의 변화는 하중(힘)의 전반적인 반응에 영향을 미칠 것이다. **A.** 단면적의 증가는 조직이 파괴되기 전에 특정 길이에서 더 큰 힘을 이겨낼 수 있다(강직도가 더 커진다)는 의미이다. **B.** 조직 길이의 증가는 동일 하중 조건에서 더 크게 신장될 수 있다는 의미이다(강직도가 작아진다). 강직도는 탄성 영역의 기울기를 의미한다(출처: Butler DL, Grood ES, Noyes FR, et al: Biomechanics of ligaments and tendons. Exerc Sport Sci Rev 6:144, 1978; with permission from Lippincott Williams & Wilkins.)

만약 하중–변형 곡선의 기울기가 급하면(하중의 큰 증가가 적은 변형의 증가를 일으키는), 물질은 높은 강직도와 낮은 순응을 보인다. 만약 곡선의 기울기가 낮으면(상대적으로 작은 하중이 큰 변형을 일으키는), 물질은 낮은 강직도와 높은 순응을 보인다. 만약 하중이 탄성 영역에 국한되면, 물질의 변형은 영구적이지 않을 것이다; 하중이 제거되면 구조물은 원래 치수로 돌아갈 것이다. 탄성 영역의 끝지점(**항복지점**)에서는 하중이 제거되어도 그 물질은 원래 상태로 되돌아가지 않을 것이다. 비록 하중이 제거된 후 구조물이 온전할지라도, 그 물질은 원래 길이나 형태로 회복되지 않을 수 있다; 영구적인 변형이 일어난다. 항복지점과 조직 파괴 사이의 하중–변형 곡선은 **소성 영역**에 해당된다. 하중이 소성 범위 내에서 적용되었을 때 원래 형태로의 물질 회복은 인대 염좌에서 일어나는 것처럼, 새로운 조직 성분의 합성과 재구성화를 통해서만 일어날 것이다. 만약 조직을 변형시키기 위해 소성 범위 내의 하중이 계속 적용되면, 그 물질은 **최종 파괴지점**에 도달할 것이다. 하중이 파괴지점에 도달할 때 그 하중은 **파괴 하중**이 된다.

하중–변형 곡선의 힘 값은 구조물의 크기와 구성에 따라 달라진다. 큰 단면적을 가진 구조물은 동일한 길이의 적은 단면적을 가진 구조물보다 적은 변형을 일으키고, 더 큰 힘을 이겨낼 수 있다(그림 2-22A). 큰 구조물은 비슷한 단면적을 가진 작은 구조물보다 힘이 적용될 때 더 크게 변형을 한다(그림 2-22B). 두 개의 조직이 같은 물질로 구성되면, 큰 단면적을 가진 조직이 더 큰 장력(큰 강직도)을 가질 것이고, 더 긴 조직이 더 작은 강직도를 가질 것이다.

검사 동안 측정된 힘과 변형이 구조물의 특성(단면적과 길이)에 좌우되기 때문에, 하중–변형 곡선은 구조물의 구조적 특성을 반영한다. 장력의 단위는 뉴턴(N)이고, 압박력(압력)의 단위는 파스칼(Pa)이고, 신장이나 압박의 단위는 길이 단위로써, 밀리미터(mm) 또는 마이크로밀리미터(μm)이다.

스트레스와 스트레인(Stress and Strain)

하중(힘)이 구조물이나 물질에 적용될 때, 적용된 힘과 반대되는 힘이 물질 내에서 생성된다. 물질 내의 이들 힘들은 물질의 구성에 따라 달라진다. 만약 우리가 조직의 역학적 효과(단면적과 길이)를 고려한다면, 테스트를 통해 조직의 물질 특성을 알 수 있다. 적용된 힘의 크기를 조직의 크기와 무관한 물리적 양(**스트레스**)으로 전환함으로써 우리는 조직의 길이나 단면적을 제어할 수 있다. 스트레스는 물질의 단위 면적에 가해지는 힘이며, 다음의 공식처럼 수학적으로 표현될 수 있다. 여기서 F는 적용된 힘이고, A = 면적이다.

$$스트레스 = F/A$$

스트레스는 파스칼 단위($P=N/m^2$)나 메가파스칼 단위($MPa=N/mm^2$)로 표현된다. 이들 단위는 압력을 측정하는데 사용되는 단위이며, 단위 면적당의 힘이다. 그러나 압력은 물질의 표면에 수직으로 가해지는 압박력에 의해 생성된다. 구조물이나 물질의 길이(또는 단면적) 백분율 변화를 **스트레인**(변형률)이라고 부른다.[86,87] 스트레스와 마찬가지로, 스트레인도 직접 측정할 수 없지만, 다음 공식을 이용하여 수학적으로 계산될 수 있다. 여기서 L1은 원래 길이이고, L2는 최종 길이다:

$$스트레인 = (L2 - L1) \div L1$$

스트레인은 백분율로 표기되기 때문에, 단위는 없다.

인체 조직에서 일어나는 스트레인의 종류는 하중이 조직에 어떻게 적용되는지에 따라 달라진다. 만약 같은 선상에서 서로 멀어지는 반대되는 방향의 2개 힘이 한 물질에 적용되면, 그 힘들은 장력 하중(장력 스트레스)을 일으키고, 구조물이나 물질 내에 장력 스트레인을 발생시킨다(그림 2-23A).[33,34]

만약 2개의 힘이 같은 선상에서 서로를 향해 가해지면, 그들은 압박 하중(압박 스트레스력)을 일으키고, 구조물에 압박 스트레인을 유발한다(그림 2-23B). 만약 2개의 힘이 같은 선상이 아닌 다른 선상에서 평행하고 반대 방향으로 적용되면, 그들 힘은 전단 하중을 구성한다(전단 스트레스: 그림 2-23C). 구조물의 긴축에 수직으로 적용된 힘은 비틀림 하중(비틀림 스트레스: 그림 2-23D)를 구성한다. 넙다리뼈와 같이 휘어진 구조물(약간 좌우와 앞뒤로 휘어진)에 세로의 힘이 적용되면, 굽힘 하중은 볼록한 측면에 장력 스트레스를 발생시키고, 오목한 측면에는 압박 스트레스를 발생시킨다(그림 2-23E).[88]

인체 조직에서 발생하는 스트레스와 스트레인의 유형은 물질, 적용된 하중의 유형, 적용된 하중 지점, 하중의 방향과 크기, 하중의 속도와 기간 등에 따라 달라진다. 스트레스와 스트레인이 그들의 공식에 기반할 때 물질의 길이나 단면적과 무관하기 때문에, 스트레스-스트레인 곡선은 하중-변형 곡선(구조물의 특성을 반영하는)과는 반대로, 조직의 **물질 특성**을 반영한다.

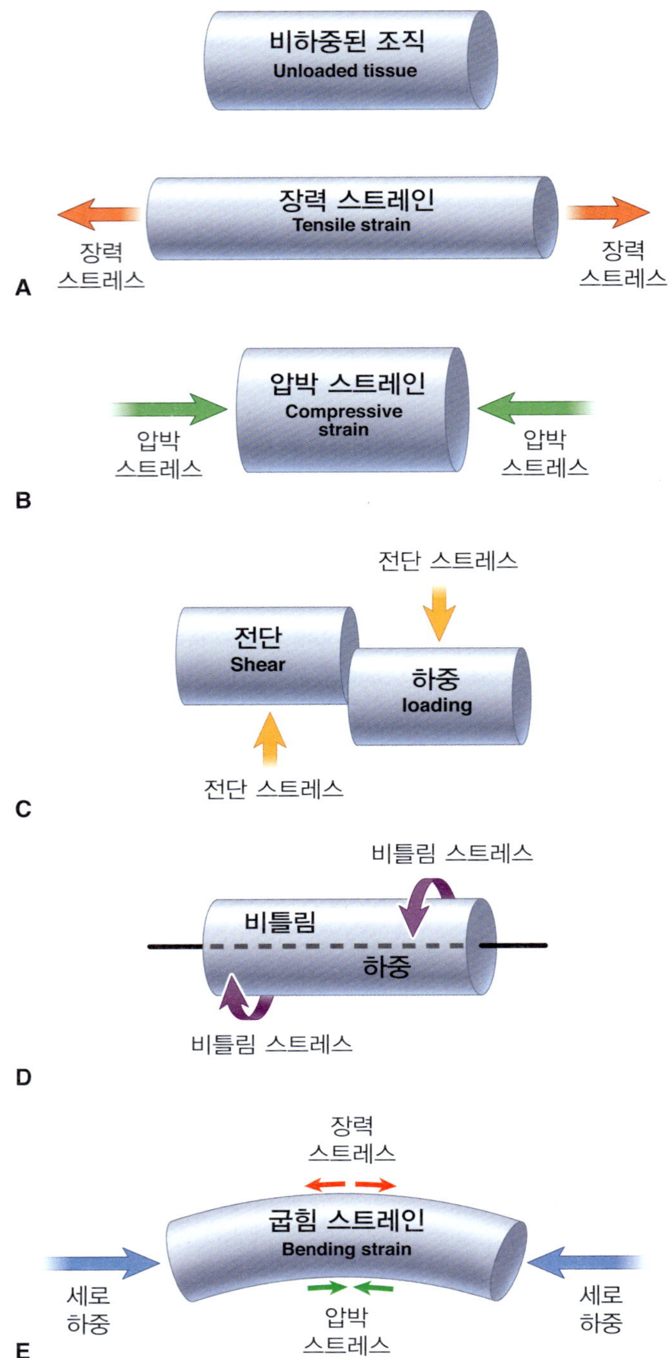

그림 2-23. 결합조직을 변형(스트레인)시킬 수 있는 여러 종류의 스트레스(하중). A. 장력 스트레스. B. 압박 스트레스. C. 전단 스트레스. D. 비틀림 스트레스. E. 굽힘 스트레스.

스트레스–스트레인 곡선(그림 2-24)은 한 물질의 강도 특성을 다른 물질의 강도 특성과 비교하거나 다른 조건(예: 고정 이전과 이후의 인대)에서 동일 조직을 비교하는데 이용될 수 있다. 스트레스–스트레인 곡선은 하중–변형 곡선과 같은 지점들을 사용하지만, 곡선의 형태와 스트레스와 스트레인의 정도는 물질의 구성에 따라 달라질 것이다. 압박 하중이나 장력 하중 아래에서 물질의 강직도는 스트레스–스트레스 곡선의 선형 부분의 기울기로 표현된다. 강직도(**Young 계수**나 **탄성 계수**로 알려진)는 곡선의 탄성 범위(선형 부분)에서 연속된 두 지점에 대한 스트레인 변화(Δ)로 스트레스 변화(Δ)를 나눈 것이다.

각 물질들은 자기만의 독특한 스트레스–스트레인 곡선을 가진다. 인대의 스트레스–스트레스 정보는 스트레스–스트레인 곡선에서 이용될 수 있는 정보를 더 잘 이해하는 예로서 이용될 수 있다(그림. 2-24 참고). 인대에 가해진 최소한의 힘은 말단영역(toe region)에서 인대의 변형을 일으킨다; 스트레스는 낮고, 스트레인(길이의 변화)은 일반적으로 1–2% 범위에 있다. 실험 검사는 힘이 뼈로 전달되기 전에 인대의 피브릴을 자신의 길이로 펴는데 필요한 힘과 인대의 길이를 측정함으로써 인대의 말단영역을 결정한다. 스트레스–스트레인 곡선의 탄성 영역(선형 영역)에서, 콜라겐 피브릴은 실제로 신장되고, 적용된 힘에 저항을 한다. 스트레스–스트레인 곡선의 선형 영역 기울기는 콜라겐의 유형, 프브릴 크기 및 콜라겐 분자를 연결하는 교차연결을 반영한다. 스트레스가 제거되면, 인대는 스트레스 이전의 치수로 돌아갈 것이다(비록 원래 형태로 돌아가는데 어느 정도 시간이 걸린다). 정상 활동으로 발생하는 인대 스트레스는 일반적으로 약 4%의 스트레인을 발생시킨다.[90,91] 힘이 제거될 때 원래 길이로 돌아가는 능력이 사라지는 인대의 소성 영역에서는 콜라겐 섬유의 파괴(**미세파열**)가 시작한다. 미세파열의 임상 예는 등급 Ⅰ과 등급 Ⅱ의 인대 염좌이다. 이런 하중 이후의 회복은 손상을 회복시키는 새로운 조직의 합성과 콜라겐 분자의 교차연결과 같은 치유의 측면을 포함한다. 소성 영역을 지나서까지 힘을 계속 적용하면, 나머지 콜라겐 피브릴이 스트레스의 증가를 경험하게 될 것이고, 순차적으로 빠르게 파괴되어 조직의 파열(**거대파열**)을 일으킨다. **최종 스트레스**와 **최종 스트레인**이라는 용어들은 각각 조직 파괴가 일어나기 직전의 스트레스와 스트레인을 각각 설명한다. 인대나 힘줄의 경우, 결합조직의 파괴를 통해 구조물 중간 부분의 파열은 **파괴**라는 용어로 불린다. 만약 파괴가 인대나 힘줄의 뼈 부착점에서 일어나면, 이것을 **박리골절**이라고 부른다.

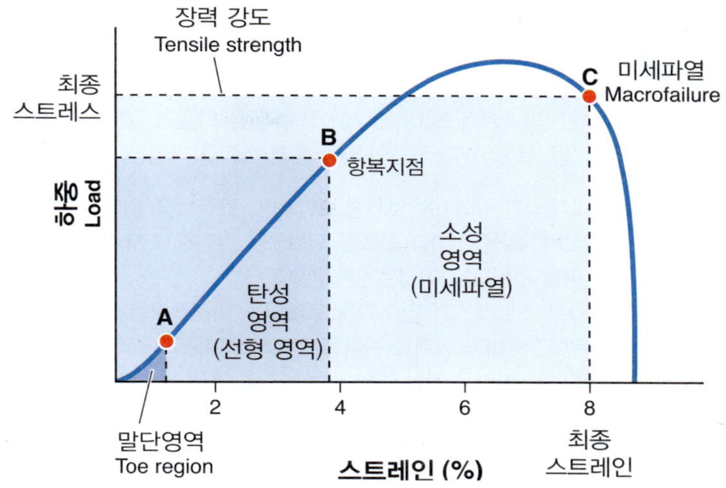

그림 2-24. 콜라겐 물질의 스트레스–스트레인 곡선의 예. 결과는 조직 치수와 무관하고, 조직을 이루는 물질을 반영한다. 말단영역은 힘의 적용 시작부터 프브릴의 신장이 일어나기 시작할 때까지의 영역이고, 약 1%의 스트레인(A)까지 일어난다; 탄성 영역(A–B)은 스트레스와 스트레인이 비례적으로 증가하는 영역이고, 전형적인 활동은 4%의 스트레인을 일으킨다; 그리고 B–C는 소성 영역이고, 조직의 구조에 미세손상이 일어난다. 최종 스트레스와 최종 스트레인에서, 조직은 완전하게 파열(거대 파열)되고, 조직의 스트레스가 "0"으로 떨어진다.

파열이 뼈에서 일어나면, 이것을 **골절**이라고 부른다. 느린 하중 속도는 박리골절을 일으키는 반면, 빠른 하중 속도는 구조물의 중간 부분 열상을 일으킨다. 결합조직의 모든 유형은 파괴되기 전에 다양한 스트레인을 이겨낼 수 있다. 일반적으로, 인대와 힘줄은 연골보다 더 많이 변형될 수 있고, 연골은 뼈보다 더 많이 변형될 수 있다. 그러나 전체 변형은 구조물의 크기(길이, 너비 또는 깊이)에 따라 달라진다.

확장 개념 2-3

겉질뼈는 높은 강직도(높은 탄성 계수)와 낮은 순응력을 가지고 있고, 해면뼈는 반대로 낮은 강직도(낮은 탄성 계수)와 높은 순응력을 가진다. 겉질뼈의 강직도는 17–25 GPa 정도이고, 나무의 강직도와 비슷하다. 비교의 관점으로서, 금속(뼈보다 더 강직도를 가짐)은 가파란 탄성 영역을 가지고 있다(큰 힘이 비교적 적은 변형을 일으키는); 또한 금속은 파괴되기 이전의 최대 하중 때 광범위하게 물질을 변형시키는 길고, 납작한 소성 영역을 가진다. 반대로, 유리는 가파란 탄성 영역을 갖지만(금속처럼 가파르지 않지만), 소성 영역이 거의 없는데, 그 이유는 탄성 한계에 도달할 때 갑자기 파괴되기 때문이다.[88]

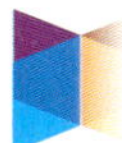

기본 개념 2-9
인대 염좌(Ligament Sprains)

실질적인 힘(스트레스)이 인대에 적용되면, 다음과 같은 순서로 이벤트가 일어날 것이다(적용의 힘이 충분한 힘을 가지면):

1. 인대가 약간 길어지는 것처럼 보이지만, 조직 내의 길이 증가에 저항하지 않을 것이다(콜라겐 피브릴은 간단하게 자기 길이만큼 펴질 것이다). 이것은 말단영역이다.
2. 증가된 스트레스가 인대의 스트레인을 비례적으로 일으키기 때문에, 인대가 실제로 길어질 것이다(콜라겐 피블이 신장될 것이다). 이것은 탄성 영역이다.
3. 인대 내의 일부 섬유가 찢어지기 시작하고, 콜라겐의 교차 연결이 파괴된다. 이런 소성 반응의 정도는 등급 Ⅰ의 염좌로 간주된다.
4. 일부 섬유는 온전하게 남아있지만, 섬유의 추가 열상이 계속 일어난다. 이런 반응은 소성 영역에서 더 많이 일어나고, 미세 파열에 가까워진다. 이것은 등급 Ⅱ의 염좌에 해당된다.
5. 인대가 완전히 찢어질 것이다(파열). 거대파열은 등급 Ⅲ의 인대 염좌로 간주된다.

점탄성(Viscoelasticity)

모든 결합조직은 **점탄성** 물질이다: 이것은 탄성과 **점성**이 결합된 것이고, 점탄성의 양상은 시간, 속도 및 이력현상에 따라 달라진다.[88,89] 탄성(예: 탄성 반응)은 물질에 가해진 하중이 제거되었을 때 그 물질이 원래의 길이나 형태로 돌아가는 능력을 의미한다. 탄성은 조직의 변형이 가해진 힘이나 하중에 정비례한다는 것을 내포하고 있다. 결합조직의 탄성은 주로 콜라겐과 엘라스틴의 함량 및 구성에 따라 달라진다.

물질이 신장되면, 양의 일(일 = 힘 × 거리)이 수행되고 신장된 물질의 에너지가 증가한다. 탄성 물질은 이 에너지를 저장하고, 음의 일을 할 때 그것이 회복된다. 즉, 신장된 탄성 물질은 원래 치수로 즉시 반동할 수 있다. 예를 들어, 많은 기능적 활동(예: 걷기, 달리기, 점프) 동안, 근육의 원심성 수축이 부착된 힘줄을 신장하고, 이런 탄성 에너지는 근육–힘줄 단위의 구심성 수축할 때 회복되고, 장력을 발생시키는 근육의 능력에 영향을 미친다.[90–92]

점성은 체액의 흐름에 대한 물질의 저항이다. 점성은 유체의 속성이고, 조직의 PGs와 물의 구성에 좌우된다. 높은 점성을 가진 조직은 변형에 높은 저항을 보이는 반면, 낮은 점성의 체액은 빠르게 변형될 것이다. 힘이 점성 물질에 적용되면, 그 조직은 시간 의존성과 속도 의존성을 보인다. 조직의 온도가 올라가거나 하중이 느리게 적용되면 점성이 감소하고, 압박이 증가하거나 하중이 빠르게 적용되면 점성은 감소한다.

확장 개념 2-4
점성(Viscosity)

변형에 대한 다소의 저항이 요구될 때 다양한 점성을 가진 자동차 오일들이 사용된다. 온도가 높아지면, 오일의 저항은 낮아지므로 윤활을 유지하기 위해 높은 점성의 오일(10W–30)이 사용될 것이다. 추운 겨울 동안에는 낮은 점성의 오일(5W–30)이 여전히 더 쉽게 오일을 변형시켜 엔진 표면을 코팅할 것이다.

시간 의존성과 속도 의존성의 특성 (Time-Dependent and Rate-Dependent Properties)

점탄성 물질은 힘의 적용으로 형태가 변화할 수 있고, 힘의 제거로 원래 상태로 돌아올 수 있다. 그러나 점성은 변형을 일으키고 원래의 형태로 돌아오는데, 시간에 의존한다. 점탄성 물질은 **크립**, **스트레스-이완** 및 **스트레인 속도 민감성** 등의 성질을 가지고 있다.[89]

크립(Creep)

점탄성 조직에 힘을 가하면, 즉각적인 탄성 반응이 나타난다; 만약 즉각적인 형태 변화가 일어난 이후에도 동일한 힘을 계속 유지하면, 물질의 변형이 점진적으로 일어날 것이다. 이런 조직 반응을 크립이라고 한다. 예를 들어, 여러분이 탄성 밴드의 끝에 웨이트를 매달면, 즉각적인 탄성 변형이 나타난다. 그러나, 웨이트가 계속 걸리면, 그 밴드는 시간이 경과하면 할수록, 점차 늘어날 것이다. 또한 결합조직은 일정한 하중(예: 장력)에 대한 초기 탄성 반응 이후 점차적으로 늘어나고, 하중이 제거된 이후에는 원래 길이로 점차적으로 회복될 것이다. 임상 환경에서 이것은 단축된 조직에 신장을 적용하는 경우이다: 임상가는 조직이 점차적으로 늘어나는 동안 일정한 힘을 유지한다. 연골과 뼈의 경우에는 크립을 검사하기 위해 압박력을 적용한다; 시간이 경과에 따른 물질의 함몰 깊이 뿐만 아니라, 하중 제거 이후의 회복 시간을 측정한다(그림 2-25A).

스트레스-이완(Stress-Relaxation)

점탄성 조직(viscoelastic tissue)이 고정된 길이(일정한 스트레인)로 신장되면, 그 길이를 유지하는 데 필요한 힘(스트레스)은 시간이 지남에 따라 감소하는데(그림 2-25B), 이런 현상을 **스트레스 이완**이라고 한다.

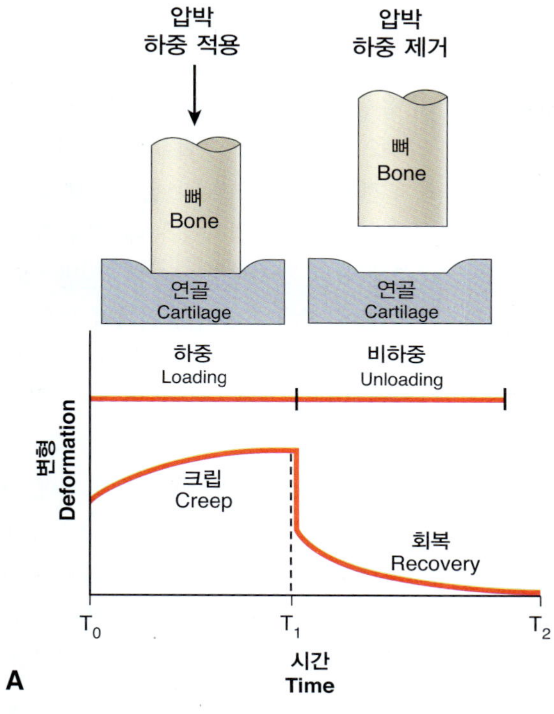

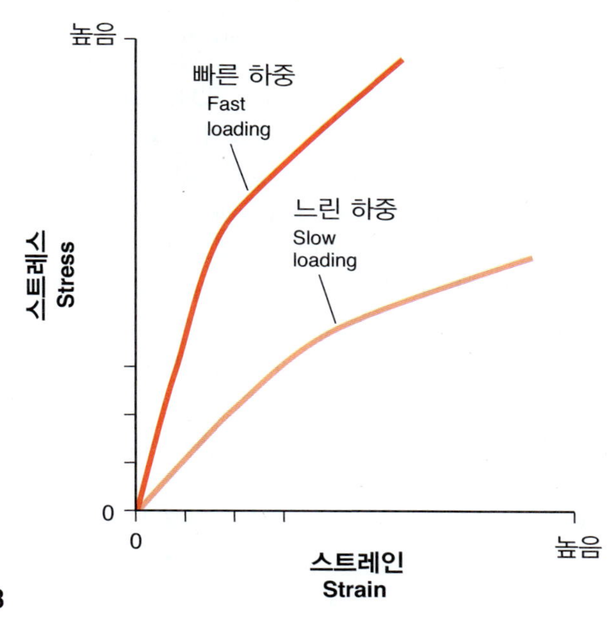

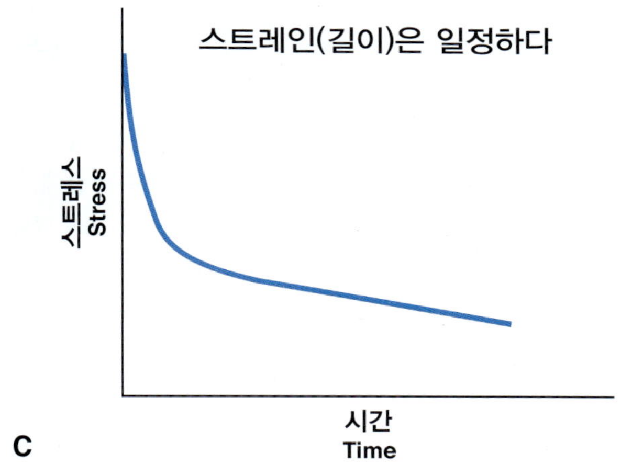

그림 2-25. 치밀 결합조직의 시간 의존성과 속도 의존성. **A.** 크립: 조직(예: 연골)이 고정된 힘(예: 뼈 압박에 의해)으로 하중되었을 때, 연골의 원래 함몰 깊이는 시간(T_0~T_1)의 경과에 따라 증가한다; 하중이 제거되면(T_1), 이 조직은 비선형적인 형태로 점차 원래의 모양을 회복된다(T_1~T_2). **B.** 스트레스 이완: 만약 조직이 일정한 길이로 신장된 후 그대로 유지(일정한 스트레인)되면, 그 길이를 유지하는데 요구되는 스트레스는 시간의 경과에 따라 점차 감소할 것이다. **C.** 조직이 빠르게 하중되면, 같은 조직을 느리게 하중했을 때보다 조직을 변형시키는데 더 큰 힘(스트레스)이 요구될 것이다.

임상에서 치료사는 이것을 신장에 대한 저항의 감소라고 인지할 수 있다(적은 힘으로 동일한 길이를 유지할 수 있다).

스트레인 속도 민감성(Strain-Rate Sensitivity)

대부분의 점탄성 조직은 하중의 적용 속도(빠르게 또는 느리게)에 따라 다른 양상을 띠는데, 이것을 **스트레인 속도 민감성**이라고 한다.[93] 하중이 빠르게 적용되면(느리게 적용될 때보다), 그 조직은 더 강직해져 조직을 변형시키는데 더 큰 힘이 요구된다(그림 2-25C). 하중이 빠르게 적용되면, 크립과 스트레스 이완도 더 커질 것이다.

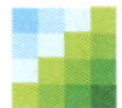

환자 적용 2-7

Angie Bagoda는 21세의 여성으로 ACL 열상 수술을 받았다. 안타깝게도, 수술을 받은 후 한 달이 되어도 그녀는 여전히 무릎을 완전하게 펼할 수 없었다. 무릎관절 관절주머니 인대 구조물에 대한 보다 강력한 신장 기법의 적용이 권장되었다. 치료사는 크립에 대한 지식을 이용하여 Angie의 무릎에 약간의 통증을 일으킬 만큼의 힘을 적용했다. 그런 다음, 관절주머니인대의 크립 변형을 유도하기 위해 2분 정도 동일한 도수의 힘을 유지했다. 잠시 휴식을 취한 후, 다시 그 절차를 반복하여 조직의 점차적인 신장을 일으켰다. 이런 중재 이후에 조직 콜라겐 섬유 내의 교차연결의 파괴로 오는 염증을 최소화하기 위해 얼음 찜질을 적용했다.

만약 Angie가 조직 크립을 일으키는 치료사의 힘을 견뎌낼 수 없다면, 다른 전략을 시도할 수도 있다. 치료사는 관절을 통증 지점까지 가져간 후, 더 이상 조직 신장을 적용하지 않고 같은 지점에서 그 관절을 유지할 수 있다. 그 환자의 자세를 유지하는데 필요한 힘이 줄어들 때까지 그리고 Angie가 관절주머니인대 조직의 장력이 이완되는 것(스트레스 이완)을 느낄 때까지 그 자세를 유지한다. 잠깐 휴식을 취한 후, 그 절차를 반복하기 위해 Angie의 무릎은 다시 한 번 통증 지점까지 가져간다. 스트레스 이완 후, 그 관절주머니인대 조직은 통증 지점에 도달하기 전에 약간 더 신장될 것이다. 첫 번째 치료 기법과 마찬가지로, 나중에 얼음을 적용하는 것이 합리적인 염증 예방책이다.

Angie의 단축된 관절주머니인대 구조물을 늘이기 위해, 크립을 이용하든 아니면 스트레스 이완을 이용하든 간에, 타이트한 조직의 손상(미세파열)을 피하기 위해 전체 길이 변화는 2~6% 스트레인을 초과하지 않아야 한다.

특수한 결합조직의 속성 (Properties of Specific Tissues)

결합조직은 적용된 힘에 반응하여 구조나 구성(그리고 그들의 기능)을 변화시킨다; 즉, 결합조직은 시간이 경과함에 따라 힘의 변화에 적응한다. 힘줄의 경우, 적용된 압박력의 변화는 조직이 함유하고 있는 GAG와 PG의 양과 유형을 변화시킬 수 있다;[37,38] 장력의 증가는 I형 콜라겐의 증가를 일으킬 수 있다. 이런 적응성 특성은 결합조직의 동적 특성과 구조, 구성과 기능 사이의 강한 관계를 보여준다. 하중 변화에 반응하는 결합조직의 놀라운 능력은 흔히 **SAID 원칙**[94] (**특이성 법칙**)으로 간주된다. 조직의 적응 원칙은 재활 동안 중재에 대한 접근 방법을 안내하기 위해 사용될 수 있는 "물리적 스트레스 이론"을 만들기 위해 사용되어 왔다.[95] 비록 적응성 반응에 공통점이 있지만, 우리는 스트레스와 스트레인에 대한 반응을 더 잘 이해하기 위해 특수한 결합조직의 특성을 살펴볼 것이다.

뼈(Bone)

겉질뼈는 해면뼈(뼈잔기둥)보다 강하다; 즉, 겉질뼈는 해면뼈보다 변형(스트레인)이 적고 더 큰 스트레스를 이겨낼 수 있다. 그러나 겉질뼈의 스트레인이 2%를 초과하면 조직 파괴(골절)가 일어나는 반면, 해면뼈는 생체실험에서 파괴되기 전까지 75%의 스트레인(그러나 낮은 스트레스)을 이겨낼 수 있다.[88] 스트레스의 유형과 조직에 적용되는 방법도 차이를 만든다. 겉질뼈가 압박으로 하중받으면, 겉질뼈의 종단면이 가장 큰 강도(파괴되기 전까지 강한 스트레스를 이겨낼 수 있는 능력)를 보인다. 넙다리뼈를 장력 검사했을 때, 종단면의 강직도가 단면적보다 2배나 큰 강직도를 보인다. 일반적으로, 겉질뼈는 장력 스트레스에 비해 파괴되기 전까지 높은 압박 스트레스를 이겨낼 수 있다. 해면뼈도 마찬가지다. 다시 말해, 뼈는 장력 스트레스보다 압박 스트레스를 더 잘 견딜 수 있다(변형이 잘 안된다).[88]

다른 조직의 것과 마찬가지로, 짧은 시간 동안 뼈에 가해지는 큰 하중은 높은 스트레스와 낮은 스트레인(스트레인 속도 민감성)을 발생시키는 반면, 장기간에 걸쳐 가해지는 하중은 낮은 스트레스와 높은 스트레인(크립과 스트레스 이완)을 발생시킨다. 규칙적인 하중 증가에 대한 해면뼈의 생리적 반응은 비대(hypertrophy)이다. 시간이 경과함에 따라 하중이 감소하거나 없다면, 해면뼈의 뼈잔기둥은 점점 작아지고 약해된다. 하중 속도, 빈도, 지속시간, 크기 및 유형 모두는 뼈대 적응에 영향을 미친다. 낮은 크기의 하중은 스트레스 골절을 초래할 수 있지만 반면 한 번의 높은 하중은 골절을 발생할 수 있다. 뼈는 **크립 변형**의 결과로서 반복 하중에 의해 강직도와 강도를 소실한다. 크립 변형은 조직이 원래 형태로 돌아가기 전에 다시 하중을 받을 때 일어난다. 힘이 새롭게 가해질 때마다 그 조직(여전히 변형된 상태에 있는)은 소성 영역 쪽으로 이동하거나 또는 소성 영역 안에 놓이게 된다.

힘줄(Tendons)

힘줄이 지속적인 장력 하중에 놓이면(근수축을 통해 스트레스가 발생할 때도), 그 힘줄은 크립 현상을 보인다. 힘줄을 탄성 영역으로 가져가는 힘의 증가가 있으면, 피브릴 내의 콜라겐 분자 사이 활주 현상, 피브릴 사이의 섬유사이 활주 현상, 그리고 끝으로 콜라겐 섬유의 총체적 붕괴(소성 영역 또는 미세파열)를 통해 지속적인 변형이 일어날 수 있다. 그러나 힘줄의 섬유는 완벽한 평행 배열을 이루지 않는다. 증가된 또는 지속된 힘이 적용할 때 최초로 펴진 섬유(말단영역)가 가장 먼저 파괴될 수 있고, 또 더 작고 약한 피브릴이 더 크고 강한 피브릴보다 먼저 파열될 수 있다. 대부분의 정상 활동도 말단영역과 선형 영역의 첫 부분에서 힘줄을 하중시킨다.

간헐적 장력에 대한 힘줄의 생리적 반응은 두께와 강도의 중등도 증가이다.[96] 다양한 힘줄에 대한 스트레스-스트레인 곡선은 Ⅱ형과 Ⅲ형 콜라겐의 비율 차이, 교차연결의 차이, 콜라겐 섬유의 성숙도, 피브릴의 조성, 바탕질 농도의 변화 및 수화 수준 등을 반영한다. 힘줄의 단면적, 물질 및 길이는 힘줄이 저항할 수 있는 힘의 양과 힘줄의 신장량을 결정한다.[41,97] 큰 단면적을 가진 힘줄이 약한 물질로 구성되지 않은 정상 조건일 때, 큰 단면적을 가진 힘줄은 작은 단면적을 가진 힘줄보다 더 큰 힘을 이겨낼 수 있어야 한다; 그래서, "두꺼움"을 가정하는 것이 적절하다. 아킬레스힘줄은 얇은 긴손바닥근의 힘줄보다 더 강하다.[96] 만약 비정상적인 조건에서는, 이런 관계가 달라질 수 있다. 예를 들어, 손상된 힘줄은 손상되지 않은 힘줄보다 직경이 훨씬 클 수 있지만, 손상된 힘줄은 작은 직경의 정상 힘줄보다 더 적은 콜라겐, 피브릴 및 교차연결을 가지고 있어 더 약한 편이다.[97] 아킬레스힘줄의 퇴행성 질환인 힘줄병증은 힘줄 강직도를 감소시키는 국소의 비후와 콜라겐 섬유 분해라는 특징을 가지기 때문에 더 쉽게 파열될 수 있다.[98]

정상 조건 상태에서, 그 힘줄은 중간 부위보다 양쪽 끝단에서 가장 취약하다. 힘줄이 뼈에 부착할 때 구성의 변화 때문에(조직 내의 고르지 못한 힘 분산을 초래하는), 힘줄의 뼈 부착점(enthesis)은 퇴행성 변화와 손상이 흔하게 일어나는 지점이다.[56,58] 근육힘줄 이음부(MTJ)는 근육 손상과 당김이 흔하게 일어나는 지점에도 불구하고, 뼈 부착점(enthesis)보다 더 강하게 보인다.[99] 그러나 MTJ는 강도에 대한 근육과 힘줄의 연결에 좌우되며, MTJ의 형태를 왜곡시키는 손상이 장력 강도를 감소시키고 추가적인 손상을 일으킬 수 있다.

건강한 힘줄은 일반적인 상태에서는 잘 파열되지 않고, 손상 없이 커다란 장력을 이겨낼 수 있다. 그러나 약화된 힘줄은 손상 가능성이 높아진다. 고정에 노출된 힘줄은 접힘의 감소와 MTJ의 위축을 보이고, 또 콜라겐 농도와 교차연결의 감소를 보인다.[99–101] 하중이 생리적 수준(조직의 경험된 수준)에 있더라도, 코르티코스테로이드 사용, 영양결핍, 호르몬 불균형, 투석, 만성 하중(부적절한 회복시간과 스트레스–스트레인 곡선의 높은 선형 영역에 대한), 그리고 갑작스런 큰 하중 등이 힘줄의 손상을 일으킬 수 있는 소인이 될 수 있다; 한편, 동일 하중은 힘줄의 더 큰 변형을 일으킨다.

힘줄은 하중의 크기와 방향의 변화에 쉽게 적응한다. 지속적 압박력에 노출된 힘줄은 장력 강도의 감소와 함께 연골과 유사할 수 있는 그들의 구성을 변화시킬 것이다.[102] 반대로, 장력 하중(특히, 장시간의 생리적 하중)에 노출된 힘줄은 크기, 콜라겐 농도 및 콜라겐 교차연결을 증가시킬 것이다.[103–105] 점진적인 하중 프로그램은 힘줄 구성의 변화를 유도함으로써 힘줄 기능장애를 치료하는데 이용된다.[97,106–109]

인대(Ligaments)

앞에서 언급했듯이, 힘줄과 인대는 역학적으로 매우 비슷하다. 힘줄과 마찬가지로, 간헐적 장력에 대한 인대의 생리적 반응은 두께와 강도의 증가이다.[83,84] 인대가 장력 스트레스에 약간 덜 저항하지만, 손상 없이 하중 방향의 범위 내에서 기능을 더 잘 할 수 있도록 만드는 다양한 방향의 콜라겐 프브릴을 가지고 있기 때문에 모든 방향의 힘을 이겨내야 한다. 이것은 형태(이 경우에서는 콜라겐 피브릴의 방향)–기능 상호의존성의 다른 예이다.

연골(Cartilage)

이들 힘은 연골에서 적용된 하중에 저항하는 상호작용이다: (1) 세포바깥물질의 섬유 성분에서 발생된 스트레스(Ⅱ형 콜라겐), (2) 세포사이액(PGs와 물)에서 발생된 부종 압력, (3) 세포바깥물질을 통한 체액 흐름으로 초래된 마찰 끌임.[49] 연골의 압박은 연골의 부피를 감소시키고, 압박을 증가시킴으로써 세포사이액의 유출을 일으킨다. 체액의 유출은 처음에 빠르게 일어나고, 그에 따라 빠른 변형 속도를 야기한다. 그 후에 체액 흐름과 변형은 점차적으로 감소하고, 연골의 압박 스트레스가 적용된 하중과 균형을 이룰 때 이들 현상이 중단한다.[68,69,93] 자기공명영상(MRI)은 인체 관절연골의 부피와 두께에 대한 연구를 가능하게 한다. Eckstein 등[110]은 8명의 지원자를 대상으로 무릎관절 MRI 검사를 했으며, 운동(50번의 굽힘) 이후에 3–7분 동안 체액의 13%까지 이동되었음을 발견했다.

연골 콜라겐의 장력 양상은 힘줄과 인대의 것과 비슷하지만 다른 방식으로 발생된다. 연골 내의 장력 스트레스는 압박된 PG와 물이 콜라겐 섬유를 밀어내기 때문에 표층의 콜라겐 그물망에서 발생된다.[63] 연골의 말단영역(스트레스–스트레인 곡선)의 비선형성 양상은 콜라겐 그물망과 PGs 사이의 항력(drag force)에 의해 발생되는 것으로 생각된다. 탄성 영역의 연골 콜라겐 섬유는 팽팽해지고, 인대와 힘줄의 섬유만큼 신장된다. 다양한 층의 연골 견본(그림. 2–19 참고)은 장력 양상의 차이점을 보여주고 있는데, 이것은 영역(층) 마다 콜라겐 섬유의 방향이 다르기 때문인 것으로 추정된다.[63] 전단에 대한 연골의 저항성은 존재하는 콜라겐의 양에 좌우되는데, 그 이유는 PG가 전단에 거의 저항하지 못하기 때문이다. 전단 스트레스는 칼슘화된 연골층과 연골밑뼈 사이의 경계면에서 발생하기 쉽다.

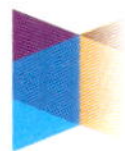

기본 개념 2-10
결합조직에 대한 하중 변화의 영향

- 결합조직에 하중을 주기적으로 가하지 않으면, 그 조직은 약해지고 그들의 전형적인 구조가 소실된다.
- 일반적인 하중 패턴에서 감소로 인한 변화가 빠르게 발생한다.
- 정상 구조와 기능의 회복은 점진적인 하중을 요구한다.
- 하중은 표적 결합조직의 유형에 맞게 조정되어야 한다.

질병, 손상, 고정, 운동 및 과사용에 따른 일반적인 변화들

(General Changes With Disease, Injury, Immobilization, Exercise, and Overuse)

관절의 각 부분은 그 관절의 전반적 수행에 꼭 필요한 1개 이상의 특별한 기능을 가지고 있다. 그러므로, 관절의 한 부분에 나쁜 영향을 미치는 어떤 것은 관절의 전반적인 기능을 방해할 것이다. 마찬가지로, 관절 운동이나 관절 스트레스에 나쁜 영향을 미치는 어떤 것은 그 관절을 구성하는 모든 구조물에도 나쁜 영향을 줄 것이다. 형태와 기능 사이의 관계는 손상 이후의 재활 동안 치료사들이 반드시 기억해야 할 필수 사항이다. 예를 들어, 뼈가 골절되었을 때, 그 골절이 후속 치료를 필요로 하는 1차 손상일 수 있지만, 뼈 치유 동안에 요구되는 하중 감소와 운동 부족도 연골, 인대, 관절주머니, 힘줄 및 근육에 대한 2차 효과를 가질 것이다. 이상적인 재활 프로토콜은 침범된 모든 구조물의 양상을 고려하고, 각 구조물의 긍정적 적응을 유도하기 위해 조정되는 중재를 포함한다. 이것은 변화된 하중 조건에 대한 각 조직의 적응 특성과 시간 경과를 이해한다는 것을 의미한다.

복잡한 관절은 단순한 관절보다 손상, 질병 또는 노화에 더 잘 침범되는 것 같다. 복잡한 관절은 여러 부분을 가지고 있고 더 많이 마모되기 쉬운데, 그 이유는 복잡성이 안정성 소실을 최소화하는 한편, ROM의 이득을 최대화로 얻으려고 시도되기 때문이다. 복잡한 관절의 기능은 많은 상호 관계의 요소에 의해 좌우된다. 예를 들어, 관절주머니는 윤활액을 생성해야 하며, 이런 윤활액은 관절을 윤활시키고 영양 공급을 하기 위해 적절한 구성과 충분한 양을 가져야 한다.

유리연골은 관절면이 쉽게 움직일 수 있도록 충분히 매끄러워야 하지만, 관절액으로부터 영양 공급을 받을 만큼 충분히 스며들어야 한다. 연골은 윤활액의 움직임을 원활하게 하기 위해 주기적으로 압박과 비압박되어야 하고, 또 PG로 이동된 윤활액을 유지하기 위해 콜라겐 그물망이 손상되지 않아야 한다. 인대와 관절주머니는 안정화를 위해 충분한 지지를 제공할 만큼 충분히 강해야 하지만, 과도한 제약없이 정상적인 관절 움직임을 허용할 만큼 충분히 유연해야 한다. 힘줄은 근육에 의해 발생되는 힘을 이겨낼 수 있어야 한다.

질병(Disease)

질병, 손상, 고정 및 과사용의 일반적인 영향은 분석을 위한 토대로써 관절 구조물의 정상적인 기능을 이용함으로써 설명할 수 있다. 예를 들어, 관절의 윤활막이 류마티스 관절염과 같은 질병에 의해 영향을 받는다면, 윤활액의 생산과 구성이 변할 것이고 이로 인해 관절 윤활에 악영향을 미칠 것이다. 류마티스 관절염에서 일어난 관절 구조물의 질병 과정과 변화는 윤활액의 변화보다 훨씬 더 침범된다. 유전적이거나 역학적으로 발생할 수 있는 골관절염은 다른 질병의 과정이며, 1차 표적이 연골이다. 연골의 침식과 분열이 있으면, 관절면 사이의 마찰력이 증가되어 침식 과정을 더욱 악화시킬 것이다.

손상(Injury)

1개 이상의 관절 성분이 손상되면, 관절의 지지가 떨어진다. 만약 접을 수 있는 사다리(그림. 2-1 참고)가 사다리 측면에 불안정한 브레이스를 가지고 있다면, 불안정의 결과로써 기능의 손상과 붕괴가 일어날 수 있다. 사람이 사다리를 올라타는 것은 말할 것도 없고, 만약 무거운 하중이 손상된 사다리 위에 놓이면, 사다리의 양쪽 측면이 압박 하중을 받을 때 과도하게 분리되고 붕괴될 수 있다.

인체 관절의 지지력 감소의 영향은 접을 수 있는 사다리와 비슷하다. 만약 관절의 인대가 찢어지면, 관절면의 분리가 일어날 수 있고, 뼈 성분의 정상 정렬이 흔들리거나 편위될 수 있다. 정렬의 변화는 인대가 찢어진 쪽으로 비정상적인 관절 벌어짐을 초래한다. 다른 인대, 힘줄 및 관절주머니는 증가된 하중에 노출될 수 있고, 이로 인해 과도하게 신장되거나 압박되어 관절을 제대로 보호하지 못할 수도 있다. 관절의 온전한 측면은 움직임이나 체중부하 동안 비정상의 압박에 노출될 수도 있다. 앞십자인대의 절단으로 불안정된 무릎을 가진 개의 실험에서, 형태적, 생화학적, 생체역학적, 그리고 대사적 변화가 인대 절단 후 빠른 시간 내에 관절연골에서 발생한다.[111] 나중에 관절연골이 두꺼워지고, 섬유화를 보이며, 뼈가시가 발생한다. 연골은 반대쪽 무릎보다 높은 수분 함량을 가지고 있고, 무릎의 윤활액 함량이 증가된다.

게다가, 연골밑뼈가 두꺼워지는 것처럼 뼈 교체율의 급격한 증가가 일어난다.[111] Van Osch 등에 따르면, 관절 불안정은 무릎관절을 침범하는 2차 골관절염의 원인으로 잘 알려져 있다.[112] 관절 손상, 특히 인대 손상이 골관절염을 초래한다는 인식은 젊은 사람의 스포츠 손상을 예방하고 치료하는데 더 큰 노력이 필요하다는 것을 의미한다.

고정(스트레스 부족) / Immobilization (Stress Deprivation)

특정 관절 구조물의 정상 기능을 방해하는 과정이나 이벤트는 접합 구조의 정상 기능을 모든 관절 부분과 주변 구조물에 나쁜 영향을 주는 이벤트 사슬을 촉발할 것이다. 특히, 고정은 관절의 구조와 기능을 악화시킬 것이고, 석고고정, 체중부하(예, 침상 활동) 및 탈신경 등에 의해 외적으로 고정될 수 있다.

또한 고정은 통증과 염증에 대한 반응으로서 스스로 부과될 수 있다. 염증과 부종을 초래하는 관절 손상은 관절강 내의 증가된 윤활액 체적을 조정하기 위해 관절을 풀림자세로 만들 것이다. 풀림자세를 취하면 통증이 줄어들기 때문에 이 자세를 **편안한 자세**라고도 한다. 각 관절은 최소의 압력과 최대의 관절 체적을 가진 자세를 가진다. 무릎관절과 엉덩관절의 편안한 자세는 30–45°의 굽힘이고; 발목관절의 편안한 관절은 15°의 발바닥굽힘이다.[32] 만약 관절이 편안한 자세로 몇 주간 고정되면, 그 관절관절주머니는 적응(짧아지거나 길어짐)할 것이고, 구축[113]이 주변 물렁조직에서 발생할 수 있다. 결과적으로 재가동할 때 정상 관절가동범위의 재개가 어려워질 것이다.

인대와 힘줄에 대한 영향

비록 전체 콜라겐 섬유 크기가 동일하게 유지될지라도, 인대와 힘줄은 감소된 콜라겐 함량과 콜라겐 분자 사이의 감소된 교차연결이 감소된 채, 감소된 하중에 적응한다; 따라서 조직이 약해진다. 조직이 약해졌을 때 이전과 같은 크기의 하중 재개는 손상 스트레스와 스트레인을 일으킬 수 있다.[83,84] 힘줄의 근육힘줄 이음부는 하중이 적용되는 않을 때 이음부의 구조를 소실하고, 이로 인해 그 부위가 더 약해질 것이다.[99] 이런 적응의 시간 과정은 상당히 빠르게 일어난다. 8주의 고정 이후에는 인대와 힘줄이 50%로 감소된 장력 강도와 강직도를 보인다.[83,84] 인대와 힘줄은 결국 그들의 기계적 성질을 회복하는 것으로 추정되지만, 회복의 총 시간을 알 수 없는, 이 회복의 시간은 느린 것처럼 보인다.

인대와 힘줄은 결국 그들의 역학적 특성을 회복하지만, 회복의 시간 경과는 느리게 나타난다; 그러나 총 회복 시간을 알 수 없다. 일반적으로 역학적 특성의 소실은 몇 주에 걸쳐 일어나지만, 그의 회복은 12–18개월 이상 걸릴 수 있다.[85] 힘줄과 인대의 강도를 회복하는데 점진적인 재하중이 필요하고, 하중 사이에 충분한 시간이 있어야 탄성 반동과 크립 회복을 통해 원래의 형태로 돌아올 수 있다.

관절면과 뼈에 대한 영향

고정의 효과는 주위 물렁조직에 국한되지 않고, 뼈와 관절면에도 영향을 줄 수 있다. 생화학적 변화와 형태학적 변화는 다음과 같은 것을 포함할 수 있다: 관절강 내의 섬유지방성 결합조직의 증식, 윤활막 주름 사이의 유착, 연골의 위축, 부위별 골다공증, 뼈파괴세포의 흡수 결과와 Sharpey 섬유의 결과로서 그들 부착점에서의 인대 약화, PG 함량의 감소 및 관절연골의 물 향량 증가 등.[49,114,115] 관절연골이 얇아지고 물렁해지는 현상이 발생하며, 압박 검사에서 압박 하중에 의한 변형이 42%까지 증가한다. 관절 구조물의 변화 결과가 고정에 의해 야기 때문에, 관절에서 일어날 수 있는 ROM, 하중과 파괴사이의 시간, 그리고 뼈–인대 복잡성의 에너지 흡수 능력 등의 감소가 뚜렷하게 나타날 수 있다. 관절의 부종이나 고정도 관절 주변의 근육을 억제하고 약화시킨다.[116–119] 그러므로 관절은 정상적으로 기능을 할 수 없고, 부가적인 손상의 위험이 높아진다.[120] 장기간 고정의 영향에 대한 개요가 표 2-3에 제시되어 있다.

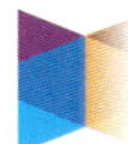

기본 개념 2-11
고정의 유해 영향

고정 동안 관절 구조물은 실질적인 변화를 겪게 될 것이다:

- 뼈: 약화되고 감소된 콜라겐과 무기질(골감소증)
- 관절주머니: 단축되고, 움직임에 대한 저항이 증가한다(강직도가 커진다).
- 인대: 감소된 교차연결, 장력 강도(약화)
- 힘줄: 감소된 교차연결, 콜라겐의 분해, 감소된 장력 강도(약화)
- 근육: 근육원섬유마디의 소실, 감소된 수축성 단백질(액틴/마이오신)이 힘의 생성을 감소시킨다.
- 연골: 부종, 감소된 PG 농도(부르럽고 약해짐)

이들 변화는 8주 이내에 일어나지만, 회복은 18개월 이상이 걸릴 수도 있다.

표 2-3. 결합조직에 대한 증가된 하중과 감소된 하중의 영향

조직	감소된 하중	증가된 하중
힘줄과 인대	• 감소된 콜라겐 농도 • 감소된 교차연결 • 감소된 장력 강도	• 증가된 단면적 • 증가된 콜라겐 농도 • 증가된 교차연결 • 증가된 장력 강도 • 증가된 강직도
반달판 뼈	• 감소된 PGs 감소된 콜라겐 합성 • 감소된 뼈 형성 • 증가된 뼈 흡수	증가된 PGs 치밀해진 뼈 • 콜라겐과 뼈의 증가된 합성
연골	• 얇아진 연골 • 비후된 연골밑뼈 • 감소된 PG 합성 • 적어진 PG 어그레게이트	• 증가된 PG 합성 • 증가된 체적?
관절주머니	• 어긋난 콜라겐 피브릴 • 비정상의 교차연결	특별히 검사되지 않음
윤활막	• 유착 형성 • 관절강 내의 섬유지방성 조직의 증식	특별히 검사되지 않음

PG: proteoglycan.

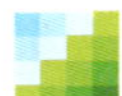

환자 적용 2-8

Jamelle Watkins는 교통사고로 오른쪽 넙다리뼈 골절을 당했다. 일단 골절은 내적 고정술로 안정화되었고, 그는 목발을 짚고 다리에 체중부하를 하지 않는 지시를 받았다. 비록 골절 치유가 일어나야 하지만, 이런 유형의 고정은 그의 다친 다리의 관절 건강에 나쁜 영향을 줄 수 있다. 적절한 연골 하중이 없으면, 유리연골에 부종이 생겨 표층의 콜라겐 그물망에 장력을 가하고, 연골로의 영양분 확산이 감소하여 표층의 콜라겐이 손상되기 쉽다. Jamelle는 관절 ROM 뿐만 아니라 근수축(관절면을 압박하는)을 통해 관절 연골에 어느 정도 하중을 가할 수 있는 활동을 배울 수 있다. 관절 운동은 관절면을 압박하중과 비하중을 하여 연골 영양분을 유지하고 관절주머니 가동성을 유지하는데 도움을 줄 수 있다. 일단 Jamelle가 자신의 다리에 체중을 가할 수 있으면, 유리연골(다른 구조물은 물론)의 개연성 변화를 고려해야 하고 체중부하를 점차적으로 재기해야 한다. Jamelle은 다행히 다리를 완전히 고정시킬 필요가 없었다. 치유를 위해 관절 운동과 체중부하가 제한될 필요가 있을 경우에는, ROM 운동을 위해 브레이스를 위해 제거할 수 있도록 석고 고정보다는 제거용 브레이스를 사용하는 것이 바람직하다. 골절 치유를 위해 비체중부하와 관절 고정이 필요할 때, 새로운 뼈가 형성되기 시작하면 약 3~4주에 석고 브레이스를 위해 수술후 석고 고정으로 종종 교체된다.

고정의 역효과를 알면, 결과를 최소화하는데 도움을 주는 몇 가지 전략을 개발할 수 있다. 전략은 다음 포함한다:

(1) 관절 수술 후 지속 수동운동장비(CPM)의 사용,

(2) 골절과 염좌 이후 석고 고정 기간의 단축,

(3) 치유되는 구조물에 손상시킬 수 있는 원하지 않는 움직임을 방지하면서, 관절 움직임을 허용하는 동적 스플린트 장비의 개발,

(4) 고정 이후의 단계적 하중의 적용, 그리고

(5) 회복시간을 며칠이나 몇 주가 아닌, 몇 개월로 연장함.

지속 수동운동장비는 수동으로 관절을 움직일 수 있고, 생리적 ROM의 특정 지점을 통해 반복적으로 움직일 수 있다. 움직임의 속도와 범위를 제어할 수 있다.

지속 수동운동장비는 낮은 하중 상태에서 관절 움직임을 일으키고, 이 장치는 연골 형성을 자극할 수 있는 중주파수 교대 압박을 생성한다. 능동운동보다 이들 장비로 하중을 제어하는 것이 더 쉽고, 또 바람직하지 않은 능동 근수축에 의해 생성된 유해한 압박-장력 스트레스와 스트레인을 더 쉽게 피할 수 있다. 지속적인 수동운동이 비록 정상 조직 강도를 유지하기에 충분하지 않을지라도, 고정 동안 발생하는 힘줄의 약화를 어느 정도 예방할 수 있는 것으로 알려졌다.[121]

운동(Exercise)

모든 조직은 증가된 역학적 요구에 적응함으로써 점진적 하중에 잘 반응하는 것으로 보인다. 운동은 세포 형태와 생리적 기능에 영향을 주고, 바탕질 정렬에 대한 직접적인 효과를 가질 수 있다. 운동에 대한 반응은 조직마다 다르며, 하중의 양, 유형 및 빈도 등을 포함한 자극의 특성에 좌우된다. 운동에 대한 결합조직 반응의 기전은 세포의 조직 스트레인을 감지한 다음, 세포가 생산하는 조직의 유형과 양을 수정하는 것으로 보인다. 변형의 양, 유형 및 빈도는 중요하다. 저빈도의 압박 하중은 연골 형성을 증가시키는 반면, 고빈도의 압박 하중은 뼈 합성을 강화한다. 더 크고 지속적인 압박 하중은 섬유연골 형성을 유도하는 반면, 장력 하중은 힘줄이나 인대에서 발견되는 것과 비슷한 조직 형성을 유도한다. Mueller와 Maluf의 물리적 스트레스 이론[95]에 따르면, 결합조직의 정상적인 역학적 상태를 유지하기 위해서는 특정의 역치수준(사실 종종 알려져 있지 않지만)을 초과한 반복 하중이 요구되어야 한다는 것이다. 스트레스가 역치 미만이면, 이미 기술했던 고정의 변화가 빠르게 일어난다.

운동에 대한 뼈의 반응(Bone Response to Exercise)

체중부하 운동으로 뼈의 침착이 일어나고, 또 증가된 근육의 힘에 노출된 뼈 영역에서도 뼈의 침착이 일어난다.[122,123] 뼈의 이런 반응은 100년 이상에 걸쳐 잘 알려져 왔고, 뼈 소실을 예방하는 치료적 중재로서 오늘날 운동으로 이용되고 있다.[124] 체계적 리뷰에 따르면, 16개 중 11개의 연구에서 폐경기 여성은 운동이나 운동-칼슘이나 에스트로겐의 처방으로 뼈밀도가 증가되었음을 보였다.[123] 뼈 형성은 스트레인뿐만 아니라 적용된 하중의 크기에 매우 민감한 편이다. 매우 낮은 크기의 고빈도 진동은 뼈잔기둥의 뼈 형성을 34%까지 증가시켰다.[125] 이것은 낮은 하중(신체 손상의 역치보다 낮은 하중)이라도 뼈밀도를 증가시킬 수 있음을 의미한다.

Rubin 등은 서기와 걷기와 같은 장기간 활동을 하는 동안 뼈대를 지속적으로 관통하는 훨씬 더 작은 고빈도(10-30 Hz)의 역학적 신호가 뼈대 구조물을 조절한다고 제안했다.[125-127] 짧은 기간의 하중은 효율적이다; 10분간의 저하중과 고빈도의 자극이 무사용으로 발생할 수 있는 뼈 소실을 예방할 수 있는 것으로 확인되었다.[125] Lanyon에 따르면, 정상적인 체중부하 활동 동안의 비대칭 스트레인이 뼈대 적응을 유도하는 변화와 함께, 지속적으로 변화하는 스트레인 분포를 생성한다고 했다; 특히, 새로운 스트레인 분포가 골성 반응을 초래한다.[128] 또한 그는 뼈 구조를 제어하도록 설계된 운동 방법이 적응성 리모델링 반응의 이런 특징을 유용하게 활용할 수 있다고 제안했고, 이런 운동 방법은 매일(또는 격일) 반복되는 높은 정점 스트레인과 스트레인 속도를 가지고 있고, 가능하는 한 많은 새로운 스트레인 분산을 포함하는 운동 회기를 통해 이루어진다.

운동에 대한 연골의 반응 (Cartilage Response to Exercise)

고정에 대한 연골의 반응은 설명되었지만, 증가된 생리적 하중에 대한 그의 반응은 잘 알려지지 않았다. 유리연골의 건강은 압박 하중의 적용과 제거에 좌우된다. 연골세포는 세포막 단백질과 콜라겐 피브릴 사이의 부착점을 통해 그들의 미세환경과 직접 연결되어 있고, 역학적인 힘은 세포내 합성 활동으로 전환된다. 이런 전환이 일어나는 기전과 연골 구조를 최적화하는 하중의 크기와 빈도는 아직 밝혀지지 않았다. 이것은 연골 손상이 잘 치유되지 않기 때문에, 활동적인 연구의 한 분야이다; 연골 결손을 수복하기 위한 이식물질의 사용도 활발하게 연구되고 있다. Salter의 연구[129] 이후로, 연골 결손에서 움직임이 조직 형성을 강화시킨다는 사실이 잘 알려져 있지만, 형성된 조직은 유리연골이 아닌, 섬유연골이었다. 섬유아세포(뼈, 인대, 힘줄에 있는)와는 달리, 연골세포는 손상 부위로 쉽게 이주하지 않고, 그 부위를 잘 수복시키지 않는다. 연골밑뼈까지 침범된 결손은 오히려 더 잘 치유되는 것으로 간주되는데, 그 이유는 올바른 하중 상태에서 간엽세포(골수로부터)가 연골아세포로 분화될 수 있기 때문이다. 그래서 뼈연골 결손을 치료하기 위해 드릴 기법(인공적으로 연골밑뼈까지 손상시키는)을 사용하기도 한다.[130] 비록 MRI가 가능성을 보여주지만, 고정이나 운동 이후에 일어나는 인체 관절연골의 변화에 대한 정량적 데이터가 없는 것이다. 주기적인 작은 크기, 저빈도(1 Hz 미만)의 압박 하중이 연골 구조를 유도하거나 유지하는데 가장 좋은 것으로 나타났다.

운동에 대한 힘줄의 반응 (Tendon Response to Exercise)

힘줄은 다음에 의해 증가된 장력 하중에 반응한다: 콜라겐 농도, 콜라겐 교차연결, 장력 강도 및 강직도 등의 증가. Woo 등은 돼지를 대상으로 12개월간의 신체 폄근 훈련을 시킨 후, 발가락폄근의 힘줄이 중량, 근력, 콜라겐 함량 및 강직도에서 증가되었고, 이것은 더 강한 긴발가락굽힘근의 힘줄과 일치했음을 발견했다. 그러나 긴발가락굽힘근은 동일 운동 프로그램에 반응하는 변화를 보이지 않았다.[105]

강한 간헐적 달리기 이후, 닭의 아킬레스힘줄에서 다음과 같은 생화학적 변화가 일어났다: 콜라겐 합성, 교차연결, 장력 강도 및 강직도 등의 증가(그러나 힘줄의 크기와 무게는 변화가 없었다).[131,132] 만성적으로 증가된 하중은 힘줄 비대와 증가된 교차연결을 일으켰다.[132–134] 한편, 구조적 변화와 물질적 변화가 모두 일어날 수 있다. 흥미롭게도, 운동이 노화에 따라 결합조직에서 일어나는 변화의 일부를 상쇄시키는 것처럼 보인다.[135] 힘줄이 증가된 하중에 반응한다는 가정아래에서, 점진적 장력 하중이 만성 힘줄 질환을 치료하는데 이용되어 왔다.[106–109,136]

운동에 인대의 반응(Ligament Response to Exercise)

수복중인 인대에서 부정적 변화를 예방하고 긍정적 변화를 촉진하는 운동의 효과가 잘 입증되었지만, 정상 인대에 대한 운동의 효과는 명확하지 않다.[137–139] 고정 이후 정상적인 인대 구조와 역학의 회복은 느린 과정이며 몇 달이 소요된다. 운동은 이런 과정을 빠르게 만들 수 있는 것처럼 보이지만, 하중의 체적과 적응의 시간은 아직 밝혀지지 않았다.

확장 개념 2-5

운동은 고정 후 조직의 회복을 촉진하는데 도움을 줄 수 있다. 다리에서 조직 회복을 촉진하는 운동의 유형은 다음과 같다:

- 뼈: 걷기, 서기(체중이동), 바운딩, ON/OFF 압력
- 연골: ROM, 보행, 등척성 운동을 통한 중등도의 하중
- 인대: 부드럽고 점진적인 장력 스트레스, 스트레스 방향 변화
- 힘줄: 점진적 장력 하중, 근력강화 운동
- 근육: 다양한 속도(다른 운동단위 동원)로 이루어지는 점진적인 장력 하중과 피로를 일으키지 않는 낮은 하중 운동(대사 적응 유도)
- 관절주머니: 생리적 ROM 내에서 이루어지는 반복 운동

비록 등척성 운동(관절이 움직이지 않는 근육 수축)이 고정 기간에도 사용될 수 있지만, 고정 기간 동안에는 큰 하중을 피하는 것이 좋다.

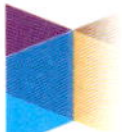

기본 개념 2-12
결합조직의 적응

- 모든 결합조직은 구조적 특성이나 물질적 특성의 변화를 통해 증가된 하중에 적응한다 (형태가 기능을 따른다).
- 새롭게 부과된 하중은 단계적이고 점진적으로 이루어져야 한다; 조직이 새로운 하중 조건에 적응할 때, 그 하중을 부가적인 적응을 유도하기 위해 변화되어야 한다.
- 형성된 결합조직의 유형은 하중의 유형과 크기에 일치할 것이다.
  - 압박: 연골이나 뼈
  - 장력: 인대나 힘줄
- 하중의 크기와 빈도의 최적화와 인체 조직 적응의 특성은 아직 완전하게 밝혀지지 않았다.

과사용(Overuse)

비록 고정이 부정적 영향을 가지고 있는 것으로 쉽게 인식되지만, 관절 구조의 지속적이고 반복적인 하중도 부정적 효과에 영향을 미칠 수 있다. 손상은 다음의 두 방법 중 하나로 일어날 수 있다: (1) 큰 하중의 갑작스런 적용과 (2) 낮은 하중의 반복적이거나 지속적인 적용. 전자는 큰 스트레스와 스트레인을 만드는 비생리적 하중이며, 미시적 척도와 거시적 척도(예, 염좌, 힘줄 파열 및 골절 등)에 대한 조직의 파괴를 야기할 수 있다. 크립이 발생하는 동안 지속적이거나 반복적인 생리적 하중도 조직의 소성이나 파괴를 초래할 수 있다. 하중이 제거된 후 정상적인 형태로의 회복하는데 걸리는 시간은 아직 밝혀지지 않았다. 구조물이 회복(원래의 형태로 돌아가는)되기 전에 새로운 하중에 노출되면, 그 조직은 소성 영역으로 진입하게 되어 미세파열을 겪을 수 있다. 일정한 장력 하중에 노출된 인대나 관절주머니는 영구적인 길이 변화를 겪을 수 있다. 예를 들어, ACL 소실 후, 뒤쪽관절주머니에 하중이 증가되면, 소성 변형(영구적 신장)이 일어날 수 있고, 무릎관절의 젖힘을 증가시킬 수 있다. 지속적 압박 하중에 노출된 연골은 크립 변형을 보일 것이고, 하중이 너무 장시간이 적용되면 영구적 변형이 나타날 수 있다.

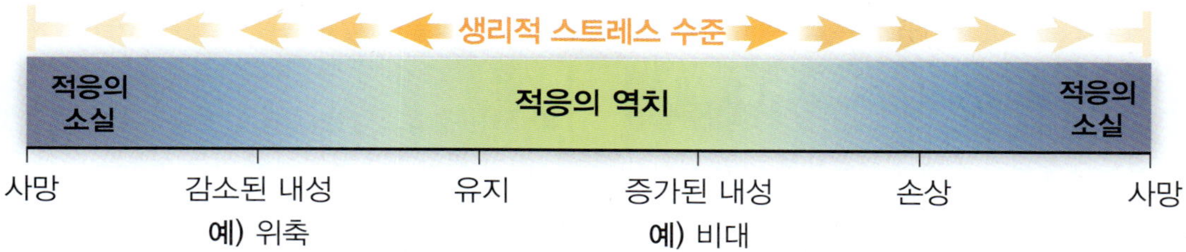

그림 2-26. Mueller와 Maluf의 물리적 스트레스 이론[95]에 근거된 결합조직에 대한 다양한 하중 수준의 반응.

세포 사망은 연골의 국소지점에 강한 지속적인 압박으로 발생할 수 있으며, 투과성과 체액 흐름은 더욱 감소된다.[62]

반복 하중에 노출된 관절과 그의 주변 구조물이 손상될 수 있는데, 그 이유는 다른 하중이 다시 적용되기 전에 그들이 충분한 회복 시간을 갖지 못했기 때문이다. 이런 유형의 반복 스트레인 하중으로 인한 손상은 **과사용 손상**, **과사용 증후군**, **반복 운동 질환** 또는 **반복 스트레인 손상** 등으로 간주된다.[7] 이들 장애는 운동선수, 댄서, 농부, 음악가, 육체 근로자 및 사무직 근로자 등에서 발견되었다. 그런 손상은 남성보다 여성의 비율이 더 높은 편인데, 원인은 아직 밝혀지지 않았다.[140] Hart 등은 결합조직 구조의 조절에 내재된 성별 차이가 존재할 수 있다는 가설을 세웠는데, 이것은 임신 기간 동안이나 생리주기 때 여성의 호르몬 수준이 요동치는 것과 아마도 관련되는 것 같다.[140] 반복운동장애로 수술을 받고 있는 사람으로부터 축출된 힘줄의 물질은 일부 힘줄과 퇴행성 과정에 있는 염증 과정을 보인다.[141] 지금까지의 연구 소견을 볼 때, 단순한 조직 피로가 반복운동장애의 원인이 아니기 때문에, 반복운동장애의 원인, 효과, 예방 및 치료에 관련된 모든 요소를 결정하는 추가적인 연구가 필요하다.

Mueller와 Maluf의 물리적 스트레스 이론[95](**그림 2-26**)은 조직 건강 유지에 물리적 스트레스가 요구되며, 스트레스 변화에 적응하는 최소한의 능력을 조직이 가지고 있어야 한다는 개념을 반영한다(형태와 기능의 상호작용). 조직은 비대와 같은 적응을 통해 증가된 스트레스나 새로운 스트레스에 효율적으로 반응할 수 있고, 반면 증가된 스트레스는 감소된 스트레스 내성(예, 위축)을 초래할 수 있다. 과도한 스트레스나 스트레스 부족에 장기간 노출되면, 조직 파괴(사망)가 발생할 수 있다. 이런 스트레스 이론의 한계는 적응성 스트레스와 비적응적 스트레스 사이의 경계가 밝혀지지 않은 것이며, 또 본 장에서 이미 공부했듯이, 서로 다른 유형의 결합조직을 가로지르거나 그들 결합조직 내에서 무수히 많은 상관관계에 의존한다는 것이다.

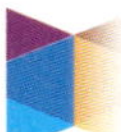

기본 개념 2-13
만성 과사용 손상

- 만성 과사용 손상은 조직이 여전히 변형 상태에 있는 동안, 반복적이거나 지속적인 하중과 관련된다.
- 하중의 크기가 아니라, 회복 시간이 과사용 손상을 당하게 되는 중요한 변수가 될 수 있다.
- 반복 손상에서 체계적 영향(에, 호르몬, 영양)과 신경생리학적 요인(예: 연관통, 국소성 근긴장이상증)의 역할이 여전히 연구되고 있다.

요약(SUMMARY)

- 이번 장에서는 관절 디자인의 기본원리, 인체관절의 분류 시스템, 인체 관절을 이루는 물질 소개와 이 물질들의 특성 그리고 질병, 고정, 과사용의 영향에 대해서 서술하고 있다.
- 관절 구조의 건강, 강도 및 기능은 스트레스와 스트레인의 역치 크기에 달려 있다; 이 역치는 역학적인 환경에 의존해서 높아지거나 낮아질 수 있다.
- 연골과 뼈의 영양과 성장은 관절운동과 근육 수축에 달려 있다. 연골 영양은 관절 연골의 모든 부분이 꼭 필요한 영양분을 받기 위해서는 최대한의 ROM을 통한 관절 운동에 좌우된다.
- 인대와 힘줄은 강도를 유지하고 늘리기 위해서 정상적인 스트레스와 스트레인 양을 필요로 한다. 제어된 하중과 회복과정에서 일찍 실시한 재활운동은 교원질 접합부분을 자극하고 교원질 섬유가 정렬되는 것을 도와준다. 골 밀도나 강도는 근육과 관절운동에 의해 만들어지는 스트레스와 스트레인에 따라 증가된다. 이와 반대로, 골 밀도나 강도는 스트레스나 스트레인이 없을 때 감소한다.

- 이것은 아래로는 조직의 위축과 위로는 조직이 손상되는 것까지 가동적인 역치를 가지고 있는 것으로 보인다(그림 2-31). 진행성 하중은 조직이 기능적인 활동들을 수반하는 힘들에 견디기 위해 점차적으로 이런 역치와 연관된다.
- 연골이 회복되는 기전의 불충분과 뼈, 인대, 힘줄의 긴 회복기간은 비록 과도한 하중을 피하는 것이 어려울지라도, 관절구조 손상의 예방을 암시한다. 서서히 진행하는 하중이 이상적이다. 치료사는 능숙하게 적절한 방향, 크기 그리고 약화를 막거나 적응을 일으킬 수 있는 하중의 빈도로 조직에 하중을 가해야 한다.

후속 장들에서, 주요 신체 각 관절의 기능과 구조에 대해 알아볼 것이다. 정상 관절 구조와 기능의 기본요소에 대한 지식과 기능이 유도할 수 있는 변화(또는 반대)에 대한 이해는 인체 관절의 복잡한 특성을 이해하는데 필수적일 뿐만 아니라, 비정상 관절의 기능을 확인하고, 또 관절의 구조와 기능에 대한 손상, 질병 또는 노화의 효과를 분석하는데 필수적이다.

학습 문제(STUDY QUESTIONS)

1. 융기관절은 1축 관절, 2축 관절 또는 3축 관절인가? 그것의 자유도는 얼마인가?
2. 인체에서, 관절이 어떤 상태에 있을 때 닫힌 사슬을 형성하는가? 닫힌 사슬의 기능적 측면은 무엇인가?
3. 모든 윤활관절의 공통 요소는 무엇이고, 각각의 목적도 무엇인가?
4. 관절에 있는 반달판이나 원반의 역할은 무엇인가?
5. 볼록한 끝단이 고정된 오목한 관절면 위에서 움직일 때 일어나는 뼈운동형상학과 관절운동형상학에 대해 설명해 보자.
6. 관절 내의 움직임과 관련하여 스핀, 활주 및 구르기 등을 정의해 보자. 넙다리뼈가 체중하중을 받는 정강뼈 위에서 굽힘할 때, 이들 움직임 중에서 어느 것이 일어나는가?
7. 관절의 잠김자세와 풀림자세가 무엇인지를 설명해 보자. 어느 자세가 더 안정한가? 그 이유는 무엇인가?
8. 인체 관절의 운동으로서 저가동성과 과가동성이란 용어를 설명해 보자.
9. 모든 결합조직을 구성하는 공통 성분은 무엇인가? 1차 결합조직 사이에서 이들 성분은 얼마나 다르게 구성되어 있는가?
10. 프로테오글리칸(PG)은 결합조직의 어느 부분에 속하는가? 그들의 기능은 무엇인가?
11. 어떤 요소가 조직의 탄성과 파괴지점에 영향을 주는가?
12. 관절주머니, 인대 및 힘줄 등이 어떤 방식으로 뼈에 부착하는가? 이들 조직이 부착점에서 파괴될 것인가? 아니면 물질의 중간 부위에서 파괴될 것인가? 그 이유는?
13. 유리연골의 각 층에서 이루어지는 섬유의 구성과 배열을 설명해 보고, 또 유리연골의 기능 측면에서 각 층의 목적을 설명해 보자.
14. 다음 중(장기간의 하중, 간헐적 하중, 매우 드문 하중)에서 어느 것이 정상 관절연골의 적절한 영양 공급에 나쁜 영향을 주는가?
15. 무엇으로 결합조직과 뼈를 구분하고, 또 겉질뼈와 해면뼈를 구분하는가?
16. 결합조직에서 스트레스, 스트레인, 강직도, 항복지점, 소성 영역과 최종 파괴를 정의해 보자.
17. 하중-변형 곡선과 스트레스-스트레인 곡선 사이에 어떤 차이점이 있는가?
18. 점탄성 물질에서 크림프, 탄성 및 크립 반응 사이의 차이점을 설명해 보자.
19. 하중 속도가 증가될 때 점탄성 조직에서는 어떤 일이 일어나는가? 조직에 열을 가하면 어떤 일이 일어나는가? 동일 구성의 얇은 조직에 비해 두꺼운 조직은 스트레스에 어떻게 반응하는가?
20. 다음의 조직이 파괴될 때 어떤 일이 일어나는지를 기술해 보자: 인대, 힘줄, 연골 및 뼈.
21. 결합조직에 대한 고정의 일반적인 효과는 무엇인가? 조직을 재가동시켰을 때 이들 변화에 대한 의미는 무엇인가?
22. 과사용이 결합조직에 어떤 영향을 주는지를 기술해 보자.

참고문헌(REFERENCES)

1. Michl J: Form follows WHAT? the modernist notion of function. Mag Fac Archit Town Plan 10:2031, 1995.
2. Nolan L: Carbon fibre prostheses and running in amputees: A review. Foot Ankle Surg 14:125, 2008.
3. Dezateux C, Rosendahl K: Developmental dysplasia of the hip. The Lancet 369:1541, 2007.
4. Weinstein SL: Natural history of congenital hip dislocation (CDH) and hip dysplasia. Clin Orthop 225:62, 1987.
5. Lindstrom JR, Ponseti IV, Wenger DR: Acetabular development after reduction in congenital dislocation of the hip. J Bone Joint Surg Am 61:112, 1979.
6. Standring S (ed): Gray's Anatomy: The Anatomical Basis of Clinical Practice (ed. 41). New York, Elsevier Health Sciences, 2016.
7. Allan DA: Structure and physiology of joints and their relationship to repetitive strain injuries. Clin Orthop 351:32, 1998.
8. Rodeo SA, Suzuki K, Yamauchi M, et al: Analysis of collagen and elastic fibers in shoulder capsule in patients with shoulder instability. Am J Sports Med 26:634, 1998.
9. Ralphs JR, Benjamin M: The joint capsule: Structure, composition, ageing and disease. J Anat 184:503, 1994.
10. Smith MD: The normal synovium. Open Rheumatol J 5, 2011.
11. Culav EM, Clark CH, Merrilees MJ: Connective tissues: Matrix composition and its relevance to physical therapy. Phys Ther 79:308, 1999.
12. Wagner FV, Negrão JR, Campos J, et al: Capsular ligaments of the hip: Anatomic, histologic, and positional study in cadaveric specimens with MR arthrography. Radiology 263:189, 2012.
13. Zimny ML: Mechanoreceptors in articular tissues. Am J Anat 182:16, 1988.
14. Grigg P: Articular neurophysiology. In Zachazewski JE, Magee DJ, Quillen WS (eds): Athletic Injuries and Rehabilitation. Philadelphia, WB Saunders, 1996.
15. Hogervorst T, Brand RA: Mechanoreceptors in joint function. J Bone Joint Surg Am 80:1365, 1998.
16. Armstrong C, Mow V: Friction, lubrication and wear of synovial joints. In Owen R, Goodfellow J, Bullough P (eds): Scientific Foundations of Orthopaedics and Traumatology. Philadelphia, WB Saunders, 1980.
17. Goodfellow J, O'Connor J: The design of synovial joints. In Owen R, Goodfellow J, Bullough P (eds): Scientific Foundations of Orthopaedics and Traumatology. Philadelphia, WB Saunders, 1980.
18. Fye KH: Arthrocentesis, synovial fluid analysis and synovial biopsy. In Klippel JH, Stone JH, Crofford LJ, et al (eds): Primer on the Rheumatic Diseases (ed. 13). New York, Springer, 2008.
19. Rhee DK, Marcelino J, Baker M, et al: The secreted glycoprotein lubricin protects cartilage surfaces and inhibits synovial cell overgrowth. J Clin Invest 115:622, 2005.
20. Jay GD, Torres JR, Warman ML, et al: The role of lubricin in the mechanical behavior of synovial fluid. Proc Natl Acad Sci U S A 104:6194, 2007.
21. Witteveen AG, Hofstad CJ, Kerkhoffs GM: Hyaluronic acid and other conservative treatment options for osteoarthritis of the ankle. The Cochrane Library, 2015.
22. Brzusek D, Petron D: Treating knee osteoarthritis with intra-articular hyaluronans. Curr Med Res Opin 24:3307, 2008.
23. Kraus VB, Stabler TV, Kong S, et al: Measurement of synovial fluid volume using urea. Osteoarthritis Cartilage 15:1217, 2007.
24. Oegema T, Lewis J, Mikecz K, et al: Osteoarthritis and rheumatoid arthritis. In Einhorn T, Buckwalter J, O'Keefe R (eds): Orthopaedic Basic Science: Foundations of Clinical Practice (ed. 3), American Academy of Orthopaedic Surgeons, 2007.
25. Shrive N, O'Connor J, Goodfellow J: Load-bearing in the knee joint. Clin Orthop 131:279, 1978.
26. Safran MR: The acetabular labrum: Anatomic and functional characteristics and rationale for surgical intervention. J Am Acad Orthop Surg 18:338, 2010.
27. Benjamin M, Kaiser E, Milz S: Structure-function relationships in tendons: A review. J Anat 212:211, 2008.
28. Michener LA, Kulig K: Not all tendons are created equal: Implications for differing treatment approaches. J Orthop Sports Phys Ther 45:829, 2015.
29. Frank C, Shrive N, Lo I, et al: Form and function of tendon and ligament. In Einhorn T, Buckwalter J, O'Keefe R (eds): Orthopaedic Basic Science: Foundations of Clinical Practice (ed. 3), p 192. American Academy of Orthopaedic Surgeons, 2007.
30. MacConaill M: A structuro-functional classification of synovial articular units. Ir J Med Sci 142:19, 1973.
31. Zatsiorsky VM: Kinematics of Human Motion (ed. 1). Champaign, IL, Human Kinetics, 1998.
32. Houglum PA, Bertoti DB: Brunnstrom's Clinical Kinesiology (ed. 6). Philadelphia, FA Davis, 2012.
33. Gowitzke BA, Milner M: Scientific Bases of Human Movement (ed. 3). Baltimore, Williams & Wilkins, 1988.
34. White AA, Panjabi MM: Clinical Biomechanics of the Spine (ed. 2). Philadelphia, Lippincott, 1990.
35. Kaltenborn FM, Evjenth O, Hinsen W: Mobilization of the Extremity Joints (ed. 3). Oslo, Olaf Norlis Bokhandel, 1980.
36. Covizi D, Felisbino S, Gomes L, et al: Regional adaptations in three rat tendons. Tissue Cell 33:483, 2001.
37. Vogel KG, Ördög A, Pogany G, et al: Proteoglycans in the compressed region of human tibialis posterior tendon and in ligaments. J Orthop Res 11:68, 1993.
38. Vogel KG, Thonar EJ: Keratan sulfate is a component of proteoglycans in the compressed region of adult bovine flexor tendon. J Orthop Res 6:434, 1988.
39. Eyre DR: Collagen: Molecular diversity in the body's protein scaffold. Science 207:1315, 1980.
40. Eyre D: The collagens of articular cartilage. Semin Arthritis Rheum 21:2–11, 1991.
41. Burgeson RE, Nimni ME: Collagen types. molecular structure and tissue distribution. Clin Orthop 282:250, 1992.
42. Kuivaniemi H, Tromp G, Prockop DJ: Mutations in fibrillar collagens (types I, II, III, and XI), fibril-associated collagen (type IX), and network-forming collagen (type X) cause a spectrum of diseases of bone, cartilage, and blood vessels. Hum Mutat 9:300, 1997.
43. Myllyharju J, Kivirikko KI: Collagens and collagen-related diseases. Ann Med 33:7, 2001.
44. Kannus P: Structure of the tendon connective tissue. Scand J Med Sci Sports 10:312, 2000.
45. Eriksen HA, Pajala A, Leppilahti J, et al: Increased content of type III collagen at the rupture site of human achilles tendon. J Orthop Res 20:1352, 2002.
46. Liu SH, Yang R, Al-Shaikh R, et al: Collagen in tendon, ligament, and bone healing: A current review. Clin Orthop 318:265, 1995.
47. Kastelic J, Galeski A, Baer E: The multicomposite structure of tendon. Connect Tissue Res 6:11–23, 1978.
48. Bailey A, Robins S, Balian G: Biological significance of the intermolecular crosslinks of collagen. Nature 251:105, 1974.
49. Cohen NP, Foster RJ, Mow VC: Composition and dynamics of articular cartilage: Structure, function, and maintaining healthy state. J Orthop Sports Phys Ther 28:203, 1998.
50. Bosman FT, Stamenkovic I: Functional structure and composition of the extracellular matrix. J Pathol 200:423, 2003.
51. Rumian AP, Wallace AL, Birch HL: Tendons and ligaments are anatomically distinct but overlap in molecular and morphological features—a comparative study in an ovine model. J Orthop Res 25:458, 2007.
52. Luo W, Guo C, Zheng J, et al: Aggrecan from start to finish. J Bone Miner Metab 18:51, 2000.
53. Roughley PJ, Lee ER: Cartilage proteoglycans: Structure and potential functions. Microsc Res Tech 28:385, 1994.
54. Towheed T, Maxwell L, Anastassiades TP, et al: Glucosamine therapy for treating osteoarthritis. The Cochrane Library, 2005.

55. Tozer S, Duprez D: Tendon and ligament: Development, repair and disease. Birth Defects Res C Embryo Today 75:226, 2005.
56. Benjamin M, Toumi H, Ralphs J, et al: Where tendons and ligaments meet bone: Attachment sites ('entheses') in relation to exercise and/or mechanical load. J Anat 208:471, 2006.
57. Oakes B: Tendon/ligament basic science. In Harries M, Williams C, Stanish WD, et al (eds): Oxford Textbook of Sports Medicine (ed. 2). Oxford University Press, 1998.
58. Benjamin M, Kumai T, Milz S, et al: The skeletal attachment of tendons— tendon 'entheses'. Comp Biochem Physiol A Mol Integr Physiol 133:931, 2002.
59. Benjamin M, Ralphs J: Tendons and ligaments-an overview. Histol Histopathol 12:1135, 1997.
60. Tidball JG, Chan M: Adhesive strength of single muscle cells to basement membrane at myotendinous junctions. J Appl Physiol 67:1063, 1989.
61. Trotter JA: Structure–function considerations of muscle–tendon junctions. Comp Biochem Physiol A Mol Integr Physiol 133:1127, 2002.
62. Walker JM: Cartilage of human joints and related structures. In Zachazewski JE, Magee DJ, Quillen WS (eds): Athletic Injuries and Rehabilitation. Philadelphia, WB Saunders, 1996.
63. Ghadially F: Structure and function of articular cartilage. Clin Rheum Dis 7:3, 1980.
64. Izadifar Z, Chen X, Kulyk W: Strategic design and fabrication of engineered scaffolds for articular cartilage repair. J Func Biomater 3:799, 2012.
65. Chubinskaya S, Malfait A, Wimmer M: Form and function of articular cartilage., In O'Keefe RJ, Jacobs JJ, Chu CR, et al (eds): Orthopaedic Basic Science: Foundations of Clinical Practice (ed. 4). American Academy of Orthopaedic Surgeons, 2012.
66. Lane LB, Bullough PG: Age-related changes in the thickness of the calcified zone and the number of tidemarks in adult human articular cartilage. J Bone Joint Surg Br 62:372, 1980.
67. Bullough PG, Jagannath A: The morphology of the calcification front in articular cartilage its significance in joint function. J Bone Joint Surg Br 65:72, 1983.
68. O'Driscoll SW: The healing and regeneration of articular cartilage. J Bone Joint Surg Am 80:1795, 1998.
69. Mow VC, Holmes MH, Lai WM: Fluid transport and mechanical properties of articular cartilage: A review. J Biomech 17:377, 1984.
70. Bachrach NM, Mow VC, Guilak F: Incompressibility of the solid matrix of articular cartilage under high hydrostatic pressures. J Biomech 31:445, 1998.
71. Mansour JM, Mow VC: The permeability of articular cartilage under compressive strain and at high pressures. J Bone Joint Surg Am 58:509, 1976.
72. McDonough AL: Effects of immobilization and exercise on articular cartilage—a review of literature. J Orthop Sports Phys Ther 3:2, 1981.
73. Athanasiou KA, Shah AR, Hernandez RJ, et al: Basic science of articular cartilage repair. Clin Sports Med 20:223, 2001.
74. Poole AR: An introduction to the pathophysiology of osteoarthritis. Front Mol Biosci 4:D662–670, 1999.
75. Sanchez-Adams J, Guilak F: Form and function of the knee meniscus. In O'Keefe RJ, Jacobs JJ, Chu CR, et al (eds): Orthopaedic Basic Science: Foundations of Clinical Practice (ed. 4). American Academy of Orthopaedic Surgeons, 2012.
76. Beaufils P, Verdonk R (eds): The Meniscus. Berlin, Springer-Verlag, 2010.
77. Mankin HJ, Mankin CJ: Metabolic bone disease: An update. Instr Course Lect 52:769, 2003.
78. Carter D, Orr T, Fyhrie DP: Relationships between loading history and femoral cancellous bone architecture. J Biomech 22:231, 1989.
79. Feng X, McDonald JM: Disorders of bone remodeling. Annu Rev Pathol 6:121, 2011.
80. Gambert SR, Schultz BM, Hamdy RC: Osteoporosis. clinical features, prevention, and treatment. Endocrinol Metab Clin North Am 24:317, 1995.
81. Gillogly SD, Voight M, Blackburn T: Treatment of articular cartilage defects of the knee with autologous chondrocyte implantation. J Orthop Sports Phys Ther 28:241, 1998.
82. Decraemer W, Maes M, Vanhuyse V, et al: A non-linear viscoelastic constitutive equation for soft biological tissues, based upon a structural model. J Biomech 13:559, 1980.
83. Noyes FR, DeLucas JL, Torvik PJ: Biomechanics of anterior cruciate ligament failure: An analysis of strain-rate sensitivity and mechanisms of failure in primates. J Bone Joint Surg Am 56:236, 1974.
84. Noyes FR, Torvik PJ, Hyde WB, et al: Biomechanics of ligament failure. II. An analysis of immobilization, exercise, and reconditioning effects in primates. J Bone Joint Surg Am 56:1406–1418, 1974.
85. Woo SL, Gomez MA, Woo YK, et al: Mechanical properties of tendons and ligaments. II. The relationships of immobilization and exercise on tissue remodeling. Biorheology 19:397, 1982.
86. Goldstein SA, Armstrong TJ, Chaffin DB, et al: Analysis of cumulative strain in tendons and tendon sheaths. J Biomech 20:1, 1987.
87. To SY, Kwan MK, Woo SL: Simultaneous measurements of strains on two surfaces of tendons and ligaments. J Biomech 21:511, 1988.
88. Nordin M, Frankel VH: Basic Biomechanics of the Musculoskeletal System (ed 4). Philadelphia, Lippincott Williams & Wilkins, 2012.
89. Özkaya N, Nordin M, Goldsheyder D, et al: Fundamentals of Biomechanics: Equilibrium, Motion, and Deformation (ed. 3). New York, Springer-Verlag, 2012.
90. Alexander RM: Tendon elasticity and muscle function. Comp Biochem Physiol A Mol Integr Physiol 133:1001, 2002.
91. Alexander R: Springs for wings. Science 268:50, 1995.
92. Finni T, Ikegawa S, Komi PV: Concentric force enhancement during human movement. Acta Physiol Scand 173:369, 2001.
93. Walker JM: Pathomechanics and classification of cartilage lesions, facilitation of repair. J Orthop Sports Phys Ther 28:216, 1998.
94. Chetlin R: Contemporary issues in resistance training: What works? ACSM Fit Society Page Fall:12, 2002.
95. Mueller MJ, Maluf KS: Tissue adaptation to physical stress: A proposed "physical stress theory" to guide physical therapist practice, education, and research. Phys Ther 82:383, 2002.
96. Birch H, McLaughlin L, Smith R, et al: Treadmill exercise-induced tendon hypertrophy: Assessment of tendons with different mechanical functions. Equine Vet J Suppl 31:222, 1999.
97. Curwin S: Tendon injuries: Pathophysiology and treatment. In Zachazewski J, Magee D, Quillen W (eds): Athletic Injuries and Rehabilitation. Philadelphia, WB Saunders, 1996.
98. Arya S, Kulig K: Tendinopathy alters mechanical and material properties of the achilles tendon. J Appl Physiol 108:670, 2010.
99. Tidball JG, Salem G, Zernicke R: Site and mechanical conditions for failure of skeletal muscle in experimental strain injuries. J Appl Physiol 74:1280, 1993.
100. Barfred T: Kinesiological comments on subcutaneous ruptures of the achilles tendon. Acta Orthop Scand 42:397, 1971.
101. Matsumoto F, Trudel G, Uhthoff HK, et al: Mechanical effects of immobilization on the achilles' tendon. Arch Phys Med Rehabil 84:662, 2003. 102. Benjamin M, Ralphs J: Fibrocartilage in tendons and ligaments—an adaptation to compressive load. J Anat 193:481, 1998.
103. Viidik A: Tensile strength properties of achilles tendon systems in trained and untrained rabbits. Acta Orthop Scand 40:261, 1969.
104. Kasashima Y, Smith RKW, Birch H, et al: Exercise-induced tendon hypertrophy: Cross-sectional area changes during growth are influenced by exercise. Equine Vet J Suppl 34:264, 2002.
105. Woo S, Ritter M, Amiel D, et al: The biomechanical and biochemical properties of swine tendons—long term effects of exercise on the digital extensors. Connect Tissue Res 7:177, 1980.
106. Stanish WD, Curwin S, Mandell S: Tendinitis: Its Etiology and Treatment. New York, Oxford University Press, 2001.
107. Silbernagel K, Thome R, Thome P, et al: Eccentric overload training for patients with chronic achilles tendon pain–a randomised controlled study with reliability testing of the evaluation methods. Scand J Med Sci Sports 11:197, 2001.

108. Curwin S: The aetiology and treatment of tendonitis. In Harries M, Williams C, Stanish W (eds), p 610. Oxford Textbook of Sports Medicine. New York, Oxford University Press, 1998.
109. Kingma JJ, de Knikker R, Wittink HM, et al: Eccentric overload training in patients with chronic achilles tendinopathy: A systematic review. Br J Sports Med 41:e3, 2006.
110. Eckstein F, Tieschky M, Faber SC, et al: Effect of physical exercise on cartilage volume and thickness in vivo: MR imaging study. Radiology 207:243, 1998.
111. Brandt KD, Schauwecker DS, Dansereau S, et al: Bone scintigraphy in the canine cruciate deficiency model of osteoarthritis. comparison of the unstable and contralateral knee. J Rheumatol 24:140, 1997.
112. Van Osch G, van der Kraan P, Blankevoort L, et al: Relation of ligament damage with site specific cartilage loss and osteophyte formation in collagenase induced osteoarthritis in mice. J Rheumatol 23:1227, 1996.
113. Perry J: Contractures: A historical perspective. Clin Orthop 219:8, 1987.
114. Akeson W, Amiel D, Abel M, et al: Effects of immobilization on joints. Clin Orthop 219:28, 1987.
115. Enneking WF, Horowitz M: The intra-articular effects of immobilization on the human knee. J Bone Joint Surg Am 54:973, 1972.
116. de Andrade JR, Grant C, Dixon AS: Joint distension and reflex muscle inhibition in the knee. J Bone Joint Surg Am 47:313, 1965.
117. Young A, Stokes M, Iles JF: Effects of joint pathology on muscle. Clin Orthop 219:21, 1987.
118. Spencer JD, Hayes KC, Alexander IJ: Knee joint effusion and quadriceps reflex inhibition in man. Arch Phys Med Rehabil 65:171, 1984.
119. Stokes M, Young A: The contribution of reflex inhibition to arthrogenous muscle weakness. Clin Sci 67:7, 1984.
120. Djurasovic M, Aldridge JW, Grumbles R, et al: Knee joint immobilization decreases aggrecan gene expression in the meniscus. Am J Sports Med 26:460, 1998.
121. Loitz BJ, Zernicke RF, Vailas AC, et al: Effects of short-term immobilization versus continuous passive motion on the biomechanical and biochemical properties of the rabbit tendon. Clin Orthop 244:265, 1989.
122. Turner C: Three rules for bone adaptation to mechanical stimuli. Bone 23:399, 1998.
123. Wolff I, Van Croonenborg J, Kemper H, et al: The effect of exercise training programs on bone mass: A meta-analysis of published controlled trials in pre-and postmenopausal women. Osteoporosis Int 9:1, 1999.
124. Todd JA, Robinson RJ: Osteoporosis and exercise. Postgrad Med J 79:320, 2003.
125. Rubin C, Turner AS, Bain S, et al: Anabolism: Low mechanical signals strengthen long bones. Nature 412:603, 2001.
126. Rubin C, Turner A, Mallinckrodt C, et al: Mechanical strain, induced noninvasively in the high-frequency domain, is anabolic to cancellous bone, but not cortical bone. Bone 30:445, 2002.
127. Rubin C, Xu G, Judex S: The anabolic activity of bone tissue, suppressed by disuse, is normalized by brief exposure to extremely low-magnitude mechanical stimuli. FASEB J 15:2225, 2001.
128. Lanyon L: Using functional loading to influence bone mass and architecture: Objectives, mechanisms, and relationship with estrogen of the mechanically adaptive process in bone. Bone 18 (Suppl 1):S37, 1996.
129. Salter RB: History of rest and motion and the scientific basis for early continuous passive motion. Hand Clin 12:1, 1996.
130. Vanwanseele B, Lucchinetti E, Stüssi E: The effects of immobilization on the characteristics of articular cartilage: Current concepts and future directions. Osteoarthr Cartil 10:408, 2002.
131. Curwin SL, Vailas AC, Wood J: Immature tendon adaptation to strenuous exercise. J Appl Physiol 65:2297, 1988.
132. Gerriets JE, Curwin SL, Last JA: Tendon hypertrophy is associated with increased hydroxylation of nonhelical lysine residues at two specific cross-linking sites in type I collagen. J Biol Chem 268:25553, 1993.
133. Hitchcock T, Light T, Bunch W, et al: The effect of immediate constrained digital motion on the strength of flexor tendon repairs in chickens. J Hand Surg 12:590, 1987.
134. Buchanan CI, Marsh RL: Effects of exercise on the biomechanical, biochemical and structural properties of tendons. Comp Biochem Physiol A Mol Integr Physiol 133:1101, 2002.
135. Nielsen HM, Skalicky M, Viidik A: Influence of physical exercise on aging rats. III. Life-long exercise modifies the aging changes of the mechanical properties of limb muscle tendons. Mech Ageing Dev 100:243, 1998.
136. Stanish WD, Rubinovich RM, Curwin S: Eccentric exercise in chronic tendinitis. Clin Orthop 208:65, 1986.
137. Vailas AC, Tipton CM, Matthes RD, et al: Physical activity and its influence on the repair process of medial collateral ligaments. Connect Tissue Res 9:25, 1981.
138. Zuckerman J, Stull GA: Ligamentous separation force in rats as influenced by training, detraining, and cage restriction. Med Sci Sports 5:44, 1973.
139. Gomez MA, Woo SL, Amiel D, et al: The effects of increased tension on healing medical collateral ligaments. Am J Sports Med 19:347, 1991.
140. Hart DA, Archambault JM, Kydd A, et al: Gender and neurogenic variables in tendon biology and repetitive motion disorders. Clin Orthop 351:44, 1998.
141. Józsa LG, Kannus P: Human Tendons: Anatomy, Physiology, and Pathology. Champaign, IL, Human Kinetics, 1997.

근육의 구조와 기능

Muscle Structure and Function

3 장

Gary Chleboun, PT, PhD

본장 개요

서론(Introduction)

관절과 마찬가지로, 뼈대근은 가동성과 안정성을 위해 인체의 필요성에 기여하도록 설계되어 있다. 근육은 관절축을 중심으로 뼈지렛대의 움직임을 생산하거나 조절함으로써 가동성을 제공한다. 그리고 근육은 관절면의 압박을 통해 관절면의 움직임에 저항하면서 안정성을 제공한다. 인체는 근육의 기능 없이 자체적으로 중력에 대항해 움직이거나 지지할 수 없다.

인체 운동은 신경계의 통제 아래에서 근육 기능과 관절 지렛대의 복잡한 상호작용으로 일어난다. 임상가는 환자의 근육기능 손실의 범위를 결정하기 위해 환자의 근육기능을 매일 평가하고, 근육기능의 회복을 위해 적절한 처방을 내린다. 근육 구조에 대한 이해는 근육의 그림으로 시작되며, 각 근섬유 내의 수축성 단백질(contractile proteins)에서 근육 전체의 섬유 구성까지 알게 될 것이다. 우리는 근육의 구조를 통해 근섬유, 전체 근육 또는 근육군의 기본적인 역학적 특성을 검사한다. 근육 기능을 완전히 이해하기 위해, 우리는 일상활동, 작업, 스포츠 및 놀이를 할 때 사용하는 근육의 기능을 분석한다.

본 장의 전반에 걸쳐, 여러분은 근육의 구조와 기능이 임상 상황에서 어떻게 적용되는지를 알게 될 것이다. 근육의 기본 구조와 기능에 관련된 원칙을 선택된 흔한 근육 손상에 적용하기 위해 환자 적용이 이용될 것이다.

근육 구조의 요소 (Elements of Muscle Structure)

뼈대근은 수축성 조직(contractile)인 근육과 비수축성 조직인 결합조직으로 나뉜다. 근육은 화학 자극, 전기 자극, 또는 기계 자극에 반응하여 장력을 발생하는 능력을 가지고 있다. 한편 결합조직은 수동 하중에 반응하여 장력을 발생시킨다.[1] 이들 조직의 특성과 상호작용하는 방법은 근육에게 독특한 특성을 제공한다.

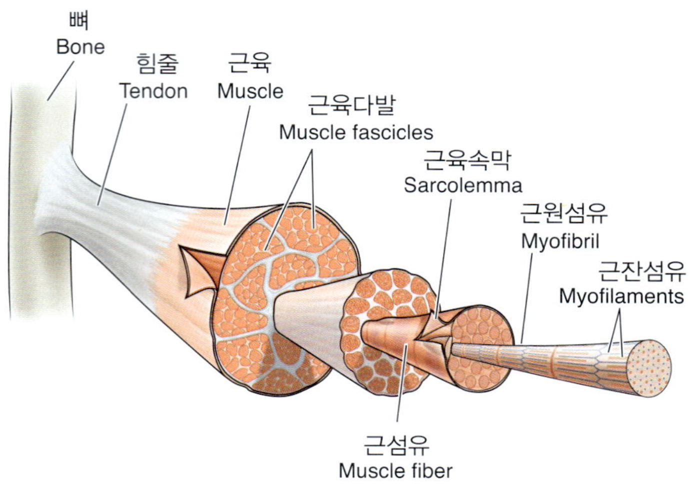

그림 3-1. 근섬유의 구성. 근섬유의 그룹들은 근육다발로 불리는 다발을 형성한다. 근섬유는 근형질이라고 불리는 근세포막에 의해 덮여 있다. 근섬유는 근원섬유라고 불리는 작은 구조물을 가지고 있다. 근원섬유는 두꺼운 미오신 근잔섬유와 얇은 액틴 근잔섬유로 구성되어 있다.

근섬유의 구성요소 (Composition of a Muscle Fiber)

수축성 단백질(Contractile Proteins)

뼈대근은 수천개의 **근섬유**로 구성되고, 그들 섬유가 모여 **근육다발**을 형성한다. 근육다발에 들어 있는 각 근섬유는 다시 수많은 근원섬유로 구성되고, 이들 **근원섬유**는 많은 근잔섬유로 구성된다(그림 3-1). 또한 근육은 많은 다른 결합조직 요소를 포함하고 있다. 근섬유의 배열, 숫자, 크기 및 유형은 근육에 따라 달라지지만, 모든 근섬유는 **근형질**로 불리는 세포막으로 둘러싸여 있는 하나의 근육세포이다.[2–4] 인체의 다른 세포와 마찬가지로, 근섬유는 **근형질**(sarcoplasm)로 불리는 세포질로 구성된다. 세포의 근형질은 수축성 구조물인 근원섬유(myofibrils)와 세포대사에 필요한 리보소좀, 글리코겐 및 미토콘드리아 등의 비근원섬유성 구조물로 구성된다.

근섬유는 근섬유 내에서 함께 다발로 된 많은 근원섬유를 포함한다. 근섬유내의 각 근원섬유는 **액틴**, **미오신** 및 **트로포미신**의 단백질 분자에 의해 형성된 두꺼운(미오신) **근잔섬유**와 얇은(액틴) **근잔섬유**로 구성된다(그림 3-2). 액틴과 미오신의 상호작용은 근수축이 일어나는데 꼭 필요한 요소이다. 액틴 근잔섬유는 2개의 사슬이 꼬여 있는 것처럼 생긴 액틴 분자의 줄로 형성되어 있다. 구슬형 단백분자인 트로포닌(troponin)의 분자들은 2개 액틴 사슬 사이에 있는 홈에 위치하고, 단백질 **트로포미오신**(tropomyosin)은 각각의 트로포닌(troponin)분자에 부착된다. 트로포닌과 트로포미오신 분자들은 액틴과 미오신의 결합을 제어한다.

미오신 분자의 각각은 **머리 그룹**[5]으로 불리는 구형의 팽대부를 가지고 있다. 머리 그룹은 근육의 수축과 이완에 중요한 역할을 하며, 액틴과 결합하는 지점이다. 현미경으로 전체 근원섬유를 관찰하면, 미오신과 액틴이 교대로 배열되어 뚜렷한 줄무늬 패턴을 형성한다(그림 3-3). 그러므로 뼈대근은 **줄무늬근**으로도 부른다.

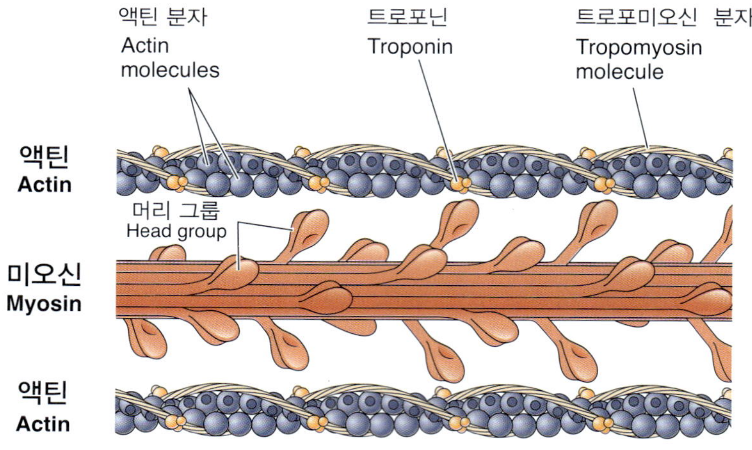

그림 3-2. 근잔섬유. 근잔섬유는 2 가닥으로 구성된 구형의 액틴 분자로 구성되며, 이런 2 가닥 사이의 홈에 위치하는 트로포닌 분자를 가지고 있다. 트로포미오신 분자는 얇고, 액틴 가닥의 고랑을 따라 위치한다. 두꺼운(미오신) 근잔섬유는 액틴 분자와 결합하는 미오신 머리 그룹을 보여준다.

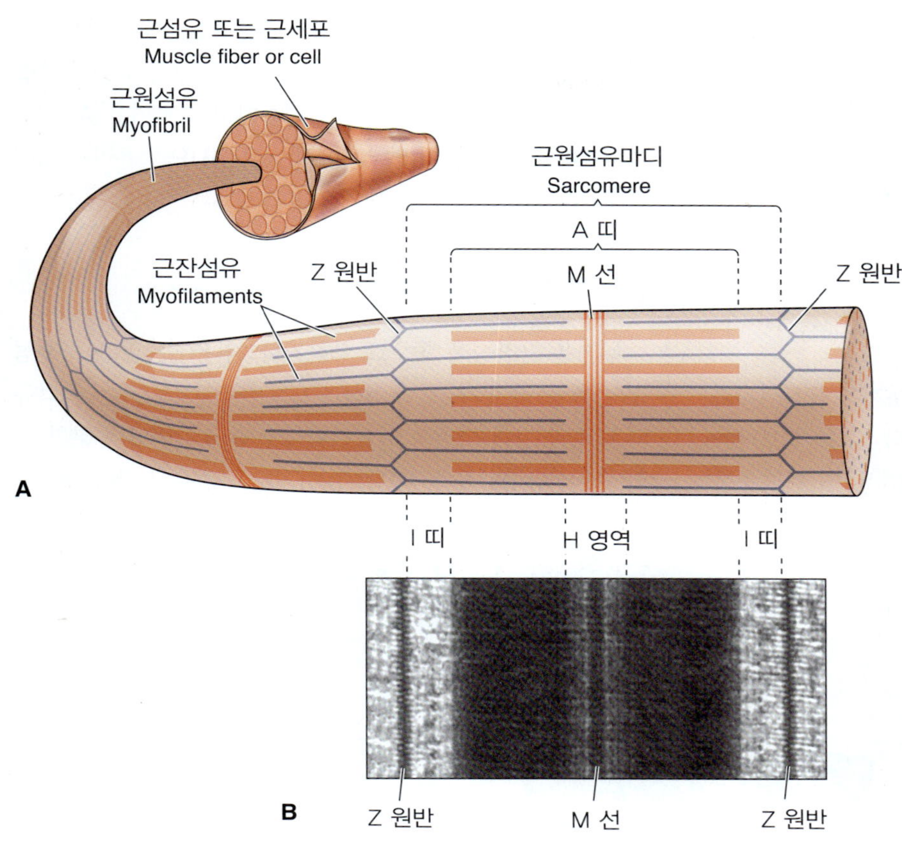

그림 3-3. A. 그림과 B. 전자현미경에 의해 보여지는 것처럼, 이완 상태의 근원섬유. 근원섬유마디는 Z 원반 사이에 있는 근원섬유의 부분. A 띠는 미오신과 액틴이 겹쳐져 있는 부분을 포함하는 근원섬유마디의 부분. A 띠는 겹치지 않은 부분인 H 영역과 미오신 근잔섬유만으로 구성되어 있다. M 띠는 H 영역의 중앙에 위치하며, 미오신 근잔섬유로 이루어져 있고, 다른 미오신과 연결되어 있다. I 띠는 액틴 섬유로만 구성되어 있다.

구조단백질(Structural Proteins)

근섬유는 몇 가지 구조단백질로 구성된다.[6,7] 이들 단백질의 일부(**중간 근잔섬유**)는 근섬유를 위한 구조 뼈대를 제공하고, 반면 다른 단백질들(예, **desmin**)은 근섬유를 따라 힘의 전달에 관여하고, 근섬유와 연결되어 있다. **티틴**(Titin)이라는 한 단백질은 수동장력을 증가하거나 근육이 수축하는 동안 미오신의 위치를 유지시키는 중요한 역할을 담당한다.[8-11] 티틴은 큰 단백질로서 두꺼운 근잔섬유에서 Z-원반까지 틀을 형성한다(그림 3-4). 티틴은 근육의 수동장력에 기여하는 요소로 알려져 있다.

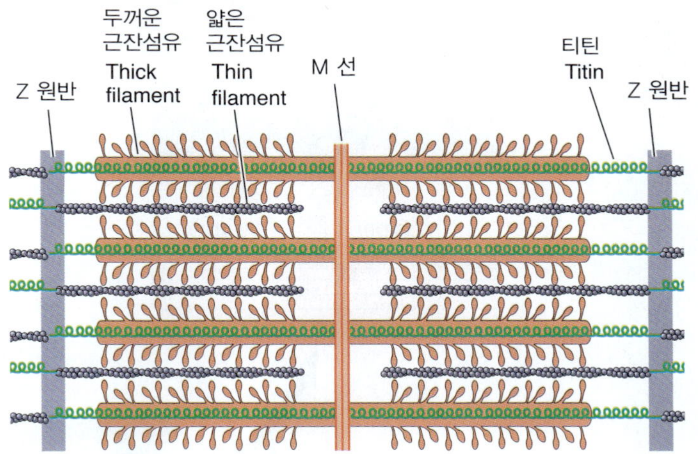

그림 3-4. 티틴 분자는 두꺼운 근잔섬유에 붙어 있고, 두꺼운 근잔섬유와 Z 원반 사이의 영역에 위치한다.

수축 단위(The Contractile Unit)

수축 단위의 구성

근원섬유마디(sarcomere)는 근육 수축의 단위이고, 두꺼운 근잔섬유와 얇은 근잔섬유의 정렬을 확인하는데 도움을 주는 **띠**나 **영역**에 의해 구분된다(그림. 3-3A 참고). 근원섬유를 따라 양쪽 Z 원반 사이에 위치한 근원섬유의 부분을 **근원섬유마디**라고 한다. Z 원반은 근원섬유를 따라 일정한 간격으로 위치하며, 일렬된 연결된 근원섬유마디를 위한 경계로서 작용하지만, 각각의 근원섬유마디의 얇은 근잔섬유와 함께 연결된다. 두꺼운 근잔섬유의 전체 길이와 얇은 근잔섬유의 일부에 걸쳐 뻗어 있는 근원섬유마디의 영역은 **비등방성 띠** 또는 **A 띠**로 불린다. 액틴 근잔섬유만 포함하는 근원섬유마디의 부분은 **등방성 띠** 또는 **I 띠**로 불린다.[5] "비등방성" 또는 "등방성"이라는 용어는 빛을 비추었을 때 이들 근섬유 부위의 양상을 의미한다. 미오신 근잔섬유의 폭에 해당되는 **A 띠**는 얇은 근잔섬유가 겹치지 않은 **H 영역**으로 불리는 중앙 영역을 가진다. 두꺼운 근잔섬유의 넓은 중앙 부분인 H 영역의 중앙에는 **M 선**으로 불리는 지점이 있다.

교차결합의 상호작용(Cross-Bridge Interaction)

근수축은 각각의 근원섬유마디 내에서 두꺼운 근잔섬유와 얇은 근잔섬유의 상호작용에 의해 시작된다. 이들 상호작용은 운동종판(전기충동 또는 **활동전위**를 유발하는)에 신경충동이 도달함으로써 시작되며, 활동전위는 근섬유를 따라 주행한다.[12] 이런 활동전위는 칼슘 이온을 유리시키고, 방출된 칼슘 이온은 **트로포닌** 분자를 재위치시킨다.[13]

이런 결과로 인해 **액틴**의 수용기 지점이 노출되어 **미오신**의 머리가 액틴에 결합된다. 이런 근잔섬유의 결합은 **교차결합**(cross-bridge)으로 불린다. 근원섬유마디의 장력은 ATP의 가수분해와 미오신 머리[1,13-15]에서 나온 ADP의 유리에 의해 발생된다(그림 3-5).

근수축의 유형(Types of Muscle Contraction)

두꺼운 근잔섬유 쪽으로 향하거나 지나가는 얇은 근잔섬유의 활주(각 교차결합의 형성과 재형성을 동반하고)는 근섬유의 단축과 장력 발생을 일으킨다(그림 3-6). 만약 충분한 수의 근원섬유마디가 능동으로 짧아지고 근섬유의 한쪽 끝이나 양쪽 끝이 자유롭게 움직일 수 있다면, 근섬유가 짧아진다. 근육의 능동 단축은 **구심성**(concentric) **수축**으로 불리고, 근섬유가 휴식기에 있을 때(그림 3-6A)보다 근원섬유마디의

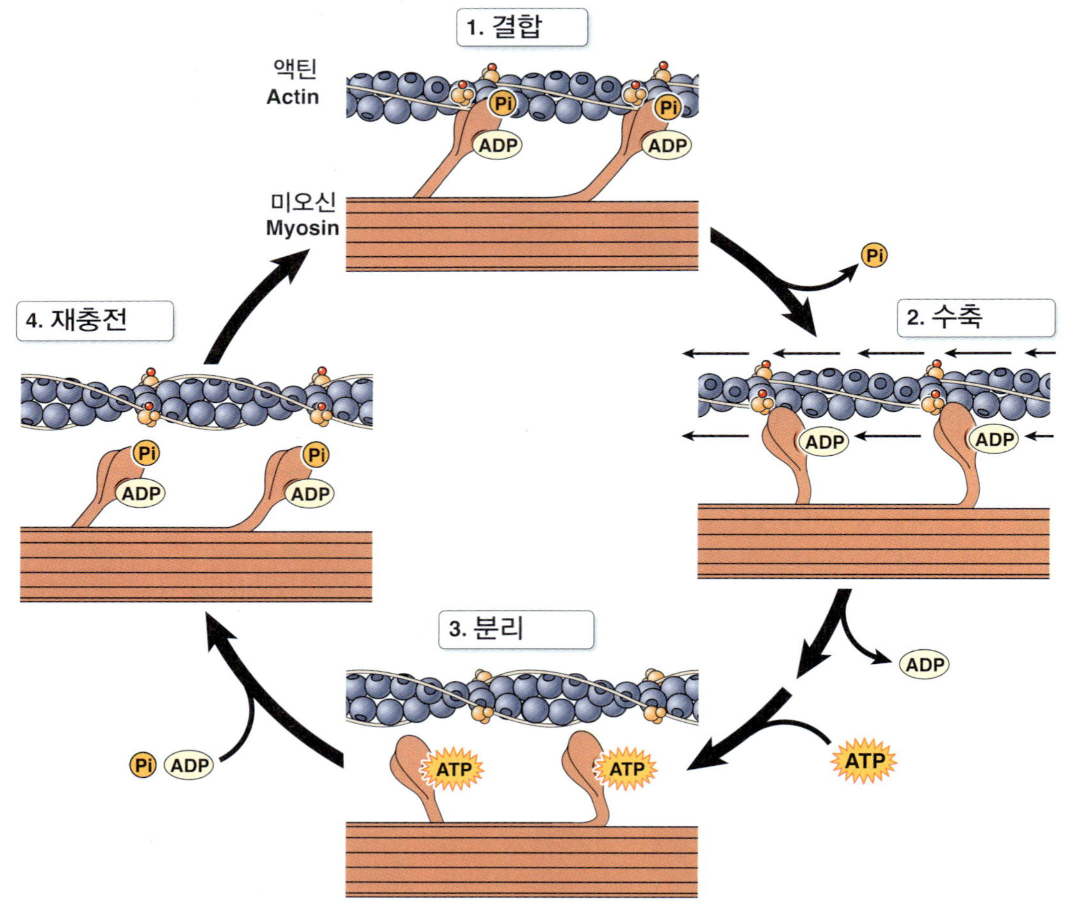

그림 3-5. 교차결합의 사이클. (1) 결합: 칼슘이온의 존재 시, 트로포닌-칼슘 복합체가 액틴의 활동(교차결합이 이루어지도록)을 노출하기 위해 이동한다. (2) 수축: ADP와 무기인산(Pi)가 분리되며, 이것에 의해 미오신 머리의 강력한 스트로크를 일으킨다. 즉, 두꺼운 근잔섬유 쪽으로 얇은 근잔섬유를 당긴다. (3) 분리: ATP가 미오신 머리에 결합되면, 교차결합이 액틴 분자로부터 유리된다. (4) 재충전. ATP의 가수분해가 일어나서, ADP와 Pi를 생성한다. 그리고 이것은 미오신 머리에 연결되어 액틴 결합 지점에 미오신이 재부착되도록 미오신머리의 콕킹을 일으킨다. 근육의 부드러운 수축을 위해 결합, 수축, 분리 및 재충전이 빠르게 일어난다.

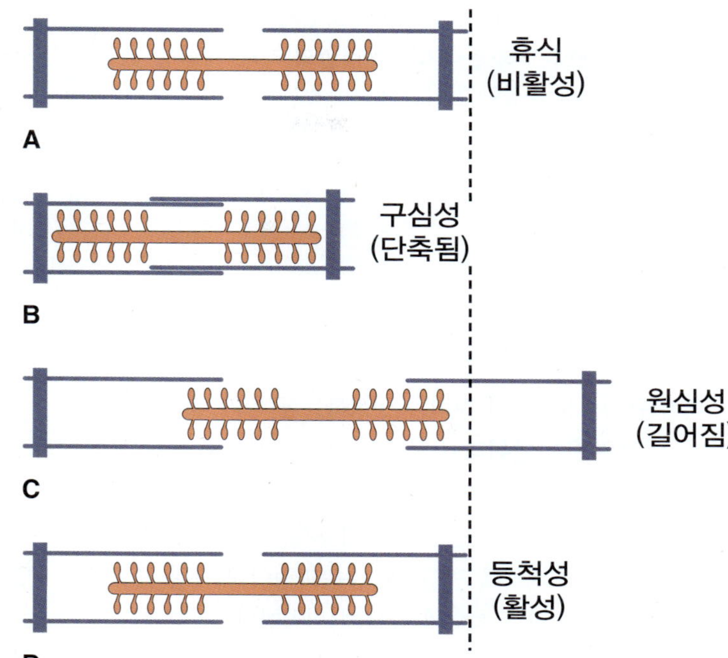

그림 3-6. 수축 동안에 근원섬유마디의 길이 변화에 따른 수축 유형. A. 휴식 길이. B. 구심성 수축(단축성 수축). C. 원심성 수축(길어지는 수축). D. 등척성 수축(길이 변화가 없는)

길이(Z 원반 사이의 길이)가 짧아진다(그림 3-6B). 구심성 수축(얇은 근잔섬유가 두꺼운 근잔섬유와 중첩되는)과 반대로, 근육이 **원심성으로 수축**할 수도 있다. 이때 근원섬유마디는 휴식기 근섬유보다 더 길어진다(그림 3-6C). 근섬유가 길어지는 수축의 경우, 근육에 외적 힘이 적용되어 얇은 근잔섬유가 두꺼운 근잔섬유로부터 멀어진다; 근육이 길어질 때 교차결합이 분리되고, 재형성된다. 교차결합이 재형성될 때 근육에 의해 장력이 생성된다. 만약 교차결합에 의해 생성된 힘이 외적 힘과 같아지면($\Sigma F = 0$), 근섬유의 길이 변화는 일어나지 않을 것이다. 길이 변화없이 일어나는 근섬유의 수축은 **등척성 수축**이라고 불린다(그림 3-6D).

확장 개념 3-1

용어: 근작용과 근수축

근육 "수축"의 유형을 정확하게 기술하는 방법은 "작용"이라는 용어를 사용하는 것이다. **수축**이란 용어는 서로 당기거나 짧아지는 것을 의미하기 때문에, 근육이 길어지는 경우에는 어법상 모순이 된다. 그러나 원심성 수축 동안, 수축 단위(교차결합)는 수축을 시도하고 있어, 두꺼운 근잔섬유 쪽으로 얇은 근잔섬유를 당기고 있지만, 외적 힘이 내적 힘보다 더 큰 경우로써 결국 근육이 늘어나게 된다. 따라서 "*contraction*"이란 용어는 짧아지는 것을 의미하고, "*eccentric*"는 길어지는 것을 의미한다. 본 교재에서 수축이란 용어를 더 일반적으로 사용하지만, 근작용도 수축과 같은 의미로 사용된다.

환자 적용 3-1

Vik Patel은 50세의 남성으로, 여름날 저녁 소프트 볼 경기를 하는 도중, 날아가는 볼을 잡으려 오른발을 뒤로 움직이다가 미끄러졌다. 그가 넘어질 때 발목관절은 발등굽힘되었고, 그가 앞으로 달리기 위해 발끝떼기를 할 때 발바닥굽힘이 수축했다. 그가 발끝떼기를 하는 순간, 오른쪽 장딴지에서 통증이 발생했다. Vik은 장딴지근의 통증을 호소하고, 발가락으로 서거나 장딴지근을 자가신장할 때 아킬레스힘줄을 따라 통증이 발생한다고 했다. Vik를 평가한 결과, 장딴지근육의 삠이나 약간의 힘줄염이 발생한 것으로 나타났다.

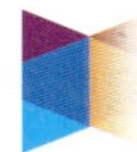

기본 개념 3-1

근수축의 실제(Muscle Contraction Facts)

다음은 근원섬유마디 수준에서 근수축에 관한 중요한 요소를 요약했다:

- 교차결합이 형성되면 항상 장력이 생성된다.
- 칼슘의 유입으로 근수축이 일어난다.
- 교차결합 사이클의 동력원은 ATP의 가수분해이다.
- 구심성 수축 시 액틴 근잔섬유가 미오신 근잔섬유 쪽으로 당겨져, 교차결합의 형성, 분리 및 재형성 등의 과정이 일어난다.

- 원심성 수축시 액틴 근잔섬유는 미오신 근잔섬유으로부터 멀어져 교차결합의 파괴, 재형성 및 재파괴 등의 과정이 일어난다.
- 등척성 수축의 경우, 근원섬유마디의 길이는 일정하다.

운동단위(The Motor Unit)

운동단위의 구성(Organization of the Motor Unit)

비록 근원섬유마디가 장력을 생성하는 근육의 기본단위이지만, 이것은 **운동단위**라고 불리는 커다란 복합체의 일부이다. 운동단위는 **알파운동신경원**과 그것의 지배를 받는 모든 근섬유로 구성된다. 운동단위의 근섬유가 알파운동신경원에 의해 전달되어진 자극을 받을 때, 수축과정이 시작된다(그림 3-7). 신경 세포체는 척수의 앞뿔에 위치한다. 신경세포의 **축삭**(axon)은 2-3개에서부터 수천개의 작은 가지를 가진 세포체에서 근육까지 뻗어 있다. 각각의 작은 가지들은 단일 근섬유의 근형질 근처에 위치하는 운동종판에서 종지한다. 해당 세포체와 축삭과 함께, 축삭의 가지가 종지하는 모든 근섬유는 운동단위의 한 일부가 된다.

전체 근육의 수축은 많은 운동단위의 ***비동시***(모든 운동단이가 동시에 흥분되지 않는다)적이고 ***반복적인*** 흥분의 결과이다. 근육 전체의 수축 크기는 활성화된 운동단위의 숫자나 활성화 빈도에 따라 변할 수 있다. 근육 내의 운동단위 숫자 뿐만 아니라 이들 운동단위의 구조는 근육에 따라 달라진다.

운동단위는 신경세포체의 크기, 축삭의 직경, 근섬유의 숫자와 근섬유의 형태에 따라 다양하다.[1] 구조에서 이런 각각의 변화는 운동단위의 기능에 영향을 미친다. 일부 운동단위는 작은 세포체를 가지고 있고, 또 다른 운동단위는 큰 세포체를 가지고 있다. 작은 세포체를 가진 운동단위는 작은 직경의 축삭을 가진다. 작은 직경의 축삭을 통과하는 신경충동은 큰 직경의 축삭보다 더 느리게 전달된다. 따라서, 작은 직경의 운동단위를 통과하는 신경 자극은 굵은 직경의 운동단위보다 근섬유로 도달하는데 더 오래 걸린다.

운동단위의 크기는 운동신경 축삭의 크기와 운동신경이 지배하는 근섬유의 숫자에 의해 결정된다. 근섬유의 숫자는 2-3개에서 수천 개까지 다양하다. 만약 근육이 섬세한 움직임을 제어하거나 근육의 힘이 작은 조정을 하는데 이용된다면, 그 근육은 작은 운동단위를 가질 것이다. 이런 운동단위는 일반적으로 작은 세포체와 작은 직경의 축삭을 가진다. 큰 힘과 큰 움직임을 생성하는데 사용되는 근육은 대개 큰 운동단위, 큰 세포체, 그리고 큰 직경의 축삭을 가질 것이다. 눈의 운동을 제어하는 작은 근육의 운동단위는 9개 정도의 근섬유를 가지지만, 장딴지근은 약 2,000개의 근섬유를 지배하는 큰 운동단위를 가진다.[1] 운동단위 당 많은 수의 근섬유를 가진 근육은 대개 운동단위 당 적은 수의 근섬유를 가진 근육보다 상대적으로 작은 숫자의 운동단위를 가진다. 넓은목근(platysma)은 각 운동단위 당, 약 25개의 근섬유로 구성된 작은 운동단위를 갖지만, 전체적으로 볼 때 넓은목근은 약 1,000개의 운동단위를 가진다. 한편 장딴지근은 운동단위

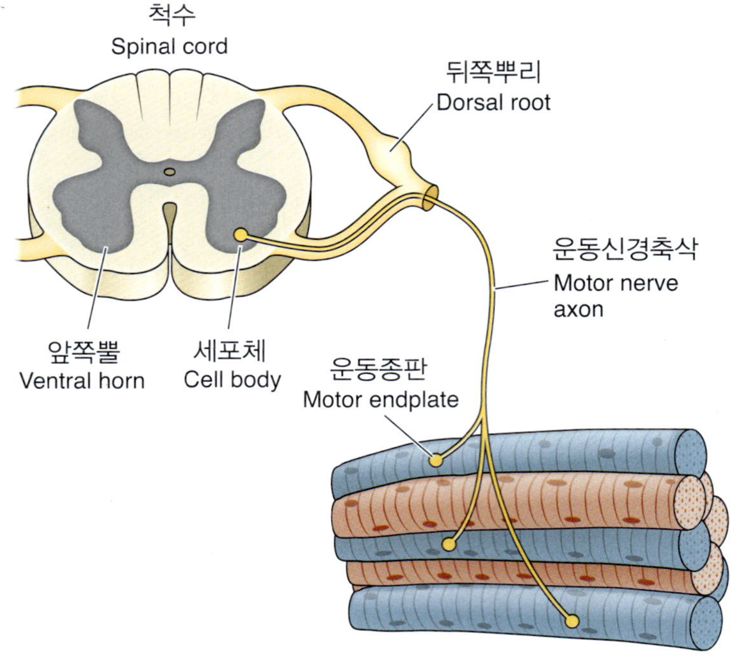

그림 3-7. 알파 운동신경. 세포체는 앞뿔에 위치하고, 운동축삭이 앞쪽뿌리로 나온다. 하나의 축삭에 의해 지배되는 근섬유들은 반드시 하나에서 다른 것으로 계속되는 것은 아니다.

당 약 2000개의 근섬유를 지배하는 큰 운동단위를 갖지만, 운동단위의 숫자는 비교적 적은 편이다(600개의 운동단위). 대부분의 경우, 1개의 근육은 적어도 몇 개의 크고 작은 운동단위들이 혼합되어 있다.

운동단위의 동원(Recruitment of Motor Units)

등척성 근작용을 하고자 할 때, 대개 작은 세포체와 적은 운동섬유를 가진 작은 운동단위부터 신경세포에 의해 먼저 동원되고, 그 다음, 더 큰 힘이 요구될 때는 큰 운동단위들이 동원된다.[16,17] 이런 동원 전략은 **크기 원칙**(size principle)이라고 불린다.[16] 작은 운동단위가 큰 운동단위보다 적은 장력을 생성하고, 에너지 소비도 적기 때문에, 이런 동원 전략이 움직임을 일으키는 힘의 생성에서 기본이 된다.

이런 의미에서, 이것은 에너지를 보존하는 전략으로 간주된다. 만약 몇 개의 작은 운동단위만으로 과제를 수행할 수 있다면, 큰 운동단위의 동원이 필요하지 않을 것이다. 만약 작은 운동단위만으로 과제를 완벽하게 수행할 수 없다면, 큰 운동단위가 동원될 수 있다. 그러나 동원 전략은 에너지의 보존 뿐만 아니라 과제의 특성(위팔두갈래근과 같은 다중 과제의 근육은 뒤침할 때와 굽힘할 때 다르게 동원될 것이다)을 토대로 이루어져야 한다.[18] 부가적으로, 근작용의 유형(구심성, 원심성 또는 등척성)도 운동단위의 동원 순서에 영향을 줄 것이다.[17,19] 또한 동원 전략은 공통된 과제에 참여하는 근육임에도 불구하고, 넙다리네갈래근의 4개 근육과 같이, 협력근 그룹의 개별 근육에 따라 달라질 수 있다.[20]

운동단위의 흥분빈도도 힘 조정에 영향을 준다. 흥분빈도와 힘 사이의 관계는 흥분빈도가 클수록, 더 큰 힘을 생성할 수 있다는 점에서 아주 단순하다. 근육의 힘 발생에 영향을 주는 흥분빈도나 동원은 근육에 따라 다를 수 있다. 작고 먼쪽에 있는 근육들은 흥분빈도의 증가에 더 의존하는 경향이 있고, 반대로 크고 몸쪽에 있는 근육들은 추가적인 운동단위의 동원에 더 의존하는 경향을 띤다. 끝으로, 빠른 운동단위의 동원은 일정한 **힘**을 유지할 때보다 특정 **자세**를 유지할 때 일어날 수 있다.[22-24] 예를 들어, 빠른 속도의 발바닥굽힘근의 원심성 수축을 수행하고자 할 때, 그 환자는 크기 원칙에 따른 운동단위의 동원보다는 큰 운동단위를 선택적으로 동원할 것이다. 이것은 큰 힘을 생성하는데 도움이 되지만, 손상의 위험을 증가시킬 수 있다. 이런 간단한 논의를 통해 알 수 있는 것은 운동단위의 동원이 복잡한 과정이라는 것이다.

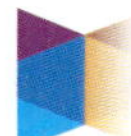

기본 개념 3-2
능동장력에 대한 요약

근육의 능동장력은 다음에 의해 영향을 받는다:

1. 운동단위의 근섬유 숫자(자극에 대한 반응 크기에 영향을 준다).
2. 운동단위를 지배하는 축삭의 직경 (신경전달속도를 결정한다).
3. 한꺼번에 흥분하는 운동단위의 숫자(근육의 전체 힘 반응에 영향을 미친다).
4. 운동단위의 흥분빈도(근육의 전체 힘 반응에 영향을 미친다).

근육의 구조(Muscle Structure)

근섬유의 유형(Fiber Types)

3가지 주요 근섬유의 유형이 뼈대근에 다양한 비율로 분포되어 있다. 근섬유 유형들은 조직화학적, 대사적, 형태학적, 역학적으로 구분된다. 비록 다른 교재들이 다른 용어 체계를 사용하고 있지만, 본 교재는 이들 3가지 유형을 **I형**(**느린 섬유**), **Ⅱ A형**(**중간 섬유**) 및 **Ⅱ X형**(**빠른 섬유**)로 구분하고 있다(표 3-1).[1,4,5] 이런 분류 시스템이 인체 뼈대근의 유형을 나누는데, 가장 많이 이용되는 시스템이고, 산성 상태와 염기성 상태에 따라 근원섬유의 ATPase 활성이 근섬유를 분류하는데 이용되고 있다. 사실, 몇몇 중간 섬유는 이런 체계를 통해 확인되어 왔다.

확장 개념 3-2
또 다른 근섬유 분류 체계

다른 체계는 근육의 대사효소에 대한 근육의 반응을 이용한 것이다. 이 체계는 세 가지 주요 근섬유로 나뉘는데 (1) 무산소성 빠른 연축섬유(fast-twitch glycolytic, FG), (2) 유산소성 빠른 연축섬유(fast-twitch oxidative glycolytic, FOG), (3) 유산소성 느린 연축섬유(slow-twitch oxidative, SO)이다.[4,25,26] 이와 같은 분류 체계는 기질 내 효소 즉, 근원섬유 ATPase 활성, succinate dehydrogenase activity(산화가능성), α-glycerophosphate dehydrogenase activity(해당가능성) 반응에 따라 결정된다. 이런 두 가지 체계는 상호교환될 수 있지만, 경우에 따라 그렇지 않을 수도 있다. ⅡA형과 ⅡX형 사이에서 대사효소 활동이 중첩되기도 한다. 대상성 효소 활성 수준이 근육 훈련 정도에 따라 달라질 수 있다는 사실은 두 체계가 같지 않다는 것을 의미한다. 면역조직화학적 분석을 이용하는 또다른 체계는 MHC I, MHC ⅡA, MHC ⅡX이 미오신 분자의 다른 형태에 따라 독특하게 반응한다고 했다.[25] 이런 체계와 미오신 ATPase 체계의 결합은 근육 수축적 특성의 견적을 제공한다. 이용되는 체계가 무엇이든 간에, 반드시 기억할 것은 근섬유 유형을 정확하게 구분할 수 없는 근섬유가 실제로 존재한다는 것이다.

표 3-1. 뼈대근 섬유의 특성

	I 형 (느린 산화성)	II A형 (빠른 산화성 해당)	II X형 (빠른 해당)
직경	작음	중간	큼
근육 색깔	붉은 색	붉은 색	흰색
모세혈관	치밀	치밀	느슨
마이오글로빈 함량	많음	중간	적음
수축 속도	느림	빠름	빠름
피로 속도	느림	중간	빠름

인체의 각 뼈대근은 3 종류의 근섬유로 구성되지만, 비슷한 근육 안에 들어있는 각 근섬유의 비율은 사람에 따라 달라진다. 사람 사이의 근섬유의 다양성은 유전적으로 결정되는 것으로 여겨진다. 사체 연구에서, 가쪽넓은근, 넙다리곧은근 및 어깨세모근은 50%의 Ⅱ형 섬유와 50%의 I형 섬유를 가지고 있다;[2] 장딴지근은 30%의 Ⅱ형 섬유와 70%의 I형 섬유를 가지고 있다; 그리고 뒤넙다리근은 약 50-55%의 Ⅱ형과 45-50%의 I형 섬유를 가지고 있다.[27-29] 젊은 사람의 생검 연구에 따르면, 가쪽넓은근은 54%의 Ⅱ형 섬유와 46%의 I형 섬유를 가지고 있었다.[30,31] 비록 차이가 크지 않지만, 근섬유는 노화에 따라 변하고, Ⅱ형 섬유의 크기나 숫자가 감소한다. 이것은 근섬유의 비율을 기록하는 많은 연구에서 차이점을 보인다.

앞에서 확인된 다른 근육과는 반대로, 가자미근은 I형 섬유가 80% 정도까지 구성된다.[27,30,32] 가자미근과 같이, Ⅱ형 섬유보다 I형 섬유가 더 많은 근육들은 지속적인 활동을 수행할 수 있는데, 그 이유는 I형 섬유들이 피로에 강하기 때문이다. 종종 이들 근육은 **안정화 근육** 또는 **자세근**으로 불린다. 상대적으로 작고 느린 운동단위를 가진 가자미근은 작은 세포체와 작은 축삭 직경, 그리고 운동단위당 적은 숫자의 근섬유를 가지며, 이것은 근육 장력이 적게 요구되는 신체의 균형유지와 항중력근으로 작용한다; 그리고 똑바른 서기 자세를 취할 때, 지속적으로 활동한다. 뒤넙다리근과 장딴지근과 같이, Ⅱ형 섬유를 많이 가진 근육들은 **가동성**의 목적을 가지고 있고, **비자세근**으로 불린다. 이들 근육들은 뼈 분절을 큰 가동범위로 움직이는데 작용한다.[27-29] Ⅱ형 섬유는 I형 섬유보다 섬유 당 약간 큰 힘을 생성하고, 빠르게 근수축하여 큰 파워를 낼 수 있다.[33] 근섬유가 근육의 기능을 결정함에 있어 중요한 역할을 하지만, 근육 구조의 다른 측면도 근육 기능을 결정하는데 중요한 역할을 한다.

환자 적용 3-2

근섬유의 유형이 근육 기능과 관련이 있기 때문에, 특정 상황에서 어떤 근육이 먼저 손상당할 수 있는지를 추청하는 것은 타당하다. Vik Patel이 달리기를 시도할 때, 그의 발바닥굽힘근에 하중이 과도하게 가해졌다. 가자미근이 주로 I형 섬유(자세 제어)로 구성되고 장딴지근이 주로 Ⅱ형 섬유(파워와 가동성)로 구성되어 있기 때문에, 원심성 수축을 할 때 장딴지근이 선택적으로 동원되기 때문에 Vik의 사례에서는 장딴지근이 손상될 가능성이 높다.

근육 구조: 크기, 배열 및 길이 (Muscle Architecture: Size, Arrangement, and Length)

대부분 인체 근육은 느린 섬유와 빠른 섬유의 비율이 거의 비슷하다. 따라서 근육 기능의 결정은 이런 단일 특징에 의해서만 결정되지는 않는다. 실제로, 전체 근육의 구조가 근섬유 유형보다 근육의 기능을 결정하는데 더 중요할 수 있다.[34,35] 뼈대근의 건축학적 구조에는, 힘의 축에 대한 근섬유의 배열(깃근의 양), **근섬유의 길이**, **근육 길이**, **근질량** 및 **생리적 횡단면**(physiologic cross-sectional area, PCSA) 등이 포함된다. 이들 구조적 요인은 근육의 전반적인 형태와 크기 뿐만 아니라, 뼈대근의 기능에 영향을 준다.

근육의 기능에 영향을 주는 가장 중요한 두 가지 건축 구조적 특성은 근육의 생리적 횡단면과 근섬유의 길이다. 안정시의 근섬유 길이는 근원섬유마디(종종 직렬로 이루어진 근원섬유마디의 숫자)에 대한 숫자에 의해 결정된다. 단축되거나 길어질 수 있는 근섬유의 양은 직렬로 이루어진 근원섬유마디의 숫자에 의해 좌우된다; 근원섬유마디가 많을수록, 그 섬유는 더 짧아질 수 있는데, 그 이유는 근원섬유마디가 짧아지는데 기여하기 때문이다. 결과적으로, 더 많은 근원섬유마디를 가진 긴 근섬유가 짧은 근섬유보다 더 많이 단축될 수 있다. 예를 들어, 만약 근섬유가 안정 길이의 약 50% 정도 짧아질 수 있다면, 6 cm의 근섬유는 3 cm로 짧아지고, 반면 4 cm의 근섬유는 단지 2 cm만 짧아진다. 긴 섬유를 가지고 더 많이 짧아질 수 있는 근육은 짧은 섬유의 근육보다 더 큰 거리로 뼈 분절을 움직일 수 있을 것이다. 그러나 근섬유의 길이와 뼈지렛대를 움직이는 거리 사이의 관계는 항상 비례하지 않는다. 그 이유는 우리가 알고 있듯이, 근섬유의 배열도 길이–수축 관계에 영향을 줄 수 있기 때문이다.

근육의 생리적 단면적(PCSA)은 근섬유의 방향과 수직되는 단면적이다. 근육이 생산하는 힘의 양은 평행하게 주행하는 근원섬유마디의 숫자에 비례한다. 따라서 만약 많은 수의 근섬유(깃근처럼)가 있거나 또는 근섬유의 크기가 증가하면 (근원섬유가 첨가되는), 힘을 생성하는 근육의 능력이 증가하게 될 것이다.[34]

근육의 건축학적 구조와 기능 사이의 관계를 잘 보여주는 좋은 예는 넙다리네갈래근과 뒤넙다리근 사이의 비교이다. 넙다리네갈래근은 큰 생리적 단면적(PSCA)을 가지고 있고, 뒤넙다리근은 긴 근섬유를 가지고 있다.[36–39] 이런 구조적 배열은 넙다리네갈래근이 뒤넙다리근보다 더 큰 힘을 생성하도록 디자인되어 있고, 뒤넙다리근은 큰 ROM을 일으킬 수 있도록 디자인되어 있다. 뒤넙다리근이 두 개의 관절(엉덩관절과 무릎관절)을 지나가기 때문에, 그 근육은 엉덩관절과 무릎관절의 움직임 동안의 큰 운동폭 위해 긴 근섬유가 필요할 것으로 예상된다.

근육다발(근섬유 집단)의 배열은 근육에 따라 다양하다(그림 3-8). 근육다발은 방추형 근육(그림 3-8A)처럼 근육의 긴축과 평행할 수도 있고, 또 반깃근(그림 3-8B), 깃근(그림 3-8C) 및 뭇깃근(그림 3-8D)처럼 근육의 긴축과 각도를 형성할 수도 있다. 평행섬유(근육의 긴축과 평행하게 주행하거나 또는 근섬유들 끼리 평행하게 주행하는)의 정렬을 가진 근육은 **방추형 근육** 또는 **띠형 근육**으로 불린다. 목빗근이나 넙다리빗근과 같은 방추형 근육의 근육다발은 그 근육의 전체 길이에 걸쳐 길게 뻗어 있다. 그러나 방추형 근육으로 간주되는 배곧은근의 근육다발은 섬유성 경계에 의해 짧은 분절로 나누어진다. 일반적으로, 평행 섬유를 가진 방추형 근육은 깃섬유

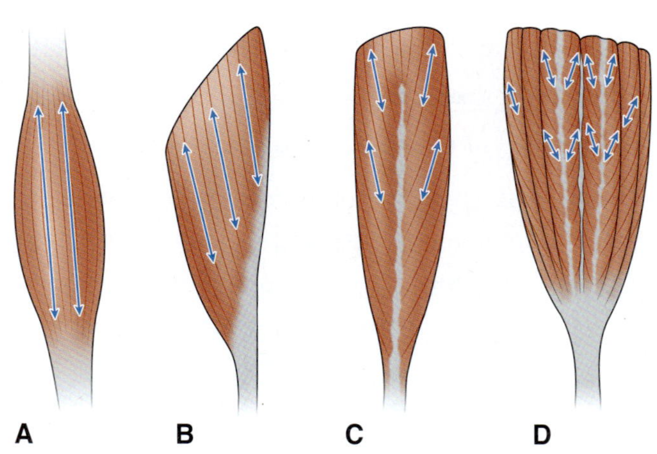

그림 3-8. 섬유다발의 배열. A. 방추근 B. 반깃근. C. 깃근. D. 뭇깃근

배열을 가진 근육보다 긴 섬유를 가진 편이고, 뼈지렛대의 각운동을 더 크게 일으킨다.

긴축과 사선으로 배열된 근섬유는 **깃근**으로 불리는데, 그 이유는 근섬유의 배열이 깃털처럼 생겼기 때문이다. 깃근의 다발을 형성하는 근섬유는 대개 방추형 근육보다 짧은 편이고, 섬유의 숫자가 많은 편이다. 긴엄지굽힘근과 같은 **반깃근**은 근육의 중앙 힘줄에서 한쪽 방향으로만 근섬유가 배열되어 있다. 장딴지근과 같은 **깃근**의 섬유다발은 중앙 힘줄을 중심으로 양측 방향으로 근섬유들이 배열되어 있다. 어깨세모근과 같은 **뭇깃근**은 여러 개의 힘줄을 가지고 있고, 사선의 섬유다발들이 여러 힘줄로 수렴하고 있다.

깃근 섬유의 사선 각도는 근섬유의 길이와 뼈가 움직일 수 있는 거리 사이에 직접적인 관계를 붕괴시키고, 또 근육의 긴축을 따라 발생하는 힘의 크기를 감소시킨다. 깃근이 발생하는 힘 중의 일부만이 뼈지렛대의 움직임을 일으키는 쪽으로 사용된다. 사실, 근육의 긴축과 이루는 섬유의 각도가 크면 클수록, 힘줄에 작용하는 근육의 힘이 작아진다. 이런 근육 힘의 감소는 경사 각도의 코사인 법칙을 따른다. 인체의 많은 근육들이 휴식 시 30° 미만의 각도를 가진다. 그러므로 힘줄에 작용은 근육의 힘이 최대 13%(cos 30° =0.87)까지 감소될 것이다.[4] 수축 동안 근육이 짧아지면, 깃근의 각도가 더 많이 경사지게 되어서 힘줄의 힘에 더 큰 영향을 주게 된다. 이것은 이론적으로 힘줄에 작용하는 힘을 감소시킨다.[13] 그러나 깃근 각도의 증가에 따른 힘의 소실은 대개 깃근의 섬유가 많고 PCSA가 증가하기 때문에, 상쇄된다. 즉, 깃근 각도에 의한 힘의 감소에도 불구하고, 가자미근과 같은 깃근은 여전히 힘줄로 더 많은 힘을 전달할 수 있다.

근육의 결합조직 (Muscular Connective Tissue)

근육 결합조직의 구성 (Organization of Connective Tissue in Muscle)

인체의 다른 물렁조직과 마찬가지로, 근육과 근섬유들도 결합조직에 의해 지지되고 둘러싸여 있다. 각 근섬유의 근원섬유마디는 **근육속막**(endomysium)이라고 부르는 결합조직에 의해 싸여 있다. 근섬유내의 근원섬유는 앞에서 이미 언급된 중간근잔섬유와 desmin과 같은 특수 단백질을 통해 근육속막과 연결된다. 근육다발(근섬유들의 집단)은 **근육다발막**(perimysium)으로 불리는 결합조직에 의해 둘러싸여 있다. 근육속막과 근육다발막은 근육바깥막(epimysium)으로 불리는 바깥 결합조직집과 연결되고, **근육바깥막**(epimysium)은 근육 전체를 둘러싼다(그림 3-9). **근육힘줄 이음부**는 근섬유와 힘줄의 결합조직을 연결하는 부위이다. 많은 특수 단백질이 근육힘줄 이음부를 강화하기 위해 정렬되어 있다. 힘줄은 뼈막과 연결되는 Sharpey 섬유에 의해 뼈에 부착된다. 비록 근육힘줄 이음부가 강하게 연결되고 또 근육의 큰 힘을 힘줄로 잘 전달하도록 설계되어 있다 하더라도, 근육 좌상이 이 부위에서 종종 발생한다.

근육과 관련된 기타 결합조직으로는, 근막(fasciae), 널힘줄(aponeurosis) 및 말이집(sheath) 등이 있다. 근막은 다음과 같이 두 개의 영역으로 나누어진다: 얕은 근막과 깊은 근막.

얕은 근막(superficial fasciae)은 느슨한 조직으로 구성되어 있고, 진피 바로 밑에 위치한다. 이 영역의 근막은 피부의 가동성에 영향을 주고, 절연체로서 작용하며, 넓은목근처럼, 피부에 연결된 근육을 함유하고 있다. **깊은 근막**(deep fasciae)은 조직이 치밀하고 콜라겐 섬유가 규칙적으로 배열되어 있다. 깊은 근막은 근육과 뼈에 부착하며, 인대, 띠(밴드) 및 지지띠(retinacula)를 형성한다. 예를 들어, 다리에 있는 깊은 넙다리근막은 **엉덩정강띠**로 알려진 트랙을 형성한다. 이 트랙은 정강뼈에 가해진 힘을 2개의 다리 근육(넙다리근막긴장근과 큰볼기근) 쪽으로 전달한다(그림 3-10).

지지띠는 횡으로 비후된 근막에 의해 형성된다. 각 지지띠는 힘줄이 지나가는 뼈의 양쪽 끝단에 부착된 고리를 형성한다(그림 3-11). 지지띠는 그들의 관절과 힘줄의 관계를 유지한다. 즉, 지지띠는 작용 동안 힘줄이 활시위처럼 튀어나오지 못하도록 한다. 가끔 깊은 근막은 널힘줄과 구분된다. 널힘줄은 콜라겐이 많은 치밀한 흰색의 천(시트)처럼 생겼고, 근육, 근막, 뼈, 연골 및 다른 근육에 직접 또는 간접적으로 연결된다. 널힘줄은 근육에 의해 발생된 힘을 부착된 구조물로 분산시킨다.[40]

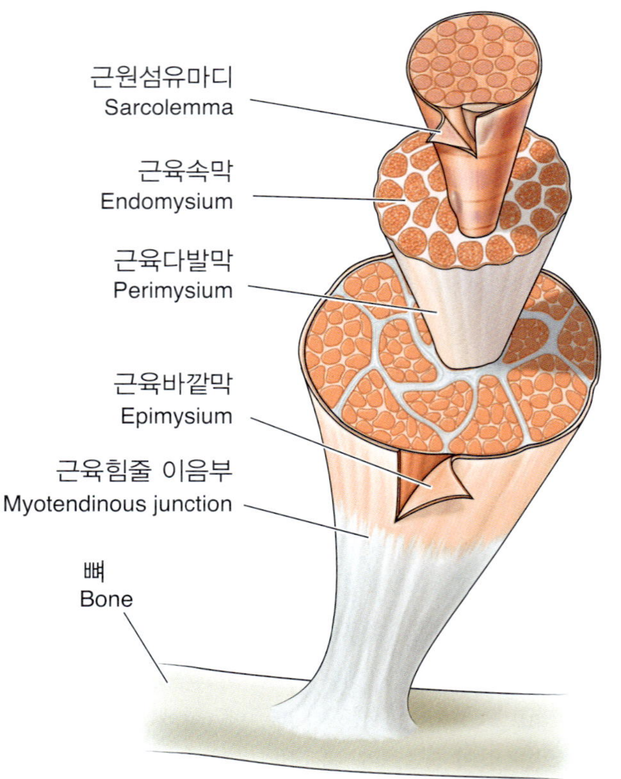

그림 3-9. 근육의 결합조직. 근육 결합조직의 횡단면은 개별 근섬유과 그들의 근원섬유마디를 둘러싸는 근육속막, 근섬유 집단을 둘러싸는 근육다발막, 그리고 결합조직의 가층으로 알려진 근육바깥막을 보여주고 있다.

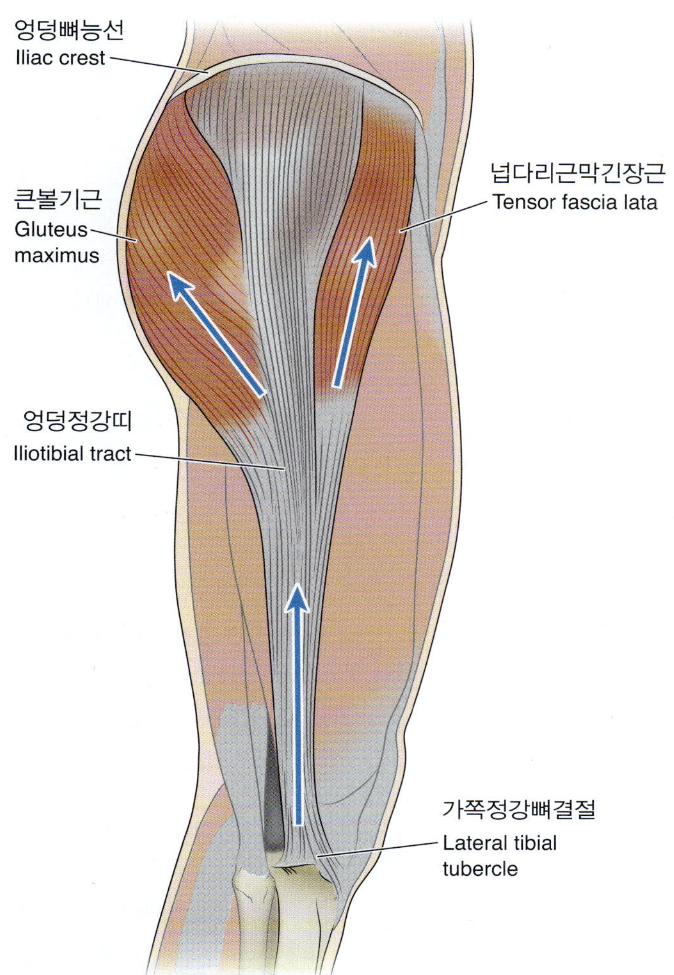

그림 3-10. 엉덩정강띠. 왼쪽 다리의 가쪽면은 엉덩뼈결절에서 정강뼈의 가쪽면까지 주행하는 깊은근막 엉덩정강띠를 노여주고 있다.

근육의 병렬 성분과 직렬 성분
(Parallel and Series Elastic Components of Muscle)

근육의 모든 결합조직은 서로 연결되어 있고 근육의 병렬과 직렬의 **수동 탄성 성분**을 구성한다. 근육을 둘러싸고 있는 결합조직인 근섬유막(sarcolemma), 탄성의 티틴 단백질 및 기타 구조물(신경, 혈관) 등이 근육의 **병렬 탄성 성분**을 형성한다. 이런 병렬 탄성 성분은 근섬유와 나란하게 배열되어 있기 때문에, 근육의 길이가 길어질 때 길어지고, 길이가 짧아질 때 짧아진다. 예를 들어, 방추형 근육의 근육다발막 안에 있는 콜라겐 섬유들은 근원섬유마디가 휴식상태일 때 느슨해지지만, 근육의 원심성 수축 동안에는 근원섬유마디의 길이가 증가하기 때문에 콜라겐 섬유들이 일자로 되면서 팽팽해진다. 근육다발막이 길어질 때, 콜라겐 섬유가 강직되어 뻣뻣해질 것이다(추가적인 신장에 대한 저항이 증가한다). 신장에 대한 근육다발막의 증가된 저항은 근섬유다발(bundle)의 과신장(overstretching)을 예방할 수 있고, 또 근육이 생성하는 장력에도 기여할 수 있다.[41–44] 휴식 시 병렬 탄성 성분에 의한 장력은 **근원섬유마디**의 단축에 의해 감소된다. 근육의 많은 병렬 탄성 성분 때문에, 수동장력의 증가나 감소는 실질적으로 근육의 총장력(수동장력+능동장력)에 영향을 미칠 수 있다. 길이와 장력 사이의 이런 관계는 다음 단락에서 설명될 것이다.

위쪽 폄근 지지띠
Superior extensor retinaculum
아래쪽 폄근 지지띠
Inferior extensor retinaculum
긴엄지폄근
Extensor hallucis longus
긴발가락폄근
Extensor digitorum longus
종아리근 지지띠
Peroneal retinacula
긴종아리근
Peroneus longus

그림 3-11. 위쪽 폄근 지지띠와 아래쪽 폄근 지지띠, 그리고 종아리근 지지띠는 발 안으로 들어가는 근육들을 위한 터널을 형성한다. 이들 터널은 관절과 그 관절의 축에 대해 각 힘줄의 위치를 유지한다.

병렬 탄성 성분과는 반대로, 힘줄은 근육의 **직렬 탄성 성분**을 구성하는 1차 구조물이다(그림 3-12). 힘줄은 기능적으로 수축성 성분의 연속이라고 생각하면 된다. 근육이 안정 길이에 있을 때, 힘줄은 이완되고, 느슨해질 수 있다(주름이 생긴다)(그림 3-12A). 근육의 수축성 성분이 능동적으로 수축할 때, 그들이 힘줄을 당긴다(그림 3-12B).

근섬유의 능동 당김은 힘줄의 느슨함을 펴줄 만큼 충분한 크기의 힘을 가져야 하고, 또 근육의 당김은 힘줄을 통해 뼈지렛대를 움직일 수 있을 만큼 충분해야 한다. 다행스럽게도, 힘줄의 **탄성**(**compliance** 또는 **신장성**)은 상대적으로 적은 편이다(인체 근육의 약 3-5%). 근력의 대부분은 뼈지렛대를 움직이기 위해 사용되고, 힘줄을 신장할 때 근육의 힘이 소실되어서는 안된다. 근육이 원심성 수축으로 움직임을 조절하거나 제어할 때도 힘줄이 장력하에 놓인다. 근육이 완전히 이완되거나 비교적 단축된 위치에 있을 때만 힘줄에 걸리는 장력이 감소된다.

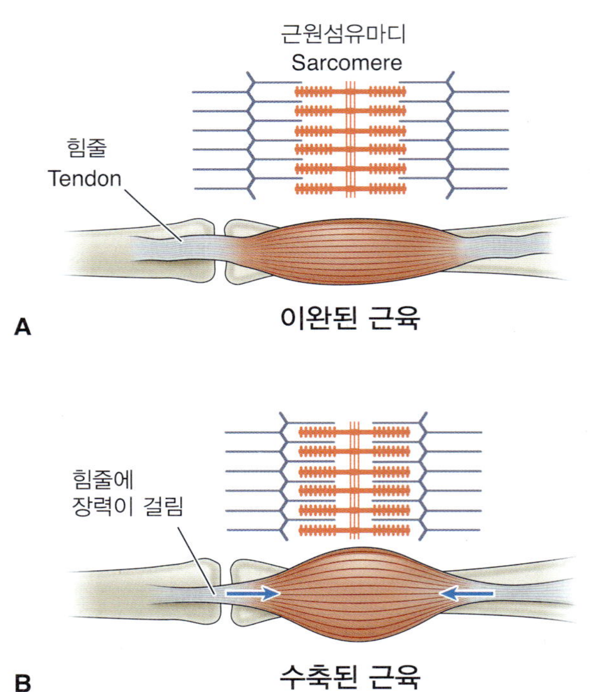

그림 3-12. 직렬 탄성 성분. A. 힘줄이 느슨해져 있는 근육의 이완 상태를 보여 주고 있다(물결 모양 또는 콜라겐 섬유의 주름이 발생함). 이 근육에 그려진 근원섬유마디는 두꺼운 근잔섬유와 얇은 근잔섬유가 약간 중첩되어 있는 모습을 보여주고 있다. B. 수축으로 인한 단축된 상태의 근육은 힘줄에 장력이 걸린다. 이 근육에 그려진 근원섬유마디는 근잔섬유의 광범위한 중첩과 교차-결합의 형성을 보여준다.

근육의 기능(Muscle Function)

근육의 장력(Muscle Tension)

근육의 가장 중요한 특성은 장력을 발생시키는 것이고, 그 힘을 뼈지렛대에 작용하는 것이다. 장력에는 능동장력과 수동장력이 있으며, 근육이 발생할 수 있는 총 장력은 능동장력과 수동장력의 합이다. 근육의 힘(Fms)으로서 1장에서 설명된 **총 장력**은 벡터량이며:

(1) 크기
(2) 두 개의 작용점(근육의 이는곳과 닿는곳)
(3) 작용선
(4) 당김 방향

1장에서 작용점, 작용선, 당김 방향에 대해 이미 설명했지만, 우리는 근육 힘의 크기나 근육의 총 장력(Fms의 크기)의 결정인자에 집중할 필요가 있다. 여기에서 총 장력은 수동(비수축) 성분과 능동(수축) 성분의 결합이다.

수동장력(Passive Tension)

수동장력은 근육의 병렬 탄성 성분에서 발생하는 장력을 의미한다. 병렬 탄성 성분의 수동장력은 조직의 원래 길이를 초과해서 신장될 때 발생하고, 한편 근육이 신장되었을 때도 발생한다. 병렬 탄성 성분은 근육이 길어지고 병렬 탄성 성분이 신장되었을 때 근섬유에 의해 생산된 능동장력을 더 강하게 만들 것이다(그림 3-13). 근육이 짧아졌을 때 병렬 성분은 덜 신장될 것이다. 병렬 탄성 성분이 단축된 근육에서 느슨해지면, 그 병렬 성분은 근육의 총 장력에 어떤 영향도 주지 못할 것이다.

확장 개념 3-3
근육의 수동 강직도(Passive Muscle Stiffness)

근육의 수동 강직도는 뼈대근의 중요한 고유 특성이다. 축출된 근육(뼈나 관절에 연결되어 있지 않는 근육)의 수동 강직도는 길이-장력 곡선의 기울기이다. 기울기가 급하면 급할수록, 근육의 강직도가 더 증가된다. 뼈에 붙어 있는 근육의 강직도는 토크-각도 관계(torque-angle relationship)의 기울기이다. 티틴(titin)은 근육의 강직도를 나타내는 중요한 구조물이다.[9,45,46] 한편, 근육 주위의 결합조직은 근육이 늘어날 수 있는 범위[41]를 나타내는데, 이것을 근육의 **신장성** 또는 **유연성**이라 한다.

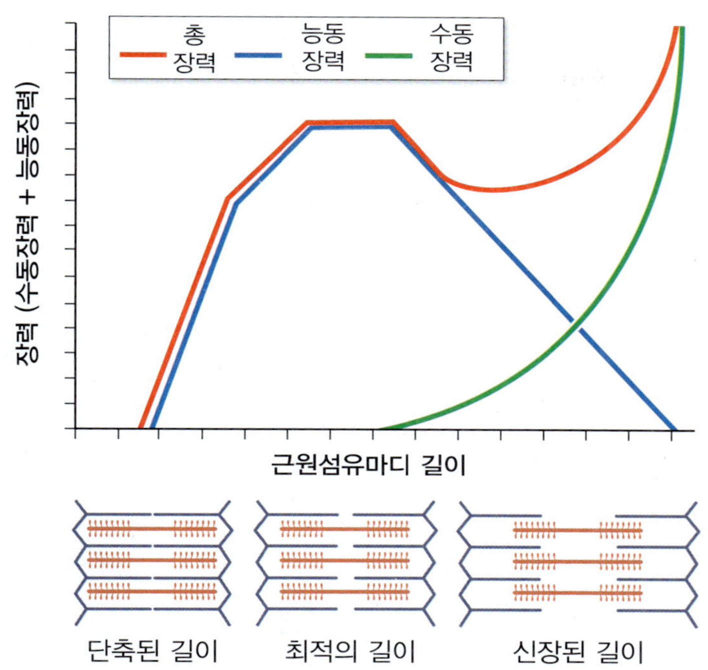

그림 3-13. 뼈대근 근원섬유마디의 등척성 길이-장력 관계. 능동장력 곡선의 고평부는 최적의 근원섬유마디 길이에서 일어난다. 근육이 길어질 때 능동장력이 감소하는데, 그 이유는 교차결합이 적게 일어나기 때문이다. 근육이 단축되었을 때도 능동장력이 감소되는데, 그 이유는 얇은 근잔섬유의 결합 때문이다. 근섬유가 길어졌을 때 병렬 탄성 성분도 신장되기 때문에, 수동장력이 증가한다. 수동장력에다 능동장력을 더 하면, 근섬유에 의해 발생되는 총 장력을 발생시킨다.

능동장력(Active Tension)

능동장력은 근육의 수축에 의해 발생되는 장력을 말한다. 근육의 능동장력은 얇은 근잔섬유와 두꺼운 근잔섬유의 움직임과 교차결합의 형성에 의해 시작된다. 근육이 생성할 수 있는 능동장력의 크기는 근섬유의 기계적 특성과 신경학적 요인에 의해 좌우된다. 능동장력의 크기를 조절할 수 있는 신경학적 요인은 동원된 운동단위의 빈도, 숫자 및 크기 등을 포함한다. 능동장력의 크기에 영향을 주는 근육의 기계적인 특성은 등척성 길이-장력 관계와 힘-속도(force-velocity) 관계에 의해 결정된다.

등척성 길이-장력 관계 (Isometric Length-Tension Relationship)

기본 근육 생리 개념 중의 하나는 등척성 장력 발생과 근원섬유마디 길이 사이의 직접적인 관계이다.[47] 이런 관계는 계속 확인되어 왔고, 근수축의 활주설을 지지하는 1차 증거였다. 등척성 길이-장력의 관계는 매우 통제된 상황에서 하나의 근섬유를 대상으로 증명되었다. 근육은 최적의 근원섬유마디 길이에서 최대의 등척성 장력을 나타냈다(그림. 3-13). 최적의 등척성 장력을 나타내는 이유는 최적의 근원섬유마디 길이일 때 액틴과 미오신이 결합하는 숫자가 가장 많기 때문이다. 근섬유가 길어지거나 짧아지면, 근육이 생산하는 능동장력의 양도 감소한다(그림. 3-13 참고). 근육의 길이가 최적일 때보다 길어지거나 짧아지면(그림. 3-13), 근섬유가 발생할 수 있는 능동장력의 크기가 감소한다.

근육의 길이가 최적의 길이보다 길어지면, 두꺼운 근잔섬유와 얇은 근잔섬유 사이의 중첩이 줄어들고, 교차결합이 형성될 가능성이 줄어들어 능동장력이 감소된다. 그러나 병렬 탄성 성분이 신장되고 근육이 신장되기 때문에, 이들 성분의 수동장력이 증가할 수 있다. 이런 수동 탄성 장력은 근원섬유마디에 의해 생성된 능동장력에 더해져 능동장력의 감소에도 불구하고, 총 장력(Fms)이 커진다(그림. 3-13).

근섬유가 근원섬유마디의 최적 길이보다 짧아지면, 근섬유의 등척성 능동장력에서 비슷한 감소가 일어날 것이다. 근원섬유마디가 짧아지면, Z 원반 사이의 거리가 감소하고 근잔섬유들의 결합(interdigitation)이 존재한다. 두꺼운 근잔섬유와 얇은 근잔섬유의 결합(interdigitation)은 미오신 분자로부터 교차결합의 형성을 방해하여 능동장력을 감소시킨다.

그러나 단축된 근섬유의 예에서, 수동 병렬 탄성 성분이 비교적 또는 완전하게 느슨해졌기 때문에, 이미 단축된 근섬유의 능동장력 감소에 어떤 영향도 주지 않을 것이다. 순수한 결과는 단축된 근섬유에서는 총 장력이 적게 일어난다는 것이다(그림. 3-13).

명심해야 할 것은 근원섬유마디의 길이-장력 관계가 등척성 수축으로 결정된 것이어서, 엄격히 말해 등척성 수축에서만 적용되어야 한다는 점이다. 부가적으로, 우리가 다음 단락에서 알게 되겠지만, 근원섬유마디가 길어지고 짧아지는 최대

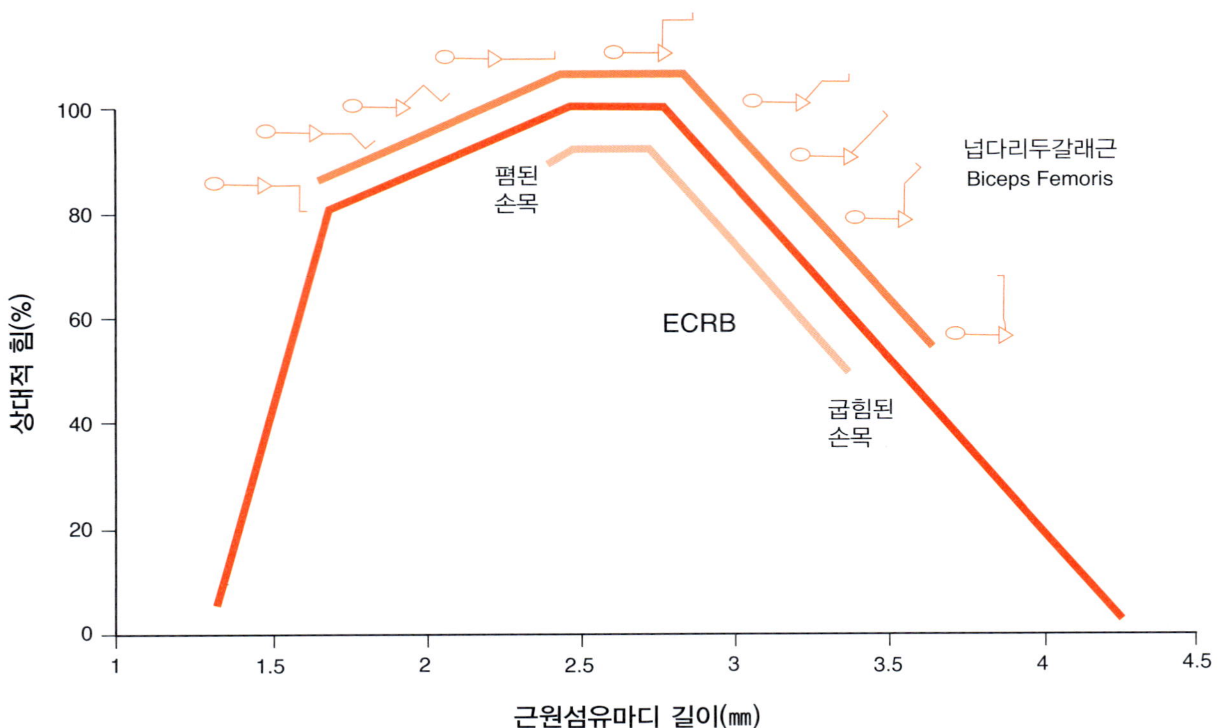

그림 3-14. 사람의 짧은노쪽손목폄근(ECRB)과 넙다리두갈래근의 긴갈래에 대한 근원섬유마디의 길이-장력 관계. 이 그림은 이들 근육의 가장 단축된 위치(왼쪽)에서 가장 늘어난 위치(오른쪽)로 수축할 때에 대한 것이다. 어두운 빨간색 선은 사람의 얇은 근잔섬유와 두꺼운 근잔섬유의 알려진 길이를 토대로, 추정된 근육의 길이-장력 관계이다. ECRB에 대한 데이터는 근원섬유마디 길이의 레이저 회절 측정을 통해 결정되었고, 넙다리두갈래근의 데이터는 관절 위치와 함께 근육다발 길이의 변화를 초음파로 측정하여 계산되었다.[35] (출처: Chlebiun GS, France AR, Crill MT et al: In vivo measurement of fascicle length and pennatoion angle of the human biceps femoris muscle. Cell Tissues Organs 169-401, 2001.)

가동범위는 뼈에서 떼어낸 근육을 대상으로 실험했을 때만 가능할 것이다. 뚜렷한 근원섬유마디의 길이 변화는 동적인 수축(구심성 수축과 원심성 수축)을 했을 때 일어나고, 이것이 근육에서 발생될 수 있는 장력에 영향을 준다. 그러나 동적 수축을 하는 동안, *근육의 장력에 대한 길이와 속도가 갖는 효과를 알아내기 위해서는 길이-장력 관계와 힘-속도 관계를 결합시켜야 한다.*

길이-장력 관계의 적용(APPLICATION OF THE LENGTH-TENSION RELATIONSHIP)

근육 전체나 근육-관절 시스템에 대한 길이-장력 관계를 적용하는 것은 쉬운 일은 아니다. 예를 들어, 근원섬유마디의 길이는 모든 근육에서 똑같지 않으며, 비슷한 기능을 가진 근육들 사이에서도 그러하다. 이것은 특정 관절 위치에서의 특정한 근육 길이에 대한 것을 의미한다. 근원섬유마디는 길이-장력 관계에 있어서 다양한 지점에 해당하는 다양한 길이를 가진다는 것이다.

길이-장력 관계의 차이에서 볼 때, 근원섬유마디의 길이는 대부분 차이가 있다. 근육이 관절에 작용할 때, 발생하는 토크는 근육의 힘 외에도, 모멘트팔과도 관련이 된다. 이것은 특정 관절각도에서, 근육 길이가 짧아질 수도 있지만(근력이 약하다), 모멘트팔이 상대적으로 길어져서 높은 토크를 발생할 수 있다는 의미이다. 이들 예에서, 우리가 알 수 있는 것은 근원섬유마디의 길이-장력 관계가 근육 생리를 이해할 때 중요할 뿐만 아니라, 근육 전체나 관절 시스템을 고려할 때도 중요한 요소가 된다는 것이다.

사람의 근육을 대상으로 등척성 근원섬유마디 길이-장력 관계를 확인하는 연구는 극소수에 불과하다.[48,52] 사람의 손목 근육이나 허벅지 근육을 실험한 연구에서, 정상 관절 운동을 보이는 근원섬유마디의 길이 변화의 범위는 아주 작고, 최적 길이 주위에 위치한다. 이런 디자인은 근육이 너무 길어지거나 짧아지는 불이익을 받지 않는다는 점에서 아주 유익한 것 같다. 그림 3-14는 짧은노쪽손목폄근과 넙다리두갈래근의 긴갈래에 대한 추정된 길이-장력 관계를 보여주고

있다.[37,48]

길이-장력 관계의 한 경험적 적용에 따르면, 관절가동범위의 끝지점에서는 등척성 장력을 생산할 수 있는 근육의 능력이 줄어들었다는 것이다. 이것은 2개 이상의 관절을 지나가는 근육에서만 일어나는데, 그 이유는 이들 근육 길이의 운동폭이 1개 관절 근육보다 상대적으로 더 크기 때문이다. 근육에 의해 생성되는 토크의 감소는 다중 관절 근육에 의해 교차되는 모든 관절에서 전체 ROM을 동시에 시도할 때 발생할 수 있다.

이와 같이, 토크 감소의 현상은 종종 **능동 불충분성**(active insufficiency)으로 간주되고, 이것은 특히 근육이 모든 관절에서 완전 가동범위로 충분히 짧아질 수 없을 때 일어난다. 비록 토크의 감소가 근육의 힘을 감소시키는 길이 변화에 의해 발생될 수 있지만, 모멘트팔의 변화와 신장된 대항근의 수동 억제 변화 같은 다른 요소들도 실질적으로 중요한 역할을 한다. 관절 운동 동안 근원섬유마디의 길이가 최적의 길이에 근접하는 것으로 보이기 때문에, 생각했던 것보다 모멘트팔과 대항근의 수동 억제의 영향이 더욱 중요해질 수 있다.[48-54] 그러므로 **능동 불충분성**이라는 용어는 근육의 능동 길이-장력 특성보다 폭 넓은 개념이다.

환자 적용 3-3

Angie Frenden은 39세의 여성으로, 위팔뼈 중간몸통의 변위 골절로 인해 노신경 압착 손상을 당했다. 시간이 경과하면 회복이 일어날 수 있지만, Angie는 현재 손상측 손을 호율적으로 쥘 수 없는 문제를 가지고 있다.

손가락 굽힘근은 손목관절, 손목손허리관절, 손허리손가락관절, 마디뼈사이관절을 모두 지나간다. 손가락 굽힘근이 동시에 위의 모든 관절을 굽힘한다면, 최대로 단축된 손가락굽힘근은 토크를 덜 발생시키고, 모든 관절의 굽힘 ROM을 완전하게 수행할 수 없을 것이다; 이것은 잡기의 효율성을 떨어뜨린다(그림 3-15A). 움직임을 제한할 수 있고 또 반대쪽 근육의 수동장력을 생성하는 손가락폄근의 수동 신장에 의해 주먹 쥐기의 문제점이 악화된다.

Angie의 노신경이 회복될 때, 손목 폄근을 지배했던 노신경이 손목 굽힘으로부터 손가락 굽힘근을 막아줄 수 있고, 손목에서 약간의 손가락 굽힘근의 신장을 유지한다. 보다 양호한 길이 장력을 가지는 손가락 굽힘근은 손가락 굽힘 ROM을 완성하고 쥐기의 효율을 더욱 높일 수 있도록 충분히 단축할 수 있다(그림 3-15B). 대항작용하는 손가락 폄근의 수동장력도 손가락 폄의 자세에 의해 어느 정도 이완된다.

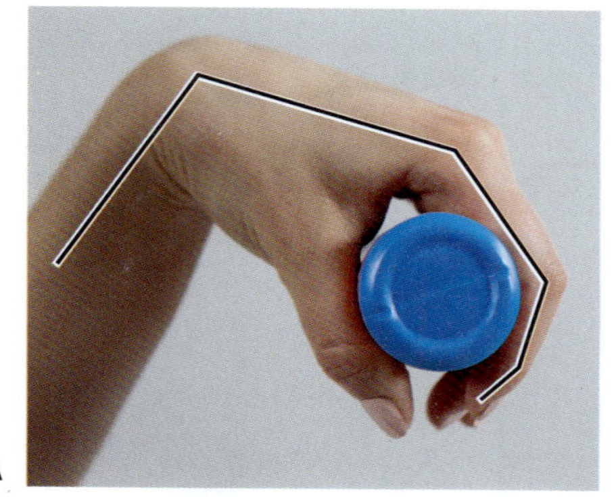

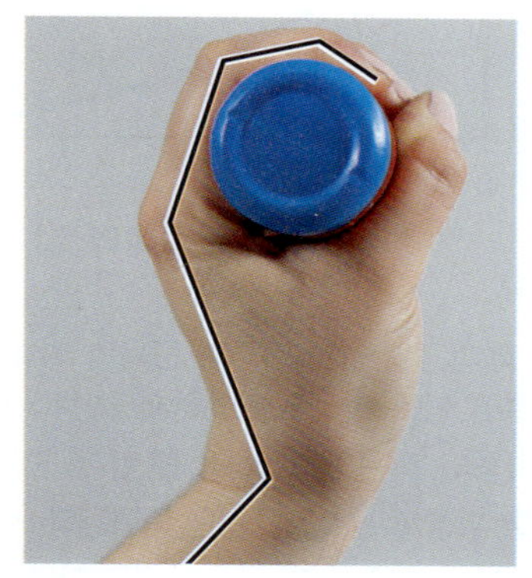

그림 3-15. 근육 단축으로 인한 능동장력의 감소. **A.** 사람이 주먹을 쥐려고 하지만, 효율적인 쥐기를 할 수 없는데, 그 이유는 손가락 굽힘근이 굽힘된 손목과 굽힘된 손가락 위에서 짧아지기 때문이다. 부가적으로 손가락 폄근이 굽힘된 손목과 손가락 위에서 신장되어 굽힘 ROM을 제한한다. **B.** 손목을 약간 폄된 자세로 안정화시키면, 손가락 굽힘근이 손목에서 신장되고, 손가락에서 굽힘되어 쥐기의 효율성을 증가시킨다. 또한 약간의 손목 폄도 손가락 폄근에서 발생하는 장력에 대한 저항을 감소시킬 수 있다.

힘-속도 관계(Force-Velocity Relationship)

근육 장력에 영향을 주는 또 다른 요소는 근잔섬유가 짧아지는 속도이다. 근잔섬유의 짧아지는 속도는 교차결합이 형성과 재형성을 하면서 활주하는 속도이다. **힘-속도 관계**는 근육이 수축하는 속도와 생성하는 힘 사이의 관계를 설명한 것으로, 구심성 수축과 원심성 수축 때 일어나는 것을 설명한다.

근육을 떼어내서 실험할 때, 힘-속도 관계는 무게를 들어 올리는 힘과 수축 속도의 함수로 나타난다.[55] 임상에서 볼 때, 속도-힘의 관계는 역전된 변수로서 시작될 수 있다; 즉, 생성된 힘은 근수축의 속도에 대해 작용한다(그림 3-16). 구심성 수축의 경우, 근육의 수축 속도가 감소함에 따라, 근육에 의한 힘 생산은 증가한다. 등척성 수축의 경우, 수축 속도는 "0"이고, 힘 생산은 구심성 수축 때보다 더 커질 가능성이 있다.

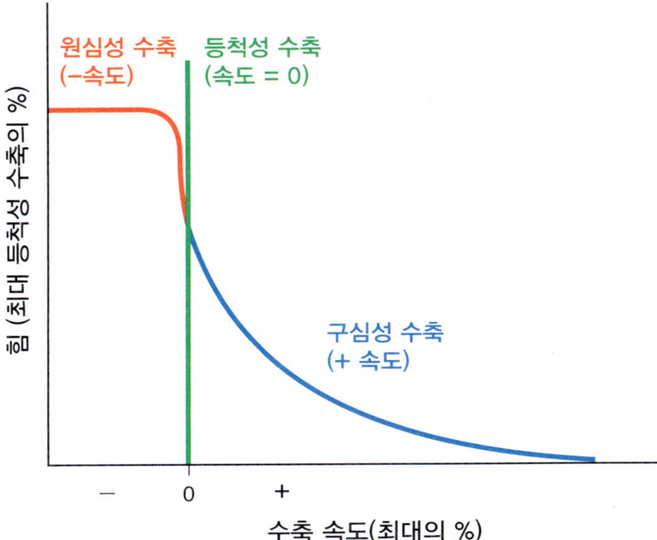

그림 3-16. 뼈대근 힘–속도 곡선. 근육이 최대의 속도로 짧아질 때(구심성 수축), 힘이 제대로 발생하지 않는다(한편, 최대 수축 속도는 근육에 하중이 작용하지 않을 때 일어난다). 단축 속도가 감소할 때, 근육이 발생할 수 있는 힘은 증가된다. 수축 속도가 0일 때는 근육이 등척성 수축을 한다. 근육이 길어지면서 수축을 할 때, 힘이 급격하게 증가되다가 나중에는 일정하게 힘을 발생한다.

원심성 수축의 경우, 수축 속도가 증가할수록, 길어진 근육에 의해 생성된 근육의 힘은 증가하다가 일정 수준을 계속 유지하게 된다. 순수한 결과는 힘 발생의 가능성이 원심성 수축할 때(속도에 관계없이) 가장 크고, 구심성 수축(속도에 관계없이)일 때 가장 적은 힘이 발생한다는 것이다. 이런 관계는 뼈에서 근육을 떼어놓고 하중을 가한 실험했을 때도 나타나지만, 온전한 근육이 뼈지렛대를 움직일 때도 어느 정도 나타난다.[56–58] 마지막으로, 짧아지는 속도는 근섬유의 유형뿐만 아니라 근섬유의 길이도 관계가 있음을 기억해야 한다. 근육 좌상은 종종 단거리 달리기와 같은 빠른 속도의 원심성 수축 동안에 일어나는 것을 숙지해야 한다. 이런 활동의 힘–속도 곡선을 통해 근육이 높은 힘을 생성하고, 잠재적으로 근육이나 힘줄의 손상을 초래할 수 있음을 예측할 수 있다.

힘 생산을 이해하기 위해 길이–장력 관계를 힘–속도 관계에 결합했음을 앞에서 언급했는데, 그 이유는 근원섬유마디 길이와 수축 속도 모두가 근육의 장력 발생에 영향을 주기 때문이다. 길이–장력 곡선의 데이터는 등척성 수축(일정한 속도)에서 나온 것이다. 대부분의 인체 움직임이 일정한 속도로 일어나지 않는다는 사실은 속도와 길이의 변화에 따라 힘이 달라질 수 있기 때문에, 힘 생산을 완전히 이해하는 우리의 능력을 복잡하게 만든다.

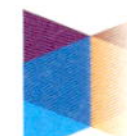

기본 개념 3-3
근육의 능동장력에 작용하는 요인

능동장력 발생에 대한 우리의 지식 이외에,
근육의 힘은 몇몇 부가적인 요인에 의해 조정될 것이다:

1. 운동단위에 있는 근섬유의 숫자
(자극에 대한 반응의 크기에 영향을 미친다).
2. 운동단위를 지배하는 축삭의 직경
(신경충동의 전도속도를 결정한다).
3. 동시에 흥분하는 운동단위의 숫자(근육에서 발생하는 전체 힘에 영향을 준다).
4. 흥분하는 운동단위의 빈도
(근육에서 발생하는 전체 힘에 영향을 준다).
5. 형성된 교차결합의 숫자가 클수록, 장력이 커진다.
6. 큰 생리적 단면적은 가진 근육이 작은 단면적을 가진 근육보다 더 큰 장력을 발생할 수 있다.
7. 능동 수축의 속도가 감소하고, 능동 신장의 속도가 증가할 때, 장력이 증가한다.

근작용의 종류(Types of Muscle Action)

등척성, 원심성 및 구심성 수축은 근원섬유마디 수준에서 일어나는 작용을 설명할 때 이미 소개되었다. 리뷰를 해보자: 교차결합이 형성하여 근섬유가 활성화될 때, 적용되는 하중에 따라 근섬유의 근원섬유마디가 일정한 길이를 유지할 수 있고, 짧아질 수 있고, 또는 길어질 수도 있을 것이다. 등척성 수축은 근육이 활성화되지만 근원섬유마디의 길이가 변하지 않을 때 일어난다; 구심성 수축은 근원섬유마디가 짧아질 때 일어난다; 원심성 수축은 근원섬유마디가 길어질 때 일어난다(하중이 근원섬유마디의 힘보다 더 클 때). 오래된 용어인 **등장성 수축**을 여기에서는 사용하지 않을 것인데, 그 이유는 사람이 정상적으로 움직일 때 항상 동등하거나 일정한 장력을 만들 수 없기 때문이다.

근원섬유마디나 근섬유 수준에서 일어나는 것은 근육 전체에도 적용될 수 있다. 근육 전체가 활성화되지만 뼈가 움직이지 않을 때의 근작용을 등척성 수축이라고 한다. 팔꿉관절의 각도 변화 없이 무게를 그대로 유지하는 것은 그 근육이 등척성으로 수축하고 있다는 의미이다. 등척성 수축을 하는 동안에는 관절의 움직임이 없음으로 "일"을 하지 않는다. 일(work)을 공식으로 나타내면 다음과 같다: $W = F \times d$, W는 일이고, F는 근육의 힘, d는 관절이 움직인 거리이다. 등척성 수축은 일을 수행하지 않는다는 사실에도 불구하고, ATP의 가수분해를 통해 에너지 소비를 일으킨다(그림. 3-5 참고).

구심성 수축의 경우에는 근육 전체가 짧아져 뼈들이 서로 가까워진다. 그리고 관절이 ROM을 통해 움직이기 때문에, 근육에 의해 **양의 일**(positive work)이 이루어진다. 구심성 수축은 3가지의 근수축 유형 중에서 에너지 소비를 가장 많이 한다. 원심성 수축의 경우에는, 근육이 외적 힘을 제어하려고 할 때 이웃한 뼈들이 서로 멀어지는 형태로 움직이고, 관절이 ROM을 통해 움직일 때, 근육의 길이가 길어진다. 원심성 수축 동안에 일어나는 일은 **음의 일**(negative work)로 불린다; 음의 일은 근육에 의한 것이 아니라, 근육에 작용하는 것인데, 그 이유는 외적 힘이 내적 힘보다 더 크기 때문이다. 원심성 수축 때의 근육은 등척성이나 구심성 때보다 더 적은 에너지 소비를 한다.

힘–속도 관계에서 보듯이, 수축의 종류에 따라 장력의 크기는 달라진다. 구심성 수축보다 등척성 수축이 더 큰 장력을 발생하는데, 그 이유는 더 많은 운동단위를 동원하기 때문이다. 그리고 일반적으로 원심성 수축이 등척성 수축보다 더 큰 장력을 발생시킨다.[60] 그러나 이런 관계는 관절 각도의 모든 지점에서 모든 근육을 대상으로 동일하게 유지되지 않는다.[57,61,62] 구심성 수축보다 원심성 수축 때 더 큰 장력의 발생은 일부 교차결합의 부착과 탈락 때의 역학적 요소나 또는 근육의 신경활동 변화로 일어날 수 있다.[63]

우리는 일반적으로 근수축에 의해 몸쪽 분절(이는곳)이 고정되고 먼쪽 분절(닿는곳)이 움직이는 것으로 생각하고 있다. 그러나 정상적인 기능 활동 동안, 몸쪽 분절이 움직이고, 먼쪽 분절이 고정되는 경우가 종종 일어난다. 예를 들어, 턱걸이를 할 때(그림 3-17), 위팔근과 위팔두갈래근은 아래팔을 고정한 채 위팔뼈를 움직인다. 우리는 종종 이것을 근육의 **역작용**이라고 한다. 근육이 수축할 때 먼쪽 분절이 움직이거나 아니면 몸쪽 분절이 움직이는 것은 원하는 움직임, 외적 힘 그리고 다른 관절을 고정시키는 능력에 좌우된다. 그러므로 턱걸이의 예에서, 위팔근과 위팔두갈래근은 위팔뼈(부착된 부위)를 들어올리기 위해 짧아진다.

토크 생산(Production of Torque)

우리는 임상가로서 환자의 근력을 종종 평가한다. 도구(등속성 장비)나 도수저항을 이용하여 근력을 평가하든 간에, 우리는 근육이 생성할 수 있는 관절 토크의 양을 실제로 측정하고 있다. 근육에 대한 많은 생리적 연구들은 근육이 활성화될 때 실제 근육의 힘을 측정할 수 있도록 근육을 뼈로부터 떼어내서 실험한다. 근육이 뼈에 붙어 있을 때도 여전히 힘을 생성하지만, 실제로 근육의 힘이 아니라, 분절의 회전력을 평가하는 것이다. 토크(관절 회전력)를 생성하는 근육의 능력은 근육의 힘과 모멘트팔의 기능이다.

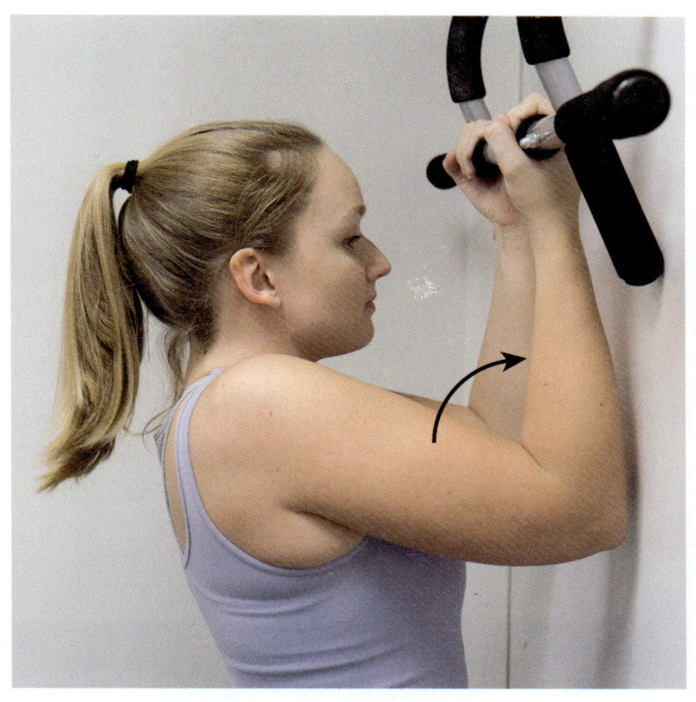

그림 3-17. 턱걸이 운동은 위팔근과 위팔두갈래근이 먼쪽 분절(아래팔) 쪽으로 몸쪽 분절(위팔뼈)을 움직여 팔꿉관절을 굽힘하는 것이고, 종종 이것을 근육의 역작용이라고 한다.

우리가 알고 있듯이, 근육의 모멘트팔은 관절 위치에 의해 바뀔 수 있어서, 결과적으로 생성되는 토크에 영향을 미친다. 그림 3-18에서 보여지듯이 만약 위팔두갈래근이 10N의 힘을 생성하고 있다면, 토크(근력)는 그림 3-18C에서 가장 클 것이고, 그림 3-18A에서 가장 작을 것이다. 그러나 우리는 근육의 길이도 변하고 있고, 힘(근육 전체의 장력 또는 Fms)을 생산하는 근육의 능력도 일정하지 않지만, 근육의 길이가 짧아지거나 길어질 때 그 능력도 변할 것이다. 부가적으로, 동적 운동 동안 짧아지거나 길어지는 속도는 근육이 생성하는 힘의 크기에 영향을 주고, 이것이 근육 전체의 힘과 토크 생산에 영향을 미친다.[4,57]

근육과 힘줄의 상호작용 (Interaction of Muscle and Tendon)

근육이 수축하여 움직이는 동안, 근육과 힘줄(널힘줄 포함)의 상호작용은 몇 가지 중요한 기능적 의미를 갖는다.

간단한 예로 시작해 보자. 근육이 등척성 수축을 할 때도 실제로 근육이 약간 짧아지고, 힘줄은 약간 길어질 것이다

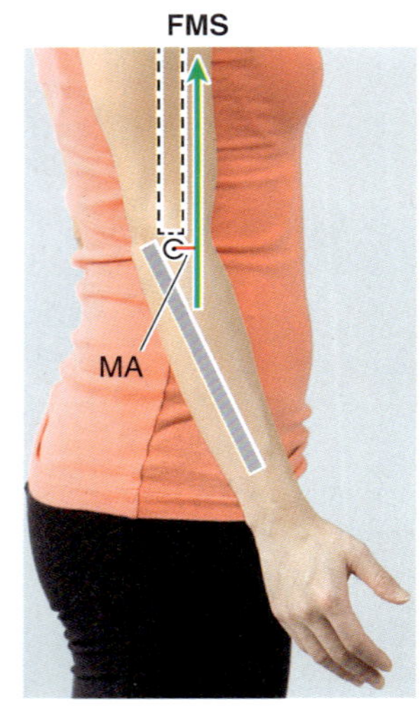

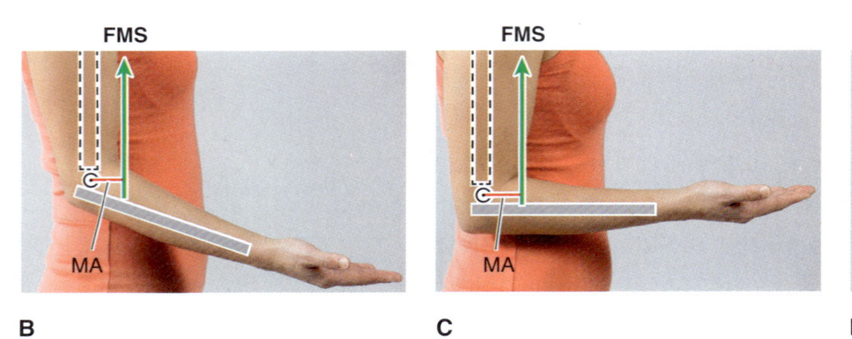

그림 3-18. 심지어 힘 생산(Fms)이 일정할지라도, 근육에 의해 생성된 토크는 관절 운동 동안 근육의 모멘트팔이 변할 때 변한다. 그러나 능동장력과 수동장력은 근육의 길이 뿐만 아니라 근수축의 유형과 속도에 따라 변할 것이다.

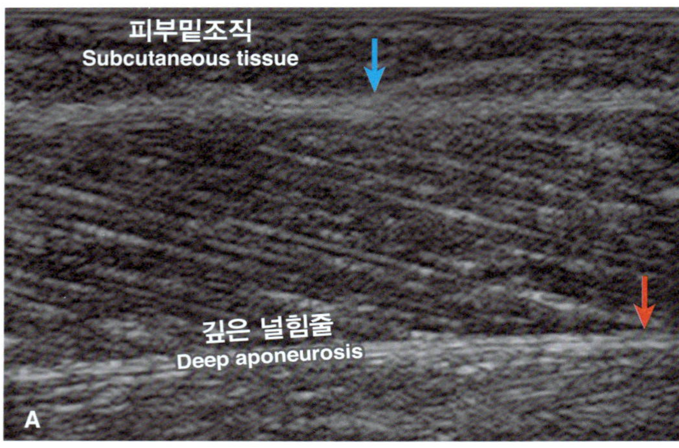

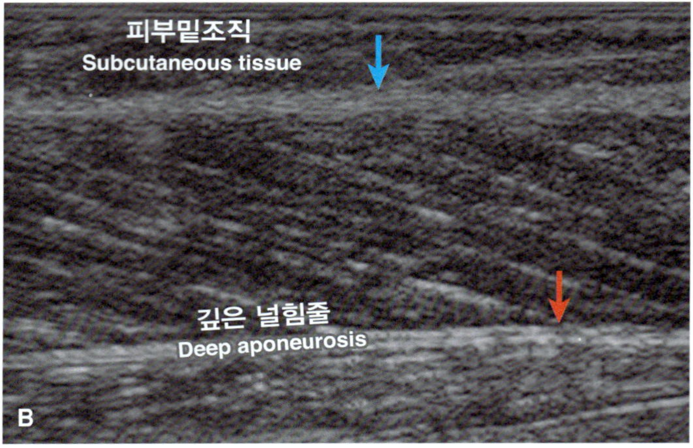

그림 3-19. 안쪽장딴지근의 초음파 영상. A.는 이완상태이고, B.는 등척성 수축 상태이다. A.와 B. 모두에서, 피부밑조직에 있는 파란색 화살표가 고정된 기준점이고, 힘줄의 널힘줄에서는 빨간색 화살표가 고정된 기준점이다. B.의 널힘줄(빨간색 화살표)에 있는 부착점이 등척성 수축할 때 힘줄이 신장될 때처럼 A.의 동일한 기준점에 비해 왼쪽(몸쪽)으로 이동한다.

(그림. 3-12B 참조). 많은 근육의 경우에 있어, 등척성 수축 동안, 힘줄은 안정 길이의 10%만큼 길어질 것이다(그림 3-19).[64–68]

힘줄의 탄성(하중을 받는 동안 길어지는 능력)은 근육의 토크 생산에 중요한 역할을 한다. 근육/힘줄 복합체가 강력하게 구심성 수축을 하기 전에 신장되는 **플라이오메트릭 운동**의 기초가 된다. 구심성 수축 직전에 수행되는 신장은 구심성 수축할 때 보다 더 큰 토크를 얻는데 도움이 된다. 비록 토크의 증가에 대한 정확한 기전에 논쟁이 있지만, 힘줄이 길어지는 동안 근섬유가 상대적으로 일정한 길이를 유지하려는 경향이 있고, 구심성 수축 동안에 사용되는 에너지를 저항하는 증거들이 존재한다.[69–73]

등속성 운동과 검사 (Isokinetic Exercise and Testing)

기술의 발전은 근육 기능에 영향을 주는 몇몇 변수의 조작(manipulation)과 제어를 위해 제공되는 검사와 운동 도구의 발달을 가져왔다. 등속성 운동과 검사나 또는 등속성으로 수축하고자 할 때는, 관절가동범위 전반에 걸쳐 기계 장비를 통해 뼈의 각속도를 미리 설정하고, 또 일정하게 유지해야 한다.[74] "등속성 수축"의 개념은 근육다발이 등속성 운동을 할 때 일정한 속도로 단축되지 않기 때문에 관절 운동을 묘사하는 근작용의 유형이 아니다.[75] 관절 운동의 속도가 등속성 장비로 일정($\Sigma T = 0$)하기 때문에, 저항 토크는 모든 가동범위의 지점들에서 근육에 의해 생산되는 토크와 동일하다.

그러므로, 근육에 의한 토크가 변할 때, 저항 토크의 크기도 동등하게 변한다. 이것은 근력(토크) 검사의 훌륭한 수단을 제공한다. 많은 임상 클리닉에서 Biodex와 같은 등속성 기구들을 이용한다.

프리 웨이트를 들어올리는 운동보다 등속성 운동의 이점은 근육의 모멘트팔과 길이-장력이 변할 때 이론적으로 가동범위 전반에 걸쳐 등속성 운동이 근육의 토크 변화를 조정한다는 것이다. 미리 설정된 속도가 달성되면, 등속성 장비는 일정하게 근육의 토크에 맞춰 작동한다.[74]

최대 높은 각속도에서 얻어지는 구심성 수축을 위한 등속성 토크는 낮은 각속도에서 생성되는 토크보다 더 작을 것이다. 수축 속도를 증가시킬 때의 이런 토크 감소는 힘-속도 관계의 근거에서 기대된다. 등척성 토크 값은 ROM의 특정 지점에서 어떤 속도의 구심성의 등속성 토크보다 높다. 그러므로 구심성으로 이루어지는 등속성 수축의 각속도가 0(= 등척성)에 가까워질수록, 등속성 토크가 더 커진다.[76,77]

등속성 장비는 다양한 속도에서 근육이 발생할 수 있는 관절 토크의 크기를 결정하고자 할 때, 그리고 근력훈련 및 근육군간의 상대적 근력을 비교하고자 할 때 광범위하게 이용된다. 대부분의 등속성 장비는 원심성 토크를 정량화하기도 한다. 근력의 등속성 평가는 근육 기능에 대한 중요한 정보를 많이 제공해 왔고, 또 등속성 운동은 근력을 획득하는데도 효과적이다. 그러나 등속성 평가와 운동에도 몇 가지 제한점이 있다. 예를 들어, 빠른 속도로 움직이면, 일정한 속도로 움직이는 가동범위가 감소하고, 또 일정한 속도에서는 기능적 움직임이 거의 수행되지 않는다. 몇몇 연구들에 따르면, 등속성 운동과 검사가 기능적 과제의 수행을 차별화할 수 있거나 또는 기능적 활동에 대한 훈련의 효과를 증가시킬 수 있다고 했지만, 다른 연구들은 그런 효과가 없음을 보고했다.[78–81]

확장 개념 3-4

손상된 근육이나 근육군을 위한 다양한 재활 단계에서의 이점은 근육이 생산하는 힘을 제한하는 것인데, 그 이유는 우리가 근육이나 힘줄 조직의 치유 방해를 원하지 않기 때문이다. 근육의 힘을 감소시키는 가장 좋은 방법 중의 하나는 저항을 감소시키는 것이다. 그러나 임상가들은 본 단락의 관점을 토대로 근육의 힘을 감소시키는 방법으로서, 근육의 힘을 감소시키는 높은 속도로 등속성 장비(일정한 외부 저항을 제공하는 몇 가지 다른 기전을 통해)를 이용하는 것이다. 비록 이런 방법이 일반적으로 선택되는 운동 방법이 아니지만, 특정한 상황에서 유용할 수도 있다.

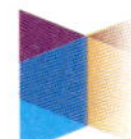

기본 개념 3-4
능동장력과 관련된 내적 요소와 외적 요소

근수축의 속도는 다음에 의해 영향을 받는다:

- 운동단위의 동원순서: 느린 전도 속도를 가진 운동단위들이 일반적으로 먼저 동원된다.
- 운동단위 내의 근섬유의 유형: Ⅱ형 섬유를 가진 운동단위가 Ⅰ형 섬유를 가진 운동단위보다 더 빨리 최대 장력을 발생시킬 수 있다: 교차결합의 형성, 분리 및 재형성 등의 속도가 다를 수 있다.
- 근섬유의 길이: 긴 섬유는 짧은 섬유보다 단축 속도가 빠르다.
- 저항의 크기: 특정한 근육 힘의 생산을 위해, 근작용에 대한 큰 저항은 느린 수축을 초래할 것이다.

능동장력의 크기는 아래에 의해 영향을 받는다:

- 운동단위의 크기: 큰 운동단위는 더 큰 장력을 생산한다.
- 근육 단면적에서 근섬유의 숫자와 크기: 근육의 단면적이 더 크면 클수록 생산되는 장력의 크기가 크다.
- 흥분하는 운동단위의 숫자: 근육 내에서 흥분하는 운동단위 수가 많으면 많을수록 더 큰 장력을 생산한다.
- 운동단위의 흥분빈도: 운동단위의 흥분 빈도가 더 높으면 높을수록 더 큰 장력을 생산한다.
- 근원섬유마디의 길이: 최적의 길이에 가까울수록 등척성 장력이 크다.
- 근섬유의 배열: 깃근은 배열되는 근섬유의 숫자와 생리적 단면적이 더 크다. 따라서, 깃근은 평행 근육보다 더 큰 장력의 크기를 생산한다.
- 근수축의 유형: 등척성 수축은 구심성 수축보다 더 큰 장력을 생산할 수 있다. 원심성 수축은 등척성 수축보다 더 큰 장력을 생산할 수 있다.
- 속도: 단축 속도가 증가하면, 구심성 수축 때 장력이 감소한다. 늘어나는 속도가 증가하면, 원심성 수축 때 장력이 증가한다.

근육의 분류(Classification of Muscles)

개별 근육들은 여러 가지 방법에 의해 이름이 명명된다: 근육의 모양(마름근, 어깨세모근), 갈래의 숫자(위팔두갈래근, 위팔세갈래근, 넙다리네갈래근), 위치(넙다리두갈래근과 앞정강근), 또는 위치와 기능의 결합(긴손가락폄근, 짧은엄지굽힘근) 등. 근육군은 근육이 수행하는 작용이나 특정 작용 동안의 그들의 역할에 따라 분류된다. 기본 작용으로 근육을 분류할 때, 관절을 굽힘하는 근육을 "굽힘근"이라고 한다. 그리고 관절을 폄하는 근육을 "폄근", 관절을 돌림하는 근육을 "돌림근"이라고 한다. 근육을 역할에 따라 분류할 때, 개별 근육이나 근육군을 **작용근**, **대항근** 및 **협력근**으로 분류한다. 우리는 본 단락에서 움직임 동안의 근육의 역할에 기초한 분류 뿐만 아니라, 근육의 건축학적 구조와 모멘트팔을 기초로 한 분류에 대해 공부할 것이다.

근육의 역할에 기초한 분류 (Based on the Role of the Muscle in Movement)

작용근(prime mover, **agonist**)이라는 용어는 특정 관절에서 원하는 움직임을 일으키는 근육을 말한다. 만약 굽힘이 원하는 동작이라면, 굽힘근이 작용근이다. 그러나 먼저 동원되거나 가장 큰 힘으로 작용을 일으키는 굽힘근을 **작용근**이라고 하는 것이 일반적이다. 원하는 동작이 굽힘일 때, 반대 동작을 일으키는 폄근은 **대항근**이다. 원하는 동작이 대항근의 능동 수축에 의해 반대되지 않지만, **대항근**은 반대로 작용할 **가능성**이 있다.

보통 작용근(예, 뒤넙다리근)이 원하는 동작(무릎 굽힘)을 수행할 때, 대항근(넙다리네갈래근)은 작용근과 동반 수축을 하지 않는다. 그러나 작용근과 잠재적인 대항근이 동시에 수축하면, **동시수축**(co-contraction)이 일어난다(그림 3-20). 관절 주위 근육들의 동시수축(작용근과 대항근의 목적 있는 동시수축)은 관절에 안정성을 제공하고, 필요시 특정 상황에서 협동작용을 일으킨다. 근육의 기능 조절에 영향을 주는 질환(예, 뇌성마비)에서 일어나는 것처럼, 원하는 동작이 불수의적 동시 수축에 의해 방해를 받을 때 근육의 동시 수축이 바람직할 수도 있다.

원하는 동작을 수행하도록 작용근을 돕는 근육은 **협력근**이다. 앞어깨세모근은 강한 오목위팔관절의 굽힘근이고, 일반적으로 작용근으로 간주된다. 더 작은 부리위팔근도 어깨 굽힘을 일으키지만, 약한 편이다. 그러므로, 부리위팔근은 종종 어깨의 굽힘을 위한 협력근으로 간주되거나 공동 작용근으로도 간주될 수 있다.

협력근은 원하는 작용을 수행하도록 도움을 주면서 직접적으로 작용근을 보조할 수 있거나, 또는 협력근은 분절을 고정하거나 원치 않은 작용을 막아 줌으로써 간접적으로 작용근을 도울 수도 있다. 우리는 그림 3-15B에서 효율적인 잡기 활동을 할 촉진할 수 있도록 손목 폄근이 손가락 굽힘근의 길이-장력 관계를 유지하기 위해 손가락굽힘근과 협력작용하는 것을 보았다. 손목 폄근은 손가락 굽힘근을 약화시키는 원치 않는 손목의 굽힘을 막아 준다(그림. 3-15A처럼).

때때로 두 근육의 협력 작용은 하나의 근육만으로는 움직임을 일으킬 수 없는 움직임을 생산하는데 필수적이다. 긴노쪽손목폄근과 짧은노쪽손목폄근은 동시에 손목 폄과 노쪽치우침을 동시에 일으킬 것이다. 자쪽손목폄근은 손목 폄과 자쪽치우침을 동시에 일으킬 것이다. 긴노쪽손목폄근과 짧은노쪽손목폄근, 그리고 자쪽손목폄근이 함께 작용하여 노쪽치우침의 요소와 자쪽치우침의 요소들이 서로를 상쇄시킴으로써 손목의 폄만이 일어난다(그림 3-21). 손목의 폄 동안, 긴손가락 폄근(손가락폄근)이 협력근으로 작용하여 손목 폄을 도울 수 있다.

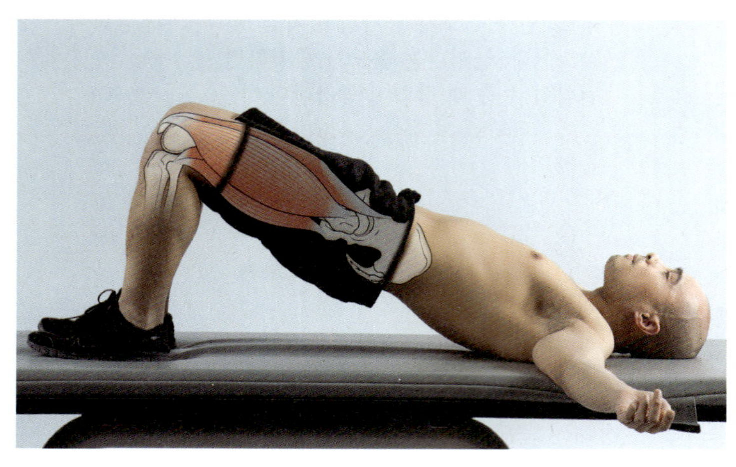

그림 3-20. 교각자세에서 엉덩관절을 폄할 때 무릎을 고정하기 위해 넙다리네갈래근과 뒤넙다리근의 동시수축이 동시에 무릎의 굽힘 토크와 폄 토크를 제공한다.

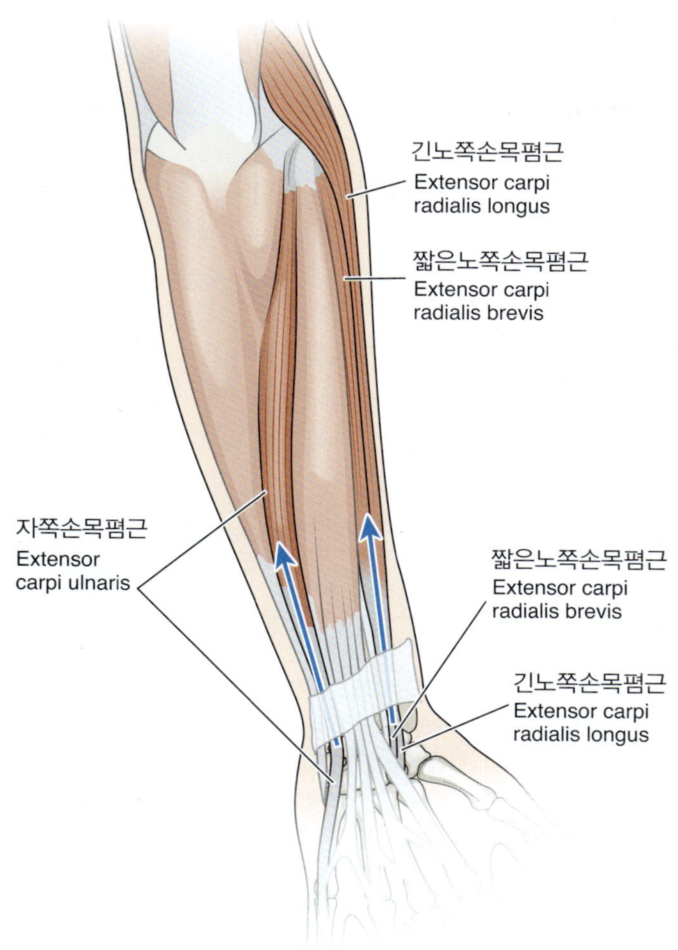

그림 3-21. 근육의 협력작용. 긴노쪽손목폄근과 짧은노쪽손목폄근이 자쪽손목폄근과 함께 작용할 때, 손목의 치우침(각각 노쪽치우침과 자쪽치우침)이 서로를 상쇄되고, 이들 근육은 손목 폄을 일으키기 위해 협력적으로 작용한다.

근육 구조에 기초한 분류 (Based on Muscle Architecture)

굽힘근/폄근 또는 작용근/대항근과 같이 근육을 기능적으로 분류하는 방법은 여러 근육을 묘사하고 그들의 작용을 설명할 때 도움을 준다. 그러나 근육의 역할이 바뀔 수도 있다. 어떤 상황의 잠재적 대항근이 다른 상황에서는 협력근이 될 수 있다. 이것에 대한 예는 앞에서 확인될 수 있다.

손목을 자쪽치우침할 때 긴노쪽손목폄근은 자쪽손목폄근의 대항근이지만, 손목을 폄할 때는 협력근이다. 이런 근육의 역할 변화에도 불구하고, 비슷한 기능을 가진 근육들은 비슷한 건축학적 특성을 가진다. 이것은 직관적인데, 그 이유는 근육의 구조가 근수축의 힘과 속도를 결정하는데 중요한 역할을 하기 때문이고, 몇몇 연구들에 따르면, 근육의 기능적 그룹은 비슷한 구조를 가지고 있다는 것이다. 이런 예는 동물과 사람을 대상으로 한 실험에서 모두 확인될 수 있다.[4,39,82–85]

다리에 있는 무릎관절의 폄근은 반힘줄모양근, 두덩정강근 및 넙다리빗근과 같은 무릎관절의 굽힘근과 비교해 볼 때 짧은 근섬유와 큰 생리적 단면적을 가지고 있다. 일반적으로 발바닥굽힘근들은 짧은 근섬유 길이와 큰 생리적 단면적을 가지고 있고, 발등굽힘근은 긴 섬유길이와 작은 생리적 단면적을 가지고 있다. 반면 무릎관절 굽힘근은 무릎관절 폄근과 비교해 볼 때 힘을 생산하는 능력이 적은 편이고, 엉덩관절과 무릎관절 모두를 지나가는 긴 근육의 단축 능력(증가된 진폭)은 이들 근육을 더 큰 가동범위로 근육을 움직일 수 있도록 허용하고, 더 빠른 수축 속도를 일으킨다(그림 3-22). 가자미근(발바닥굽힘근)은 짧은 근섬유과 큰 단면적을 가지고 있지만, 앞정강근은 긴 섬유와 작은 단면적을 가진다. 비록 우리가 구조적 특징을 기반으로 많은 근육을 분류할 수 있지만, 뚜렷한 예외가 존재한다. 예를 들어, 반막모양근(무릎관절 굽힘근)은 무릎관절 폄근보다 더 작은 근섬유를 가진다.

모멘트팔 길이에 기초한 분류 (Based on Length of the Moment Arm)

관절과 근육의 관계도 근육을 분류하는데 이용되어 왔다. 근육 모멘트팔의 길이는 관절 토크를 결정하는 중요한 요소이고, 또 섬유 길이와 결합하여 근육이 관절을 움직일 수 있는 관절가동범위를 결정하는 중요한 요소이다.[4]

근섬유 길이와 모멘트팔의 비율은 관절 토크 생산에 중요하게 작용하는 요소가 무엇인지를 확인하는데 도움을 줄 뿐만 아니라, 관절가동범위를 결정하는데도 도움을 준다. 예를 들어, 손목 폄근의 근육섬유길이와 모멘트팔의 비율이 손목 굽힘근의 것보다 더 높다. 이것은 손목 폄근에서는 섬유의 길이가 모멘트팔보다 더 큰 역할을 한다는 것이고, 반대로 손목 굽힘근에서는 모멘트팔이 섬유의 길이보다 더 큰 역할을 한다는 것을 의미한다.[48]

비록 모든 뼈대근들이 기본적으로 비슷한 구조 모양을 가지고 있지만, 근섬유의 숫자, 크기, 배열 및 유형에 따라 가변성이 상당한 편이다. 그러므로 이들 근육들을 몇 개의 그룹으로 분류하는 시도 자체가 적절하지 못한 것이다. 근육의 그룹보다는 한 근육을 지배하는 운동단위들의 하위 집단들이 특정 운동 과제를 위해 함께 작용한다는 근거에 따르면, 근작용을 묘사하는 더 좋은 방법은 운동단위의 측면에서 묘사하는 것이다. 그러나 운동단위 분류 체계가 폭넓게 사용되고 수용되려면, 더 많은 연구들이 필요하다.

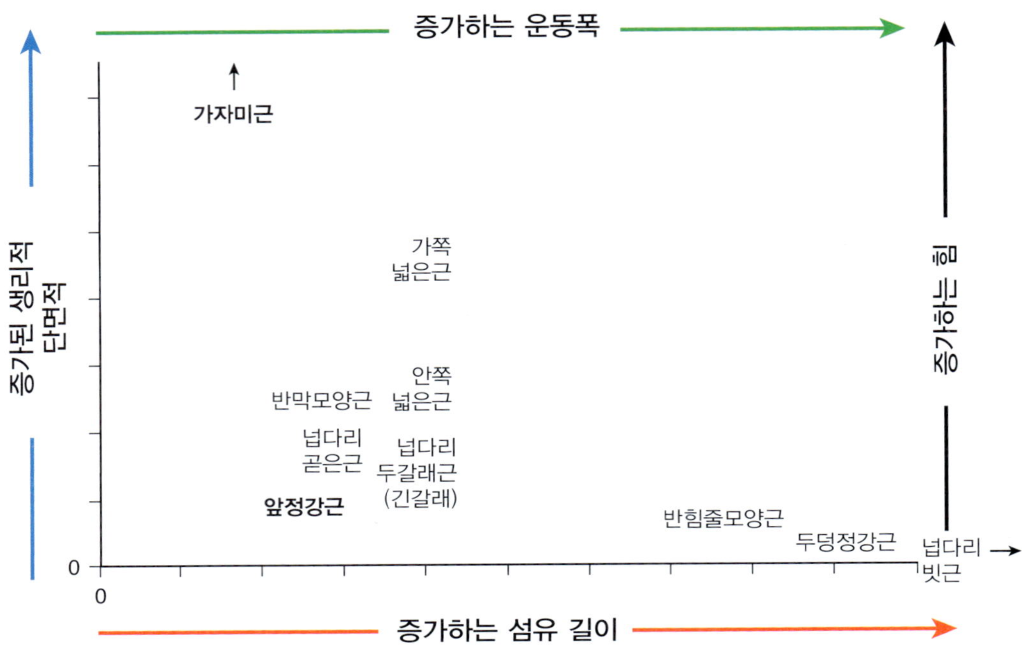

그림 3-22. 근육의 구조적 관계.[4,82] 가자미근(발바닥굽힘근)은 큰 생리적 단면적을 다리 근육의 생리적 단면적(PCSA)(왼쪽 축)을 가지며, 실질적인 힘을 생산하는 능력(오른쪽 축)을 가진다. 반대로 앞정강근(발등굽힘근)은 작은 PCSA와 낮은 힘 생산 능력을 가진다. 그러나 앞정강근(낮은 X축)의 긴 섬유는 더 큰 운동폭(단축되는 능력이 좋은)을 제공한다(위쪽 X축). 가쪽넓은근과 안쪽넓은근은 무릎관절 폄근으로써 반힘줄모양근, 두덩정강근 및 넙다리빗근가 같은 무릎관절 굽힘근보다 큰 PCSA와 힘 발생 능력을 가진다. 그러나 엉덩관절과 무릎관절 모두를 지나가는 가동범위를 생산하는 이들 무릎 굽힘근은 한 관절만 지나가는 넓은근보다 더 큰 단축 능력(운동폭)을 가진다.

근육의 기능에 영향을 주는 요소들
(Factors Affecting Muscle Function)

앞에서 제시된 근육 기능에 영향을 미치는 많은 요소 이외에, 다음과 같은 몇 가지 요소를 고려해 보자:

- 관절의 유형과 근육 부착점의 위치
- 근육이 지나가는 관절의 숫자
- 수동 불충분성
- 감각수용기

관절의 유형과 근육 부착점의 위치

관절의 유형은 근육의 기능에 영향을 미치는데, 그 이유는 관절의 구조가 움직임(굽힘과 폄)과 가동범위를 결정하기 때문이다. 관절에 부착되는 근육의 위치와 작용선은 근육이 수행할 움직임을 결정한다. 일반적으로(예외는 있지만), 관절의 앞쪽면을 지나가는 근육은 굽힘근이고, 반면 관절의 뒤쪽면을 지나가는 근육은 일반적으로 폄근이다. 관절의 가쪽면이나 안쪽면에 부착된 근육들은 각각 벌림근과 모음근으로 작용하고, 또 돌림근으로도 작용할 수 있다.

근육의 먼쪽 부착점이 관절축에 가까이 부착되는 위팔두갈래근(그림 3-23A)과 같은 근육은 위팔근(그림 3-23B)과 같이 관절축으로부터 멀리 떨어져 부착하는 근육보다 대개 뼈지렛대를 큰 범위로 가동시킬 수 있다. 그러나 관절로부터 멀리 떨어진 부착점의 근육은 관절의 안정성을 제공하도록 설계되어 있는데, 그 이유는 그들 힘의 대부분이 관절가동범위의 전역에 걸쳐 관절을 압박($F_X > F_Y$)하는 쪽으로 향하기 때문이다. 앞의 장들에서 이미 확인되었듯이, 안정성에 대한 위팔두갈래근의 상대적 기여는 팔꿈치를 완전히 폄했을 때보다 90° 미만으로 굽힘했을 때 일어날 것이다(그림. 1-36 참고). 팔꿈치를 완전히 폄했을 때, 위팔두갈래근 힘의 큰 부분이 관절(F_X) 쪽으로 향하게 되어 더 큰 관절 압박을 일으킨다. 근육은 압박 성분이 가장 크고 회전 성분이 가장 작은 지점에서 최대 관절 안정화를 제공한다.

대개 관절에 작용하는 근육의 한 그룹은 다른 그룹보다 더 큰 토크를 생산할 수 있다. 작용근과 대항근의 정상적인 근력 비율의 문제는 그 관절에서 근육 불균형을 초래해 관절 손상

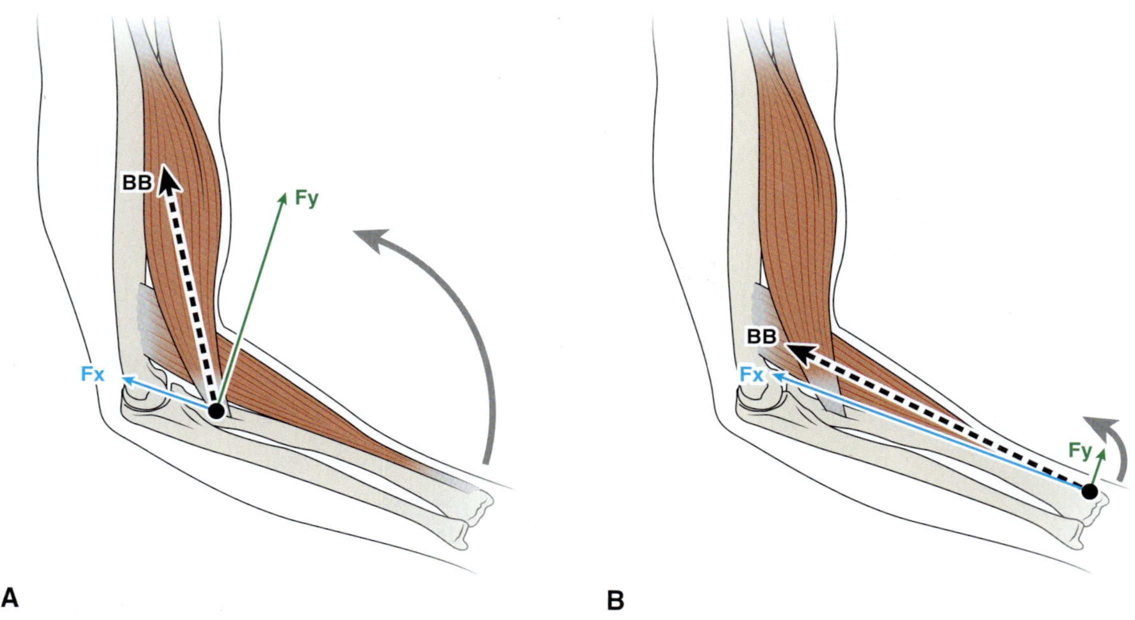

그림 3-23. 근육의 위치. A. 위팔두갈래근(BB)의 부착점이 팔꿉관절 근처의 노뼈 지점에 위치하기 때문에, 실질적인 회전 성분(Fy)은 먼쪽 아래팔을 큰 원호로 움직일 것이다. B. 위팔노근(BR)은 팔꿉관절로부터 멀리 떨어진 노뼈 지점에 부착한다: 이 근육의 작은 회전 성분은 먼쪽 아래팔을 작은 원호로 움직일 것이다. 그러나 위팔노근의 압박 성분(Fx)은 위팔두갈래근의 압박 성분보다 실질적으로 더 커서 위팔노근을 더 강한 안정근으로 만든다.

을 일으킬 수 있다. 예를 들어, 엉덩관절 가쪽돌림근의 약증은 보행 시 엉덩관절을 안쪽돌림시키는 가쪽돌림과 안쪽돌림 사이의 근력 불균형을 일으킨다. 정상 관절의 작용근–대항근 근력 비율은 종종 관절 손상 이후의 치료 목표를 설정하는 토대가 된다.

관절의 숫자(Number of Joints)

많은 기능적 활동은 근육들의 결합에 의해 제어되는 여러 관절의 협응된 움직임을 필요로 한다. 의미있는 움직임 패턴을 일으키려면, 운동제어가 과제를 수행하는데 필요한 근육의 힘을 최소화하고(최소의 운동단위 활성화), 또 에너지 소비와 근육 피로를 최소화시켜야 한다고 많은 사람들이 믿는다. 운동제어의 이런 전략은 효율적으로 움직임이 수행되도록 하는 것이다. 한 관절의 움직임과 다관절의 움직임이 어떻게 다르게 제어되는지를 설명하는 이론들은 여러 가지이다.[86] 이것은 차후 몇 년 동안 계속 연구될 것 같은 연구의 중요한 주제이다.

1 관절 근육은 대개 구심성 수축과 등척성 수축을 통해 힘과 일 생산을 위해 동원되는 경향이 있다. 반대로 다관절 근육은 구심성 수축보다는 원심성 수축을 통해 동적 움직임 동안 미세한 조정을 위해 동원되는 경향이 있다.[87–89] 그러나 이런 일반적인 가정에는 몇 가지 예외도 있다. 몇몇 동물의 경우, 예를 들어, 2 관절 근육은 양의 일을 생산하기 위해 구심성으로 수축하는 경향이 있는 반면, 1 관절 근육은 원심성으로 수축한다.[90]

다관절 근육은 다축을 중심으로 일어나는 복잡한 운동을 할 때 동원되는 경향이 있다. 팔꿉관절의 굽힘과 뒤침을 함께 하고자 할 때, 위팔두갈래근(다관절 근육)은 부가적인 위팔근(1 관절 근육)의 작용과 함께 기능을 할 것이다.[91] 만약 아래팔 뒤침과 함께 팔꿉관절의 굽힘을 원한다면, 이것은 위팔근에 의해 주로 일어날 것이다. 위팔두갈래근이 그 움직임에 참여할 때, 위팔두갈래근의 원치 않는 뒤침 기능은 아래팔 엎침근의 동시 활성을 필요로 할 것이다.

1 관절 근육은 자신이 지나가지 않는 관절의 움직임을 도울 수 있도록 다관절 근육과 함께 작용할 수도 있다.[89,92] 우리는 1장(그림. 1-45)에서 큰볼기근이 무릎관절을 펴하는데 도움을 준다는 사실을 알았다. 다른 예에서, 의자에서 일어서는 동작은 무릎관절과 엉덩관절의 동시 폄을 요구한다.

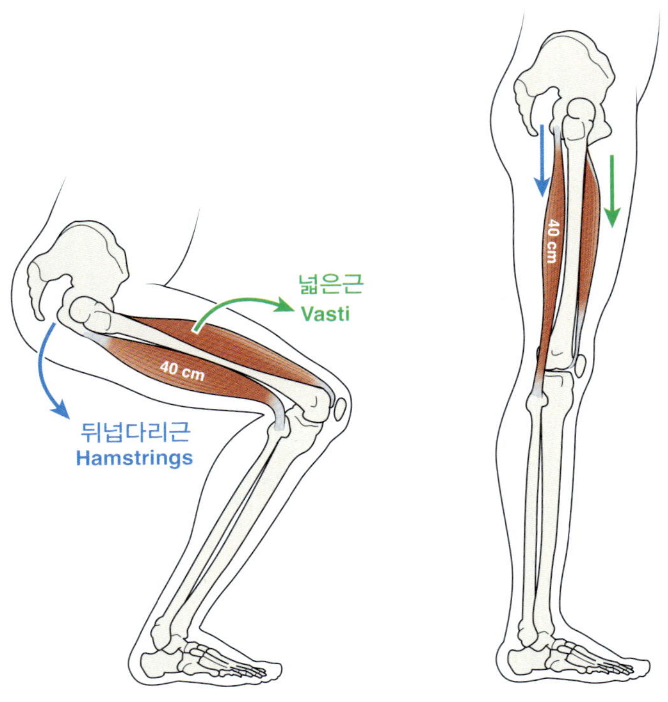

그림 3-24. 엉덩관절 폄에 기여하는 넙다리네갈래근의 1 관절 근육. 넙다리네갈래근 중 넓은근은 무릎을 펴하는 한편, 뒤넙다리근은 일정한 길이(예, 40 ㎝)를 유지한다; 넓은근의 무릎 폄 작용은 팽창하지 않는 뒤넙다리근을 당긴다; 뒤넙다리근은 엉덩관절을 펴하기 위해 뒤쪽 골반을 당긴다.

1 관절 근육의 무릎관절 폄근(안쪽넓은근, 중간넓은근 및 가쪽넓은근)은 실제로 엉덩관절의 폄(비록 넓은근이 엉덩관절을 지나가기 않지만)은 물론, 2 관절 근육인 뒤넙다리근(그리고 1 관절 근육인 큰볼기근)을 돕는다.

사람이 의자에서 일어설 때 뒤넙다리근이 활성화하여 일정한 길이(예, 40 ㎝)를 유지하려고 한다. 넓은근이 단축하여 체중부한된 정강뼈에 대해 넙다리를 폄할 때, 폄되는 무릎은 비팽창성 로드로써 작용하는 뒤넙다리근을 당길 것이다. 무릎의 폄이 증가되면, 뒤넙다리근은 골반을 아래쪽과 뒤쪽으로 당겨, 뒤넙다리근의 단축 없이도 엉덩관절의 폄을 초래할 수 있다(그림 3-24).

수동 불충분성(Passive Insufficiency)

만약 팔꿈치를 테이블 위에 대고 아래팔을 수직으로 세운 후, 이완된 손을 아래로 떨어뜨려 손목을 굽힘하면, 손가락은 폄되는 경향을 띤다(그림 3-25A). 손가락이 폄되는데, 그 이유는 손가락 폄근이 굽힘된 손목 위에서 신장되어 손가락이 굽힘되지 않도록 충분히 길게 늘어나지 않기 때문이다. 이런 불충분한 길이를 **수동 불충분성**(passive insufficiency)이라 한다. 만약 손목을 폄하기 위해 뒤쪽으로 움직이면, 손가락은 굽힘되는 경향을 띠게 된다(그림 3-25B). 손가락의 굽힘이 일어나는데, 그 이유는 폄된 손목 위에서 손가락 굽힘근이 당기게 되어, 그 길이가 충분하게 길어지지 않기 때문이다. 수동 불충분의 용어에서 "불충분"이라는 것은 비정상 상황을 의미하지만, 실제로는 아주 정상 상황일 수 있다.

1 관절 근육은 정상 조건일 때 관절의 완전 가동범위를 제한하는 수동 불충분성을 갖지 않는다. 그러나 2 관절 근육이나 다관절 근육은 지나가는 모든 관절에서 동시에 완전한 신장되지 못하는 신장성을 갖는다. 신장된 근육에서 발생한 수동장력은 움직임을 일으키거나(그림. 3-25에서의 손가락 굽힘과 폄에 의해 보여지듯이) 움직임을 제한하는 할 만큼 충분하다. 예를 들어, 2 관절 근육인 넙다리곧은근(엉덩관절 굽힘근과 무릎관절 폄근)이 폄된 엉덩관절에서 신장되면 무릎관절의 굽힘 가동범위를 제한할 것이다. 비슷하게 2 관절 근육인 뒤넙다리근(엉덩관절 폄근과 무릎관절 굽힘근)이 완전히 굽힘된 엉덩관절 위에서 신장되면, 무릎의 완전한 폄이 제한될 것이다. 수동 불충분은 능동 불충분과 동시에 일어날 수 있다. 그림 3-15A에서, 손가락의 굽힘 ROM은 굽힘된 손목 자세에서 효율적인 잡기를 허용할 만큼 불충분했다.

본 예제에서, 손가락굽힘근의 능동 불충분은 손가락 굽힘근의 수동 불충분에 의해 실제로 강조된다. 수동 불충분의 문제(동반된 능동 불충분의 유무에 관계없이)는 일상활동에서는 자주 볼 수 없는 문제이지만, 스포츠 활동에서는 자주 볼 수 있는 문제이다.

감각수용기(Sensory Receptors)

수의적 운동을 일으키는 정상 운동조절은 대뇌겉질에서 내려오는 운동 정보, 근육 작용 및 감각 정보의 협응에 좌우된다. 운동을 수행하거나 참여할 때, 숙련된 댄서와 운동선수들은 그 운동을 항상 쉽게 수행하는 것 같다. 운동선수들이 이런 정도의 스킬을 달성하기 위해서는, 움직임을 자주 연습해야 하고, 또 많은 시스템으로부터 일정한 감각 정보를 받아들여야 한다. 그러나 근육은 2개의 중요 감각수용기(골지힘줄기관과 근방추)로부터 피드백을 받는다. 근육에 있어서, 피드백은 2개의 중요한 감각수용기로부터 나온다: **골지힘줄기관**(GTO)과 **근방추**(muscle spindle). 근육힘줄이음부의 힘줄 속에 있는 골지힘줄기관은 장력(tension)에 민감하고, 근육의 수축이나 근육의 과도한 수동 신장에 의해 활성화된다. 골지힘줄기관들이 흥분되면, 그들은 근육의 장력을 조절하기 위해

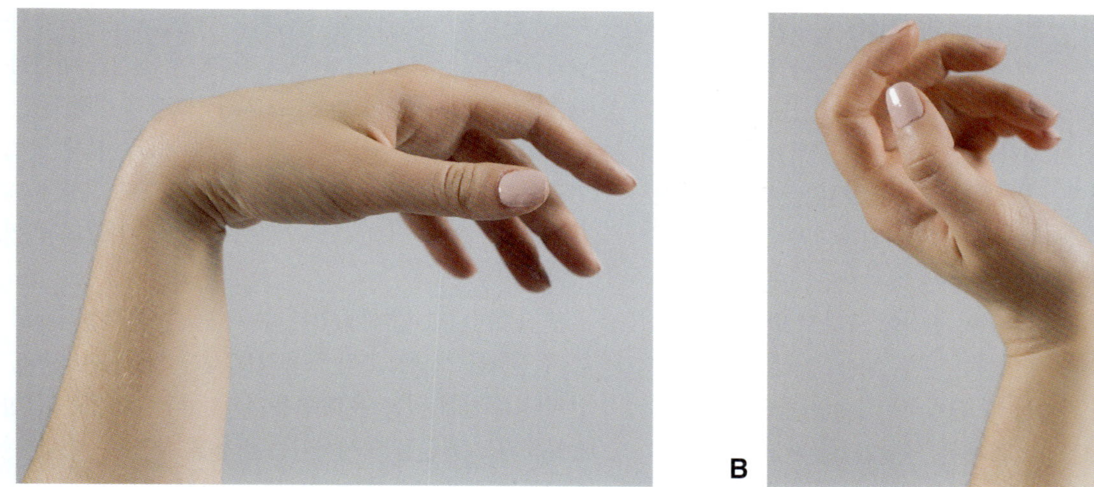

그림 3-25. 수동 불충분성. A. 손목이 굽힘될 때, 비활성의 손가락 폄근은 손목 위에서 신장되고, 충분한 수동장력이 손허리손가락관절(MCP), 몸쪽마디뼈사이관절(PIP) 및 먼쪽마디뼈사이관절(DIP)을 폄시킨다. B. 손목이 폄되면, 비활성의 손가락 굽힘근이 손목 위에서 신장되고, 충분한 수동장력이 MCP, PIP 및 DIP을 굽힘시킨다. 이것들은 수동 불충분의 예인데, 그 이유는 근육과 힘줄의 신장성이 손가락을 굽힘(A)하거나 폄(B)할 만큼 충분하지 않기 때문이다.

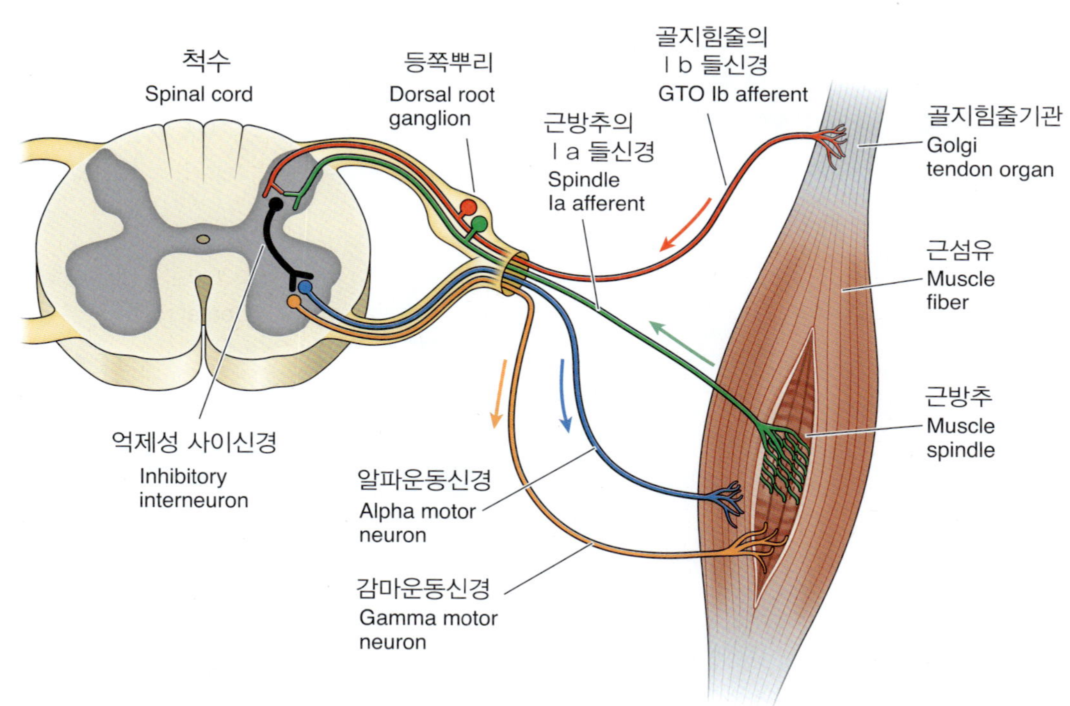

그림 3-26. 보행 동안의 골지힘줄기관의 기능.

메시지를 신경계로 보낸다(그림 3-26). 그러나 근육 장력의 미세 조정은 단독으로 달성되지 않는다. 왜냐하면, 다른 반사 시스템(근방추)도 근육으로 피드백을 제공하고 있기 때문이다.

근방추는 결합조직 말이집에 둘러싸여 있는 2–10개의 특수한 섬유(**방추속섬유**)로 구성되어 있으며, 근육 전반에 산재되어 있다. 근방추는 **방추바깥섬유**(extrafusal fibers)의 길이와 신장 속도에 민감하다. 근방추들은 근육의 신장 상태에 대해

뇌(대뇌)로 메시지를 보낸다. 근육이 수동으로 신장될 때, 근방추는 Ia 들신경을 통해 메시지를 척수와 중추신경계로 보낸다(그림. 3-26). 이들 메시지의 범위와 척수로 들어가는 다른 입력에 따라, 움직임이 영향을 받을 것이다.

근섬유가 짧아지면, 근방추는 메시지 보내는 것을 중단하는데, 그 이유는 근섬유들이 더 이상 신장되지 않기 때문이다. 신호가 감소할 때, 고위 중추는 메시지를 근방추에 있는 방추속섬유로 보내 근육의 길이 변화에 또다시 반응할 수 있도록 한다.

망치로 무릎힘줄을 쳤을 때 근방추는 Ⅰa의 들신경을 통해 척수와 대뇌로 메시지를 보내는 역할을 한다(그림 3-27). 힘줄을 때림으로써 일어나는 근육의 빠른 신장은 근방추를 활성화시키고, 근육은 예기치 못한 근방추 메시지에 짧은 수축으로 반응한다. 이런 반응은 여러 가지 이름으로 명명된다: **깊은힘줄반사(DTR)**, **근방추 반사(MSR)** 또는 **신장반사** 등. 골지힘줄기관과 근방추는 모두 근육의 길이 변화를 감지함으로써 손상으로부터 근육을 보호한다.

신장반사의 존재는 근육 손상을 예방하는데 유리하지만, 치료 프로그램이나 피트니스 프로그램을 수행할 때 문제가 발생할 수 있는데, 그 이유는 유연성을 향상하고 완전 가동범위를 회복하기 위해서는 근육의 신장이 필수적이기 때문이다. 근육을 의도적으로 신장하는 동안, 근수축이나 운동단위의 활성은 신장반사에 저항을 제공하여, 신장을 어렵게 하거나 비효율적인 신장을 만들 수 있다. 그래서 신장 동안 운동단위의 활성과 반사활동을 억제할 수 있는 신장 방법들이 연구되어 왔다.[93,94] 근육의 비수축성 요소도 신장에 저항을 제공하고, 근육-신장 프로그램을 수행할 때 고려될 필요가 있다.

관절주머니와 인대에 있는 수용기들은 중추신경계로 자신들의 신호를 보냄으로써 근육의 활성에 영향을 미친다. 관절 안이나 주변에 있는 **유해수용기**와 기타 수용기는 굽힘근을 흥분시키고 폄근을 억제시키는 작용을 가질 수 있다. 관절주머니의 찝힘과 같은, 유해 자극이나 관절주머니의 부종이 근육의 반사 억제를 일으킨다.[95-97]

수의적 운동의 조절은 골지힘줄기관과 근방추와 같은 피드백 시스템으로만 달성되지 않는다. **피드-포워드 조절**은 수의적 운동에 중요한 역할을 하는데, 그 이유는 그것이 근육의 작용을 예상하여 조절할 수 있기 때문이다. 예를 들어, 팔다리의 운동을 준비할 때, 배근육과 골반바닥근육이 몸통을 안정화시키기 위해 수축한다.[98,99] 피드-포워드 조절은 운동 조절을 예상하거나 적절한 운동 패턴을 학습하기 위해 시각 및 청각으로부터의 감각입력에 의존한다.

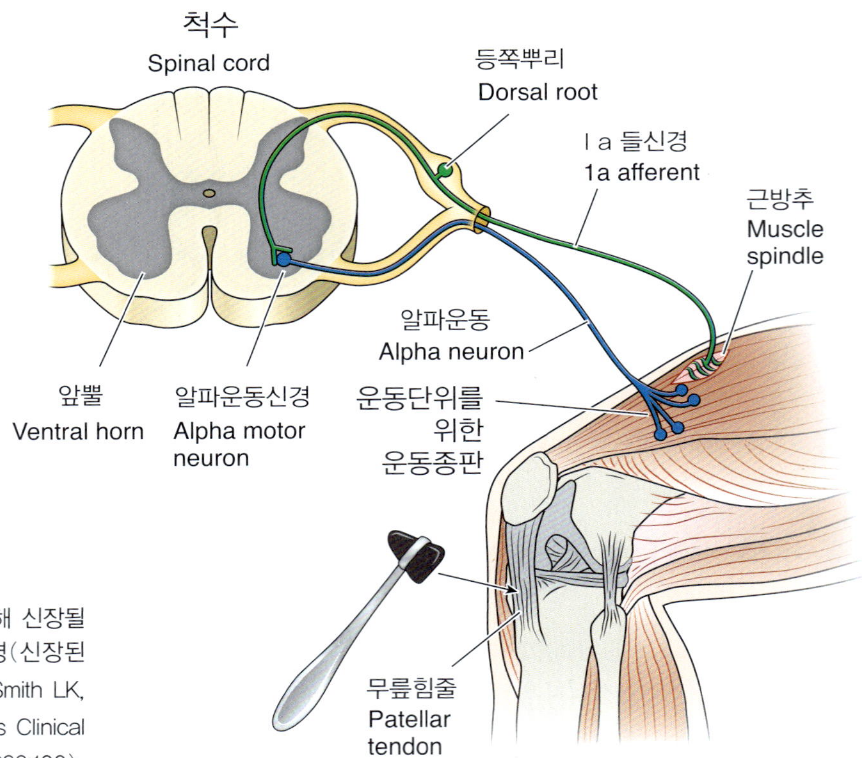

그림 3-27. 신장반사. 근방추가 망치에 의해 신장될 때, Ⅰa 들신경이 메시지를 직접 알파운동신경(신장된 근육의 수축을 초래한다)으로 보낸다(출처: Smith LK, Weiss EL, Lehmkuhl LD (eds): Brunnstrom's Clinical Kinesiology (ed. 5). Philadelphia, FA Davis, 1996;100).

고정, 손상 및 노화의 영향 (Effects of Immobilization, Injury, and Aging)

고정(Immobilization)

고정은 근육의 구조와 기능에 영향을 미친다. 고정의 효과는 고정 자세(단축 자세 또는 신장 자세), 근섬유의 비율, 또는 고정기간에 좌우된다.

단축 자세에서의 고정(In Shortened Position)

단축 자세로 고정된 근육은 새로운 자세에 적응을 하여 다음과 같은 구조적 변화를 보인다:

- 근원섬유마디의 숫자 감소
- 근원섬유마디의 길이 증가[100-102]
- 근육다발막의 크기 증가[103]
- 근육속막의 비대[103]
- 콜라겐 섬유의 방향이 원주형으로 변함[104]
- 근섬유에 대한 결합조직의 비율 증가
- 근육 무게 감소와 근위축[101,105,106]

단축 자세의 고정으로 인한 기능의 변화는 구조적 변화를 반영한다. 근원섬유마디의 숫자 감소는 근원섬유마디의 길이 증가와 함께, 고정된 자세에서 근육이 최대 장력을 생성할 수 있는 길이로 근원섬유마디를 조절한다. 근원섬유마디의 감소는 최대 장력이 고정 상태에 상응하여 발생될 수 있도록 근육의 길이-장력 관계를 바꾼다. 그러므로 그 근육은 단축된 상태에서 최대 장력을 일으킬 수 있다. 비록 근육이 단축 자세로 고정되어 있을 때 장력을 발생시키는 이런 능력의 변화가 유익할지라도, 그 근육("적응성 단축"으로 종종 간주되는)은 고정이 제거된 직후에도 효율적으로 기능을 할 수 없을 것이다. 짧아진 상태에 적응되었던 근육은 신장에 수동적으로 저항을 하여, 관절 움직임을 제한할 수 있다. 게다가 근육의 전반적인 장력 발생 능력이 감소되고, 근섬유에 대한 결합조직의 비율이 증가하여 수동 신장에 대한 근육의 강성을 증가시킨다.

신장 자세에서의 고정(In Lengthened Position)

신장 자세로 고정된 근육은 단축 자세로 고정된 근육보다 구조적으로나 기능적으로 변화가 덜 일어난다.

주된 구조적 변화는:

- 근원섬유마디의 숫자 증가인데, 이것은 신장 자세에서 근원섬유마디의 길이를 감소시킨다.
- 근육다발막과 근육속막의 결합조직이 증가
- 근비대 이후 근위축이 발생[101,103,107]

신장 자세로 고정되었을 때 나타나는 주된 변화는 단축 자세로 고정되었을 때보다 최대 장력의 발생 능력이 증가하고, 길이-장력의 관계가 길게 고정된 자세에 가깝게 바뀐다. 근육의 수동장력(적응성 신장으로 종종 간주되는)은 고정 이전의 수동장력과 비슷해진다.[101]

단축 자세로 이루어진 고정 효과의 예방은 단기간의 일상 운동만을 필요로 한다. 동물 실험에서 석고 고정을 제거한 후 30분간의 일상 활동만으로도, 단축 자세로 고정되었을 때 나타나는 부정적인 효과가 사라졌다.[108,109] 3주간 고정했을 때, 주 1회로 운동 빈도가 감소되면 운동의 이런 유익한 효과는 감소되었다.[110] 만약 일상 운동이 불가능하다면(골절로 인해), 고정 후, 조기의 재가동술이 고정으로 인한 근원섬유마디의 숫자와 결합조직 교체를 역전시켰다.[111,112]

요약해 보면, 고정에 대한 근육의 반응을 해석할 때 주의를 해야 한다: 동물을 대상으로 한 고정에 대한 근원섬유마디의 적응 연구에 따르면, 특정 근육 모두에서 근원섬유마디가 적응되었다. 짧은 다리를 보상하기 위해 임상적으로 뼈를 길게 늘이는 동물 연구와 비슷하게 사람의 근원섬유마디의 숫자도 적응할 수 있다. 사례 연구에서 몇 주에 걸쳐 매우 느리게 신장했을 때, 가쪽넓은근은 근원섬유마디의 숫자 증가에 적응했다.[113] 이런 하나의 사례에도 불구하고, 이들 변화가 어떤 상황이나 모든 사람에게 나타나는지는 아직 불투명하다.

손상(Injury)

과사용(overuse)

과사용은 힘줄, 인대, 윤활주머니(bursae), 신경, 연골, 근육 등이 손상되는 원인이다. 이들 손상의 흔한 원인은 조직이 완전히 회복되지 않은 상태로 반복적인 외상에 노출되었을 때 일어난다. 반복적인 힘의 부가적인 영향은 미세손상(microtrauma)을 일으키고, 염증과정을 유발시켜 결국에는 부종을 일으키는 것이다. 과사용으로 인한 손상으로 가장 흔하게 영향을 받는 조직은 근육힘줄 단위이다.[114] 근육과 힘줄은 반복적인 최대하 하중으로 피로되고, 빠르게 하중이 적용되었을 때, 그리고 수축 중인 근육힘줄 단위가 외적 힘에 의해 쉽게 손상될 수 있다.[115,116] 점액주머니는 반복적 외상의 결과로서 삼출물과 함께 염증을 발생하고, 점액주머니의 벽이 비후된다. 신경은 근육 비대, 유연성 감소 및 관절 역학의 변화 등에 의한 압박 손상을 당할 수 있다.[117]

근육 좌상(Muscle Strain)

근육 좌상은 외력(체중과 같은)에 의해 근육이 신장되는 것으로써 빠른 속도의 근수축에 의해 일어날 수 있다. 대개 근육의 경우는 근육과 힘줄 사이의 경계면(근육힘줄 이음부)에서 손상이 자주 발생한다.[28,118,119] 결과적으로 부종, 발적 및 통증을 일으키는 국소 충혈이나 급성 염증 반응이 일어나기도 한다.[120]

원심성 운동으로 인한 근육 손상

한 번의 원심성 운동으로도 근육이 손상될 수 있다.[121] 30–40분의 원심성 운동(언덕 내려오기) 이후나 15–20회의 높은 하중의 원심성 수축 이후에는, 최대 수의적 수축이 현저하고 지속저인 감소가 일어난다. 협응 소실, **지연성 근육통(DOMS)**, 부종, 근육 강직도의 급격한 증가도 보고되었다. DOMS는 운동 후 2일–4일째에 최대로 심해진다.[122–124]

DOMS는 원심성 운동 수행으로 일어나며 구심성 운동에서는 거의 일어나지 않는다. DOMS의 원인에 대한 연구는 여전히 진행중이다. 이것은 근육에 의한 힘과 관련이 되고, 근섬유나 결합조직의 역학적 스트레인의 결과로 일어날 수 있다.[123, 125–128] 형태학적 증거는 Z 원반의 변형과 다른 국소 병변(근육통을 유발하는 원심성 활동 이후에 나타나는)을 보여준다.[129] 생체역학적 연구와 조직화학적인 연구는 콜라겐의 파괴와 다른 결합조직의 변화에 대한 증거를 보여주었다.[122]

노화(Aging)

근섬유 숫자와 유형의 변화

노화함에 따라, **근육감소증**(근질량의 감소)의 결과로서 뼈대근의 근력이 감소된다. 근육감소증(sarcopenia)은 근섬유의 소실로 일어나고, 존재하는 근섬유의 크기가 감소한다. 이런 감소의 이유는 근섬유의 유형과 운동단위의 분포에 변화가 발생하기 때문이다. 60세를 넘어서면, 가쪽넓은근과 같은 몇몇 근육에서 근섬유의 상실이 일어나고, 70대와 80대의 사람은 25–30%의 근섬유 소실을 보인다.[130–131] 일반적으로 Ⅱ형 근섬유의 크기와 숫자가 감소하고, 나중에는 상대적으로 Ⅰ형 섬유가 많아지게 된다. 그러나 면역조직화학적 방법(근육의 특정 MHC 함량을 확인하는)을 이용한 최근의 데이터에 따르면, Ⅰ형과 Ⅱ형의 비율이 상대적으로 일정하게 유지된다고 한다.[132] 근섬유 비율의 유지는 활동이 많은 노인에게 크게 일어나고, 반면 활동이 적은 노인에게는 Ⅰ형 섬유의 비율이 높게 나타났다. 운동단위 숫자의 감소도 일어나고, 잔존한 운동단위는 운동단위 당 더 많은 근섬유를 가진다.[133–136]

결합조직의 교체

노화는 근육내에 있는 결합조직(근육속막, 근육다발막, 근육바깥막)의 크기를 증가시킨다. 비록 노화로 인해 근육 강직도가 변하지 않거나 감소한다는 보고가 있지만, 이들 결합조직의 증가는 ROM의 감소와 근육 강직도[137,138]의 증가를 초래하는 것이 일반적인 사실이다.[139–142] 근육의 이런 변화 모두는 근력과 파워를 감소시킨다. 이런 파워의 소실이나 큰 힘과 빠른 속도로 수축하는 능력의 소실은 노인이 낙상하는 원인이 될 수 있다.[143,144] 노인을 대상으로한 저항운동의 훈련은 노화하는 근육에 긍정적 영향을 보이고, 근섬유의 크기, 근력 및 기능적 수행력을 증가시킨다. 그러나 저항훈련에 대한 반응은 젊은 사람보다 노인에게서 더 많이 제한적이다.[151]

요약(SUMMARY)

- 근육의 기능에 영향을 주는 요소들은 많다. 근육의 구조를 결정하는 개별 단백질과 근육에서부터 근육 수행을 결정하는 신경과 생체역학 사이의 관계까지, 근육의 구조와 기능 사이의 상호관계는 복잡하고 종종 구분되지 않는다.
- 근육은 관절보다 더 잘 적응할 수 있고 복잡하다. 인체 관절을 대체하기 위해 인공관절이 디자인되고 사용되고 있지만, 아직까지 사람의 근육을 대신할 수 있는 구조물이 디자인되지 못했다.
- 모든 뼈대근은 본 장에서 설명된 구조와 기능의 일반적 원리에 따른다. 근육은 관절을 움직일 수 있는 힘을 생산한다. 운동 동안, 사람의 근육은 팔다리를 움직이는 힘을 제공할 뿐만 아니라 안정을 위한 힘도 제공한다.

후속 장에서 특정 근육의 구조와 기능, 그리고 근육과 특정 관절 사이의 관계를 공부할 것이다. 그리고 본 교재의 마지막 2개의 장에서는 똑바른 서기 자세와 보행을 일으키는 근육들에 대해 설명할 것이다.

학습 문제(STUDY QUESTIONS)

1. 근육의 수축성 성분과 비수축성 성분을 설명한다.
2. 등척성 수축, 구심성 수축 및 원심성 수축을 할 때 두꺼운 근잔섬유와 얇은 근잔섬유 사이에서 어떤 일이 일어나는가?
3. 능동으로 근수축을 할 때와 수동으로 근육을 신장할 때, 티틴의 기능은 무엇인가?
4. 근육의 힘 생산과 관련된 운동단위의 크기는 얼마인가?
5. 가자미근에는 어떤 유형의 근섬유가 분포하는가? 장딴지근에 비해 가자미근의 기능적 특징에 이런 근섬유가 어떤 영향을 주는가?
6. 각 근육의 구조적 특성에 기초했을 때, 넙다리네갈래근의 기능이 뒤넙다리근의 기능과 얼마나 비슷하고 얼마나 다른가?
7. 능동장력의 발생에 어떤 요소들이 영향을 주는가? 다음 근육들이 최대 장력을 발생할 수 없는 팔의 위치를 제시해 본다: 위팔두갈래근, 위팔세갈래근, 깊은손가락굽힘근. 같은 근육들이 수동으로 운동을 제한할 수 있는 자세는 무엇인가?
8. 한쪽 팔을 이용하여 의자에 앉을 때 어떤 근육이 작용하는가? 그 근육은 원심성으로 수축하는가 아니면 구심성으로 수축하는가? 여러분의 답을 설명한다.
9. 도수근력검사를 이용하여 근력을 검사할 때, 우리는 무엇을 정확하게 측정할 수 있는가? 근육길이의 변화 이외에, 여러 가동범위 지점에서 근력이 왜 변화하는가?
10. 팔꿉관절의 완전한 폄에서 완전한 굽힘에 이르기까지 위팔두갈래근의 MA 변화를 그려본다. MA의 변화가 근육의 기능에 어떤 영향을 주는가?
11. 다음의 각 운동(어깨관절의 벌림, 어깨관절의 굽힘, 엉덩관절의 벌림)에서 작용근, 대항근 및 협력근은 무엇인가?
12. 근육의 구조에 기초하여, 손가락 굽힘근과 손가락 폄근 사이에서 어떤 기능적 차이가 있는가?
13. 등속성 운동이 물건 들기와 등척성 운동과 같은 다른 종류의 운동과 어떻게 다른가?
14. 근육에 대한 고정의 효과는 무엇인가?
15. 노화에 따라 뼈대근에 어떤 적응이 일어나는가?

참고문헌(REFERENCES)

1. MacIntosh BR, Gardiner P, McComas AJ: Skeletal Muscle: Form and Function (ed. 2). Champaign, IL, Human Kinetics, 2006.
2. Pogar J, Weightman D, et al: Johnson moment arm. Data on the distribution of fibre types in thirty-six human muscles: An autopsy study. J Neurol Sci 18:111, 1973.
3. Hesse B, Frober R, Fischer MS, et al: Functional differentiation of the human perivertebral musculature revisited by means of muscle fibre type composition. Ann Anat 195:570, 2013.
4. Lieber RL: Skeletal Muscle Structure and Function: Implications for Rehabilitation (ed. 3). Philadelphia, Wolters Kluwer Lippincott Williams & Wilkins, 2010.
5. Jones DA, Round JM, de Haan A: Skeletal Muscle from Molecules to Movement. New York, Churchill Livingstone, 2004.
6. Gillies AR, Lieber RL: Structure and function of the skeletal muscle extracellular matrix. Muscle Nerve 44:318, 2011.
7. Higham TE, Biewener AA: Functional and architectural complexity within and between muscles: regional variation and intermuscular force transmission. Philos Trans R Soc Lond B Biol Sci 366:1477, 2011.
8. Horowits R, Kempner ES, Bisher ME, et al: A physiological role for titin and nebulin in skeletal muscle. Nature 323:160, 1986.
9. Herzog JA, Leonard TR, Jinha A, et al: Titin (visco-) elasticity in skeletal muscle myofibrils. Mol Cell Biomech 11:1, 2014.
10. Leonard TR, Herzog W: Regulation of muscle force in the absence of actin-myosin-based cross-bridge interaction. Am J Physiol Cell Physiol 299:C14, 2010.
11. Fukuda N, Granzier HL, Ishiwata S, et al: Physiological functions of the giant elastic protein titin in mammalian striated muscle. J Physiol Sci 58:151, 2008.
12. Dulhunty AF: Excitation-contraction coupling from the 1950s into the new millennium. Clin Exp Pharmacol Physiol 33:763, 2006.
13. Koeppen BM, Stanton BA: Berne and Levy Physiology (ed. 6). Philadelphia: Mosby, 2008.
14. Huxley AF, Simmons RM: Proposed mechanism of force generation in striated muscle. Nature 233:533, 1971.
15. Muretta JM, Rohde JA, Johnsrud DO, et al: Direct real-time detection of the structural and biochemical events in the myosin power stroke. Proc Natl Acad Sci U S A 112:14272, 2015.
16. Henneman E, Somjen G, Carpenter DO: Functional significance of cell size in spinal motoneurons. J Neurophysiol 28:560, 1965.
17. Linnamo V, Moritani T, Nicol C, et al: Motor unit activation patterns during isometric, concentric and eccentric actions at different force levels. J Electromyogr Kinesiol 13:93, 2003.
18. Perot C, Dupont AL, Vanhoutte C: Relative contribution of the long and short heads of the biceps brachii during single or dual isometric tasks. J Electromyogr Kinesiol 6:3, 1996.
19. Howell JN, Fuglevand AJ, Walsh ML, et al: Motor unit activity during isometric and concentric-eccentric contractions of the human first dorsal interosseus muscle. J Neurophysiol 74:901, 1995.
20. Akima H, Takahashi H, Kuno S, et al: Coactivation pattern in human quadriceps during isokinetic knee-extension by muscle functional MRI. Eur J Appl Physiol 91:7, 2004.
21. Conwit RA, Stashuk D, Tracy B, et al: The relationship of motor unit size, firing rate and force. Clin Neurophysiol 110:1270, 1999.
22. Maluf KS, Enoka RM: Task failure during fatiguing contractions performed by humans. J Appl Physiol 99:389, 2005.
23. Williams PS, Hoffman, RL, Clark BC: Cortical and Spinal Mechanisms of Task Failure of Sustained Submaximal Fatiguing Contractions. PloS One 9:e93284, 2014.
24. Thomas JS, Ross AJ, Russ DW, et al: Time to task failure of trunk extensor muscles differs with load type. J Mot Behav 43:27, 2011.
25. Peter JB, Barnard RJ, Edgerton VR, et al: Metabolic profiles on three fiber types of skeletal muscle in guinea pigs and rabbits. Biochem 11: 2627, 1972.
26. Staron RS: Human skeletal muscle fiber types: Delineation, development, and distribution. Can J Appl Physiol 22:307, 1997.

27. Dahmane R, Djordjevic S, Smerdu V: Adaptive potential of human biceps femoris muscle demonstrated by histochemical, immunohistochemical and mechanomyographical methods. Med Bio Eng Comput 44:999, 2006.
28. Garrett WE, Califf JC, Bassett FH: Histochemical correlates of hamstring injuries. Am J Sports Med 12:98, 1984.
29. Eriksson K, Hamberg P, Jansson E, et al: Semitendinosus muscle in anterior cruciate ligament surgery: Morphology and function. Arthroscopy 17: 808, 2001.
30. Staron RS, Leonardi MJ, Karapondo DL, et al: Strength and skeletal muscle adaptations in heavy-resistance-trained women after detraining and retraining. J Appl Physiol 70:631, 1991.
31. Anderson J, Aagaard P. Effects of strength training on muscle fiber types and size; consequences for athletes training for high-intensity sport. Scand J Med Sci Sports 2:32, 2010.
32. Saltin B, Henriksson J, Nygaard E, et al: Fiber types and metabolic potentials of skeletal muscles in sedentary man and endurance runners. Ann N Y Acad Sci 301:3, 1977.
33. Bottinelli R, Pellegrino MA, Canepari M, et al: Specific contributions of various muscle fiber types to human muscle performance: an in vitro study. J Electromyogr Kinesiol 9:87, 1999.
34. Lieber RL, Friden J: Clinical significance of skeletal muscle architecture. Clin Orthop Relat Res 383:140, 2001.
35. Lieber RL, Ward SR: Skeletal muscle design to meet function demands. Philos Trans R Soc Lond B Biol Sci 366:1466, 2011.
36. Blazevich AJ, Gill ND, Zhou S: Intra- and intermuscular variation in human quadriceps femoris architecture assessed in vivo. J Anat. 209:289, 2006.
37. Chleboun GS, France AR, Crill MT, et al: In vivo measurement of fascicle length and pennation angle of the human biceps femoris muscle. Cells Tissues Organs 169:401, 2001.
38. Stevens DE, Smith CB, Harwood B, et al: In vivo measurement of fascial length and pennation of the human anconeus muscle at several elbow joint angles. J Anat 225:502, 2014.
39. Ward SR, Eng CM, Smallwood LH, et al: Are current measurements of lower extremity muscle architecture accurate? Clin Orthop Relat Res 467:1074, 2009.
40. Finni T: Structural and functional features of human muscle-tendon unit. Scand J Med Sci Sports 16:147, 2006.
41. Purslow PP: The structure and functional significance of variations in the connective tissue within muscle. Comp Biochem Physiol 133:947, 2002.
42. Purslow PP: Strain-induced reorientation of an intramuscular connective tissue network: Implications for passive muscle elasticity. J Biomech 22:21, 1989.
43. Tijs C, van Dieën JH, Maas H: Effects of epimuscular myofascial force transmission on sarcomere length of passive muscles in the rat hindlimb. Physiol Rep 3:e12608, 2015.
44. Tian M, Herbert RD, et al: Myofascial force transmission between the human soleus and gastrocnemius muscles during passive knee motion. J Appl Physiol 113:517, 2012.
45. Granzier H, Labeit S: Structure-function relations of the giant elastic protein titin in striated and smooth muscle cells. Muscle Nerve 36:740, 2007.
46. Martonfalvi Z, Kellermayer M: Individual globular domains and domain unfolding visualized in overstretched titin molecules with atomic force microscopy. PloS One 9:e85847, 2014.
47. Gordon AM, Huxley AF, Julian FJ: The variation in isometric tension with sarcomere length in vertebrate muscle fibers. J Physiol 184:170, 1966.
48. Lieber RL, Ljung B, Friden J: Intraoperative sarcomere length measurements reveal differential design of human wrist extensor muscles. J Exp Biol 200:19, 1997.
49. Ichinose Y, Kawakami Y, Ito M, et al: Estimation of active force-length characteristics of human vastus lateralis muscle. Acta Anat (Basel) 159:78, 1997.
50. Lieber RL, Loren GJ, Friden J: In vivo measurement of human wrist extensor muscle sarcomere length changes. J Neurophysiol 71:874, 1994.
51. Burkholder TJ, Lieber RL: Sarcomere length operating range of vertebrate muscle during movement. J Exp Biol 204:1529, 2001.
52. Maganaris CN: Force-length characteristics of in vivo human skeletal muscle. Acta Physiol Scand 172:279, 2001.
53. Lutz GJ, Rome LC: Built for jumping: The design of the frog muscular system. Science 263:370, 1994.
54. Hale R, Dorman D, Gonzalez RV: Individual muscle force parameters and fiber operating ranges for elbow flexion-extension and forearm pronation-supination. J Biomech 44:650, 2011.
55. Hill AV: First and Last Experiments in Muscle Mechanics. Cambridge, UK, Cambridge University Press, 1970.
56. Racz L, Beres S, Hortobagyi T, et al: Contraction history affects the in vivo quadriceps torque-velocity relationship in humans. Eur J Appl Physiol 87:393, 2002.
57. Perrine JJ, Edgerton VR: Muscle force-velocity and power-velocity relationships under isokinetic loading. Med Sci Sports 10:159, 1978.
58. Jaric S: Force-velocity relationship of muscle performing multi-joint maximum performance tasks. Int J Sports Med 36:699, 2015.
59. Knapik JJ, Wright JE, Mawdsley RH, et al: Muscle groups through a range of joint motion. Phys Ther 63:938, 1983.
60. Hollander DB, Kraemer RR, Kilpatrick MW, et al: Maximal eccentric and concentric strength discrepancies between young men and women for dynamic resistance exercise. J Strength Cond Res 21:34, 2007.
61. Linnamo V, Strojnik V, Komi PV: Maximal force during eccentric and isometric actions at different elbow angles. Eur J Appl Physiol 96:672, 2006.
62. Yang J, Lee J, Lee B, et al: The effects of elbow joint angle changes on elbow flexor and extensor muscle strength and activation. J Phys Ther Sci 26:1079, 2014.
63. Enoka RM: Neuromechanics of Human Movement (ed. 4). Champaign, IL, Human Kinetics, 2008.
64. Magnusson SP, Narici MV, Maganaris CN, et al: Human tendon behaviour and adaptation, in vivo. J Physiol 586:71, 2008.
65. Bojsen-Moller J, Magnusson SP: Heterogenous loading of the human achilles tendon in vivo. Exerc Sport Sci Rev 43:190, 2015.
66. Weisinger HP, Kosters A, et al: Effects of increased loading on in vivo tendon properties: A systematic review. Med Sci Sports Exerc 47:1885, 2015.
67. Malliaras P, Kamal B, Nowell A, et al: Patellar tendon adaptation in relation to load-intensity and contraction type. J Biomech 46:1893, 2013.
68. Heinemeier KM, Kjaer M: In vivo investigation of tendon responses to mechanical loading. J Musculoskelet Neuronal Interact 11:115, 2011.
69. Ishikawa M, Niemela E, Komi PV: Interaction between fascicle and tendinous tissues in short-contact stretch-shortening cycle exercise with varying eccentric intensities. J Appl Physiol 99:217, 2005.
70. Kopper B, Csende Z, et al: Stretch-shortening cycle characteristics during vertical jumps carried out with small and large range of motion. J Electromyogr Kinesiol 24:233, 2014.
71. Ishikawa M, Komi PV, Finni T, et al: Contribution of the tendinous tissue to force enhancement during stretch-shortening cycle exercise depends on the prestretch and concentric phase intensities. J Electromyogr Kinesiol 16:423, 2006.
72. Kurokawa S, Fukunaga T, Fukashiro S: Behavior of fascicles and tendinous structures of human gastrocnemius during vertical jumping. J Appl Physiol 90:1349, 2001.
73. Hauraix H, Nordez A, Guilheim G, et al: In vivo maximal fascicle-shortening velocity during plantar flexion in humans. J Appl Physiol 119:1262, 2015.
74. Hislop H, Perrine JJ: The isokinetic exercise concept. Phys Ther 47:114, 1967.
75. Ichinose Y, Kawakami Y, Ito M, et al: In vivo estimation of contraction velocity of human vastus lateralis muscle during "isokinetic" action. J Appl Physiol 88:851, 2000.
76. Phillips BA, Lo SK, Mastaglia FL: Isokinetic and isometric torque values using a Kin-Com dynamometer in normal subjects aged 20 to 69 years. Isokinetics Exerc Sci 8:147, 2000.

77. Burkett LN, Alvar B, Irvin J: Comparing isometric and isokinetic peak strength values using slow speeds on a Cybex 340 isokinetic dynamometer machine. Isokinetics Exerc Sci 8:213, 2000.
78. Morriss CJ, Tolfrey K, Coppack RJ: Effects of short-term isokinetic training on standing long-jump performance in untrained men. J Strength Cond Res 15:498, 2001.
79. Kovaleski JE, Heitman RH, Trundle TL, et al: Isotonic preload versus isokinetic knee extension resistance training. Med Sci Sports Exerc 27: 895, 1995.
80. Cordova ML, Ingersoll CD, Kovaleski JE, et al: A comparison of isokinetic and isotonic predictions of a functional task. J Athl Train 30:319, 1995.
81. Guilhem G, Cornu C, Guevel A: A methodoligic approach for normalizing angular work and velocity during isotonic and isokinetic eccentric training. J Athl Train 47:125, 2012.
82. Lieber RL, Ward SR: Skeletal muscle design to meet functional demands. Philos Trans R Soc Long B Biol Sci 366: 1466, 2011.
83. Lieber RL, Friden J: Implications of muscle design on surgical reconstruction of upper extremities. Clin Orthop Rel Res 419:267, 2004.
84. Burkholder T, Fingado B, Baron S, et al: Relationship between muscle fiber types and sizes and muscle architectural properties in the mouse hindlimb. J Morphol 221:177, 1994.
85. Wickiewicz TL, Roy RR, Powell PL, et al: Muscle architecture of the human lower limb. Clin Orthop 179:275, 1983.
86. Dounskaia N: Control of human limb movements: The leading joint hypothesis and its practical applications. Exerc Sport Sci Rev 38:201, 2010.
87. van Ingen Schenau GJ, Dorssers WM, Welter TG, et al: The control of mono-articular muscles in multijoint leg extensions in man. J Physiol 484:247, 1995.
88. Sergio LE, Ostry DJ: Coordination of mono- and bi-articular muscles in multi-degree of freedom elbow movements. Exp Brain Res 97:551, 1994.
89. Biewener AA: Locomotion as an emergent property of muscle contractile dynamics. J Exp Biol 219:285, 2016.
90. Carroll AM, Biewener AA: Mono- versus biarticular muscle function in relation to speed and gait changes: In vivo analysis of the goat triceps brachii. J Exp Biol 212:3349, 2009.
91. van Groeningen CJJE, Erkelens CJ: Task-dependent differences between mono- and bi-articular heads of the triceps brachii muscle. Exp Brain Res 100:345, 1994.
92. Kaya M, Jinha A, Leonard TR, et al: Multi-functionality of the cat medical gastrocnemius during locomotion. J Biomech 38:1291, 2005.
93. Guissard N, Duchateau J: Neural aspects of muscle stretching. Ex Sports Sci Rev 34:154, 2006.
94. Clark L, O'Leary CR, Hong J, et al: The acute effects of stretching on presynaptic inhibition and peak power. J Sports Med Phys Fitness 54:605, 2014.
95. Young A, Stokes M, Iles JF, et al: Effects of joint pathology on muscle. Clin Orthop 219:21, 1987.
96. Spencer J, Hayes KC, Alexander IJ: Knee joint effusion and quadriceps reflex inhibition in man. Arch Phys Med Rehabil 65:171, 1984.
97. Stokes M, Young A: The contribution of reflex inhibition to arthrogenous muscle weakness. Clin Sci 67:7, 1984.
98. Allison GT, Morris SL, Lay B: Feedforward responses of transversus abdominis are directionally specific and act asymmetrically: Implications for core stability theories. J Orthop Sports Phys Ther 38:228, 2008.
99. Sjödahl J, Kvist J, Gutke A, et al: The postural reponse of the pelvic floor muscles during limb movements: a methodological electromyography study in parous women without lumbopelvic pain. Clin Biomech 24:183, 2009.
100. Tabary JC, Tabary C, Tardieu C, et al: Physiological and structural changes in the cat's soleus muscle due to immobilization at different lengths by plaster casts. J Physiol 224:231, 1987.
101. Williams PE, Goldspink G: Changes in sarcomere length and physiological properties in immobilized muscle. J Anat 127:459, 1978.
102. Baker JH, Matsumoto DE: Adaptation of skeletal muscle to immobilization in a shortened position. Muscle Nerve 11:231, 1988.
103. Williams PE, Goldspink G: Connective tissue changes in immobilized muscle. J Anat 138: 343, 1984.
104. Okita M, Yoshimura T, Nakano J, et al: Effects of reduced joint mobility on sarcomere length, collagen fibril arrangement in the endomysium, and hyaluronan in rat soleus muscle. J Mus Res Cell Motil 25:159, 2004.
105. Booth F: Physiologic and biomechanical effects of immobilization on muscle. Clin Orthop 219:15, 1986.
106. Huijing PA, Jaspers RT: Adaptation of muscle size and myofascial force transmission: a review and some new experimental results. Scand J Med Sci Sports 15:349, 2005.
107. Ponten E, Friden J: Immobilization of the rabbit tibialis anterior muscle in a lengthened position causes addition of sarcomeres in series and extra-cellular matrix proliferation. J Biomech 41:1801, 2008.
108. Williams PE: Use of intermittent stretch in the prevention of serial sarcomere loss in immobilized muscle. Ann Rheum Dis 49:316, 1990.
109. Van Dyke JM, Bain JL, Riley DA: Preserving sarcomere number after tenotomy requires stretch and contraction. Muscle Nerve 45:367, 2012.
110. Comes ARS, Coutinho EL, Franca CN, et al: Effect of one stretch a week applied to the immobilized soleus muscle on rat muscle fiber morphology. Braz J Med Biol Res 37:1473, 2004.
111. Kannus P, Jozsa L, Kvist M, et al: Effects of immobilization and subsequent low- and high-intensity exercise on morphology of rat calf muscles. Scand J Med Sci Sports Exer 8:160, 1998.
112. Riley DA, Van Dyke JM: The effects of active and passive stretching on muscle length. Phys Med Rehabil Clin N Am 23:51, 2012.
113. Boakes JL, Foran J, Ward SR, et al: Muscle adaptation by serial sarcomere addition 1 year after femoral lengthening. Clin Orthop Relat Res 456:250, 2007.
114. Pleacher MD, Glazer JL: Lower extremity soft tissue conditions. Curr Sports Med Rep 4:255, 2005.
115. Maganaris CN, Narici MV, Almekinders LC, et al: Biomechanics and pathophysiology of overuse tendon injuries—Ideas on insertional tendinopathy. Sports Med 34:1005, 2004.
116. Reinking M: Tendinopathy in athletes. Phys Ther Sport 13:3, 2012.
117. Herring SA, Nilson KL: Introduction to overuse injuries. Clin Sports Med 6:225, 1987.
118. Garrett WE: Muscle strain injuries. Am J Sports Med 24(Suppl 6):S2, 1996.
119. Liu H, William E, Moorman C, et al: Injury rate, mechanism, and risk factors of hamstring strain injuries in sports: A review of the literature. J Sport Health Sci 1:92, 2012.
120. Mann G, Shabat S, Friedman A, et al: Hamstring injuries. Orthopedics 30:536, 2007.
121. Proske U, Allen TJ: Damage to skeletal muscle from eccentric exercise. Exerc Sport Sci Rev 33:98, 2005.
122. Clarkson PM, Hubal MJ: Exercise-induced muscle damage in humans. Am J Phys Med Rehabil 81(Suppl 11):S52, 2002.
123. Howell JN, Chleboun GS, Conatser RR: Muscle stiffness, strength loss, swelling and soreness following exercise-induced injury in humans. J Physiol 464:183, 1993.
124. Chleboun GS, Howell JN, Conatser RR, et al: Relationship between muscle swelling and stiffness after eccentric exercise. Med Sci Sports Exerc 30:529, 1998.
125. Butterfield TA, Herzog W: Effect of altering starting length and activation timing of muscle on fiber strain and muscle damage. J Appl Physiol. 100:1489, 2006.
126. Lieber RL, Friden J: Muscle damage is not a function of muscle force but active muscle strain. J Appl Physiol 74:520, 1993.

127. Warren GL, Hayes DA, Lowe DA, et al: Mechanical factors in the initiation of eccentric contraction-induced injury in rat soleus muscle. J Physiol 464:457, 1993.
128. Damas N, Felipe R, et al: The effect of eccentric contraction velocity on muscle damage: A review. Isokinet Exerc Sci 21:1, 2013.
129. Morgan DL, Proske U: Popping sarcomere hypothesis explains stretch-induced muscle damage. Clin Exp Pharmacol Physio 31:541, 2004.
130. Lexell J: Human aging, muscle mass, and fiber type composition. J Gerontol A Biol Sci Med Sci 50:11, 1995.
131. Charlier R, Mertens E, Lefevre J, et al: Muscle mass and muscle function over the adult life span: A cross-sectional study in Flemish adults. Arch Gerontol Geriatr 61:161, 2015.
132. Reeves ND, Narici MV, Maganaris CN: Myotendinous plasticity to ageing and resistance exercise in humans. Exp Physiol 91:483, 2006.
133. McNeil CJ, Doherty TJ, Stashuk DW, et al: Motor unit number estimates in the tibialis anterior muscle of young, old, and very old men. Muscle Nerve 31:461, 2005.
134. McKinnon NB, Montero-Odasso M: Motor unit loss is accompanied by decreased peak muscle power in the lower limb of older adults. Exp Gerontol 70:111, 2015.
135. Power GA, Dalton BH, et al: Motor Unit Survival in Lifelong Runners Is Muscle Dependent. Med Sci Sports Exerc 44:1235, 2012.
136. Galea V: Changes in motor unit estimates with aging. J Clin Neurophysiol 13:253, 1996.
137. Gao Y, Kostrominova TY, Faulkner JA, et al: Age-related changes in the mechanical properties of the epimysium in skeletal muscle of rats. J Biomech 41:45, 2008.
138. Gajdosik R, Vander Linden DW, Williams AK: Influence of age on concentric isokinetic torque and passive extensibility variable of the calf muscle of women. Eur J Appl Physiol 74:279, 1996.
139. Winegard KJ, Hicks AL, Vandervoort AA: An evaluation of the length-tension relationship in elderly human plantarflexor muscles. J Gerontol A Biol Sci Med Sci 52:B337, 1997.
140. Oatis CA: The use of a mechanical model to describe the stiffness and damping characteristics of the knee joint in healthy adults. Phys Ther 73:740, 1993.
141. Brown M, Fisher JS, Salsich G: Stiffness and muscle function with age and reduced muscle use. J Orthop Res 17:409, 1999.
142. Hsu MJ, Wei SH, et al: Leg stiffness and electromyography of knee extensors/flexors: Comparison between older and younger adults during stair descent. J Rehabil Res Dev 44:429, 2007.
143. Skelton DA, Beyer N: Exercise and injury prevention in older people. Scand J Med Sci Sports 13:77, 2003.
144. Narici MV, Maganaris CN: Adaptability of human muscle and tendons to increased loading. J Anat 208:433, 2006.
145. Reeves ND, Narici MV, Maganaris CN: Musculoskeletal adaptations to resistance training in old age. Manual Therapy 11:192, 2006.
146. Reeves ND, Narici MV, Maganaris CN: Myotendinous plasticity to ageing and resistance exercise in humans. Exp Physiol 91:483, 2006.
147. Caserotti P, Aagaard P, Buttrup Larsen J, et al: Explosive heavy-resistance training in old and very old adults: Changes in rapid muscle force, strength and power. Scand J Med Sci Sports 18:773, 2008.
148. De Labra C, Guimaraes-Pinheiro C, Maseda A: Effects of physical exercise interventions in frail older adults: a systematic review of randomized controlled trials. BMC Geriatr 15:154, 2015.
149. Stewart VH, Saunders DH, Greig CA: Responsiveness of muscle size and strength to physical training in very elderly people: A systematic review. Scand J Med Sci Sports 24:1, 2014.
150. Kendrick D, Kumar A, Carpenter H, et al: Exercise for reducing fear of falling in older people living in the community. Cochrane Database Syst Rev 11:CD009848, 2014.
151. Brown M: Resistance exercise effect on aging skeletal muscle in rats. Phys Ther 69:46, 1989.

단원

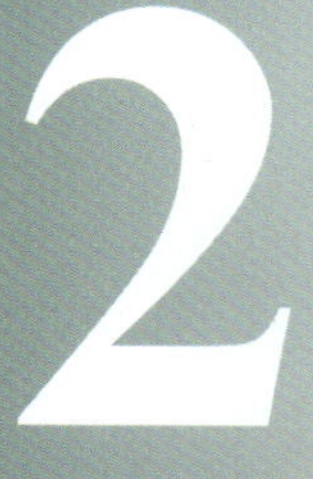

축성 뼈대의 관절복합체

Axial Skeletal Joint Complexes

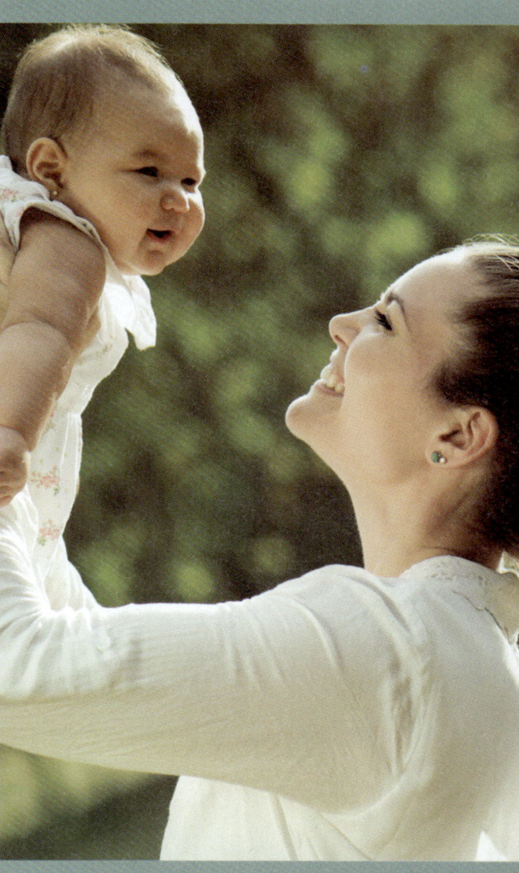

척주

The Vertebral Column

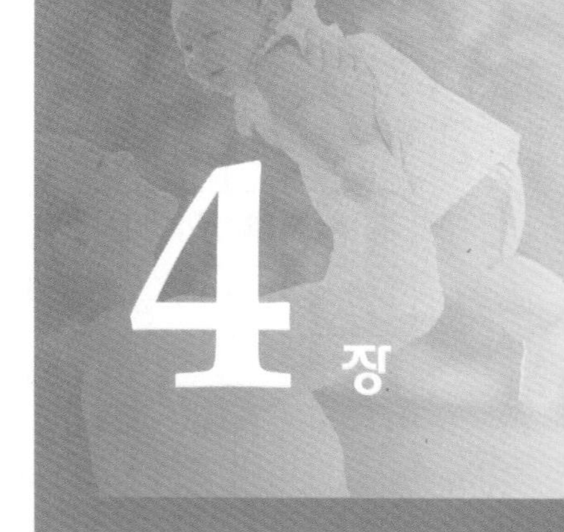

Diane Dalton, PT, DPT, OCS

본장 개요

척주(척추사이관절과 머리척추관절)의 근작용		
테이블 키: 1차 작용근 2차 작용근		
시상면	**굽힘**	**폄**
	배곧은근 배바깥빗근 배속빗근 목빗근 머리긴근 목긴근 앞목갈비근 앞머리곧은근	머리/목 널판근 엉덩갈비근군 가장긴근군 반가시근군 뭇갈래근 큰/작은 뒤머리곧은근 위/아래 머리빗근 가시근 돌림근 가시사이근 가로사이근 어깨올림근 등세모근 허리네모근
가로면	**동측 돌림**	**반대쪽 돌림**
	널판근 목근/머리근 배속빗근 가장긴근군 엉덩갈비근군 어깨올림근	배바깥빗근 목빗근 등세모근 머리/목 반가시근 돌림근 뭇갈래근
이마면	**옆굽힘**	
	엉덩갈비근군 배속빗근 배바깥빗근 반가시근군 가장긴근군 등세모근 뭇갈래근 가로사이근 허리네모근 머리/목 널판근 목갈비근 어깨올림근 목빗근	

해부학 개요

척주 근부착점

근육	몸쪽 부착점	먼쪽 부착점
머리널판근	목덜미인대와 C7-T6의 가시돌기	섬유는 관자뼈 꼭지돌기와 뒤통수뼈의 위쪽 목덜미선의 가쪽 1/3까지 위가쪽으로 주행한다.
목널판근	목덜미인대와 C7-T6의 가시돌기	C1-C3의 가로돌기
엉덩갈비근 (척주세움근)	엉덩뼈능선의 뒤쪽 부분, 엉치뼈의 뒤쪽면, 엉치엉덩인대, 엉치뼈와 아래쪽 허리뼈의 가시돌기, 그리고 가시위인대에서 나온 넓은 힘줄에서 시작한다.	**허리, 등 및 목:** 섬유는 아래쪽 갈비뼈각과 목뼈 가로돌기까지 위쪽으로 주행한다.
가장긴근 (척주세움근)		**등, 목 및 머리:** 섬유는 결절과 각 사이의 갈비뼈, 등뼈와 목뼈의 가로돌기, 관자뼈의 꼭지돌기까지 위쪽으로 주행한다.
가시근 (척주세움근)		**등, 목 및 머리:** 섬유는 위쪽 등뼈의 가시돌기와 머리뼈까지 위쪽으로 주행한다.
반가시근 (가로가시근)	C4-T12의 가로돌기	**등, 목 및 머리:** 뒤통수뼈, 등뼈와 목뼈의 가시돌기까지 2-4 분절로 펼쳐져 위안쪽으로 주행한다.
뭇갈래근 (가로가시근)	뒤쪽 엉치뼈, 엉덩뼈의 PSIS, 척주세움근의 널힘줄, 엉치엉덩인대, 허리뼈의 꼭지돌기, T1-T3의 가로돌기, C4-C7의 관절돌기에서 시작한다.	허리 영역에서 가장 두껍다; 섬유는 가시돌기의 전체 길이까지 2-4 분절로 펼쳐져 위안쪽으로 주행한다.
짧은/긴 돌림근 (가로가시근)	척추뼈의 가로돌기에서 시작한다; 등뼈에서 가장 잘 발달되어 있다.	섬유는 바로 위쪽 척추뼈나 2개 분절 위쪽 척추뼈의 가시돌기까지 위안쪽으로 주행한다.
가시사이근	목뼈와 허리뼈 가시돌기의 위쪽면	몸쪽 부착점이 있는 척추뼈 가시돌기의 아래쪽면
가로사이근	목뼈와 허리뼈의 가로돌기	이웃한 척추뼈의 가로돌기
허리네모근	12번 갈비뼈 아래쪽면의 안쪽 절반과 허리뼈 가로돌기	엉덩허리인대와 엉덩뼈능선의 입술
등세모근	위쪽 목덜미선의 안쪽 1/3, 가쪽뒤통수뼈융기, 목덜미인대, 및 C7-T12의 가시돌기	빗장뼈의 가쪽 1/3, 봉우리돌기 및 어깨뼈가시
어깨올림근	C1-C4의 가로돌기	어깨뼈 안쪽가장자리의 위쪽면

척주 근부착점

근육	몸쪽 부착점	먼쪽 부착점
앞목갈비근	C3-C6의 가로돌기	1번 갈비뼈
중간목갈비근	C5-C7의 가로돌기	1번 갈비뼈의 위쪽면
뒤목갈비근	C5-C7의 가로돌기	2번 갈비뼈의 가쪽면
목빗근	관자뼈 꼭지돌기의 가쪽면과 위쪽 목덜미선의 가쪽 절반	**복장갈래:** 복장뼈자루의 앞쪽면 **빗장갈래:** 빗장뼈 안쪽 1/3의 위쪽면
큰뒤머리곧은근 (뒤통수밑근)	C2의 가시돌기	아래쪽 목덜미선의 가쪽면
작은뒤머리곧은근 (뒤통수밑근)	C1 뒤쪽고리의 뒤쪽결절	아래쪽 목덜미선의 안쪽면
아래머리빗근 (뒤통수밑근)	C2 뒤쪽고리의 뒤쪽결절	C1의 가로돌기
위머리빗근 (뒤통수밑근)	C1의 가로돌기	위쪽과 아래쪽 목덜미선 사이의 뒤통수뼈
앞머리곧은근	뒤통수뼈융기 바로 앞쪽의 머리뼈바닥	C1 가쪽덩이의 앞쪽면
옆머리곧은근	뒤통수뼈의 목돌기	C1의 가로돌기
목긴근	C1-C3의 척추뼈몸통과 C3-C6의 가로돌기	C5-T3의 척추뼈몸통; C5-T3의 가로돌기
머리긴근	뒤통수뼈의 바닥 부분	C3-C6의 가로돌기
배곧은근	두덩결합과 두덩뼈능선	칼돌기와 5번-7번 갈비연골
배속빗근	엉덩뼈능선의 앞쪽 2/3과 등허리근막	10번-12번 갈비뼈의 아래쪽면, 백색선
배바깥빗근	5번-12번 갈비뼈의 가쪽면	백색선, 두덩결절 및 엉덩뼈능선의 앞쪽 절반

서론(Introduction)

척추는 척수를 보호하고, 몸통과 팔다리의 가동성과 안정성을 동시에 만족시켜야 하는 굉장히 복잡한 구조물이다. 비록 골반이 척주의 한 부분으로서 항상 고려되는 것은 아니지만, 본 장은 골반을 포함하는데, 그 이유는 허리뼈, 엉치뼈 및 볼기뼈 사이의 해부학적 그리고 기능적 상호관계 때문이다.

척주의 구조와 기능 (Structure and Function of the Vertebral Column)

구조(Structure)

척주는 휘어진 막대처럼 생겼으며, 33개의 척추뼈와 23개의 척추사이원반으로 구성되어 있다.

척주는 5개의 영역으로 나누어진다: 목 영역, 등 영역, 허리 영역, 엉치 영역 및 꼬리 영역(그림 4-1). 척추는 공통된 기본 구조형태를 따르지만, 크기와 형태에 있어 영역별 변화가 있으며 이들은 특정 영역의 기능적 요구를 반영한다. 척추뼈의 크기는 목 영역에서 허리 영역으로 내려갈수록 증가하고, 그런 다음 엉치 영역에서 꼬리 영역으로 내려갈수록 크기가 감소한다. 성인의 경우, 24개의 척추뼈는 개별화된 뼈이다: 목 영역에 7개의 뼈, 등 영역에 12개의 뼈, 그리고 허리 영역에 5개의 뼈가 있다. 나머지 9개의 척추뼈 중 5개는 서로 융합되어 엉치뼈를 형성하고, 나머지 4개는 꼬리뼈를 구성한다. 측면에서 척주를 봤을 때, 4개의 만곡이 뚜렷하게 존재한다(그림 4-1A). 뒤쪽으로 볼록한(앞쪽으로 오목한) 만곡은 **뒤굽음**으로 간주된다; 앞쪽으로 볼록한(뒤쪽으로 볼록한) 만곡은 **앞굽음**으로 불린다. 뒤쪽에서 봤을 때, 척주는 몸통을 이등분한다(그림 4-1B).

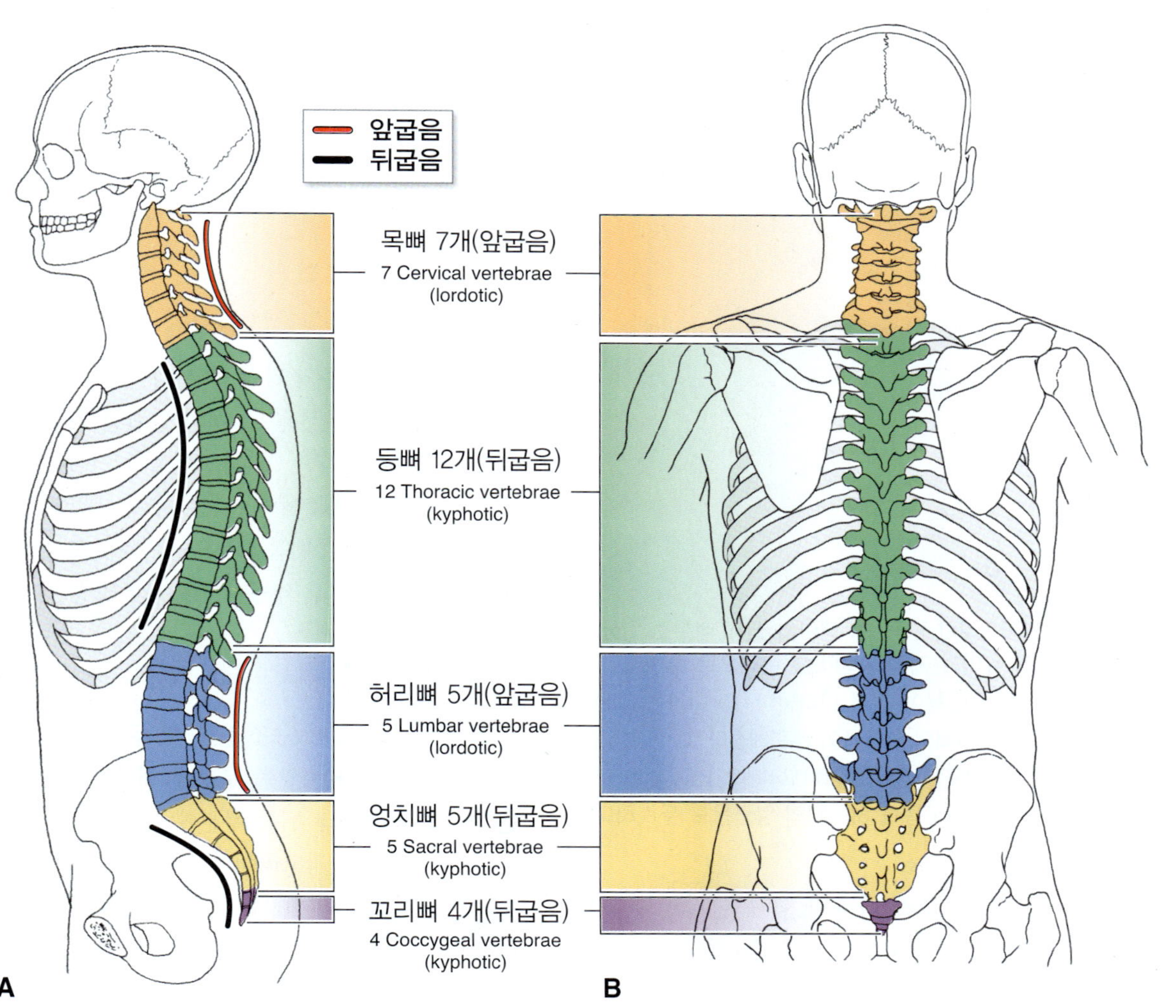

그림 4-1. 척주의 5개 영역은 목뼈, 등뼈, 허리뼈, 엉치뼈 및 꼬리뼈를 포함한다. A. 척추를 측면에서 봤을 때, 2개의 앞굽음(목뼈와 허리뼈)과 2개의 뒤굽음(등뼈와 엉치뼈)이 뚜렷하다. B. 뒤쪽에서 봤을 때, 척주는 몸통을 이등분하고 있다.

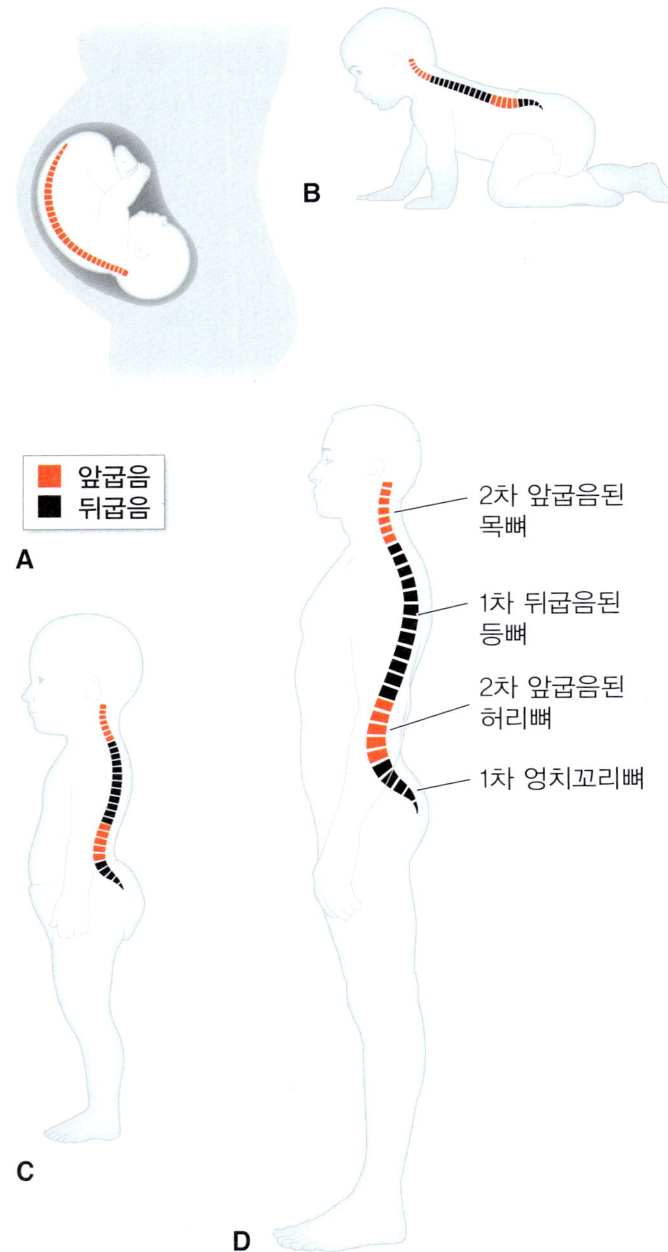

그림 4-2. 1차 만곡과 2차 만곡. A. 태아의 전체 척주는 뒤굽음을 이룬 만곡이다. B. 유아가 자신의 머리를 수직으로 들어올리기 시작할 때, 2차성 목뼈 앞굽음이 먼저 나타난다. C. 아동은 4개의 뚜렷한 만곡을 가진다. 허리뼈의 앞굽음이 뚜렷해진다. D. 전형적인 성인의 척주를 보면, 1차 만곡인 등뼈와 엉치꼬리뼈의 만곡이 뚜렷한 만큼, 2차 만곡인 목뼈의 앞굽음과 허리뼈의 앞굽음도 뚜렷하다.

척주의 4개 만곡은 시간의 경과와 함께 발달한다(그림 4-2). 태아의 척주 만곡은 뒤쪽으로 볼록한 1개의 만곡만을 보여준다(그림 4-2A). 유아가 네발기기(그림 4-2B)와 보행(그림 4-2C)과 같은 발달 이정표를 따라 성장할 때, 척주의 만곡은 똑바른 자세의 요구에 적응한다. 4개의 뚜렷하고 상대적으로 균형을 잘 이룬 앞뒤 만곡이 뚜렷해진다(그림 4-2D). 평생 동안 원래의 뒤쪽 만곡을 보유하는 등뼈 만곡과 엉치꼬리 만곡은 **1차 만곡**이고, 반면 원래의 뒤쪽 만곡이 역전된 앞쪽 만곡을 보이는 목뼈 만곡과 허리뼈 만곡은 **2차 만곡**으로 불린다. 척주의 앞뒤 만곡은 일자로 곧은 막대보다 뚜렷한 이점을 제공하는데, 그 이유는 이들 만곡이 높은 압박 하중에 잘 저항할 수 있기 때문이다.[1]

선 자세를 취할 때, 척주는 일반적으로 닫힌 사슬처럼 기능을 한다. 즉, 사슬의 한쪽 끝은 머리가 되고, 다른쪽 끝은 체중부하는 발이 된다. 우리는 지면과 발의 접촉면이 사슬의 한쪽 끝을 어떻게 고정시키는지를 쉽게 알 수 있다. 어느 정도 안정된 수직 자세로 신체를 유지하기 위한 사슬의 다른쪽 끝인 머리에 대한 요구는 뚜렷하게 고정되지 않았다. 움직일 때, 우리는 기능을 위해 특히, 눈과 귀와 같은 감각기관이 최적의 자세가 될 수 있도록 만들어야 한다. 척주의 많은 척추뼈들이 각각 분리되어 있지만 상호의존적인 요소들이 척주의 전반적인 기능에 기여할 뿐만 아니라, 특정 과제를 잘 수행할 수 있도록 디자인되어 있다.

본 장의 첫 단락은 가동 분절들의 일반적인 성분을 다루고 있고, 그 다음 영역별 변화와 엉치엉덩관절을 다루고 있다. 두 번째 단락은 척주와 골반에 위치한 근육들의 기능을 다룰 것이다.

가동 분절(Mobile Segment)

일반적으로 척주의 가장 작은 기능적 단위를 **가동 분절**이라고 한다. 가동분절은 두 개의 인접한 척추뼈와 그 사이에 위치한 척추사이원반, 그리고 이들을 연결하는 모든 물렁조직을 포함한다. 척추뼈의 운동은 위쪽 척추뼈가 어떻게 움직이는지 그리고 척추뼈몸통의 앞쪽면(가시돌기의 운동과는 관련이 없다)이 어떻게 움직이는지에 따라 명명된다.

전형적인 척추뼈(A Typical Vertebra)

전형적인 척추뼈 구조는 크게 두 부분으로 이루어진다(그림 4-3): 하나는 앞쪽 부분에 해당하는 원통형의 척추뼈몸통(그림 4-3A)과 뒤쪽 부분에 해당하는 불규칙한 형태의 척추고리 또는 신경고리이다(그림 4-3B). 척추뼈몸통은 척주의 체중부하를 위해 설계된 구조물이다. 척추뼈몸통은 위쪽면과 아래쪽면이 평편한 블록모양의 구조물로서 체중을 부하하기 적합한 구조물이다. 척추뼈의 무게를 최소화하고, 다양한 하중을 견디기 위해, 척추뼈몸통은 단순히 뼈로 채워진 딱딱한 블록 형태의 구조물이 아니라, 해면뼈의 공간을

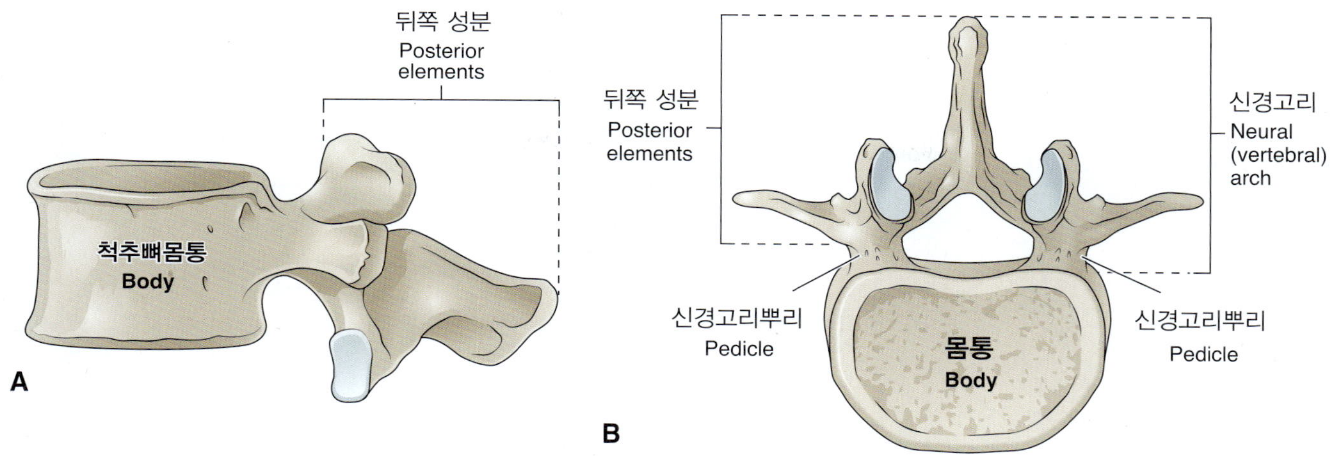

그림 4-3. A. 척추의 앞쪽 부분은 척추뼈몸통으로 구성된다. B. 척추뼈의 뒤쪽 부분은 척추고리 또는 신경고리로 불리며, 신경고리는 신경고리뿌리(pedicle)를 통해 척추뼈몸통과 연결된다.

겉질뼈(cortical bone)가 둘러싸고 있는 형태의 구조로 되어 있다(그림 4-4).[2] 단단한 겉질뼈는 압박에 잘 저항할 수 있도록 돕는 해면뼈의 뼈잔기둥(trabeculae)에 의해 보강된다.

신경고리(neural arch)는 신경고리뿌리(pedicle)와 뒤쪽 구조물들로 구성된다(그림 4-5). **신경고리뿌리**(그림 4-5B)는 신경고리의 일부로서 관절돌기(articular processes)의 앞쪽에 위치하면서 척추뼈몸통과 척추뼈의 뒤쪽 성분을 연결해 주는 역할을 한다. 고리뿌리는 짧고 튼튼한 기둥이며, 뒤쪽 성분에서 척추뼈몸통으로 장력과 굽힘력을 전달할 수 있도록 잘 구조되어 있다. 일반적으로 고리뿌리의 크기는 목뼈에서 허리뼈로 내려갈수록 증가하고, 허리뼈 영역에서는 고리뿌리를 통해 더 큰 힘이 전달되기 때문에 허리뼈의 고리뿌리가 더 큰 편이다. 고리뿌리의 방향은 척수와 말총이 통과하는 척추관의 크기와 형태를 결정하는데 도움을 준다.

나머지 뒤쪽 성분으로는 고리판(laminae), 관절돌기(articular process), 가시돌기(spinous process), 가로돌기(transverse process) 등이 존재한다(그림. 4-5B). **고리판**은 중앙부에 위치하여 나머지 다른 뒤쪽 성분들을 위한 기시 지점으로 작용한다. 고리판은 얇고, 수직 방향으로 위치하는 뼈로서 신경고리의 "지붕(roof)" 역할을 하고 척수를 보호한다. 부가적으로, 고리판은 뒤쪽 성분에서 고리뿌리로 힘을 전달하고, 이 힘은 다시 고리뿌리를 통해 척추뼈몸통으로 전달된다. 이런 힘의 전달은 **관절사이부**(pars intercularis)로 불리는 고리판의 영역을 통해 이루어진다; 관절사이부는 그의 이름을 통해 알 수 있듯이, 위쪽 관절돌기와 아래 쪽관절돌기 사이에 있는 고리판의 한 영역이다(그림 4-5A).

각 척추뼈에 있는 **관절돌기**는 **위쪽 파셋**과 **아래쪽 파셋**을 포함하고 있다(그림. 4-5A); 위쪽 파셋은 위쪽에 위치하는 척추뼈의 아래쪽 파셋과 관절을 이루고, 아래쪽 파셋은 아래쪽에 위치하는 척추뼈의 위쪽 파셋과 관절을 이룬다(그림 4-5C). 시상면 상에서 보면, 이들 관절돌기는 **관절기둥**으로 종종 불리는 지지 기둥을 형성하고 있다. 관절 파셋 사이에 있는 관절사이부는 수직으로 된 고리판에서 수평으로 위치하는 고리뿌리까지 전달되는 굽힘력에 쉽게 노출된다. 관절사이부는 허리 영역에서 가장 잘 발달되어 있는데, 그 이유는 가장 큰 힘이 전달되기 때문이다. 일반적으로, 겉질뼈의 증가가 허리 영역에서 증가된 힘을 잘 조정하기 위해 일어난다. 만약 겉질뼈가 불충분하면, 관절사이부에 스트레스 골절이 발생하기 쉽다.

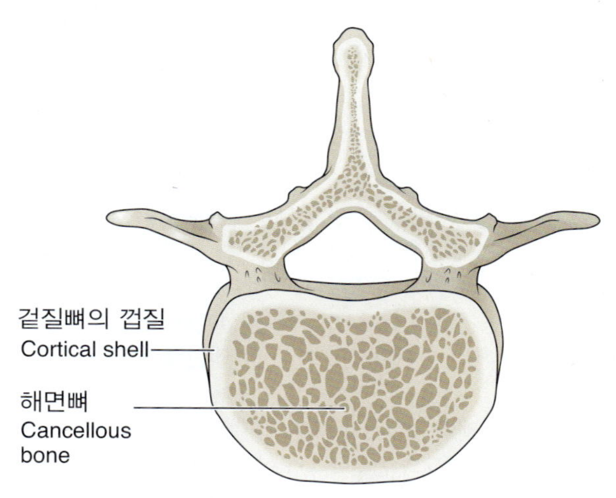

그림 4-4. 척추뼈몸통은 해면뼈를 둘러싸는 겉질뼈와 뼈잔기둥을 가진 해면뼈로 구성된다.

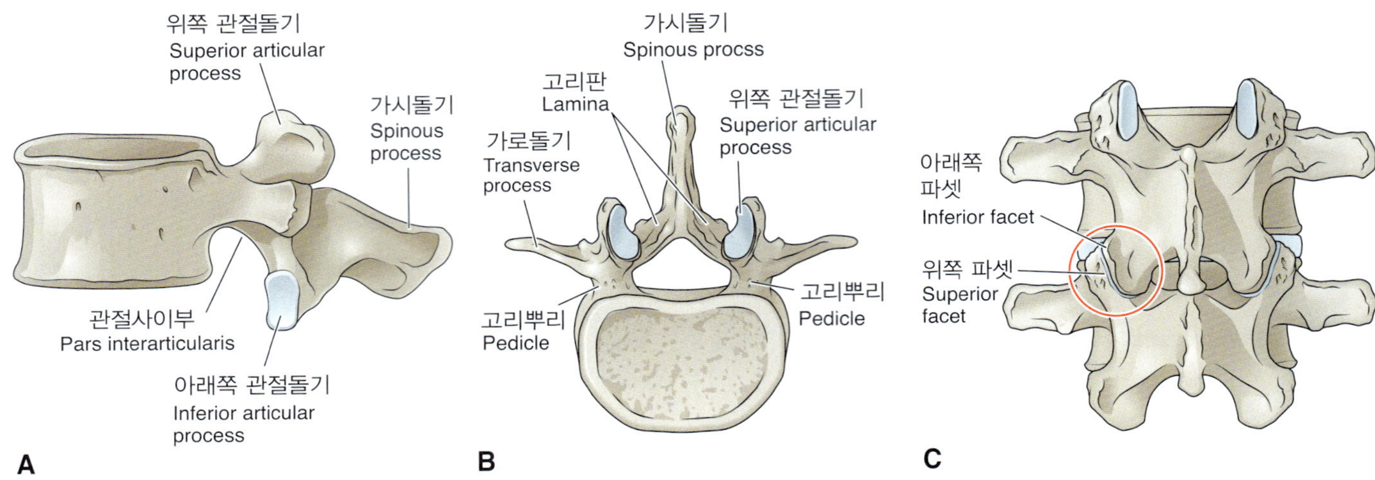

그림 4-5. A.와 B. 척추뼈의 뒤쪽 성분은 고리판, 관절돌기, 가시돌기, 가로돌기 등이다. 관절사이부는 관절돌기 사이에 위치하는 고리판의 한 부위이다. C. 위쪽 척추뼈의 아래쪽 파셋이 아래쪽 척추뼈의 위쪽 파셋과 관절을 이룬다.

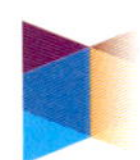

기본 개념 4-1
척추전방전위증(Spondylolisthesis)

관절사이부의 골절이 양측으로 일어나면, 이것에 의해 **척추전방전위증**이 초래될 수 있다. 이런 상태의 경우, 뒤쪽 성분들이 척추뼈몸통과 나머지 신경고리들로부터 완전히 분리된다. 척추뼈몸통은 아래쪽 척추뼈 위에서 앞쪽으로 미끄러지기 시작할 수 있다(그림 4-6). 이것은 L5-S1의 가동분절에서 가장 흔하게 발생하는데, 그 이유는 분절의 각도와 전방 전단력이 존재하기 때문이다.

미끄러진 척추뼈의 변화된 위치가 이웃한 구조물과의 관계를 변화시키고, 지지하는 인대와 관절에 과도한 스트레스를 일으킨다. 과도하게 늘어난 인대는 가동분절의 안정성 부족을 초래할 수 있다. 이런 척추뼈의 앞쪽 미끄러짐은 말총의 신경들을 압박할 수도 있다. 통증은 다음과 같은 통증에 민감한 구조물에 가해진 과도한 스트레스로부터 일어날 수 있다: 앞세로인대와 뒤세로인대, 가시사이인대, 척수신경, 경질막, 척추뼈몸통, 돌기사이관절주머니, 윤활 내막, 또는 근육 등.

전형적인 척추뼈의 경우, 1개의 **가시돌기**와 두 개의 **가로돌기**(transverse process)는 근부착점을 제공하고, 척주 근육을 위해 지렛대팔(lever arm)을 증가시킨다. 표 4-1은 전형적인 척추뼈의 성분을 요약하고 있고, 표 4-2는 척추 구조물의 영역별 변화를 요약하고 있다.

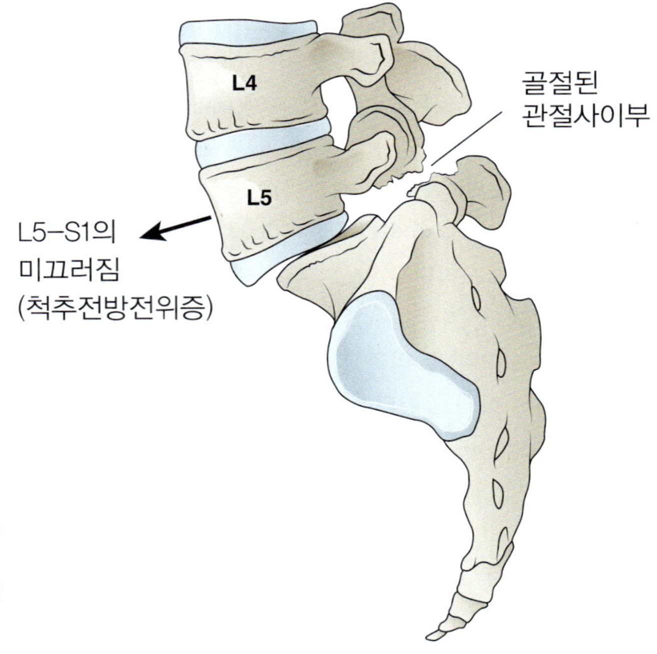

그림 4-6. 측면에서 봤을 때, 관절사이부의 골절로 인해 척추전방전위증이 뚜렷하게 나타난다. 골절에 의해 위쪽 척추뼈가 아래쪽 척추뼈 위에서 전방으로 미끄러진다. 이것은 대개 L5-S1에서 가장 많이 발생한다.

표 4-1. 전형적인 척추뼈의 성분

	설명	기능
척추뼈몸통	뼈잔기둥의 뼈가 겉질뼈층에 의해 둘러싸여 있다.	압박 하중에 잘 저항함
신경고리		
고리뿌리	척추뼈몸통과 뒤쪽 성분을 연결하는 짧고 튼튼한 기둥	뒤쪽 성분에서 척추뼈몸통으로 굽힘력을 전달시킴
고리판	척추뼈의 판 모양으로써, 고리뿌리의 뒤쪽에 있는 신경고리의 중앙 부위	관절돌기, 가로돌기 및 가시돌기에서 고리뿌리까지 힘을 전달함
가로돌기	고리판에서 가쪽으로 돌출되어 있는 돌기	근부착점으로 작용하고, 역학적 지렛대를 제공함
가시돌기	고리판의 중앙에서 뒤쪽으로 돌출되어 있는 돌기	근부착점으로 작용하고, 역학적 지렛대를 제공함; 움직임을 제한하는 뼈 차단으로써 작용함.
척추뼈구멍	척추뼈몸통의 뒤쪽면과 신경고리에 의해 형성된 구멍	모든 척추 분절과 결합되어, 척수가 지나가는 통로를 형성하고, 또 척수를 보호해 준다.

표 4-2. 척추 구조물의 영역별 변화

부위	목뼈	등뼈	허리뼈
척추뼈몸통	척추뼈몸통은 작은 편이고, 전후 직경보다 가로직경이 더 크다. 척추뼈몸통의 앞쪽면은 볼록하고, 뒷면은 평편하다. 척추뼈몸통의 위쪽면은 안장모양인데, 그 이유는 위쪽면의 가쪽에 있는 갈고리돌기 때문이다.	척추뼈몸통의 가로직경과 전후직경이 같다. 앞쪽의 두께가 뒤쪽의 두께보다 크다. 척추뼈몸통 고원의 뒤가쪽 모서리에 갈비뼈가 관절을 이루는 반관절 파셋이 있다.	척추뼈몸통은 크고, 가로직경이 전후직경보다 크고, 몸통의 높이가 가장 높다.
신경고리			
고리뿌리	뒤가쪽으로 돌출	형태와 방향이 다양함	짧고 두꺼움
고리판	뒤안쪽으로 돌출; 얇고 약간 휘어짐	짧고, 두껍고, 넓음	짧고 넓음
위쪽 관절돌기의 파셋	위쪽과 안쪽으로 향함	얇고 평편함; 뒤쪽, 위쪽 및 가쪽으로 향함	수직이고 오목한 형태; 뒤안쪽으로 향함. 꼭지돌기를 지지함
아래쪽 관절돌기의 파셋	앞쪽과 가쪽으로 향함	앞쪽, 아래쪽 및 안쪽으로 향함	수직 방향이고, 볼록한 형태; 앞가쪽으로 향함
가로돌기	척추동맥, 척추정맥 및 정맥얼기를 위한 구멍을 가짐. 척수신경을 위한 도랑을 가지고 있음	길고, 끝이 두껍다. 갈비뼈와 관절을 이루는 쌍으로 된 원형의 관절면을 가지고 있음.	길고, 얇고, 수평으로 뻗어 있음. 고리뿌리의 뒤아래쪽면에 있는 덧돌기를 지지함
가시돌기	짧고, 얇고, 수평으로 뻗어 있음. 끝이 두갈래로 나누어짐	T1–T10은 아래쪽으로 기울어져 있고, T11–T12는 삼각형 모양이다.	넓고, 두껍고, 수평으로 뻗어 있음
척추뼈구멍	크고, 약간 삼각형	작은 원형	삼각형; 등뼈보다는 크지만, 목뼈보다는 작다.

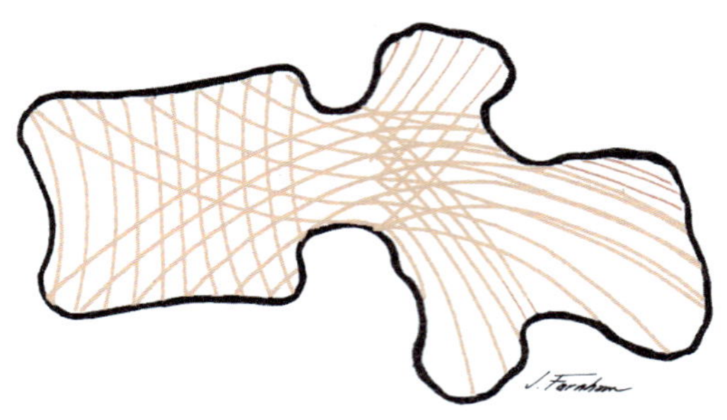

그림 4-7. 허리뼈의 내적 구조(측면에서 바라본). 다양한 뼈잔기둥이 힘의 전달을 따라 배열된다.

척추는 다양한 힘에 노출된다; 그러나, 그들은 전형적인 하중 패턴을 나타내는 전형적인 뼈 구조를 가지고 있다.[3] 척추뼈의 뼈잔기둥 시스템(trabecular system)은 척추뼈몸통과 신경고리에 가해진 스트레스에 의해 생성된 것이며, 해면뼈에서 볼 수 있다(그림 4-7). 척추뼈는 수직 방향의 뼈잔기둥을 가지고 있지만, 척추뼈종판 근처에서는 수평으로 이루어지는 뼈잔기둥도 가지고 있다.[3,4] 그리고 고리뿌리 바닥의 근처에서는 매우 치밀한 뼈잔기둥이 형성되고 있다. 척추뼈몸통의 수직 시스템의 뼈잔기둥은 체중과 압박의 힘을 잘 이겨내도록 돕는다. 고리뿌리에서 척추뼈몸통으로 부채꼴 모양으로 퍼지는 뼈잔기둥은 고리뿌리를 통해 전달되는 굽힘력과 전단력에 반응하는 것이다.[3]

척추사이원반(The Intervertebral Disc)

척추사이원반은 두 가지의 기본 기능을 가지고 있다: 두 개의 척추뼈몸통을 분리하여 움직임을 증가시키는 것과 한쪽 척추뼈몸통에서 다음의 척추뼈몸통으로 하중을 전달하는 것. 따라서, 척추사이원반의 크기는 움직임의 크기와 하중(전달되는)의 크기와 관련이 있다. 척추사이원반은 전체 척주길이의 20~30%를 차지하며, 목 영역에서 허리 영역으로 내려갈수록 크기가 커진다. 척추사이원반 두께는 매우 다양하며, 체중부하가 가장 적은 목 영역의 경우에는 약 3 mm 정도이고, 체중부하가 가장 큰 허리 영역의 경우에는 약 9 mm 정도이다.[1] 척추사이원반의 크기가 목 영역에서 가장 작고, 허리 영역에서 가장 크지만, 척추의 움직임을 결정하는 것은 척추뼈몸통의 높이와 척추사이원반의 두께 사이의 비율(ratio)이다. 이 비율이 커질수록, 분절사이의 가동성은 커진다. 그 비율은 목 영역에서 가장 크고, 그 다음이 허리 영역이다. 등 영역에서 그 비율이 가장 작다. 이것은 목 영역과 허리 영역에서 가동성을 위한 기능적 요구가 가장 큰 반면, 등 영역에서는 안정성의 기능이 더 많이 요구된다는 것을 의미한다.

척추사이원반의 구조와 기능에 대한 대부분의 정보들은 허리 영역의 척추사이원반에 대한 연구에서 나온 것이다. 비록 옳지 않지만, 우리는 오랫동안 목 영역과 등 영역의 척추사이원반도 허리 영역의 척추사이원반과 비슷할 것이라고 생각해 왔다.[5,6] 본 단락은 척추사이원반의 일반적인 구조와 기능에 대해 설명할 것이다. 특정 영역별의 변화는 본 장의 영역별 구조 단락에서 설명될 것이다.

척추사이원반은 세 부분으로 구성된다: (1) **속질핵**(the nucleus pulposus), (2) **섬유테**(the anulus fibrosus), (3) **척추종판**(the vertebral end plate)(그림 4-8). 속질핵은 척추사이원반의 중심부에 있는 젤 상태의 물질이다. 섬유테는 속질핵을 둘러싼 고리형태의 섬유성 구조물이다. 척추뼈종판은 척추사이원반의 윗쪽면과 아랫쪽면을 덮고 있는 연골성 구조물(cartilaginous layer)로서 척추뼈몸통의 해면뼈를 분리시킨다. 이들 세 개 구조물 모두는 수분(water), 콜라겐(collagen), 프로테오글라이칸(proteoglycan, PGs) 등으로 구성되어 있다; 그러나, 구성 비율은 서로 다르다. 수분과 프로테오글라이칸의 농도는 속질핵에서 가장 높고, 척추뼈종판의 외층(척추뼈몸통에 가까운 부위)과 섬유테에서 가장 낮다.

반대로, 콜라겐의 농도는 섬유테의 외층과 척추뼈종판에서 가장 높고, 속질핵에서 가장 낮다. 속질핵과 섬유테는 중심부위와 외곽 부위에서 뚜렷한 차이를 보이지만, 두 구조물이 만나는 부위에서는 이들 두 구조물을 분리시키는 명백한 경계선이 존재하지 않는다. 그들이 가장 멀리 떨어져 있는 부위에서만 구분이 명확하다.

속질핵(NUCLEUS PULPOSUS)

속질핵은 약 80%의 물로 이루어지고, 수분의 비율은 연령과 하루 중의 시간에 따라 좌우된다. 속질핵 건조중량의 약 65%는 프로테오글라이칸으로 이루어져 있는데, 프로테오글라이칸은 글리코스아미노글라이칸(glycosaminoglycan)을 포함하기 때문에 높은 수분 함량을 가지고 있다. 건조중량의 15%는 콜라겐 섬유가 차지하고 있고, 나머지 건조중량은 연골세포, 엘라스틴 섬유, 단백질 및 프로테오라이틱 효소 등으로 구성된다.[2] 속질핵은 Ⅰ형 콜라겐과 Ⅱ형 콜라겐을 모두 가지고 있다; 그러나 Ⅱ형 콜라겐이 우세한데, 그 이유는 속질핵이 압박 하중을 많이 받는 조직이기 때문이다.

Ⅰ형 콜라겐 섬유는 소량이지만, 속질핵의 중앙 부위에 존재한다.[2,7] 속질핵은 종종 물이 채워진 풍선에 비유된다. 속질핵이 압박되면, 그 모양이 변하게 되고, 증가된 압력이 풍선의 벽을 사방으로 밀어내어 긴장시킨다(그림 4-9).

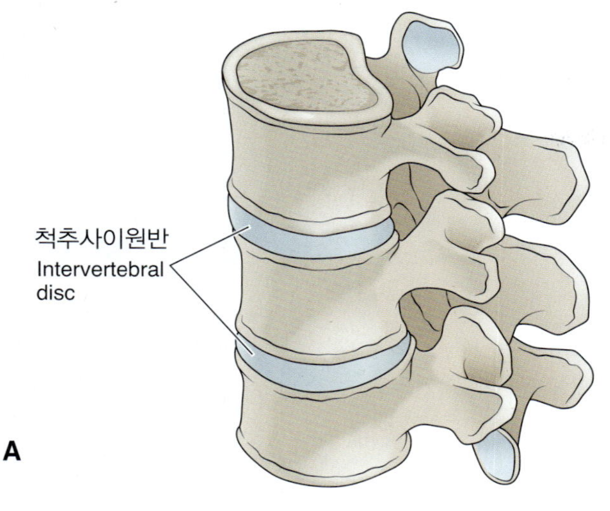

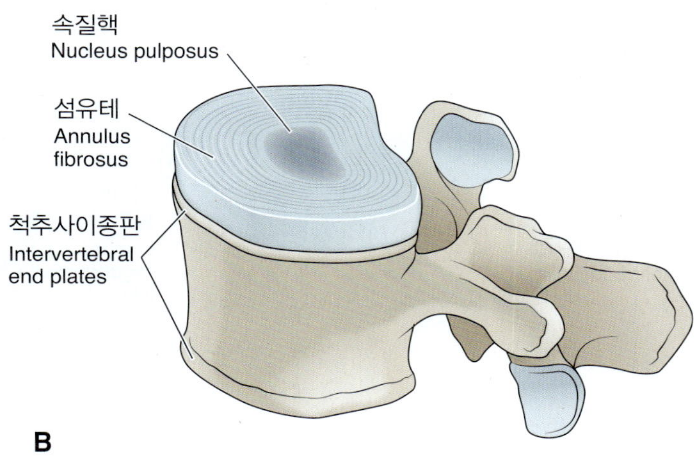

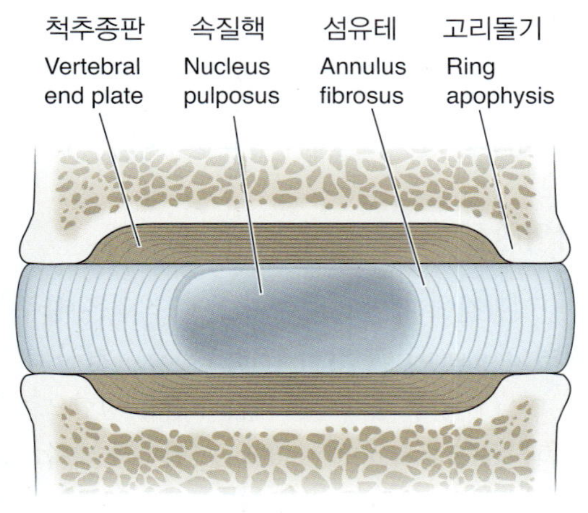

그림 4-8. A. 척추사이원반은 이웃한 척추뼈의 몸통 사이에 위치한다. B. 이 그림은 허리뼈의 척추사이원반을 보여주고 있고, 속질핵, 섬유테 및 척추뼈종판이 존재한다. C. 횡단면은 척추사이원반을 이루는 3개 성분 사이의 관계를 뚜렷하게 보여준다. 척추뼈종판은 원주형 고리돌기 안에 위치한다.

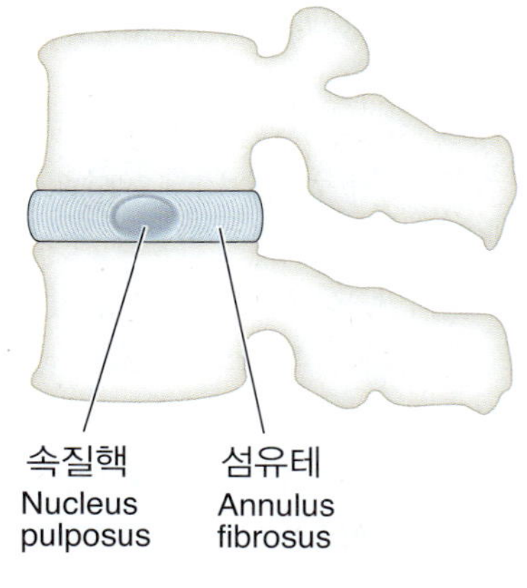

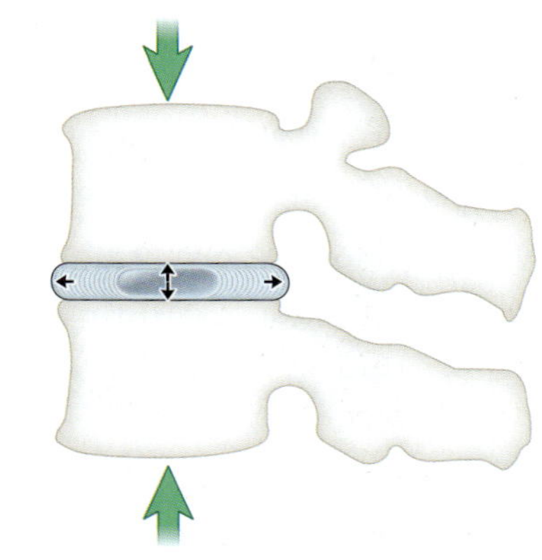

그림 4-9. 척추사이원반의 압박. 원반은 물이 채워진 풍선처럼 작용하며, 섬유테가 속질핵을 둘러싸고 있다. A. 척추가 비하중 상태에서는, 속질핵이 둥근 형태를 그대로 띠게 된다. B. 척추가 압박하중을 받으면, 속질핵이 팽창하게 되고, 섬유테가 장력을 받게 되는데, 이것은 속질핵의 방사형 팽창을 제한한다. 속질핵의 압박은 섬유테를 통해 척추뼈종판까지 전달된다.

섬유테(ANNULUS FIBROSUS)

일반적으로, 섬유테의 60%는 물로 이루어졌는데, 이것도 역시 연령과 하루 중의 시간에 의해 좌우된다. 섬유테의 건조중량은 20%의 프로테오글라이칸과 50%의 콜라겐으로 구성된다.[2] 나머지 건조중량은 엘라스틴 섬유와 세포(섬유아세포와 연골아세포)로 구성된다. Ⅰ형과 Ⅱ형의 콜라겐 섬유는 그의 층 안에 존재한다; 그러나 Ⅰ형 콜라겐 섬유는 특히 가쪽 영역에서 우세하다.[2,7] 이런 콜라겐 구성은 장력에 저항하기 위해 섬유테에 대한 요구를 반영한다.

섬유테는 Sharpey 섬유를 통해 연골성 종판(위쪽과 아래쪽 척추뼈 고원에 있는)과 뼈끝의 고리돌기 영역에 부착된다.

척추뼈종판(VERTEBRAL ENDPLATES)

척추뼈종판은 척추뼈몸통을 덮고 있는 연골로 된 층판이고, 척추뼈몸통의 위쪽면과 아래쪽면에 있는 고리돌기에 의해 둘러싸여 있다(그림. 4-8 참고). 척추뼈종판은 전체 속질핵을 덮고 있지만, 섬유테 전체를 덮지 않는다. 척추뼈종판은 섬유테에 강하게 부착되어 있지만, 척추뼈몸통과는 느슨하게 부착되어 있다. 이런 이유 때문에, 척추뼈종판은 척추뼈몸통의 일부가 아니라 척추사이원반의 일부로 간주된다.[2,7] 척추뼈종판은 척추사이원반의 다른 구조물들과 마찬가지로 프로테오글라이칸, 콜라겐, 물로 이루어져 있다. 부가적으로, 연골세포는 콜라겐 섬유를 따라 배열되어 있다. 척추뼈종판의 연골은 유리연골과 섬유연골로 되어 있다. 유리연골은 척추뼈몸통과 가까운 부위에 위치하고, 주로 젊은 사람의 척추사이원반에서 발견된다. 섬유연골은 속질핵에 가까운 부위에 위치하며, 연령이 높을수록 유리연골의 양이 줄어들고, 섬유연골은 척추뼈종판의 주성분이 되는데, 이것은 연령이 높아질수록 큰 압박력을 잘 견딜 필요성이 증가하기 때문이다.

신경지배와 영양공급 (INNERVATION AND NUTRITION)

척추사이원반의 신경지배는 척추신경과 굴척추신경에 의해 섬유테의 바깥쪽 1/3–1/2 부분에만 이루어진다. 굴척추신경은 원반 주변의 결합조직과 척추와 관련된 인대도 지배한다.[2,8]

척추사이원반은 주요 동맥가지로부터 혈액공급을 받지 않는다. 뼈몸통끝동맥(metaphyseal arteries)은 척추뼈종판의 기저부, 척추뼈종판 내의 연골밑뼈에서 치밀한 모세혈관망을 형성하며, 뼈몸통동맥의 작은 분지는 섬유테의 바깥층에 혈액을 공급한다.[2] 척추사이원반의 나머지 부분들은 이들 혈관의 확산을 통해 영양을 공급받는다.

관절(Articulations)

2가지 형태의 주요 관절이 척주에서 발견된다: 인접한 척추뼈몸통 사이에 있는 연골성 관절(원반)과 관절돌기 파셋 사이의 윤활관절(한 척추뼈의 위쪽 관절돌기와 위쪽 척추뼈의 아래쪽 관절돌기가 이루는 관절)이다. 척추뼈몸통 사이의 관절을 **몸통사이관절**(interbody joints)라고 한다. 관절돌기의 파셋에 의한 **돌기사이관절**(zygapophyseal joint), 또는 **돌기관절**(apophyseal joint), **후관절**(facet joint)이라고 한다(그림 4-10). 윤활관절은 척주와 갈비뼈사이의 관절(5장 참고) 뿐만 아니라, 척주와 머리뼈사이의 관절과 골반의 엉치엉덩관절에서도 존재한다.

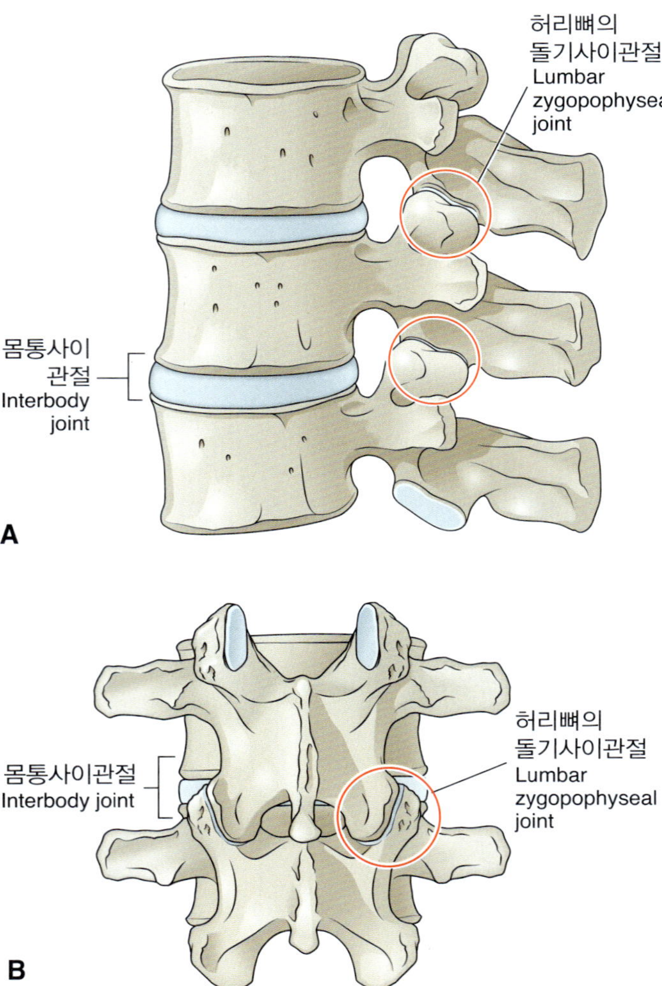

그림 4-10. 몸통사이관절과 돌기사이관절의 측면(**A**)과 후면(**B**)

몸통사이관절(INTERBODY JOINTS)

몸통사이관절에서 일어날 수 있는 움직임은 **활주**(병진운동), **신연**(distraction)과 **압박**(compression), **경사**(기울임)이다(그림 4-11). 활주 움직임은 다음과 같은 방향으로 일어난다; 앞쪽과 뒤쪽(anterior to posterior), 안쪽과 가쪽(medial to lateral), 비틀림(torsional). 경사(기울임, tilt motion)은 앞뒤와 가쪽으로 일어난다. 이런 움직임들은 신연, 압박과 합쳐져서 6도의 자유도를 가진다.[9] 각각의 움직임 크기는 작지만, 인대의 지지수준의 차이와 각 영역별 척추사이원반과 척추뼈몸통의 구조적 차이로 인해 움직임 크기가 영역에 따라 많은 차이가 난다. 부가적으로, 돌기사이관절도 몸통사이관절의 전체 움직임에 영향을 미친다.

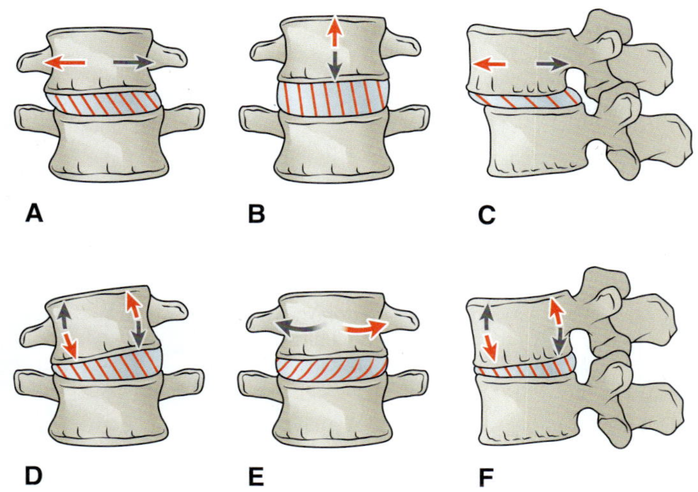

그림 4-11. 아래쪽 척추뼈에 대한 위쪽 척추뼈의 움직임. **A.** 이마면의 좌우 활주(병진운동); **B.** 수직방향의 축성 신연과 압박(위아래); **C.** 시상면의 앞뒤 활주(병진운동); **D.** 앞뒤축과 이마면의 좌우 경사; **E.** 수직축과 가로면의 축성 돌림; **F.** 이마축과 시상면의 앞뒤 경사.

돌기사이관절(ZYGAPOPHYSEAL ARTICULATIONS)

돌기사이관절은 아래쪽 척추뼈의 좌우측의 아래쪽관절파셋(superior articulating facet)과 위쪽 척추뼈의 좌우측 위쪽 관절파셋(inferior articulating facet) 사이에서 이루어지는 관절이다. 돌기사이관절은 윤활관절이고, 영역에 따라 구조물의 차이를 가진다(그림 4-12). 돌기사이관절 내에 부속 관절 구조물이 있음이 밝혀졌다.[2,10,11] 이들 부속 관절구조물은 여러 가지 형태를 띠고 있지만, 대부분이 섬유지방 반달판으로 분류된다. 이들 구조물은 척주가 굽힘과 폄할 때 노출되는 관절면을 보호하는 것 같다.

인대와 관절주머니(Ligaments and Joint Capsules)

척주의 인대 시스템은 광범위하게 분포되어 있으며, 영역에 따라 다르다. 6개의 주요 인대가 척추사이관절과 돌기사이관절과 관련된다. 이들 인대로는, 앞세로인대, 뒤세로인대, 황색인대, 가시사이인대, 가시위인대 및 가로사이인대이다(그림 4-13).

앞세로인대와 뒤세로인대 (ANTERIOR AND POSTERIOR LONGITUDINAL LIGAMENTS)

앞세로인대(ALL)와 뒤세로인대(PLL)는 몸통사이관절과 관련이 있다. **앞세로인대**(그림 4-13A와 C)는 엉치뼈에서

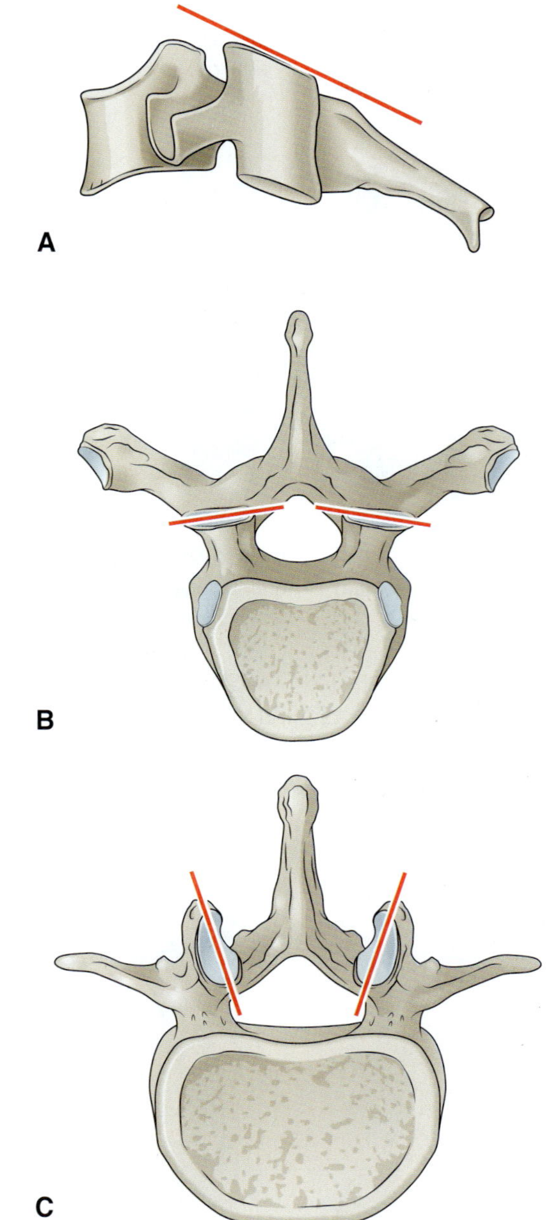

그림 4-12. 돌기사이관절의 방향은 영역에 따라 달라진다. **A.** 전형적인 목뼈의 방향(측면에서 관찰). **B.** 전형적인 등뼈(위쪽에서 관찰). **C.** 전형적인 허리뼈(위쪽에서 관찰).

2번 목뼈까지 척추뼈몸통의 앞쪽면과 가쪽면을 따라 주행한다. 앞세로인대는 두꺼운 콜라겐 섬유다발로 이루어진 2개의 층을 가진다; 얕은 층 섬유는 여러 개의 척추뼈에 길게 걸쳐 있는 반면, 깊은 층 섬유는 2개의 척추뼈에만 걸쳐 있는 짧은 다발이다. 깊은 층 섬유는 섬유테와 병합되어 몸통사이관절의 앞쪽면과 척추사이원반의 앞쪽과 가쪽면을 보강해 준다.[10] 앞세로인대는 척주 중 앞굽음(lordosis)이 있는 영역(목뼈와 허리뼈)에서 잘 발달되어 있지만, 등뼈와 같이 뒤굽음 영역에

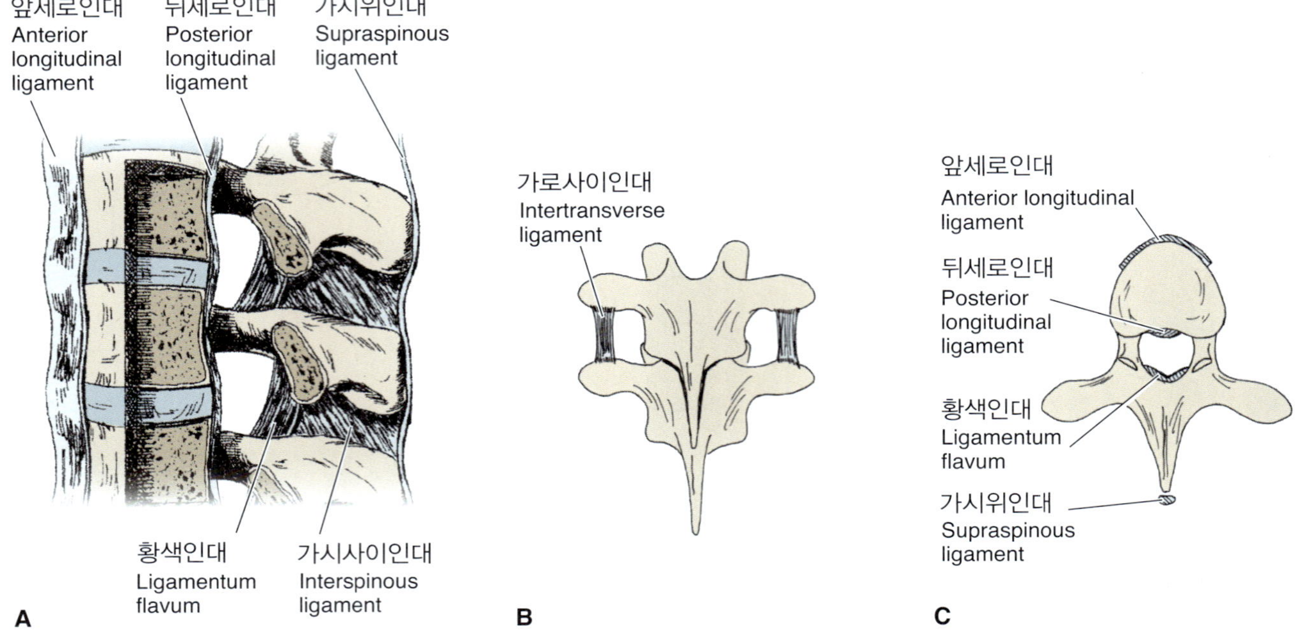

그림 4-13. 척주 인대 시스템. **A.** 앞세로인대와 뒤세로인대는 각각 척추뼈몸통의 앞쪽면과 뒤쪽면에 위치한다. 황색인대는 척추관의 뒤쪽면인 고리판과 고리판을 연결하면서 주행한다. 뼈의 뒷부분이 황색인대를 보여주기 위해 제거되었다. 가시위인대는 가시돌기의 위쪽을 길게 주행하고, 가시사이인대는 가시돌기와 가시돌기 사이에 위치한다. **B.** 가로사이인대는 이웃한 가로돌기를 연결한다. **C.** 척추뼈를 위쪽에서 바라본 인대들의 상대적 위치들이다.

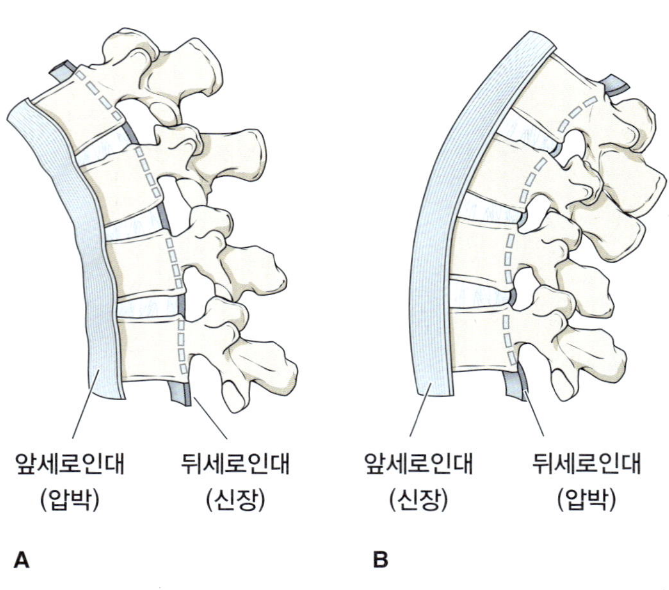

그림 4-14. **A.** 척주의 굽힘 시, 앞세로인대(ALL)는 압박되고, 뒤세로인대(PLL)는 신장된다. **B.** 척주의 폄 시, 뒤세로인대는 느슨해지고, 앞세로인대는 신장된다.

서는 상대적으로 덜 발달되었다. 앞세로인대의 장력 강도는 허리 영역에서 가장 크며, 뒤세로인대의 장력 강도보다 2배 정도 강하다고 보고되었다(그림 4-14). 앞세로인대는 굽힘 시 압박되고(그림 4-14A), 폄 시 신장된다(그림 4-14B). 앞세로인대는 원반의 높이가 가장 낮은 중립위를 취할 때 느슨해지고, 또 퇴행성 원반 질환을 가졌을 때도 느슨해진다.

뒤세로인대(PLL)(그림. 4-13A, 그림. 4-13C 참고)는 C2에서 엉치뼈까지 척추뼈몸통의 뒤쪽면을 따라 주행하며, 척추관의 앞쪽면을 형성한다. 뒤세로인대도 얕은 층과 깊은 층으로 구성되어 있다. 얕은 층 섬유는 여러 척추뼈에 걸쳐 길게 주행한다. 깊은 층의 섬유는 이웃한 2개의 척추뼈에만 걸쳐 주행하고, 섬유테의 가층과 병합되어 척추뼈종판의 가장자리에 붙는다.[10] 뒤세로인대는 다른 영역보다 허리 영역에서 가늘게 주행되어 몸통사이관절을 제대로 지지할 수 없게 된다. 뒤세로인대는 굽힘할 때 신장되고(그림 4-14A), 폄할 때 느슨해진다(그림 4-14B).

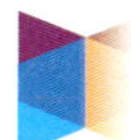

기본 개념 4-2
원반 질환에 대한 뒤세로인대의 잠재적 역할

허리 영역에서 폭이 좁아진 뒤세로인대는 척추사이원반의 지지를 제대로 하지 못한다. 이로 인해 허리뼈 원반의 많은 경우가 뒤가쪽 방향으로 탈출하게 되는 것이다. 무거운 물체를 반복적으로 들어올리거나 비틀 때 발생하는 것과 같은 과도한 압박 하중과 결합되면, 뒤쪽 섬유테가 파열될 수 있다. 뒤쪽 섬유테의 파열은 뒤가쪽 방향으로 속질핵을 탈출시켜 척수신경을 압박할 수 있다.

황색인대(LIGAMENTUM FLAVUM)

황색인대는 두꺼운 탄성 인대이며, C2에서 엉치뼈까지 고리판들을 연결하고 있으며, 척추관의 뒤쪽면을 형성한다(그림. 4-13A와 그림. 4-13C 참고). 일부 섬유는 돌기사이관절의 관절주머니를 덮기 위해 가쪽으로 뻗는다. 비록 황색인대의 가장 큰 스트레인이 척주의 굽힘 동안에 일어나지만,[2] 황색인대는 탄성 때문에 척추가 중립위에 있을 때 일정한 장력에 놓인다. 이런 황색인대의 높은 탄성은 두 가지 목적으로 작용한다. 첫 번째, 황색인대는 작지만 지속적인 압박의 힘을 원반에 제공한다. 원반의 상승된 압력은 원반을 더욱 강직되게 만들고, 중립위의 척추를 잘 지지해 준다. 두 번째, 이 위치의 탄성 인대는 많은 장점을 가지는데, 그 이유는 황색인대가 운동을 하는 동안 꺾이지 않기 때문이다. 만약 황색인대가 척추관 안으로 꺾이면, 그 황색인대는 척추관 속의 척수를 압박하게 될 것이며, 특히 척추를 펼할 때 더욱 심해진다.

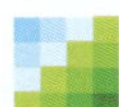

환자 적용 4-1

Joyce는 61세의 여성이며, 10년 동안 간헐적 목 통증을 호소하고 있다. 그녀는 과거에 목 통증으로 물리치료를 받았고, 좋은 결과를 얻었다. 이제 그녀는 익숙한 목 통증으로 물리치료를 받고 있다. 그러나 그녀는 양 손에 약증이 있고, 지난 달에 3번 넘어졌다. 검사를 통해 균형 손상과 손내재근 약증을 확인했고, 또 하지의 기은힘줄반사의 과도 증진과 양성 Hoffman 징후를 확인했다. 압박성 목뼈 척수증이 임상적으로 의심되며, MRI를 통해 황색인대의 비후와 뒤세로인대의 골화를 확인했다.

노화로 인해 황색인대의 비후와 엘라스틴의 소실이 일어났고, 이런 비후는 목뼈의 척추분리증에 의해 악화되었다. 만약 황색인대가 비후되고 탄성이 떨어지면, 황색인대가 척추관 안으로 꺾여 척수를 압박할 수 있다. 특히 척주를 폄할 때 더욱 심해진다. 황색인대가 척추관의 뒤쪽면을 형성하기 때문에, 황색인대의 비후가 척추협착증을 유발할 수 있다. 이런 황색인대의 꺾임(굽힘)은 퇴행성 척추사이원반이 있을 때 가장 심해지고, 휴식을 취할 때 황색인대가 느슨해진다. 황색인대의 비후와 관련된 척추협착증은 뒤세로인대의 골화가 발생하면 더욱 심해진다. 만약 척추관의 공간이 너무 좁으면, 척수증이 발생할 것이다. 만약 척추관의 횡단면이 30% 쯤 감소하면, 신경학적 증상이 나타날 수 있다.[12]

가시사이인대(INTERSPINOUS LIGAMENTS)

가시사이인대는 이웃한 척추뼈의 가시돌기들을 연결한다(그림. 4-13A). 이 인대는 I형 콜라겐, 프로테오글리칸, 그리고 풍부한 엘라스틴으로 이루어진 섬유성 시트(fibrous sheet)라고 할 수 있다. 가시사이인대는 척수신경 등쪽가지(dorsal ramus)의 안쪽가지(medial branch)에 의해 신경지배를 받는다.[13-15] 대부분의 학자들은 가시사이인대가 굽힘에 저항한다는 사실에 동의한다; 그러나 가시사이인대는 아래쪽 척추뼈 위에서 움직이는 위쪽 척추뼈의 끝범위 폄(end-range extension)과 뒤쪽 전단에도 저항할 수 있다. Mahato는 가시사이인대의 섬유 방향이 허리뼈 레벨 사이에서도 다양함을 발견했다; 위쪽 허리뼈에 있는 가시사이인대는 보다 수평으로 주행하고, 아래쪽 허리뼈의 가시사이인대는 보다 수직 방향으로 주행한다.[16] McGill은 허리뼈가 완전히 굽힘할 때 가시사이인대가 전단력을 일으킨다고 했고, 이것은 운동을 처방할 때 고려되어야 한다.[14]

가시위인대(SUPRASPINOUS LIGAMENT)

가시위인대는 강한 끈 모양의 구조물로서 7번 목뼈에서 L3/L4까지 가시돌기의 첨부들을 연결한다(그림. 4-13A와 그림. 4-13C 참고).[2,17] 가시사이인대와 같이, 가시위인대도 척주의 굽힘시에 신장되고, 그의 섬유는 가시돌기의 분리에 저항한다. 과도한 굽힘을 할 때, 가시위인대와 가시사이인대가 먼저 손상된다.[18] 가시위인대는 역학적 수용기를 가지고 있고, 가시위인대의 변형은 뭇갈래근과 같은 척추 안정근의 동원에 중요한 역할을 하는 것처럼 보인다.

가로사이인대(INTERTRANSVERSE LIGAMENTS)

가로사이인대는 좌우 한 쌍으로 이루어져 있고, 영역에 따라 극단적으로 다르다. 일반적으로, 가로사이인대는 가로돌기를 연결하며(그림. 4-13B 참고), 옆굽힘을 할 때 같은 쪽 인대는 압박되고, 반대쪽 인대는 신장된다. 왼쪽으로 옆굽힘할 때 오른쪽 인대는 신장되고 왼쪽 인대는 압박된다. 반대로, 왼쪽에 있는 인대는 오른쪽으로 옆굽힘할 때 신장되면서 움직임에 저항한다.

돌기사이관절의 관절주머니 (ZYGAPOPHYSEAL JOINT CAPSULES)

돌기사이관절의 관절주머니는 척주의 움직임을 제한하고 안정성을 제공함으로 인대의 기능을 보조한다. 관절주머니

표 4-3. 척주의 주요 인대

인대	기능	영역
섬유테(바깥층)	척추뼈몸통의 신연, 병진 및 돌림에 저항	목뼈, 등뼈 및 허리뼈
앞세로인대	폄을 제한하고, 섬유테의 앞가쪽과 척추사이관절의 앞쪽을 강화한다.	C2에서 엉치뼈, 그러나 목뼈, 아래쪽 등뼈 및 허리뼈 영역에서 가장 잘 발달됨
앞고리중쇠인대 (앞세로인대의 연장 인대)	폄을 제한한다.	C2에서 뒤통수뼈
뒤세로인대	앞굽힘을 제한하고, 섬유테의 뒤쪽을 강화한다.	중쇠뼈(C2)에서 엉치뼈. 목뼈와 등뼈의 영역에서 넓고, 허리뼈 영역에서 좁다.
덮개막 (뒤세로인대의 연장 인대)	앞굽힘을 제한한다.	C2에서 뒤통수뼈
황색인대	앞굽힘을 제한한다. 특히 고리판의 분리에 저항하는 허리뼈 영역.	C2에서 엉치뼈. 목뼈와 등뼈의 영역에서는 얇고 넓고 길다. 허리뼈 영역에서 가장 두껍다.
뒤고리중쇠인대 (황색인대의 연장 인대)	굽힘을 제한한다.	고리뼈와 중쇠뼈
가시위인대	앞굽힘을 제한한다.	등뼈와 허리뼈(C7에서 L3 또는 L4). 허리뼈 영역에서 약하다.
목덜미인대	앞굽힘을 제한한다.	목뼈 영역(뒤통수뼈결절에서 C7)
가시사이인대	앞굽힘을 제한한다.	주로 허리뼈 영역
가로사이인대	반대쪽 옆굽힘을 제한한다.	주로 허리뼈. 이 부위에서 가장 잘 발달됨.
날개인대	같은쪽 머리 돌림을 제한하고, 반대쪽 옆굽힘을 제한한다.	고리뼈(C1과 C2)
엉덩허리인대	L5와 S1의 앞쪽 활주에 저항한다.	아래 허리뼈
돌기사이관절주머니	앞굽힘과 축성 돌림에 저항한다.	목뼈-등뼈이음부와 등뼈-허리뼈 이음부에서 가장 강하다.

의 역할은 영역에 따라 매우 다양하다. 관절주머니는 전이 영역, 즉 앞굽음에서 뒤굽음으로(목뼈에서 등뼈로 바꾸는) 바뀌거나, 또는 뒤굽음에서 앞굽음으로(등뼈에서 허리뼈로 바꾸는) 바뀌는 영역에서 가장 강하다. 관절주머니는 가시위인대와 가시사이인대처럼, 굽힘의 끝지점(특히, 허리뼈)에서 가장 손상되기 쉽다. 표 4-3은 인대와 그들의 기능을 요약한 것이다.

기능(Function)

운동형상학(Kinematics)

척주에서 일어나는 전체 움직임은 굽힘, 폄, 옆굽힘, 돌림이다. 이런 움직임들은 서로 독립적으로 일어나는 것처럼 보인다; 그러나 각 가동분절(motion segment) 수준에서 관찰해 보면, 이런 움직임들은 짝운동들이다.

짝운동(coupling)은 한 축을 중심으로 일어나는 제 1의 움직임이 다른 축을 중심으로 일어나는 제 2의 움직임과 지속적으로 연합(association)하는 것으로 정의될 수 있다. 짝운동으로 가장 잘 일어나는 움직임은 옆굽힘과 돌림이다. 순수한 옆굽힘과 순수한 돌림은 척주의 어떤 곳에서도 일어나지 않는다. 옆굽힘이나 돌림이 일어나기 위해서는 최소한 다른 어떤 움직임들이 필요하다.[9,19]

척주에서 일어날 수 있는 움직임의 크기와 형태가 복잡하고 다양한 것처럼, 짝운동(coupling pattern)도 매우 복잡하며, 영역에 따라 달라지는데, 이것은 척주의 자세, 만곡, 돌기사이관절파셋의 방향, 유동성(fluidity), 탄력성(elasticity), 척추사이원반의 두께, 근육, 인대, 관절주머니의 신장성과 관련이 있다.[19,20] 짝운동은 개인에 따라 큰 차이를 보이기 때문에, 여기에서는 몇 가지 짝운동만을 고려한다.[21]

그림 4-15. **A.** 원반이 없다면, 병진운동만 일어날 것이다. **B.** 원반은 척추뼈몸통을 분리하여 아래쪽 척추뼈에 대한 위쪽 척추뼈의 활주와 경사를 일으키고, 몸통사이관절의 가동범위를 증가시킬 것이다.

짝운동의 가장 일관된 패턴은 아래쪽 목뼈에서 일어난다. 즉, 옆굽힘이나 돌림을 시작할 때, 한쪽으로 목뼈를 옆굽힘하면, 같은 쪽의 목뼈 돌림이 동반된다.[22]

몸통사이관절과 돌기사이관절에서의 움직임은 상호의존적이다. 움직임의 **정도**는 척추사이원반의 크기에 좌우되고, 움직임의 **방향**은 돌기사이관절파셋(facet)의 방향에 의해 좌우된다. 척추사이원반은 서로 이웃한 두 척추뼈사이의 움직임을 증가시켜 준다. 만약 원반이 없고 척추뼈들이 서로 맞닿아 있다면, 척추뼈사이의 움직임은 병진운동만이 일어날 것이다. 척추뼈가 다른 척추뼈 위에서 경사지는데, 그 이유는 부드럽고, 변형가능한 원반이 그들 사이에 존재하기 때문이다. 결과적으로, 원반은 가동분절에 가동범위를 추가시킨다(그림 4-15). 섬유테의 섬유들은 인대 구조물처럼 작용하고 각 가동분절의 움직임에 저항한다.

굽힘과 폄의 움직임은 아래쪽 척추뼈에 대한 위쪽 척추뼈의 경사와 활주의 결과로서 일어난다. 위쪽 척추뼈가 완전 ROM으로 움직일 때, 척추뼈는 일련의 상이한 원호(different arc)를 그리면서 움직이며, 각 원호 운동은 다른 순간회전중심을 가진다.[23] 속질핵은 받침점(pivot)처럼 작용하지만, 점탄성 때문에 역학적 축보다 비틀림을 더 잘 견딜 수 있다.

척추뼈몸통이 척추사이원반 위에서 경사질 때, 활주운동이 돌기사이관절에서 일어난다. 돌기사이관절파셋의 방향은 영역에 따라 다르며(그림. 4-12 참고), 특정 영역 내의 경사와 활주의 방향을 결정한다(그림 4-16). 서로 이웃한 척추뼈의 위쪽과 아래쪽 관절파셋이 시상면 상에 있다면(전형적인 허리뼈의 관절파셋처럼), 굽힘과 폄의 움직임이 촉진된다(그림 4-16A). 반대로, 돌기사이관절파셋이 이마면과 일치한다면, 옆굽힘이 우세하게 일어나게 된다(그림 4-16B).

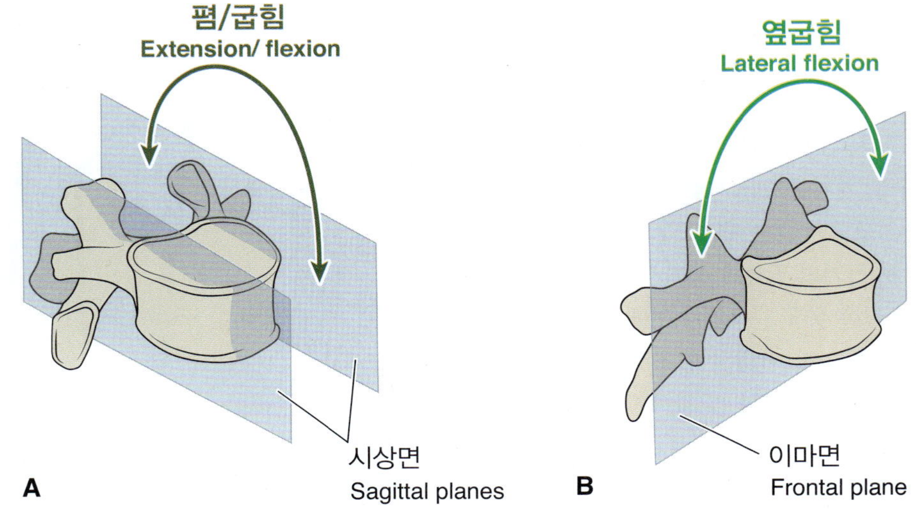

그림 4-16. **A.** 돌기사이관절파셋의 방향은 시상면과 일치하고(전형적인 허리뼈의 파셋), 굽힘과 폄을 일으킨다. **B.** 돌기사이관절파셋의 방향이 이마면 상에 있으면(전형적인 등뼈의 파셋), 옆굽힘이 일어난다.

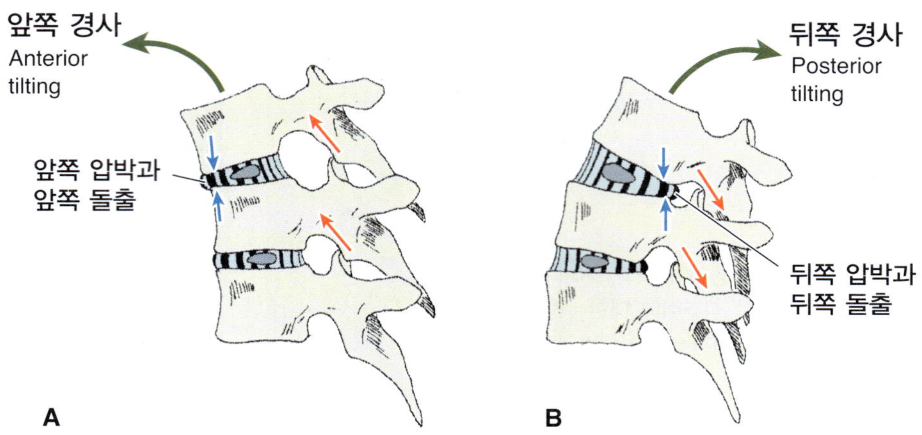

그림 4-17. A. 굽힘할 때, 위쪽 척추뼈의 아래쪽 파셋은 아래쪽 척추뼈의 위쪽 파셋 위에서 위쪽으로 활주하고, 척추뼈몸통은 앞쪽으로 경사진다. 앞쪽 경사는 섬유태의 앞쪽 압박과 앞쪽 돌출을 일으키고, 뒤쪽 섬유테를 신장시킨다. B. 폄을 할 때, 위쪽 척추뼈의 아래쪽 파셋이 아래쪽 척추뼈의 위쪽 파셋 위에서 아래쪽으로 활주하는 반면, 척추뼈몸통은 뒤쪽으로 경사진다. 섬유테의 앞쪽 섬유는 신장되고, 원반의 뒤쪽 섬유는 압박되고 뒤쪽으로 돌출된다. 척추사이구멍이 좁아진다.

굽힘(Flexion)

척주의 굽힘이 일어나면, 위쪽 척추뼈가 아래쪽 척추뼈 위에서 경사와 활주하여 가시돌기를 분리하고 척추사이구멍을 크게 만든다(그림 4-17). 비록 경사의 크기는 어느 정도 척추사이원반의 크기에 의해 결정되지만, 가시위인대와 가시사이인대의 장력이 가시돌기의 분리에 저항하여 굽힘 ROM을 제한한다. 돌기사이관절의 관절주머니, 황색인대, 뒤세로인대, 뒤쪽 섬유테, 척추폄근 등의 수동 장력도 굽힘에 저항한다. 굽힘 시 섬유테의 앞쪽 부분은 압박되고 앞쪽으로 돌출하는 반면, 뒤쪽 부분은 신장되고 척추뼈몸통의 분리에 저항하여 움직임을 제한한다(그림 4-17A).

폄(Extension)

폄이 일어날 때, 위쪽 척추뼈가 아래쪽 척추뼈 위에서 뒤쪽으로 경사하고 활주하여, 가시돌기가 서로 가까워지고, 척추사이구멍이 좁아진다(그림 4-17B). 폄할 때 일어나는 움직임의 크기는 이웃한 가시돌기의 접촉과 돌기사이관절주머니, 섬유테의 앞쪽 섬유 및 앞쪽 몸통 근육의 신장에 의해 제한된다. 폄을 직접 제한하는 유일한 인대는 앞세로인대인데, 그 이유는 앞세로인대가 뒤세로인대보다 더 강하기 때문이다.

옆굽힘(LATERAL FLEXION)

옆굽힘을 할 때, 위쪽 척추뼈는 아래쪽 척추뼈 위에서 가쪽으로 경사, 돌림 및 병진운동을 한다(그림 4-18). 척추사이구멍은 옆굽힘하는 쪽이 아닌 반대쪽 구멍에서 넓어지고, 옆굽힘하는 쪽 구멍이 좁아진다. 섬유테는 만곡의 오목한 쪽에서는 압박되고, 볼록한 쪽에서는 신장된다. 섬유테, 가로사이인대, 만곡의 볼록한 쪽에 있는 앞쪽과 뒤쪽의 몸통근육 등의 수동 장력이 옆굽힘을 제한한다. 옆굽힘을 할 때 동반되는 척추뼈의 돌림(rotation)은 척주의 영역에 따라 조금 다른데. 이것은 돌기사이관절 파셋의 방향이 다르기 때문이다.

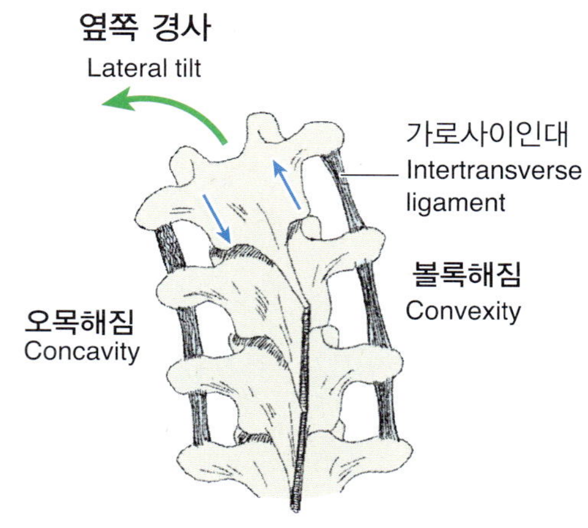

그림 4-18. 왼쪽으로의 옆굽힘을 할 때, 굽힘의 오목한(왼쪽) 쪽에 있는 아래쪽 파셋은 아래쪽 척추뼈의 위쪽 파셋 위에서 아래로 활주하고, 볼록한 쪽(오른쪽)의 아래쪽 파셋은 위쪽으로 활주한다. 척추뼈몸통은 옆쪽 경사하여, 볼록한 쪽의 척추사이구멍이 넓어지고, 오목한 쪽의 척추사이구멍은 좁아진다. 옆굽힘은 만곡의 볼록한 쪽에 있는 가로사이인대의 장력에 의해 제한된다.

돌림(ROTATION)

돌림은 모든 척추뼈에서 일어나지만, 돌기사이관절의 형태 때문에 영역에 따라 큰 차이를 보인다. 영역별에 따른 돌림에 대해서는 다음 단락에서 설명할 것이다.

운동역학(Kinetics)

척주는 정상적인 기능 활동을 수행하는 동안 뿐만 아니라, 휴식상태(rest)에서도 지속적으로 압박력, 장력, 굽힘력, 비틀림력 및 전단력 등을 받고 있다(그림 4-19). 이들 하중에 저항하는 척주의 능력은 척주 영역에 따라 다르다: 하중의 형태, 기간, 속도; 사람의 연령과 자세; 다양한 구조물들(척추뼈몸통, 관절, 척추사이원반, 근육, 관절주머니, 인대)의 상태와 특성들; 신경계의 완존성.

축성 압박력(Axial Compression)

축성 압박력(척주의 장축을 따라 척추사이원반에 직각방향으로 가해지는 힘)은 중력, 지면반발력(ground reaction force), 인대와 근육 수축에 의해 발생하는 힘이다. 척추사이원반과 척추뼈몸통이 대부분의 압박력에 저항하지만, 척추고리와 돌기사이관절도 특정 움직임과 자세에서 어느 정도 압박력에 저항할 수 있다. 압박 하중은 척추뼈몸통 해면뼈의 뼈잔기둥과 겉질뼈를 통해 위쪽 척추뼈종판에서 아래쪽 척추뼈종판까지 전달된다. 40세 이하의 사람은 해면뼈가 허리에 가해지는 하중의 25–50%를 담당하고, 겉질뼈가 나머지를 담당한다. 40세 이후 사람은 겉질뼈가 많은 양의 하중을 담당하게 되고, 해면뼈의 뼈밀도가 감소하면서 축성 압박력에 대한 저항력과 강직도(stiffness)이 감소한다.[24] 척주의 자세와 부위에 따라 돌기사이관절도 압박 하중의 0–30%를 담당한다. 척주가 젖힘되었을 때는, 가시돌기도 압박 하중의 일부를 담당한다.

속질핵은 물이 채워진 공과 같아서 압박력에 의해 변형이 일어날 수 있다. 속질핵에서 발생하는 압력은 실제 속질핵에 가해진 압박력보다 크다.[25] 위쪽 압박력이 속질핵에 가해지면, 속질핵의 두께가 감소하고, 속질핵은 섬유테과 척추뼈종판쪽으로 확장하면서 팽윤압(swelling pressure)을 발생시킨다(그림. 4-9 참고). 속질핵은 사방으로 압력을 분산시킬 때, 섬유테에서 스트레스가 발생하고, 중앙 압박 하중이 종판에서 발생한다. 정상적으로 섬유테와 종판이 속질핵에서 발생하는 팽윤압에 충분히 대항할 수 있으므로, 평형 상태를 유지하게 된다. 종판에 작용하는 압력은 위쪽과 아래쪽의 척추뼈몸통에 전달된다. 척추사이원반과 해면뼈는 축성 압박력에 노출되었을 때 척추뼈종판과 겉질뼈에 비해, 파괴되지 않고 큰 변형을 이겨낼 수 있다. 종판은 변형을 잘 이겨낼 수 없기 때문에, 높은 압박 하중이 가해지면 가장 먼저 파괴될 수 있다. 그러나 척추사이원반은 가장 늦게 파열될 것이다.

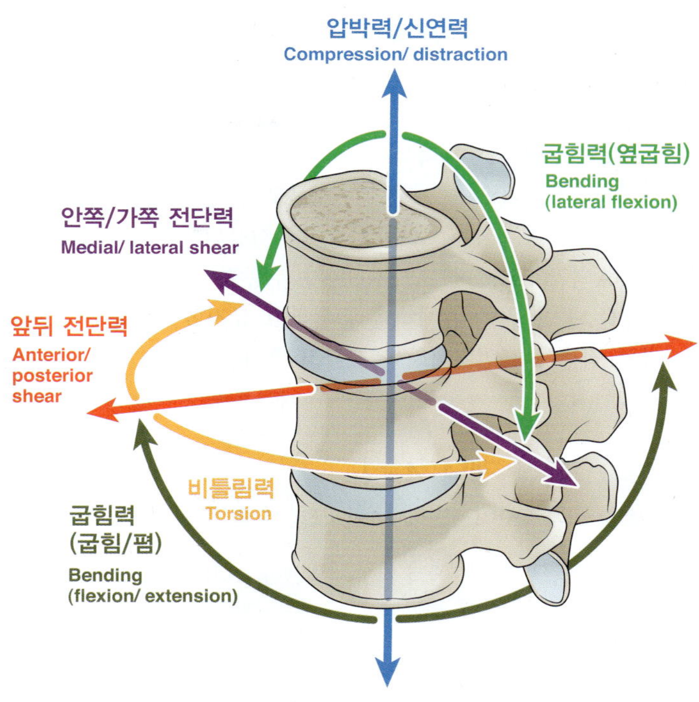

그림 4-19. 척주의 각 가동분절은 축성 힘(압박력/신연력), 굽힘력(굽힘/폄, 옆굽힘), 비틀림력(돌림) 및 전단력(앞뒤, 안쪽/가쪽) 등에 노출된다.

척추사이원반이 지속적 하중을 받으면, 모든 결합조직과 마찬가지로 크립 현상(시간의존성 변형)이 나타난다. 크립 현상은 척추사이원반의 구성과 기능에 전형적인 시간 의존성 변화(diurnal change)를 만들어 낸다. 기립 자세처럼 지속적으로 압박 하중이 작용하는 경우, 팽윤압의 증가로 인해 속질핵과 섬유테로부터 체액이 밖으로 배출되어 원반의 높이가 낮아진다. 척추사이원반으로부터 배출되는 체액의 양은 가해진 하중의 크기 및 하중의 작용 시간에 의해 결정된다. 배출된 체액는 연골종판의 미세구멍(microscopic pore)을 통해 흡수된다. 척추사이원반에 가해지는 압박력이 감소하거나 사라지면, 척추뼈몸통 쪽으로 배출되었던 체액들이 다시 척추사이원반으로 돌아와서 원반의 높이가 다시 증가한다.[26]

압박으로 인한 원반의 크립은 왜 사람이 똑바른 자세로 장시간 축성 압박력을 많이 받았던 일과의 끝(저녁때)에서 사람의 키가 가장 작고, 수평 자세로 밤을 보내고 일어난 아침에 사람의 키가 가장 커진 이유를 설명해 준다.

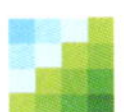

환자 적용 4-2

2016년 3월 1일, 미국 우주 비행사 Scott Kelly가 국제 우주 정거장에서 340일을 보낸 후 지구로 돌아왔고, 미국 우주인 중에서 우주에서 보낸 가장 긴 시간의 기록을 세웠다. NASA의 보고에 따르면, Kelly가 무중력 상태인 우주에서 머무는 동안 원반이 체액을 흡수하고 유지할 수 있어 그의 척추가 2 인치나 길어졌다고 했다.

확장 개념 4-1
척추사이원반에 대한 크립 하중의 효과

Adam 등은 크립 하중과 더불어 발생하는 다음과 같은 척추사이원반의 역학적 변화를 보고했다: 척추사이원반의 높이 감소, 척추사이원반 돌출(burging) 증가, 압박에 대한 강직도(stiffness) 증가, 굽힘력에 대한 유연성(flexibility) 증가.[27] 이런 변화의 결과는 척추뼈신경고리와 인대들, 특히 돌기사이관절이 크립 하중 하에서 큰 압박력과 굽힘력을 받게 된다는 것이다. 장시간의 압박력이 가해지면, 속질핵에서 섬유테 쪽(특히 뒤쪽 부분)으로 하중이 이동하게 된다. 이런 증가된 하중은 섬유테의 돌출을 일으킨다. 부가적으로, 체액의 교환과 대사작용이 감소하여 원반의 영양분 공급과 치유의 가능성을 감소시킬 것이다.

굽힘력(Bending)

굽힘력은 척주 구조물에 압박력과 장력을 모두 발생시킨다. 앞쪽 굽힘(forward flexion) 시에는 척주의 앞쪽에 있는 구조물들(척추사이원반의 앞부분, 앞쪽인대와 근육들)이 압박력을 받고, 뒤쪽에 있는 구조물들은 장력을 받는다(그림. 4-14A 참고). 뒤쪽 섬유테, 돌기사이관절의 관절주머니, 뒤쪽 인대 등에 있는 콜라겐 섬유에 의한 장력의 저항이 극단적인 움직임을 제한하는데 도움을 주고, 이것이 굽힘 시에 척주 안정성을 제공한다. 구부정한 앉은 자세를 오랫동안 취할 때처럼, 척주가 지속적인 하중을 받을 때 크립 현상이 일어난다. 인대, 관절주머니, 척추사이원반과 같은 지지 구조물들의 변형(신장과 압박)은 정상 범위를 초과하는 관절가동범위의 증가를 초래할 것이다. 만약 조직의 크립이 스트레스-스트레인 곡선의 말단 영역이나 탄성 영역에서 일어난다면, 그 구조물은 활동이 끝난 후 몇 분 또는 몇 시간 이내에 원래 형태로 돌아가게 될 것이다. 만약 변형이 탄성 범위를 벗어난다면, 척주 구조물은 손상될 위험이 커진다.

폄을 할 때, 일반적을 뒤쪽 구조물들은 비하중되거나 압박하중을 받게 될 것이고, 반면 앞쪽 구조물은 장력을 받게 된다(그림. 4-14B). 일반적으로, 폄에 대한 저항은 섬유테와 돌기사이관절주머니의 앞쪽 섬유, 앞세로인대의 수동장력, 그리고 가시돌기의 접촉 등에 의해 일어난다. 옆굽힘을 할 때, 동측의 척추사이원반이 압박을 받는다; 오른쪽 옆굽힘을 할 때, 원반의 오른쪽 부분이 압박되고, 반대로 왼쪽 부분이 신장된다. 따라서 반대쪽 섬유테의 바깥쪽 섬유와 반대쪽 가로사이인대(그림. 4-18 참고)는 과도한 옆굽힘을 제한하여 척주의 안정성을 제공한다.

비틀림력(Torsion)

비틀림력은 척주에서 일어나는 짝운동의 일부인 축성 돌림이 일어날 때 발생하게 된다. 이것은 섬유테가 허리뼈 영역에서 비틀림에 저항하는 가장 효율적인 구조물임을 알려준다. 그러나 원반 섬유의 파열 위험은 비틀림, 무거운 축성 압박, 그리고 앞쪽 굽힘이 결합될 때 증가된다.[28]

원반이 비틀림(torsion)에 노출될 때, 섬유테의 일부는 시계방향으로 저항하고, 그 섬유와 반대 방향으로 주행하는 섬유는 반시계방향으로 저항한다.

전단력(Shearing)

전단력은 척추사이원반과 나란하게 일어나며, 한 척추뼈를 다른 척추뼈 위에서 활주(앞쪽, 뒤쪽 또는 가쪽으로)시키는 경향이 있다. 허리뼈 영역에서, 돌기사이관절은 앞쪽 전단력에 어느 정도 저항하고, 원반은 나머지 전단력에 저항한다. 하중이 지속되면, 원반은 크립 현상을 보이게 되고, 돌기사이관절은 모든 전단력에 저항하게 된다. 표 4-4는 척추뼈의 기능을 요약한 것이다.

영역별 척주의 구조와 기능 (Regional Structure and Function)

요구되는 기능이 많을수록 복잡한 구조를 갖는 것은 척주의 각 영역별 디자인의 특징을 통해서도 확인할 수 있다. 이런 개념은 척주에 반영된다. C1, T1, L5 및 엉치뼈에서 확연한 구조적 변화는 척주를 이웃한 구조물과 연결하는데 필요한 적응을 나타낸다. 척추 구조물의 차이는 한 구조물에서 다른 구조물로 전환하는 부위인 목뼈등뼈 이음부, 등뼈허리뼈 이음부 및 허리뼈엉치뼈 이음부에서도 뚜렷하다.

영역별 이음부에 위치하는 척추뼈를 **전이 척추뼈**(transitional vertebrae)라고 부르고, 이들은 양쪽 척추뼈의 특징을 모두

표 4-4. 요약: 척추뼈의 기능

구조물	기능
척추뼈몸통	압박력에 저항. 압박력을 척추뼈종판으로 전달
고리뿌리(Pedicles)	굽힘력(가시돌기와 가로돌기에 붙어 있는 근육에 의해 발생하는)을 척추뼈몸통으로 전달
고리판(Laminae)	고리뿌리로 힘(관절돌기와 가시돌기로부터 전달되는)을 전달하고, 저항한다.
가로돌기(Transverse processes)	근육과 인대의 부착점으로 작용한다.
가시돌기(Spinous processes)	압박력에 저항하고, 그 힘을 고리판으로 전달하고, 근육과 인대의 부착점으로 작용한다.
돌기사이관절 (Zygapophyseal facets)	전단력, 압박력, 장력 및 비틀림력에 저항. 힘을 고리판으로 전달한다.
속질핵(Nucleus pulposus)	압박력에 저항하고, 그 압박력을 속질핵의 원주성 장력힘으로 전이한다.
섬유테(Annulus fibrosus)	장력, 비틀림력 및 전단력에 저항한다.

가지고 있다. 머리에서 꼬리쪽을 갈수록 척추뼈몸통의 크기가 증가한다는 것은 아래쪽 등뼈와 허리뼈에 의해 대부분의 체중이 지지된다는 것을 의미한다. 엉치뼈들이 하나의 견고한 뼈로 융합된 것은 척주를 위한 견고한 기저면이 필요하다는 것을 의미한다. 이런 변화들 이외에도, 많은 수의 작은 구조적 변화들이 척주에 존재한다. 그러나 여기에서는 큰 변화만 다룰 것이다.

목뼈 영역의 구조 (Structure of the Cervical Region)

척주의 목뼈 영역은 7개의 척추뼈로 구성된다. 형태학적으로나 기능적으로 목뼈 영역은 두 개의 영역으로 구분된다: 위쪽 목뼈(또는 머리척추 영역)과 아래쪽 목뼈(또는 고리뼈밑 목뼈)(그림 4-20).

머리척추 영역은 뒤통수뼈융기와 상위 2개의 목뼈(고리뼈인 C1과 중쇠뼈인 C2)를 포함한다. **아래쪽 목뼈**는 **C3**에서 **C7**까지의 척추뼈이다(그림 4-21). C3에서 C6까지의 척추뼈는 비슷한 형태로 이루어지며, 가장 전형적인(typical) 목뼈로 간주된다. 고리뼈, 중쇠뼈, C7는 독특한 특징을 갖고 있으며, 비전형적인(atypical) 목뼈로 간주된다. 모든 목뼈는 **가로돌기에 구멍**(transverse foramen)이 있는 독특한 특징을 갖고 있는데, 이 구멍은 척추동맥(vertebral artery)을 위한 통로가 된다.

머리척추 영역(Craniovertebral Region)

고리뼈(ATLAS)

고리뼈(C1)는 종종 뒤통수뼈융기와 중쇠뼈 사이에 놓인 견고한 고리(ring)로서 표현된다(그림 4-22). 고리뼈의 기능은 뒤통수뼈를 떠받치고, 뒤통수뼈에서 아래쪽 목뼈까지 힘을 전달한다. 이런 기능은 뼈의 구조를 통해 알 수 있다. 고리뼈는 다른 척추뼈들과 달리 척추뼈몸통과 가시돌기가 없으며 고리(반지) 모양으로 생겼다(그림 4-22A). 고리뼈에는 두 개의 가쪽덩이(lateral mass)가 있는데, 이것은 2개의 위쪽 돌기사이관절 파셋과 2개의 아래쪽 돌기사이관절 파셋에 의해 형성된다(그림 4-22B 와 그림 4-22C). 또 가쪽덩이는 뒤통수뼈융기와 수직으로 배열되어 힘을 최대로 전달한다. 두 개의 가쪽덩이는 고리를 형성하는 앞쪽고리(anterior arch)와 뒤쪽고리(posterior arch)에 의해 연결이 되고, 또 근부착점을 위한 커다란 가로돌기를 형성한다.[5] 다른 목뼈와 마찬가지로 고리뼈의 가로돌기도 척추동맥이 통과하는 가로구멍을 가지고 있다(그림. 4-22A 참고). 위쪽 돌기사이관절 파셋은 큰 콩팥(kidney)모양이고, 크고 볼록한 뒤통수뼈융기의 관절면과 접촉하기 위해 깊은 오목한 면으로 이루어져 있다. 그러나 이들 파셋의 크기와 모양은 다양하다. 아래쪽 돌기사이관절파셋은 약간 볼록하며, 중쇠뼈(C2)의 위쪽 돌기사이관절파셋과 접촉하기 위해 뒤쪽 방향으로 향하고 있다. 고리뼈는 또 하나의 파셋을 가지고 있는데, 이것은 앞쪽고리

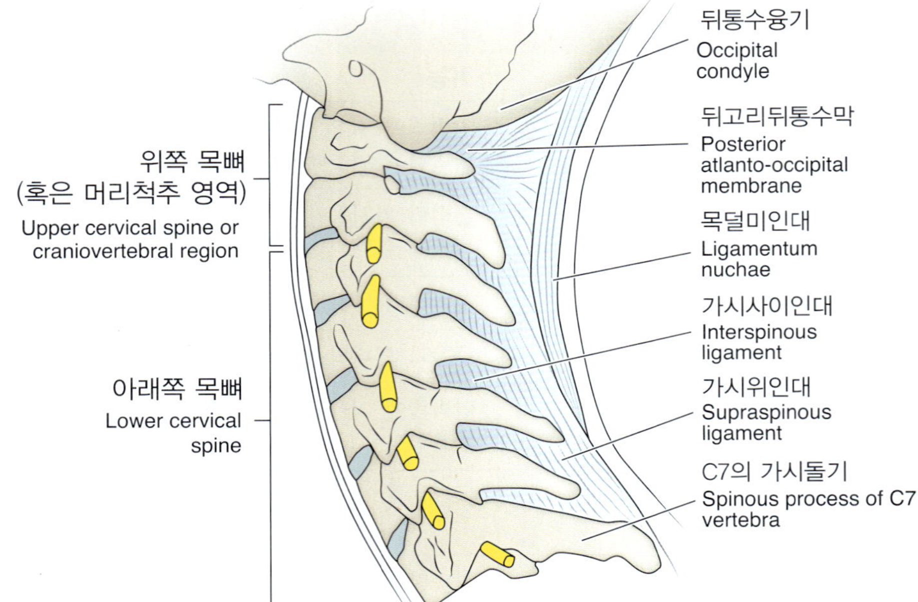

그림 4-20. 목뼈 영역은 위쪽 목뼈(또는 머리척추 영역)와 아래쪽 목뼈로 구성된다.

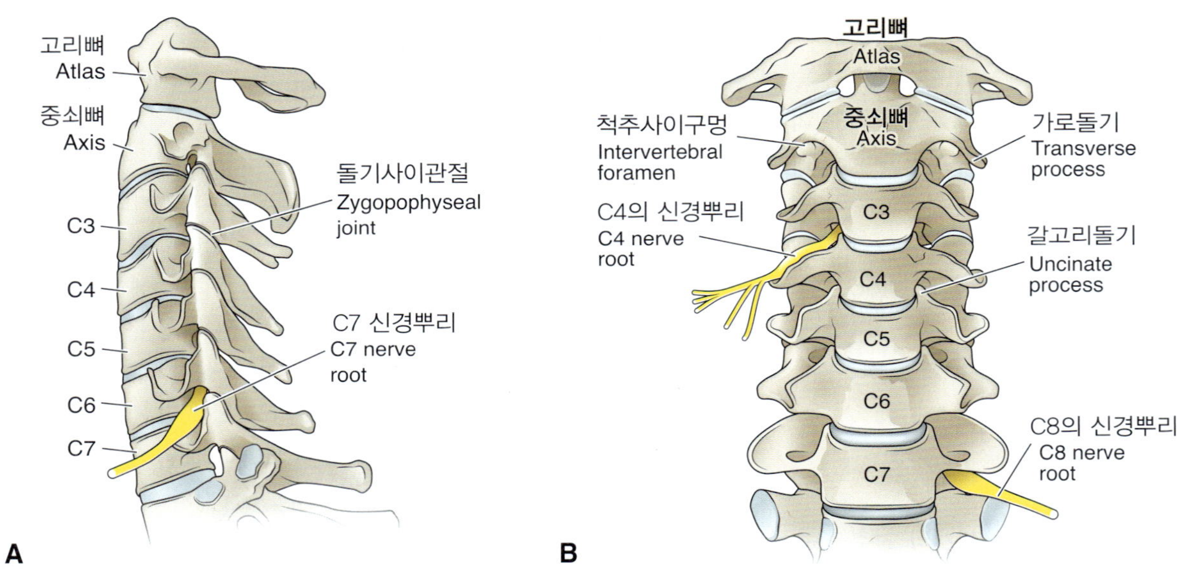

그림 4-21. 목뼈. A. 앞쪽면. B. 가쪽면

의 안쪽면에 위치하여 중쇠뼈의 **치아돌기**(dens, **odontoid process**)와 접촉한다(그림. 4-22A 참고).

중쇠뼈(AXIS)

중쇠뼈의 일차 기능은 머리와 고리뼈에서 오는 하중을 나머지 목뼈들로 전달하는 것과, 머리와 고리뼈의 축성 돌림을 제공하는 것이다.[5] 중쇠뼈(그림 4-23)는 척추뼈몸통의 윗면에서 솟아 나온 **치아돌기**와 척추뼈몸통의 앞쪽 부분이 아래쪽으로 뻗어 있다는 점에서 비전형적인 목뼈이다. 치아돌기는 고리뼈의 앞쪽고리와 접촉하는 앞쪽 파셋(anterior facet)을 가지고 있고(그림 4-23A 참고), 또 **가로인대**와 접촉하는 뒤쪽 고랑(posterior groove)도 가지고 있다. 중쇠뼈의 고리(arch)는 각각 C1과 C3와 관절을 이루는 위쪽 돌기사이관절파셋과 아래쪽 돌기사이관절파셋을 가지고 있다.

중쇠뼈의 가시돌기는 크고 긴 돌기이며, 두갈래로 갈라져 있다(그림 4-23B 참고). 중쇠뼈의 위쪽 돌기사이관절파셋은 위쪽과 가쪽으로 향하고 있고, 아래쪽 돌기사이관절파셋은 앞쪽으로 향하고 있다.[29]

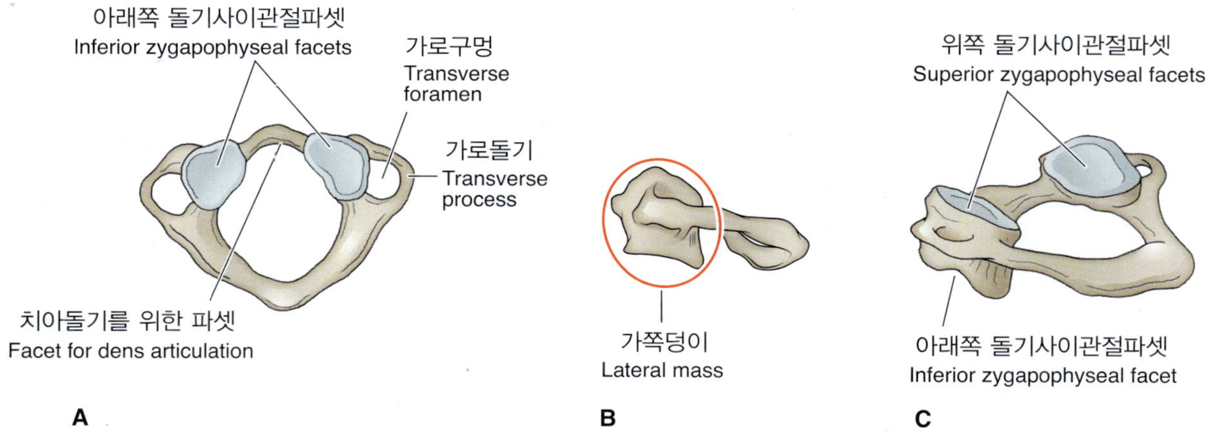

그림 4-22. 고리뼈는 비전형적인 목뼈이다. **A.** 위쪽에서 바라본 것. 고리 모양이 뚜렷하고 척추뼈몸통과 가시돌기가 없음. 모든 목뼈의 가로돌기는 가로구멍을 가지고 있다. **B.** 가쪽면에 가쪽덩이가 있다. **C.** 돌기사이관절의 파셋.

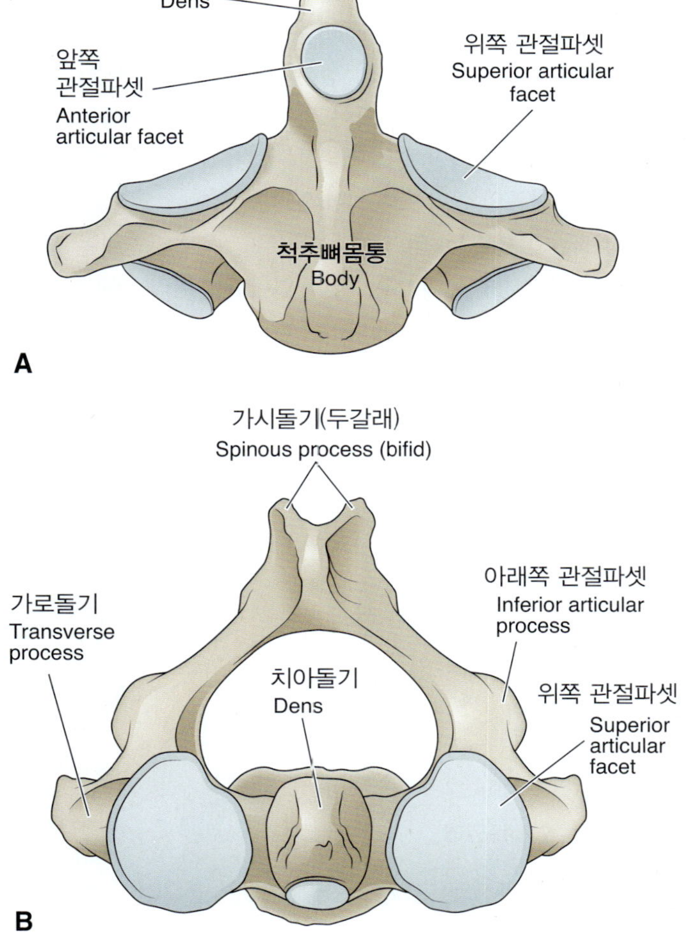

그림 4-23. 중쇠뼈몸통의 앞쪽 부분에서 솟아 나온 치아돌기. 위쪽 파셋은 치아돌기의 좌우에 위치한다. **A.** 중쇠뼈를 앞쪽에서 보면, 고리뼈의 앞쪽과 관절을 이루는 치아돌기의 앞쪽 파셋을 볼 수 있고, 위쪽 돌기사이관절 파셋이 경사져 있음을 알 수 있다. **B.** 중쇠뼈를 위쪽에서 보면, 중쇠뼈의 다른 요소와 둘로 갈래진 가시돌기를 볼 수 있다.

관절(Articulations)

오목한 2개의 고리뼈 위쪽 돌기사이관절파셋(zygapophyseal facets)과 볼록한 2개의 뒤통수뼈융기가 만나서 이루어지는 2개의 **고리뒤통수관절**이 있다. 이 관절들은 관절 속에 섬유지방성 반달판을 가진 진성 윤활관절이며, 이들 반달판은 가로면에 거의 가깝게 배치하고 있다.

고리중쇠관절을 구성하는 3개의 윤활관절(1개의 정중관절과 2개의 가쪽관절)이 있다; 치아돌기와 고리뼈가 만나 이루는 정중고리중쇠관절(median atlantoaxial jont)과 좌우로 중쇠뼈의 위관절돌기파셋과 고리뼈의 아래관절돌기 파셋이 만나서 이루는 2개의 가쪽관절(그림 4-24). 정중고리중쇠관절은 중쇠관절(trochoid, pivot joint)로서 중쇠뼈의 치아돌기가 고리뼈의 앞쪽고리와 뒤쪽의 가로고리인대에 의해 이루어지는 뼈인대성 고리 안에서 회전하는 형태를 가진다. 2개의 가쪽관절은 뼈의 구조적 특성상 평면관절로 보인다; 그러나 고리뼈와 중쇠뼈의 관절 파셋에 있는 관절연골은 모두 볼록하므로, 돌기사이관절 파셋은 양쪽이 모두 볼록한 것으로 간주된다.[30] 양쪽 모두 볼록하게 생긴 관절면의 불일치로 인한 관절내 빈 공간은 반달판에 의해 채워진다.

머리척추인대(Craniovertebral Ligaments)

앞에서 언급된 긴 인대들 이외에도, 목뼈 영역에는 여러 개의 다른 인대들도 중요한 역할을 한다. 이들 인대의 대부분은 고리뼈, 중쇠뼈, 또는 뒤통수뼈에 부착하며, 상위 2개의 목뼈 관절을 보강한다. 인대들 중 4개의 인대는 이미 설명된 세로인대시스템의 연장 시스템이다. 나머지 인대들은 목뼈 영역에 특이적이다.

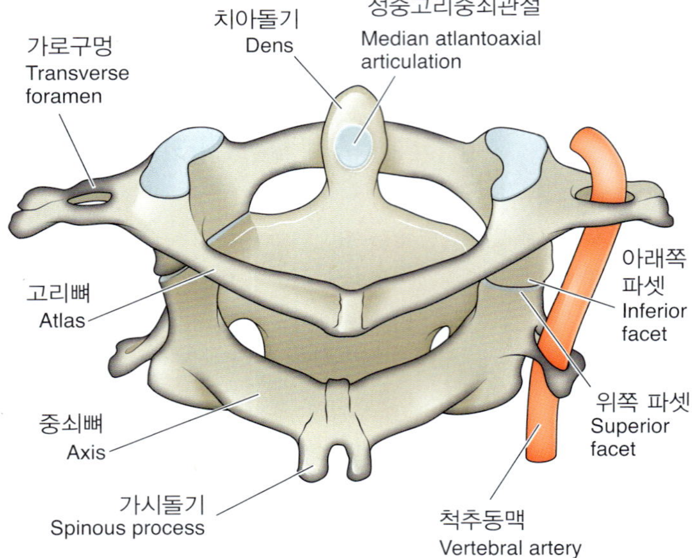

그림 4-24. 고리중쇠관절. 치아돌기와 고리뼈의 앞쪽고리를 보기 위해 뒤쪽 부분(가로고리인대)을 제거하면 정중고리중쇠관절이 보인다. 중쇠뼈의 위쪽 파셋과 고리뼈의 아래쪽 파셋으로 구성된 2개의 가쪽고리중쇠관절은 정중고리중쇠관절의 좌우에 위치한다. 이 그림은 가로구멍을 통과하는 오른쪽 척추동맥을 보여주고 있다.

그림 4-25에서 알 수 있듯이, **뒤고리뒤통수막**과 **뒤고리중쇠막**은 황색인대의 상부 연장 시스템이다(그림 4-25A). 그러나 이들 구조물은 탄성이 적어 큰 가동범위(특히, 돌림)를 허용하지 못한다는 점에서 황색인대와 다른 차이를 보인다.[31] **앞고리뒤통수막**과 **앞고리중쇠막**은 앞세로인대의 상부 연장 시스템이다(그림 4-25B). **덮개막**은 뒤세로인대의 상부 연장 시스템이며, 중쇠뼈몸통의 뒤쪽에서 시작하는 넓고 강한 막구조물이고, 치아돌기와 십자인대를 지나 큰구멍의 앞쪽 테두리에서 종지한다(그림 4-26).[32]

목덜미인대에 대한 설명은 다양하다(그림. 4-21 참고). 어떤 사람들은 목덜미인대를 두꺼운 삼각형 시트 모양의 구조물로써 가시위인대의 연장선이라고 말한다. 목덜미인대의 바닥은 머리뼈의 가쪽뒤통수뼈융기와 큰구멍에 부착하고, 목덜미인대의 꼭대기는 C7 가시돌기의 끝에 부착한다.[15,17] 목덜미인대의 기능은 대개 머리의 굽힘에 저항하고, 근육의 부착점으로 작용한다.[33,34] 그러나 Mercer와 Bogduk[34]은 목덜미인대가 2개의 부분으로 구성되어 있다고 했다: 등쪽솔기(dorsal raphe)와 배쪽중앙사이막(ventral midline septum). 그들은 등쪽볼기를 위등세모근, 머리널판근, 작은마름근 등의 힘줄에 의해 형성된 좁은 콜라겐 섬유 밴드라고 생각했다. 등쪽볼기는 가쪽뒤통수뼈융기와 C7 가시돌기 끝에 견고하게 부착되어 있지만, 이들 부착지점 사이에서 자유롭게 움직인다. 배쪽중앙사이막(fascial septum)은 등쪽솔기와 가쪽뒤통수뼈능선에서 C7 가시돌기의 첨부까지 앞쪽으로 달리는 치밀한 결합조직으로 구성되어 있다.[34] 목덜미인대는 가시사이인대, 고리중쇠인대, 고리뒤통수막, 그리고 머리반가시근과 머리널판근의 근막으로 뻗어 있다.[34]

Mercer와 Bogduk의 설명에 따르면, 목덜미인대는 모든 목뼈에 안전하게 붙어 있는 강한 인대이고 머리 굽힘에 저항하는 인대이다.[34] Johnson 등은 목덜미인대의 구조와 섬유방향이 목뼈의 분절에 따라 다르다는 것을 발견했고, 또 C6과 C7처럼, 좋은 부착물을 가지는 아래쪽 목뼈 영역에서 목덜미인대의 효과가 매우 좋았음을 제시했다.[35]

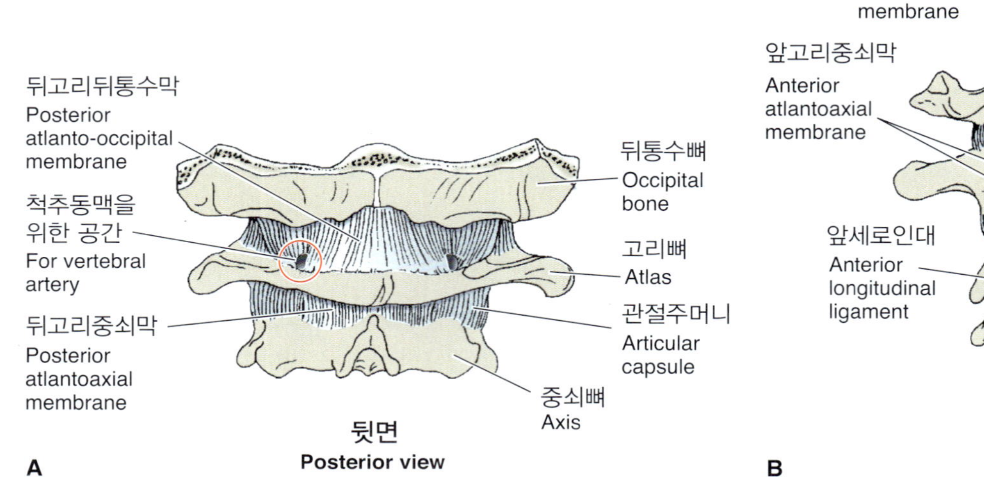

그림 4-25. A. 뒤고리뒤통수막과 뒤고리중쇠막. B. 앞고리뒤통수막과 앞고리중쇠막.

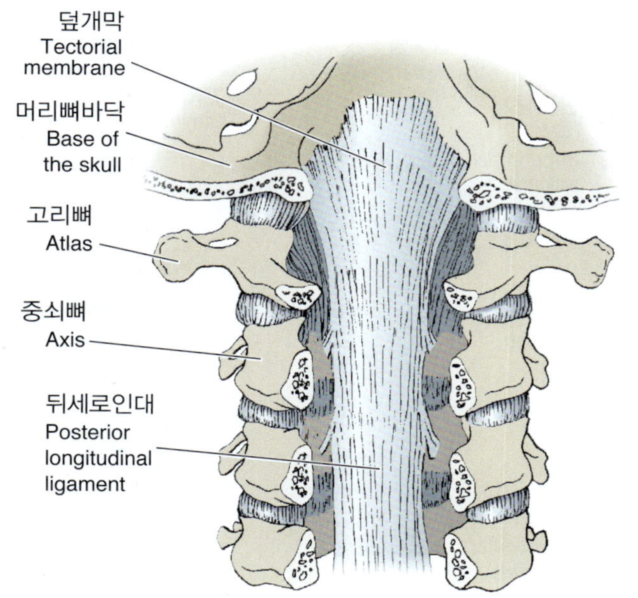

그림 4-26. 뒤쪽면에서 바라본 그림. 덮개막을 보여주기 위해 뒤쪽의 척추고리를 제거한 상태이다. 덮개막은 머리척추영역에서 뒤세로인대와 연결된다.

가로인대(TRANSVERSE LIGAMENT)

그림 4-27에서 볼 수 있듯이, **가로고리인대**는 고리뼈의 고리(ring of the atlas)를 가로질러 뻗어 있고, 척수가 지나가는 뒤쪽의 큰 부분과 치아돌기가 있는 앞쪽의 작은 부분으로 나누어진다(그림 4-27A). 가로인대는 치아돌기와 관절을 이루는 앞쪽의 관절면은 얇은 관절연골층을 가지고 있다. 가로인대는 위쪽으로 뒤통수뼈까지 뻗어 있는 위쪽 섬유를 가지고 있고, 또 중쇠뼈의 뒤쪽 부분으로 연결되는 아래쪽 섬유를 가지고 있다. 가로인대와 가로인대의 세로 섬유는 종종 **고리십자인대**(atlantal cruciform ligament)로도 불린다(그림 4-27B). 가로고리인대의 가로섬유는 치아돌기를 고리뼈의 앞쪽고리에 밀착되도록 유지하고, C2에 대한 C1의 앞쪽 변위를 막는다. 가로인대는 C1-C2 분절의 안정성을 유지하는 매우 중요한 역할을 한다. 가로고리인대는 머리척추의 굽힘을 제한하고, 축성 돌림을 하는 동안 치아돌기의 움직임을 보장한다.[32] 가로고리인대는 매우 두껍고 강하기 때문에, 인대가 찢어지기 전에 치아돌기가 먼저 골절될 수 있다.[17] 그러나 류마티스 관절염이나 다운증후군과 같이 결합조직을 손상시키는 기타 질환과 같은 질병에 의해 가로인대의 완전성이 손상될 수 있다.

날개인대(ALAR LIGAMENTS)

좌우 날개인대도 목뼈 영역에서만 존재하는 특별한 구조물이다(그림. 4-27A와 B 참고). 이들 인대는 치아돌기 뒤쪽 부분에서 시작되어 가쪽과 약간의 위쪽 방향으로 향한 후, 뒤통수뼈융기에 부착한다.[32,36] 날개인대는 주로 콜라겐 섬유로 구성되어 있다. 날개인대는 머리가 중립위를 취할 때 느슨해지고, 머리척추를 굽힐 때 팽팽해진다. 머리와 목을 축성 돌림할 때, 좌우 날개인대가 모두 타이트해진다.[32]

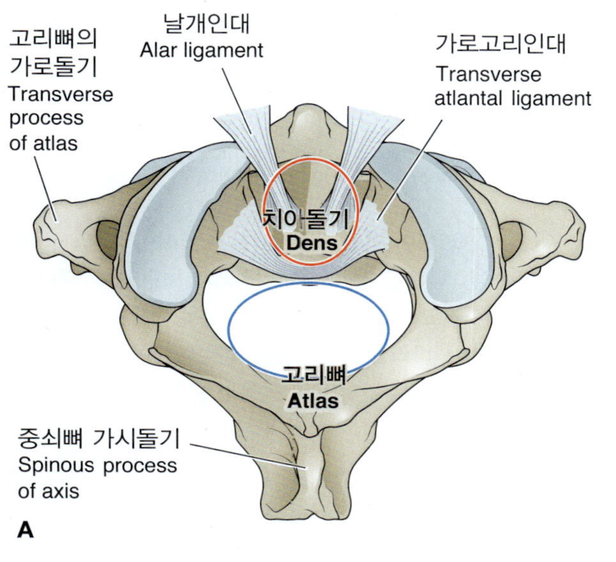

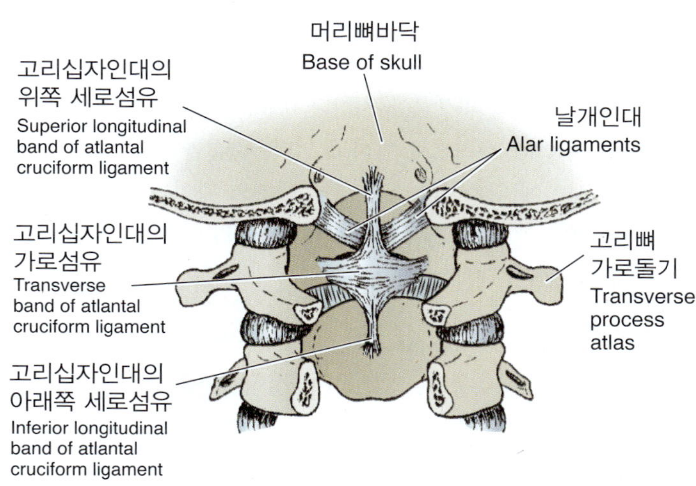

그림 4-27. 가로고리인대(고리십자인대)와 날개인대. A. 위쪽에서 바라본 그림은 앞쪽의 작은 고리와 뒤쪽의 큰 고리로 나누어지는 가로고리인대를 보여주고 있다. B. 목뼈를 뒤쪽에서 바라본 그림(척추고리의 가시돌기와 뒤쪽 부분이 제거됨)은 고리십자인대의 밴드와 머리뼈바닥와 날개인대의 부착점을 보여주고 있다.

치아돌기의 **끝인대**(apical ligament)는 고리십자인대의 위쪽 세로섬유로 알려져 있으며, 중쇠뼈와 뒤통수뼈를 연결한다. 끝인대는 치아돌기의 꼭대기 부분에서 머리뼈 큰구멍의 앞쪽 가장자리까지 부채꼴로 펼쳐지면서 배열한다.[17]

아래쪽 목뼈 영역(The Lower Cervical Region)

전형적인 목뼈(TYPICAL CERVICAL VERTEBRAE)

척추뼈몸통(Body)

그림 4-28에서 볼 수 있듯이, 목뼈의 몸통은 작고, 앞뒤의 직경과 높이보다 가로의 직경이 더 크다(그림 4-28A). 몸통의 크기는 C2에서 C7로 갈수록 조금씩 더 증가한다. C3–C7의 몸통 윗면의 가쪽 가장자리에 **갈고리돌기**(그림 4-28B)가 솟아 있는데, 이 돌기로 인해 척추뼈몸통의 위쪽 관절면이 이마면 상에서 오목하다. 갈고리돌기는 출생전부터 존재하며, 출생 이후 9–14세 까지 점점 커진다.[37] 척추뼈몸통의 앞아래쪽 가장자리는 아래쪽 척추뼈의 몸통 쪽으로 매달려 있는 입술 모양을 형성하는데(그림 4-28C), 이것은 시상면 상에서 척추뼈의 아랫면을 오목하게 만든다.

척추고리(Arches)

고리뿌리(pedicle). 고리뿌리는 뒤가쪽으로 돌출되어 있으며, 몸통의 윗면과 아랫면 사이 중간 지점에 위치한다.

고리판(laminae). 고리판은 얇은 층판 형태로서 약간 휘어져 있고, 뒤안쪽 방향으로 돌출된다.

돌기사이돌기(위쪽과 아래쪽). 목뼈의 관절돌기는 한쌍의 위쪽과 아래쪽 파셋을 지지한다. 위쪽 파셋은 납작한 난원형이고, 위쪽과 뒤쪽으로 향하고 있다. 관절돌기는 가로면과 이마면 사이에 위치한다. 위쪽 관절돌기의 넓이과 높이는 C3에서 C7으로 갈수록 점차 증가한다. 한쌍의 아래쪽 관절돌기 파셋은 아래쪽과 앞쪽으로 향한다.

가로돌기(transverse process). 가로구멍이 좌우 가로돌기에 존재하며, 척추동맥, 척추정맥, 정맥얼기의 통로를 형성한다. 또한 가로돌기에는 척수신경을 위한 고랑도 존재하는데, 이것은 가로돌기를 앞쪽 부분(앞쪽 결절)과 뒤쪽 부분(뒤쪽 결절)으로 나눈다(그림. 4-28B와 C 참고).

가시돌기(spinous process). 목뼈 가시돌기는 짧고, 가늘고, 수평 방향으로 뻗어있다. 가시돌기의 끝은 둘로 갈라져 있다. 가시돌기의 길이는 C2에서 C3로 갈수록 약간 감소하다가, C3–C5 까지는 거의 일정하고, C5에서 C7으로 갈수록 점차 증가한다.

척추뼈구멍(vertebral foramen). 척추뼈구멍은 큰 척수를 수용할 수 있을 만큼 상대적으로 큰 편이고, 삼각형 모양이다.

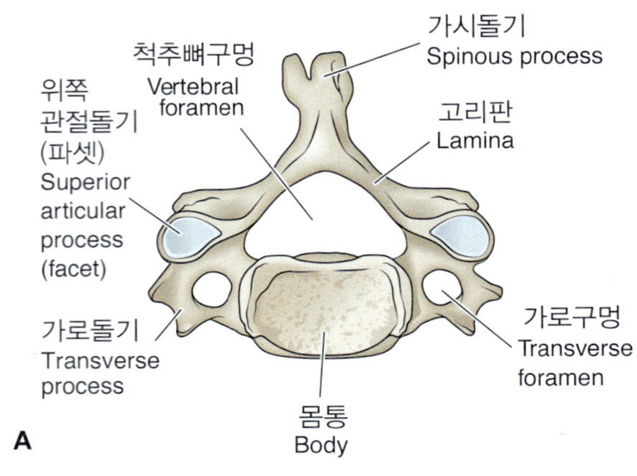

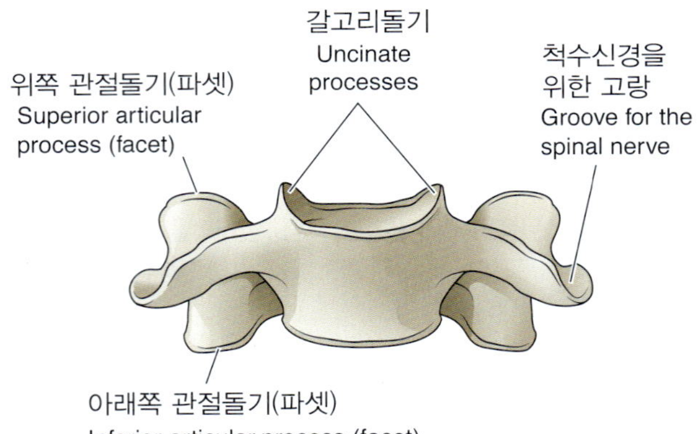

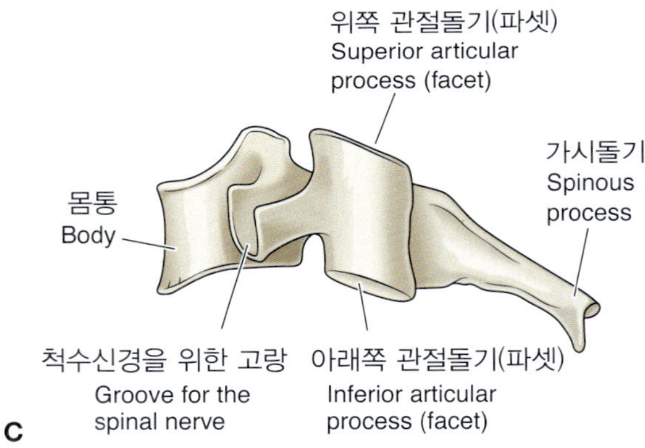

그림 4-28. 전형적인 목뼈. A. 전형적인 목뼈의 뒤쪽 성분은 위쪽에서 바라봤을 때 확실해진다. B. 뒤쪽에서 보면, 몸통 위쪽면의 뒤가쪽에 있는 갈고리돌기는 이마면 상에서 몸통을 오목하게 만든다. C. 측면에서 바라봤을 때, 몸통의 앞아래쪽으로 돌출된 부위가 있는데, 이것은 시상면 상으로 몸통을 오목하게 만든다.

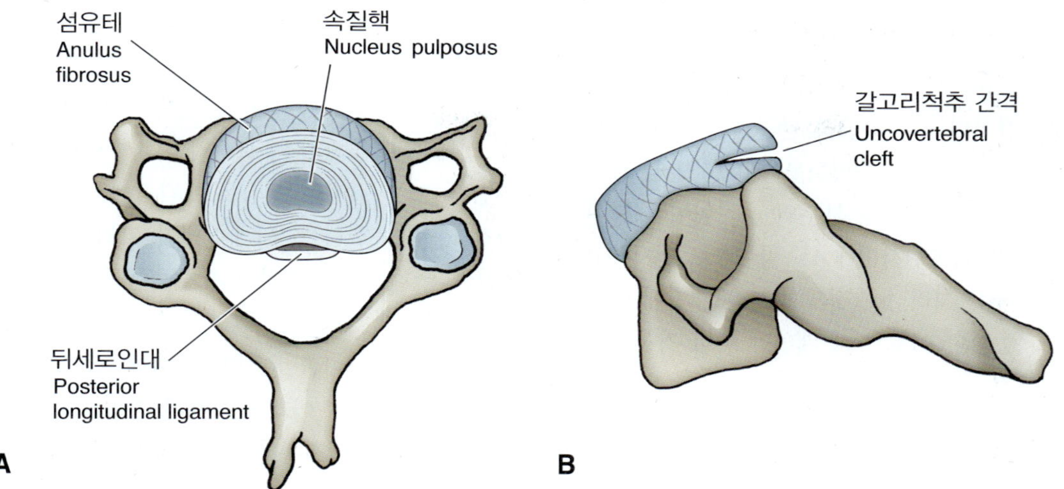

그림 4-29. 목뼈 원반. **A.** 위쪽에서 보면, 초승달 모양의 섬유테를 볼 수 있다. **B.** 가쪽에서 보면, 갈고리척추관절 또는 Luschka의 관절로 불리는 갈고리척추 간격을 볼 수 있다.

척추사이원반(Intervertebral Disc)

목뼈 영역의 척추사이원반 구조는 허리뼈 영역의 척추사이원반과는 매우 다르다(그림 4-29). Mercer와 Bogduk에 의하면, 목뼈 영역의 섬유테 섬유는 위쪽에서 봤을 때 초승달 모양을 띤다. 목뼈의 원반은 앞쪽 부분이 두껍고, 원반이 갈고리돌기에 근접하는 가쪽으로 갈수록 가늘어진다. 섬유테의 뒤쪽 섬유는 허리뼈 영역의 원반보다 얼마 되지 않는 구심성 고리를 가진 얇은 층을 형성한다.[5,30]

Mercer와 Bogduk은 목뼈 원반의 뒤쪽면에는 진성 섬유테가 없다고 했다. 그러나 Pouders 등은 목뼈 원반의 뒤쪽 섬유테를 발견했고, 목뼈 원반의 앞쪽면보다 더 두꺼운 섬유테라는 것에 동의했다.[38] 갈고리돌기의 발달과 함께 척추사이원반의 틈이 발달하고, 약 9세쯤에는 간격(cleft)이 형성된다(그림 4-29B). 이런 간격(cleft)은 **갈고리척추관절**, 또는 Luschka의 관절이라고 알려진 "**관절강**(joint cavity)"을 형성하게 된다.[37]

아래쪽 목뼈 영역의 몸통사이관절 (Interbody Joints of the Lower Cervical Region)

아래쪽 목뼈 영역의 몸통사이관절은 안장관절이다(그림 4-30). 시상면을 보면, 위쪽 척추뼈의 아래쪽 면은 오목하고, 아래척추뼈의 위쪽면은 갈고리돌기로 인해 볼록하다(그림 4-30A).[6] 비록 병진운동이 여전히 일어날 수 있지만, 우세하게 일어나는 운동은 경사이다.[6,30] 이마면을 보면(그림 4-30B), 위쪽 척추뼈의 아래쪽면은 볼록하고, 갈고리돌기에 의해 형성된 아래쪽 척추뼈의 위쪽면 위에 놓여 있다.

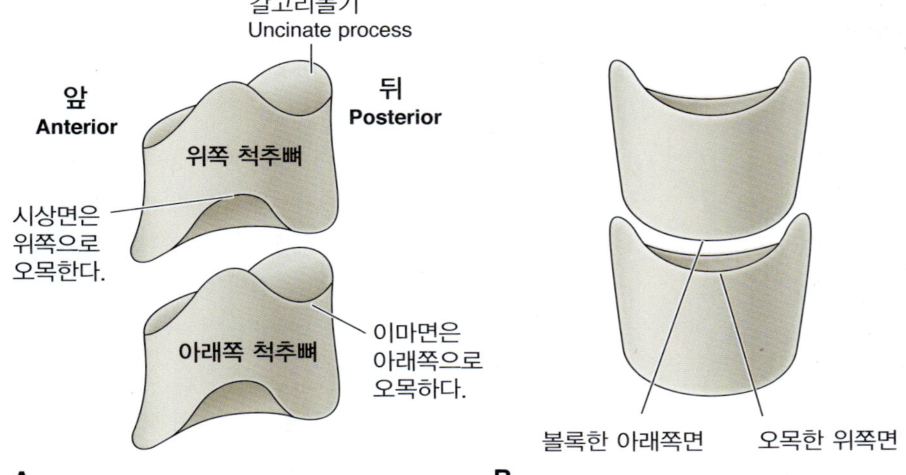

그림 4-30. **A.** 측면에서 봤을 때, 아래쪽 목뼈에는 안장 형태의 몸통사이관절이 있다. **B.** 앞쪽에서 본 그림은 위쪽 척추뼈의 볼록한 아래쪽 면이 아래쪽 척추뼈의 오목한 위쪽면과 어떻게 맞물려 있는지를 보여주고 있다.

돌기사이관절(Zygapophyseal Joints)

목뼈 영역의 돌기사이관절은 다른 척추뼈 영역과 마찬가지로, 진성 윤활관절이며 섬유지방성 반달판을 가지고 있다.[5,6,30] 관절주머니는 큰 관절가동범위를 허용할 만큼 느슨한 편이다; 그러나 가동범위의 끝 부분의 움직임이 제한된다. 관절면은 이마면과 가로면사이에 45° 방향으로 위치하고 있다(그림. 4-12A 참고). 그러나 관절의 방향은 개인에 따라 큰 차이를 보이고 있으며, 이로 인해 개인에 따라 가동범위의 차이가 나타난다.[39]

목뼈 영역의 기능 (Function of the Cervical Region)

비록 목뼈 영역이 다른 척추 영역보다 더 큰 유연성(flexibility)을 보이지만, 목뼈 영역의 안정성, 특히 고리뒤통수관절과 고리중쇠관절의 안정성이 머리를 지탱하고, 뇌줄기, 척수와 척추동맥을 보호하는데 필수적이다. 고리뼈의 구조는 다른 척추뼈보다 척수를 위한 공간이 넓은 편이다. 이런 가외 공간은 목뼈의 큰 움직임 동안 척수가 목뼈에 충돌되지 않도록 하는데 도움을 준다.

머리척추 영역과 아래쪽 목뼈 영역이라는 두 기능적 단위의 차이점은 머리와 각 목뼈 사이에서 일어나는 다른 움직임의 결합을 허용한다. 기능적으로, 더 많은 움직임의 결합은 안뜰계, 시각계 및 청각계의 감각기관을 최적의 위치로 만드는데 유용하다.

운동형상학(Kinematics)

목뼈는 상대적으로 큰 가동성을 갖도록 설계되었다. 굽힘과 폄, 옆굽힘, 돌림 등의 움직임이 목뼈에서 허용된다. 이들 움직임은 병진운동(translation)과 동반하여 일어나고, 병진운동은 C2에서 C7으로 갈수록 움직임의 크기가 증가된다. 그러나 이런 병진운동은 굽힘과 폄을 할 때 시상면에서 우세하게 일어난다.[5,6]

고리뒤통수관절이 머리와 고리뼈 사이에서 끄덕임(굽힘/폄)을 주로 허용하고, 비록 매우 적지만 옆굽힘과 돌림이 일어난다(그림 4-31). 굽힘과 폄의 결합 ROM은 약 15°이고, 옆굽힘과 축성 돌림은 각각 3°이다.[30] 굽힘을 할 때, 뒤통수뼈융기는 앞쪽으로 구르고, 뒤쪽으로 활주한다(그림 4-31A). 폄을 할 때는 뒤통수뼈융기가 뒤쪽으로 구르고 앞쪽으로 활주한다(그림 4-31B). 축성 돌림과 옆굽힘의 전체 움직임은 관절주머니의 장력에 의해 크게 제한된다: 특히 뒤통수뼈융기가 고리뼈 소켓의 벽을 따라 위쪽으로 구르기할 때 관절주머니의 제한이 커진다.

고리중쇠관절의 움직임에는 돌림, 옆굽힘, 굽힘, 폄이 있다. 전체 목뼈 돌림의 약 50%가 고리중쇠관절에서 일어난다(그림 4-32). 고리뼈는 좌우로 각각 45°씩, 즉 전체적으로 90°로 돌림을 한다.[30] 날개인대가 고리중쇠관절의 돌림을 제한한다. 나머지 40%의 목뼈 돌림은 나머지 목뼈에서 고르게 일어난다.[40]

인대와 돌기사이관절주머니와 함께, 돌기사이관절과 몸통사이관절의 모양이 아래쪽 목뼈 분절의 움직임을 결정한다. 돌기사이관절의 관절주머니는 일반적으로 아래쪽 목뼈 영역에서 느슨하며, 큰 가동범위에 영향을 준다. 원반의 직경에 대한 높이의 비율도 가동범위의 크기를 결정하는데 중요한 역할을 한다. 목뼈 영역의 전체 가동범위는 연령과 성별과 같은 많은 요소에 의해 좌우된다. 일반적으로 젊은 사람과 여성에서 움직임이 많이 일어난다. 목뼈 원반의 높이가 원반의 앞뒤 직경과 가로 직경에 비해 큰 편이다. 그러므로, 특히 젊은 연령층에서 굽힘, 폄 및 옆굽힘의 큰 가동범위가 각 분절에서 일어날 수 있다. 모든 연령 그룹의 평균 목뼈 영역의 가동범위는 다음과 같다: 전체 굽힘/폄은 126° (SD = 22°), 전체 옆굽힘은 87° (SD = 22°), 전체 돌림은 144° (SD = 23°)이었지만, 연령에 따라 큰 차이를 보인다.[41] C5–C6 분절의 척추사이원반은 다른 원반들에 비해 더 큰 스트레스를 받는데, 그 이유는 C5–C6 분절이 큰 범위의 굽힘/폄을 가지고 있고, 역학적 스트레인이 가장 큰 부위이기 때문이다.[42]

일반적으로, 굽힘과 폄의 범위는 C2–C3의 가동분절에서 C5–C6의 가동분절로 갈수록 증가하고, C6–C7 분절에서 다시 감소한다.[9] 이들 아래쪽 목뼈 분절의 굽힘은 몸통사이관절의 앞쪽 활주와 돌기사이관절의 위쪽 활주가 결합된 위쪽 척추뼈몸통의 앞쪽 경사를 포함한다(그림 4-33A). 반대로, 폄은 몸통사이관절의 뒤쪽 활주와 돌기사이관절의 아래쪽 활주가 결합된 위쪽 척추뼈몸통의 뒤쪽 경사를 포함한다(그림 4-33B).

돌림과 옆굽힘은 짝운동이다. 옆굽힘은 동측 돌림과 결합되고(그림 4-34A), 돌림은 동측 옆굽힘과 결합된다(그림 4-34B). 이들 움직임은 척추뼈몸통의 경사와 활주는 몸통사이관절의 동측 활주와 돌기사이관절의 반대쪽 위쪽 활주와 결합되어 일어난다.[20,30]

Mercer와 Bogduk[5,30]은 옆굽힘과 돌림을 인위적인 개념(artificial construct)이라고 했다. 그들의 관점에서 보면, 모든 움직임은 돌기사이관절파셋의 활주에 의해 일어난다는 것이다.

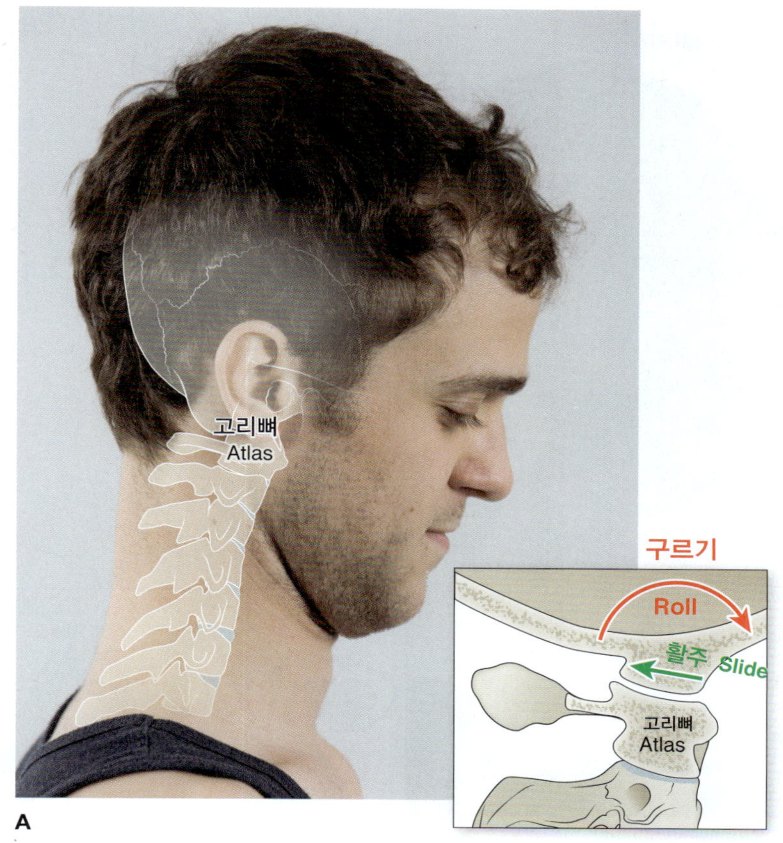

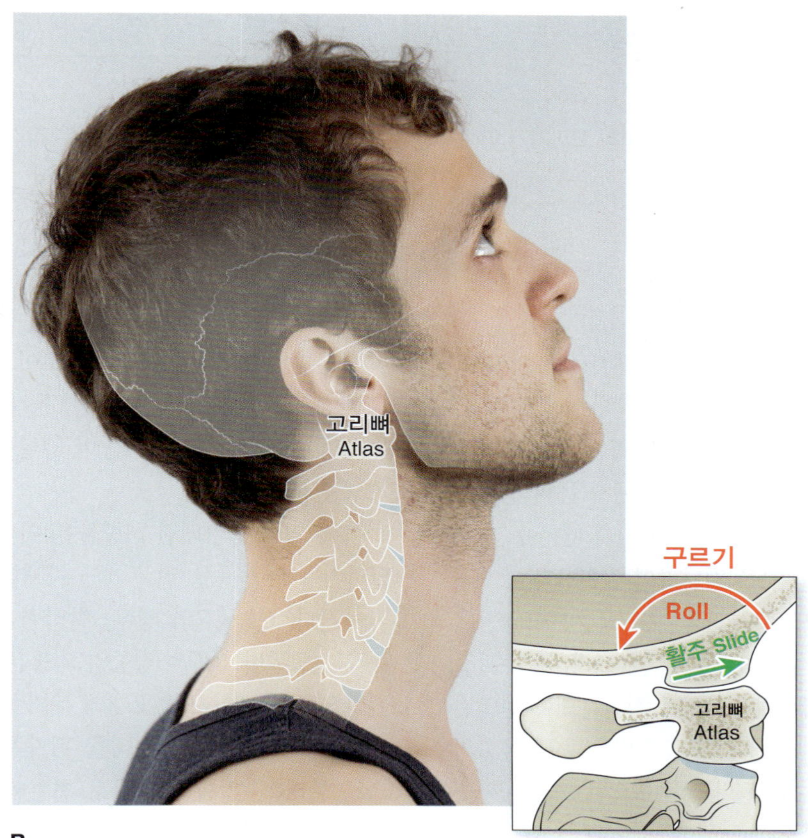

그림 4-31. 고리뒤통수관절에서 일어나는 1차 움직임은 끄덕임(굽힘/폄)이다. **A.** 굽힘을 할 때, 뒤통수뼈융기가 앞쪽으로 구르기를 하고, 뒤쪽으로 활주한다. **B.** 폄을 할 때, 뒤통수뼈융기가 뒤쪽으로 구르기를 하고, 앞쪽으로 활주한다.

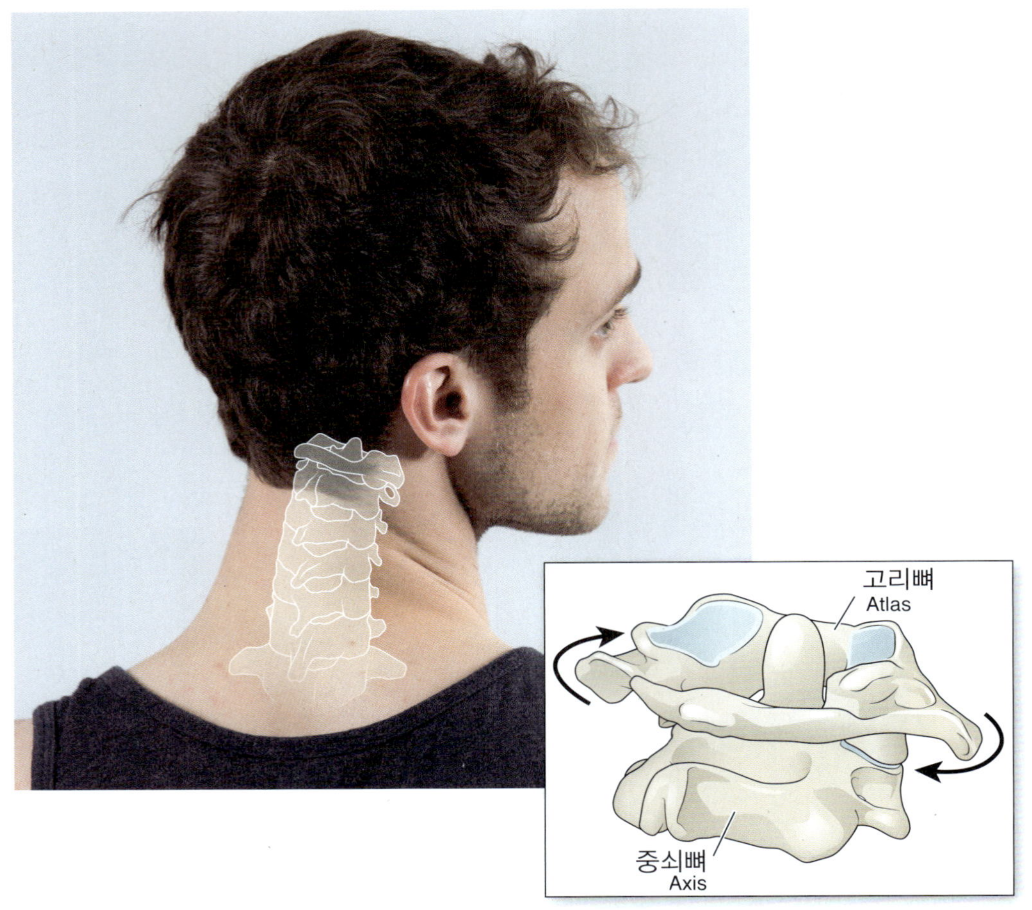

그림 4-32. 고리중쇠관절의 돌림은 뒤통수뼈와 고리뼈가 아래쪽의 중쇠뼈 위에서 일어나는 것이며, 좌우 각각 45°로 돌림한다.

운동역학(Kinetics)

목뼈 영역도 나머지 척추뼈 영역과 마찬가지로 축성 압박력, 장력, 굽힘력, 비틀림력 및 전단력에 의해 노출되지만, 어느 정도 영역별 차이를 보인다. 목뼈 영역는 체중부하가 덜 되고 일반적으로 큰 가동성을 가지는 점에서 등뼈 영역과 허리뼈 영역과 다르다. 목뼈는 앞굽음되어 있기 때문에 이상적인 똑바른 자세에서도 앞쪽 전단력이 일어난다.

고리뒤통수관절 또는 고리중쇠관절에는 척추사이원반이 없다. 그러므로 머리의 무게(축성 압박력)는 고리뒤통수관절을 통해 중쇠뼈의 돌기사이관절파셋으로 직접적으로 전달된다. 이런 힘들은 중쇠뼈의 고리뿌리와 고리판을 통해 몸통의 아랫면과 2개의 관절돌기로 전달된다. 결과적으로 힘들은 이웃한 아래쪽 척추뼈의 원반으로 전달된다. 중쇠뼈의 고리판은 매우 큰데, 이것은 압박 하중의 전달로 인한 구조적 적응인 것처럼 보인다. 뼈잔기둥 시스템을 보면, 중쇠뼈와 C7의 고리판이 매우 큰 하중을 받는 것으로 보이고, 중간에 있는 고리판은 그렇지 않은 것으로 보인다. 위쪽 돌기사이관절파셋에서 아래쪽 돌기사이관절파셋으로 하중이 전달될 때, 그 하중은 고리판 쪽으로 분산된다.[43]

목뼈 영역에 가해진 하중들은 머리와 몸통의 자세에 따라 달라지는데, 몸통을 뒤로 기댄 자세일 때 하중의 크기가 가장 작아진다. C3–C7의 경우, 압박력은 3개의 나란한 기둥을 통해 전달된다: 1개의 앞중앙 기둥은 척추뼈몸통과 척추사이원반으로 이루어지고, 2개의 뒤가쪽 기둥은 좌우 돌기사이관절로 이루어져 있다. 이들 뒤가쪽 기둥은 종종 관절기둥으로 불리다. 압박력은 주로 척추뼈몸통과 척추사이원반을 통해 전달되며, 압박력의 1/3 정도가 2개의 뒤가쪽기둥을 통해 전달된다.[29]

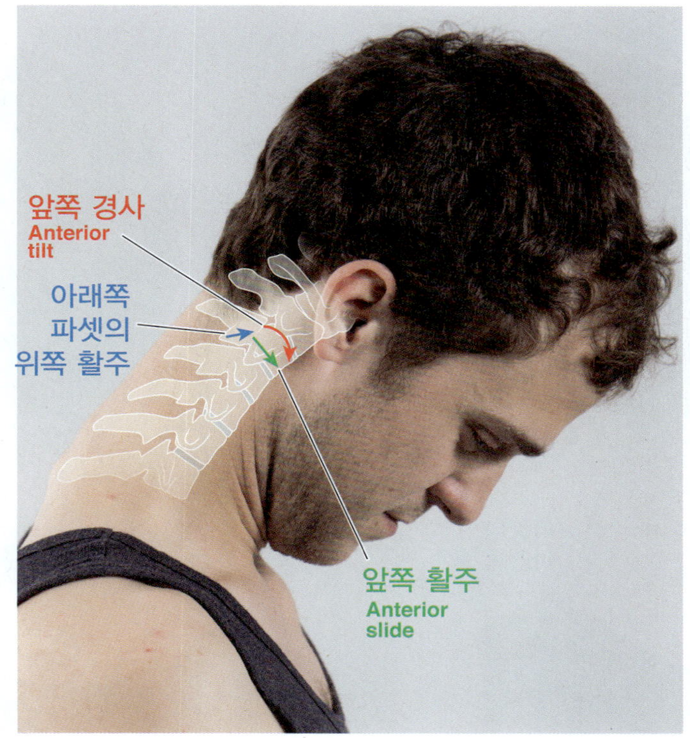

A

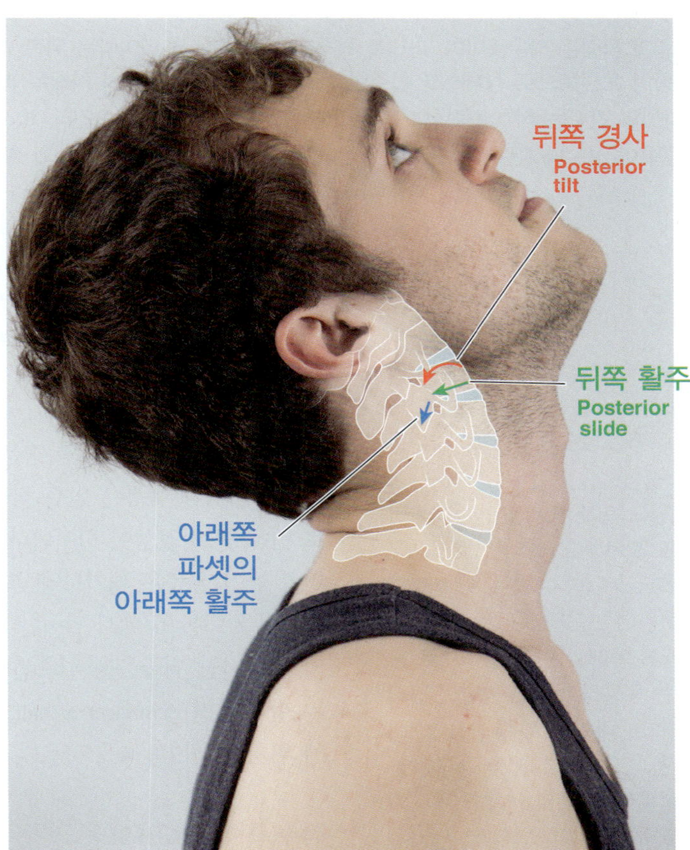

B

그림 4-33. 아래쪽 목뼈 분절의 굽힘과 폄은 아래쪽 척추뼈(예, C4) 위에서 일어나는 위쪽 척추뼈(예, C3)의 움직임이다. **A.** 굽힘을 할 때, 척추뼈몸통의 경사와 활주는 앞쪽으로 일어나는 한편, 아래쪽 파셋(위쪽 척추뼈)은 아래쪽 척추뼈의 위쪽 파셋 위에서 위쪽으로 활주한다. **B.** 폄을 할 때, 척추뼈몸통의 경사와 활주는 뒤쪽으로 일어나는 한편, 아래쪽 파셋(위쪽 척추뼈)은 아래쪽 척추뼈의 위쪽 파셋 위에서 아래쪽으로 활주한다.

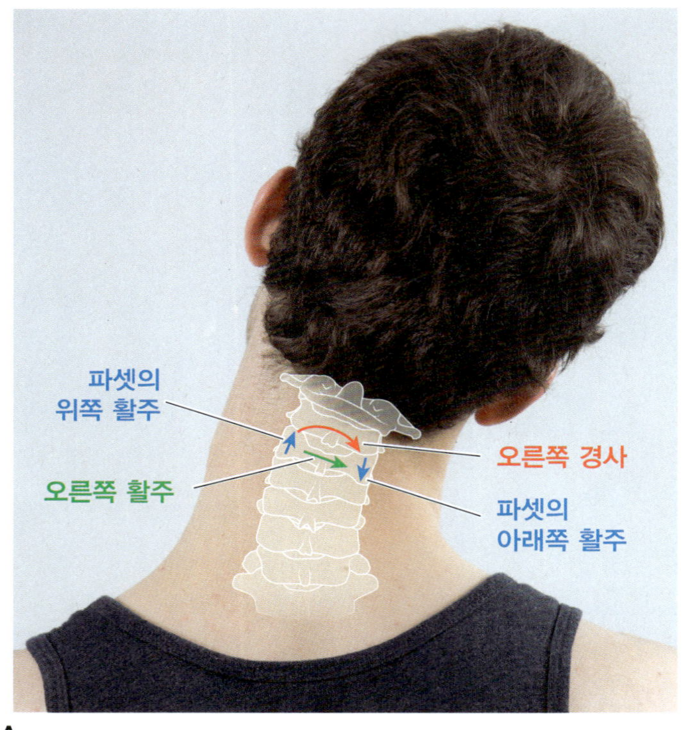

A

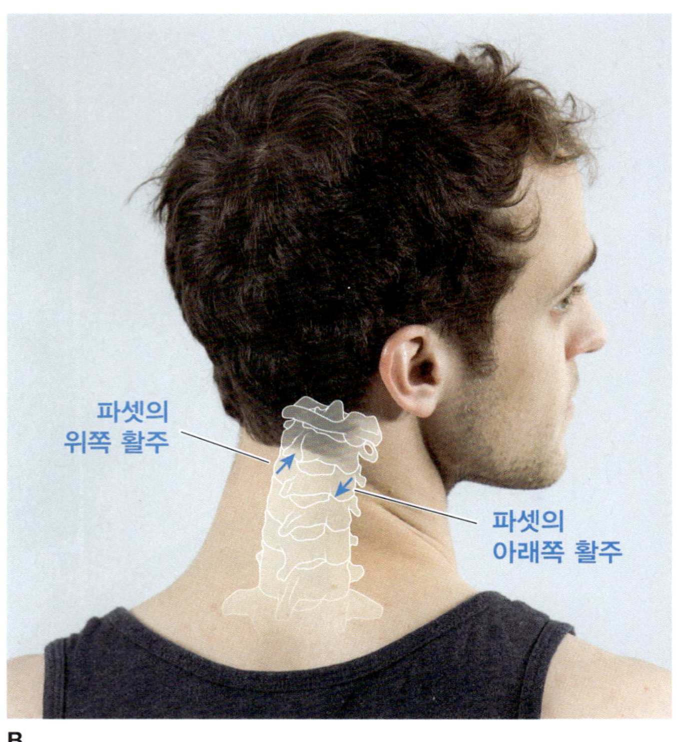

B

그림 4-34. 아래쪽 목뼈의 옆굽힘과 돌림은 짝운동이며, 아래쪽 척추뼈(C4) 위에서 일어나는 위쪽 척추뼈(C3)의 결합된 움직임이다. A. 오른쪽 옆굽힘을 할 때, 척추뼈몸통이 오른쪽으로 경사하고 활주한다. 이때 오른쪽 척추뼈의 아래쪽 파셋은 아래쪽으로 활주하고, 왼쪽 아래쪽 파셋은 위쪽으로 활주한다. 파셋의 활주는 척추뼈몸통의 동측(오른쪽) 돌림을 약간 일으킨다. B. 오른쪽으로 돌림을 할 때, 오른쪽 아래쪽 파셋은 뒤쪽으로 활주하고, 왼쪽 아래쪽 파셋은 앞쪽으로 활주한다. 척추뼈몸통의 오른쪽 경사와 활주가 약간 일어난다.

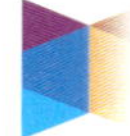

기본 개념 4-3
목뼈 영역의 구조와 기능

요약하자면, 목뼈 영역의 목적은 독특하다. 목뼈는 1차 감각기관의 최적 자세를 위해 많은 움직임의 결합을 달성해야 하고, 또 뇌줄기와 척수, 그리고 뇌로 공급되는 동맥을 보호하기 위해 충분한 안정성을 제공해야 한다. 시력(눈), 평형(정찰기) 및 청력(귀)과 관련된 감각기관은 모두 목뼈의 움직임에 의해 영향을 받는다. 이들 감각기관은 우리의 몸이 움직임에도 불구하고 최적의 방향을 유지할 것이다. 목뼈가 어느 정도 독자적으로 기능할 수 있는 2개 영역을 가지고 있다는 것은 이들 요구를 충족하는데 도움을 준다.

필요하다면, 머리척추 분절은 아래쪽 목뼈와 반대 방향으로 움직일 수 있다. 목뼈에서 일어날 수 있는 독특하고 반대 방향의 움직임을 보이는 흔한 2가지 예는 목뼈 영역의 **내밈**과 **뒷당김**을 할 때 일어난다. 내밈은 아래쪽 목뼈의 굽힘과 머리척추의 폄이 결합하여 나타난다. 반대로, 뒷당김은 머리척추의 굽힘과 아래쪽 목뼈의 폄이 결합하여 나타난다. 사람이 구부정하게 앉아 있을 때, 머리가 전방으로 쏠리게 될 것이고, 이것에 의해 목뼈 영역의 내밈 자세가 초래할 것이다. 물리치료사들은 장기간의 목뼈 내밈 자세(머리가 전방으로 이동하는 자세)로 발생할 수 있는 문제점들을 교정하기 위해 목뼈 영역의 뒷당김과 관련된 운동을 종종 가르친다.

등뼈 영역의 구조(Structure of the Thoracic Region)

전형적인 등뼈(Typical Thoracic Vertebrae)

척추뼈몸통(BODY)

전형적인 등뼈 몸통의 특징은 그림 4-35에서 잘 보여진다. 전형적인 등뼈 몸통은 앞뒤 직경과 좌우 직경이 같고, 이것으로 인해 큰 안정성이 일어난다. 척추뼈몸통은 앞쪽 높이보다 뒤쪽 높이가 높은 쐐기모양(그림 4-35A)이고, 가장 큰 앞뒤 높이의 차이는 T7에서 일어난다. 이런 전방 쐐기 모양은 등뼈의 정상적인 뒤굽음을 일으킨다. 갈비뼈머리와 관절을 이루는 **반관절면**(demifacet or half facet)이 척추뼈몸통의 뒤가쪽에 위치한다(그림. 4-35 참고).

척추고리(ARCHES)

고리뿌리(Pedicles)

고리뿌리는 가쪽으로 돌출되지 않고 거의 뒤쪽으로만 향하기 때문에, 작은 척추관을 형성한다(그림 4-35B).

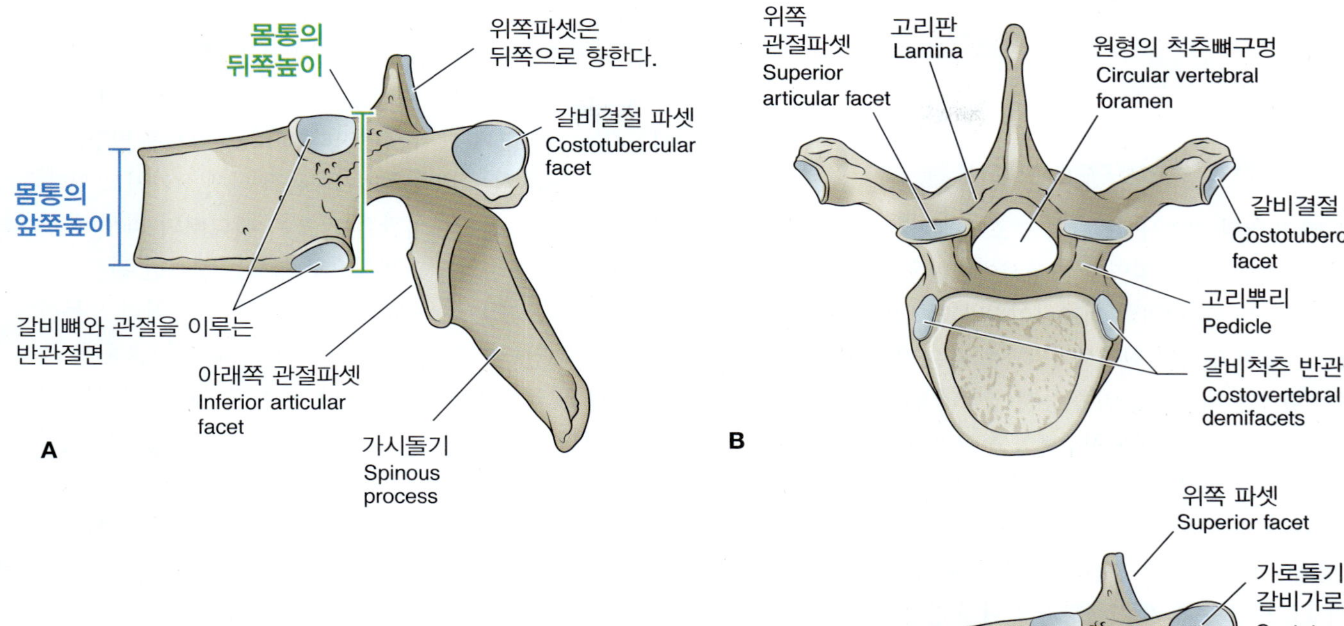

그림 4-35. 전형적인 등뼈. **A.** 등뼈를 가쪽에서 보면, 관절돌기사이관절의 위쪽 파셋과 아래쪽 파셋, 그리고 갈비뼈가 부착하는 반관절면을 볼 수 있다. 몸통의 뒤쪽 높이가 앞쪽높이보다 더 높다. **B.** 등뼈를 위쪽에서 보면, 작고 원형의 척추뼈구멍, 갈비결절과 관절을 이루는 가로돌기에 있는 갈비결절 파셋, 그리고 갈비뼈머리와 관절을 이루기 위해 몸통에 있는 위쪽 갈비척추 파셋, 고리뿌리 및 고리판 등이 보인다. **C.** 측면에서 보면, 갈비척추 파셋은 이웃한 2개의 반관절면과 그 사이의 원반에 의해 형성되는 것을 알 수 있다; 등뼈 영역에서는 가시돌기의 겹침이 뚜렷하다.

고리판(Laminae)

고리판은 짧고, 두껍고 넓은 편이다.

관절사이돌기(*Zygapophyseal Articular Processes*)

위쪽 돌기사이관절파셋(superior zygapophyseal facets)은 얇고 거의 평편하며, 뒤쪽, 위쪽 그리고 가쪽으로 향한다(그림. 4-34A). 아래쪽 돌기사이관절파셋은 앞쪽과 약간의 위안쪽으로 향한다. 이들 관절 파셋은 거의 이마면상에 위치하고, T10나 T11에서 파셋의 방향이 바뀌어, 위쪽 파셋은 뒤가쪽으로 향하고, 아래쪽 파셋은 앞가쪽으로 향한다.
이 파셋은 시상면에 더 가까워진다.

가로돌기(*Transverse Processes*)

가로돌기는 갈비뼈결절과 관절을 이루기 위해 커다란 난원형의 파셋(**갈비결절 파셋**, **costotubercular facet**)을 지지하는 두꺼운 말단을 가진다.

가시돌기(*Spinous Processes*)

가시돌기는 아래 방향으로 기울어져 있으며, T5에서 T8까지는 이웃한 아래쪽 척추뼈의 가시돌기와 중첩된다. T11과 T12의 가시돌기는 삼각형이며 수평 방향으로 돌출되어 있다. 대부분의 등뼈 가시돌기의 끝부위는 아래쪽 척추뼈의 몸통 높이에 위치한다.

척추뼈구멍(Vertebral Foramen)

척추뼈구멍은 작고 원형이다.

척추사이원반(Intervertebral Discs)

등뼈 영역의 척추사이원반의 구조에 대한 연구는 거의 없었다; 그러나, 등뼈 영역의 척추사이원반은 크기와 모양만 다를 뿐, 허리뼈 영역의 척추사이원반과 거의 같은 구조를 가진다. 등뼈 영역의 척추사이원반은 다른 영역의 척추사이원반보다 얇은데, 특히, 위쪽 등뼈 영역의 원반이 더 얇은 편이다. 또한, 원반 크기와 척추뼈몸통 크기의 비율은 등뼈 영역에서 가장 작아서 작은 가동성과 높은 안정성을 제공한다. 척추사이원반은 또한 뒤쪽높이가 앞쪽높이보다 더 높은 쐐기 형태여서 뒤굽음의 원인이 된다. 등뼈 몸통의 종판은 T1에서 T12로 갈수록 가로 직경과 앞뒤 직경이 점차 증가한다.

관절(Articulations)

몸통사이관절(INTERBODY JOINTS)

등뼈 영역의 몸통사이관절은 평편하기 때문에 모든 방향으로 활주가 일어날 수 있다. 척추사이원반은 척추뼈몸통의 경사를 가능하게 하지만, 상대적으로 작은 크기의 원반이 전체 움직임을 제한한다.

돌기사이관절(ZYGAPOPHYSEAL JOINTS)

돌기사이관절은 섬유지방성 반달판을 가진 윤활성 평면관절이다. 이들 관절은 이마면으로부터 20°정도 떨어져 있기 때문에, 옆굽힘과 돌림의 가동범위를 크게 허용하는 한편, 굽힘과 폄의 가동범위를 작게 허용한다(그림. 4-16B). 등뼈 돌기사이관절의 관절주머니는 허리뼈 영역이나 목뼈 영역의 것보다 훨씬 강하기 때문에 관절가동범위를 제한하는 요인이 된다.

인대(Ligaments)

등뼈 영역과 관련된 인대는 목뼈 영역보다 황색인대와 앞세로인대가 등뼈 영역에서 더 두껍다는 것을 제외하고는, 본 장의 앞부분에서 설명된 전형적인 척추인대와 동일하다.

비전형적인 등뼈(Atypical Thoracic Vertebrae)

등뼈의 대부분은 작은 변형을 가진 모든 척추뼈의 기본 구조적 디자인을 고수한다. T1과 T12는 각각 목뼈와 허리뼈의 특징을 가진 등뼈이다. T1은 전형적인 목뼈 몸통을 가지고 있고, 가로 직경이 앞뒤 직경보다 거의 2배로 길다. T1의 가시돌기는 특별히 길고 두드러진다. T12는 뒤가쪽 방향으로 향하는 등뼈와 같은 위쪽 돌기사이관절 파셋을 가지고 있다. 그러나 아래쪽 돌기사이관절 파셋은 허리뼈의 파셋에 더 가까운 형태이고, 앞가쪽 방향으로 향하는 볼록한 관절면을 가지고 있다. 이 파셋은 뒤안쪽으로 향하는 수직의 오목한 L1의 위쪽 파셋과 관절을 이룬다. 다른 등뼈와 비교해 볼 때 T1, T11 및 T12의 부가적인 차이점은 갈비뼈와 관절을 이루는 반관절면이 아닌 온전한 관절면을 가지고 있다는 것이다. 그 이유는 1번, 11번 및 12번 갈비뼈가 그들에 상응하는 등뼈 몸통과 관절을 이루기 때문이다(위쪽과 아래쪽 등뼈 몸통과 관절을 이루기 보다는).

등뼈 영역의 기능 (Function of the Thoracic Region)

등뼈 영역은 갈비우리, 가시돌기, 팽팽한 돌기사이관절주머니, 더 두꺼운 황색인대, 척추뼈몸통과 척추사이원반의 치수 등과 같은 구조적 요인들의 제한 때문에 목뼈 영역보다 유연성이 떨어지고 안정성은 더 크다. 각각의 등뼈는 각각 한 쌍의 갈비뼈와 두 개의 관절로 연결되어 있다: **갈비척추관절**(costovertebral joint)과 **갈비가로관절**(costotransverse joint). 갈비척추관절의 척추 성분은 대부분의 척추뼈몸통에 위치한 반관절면(demifacet)이다. 갈비가로관절의 척추 성분은 가로돌기에 위치한 난원형의 파셋이다. 이 관절에 대해서는 5장에서 자세히 설명하겠다.

운동형상학(Kinematics)

등뼈 영역에서 모든 움직임이 일어날 수 있지만, 굽힘과 폄의 범위는 위쪽 등뼈 영역(T1–T6)에서 매우 제한되는데, 그 이유는 갈비우리의 강직성과 이마면 상에 있는 돌기사이관절 파셋의 방향 때문이다. 아래쪽 등뼈 영역(T9–T12)의 돌기사이관절파셋은 이마면보다는 시상면 쪽에 더 가까이 위치하여 굽힘과 폄의 가동범위를 증가시킨다. 위쪽 등뼈 영역에서는 옆굽힘과 돌림이 더 잘 일어난다. 옆굽힘의 ROM은 약간의 축성 돌림과 결합된다. 동반되는 축성 돌림의 크기는 등뼈의 아래쪽 영역에서 감소하는데, 그 이유는 T10나 T11에서 돌기사이관절 파셋의 방향이 바꾸기 때문이다. 짝운동으로 일어나는 돌림 방향은 개인에 따라 큰 차이

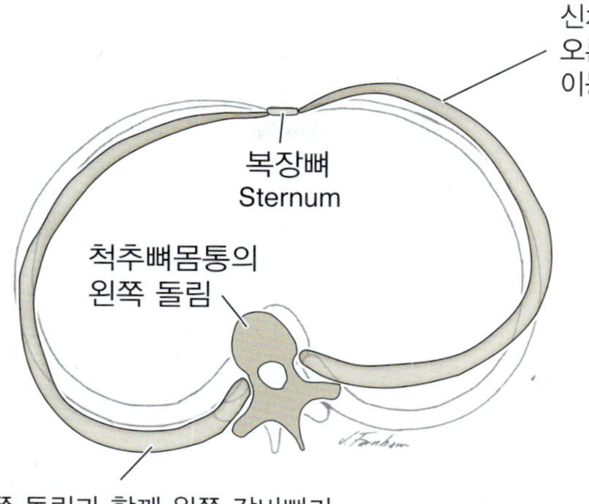

그림 4-36. 등뼈 몸통의 왼쪽 돌림(신체 몸통의 왼쪽 돌림)은 관련된 갈비뼈의 비틀림을 일으킨다. 즉, 왼쪽갈비뼈는 뒤쪽으로 볼록해지고, 오른쪽 갈비뼈는 앞쪽으로 볼록해진다.

를 보일 수 있다.[9]

등뼈 영역의 굽힘은 뒤세로인대, 황색인대, 가시사이인대, 돌기사이관절주머니의 장력에 의해 제한된다. 등뼈 영역의 폄은 가시돌기, 고리판, 관절사이돌기파셋의 접촉에 의해 제한되고, 또 앞세로인대, 돌기사이관절주머니 및 배 근육 등의 장력에 의해 제한된다. 옆굽힘은 만곡의 오목한 쪽에 있는 돌기사이관절 파셋의 충돌과 갈비우리의 충돌에 의해 제한된다. 등뼈 영역의 돌림도 갈비우리에 의해 제한된다. 등뼈가 돌림할 때, 돌림은 갈비뼈의 비틀림(distortion)에 의해서도 동반된다(그림 4-36). 척추뼈몸통이 돌림하는 쪽의 갈비뼈 뒷부분은 더욱 볼록해지고, 앞부분은 평편해진다. 돌림의 크기는 비틀림하는 갈비뼈의 능력과 갈비척추관절과 갈비가로관절에서 일어나는 움직임 크기에 좌우된다. 사람이 노화하면, 갈비연골이 골화되고, 갈비우리의 비틀림이 감소된다. 이것은 노화로 인해 사용가능한 등뼈 돌림의 크기를 감소시킨다.

운동역학(Kinetics)

등뼈 영역은 목뼈 영역에 비해 증가된 압박력을 받는데, 그 이유는 체중부하량이 더 크기 때문이고, 또 뒤굽음(kyphotic shape) 때문이다. 중력선은 등뼈들의 앞쪽을 지난다. 이것은 뒤쪽 인대와 척추 폄근에 의해 상쇄되는 등뼈에 대한 굽힘 모멘트를 생성한다. 가장 큰 굽힘 모멘트는 중력선의 증가된 모멘트팔의 결과로써 뒤굽음 만곡이 가장 심한 부위에서 일어난다.[9]

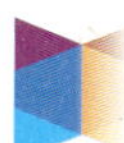

기본 개념 4-4
등뼈 영역의 구조와 기능

요약하자면, 가슴우리(등뼈와 갈비우리)의 1차 목표는 전체 몸통 ROM을 보존하는 동시에, 주요 장기와 척수를 보호하는 것이다. 임상적으로, 등뼈 분절 가동성의 감소는 장기간의 구부정한 앉은 자세로 인해 자주 발생한다. 이것은 이웃한 척추뼈 영역의 문제점에 기여할 수 있다.

등뼈 분절에서 일어날 수 있는 전체 움직임이 목뼈나 허리뼈 영역보다 더 작기 때문에, 소량의 등뼈 움직임이라도 기능적 효과를 가질 수 있다. 감소된 등뼈 가동성이 있을 때, 기능적 가동성의 보유는 목뼈나 허리뼈에 대한 가동성의 증가를 일으킬 수 있다. 이것은 등뼈에 가해지는 하중을 증가시킬 수 있어서, 목 통증이나 허리 통증의 원인이 될 수 있다.

허리뼈 영역의 구조
(Structure of the Lumbar Region)

상위 4개의 허리뼈는 서로 비슷한 구조물을 가지고 있고, 모든 허리뼈의 공통된 요소를 공유한다(그림 4-37). L5는 엉치뼈와 관절을 이루기 위해 구조적 적응을 가진다.

전형적인 허리뼈(Atypical Lumbar Vertebra)

척추뼈몸통(BODY)

전형적인 허리뼈의 몸통은 앞뒤 직경과 높이보다 가로 직경이 더 크다(그림 4-37A와 B). 허리뼈의 크기와 모양은 체중,

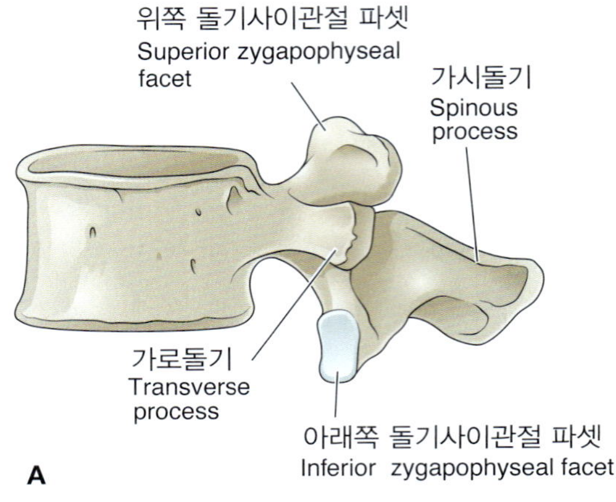

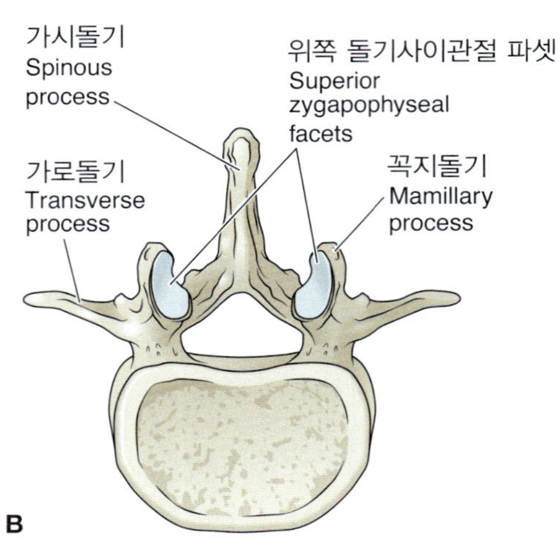

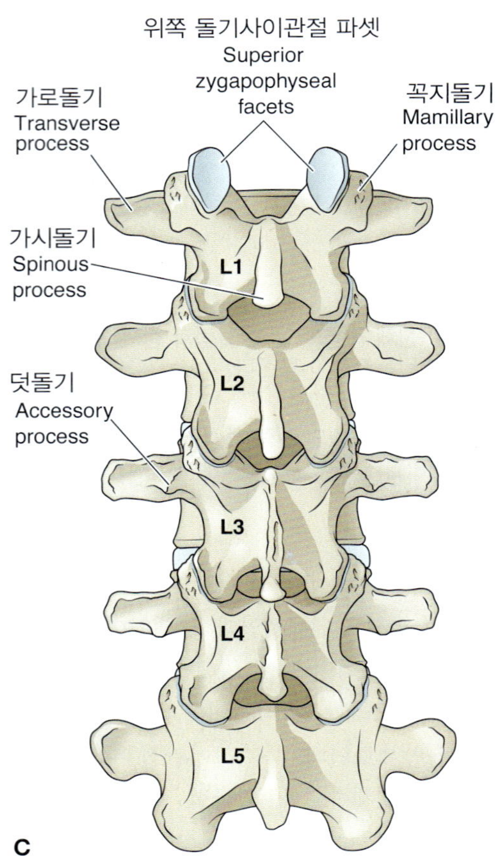

그림 4-37. 전형적인 허리뼈. A. 전형적 허리뼈의 가쪽면은 큰 몸통 뿐만 아니라, 위쪽 돌기사이관절 파셋과 아래쪽 돌기사이관절 파셋의 시상면 방향을 보여준다. B. 위쪽면은 삼각형의 척추뼈구멍 뿐만 아니라, 가로돌기와 가시돌기를 보여준다. C. 5개 허리뼈의 뒤쪽면.

지면반발력, 근수축 등에 의해 일어난 큰 압박력을 지지할 필요성을 반영한다.

척추고리(ARCHES)

고리뿌리(*Pedicles*)

고리뿌리는 짧고 두꺼우며, 뒤가쪽으로 뻗는다.

고리판(*Laminae*)

고리판은 짧고 넓다.

관절돌기(*Zygapophyseal Articular Processes*)

위쪽 돌기사이관절 파셋과 아래쪽 돌기사이관절 파셋은 사람에 따라 그 모양과 방향성이 매우 다양하다.

작은 혹 같이 생긴 **꼭지돌기**(Mamillary processes)가 좌우 위쪽 관절돌기 파셋의 뒤쪽 가장자리에 위치한다(그림. 4-37B). 꼭지돌기는 뭇갈래근과 안쪽 가로사이근의 부착점이 된다. 아래쪽 돌기사이관절파셋은 수직 방향이며, 볼록하고 약간 앞쪽과 가쪽으로 향하고 있다.

가로돌기(*Transverse Process*)

가로돌기는 길고, 가늘고, 수평 방향으로 뻗어 있다(그림. 4-37B).

가시돌기(*Spinous Process*)

가시돌기는 넓고 두꺼우며 수평 방향으로 뻗어 있다(그림. 4-37A).

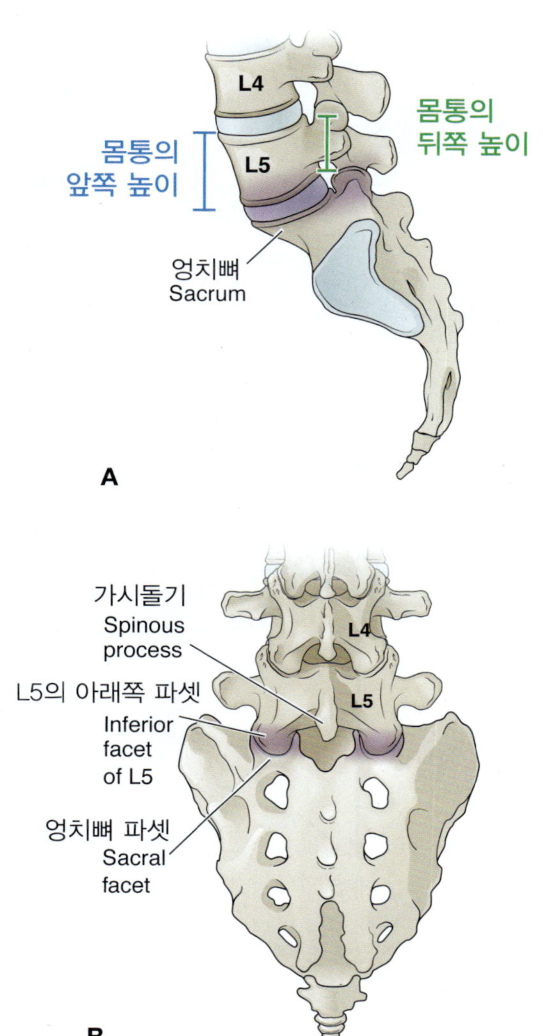

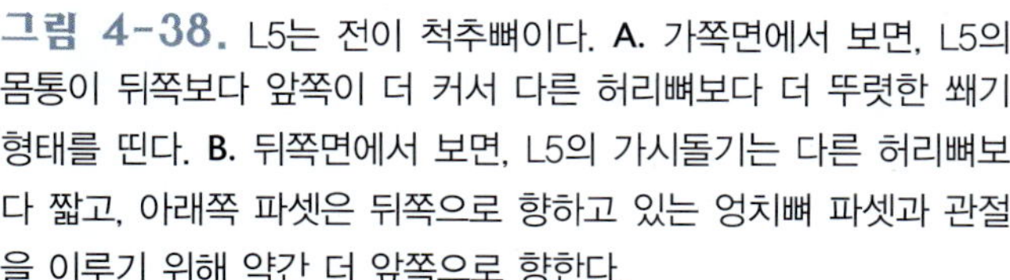
그림 4-38. L5는 전이 척추뼈이다. **A.** 가쪽면에서 보면, L5의 몸통이 뒤쪽보다 앞쪽이 더 커서 다른 허리뼈보다 더 뚜렷한 쐐기 형태를 띤다. **B.** 뒤쪽면에서 보면, L5의 가시돌기는 다른 허리뼈보다 짧고, 아래쪽 파셋은 뒤쪽으로 향하고 있는 엉치뼈 파셋과 관절을 이루기 위해 약간 더 앞쪽으로 향한다.

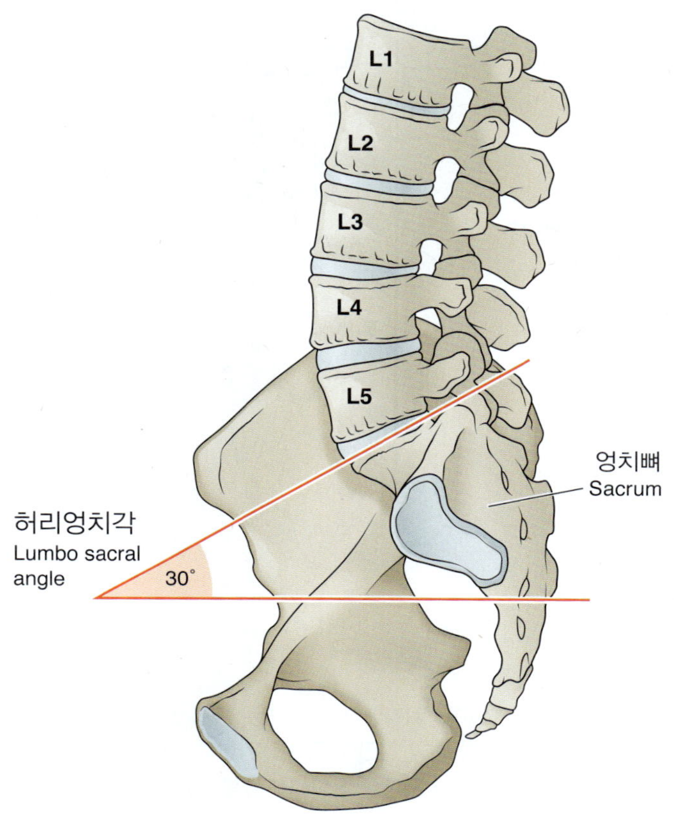

그림 4-39. 허리엉치각은 수평선과 엉치뼈의 위쪽면과 평행한 선이 만나서 형성되는 각도를 측정함으로써 측정된다. 측면에서 봤을 때 엉치뼈를 노출하기 위해 오른쪽 볼기뼈를 제거했다.

척추뼈구멍(Vertebral Foramen)

척추뼈구멍은 삼각형이며, 등뼈 영역의 척추뼈구멍보다 크지만, 목뼈 영역의 척추뼈구멍보다 작은 편이다.

비전형적인 허리뼈(Atypical Lumbar Vertebra)

L5(그림 4-38)는 전이 척추뼈로써 나머지 네 개의 허리뼈와는 달리, 앞쪽 부분이 뒤쪽 부분보다 더 높은 쐐기 모양으로 생겼다(그림 4-38A). L5의 가시돌기는 다른 허리뼈의 가시돌기보다 작고, 가로돌기는 더 크고 위쪽과 뒤쪽으로 향하고 있다. 아래쪽 돌기사이관절 파셋은 다른 허리뼈보다 더 크고 넓은 편(그림 4-37C 참고)일 뿐만 아니라, 크고 뒤쪽으로 향하는 엉치뼈 파셋과 잘 맞물리기 위해 보다 앞쪽으로 향하고 있다(그림 4-38B).

허리엉치관절(lumbosacral articulation)(그림. 4-38B 참고)은 L5와 S1 사이의 관절이며, 앞쪽과 아래쪽으로 가로면과 각을 이루는 **허리엉치각**(lumbosacral angle)을 형성한다(그림 4-39). 허리엉치각의 크기는 골반의 위치에 따라 달라지며, 허리뼈의 만곡에도 영향을 준다. 허리엉치각이 증가하면 허리뼈 영역은 더욱 앞쪽으로 볼록해지고, 허리엉치관절에서 전단 스트레스가 더욱 증가하게 된다(그림 4-40).

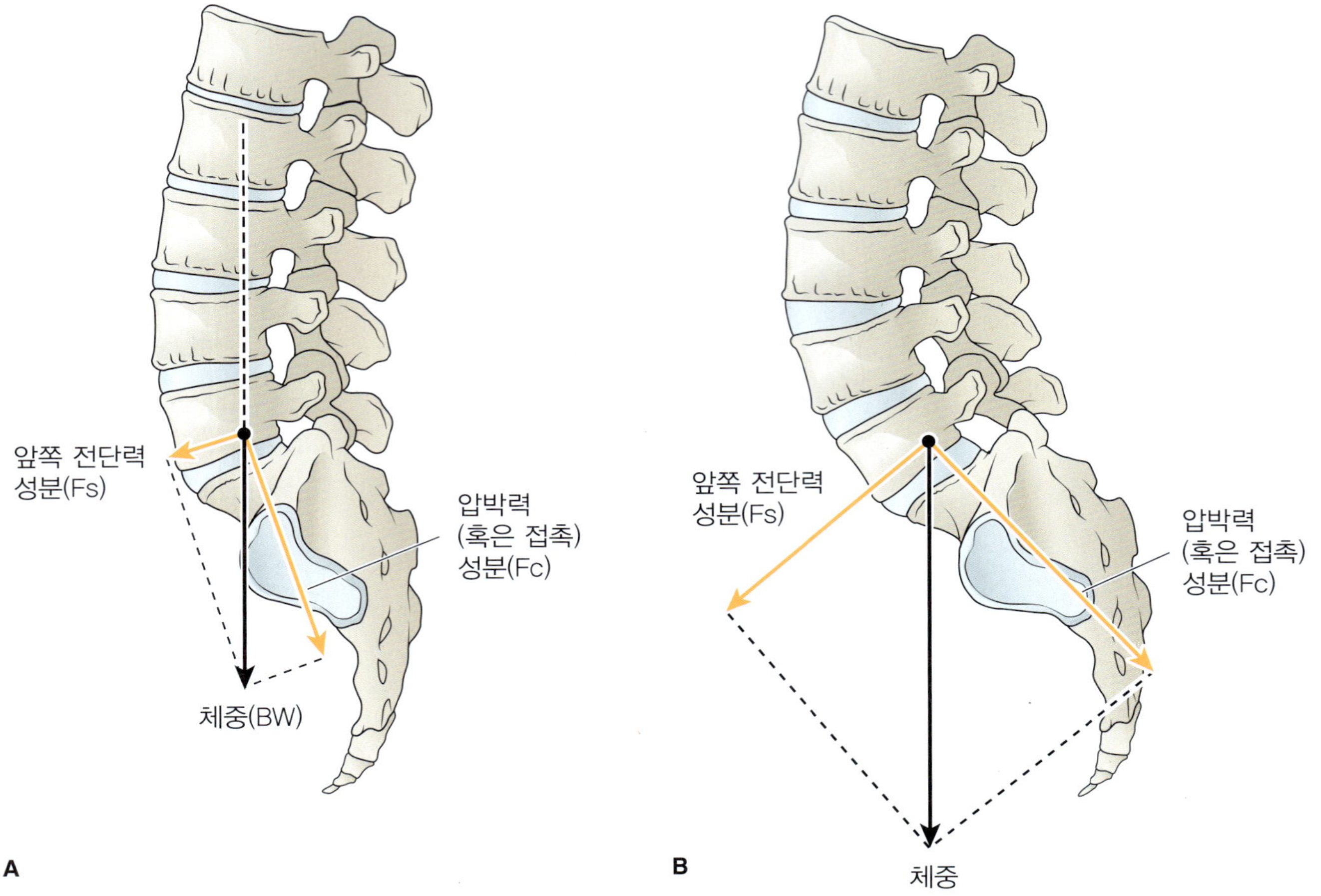

앞쪽 전단력
성분(Fs)
압박력
(혹은 접촉)
성분(Fc)
체중(BW)
A
앞쪽 전단력
성분(Fs)
압박력
(혹은 접촉)
성분(Fc)
체중
B

그림 4-40. 허리엉치각에서 일어나는 전단 스트레스. **A.** 허리엉치각이 30°일 때의 앞쪽 전단력. L5에 작용하는 체중은 S1의 경사면에 L5의 압박력(Fc)과 전방 전단력(Fs)를 가한다. **B.** 45°로 증가된 허리엉치각도의 경우에는, L5에 작용하는 체중의 힘이 S1의 경사면에 압박력(Fc)보다 더 크거나 동등한 전단력(Fs)를 초래한다.

척추사이원반(Intervertebral Discs)

허리뼈 영역의 척추사이원반은 섬유테의 콜라겐 섬유가 **층판**으로 불리는 시트 형태의 배열되어 있다는 점에서 목뼈 영역이나 등뼈 영역의 척추사이원반과 다르다(그림 4-41). 층판(lamellae)은 속질핵을 둘러싸는 구심성 고리로 배열되어 있다. 이웃한 고리의 콜라겐 섬유들은 서로에 대해 반대 방향으로 120°의 각을 형성하면서 주행한다. 층에 따라 콜라겐 섬유들은 서로 다른 방향으로 주행하기 때문에 섬유테는 거의 모든 방향에서 가해지는 장력에 저항할 수 있게 된다. 허리뼈 영역의 척추사이원반은 척추사이원반 중에서 가장 크다(허리뼈 영역의 척추뼈몸통이 큰 것과 마찬가지로). 각 척추사이원반의 모양은 완전한 타원형이 아니라, 뒤쪽이 약간 오목하다(그림 4-42). 이것은 섬유테의 커다란 단면적을 제공하고, 앞쪽 굽힘을 할 때 일어나는 장력에 저항하는 능력을 증가시킨다.

속질핵
Nucleus
pulposus
층판
Lamellae

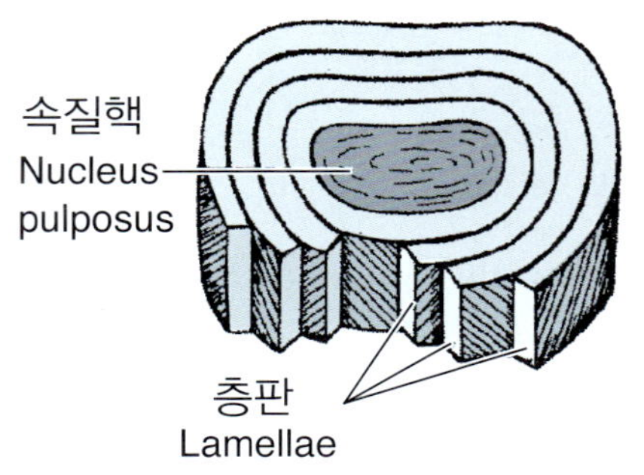

그림 4-41. 허리뼈 원반의 섬유테 층판은 층에서 층으로 섬유 방향을 이동시킨다.

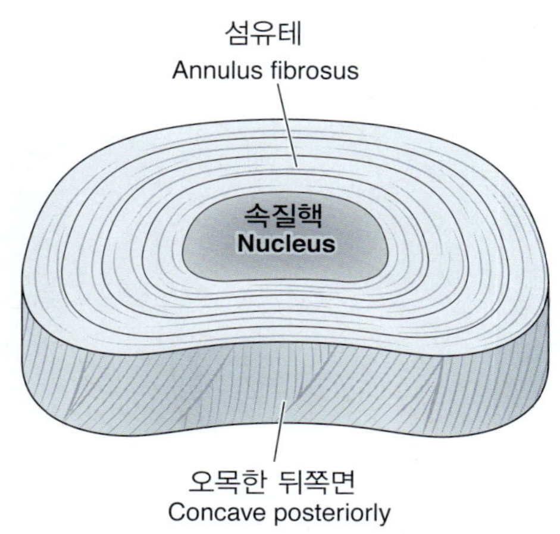

그림 4-42. 허리뼈 원반은 뒤쪽으로 오목하여 큰 단면적을 제공한다. 이것은 허리뼈를 굽힘할 때 섬유테가 일어나는 뒤쪽 신장에 저항할 수 있다는 것을 의미한다.

관절(Articulations)

몸통사이관절(INTERBODY JOINTS)

허리뼈 영역의 몸통사이관절은 모든 방향으로 병진운동과 경사 운동이 가능하다.

돌기사이관절(ZYGAPOPHYSEAL JOINTS)

허리뼈 영역의 돌기사이관절은 다른 척추뼈와 마찬가지로 진성 윤활관절이며, 섬유지방성 반달판을 포함하고 있다. 관절주머니는 등뼈 영역보다는 느슨하지만, 목뼈 영역보다는 팽팽하다. 뒤쪽 관절주머니는 섬유연골의 특성을 가지고 있다고 보여지는데, 이것은 관절주머니의 이 부분이 장력 뿐만 아니라 압박력에도 노출된다는 것을 의미한다.[44]

신생아의 경우, 허리뼈 영역의 돌기사이관절파셋은 이마면에 가까이 위치하며, 허리뼈 뒤굽음을 가진다. 유아가 발달하여 직립 자세를 취할 수 있으면, 허리뼈 영역의 만곡이 앞굽음으로 바뀌게 되고, 돌기사이관절파셋의 방향도 바뀌게 된다. 성인의 허리뼈 돌기사이관절파셋의 방향은 개인에 따라 큰 차이가 있고, 또 개인내에서 차이가 있다; 그러나 돌기사이관절의 대다수는 양방향성 만곡 구조물을 가지고 있다(그림 4-43).[2] 각 관절의 앞쪽면 방향은 이마면 상에 그대로 있는 반면, 뒤쪽면의 방향은 시상면에 더 가깝게 향한다(그림 4-43A). 이것이 일어나는 정도는 매우 다양하다. 파셋 앞쪽 부분의 이마면 방향은 앞굽음의 허리뼈 영역에서 존재하는 전방 전단력에 저항한다. 파셋 뒤쪽 부분의 시상면 방향은 허리뼈를 뒤쪽에서 봤을 때 뚜렷하며(그림 4-43B), 굽힘과 폄의 큰 가동범위를 허용하고, 돌림에 저항한다.

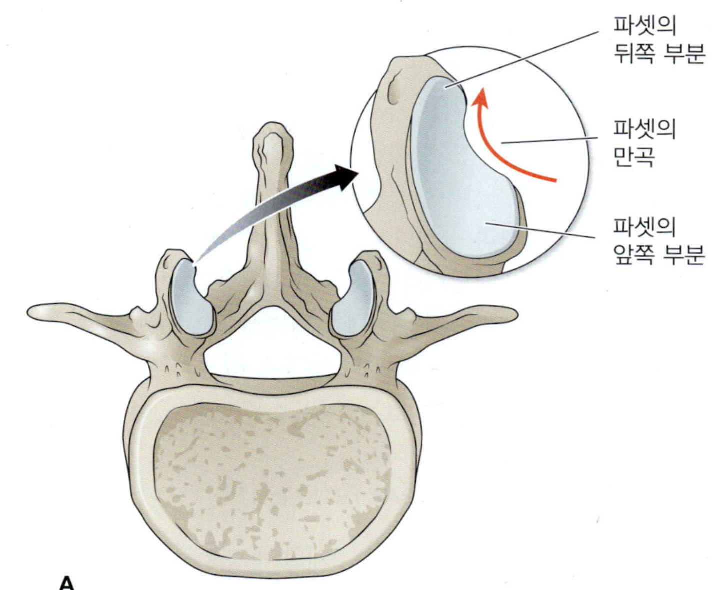

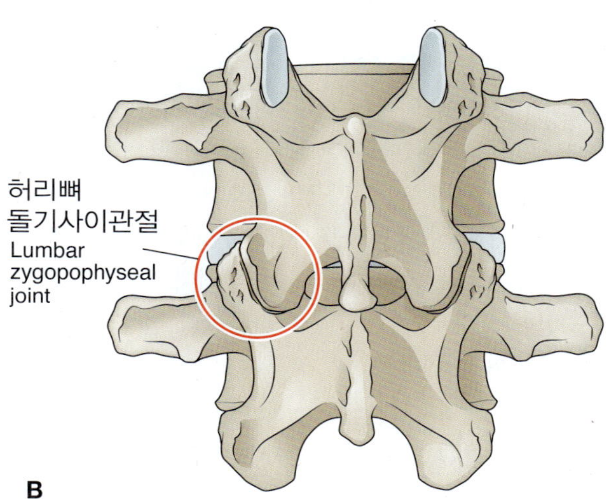

그림 4-43. A. 위쪽에서 보면, 허리뼈 돌기사이관절 파셋의 양방향성이 뚜렷하다. 파셋의 앞쪽 부분은 이마면에 더 가깝게 위치하고, 반면 뒤쪽 부분은 시상면에 위치한다. B. 돌기사이관절의 후면만 볼 수 있는 허리뼈 뒤쪽면은 그 관절의 시상면 방향을 보여준다.

인대와 근막(Ligaments and Fascia)

허리뼈 영역과 관련된 인대의 대다수는 이전에 설명했던 인대들(황색인대, 뒤세로인대, 앞세로인대, 가시사이인대, 가시위인대 및 관절주머니)와 동일하다. 그러나 이들 인대 중 일부는 허리뼈 영역에만 있는 변화를 가지고, 또 허리뼈 영역에만 있는 구조물을 소개하기 전에 여기에서 간단하게 언급할 필요가 있다.

가시위인대는 위쪽 허리뼈 영역에서 잘 발달되어 있고, 일반적으로 닿는곳이 L4인 것으로 알려져 있지만, L3에서도 끝나기도 한다. S1에서는 가시위인대가 존재하지 않고, 가시위인대의 깊은층은 뭇갈래근 힘줄섬유에 의해 보강된다. 가시위인대의 중간섬유는 등허리근막의 등쪽 층(dorsal layer)과 섞여 있다. 허리뼈 영역의 가로사이인대는 실제 인대가 아니고, L5에서 엉덩허리인대로 대체된다. 뒤세로인대는 허리뼈 영역에서 얇은 리본 형태를 띠는 반면, 허리뼈 영역의 황색인대가 다른 영역에 비해 더 두껍다. 앞세로인대는 허리뼈 영역에서 강하고, 잘 발달되어 있다.

엉덩허리인대(ILIOLUMBAR LIGAMENTS)

엉덩허리인대(그림 4-44)는 2개의 밴드로 구성된다.

L5의 가로돌기에서 엉덩뼈거치면까지 주행하는 것과, L5의 가로돌기에서 허리네모근과 엉치결절인대와 연결되는 것. 엉덩허리인대는 매우 강하고 L5을 안정화시키는데 중요한 역할을 한다. 이들 인대는 허리뼈에서 일어나는 L5의 전방 변위를 막아주고, S1에 대한 L5의 굽힘, 폄, 축성 돌림, 옆굽힘 등에 저항한다. 척추 폄근의 보호가 없다면 엉덩허리인대는 허리를 완전히 굽힘했을 때(예, 구부정하게 앉은 자세) 허리엉치 이음부(lumbosacral junction)에서 최대로 하중을 받는다. 이들 인대가 구부정한 자세에 의해 크립 변형되면 허리통증의 원인이 될 수 있다.[46]

등허리근막(THORACOLUMBAR FASCIA)

등허리근막(또는 허리등근막으로 불리기도 함)은 뒤쪽층, 중간층 및 앞쪽층으로 구성되어 있다(그림 4-45).

뒤쪽층은 크고 두꺼운 섬유성이며, 등뼈, 허리뼈, 엉치뼈의 가시위인대와 가시돌기로부터 시작된다. 뒤쪽층은 위쪽에 위치한 넓은등근에 연결하고, 머리널판근과 목널판근의 일부 섬유로 연장된다.[47] 뒤쪽층은 엉치뼈와 엉덩뼈로 주행하고 큰볼기근의 근막과 연결된다. 뒤쪽층의 깊은 섬유는 엉치결절인대로 연장되고, PSIS, 엉덩뼈능선 및 긴 뒤쪽 엉치엉덩인대에 연결된다.[47] 뒤쪽층은 가쪽으로 주행하여 척주세움근(erector spina)를 덮은 후, 척주세움근의 가쪽면에서 가쪽솔기(lateral raphe)를 형성한다. 배속빗근과 배가로근은 가쪽솔기에서 시작된다. 뒤쪽층은 척주세움근의 앞쪽면을 따라 안쪽으로 주행하여 허리뼈의 가로돌기와 가로사이인대에 다시 부착할 때 중간층이 된다. 뒤쪽층과 중간층은 허리폄근을 완전히 감싼다.

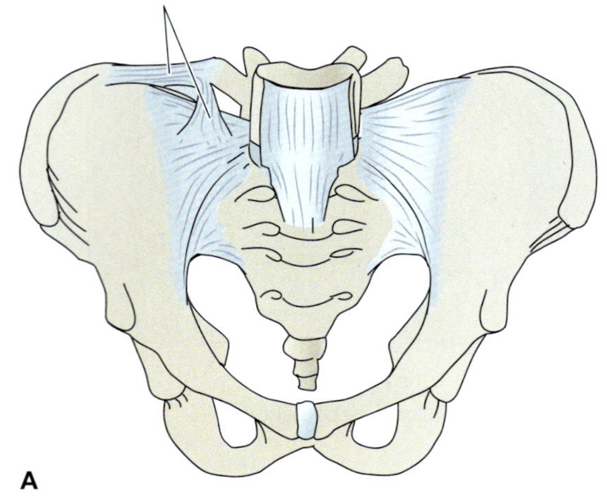

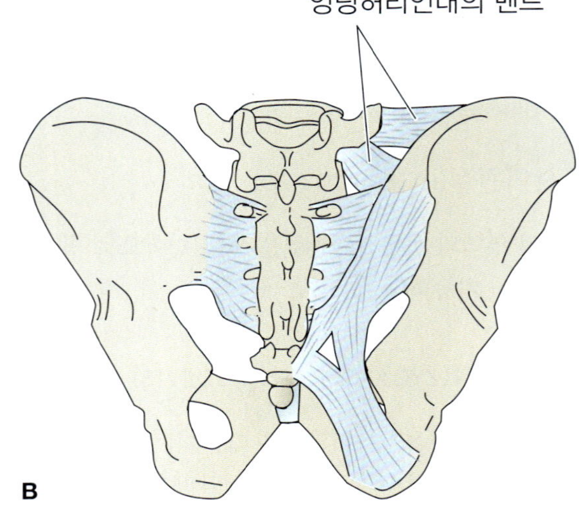

그림 4-44. 엉덩허리인대의 2개 밴드. A. 앞면. B. 뒷면.

등허리근막의 앞쪽층은 허리네모근 근막에서 유래되어 중간층과 합쳐지고, 허리뼈의 가로돌기에 종지하며 가로사이인대와 섞인다.[47] 등허리근막은 배근막과 간접적으로 연결될 때 복부를 둘러싸는 후프(그림. 4-45에서 보여지듯이)를 형성한다. 이것은 허리골반 영역에 강직도를 더해준다.[48] 등허리근막에 부착된 근육들은 수축을 할 때 근막 장력을 증가시킬 수 있고, 이를 통해 척추 강직도를 더욱 증가시키고 허리뼈를 안정화시킨다. 예를 들어, 큰볼기근과 반대쪽 넓은등근의 수축은 등허리근막의 얕은층을 긴장시키고, 골반과 몸통 사이의 힘 전달을 위한 통로를 제공한다.[47]

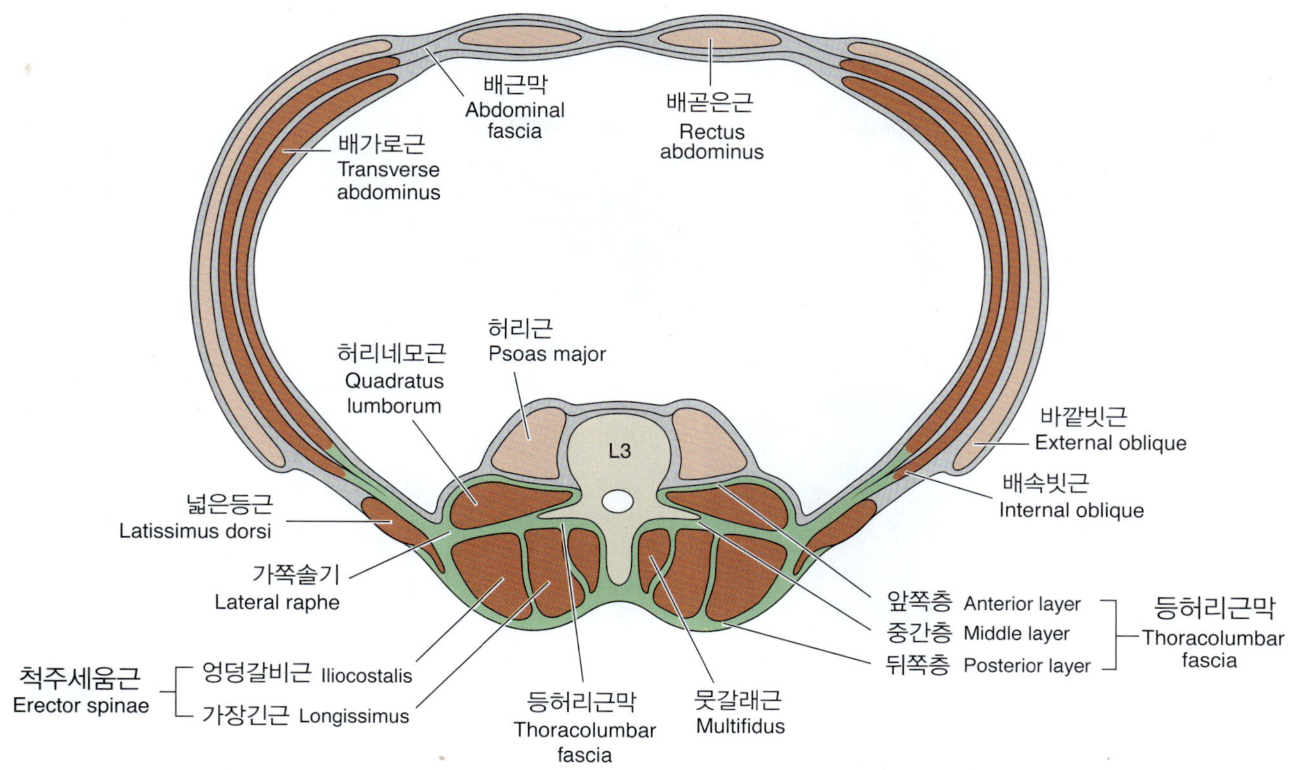

그림 4-45. 복부 후프를 확인할 수 있는 횡단면. 등허리근막의 앞쪽층, 중간층, 뒤쪽층은 배근막과 함께 수동 구조물이다. 근육은 능동 조직으로서 근막을 당겨 복부 후프를 타이트시킨다.

허리뼈 영역의 기능 (Function of the Lumbar Region)

운동형상학(Kinematics)

허리뼈 영역에서는 굽힘, 폄, 옆굽힘, 돌림이 일어날 수 있다. 허리뼈 영역의 돌기사이관절파셋은 시상면에 가깝기 때문에 굽힘과 폄에 유리하다(그림. 4-43B). 굽힘의 크기는 허리뼈사이 공간에 따라 다양하지만, 가장 큰 굽힘은 허리엉치관절(L5-S1)에서 일어난다. 허리뼈의 옆굽힘과 돌림은 위쪽 허리뼈 영역에서 가장 크게 일어나고, 아래쪽으로 내려갈 수록 점차 줄어든다.

그림 4-46에서 볼 수 있듯이, 허리뼈 굽힘은 척추뼈몸통의 앞쪽 경사와 앞쪽 활주, 그리고 아래쪽 척추뼈에 대한 위쪽 척추뼈의 아래쪽 돌기사이관절 파셋의 위쪽 활주와 관련된다(**그림 4-46A**). 허리뼈의 폄은 척추뼈몸통의 뒤쪽 경사와 뒤쪽 활주, 그리고 아래쪽 척추뼈에 대한 위쪽 척추뼈의 아래쪽 돌기사이관절 파셋의 아래쪽 활주와 관련된다(**그림 4-46B**).

그림 4-47에서 볼 수 있듯이, 허리뼈의 옆굽힘은 굽힘되는 쪽 몸통사이관절의 경사와 활주, 그리고 아래쪽 척추뼈에 대한 위쪽 척추뼈의 동측 아래쪽 돌기사이관절 파셋의 아래쪽 활주와 반대쪽 파셋의 위쪽 활주와 관련된다(**그림 4-47A**). 그러나 허리뼈 돌림은 돌기사이관절의 모양 때문에 다양한 움직임을 가진다. 몸통사이관절은 동측으로 경사하고 병진하지만(**그림 4-47B**), 돌기사이관절은 다른 영역보다 적은 활주 움직임을 갖는다. 돌림을 할 때, 동측의 돌기사이관절은 신연되고, 반대쪽 돌기사이관절은 압박된다.

중립위에서 허리뼈의 움직임 정도는 다음과 같다:

굽힘은 52° (SD = 9°), 폄은 19° (SD = 9°), 좌우 옆굽힘은 각각 30° (SD = 9°), 그리고 좌우 돌림은 각각 32° (+/-12°)이다.[49]

허리뼈 영역의 짝운동은 대개 옆굽힘과 돌림이다. 그러나 짝운동의 패턴은 항상 일관되지 않았다. Legaspi와 Edmond는 짝운동의 패턴이 일정한지를 알아보기 위해 문헌 리뷰를 수행했다. 리뷰했던 24개의 문헌은 허리뼈 짝운동의 특별한 특징에 대한 동의는 거의 없었다.[21]

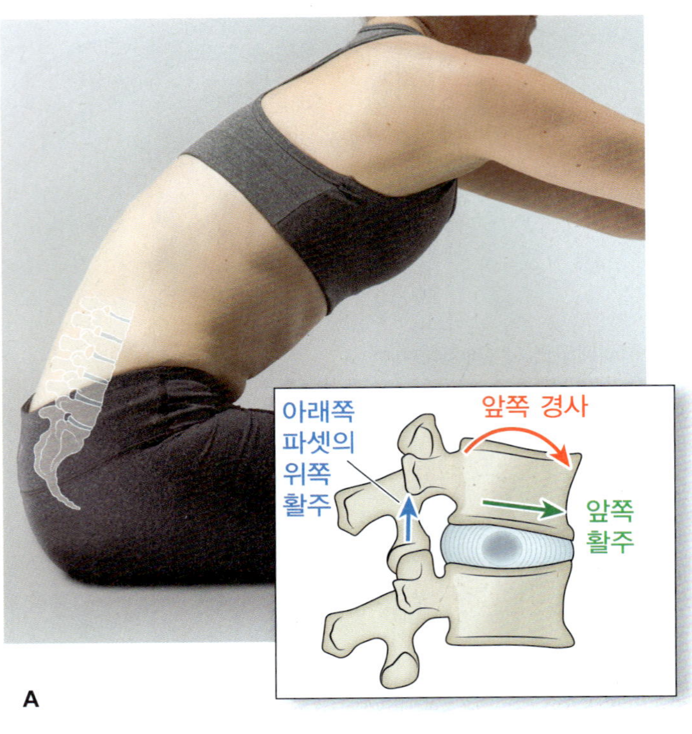

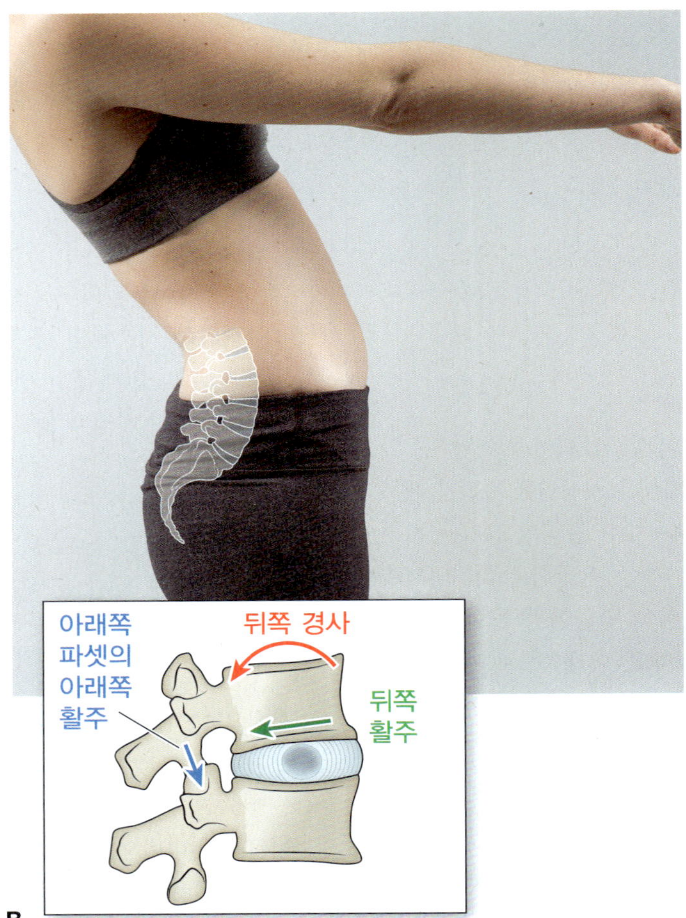

그림 4-46. 허리뼈의 굽힘과 폄은 아래쪽 척추뼈 위에서 일어나는 위쪽 척추뼈의 움직임이다. **A.** 굽힘을 할 때, 척추뼈몸통이 앞쪽으로 경사와 활주를 하고, 아래쪽 파셋이 위쪽으로 활주한다. **B.** 폄을 할 때, 척추뼈몸통이 뒤쪽으로 경사와 활주를 하고, 아래쪽 파셋이 아래쪽으로 활주한다.

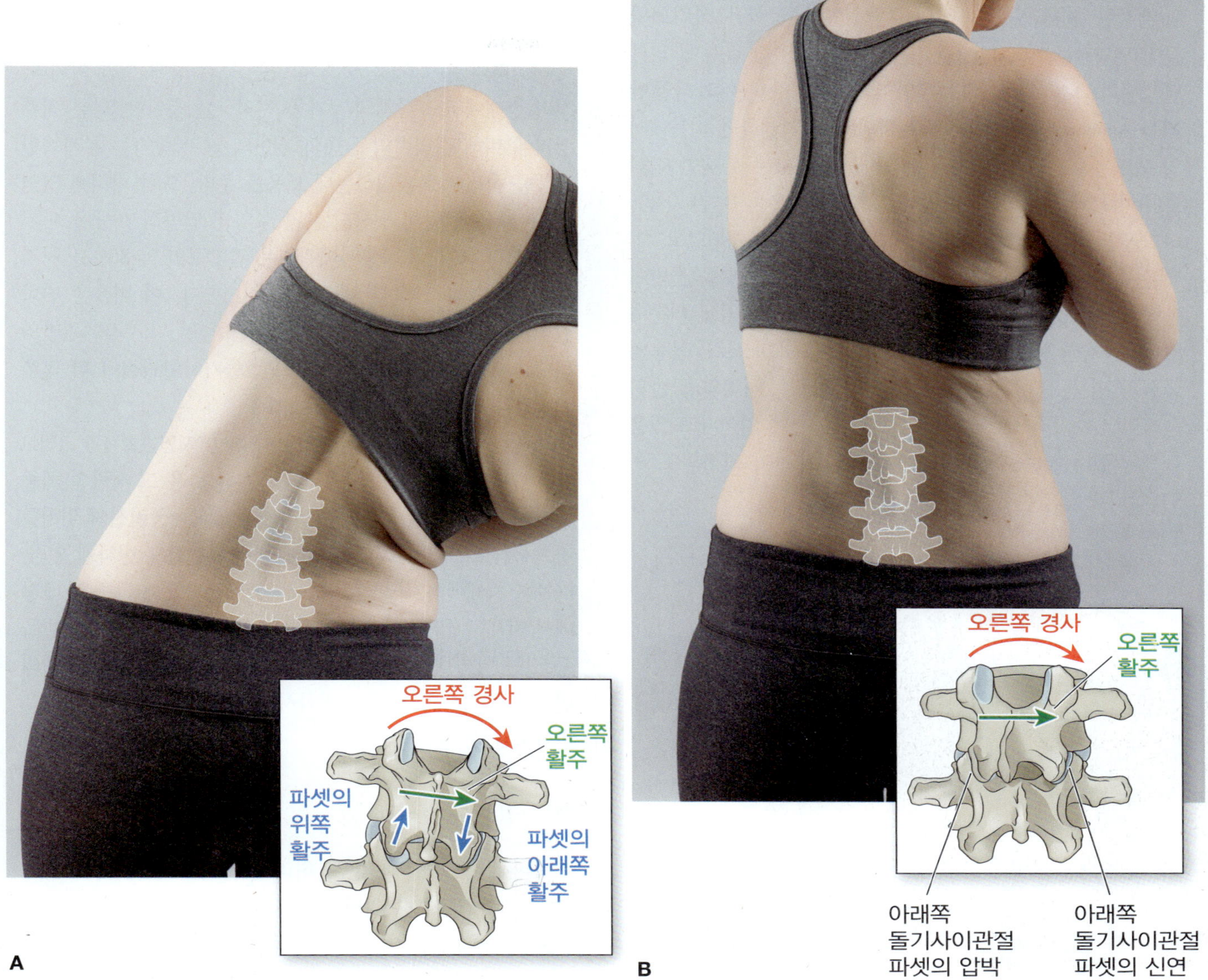

그림 4-47. 허리뼈의 옆굽힘과 돌림은 비록 가동범위에 제한이 있지만, 아래쪽 척추뼈 위에서 일어나는 위쪽 척추뼈의 움직임이다. **A.** 오른쪽으로 옆굽힘할 때, 척추뼈몸통(그리고, 관련된 뒤쪽 성분)은 오른쪽으로 경사와 활주하고, 왼쪽 아래쪽 파셋(위쪽 척추뼈)이 위쪽 활주하고, 오른쪽 아래쪽 파셋이 아래쪽으로 활주한다. **B.** 오른쪽으로 돌림할 때, 척추뼈몸통은 오른쪽으로 경사와 활주하고, 오른쪽 돌기사이관절은 신연되고, 왼쪽 돌기사이관절은 압박된다.

허리골반 리듬(Lumbopelvic Rhythm)

완전한 신체 몸통 움직임, 특히 앞쪽 굽힘은 허리뼈와 골반(엉덩관절과 엉치엉덩관절을 포함해)의 결합 운동에 의해 달성된다(그림 4-48). 다른 영역의 기여 비율은 **허리골반 리듬**(lumbopelvic rhythm)으로 확인된다. 허리골반 리듬에서의 목표는 머리를 수직 자세로 똑바로 유지하는 것(닫힌 사슬)보다 머리와 팔을 최대로 많이 움직이는 것이다(열린 사슬). 허리골반 리듬은 Cailliet[50]에 의해 처음으로 소개되었고, 이것은 순차적으로 허리뼈부터 먼저 움직이고, 그 다음 골반이 움직인다는 것이었다. 그러나 이런 순차적 움직임에 의문이 있다.[14] 최근 연구는 증상이 없는 사람을 대상으로[51] 몸통의 굽힘과 폄 동안 허리골반 리듬을 검사했고, 허리와 골반의 움직임이 순차적으로 일어나기보다는 동시에 일어나고 있음을 발견했다. 더욱이 이런 동시 움직임 패턴이 최적의 L5-S1 압박력을 양산했음을 확인했다.

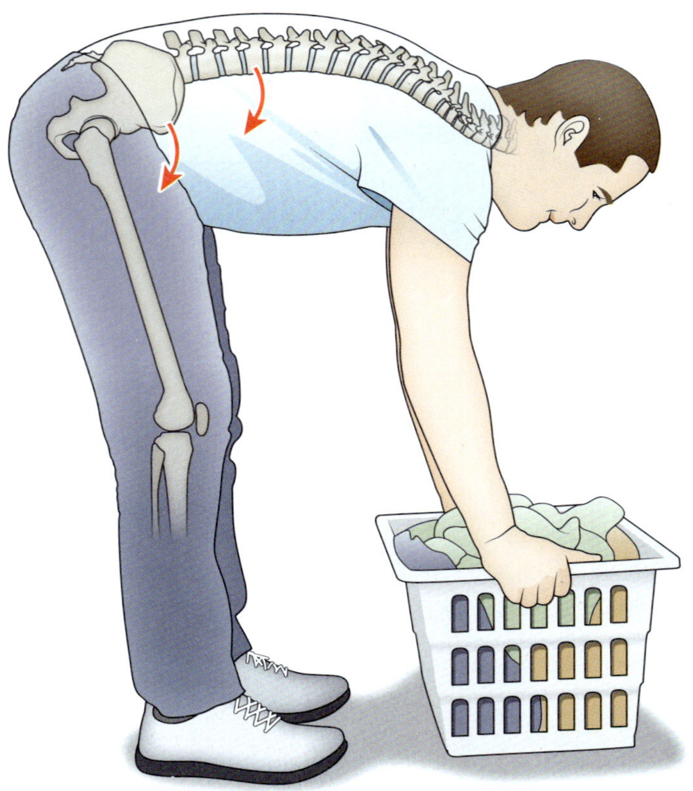

그림 4-48. 허리/골반 리듬. 앞쪽 굽힘의 가동범위를 증가시키기 위해 허리뼈는 굽힘되고(앞굽음이 감소되고), 골반은 시상면 상에서 앞쪽으로 회전한다.

운동역학(Kinetics)

압박력(COMPRESSION)

허리뼈의 주요 기능 중의 하나는 동적 상태 뿐만 아니라, 정적 상태에서도 상체의 무게를 지지하는 것이다. 다른 척추 영역에 비해 허리뼈의 몸통과 원반의 크기 증가는 부가적인 무게를 허리뼈가 지지하는데 도움을 준다. 또한 허리뼈 영역은 근 수축에 의해 생산되는 많은 양의 압박성 하중을 이겨내야 한다. 허리뼈 몸통사이관절은 압박력의 약 80%를 지지하고, 돌기사이관절이 약 20%를 지지한다. 이 비율은 변화된 역학에 따라 달라질 수 있다. 예를 들어, 척추사이원반의 퇴행이나 앞굽음의 증가가 있으면, 돌기사이관절이 더 많은 압박력을 받게 될 것이다.

똑바로 선 자세에서의 허리엉치 하중(지면반발력과 그리고 척주세움근과 배곧은근의 수축력에 의한 하중)은 그 사람의 체중과 거의 같아질 것이다. 신체의 자세변화는 중력선의 위치를 변화시킴으로써, 허리뼈 영역에 작용하는 힘도 변하게 된다. 다양한 자세에서 허리뼈 영역에 작용하는 압박 하중을 13장에서 자세히 살펴볼 것이다.[52] 그러나 평지 보행를 할 때 받을 수 있는 압박력은 체중의 2배 정도 될 것이다. 신체 자세의 변화는 중력선의 위치를 변화시켜 허리뼈에 작용되는 힘을 변화시킬 것이다.

전단력(SHEAR)

똑바로 선 자세의 경우, 허리뼈 분절은 앞굽음(lordotic) 자세, 체중 및 지면반발력으로 인한 전방 전단력을 받게 된다(그림. 4-40 참고). 이런 허리뼈의 전방 전단력이나 병진운동은 아래쪽 척추뼈의 위쪽 파셋에 대한 위쪽 척추뼈 아래쪽 파셋의 직접적인 영향 뿐만 아니라 척추사이원반, 뒤쪽 인대 및 깊은층 척주세움근에 의해 제한된다.

원반과 돌기사이관절에 의한 체중부하의 정도를 알아내기 위해 다양한 조건 아래에서 L4-L5 가동분절에서 일어나는 전단 하중을 검사했다.[53] 전단 하중이 작아지면, 돌기사이관절이 체중의 65%를 지지한다. 전단 하중이 없어지면, 원반이 더 많은 체중을 지지하게 된다.

확장 개념 4-2
돌기사이관절의 변이

돌기사이관절, 관절주머니, 섬유테의 섬유 및 엉덩허리인대(L5-S1) 등이 허리뼈 분절의 전방 전단력에 구조적 저항을 제공한다. 따라서, 관절구조의 개인적 변이(variation)가 허리 통증의 원인이 될 수 있다. 만약 어떤 사람이 시상면 상에 위치하는 돌기사이관절을 가지고 있다면, 전방 전단력에 저항하는 뼈성 제한 장치가 거의 없게 된다. 이런 경우에는, 관절주머니인대 구조물이 저항 장치로 작용하게 될 것이고, 결국에는 관절주머니인대 구조물이 신장되어 통증의 원인이 될 수 있다. 어떤 사람이 양방향성 돌기사이관절 파셋을 가지고 있다할지라도, 과도한 전방 전단력이 손상을 일으킬 수 있다. 이런 경우, 관절주머니인대 구조물의 신장 이외에, 돌기사이관절 자체가 과도한 압박을 받게 되어 통증을 일으킬 수 있다. 다행히, 깊은층 척주세움근이 전방 전단력을 제한하는 동적 제한장치를 제공한다. 여기에 대해서는 본 장의 후반부에서 설명될 것이다.

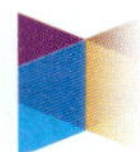

기본 개념 4-5
허리뼈 영역의 구조와 기능

요약하자면, 허리뼈 영역의 1차 목표는 신체 몸통의 전체 가동성을 증가시킬 수 있는 엉덩관절의 가동성을 증가시키고, 또 위에서 내려오는 머리, 팔 및 몸통의 체중과 아래쪽에서 올라오는 지면 반발력을 효율적으로 흡수하고 조정하는 것이다. 굽힘과 폄은 허리뼈에서 우세하게 일어나는 움직임으로 바닥으로 손을 내려거나 머리 위로 손을 뻗는 것을 가능하게 만들고, 또 기저면 위로 중력선을 유지할 수 있도록 만든다.

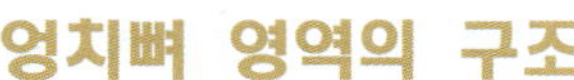

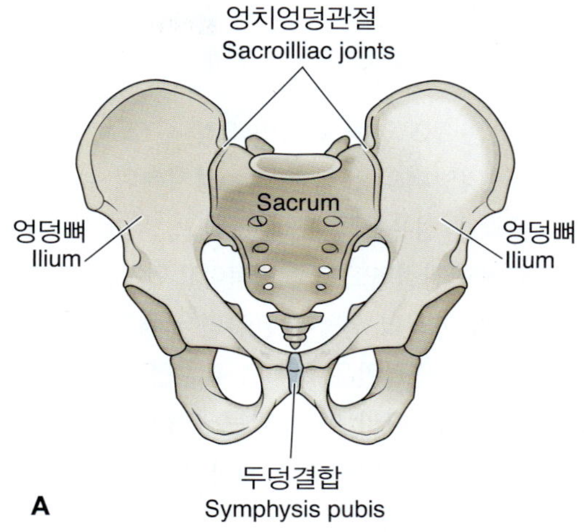

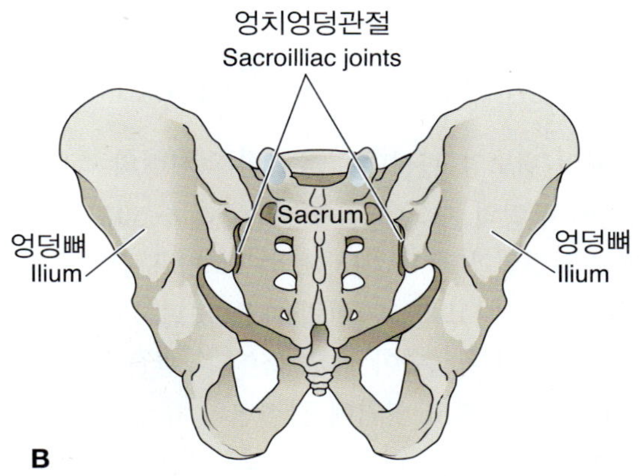

그림 4-49. 엉치엉덩관절은 상위 3개 엉치뼈분절과 2개의 엉덩뼈 사이에서 이루어지는 관절이다. A. 앞쪽면. B. 뒤쪽면

엉치뼈 영역의 구조 (Structure of the Sacral Region)

5개의 엉치뼈가 하나로 융합되어 삼각형 또는 쐐기모양의 구조를 가진 엉치뼈(sacrum)를 형성한다(그림 4-49). 첫 번째 엉치뼈로 이루어진 삼각형의 바닥은 L5의 아래쪽 관절돌기 파셋과 관절을 이루기 위해 뒤쪽으로 향하는 두 개의 파셋을 가지고 있다. S5에 있는 삼각형 꼭지점은 꼬리뼈와 관절을 이룬다. 날개 또는 엉치뼈 가쪽 부분은 엉덩뼈와 관절을 이루는 귀모양의 관절면을 지지해 준다(그림 4-50).

볼기뼈(**innominate bone** 또는 innominate])는 엉덩뼈, 궁둥뼈 및 두덩뼈에 의해 형성된 골반의 한쪽 부위이다. 엉치뼈의 각 날개는 귀모양 관절면보다 약간 뒤쪽에 있는 엉치뼈 거친면을 지지해 주고, 또 엉덩뼈거친면과 관절을 이룬다.

엉치엉덩관절 (Sacroiliac Articulations)

엉치엉덩관절(천장관절, sacroiliac joint)의 앞쪽 부분은 엉치뼈의 귀모양 관절면과 엉덩뼈의 귀모양 관절면 사이에서 이루어지는 윤활관절이고, 뒤쪽 부분은 동일 뼈의 거치면 사이에서 이루어지는 인대결합 관절이다(그림. 4-50). 엉치엉덩관절의 역할은 몸통과 하지의 움직임과 근수축, 체중 및 지면반발력에 의해 골반고리에 가해지는 스트레스를 줄여주는 것이다. 이 관절은 하지와 지면에서 올라오는 힘을 분산하는데 도움을 주기 위해 충분한 움직임을 허용해야 하고, 또 척주에서 하지로 내려가는 힘을 전달할 만큼 충분히 안정성을 가져야 한다.[2]

엉덩뼈의 관절면
(ARTICULATING SURFACES ON THE ILIA)

엉덩뼈에 있는 귀모양의 관절면(그림 4-50A)은 유리연골로 덮여 있다. 엉덩뼈의 유리연골은 엉치뼈의 유리연골보다 더 치밀한 콜라겐 섬유를 함유하고 있고, 두께는 1 ㎜ 미만이다.[54,55] 엉덩뼈의 관절면도 다중 면적이고 만곡을 가지고 있다. 태아기와 사춘기 이전의 엉덩뼈 관절면은 평편하고 매끈하지만, 사춘기 이후의 관절면은 엉치뼈 관절면의 고랑과 해당하는 관절면의 길이를 따라 뻗어 있는 중앙에 고랑이 존재한다.[54] 엉덩뼈 거친면은 엉치엉덩 뼈사이인대를 통해 엉치뼈 거친면과 관절을 이룬다.

엉치뼈의 관절면
(ARTICULATING SURFACES ON THE SACRUM)

엉치뼈의 귀모양 관절면은 융합된 엉치뼈의 측면인 S1–S3 엉치뼈 구멍의 가쪽에 위치한다(그림 4-50B). 상응하는 엉덩뼈의 관절면과 같이, 엉치뼈의 귀모양 관절면도 다중 면적과 만곡을 가지고 있고, 어릴 때는 평편하고 매끈하지만 사춘기가 지나면 관절면이 거칠어진다.[54] 관절면은 유리연골로 덮여 있다. 그리고 엉치뼈 관절면의 유리연골은 엉덩뼈 관절면의 유리연골보다 더 두껍다. 엉치뼈의 거친면은 귀모양 관절면보다 뒤쪽에 위치하고, 엉덩뼈 거친면과 같이, 불규칙한 뼈성 관절면을 가진다. 이들 거친면은 엉치엉덩뼈사이인대를 통해 관절을 이룬다.

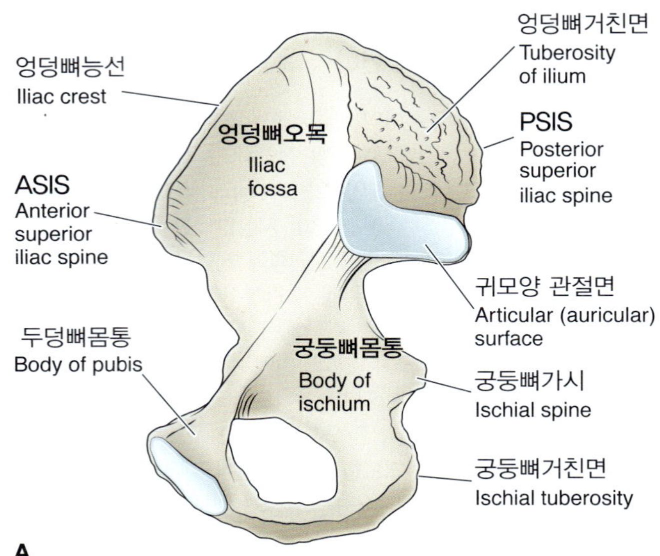

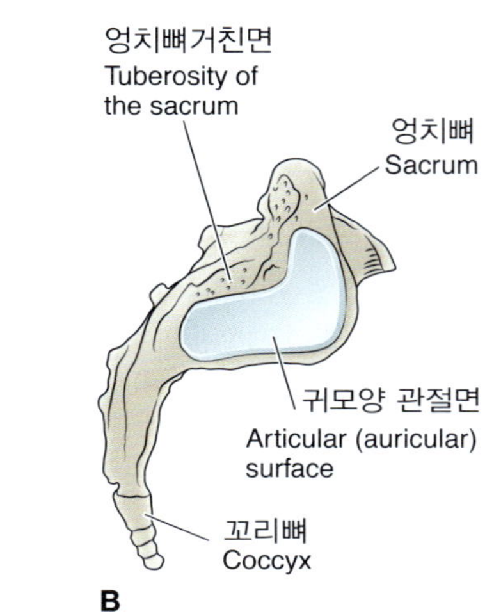

그림 4-50. 엉치엉덩관절의 관절면. A. 엉덩뼈의 안쪽면 B. 엉치뼈의 가쪽면

엉치엉덩인대(SACROILIAC LIGAMENTS)

앞엉치엉덩인대, 뼈사이인대, 긴뒤엉치엉덩인대는 엉치엉덩관절과 직접 관련된다. 엉치엉덩인대는 허리네모근, 척주세움근, 큰볼기근, 작은볼기근, 궁둥구멍근, 엉덩근 등의 섬유성 연장 구조물에 의해 보강되며, 이것은 관절의 안정성을 제공한다. 이런 근막성 지지는 앞쪽보다 뒤쪽이 더 큰데, 그 이유는 뒤쪽에 더 많은 근육들이 위치하기 때문이다. 엉치엉덩인대는 가장 강한 인대 중의 하나이다.

앞엉치엉덩인대(anterior sacroiliac ligament)는 관절주머니인대로 간주되는데, 그 이유는 인대가 관절주머니의 앞 아래쪽 가장자리와 잘 연결되어 있기 때문이다(그림 4-51).

이들 인대는 엉치엉덩관절의 앞쪽면을 덮고 있고, 엉덩뼈와 엉치뼈를 연결한다(그림 4-51A).

긴뒤엉치엉덩인대(그림 4-51B)는 PSIS와 이웃한 엉덩뼈에 부착하는 위쪽 부착점을 가지고 있다. 이 인대는 아래쪽으로 3번째와 4번째 엉치뼈 분절의 가쪽능선에 부착되어 있다. 안쪽섬유는 등허리근막 뒤쪽층의 깊은 층판과 척주세움근의 널힘줄에 연결된다.[56]

엉치가시인대는 엉치뼈와 꼬리뼈의 가쪽 가장자리와 궁둥뼈가시를 연결한다; **엉치결절인대**는 궁둥뼈거친면과 엉덩뼈의 뒤쪽가시, 엉치뼈와 꼬리뼈의 가쪽면을 연결한다(그림.4-51B). 엉치가시인대는 큰궁둥패임의 아래쪽 경계선을 형성한다; 엉치결절인대는 작은궁둥패임의 아래쪽 경계선을 형성한다.

엉치뼈와 엉덩뼈 사이의 주요 결합을 형성하는 **엉치엉덩뼈사이인대**(그림 4-52)는 엉치엉덩관절과 직접 관련되는 가장 중요한 인대로 간주된다. 이 인대는 엉치뼈거친면과

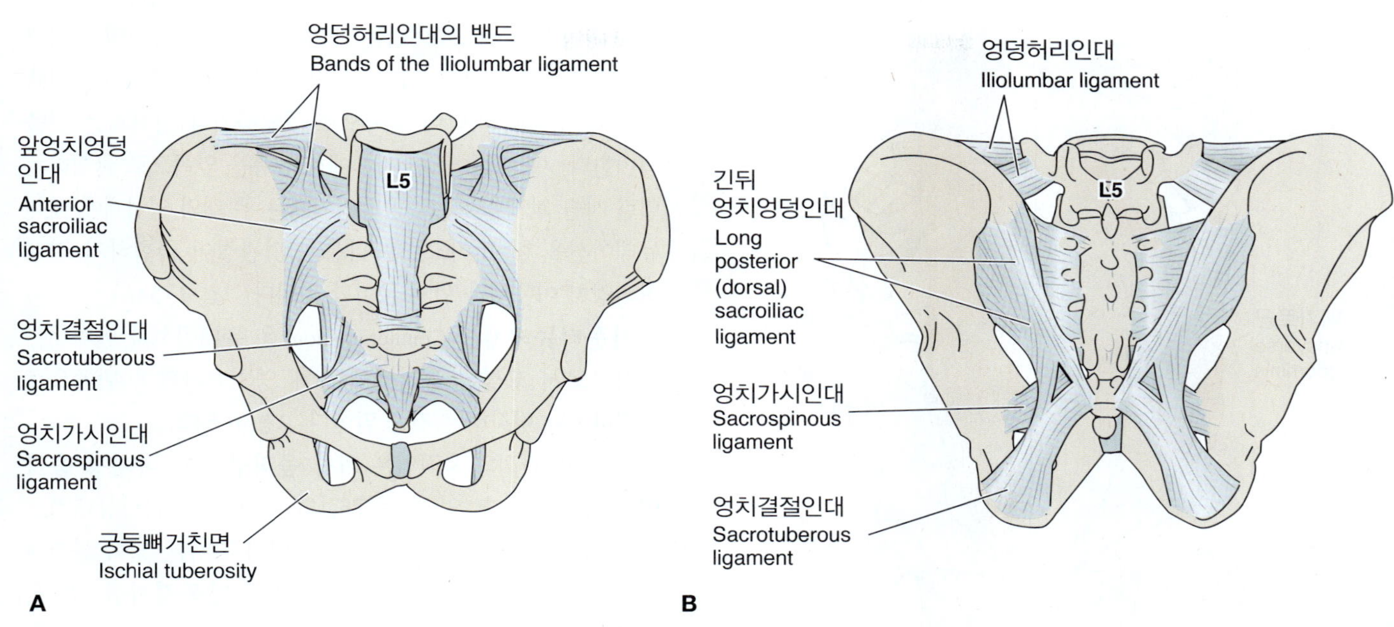

그림 4-51. 엉치엉덩인대. **A.** 앞쪽면, **B.** 뒤쪽면

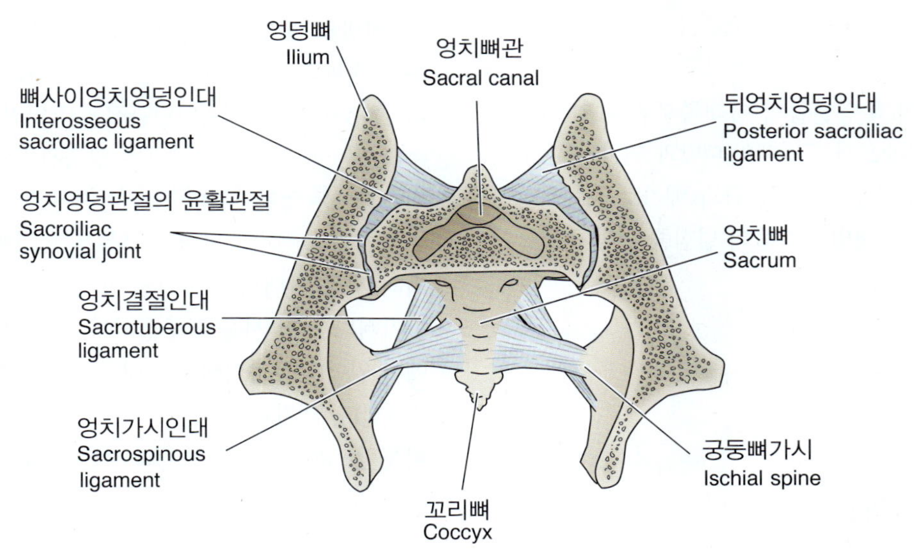

그림 4-52. 위에서 바라본 위쪽 골반의 횡단면: 엉치엉덩인대.

엉덩뼈거친면 사이에 있는 뒤쪽 인대결합을 형성한다.

두덩결합관절(Symphysis Pubis Articulation)

두덩결합은 2개 두덩뼈 끝단 사이에 위치하는 연골인대성 관절이다(그림. 4-49 참고). 각 두덩뼈 끝단은 관절연골로 덮여 있고, 관절연골사이에 섬유연골성 원반에 의해 형성되는 관절이다. 두덩결합에 있는 3개의 인대는 **위두덩인대**, **아래두덩인대** 그리고 **뒤쪽 인대**이다.[1]

위두덩인대는 두껍고 강한 섬유 띠 형태로 두덩뼈능선과 두덩뼈결절에 부착하여 두덩결합의 위쪽부위를 지지한다. 아래두덩인대는 한쪽의 두덩뼈 아래가지에서 반대쪽 두덩뼈

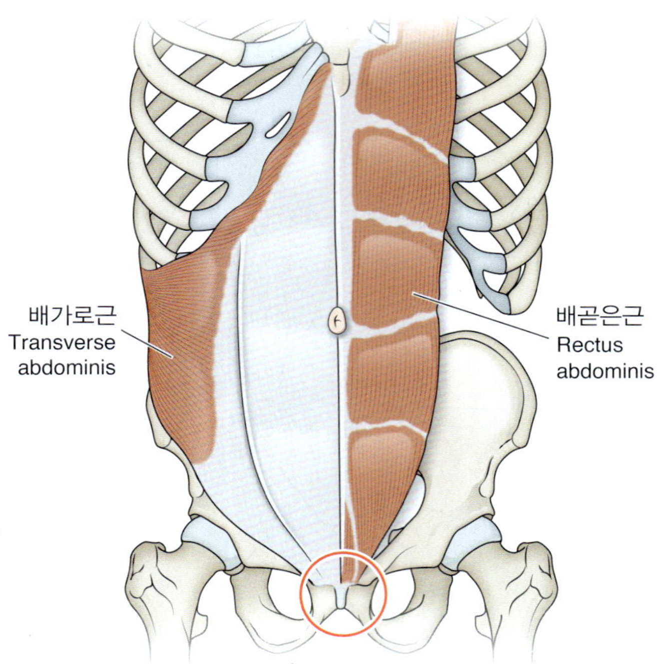

그림 4-53. 두덩결합의 앞쪽면을 가로지르는 근육(배곧은근과 배가로근을 포함한)들의 넙힘줄 연장 구조물.

아래가지로 여결되어 두덩결합의 아래쪽부위를 지지한다. 뒤쪽 인대는 섬유성 막으로서 두덩뼈의 뼈막과 연결되어 있다. 두덩결합관절의 앞쪽 부분은 배곧은근과 배가로근을 포함한 두덩결합을 가로지르는 몇몇 근육들의 널힘줄 연장 구조물에 의해 보강된다(그림 4-53).

엉치뼈 영역의 기능 (Function of the Sacral Region)

운동형상학(Kinematics)

엉치엉덩관절의 운동형상학은 복잡하고, 여기에서 일어나는 운동의 종류와 돌림축에 대해서는 논란의 여지가 많다. 수학적 모델과 컴퓨터 모델을 이용한 3차원 동작 분석이 이들 관절의 작은 움직임을 측정하기 위해 사용되어 왔다.

Sturesson 등은 여러 과제를 수행하면서 검사했을 때 엉치엉덩관절의 평균 돌림 크기는 1–3°이고, 약 1 ㎜의 병진운동이 일어난다고 했다.[57] 이런 제한된 움직임은 문헌 리뷰에 의해 지지되었다: "엉치엉덩관절의 움직임은 미세한 돌림과 병진운동이 일어난다." [58] 비록 움직임이 매우 작지만, 이런 움직임은 엉치뼈 골절을 예방하는데 도움이 되고, 골반고리를 통해 전달되는 힘을 감소시키는데 중요한 역할을 한다.

뉴테이션(Nutation)이라는 용어는 엉치뼈의 움직임을 설명하는데 자주 사용된다(그림 4-54). 뉴테이션은 고정된 볼기뼈에 대해 엉치뼈 바닥이 앞쪽으로 돌림하거나 경사지는 것을 의미한다. 예를 들어, 선 자세에서 몸통을 앞쪽으로 굽힘하는 열린 사슬 과제를 하는 동안, 엉치뼈는 두 개의 엉덩뼈에 대해 뉴테이션을 할 것이고, 그 다음 엉덩관절이 굽힘하기 전에 허리엉치 이음부가 먼저 굽힘할 것이다(그림 4-54A).

카운터뉴테이션(Counternutation)은 뉴테이션과 반대되는 동작으로서 고정된 볼기뼈에 대해 엉치뼈바닥이 뒤쪽으로 돌림하거나 경사하는 것을 말한다(그림 4-54B).

엉치엉덩관절의 움직임은 **대칭 움직임** 또는 **비대칭 움직임**으로 묘사된다. 엉치엉덩관절의 대칭 움직임은 상대적으로 고정된 엉치뼈에 대해 비록 움직임이 작지만, 양쪽 볼기뼈가 동시에 움직일 때 일어난다. 골반의 **앞쪽경사**를 할 때, 볼기뼈와 엉치뼈는 고정된 단일체로써 함께 움직인다: 양쪽 ASIS가 동시에 앞쪽으로 돌림하거나 경사진다. 골반을 **뒤쪽경사**할 때는, 2개의 볼기뼈와 엉치뼈가 고정된 단일체로써 움직인다: 양쪽 ASIS가 동시에 뒤쪽으로 돌림하거나 경사진다. 골반의 앞쪽경사와 뒤쪽경사 동안, 2개 볼기뼈의 움직임은 엉치뼈의 움직임과 약간 다른 비율도 움직일 수도 있는데, 이것에 의해 엉치엉덩관절에서 약간의 움직임이 일어날 수 있다. 골반의 앞쪽경사는 엉덩관절의 굽힘과 관련되고, 뒤쪽경사는 엉덩관절의 폄과 관련된다.

엉치엉덩관절의 비대칭 운동은 엉치뼈에 대한 양쪽 볼기뼈의 서로 반대되는 움직임이다. 골반고리가 엉치뼈와 2개 볼기뼈의 닫힌 사슬로 구성되어 있기 때문에, 엉치엉덩관절에서 일어나는 볼기뼈의 비대칭 운동은 두덩결합의 움직임을 초래한다. 엉치뼈에 대한 2개 볼기뼈의 비대칭 운동은 **골반의 비틀림**으로 간주된다. 보행과 같은 과제를 수행할 때 일어나는 이런 운동은 한쪽 엉덩관절이 고정되고, 반대쪽 엉덩관절이 폄된 자세로 있을 때 일어난다. 비록 양쪽 운동의 크기가 작지만, 고정된 엉덩관절의 볼기뼈는 뒤쪽 방향으로 비틀림(torsioned)될 것이고, 반대로 폄된 엉덩관절 쪽의 볼기뼈는 앞쪽 방향으로 비틀리게 될 것이다.[59]

운동역학(Kinetics)

엉치엉덩관절(sacroiliac joint)의 안정성은 매우 중요한데, 그 이유는 이들 관절이 체중의 많은 부분을 지지해야 하기 때문이다. 정상적인 똑바로 선 자세에서, 머리, 팔 및 몸통(HAT)의 체중은 L5와 허리엉치원반을 통해 S1 분절로 전달된다.

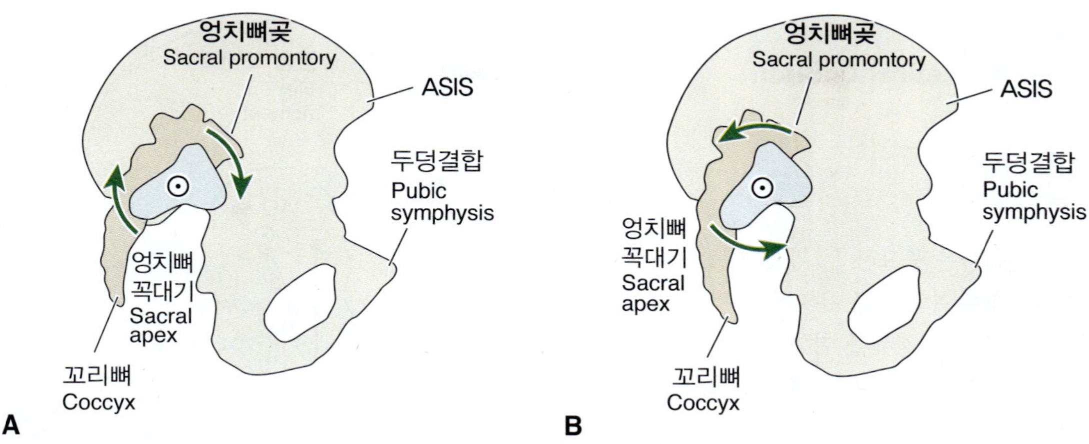

그림 4-54. A. 엉치뼈가 뉴테이션할 때, 엉치뼈곶이 앞쪽과 아래쪽으로 움직일 것이고, 반대로 엉치뼈꼭대기는 고정된 볼기뼈에 대해 뒤쪽과 위쪽으로 움직일 것이다. B. 카운터뉴테이션을 할 때, 엉치뼈곶은 뒤쪽과 위쪽으로 움직일 것이고, 반대로 엉치뼈꼭대기는 고정된 볼기뼈에 대해 앞쪽으로 움직일 것이다.

체중에 의한 힘은 엉치뼈에 대한 뉴테이션 토크를 발생시킨다; 동시에 지면반발력은 볼기뼈(그림 4-55)의 뒤쪽경사를 일으키는 토크를 생성한다. 엉치뼈 뉴테이션의 반대 토크와 볼기뼈의 뒤쪽경사는 주로 관절주머니를 보강하고 그 인대와 혼합되는 근육의 섬유성 연장 구조물과 인대성 장력에 의해 상쇄된다.

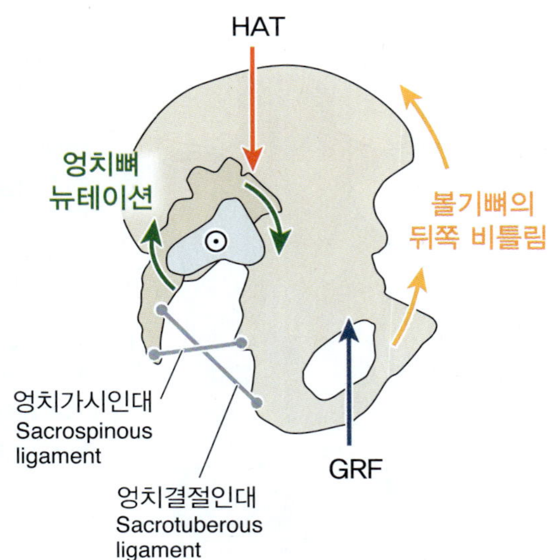

그림 4-55. 체중부하 시, 머리, 팔 및 몸통(HAT)의 무게는 엉치뼈의 뉴테이션 토크를 생성하고, 반면 지면반발력(GRF)은 넙다리뼈머리와 절구를 통해 볼기뼈에 대한 뒤쪽 토크를 생성한다. 이런 반대 토크는 근육과 인대(엉치가시인대와 엉치결절인대)에 의해 상쇄된다.

엉치결절인대, 엉치가시인대, 앞엉치엉덩인대에 의해 발생된 장력은 엉치뼈의 뉴테이션(nutation)을 상쇄시킨다. 뼈사이인대는 엉치엉덩관절을 압박하고, 엉덩뼈와 엉치뼈를 결합한다. 긴뒤엉치엉덩인대는 엉치뼈의 카운터뉴테이션(counternutation)에 저항하지만, 뉴테이션 때는 이완된다.[56]

엉치뼈와 엉덩뼈의 표면에 있는 연골에서 발생한 능선과 함몰도 엉치엉덩관절의 안정성에 기여한다. 수직 하중은 이들 능선과 함몰의 발달로 촉진되지만, 그들에 의해 엉치엉덩관절의 움직임이 제한된다.

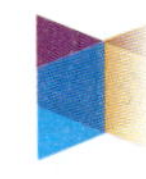

기본 개념 4-6
골반고리의 구조와 기능
(Structure and Function of the Pelvic Ring)

요약하자면, 골반고리의 1차 기능은 위아래로 작용하는 힘들을 전달하고 분산시키는 것이다. 골반고리는 위로부터 머리, 팔 및 몸통의 무게에서 나오는 힘 뿐만 아니라, 근수축과 외적 힘을 수용한다. 또한 골반고리는 활동에 따라 변할 수 있는 아래로부터 오는 지면반발력을 수용한다. 비록 엉치엉덩관절과 두덩결합은 각각 매우 작은 움직임만 허용하지만, 그 움직임은 골반고리의 골절 없이 하행의 힘과 상행의 힘을 전달하고 분산하는데 중요한 역할을 한다. 또한, 그 움직임은 볼기뼈의 비틀림을 허용하고, 이런 비틀림은 보행 때 매우 중요하고, 골반과 몸통의 반대 돌림을 허용한다. 이것에 의해 온걸음의 길이가 증가된다.

척주의 근육
(Muscles of the Vertebral Column)

머리목뼈/위쪽 등뼈 영역
(The Craniocervical/Upper Thoracic Regions)

머리목뼈 영역의 근육들은 중요한 두 가지 기능을 수행한다: 머리를 중력에 대항해 수직으로 유지하는 것과 최적의 감각기관 자세가 되도록 머리 자세를 취하는 것. 목뼈–등뼈 근육도 머리목뼈 근육과 함께 공간에서 머리와 목의 자세를 취하게 만든다.

목뼈–등뼈 근육의 다른 기능은 어깨뼈와 팔의 움직임을 만들거나 제어하지만 직접 또는 간접으로 척추 부착점에 대한 당김에 대항해 머리와 목을 안정화시키는 것이다. 똑바로 선 자세에서의 중력선은 목뼈 영역의 회전축 바로 앞쪽을 지나고, 이로 인해 굽힘 모멘트가 발생한다(그림 4-56). 뒤쪽 인대 구조물과 함께, 뒤쪽 근육은 이런 굽힘 모멘트에 저항한다. 특수 감각기관을 위한 머리의 자세는 커다란 소리가 들릴 때 그 쪽으로 머리를 빠르게 돌리는 것과 같이 종종 빠르고 협응된 움직임을 필요로 한다. 근육의 구조와 기능은 미세한 움직임이나 큰 움직임에 대한 요구를 제공하거나 또는 척수를 보호하고 팔 사용을 허용하기 위해 충분한 안정성을 제공할 만큼 복잡하다.

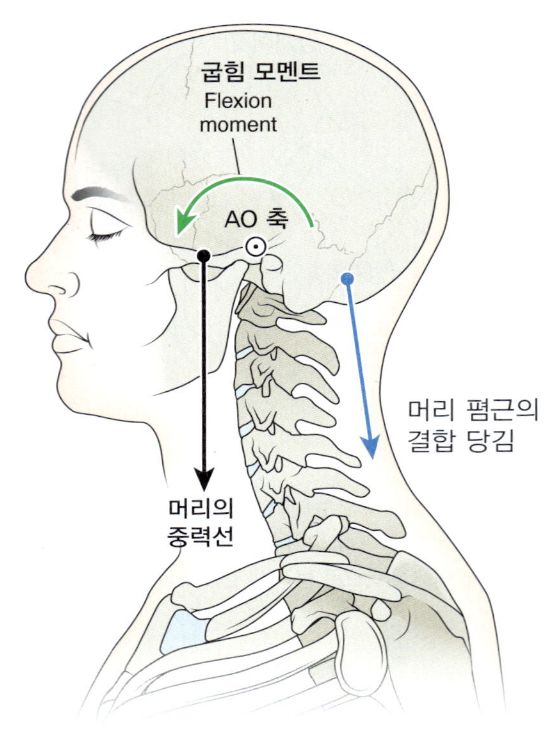

그림 4-56. 목뼈 영역의 중력선은 목뼈 회전축 바로 앞쪽을 통과하는데, 이것은 굽힘 모멘트를 발생시킨다. 반대 모멘트를 생성하는 폄근의 장력이 존재해야 한다.

뒤쪽 근육(Posterior Muscles)

우리는 얕은층(superficial) 근육에서 깊은층(deep) 근육 순으로 설명할 것이고, 뒤쪽 근육부터 먼저 시작하겠다(그림 4-57과 그림 4-58). **등세모근**은 뒤쪽 근육 중에서 가장 얕은층 근육이다. 등세모근은 뒤통수뼈에서 아래쪽 등뼈까지 걸쳐 있으며, 목뼈–등뼈 이음부 위를 덮는 뚜렷한 힘줄 부분을 가지고 있다. 등세모근은 주로 어깨 영역의 근육으로 작용하지만, 머리와 목을 폄할 수도 있다. 한쪽 등세모근만 작용하면, 위등세모근은 머리와 목을 동측으로 옆굽힘하고, 반대측으로 돌림할 것이다.

어깨올림근은 등세모근보다 깊은 곳에 있는 근육이다. 이 근육의 몸쪽 부착점은 상위 4개 목뼈의 가로돌기이고, 먼쪽 부착점은 어깨뼈가시뿌리와 위쪽 삼각 사이의 어깨뼈의 척추쪽 가장자리이다. 이 근육은 커다란 단면적을 가지고 있다. 목이 고정되면, 어깨올림근은 어깨뼈의 올림근과 아래쪽 돌림근으로 작용한다. 그러나 어깨뼈가 고정되면 목을 동측으로 옆굽힘하고 돌림하는 근육이 된다.

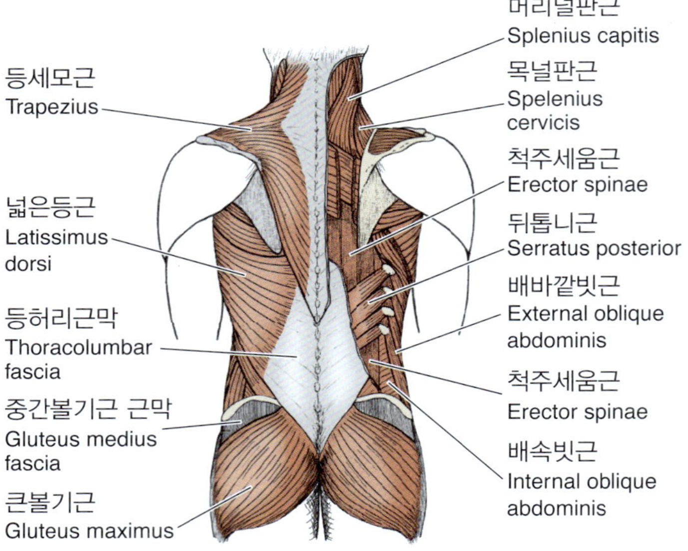

그림 4-57. 뒤쪽 등 근육. 척주세움근을 보기 위해 오른쪽 얕은층 근육을 제거했다. 왼쪽 등의 등허리근막의 앞쪽층은 그대로 남겨 두었다.

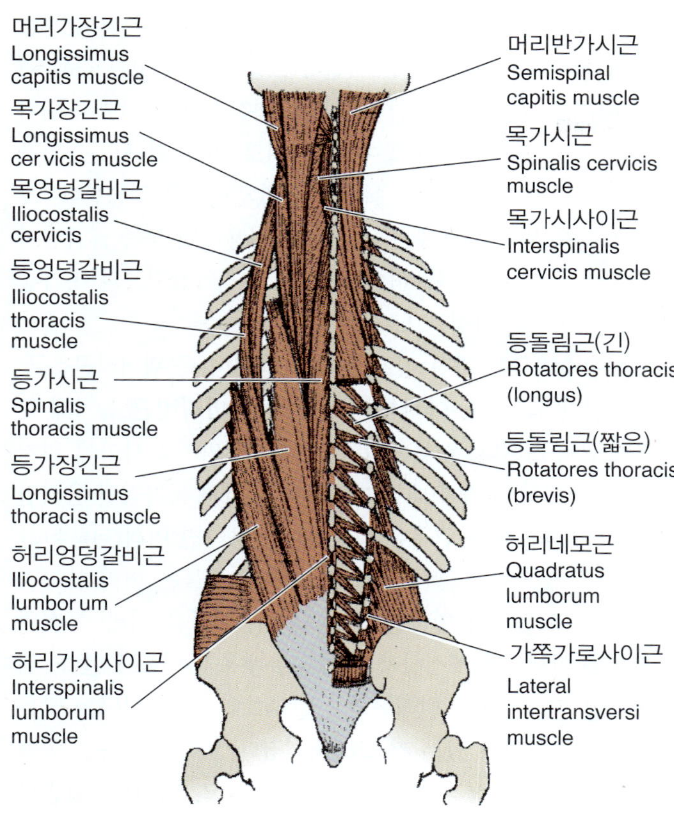

그림 4-58. 척주세움근과 깊은 등 근육. 깊은 등 근육을 보기 위해 오른쪽 척주세움근을 제거했다.

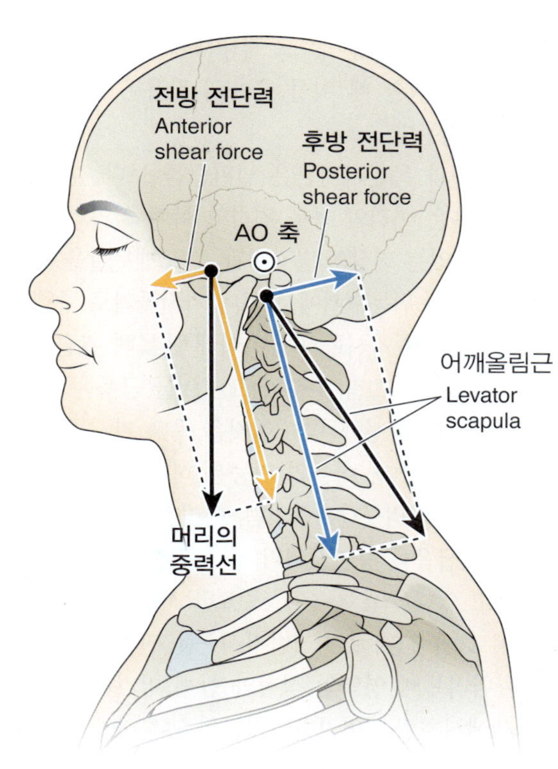

그림 4-59. 목뼈는 목뼈의 앞굽음과 중력선의 방향 때문에 전방 전단력에 노출된다. 어깨올림근은 후방 전단력을 일으켜 전방 전단력에 저항한다.

목뼈는 중력과 척추의 앞굽음 때문에 지속적인 전방 전단력에 노출된다. 어깨올림근은 후방 전단력을 발생시켜 이런 전방 전단력에 저항하는 힘을 제공한다(그림 4-59). 종종 과도한 머리 전방 이동에서 볼 수 있듯이, 목뼈 앞굽음이나 굽힘 모멘트의 증가는 목뼈의 전방 전단력을 증가시킬 것이고, 이것은 전방 전단력에 저항하는 어깨올림근의 작용을 과도하게 만들 것이다.

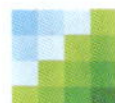

환자 적용 4-3

Sarah는 물리치료 박사과정에 다니는 23세의 대학원생이다. 그녀는 일주일에 약 15시간을 앉아서 강좌를 듣고, 또 많은 시간을 공부한다. 그녀의 앉은 자세는 구부정한 앉은 자세이며, 머리가 전방으로 이동하고, 등뼈와 허리뼈가 굽힘되고, 또 골반이 후방경사되어 있다. 그녀의 말에 따르면, 수업 시간이나 수업 시간 이외에도 노트북의 키보드를 자주 사용한다. 학기 중반 이후로 그녀는 수업에 집중할 수 없을 만큼 심한 오른쪽 어깨올림근의 통증을 가졌다.

머리가 전방으로 이동한 자세에서 어깨올림근의 과도한 작용은 Sarah가 어깨올림근의 통증과 압통을 갖게 되는 원일 수 있다. 사실, 어깨올림근이 좌상된 것 같다. Sarah는 어깨올림근을 신장할 때 통증이 더 악화된다고 했다. 머리가 전방으로 이동한 자세에서 어깨올림근을 신장하는 것은 실제 그 상황을 더욱 악화시킬 수 있는데, 그 이유는 많은 시간을 이 자세로 보내면서 생성된 전방 전단력을 제어하는 근육의 능력이 감소되기 때문이다. 과도한 전방 전단력을 감소하거나 제거하는 것이 필수적이고, 목뼈를 뒷당김하기 위해 Sarah의 앉기 자세를 변화시키는 것이 적절한 치료가 된다. 부가적으로, 어깨올림근의 근력과 지구력을 강화시킬 필요가 있다.

머리널판근과 목널판근은 어깨올림근보다 더 깊은 층에 있는 근육이다. 널판근들은 크고 평편한 근육이며, 몸쪽 부착점은 위목덜미선, 꼭지돌기 및 상위 2개 또는 3개 목뼈의 가로돌기이고, 먼쪽 부착점은 C7–T6의 가시돌기이다(그림. 4-57 참고). 이들 근육은 단면적이 크고 모멘트팔이 크기 때문에 머리와 목의 작용근이 된다. 이들 근육이 양측으로 작용하면, 머리와 목을 펌하고, 편측으로 작용하면 동측 돌림을 일으킨다. 선 자세를 취할 때 이들 근육의 작용은 근전도에서 거의 나타나지 않는다.

머리반가시근과 목반가시근은 널판근들 보다 깊은 층에 있다. 이들 근육은 머리와 목을 펌하고 목뼈 영역의 앞굽음을 증가시킬 수 있는 최상의 당김선과 큰 모멘트팔을 가지고 있다. 이들 근육은 뒤통수뼈에서 목뼈 가시돌기로 주행하고(머리반가시근), 등뼈 가시돌기에서 아래쪽 목뼈 관절돌기로 주행한다(목반가시근)(그림. 4-58 참고). 이들 근육은 함께 끈 모양의 근육다발을 형성하는데, 이것은 목뼈 가시돌기의 가쪽에서 촉진될 수 있다. 이들의 기능은 허리뼈 영역의 뭇갈래근과 비슷하다. 허리뭇갈래근처럼, 머리반가시근과 목반가시근은 목뼈 앞굽음을 증가시키기 좋은 적절한 정렬과 모멘트팔을 가지고 있다(그림 4-60). 중요한 사항은 큰뒤통수신경이 머리뼈로 가기 위해 머리반가시근을 관통한다는 점이다. 이것은 머리목뼈 영역의 젖힘과 함께 머리가 전방으로 이동된 자세에서처럼, 머리반가시근이 과도하게 작용하거나 단축되었을 때 큰뒤통수신경이 압박되고 자극될 수 있다는 것이다. 이로 인해 뒤통수 통증이 발생할 수 있다.

머리가장긴근과 목가장긴근은 반가시근들보다 더 깊은층에 위치하고, 또 가쪽에 위치한다(그림. 4-58 참고). 깊은 위치 때문에 그들 근육은 굽힘과 펌의 회전축에 더 가까이 위치하게 되어 모멘트팔이 짧아지고, 이로 인해 펌근의 효과가 떨어진다. 그러나, 그들도 목뼈 분절에 압박력을 적용한다. 그들의 가쪽 위치 때문에 편측 근육이 작용하면 동측 옆굽힘이 가능해진다. 양쪽 근육이 작용하면, 머리가장긴근과 목가장긴근은 목뼈의 안정근으로 작용한다.

뒤통수밑근은 가장 깊은 층의 근육이며, 큰뒤머리곧은근, 작은뒤머리곧은근, **아래머리빗근** 및 **위머리빗근** 등 4개 근육으로 구성된다. 이들 근육은 뒤통수뼈와 C2 사이에 위치하며, 아래쪽 목뼈에 대한 머리목뼈 영역의 독자적인 움직임을 허용한다. 이들 근육은 양쪽으로 작용하면 머리(뒤통수뼈)의 펌을 일으킨다. 편측으로 작용하면, 그들은 머리나 고리뼈의 동측 돌림과 옆굽힘을 일으킨다. 그들은 머리-목뼈의 자세를 미세하게 조정하기 위해 고유수용기 역할도 한다. 뒤통수밑 펌근은 1번 벌레근의 근방추보다 15배 정되는 많은 근방추를 가지고 있는 것으로 밝혀졌다.[60] 이들 근육은 목뼈에서 중요한 몸통감각장치의 역할을 하고, 머리/눈 협응과

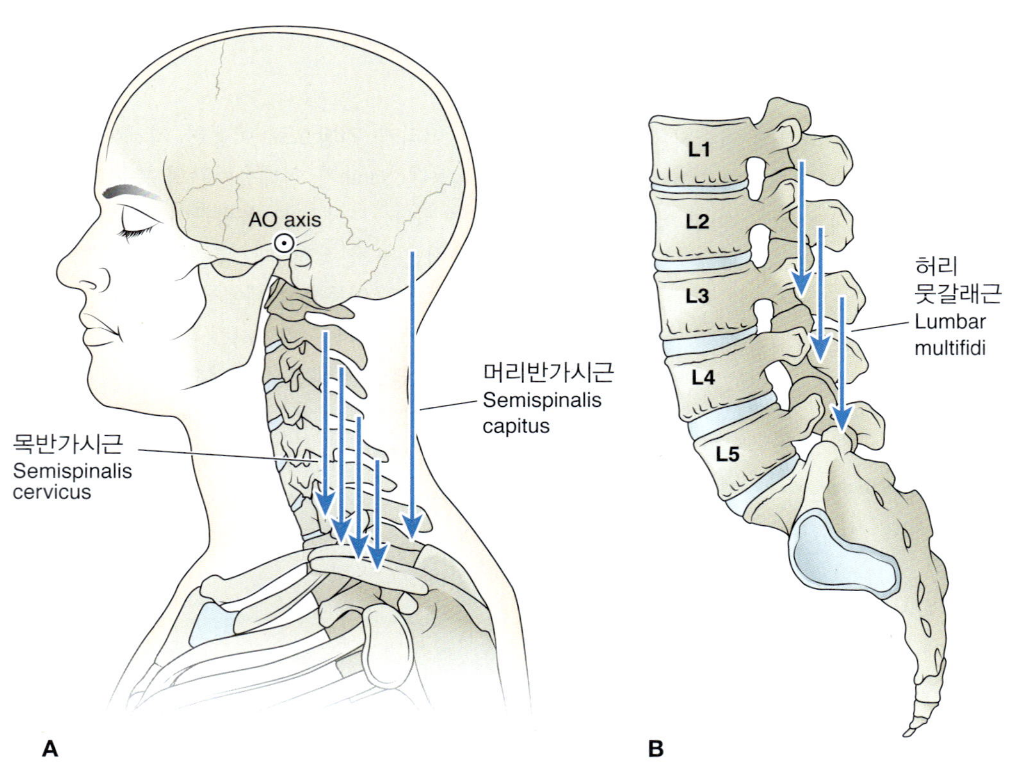

그림 4-60. A. 머리반가시근은 머리와 목의 펌을 일으키기 좋은 적절한 당김선으로 가지고 있다. 이로 인해 목뼈의 앞굽음이 증가될 수 있다. B. 허리뭇갈래근은 허리뼈의 펌과 앞굽음을 증가시킬 수 있는 비슷한 당김선을 가지고 있다(B의 출처: Porter JA, DeRosa C: MechanicalNeck Pain, Saunders/Elsevier, 1995).

같은 고난이도의 과제를 위해 눈돌림신경과 안뜰계의 통합된 기능을 한다.

가쪽 근육(Lateral Muscles)

목갈비근은 목뼈의 가쪽면에 위치하며(그림 4-61), 뒤쪽에 위치한 가장긴근들과 함께 이마면상에서 목뼈의 고정근으로 작용한다. 앞목갈비근은 첫 번째 갈비뼈에서 시작하여 C3-C6 가로돌기의 앞쪽결절에 종지하며, 어깨올림근과 함께, 시상면상에서 목뼈에 안정성을 제공해 준다(그림 4-62). 앞목갈비근이 양측으로 작용하면, 목뼈를 굽힘시켜 전방 전단력을 발생시킨다. 편측으로 작용하면, 목뼈의 동측 옆굽힘과 반대쪽 돌림을 일으킨다. 중간목갈비근은 첫 번째 갈비뼈에서 시작하여 C3-C7 가로돌기의 뒤쪽결절에서 종지한다. 중간목갈비근은 앞목갈비근보다 가쪽에 위치하고, 이마면상에서 목뼈의 안정장치로서 큰 역할을 담당한다. 뒤목갈비근은 두 번째 갈비뼈에서 시작하여 C3-C7 가로돌기의 뒤쪽결절에 종지한다. 뒤목갈비근은 목의 옆굽힘을 일으킨다. 호흡 동안의 목갈비근들의 역할은 5장에서 다루어질 것이다. 앞목갈비근과 중간목갈비근은 삼각형을 이루며, 이 삼각형을 팔신경얼기, 빗장밑동맥과 빗장밑정맥이 통과한다(그림. 4-61 참고). 이 지점은 앞목갈비근에 의해 신경혈관구조물들이 압박되는 지점이며, 팔의 저림, 둔감 및 통증을 일으킬 수 있다. 목빗근은 복장뼈자루와 빗장뼈 안쪽에서 시작해 꼭지돌기까지 주행한다. 이 근육의 당김선은 뒤쪽, 안쪽 및 위쪽 방향이다.

목빗근이 아래쪽 목뼈의 회전축보다 앞쪽에 위치하고, 고리뒤통수관절의 축보다 뒤쪽에 위치한다는 점에서 독특하다. 그러므로 목빗근이 양측으로 수축하면, 목뼈를 굽힘하는 동시에 머리를 폄한다. 편측으로 작용하면, 목빗근은 머리와 목을 동측으로 옆굽힘하고 반대쪽으로 돌림시킨다.

앞쪽 근육(Anterior Muscles)

머리긴근은 목뼈 가로돌기의 앞쪽결절에서 시작하여 뒤통수뼈로 주행한다. 목긴근은 등뼈 몸통에서 시작해 목뼈 가로돌기의 앞쪽결절로 주행하고, 더 위쪽으로 목뼈 가로돌기의 앞쪽결절에서 고리뼈까지 주행한다. 이들 근육은 척추뼈몸통 가까이에 위치하기 때문에, 회전축에 근접해 있다. 비록 그들이 굽힘을 일으킬 만큼 충분한 모멘트팔을 가지고 있지 않지만, 목뼈에 충분한 압박력을 제공할 수 있다. 머리긴근과 목긴근은 등세모근과 함께 협력하여 머리와 목을 안정화시킨다. 이를 통해, 등세모근은 어깨뼈의 위쪽 돌림을 일으킬 수 있도록 먼쪽 부착점에 효율적으로 작용할 수 있는 것이다(그림 4-63). 근육을 수축하는 동안, 이들 근육은 양쪽 끝단을 항상 당기지만, 머리긴근과 목긴근이 목에 대한 반대 힘을 일으키지 않는다면, 등세모근은 더 무거운 어깨위팔 복합체를 위쪽으로 돌림하기보다는 더 가벼운 머리와 목을 폄할 것이다. 목긴근은 감각 입력을 담당하는 많은 근방추를 가지고 있고, 목뼈 영역의 미세한 조정을 담당하게 된다.[61]

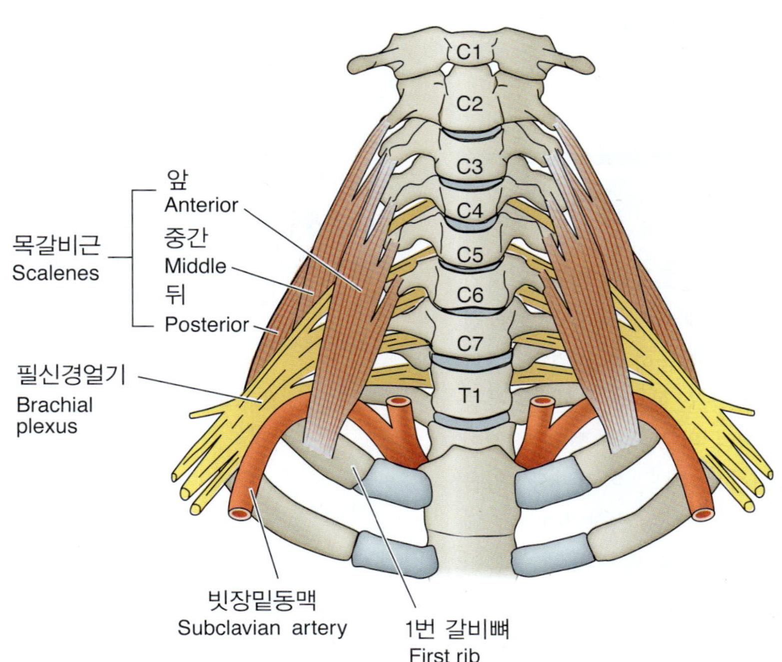

그림 4-61. 앞목갈비근, 중간목갈비근 및 뒤목갈비근. 필신경얼기와 빗장밑동맥과 빗장밑정맥이 앞목갈비근과 중간목갈비근 사이를 통과한다.

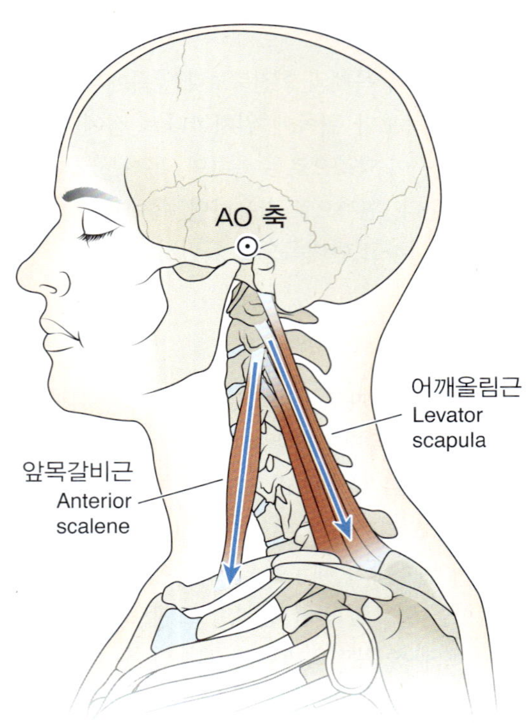

그림 4-62. 시상면상에서 봤을 때, 앞목갈비근은 어깨올림근과 함께 목뼈의 안정화를 일으킨다.

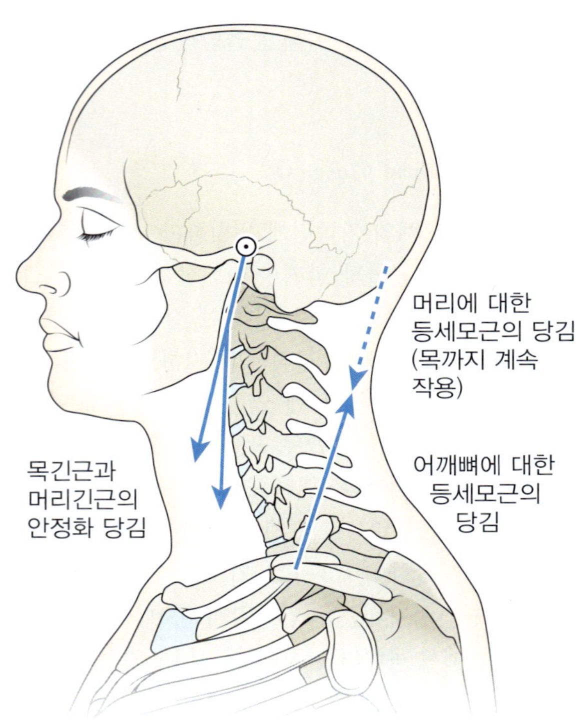

그림 4-63. 시상면에서 보면, 등세모근, 머리긴근, 목긴근이 협력작용하여 어깨뼈를 올림한다.

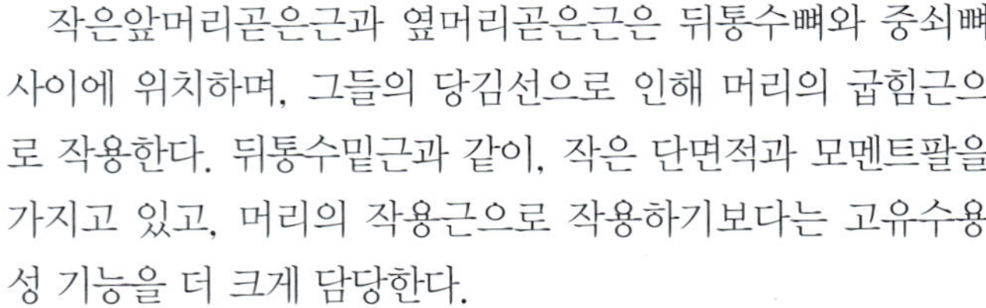
작은앞머리곧은근과 옆머리곧은근은 뒤통수뼈와 중쇠뼈 사이에 위치하며, 그들의 당김선으로 인해 머리의 굽힘근으로 작용한다. 뒤통수밑근과 같이, 작은 단면적과 모멘트팔을 가지고 있고, 머리의 작용근으로 작용하기보다는 고유수용성 기능을 더 크게 담당한다.

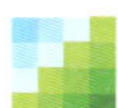

환자 적용 4-4

Lisa는 39세 여성으로 1주일 전 신호등에 멈춰 있다가 시속 20마일로 달리는 다른 차에 의해 후방 추돌사고를 당했다. 그녀는 사고 당시 안전벨트를 착용하고 있었다. 그녀는 팔을 들어올리는 것과 같은 활동을 할 때 심한 목 통증이 발생했다. 그녀는 옷을 입고, 머리 위로 손을 뻗고, 심지어 타이핑을 하기 위해 팔을 유지하는 것도 어려워서, 일을 제대로 할 수 없었다. 그녀의 방사선 사진은 정상이어서, 그녀는 왜 팔을 움직이지 못하고 사고 시 다치지 않은 팔에 통증이 심하게 일어나는 것을 이해할 수 없었다.

후방 추돌 사고와 같이 채찍질 손상을 당한 환자들은 종종 팔을 들어올릴 수 없는 경우가 많다. 머리긴근과 목긴근이 채찍질 손상으로 과도하게 신장되거나 찢어질 수도 있지만, 이런 손상은 방사선 촬영으로 나타나지 않는다. 만약 머리긴근과 목긴근이 손상되었다면, 등세모근의 당김에 그들이 제대로 저항하지 못해 머리와 목을 안정화시킬 수 없게 된다.

결과적으로, 등세모근은 어깨 복합체를 완전하게 거상하는데 필요한 어깨뼈의 위쪽 돌림을 일으키기보다는 머리와 목에 더 효율적으로 작용하게 된다. 어깨뼈에 대한 등세모근의 작용보다 머리와 목에 대한 등세모근의 역설적 작용이 Lisa의 통증과 팔을 들어올릴 수 없는 문제의 원인이 된다.

아래쪽 등뼈/허리골반 영역 (Lower Thoracic/Lumbopelvic Regions)

아래쪽 척추 영역의 근육들은 몸통의 움직임을 만들고 제어하며, 또 다리 움직임을 위해 몸통을 안정화시킨다. 또한 이들 근육은 이 부위에 영향을 주는 힘들을 감쇄시키는데 도움을 주고, 또 척추를 안정화하기 위해 다리의 운동을 제어시킨다.

뒤쪽 근육(Posterior Muscles)

등허리근막은 아래쪽 등뼈와 허리골반 영역(그림. 4-57 참고)의 뒤쪽 구조물 중에서 가장 얕은 구조물이고, 이 영역의 몇몇 근육과 관련된다. 등허리근막은 광배근, 대둔근, 내복사근 및 외복사근, 복횡근과 연결된다(그림. 4-57 참고). 게다가, 등허리근막은 허리뼈 영역의 척주세움근과 뭇갈래근을 둘러싸고 있다(그림. 4-45 참고). 등허리근막의 부착점은 뚜렷한데, 그 이유는 장력이 이들 근육의 능동장력과 수동장력을 통해 등허리근막에 작용되기 때문이다. 등허리근막의 장력은 복부 장기를 압박시키는 힘을 발생한다. 배근육의 수축과 같이, 등허리근막을 통해 생성된 복부 압박은 외적 코르셋과 비슷한 작용을 한다. 큰볼기근과 반대쪽 넓은등근의 결합 작용과 등허리근막을 통한 장력이 함께 결합하여 허리엉치 영역을 압박하여 그 부위를 안정화시킨다(그림 4-64).[47]

뒤쪽에 위치한 척주세움근은 가장긴근 그룹과 엉덩갈비근 그룹으로 구성된다(표 4-5). 일반적으로 이 근육들은 몸통 폄근으로 간주된다. Bogduk[2]은 등가장긴근과 허리엉덩갈비근의 기능을 검사했다; 그는 이들 근육이 허리 부분과 등 부분으로 이루어져 있다고 했다. 이들 근육은 해부학적으로 그리고 기능적으로 얕은층 근육과 깊은층 근육으로 쉽게 분류될 수 있다.

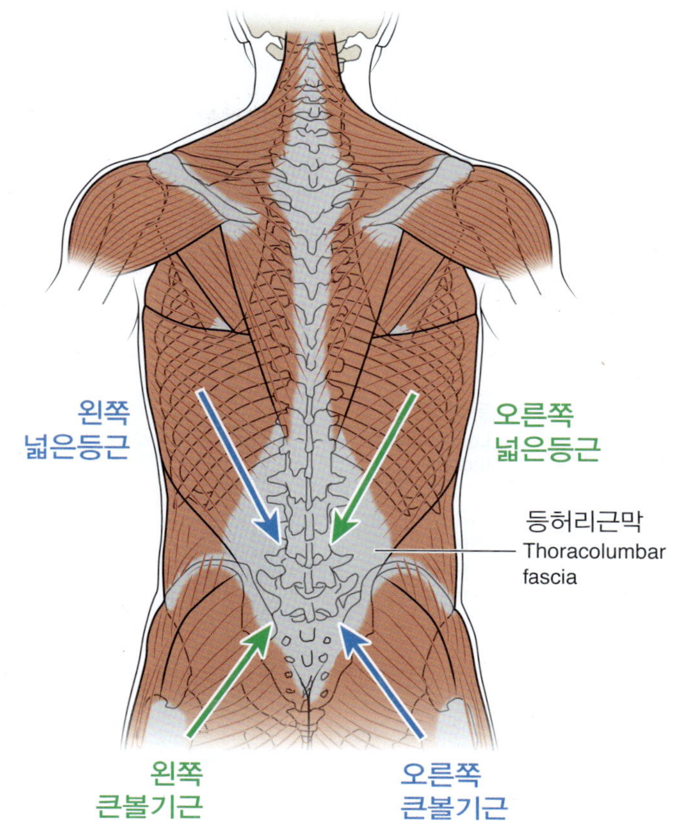

그림 4-64. 큰볼기근과 반대쪽 넓은등근의 결합 작용과 등허리근막을 통한 장력이 허리엉치 영역을 압박하고 안정화시킬 것이다.

표 4-5. 척주세움근의 위치와 기능

이름	위치	기능
깊은층 척주세움근		
등가장긴근 (허리 부위에 있는 5개 다발)	각 허리뼈 TP에서 PSIS까지	동측 옆굽힘 후방 전단력: 아래쪽 허리뼈에서 가장 크다. 폄을 보조하지만, 회전축과 매우 가까이 위치함; MA는 위쪽 레벨에서 더 크다.
허리엉덩갈비근 (허리 부위에 있는 4개 다발)	각 허리뼈 TP 끝에서 엉덩뼈능선까지	동측 옆굽힘 MA가 크기 때문에 좋은 돌림근이다. 후방 전단력, 특히 아래쪽 레벨 폄을 보조하지만, 회전축과 매우 가까이 위치함
얕은층 척주세움근		
등가장긴근 (등 부위에 있는 12개 다발)	ESA를 통해 각 등뼈 TP에서 L3–S3의 SP	등뼈의 폄 허리뼈의 폄(증가된 앞굽음을 통해) 동측 옆굽힘을 돕는다.
허리엉덩갈비근 (등 부위에 있는 7개 또는 8개 다발)	하위 7–8개 갈비뼈에서 PSIS와 엉치뼈까지	허리뼈의 폄(증가된 앞굽음을 통해) 동측 옆굽힘을 돕는다.

ESA = 척주세움근널힘줄; MA = 모멘트팔; PSIS = 뒤위엉덩뼈가시; SP = 가시돌기; TP = 가로돌기

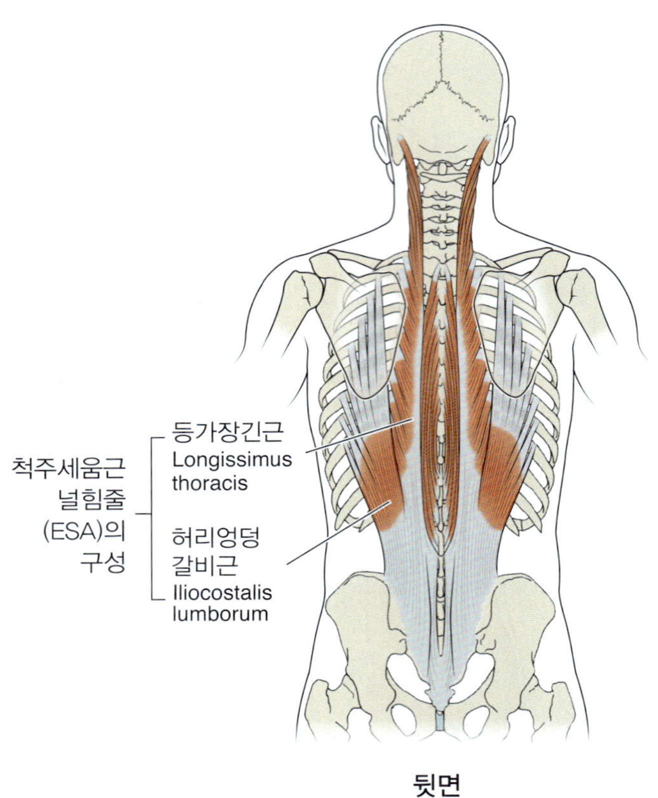

그림 4-65. 척주세움근 널힘줄(ESA)과 얕은층 척주세움근

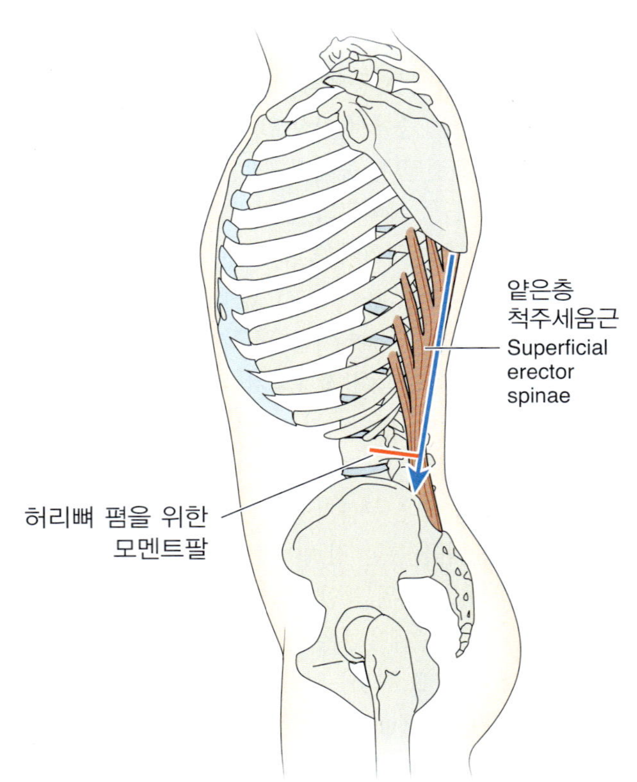

그림 4-66. 시상면에서 볼 수 있는 얕은층 척주세움근의 힘 벡터. 이것은 폄을 위한 훌륭한 당김선과 큰 모멘트팔을 보여주고 있다.

얕은층(등가장긴근과 허리엉덩갈비근[2])은 등뼈 영역의 가쪽에 위치한 근힘살을 형성하기 위해 갈비뼈와 등뼈 가로돌기에서 시작한다. 얕은층 근육들은 **척주세움근널힘줄**을 형성하기 위해 함께 연결되는 긴 힘줄을 가지고 있다. 척주세움근널힘줄은 아래쪽 허리뼈의 가시돌기, 엉치뼈, 엉덩뼈능선에 정지한다(그림 4-65). 이들 얕은층 근육은 긴 모멘트팔과 훌륭한 당김선을 가지고 있기 때문에, 양쪽 근육이 수축하면 등뼈와 허리뼈를 폄시킨다(그림 4-66).

이들 근육은 몸통의 1차 폄근으로 간주된다. 만약 편측으로 작용하면, 몸통을 옆굽힘시키고, 돌림에도 기여한다. 선 자세에서 몸통을 굽힘할 때, 척주세움근은 굽힘을 제어하기 위해 원심성 수축을 한다. 중력 모멘트도 몸통의 앞쪽 굽힘을 일으키지만, 굽힘의 크기와 속도는 폄근의 원심성 수축과 척주세움근널힘줄의 수동 제한, 그리고 등허리근막과 뒤쪽 인대 시스템에 의해 제어된다. 척주세움근은 최대 굽힘의 약 2/3 때까지 원심성으로 수축하고, 그 점 이후에는 척주세움근의 근전도 활성이 감소하는데, 이것을 **굽힘-이완 현상**(flexion-relaxation phenomenon)이라 한다. 굽힘-이완 현상은 신장된 수동 조직이 요구된 폄 모멘트를 생성할 수 있을 때 일어난다. 그러나 폄근은 근전도에서만 이완되는데 그 이유는 폄근이 수동 신장을 통한 수동의 힘을 발생하기 때문이다.[62]

척주세움근의 **깊은층**(허리 영역의 등가장긴근과 허리엉덩갈비근)은 공동 힘줄 부착점을 가진 개별 다발로 구성된다. 이들 다발은 PSIS와 엉덩뼈능선에서 시작해, 위쪽, 안쪽 및 앞쪽으로 주행한 후 허리뼈 가로돌기에 부착한다(그림 4-67).

또한 위쪽 허리 다발의 척주세움근 널힘줄까지 여러 부착점이 존재할 수도 있다. Porterfield와 DeRosa[63]는 이런 깊은 층 척주세움근을 목뼈에 있는 어깨올림근의 방향과 기능과 비슷하다고 설명했다. 이들 근육군의 양쪽 근육은 1차 폄근이며, 모멘트팔이 충분히 길지 않고 굽힘과 폄의 회전축 가까이에 위치한다. 그러나, 이런 사선 방향의 배열은 척추에 후방 전단력 뿐만 아니라, 압박력도 발생시킨다(그림 4-68).

사선방향의 작용선과 후방 전단력을 발생시키는 능력 때문에, 깊은 척주세움근은 중요한 동적 저항을 중력과 지면 반발력의 합성 힘과 앞굽음 자세에 의한 허리뼈의 지속적인 전방 전단력에 제공한다. 이들 근육은 중요한 임상적 의미를 가진다.

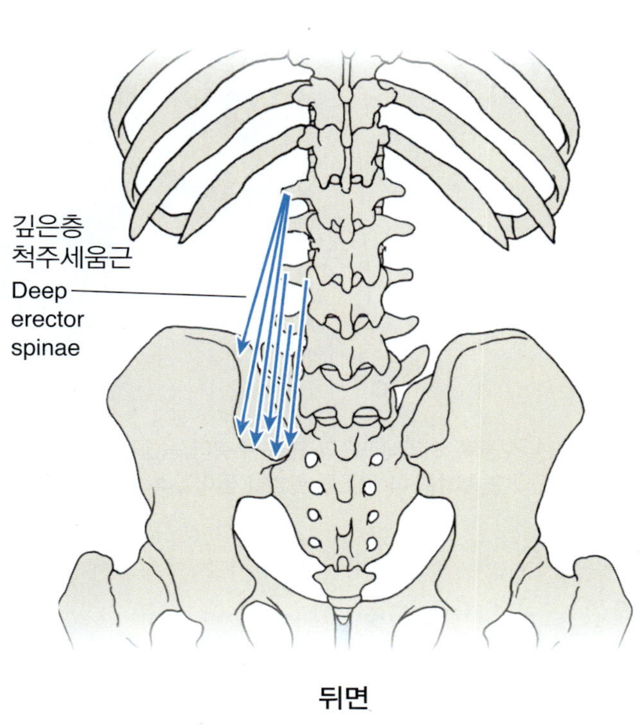

그림 4-67. 깊은층 척주세움근의 다발

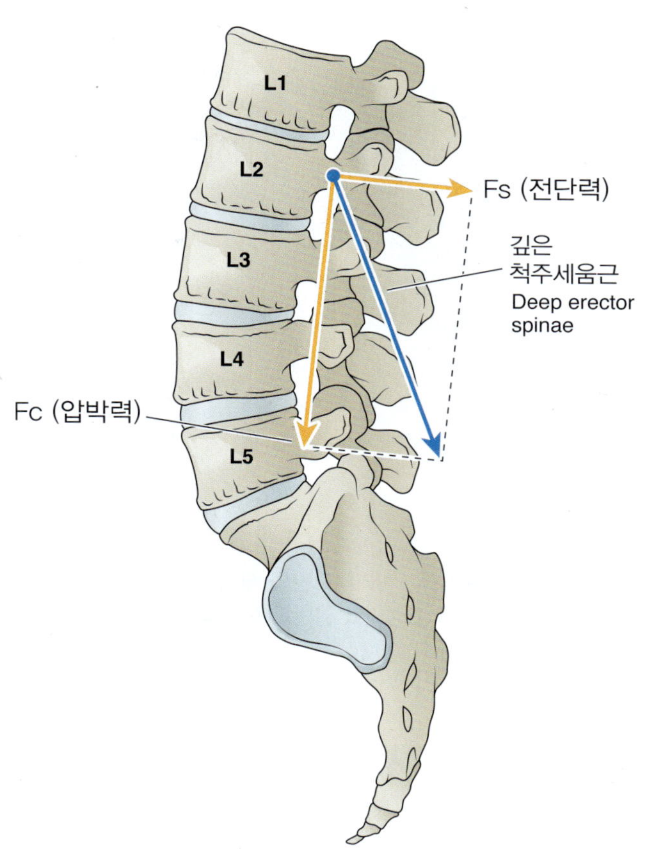

그림 4-68. 측면에서 본 깊은 척주세움근의 힘 벡터. 이 그림은 근육 당김의 압박성분(Fc)과 후방 전단성분(Fs)을 보여주고 있다.

확장 개념 4-3

깊은 척주세움근 과신장의 부정적 영향

목뼈 영역의 어깨올림근처럼, 깊은 척주세움근도 과도한 전방 전단력이 있을 때 피로해지고, 손상되고, 통증이 유발될 수 있다. 그러나 이들 근육을 신장할 때 주의해야 한다. 깊은 척주세움근의 과도한 신장은 과도한 전방 전단력에 저항할 수 있는 동적 제한을 없애 버릴 수 있고, 비수축성 구조물에 더 강한 하중을 줄 수 있고, 또 비수축성 힘이 이미 손상되었다면, 유일하게 남은 전방 전단력에 저항하는 제한 장치를 제거할 수도 있다. 어떤 경우이든, 깊은 척주세움근의 신장이 증상을 악화시킬 수 있다. 그래서 지구력 훈련과 근력 훈련을 통해 이들 근육(깊은 척주세움근)을 강화시킬 필요가 있다.

척주의 뭇갈래근들은 매우 복잡하며, 분절과 영역에 따라 다르다. 뭇갈래근 그룹은 일반적으로 **가로가시근**의 그룹(반가시근과 돌림근이 속하는)에 속하며, 아래쪽 척추뼈의 가로돌기에서 위쪽 척추뼈의 가시돌기로 주행한다. 그러나 허리뼈의 뭇갈래근은 엉치뼈 등쪽과 엉덩뼈의 PSIS에서 시작해 허리뼈 가시돌기에 부착하고, 이들은 여러 개의 다발을 가지고 있다.[64–66] 그러므로, 허리 영역의 뭇갈래근은 가로가시근 그룹에 있는 다른 근육의 특징을 갖지 않는다. 허리뼈의 뭇갈래근은 두껍고 엉치뼈고랑을 채우고 있어 쉽게 촉진이 가능하다(다른 가로가시근과는 달리).[64,65]

허리뼈 뭇갈래근 중 얕은층 섬유는 위쪽으로는 5 분절까지 뻗어 있고, 아래쪽으로는 엉치뼈와 엉덩뼈에 부착한다. 당김선은 수직 방향이며, 굽힘/폄의 회전축으로부터 멀리 떨어져 있다. 그러므로 뭇갈래근의 얕은층 섬유는 허리뼈 앞굽음을 증가하여 폄을 위한 효율적인 모멘트팔을 가지고 있다(그림. 4-60 참고). 이들 다발의 깊은층 섬유는 고리판과 가시돌기에서 시작해 2개 분절에 걸쳐 꼭지돌기와 관절사이돌기의 파셋에 부착한다. 허리뼈의 깊은층 섬유는 작은 모멘트팔을 가지고 있기 때문에, 강한 폄근으로 작용하지 못한다. 이들 깊은층 섬유는 압박력을 생성함으로써 분절의 전단력과 비틀림력을 제어하기 좋은 위치에 있다. 몸통 돌림 시 허리뼈 뭇갈래근의 역할은 배근육과 협력하여 배근육이 생성하는 굽힘 모멘트를 상쇄시킨다. 허리뼈 뭇갈래근은 허리뼈 영역의 국소 분절 제어에 관련된다.

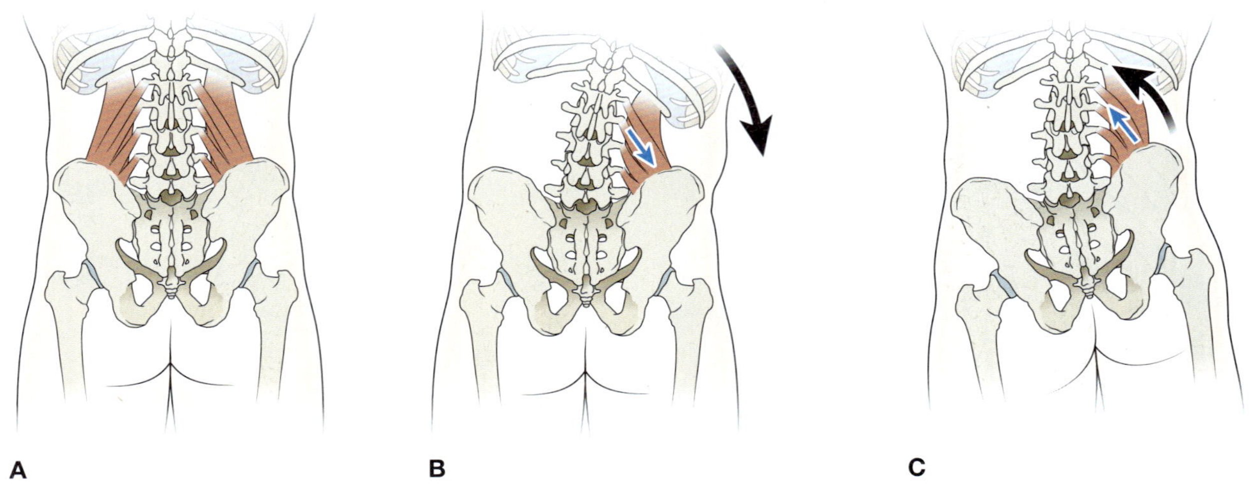

그림 4-69. A. 좌우 허리네모근의 부착점. B. 골반과 오른쪽 다리가 고정되면, 오른쪽 허리네모근의 편측 수축이 몸통을 오른쪽으로 옆굽힘한다. C. 몸통이 고정되고 골반과 오른쪽 다리가 움직이면, 오른쪽 허리네모근의 편측 수축이 오른쪽 골반을 들어올려 하이킹시킨다.

확장 개념 4-4

요통과 관련된 문헌에 따르면, 뭇갈래근이 자세 조절에 독특한 역할을 하는 것으로 알려져 있다. 허리골반 영역의 운동제어를 다룬 문헌의 대다수는 깊은 척주세움근을 뭇갈래근의 일부로 포함하고 있다. 연구자들은 상지의 과제, 하지의 과제(열린 사슬과 닫힌 사슬 모두) 및 보행 등의 다양한 과제를 연구했다. 예상 운동제어를 검사할 때, 대부분의 근육 활동이 과제에 의존했다. 그러나 그들은 뭇갈래근과 배가로근의 독특한 역할을 발견했다. 검사된 과제와 관계없이, 이들 근육은 과제의 작용근이 수축하기 전에 먼저 수축한다. 허리 통증(허리통증 이력이 있거나)이 존재하면, 이들 예상되는 수축이 지연된다.[42,67]

등뼈 영역의 뭇갈래근은 가로가시근군의 다른 근육과 비슷한데, 그 이유는 사선 방향의 당김선으로 가쪽 방향으로 향하고 있기 때문이다. 그들은 등뼈의 가로돌기에서 위쪽 척추뼈의 가시돌기에 착지하며, 대개 1–3개 분절에 걸쳐 있다. 등뼈 뭇갈래근은 돌림근으로 작용하지만, 운동을 생산하기보다는 운동을 제어하는 역할을 한다. 등뼈 뭇갈래근은 돌림에 의해 활성화되지만, 허리뼈 깊은 뭇갈래근처럼 등뼈 뭇갈래근은 움직임을 만들기보다는 움직임을 제어하는 역할을 한다.[64]

뒤쪽에 위치한 **가로사이근**과 돌림근은 옆굽힘과 돌림하는 근육으로 자주 간주된다. 그러나 이들 근육의 작은 단면적과 작은 모멘트팔 때문에, 고유수용기의 기능을 더 많이 하는 것 같다.

가쪽 근육(Lateral Muscles)

허리네모근은 척주세움근과 뭇갈래근보다 깊은 층에 위치한다(그림 4-69). 양쪽 허리네모근이 작용하면, 시상면에서 중요한 고정 장치의 역할을 하고, 많은 과제 동안 이들 근육이 활성화한다(그림 4-69A).[14] 편측으로 수축하면, 허리네모근은 척추를 옆굽힘할 수 있다(그림 4-69B). 만약 선 자세에서 옆굽힘이 일어나면, 중력의 힘이 계속 움직임을 일으킬 것이고, 반대쪽 허리네모근이 움직임을 제어하기 위해 원심성 수축을 할 것이다. 허리네모근이 허리뼈의 가로돌기에 부착하기 때문에 돌림 운동도 제어할 수 있다. 만약 골반이 자유롭게 움직인다면, 허리네모근이 "골반을 하이킹"하거나 또는 이마면 상에서 골반을 가쪽경사시킬 것이다(그림 4-69C).

앞쪽 근육(Anterior Muscles)

배곧은근은 몸통의 1차 굽힘근이다. 배곧은근은 배근막(abdominal fascia)에 의해 둘러싸여 있는데, 이 배근막은 배곧은근을 여러 분절로 분리하고, 배곧은근을 배벽의 널힘줄에 부착시킨다. 또한 배근막은 큰가슴근의 널힘줄에도 부착한다. 이들 근막 연결은 정중선을 가로질러 몸통을 둘러 감싸듯 힘을 전달하기 때문에 중요하다. 이들 근막 시스템에 대한 장력은 코르셋에 의해 제공되는 것과 비슷하게 몸통에 대한 안정성을 제공할 것이다.

배벽(abdominal wall)은 배바깥빗근, 배속빗근, 배가로근으로 구성된다. 등허리근막에 대해 이미 설명했듯이, 이들

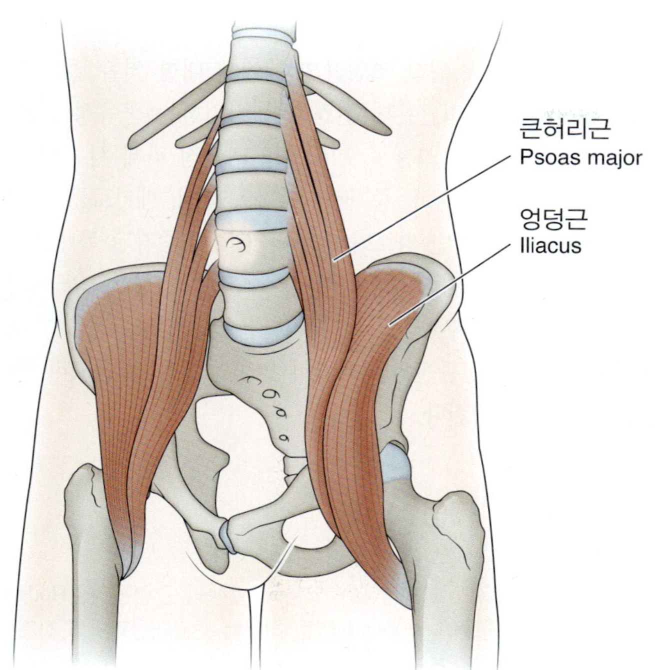

그림 4-70. 앞쪽에 위치하는 큰허리근과 엉덩근은 1차 엉덩관절 굽힘근이다. 그러나 엉덩근이 허리뼈에 대한 큰허리근의 전방 당김에 의해 상쇄되지 않으면, 엉덩근은 허리뼈 앞굽음을 초래할 수 있는 골반에 대한 전방 당김을 동시에 일으킨다.

근육은 배 전체를 둘러싸는 복부 후프를 형성한다(그림. 4-45 참고). 배가로근은 가로 방향의 섬유 수축 때문에 압박력의 적용을 통해 엉치엉덩관절을 안정화시키는 것으로 알려져 왔다.[68]

큰허리근도 앞쪽 몸통 근육으로 간주될 수 있다. 큰허리근은 허리뼈 가로돌기, T12–L4 척추뼈몸통의 앞가쪽 부위, 그리고 허리뼈 원반에서 시작하여 넙다리뼈의 작은뼈돌기에 정지한다. 큰허리근은 아래쪽과 가쪽으로 주행하고, 먼쪽 힘줄은 **엉덩근**과 혼합된다(그림 4-70). 큰허리근의 1차 기능은 엉덩관절의 굽힘이다. 엉덩근은 엉덩뼈능선에서 시작해 두덩뼈가지를 지나 큰허리근의 힘줄에 합류하여 작은뼈돌기에서 정지한다. 엉덩관절 굽힘이 시작될 때, 똑바로 선 자세가 목적이라면, 엉덩근은 볼기뼈를 당겨 골반을 앞쪽경사시키고, 허리뼈를 편다. 엉덩관절 굽힘을 일으키는 큰허리근은 엉덩근의 당김으로 인한 허리뼈 폄근의 힘에 저항하는 허리뼈의 앞쪽 당김을 일으킨다. 큰허리근은 엉덩관절의 굽힘 활동 동안 허리뼈를 압박하여 안정성을 제공한다. 큰허리근이 활성화되면, 어느 정도 전방 전단력이 생성된다.

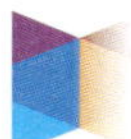

기본 개념 4-7
허리통증을 위한 운동

허리질환을 가진 환자들을 위한 치료적 운동방법들을 개발할 때, 치료사는 대상 근육군을 훈련시킬 때 특히 급성 통증이 있거나 초기 회복 단계에서 허리 영역에 가장 낮은 하중을 가하는 운동을 선택해야 한다.

등 폄근의 근력을 증가시키는 운동들은 관절의 자세와 관련된 다양한 압박 하중과 근수축에 의한 압박을 일으킨다. 예를 들어, 그림 4-71에서 보듯이, 네발자세에서 이루어지는 한쪽 다리의 폄 운동(그림 4-71A)은 가장 낮은 압박 하중(약 2,500 N)을 일으킨다. 반대쪽 팔과 다리를 동시에 들어올리는 동작(그림 4-71B)은 1,000 N 정도 압박 하중을 증가시키고, 위쪽 척주세움근의 활성을 30% 정도 증가시킨다.[69] 오른쪽 척주세움근과 반대쪽

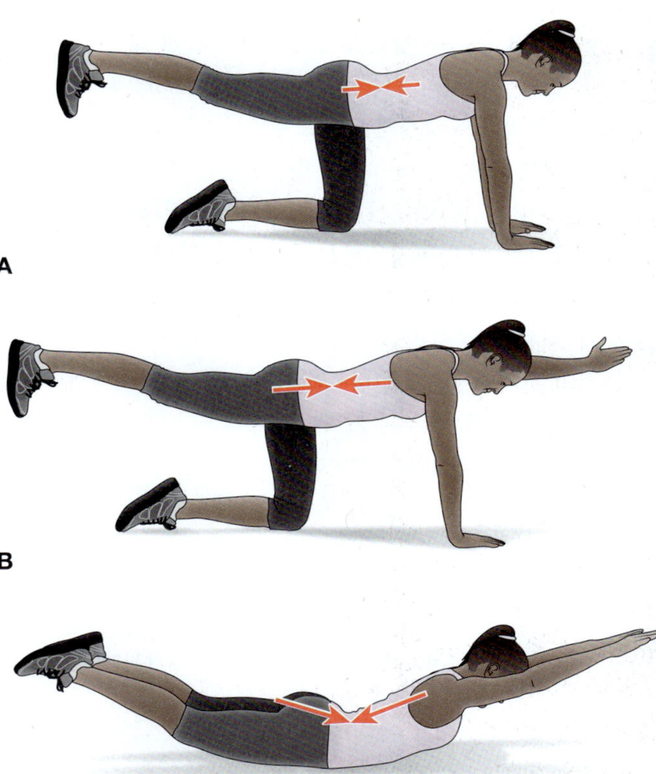

그림 4-71. **A.** 네발자세에서 한쪽 다리를 펌한 자세는 L4–L5 분절에 낮은 압박 하중을 가한다. **B.** 반대쪽 다리와 팔을 동시에 들어올리는 동작은 한쪽 다리만 들어올리는 운동보다 L4–L5 분절의 압박 하중을 1,000 N 더 증가시키고, 또 위쪽 척주세움근의 활동을 30% 더 증가시킨다. **C.** 4개의 팔다리를 동시에 들어올리는 동작은 L4–L5 분절에 6000 N의 압박을 일으킬 수 있다.

배 근육은 골반을 중립위로 유지하기 위해 그리고 내적 모멘트와 외적 전단력을 균형 맞추기 위해 오른쪽 다리를 들고 있을 때 활성화된다. 슈퍼맨 자세로 불리는 엎드린 자세에서 양쪽 팔과 양쪽 다리를 동시에 바닥으로부터 들어올리는 운동은 6,000 N까지 압박하중을 증가시켜 손상을 일으킬 수 있다(그림 4-71C).

골반바닥의 근육 (Muscles of the Pelvic Floor)

골반바닥의 구조와 기능에 대한 포괄적인 리뷰는 본 장의 범위를 벗어난다. 그러나, 허리골반고리에 안정성을 제공할 때 골반바닥 근육의 역할은 오늘날 허리 통증을 이해하는데 매우 중요하다. 골반바닥 근육의 기능장애는 허리 통증의 결과뿐만 아니라 위험 요소로서 확인되었다.[70] 골반바닥 영역의 안정성에 대한 골반바닥 근육의 역할을 고려할 때, 골반바닥의 구조와 기능을 여기에서 간단하게 언급할 것이다.

구조(Structure)

골반바닥 근육은 **항문올림근**과 꼬리근의 넓은 시트 모양 근육이고, 골반강과 회음부를 분리시킨다(그림 4-72). 항문올림근은 뚜렷한 2개의 부분으로 나누어진다: **엉덩꼬리근**과 **두덩꼬리근**(그림 4-72A). 항문올림근의 두덩꼬리근 부분은 두덩뼈이 뒤쪽면에서 시작하여 요도, 질(여성의 경우) 및 곧은창자에 부착한다. 항문올림근의 엉덩꼬리근 부분은 폐쇄근 근막에서 시작해 항문올리근의 정중판(솔기)을 형성하기 위해 항문꼬리인대의 섬유와 결합하고, 마지막 2개 분절의 꼬리뼈에 부착한다. 꼬리근은 궁둥뼈가시에서 시작해 엉치뼈의 아래쪽 부분과 꼬리뼈에 부착한다. 꼬리근의 볼기쪽 면은 엉치가시인대와 결합된다.

기능(Function)

배뇨와 배변을 위한 조임근의 제어에 대한 역할 말고도, 항문올림근과 꼬리근은 골반장기를 지지하는 근육성(골반) 가로막을 형성하고(그림 4-72B), 또 기능적 과제 시 복내압을 발생하고, 유지하고, 증가시킨다.[71,72] 특히, 배가로근[73]과의 동시 수축 동안 골반 가로막의 장력에 의해 증가된 복내압은 허리골반 영역에 강직도를 증가시켜 허리뼈의 강직도와 지지에 영향을 준다. 부가적으로, 꼬리근은 엉치엉덩관절을 가로지르고, 엉치엉덩관절의 압박력에 영향을 주며 골반고리[72]의 강직도를 증가시킨다.

확장 개념 4-5

골반바닥 근육의 기능장애는 요통의 발생과 관련된다. Hodge 등은 골반바닥 근육이 앞에서 설명된 허리뼈 뭇갈래근과 비슷하게, 자세 조절의 피드포워드 기전의 일부로 수축하고 있고, 또 골반바닥 근육의 수축이 스트레스성 요실금을 가진 여성에게 지연되었음을 밝혀냈다.[40,74] 요통의 여성 환자와 요통이 없는 여성 사이에서도 골반바닥 근육의 기능에 차이가 있음이 밝혀졌다.[70-72] 허리골반 영역의 운동제어는 골반바닥 근육, 깊은 배근육 및 깊은 척주세움근 사이의 잘 협응된 활성화와 관련있는 것으로 명확하게 보인다. 이런 다양한 협응의 변화는 허리 통증이나 요실금을 가진 환자에게 나타났고, 또 최상의 치료는 이런 협응과 협응 손상에 대한 폭넓은 이해를 요구하고 있다.

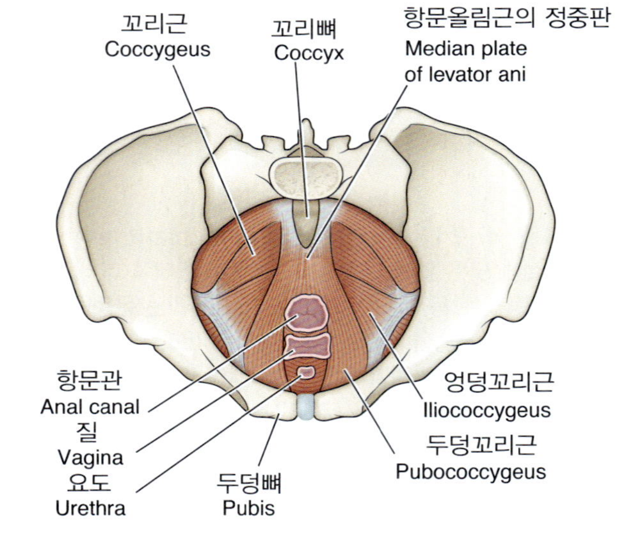

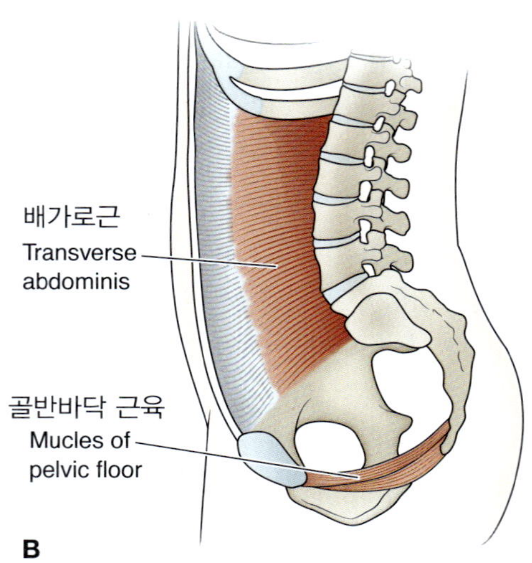

그림 4-72. 골반바닥 근육. A. 항문올림근의 두 성분(두덩꼬리근과 엉덩꼬리근)과 꼬리끈은 골반가로막으로 불리는 골반바닥을 형성한다. B. 골반가로막과 배가로근은 허리골반 영역의지지(강직도)를 증가시키기 위해 능동으로나 수동으로 함께 작용한다.

스쿼트 리프트와 스투브 리프트
(Squat Lift Versus Stoop Lift)

일반인에게서 나타나는 허리 문제의 발병률과 그 문제 해결의 어려움이 많이 연구되어 왔고, 또 리프팅과 관련된 기전을 설명하고 또 허리 손상을 예방할 수 있는 최상의 리프팅 방법을 결정하는 것도 연구되었다. 주된 연구는 스쿼트 리프트와 스투브 리프트에 초점을 맞추어져 있었다(그림 4-73).

스쿼트 리프트를 하는 동안(그림 4-73A), 척추는 일자로 똑바로 유지되고, 몸통의 굽힘은 주로 엉덩관절과 무릎관절의 굽힘에 의해 일어난다. 스투브 리프트를 할 때는(그림 4-73B), 몸통 굽힘은 주로 등뼈-허리뼈의 굽힘에 의해 달성되고, 무릎관절의 굽힘은 거의 일어나지 않는다.

허리 통증을 예방하는 리프팅 기술 방법을 지지하는 생체역학적 증거가 있는지에 대해서는 문헌적으로 명확하지 않다. 비록 다음의 요점들이 스쿼트 리프트의 사용을 지지하는 것처럼 보일지라도, 최상의 리프팅 자세는 과제에 따라 달라질 수 있다. 각 기술에 대한 장점과 단점이 몇 가지 있다.

스투브 리프트를 할 때 척추의 완전한 굽힘된 자세는 척추 폄근에게 불리한데, 그 이유는 단축된 폄근의 모멘트팔, 당김선의 변화, 그리고 신장 상태에서의 근 수축으로 인한 능동 불충분성 때문이다. 중립위의 허리뼈 자세(스쿼트 리프트)에서, 깊은층 척주세움근은 후방 전단력을 발생시킬 수 있는데, 이런 후방 전단력은 몸통을 굽힘할 때(사람이 추가 하중을 운반할 때) 체중에 의해 발생되는 전방 전단력을 상쇄시킨다.[75,76] 앞쪽으로 굽힘된 자세에서 전방 전단력을 상쇄하고 토크를 발생시키는 척추 폄근의 능력 감소는 스투브 리프트를 권장하지 않는 중요한 원인이다.

스쿼트 자세보다 구부정한 자세로 하중을 들어올릴 때 원반 내압이 증가하기 때문에, 스투브 리프트를 금기시하는 것 같다.[77,78] 유사하게, 허리뼈의 전단력은 스쿼트 리프트[41]할 때보다 스투브 리프트할 때 2~4배 정도 더 높아지는 것으로 확인되었고, 또 척추는 전단력보다 압박력에 더 잘 저항한다는 증거가 있다.[76] Bazrgari 등은 스쿼트 리프트와 스투브 리프트의 동역학을 분석했고, "알짜 모멘트, 다양한 수준의 근수축력, 수동의 힘과 내적 압박력/전단력 등이 스쿼트 리프트 때보다 스투브 리프트 때에서 더 컸다"고 결론을 내렸다.[79]

어떤 자세로 리프팅하던 간에 논란의 여지가 있고, 중요한 요소로는 몸과 들어올리는 물체 사이의 거리, 리프트 속도 및 허리 굽힘 정도이다. 하중이 신체로부터 멀어질수록, 척주에 작용하는 중력 모멘트는 더 커진다.

결과적으로 리프트를 수행할 때 요구되는 근 활성이 더 커질수록, 더 큰 압박이 원반에 가해진다. 리프트의 속도가 빠를수록, 들어올릴 수 있는 하중의 양이 많아지고, 허리뼈 원반에 가해지는 하중도 커진다.

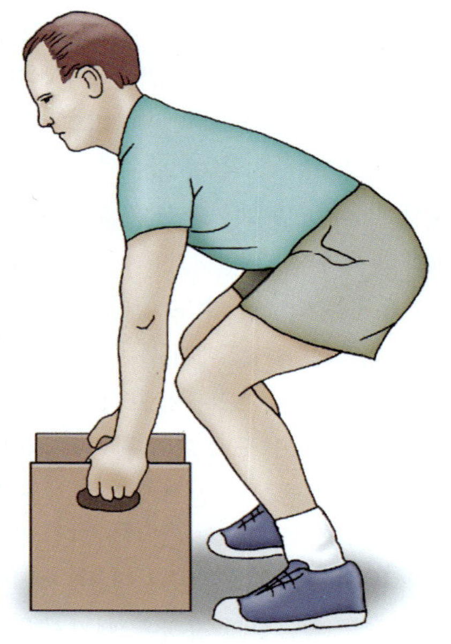

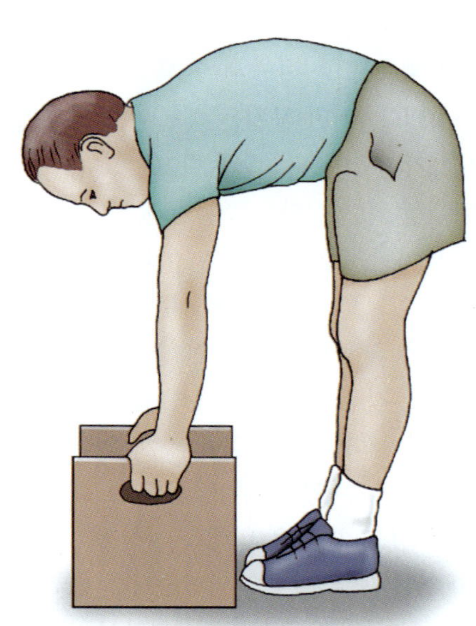

그림 4-73. A. 스쿼트 리프트. B. 스투브 리프트

노화의 영향(Effects of Aging)

평생을 통해, 척주는 형태를 변화시킬 수 있는 반복적인 하중에 노출된다. 그러나, 척주의 구조에서는 정상적인 노화와 관련된 변화가 일어나고 있다.

척주의 뼈는 뼈잔기둥의 양과 형태에서 변화를 겪게 된다. 노화로 인해 수평과 수직 방향의 뼈잔기둥 숫자가 감소하지만, 수평의 뼈잔기둥이 더 뚜렷하게 가늘어질 것이다. 이런 뼈잔기둥의 소실은 파괴 직전까지, 척추뼈가 이겨낼 수 있는 하중을 감소시킬 수 있다.

척추사이원반의 각 구조물은 다음과 같은 변화를 겪게 된다: 프로테오글리칸 감소, 특정 형태의 프로테오글리칸 변화, 수분 함량 감소. 부가적으로, 콜라겐이 증가하고, 엘라스틴이 감소된다. 결합조직 구성의 이런 변화는 속질핵의 팽윤 능력이 감소함에 따라 한 척추뼈에서 다른 척추뼈로 하중을 전달하는 원반의 능력을 감소시킨다. 전반적인 척추사이원반의 높이도 감소할 것이다.

노화로 인해 척추뼈몸통 종판도 점차 섬유화되어 확산 과정을 방해한다.[80] 원반이 척추뼈종판을 통한 영양분의 확산에 의존하기 때문에, 종판의 변화로 인해 원반의 영양 공급도 손상될 수 있다. 결국, 척추뼈사이원반이 탈수될 수 있다. 섬유테의 층판이 분리되고, 움직임 동안 강직도를 제공하는 원반의 능력을 감소시켜 원반의 마모와 틈을 초래할 수 있다.[81]

속질핵의 압박으로 인해 원반이 돌출될 수 있고, 속질핵을 보관하는 섬유테의 능력이 떨어진다. 속질핵의 물질이 척추뼈종판을 통해 척추뼈몸통의 해면뼈 안으로 들어갈 때, Schmorl 결절이 형성된다. 이런 물질은 해면뼈 안에서 혈액 공급과 접촉할 때 자가면역반응을 일으킬 수 있다.[80] 이런 현상은 전형적인 퇴행성 원반 질환으로 불린다.

이런 퇴행성 척추사이원반 질환의 경우 , 실질적인 척추사이원반의 높이 감소가 있고, 이것에 의해 척추인대가 느슨해질 수 있다. 황색인대에 의해 인대성 사전 스트레스가 감소할 것이고, 이것은 다시 척추 강직도(안정성)를 감소시킬 것이다. 또한, 황색인대의 장력 감소는 움직임 시 인대의 꺾임을 초래하여 척수를 압박할 수 있다. 부가적으로, 노화로 인해 황색인대가 골화될 수 있고, 이것은 비대성 골화를 초래하여 돌기사이관절 근처에 있는 척수신경을 압박하거나 척추관 내의 척수를 압박할 수 있다.[12] 경우에 따라, 혈관이 비혈관성성인 원반 안으로 들어가서 골화를 유발시킨다.

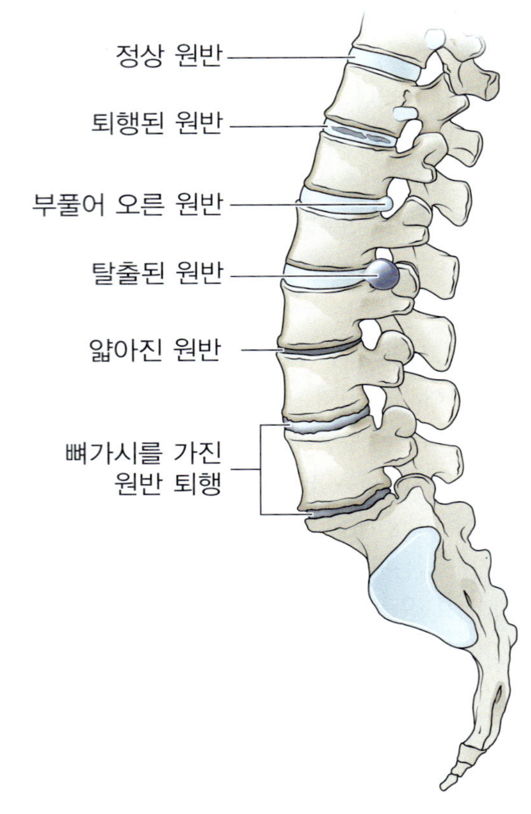

그림 4-74. 원반 퇴행, 섬유테 팽윤(속질핵 탈출의 유무에 관계없이), 원반의 얇아짐 및 척추뼈몸통의 뼈가시가 나타나는 원반의 퇴행 등과 같이. 척추에서 발생할 수 있는 노화와 관련된 변화.

관절돌기사이관절도 노화와 관련된 변화를 보이며, 결국에는 퇴행된다. 원반 퇴행이 있으면, 악화와 관절 변화를 초래하는 더 많은 압박 하중이 관절돌기사이관절에 가해진다. 돌기사이관절의 이런 변화는 팔다리의 큰 윤활관절에서 일어나는 것과 동일하다: 틈과 낭포를 포함한 연골 손상과 뼈가시 형성.[80] 이런 변화는 국소 통증이나 척수신경이나 척추관의 압박을 초래할 수 있고, 또 목뼈 영역에서는 가로구멍 안의 척추동맥을 압박할 수도 있다. 노화와 관련된 변화는 **그림 4-74**와 **그림 4-75**에서 볼 수 있다.

Luschka 관절 또는 갈고리척추관절(uncovertebral joint)(그림. 4-29 참고)도 노화와 관련된 퇴행성 변화들이 잘 일어나는 곳이다. 갈고리돌기에서 생기는 뼈가시(그림. 4-28 참고)는 아래쪽 목뼈, 즉, C5-C6 또는 C6-C7에서 흔하게 일어난다. 이 부위에 뼈돌기가 생겼을 때, 옆굽힘 움직임이 매우 제한된다. 옆굽힘의 동작은 뼈가시가 발생했을 때 심하게 제한될 수 있다.[80]

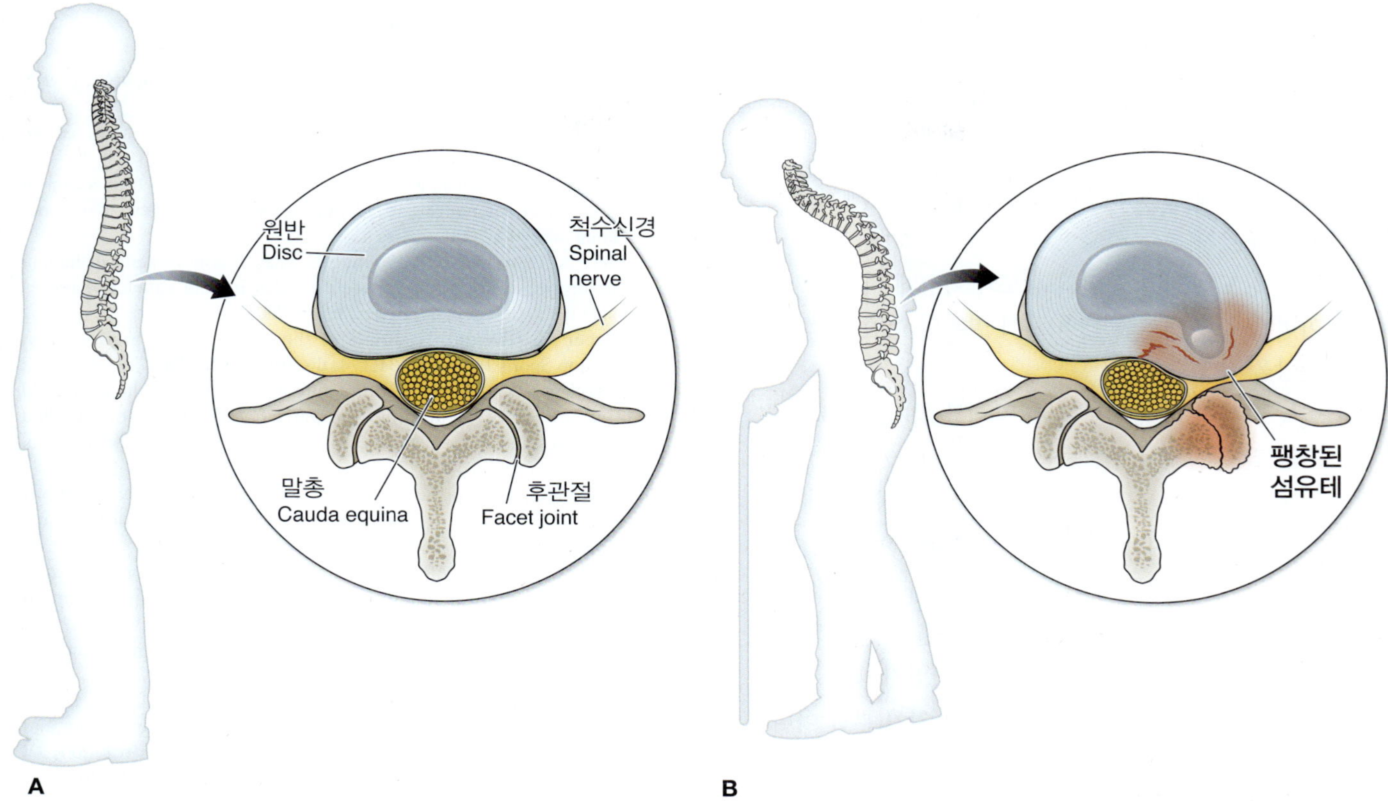

그림 4-75. 노화와 관련된 척추 변화. A. 전형적인 성인의 경우, 섬유테는 중앙에 속질핵을 유지시킨다. 척수와 척수신경은 각각 척추관과 척추사이구멍에서 적절한 공간을 차지한다. B. 원반, 황색인대와 같은 척추인대, 돌기사이관절의 파셋 등의 노화와 관련된 변화는 척수신경이나 척수의 충돌을 초래할 수 있다.

요약(SUMMARY)

요약하면, 기능장애 환자를 치료하는 최상의 방법과 손상 위험을 가진 구조물을 이해하기 위해서는 정상적인 다양성을 포함한 척주의 정상 구조와 기능을 이해하는 것이 매우 중요하다. 적용된 하중이 불충분하거나 과도할 때 손상이나 파괴가 일어난다. 반복적인 스트레인은 상대적으로 낮은 하중의 반복된 적용이나 장기간 동안의 지속적인 하중(장기간의 앉은 자세나 구부정한 자세)의 적용에 의해 일어날 수 있다.

척주에 대한 손상, 노화, 질병, 발달 결손 등의 효과는 다음의 요점을 고려함으로써 분석될 수 있다:

1. 침범된 구조물이 가져야 할 정상 기능
2. 정상 상황에서 발생하는 스트레스
3. 구조물과 이웃한 구조물 간의 해부학적 관계
4. 구조물과 다른 구조물 간의 기능적 관계

학습 문제(STUDY QUESTIONS)

1. 척주의 다음 영역의 기능적 목표를 기술한다: 목뼈, 등뼈, 허리뼈 및 골반.
2. 전형적인 척추뼈의 요소는 무엇이고, 각 요소의 특별한 기능은 무엇인가?
3. 영역에 따라 척추뼈 요소의 형태와 크기가 어떻게 다르고, 또 각 영역에 노출되는 힘과 관련된 변화는 어떻게 되는가?
4. 척추사이원반의 역할을 무엇인가? 원반이 이들 역할을 어떻게 충족시키고 있는지를 설명해 보자
5. 굽힘, 폄, 옆굽힘 및 돌림을 할 때, 몸통사이관절에서 일어나는 움직임은 무엇인가?
6. 각 척추 영역별의 돌기사이관절의 형태와 방향에 설명해 보자. 파셋의 형태와 방향을 기준으로 각 영역에 가장 잘 촉되는 움직임은 무엇인가?

7. 굽힘, 폄, 옆굽힘 및 돌림할 때 돌기사이관절에서 일어나는 움직임은 무엇인가?
   허리뼈 돌기사이관절의 움직임에 대한 독특한 것은 무엇인가?
8. 허리 영역에 있는 세로인대의 상대적 강도에 대해 설명해 보자.
   이런 강도는 다른 영역의 강도와 어떻게 다른가?
   이런 구조적 변형을 근거로 이 영역의 어떤 구조물이 손상을 잘 받는가?
9. 만약 사람이 머리 전방 쏠림 자세를 가지고 있다면, 가장 잘 침범되는 구조물은 어느 것인가?
   일어날 수 있는 스트레스의 유형과 위치 뿐만 아니라, 스트레스의 변화에 대해 다른 구조물이 어떻게 반응하는지를 설명해 보자.
10. 만약 사람이 증가된 허리뼈 앞굽음을 가지고 있다면, 가장 잘 침범되는 구조물은 어느 것인가?
    일어날 수 있는 스트레스의 유형과 위치 뿐만 아니라, 스트레스의 변화에 대해 다른 구조물이 어떻게 반응하는지를 설명해 보자.
11. 어떤 근육이 허리뼈의 폄을 일으키는가?
    허리뼈의 어떤 자세가 이들 근육에 가장 효율적인가?
12. 운동이나 휴식 동안 척추에 어떤 유형의 힘이 작용하는지를 설명해 보자.
13. 크립 변형이 척추의 안정성에 어떤 역효과를 주는지를 설명해 보자.
14. 각 척추 영역의 작용근을 확인해 보자.
15. 목뼈와 허리뼈의 분절 움직임을 제어하기 위해 특별하게 작용하는 근육을 확인해 보자.
16. 골반허리 영역의 안정성에 등허리근막이 어떤 영향을 주는가?
17. 허리뼈와 목뼈의 전방 전단력에 저항하는 동적 제한과 정적 제한을 설명해 보자.

참고문헌(REFERENCES)

1. Kapandji I: The Physiology of the Joints (ed. 2). Edinburgh, E & S Livingstone, 1974.
2. Bogduk N: Clinical Anatomy of the Lumbar Spine and Sacrum (ed. 4). London, Churchill Livingstone, 2005.
3. Huiskes R, Ruimerman R, van Lenthe GH, et.al: Effects of mechanical forces on maintenance and adaptation of form in trabecular bone. Nature 405:704, 2000.
4. Banse X, Devogelaer JP, Munting E, et.al: Inhomogeneity of human vertebral cancellous bone: Systematic density and structure patterns inside the vertebral body. Bone 28:563, 2001.
5. Mercer SR, Bogduk N: Joints of the cervical vertebral column. J Orthop Sports Phys Ther 31:174; discussion 183, 2001.
6. Osmotherly PG, Mercer SR: Structure and function of the bones and joints of the cervical spine. In Oatis C (ed): Kinesiology: The Mechanics and Pathomechanics of Human Movement. Philadelphia, Wolters Kluwer, 2017.
7. Lundon K, Bolton K: Structure and function of the lumbar intervertebral disk in health, aging, and pathologic conditions. J Orthop Sports Phys Ther 31:291; discussion 304, 2001.
8. Rennie C, Haffajee MR, Ebrahim MAA: The sinuvertebral nerves at the craniovertebral junction: A microdissection study. Clinical Anatomy 26:357, 2013.
9. White A, Panjabi M: Clinical Biomechanics of the Spine (ed. 2). Philadelphia, Lippincott, 1990.
10. Yoganandan N, Kumaresan S, Pintar FA: Biomechanics of the cervical spine part 2. Cervical spine soft tissue responses and biomechanical modeling. Clin Biomech (Bristol, Avon) 16:1, 2001.
11. Inami S, Kaneoka K, Hayashi K, et.al: Types of synovial fold in the cervical facet joint. J Ortho Sci: Official Journal of the Japanese Orthopaedic Association 5:475, 2000.
12. Kim YH, Khuyagbaatar B, Kim K: Biomechanical effects of spinal cord compression due to ossification of posterior longitudinal ligament and ligamentum flavum: A finite element analysis. Med Eng Phys 35:1266, 2013.
13. Fujiwara A, Tamai K, An HS, et.al: The interspinous ligament of the lumbar spine. Magnetic resonance images and their clinical significance. Spine 25:358, 2000.
14. McGill S: Low Back Disorders Evidence-Based Prevention and Rehabilitation (ed 3). Champaign, IL, Human Kinetics, 2016.
15. Moore K, Dalley A, Agur A: Clinically Oriented Anatomy (ed 7). Baltimore, MD, Lippincott Williams & Wilkins, 2014.
16. Mahato NK: Anatomy of lumbar interspinous ligaments: Attachment, thickness, fibre orientation and biomechanical importance. Int J Morphol 31:351, 2013.
17. Drake PL, Hazelwood KJ: Exposure-related health effects of silver and silver compounds: A review. Ann Occup Hyg 49:575, 2005.
18. Adams MA, Hutton WC: The mechanical function of the lumbar apophyseal joints. Spine 8:327, 1983.
19. Cholewicki J, Crisco JJ, Oxland TR, et.al: Effects of posture and structure on three-dimensional coupled rotations in the lumbar spine. A biomechanical analysis. Spine 21:2421, 1996.
20. Panjabi M, Crisco J, Vasavada A, et.al: Mechanical properties of the human cervical spine as shown by three-dimensional load-displacement curves. Spine 26:2692, 2001.
21. Legaspi O, Edmond SL: Does the evidence support the existence of lumbar spine coupled motion? A critical review of the literature. J Orthop Sports Phys Ther 37:169, 2007.
22. Cook C, Hegedus E, Showalter C, et.al: Coupling behavior of the cervical spine: A systematic review of the literature. J Manipulative Physiol Ther 29:570, 2006.
23. Bogduk N, Amevo B, Pearcy M: A biological basis for instantaneous centres of rotation of the vertebral column. Proceedings of the Institution of Mechanical Engineers. Part H, Journal of engineering in medicine 209:177, 1995.

24. Keller T, Hansson T, Abram A, et.al: Regional variations in the compressive properties of lumbar vertebral trabeculae: Effects of disc degeneration. Spine 14:1012, 1989.
25. Nachemson A: The lumbar spine: An orthopedic challenge. Spine 1:1, 1976.
26. Twomey L, Taylor J, Oliver M: Sustained flexion loading, rapid extension loading of the lumbar spine, and the physical therapy of related injuries. Physiother Pract 4:129, 1988.
27. Adams M, Dolan P, Hutton W: Diurnal changes in spinal mechanics and their clinical significance. J Bone Joint Surg Br 72:266, 1990.
28. Shirazi-Adl A: Strain in fibers of a lumbar disc. Analysis of the role of lifting in producing disc prolapse. Spine 14:96, 1989.
29. Panjabi M, Oxland T, Takata K, et.al: Articular facets of the human spine. Spine 18:1298, 1993.
30. Bogduk N, Mercer S: Biomechanics of the cervical spine. I: Normal kinematics. Clin Biomech 15:633, 2000.
31. Porterfield J, DeRosa C: Mechanical Neck Pain: Perspectives in Functional Anatomy. Philadelphia, WB Saunders, 1995.
32. Debernardi A, D'Alibert G, Talamont G, et.al: The craniovertebral junction area and the role of the ligaments and membranes. Neurosurgery 68:291, 2011.
33. Takeshita K, Peterson E, Bylski-Austrow D, et.al: The nuchal ligament restrains cervical spine flexion. Spine (Phila Pa.1976) 29:E388, 2004.
34. Mercer SR, Bogduk N: Clinical anatomy of ligamentum nuchae. Clin Anat 16:484, 2003.
35. Johnson GM, Ahang M, Jones DG: The fine connective tissue architecture of the human ligamentum nuchae. Spine (Phila Pa.1976) 25:5, 2000.
36. Osmotherly PG, Rivett DA, Mercer SR: Revisiting the clinical anatomy of the alar ligaments. EurSpine J 22:60, 2013.
37. Hartman J: Anatomy and clinical significance of the uncinate process and uncovertebral joint: A comprehensive review. Clin Anat 27:431, 2014.
38. Pouders C, Barbaiz E, deMaeseneer M, et.al: Morphology of the annulus fibrosus in the cervical intervertebral disc. Osteoarthritis and Cartilage 12:S52, 2004.
39. Hsu W, Benzel EC., Chen T, et.al: Axial and coronal orientation of subaxial cervical zygapophyseal joints and their effect on axial rotation and lateral bending. Spine 33:2409, 2008.
40. Smith MD, Coppieters MW, Hodges PW: Postural activity of the pelvic floor muscles is delayed during rapid arm movements in women with stress urinary incontinence. Int Urogynecol J Pelvic Floor Dysfunct 18:901, 2007.
41. Takahashi I, Kikuchi S, Sato K, et.al: Mechanical load of the lumbar spine during forward bending motion of the trunk.a biomechanical study. Spine 31:18, 2006.
42. MacDonald D, Moseley GL, Hodges PW: Why do some patients keep hurting their back? Evidence of ongoing back muscle dysfunction during remission from recurrent back pain. Pain 142:183, 2009.
43. Pal GP, Routal RV: The role of the vertebral laminae in the stability of the cervical spine. J Anat 188:485, 1996.
44. Boszczyk BM, Boszczyk AA, Putz R, et.al: An immunohistochemical study of the dorsal capsule of the lumbar and thoracic facet joints. Spine 26:E338, 2001.
45. Hammer N, Steinke H, Bohme J, et.al: Description of the iliolumbar ligament for computer-assisted reconstruction. Ann Anat. Anatomischer Anzeiger 192:162, 2010.
46. Snijders CJ, Hermans PFG, Niesing R, et.al: The influence of slouching and lumbar support on iliolumbar ligaments, intervertebral discs and sacroiliac joints. Clin Biomech 19:323, 2004.
47. Willard FH, Vleeming A, Schuenke MD, et.al: The thoracolumbar fascia: Anatomy, function and clinical considerations. J Anat 221:507, 2012.
48. Barker P, Guggenheimer K, Grkovic I: Effects of tensioning the lumbar fasciae on segmental stiffness during flexion and extension. Spine 31:397, 2006.
49. Ng J, Kippers V, Richardson C, et.al: Range of motion and lordosis of the lumbar spine: Reliability of measurement and normative values. Spine 26:53, 2001.
50. Cailliet R: Low Back Pain Syndrome (ed. 5). Philadelphia, FA Davis, 1995.
51. Tafazzol A, Arjmand N, Shirazi-Adl A, et.al: Lumbopelvic rhythm during forward and backward sagittal trunk rotations: Combined in vivo measurement with inertial tracking device and biomechanical modeling. Clin Biomech 29:7, 2014.
52. Khoo BC, Goh JC, Lee JM, et.al: A comparison of lumbosacral loads during static and dynamic activities. Australas Phys Eng Sci Med 17:55, 1994.
53. Schmidt H, Bashkuev M, Dreischarf M, et.al: Computational biomechanics of a lumbar motion segment in pure and combined shear loads. J Biomech 46:2513, 2013.
54. Bowen V, Cassidy JD: Macroscopic and microscopic anatomy of the sacroiliac joint from embryonic life until the eighth decade. Spine 6:620, 1981.
55. Forst SL, Wheeler MT, Fortin DO, et.al: The sacroiliac joint: Anatomy, physiology and clinical significance. Pain Physician 9:61, 2006.
56. Vleeming A, Pool-Goudzwaard A, Hammu-doghlu D, et.al: The function of the long dorsal sacroiliac ligament: Its implication for understanding low back pain. Spine 21:556, 1996.
57. Sturesson B, Uden A, Vleeming A: A radiostereometric analysis of movements of the sacroiliac joints during the standing hip flexion test. Spine 25:364, 2000.
58. Goode A, Hegedus EJ, Sizer P, et.al: Three-dimensional movements of the sacroiliac joint: A systematic review of the literature and assessment of clinical utility. J Man Manip Ther 16:25, 2008.
59. Cibulka MA: The Pelvis and Sacroiliac Joint: Physical Therapy Patient Management Utilizing Current Evidence in Current Concepts of Orthopaedic Physical Therapy. Lacrosse: Orthopaedic Section, American Physical Therapy Association, 2006.
60. Kulkarni V, Chandy MJ, Babu KS: Quantitative study of muscle spindles in suboccipital muscles of human foetuses. Neurology India 49:355, 2001.
61. Boyd-Clark LC, Briggs CA, Galea MP: Muscle spindle distribution, morphology, and density in longus colli and multifidus muscles of the cervical spine. Spine 27:694, 2002.
62. McGill SM, Kippers V: Transfer of loads between lumbar tissues during the flexion-relaxation phenomenon. Spine 19:219, 1994.
63. Porterfield J, DeRosa C: Mechanical Low Back Pain: Perspectives in Functional Anatomy (ed. 2). Philadelphia, WB Saunders, 1998.
64. Bojadsen TW, Silva ES, Rodrigues AJ, et.al: Comparative study of multifidi in lumbar and thoracic spine. J Electromyogr Kinesiol: Official Journal of the International Society of Electrophysiological Kinesiology 10:143, 2000.
65. Lonnemann ME, Paris SV, Gorniak GC: A morphological comparison of the human lumbar multifidus by chemical dissection. J Man Manip Ther 16:E84, 2008.
66. Rosatelli AL, Ravichandiran K, Agur AM: Three-dimensional study of the musculotendinous architecture of lumbar multifidus and its functional implications. Clin Anat 21:539, 2008.
67. Hodges P, van den Hoorn W, Dawson A, et.al: Changes in the mechanical properties of the trunk in low back pain may be associated with recurrence. J Biomech 42:61, 2009.
68. Richardson CA, Snijders CJ, Hides JA, et.al: The relation between the transversus abdominis muscles, sacroiliac joint mechanics, and low back pain. Spine 27:399, 2002.
69. Callaghan JP, Gunning JL, McGill SM: The relationship between lumbar spine load and muscle activity during extensor exercises. Phys Ther 78:8, 1998.
70. Smith MD, Russell A, Hodges PW: Do incontinence, breathing difficulties, and gastrointestinal symptoms increase the risk of future back pain? J Pain 10:876, 2009.
71. Arab AM, Behbahani RB, Lorestani L, et.al: Assessment of pelvic floor muscle function in women with and without low back pain using trans-abdominal ultrasound. Man Ther 15:235, 2010.

72. Pool-Goudzwaard A, van Dijke GH, van Gurp M, et.al: Contribution of pelvic floor muscles to stiffness of the pelvic ring. Clin Biomech 19:564, 2004.
73. Sapsford RR, Hodges PW: Contraction of the pelvic floor muscles during abdominal maneuvers. Arch Phys Med Rehabil 82:1081, 2001.
74. Hodges PW, Sapsford R, Pengel LH: Postural and respiratory functions of the pelvic floor muscles. Neurourol Urodyn. 26(3):362.71, 2007.
75. El-Rich M, Shirazi-Adl A, Arjmand N: Muscle activity, internal loads, and stability of the human spine in standing postures: Combined model and in vivo studies. Spine 29:2633, 2004.
76. Gallagher S, Marras WS: Tolerance of the lumbar spine to shear: A review and recommended exposure limits. Clin Biomech 27:973, 2012.
77. Wilke HJ, Neef P, Caimi M, et.al: New in vivo measurements of pressures in the intervertebral disc in daily life. Spine 24:755, 1999.
78. Nachemson A: The load on lumbar disks in different positions of the body. Clin Orthop 45:107, 1966.
79. Bazrgari B, Shirazi-Adl A: Spinal stability and role of passive stiffness in dynamic squat and stoop lifts. Comput Methods Biomech Biomed Engin 10:351, 2007.
80. Papadakis M, Sapkas G, Papadopoulos EC, et.al: Pathophysiology and biomechanics of the aging spine. Open Orthop J 5:335-336, 2011.
81. Thompson R, Pearcy M, Downing K, et.al: Disc lesions and the mechanics of the intervertebral joint complex. Spine 25:3026, 2000.

가슴우리와 가슴벽

The Thorax and Chest Wall

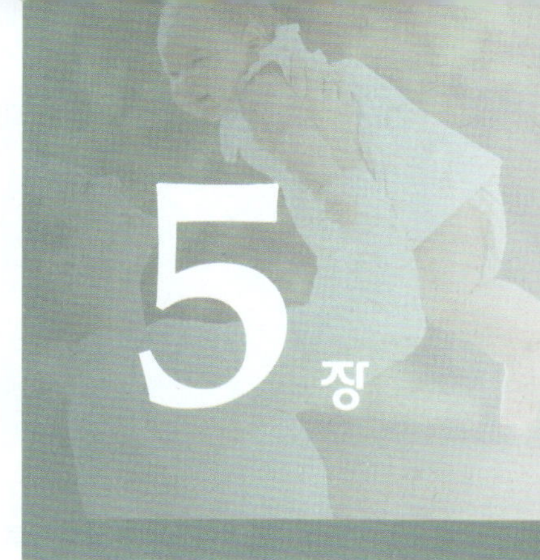

Julie Ann Starr, PT, DPT, CCS | Diane Dalton, PT, DPT, OCS

본장 개요

서론(Introduction)

가슴우리(흉곽, thorax)는 갈비우리의 뼈, 갈비우리에 연결된 근막과 근육, 갈비우리 내의 내장기, 그리고 갈비우리를 덮고 있는 피부 등을 설명하는데 사용되는 용어이다. **갈비우리**(rib cage)는 가슴우리 또는 뼈성 가슴으로부터 불리며, 등뼈, 갈비뼈 및 복장뼈로 구성된다(그림 5-1). 갈비우리는 팔, 머리 및 척주, 그리고 골반 등의 많은 근육 부착점을 제공한다. 또한 갈비우리는 심장, 폐 및 내장기관을 보호한다. 그러므로 갈비우리는 선천적으로 상당한 안정성을 필요로 한다. 갈비우리의 구조는 굽힘/폄, 옆굽힘 및 돌림을 하는 동안, 등뼈의 안정성을 뚜렷하게 증가시킨다.[1,2] 가슴벽의 중요한 기능 중의 하나는 호흡에서의 역할이다. 들숨과 날숨을 포함한, 호흡 과정은 갈비우리의 가동성과 갈비우리를 움직이는 호흡 근육의 능력에 좌우된다.[3]

가슴우리의 구조와 기능 (Structure and Function of the Thorax)

구조(Structure)

갈비우리의 구조(Structure of the Rib Cage)

갈비우리는 많은 근육과 관절을 포함하는 닫힌 사슬이다. 갈비우리의 앞쪽면은 복장뼈, 옆쪽면은 갈비뼈, 뒤쪽면은 등뼈로 형성되어 있다. 갈비우리의 위쪽은 복장뼈자루, 1번 갈비연골의 위쪽면, 1번 갈비뼈, 그리고 1번 등뼈에 의해 형성된다. 갈비우리의 아래쪽은 칼돌기, 7번–10번의 공통 갈비연골, 11번과 12번의 갈비뼈, 그리고 T12로 형성된다(그림. 5-1 참고).

복장뼈는 심장을 보호하는 뼈성 보호판이며, **자루**, **몸통** 및 **칼돌기**로 구성되어 있다(그림 5-2). 복장뼈자루와 복장뼈몸통은 약 160° 정도 후방으로 오목한 형태를 띤다. 칼돌기는 복장뼈몸통의 먼쪽 끝단에서 후방으로 각을 형성하고 있기 때문에, 촉진이 어려울 수 있다.

갈비우리의 뒤쪽 부분을 형성하는 12개의 등뼈가 있다. 전형적인 등뼈의 독특한 특징 중의 하나는 척추뼈몸통과 가로돌기가 6개의 갈비뼈 파셋을 가지고 있다는 점인데, 이 중 4개의 파셋은 척추뼈몸통에 위치하고(몸통의 좌우에 각각 **위쪽 반관절면**과 **아래쪽 반관절면**), 2개는 가로돌기에 있다. 즉, 좌우 가로돌기는 갈비가로관절 파셋을 가지고 있다(그림 5-3). 또한 갈비우리는 12쌍의 갈비뼈로 이루어져 있다. 그림 5-4에서 보듯이, 갈비뼈는 휘어진 납작한 뼈이며(그림 5-4A), 1번–7번의 갈비뼈는 내려갈수록 점차 갈비뼈의 길이가 증가하고, 8번–12번의 갈비뼈는 내려갈수록 길이가 점차 감소한다. 뒤쪽에 위치한 각각의 갈비뼈머리는 등뼈몸통과 관절을 이루고, 반면 1번–10번 갈비뼈의 갈비결절은 등뼈의 가로돌기와 관절을 이룬다(그림 5-4B).

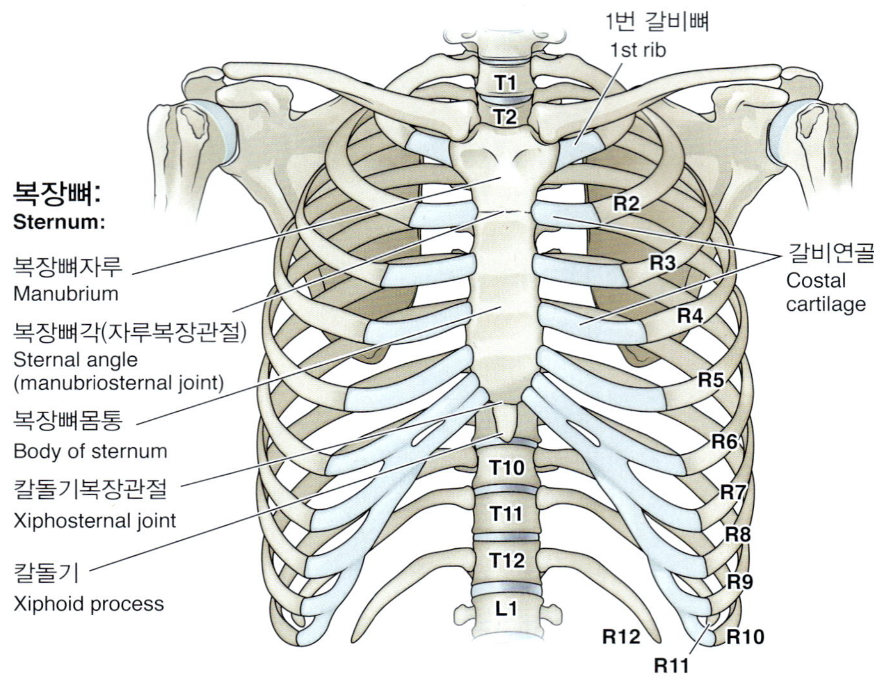

그림 5-1. 여러 구성을 포함하는 가슴우리의 앞면: 복장뼈, 12쌍의 갈비뼈(R1–R12), 갈비연골 및 등뼈.

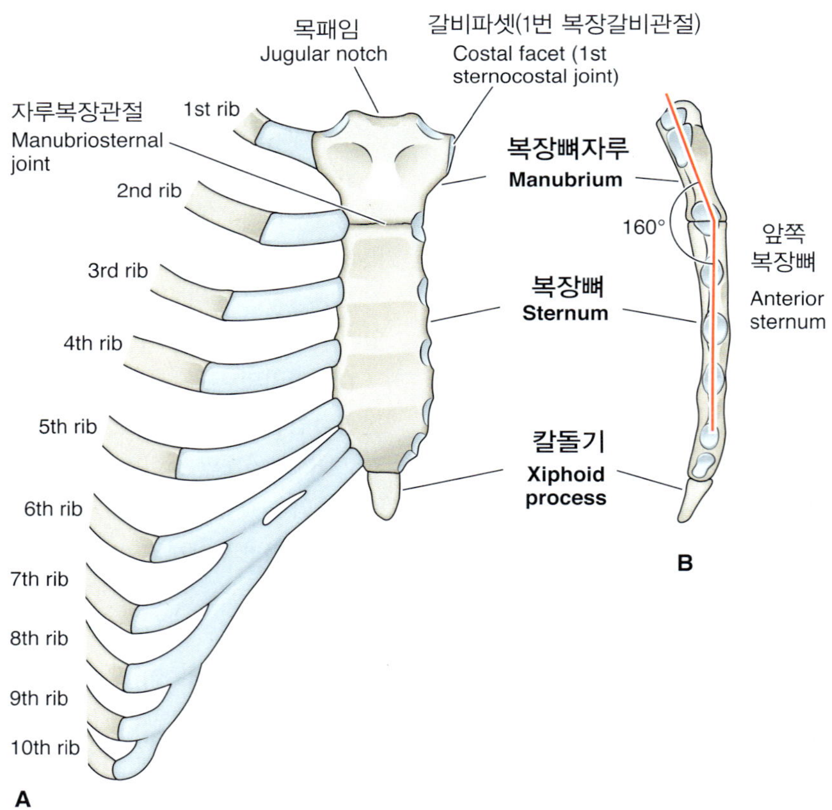

그림 5-2. 복장뼈. A. 복장뼈는 복장뼈의 자루와 몸통, 그리고 칼돌기로 구성된다. 연골복장관절을 위한 갈비뼈패임도 앞쪽면에서 뚜렷하게 보인다. B. 측면에서 보면, 자루와 복장뼈의 후방 오목함이 뚜렷하다.

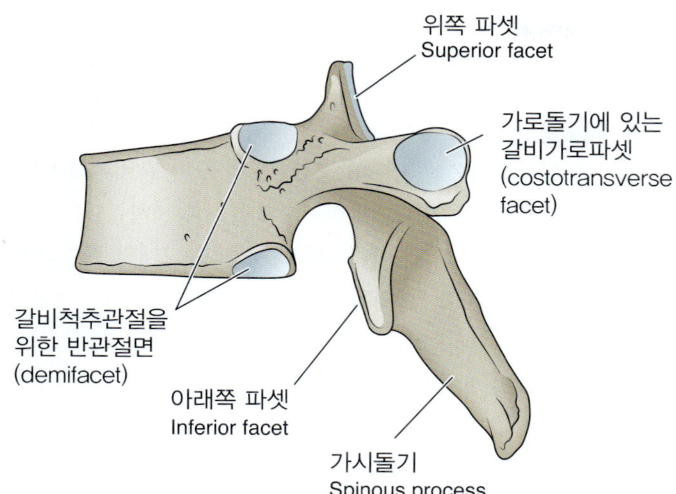

그림 5-3. 가쪽에서 본 그림에서 알 수 있듯이, 전형적인 등뼈의 갈비파셋은 척추뼈몸통 후부의 위쪽면과 아래쪽면(갈비척추관절을 위한 반관절면), 그리고 가로돌기의 앞쪽면(갈비가로관절을 위한 파셋)에 있다.

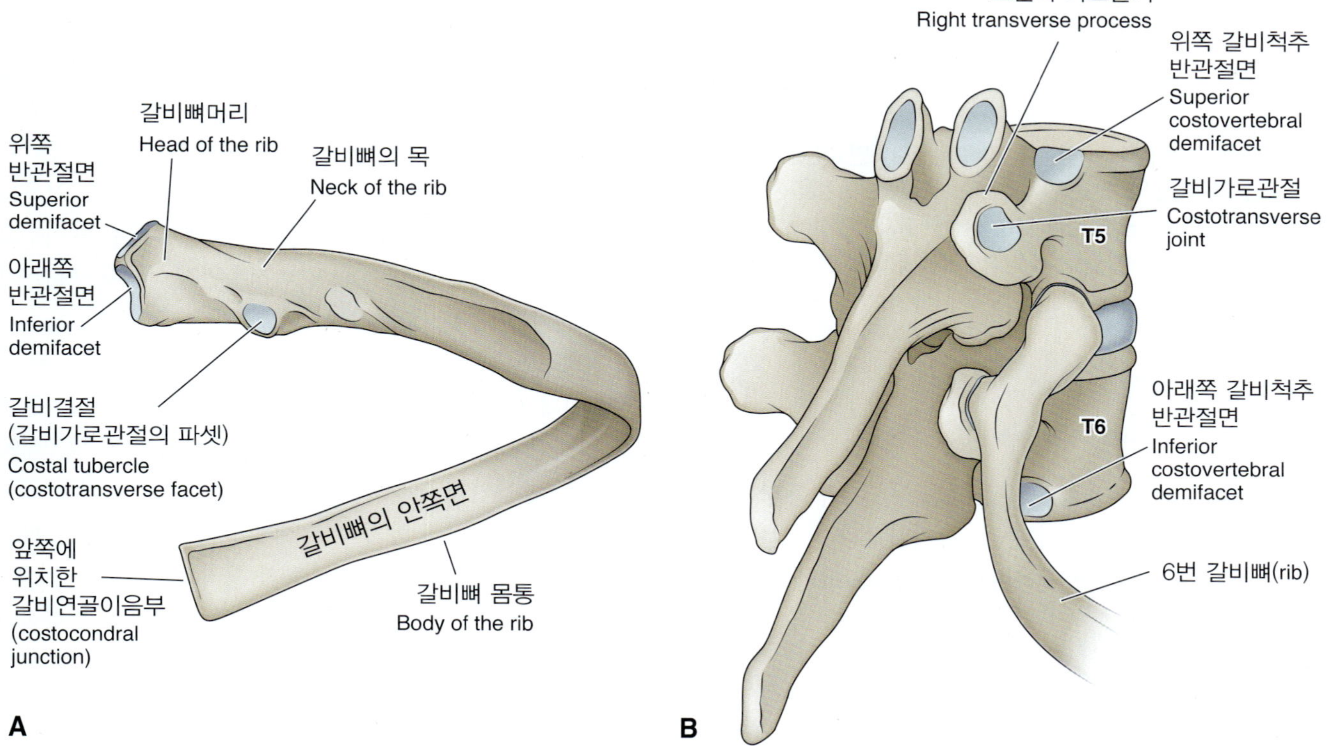

그림 5-4. 등뼈와 갈비뼈의 관절. **A.** 전형적인 갈비뼈(2번 갈비뼈에서 9번 갈비뼈까지)는 휘어진 납작한 뼈이다. 뒤쪽에 위치한 오른쪽 6번 갈비뼈머리는 위쪽 파셋과 아래쪽 파셋(반관절면으로 알려진)을 가지고 있다: 이들 파셋은 단일 갈비척추관절을 형성하기 위해, 각각 5번 등뼈의 오른쪽 아래반관절면과 6번 등뼈의 오른쪽 위반관절면과 관절을 이룬다. **B.** 6번 갈비뼈의 갈비결절에 있는 파셋은 T6의 가로돌기와 관절을 이룬다; 갈비뼈는 앞쪽에서 갈비연골과 관절을 이룬 후, 복장뼈에 연결된다.

1번–10번 갈비뼈는 앞쪽에서 복장뼈와 직접 연결되거나, 연골을 통해 간접으로 연결된다(그림 5-5). 1번–7번 갈비뼈는 **척추복장 갈비뼈**(또는 **진짜 갈비뼈**)로 분류되는데, 그 이유는 각 갈비뼈가 **갈비연골관절**과 **연골복장관절**을 통해 복장뼈에 직접 연결되기 때문이다. 8번–10번 갈비뼈는 위쪽 갈비뼈의 갈비연골과 관절을 이루어 7번 갈비뼈를 통해 간접으로 복장뼈에 연결된다. 이들 갈비뼈는 **척추연골 갈비뼈**(**가짜 갈비뼈**)로 분류된다. 11번과 12번의 갈비뼈는 척추성 갈비뼈(또는 뜬갈비뼈)로 불리는데, 그 이유는 복장뼈와 연결되지 않기 때문이다.

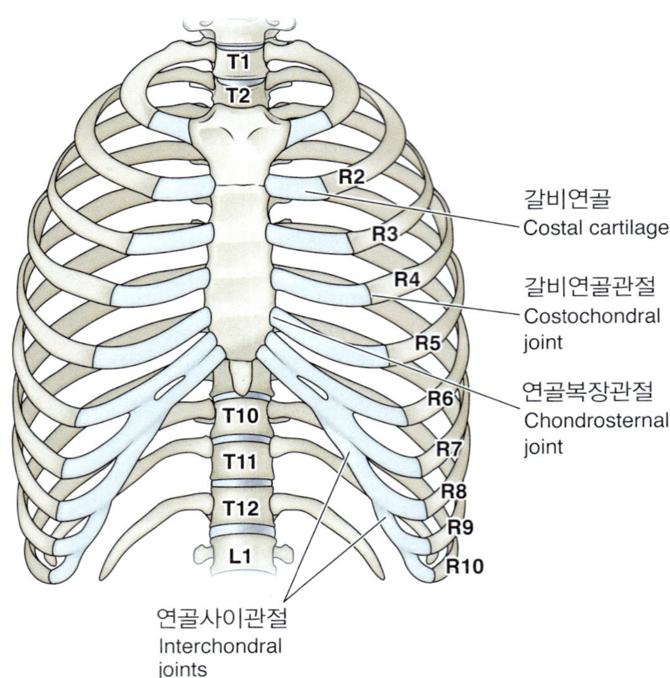

그림 5-5. 갈비우리의 앞쪽면. 갈비뼈는 갈비연골관절에서 갈비연골과 연결되어 있다. 1번-7번 갈비뼈는 연골복장관절을 통해 직접 복장뼈와 연결된다. 8번-10번 갈비뼈는 연골사이관절에서 이웃한 위쪽 갈비뼈의 갈비연골을 통해 간접으로 복장뼈에 연결된다.

갈비우리의 관절
(Articulations of the Rib Cage)

갈비우리의 뼈와 연결되는 관절들로는 **자루복장관절**, **칼돌기복장관절**, 갈비척추관절, 갈비가로관절, 갈비연골관절, 연골복장관절 및 **연골사이관절**(interchondral joint) 등이 있다(그림 5-5 참고).

자루복장관절과 칼돌기복장관절 (MANUBRIOSTERNAL AND XIPHISTERNAL JOINTS)

복장뼈의 자루와 몸통은 자루복장관절에서 연결된다. 이 관절은 복장뼈각 또는 Louis의 각으로 알려져 있으며, 2번 갈비뼈의 앞쪽 부착점 높이에서 수평 능선처럼 쉽게 촉진될 수 있다. 자루복장관절은 연골결합(synchondrosis)이고, 복장뼈자루와 복장뼈몸통 사이에 섬유연골성 원반을 가진다. 자루복장관절의 골화는 60세 이상의 노년기에서 일어난다.[4] 칼돌기는 칼돌기복장관절에서 복장뼈몸통의 아래쪽면과 연결되며, 이 관절은 연골결합이며, 40-50세쯤에서 골화된다.[4]

갈비척추관절(COSTOVERTEBRAL JOINTS)

전형적인 갈비척추관절은 갈비뼈머리와 인접한 두 개 척추뼈의 몸통, 그리고 이에 상응하는 척추사이원반에 의해 형성된 윤활관절이다(그림. 5-4B 참고). 2번-9번 갈비뼈와 그에 상응하는 등뼈(T1-T9)가 갈비척추관절을 형성하는데, 그 이유는 이들 갈비뼈머리가 반관절면으로 불리는 2개의 관절 파셋을 가지기 때문이다. 갈비뼈의 작고 난원형인 볼록한 반관절면은 위쪽과 아래쪽의 갈비척추관절의 파셋으로 불린다(그림. 5-4A 참고). 인접한 등뼈는 갈비뼈머리에 있는 반관절면에 상응하는 파셋을 가진다. 2번-9번 갈비뼈의 머리는 인접한 등뼈의 반관절면과 척추사이원반에 의해 형성되는 관절면과 관절을 이룬다. 각 갈비뼈의 위쪽 파셋은 그것보다 위쪽에 있는 등뼈의 아래쪽 반관절면과 관절을 이룬다. 각 갈비뼈의 아래쪽 파셋은 같은 등뼈의 위쪽 반관절면과 관절을 이룬다. 예를 들어, 6번 갈비뼈의 위쪽 파셋은 T5의 아래쪽 반관절면과 관절을 이루고, 6번 갈비뼈의 아래쪽 파셋은 T6의 위쪽 반관절면과 관절을 이룬다(그림. 5-4B 참고). 1번, 10번, 11번 및 12번의 갈비뼈는 비전형적인 갈비뼈인데, 그 이유는 이들 갈비뼈가 자신과 동일한 숫자의 등뼈와 관절을 이루고 있기 때문이다. T10-T12의 갈비척추관절 파셋은 약간 더 뒤쪽 위치인 등뼈 고리뿌리에 위치한다.

전형적인 갈비척추관절(그림 5-6)은 **뼈사이인대**(또는 **관절속인대**)에 의해 2개의 공간으로 나누어진다. 뼈사이인대는 갈비뼈머리의 능선에서 시작해 척추사이원반의 섬유테에 이른다. **방사인대**(radiate ligament)는 관절주머니 안에 위치하며, 관절주머니의 앞가쪽 부위에 부착된다. 섬유성 관절주머니는 각 갈비척추관절의 전체를 둘러감싼다.

단일 등뼈와 관절을 이루는 1번, 10번-12번의 비전형적인 갈비척추관절은 이들 갈비뼈머리가 1개의 등뼈와 이루기 때문에, 다른 갈비척추관절에 비해 가동성이 큰 편이다. 비전형적인 갈비척추관절에는 뼈사이인대가 존재하지 않는다; 그러므로 이들 관절은 1개의 관절 공간만 가진다. 방사인대가 이들 관절에 존재한다. 돌림과 활주가 갈비척추관절에서 일어난다.

갈비가로관절(COSTOTRANSVERSE JOINTS)

갈비가로관절은 갈비결절과 이에 상응하는 T1-T10의 가로돌기에 있는 갈비뼈파셋에 의해 형성된다(그림 5-7). T1-T10과 동일한 숫자의 갈비뼈가 연결하는 10쌍의 갈비가로관절이 존재하다. T1-T6의 갈비가로관절은 등뼈 가로돌기

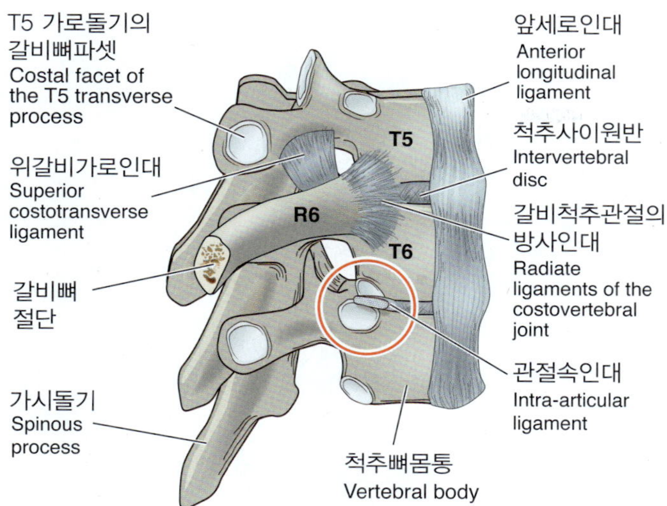

그림 5-6. 가쪽에서 본, 갈비척추관절과 인대. 방사인대가 갈비척추관절을 보강한다. 원으로 시된 갈비척추관절은 갈비뼈머리에서 섬유테까지 연결된 관절속인대를 보여주기 위해 방사인대를 제거한 상태이다.

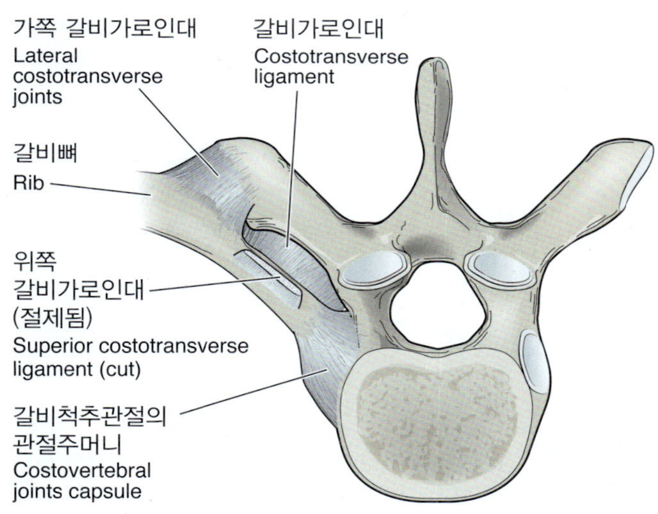

그림 5-7. 위쪽에서 바라봤을 때, 갈비척추관절과 갈비가로관절은 관절주먼인대성 구조물을 보여주고 있다. 위쪽 갈비가로인대가 위쪽에 위치한 가로돌기에 부착하기 때문에, 수직방향의 위쪽 갈비가로인을 절제했다.

에 있는 약간 오목한 갈비파셋과 이에 상응하는 갈비뼈의 갈비결절에 있는 볼록한 파셋이 이루는 관절이다. 이것은 이들 분절들 사이에 약간의 돌림 움직임을 허용한다. T7–T10의 갈비가로관절에서는, 양쪽 관절면이 평편하기 때문에 활주 운동이 우세하게 일어난다. T11–T12의 가로돌기는 다른 등뼈의 가로돌기에 비해 짧은 편이고, 상응하는 갈비뼈와 관절을 이루는 파셋을 가지고 있지 않다.

갈비가로관절주머니는 얇은 섬유성 관절주머니에 의해 둘러싸여 있다. 3개의 주요인대가 갈비가로관절의 관절주머니를 지지하고 있다. 이들 3개의 인대는 **가쪽 갈비가로인대**, **갈비가로인대**, 그리고 **위쪽 갈비가로인대**이다(그림. 5-7 참고). 가쪽 갈비가로인대는 갈비결절의 가쪽 부분에서 가로돌기의 끝에 연결하는 짧고 강한 인대이다. 갈비가로인대는 뒤쪽에 위치한 갈비뼈의 목과 같은 높이의 가로돌기 사이에 있는 갈비가로구멍 속으로 들어가는 짧은 섬유로 구성된다. 위쪽 갈비가로인대는 갈비뼈목의 능선에서 위쪽에 위치한 가로돌기의 아래쪽면까지 주행한다.

갈비연골관절과 연골복장관절 (COSTOCHONDRAL AND CHONDROSTERNAL JOINTS)

갈비연골관절은 앞가쪽의 1번–10번 갈비뼈와 갈비연골에 의해 형성된다(그림. 5-5 참고). 갈비연골관절은 연골결합이다. 뼈막과 연골막이 연결되어 단일체를 지지한다. 갈비연골관절은 인대성 지지가 없고, 35세쯤 골화하기 시작한다.[5]

연골복장관절은 앞쪽에 있는 1–7번의 갈비연골과 복장뼈가 이루는 관절이다. 이들 관절도 연령이 많아지면 골화된다. 1번 갈비뼈는 복장뼈자루의 가쪽면에 부착하고, 2번 갈비뼈는 자루복장이음부에 있는 2개의 반관절면을 통해 연결되고, 3번–7번 갈비뼈는 복장뼈몸통의 가쪽면과 관절을 이룬다. 1번, 6번, 7번 갈비뼈의 연골복장관절은 연골결합이다. 2번–5번 갈비뼈의 연골복장관절은 윤활관절이다.

1번–7번 갈비뼈(그림. 5-5 참고)의 연골복장관절은 뼈막과 연결되고 연골과의 연결을 지지해 주는 관절주머니를 가지고 있다. 관절주머니를 지지하는 인대성 구조물로는, **앞방사갈비복장인대**와 **뒤방사갈비복장인대**가 있다. **복장갈비인대**는 관절속인대이고, 갈비척추관절의 관절속인대와 비슷하게 두 번째 연골복장관절의 두 개 반관절면을 나눈다. **갈비칼돌기관절**은 7번 갈비연골의 앞쪽면과 뒤쪽면을 칼돌기의 앞쪽면과 뒤쪽면에 연결한다.

연골사이관절(INTERCHONDRAL JOINTS)

7번–10번의 각 갈비연골은 연골사이관절을 형성하기 위해 그들의 위쪽에 있는 갈비연골과 연결된다. 8번–10번 갈비뼈는 간접으로 복장뼈에 연결되지만, 복장뼈에 자신만의 연결을 가지고 있다(그림. 5-5 참고). 연골사이관절은 윤활관절이며 관절주머니와 연골사이인대에 의해서 지지를 받는다.

연골사이관절은 연골복장관절처럼 연령이 증가하면 융합되는 경향이 있다.

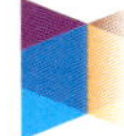

기본 개념 5-1 갈비우리에 대한 요약

- 1번-10번 갈비뼈는 뒤쪽에서 2개의 윤활관절(갈비척추관절과 갈비가로관절)에 의해 척주와 관절을 이루고, 앞쪽에서는 갈비연골을 통해 직 · 간접으로 자루복장에 연결된다.
  이들 관절은 분절이 서로 의존하고 움직임이 제한되는 닫힌사슬을 형성한다.
  이들 관절과 관련 인대는 내장기관을 보호하는데 필요한 안정성을 가슴우리에 제공하지만, 기능을 최대화하기 위해 충분한 유연성도 제공한다.
- 11번-12번 갈비뼈는 단일 갈비척추관절을 가지고 있고, 갈비가로관절을 갖지 않는다. 그리고 앞쪽에서 복장뼈와 연결되지 않는다. 마지막 2개의 갈비뼈는 열린 사슬이고, 갈비뼈의 움직임이 덜 제한된다.

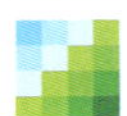

환자 적용 5-1

Joanne Mann은 14세의 여성으로, 특발성의 오른쪽 등뼈와 왼쪽 허리뼈의 측만증을 가진 것으로 진단받았다. 여기에서 특발성은 알려진 원인 없이 병리적으로 측만증을 가진 것을 의미한다. 측만증 사례에서처럼, Joanne의 측만증도 등뼈의 돌림과 관련된다(그림 5-8).[6] 오른쪽 등뼈 측만증은 척추 만곡의 볼록한 쪽으로부터 명명되었고, 등뼈는 왼쪽으로 옆굽힘되었다. Joanne의 경우에서처럼, 특발성 오른쪽 등뼈 만곡은 대부분 왼쪽 허리뼈 만곡(허리뼈의 오른쪽 옆굽힘)을 동반한다. 오른쪽 등뼈 측만증에서 발견되듯이, Joanne의 척추뼈몸통이 오른쪽으로 회전하고(가시돌기는 왼쪽으로 돌아간다), 또 오른쪽 등뼈 가로돌기는 뒤쪽으로 회전하면서 등뼈와 함께 오른쪽 갈비뼈를 뒤쪽으로 회전한다. 비록 가쪽 만곡과 척추 돌림의 크기가 반드시 비례하는 것이 아니지만, 척추 돌림은 Joanne가 가진 측만증의 오른쪽 갈비뼈혹의 원인이 된다(그림 5-9).

Joanne 측만증의 오목한 측면에는, 결과가 반대로 나타난다. 등뼈의 왼쪽 가로돌기는 앞쪽으로 움직여 왼쪽 갈비뼈를 앞쪽으로 이동시킨다. 척추 돌림으로 초래된 갈비뼈의 비틀림은 양측으로 분명하게 나타난다. 이들 근골격계의 비정상은 갈비우리의 가동범위를 제한한다. 갈비우리 가동범위의 제한과 가슴막 공간의 잠재적 비틀림을 고려해 볼 때, 현재 측만증으로 초래될 수 있는 Joanne의 폐 기능 손상도 검사해야 할 것이다.

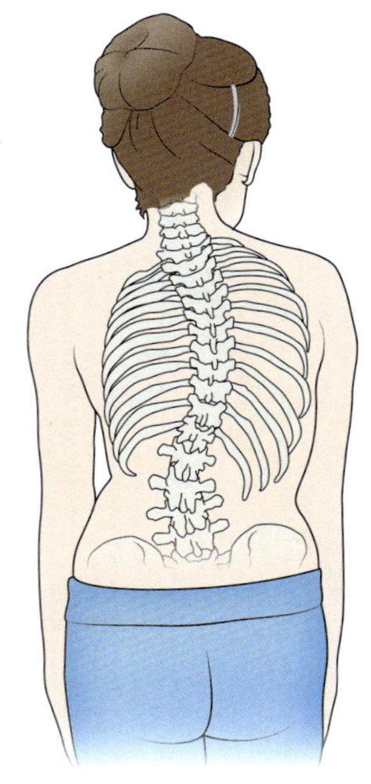

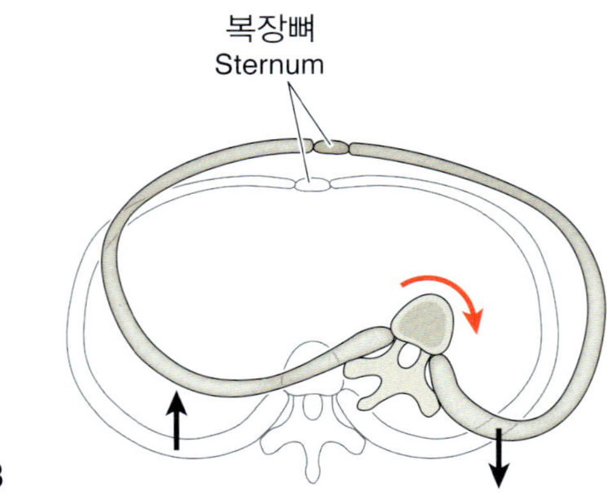

그림 5-8. A. 오른쪽 등뼈와 왼쪽 허리뼈(부위와 만곡의 볼록한 쪽으로부터 명명되는)의 측만증은 침범된 등뼈의 오른쪽 돌림으로 초래된 비대칭 갈비뼈의 공간(오른쪽 갈비뼈의 공간이 넓고, 왼쪽 갈비뼈의 공간이 좁아지는)과 척추의 만곡을 보여준다. B. 오른쪽 측만증의 경우, 등뼈 몸통은 일반적으로 오른쪽으로 회전하게 되고, 이로 인해 오른쪽 가로돌기와 오른쪽 갈비뼈가 뒤쪽으로 이동할 뿐만 아니라, 왼쪽 가로돌기와 왼쪽 갈비뼈가 앞쪽으로 변위된다.

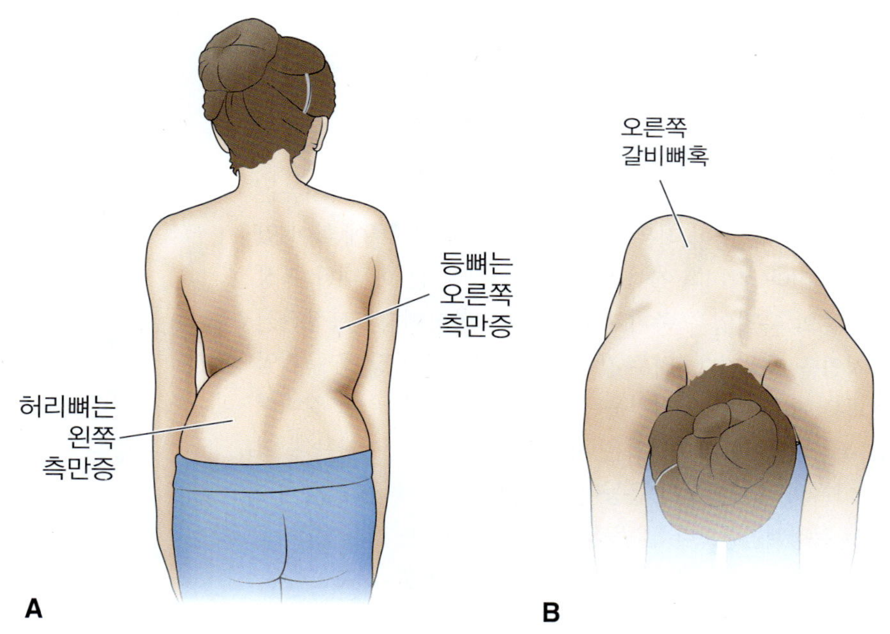

그림 5-9. 측만증. A. 똑바로 선 자세를 뒤쪽에서 봤을 때, 오른쪽 등뼈 만곡과 왼쪽 허리뼈 만곡이 나타난다. B. 대상자가 앞쪽으로 굽힘할 때까지 갈비뼈 돌림의 크기는 종종 눈에 띠지 않는다.

기능(Function)

갈비뼈와 자루복장관절의 운동형상학 (Kinematics of the Ribs and Manubriosternum)

갈비우리의 움직임은 (1) 관절의 유형과 각도, (2) 자루복장관절의 움직임, (3) 갈비연골의 탄성 등에 좌우되는 복잡한 기하학의 결합이다.

갈비척추관절과 갈비가로관절은 역학적으로 연결되어 있으며, 양쪽 관절의 중심을 통과하는 올림과 내림의 축을 가진다(그림 5-10).[3] 각 갈비뼈의 길이, 형태 및 하방 각도는 자기만의 특징을 가지고 있다; 그러므로 각 갈비뼈에 대한 돌림축은 조금씩 다르다. 위쪽 갈비뼈의 돌림축은 이마축에 가까워서, 갈비뼈의 움직임이 시상면에서 많이 일어나도록 만든다(그림 5-10A). 아래쪽 갈비뼈의 돌림축은 AP축에 가까워서, 갈비뼈는 이마면 쪽으로 많이 치우쳐 움직일 것이다(그림 5-10B). 11번과 12번 갈비뼈에 대한 돌림축은 갈비척추관절만 통과하는데, 그 이유는 11번과 12번 갈비뼈와 관련된 가로돌기사이에 관절이 없기 때문이다. 이들 마지막 2개의 갈비뼈에 대한 돌림축은 거의 이마축에 가깝다. 갈비뼈는 뒤쪽에서 척추와 관절을 이룰 뿐만 아니라, 앞쪽에서는 갈비연골과 관절을 이루어 닫힌 사슬을 형성한다. 그러므로 갈비척추관절과 갈비가로관절을 중심으로 일어나는 움직임도 갈비연골관절과 연골복장관절의 움직임을 일으킨다.

1번 갈비뼈는 특이한데, 그 이유는 다른 관절에 비해 앞쪽 관절이 크고 두껍기 때문이다. 1번 갈비연골은 다른 갈비연골보다 강직도가 더 좋다. 또한 1번 연골복장관절은 윤활관절이 아니고 연골결합이어서, 복장뼈자루와 견고하게 관절을 형성한다. 끝으로, 1번 연골복장관절은 복장빗장관절 바로 아래쪽과 뒤쪽에 위치한다. 이런 이유 때문에, 1번 갈비뼈는 복장뼈자루와의 부착지점에서 거의 움직임이 일어나지 않는다. 뒤쪽에 있는 1번 갈비뼈의 갈비척추관절은 단일 파셋을 가지고 있어 가동성이 큰 편이다. 갈비척추관절의 가동성은 들숨에 중요한 역할을 하며, 1번 갈비뼈를 위로 들어올릴 수 있다.

복장뼈몸통에 부착된 2번–7번 갈비뼈는 아래쪽으로 내려갈수록 갈비뼈의 길이와 가동성이 증가한다. 위쪽 갈비뼈에

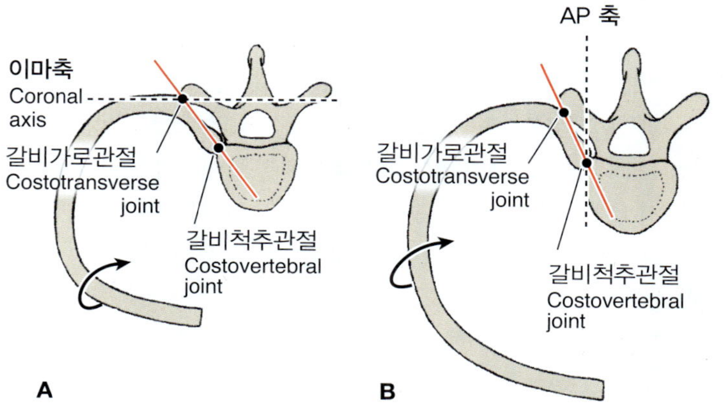

그림 5-10. A. 위쪽 갈비뼈 움직임의 공동축은 갈비가로관절의 중심과 갈비척추관절의 중심을 통과하는 이마축에 가까운 축이다. B. 갈비척추관절과 갈비가로관절을 통과하는 아래쪽 갈비뼈의 축은 AP 축에 가깝다.

있어, 대부분의 움직임은 갈비뼈의 앞쪽에서 일어나고, 이마면 가까이에서 일어난다. 갈비연골은 위쪽으로 돌림하고, 들숨을 할 때 보다 수평으로 움직인다. 갈비뼈의 움직임은 복장뼈를 앞쪽과 위쪽으로 밀어낸다.

복장뼈자루는 복장뼈몸통보다 덜 움직이는데, 그 이유는 가장 짧고 가동성이 적은 1번 갈비뼈가 복장뼈자루에 붙어 있기 때문이다. 갈비뼈 길이의 차이는 복장뼈자루에 대한 복장뼈몸통의 움직임을 증가시켜, 약간의 복장뼈자루복장관절 움직임을 일으킨다. 위쪽 갈비뼈와 복장뼈의 가장 큰 움직임 효과는 가슴의 앞뒤 직경을 증가시키는 것이다. 이들 갈비뼈와 복장뼈의 복합 움직임은 시상면에서 주로 일어나는데 이를 가슴의 펌프손잡이 운동이라 한다(그림 5-11). 복장뼈자루는 복장뼈몸통보다 덜 움직이는데, 그 이유는 가장 짧고 덜 움직이는 1번 갈비뼈가 복장뼈자루에 붙어 있기 때문이다. 복장뼈자루의 움직임에 대한 복장뼈몸통의 움직임 증가는 약간의 자루복장관절 움직임을 초래한다. 위쪽 갈비뼈와 복장뼈의 움직임이 갖는 가장 큰 효과는 가슴우리의 AP 직경이 증가되는 것이다. 시상면에서 우세하게 일어나는 갈비뼈와 복장뼈의 이런 결합 움직임은 가슴우리의 **"펌프 손잡이" 운동**이라 불린다.

8번–10번 갈비뼈의 올림은 시상면에 가까운 운동축에서 일어난다. 아래쪽 갈비뼈(1번 갈비뼈에서 10번 갈비뼈 쪽으로 갈수록)는 예각을 형성하고, 앞쪽에서 복장뼈에 간접으로 연결된다. 이들 요소는 갈비우리의 가쪽면에서 아래쪽 갈비뼈를 더 많이 움직이도록 허용한다. 아래쪽 갈비뼈의 위쪽 돌림과 올림에 대한 최대 효과는 아래쪽 가슴우리의 가로 직경을 증가시키는 것이다. 이런 움직임은 이마면 쪽으로 많이 일어나고, 가슴우리의 **"양동이 손잡이" 운동**이라 불린다(그림 5-12).

위쪽에서 아래쪽으로 향하는 갈비뼈 운동축의 방향이 점진적인 이동한다; 그러므로 중간 갈비뼈는 펌프 손잡이 운동과 양동이 손잡이 운동을 모두 가지는 전이 영역으로 작용한다.[7] 11번과 12번의 갈비뼈는 복장뼈와 관절을 이루지 않고 뒤쪽에서 1개 등뼈와 하나의 관절만 형성한다; 그러므로 이들 갈비뼈는 가슴우리의 닫힌 사슬 운동에 참여하지 않는다.

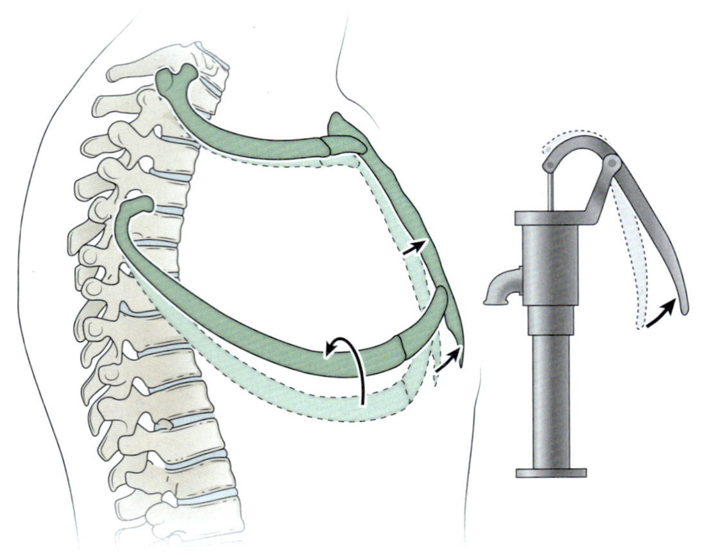

그림 5-11. 갈비척추관절과 갈비가로관절에서 일어나는 위쪽 갈비뼈의 올림은 복장뼈의 앞뒤 움직임(갈비연골의 비틀림을 동반하는)을 일으킬 뿐만 아니라, 가슴우리의 앞뒤 직경을 증가시킨다. 이런 갈비뼈 운동은 가슴우리의 "펌프 손잡이" 운동으로 불린다.

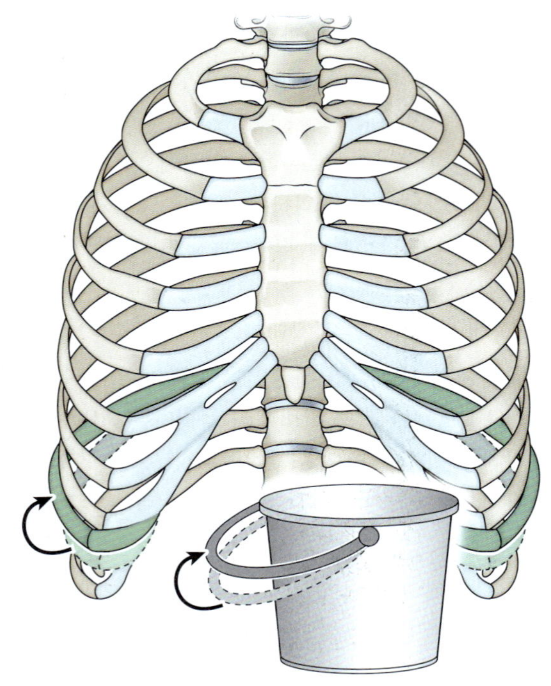

그림 5-12. 갈비척추관절과 갈비가로관절에서 일어나는 아래쪽 갈비뼈의 올림은 갈비우리의 가쪽 움직임을 일으키고, 이것은 가슴우리의 "양동이 손잡이" 운동으로 불린다.

환자 적용 5-2

Henry Olsson은 82세이며, 최근에 집에서 심각한 낙상을 입었다. 그는 진입로로 들어가는 마지막 계단을 헛디뎠고, 자동차의 펜더에 부딪혔다. 그는 갈비뼈에 즉각 심한 통증을 경험했고, 호흡에 문제가 발생했다. 응급실에서, Henry

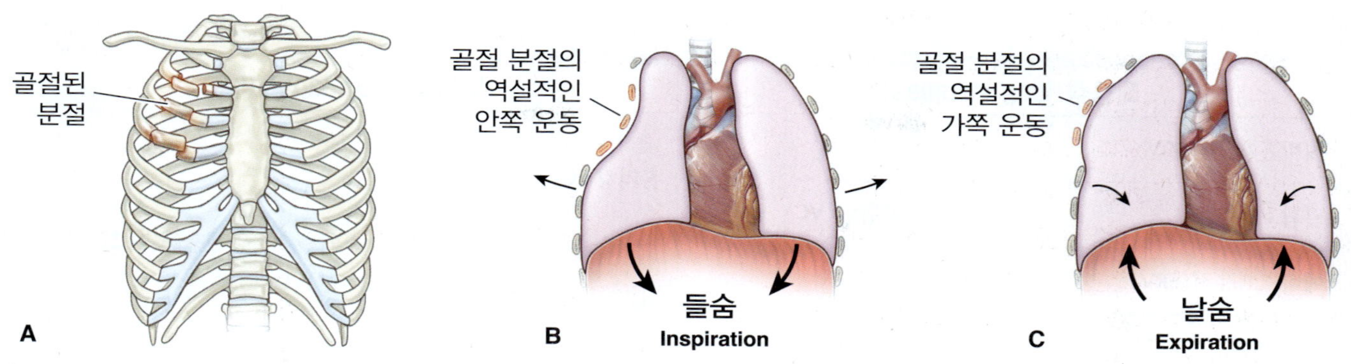

그림 5-13. 흉곽 동요(flail chest)는 2개 이상의 지점에서 2개 이상의 갈비뼈 골절로 초래된다. 움직이는 골절 부위는 나머지 가슴우리에 더 이상 부착되지 않고, 갈비뼈의 닫힌 사슬 작용을 붕괴시킨다. **A.** 들숨 동안, 골절된 분절이 안쪽으로 당겨 이동되는 동안, 갈비뼈는 위쪽과 가쪽으로 움직인다. **B.** 날숨 동안, 골절된 분절이 가쪽으로 움직이는 동안, 갈비뼈는 아래쪽으로 움직인다.

는 몇 개의 갈비뼈가 골절되었고, 폐 타박과 함께 흉곽 동요가 발생했다고 말했다. Henry가 들숨을 쉴 때, 골절된 분절이 나머지 갈비우리와 분리되었고, 골절된 갈비뼈는 기대했던 것과 달리 가쪽으로 움직이지 않고, 오히려 안쪽으로 움직였다(그림 5-13). 보통 가슴벽은 호흡 근육에 의한 들숨 때 위쪽과 가쪽으로 당기게 된다; 이렇게 증가된 가슴우리의 체적은 폐내압을 떨어뜨린다.

평상시 연결이 없다면, Henry의 골절된 분절은 대기압보다 낮은 압박에 의해 안쪽으로 흡입되었다(그림 5-13A). 보통 갈비우리가 다시 아래로 떨어지는 날숨 동안, Henry의 감소된 가슴우리 체적은 폐내압을 증가시켜, 골절된 분절을 가쪽으로 밀어낸다(그림 5-13B). 골절된 분절의 이런 역설적 움직임은 닫힌 사슬의 붕괴로 일어난 것이다. Henry는 호흡 기능장애를 관리받기 위해 병원에 입원했다.

갈비우리와 관련된 근육
(Muscles Associated With the Rib Cage)

갈비우리에 작용하는 근육들은 일반적으로 **호흡 근육**으로 간주된다. 호흡근은 줄무늬의 뼈대근이지만, 몇 가지의 점에서 다른 뼈대근과 다르다; (1) 호흡근은 피로에 대한 저항이 강하고, 큰 산화능력을 가진다; (2) 호흡근은 죽을 때까지 평생에 걸쳐 율동적으로 수축한다; (3) 호흡근은 중력에 대항하기보다는, 폐의 탄성과 기도 저항에 작용한다; (4) 이런 호흡근의 신경 조절은 수의적으로 일어나고 또 불수의적으로 이루어진다; (5) 이들 근육의 작용은 평생 지속된다.

가슴벽에 부착된 근육들은 호흡 작용에 기여할 가능성이 높다. 호흡을 위한 근육 동원은 수행되는 호흡의 유형에 관련이 된다.[8,10] 휴식 상태에서 일어나는 호흡은 1차 들숨 근육만 필요로 한다. 예를 들어, 증가된 활동이나 폐 질환으로 인한 강제 호흡이나 활동 호흡을 할 때는, 호흡을 위한 증가된 요구를 충당하기 위해 보조 들숨근과 보조 날숨이 동원된다.

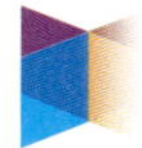

기본 개념 5-2
폐용적과 폐용량의 측정

폐 속의 모든 공기는 4개 분절로 나누어질 수 있다. **1회 호흡량**(tidal volume, VT)은 휴식 상태에서 가슴우리 안팎으로 이동하는 공기의 양이다. **예비흡기용적**(Inspiratory Reserve Volume, IRV)은 안정 상태에서 들숨을 한 후, 공기를 더 흡기할 수 있는 공기의 양이다. **예비호기용적**(Expiratory Reserve Volume, ERV)은 안정 상태에서 날숨한 후, 더 날숨할 수 있는 공기의 양이다. 끝으로, **잔기량**(Residual Volume, RV)은 어떠한 노력을 해도 폐 속에 남아 있는 공기량이다.

폐용량이라는 용어는 2개 이상의 폐용적을 합한 공기의 양이다. 예를 들어, **폐활량**은 예비흡기용적(IRV), 1회 호흡량(TV), 예비호기용적(EVR)이 합해진 용량이다. **흡기량**(Inspiratiory Capacity)는 예비흡기용적과 1회 호흡량을 합한 것으로써, 안정상태의 날숨을 한 후, 최대로 들어 마실 수 있는 공기의 양이다. **기능적 잔기량**은 예비호기용적에 잔기량을 합한 용량으로써, 안정 상태에서 날숨을 한 후, 남아 있는 공기의 양이다. 총 폐용량은 위의 4가지 폐용적을 모두 합친 용량이다. **표 5-1**은 그림으로 정의를 요약하고 있다.

호흡근은 **일차 호흡근**과 **보조호흡근**으로 분류될 수 있다. 호흡 동안의 근육 작용은 단순하지도 절대적이지 않다. 즉, 호흡근을 들숨근이나 날숨근으로 분류하는 것은 부정확하고 오해를 불러일으킬 우려가 있다.

표 5-1. 폐용적과 폐용량

폐용적(lung volumes)		폐용량(lung capacities)	
예비흡기용적(IRV)	폐활량(VC)	흡기량(IC)	총폐용량(TLC)
일회호흡량(TV)			
예비호기용적(ERV)		기능적 잔기량(FRC)	
잔기량(RV)	잔기량(RC)		

일차 호흡 근육
(PRIMARY MUSCLES OF VENTILATION)

호흡의 일차 근육은 안정 상태에서 호흡에 동원되는 근육이다. 1차 호흡 근육으로는 **가로막**, **갈비사이근**(**복장옆근육**, **바깥갈비사이근**) 및 **목갈비근** 등이 있다.[9,10] 이들 근육은 모두 들숨을 촉진하기 위해 갈비우리에 작용한다. 휴식 상태에서의 날숨은 수동 작용에 의해 일어나기 때문에 작용하는 근육이 없다.

가로막(Diaphragm)

가로막은 1차 호흡 근육이고, 안정 상태에서 들숨하는 힘의 70~80%을 차지한다.[9] 가로막(그림 5-14)은 복장뼈, 갈비뼈, 척추뼈몸통에서 기시하는 원형의 근섬유로 구성된다. 이들 섬유는 **중심힘줄**에 부착하기 위해 이는곳에서 위쪽으로 주행한다.[11] 가로막의 힘줄은 뼈에 부착되지 않는 것이 가로막의 독특한 특징이다. 부메랑 형태의 중심힘줄은 오른쪽과 왼쪽의 반가로막(hemidiaphragms) 돔의 꼭대기를 형성한다. 기능적으로, 가로막의 근육 부분은 앞쪽 분절과 뒤쪽 분절로 나누어진다. **갈비성 섬유**(costal fibers)로 불리는 앞쪽 분절은 복장뼈와 갈비뼈에서 기시한다. **다리성 섬유**(crural fibers)로 불리는 가로막의 뒤쪽 분절은 척추뼈몸통에서 기시한다(그림 5-14A).[12]

가로막의 갈비성 섬유는 칼돌기의 뒤쪽면, 하위 6개 갈비뼈의 안쪽면, 그리고 이들 갈비뼈의 갈비연골에 부착된 근육에서 시작한다. 이들 갈비성 섬유는 이는곳에서 수직 위쪽 방향으로 주행하여 갈비우리 속에서 합쳐지고, 중심힘줄에 도달하기 전에 수평으로 펼쳐진다. 가로막의 수직 섬유는 아래쪽 갈비우리의 내벽 가까이에 위치하여 **병치지역**(zone of apposition)이라 불리는 기능적 단위를 형성한다(그림. 5-14A 참고).[12]

가로막의 다리성 섬유는 **오른쪽 다리**와 **왼쪽 다리**로 불리는 2개의 힘줄성 구조물에서 시작하고, 또 오른쪽과 왼쪽의 널힘줄인 **안쪽 활꼴인대와 가쪽 활꼴인대**에서 시작한다(그림 5-14B). 오른쪽 다리와 왼쪽 다리는 L1–L3에서 시작되는 힘줄이다. 이들 힘줄은 앞쪽과 안쪽으로 주행하여 대동맥 바로 앞에서 활꼴을 형성하기 위해 함께 연결된다. 안쪽 활꼴인대(medial arcuate ligament)는 L1이나 또는 L2에서 시작해 허리근(psoas muscles)을 덮은 후, 다시 L1, L2 또는 L3의 가로돌기로 돌아온다. 가쪽활꼴인대는 L1, L2 또는 L3의 가로돌기에서 시작해 위로 아치를 만들고 허리네모근을 덮은 후, 다시 12번 갈비뼈의 아래쪽 가장자리로 돌아온다.[13]

1회 호흡을 할 때(그림 5-15), 가로막의 병치영역에 있는 섬유가 수축하여 가로막의 돔을 아래쪽로 내림시킨다(이때 가로막의 형태가 약간 변한다). 가로막이 내림하면, 복부 장기들이 압박을 받게 되고, 이것은 다시 복부내압을 증가시킨다. 압박된 복부 장기는 중심힘줄을 안정화시킨다.[12] 그리고 안정화된 중심힘줄에 저항하는 가로막 갈비성 섬유의 지속적인 수축은 아래쪽 갈비뼈를 위쪽과 가쪽으로 들어올려 양동이 손잡이 운동을 하게 만든다(그림. 5-12 참고).[14]

가로막의 다리성 섬유는 가로막의 중심힘줄에 대한 들숨 효과를 갖지만, 갈비성 섬유와는 달리, 아래쪽 갈비우리에 대한 직접 효과는 덜 한 편이다.[3,12] 가로막 다리성 섬유의 작용은 복부내압을 증가시키는 중심힘줄 내림을 일으킨다. 복부내압의 증가는 가로막으로 전달되어 가로막의 갈비성 섬유가 아래쪽 갈비우리를 팽창하는데 도움을 준다.[3,12]

안정 상태에서의 들숨 동안 가슴–복부의 움직임은 가로막 수축에 의해 생성된 압력의 결과이다(그림 5-16). 가로막이 수축하고 중심힘줄이 내림할 때, 가슴우리의 용적이 증가하고, 폐내압이 감소한다. 이것으로 인해 공기가 폐 속으로 들어오게 된다. 또한 복부내압이 증가하여 복부장기를 앞쪽과 가쪽으로 이동시킨다. 가로막의 내림은 가슴 크기를 증가시

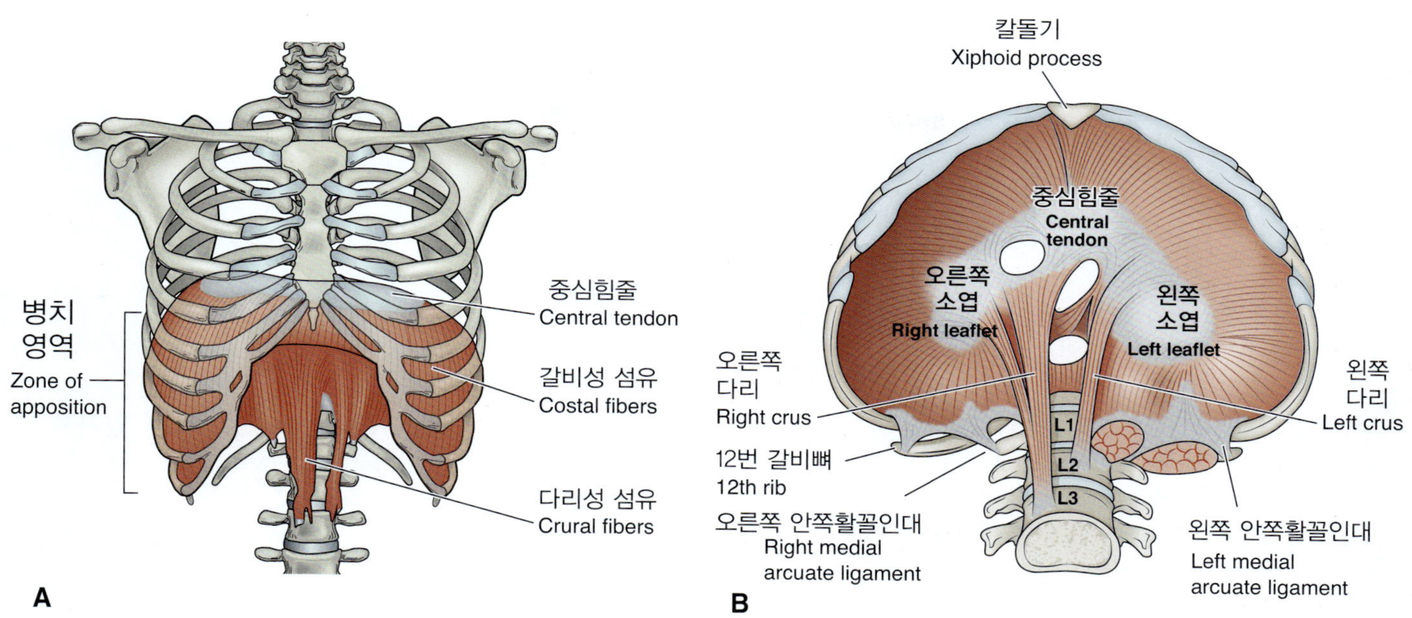

그림 5-14. **A.** 가로막을 앞쪽에서 바라본 그림. 가로막의 섬유는 복장뼈, 갈비연골 및 갈비뼈에서 시작하고(갈비성 섬유)하고, 또 척추뼈몸통(다리성 섬유)에서도 시작한다. 갈비성 섬유는 수직 위쪽으로 주행하여 갈비우리의 병치 영역 근처에서 수평으로 펼쳐져 중심힘줄에 닿는다. **B.** 가로막을 아래쪽에서 바라본 그림으로서, 양측으로 중심힘줄의 소엽, 오른쪽 다리, 왼쪽 다리 및 안쪽활꼴인대, 가쪽활꼴인대가 보인다.

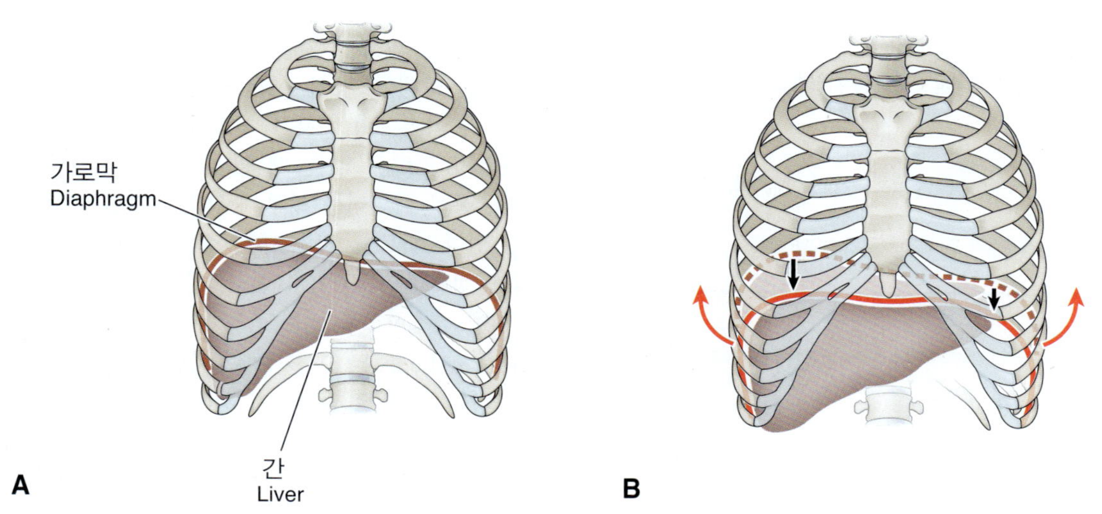

그림 5-15. 1회 호흡. **A.** 새로운 호흡을 시작하기 전에, 가로막은 돔 모양을 띤다. **B.** 들숨을 하는 동안, 가로막의 수축으로 돔이 내림하여 복부장기를 압박한다. 복부내압의 증가는 가로막 중심힘줄의 추가적인 하중을 제한한다(중심힘줄을 안정화시킨다). 안정화된 중심힘줄에 대한 가로막 갈비성 섬유의 지속적인 수축은 아래쪽 갈비뼈를 팽창시킨다(양동이 손잡이 운동을 일으킨다).

키고, 들숨을 위해 폐사이의 압력(intrapulmonary pressure)을 감소시킨다. 그리고 복부내압의 증가가 일어나며, 이것은 복부장기를 앞가쪽으로 이동시킨다(**그림 5-16A**). 선 자세나 앉은 자세에서 일어나는 복부 근육의 수축은 복부내압의 증가를 상쇄시킨다.[14] 가로막의 수축이 멈추면, 가로막의 돔이 원래 위치로 돌아간다. 가슴우리의 용적이 감소하면, 폐내압이 증가하고, 결과적으로 날숨이 일어난다. 복부장기가 원래 위치로 되돌아간다(**그림 5-16B**).

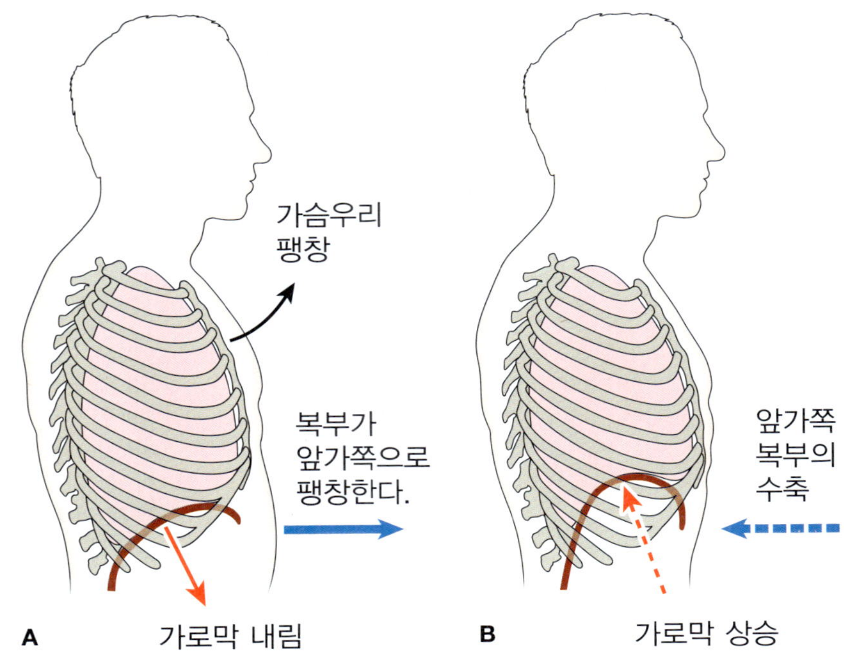

그림 5-16. 안정 호흡의 들숨과 날숨. **A.** 안정 들숨을 쉴 때, 정상적인 가슴-복부 움직임은 가로막의 수축에 의해 일어난다. 가로막이 내림하여 가슴우리의 크기를 증가시키고, 복부장기를 앞쪽과 가쪽으로 이동시킨다. **B.** 수동 날숨을 할 때, 가슴우리 크기는 감소하고, 복부장기가 원래의 위치로 돌아온다.

확장 개념 5-1
복부 컴플라이언스(complicance)

컴플라이언스(탄성)는 구조물이나 시스템의 신장성이나 팽창성을 의미한다. 가로막 수축 동안, 복강은 갈비우리의 가쪽 팽창에 대한 받침점으로 작용한다. 그러므로 복부의 탄성은 가슴우리 들숨 움직임의 한 요소이다.

가슴우리 컴플라이언스 = Δ용적 변화/Δ압력 변화

가슴우리 컴플라이언스 = 단위 압력 당 용적의 변화

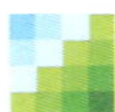

환자 적용 5-3

Hannah Rosen은 16세이며, 연못으로 다이빙하다가 머리가 나무에 부딪혀 C6 완전 척수손상을 당했다. Hannah의 복부 근육은 더 이상 신경지배를 받지 못하는데, 그 이유는 척수손상 레벨 밑에 있는 모든 근육의 기능이 소실되었기 때문이다. 비록 Hannah의 가로막이 완전히 신경지배를 받고 기능을 하지만, 그녀의 폐 기능은 같은 연령대의 다른 사람에 비해 여전히 낮은 편이다.

중간 등뼈 레벨 위로 척수손상을 당하면, 갈비사이근과 복부 근육의 신경지배가 소실되어 호흡에 여러 모로 악영향을 줄 수 있다. 비록 복부 근육(그리고 갈비사이근)의 소실이 들숨과 날숨 모두에 영향을 줄 수 있지만, 복부 근육의 소실은 온전한 가로막의 기능에도 악영향을 준다. 온전한 복부 근육이 없다면, 복부의 컴플라이언스(팽창성)가 증가된다. 복부 장기의 앞쪽 이동을 제어하는 복부 근육의 능력이 소실되면, 가로막 중심힘줄이 복부장기에 대항해 제대로 안정화될 수 없을 것이고, 가로막 갈비성 섬유가 아래쪽 갈비뼈를 위쪽과 가쪽으로 들어올리지 못할 것이다. 폐활량에 의해 측정되듯이, 들숨하는 능력이 감소된다. Hannah가 가로막의 기능을 최적화하는데 도움을 줄 수 있는 하나의 전략은 앉을 때 탄성 복부 바인더를 착용하는 것이다. 복부 바인더는 복부 팽창의 저항을 어느 정도 대체할 수 있다. 과도한 컴플라이언스의 감소는 향상된 중심힘줄의 안정화를 촉진시켜, 들숨 때 갈비성 섬유가 아래쪽 갈비뼈에 작용하도록 만든다.

Brittany Ludke는 임신 8개월째인 22세의 여성이다. 그녀는 직장 사무실로 들어가기 위해 2층의 계단을 올라갈 때 숨이 차는 것을 느꼈다. 그녀는 체중 증가 때문이라 추측했지만, 산부인과 의사는 증가된 태아의 크기만큼 체중이 많이 증가되지 않았다고 말했다. 산부인과 의사는 성장하는 태아의 존재가 복부 컴플라이언스를 감소시켜, 들숨을 할 때 가로막의 아래쪽 움직임이 제한된다고 했다. 태아의 존재가 호흡 초기에 가로막을 안정화시켜, 들숨을 할 때 조기의 아래쪽 갈비우리의 가쪽과 위쪽 움직임을 일으켰다. 이런 변화는 Brittany의 폐활량을 제한할 수 있고, 이로 인해 그녀는 평소 더 많은 노력으로 호흡을 해야 할 것이다. 태아의 성장과 함께 증가된 Brittany의 체중이 계단을 오를 때 그녀의 호흡을 어렵게 만들었고, 한편 동시에 그 어려움을 이겨낼 수 있는 그녀의 능력이 감소되었다.

갈비사이근(Intercostal Muscles)

속갈비사이근, **바깥갈비사이근** 및 **갈비밑**(그림 5-17)은 이웃한 갈비뼈를 서로 연결하고 있고, 해부학적 방향과 위치에 따라 그들의 이름이 명명된다. 속갈비사이근은 1번–11번 갈비뼈의 안쪽면에서 아래쪽 갈비뼈에 착지한다. 속갈비사이근의 섬유는 바깥갈비사이근보다 깊은층에 위치하고, 아래쪽과 뒤쪽으로 주행한다. 속갈비사이근은 앞쪽의 연골복장관절에서 시작하여, 뒤쪽의 갈비뼈각으로 주행한다. 이것은 **뒤쪽갈비사이막**(posterior intercostal membrane)으로 불리는 널힘줄의 층을 형성한다.

바깥갈비사이근은 1번–11번 갈비뼈에서 시작하여 아래쪽 갈비뼈에 부착한다. 이들 섬유는 속갈비사이근보다 아래쪽과 앞쪽으로 주행한다(그림. 5-17 참고).[15] 바깥갈비사이근은 뒤쪽의 갈비결절에서 시작하여 앞쪽의 갈비연골 이음부로 이어진다. 이것은 **앞쪽 갈비사이막**을 형성한다.[15]

부착점을 고려해 볼 때, 오직 속갈비사이근만이 연골복장이음부에서 갈비연골관절까지 이어져 있다. 이것들은 **복장옆근**(parasternal muscle)(그림. 5-17 참고)으로 불리는 속갈비사이근의 분절이고, 주로 1번–5번 갈비사이공간에서 발견된다.[15] 바깥갈비사이근은 갈비뼈결절에서 갈비뼈각까지 뒤쪽에 존재한다. 가쪽으로는, 속갈비사이근과 바깥갈비사이근이 층을 이루는데, **뼈사이근** 또는 **가쪽갈비사이근**으로 불린다.[15]

갈비밑근(그림. 5-17 참고)은 갈비사이근이지만, 아래쪽 갈비우리의 뒤쪽 부위에서만 발견된다. 갈비밑근은 갈비뼈각에서 시작하여 아래쪽 갈비뼈의 안쪽면에 부착하기 전에 1개 이상의 갈비사이공간을 걸쳐 분포된다. 갈비밑근의 섬유 방향은 속갈비사이근의 섬유 방향과 비슷하다.

호흡 동안, 갈비사이근의 기능은 단순하지 않다. 들숨 때 바깥갈비사이근이 수축하고, 날숨 때 속갈비사이근이 수축한다는 생각은 완전히 정확한 것은 아니다. 속갈비사이근과 바깥갈비사이근은 호흡의 유형과 근육의 동원에 따라 달라지지만, 들숨과 날숨 모두에서 작용한다.[15] 바깥갈비사이근과 복장옆근(속갈비사이근의 앞쪽 부분)의 활성화는 갈비우리에 대한 들숨 효과를 가진다. 복장옆근의 작용은 갈비복장이음부를 돌림시켜, 갈비뼈와 복장뼈의 올림과 복장뼈의 앞쪽 움직임을 일으킨다.[16] 복장옆근의 다른 기능은 갈비우리의 안정화를 시키는 것으로 여겨진다.[17,18] 복장옆근의 이런 안정화는 가로막 수축(들숨) 시 일어나는 폐내압의 감소를 막아주어, 들숨 때 위쪽 가슴벽의 기이 운동(또는 안쪽 움직임)을 방지한다.[19]

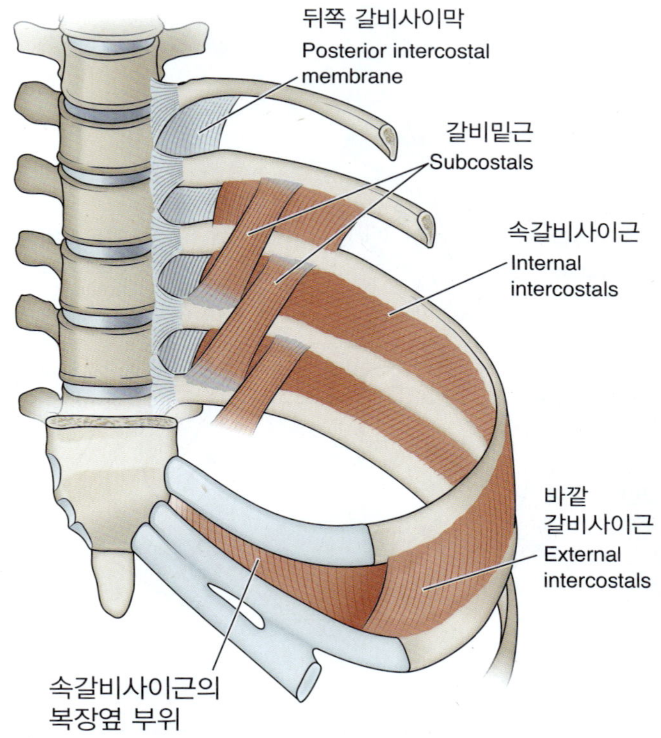

그림 5-17. 갈비사이근(Intercostal muscle)

바깥갈비사이근은 안정 시 호흡 동안 최소로 작용하지만, 호흡의 증가와 함께 증가한다.[20] 가슴우리의 뒤쪽 위쪽에 있는 바깥갈비사이근은 들숨 효과를 가진다. 그러나 여러분이 갈비우리의 중간 부위 쪽인 아래쪽과 앞쪽으로 움직일 때 이런 들숨 효과는 감소된다. 가장 아래쪽 갈비사이공간의 앞쪽에서 바깥갈비사이근의 호흡 효과는 날숨 효과로 바뀐다.[16]

모든 갈비사이공간(특히, 아래쪽 부분)에 걸쳐 있는 속갈비사이근은 날숨 효과를 가진다.[16]

속갈비사이근과 바깥갈비사이근의 가쪽 부분(소위 뼈사이갈비사이근)의 기능은 몸통 돌림에도 관여한다.[16] 가쪽 갈비사이근은 복장옆근과 가로막에 비해 호흡주기에서 상대적으로 작게 작용한다.[21] 가쪽 갈비사이근의 주요 기능은 몸통의 축성 돌림이고, 반대쪽 속갈비사이근과 바깥갈비사이근과 함께 작용하여 몸통 돌림을 일으킨다(예, 오른쪽 바깥갈비사이근과 왼쪽 속갈비사이근은 왼쪽 몸통 돌림을 일으킨다).[21]

목갈비근(Scalene Muscles)

목갈비근은 안정 상태에서의 1차 호흡 근육이다.[10] 목갈비근은 C3–C7의 가로돌기에 시작해 1번 갈비뼈(앞목갈비근과 중간목갈비근)나 2번째 갈비뼈(뒤목갈비근)의 위쪽면에서 착지한다(그림 5-18).

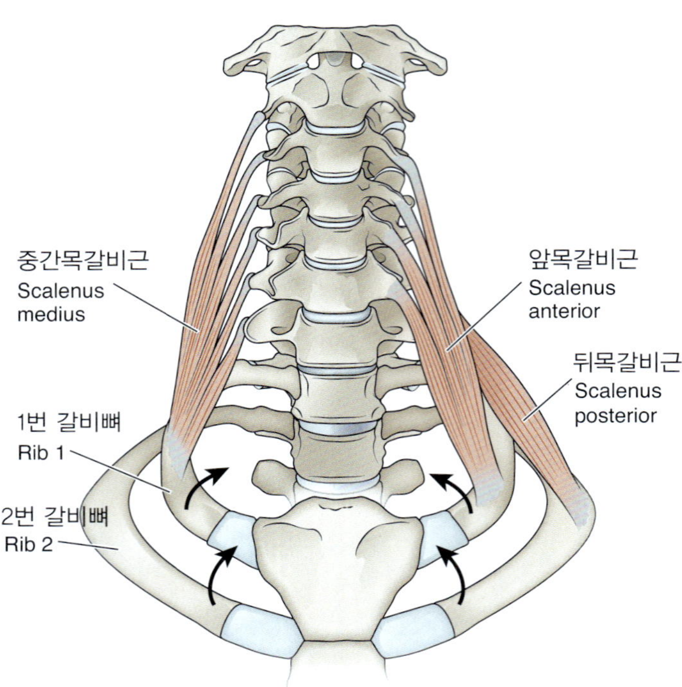

그림 5-18. 앞목갈비근, 중간목갈비근 및 뒤목갈비근. 이들의 작용은 복장뼈와 상위 2개의 갈비뼈를 들어올려 펌프 손잡이 운동을 일으키는 것이다.

목갈비근의 작용은 1번과 2번 갈비뼈, 그리고 복장뼈를 들어올려, 펌프 손잡이 운동을 일으킨다(그림. 5-11 참고).[22] 목갈비근의 활동은 들숨을 시작할 때 시작하여, 들숨이 총폐용량에 가까워질 때까지 증가한다. 목갈비근의 길이-장력 관계는 가로막의 작용이 감소되었을 때, 호흡 주기의 후반에 더 큰 힘(force)을 생성한다. 목갈비근은 갈비우리도 안정화시킨다. 목갈비근은 복장옆근과 함께, 가로막 수축으로 인한 폐내압의 감소에 의해 발생된 위쪽 가슴의 역설적 움직임에 저항한다.

뒤쪽에 있는 **갈비올림근**의 섬유는 C7-T11의 가로돌기에서 시작해 갈비결절과 갈비뼈각 사이에 있는 다음 아래쪽 갈비뼈의 뒤가쪽면에 착지하고, 들숨 때 위쪽 갈비뼈의 올림을 돕는다.[23]

보조 호흡 근육
(ACCESSORY MUSCLES OF VENTILATION)

갈비우리(rib cage)에서 팔이음뼈, 머리, 척주 등에 부착된 근육들은 보조 호흡 근육으로 분류될 수 있다. 이들 근육은 활동 증가나 질병과 같은 스트레스 상황에서 들숨과 날숨을 돕는다.

가슴우리가 고정되면, 보조 호흡근은 몸통에 대해 척주, 팔, 머리, 골반을 움직인다. 호흡의 요구가 증가될 때, 갈비우리가 가동분절이 된다. 그러므로, 보조 들숨근은 근육의 역방향으로 작용하여 갈비우리를 위쪽과 가쪽으로 움직여 가슴우리의 직경을 증가시킨다. 보조 날숨근은 가로막을 위로 올리고, 가슴우리를 아래쪽과 안쪽으로 움직인다. 가장 많이 기술되는 보조 호흡 근육은 그림 5-19에서 보여지고, 다음 단락에서 이들을 설명할 것이다.

목빗근은 복장뼈자루와 빗장뼈의 위안쪽면에 시작하여 관자뼈의 꼭지돌기에서 정지한다. 양쪽 목빗근의 작용은 목뼈의 굽힘이다. 머리를 고정하는 **등세모근**의 도움이 있다면, 양쪽 목빗근의 작용은 가슴우리를 위쪽으로 당겨, 펌프 손잡이 운동으로 위쪽 갈비우리를 팽창시킬 것이다. 목빗근의 동원은 최대 들숨의 끝부분에서 일어날 것이다.[24]

위팔뼈가 고정되면, **큰가슴근**의 복장갈비갈래는 위팔뼈에 작용하기보다는 위쪽 갈비우리를 올림할 수 있다. 큰가슴근의 빗장갈래는 팔의 위치에 따라 들숨 또는 날숨으로 작용한다. 큰가슴근의 위팔뼈 닿는곳이 빗장뼈보다 아래쪽에 위치하도록 팔의 자세를 취할 때(팔이 수평 높이보다 아래쪽에 위치할 때), 복장뼈자루와 위쪽 갈비뼈를 아래쪽 당겨 날숨근으로 작용한다. 큰가슴근의 위팔뼈 닿는곳이 빗장뼈보다 위쪽에 있을 때(팔이 수평높이보다 위쪽에 있을 때), 큰가슴근은 복장뼈와 위쪽 갈비뼈를 위쪽과 가쪽으로 당겨 들숨근으로 작용한다. **작은가슴근**은 능동 들숨을 할 때, 3번-5번 갈비뼈를 올림하는데 도움을 줄 수 있다. **빗장밑근**은 빗장뼈와 1번 갈비뼈 사이에 있는 작은 근육으로서 위쪽 가슴우리를 들어올려 들숨을 도울 수 있다.

위뒤톱니근과 **아래뒤톱니근**은 가슴우리 뒤쪽에 위치하며, 목뼈와 등뼈의 가시돌기에서 갈비뼈에 부착한다(뒤쪽에 위치하기 때문에, 그림. 5-19에서 볼 수 없다). 이들 근육은 갈비뼈에 부착하는 그들의 위치 때문에 호흡 보조 근육으로 간주되어 왔다. 이들 근육에 대한 호흡 역할을 지지하는 근거가 없어서, 현재 호흡 기능을 가진 것으로 간주되지 않아야 한다.[25,26]

배 근육은 **배곧은근**, **배바깥빗근**, **배속빗근**, **배가로근**(다른 배 근육보다 깊은 곳에 위치하여 그림. 5-19에서 볼 수 없다)을 포함한다. 배 근육도 보조 호흡 근육이고, 몸통의 굽힘근과 돌림근이다. 호흡 시 배근육의 주요 기능은 강제 날숨을 돕는 것이다. 이들 근육의 섬유는 갈비뼈와 갈비연골을 아래쪽으로 당겨 날숨을 돕는다. 배 근육은 복부내압을 증가시킴으로써, 가로막을 위쪽으로 이동시키고 날숨의 용적과 속도를 증가시킨다.

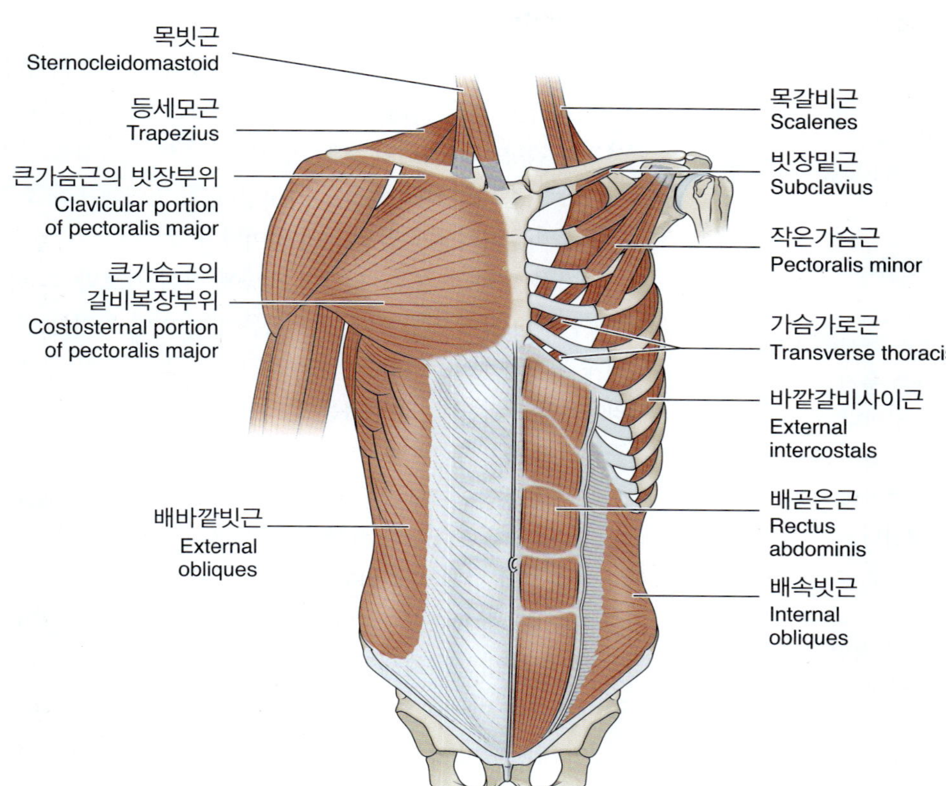

그림 5-19. 보조 호흡 근육은 호흡 요구의 증가 때 사용되는 근육이다. 오른쪽 가슴우리의 근육은 보조 호흡 근육이 될 수 있는 앞쪽 가슴우리의 얕은층 근육이고, 가슴우리의 왼쪽에 있는 근육은 깊은 보조 호흡 근육을 보여주고 있다.

비록 배근육들이 날숨의 보조근으로 간주되지만, 들숨을 할 때도 2가지 중요한 역할을 한다. 첫째, 들숨 시 가로막 내림으로 증가된 복부내압이 배근육의 장력에 의해 상쇄된다. 배근육의 장력이 컴플라이언스를 감소시켜, 안정화된 가로막이 가쪽 가슴벽의 팽창을 이룰 수 있도록 가로막의 중심힘줄을 안정화시킨다. 두 번째, 강제 날숨 동안 배근육의 수축으로 인한 복부내압의 증가는 가로막을 위쪽으로 밀어 올리고, 가로막의 갈비성 섬유를 수동 신장시킨다. 이들 변화는 가로막의 길이-장력 변화를 최적화시켜 다음 들숨을 준비시킨다. 호흡 요구가 증가되면, 배근육의 활성이 증가되어 날숨과 들숨을 돕는다.[3,11]

가슴가로근(**복장삼각근**, triangularis sterni)은 복장옆근보다 깊은 곳에 위치하는 납작한 모양의 근육이다. 가슴가로근은 복장뼈 아래쪽 절반의 뒤쪽면에서 시작해 위쪽과 가쪽으로 주행한 후, 3번-7번 갈비뼈 갈비연골의 안쪽면에 착지한다.[3] 가슴가로근은 배 근육과 함께 갈비우리를 아래쪽으로 당긴다. 가슴가로근의 역학적 장점은 갈비우리를 더 아래쪽으로 당길 수 있다는 것이다.[15] 연구에 따르면, 이들 근육들은 주로 날숨근으로 작용한다. 특히 능동으로 날숨을 하거나, 말을 하거나, 기침을 하거나, 웃거나, 그리고 강제 날숨을 할 때 더욱 날숨 근육으로 작용한다.[27,28]

누운 자세에서 호흡을 할 때, 중력이 보조적인 힘으로 작용한다. 복부 장기에 대한 작용으로서 중력은 배 근육의 기능과 같이, 가로막의 중심힘줄을 안정화시키는 역할을 수행한다. 사실, 누운 자세에서 안정 호흡을 할 때, 근전도상에서는 배 근육과 가슴가로근의 활성이 나타나지 않는다.[27,28]

호흡 운동의 협응과 통합
(Coordination and Integration of Ventilatory Motions)

호흡 동안 뼈대근과 가슴벽의 협응과 통합은 다양한 조건 아래에서 근육이 기여할 수 있는 방법의 변화에서 볼 수 있듯이 매우 복잡하다. 호흡근의 동원은 똑바른 선 자세나 누운 자세, 가만히 있거나 이동할 때, 그리고 말을 하거나 말을 하지 않을 때처럼, 사람이 참여하는 활동(사람이 활동할 때보다 휴식을 취할 때 다양한 동원 패턴이 나타난다)에 따라 달라질 수 있다. 부가적으로, 근육의 동원은 가슴벽, 폐 실질 및 신경근육계의 질환으로도 변할 수 있다.[22,23,29-31] 고도의 복잡한 협응 수준은 호흡 기능을 수행하는 1차 호흡 근육과 보조 호흡 근육에 필수적이다.

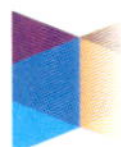

기본 개념 5-3
호흡이 일어나는 순서

비록 활동이 결합될 때 호흡의 협응된 구조와 순서가 복잡하더라도, 다음의 운동 순서와 근작용이 건강한 사람이 휴식을 취할 때 일어나는 전형적인 양상이다.

- 가로막이 수축하고 중심힘줄이 아래쪽으로 움직인다.
- 복장옆근, 바깥갈비사이근 및 목갈비근은 갈비뼈를 올림하고, 복장뼈를 위쪽과 아래쪽감소된 폐내압에 의해 생성되는 모순된 안쪽 움직임을 예방하기 위해, 앞위쪽 가슴벽을 고정한다.
- 복내압이 증가하면, 앞쪽 상복부의 복벽이 전방으로 밀리도록 복부 장기를 이동시킨다. 복벽의 추가적인 가쪽 움직임은 배 근육에 의해 상쇄된다. 이런 저항은 복부 장기에 대해 중심힘줄을 안정화시킨다.
- 가로막 갈비성(병치 영역) 섬유의 지속적인 수축이 있으면, 아래쪽 갈비뼈가 위쪽과 가쪽으로 당겨져, 양동이 손잡이 운동을 일으킨다.
- 지속적인 들숨이 있으면, 복장옆근, 목갈비근 및 갈비올림근은 위쪽 갈비뼈를 돌림하고, 복장뼈자루를 올림하는 펌프 손잡이 운동을 일으킨다.
- 아래쪽 갈비뼈의 가쪽 움직임과 위쪽 갈비뼈와 복장뼈의 앞쪽 움직임은 동시에 일어날 수도 있다.
- 안정 시 날숨은 들숨근의 이완과 폐의 탄성으로 인해 거의 수동적으로 일어난다.

생애와 임상적 고려사항 (Lifespan and Clinical Considerations)

신생아와 관련된 다른 점

가슴벽의 컴플라이언스, 외형 및 근육의 작용은 유아에서 노년에 이르기까지 뚜렷한 변화를 보인다(그림 5-20). 신생아는 매우 순응적인 연골성 가슴벽을 가지고 있어서, 산도를 통과할 때 가슴우리의 비틀림을 허용한다. 갈비우리의 증가된 컴플라이언스는 가슴우리의 안정성을 희생시킨다. 유아의 가슴벽 근육은 들숨 동안 가로막 내림으로 초래된 폐내압의 감소를 상쇄시키기 위해 가슴우리의 가동 장치가 아닌 고정 장치로써 작용한다. 갈비뼈의 완전한 골화는 출생 후 몇 개월까지 일어나지 않는다.

성인의 갈비뼈는 아랫방향으로 경사져 있고, 가로막은 타원형 형태를 띤다(그림 5-20A). 유아의 갈비우리는 성인에 비해 수평에 가깝고 원형으로 배열되어 있고(그림 5-20B), 또 가로막 갈비성 섬유의 부착점 각도도 성인보다 수평에 가깝다. 이런 섬유 배열은 아래쪽 갈비뼈를 안쪽으로 당기는 가로막 섬유의 경향을 증가시키는데, 이것은 호흡의 효율성을 감소시키고 가슴벽의 비틀림을 증가시킨다.[32] 영아의 1회 호흡 동안 갈비우리의 움직임은 거의 일어나지 않는다.

건강한 영아의 경우, 성인의 50%에 비해 가로막 섬유의 20%만이 피로에 저항성이 높은 섬유이다. 이런 차이는 영아에게 조기의 가로막 피로를 초래시킨다.[32] 보조 호흡 근육도 영아에게 불리한데, 그 이유는 증가된 호흡 요구에 보조 호흡 근육이 도움을 줄 수 없기 때문이다.

나이를 먹음에 따라 영아의 갈비우리가 골화되고, 호흡근이 가슴우리를 고정하기보다는 가동시키는 역할을 한다. 또한 머리 조절의 향상은 증가된 호흡 요구에 영아가 보조 호흡 근육을 사용할 수 있도록 만든다. 아동이 독자적으로 앉거나 설 때, 중력의 힘과 자세의 변화가 시간이 경과함에 따라 앞쪽 갈비우리를 아래쪽으로 경사지게 만든다. 이렇게 늘어난 가슴우리는 갈비우리를 위한 양동이 손잡이 운동을 더욱 크게 만든다. 갈비뼈의 각도가 증가됨으로서 호흡근의 부착점이 이동하는데, 이것은 가슴우리에 대한 그들의 작용을 향상시킨다.

폐기능 검사 결과에서 증가로 나타나듯이, 아동기 내내 폐포의 숫자가 많아지고 기도가 증가되고, 또 초기 청소년기에서도 점차 확장된다.[33]

노인과 관련된 다른 점

노화에 따른 골격계 변화는 폐기능에 영향을 준다. 많은 가슴벽의 관절들은 노화로 인해 섬유화된다.[34,35] 연골사이관절과 갈비연골관절은 섬유화될 수 있고, 연골복장관절이 사라질 수 있다. 노화로 인해 칼돌기복장관절과 자루복장관절도 골화된다. 진성 윤활관절인 가슴벽 관절들은 노화로 인해 가동성 감소를 포함한 형태적 변화를 겪는다. 갈비연골도 골화되어 축성 돌림에 장애가 발생한다.[14] 노화로 인해 가슴벽 컴플라이언스가 전반적으로 감소된다(강직도가 증가된다). 가로막-복부 컴플라이언스의 감소가 나타나고, 이것은 적어도 갈비우리의 컴플라이언스와 관련되는데, 특히 병치 영역(zone of apposition)의 일부인 아래쪽 갈비뼈에서 뚜렷해진다.[36]

노화는 호흡에 영향을 주는 폐 조직의 해부학적 변화를 초래한다. 기도가 좁아지고, 폐포 도관의 직경이 증가하고, 폐포낭(꽈리주머니)이 가스 교환을 위한 면적을 소실한다. 폐 실질에 있는 탄성 섬유가 재배열되고 감소한다.

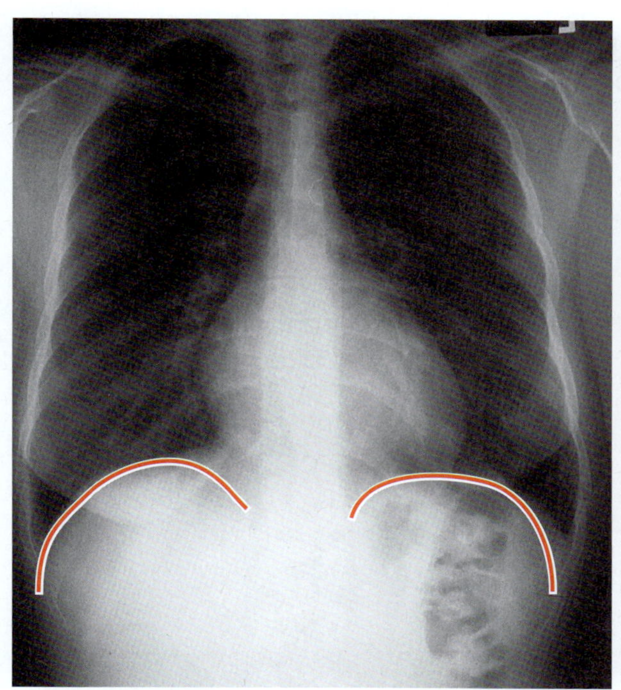

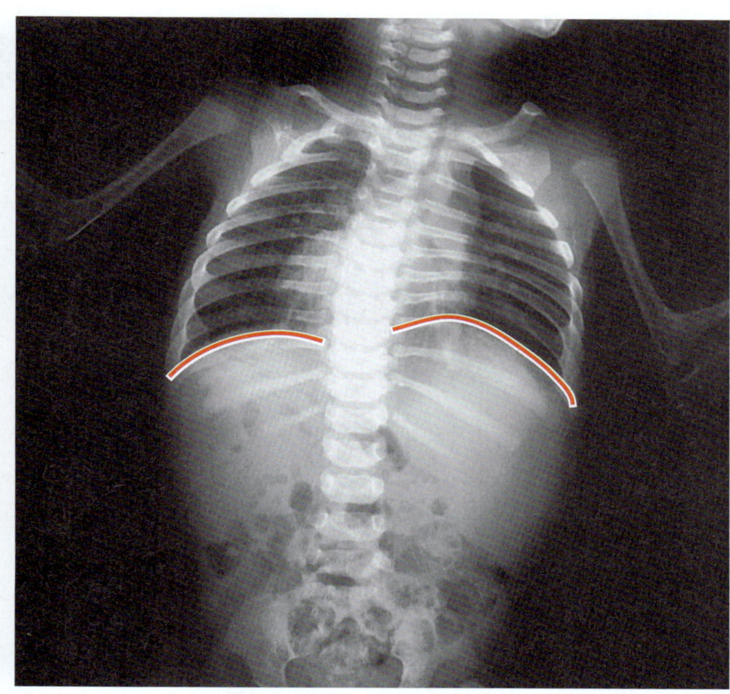

그림 5-20. A. 성인의 경우, 갈비뼈가 아래쪽으로 기울어지고 가로막이 타원형 형태를 띤다. B. 영아의 갈비우리는 갈비뼈의 수평 배열을 보이고, 가로막 갈비성 섬유의 부착점 각도가 더욱 수평으로 변한다.

전반적으로 탄성 반동이 감소하고, 폐의 컴플라이언스가 증가한다.[35] 가슴우리의 안정 위치가 안쪽으로 갈비뼈를 끌어당기는 폐의 탄성 반동과 갈비뼈와 갈비연골을 가쪽으로 당기는 힘 사이의 균형에 좌우되기 때문에, 폐조직의 감소된 반동 특성은 가슴우리를 AP 직경의 증가 상태(비교적 증가된 들숨 위치)로 만든다. 우리를 가쪽으로 끌어당기는 힘의 균형에 의존한다. 노화됨에 따라 폐조직의 탄성이 감소한다. 노인에게서 자주 나타나는 뒤굽음증 증가는 등뼈 가동성 뿐만 아니라 갈비우리 가동성을 감소시킨다.

노인의 호흡근은 근력 소실, 근섬유의 숫자 감소, 산화능력 감소, ⅡX 섬유(빠른 연축)의 숫자와 크기 감소, 최대 장력에 도달하는 시간의 증가 등을 가진다.[35,36] 노화로 인한 복부 장력의 감소는 가로막의 안정 위치를 낮춘다(가로막 돔의 높이가 낮아진다). 보조 호흡 근육을 위한 조기의 동원 패턴이 일어난다. 예를 들어, 가슴가로근은 노인이 선 자세에서 날숨을 할 때 활성화된다.[26]

노인에게는 전반적으로 갈비우리의 컴플라이언스 감소, 폐 조직의 컴플라이언스 증가, 그리고 전반적인 호흡계 컴플라이언스의 감소가 나타난다. 노화와 관련된 골격계와 조직 변화의 결과는 정상적인 날숨 이후에 폐 속에 남아 있는 공기의 양이 증가된다. 만약 폐가 날숨의 끝에서 더 남은 공기를 가지고 있다면(기능적 잔기량이 증가되면), 가슴우리의 흡기량(1회 호흡량 + 예비흡기용적)이 감소할 것이다. 호흡 근육의 효율성 감소는 노화로 인해 호흡을 하는데 더 많은 에너지가 소모된다는 것을 의미한다. 기능적으로, 노화로 인한 다중 변화의 결과는 질병이나 활동 증가 때 이용할 수 있는 예비 호흡 능력을 감소시킨다.

구조와 기능의 병리적 변화

본 장에서, 호흡에 대한 근골격계의 효과가 거론되었다. 흥미로운 것은 반대 작용도 진실이 될 수 있다는 것이다; 호흡계의 변화가 가슴우리에 영향을 줄 수도 있다. **만성 폐쇄성 폐질환**(COPD)에서 이런 관계를 간단하게 언급할 것이다.

환자 적용 5-4

Jon Nguyen은 40년 동안 하루에 2-3갑의 담배를 피운 58세의 전직 FedEx 운전사이다. 몇 년 전에, Jon은 COPD 진단을 받았다. Jon은 하루에 담배를 한 갑정도로 줄였고, 담배를 완전히 끊으려고 노력하고 있다. 그는 하루 종일 트럭을 오르내릴 때 숨이 차서 작년에 은퇴를 했다.

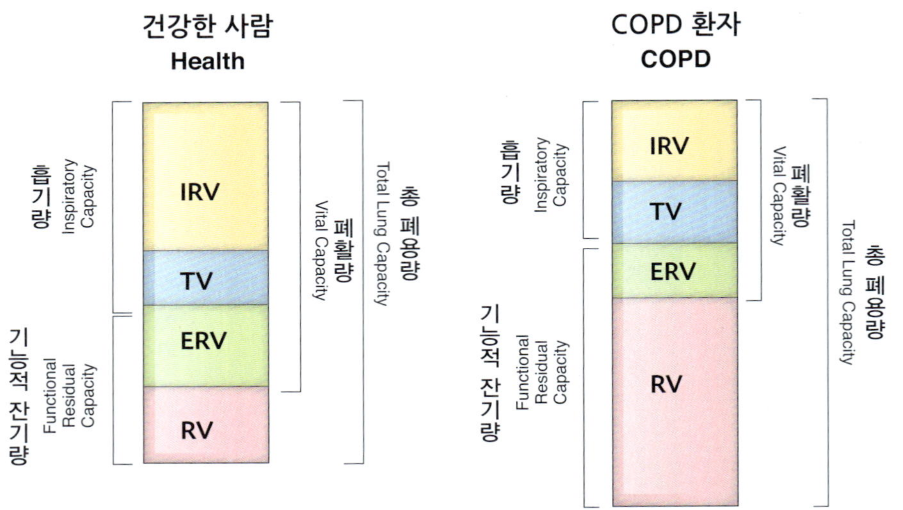

그림 5-21. 건강한 사람과 COPD 환자의 폐용적과 폐용량. COPD = 만성 폐쇄성 폐질환; ERV = 예비호기용적; IRV = 예비흡기용적; RV = 잔기량; TV = 1회 호흡량

작년에, 그는 기관지염을 반복했고 폐렴으로 병원에 두세 번 입원했다. Jon은 이제 쉬는 시간에도 숨쉬기가 더 힘들어졌고, 지속적으로 피곤했다. 좋은 친구가 그를 위해 쇼핑을 대신해 주었다. 폐 기능 연구에 따르면, 그는 심각한 호흡계 손상을 보였고, COPD에서 나타나는 호흡 능력의 손상을 보였다(그림 5-21). Jon의 외모는 작은 체구에도 불구하고, 술통 가슴을 가진 COPD의 전형적인 모습이다(그림 5-22).

만성 폐쇄성 폐질환(COPD)의 주요 증상은 기도의 손상과 폐포벽의 파괴이다. 질병으로 조직 파괴가 일어나면, 폐 조직의 탄성 반동(elastic recoil)이 감소한다. 수동이든 능동이든 간에 날숨은 탄성 반동 성분에 의존한다. COPD 환자의 경우, 날숨은 가슴우리로부터 공기를 적절하게 제거할 수 없어, 공기 포획과 과대 팽창을 초래한다.

가슴우리의 정적 자세나 안정시 자세는 안쪽으로 당기는 폐의 탄성과 바깥쪽으로 당기는 갈비우리의 탄성 사이의 균형으로 이루어진 것이다. COPD 환자는 폐용적과 호흡 능력 모두를 변화시키는 위의 2개 힘 사이의 불균형을 가진다(그림. 5-21 참고). 탄성이 감소하고 폐속에 남아 있는 공기가 더 많다면, 가슴우리가 과대 팽창되어 AP 직경이 증가하고, 또 전통적인 술통 가슴을 보이고 가슴우리의 변화가 동반된다(그림. 5-22 참고).

가슴우리의 진폭, 즉 가동범위는 폐쇄성 폐질환에서 제한된다. 비록 COPD의 기본적인 특성이 날숨을 충분하게 할 수 없는 것이지만, 결과적으로 흡기량에도 문제가 발생한다.

과도 팽창은 가슴벽의 뼈 뿐만 아니라, 근육에도 영향을 미친다. 폐 속의 증가된 공기는 휴식시 가로막을 원래의 형태와 위치로 되돌아가게 할 수 없고, 가로막이 납작해진다. 날숨 후에도 가로막의 길이가 짧아져 있고, 수축하는 가동범위가 감소한다. 납작해진 가로막 섬유의 당김 각도는 병치 영역의 감소와 함께 더욱 수평으로 배열된다. 심한 과대 팽창의 경우, 가로막의 섬유는 수직보다 수평으로 배열된다. 납작한 가로막의 수축은 아래쪽 갈비뼈를 안쪽으로 당겨, 폐의 팽창에 실제로 저항할 것이다.[37,38]

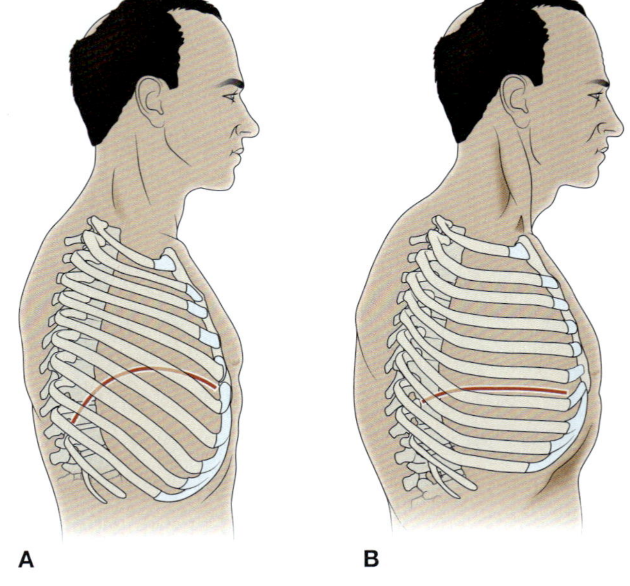

그림 5-22. 만성 폐쇄성 폐질환(COPD)으로 인한 안정 시의 가슴 변화. A. 안정 시 성인에게서 나타나는 빗장뼈, 갈비뼈 및 가로막의 배열. B. COPD 환자의 경우, 안정 시 가슴벽의 AP 직경이 증가하고, 폐의 팽창은 빗장뼈와 복장뼈의 올림, 수평으로 배열된 갈비뼈, 납작한 가로막, 그리고 보조 호흡 근육(예, 목빗근)의 장력과 관련된다.

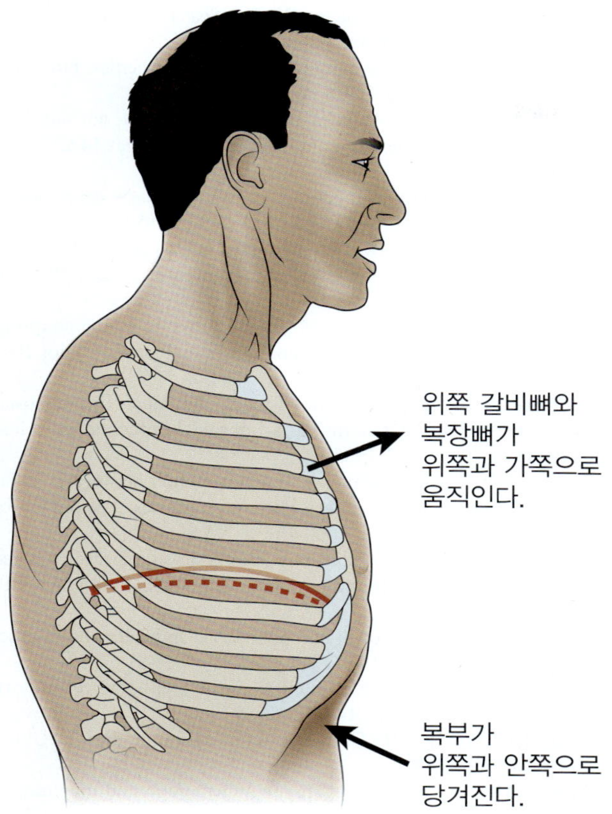

그림 5-23. COPD 환자의 가슴-복부의 기이호흡. 들숨 동안, 보조 호흡 근육의 강한 당김으로 인해 위쪽 가슴의 움직임이 증가한다. 정상 들숨 시 나타나는 가로막 내림과 복부 돌출이 일어나기보다는(그림 5-16A), COPD 환자(점선)의 경우에는 갈비우리의 팽창이 복부 장기와 납작해진 가로막을 약간 위쪽으로 당겨 가슴우리 안(실선)으로 당긴다. 날숨 때는, 가슴우리의 크기가 작아지고, 복부 장기가 안정 자세로 되돌아간다.

COPD에 가로막 손상이 있다면, 대부분의 들숨은 다른 들숨근(가로막 만큼 효율적이지 않지만)에 의해 이루어질 것이다. 술통 가슴과 올림된 가슴우리는 목빗근을 단축되게 만들고, 이로 인해 목빗근의 기능이 제대로 작용하지 못한다. 복장옆근과 목갈비근은 폐가 총 폐용량에 가까워질 때 커다란 힘을 발생시킬 수 있다; 결과적으로, 과도 팽창은 그들에 대한 드라마틱한 효과를 가지지 못한다.

COPD 환자가 들숨을 하는 동안 변화된 근 파워는 아래쪽 갈비우리의 움직임보다는 위쪽 갈비우리의 움직임을 더 선호한다. 비효율적인 가로막을 가진 환자가 위쪽 갈비우리의 들숨 근육을 강제적으로 수축한다면, 가로막과 복부 장기가 위쪽으로 당겨져 가슴우리 안으로 들어가게 된다(**그림 5-23**).[39,40] 날숨하는 동안, 복부가 다시 아래쪽과 가쪽으로 밀리게 된다. 가슴-복부의 이런 기이호흡 패턴은 호흡 문제를 가진 폐쇄성 폐질환 환자에게서 나타날 수 있다. 과대 팽창으로 인한 생체역학적 변화의 단점은 COPD 환자의 호흡을 위한 증가된 요구에 의해 발생한다. 더 많은 일이 효율성이 떨어지는 시스템에 요구된다. 호흡의 에너지 비용은 COPD 환자에게서 뚜렷하게 증가한다.

요약(SUMMARY)

본 장에서, 가슴우리와 호흡 근육의 구조와 기능에 대한 포괄적인 설명이 제공되었다. 보조 호흡 근육이 어깨 복합체에 영향을 주기 때문에, 이들 근육의 구조와 기능에 대한 부가적인 정보는 7장에서 언급될 것이다.

학습 문제(STUDY QUESTIONS)

1. 갈비척추관절, 갈비가로관절, 갈비연골관절, 연골복장관절 및 자루복장관절 등을 포함한 가슴벽과 가슴우리의 관절을 설명해 보자.
2. 호흡 동안에 일어나는 가슴벽의 여러 움직임은 무엇인가? 이들 움직임이 어디에서 일어나는지를 설명해 보자.
3. 안정 시 호흡 동안, 가로막, 갈비사이근 및 배근육의 역할은 무엇인가?
4. 보조 호흡 근육에 대해 기술하고, 그들의 기능에 대해 설명해 보자.
5. 복부 근육의 들숨 기능과 날숨 기능에 대해 설명해 보자.
6. 가슴우리와 들숨 근육의 생체역학에 대해 COPD가 어떤 효과를 가지고 있는가?
7. 노화 과정이 가슴우리의 구조와 기능에 어떤 영향을 주는가?

참고문헌(REFERENCES)

1. Watkins R, Watkins R, Williams L, et al: Stability provided by the sternum and rib cage in the thoracic spine. Spine 30:1283–1286, 2005.
2. Horton WC, Kraiwattanapong C, Akamaru T, et al: The role of the sternum, costosternal articulations, intervertebral disc, and facets in the thoracic sagittal plane biomechanics: A comparison of three different sequences of surgical release. Spine 30:2014–2023, 2005.
3. De Troyer A, Estenne M: Functional anatomy of the respiratory muscles. Clin Chest Med 9:175-93, 1988.
4. Silajiya DA, Khubchandani HT, Soni SN, et al: Radiological age estimation from sternum. NJIRM 4:108–114, 2013.

5. Levine BD, Motamedi K, Chow K, et al: CT of rib lesions. AJR Am J Roentgenol 193:5–13, 2009.
6. Stehbens W: Pathogenesis of idiopathic scoliosis revisited. Exp Mol Pathol 74:49–60, 2003.
7. Wilson TA, Rehder K, Krayer S, et.al: Geometry and respiratory displacement of human ribs. J Appl Physiol 62:1872.1877, 1987.
8. Estenne M, Derom E, De Troyer A: Neck and abdominal muscle activity in patients with severe thoracic scoliosis. Am J Respir Crit Care Med 158:452.457, 1998.
9. Tobin MJ: Respiratory muscles in disease. Clin Chest Med 9:263.286, 1988.
10. De Troyer A, Estenne M: Coordination between rib cage muscles and diaphragm during quiet breathing in humans. J Appl Physiol 57:899.906, 1984.
11. Celli BR: Clinical and physiologic evaluation of respiratory muscle function. Clin Chest Med 10:199.214, 1989.
12. De Troyer A, Sampson M, Sigrist S, et.al: The diaphragm: Two muscles. Science 213:237.238, 1981.
13 . Deviri E, Nathan H, Luchansky E: Medial and lateral arcuate ligaments of the diaphragm: Attachment to the transverse process. Anat Anz 166:63.67, 1988.
14. De Troyer A, Sampson M, Sigrist S, et.al: Action of costal and crural parts of the diaphragm on the rib cage in dog. J Appl Physiol 53:30.39, 1982.
15. De Troyer A, Kirkwood PA, Wilson TA: Respiratory action of the intercostal muscles. Physiol Rev 85: 717.756, 2005.
16. McKensie D: To breathe or not to breathe: the respiratory muscles and COPD . J Apply Physiol 101:1279.1280, 2006.
17 . De Troyer A, Heilporn A: Respiratory mechanics in quadriplegia. The respiratory function of the intercostal muscles. Am Rev Respir Dis 122:591.600, 1980.
18. Macklem PT, Macklem DM, De Troyer A: A model of inspiratory muscle mechanics. J Appl Physiol 55:547.557, 1983.
19. Cala SJ, Kenyon CM, Lee A, et.al: Respiratory ultrasonography of human parasternal intercostal muscles in vivo. Ultrasound Med Biol 24:313.326, 1998.
20. Han JN, Gayan-Ramirez G, Dekhuijzen R, et.al: Respiratory function of the rib cage muscles . Eur Respir J 6:722.728, 1993.
21. Whitelaw WA, Ford GT, Rimmer KP, et.al: Intercostal muscles are used during rotation of the thorax in humans. J Appl Physiol 72:1940.1944, 1992.
22. De Troyer A: Actions of the respiratory muscles or how the chest wall moves in upright man. Bull Eur Physiopathol Respir 20:409.413, 1984.
23. Goldman MD, Loh L, Sears TA: The respiratory activity of human levator costae muscles and its modification by posture. J Physiol 362:189.204, 1985.
24. Raper AJ, Thompson WT, Shapiro W, et.al: Scalene and sternomastoid muscle function. J Appl Physiol 21:497.502, 1966.
25 . Patil, S: Serratus posterior muscles: Anatomical properties, functional and clinical significance . IJCSS 5:52.54, 2013.
26 . Vilensky J, Baltes M, Weikel L, et.al: Serratus posterior muscles: Anatomy, clinical relevance and function. Clin Anat 14:237.241, 2001.
27. De Troyer A, Ninane V, Gilmartin JJ, et.al: Triangularis sterni muscle use in supine humans. J Appl Physiol 62:919.925, 1987.
28 . Estenne M, Ninane V, De Troyer A: Triangularis sterni muscle use during eupnea in humans: Effect of posture. Respir Physiol 74:151.162, 1988.
29. De Troyer A, Leduc D: Role of pleural pressure in the coupling between the intercostal muscles and the ribs. J Appl Physiol 102: 2332.2337, 2007.
30. De Troyer A, Kelly S, Macklem PT, et.al: Mechanics of intercostal space and actions of external and internal intercostal muscles. J Clin Invest 75:850.857, 1985.
31 . Rimmer KP, Ford GT, Whitelaw WA: Interaction between postural and respiratory control of human intercostal muscles. J Appl Physiol 79:1556.1561, 1995.
32 . Davis GM, Bureau MA: Pulmonary and chest wall mechanics in the control of respiration in the newborn. Clin Perinatol 14:551.579, 1987.
33. Reid L: The lung: Its growth and remodeling in health and disease. AJR Am J Roentgenol 129: 777.788, 1977.
34. Krumpe PE, Knudson RJ, Parsons G, et.al: The aging respiratory system. Clin Geriatr Med 1:143.175, 1985.
35 . Chan ED, Welsh CH: Geriatric respiratory medicine. Chest 114:1704.1733, 1998.
36. Estenne M, Yernault JC, De Troyer A: Rib cage and diaphragm-abdomen compliance in humans: Effects of age and posture. J Appl Physiol 59:1842.1848, 1985.
37. De Troyer A: Effect of hyperinflation on the diaphragm. Eur Respir J 10:703.713, 1997.
38 . Decramer M: Hyperinflation and respiratory muscle interaction. Eur Respir J 10:934.941, 1997.
39. Aliverti A, Quaranta M, Chakrabarti B, et.al: Paradoxical movement of the lower ribcage at rest and during exercise in COPD patients. Eur Respir J 33:49.60, 2009.
40. Alves GS, Britto FC, Campos ABO, et.al: Breathing pattern and thoracoabdominal motion during exercise in chronic obstructive pulmonary disease . Braz J Med Biol Res 41:945.950, 2008.

턱관절

The Temporomandibular Joint

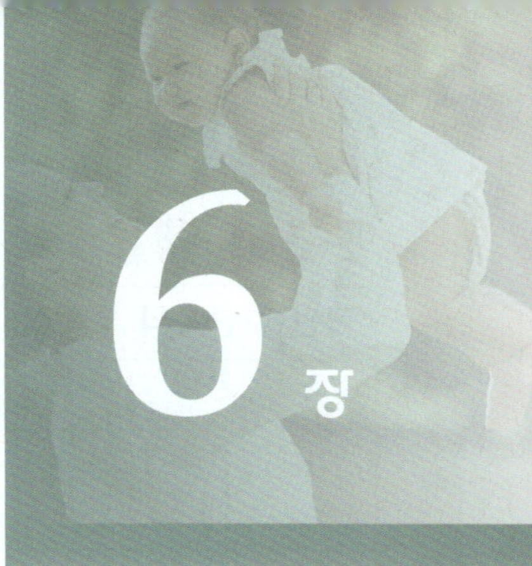

Pamela D. Ritzline, PT, EdD

본장 개요

해부학 개요

턱관절의 근육 작용		
테이블 키: 1차 작용근 2차 작용근		
시상면(돌림)	**올림(입 다물기)**	**내림(입 열기)**
	관자근 깨물근 안쪽날개근	가쪽날개근 두힘살근 붓목뿔근 턱목뿔근 턱끝목뿔근 어깨목뿔근 복장목뿔근 복장방패근 방패목뿔근 넓은목근
시상면(병진운동)	**내밈**	**뒷당김**
	가쪽날개근 깨물근 안쪽날개근	관자근 깨물근

턱관절 근육의 부착점		
근육	**몸쪽 부착점**	**먼쪽 부착점**
관자근	관자오목바닥의 넓은 부착점	갈고리돌기의 좁은 부착점과 아래턱가지의 앞쪽 가장자리
깨물근	광대뼈고리의 아래쪽 가장자리와 안쪽면에 부착하는 사각형의 근육	아래턱가지의 가쪽면과 아래턱각
가쪽날개근	큰날개의 관자아래면과 능선, 그리고 나비뼈의 가쪽날개판에서 나온 삼각형의 두 갈래 근육	위쪽갈래는 턱관절의 관절주머니와 관절원반에 주로 부착한다; 아래쪽갈래는 아래턱융기에 주로 부착한다.
안쪽날개근	가쪽날개판의 안쪽면, 입천정뼈 및 위턱에서 나온 사각형의 두 갈래 근육	아래턱가지의 안쪽면
두힘살근(목뿔위근)	앞쪽 아래턱몸통의 안쪽면(앞쪽힘살) 관자뼈의 붓돌기(뒤쪽힘살)	목뿔뼈
붓목뿔근(목뿔위근)	관자뼈의 붓돌기	목뿔뼈
턱목뿔근(목뿔위근)	아래턱의 안쪽면	목뿔뼈
턱끝목뿔근(목뿔위근)	앞쪽 아래턱몸통의 안쪽면	목뿔뼈
어깨목뿔근(목뿔아래근)	어깨뼈의 위쪽면	목뿔뼈
복장목뿔근(목뿔아래근)	복장뼈자루	목뿔뼈
복장방패근(목뿔아래근)	복장뼈자루의 뒤쪽면	방패연골
방패목뿔근(목뿔아래근)	방패연골	목뿔뼈

서론(Introduction)

턱관절(TMJ)은 구조와 기능의 측면에서 볼 때 독특한 관절이다. 구조적으로 **턱관절**은 말굽모양 아래뼈(그림 6-1)의 융기와 **관자뼈**가 이루는 관절이며, 2개 부분으로 분리되지만, 상당히 상호의존적인 관절이다. 턱관절에는 원반이 있는데, 이것에 의해 턱관절이 위쪽 관절과 아래쪽 관절로 나누어진다. 기능적으로 볼 때, 아래턱 움직임은 4개의 별개 관절(양쪽 턱관절)에서 동시에 발생하고, 정상 기능을 이루기 위해 모든 운동면에서 움직임이 일어나는 복잡한 구조를 형성한다.

독자들은 턱관절의 구조와 기능에 대한 토론을 통해 턱관절의 독특한 특징, 턱관절과 목뼈의 관계, 그리고 턱관절의 손상과 병리에 대한 영향을 이해할 수 있을 것이다.

비록 본 장의 목적이 턱관절의 정상 기능과 구조를 다루는 것이지만, 턱관절 장애는 입-얼굴 통증 질환의 흔한 하위 그룹이다.[1] 본 장은 정상 구조의 편위를 포함한 몇 가지 흔한 문제들도 소개할 것이다.

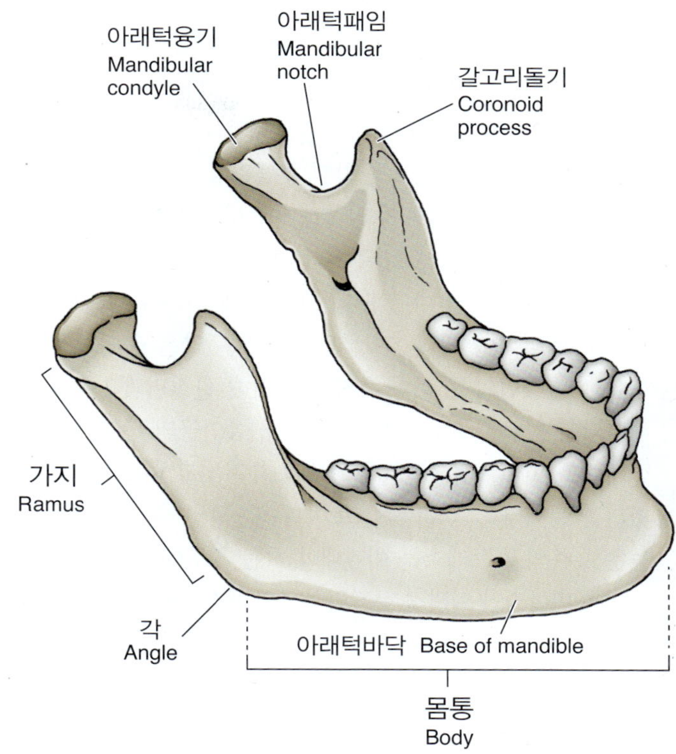

그림 6-1. 아래턱(mandible)

턱관절의 구조와 기능 (Structure and Function of the TM Joint)

구조(Structure)

관절 구조물(Articular Structures)

여러 뼈들이 턱관절의 구조를 형성하기 위해 병합하고, 턱관절의 기능에 영향을 준다. 이들 뼈로는 **아래턱**, **위턱**, **관자뼈**, **광대뼈**, **나비뼈**, **목뿔뼈** 등이 있다(그림 6-2).[2] 턱관절의 몸쪽 분절 또는 고정 분절은 관자뼈이다. 아래턱융기는 관자뼈의 아래턱오목 안에 위치한다. **아래턱오목**은 관자뼈의 **뒤오목결절**과 **관절융기** 사이에 위치한다(그림. 6-2).[2-4]

관자뼈와 아래턱은 2개의 턱관절을 형성하고, 이들 관절은 닫힌사슬의 일부이며 함께 작용해야 한다; 그러나, 좌우 각 턱관절은 해부학적으로 독립된 관절이고, 구조와 기능적으로 서로 다를 수 있다. 턱관절은 아래쪽의 **아래턱융기**와 위쪽의 관자뼈 관절융기에 의해 형성된 윤활관절로 간주된다.[2,4,5] 비록 아래턱융기가 아래턱오목 안에 위치하더라도, 오목 안의 뼈가 얇고 투명하기 때문에 관절면으로써 전혀 적절하지 않다. 반대로, 관절융기는 뼈잔기둥의 중요한 영역을 포함하고 있고, 아래턱융기를 위한 1차 관절면으로 작용한다. 관절융기와 아래턱융기는 둘다 볼록한 구조물(그림. 6-2 참고)이어서, 불일치성 관절을 이룬다.[2-4]

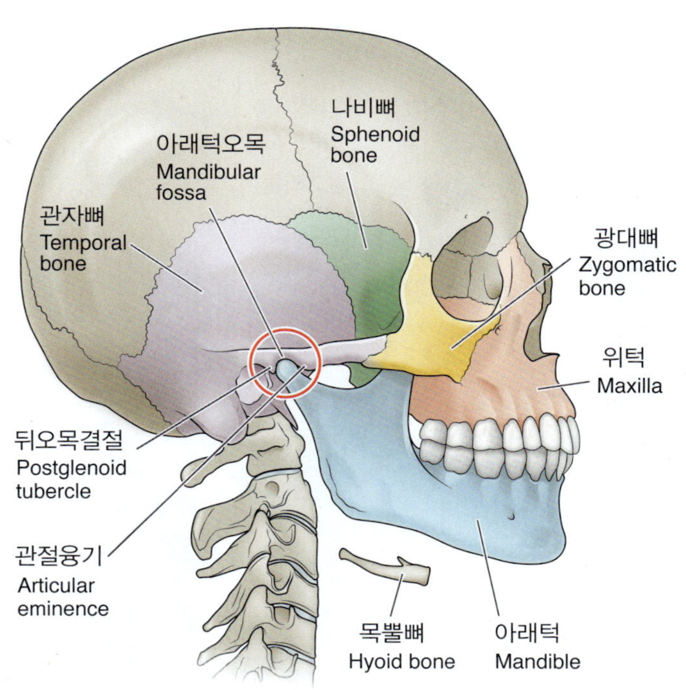

그림 6-2. 가쪽에서 본 그림. 턱관절을 구성하고, 턱관절 근육의 부착점으로 작용하는 뼈와 뼈표식점

정상 가동범위가 일어나기 위해서는, 불일치성 관절이 구르기(rolling)와 활주(sliding)를 요구한다.

비록 관절면이 유리연골로 덮여 있지 않다 하더라도, 턱관절은 윤활관절로 분류된다.[5,6] 관절융기와 아래턱융기의 관절면은 몇 가지 연골세포를 가진 무혈관성 치밀 콜라겐 조직에 의해 덮여 있다. 세포의 일부가 연골세포이기 때문에, 종종 섬유연골성 관절면으로 간주된다. 관절의 콜라겐 섬유는 스트레스를 잘 이겨낼 수 있도록 깊은 층에 있는 뼈 표면과 수직으로 배열되어 있다. 관절면에 가까운 얕은 층의 콜라겐 섬유는 관절면의 활주를 촉진하기 위해 관절면과 나란하게 배열되어 있다.[2,6,7] 유리연골보다는 섬유연골의 존재가 뚜렷한데, 그 이유는 섬유연골이 스스로 수복되고 리모델링될 수 있기 때문이다.[5-7] 일반적으로 섬유연골은 반복 스트레스와 높은 수준의 스트레스를 이겨내야 하는 부위에 존재한다. 턱관절은 반복적인 턱관절 움직임의 스트레스 뿐만 아니라 엄청난 치악력(무는 힘, 600–1200 N)에 노출된다.[8]

Mueller와 Maluf는 물리적 스트레스 이론과 함께, 다양한 스트레스 수준에 반응하는 조직의 예상 적응성 변화를 설명했다.[7] 턱관절의 관절면은 어느 정도 적응할 여지가 있지만, 적응성 변화와 비적응성 변화를 확연하게 구분짓는 방법은 없다.[9] Tanaka와 Koolstra[5]는 관절 내의 항상성을 확보하려면, 정상 기능 요구로 일어나는 리모델링을 자극하는데 하중이 꼭 필요하다는 것을 인정했다. 비록 턱관절의 적절한 하중을 알아낼 수 없다라도, 노화와 신체 질환, 정신 질환 등이 정상 하중을 파괴할 수 있다고 제안했다.[5]

활 모양의 아래턱은 얼굴뼈 중에서 가장 큰 뼈이고, 뒤위쪽 부위에 아래턱융기를 가지고 있다.[2] 아래턱융기에는 안쪽기둥(medial pole)과 가쪽기둥이 있고(그림 6-3), 가쪽기둥은 쉽게 촉진된다.[2] 아래턱융기의 뒤쪽면은 손가락끝을 귀속으로 넣은 후 앞쪽으로 밀어줄 때 쉽게 촉진될 수 있다(그림 6-4).[6]

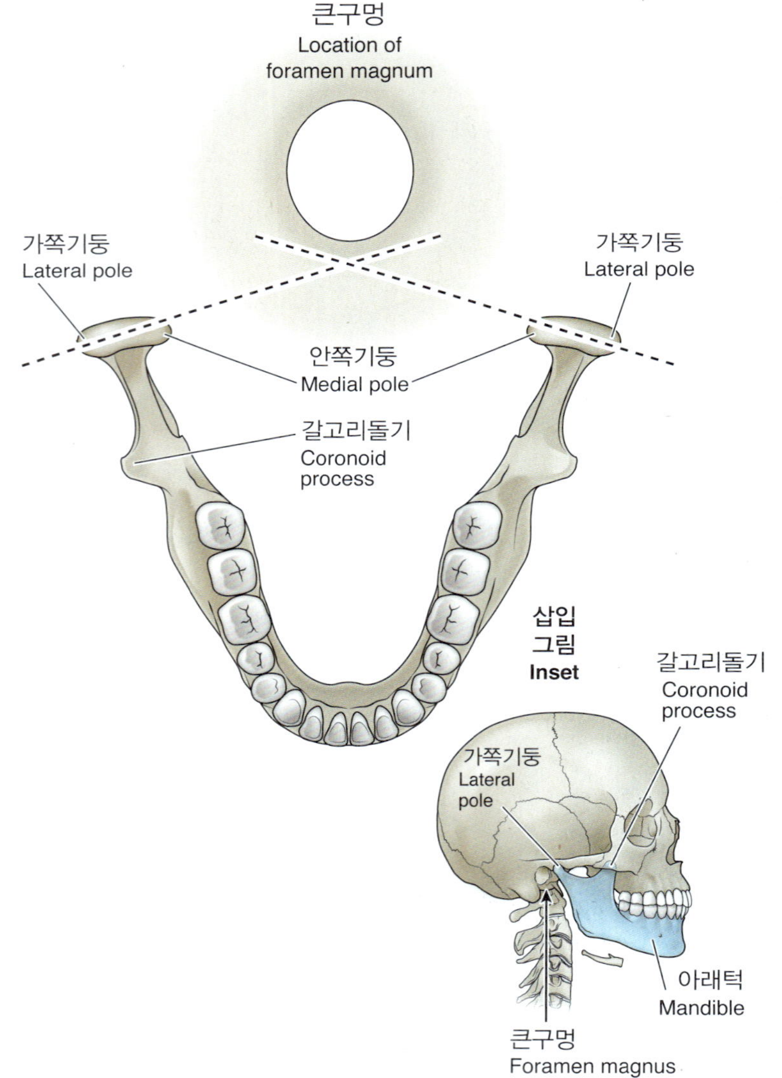

그림 6-3. 아래턱을 위에서 본 그림은 아래턱융기의 안쪽기둥과 가쪽기둥과 갈고리돌기를 잘 보여준다. 아래턱의 돌림은 아래턱융기의 안쪽기둥과 가쪽기둥을 지나가는 축을 중심으로 일어난다. 그리고 양쪽의 이들 축의 연장선은 큰구멍 앞쪽에서 교차한다. **삽입 그림:** 이것은 오른쪽 측면의 그림이고, 가쪽기둥과 큰구멍 사이이 관계를 알 수 있다.

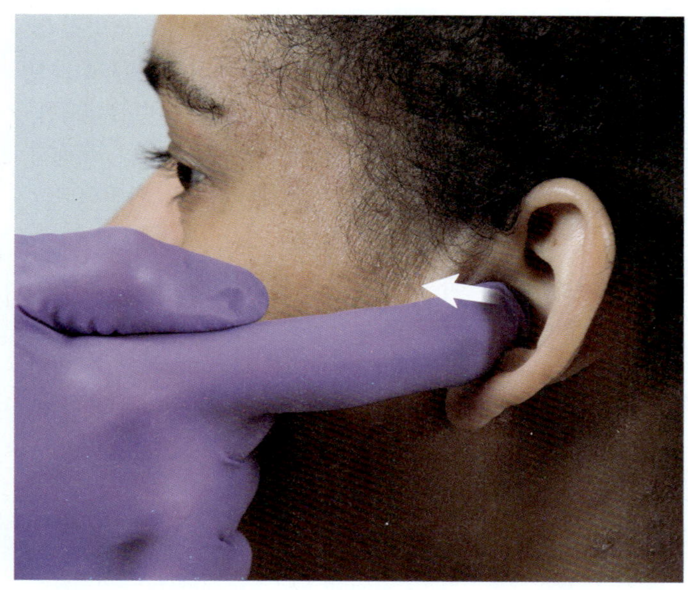

그림 6-4. 외이도 안에 손가락을 넣고 앞쪽으로 밀어줌으로써 바깥 귀구멍을 통한 뒤쪽 아래턱융기의 촉진

아래턱융기의 모양은 사람에 따라 다르고, 동일한 사람의 경우도 좌우측 아래턱융기의 모양이 다를 수 있다.[6,10] 아래턱융기는 귓구멍보다 앞쪽에 위치하고, 관자뼈의 아래턱오목안에 안착된다. **갈고리돌기**는 아래턱융기보다 앞쪽에 위치하고, 관자근의 부착점으로 작용한다(**그림 6-5**).[2] 아래턱은 치아를 통해 윗턱과 상호작용을 한다. 아래턱, 관자뼈 및 윗턱 사이에 있는 관절의 중요성은 턱관절(TMJ) 장애를 공부할 때 자세히 설명할 것이다.

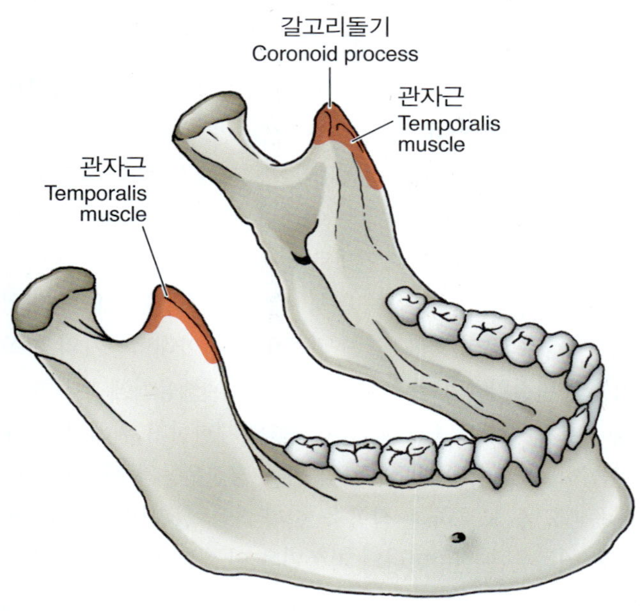

그림 6-5. 관자근은 아래턱의 갈고리돌기에 부착한다.

부속 관절 구조물(Accessory Joint Structures)

턱관절(TMJ)의 불일치성은 독특한 **관절원반**으로 설명된다. 관절원반은 턱관절을 약간 기능이 다른 위쪽 관절과 아래쪽 관절로 분리시킨다(**그림 6-6**).[2,6] 그래서 아래턱 움직임은 4개의 다른 관절이 동시에 움직이는 것이다. 턱관절의 **아래쪽 관절**은 아래턱융기와 원반 아래쪽면이 형성하는 것이고, 경첩관절처럼 작용한다. **위쪽 관절**은 아래쪽 관절보다 더 크고, 관자뼈 관절융기와 원반 위쪽면에 의해 형성된다; 평면관절처럼 작용한다.[2] 턱관절의 관절원반은 위쪽면과 아래쪽면 모두 오목한 양면성 오목이다. Styles와 Whyte는 관절원반을 마치 자기공명영상(MRI) 필름 위에 놓인 "나비 넥타이" 모양이라고 설명했다.[11] 관절원반 두께는 부위에 따라 다르며, 중간 부위가 1 ㎜, 앞쪽 부위가 2 ㎜, 뒤쪽 부위가 3 ㎜이다(**그림 6-7**).[10-12] 관절원반의 목적은 턱관절이 모든 운동면에서 자신의 ROM 내에서 움직일 수 있도록 볼록한 관절융기와 아래턱융기와의 일치성을 높여 주는 것이다.

Sicher는 턱관절을 가동 절구가 있는 경첩관절이라고 했고, 다른 사람들도 Sicher의 견해를 지지했다.[5,10,13] 그러므로 관절원반은 여러 목적으로 작용한다. 관절원반은 안정성을 증가시키고, 가동성 소실을 줄여주고, 마찰을 감소시키고, 턱관절에 가해지는 생체역학적 스트레스를 감소시킨다.[6,14-16]

각 턱관절(TMJ)의 관절원반은 복잡한 부착점을 가지고 있다(그림. 6-7 참고). 관절원반이 아래턱융기의 안쪽기둥과 가쪽기둥에 견고하게 붙어 있지만, 관절주머니에는 안쪽이나 가쪽으로 부착되지 않는다. 이런 부착점은 관절원반 밑에서 아래턱융기를 앞뒤 방향으로 자유롭게 회전시킬 수 있게 만든다. 관절원반은 관절주머니의 앞쪽 부위와 **가쪽날개근**의 힘줄에 붙어 있다. 이런 원반의 앞쪽 부착점은 관절원반의 뒤쪽 병진운동을 제한한다. 관절원반의 뒤쪽 부위는 양쪽 층판으로 구성된 **원반뒤쪽패드**(bilaminar retrodiscal pad)로 불리는 복잡한 구조물에 부착된다. 원반뒤쪽패드의 양쪽 층판 모두는 관절원반에 부착된다. 위쪽 층판은 뒤쪽으로 고실판(뒤아래턱오목)에 부착하고, 위쪽 층판은 탄력섬유로 구성되어 있어, 위쪽 층판의 신장을 허용한다.[2,4,10] 위쪽 층판은 입을 벌릴 때 관절원반이 관절융기를 따라 앞쪽으로 병진운동한다. 아래쪽 층판은 아래턱목에 붙어 있고, 비탄력적이다. 아래쪽 층판은 관절원반에 붙어서 앞쪽 병진운동을 제한하는 밧줄처럼 작용하지만, 입을 다물 때는 관절원반이 제자리로 돌아가도록 돕는다.[11,15] 턱관절이 안정 위치에 있을 때는 원반뒤쪽패드의 어느 층판도 장력을 받지 않는다. 두 층판 사이에는 동맥과 신경조직이 풍부한 느슨한 젖꽃판 결합

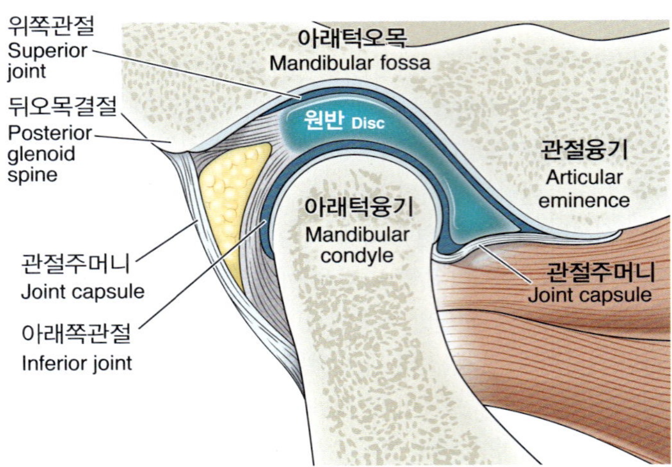

그림 6-6. 턱관절의 가쪽 단면은 아래턱융기와 관절융기에 놓인 섬유연골로 덮인 부하 관절면을 보여주고 있다. 턱관절 원반은 윤활내막을 가진 위쪽관절과 아래쪽관절로 턱관절을 나눈다. 원반에 붙어 있는 관절주머니의 앞쪽부착점과 뒤쪽부착점을 볼 수 있다.

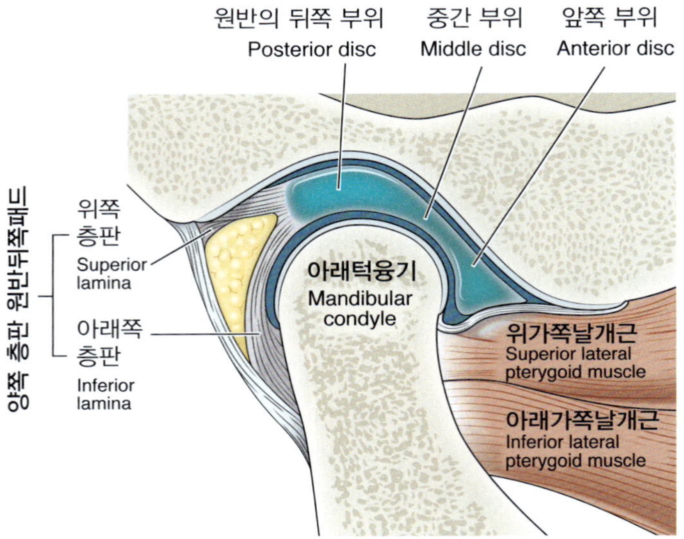

그림 6-7. 원반을 보여주는 턱관절의 가쪽 단면. 원반의 두께는 부위에 따라 다르다: 앞쪽 부위는 2 ㎜, 중간 부위는 1 ㎜, 그리고 뒤쪽 부위는 3 ㎜이다.

조직이 존재한다.[4,15]

건강한 턱관절 원반은 점탄성이고 힘의 분산에 적합하기 때문에, 뚜렷한 스트레스가 있더라도 결합조직 섬유망에 작은 변화만이 나타난다.[18–20] 관절원반은 주로 콜라겐, 프로테오글라이칸(PG) 및 엘라스틴으로 구성된다. 콜라겐이 관절원반의 형태를 유지하는데 주로 작용하고, 엘라스틴은 하중이 제거되었을 때 관절원반을 원래 형태로 되돌리는데 도움을 준다. PG 성분은 관절원반의 탄성을 유지하고 역학적 압박에 저항을 한다. 관절원반의 생체역학적 양상은 구성 물질의 변화에 따라 변할 수 있다.[19] 구성 물질의 변화는 노화, 역학적 스트레스, 또는 둘 다에 의해 일어날 수 있다. 아래턱융기와 관절융기에 있는 섬유연골과는 달리, 관절원반은 스스로 수복하고 리모델링하는 능력이 없다.[19,21]

관절원반의 앞쪽과 뒤쪽 부분은 혈관과 신경이 분포하고, 중간 부분은 혈관과 신경이 분포하지 않다. 중간 부위의 혈관과 신경의 부재는 이 부위가 힘을 주로 받는다는 사실과 일치한다.[2,10,18] 관절주머니, 가쪽 턱관절인대 및 원반뒤쪽 조직은 고유수용성 감각과 통증을 각각 감지하는 역학적 수용기와 유해수용기를 함유하고 있다.[2]

관절주머니와 인대(Capsule and Ligaments)

관절주머니와 인대의 탄성은 턱관절의 움직임이 모든 운동면에서 일어날 수 있도록 만든다. 턱관절 운동은 이들 구조물의 유연성에 따라 강화될 수도 있고 제한될 수도 있다. 관절원반의 위쪽에 있는 관절주머니는 이완되어 있고, 반대로 아래쪽에 있는 관절주머니는 팽팽한 편이다.[4,10] 결과적으로, 관절원반은 아래턱융기와 견고하게 부착되고, 관절융기와 느슨하게 부착되어 자유로운 움직임을 허용한다. 관절주머니는 얇은 편이고, 앞쪽면, 안쪽면 및 뒤쪽면 느슨하지만, 가쪽면은 강한 편이고, 긴 섬유(관자뼈에서 아래턱융기까지)에 의해 보강된다.[4,17] 관절주머니 앞쪽면의 강도 부족과 관절면의 불일치성으로 인해 턱관절이 아래턱융기의 앞쪽으로 탈구될 수 있다.[22,23] 관절주머니는 혈관과 신경이 풍부하여 턱관절의 자세와 움직임에 대한 정보를 잘 제공할 수 있다.

턱관절의 주요 인대로는 **관자아래턱인대**, **붓아래턱인대** 및 **나비아래턱인대** 등이 있다(그림 6-8). 관자아래턱인대는 강한 인대로서 바깥 빗섬유와 안쪽가로섬유인, 두 부분으로 구성된다. 바깥 빗섬유는 아래턱목과 관절융기에 연결되어 있다. 이 섬유는 현수인대로 작용하여, 입을 벌릴 때 아래턱의 아래쪽 운동과 뒤쪽 운동 뿐만 아니라, 아래턱융기의 돌림을 제한한다.[2,4,17] 안쪽 가로섬유는 아래턱융기의 가쪽기둥과 관절원반의 뒤쪽 부분과 붙어서 관절융기에 부착한다. 이 섬유는 아래턱융기의 뒤쪽 운동을 제한하기 위해 가로 배열을 하고 있다. 아래턱융기의 뒤쪽 병진운동의 제한은 원반뒤쪽패드를 보호하는 작용을 한다.[24,25] 관자아래턱인대의 주요 기능은 관절주머니의 가쪽면을 안정화시키는 것이다.[2,4] 관자아래턱인대의 섬유들은 아래턱융기과 관절원반의 앞쪽 병진운동과 가쪽변위를 제한하지 않는다.[24–26]

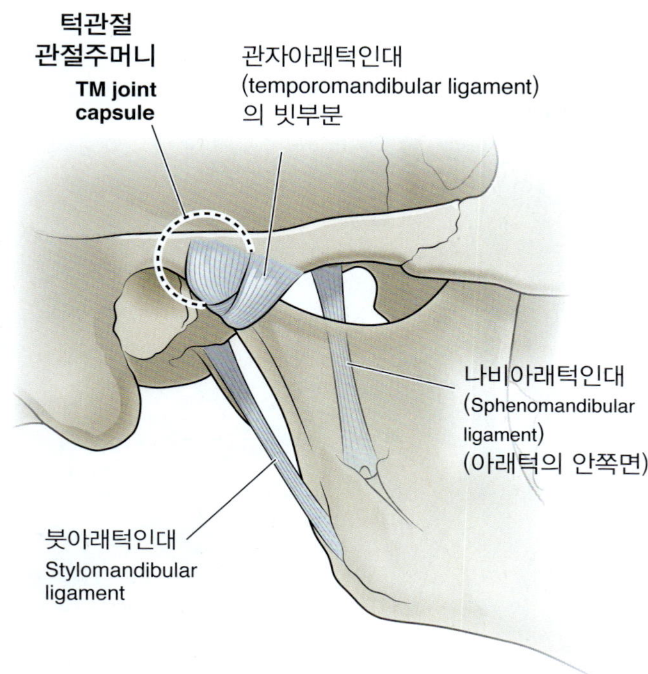

그림 6-8. 턱관절 관절주머니와 인대를 보여주는 가쪽면

붓아래턱인대는 3개 인대 중 가장 약한 인대이며, 붓돌기를 아래턱각에 연결하는 귀밑말이집(parotid sheath)의 두꺼운 부분으로 간주된다.[4] 일부 학자들은 이 인대의 기능이 아래턱의 내밈을 제한하고 있다고 주장하고,[24,25,27] 또 다른 학자들은 어떤 기능도 하지 않는다고 했다.[23]

나비아래턱인대는 "강한" 인대로서 아래턱을 매달고 있는 "그네형 경첩"이다.[4,14] 일부 학자들은 이 인대가 과도한 앞쪽 병진운동으로부터 아래턱을 보호하고 있다고 주장하고,[24,25,27] 다른 학자들은 이 인대가 어떤 기능을 하지 않는다고 주장한다.[4,25,28]

기능(Function)

관절운동형상학(Joint Kinematics)

턱관절은 인체 중에서 가장 많이 사용되고 많이 움직이는 관절 중의 하나이다.[2,10] 턱관절은 씹거나, 삼키거나, 말할 때 주로 작용된다. 턱관절이 움직이는 대부분의 시간은 씹거나, 윗니와 아랫니 사이의 접촉으로부터 저항 없이 일어난다.[10] 그러나 턱관절은 작용하는 강한 힘에도 불구하고 구조물을 유지할 수 있도록 설계되어 있다.[8] 앞에서 설명했듯이, 관절면은 수복과 리모델링이 가능한 가성 섬유연골로 덮여 있고, 많은 반복과 높은 스트레스를 견뎌낼 수 있다.

저작(씹기) 작용은 강한 힘을 필요로 하지만, 말하기는 미세한 운동제어를 요구한다. 턱관절의 근육들은 이들 두 기능을 모두 수용할 수 있도록 설계되어 있다.[8,9,21]

뼈운동형상학과 **관절운동형상학** 둘 다 턱관절의 정상 기능에 꼭 필요하다. 뼈운동형상학적 운동으로는, 아래턱의 내림(입 벌리기), 올림(입 다물기), 내밈, 뒷당김 및 좌우측 가쪽 운동 등이 있다.[2] Okeson은 Posselt의 전통적 연구로부터 자세한 아래턱 움직임 분석에 대한 완벽한 개요를 제공하고 있다.[29] 관절운동형상학적 운동으로는, 구르기, 앞쪽 활주, 견인 및 가쪽 활주 등이 있다.[2] 본 단락은 뼈운동형상학적 운동과 관절운동형상학적 운동을 하는 동안 일어날 수 있는 다양한 턱관절의 기능을 설명하고 있다. 본 장의 목적에 맞게, 저항 없이 일어나는 움직임만 다룰 것이다.

아래턱의 내림과 올림
(MANDIBULAR DEPRESSION AND ELEVAT ION)

아래턱의 내림과 올림은 기본적인 저작 동작이다.[2] 정상 상황일 때, 아래턱의 내림과 올림의 운동은 좌우 턱관절이 비교적 대칭적으로 비슷한 패턴을 수행함으로써 일어난다. 아래턱의 내림과 올림은 아래턱융기가 구르기와 활주를 해야 하는 지점에서 병진운동과 회전운동의 결합으로 일어난다(그림 6-9).[2] 문헌을 연구한 Kraus에 따르면, 구르기와 활주가 순차적으로 일어나는지, 아니면 동시에 일어나는지에 대해 논란이 있다고 한다.[6] 한편, Neumann은 구르기와 활주가 동시에 일어난다고 말했다.[2] 돌림하는 동안, 턱관절의 아래쪽관절에서 원반의 아래쪽면에 대해 아래턱융기가 스핀(축성 돌림)한다(그림 6-9A). 병진운동하는 동안, 아래턱융기와 원반은 복합체로서 턱관절의 위쪽관절에서 관절융기를 따라 함께 활주한다(그림 6-9B).[2,6,14]

아래턱 내림의 정상 가동범위는 위쪽 앞니와 아래쪽 앞니 사이의 간격을 측정했을 때 40-50 ㎜이다.[2,6,14] 저작 작용은 약 18 ㎜의 아래턱 내림을 필요로 한다.[2] 구르기(rolling)는 입을 여는 초기 단계로서 아래턱융기가 관절원반에 대해 돌림할 때 최소 11 ㎜에서 최대 25 ㎜ 까지 일어난다.[30] 입 벌리기의 나머지 가동범위는 관절융기를 따라 앞쪽 병진하는 아래턱융기-원반 복합체에 의해 일어난다. 아래턱융기의 모양과 관절융기의 가파름 정도가 돌림의 양과 긍정적으로 관련되지만, 좌우의 모양이 비대칭적일 수 있고, 이것은 운동의 대칭성에 영향을 줄 수 있다.[6,30,31] 임상가는 빠른 선별검사로서 아래턱 내림의 정도를 평가하기 위해 성인의 너클부위(몸쪽마디뼈사이관절)를 이용한다. 위쪽 앞니와 아래쪽

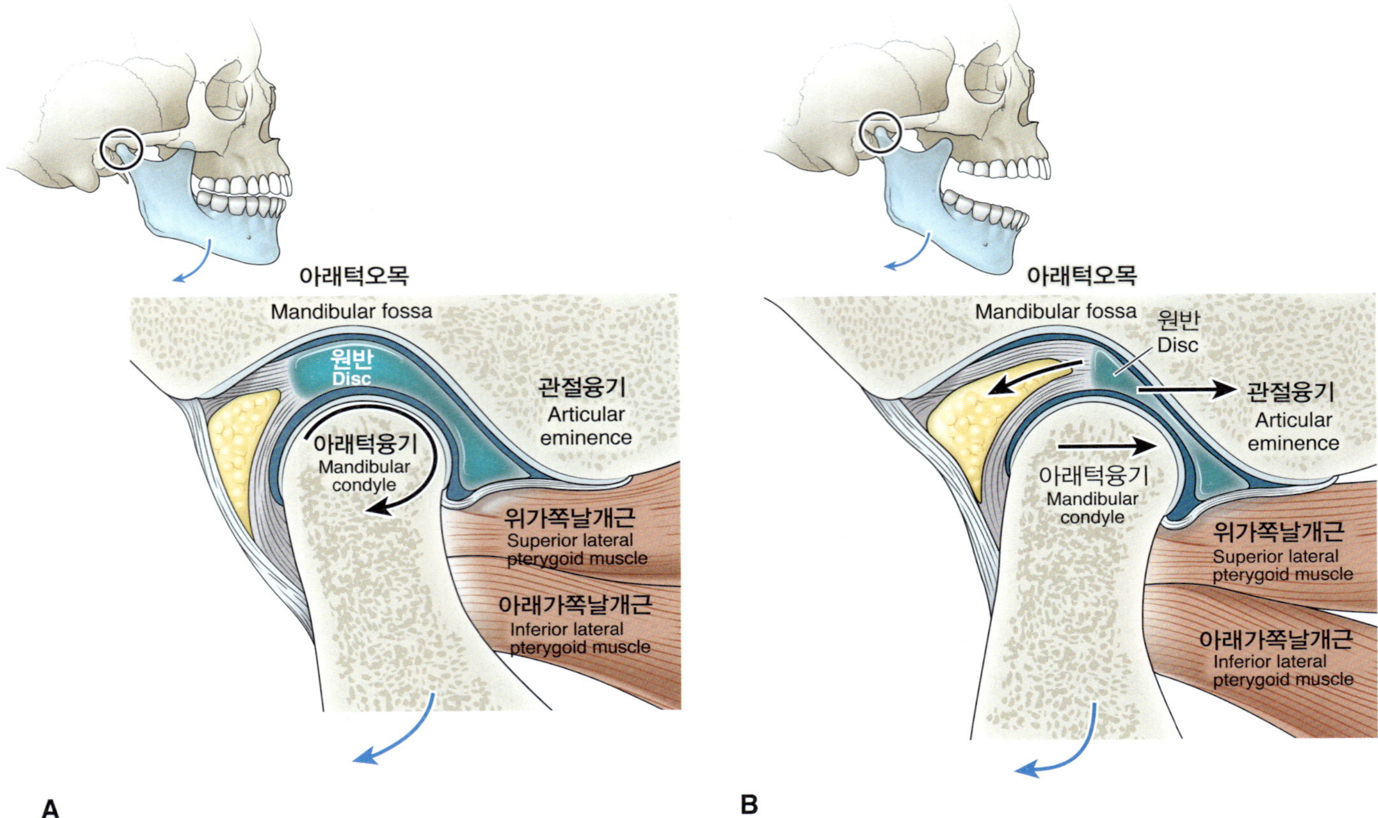

그림 6-9. A. 입을 열기 시작할 때, 턱관절의 운동은 관절원반에 대한 아래턱융기의 스핀(이 그림에서는 시간방향의 회전)으로 제한될 수 있다. B. 관절융기에 대한 아래턱융기와 관절원반의 앞쪽 병진운동은 입 열기의 후반부에서 회전과 동시에 일어나거나 회전 이후에 일어난다. 비탄력성의 아래쪽 층판은 앞쪽 병진운동의 양을 제한하고, 한편 탄성의 위쪽 층판은 앞쪽 병진운동을 제어한다.

앞니 사이에 2개의 너클 부위가 들어가면 기능적인 아래턱 내림으로 간주되고, 3개의 너클이 들어가면 정상인 것으로 간주된다(그림 6-10).[2,6] 중력도 아래턱 내림에 도와주고, 아래턱 내림을 제어하기 위해 아래턱 올림근이 원심성으로 수축한다.[17]

아래턱 올림은 아래턱 내림의 반대 동작이다. 아래턱융기는 아래쪽 관절에서 관절원반에 대해 뒤쪽으로 돌림하고, 아래턱융기-원반 복합체가 위쪽 관절에서 뒤쪽으로 병진운동하는 것이다.

아래턱을 내림하고 올림할 때 능동조절과 수동조절이 관절원반에서 일어난다(그림 6-11). 수동조절은 관절원반과 아래턱융기를 연결하는 관절주머니인대성 구조물을 통해 이루어진다. 비록 이들 가쪽날개근의 부착이 존재[32]하지 않을 수도 있다는 연구가 있지만, 가쪽날개근이 관절원반의 앞쪽면에 붙어서, 능동조절[30]을 일으킨다. 아래턱을 내릴 때, 아래턱융기에 대한 원반의 안쪽 부착점과 가쪽 부착점이 원반과 아래턱융기 사이의 돌림 움직임을 제한한다(그림. 6-9A 참고). 아래턱융기가 병진할 때(그림. 6-9B 참고), 원반의 양방성 오목 형태가 추가적인 능동 도움이나 수동 도움 없이, 아래턱융기와 함께 앞쪽으로 이동하게 된다. 그러나 비탄력성 원반뒤쪽패드의 아래쪽 층은 원반의 앞쪽 움직임을 제한한다. 가쪽날개근의 위쪽 부분은 원반에 부착되어 앞쪽 병진운동을 돕는 것으로 보인다; 그러나 가쪽날개근이 아래턱을 내릴 때 도움을 주는 것으로 기대되었지만, 가쪽날개근의 작용이 일어나지 않는 것으로 확인되었다.[6,33]

아래턱을 올림하는 동안, 원반뒤쪽패드의 위쪽 층판의 탄력성은 관절원반에 뒤쪽을 당기는 힘을 적용한다. 부가적으로, 가쪽날개근의 위쪽 부분은 원반의 뒤쪽 움직임을 제어하기 위해, 또 아래턱융기가 뒤쪽 돌림하여 정상 안정 자세로 완전히 돌아갈 때까지 원반을 앞쪽 위치로 유지하기 위해 원심성 수축을 한다.[2,14,16,19,33] Abe 등은 나비아래턱인대도 이런 작용을 돕는다고 했다.[34] 원반과 아래턱융기에 부착된 안쪽 부착점과 가쪽 부착점도 관절원반에 대한 아래턱융기의 돌림을 제한한다.[17]

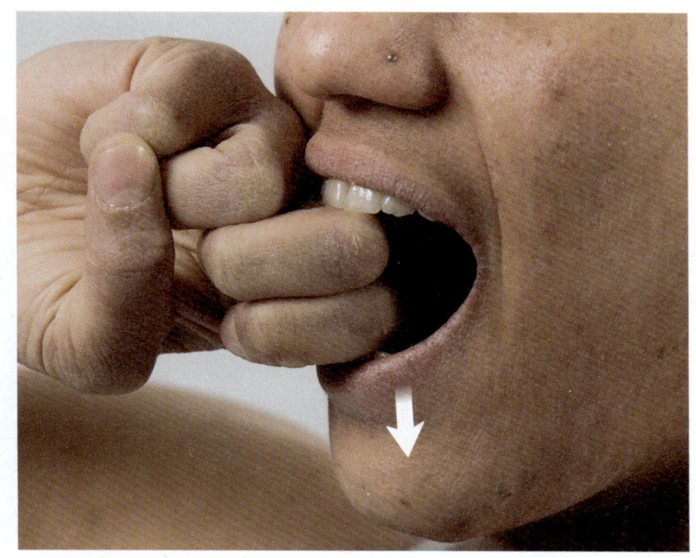

그림 6-10. 아래턱 내림(입 열기)는 2개의 몸쪽마디뼈사이관절이 잇빨 사이에 들어갈 때 기능적 범위로 간주되고, 3개의 너클 부위가 들어갈 때 정상인 것으로 간주된다.

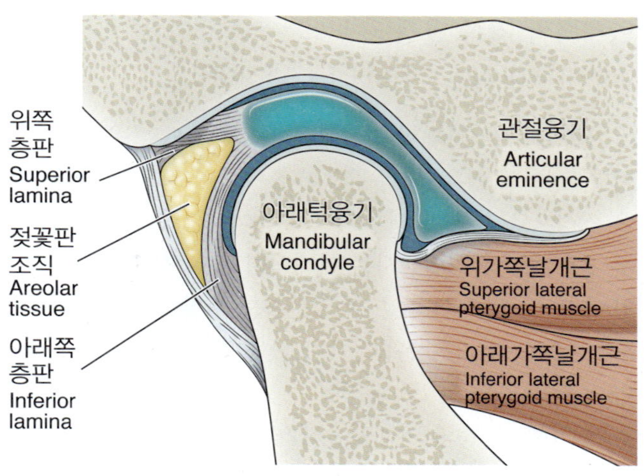

그림 6-11. 관절원반의 뒤쪽은 관절주머니와 위쪽 층판과 아래쪽 층판(양층판성 원반뒤쪽패드)에 부착된다. 관절원반의 앞쪽은 관절주머니과 가쪽날개근에 부착된다.

원반의 앞가쪽 부위에 부착하는 깨물근을 포함한 다른 근육의 분절도 능동 운동을 할 때 원반의 위치 유지에 도움을 줄 것이고, 앞안쪽 방향으로 배열된 가쪽날개근의 안쪽 당김을 상쇄시킬 것이다.[10,33] 깨물근, 관자근 및 안쪽날개근은 탈구를 예방하는데 필요한 일정한 압력을 원반에 제공한다.[33]

아래턱의 내밈과 뒷당김
(MANDIBULAR PROTRUSION AND RETRUSION)

아래턱의 내밈과 뒷당김은 턱관절의 위쪽 관절에서 일어난다. 내밈을 하는 동안, 아래턱융기-원반 복합체는 앞아래쪽 방향으로 병진한 후 관절융기의 아래쪽 경사를 따라 이동하고, 뒷당김할 때 뒤위쪽 방향으로 움직여 원래 위치로 돌아온다.[2] 내밈과 뒷당김할 때 돌림은 일어나지 않는다. 이런 운동을 하는 동안 윗니와 아랫니가 떨어진다. 이상적인 내밈은 아래쪽 치아가 위쪽 치아보다 몇 ㎜ 더 앞쪽으로 이동하는 것이다(그림 6-12); 그러나 위쪽 앞니와 아래쪽 앞니가 닿을 때도 적절한 내밈으로 간주된다.[6] 내밈(아래턱융기와 원반의 앞쪽 병진운동)은 아래턱의 최대 내림에 꼭 중요한 요소이고, 뒷당김은 아래턱을 다시 올림하는데 필요한 중요한 요소이다.[2]

내밈을 할 때, 관절원반의 뒤쪽 부착점(원반뒤쪽패드의 양쪽 층판)은 완전한 내밈을 허용하기 위해 6–9 ㎜까지 신장된다.[14,27] 뒷당김은 관자아래턱인대의 장력 뿐만 아니라, 아래턱융기와 뒤쪽오목가시 사이에 있는 원반뒤쪽 영역의 물렁조직의 압박에 의해서도 제한된다. 뒷당김할 때 약 3 ㎜의 병진운동이 일어나는 것으로 추정된다; 그러나 뒷당김을 측정하는 것은 거의 불가능하다.[14]

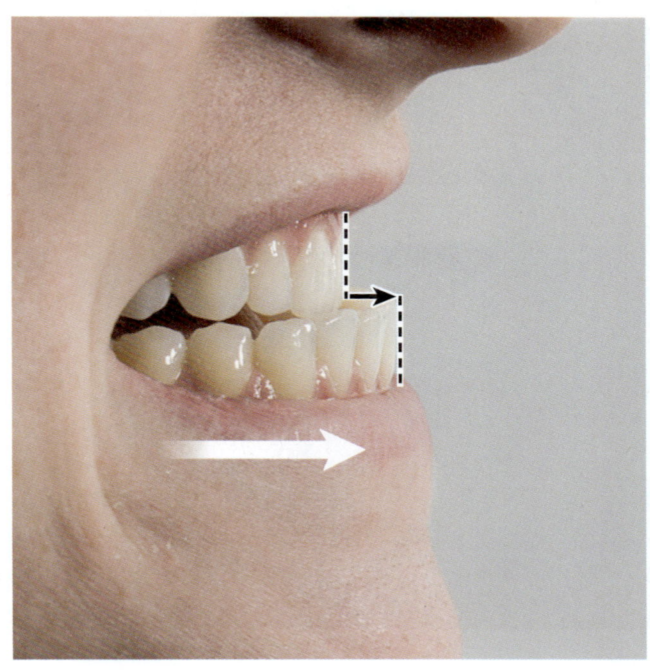

그림 6-12. 최대로 아래턱을 앞으로 내밈했을 때, 아래쪽 치아가 위쪽 치아보다 더 앞쪽으로 이동한다.

아래턱의 가쪽 운동 (MANDIBULAR LATERA L EXCURSION)

가쪽 운동은 아래턱이 왼쪽이나 오른쪽으로 움직이는 것이다. 성인의 경우, 가쪽 운동은 8–11 ㎜ 정도 움직이는 것을 정상으로 간주한다.[2,6] 가쪽 운동이 정상인지를 추정하는 하나의 기능적 선별검사는 아래턱이 좌우 각 방향으로 1개 **앞니**의 폭 만큼 움직일 수 있는지를 관찰하는 것이다(그림 6-13).[6] 능동 가쪽 운동은 1차 근육(작용근)의 작용에 의해 **반대쪽**이나 **동측**으로 움직이는 것이다.[2] 가쪽 운동을 달성하기 위해, 동측의 아래턱융기가 아래턱오목 안에서 수직축을 중심으로 회전해야 하는 한편, 반대쪽 아래턱융기는 관절융기를 따라 앞쪽으로 병진해야 한다. 반대쪽 아래턱융기의 스핀과 가쪽 활주가 최대 가쪽 운동을 달성하는데 필수적이다(그림 6-14).[6]

정상 운동에 속하지만, 턱관절의 또 다른 비대칭 운동은 한쪽 아래턱융기의 AP축을 중심으로 일어나는 돌림 운동과 반대쪽 아래턱융기에서 일어나는 내림 운동에 의한 운동이다.[14] 이 운동은 스핀하는 아래턱융기 쪽으로 아래턱이 편위되는 동시에, 아래쪽으로 움직이는 아래턱의 이마면 운동이다. 이 운동은 음식물을 씹거나 으깰 때 사용되는 복합 동작이다.[35]

치우침(deviation)과 **편향**(deflection)은 아래턱의 뼈운동형상학적 운동을 할 때 일어나는 운동이다. 치우침은 아래턱이 내리거나 내밈하거나, 또는 다시 원래 위치로 돌아올 때 아래턱이 정중선을 중심으로 "S"자 곡선을 그리는 운동이다. 편향(deflection)은 아래턱이 내리거나, 내밈할 때, 또는 원래 위치로 되돌아올 때 아래턱이 "C"자 곡선을 그리는 운동이다. 치우침과 편향은 좌우 아래턱융기의 모양이 다르기 때문에 일어난다. 만약 다른 징후나 증상이 이들 비대칭 운동과 동반되지 않는다면, 치우침이나 편향은 큰 문제가 되지 않는다. 그러나 본 장의 후반부에서 언급하겠지만, 치우침과 편향은 경우에 따라 병적 운동일 수도 있다.[6]

근육(Muscles)

저작 활동을 하는 근육으로는, 다른 부속 근육(협력근)들과 함께, 안쪽날개근과 가쪽날개근, 깨물근 및 관자근 등이 있다. 저작 동작은 아래턱의 내림과 올림, 가쪽 운동을 포함한다. 특별히, 가쪽날개근, 붓목뿔근, 턱목뿔근, 턱끝목뿔근 및 뒤힘살근 등이 아래턱을 내림시키고, 반면, 관자근, 안쪽날개근 및 깨물근이 아래턱을 올림한다. 내밈은 아래턱 내림을 담당하는 근육에 의해 이루어지는 반면, 관절오목 안의 안정 위치로 아래턱이 돌아갈 때 뒷당김이 우세하게 일어난

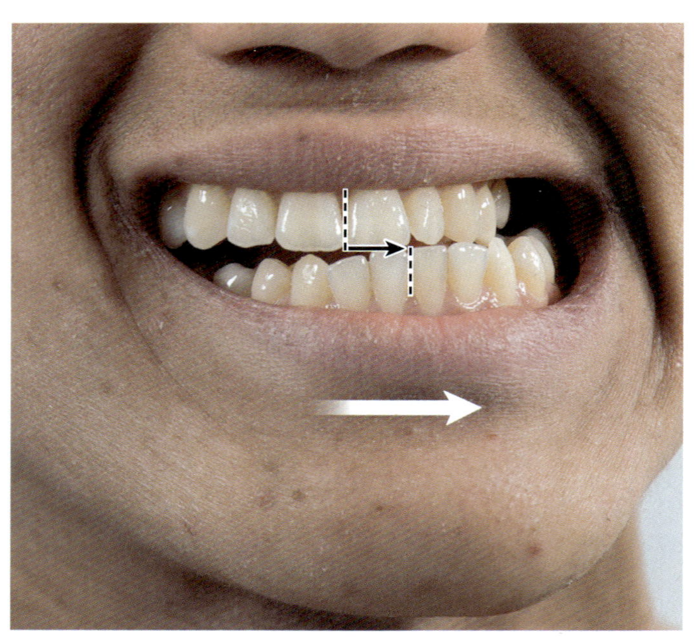

그림 6-13. 아래턱을 왼쪽으로 치우침할 때, 아래쪽 치아의 중간선이 위쪽 앞니의 폭만큼 왼쪽으로 이동해야 한다.

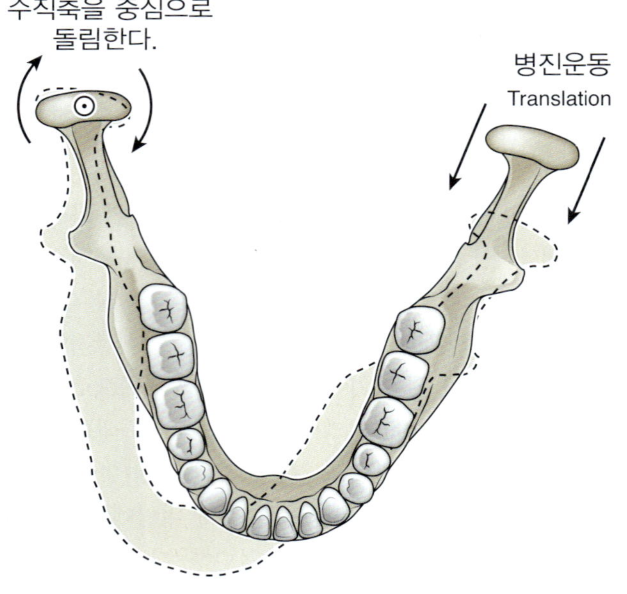

그림 6-14. 위에서 본 그림. 아래턱의 오른쪽 가쪽 운동은 오른쪽 아래턱융기가 수직축을 중심으로 돌림하고, 왼쪽 아래턱융기가 앞쪽으로 병진할 때 효율적으로 일어난다.

다. 가쪽날개근 아래쪽 힘살의 교대 수축은 아래턱의 가쪽 운동을 담당한다.[10] 아래의 정보들은 저작 근육의 세부 사항을 제공한다.

1차 근육(작용근)(PRIMARY MUSCLES)

턱관절에 작용하는 근육들은 1차 근육군과 2차 근육군으로 나누어진다(그림 6-15). 1차 근육들로는, 관자근, 깨물근, 가쪽날개근 및 안쪽날개근이 있다.[5]

관자근은 납작한 부채꼴 모양의 근육으로써, 몸쪽 부분은 넓고, 아래쪽 부분은 좁은 형태이다(그림 6-15A). 위쪽 섬유는 머리뼈에 붙어 있고, 아래쪽 섬유는 갈고리돌기와 아래턱가지의 앞쪽과 안쪽면에 붙어 있다. 관자근은 관자뼈오목을 채우고 있어서, 관자뼈에서 쉽게 촉지될 수 있다.[2,4] 깨물근은 두껍고 강한 근육이며, 위쪽 부착점은 광대고리과 광대뼈에 부착하고, 아래쪽 부착점은 아래턱가지의 가쪽면이다(그림 6-15B). 깨물근은 아래턱각 바로 위쪽에서 쉽게 촉진될 수 있다.[4] Okeson은 관자근과 깨물근이 아래턱의 올림을 담당한다고 했다. 또한 그에 따르면, 관자근은 뒷당김을 돕고, 반면 깨물근은 내밈을 돕는다고 했다.[29]

Van der Bilt 등은 한쪽 턱관절로만 깨물 때 보다는 양쪽 턱관절 깨물 때, 양쪽 깨물근과 관자근(앞쪽 섬유)가 30% 이상 작용했음을 발견했다.[9] 또한 그들은 편측 다물기를 할 때 양쪽 깨물근의 근작용이 대칭이었음을 발견했다. 그러나 편측 다물기를 했을 때, 반대쪽 관자근(앞쪽 섬유) 보다 동측 관자근(앞쪽 섬유)이 더 크게 작용했다.[9]

가쪽날개근은 앞에서 언급했듯이, 위쪽 분절과 아래쪽 분절로 나누어지고(그림 6-15C), 이들 섬유는 수평으로 주행하여 뒤쪽에 있는 아래턱목, 관절원반과 관절주머니에 부착한다(그림. 6-11 참고).[2,4] 가쪽날개근을 촉진할 수 있다는 것에 대해서는 논란의 여지가 있다. 가쪽날개근은 아래턱 내림에 도움을 주는 근육으로 간주된다.[3,17,36] Okeson에 따르면, 위쪽 섬유는 아래턱에 하중이 걸릴 때 아래턱융기와 원반을 고정하고, 반면 아래쪽 섬유는 아래턱을 내밈하고, 가쪽운동과 아래턱 내림에도 기여한다는 것이다.[29,33]

안쪽날개근은 깨물근과 나란하게 주행하고, 크기도 비슷하다. 위쪽 섬유는 나비뼈 가쪽날개근판의 안쪽면에 붙어 있고, 아래쪽 섬유는 아래턱각 근처인 아래턱가지의 안쪽면에 붙어 있다(그림. 6-15C 참고).[2,4] 안쪽날개근은 아래턱을 올림하고, 또 내밈에도 기여한다.[29]

2차 근육(협력근)(SECONDARY MUSCLES)

2차 근육은 1차 근육보다 크기가 작고, **목뿔위근**과 **목뿔아래근**으로 구성된다(그림 6-16). 목뿔위근은 **두힘살근**, **턱끝목뿔근**, **턱목뿔근** 및 **붓목뿔근**으로 구성되고, 목뿔아래근은 **어깨목뿔근**, **복장목뿔근**, **복장방패근** 및 **방패목뿔근**으로 구성된다.[2] 목뿔위근은 아래턱을 내리는데 도움을 주고, 목뿔아래근은 목뿔뼈를 고정시킨다. 목뿔위근군과 목뿔아래근군은 모두 말하기, 혀 운동 및 삼키기 등에 관여한다.[2]

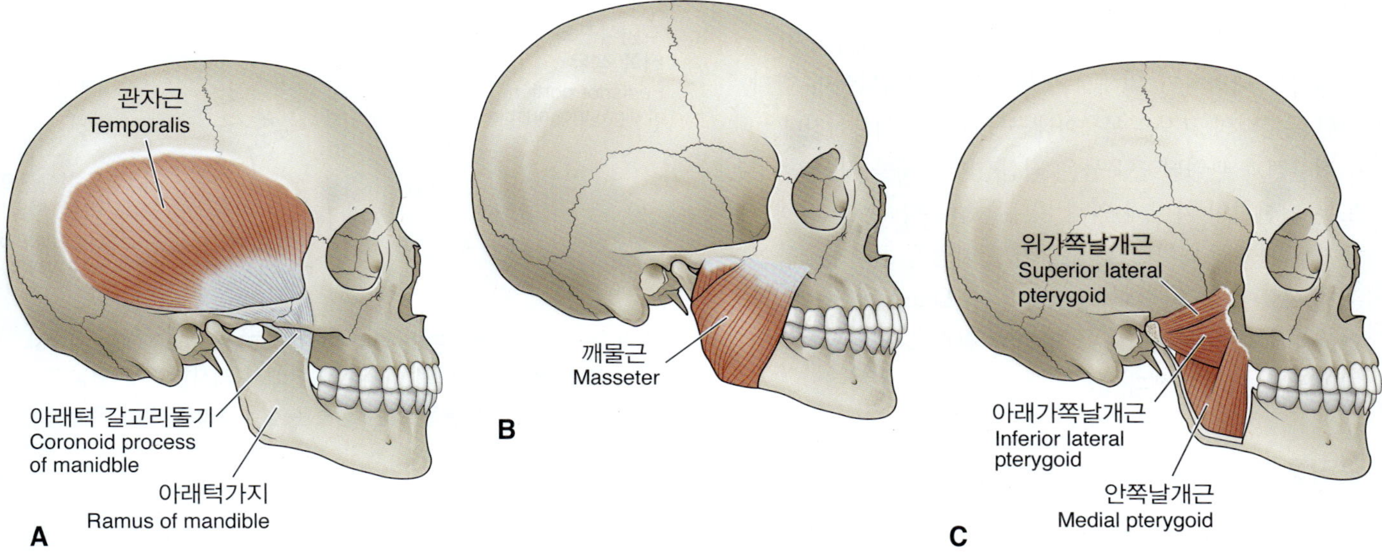

그림 6-15. 1차 턱관절 근육. A. 관자근은 아래턱가지와 갈고리돌기와의 안쪽면에 부착한다. B. 깨물근은 아래턱가지의 가쪽면에 부착한다. C. 위가쪽날개근과 아래가쪽날개근은 아래턱의 안쪽면에 위치하여(아래턱을 제거했다), 턱관절의 관절주머니, 아래턱목 및 원반에 붙는다.

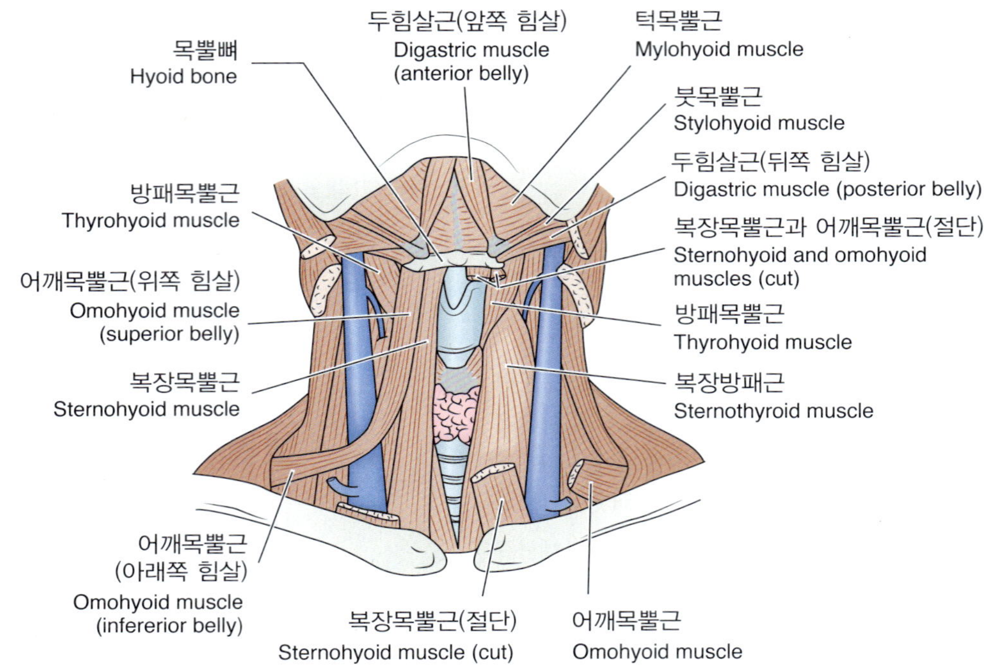

그림 6-16. 목의 앞쪽면에 있는 목뿔위근과 목뿔아래근

목뿔위근은 머리뼈바닥, 목뿔뼈 및 아래턱 사이에 붙어 있다. 그리고 목뿔아래근의 위쪽 섬유는 목뿔뼈에 붙어 있고, 아래쪽 섬유는 방패연골, 복장뼈 및 어깨뼈에 붙어 있다.

두힘살근의 뒤쪽 섬유는 꼭지돌기패임에 붙어 있고, 앞쪽 섬유는 아래턱의 아래쪽 부분에 붙는다: 앞쪽 섬유와 뒤쪽 섬유를 잇는 힘줄은 섬유고리에 의해 목뿔뼈에 연결된다(그림 6-17).[2] 두힘살근은 아래턱을 내리는데 작용을 할 뿐만 아니라, 목뿔뼈를 올림하는 역할도 한다. 두힘살근이 아래턱을 내림하기 위해서는 목뿔뼈가 고정되어야 한다.[29] 이런 목뿔뼈의 고정은 목뿔아래근들에 의해 이루어진다.[2]

턱관절과 관련된 근육들은 뇌신경의 지배를 직접 받거나, 또는 뇌신경의 가지에 의해 지배를 받는다. 이들 신경학적 근거로 볼 때, 턱관절 문제를 가진 사람을 삼차신경통이나 귀 문제로 잘못 진단할 가능성이 있다. Loughner 등[28]에 따르면, 귀의 통증은 손상이나 염증의 결과로써 턱관절로부터 기인될 수 있다고 했다.[28]

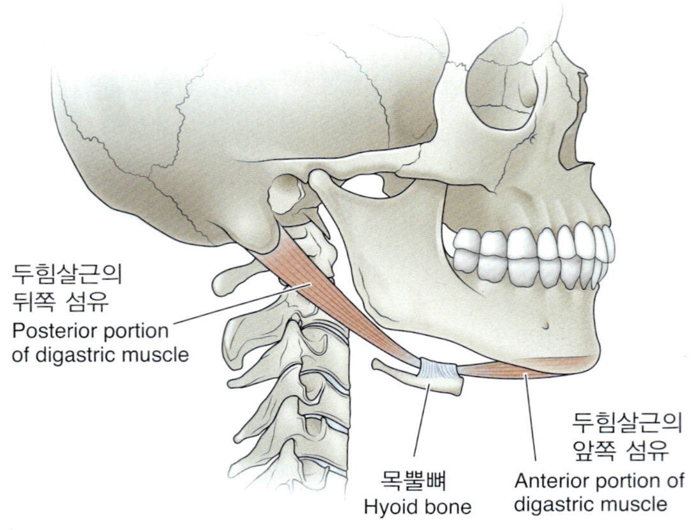

그림 6-17. 두힘살근의 뒤쪽 부분은 꼭지돌기패임에서 시작하고, 앞쪽 부분은 아래턱의 아래쪽 부분에서 시작한다. 두힘살근의 앞쪽 부분과 뒤쪽 부분을 잇는 힘줄은 섬유고리에 의해 목뿔뼈에 연결된다.

근작용의 협응(COORDINATE D MUSCLE ACTIONS)

아래턱 내림은 가쪽날개근의 아래 섬유와 함께, 양측 두힘살근의 구심성 수축에 의해 일어난다. 아래턱 올림은 양쪽 깨물근, 관자근 및 안쪽날개근의 구심성 수축에 의해 이루어진다. 양쪽 가쪽날개근의 위쪽 섬유는 아래턱융기가 아래턱 올림과 함께 아래턱오목 안으로 재위치될 때, 턱관절 원반을 원심성으로 제어한다.[2,32]

내밈, 뒷당김 및 가쪽 운동과 같은 아래턱의 다른 운동은 아래턱을 올림하고 내림하는 동일 근육에 의해 일어나지만,

근육의 작용 순서는 다르다. 아래턱 내밈은 양쪽의 깨물근, 안쪽날개근 및 가쪽날개근에 의해 일어난다.[6,32]

뒷당김은 앞쪽 두힘살근의 도움과 함께, 양쪽 관자근(뒤쪽 섬유)에 의해 일어난다.[32] 가쪽 운동은 이들 근육의 편측 작용에 의해 이루어진다. 안쪽날개근과 가쪽날개근은 각각 아래턱을 반대쪽으로 움직이고, 관자근은 아래턱을 같은 쪽으로 움직인다. 비록 왼쪽에 있는 관자근과 가쪽날개근이 아래턱의 반대 움직임을 일으키는 것처럼 보이지만, 오른쪽 가쪽날개근과 오른쪽 관자근의 동시 수축은 짝힘으로 작용한다.[32] 가쪽날개근은 아래턱융기의 안쪽기둥에 붙어서 아래턱융기를 앞쪽으로 당기고, 같은 쪽의 관자근은 갈고리돌기에 붙어서 아래턱을 뒤쪽으로 당긴다. 이들 근육은 함께 작용하여 아래턱을 왼쪽으로 치우침하기 위해 아래턱융기를 효율적으로 스핀(축성 돌림)시킨다. 관자근도 아래턱을 올림하는 근육이기 때문에, 이런 근육들의 복합 작용은 씹는 동작에 특히 유용하다.

환자 적용 6-1

Jill Smith는 3명의 아이를 혼자서 키우는 48세의 보험설계사이다. 그녀는 간헐적 두통과 귀의 통증과 함께, 입을 벌릴 때 턱관절 통증을 호소한다. 어릴적 심한 고열을 경험한 것 말고는, Jill의 의학적 이력은 분명하지 않다. 외상 이력에 대한 질문 이후에, 그녀는 12살 때 자전거 사고로 자전거 손잡이에 턱을 세게 부딪혀 몇 바늘 꿰매었던 사실을 기억해 냈다.

검사 시, Jill은 턱관절의 내림, 내밈 및 왼쪽 가쪽운동에서 능동가동범위의 감소가 있었다. 오른쪽 턱관절의 수동가동성이 견인, 앞쪽 병진운동 및 가쪽 활주에서 제한되었다. 그녀의 턱관절은 내림을 할 때 오른쪽으로 편향되었다. 턱관절을 능동적으로 내림과 내밈할 때 아래턱융기를 촉진해 본 결과, 오른쪽 턱관절보다 왼쪽 턱관절에서 더 큰 공간이 느껴졌다. 이들 소견은 오른쪽 아래턱융기와 원반이 왼쪽만큼 앞쪽으로 병진되지 않는다는 것을 의미한다. 이런 비대칭은 오른쪽의 과가동성이나 왼쪽의 저가동성 때문일 수 있지만, 근육과 관절주머니인대성 구조물에 대한 신장이나 비대칭 활동이 Jill의 턱관절 통증의 원인일 수 있다.

목뼈와 자세의 관계
(Relationship to the Cervical Spine and Posture)

목뼈와 턱관절은 밀접하게 연결되어 있다. 머리, 목뼈 및 치아-안면 구조물의 위치 사이에서 생체역학적 관계가 존재한다. 1차 근육과 2차 근육의 몸쪽 부착점과 먼쪽 부착점은 턱관절, 목뼈, 목(인후), 빗장뼈 및 어깨뼈와의 직접 또는 간접의 연결을 보여주는데, 이것은 이들 부위의 기능장애(예, 비정상 자세)가 턱관절에 영향을 주고, 반대로 턱관절이 이들 영역의 기능장애에 영향을 준다는 것을 의미한다. 머리와 목의 자세는 목 근육의 장력에 영향을 줄 수 있고, 목 근육의 장력은 다시 아래턱의 위치나 기능에 영향을 줄 수 있다.[37-39] 바른 자세는 목뼈 폄근에 의해 생성된 힘을 최소화할 뿐만 아니라, 머리 무게를 지지하는 다른 목 근육에 의해 생성되는 힘도 최소화한다. 시간이 지나면, 불량한 자세는 머리, 목뼈 및 위쪽 사분원 구조물(위쪽 몸통의 모든 구조물)의 적응성 단축이나 적응성 신장을 초래할 수 있다. 불량한 자세는 관절가동범위의 감소, 근력을 생산하는 능력의 감소 및 관절 형태의 변화를 초래할 수 있다. 턱관절 기능장애와 관련된 많은 증상은 주요 목뼈 장애와 관련된 증상과 비슷하다. 그러므로 환자가 턱관절 장애를 호소할 때, 목뼈와 위쪽 사분원을 철저하게 검사해야 한다.[37,39]

확장 개념 6-1
턱/목뼈 관절의 상호관계

나쁜 자세의 결과로써, 종종 머리, 목 및 턱 부위에서 통증이 동시적으로 발생한다. Kendall에 따르면, 전방 머리 쏠림 자세는 통증 수용기를 자극하는 역학적 변화와 관련이 있다고 했다.[40,41] 전방 머리 쏠림 자세는 뒤통수뼈와 목뼈의 폄을 가지는데, 이것은 머리의 수평 자세를 유지하기 위해 목뼈-등뼈 이음부와 위쪽 등뼈의 굽힘을 보상적으로 일으킨다(그림 6-18). 머리가 앞으로 쏠리면, 목뼈 폄근이 단축되고, 시간이 경과하면 적응성 단축이 발생한다.[40]

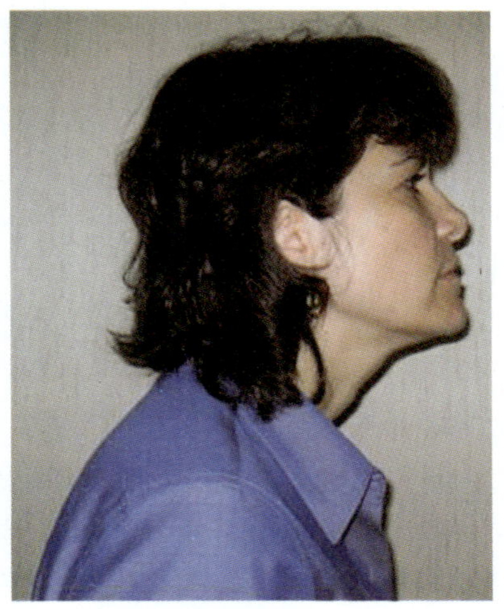

그림 6-18. 전방 머리 쏠림 자세와 같은 나쁜 목뼈 자세는 턱관절 기능장애에 영향을 줄 수 있는 뒤통수밑 구조물에 대한 물리적 요구를 증가시킨다.

이와 동시에 목의 앞쪽 근육은 길어져서 신장성 약증이 초래될 수 있다. 부가적으로, 뒤통수뼈가 고리뼈(C1)에 대해서 폄되어 앞고리중쇠인대와 앞고리뒤통수인대를 포함한 뒤통수밑조직, 두힘살근의 뒤쪽힘살, 붓목뿔근, 위등세모근, 머리반가시근, 머리널판근 등에 적응성 단축이 발생한다.[42] 불량한 목뼈 자세와 전방 머리쏠림 자세로 중력에 대항해 머리를 유지하는데 필요한 힘들은 근 불균형과 변화된 움직임 패턴을 초래한다. 이런 변화는 물리적 스트레스에 대한 역치를 충족시키는 특정 구조물의 능력을 일반적으로 감소시킨다.

뒤통수밑조직의 단축으로 초래된 장력 증가는 뒤통수밑 영역에서 시작되는 두통, 위쪽 목뼈의 능동 ROM 제한 및 턱관절 기능장애를 초래할 수 있다.[41,43] 게다가, 턱관절 부위의 통증은 목뼈 영역에서도 기인할 수도 있다. 따라서 턱관절 복합체 기능장애를 성공적으로 치료하기 위해서는 목뼈 자세가 정상화되어야 한다.[43] Andrade 등은 턱관절 기능장애 환자는 목 근육을 촉진할 때 높은 통증 지각을 보이고 있음을 알아냈다.[44]

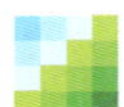

환자 적용 6-2

턱관절 비대칭 이외에, 자세 검사 때 Jill Smith는전방 머리 쏠림 자세(그림. 6-18 참고)와 함께, 둥근 어깨, 날개형 어깨뼈, 증가된 등뼈 뒤굽음, 증가된 허리뼈 앞굽음, 젖힘된 무릎 및 엎침된 발 등을 가지고 있었다. 오른쪽 어깨의 뚜렷한 거상은 뒤통수밑근과 목 근육에 타이트니스가 있음을 의미하고, 아래턱의 내림, 내밈 및 왼쪽 가쪽운동을 수행할 때 능동 가동범위가 제한되었다. Jill은 머리뼈바닥, 오른쪽 얼굴과 턱 밑에 있는 근육을 촉진했을 때 압통을 호소했다. 압통과 근방호(guarding)눈 부적절한 자세로 인한 조직에 가해지는 스트레스와 관련될 수 있다.[41]

치열(Dentition)

교합(occlusion, 맞물림) 또는 치아의 접촉은 턱관절의 기능과 밀접한 관계를 가지고 있는데, 그 이유는 저작 작용도 턱관절 기능 중의 하나이기 때문이다. 비록 치아가 하루 중 약 15분 동안만 접촉하고 있지만, 치아의 존재와 위치는 턱관절의 정상 기능에 중요한 역할을 한다. 위쪽 치아와 아래쪽 치아의 접촉은 텅빈 입 운동을 할 때, 턱관절의 움직임을 제한한다. 턱관절의 복잡성과 치아와의 관련 문제는 턱관절 장애의 포괄적인 관리에 꼭 필요하다. 정상 성인의 치아는 32개이며, 4 부분으로 나누어진다. 우리가 언급할 치아의 이름은 위쪽 앞니와 아래쪽 앞니이다. 앞니는 위턱과 아래턱의 중앙에 두 개씩 있다.[8,45] 앞니가 견고하게 맞물릴 때, 이 자세를 **최대 교합** 또는 **교합 자세**라고 한다.[46] 최대 교합은 아래턱의 정상 안정 자세가 아니다. 오히려, 위쪽 앞니와 아래쪽 앞니 사이의 "**정상 공간**"은 1.5–5.0 ㎜이고[47], 이런 공간을 잘 유지하면 관절내압이 감소되고, 관절 구조물에 대한 스트레스가 감소되고, 이 부위의 조직이 안정을 취하고 수복될 수 있다.[8]

미국 구강안면통증학회와 기타 학회는 턱관절 장애의 한 원인으로써 교합을 확인했다.[1] 그러나 문헌적으로 볼 때 아직 모순된 내용이 있고, 결론이 나지 않았다. 연구 방법과 기법의 일관성 부족이 이런 모순된 근원으로서 제시되어 왔다. Peck는 턱관절 장애 환자와 비턱관절 장애 환자가 비슷한 교합 패턴을 보이기 때문에, 교합이 턱관절 장애의 전조증상이 아님을 지적했다.[8] 또한 그는 교합 변화의 결과로써 턱관절에서 변화된 관절 패턴이 일어날 수 있음을 언급했다. 임상가는 치열 교합과 턱관절 장애가 생체역학적 문제 그 이상임을 알아야 한다. 생물행동적 측면(biobehavioral aspect)이 턱관절 장애 환자를 치료할 때 포함되어야 한다.[8]

Sonnesen 등은 치아교정을 받지 않는 심한 부정교합을 가진 96명의 아동을 대상으로 연구했다.[38] 그들은 저작 근육의 압통 발생과 긴 얼굴의 안면 형태 사이에 직접적인 상관관계를 확인했다. 그들은 2가지 설명을 제공했다: (1) 근육 압통은 약한 아래턱 올림근의 과도한 기능적 하중의 결과일 수 있고, 또는 (2) 근육 압통은 저작 근육의 일시적인 저기능(씹는 힘을 약화시키는)으로 초래할 수 있다. 부가적으로, 그들은 자세와 턱관절 기능장애 사이의 연구된 샘플에서 연관성을 확인했다. 염발음(관절 소리), 아래턱 잠김, 그리고 아래턱의 비대칭 내림이 뚜렷한 목뼈의 앞쪽 경사와 머리–목 각도(craniocervical angle)의 증가를 가진 아동에게서 발견되었다.[38,39]

생애와 임상적 고려사항 (Life Span and Clinical Considerations)

턱관절 기능장애는 저작 시스템을 포함한 많은 임상적 문제를 가진 애매한 용어이다. 역학적 스트레스가 여러 요소의 원인 중에서 가장 중요한 요소이다.[18,38] 근육이나 관절 구조의 기능장애가 일반적으로 발생한다. 턱관절 기능장애를 가진 대부분의 환자들은 기능장애 분류의 특정 범부에 해당되지 않는데, 이것이 임상적으로 문제시 된다.[48] 부가적으로, 턱관절의 내적 장애를 가진 환자 중 20–30%만이 턱관절 기능장애 증상을 갖는다.[17] 이런 증상들은 악화될 수도 있고, 자발적으로 좋아질 수도 있다.[11] De Paiva Bertoli 등은 두통을 가진 아동에게서 턱관절 기능장애의 가장 흔한 징후를 확인

했다: 관절 통증, 근육통, 관절 소리, 아래턱 가쪽 운동 등.[49] 턱관절의 병태역학은 잘못된 자세, 낙상, 채찍질 손상, 그리고 간접 외상으로부터 초래된 턱관절의 만성 염증 등으로부터 발생될 수 있다. 많은 질환과 마찬가지로, 정확한 병태역학은 아직 밝혀지지 않았다. 비록 턱관절 기능장애의 치료를 본 교재에서 다루지 않지만, 치과의사, 물리치료사 및 카운슬러 등의 협응이 가장 좋은 기능적 결과를 제공한다.[39]

턱관절 장애가 있는지를 확인하는 일은 근거중심적 진단 과정을 요구한다. 이런 진단 과정은 턱관절 전문가에 의해 수행되는 철저한 임상 평가, **턱관절 장애 연구 진단기준에 따른 환자의 분류**,[48] 그리고 진단 기준인 MRI 평가 등을 포함한다. 턱관절 기능장애와 관련된 복잡성 때문에, 임상가는 환자 관리를 시도하기 전에 심화 교육을 받아야 한다. 턱관절 기능장애의 흔한 원인으로는, 노화, 염증성 질환, 관절주머니 섬유증, 뼈가동성 문제, 관절원반 변위 및 퇴행성 질환 등이 있다.

노화와 관련된 턱관절(TMJ)의 변화

노화 과정은 인체 관절에 영향을 미치고, 턱관절도 예외는 아니다. 그러나 퇴행성 변화는 반드시 정상 노화 과정의 결과는 아니고, 기존 기능장애로부터 발생할 수도 있다. 게다가 퇴행성 변화는 반드시 장애를 의미하지 않는다. Rowe와 Kanhn은 성공적인 노화를 "다차원적이고 질병과 장애를 갖지 않고, 높은 신체 인지적 기능을 유지하고, 사회적 활동과 생산 활동에 지속적으로 참여하는 것"이라고 설명했다.[50] 평생에 걸쳐 노화가 진행하면서, 조직은 유연성이 떨어지고, 탄력이 약해지고, 또 최대 힘을 이겨낼 수 없게 된다. 그리고 근육뼈대 조직에서 생체역학적 변화가 초래된다. 병리나 생체역학적 기능장애가 반드시 노화로부터 초래되는 것은 아니다.[50] Alexiou 등은 진단 영상으로 퇴행성 관절염을 가진 20–75세의 70명을 대상으로 컴퓨터 데이터의 후향성 연구를 수행한 결과, 아래턱융기의 평탄화, 재흡수 및 경화증이 환자의 56%, 43%, 25%에서 각각 나타났다고 했다. 그들은 40세 이상의 환자에게서 턱관절의 골관절염이 노화와 관련된 퇴행성 질환이었다고 결론을 내렸다.[51]

Nannmark 등은 55–99세의 37명 사체를 통해 턱관절의 아래턱융기를 검사했다.[52] 그들은 아래턱융기의 38%에서 구조적 변화를 발견했다. 염증성 세포 침윤은 발견되지 않았는데, 이것은 관찰된 변화가 염증의 결과보다는 생체역학적 스트레스에 의해 일어난다는 것을 의미한다. 22개의 관절원반(59%)은 구멍이 발생했거나, 거칠어졌고 또 가늘어졌다. 그러나 관절원반 중 8%(3개)만이 앞쪽에 위치했고, 이들 관절원반에 구멍이 있었다. 그들은 골관절염(osteoarthrities)은 성인의 14~40%에서 나타나는 것으로 기대되고, 이것은 남성과 여성 모두 노화와 함께 발병 빈도가 증가되었다.[52]

임상적 고려사항

De Leeuw 등은 턱관절 골관절염과 내적 장애로 진단받은 지 30년이 지난 46명의 환자들을 대상으로 방사선 촬영과 MRI 촬영을 했다.[53] **턱관절의 내적 장애**는 관절원반과 관절면 사이의 비정상적인 위치와 비정상 기능으로 정의된다.[17] De Leeuw 등이 연구한 환자들은 추후조사 시점 때 50–70세였다. 또 그들은 턱관절 장애가 없는 22명을 대조군으로 사용했다.[53] 방사선상의 징후는 환자군에서 더 일반적이고 더 심한 편이었다. MRI 소견에 따르면, 기능장애 쪽의 턱관절뿐만 아니라, 반대쪽 턱관절에서도 골관절염과 내적 장애의 비율이 높게 나타났다. 그러나 반대쪽 턱관절의 퇴행성 변화는 무증상이었고, 단지 25%만이 증상을 가졌으며, 이들 중 어느 누구도 치료적 중재를 받지 않았다. 대조군의 MRI 소견에도 드물게 골관절염과 내적 장애의 소견이 보였다.[53]

Nannmark 등의 연구와 De Leeuw 등의 연구는 턱관절의 퇴행성 변화가 노화에 따라 예견되는 것이 아니며, 방사선 검사나 MRI에서 보여주는 퇴행성 변화가 증상이나 기능장애과 반드시 관련되는 것이 아님을 확인해 주고 있다.[52,53]

호흡 기능장애와 턱관절
(Respiratory Dysfunction and TM Joint)

만성 호흡 알레르기 아동은 기능장애성 성장과 발달 패턴의 결과로서 턱관절 기능장애가 발달할 수 있다.[39] 예를 들어, 코로 호흡하기 어려운 알레르기 아동은 상기도의 직경과 호흡을 향상시키기 위해 목뼈를 과도하게 젖힘하는전방 머리 쏠림 자세를 종종 취한다.[39,54] 이런 자세는 턱관절의 동역학을 변화시킨다. 윗니와 아랫니가 서로 접촉하고, 턱관절의 안정 자세에 영향을 줄 수 있다. 결과적으로, 이런 자세를 유지하기 위해 턱관절 복합체 근육들이 더 많은 에너지를 소비한다. 막힌 콧구멍은 들숨을 방해하고, 호흡을 돕기 위해 보조 호흡 근육(목갈비근과 목빗근)의 사용을 촉진한다. 보조 호흡 근육의 사용은전방 머리 쏠림 자세를 초래할 수 있다.[55] 시간이 경과하면,전방 머리 쏠림 자세는 턱관절의 관절주머니 섬유화를 초래할 수 있는 턱관절의 반복성 염증을 포함하는, 근육뼈대계 기능장애를 증가시킨다.[35]

염증성 질환(Inflammatory Conditions)

턱관절의 염증성 질환으로는 **관절주머니염**과 **윤활막염**이 있다. 관절주머니염은 관절주머니의 염증을 의미하고, 윤활막염은 턱관절 윤활막내의 삼출물에 의한 부종을 가지고 있다. 류마티스성 관절염은 이런 염증성 질환 중 가장 흔한 원인이지만, 통풍, 건선성 관절염, 강직성 척추염, 전신 홍반성 루푸스, 만성 연소성 관절염과 인산화 칼슘 침착 질환 등도 윤활막에 염증을 일으킨다.[17] 염증성 질환을 가진 사람들은 아래턱의 내림을 감소시키는 관절 복합체의 염증과 통증을 경험하게 된다.[6] 완치되지 못한 염증은 관절원반의 움직임을 제한하여 턱관절의 기능을 제한하는 유착을 초래할 수 있다.[11]

류마티스성 관절염은 관절 병변과 관절 외부 조직의 문제를 가지는 만성 전신성 질환이다. 류마티스성 관절염의 주요 증상으로는, 통증, 뻣뻣함, 부종 및 발열 등 있다. 이런 자가면역성 질환은 관절주머니, 인대 구조물과 윤활내막에 문제를 일으켜, 관절 불안정, 관절 변형 또는 관절 강직을 일으킨다.[57] 류마티스성 관절염은 양측성으로 여러 관절에서 발병한다. 본 교재는 류마티스성 관절염에 대한 자세한 내용을 다루지 않는다; 그러나 임상가는 류마티스성 관절염이 종종 턱관절에 침범됨을 알아야 한다.[57]

관절주머니 섬유증(Capsular Fibrosis)

턱관절 관절주머니의 완치되지 못한 염증이나 만성 염증은 섬유성 결합조직의 과도 생산을 자극하고, 이것은 턱관절에 **관절주머니 섬유증**을 일으킨다.[6] 이런 섬유증은 진행성 손상과 조직 기능의 소실을 일으킨다.[6] 이런 상태를 확인하기 위해서는, 철저한 환자 병력 체크가 중요하다. 임상가들은 환자가 말해주는 반복성 관절주머니 염증에 귀를 기울여야 한다. 만성 관절주머니 염증을 초래하는 환경은 장기간의 고정, 직접 또는 간접 외상, 또는 관절염 등을 포함한다.[6] 신체검진을 통해, 뼈운동형상학 운동의 제한이나 변화, 손상쪽 병진운동의 감소 등을 발견할 수 있다. 턱관절의 능동운동은 일반적으로 통증을 일으킬 수 있다.[6]

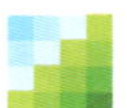

환자 적용 6-3

Jill Smith의 아래턱의 근육뼈대계 문제와 능동가동범위의 제한은 불량 자세와 관절주머니의 섬유증에 의해 영향을 받을 수 있다. 그녀는 반복적으로 오른쪽 턱관절의 급성 관절주머니염을 가졌는데, 이것은 아동기 때의 자전거 사고 이후로 반복적으로 발생했다. 자전거 손잡이에 턱을 타격당한 그녀의 외상은 양쪽 턱관절에 압박을 가했고, 이것이 부종과 통증을 가진 염증성 과정을 초래했다. 그녀의 불량자세는 장기간의 알레르기 결과로 발달될 수도 있었지만, 컴퓨터 앞에서 오랜 시간을 보내는 그녀의 직업에 의해 더욱 악화되었다. 혼자서 3명의 아동을 키우는 워킹맘이 갖는 스트레스가 해소되지 못해 관절주머니의 염증을 더욱 악화시켰는지도 모르고, 이런 악화가 만성적이고 진행적인 관절주머니의 섬유화를 초래할 수도 있다.[31]

뼈의 가동성 문제(Osseous Mobility Conditions)

턱관절 복합체의 뼈가동성 장애는 **과가동성**과 **탈구**를 포함한다. 이들 두 문제는 환자의 병력과 임상적 소견의 측면에서 매우 비슷한 점을 가진다. 턱관절의 과가동성은 증상 환자나 무증상 환자 모두에게서 일어나는 흔한 현상이다. 과가동성은 관절주머니와 힘줄, 인대의 이완 때문에 일어난다.[6,58] 관절 과가동성은 턱관절을 포함한 모든 관절에서 흔하게 발생하는 결합조직 질환이다.[36,59] 임상적으로 턱관절 과가동성 환자는 "턱이 빠지는 느낌"이나 입을 완전히 벌릴 때 소리가 나고 "잠김 현상"을 가진다. 턱관절 과가동성 환자를 신체검진했을 때, 가쪽기둥보다 뒤쪽에 쏙 들어가는 패임 현상이 나타난다. 관절 소리는 아래턱을 내리는 끝지점이나 아래턱을 올리는 시작지점에서 일어난다. 관절 소리는 다른 사람이 들을 수 있을 만큼 크게 일어날 수도 있지만, 종종 임상가는 관절 소리와 관련된 염발음이나 달까닥거림을 촉진할 수 있다. 한쪽 턱관절의 과가동성은 아래턱을 벌릴 때 아래턱을 반대쪽으로 치우치게 만든다. 부가적으로, 아래턱의 내림이 40 ㎜가 초과할 수도 있다.[6] Yang 등은 98명의 턱관절 과가동성 환자를 대상으로 MRI 검사를 했다.[36] 그 결과, 그들은 가쪽날개근의 77%에서 병리적 변화(비대, 위축, 구축)가 발생했고, 그 병리는 주로 가쪽날개근의 위쪽 섬유에서 나타났다. 그들은 종종 정상 가동성을 가진 환자나 비정복성 변위를 가진 환자에 의해 보고된 것보다 더 많은 증상을 보고했던 환자에게서 정복성 앞쪽 원반 변위를 발견했다.[36]

턱관절 탈구 환자의 병력과 신체검사의 많은 측면은 과가동성 환자의 것과 매우 비슷하다. 그러나 턱관절 탈구가 있으면, 입을 완전히 벌릴 때 아래턱이 반대쪽으로 편향(deflection)이 일어나고, 입을 다물 수 없게 된다. 환자들은 통증을 경험하기도 하고, 경험하지 않을 수도 있다. 탈구가 되면, 아래턱융기와 관절원반 모두는 관자뼈결절의 관절능선을 지나서 앞쪽으로 변위되고, 관절가동범위의 끝지점에서 "고착"된다.[6,31]

턱관절의 탈구는 대개 일시적이고, 관절가동술로 해결된다.

관절원반 변위(Articular Disc Displacement)

관절원반 변위는 관절원반이 관절융기를 벗어나 아탈구될 때 일어난다.[6,60] 2가지 상태가 발생할 수 있다: 정복성 관절원반 변위와 비정복성 관절원반 변위.[6,36,60] 중재가 이루어지지 않으면, 정복성 관절원반 변위가 종종 비정복성 관절원반 변위로 진행할 수 있다.[6,11,36,60] 관절원반 변위는 내적 장애(internal derangement)로서 진단 영상이나 신체검사를 통해 알 수 있다.[11] MRI는 관절원반 변위를 확인할 수 있는 영상 장비이다.[17]

정복성 관절원반 변위를 보이는 환자들은 아래턱의 내림과 올림 때 "염발음"을 경험하게 된다. 관절 소리는 **상호 염발음**으로 간주되며, 정복성 관절원반 변위를 진단하는 중요한 기준이 된다.[6,11,61] 안정 시, 관절원반은 아래턱융기보다 앞쪽에 위치한다; 그러므로 아래턱융기는 원반과 접촉하기보다는 원반뒤쪽 조직과 접촉한다. 아래턱을 내릴 때, 아래턱융기는 관절원반과의 정상적인 관계를 얻기 위해 관절원반의 아래쪽면에서 전방으로 활주한다. 아래턱융기가 관절원반 밑으로 활주할 때, 종종 관절 소리가 발생한다. 아래턱융기-원반 관계가 회복되면, 완전한 아래턱 내림 동안에, 움직임이 정상적으로 일어난다. 입을 닫기 위해 아래턱을 올림할 때, 아래턱융기는 뒤쪽으로 활주하여 원반 밑에서 이탈하게 된다. 이것이 두 번째 염발음을 발생시킬 수 있다. 두 번째 염발음은 아래턱융기와 관절원반이 정상적인 융기-원반 관계를 소실했음을 의미한다. 염발음이 입 열기의 초반과 입 닫기의 후반에서 일어나면, 원반의 전방 변위의 크기가 상대적으로 제한된 것이다. 염발음이 입을 여는 단계의 후반부에서 일어날수록, 더 심한 원반 탈구가 발생할 것이다.[6,61]

정복성 관절원반 변위 환자는 수 개월 동안 이 상태를 유지하거나 비정복성 관절원반 변위로 빠르게 진행할 수 있다. 관절원반의 뒤쪽 부착점이 과도하게 신장되면 아래턱을 내릴 때 원반이 정복되지 않을 것이고, 이것에 의해 염발음이 발생하지 않을 것이다.[6,11,61] Yang 등은 MRI를 통해 원반의 정복과 비정복에 관계없이 원반 변위를 가진 턱관절과 가쪽날개근의 비정상 사이에 강한 상관관계를 발견했다.[36] 가쪽날개근의 비정상은 침범된 턱관절의 위가쪽날개근과 아래가쪽날개근에서 발생하는 비대, 구축, 그리고 위축 등을 포함한다. 가쪽날개근이 관절원반의 앞쪽에 부착되고(그림. 6-11 참고), 아래턱을 올림할 때 작용하고 또 안정 자세로 되돌아갈 때는 원심성 수축으로 제어한다는 것을 다시 한번 더 명심하자. 가쪽날개근의 비대는 과도한 활동을 의미하며, 이것에 의해 원반의 과도한 앞쪽 병진이 초래될 수 있다.[36]

급성이나 만성에 관계없이, 비정복성 관절원반 변위는 관절원반이 아래턱융기 위에 제대로 자리잡지 못하는 것이다. 따라서 비정복성 급성 관절원반 변위 환자는 아래턱의 병진운동을 촉진하기보다는 원반의 역학적 장애로 인한 제한된 아래턱 움직임을 보인다. 비정복성 관절원반 변위 환자들은 씹기, 말하기, 하품 등과 같은 기능적 운동을 하기 어려울 뿐만 아니라, 아래턱을 완전하게 내림할 수도 없다.

퇴행성 질환(Degenerative Conditions)

Morales와 Cornelius는 MRI를 사용하여 턱관절의 영상 연구를 수행했다.[12] 그들은 퇴행성 변화가 턱관절에 영향을 주는 가장 흔한 병리 중 하나이고, 2번째로 흔한 문제는 내적 장애라고 언급했다.[12]

2가지 퇴행성 질병(골관절염과 류마티스성 관절염)도 턱관절에 주로 영향을 줄 수 있다. 류마티스성 관절염은 앞 단락인 염증성 질환에서 언급했다. 60세 이상 노인 집단의 80~90%가 턱관절 골관절염 증상을 가진다고 추정된다.[36] 골관절염은 대개 편측으로 일어난다(양측성으로 발생하는 류마티스성 관절염과는 달리). 골관절염의 1차 원인은 관절에 가해지는 반복성 미세외상이고, 이것은 관절면사이에 영향을 줄 수 있는 외상이다.[11,62] 턱관절 퇴행성 변화의 방사선적 특징은 신체의 다른 관절과 비슷하게, 관절공간 감소, 침식, 뼈가시 형성, 경화, 리모델링 등을 포함한다.[11] 뒤쪽 치아의 소실도 퇴행성 변화에 기여할 수 있는데, 그 이유는 나머지 치아의 단순 교합이 턱관절의 힘 사이에서 일어나는 힘을 변화시키기 때문이다.[6]

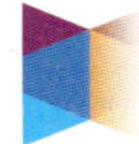

기본 개념 6-1
턱관절 기능장애의 징후와 증상

턱관절 기능장애의 임상적 특징은 질병의 범위와 합병증의 유무에 따라 크게 다를 수 있다. 징후와 증상은 다음과 같다:

- 턱 부위의 통증
- 아래턱융기 주변의 부종
- 능동가동범위나 수동가동범위의 증가나 감소
- 딸까닥하는 소리나 염발음의 발생
- 아래턱의 기능적 활동(먹기, 말하기)이나 나쁜 구강 습관(이 악물기, 손톱 깨물기, 연필 씹기 등)의 어려움
- 턱의 잠김이 일어난 경우
- 전방 머리 쏠림 자세

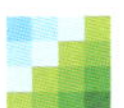

환자 적용 6-4

Jill Smith의 증상은 턱관절 외상, 불량한 목뼈 자세, 전방 머리 쏠림 자세 등의 단독 요소나 복합 요소에 영향을 받았는지도 모른다. 직장과 가정 생활로부터 오는 스트레스와 같은 요소도 그녀의 증상에 중요한 역할을 할 수도 있다. 비록 문헌적 연구가 이들 요소 사이의 직접적인 연결을 이끌어내지 못했지만, 생체역학적 요소들이 환자의 통증과 관계가 있음을 확인했다. 그러므로 머리, 목과 가슴우리의 구조적 균형을 향상시키려는 임상적 중재는 턱관절의 직접적 중재에 중요한 역할을 한다(그림 6-19). 직장 환경의 과제 수정과 스트레스 관리 전략도 턱관절의 치료에 도움을 줄 수 있다.

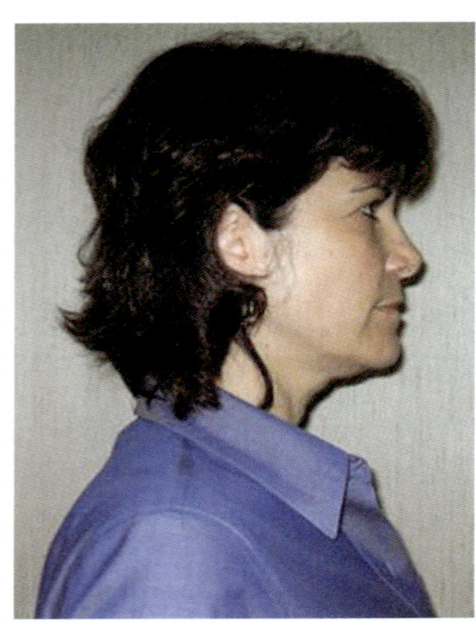

그림 6-19. 교정된 목뼈 자세는 목뼈와 턱관절의 근육의 길이-장력의 관계를 잘 회복시켜 주었다.

요약(SUMMARY)

- 턱관절은 구조적으로나 기능적으로 독특한 관절이다. 턱관절 운동의 크기와 빈도, 저작 활동 동안에 발생하는 일상의 저항, 장시간의 앉은 자세와 선 자세에 의해 부과되는 물리적 스트레스, 그리고 턱관절 근육의 만성 적응 등이 턱관절의 문제를 야기시킬 수 있다.
- 턱관절에 대한 목뼈와 자세의 영향은 항상 인지되어야 한다. 노화와 관련된 전형적인 변화도 반드시 고려되어야 한다.
- 턱관절 장애 환자의 중재는 많은 임상적 난제를 가지고 있고, 이런 환자에 관심을 갖는 물리치료사는 이 분야에 대한 심화 교육을 받아야 한다.
- 우리가 후속 장들에서 부속 뼈대의 관절 복합체를 검사할 때, 각 복합체들은 자신들만의 특징을 갖고 있음을 알게 될 것이다. 그러나 우리는 턱관절에서 관찰되는 관절과 원반의 결합 움직임을 다시 보지 못할 것이다.

학습 문제(STUDY QUESTIONS)

1. 턱관절의 관절면을 설명해 보자.
2. 비록 턱관절이 윤활관절로 분류되지만, 그 관절면은 유리연골이 아니라 섬유연골로 덮여 있다. 이런 차이점의 중요성에 대해 토론해 보자.
3. 원반의 영역에 따라 두께와 혈관 공급이 다른데, 이것의 의미는 무엇인가?
4. 원반뒤쪽영역의 위쪽 층판과 아래쪽 층판이 어떻게 다른가?
5. 입을 벌릴 때와 다물 때, 턱관절 내의 위쪽 관절과 아래쪽 관절에서 일어나는 움직임에 대해 설명해 보자.
6. 무엇이 아래턱융기의 뒤쪽 움직임을 제한하는가? 얼마나 움직임이 제한되는가?
7. 왼쪽 턱관절이 병진운동을 하지 않으면, 어떤 결과가 초래되는가?
8. 아래턱융기 위에서 오른쪽 원반이 자유롭게 돌림하지 않으면 어떤 일이 일어나는가?
9. 입을 다물 때 일어나는 원반의 제어에 대해 설명해 보자.
10. 턱관절 복합체의 기능에 대한 목뼈 자세는 어떤 영향을 주는가?
11. 턱관절에 대한 노화의 효과에 대해 설명해 보자.
12. 저가동성 턱관절 복합체와 과가동성 복합체의 기능을 비교해 보자.

참고문헌(REFERENCES)

1. American Academy of Orofacial Pain. http://www.aaop.org/content.aspx?page_id=22&club_id=508439&module_id=107325. Accessed May 10, 2016.
2. Neumann DA: Kinesiology of the musculoskeletal system: Foundations for physical rehabiliation (ed. 2). St. Louis, MO, Mosby, 2010.
3. Matsumoto M, Matsumoto W, Bolognese A: Study of the signs and symptoms of temporomandibular dysfunction in individuals with normal occlusion and malocclusion. Cranio 20:274, 2002.
4. Agur AMR, Dalley AF: Grant's atlas of anatomy (ed. 14). Philadelphia, Lippincott Williams & Wilkins, 2017.
5. Tanaka E, Koolstra JH: Biomechanics of the temporomandibular joint. J Dent Res 87:989, 2008.

6 . Kraus S: Temporomandibular joint. In Saunders H, Saunders R (eds): Evaluation, treatment, and prevention of musculoskeletal disorders (ed. 4). Bloomington, MN, Educational Opportunities, 2004.
7 . Mueller M, Maluf K: Tissue adaptation to physical stress: A proposed "physical stress theory" to guide physical therapist practice, education, and research. Phys Ther 2:383, 2002.
8 . Peck CC. Biomechanics of occlusion . implications for oral rehabilitation. J Oral Rehabil 43:205-214, 2016.
9 . Van der Bilt A, Tekamp FA, van der Glas HW, et.al: Bite force and electromyography during maximum unilateral and bilateral clenching. Eur J Oral Sci 116:217, 2008.
10 . Bag AK, Gaddikeri S, Singhal A, et.al. Imaging of the temporomandibular joint: an update. World J Radiol 6:567.582, 2014.
11. Styles C, Whyte A: MRI in the assessment of internal derangement and pain within the temporomandibular joint: A pictorial essay. Br J Oral Maxillofac Surg 40:220, 2002.
12. Morales H, Cornelius R. Imaging approach to temporomandibular joint disorders. Clin Neuroradiol 26:5.22, 2016.
13. Sicher H: Functional anatomy of the temporomandibular joint. In Sarnat B (ed): The temporomandibular joint (ed. 2). Springfield, IL, Charles C Thomas, 1964.
14. Hertling D, Kessler R: Management of common musculoskeletal disorders: Physical therapy principles and methods (ed. 4). Philadelphia, Lippincott-Raven, 2006.
15 . Magee D: Orthopedic physical assessment (ed. 5). Philadelphia, WB Saunders, 2008.
16. Koolstra JH, Tanaka E. Tensile stress patterns predicted in the articular disc of the human temporomandibular joint. J Anat 215:411.416, 2009.
17. Sommer O, Aigner F, Rudisch A, et.al: Cross-sectional and functional imaging of the temporomandibular joint: Radiology, pathology, and basic biomechanics of the jaw. Radiographics 23:e14, 2003.
18. Tanaka E, Shibaguchi T, Tanaka M, et.al: Viscoelastic properties of the human temporomandibular joint disc in patients with internal derangement. J Oral Maxillofac Surg 58:997, 2000.
19. Tanaka E, Kawai N, Hanaoka K, et.al: Shear properties of the temporomandibular joint disc in relation to compressive and shear strain. J Dent Res 83:476, 2004.
20. Hattori-Hara E, Mitsui SN, Mori H, et.al. The influence of unilateral disc displacement on stress in the contralateral joint with a normally positioned disc in a human temporomandibular joint: An analytic approach using the finite element method. J Cranio-Maxillo-Facial Surg 2014; 42:2018.2024.
21. Willard VP, Arzi B, Athanasiou KA. The attachments of the temporomandibular joint disc: a biochemical and histological investigation. Arch Oral Biol 57:599.606, 2012.
22 . Horton LM, John RM, Karibe H, et.al. Jaw disorders in the pediatric population. J Am Assoc Nurse Pract 28;294.303, 2016.
23 . Sicher H. Functional anatomy of the temporomandibular articulation. Aust J Dent 55:73.85, 1951.
24. Sencimen M, Yalcin B, Gogan N, et.al. Anatomical and functional aspects of ligaments between the malleus and the temporomandibular joint. Int J Oral Maxillofac Surg, 37:943.947, 2008.
25. Cuccia AM, Caradonna C, Caradonna D. Manual therapy of the mandibular accessory ligaments for the management of temporomandibular joint disorders. J Am Osteopath Assoc 111:102.112, 2011.
26. Curtis N. Craniofacial biomechanics: An overview of recent multibody modelling studies. J Anat 218:16.25, 2011.
27 . Alomar X, Medrano J, Cabratosa J, et.al. Anatomy of the temporomandibular joint. Semin Ultrasound CT MR, 28(3):170.83, 2007.
28. Loughner B, Gremillion HA, Mahan PE, et.al: The medial capsule of the human temporomandibular joint. J Oral Maxillofac Surg 55:363, 1997.
29. Okeson JP. Management of temporomandibular disorders and occlusion (ed 7), St. Louis, MO, Mosby, 2013./ Posselt U. Movement areas of the mandible. J Prosthet Dent 7:375.385, 1957.
30. El Avd. The temporomandibular joint. In Orthopaedic manual therapy diagnosis: Spine and temporomandibular joints. Boston, MA, Jones and Bartlett Publishers, 2010.
31. Rocabado M: Craniovertebral-craniomandibular disorders in headache patients. Keynote address. Physiotherapy 93:S1, 2007.
32. Dutton M. The temporomandibular joint. In Manual therapy of the spine: An integrated approach. New York, NY, The McGraw-Hill Companies, Inc., 2002.
33. Okeson JP. Joint intracapsular disorders: Diagnostic and nonsurgical management considerations. Dent Clin N Am 51:85.103, 2007.
34. Abe S, Ouchi Y, Ide Y, et.al: Perspectives on the role of the lateral pterygoid muscle and the sphenomandibular ligament in temporomandibular joint functions. Cranio 15:203, 1997.
35. Ritzline PD: The temporomandibular joint. In Levangie PK, Norkin CC (eds): Joint structure and function (ed. 5). Philadelphia, FA Davis, 2011.
36. Yang X, Pernu H, Pyhtinen J, et.al: MRI findings concerning the lateral pterygoid muscle in patients with symptomatic TMJ hypermobility. Cranio 19:260, 2001.
37. Armijo-Olivo S, Jara X, Castillo N, et.al: A comparison of the head and cervical posture between the self-balanced position and the Frankfurt method. J Oral Rehab 33:194, 2014.
38 . Sonnesen L, Bakke M, Solow B: Temporomandibular disorders in relation to craniofacial dimensions, head posture and bite force in children selected for orthodontic treatment. Eur J Orthod 23:179, 2001.
39 . Solow B, Sandham A: Cranio-cervical posture: a factor in the development and function of the dentofacial structures. Eur J Orthod 24:447, 2002.
40 . Kendall FP, McCreary EK, Provance PG, et.al: Muscles: Testing and function, with posture and pain (ed. 5). Baltimore, Lippincott Williams & Wilkins, 2005.
41. Saunders H, Saunders R: Evaluation, treatment and prevention of musculoskeletal disorders (ed. 4). Chaska, MN, The Saunders Group, 2004.
42 . Netter F: Atlas of human anatomy (ed. 6). Philadelphia, Saunders Elsevier, 2014.
43 . Ali H: Diagnostic criteria for temporomandibular joint disorders: A physiotherapist's perspective. Physiotherapy 88:421, 2002.
44. Andrade AV, Gomes PF, Teixeira-Salmela LF: Cervical spine alignment and hyoid bone positioning with temporomandibular disorders. J Oral Rehab 34(10):767, 2006.
45. Brand R, Isselhard D: Anatomy of Orofacial Structures (ed. 7). St. Louis, MO, CV Mosby, 2013.
46 . Lila-Krasniqi ZD, Kujtim Sh. S, Pustina-Krasniqi T, et.al. Differences between centric relation and maximum intercuspation as possible cause for development of temporomandibular disorder analyzed with T-scan III. Eur J Dent 9:573.579, 2015.
47 . Suvinen TI, Kemppainen P. Review of clinical EMG studies related to muscle and occlusal factors in healthy and TMD subject. J Oral Rehabil 34:631.644, 2007.
48 . Manfredini D, Chiappe G, Bosco M: Research diagnositc criteria for temporomandibular disorders (RDC/TMD) axis I diagnosis in an Italian patient population. J Oral Rehab 33:551, 2006.
49. De Paiva Bertoli FM, Antoniuk SA, Bruck I, et.al: Evaluation of the signs and symptoms of temporomandibular disorders in children with headaches. Arquivos de Neuro-Psiquiatria 65:251, 2007.
50 . Rowe J, Kahn R: Successful aging and disease prevention. Adv Ren Replace Ther 7:70, 2000.
51 . Alexiou KE, Stamatakis HC, Tsiklakis K. Evaluation of the severity of temporomandibular joint osteoarthritic changes related to age using cone beam computed tomography. Dentomaxillofacial Radiology 38:141.147, 2009.
52. Nannmark U, Sennerby L, Haraldson T: Macroscopic, microscopic and radiologic assessment of the condylar part of the TMJ in elderly subjects. An autopsy study. Swed Dent J 14:163, 1990.

53 . De Leeuw R, Boering G, van der Kuijl B, et.al: Hard and soft tissue imaging of the temporomandibular joint 30 years after diagnosis of osteoarthrosis and internal derangement. J Oral Maxiofac Surg 54:1270, 1996.
54. Muto T, Takeda S, Kanazawa M, et.al. The effect of head posture on the pharyngeal airway space (PAS). Int J Oral Maxillofac Surg 31:570.583, 2002.
55 . Ribeiro EC, Marchiori SC, da Silva AM. Electromyographic muscle EMG activity in mouth and nasal breathing children. Cranio 22:145.150, 2004.
56. Han J, Park S, Kim Y, et.al. Effects of forward head posture on forced vital capacity and respiratory muscles activity. J Phys Ther Sci 28:128.131, 2016.
57 . Kretapirom K, Okochi K, Nakamura S, et.al. MRI characteristics of rheumatoid arthritis in the temporomandibular joint. Dentomaxillofac Radiol 42:31627230, 2013.
58 . Goodman CC, Fuller KS: Pathology: Implications for the physical therapist (ed. 4). Philadelphia, WB Saunders, 2014.
59. Winocur E, Gavish A, Halachmi M, et.al: Generalized joint laxity and its relation with oral habits and temporomandibular disorders in adolescent girls. J Oral Rehabil 27:614, 2000.
60. Yang X, Pernu H, Pyhtinen J, et.al: MR abnormalities of the lateral pterygoid muscle in patients with nonreducing disk displacement of the TMJ. Cranio 20:209, 2002.
61 . Okeson JP, De Leeuw R. Differential diagnosis of temporomandibular disorders and other orofacial pain disorders. Dent Clin N Am, 55:105.120, 2011.
62 . Wang XD, Zhang JN, Gan YH, et.al. Current understanding of pathogenesis and treatment of TMJ osteoarthritis. J Dental Research 94:666.673, 2015.

단원 3

상지 관절 복합체
Upper Extremity Joint Complexes

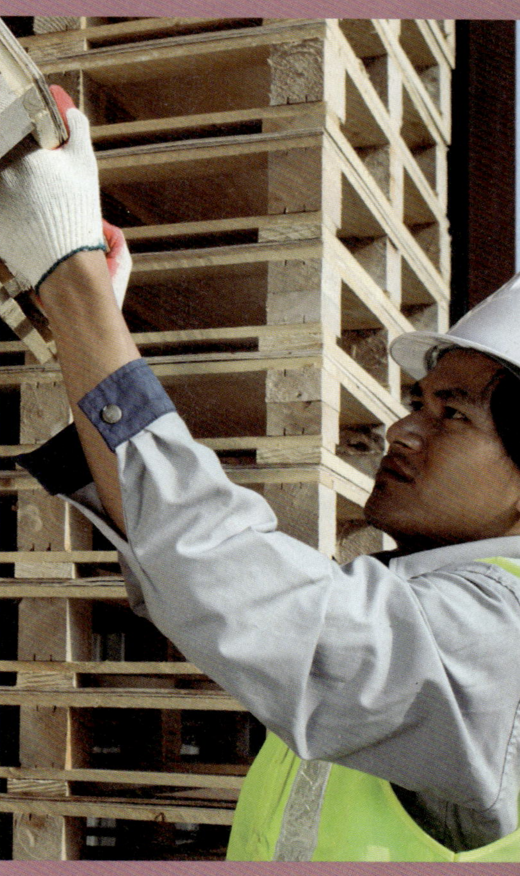

어깨 복합체

The Shoulder Complex

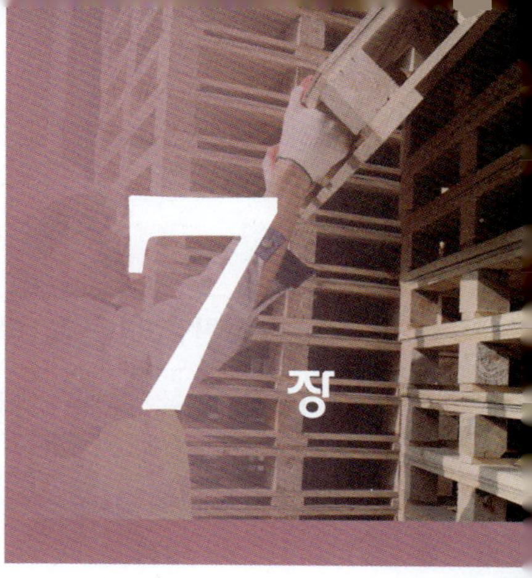

Paula M. Ludewig, PT, PhD, FAPTA | John Borstad, PT, PhD

본장 개요

해부학 개요

오목위팔관절의 근육 작용

테이블 키: 1차 작용근 2차 작용근

시상면	굽힘	폄
	어깨세모근(앞쪽 섬유) 큰가슴근(빗장갈래) 위팔두갈래근 부리위팔근	어깨세모근(뒤족 섬유) 넓은등근 위팔세갈래근(긴가래) 큰가슴근(복장갈래) 큰원근
이마면	**벌림**	**모음**
	가시위근 어깨세모근(중간 섬유)	큰가슴근 넓은등근 큰원근 부리위팔근
가로면	**안쪽돌림**	**가쪽돌림**
	큰가슴근 어깨밑근 큰원근 넓은등근 어깨세모근(앞쪽 섬유)	가시아래근 작은원근 어깨세모근(뒤쪽 섬유)

어깨가슴관절의 근육 작용

테이블 키: 1차 작용근 2차 작용근

내밈	뒷당김
앞톱니근 큰가슴근 작은가슴근	중간등세모근 마름근
올림	**내림**
위등세모근 어깨올림근 마름근	아래등세모근 넓은등근 작은가슴근
위쪽돌림	**아래쪽돌림**
앞톱니근 위등세모근 아래등세모근	마름근 넓은등근 어깨올림근 작은가슴근

해부학 개요

어깨 근육의 부착점		
근육	**몸쪽 부착점**	**먼쪽 부착점**
큰가슴근	**빗장갈래:** 빗장뼈 안쪽 절반의 앞쪽면 **복장갈래:** 복장뼈의 앞쪽면, 상위 6개 갈비연골, 배바깥빗근의 널힘줄	위팔뼈 결절사이고랑의 가쪽입술과 큰결절의 능선
작은가슴근	갈비연골 근처의 3번-5번 갈비뼈	부리돌기의 안쪽가장자리와 위쪽면
앞톱니근	1번-8번 갈비뼈 가쪽 부분의 바깥면	어깨뼈 안쪽가장자리의 앞쪽면
등세모근	위목덜미선의 안쪽 1/3, 가쪽뒤통수뼈융기, 목덜미인대, C7-T12의 가시돌기	빗장뼈 가쪽 1/3, 봉우리돌기, 어깨뼈가시
넓은등근	하위 6개 등뼈의 가시돌기, 등허리널힘줄, 엉덩뼈능선, 하위 3-4개 갈비뼈	위팔뼈 결절사이고랑의 바닥
어깨올림근	C1-C4의 가로돌기	어깨뼈 안쪽가장자리의 위쪽면
작은마름근	목덜미인대; C7-T1의 가시돌기	어깨뼈가시의 안쪽 끝단에 있는 삼각 영역
큰마름근	T2-T5의 가시돌기	어깨뼈가시와 아래각사이의 어깨뼈 안쪽가장자리
어깨세모근	빗장뼈 가쪽 1/3, 봉우리돌기와 어깨뼈가시	위팔뼈 어깨세모근결절
가시위근	어깨뼈의 가시위오목	위팔뼈 큰결절의 위쪽 파셋
가시아래근	어깨뼈의 가시아래오목	위팔뼈 큰결절의 중간 파셋
작은원근	어깨뼈 가쪽가장자리의 중간면	위팔뼈 큰결절의 아래쪽 파셋
큰원근	어깨뼈아래각의 뒤쪽면	결절사이고랑(두갈래근고랑)의 안쪽입술
어깨밑근	어깨밑오목 (어깨뼈 앞쪽면의 대부분)	위팔뼈 작은결절
위팔두갈래근	**짧은갈래:** 부리돌기의 끝 **긴갈래:** 어깨뼈의 오목위결절	노뼈거친면
부리위팔근	부리돌기의 끝	위팔뼈 안쪽면의 중간 1/3
위팔세갈래근	**긴갈래:** 어깨뼈의 오목아래결절	팔꿈치머리돌기의 몸쪽 끝단

서론(Introduction)

어깨 복합체는 빗장뼈, 어깨뼈 및 위팔뼈 등 3개의 뼈로 복잡하게 이루어지며, 팔과 가슴우리를 연결하는 3개의 관절로 구성된다. 어깨 복합체의 관절 구조는 주로 가동성을 위해 설계되어 있으며, 우리로 하여금 넓은 공간 범위를 통해 팔을 움직이고 위치하도록 만든다. 위팔뼈와 어깨뼈로 이루어진 **오목위팔관절**(GH joint)은 인체의 어느 다른 관절보다 더 큰 가동성을 갖는다. 비록 어깨 복합체의 구성이 팔 전체 질량의 절반을 구성한다 할지라도, 그들은 **복장빗장관절**(SC joint)을 통해 축성 뼈대에 연결된다.[1] 결과적으로, 근육의 힘이 팔이음뼈를 가슴우리에 고정하고 또 팔 움직임을 위한 안정된 기반을 제공하는 중요한 기전으로 작용한다.

가동성과 안정성을 위한 어깨 복합체의 모순된 조건은 능동의 힘, 즉 **동적 안정화**를 통해 충족된다. 이런 동적 안정성은 어깨 복합체에서 자주 고려되는 개념이다. 본질적으로, 동적 안정성은 가동 분절이나 분절 세트가 관절면 형태, 관절주머니, 또는 인대 등과 같은 수동의 힘에 의해 크게 제한되지 않을 때 존재하지만, 그 대신 능동의 힘 또는 동적 근육 제어에 크게 좌우된다. 동적 안정성은 어깨 복합체가 정상적인 기능을 할 때, 적절한 안정성을 제공할 뿐만 아니라 어깨 복합체를 위한 넓은 가동 범위를 허용한다. 그러나 팔이음뼈에 대한 경쟁적인 가동성과 안정성의 요구와, 구조와 기능 사이의 타협을 중계하는 복잡한 구조적이고 기능적 설계는 어깨 복합체를 기능장애와 불안정에 쉽게 노출되는 구조물로 만든다.

어깨 복합체의 뼈성 분절은 빗장뼈, 어깨뼈, 위팔뼈이다(그림 7-1). 이들 3 분절은 3개의 상호의존적인 관절에 의해 연결된다: 복장빗장관절(SC), **봉우리빗장관절**(AC), 그리고 오목위팔관절(GH). 어깨뼈와 가슴우리 사이의 연결은 비록 섬유성 관절, 연골성 관절 또는 윤활관절 중 어느 관절의 특성도 갖고 있지 않지만, 종종 **어깨가슴관절**(ST)로 간주된다. 그 대신, 가슴우리에 대한 어깨뼈의 움직임은 복장빗장관절의 움직임, 봉우리빗장관절의 움직임 또는 복장빗장관절과 봉우리빗장관절의 결합 운동에 의해 일어난다. 어깨가슴관절은 문헌에서 흔히 "기능적 관절"로 언급된다. 어깨 복합체의 일부로 종종 고려되는 다른 기능적 관절로는 **봉우리밑관절**(**위팔위관절**)이 있다. 봉우리밑관절은 부리봉우리활 밑에서 일어나는 위팔뼈머리의 움직임에 의해 형성된다. 이런 기능적 관절의 움직임이 어깨의 기능과 기능장애에 중요한 역할을 하지만, 우리는 봉우리밑관절을 **봉우리밑공간**으로 간주할 것이고, 하나의 단독 관절이기보다는 오목위팔관절의 한 성분으로 간주할 것이다.

어깨 복합체를 구성하는 관절들은 비록 대다수 사람의 가동범위가 적을지라도, 몸통의 움직임과 결합하여 팔을 180°까지 올림하는데 기여한다. 팔의 **올림**(Elevation)은 팔을 **굽힘하거나 벌림할 때**(시상면의 굽힘, 이마면의 벌림, 또는 시상면과

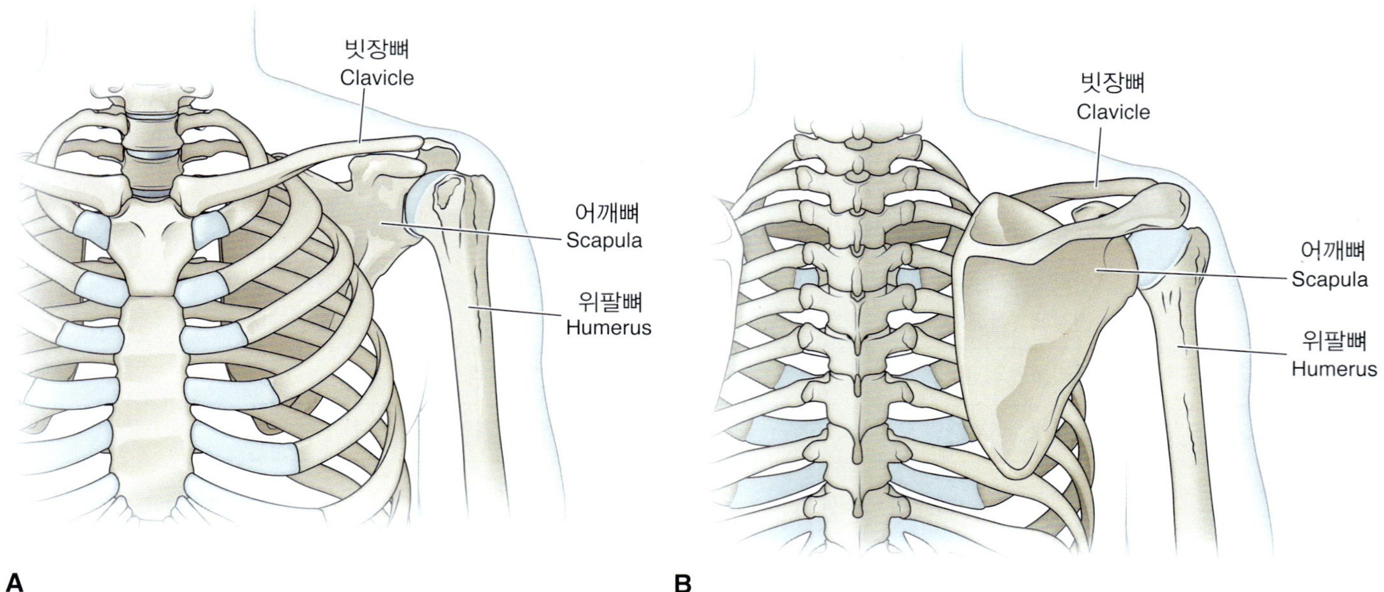

그림 7-1. A. 앞쪽에서 본 어깨 복합체의 3개 성분(위팔뼈, 어깨뼈 및 빗장뼈). B. 뒤쪽에서 본 어깨 복합체의 3개 성분.

이마면 사이의 모든 움직임을 포함하는) 일어나는 어깨뼈, 빗장뼈 및 위팔뼈의 결합 운동이다. 가슴우리에 대한 어깨뼈의 움직임은 팔의 올림에 필요한 어깨 복합체의 전체 움직임 중 1/3을 담당하는 한편, 오목위팔관절의 움직임은 전체 움직임 중 나머지 2/3를 담당한다. 비록 모든 3개 관절의 통합된 기능이 주요 관심사이기는 하지만, 통합된 동적 기능을 알기 전에, 어깨 복합체의 개별 관절과 구성을 먼저 알아야 한다.

어깨 복합체의 관절과 구조 (Shoulder Complex Joints and Structures)

복장빗장관절의 구조 (Sternoclavicular Joint Structure)

복장빗장관절은 축성 뼈대와 어깨와 팔 사이에 있는 유일한 구조적 부착점이다. 복장빗장관절은 윤활관절로 분류되며, 3개의 돌림운동과 3개의 병진운동을 가진다.

복장빗장관절(Sternoclavicular Articulation)

복장빗징관절(그림 7-2)은 2개의 얕은 안장모양의 관절면으로 이루어졌지만, 종종 평면윤활관절(안장관절보다는)로 간주되는데, 그 이유는 안장모양이 약한 편이고 나쁜 관절일치성을 가지고 있기 때문이다. 빗장뼈의 작은 관절면은 앞쪽과 아래쪽에 위치하고, 반면 빗장뼈의 복장쪽 관절면은 복장뼈에 있는 자루 파셋의 폭을 거의 덮고 있다.[2] 1번 갈비뼈의 연골도 SC 관절의 일부이다. 안쪽 빗장뼈의 위쪽과 뒤쪽 부분은 복장뼈와 접촉하지 않지만, 부속 관절구조물(**관절원반**, **관절주머니** 및 **빗장사이인대**)을 위한 부착점으로 작용한다. 안정 시, 복장빗장관절의 공간은 쐐기모양이고, 위쪽으로 열려 있다. 복장뼈자루에 대한 빗장뼈의 움직임은 빗장뼈, 관절원반 및 갈비연골 사이의 접촉 면적 변화를 초래한다.

복장빗장관절의 부속 관절구조물 (Sternoclavicular Accessory Joint Structures)

복장빗장관절은 관절면사이의 일치성을 증가시키고 관절하중을 분산시키는 섬유연골성 원반을 가지고 있다. 원반의 위쪽 부분은 뒤위쪽 빗장뼈에 붙어 있고, 원반의 아래쪽 부분은 복장뼈자루와 1번 갈비연골, 그리고 섬유성 관절주머니의 앞쪽면과 뒤쪽면에 붙는다.[3] 그림 7-3에서 보듯이, 원반은 복장빗장관절의 공간을 대각선으로 가로질러 2개의 공간으로 나눈다.[1] 원반은 관절 일치성을 증가시키고, 또 빗장뼈

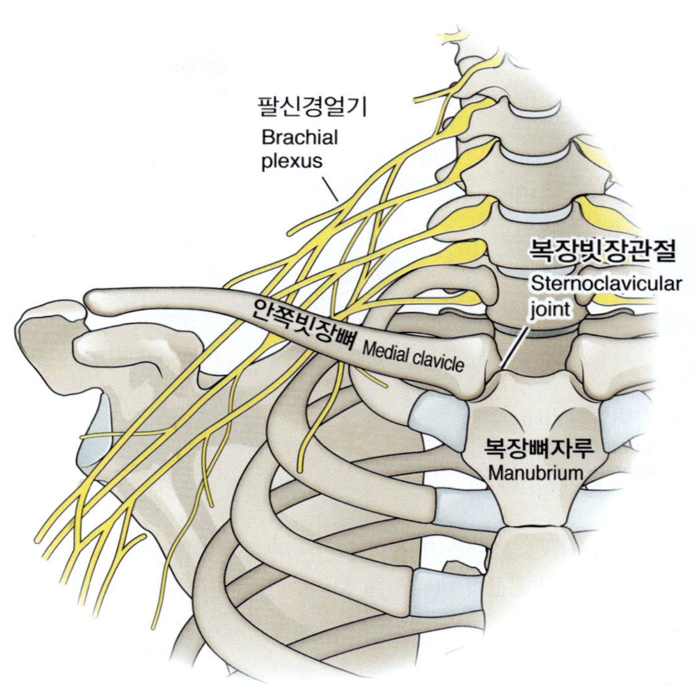

그림 7-2. 복장빗장관절은 안쪽빗장뼈가 복장뼈자루와 1번 갈비연골과 상호적으로 볼록-오목한 관절면(안장관절)을 띠는 관절이다. 복장빗장관절은 안장관절이나 평면관절로 간주된다.

가쪽끝단에서 복장빗장관절까지 빗장뼈를 따라 전달되는 힘을 흡수함으로써 SC 관절의 안정성을 향상시킨다. 그림 7-3에서, 관절원반의 대각선 부착물은 빗장뼈의 안쪽 병진운동을 제한할 것이고, 만약 제한하지 못하면, 빗장뼈의 안쪽관절면이 얕은 자루파셋을 벗어날 수 있음에 주의한다. 관절원반은 안쪽빗장뼈와 실질적으로 접촉하는 부위로서 안쪽으로 향하는 힘을 분산시켜, 강한 압박으로부터 작은 자루파셋을 보호한다. 비록 빗장뼈에 대한 안쪽 방향의 힘이 작고 자주 발생하지 않지만, 우리가 **봉우리빗장관절**, **위등세모근** 및 부리빗장인대의 기능을 검사할 때 이런 안쪽 방향의 힘을 보게 될 것이다.

팔과 어깨가 움직일 때, 원반은 빗장뼈 안쪽끝단을 위한 축처럼 작용하지만, 원반의 역할은 움직임에 따라 달라진다. **빗장뼈가 올림하고 내림할 때** 빗장뼈의 안쪽관절면은 상대적으로 고정된 원반 위에서 구르기와 활주를 하고, 이때 원반의 위쪽 부착점이 축으로 작용한다. **빗장뼈가 내밈하고 뒷당김 할 때**, 관절원반과 빗장뼈의 안쪽관절면이 자루파셋 위에서 구르기와 활주를 한다. 이때는 원반의 아래쪽 부착점이 축으로 작용한다.[1] 그러므로 올림과 내림 동안에는 원반이 복장뼈자루의 일부로 간주되고, 또 내밈과 뒷당김 동안에는, 빗장뼈의 일부로 간주된다.

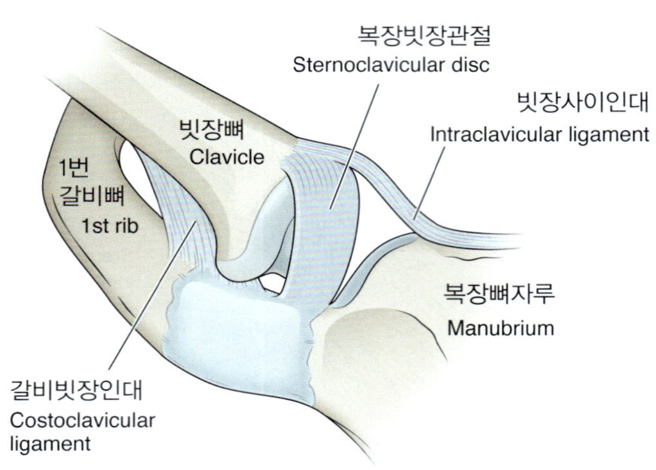

그림 7-3. 복장빗장관절의 원반은 관절 공간을 2개의 공간으로 나눈다(관절 공간의 내부를 잘 보여주기 위해 빗장뼈를 약간 벌린 상태이다).

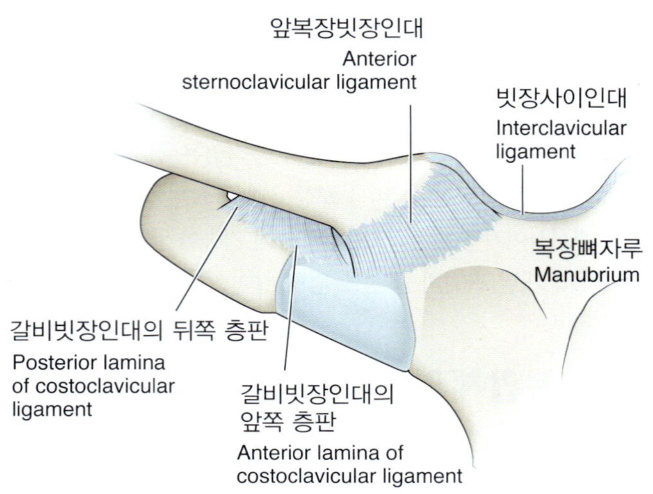

그림 7-4. 복장빗장관절의 인대. 복장빗장관절의 운동축은 갈비빗장인대의 위치에 위치하는 것처럼 보인다.

확장 개념 7-1
복장빗장관절의 3 구역

복장빗장관절을 해부학적으로 조사해 보면, 복장빗장관절은 2개의 기능적 단위가 아니라 3개의 기능적 단위를 가지고 있다: 올림과 내림을 위한 원반과 빗장뼈 사이의 가쪽 구역, 내밈과 뒷당김을 위한 원반과 복장뼈자루 사이의 안쪽 구역, 그리고 긴축의 앞쪽돌림과 뒤쪽돌림을 위한 갈비빗장관절. 앞쪽돌림과 뒤쪽돌림은 1번 갈비뼈 위에 있는 원반의 일부와 안쪽빗장뼈 관절면의 앞아래쪽 가장자리 "사이(conus)"에서 일어나는 것으로 생각된다.[4]

복장빗장관절의 관절주머니와 인대 (Sternoclavicular Capsule and Ligaments)

복장빗장관절은 매우 강한 섬유성 관절주머니에 의해 둘러싸여 있지만, 대부분의 지지는 다음과 같은 3개의 인대 복합체에 의해 이루어진다: **앞쪽**과 **뒤쪽 복장빗장인대**, **갈비빗장인대**, 빗장사이인대(그림 7-4). 앞쪽과 뒤쪽의 복장빗장인대는 관절주머니를 보강하고, 주로 안쪽빗장뼈의 앞뒤 병진을 제어한다. 특히 두꺼운 관절주머니의 뒤쪽면이 양쪽 병진운동을 제한하는 주요 장치이다. 관절주머니 뒤쪽은 복장뼈에 대한 빗장뼈 안쪽끝단의 뒤쪽 병진운동으로 주로 제한해 준다.[5] 갈비빗장인대는 빗장뼈와 1번 갈비뼈 사이에 있는 강한 인대이며, 2개 분절(또는 **층판**)을 가지고 있다. 앞쪽 분절(층판)은 1번 갈비뼈에서 가쪽 방향으로 빗장뼈에 연결되고, 뒤쪽 분절(층판)은 1번 갈비뼈에서 안쪽 방향으로 빗장뼈에 연결된다.[3,6] 이들 양쪽 층판은 가쪽 빗장뼈의 올림을 제한하고, 원반에 대한 안쪽빗장뼈의 구르기와 활주 운동에 기여할 수도 있다.[7] 또한 갈비빗장인대는 목빗근과 복장목뿔근에 의해 위쪽에서 빗장뼈로 가해지는 힘을 흡수하고 전달하는 반면, 뒤쪽 층판은 빗장뼈의 안쪽 병진운동에 저항할 것이다. 빗장사이인대는 복장뼈에 대한 가쪽 빗장뼈의 과도한 내림과 안쪽 빗장뼈의 위쪽 활주를 제한한다.[8,9] 빗장사이인대에 의한 빗장뼈 내림의 제한은 1번 갈비뼈와 빗장뼈 사이를 통과하는 팔신경얼기나 빗장밑동맥과 같은 구조물을 보호해 준다(그림. 7-2 참고).

봉우리빗장관절의 구조 (Acromioclavicular Joint Structure)

봉우리빗장관절(AC)은 어깨뼈를 가쪽 빗장뼈에 연결한다. 일반적으로 봉우리빗장관절은 평면 윤활관절로 간주되고, 3개의 돌림운동과 3개의 병진운동을 가진다. 봉우리빗장관절의 주요 기능은 팔을 움직일 때, 어깨뼈를 3차원으로 회전하는 것이다. 이런 기능은 3가지 목적을 만족한다: 팔의 움직임을 증가시킨다; 위팔뼈머리 밑에 관절오목을 위치시킨다; 어깨뼈를 가슴우리에 최대로 접촉시킨다. 봉우리빗장관절은 팔에 가해지는 힘을 빗장뼈 쪽으로 전달시킨다.

봉우리빗장관절(Acromioclavicular Articulation)

봉우리빗장관절은 빗장뼈의 가쪽끝단과 봉우리돌기에 있는 작은 파셋이 이루는 관절이다(그림 7-5). 관절 파셋은 일치성

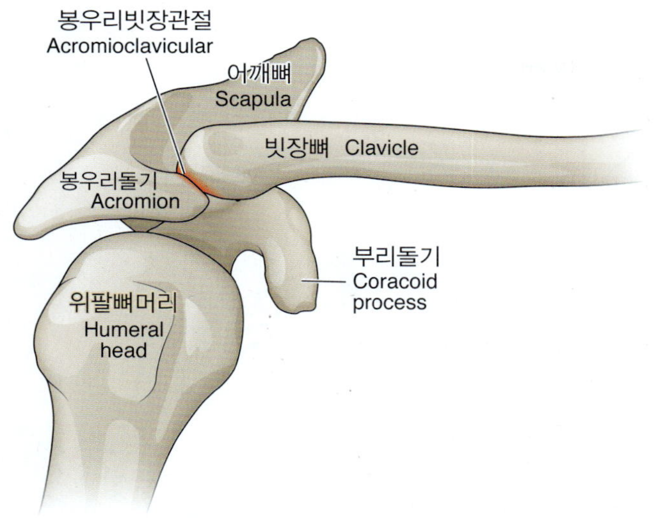

그림 7-5. 봉우리빗장관절은 가쪽빗장뼈와 어깨뼈 봉우리돌기가 이루는 관절이고, 일치성 떨어지는 평면관절이다.

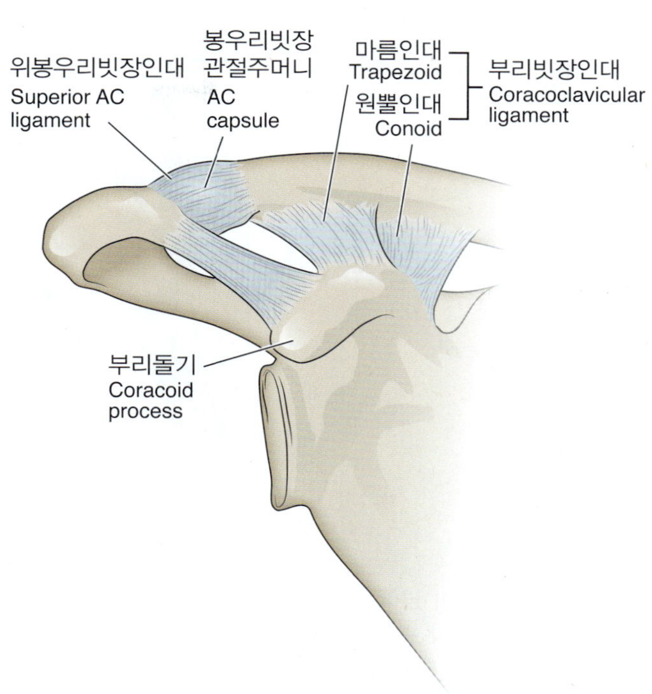

그림 7-6. 봉우리빗장관절의 관절주머니와 인대는 부리빗장인대를 포함하고 있고, 부리빗장인대는 마름인대와 원뿔인대로 구성된다.

이 나쁜 편이고, 납작한 형태에서 오목–볼록 형태까지 다양한 모양을 띤다.[6] 그리고 관절면의 수직 방향으로 인해 봉우리빗장관절은 전단력의 퇴행성 효과에 쉽게 노출된다.[10]

봉우리빗장관절의 부속 관절구조물 (Acromioclavicular Accessory Joint Structures)

초기의 봉우리빗장관절은 빗장뼈와 봉우리사이에 있는 섬유연골성 관절이다. 섬유연골성 관절이 융합된다. 많은 시간 동안 계속 팔을 사용하면, 봉우리빗장관절 안에 반달판이 형성될 수 있는 관절공간이 생긴다.[11] 원반 또는 섬유연골성 물질은 사람에 따라, 연령에 따라, 그리고 동일 사람의 양쪽 어깨에 따라 다른 크기를 가질 수 있다.

봉우리빗장관절의 관절주머니와 인대 (Acromioclavicular Capsule and Ligaments)

봉우리빗장관절의 관절주머니는 약한 편이고, **위봉우리빗장인대**, **아래봉우리빗장인대** 및 부리빗장인대의 보강을 통해 관절 온전성을 유지한다(그림 7-6). 봉우리빗장인대는 관절면과 나란하게 붙어서 관절주머니를 보조한다; 위봉우리빗장인대는 앞쪽 힘이 가쪽빗장뼈에 가해져서 발생하는 AC 관절의 움직임을 제한해 준다.[12,13] 위봉우리빗장인대의 섬유들은 **등세모근**과 **어깨세모근**의 널힘줄에 의해 보강되고, 아래쪽 관절주머니와 인대보다 위쪽 인대를 더 강하게 만든다.

부리빗장인대는 비록 봉우리빗장관절을 직접 보강하지 않지만, 봉우리빗장관절의 위쪽, 아래쪽 및 회전 안정성을 제공하기 위해 빗장뼈와 어깨뼈를 견고하게 연결시킨다.[12] 이 인대는 안쪽의 **원뿔인대**와 가쪽의 **마름인대**로 나누어진다. 원뿔인대는 삼각형에 가깝고 수직 방향으로 배열되며, 마름인대는 사각형에 가깝고 수평으로 배열된다.[6] 부리빗장인대의 두 부분은 지방조직과 큰 윤활주머니에 의해 분리된다.[9] 그리고 이들 두 인대는 빗장뼈의 아래면에 부착하고, 어깨 생체역학에 대한 그들의 영향은 "어깨 복합체의 통합 기능" 단락에서 설명될 것이다. 비록 봉우리빗장관절의 관절주머니와 인대도 회전력과 병진력에 어느 정도 저항할 수 있지만, 큰 병진운동과 돌림 운동에 대한 저항 장치는 부리빗장인대에 의해 이루어진다.

부리빗장인대의 원뿔인대는 가쪽 빗장뼈에 대한 봉우리돌기의 아래쪽 병진운동을 주로 제한한다.[13] 마름인대는 봉우리돌기에 대한 가쪽 빗장뼈의 뒤쪽 병진운동을 주로 제한한다.[14,15] 부리빗장인대의 두 인대는 봉우리비장관절에서 어깨뼈의 위쪽 돌림을 제한한다. 위팔뼈를 따라 전달되는 안쪽 방향의 힘이 어깨뼈의 관절오목에 전달될 때, 부리빗장인대 복합체(특히, 수평 방향의 마름인대에 의해)가 빗장뼈에 대한 어깨뼈의 안쪽 변위를 막아준다. 이런 안쪽 방향의 힘은 부리빗장인대에 의해 빗장

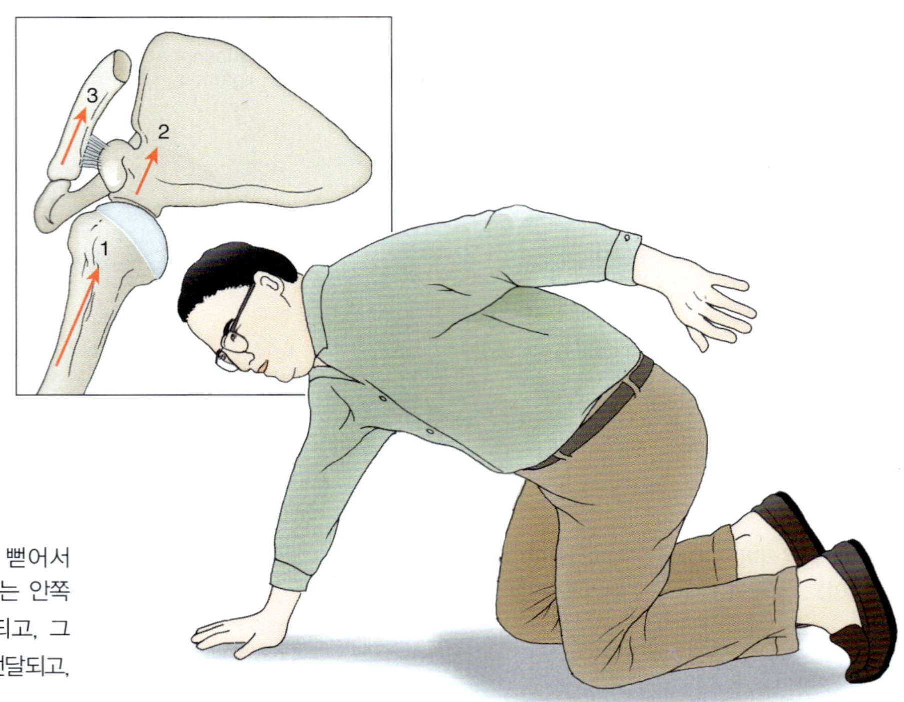

그림 7-7. 사람이 넘어질 때 팔을 뻗어서 짚으면, 위팔뼈를 따라 위쪽으로 올라오는 안쪽 방향의 힘(1)은 관절오목(2)으로 전달되고, 그 다음 부리빗장인대(3)를 통해 빗장뼈로 전달되고, 마지막으로 복장빗장관절로 전달된다.

뼈로 전달되고, 이 힘은 다시 강한 복장빗장관절로 전달된다(그림 7-7). 부가적으로, 어깨 기능에 대한 부리빗장인대의 다른 중요한 기능은 팔을 올림할 때 어깨뼈의 위쪽돌림과 빗장뼈의 뒤쪽돌림을 결합시키는 것이다.

어깨가슴관절의 구조 (Scapulothoracic Joint Structure)

어깨가슴관절(Scapulothoracic Articulation)

어깨가슴관절은 가슴우리와 어깨뼈 앞쪽면의 연결에 의해 형성된다. 이 관절은 해부학적 관절이 아닌데, 그 이유는 섬유성 관절, 연골성 관절, 윤활관절 등에 의한 뼈 분절의 결합이 아니기 때문이다. 반대로 어깨뼈와 가슴우리의 관절은 봉우리빗장관절과 복장빗장관절의 통합에 의해 좌우된다. 복장빗장관절과 봉우리빗장관절은 어깨가슴관절과 상호의존적이다. 왜냐하면, 어깨뼈가 봉우리빗장관절을 통해 빗장뼈의 가쪽끝단에서 어깨뼈 봉우리까지 연결되기 때문이다: 그 다음 빗장뼈는 복장빗장관절에서 축성 뼈대에 연결된다. 가슴우리에 대한 어깨뼈의 움직임은 봉우리빗장관절, 복장빗장관절, 또는 이들 두 관절의 움직임을 초래해야 한다. 이것은 가슴우리, 봉우리빗장관절과 복장빗장관절과 함께, 어깨가슴관절을 진정한 닫힌사슬의 일부로 만들어 준다. 개별 복장빗장관절과 봉우리빗장관절의 관찰과 측정은 가슴우리에 대한 어깨뼈의 움직임을 관찰하고 측정하는 것보다 더 어렵다. 결과적으로, 어깨가슴관절의 위치와 움직임은 어깨가슴관절의 움직임이 의존하는 복장빗장관절과 봉우리빗장관절의 움직임보다 훨씬 더 자주 관찰되고 측정된다.

어깨뼈는 가슴우리의 뒤쪽면에서 2번–7번 갈비뼈 사이에 위치하고, 정중선으로부터 약 5㎝ 떨어져 있다. 가슴우리에 대한 어깨뼈의 안정 자세는 그림 7-8에 그려져 있다. 어깨뼈는 이마면으로부터 30–45°정도 안쪽돌림되고(그림 7-8A), 수직으로부터 약 10–15° 앞쪽경사지고(그림 7-8B), 또 수직으로부터 5–10° 위쪽돌림된다.[16,17] 위쪽돌림의 크기는 어깨뼈가시뿌리에서 봉우리빗장관절을 지나는 축과 수직되는 세로축을 기준으로 묘사된다(그림 7-8C). 만약 어깨뼈의 척추쪽 가장자리가 기준이 되는 세로축을 사용하면, 안정자세때의 위쪽돌림의 크기는 수직으로부터 대개 2–3°되는 것으로 기술된다.[18] 비록, 안정 자세의 어깨뼈에 대한 이들 기준값이 인증될지라도, 건강한 대상자 사이에서도 실질적인 개별 변수가 어깨뼈의 안정 자세에서 존재한다.[19]

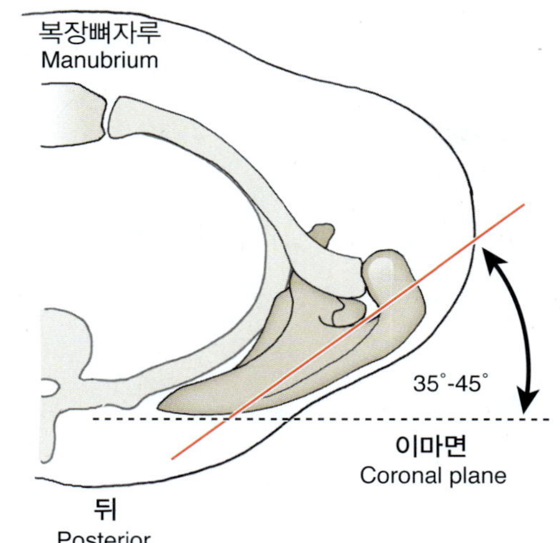

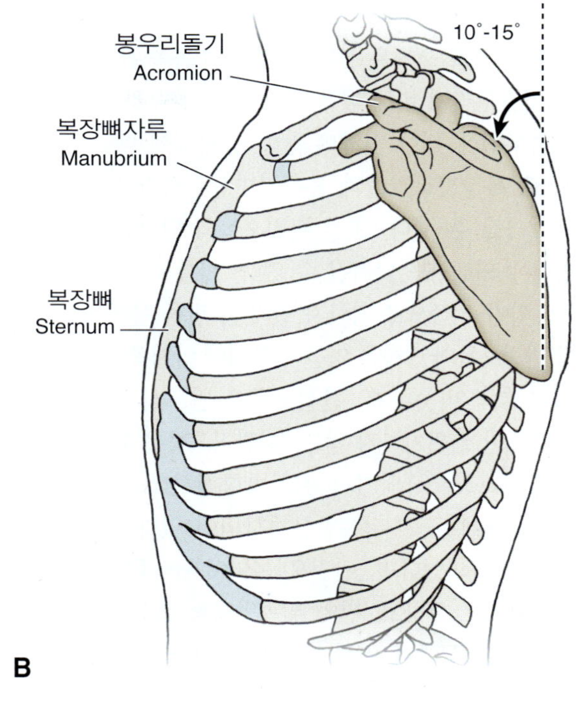

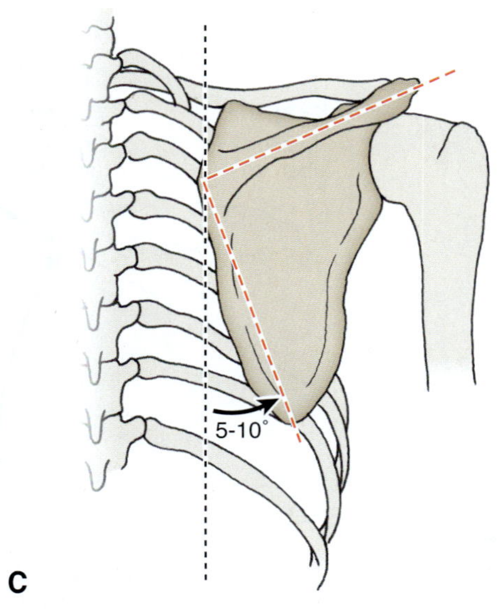

그림 7-8. 가슴우리에 대한 어깨뼈의 안정 자세. **A.** 위쪽에서 보면, 어깨뼈의 안정 자세는 이마면으로부터 35–45° 안쪽돌림되어 있음을 알 수 있다. **B.** 측면에서 보면, 어깨뼈가 수직면으로부터 약 10–15° 앞쪽경사되어 있음을 알 수 있다. **C.** 뒤쪽에서 보면, 어깨뼈의 "세로축" (어깨뼈가시를 통과하는 축과 수직되는)이 수직으로부터 5–10° 위쪽돌림되어 있음을 알 수 있다.

오목위팔관절의 구조 (Glenohumeral Joint Structure)

오목위팔관절은 3개의 돌림운동과 3개의 병진운동을 가진 절구관절이다. 이 관절은 관절주머니와 여러 개의 인대와 윤활주머니를 가지고 있다. 오목위팔관절은 위팔뼈머리와 상대적으로 작은 관절오목(glenoid fossa)으로 구성되어 있다(그림 7-9). 어깨뼈의 관절오목이 오목위팔관절의 몸쪽 분절에 있기 때문에 어깨뼈의 어떤 움직임도 오목위팔관절의 기능에 영향을 미칠 수 있다. 오목위팔관절은 팔을 가동성을 증가시킬 수 있는 만족스런 관절 일치성을 가지고 있고, 손의 유연한 자세 취하기를 허용한다. 이것으로 인해 오목위팔관절의 감소된 안정성은 오목위팔관절로 하여금 퇴행성 변화, 불안정 및 내부장애(derangement)를 쉽게 당할 수 있게 만든다.

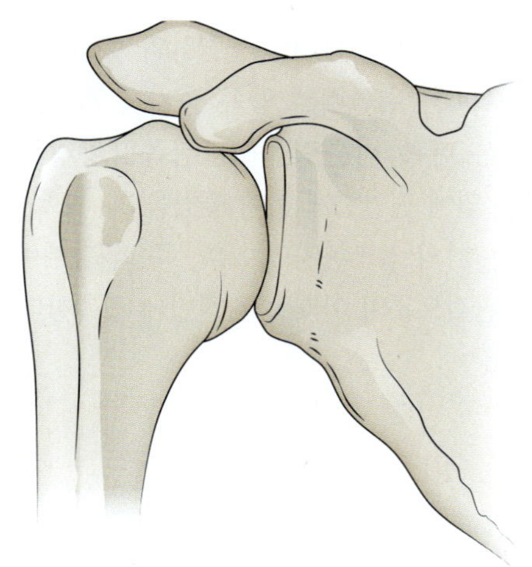

그림 7-9. 오목위팔관절(glenohumeral joint)

몸쪽 관절면(Proximal Articular Surface)

어깨뼈의 관절오목은 오목위팔관절의 몸쪽 관절면으로 작용한다. 가슴우리에 비해 얕은 오목함을 가진 관절오목의 방향은 가슴우리에 대한 어깨뼈의 안정 자세에 따라 달라질 수 있고, 또 복장빗장관절과 봉우리빗장관절의 움직임에 따라서도 달라질 수 있다. 또한 관절오목의 방향은 어깨뼈 자체의 형태에 의해서도 달라질 수 있다. 비록 대부분의 관절오목 방향이 약간 위쪽으로 경사져 있지만, 팔을 몸통에 옆에 놓았을 때 관절오목의 방향은 약간 위쪽이나 아래쪽으로 경사질 수도 있다.[19–21] 비슷하게, 관절오목은 반드시 어깨뼈의 면과 수직되는 면에 위치하지 않는다; 관절오목은 10°까지 앞쪽방향경사(anteversion)되거나 뒤쪽방향경사(retroversion)될 수도 있고, 대개 6–7° 뒤쪽방향경사되어 있다.[20] 관절오목이 앞쪽방향경사되었다면, 관절오목은 어깨뼈몸통에 비해 약간 앞쪽 방향으로 향하고, 만약 뒤쪽방향경사되어 있다면, 관절오목은 어깨뼈몸통에 비해 약간 뒤쪽 방향으로 향한다.

먼쪽 관절면(Distal Articular Surface)

위팔뼈머리는 오목위팔관절의 먼쪽 관절면이고, 관절오목의 관절면보다 더 큰 관절면을 가지고 있다. 그리고 위팔뼈머리의 관절면은 구의 1/3에서 1/2까지 관절면을 형성하고 있다. 해부학적 자세에서, 위팔뼈머리는 위팔뼈몸통과 위팔뼈 관절융기에 대해 안쪽, 위쪽, 그리고 뒤쪽 방향으로 향하고 있다. **경사각**은 위팔뼈몸통을 세로로 통과하는 긴축과 위팔뼈머리와 위팔뼈목을 통과하는 축에 의해 결정되며, 이마면에서 경사각의 정상범위는 130–150°이다(그림 7-10A). **비틀림각**은 위팔뼈머리와 위팔뼈목을 통과하는 축과 위팔뼈의 양쪽 관절융기를 통과하는 축 사이에서 이루어지는 각도에 의해 결정되며, 가로면에서 비틀림각의 정상 범위는 약 30°이다(그림 7-10B). 위팔뼈의 양쪽 융기에 대한 위팔뼈머리의 뒤쪽 방향은 **뒤쪽 비틀림**, 또는 **뒤쪽방향경사**로 정의된다. 팔을 몸통 옆에 편안하게 붙여 놓았을 때, 오목위팔관절의 양쪽 관절면은 거의 접촉하지 않는다. 즉, 위팔뼈머리의 아래쪽 관절면만 관절오목의 아래쪽 관절면에 접촉한다(그림. 7-9 참고).[22,23]

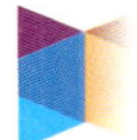

기본 개념 7-1
위팔뼈의 뒤쪽방향경사(Humeral Retroversion)

가슴우리에 대한 어깨뼈가 안정 자세일 때 안쪽으로 돌림되기 때문에(그림. 7-8A 참고), 위팔뼈머리의 정상 뒤쪽방향경사는 위팔뼈머리를 관절오목 쪽으로 향하게 만들어 오목위팔관절의 일치성을 증가시킨다(그림 7-11). 위팔뼈의 양쪽 관절융기가 이마면 상에 배열되어 있을 때(해부학적으로 중립위를 취할 때), 위팔뼈머리의 뒤쪽방향경사가 크면 클수록, 위팔뼈머리는 관절오목에 대해 더 많이 뒤쪽으로 향하게 된다(그림 7-12).

중요하게도, 이런 뒤쪽방향경사의 증가는 위팔뼈의 가쪽돌림을 증가시키고, 안쪽돌림을 감소시킨다. 오목위팔관절의 가쪽돌림의 증가와 안쪽돌림의 감소는 던지기 운동선수의 팔에게 뚜렷하게 나타나고, 이런 근거는 위팔뼈 뒤쪽방향경사의 증가가 ROM 적응에 기여할 수 있는 하나의 기전임을 제시한다.[24,25]

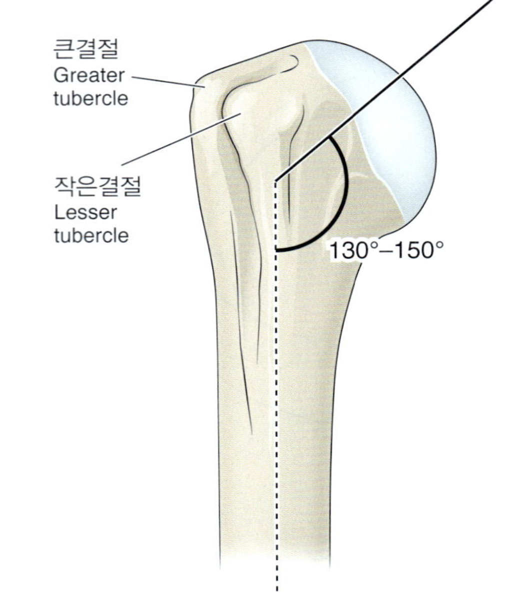

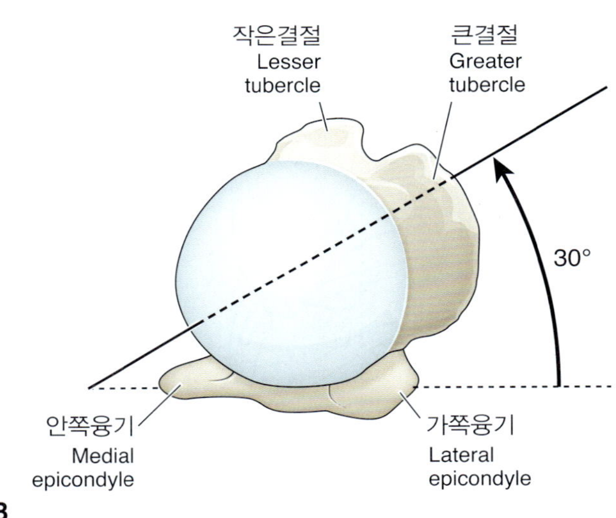

그림 7-10. A. 정상 경사각(위팔뼈머리와 위팔뼈몸통 사이의 각)은 10–150°이다. B. 위에서 아래쪽으로 위팔뼈머리와 위팔뼈몸통을 봤을 때, 위팔뼈머리는 위팔뼈의 양쪽 융기를 통과하는 축으로 기준으로 뒤쪽으로 약 30°각(비틀림각)을 형성하고 있다.

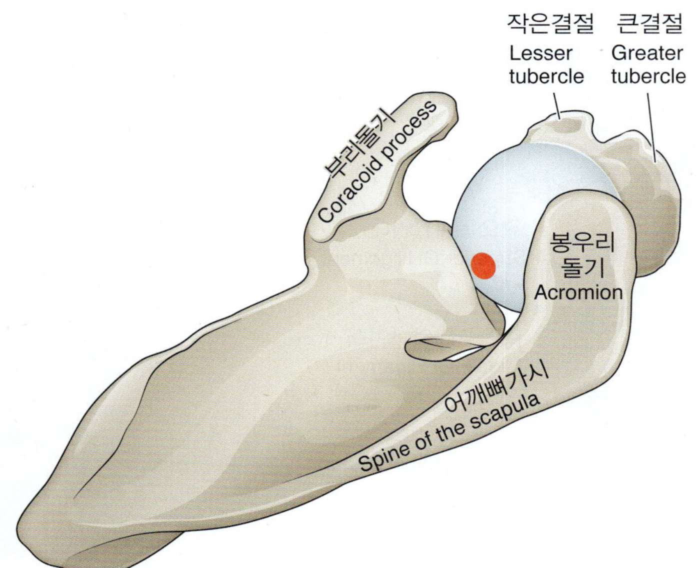

그림 7-11. 어깨뼈와 위팔뼈를 위쪽에서 봤을 때, 약간 뒤쪽방향경사된 위팔뼈 비틀림각은 위팔뼈머리를 관절오목의 중심 쪽으로 향하게 한다. 이때 어깨뼈가 안정 자세에 위치하고 위팔뼈가 중립위를 취할 때 어깨뼈는 가슴우리에 대해 안쪽돌림된다.

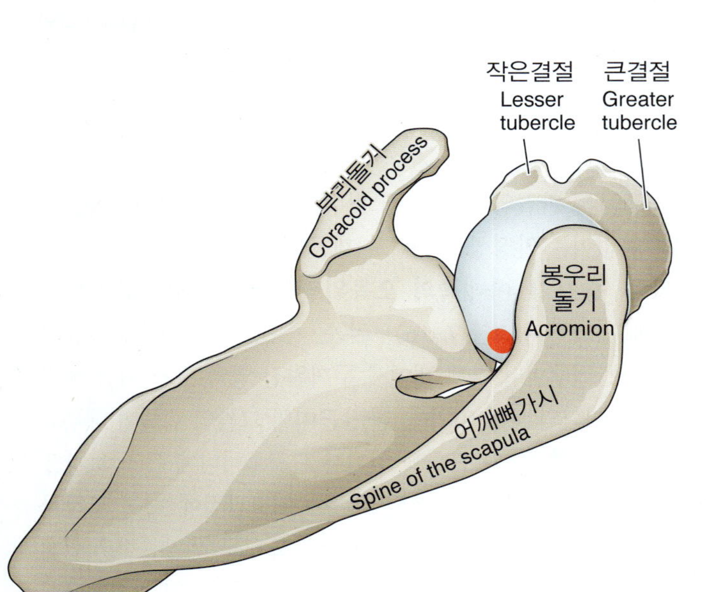

그림 7-12. 어깨뼈가 안정 자세에 위치하고 위팔뼈가 중립위를 취할 때, 위팔뼈의 뒤쪽방향경사는 위팔뼈머리를 관절오목에 대해 뒤쪽으로 향하게 만든다.

비록 일반적이지 않지만, 뒤쪽방향경사의 감소(또는 앞쪽방향경사)는 안쪽돌림을 증가시키고, 가쪽돌림을 감소시킨다(**그림 7-13**).

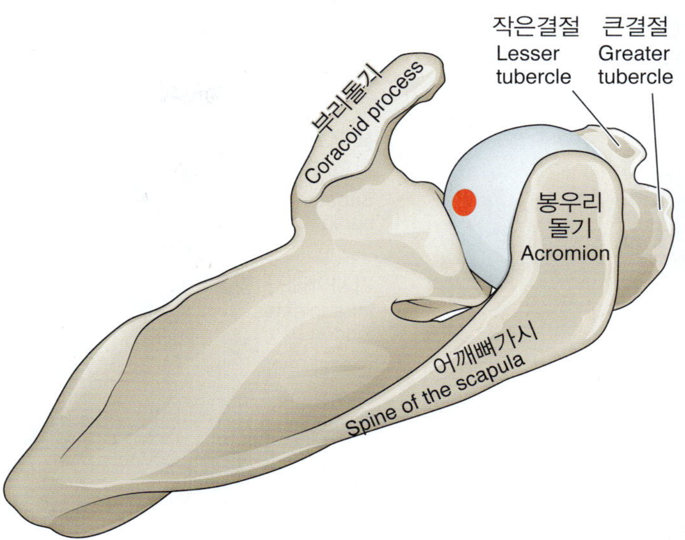

그림 7-13. 어깨뼈가 안정 자세에 위치하고 위팔뼈가 중립위를 취할 때, 위팔뼈의 감소된 뒤쪽방향경사나 앞쪽방향경사는 위팔뼈머리를 관절오목에 대해 앞쪽으로 위치시킨다.

오목위팔관절의 부속 구조물 (Glenohumeral Accessory Structures)

관절오목의 전체 관절면은 오목테두리에 의해 보강된다. 이런 부속 구조물인 **오목테두리**(glenoid labrum)는 관절오목의 가장자리에 부착되고(**그림 7-14** 와 **그림 7-15**), 관절오목의 깊이(또는 오목함)를 약 50%까지 증가시킨다.[26,27] 오목테두리의 기능은 위팔뼈머리의 병진운동(translation)을 제한하고, 관절오목의 뼈성 부분을 보호하고, 오목위팔관절의 마찰을 최소화하고, 접촉력을 분산시킨다.[28] 오목테두리는 오목위팔인대와 **위팔두갈래근 긴갈래 힘줄**의 부착점으로 작용한다(그림. 7-14).[29]

오목위팔관절의 관절주머니와 인대 (Glenohumeral Capsule and Ligaments)

오목위팔관절은 팔을 편안하게 몸통 옆에 내려놓았을 때, 위쪽 관절주머니는 팽팽해지고, 아래쪽과 뒤쪽 관절주머니는 느슨해진다(그림. 7-15 참고). 팔을 벌림하고 가쪽돌림하면, 오목위팔관절이 잠김자세가 되며, 관절주머니가 팽팽해진다.[30] 관절주머니의 면적은 위팔뼈머리의 2배이고, 관절오목으로부터 위팔뼈머리를 2.5 ㎝ 이상 떨어뜨린다면, 풀림자세가 될 수 있다.[6] 오목위팔관절 관절주머니의 상대적 느슨함

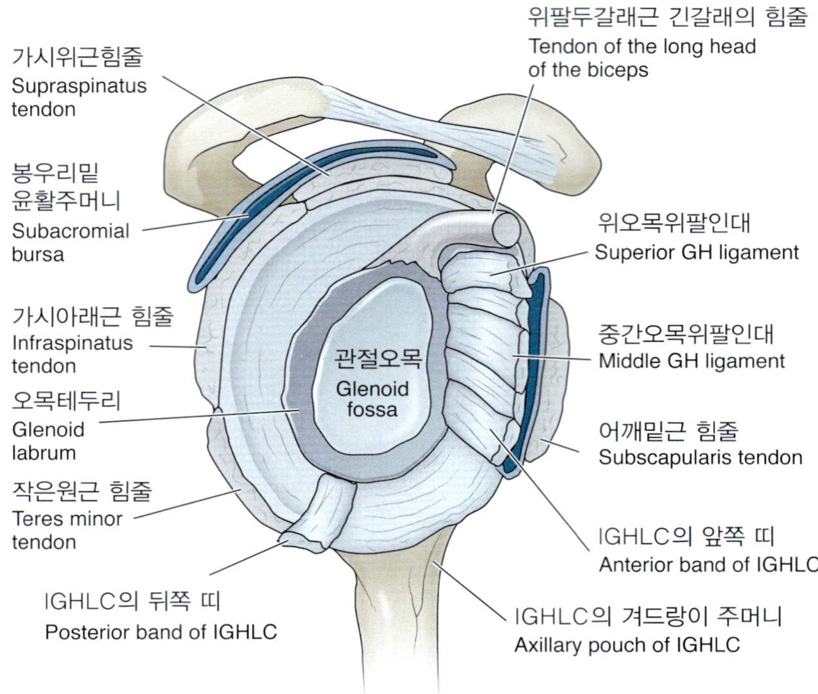

그림 7-14. 관절오목을 앞에서 보면(위팔뼈를 제거하고), 오목테두리가 관절오목의 관절면을 증가시키고, 또 오목위팔관절의 관절주머니와 아래오목위팔인대 복합체(IGHLC)를 포함한 관절주머니인대 부착점으로 작용한다.

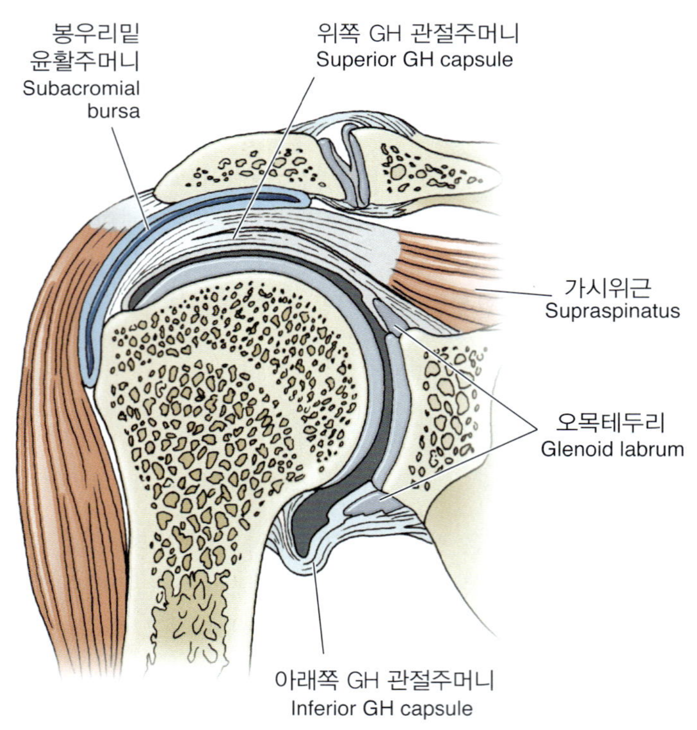

그림 7-15. 팔을 몸통 옆에 편안히 내려 놓을 때, 위쪽 GH 관절주머니는 팽팽해지고, 반면 아래쪽 GH 관절주머니는 느슨해진다.

(laxity)은 관절의 큰 진폭에 필수적이지만, 인대와 근육들의 보강 없이는 안정성을 제대로 제공할 수 없다. 관절주머니는 **위쪽**, **중간** 및 **아래쪽의 오목위팔인대**와 **부리위팔인대**에 의해 강화된다(그림 7-16). 위쪽, 중간, 아래쪽 오목위팔인대는 관절주머니 자체 내에서 두꺼워진 영역이다. 이런 정적 관절주머니의 보강 이외에, **돌림근띠**와 그들의 힘줄이 해부학적으로 관절주머니 근처에 있어서 관절주머니에 동적 보강을 제공하고, 또 돌림근띠 힘줄이 오목위팔관절에 직접 부착하기 때문이다. 이들 보강이 있다하더라도, 오목위팔관절은 쉽게 탈구될 수 있다. 특히 앞쪽방향으로 탈구가 잘 일어난다. 3개의 오목위팔인대(위, 중간, 아래)는 사람에 따라 크기, 범위 및 부착점에 있어서 상당한 차이를 보일 수 있다.[31] 그림 7-14는 관절주머니의 안쪽면에 있는 3개의 인대를 보여줄 뿐만 아니라, 돌림근띠(가시위근, 가시아래근, 작은원근 및 어깨밑근)의 힘줄도 보여주고 있다.

위오목위팔인대는 위오목테두리에서 위팔뼈목의 윗 부분까지 뻗어 있고, 관절주머니 바깥 구조물인 부리빗장인대보다 깊은 곳에 위치한다. Harryman 등은 위오목위팔인대, 관절주머니의 위쪽면 및 부리위팔인대들을 **가시위근** 힘줄과

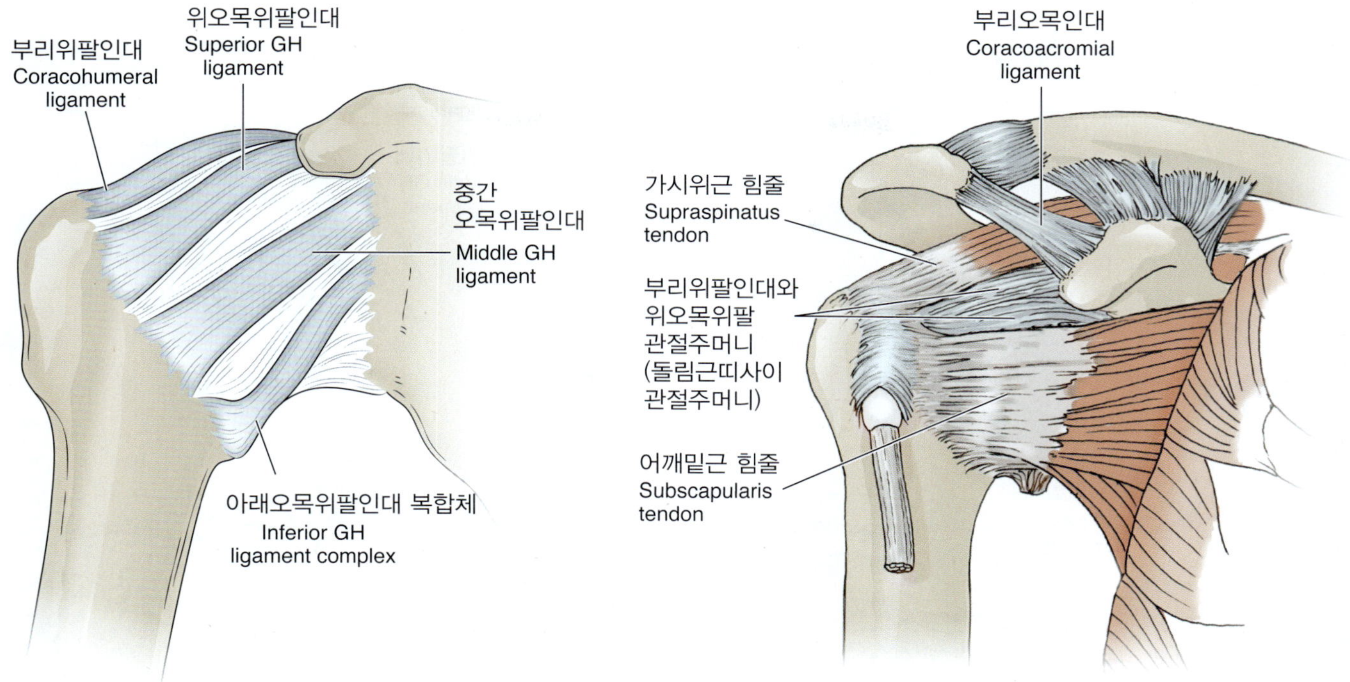

그림 7-16. 오목위팔관절의 관절주머니를 보강하는 인대 구조물로는 부리위팔인대과 함께, 위쪽, 중간 및 아래쪽 오목위팔인대가 있다.

그림 7-17. 돌림근띠사이관절주머니는 위오목위팔관절주머니, 위오목위팔인대 및 부리위팔인대로 구성된다. 이들 구조물은 함께 작용하여 가시위근 힘줄과 어깨밑근힘줄 사이의 틈을 덮고, 돌림근띠사이관절주머니를 형성한다.

가시아래근 힘줄 사이의 공간을 연결 구조물로서 설명했고, 또 **돌림근띠사이관절주머니**(rotator interval capsule, **RIC**; 그림 7-17)를 형성하는 구조물로서도 설명했다.[32] 중간오목위팔인대는 위앞쪽 테두리(labrum)에서 몸쪽 위팔뼈의 앞쪽 부분까지 비스듬하게 뻗어 있고, 위오목위팔인대의 부착점 밑에 위치한다(그림. 7-14와 그림. 7-16 참고). Ide 등은 중간오목위팔인대가 사람의 30% 정도에서 존재하지 않음을 발견했다.[31] 아래오목위팔인대는 3개의 성분으로 구성되어 있어서, **아래오목위팔인대 복합체**(IGHLC)로도 불린다.[33] 아래오목위팔인대 복합체의 3가지 구성요소는 앞쪽띠, 뒤쪽띠, 그리고 그 사이에 있는 겨드랑이주머니이다(그림. 7-14 참조). IGHLC의 기능은 자세에 따라 다양하게 변화하고, 또 점탄성의 변화를 보인다.[27,34]

오목위팔인대에 의해 일어나는 움직임 제한의 연구는 각 인대들이 오목위팔관절의 안정성에 서로 다른 역할을 한다는 것이다(그림 7-18). 팔이 몸통에 옆에 편안하게 위치할 때(벌림 0°), 위오목위팔인대와 돌림근띠사이관절주머니(RIC)가 위팔뼈의 앞쪽과 아래쪽 병진운동을 제한함으로써 앞쪽과 아래쪽의 관절 안정성에 도움을 준다(그림 7-18A). 중간오목위팔인대는 팔이 몸통 옆에 자연스럽게 놓여 있고, 또 60°까지 벌림될 때, 위팔뼈의 앞쪽 병진운동을 제한함으로써 앞쪽 관절 안정성에 주로 도움을 준다(그림 7-18B).[35] 팔을 45° 이상 벌림하거나 벌림과 돌림을 결합시켜 움직이면(그림 7-18C), IGHLC는 안정성에 중요한 역할을 한다.[27,33,34,36,37] 벌림을 할 때, 겨드랑이 주머니가 당기고, IGHLC가 위팔뼈의 아래쪽 병진운동에 저항을 한다. 만약 위팔뼈가 벌림에 가쪽돌림이 첨가되면(그림 7-18D), IGHLC의 앞쪽띠가 앞쪽으로 펼쳐져서 앞쪽 안정성을 제공하고, 위팔뼈머리의 앞쪽과 아래쪽 병진운동에 저항을 한다.[38] 가쪽돌림이나 안쪽돌림되든(그림 7-18E) 모든 위팔뼈의 벌림 자세는 관절주머니와 오목위팔인대를 타이트하게 만들고, 오목위팔관절의 안정성을 증가시킨다.[39]

부리위팔인대(그림. 7-16과 그림. 7-17 참조)는 부리돌기 바닥에서 시작하고, 2개의 밴드를 가진다. 첫 번째 밴드는 가시위근 힘줄의 가장자리와 큰결절(greater tubercle)에 착지하고, 위오목위팔인대와 연결된다.[32,40] 두 번째 밴드는 어깨밑근과 작은결절 안으로 착지한다. 이들 2개의 밴드는 위팔두갈래근 긴갈래의 힘줄이 지나는 터널을 형성한다.[41]

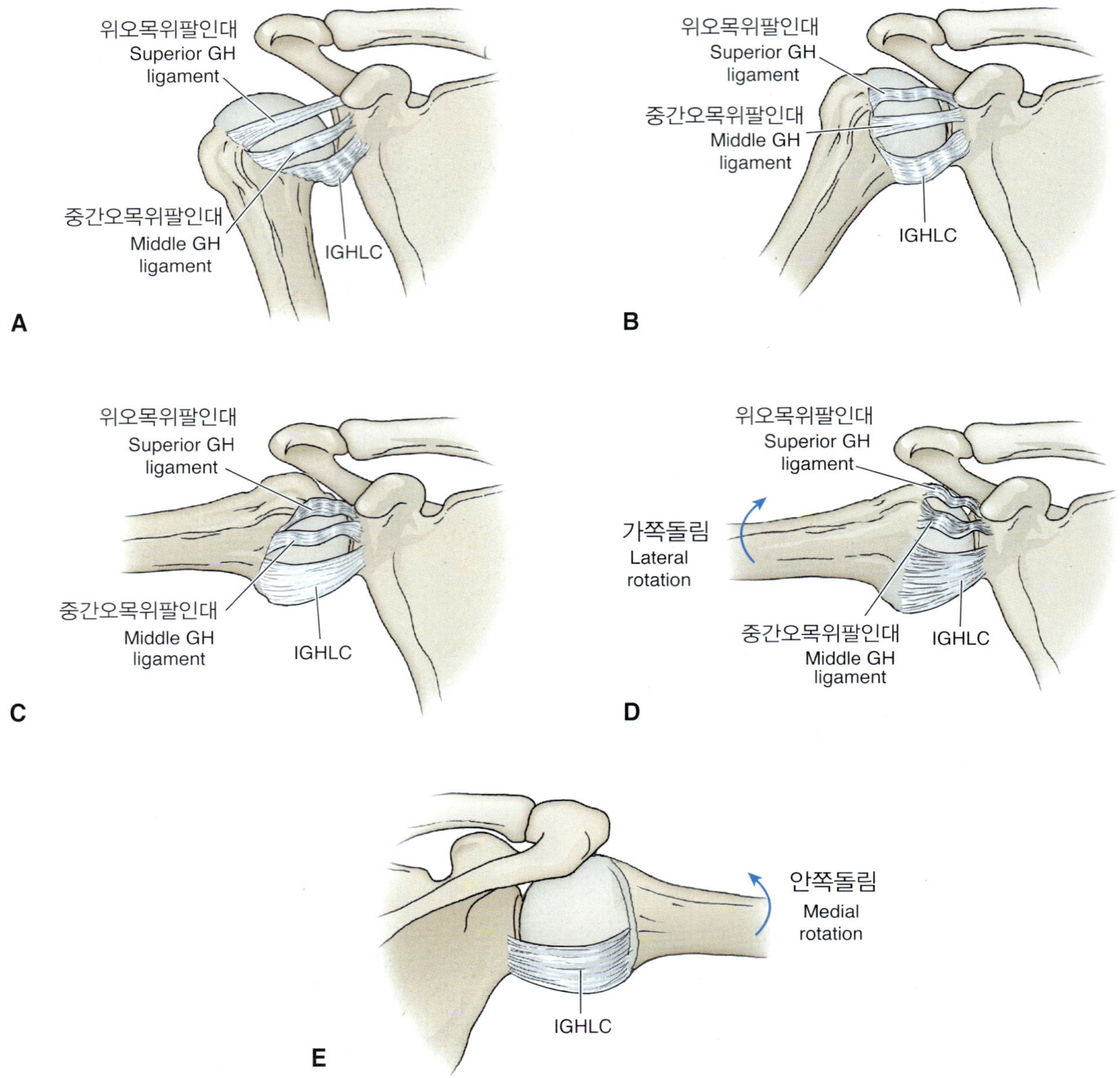

그림 7-18. 오목위팔인대와 아래오목위팔인대 복합체(IGHLC)가 **A.** 안정 자세일 때의 앞쪽면에 그려져 있다; **B.** 위팔뼈를 45° 벌림하고, 돌림의 중립위; **C.** 위팔뼈를 90° 벌림하고 돌림의 중립위; **D.** 위팔뼈를 90° 벌림하고 가쪽돌림한 자세. **E.** 뒤쪽에서 본 그림. 위팔뼈를 90° 벌림하고 안쪽돌림한 자세에서의 IGHLC 그림.

부리위팔인대는 돌림근띠사이관절주머니(RIC)의 일부로써, 팔을 몸통 옆에 편안하게 내려놓은 자세일 때, 위팔뼈머리의 아래쪽 병진운동을 제한한다. 부가적으로, 팔을 모음한 자세일 때, 부리위팔인대는 위팔뼈의 가쪽돌림에 저항한다. 부리위팔인대는 위팔뼈의 위쪽 병진운동을 제한하는데 도움을 줄 수 있으며, 특히, 돌림근띠의 동적 안정화 근력에 문제가 있을 때 더욱 그러하다.[40]

부리봉우리활과 윤활주머니 (Coracoacromial Arch and Bursae)

부리봉우리활(**위팔위활**)은 부리돌기, 봉우리돌기의 아래쪽면, **부리봉우리인대** 및 봉우리빗장관절의 아래쪽면에 의해 형성된다(그림 7-19). 부리봉우리활은 위팔뼈머리를 덮는 뼈인대성 천장을 형성하고, 부리봉우리활과 위팔뼈머리 사이의 공간은 **봉우리밑공간**으로 불린다. **봉우리밑윤활주머니**, 돌림근띠 힘줄과 위팔두갈래근 긴갈래 힘줄의 일부가 봉우리밑공간 안에 위치하고, 위쪽에서 부리봉우리활에 직접 가해지는 외상으로부터 봉우리밑공간을 보호해 준다. 그런 외상들은 어깨로 무거운 가방을 둘러메는 것과 같은 단순한 일상의 활동으로 발생할 수 있다. 부리봉우리활은 위팔뼈머리에 가해지는 위쪽 방향의 병진력을 막아주는 물리적 장벽으로 작용하여, 위팔뼈머리의 위쪽 탈구를 방지한다. 비록 부리봉우리활이 관절 안정성에 대한 장점을 가지고 있지만, 위팔뼈머리가 부리봉우리활에 접촉함으로써 인해, 봉우리밑공간 내에서 통증성 충돌이나 역학적 찰과상이 발생할 수 있다. 가시위근은 특별히 자주 손상을 받는데, 그 이유는 가시위근이 부리돌기를 제외한, 모든 구조물 밑에 위치하여 충돌될 가능성이 높기 때문이다(그림. 7-19 참고).

몇 개의 윤활주머니는 해부학적 구조물 사이의 마찰을 감소시키고, 일반적으로 어깨 복합체(특히, 오목위팔관절)와 관련된다. 비록 어깨 복합체에 있는 모든 윤활주머니가 기능에 영향을 미친다 하더라도, 가장 중요한 윤활주머니는 봉우리밑윤활주머니와 어깨세모근밑윤활주머니이다. 이들 윤활주머니는 봉우리돌기, 부리돌기, 부리봉우리인대, 어깨세모근 등으로부터 가시위근 힘줄과 위팔뼈머리를 분리시킨다. 이들 윤활주머니는 서로 분리될 수도 있지만, 일반적으로 서로 연결되는 경우도 있는데, 그것을 봉우리밑윤활주머니라고 한다(그림. 7-15 참고). 봉우리밑윤활주머니는 위팔뼈와 가시위근 힘줄 및 주변 구조물 사이의 부드러운 활주운동을 허용하기 위해 마찰력을 감소시킨다. 봉우리밑윤활주머니염은 진단 영상으로 확인될 수 있고, 가시위근 힘줄의 염증이나 퇴행으로 가장 흔하게 발생하는 질환으로 간주될 수 있다. 염증이 없다면, 윤활주머니는 다른 조직과 접촉하는 매우 얇은 층의 윤활조직층일 뿐이다. 그러나 염증이 있으면, 봉우리밑윤활주머니는 돌림끈띠의 클리어런스(clearance)를 위해 이용될 수 있는 봉우리밑공간을 감소시킬 수 있다.

봉우리밑공간은 **위팔위공간** 또는 **가시위근 출구**로 간주되며, 이 공간은 방사선 촬영을 통해 위쪽의 **봉우리돌기**와 아래쪽의 **위팔뼈 사이**의 공간을 측정함으로써 정량화된다. 건강한 사람이 팔을 몸통 옆에 편안히 내려놓은 자세를 취할 때, 이 공간의 간격은 평균적으로 10 ㎜ 정도되고, 팔을 올림한 자세일 때, 이 공간의 간격은 5 ㎜로 줄어든다.[42,43] 봉우리위팔의 간격이 줄어들면, 그 속에 있는 물렁조직 뿐만 아니라, 관절연골과 관절주머니인대성 구조물을 조정해 주어야 한다. 이런 이유 때문에, Flatow 등에 따르면 위팔뼈를 올림

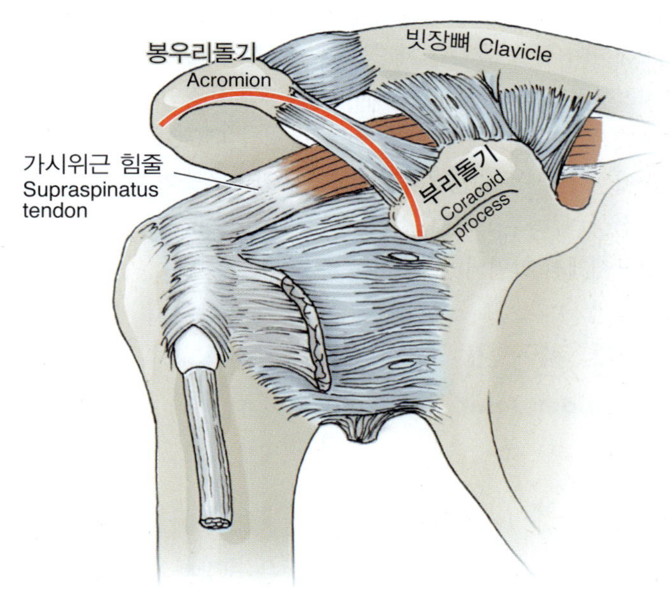

그림 7-19. 부리봉우리활은 앞쪽의 부리돌기와 뒤쪽의 봉우리돌기와 봉우리빗장관절, 그리고 위쪽의 부리봉우리인대에 의해 형성된다. 이들 구조물은 함께 작용하여 위팔뼈머리를 덮고 있는 뼈인대성 활을 형성한다.

하는 일상의 활동 때 부리봉우리활과 돌림근띠의 일부가 어느 정도 접촉된다고 한다.[43] 그러나 최근의 3차원 영상에 따르면 60° 미만으로 팔을 올림했을 때 가시위근 힘줄과 봉우리돌기의 해부학적 근접이 일어난다고 했고, 또 팔을 약 90° 정도 올림했을 때 봉우리-위팔 간격이 위팔뼈 큰결절과 봉우리돌기 사이에서 가장 작았다고 했다.[44,45] 이런 해부학적 관계는 팔을 올림했을 때 봉우리-위팔 간격이 정상적으로 감소했음을 보여주고, 또 60° 이상 팔을 올림했을 때, 돌림근띠에 충돌이 가해지지 않았음을 보여준다.

봉우리밑공간이 낮은 높이로 팔을 올림할 때 건강한 사람에서 측정되었던 것보다 감소할 때, 돌림근띠 힘줄과 봉우리밑윤활주머니의 역학적 충돌이나 압박의 가능성이 증가한다. 봉우리밑공간은 다음과 같은 해부학적 요소에 의해 감소될 수 있다: 봉우리돌기의 형태, 경사 및 가쪽 돌출의 변화, 봉우리돌기의 뼈가시, 큰 봉우리빗장인대, 또는 큰 위팔뼈머리 등.[46,47] 비정상의 어깨뼈 또는 위팔뼈의 움직임은 봉우리밑공간의 크기를 기능적으로 감소한다. 팔을 올림할 때 어깨뼈의 부적절한 뒤쪽 경사나 위쪽 돌림, 또는 관절오목에 대한 위팔뼈머리의 과도한 앞쪽이나 위쪽 병진은 위팔뼈머리를 봉우리돌기나 부리봉우리인대에 가까워지도록 이동시켜 충돌증후군의 위험을 증가시키는 것으로 믿겨진다.[17,48–51]

끝으로, 반복성 충돌은 염증, 섬유증, 물렁조직의 비후 등을 초래하여 팔을 올림할 때 봉우리밑공간을 더욱 감소시킨다. 비정상적인 해부학적 요소와 비정상적인 움직임이 충돌 환자에게서 확인될 수 있으며, 팔을 올림할 때 봉우리밑공간이 줄어든다. 팔을 올림할 때 봉우리밑공간의 감소가 나타나듯이, 비정상의 해부학적 요소와 움직임 비정상이 충돌을 가진 사람에게서 확인되었다.[17,47,51,52]

어깨 관절의 기능 (Shoulder Joint Function)

복장빗장관절의 움직임 (Sternoclavicular Motion)

복장빗장관절의 3가지 돌림 운동은 빗장뼈의 올림/내림, 내밈/뒷당김, **앞쪽돌림/뒤쪽돌림**이다. 올림/내림(그림 7-20)과 내밈/뒷당김(그림 7-21)은 빗장뼈 **가쪽**끝단의 움직임에 따라 명명된다. 앞쪽돌림/가쪽돌림은 빗장뼈의 긴축을 중심으로 회전하는 운동이고(그림 7-22), 앞쪽 빗장뼈에 위치하는 한 점의 운동으로 명명된다. 비록 복장빗장관절에서 일어나는 병진운동의 크기가 정상 관절에서 매우 작지만, 3개의 병진운동이 일어날 수 있다. 복장뼈에 대한 안쪽 빗장뼈의 병진운동은 대개 앞쪽/뒤쪽, 안쪽/가쪽, 위쪽/아래쪽 방향에 따라 정의된다(그림. 7-20과 7-21 참고).

올림과 내림(Elevation and Depression)

올림과 내림의 빗장뼈 움직임은 볼록한 빗장뼈의 관절면과 복장뼈와 1번 갈비뼈에 의해 형성된 오목한 관절면 사이의 AP 축(그림. 7-20 참고)을 중심으로 일어난다. 복장빗장관절의 축은 갈비빗장인대가 있는 그 관절의 가쪽에 위치한다. 관절에서 상대적으로 멀리 떨어져 있는 이런 기능적 축(해부학적 축이 아닌)의 위치는 안쪽 복장뼈의 큰 관절내 움직임과 관련된다. 빗장뼈를 올림하는 경우, 안쪽 빗장뼈의 관절면은 복장뼈과 1번 갈비뼈에 대해 위쪽으로 구르기하고 아래쪽으로 활주할 때, 빗장뼈의 가쪽끝단이 위쪽으로 움직인다. 내림하는 경우에는, 안쪽 빗장뼈의 관절면은 복장뼈와 1번 갈비뼈에 대해 아래쪽으로 구르기하고 위쪽으로 활주할 때, 가쪽 빗장뼈가 아래쪽으로 움직인다. 빗장뼈의 올림 범위는 48° 까지 보고되었고, 반면 중립위로부터 수동 내림은 15° 미만으로 제한되었다.[53] 기능적인 팔의 올림 동안, 빗장뼈의 가능한 올림 범위는 일반적으로 이용되지 않는다.[54,55]

내밈과 뒷당김(Protraction and Retraction)

빗장뼈의 내밈과 뒷당김은 갈비빗장인대에 있는 것으로 보이는 수직축을 중심으로 복장빗장관절에서 일어난다(그림 7-21 참고). 내밈 시, 가쪽 빗장뼈는 가로면에서 앞쪽으로 움직이고, 반면 뒷당김할 때는 가쪽 빗장뼈가 뒤쪽으로 움직인다. 가로면상의 관절면 형태는 올림/내림의 것과 반대이고, 오목한 빗장뼈의 안쪽 끝단은 볼록한 복장뼈의 관절면과 만난다. 내밈 동안, 안쪽 빗장뼈는 뒷당김 때 일어나는 것과 반대로, 복장뼈와 1번 갈비연골에 대해 앞쪽으로 구르기와 활주하는 것을 예상된다. 이용가능한 범위는 약 15–20°의 내밈과 30°의 뒷당김이다.[16,53,55,56]

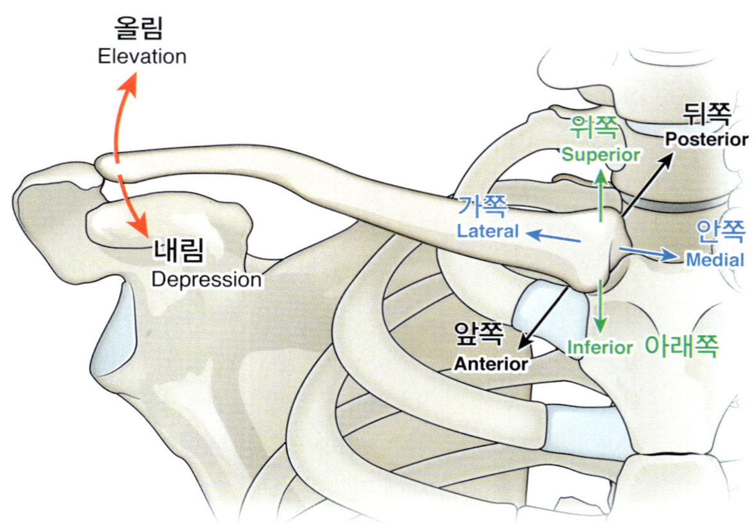

그림 7-20. AP 축을 중심으로 복장빗장관절에서 일어나는 돌림 동안 가쪽 빗장뼈에서 일어나는 움직임은 빗장뼈의 올림/내림으로 명명된다. 안쪽 빗장뼈의 병진운동은 안쪽/가쪽, 위쪽/아래쪽, 그리고 앞쪽/뒤쪽으로 일어날 수 있다.

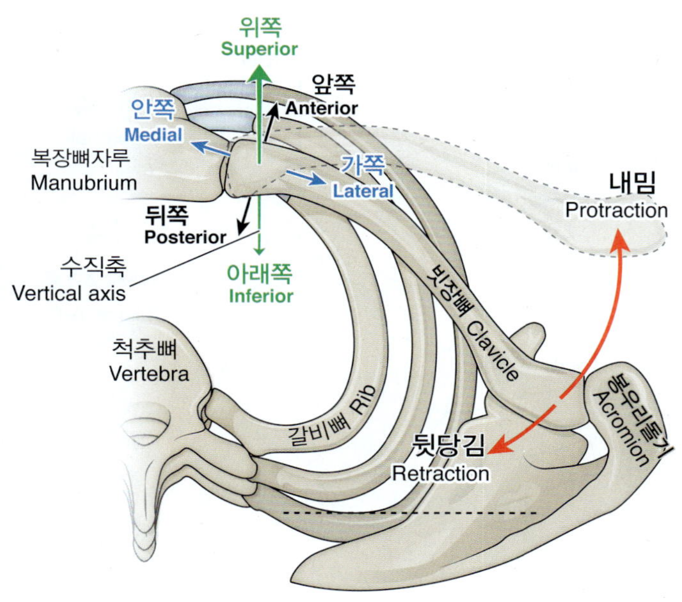

그림 7-21. 수직축을 중심으로 복장빗장관절에서 일어나는 돌림 동안 가쪽 빗장뼈에서 일어나는 움직임은 빗장뼈의 내밈/뒷당김으로 명명된다. 안쪽 빗장뼈의 병진운동은 안쪽/가쪽, 위쪽/아래쪽, 그리고 앞쪽/뒤쪽으로 일어날 수 있다.

앞쪽돌림과 뒤쪽돌림
(Anterior and Posterior Rotation)

빗장뼈의 앞쪽돌림/뒤쪽돌림(**그림 7-22** 참고)은 안쪽 빗장뼈의 안장모양 관절면과 아래쪽 면(inferior conus)과 복장뼈자루의 파셋과 원반 사이에서 스핀할 때 일어난다.

안정 자세에서 어느 방향으로든 회전할 수 있는 많은 관절과는 달리, 빗장뼈는 중립위로부터 뒤쪽으로만 회전하여 빗장뼈의 아래쪽면을 앞쪽으로 향하게 한다. 이것은 뒤쪽돌림보다 오히려 위쪽 돌림으로 간주되어 왔다.[1] 이런 뒤쪽돌림된 자세로부터, 중립위로 돌아가기 위해 빗장뼈는 앞쪽으로 돌림할 수 있다. 중립위를 지나는 앞쪽돌림은 10° 미만으로 제한된다.[1] 이루어질 수 있는 빗장뼈 뒤쪽돌림의 범위는 약 50° 정도이다.[53] 돌림축은 빗장뼈를 따라 주행하고, 복장빗장관절과 봉우리빗장관절을 교차한다.

복장빗장관절의 안정성
(Sternoclavicular Stability)

복장빗장관절의 뼈 형태, 관절주머니, 인대 및 원반은 축성 뼈대에 안정된 연결을 하고, 또 팔의 큰 가동성에 기여하는 관절을 만들기 위해 결합한다. 비록 복장빗장관절의 일치성이 부족한 것으로 고려될지라도, 어깨 복합체의 다른 관절에 비해 퇴행성 변화가 적게 일어난다.[10,11] 복장빗장관절의 원반과 갈비빗장인대와 같은, 강한 힘 분산 구조물들은 관절 스트레스를 최소화시킬 뿐만 아니라 아탈구와 탈구를 초래할 수 있는 과도한 관절내 움직임을 제한한다. 비록 아탈구가 자주 일어날지라도, 보고된 복장빗장관절의 탈구는 전체 탈구의 1%이고, 또 팔이음뼈에서 일어나는 탈구의 3% 밖에 안 된다.[57]

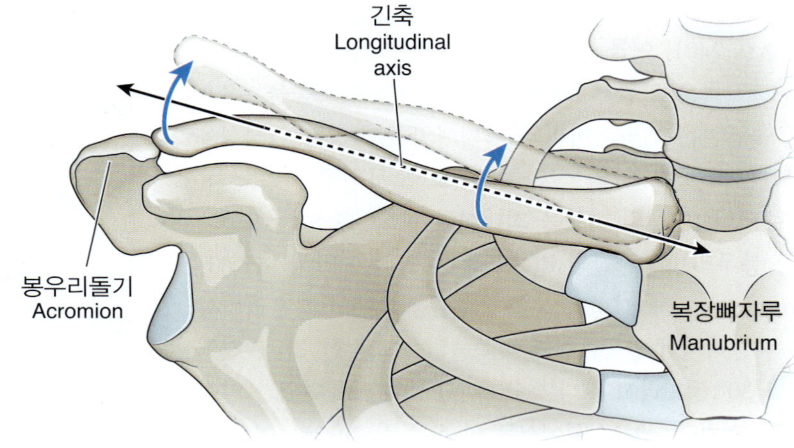

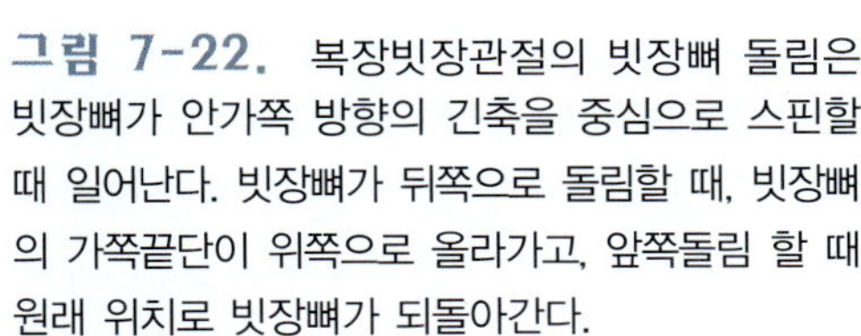
그림 7-22. 복장빗장관절의 빗장뼈 돌림은 빗장뼈가 안가쪽 방향의 긴축을 중심으로 스핀할 때 일어난다. 빗장뼈가 뒤쪽으로 돌림할 때, 빗장뼈의 가쪽끝단이 위쪽으로 올라가고, 앞쪽돌림 할 때 원래 위치로 빗장뼈가 되돌아간다.

봉우리빗장관절의 운동형상학
(Acromioclavicular Kinematics)

봉우리빗장관절의 작은 파셋은 사람에 따라 큰 차이를 보이며, 제한된 움직임을 갖고 있다. 이런 이유 때문에, 명확하게 관절의 움직임과 축을 결정하기가 어렵다. 봉우리빗장관절에서 일어나는 주요 돌림운동은 **안쪽돌림/가쪽돌림**, **앞쪽경사/뒤쪽경사**와 **위쪽돌림/아래쪽돌림**이다.

이들 움직임은 기본 운동면에서 일어나기 보다는 **어깨뼈면**(plane of scapula)에서 일어난다. 어깨뼈면은 어깨뼈가 안정자세를 취할 때의 어깨뼈 위치에 따르고, 어깨뼈는 이마면으로부터 앞쪽으로 30–45°의 각을 이룬다(그림. 7-9 참고). 비록 안쪽돌림/가쪽돌림이 거의 수직축을 중심으로 발생하지만, 앞쪽경사/뒤쪽경사는 경사진 "이마"축을 중심으로 일어나고, 위쪽돌림/아래쪽돌림은 경사진 "A–P"축을 중심으로 일어난다(그림 7-23). 봉우리빗장관절은 긴축을 중심으로 일어나는 빗장뼈의 돌림에 의해 영향을 받는다. 부가적으로, 작은 병진운동도 복장빗장관절에서 일어난다. 봉우리빗장관절의 병진운동은 대개 앞쪽/뒤쪽, 안쪽/가쪽, 위쪽/아래쪽으로 일어난다.

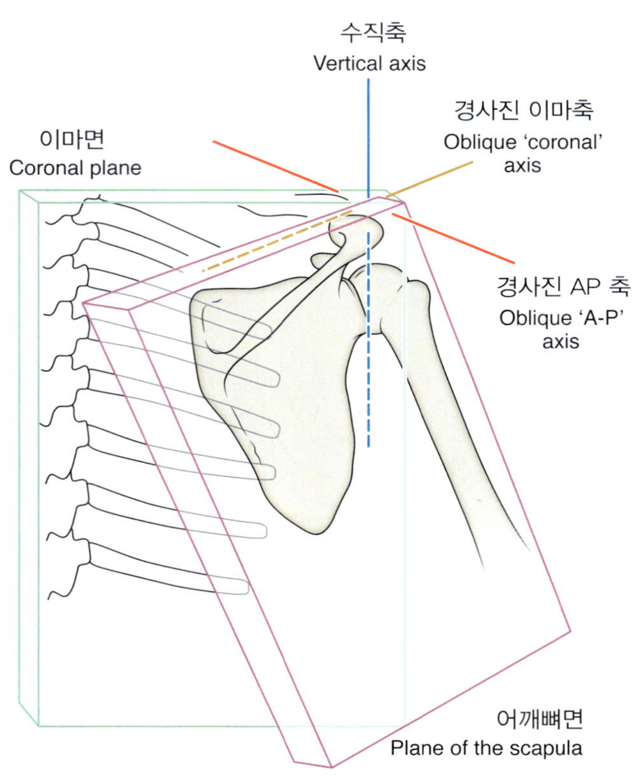

그림 7-23. 봉우리빗장관절의 돌림축은 기본 운동면보다 어깨뼈면을 기준으로 이루어진다. 이마면과 AP 축은 기본면과 각을 형성하고 있다.

안쪽돌림/가쪽돌림
(Internal and External Rotation)

빗장뼈에 대한 어깨뼈의 안쪽/가쪽 돌림은 봉우리빗장관절의 수직축을 중심으로 일어난다(그림 7-24). 봉우리빗장관절의 안쪽돌림/가쪽돌림은 각각 앞안쪽과 뒤가쪽으로 어깨뼈의 관절오목을 움직임으로써 일어난다(그림 7-24A). 이들 움직임은 빗장뼈가 내밈과 뒷당김을 할 때 가슴우리의 수평 곡선을 따라 어깨뼈와의 접촉을 유지하면서 일어나고, 어깨뼈가 안쪽돌림과 가쪽돌림할 때, 어깨뼈가 가슴우리를 활주한다(그림 7-24B). 이들 움직임은 팔의 올림면(plane of humeral elevation) 쪽으로 관절오목을 향하게 하는데 도움을 준다. 팔의 올림면은 위팔뼈머리와 어깨뼈의 일치성과 안정성을 유지하는데 중요한 역할을 하고, 또 오목위팔관절 근육, 관절주머니, 인대의 기능을 최대화하는데도 중요한 역할을 한다. 봉우리빗장관절의 ROM 측정은 쉬운 일이 아니다. Dempster는 사체 실험을 통해 가슴우리로부터 봉우리빗장관절을 분리시켜 안쪽돌림과 가쪽돌림을 측정한 결과, 전체 범위가 30° 정도라고 했다.[1] 비록 60°까지 가동범위가 일어날 수 있겠지만, 생체실험에서는 더 작은 값(20–35°)이 보고되었다.[16,53,55,56]

앞쪽경사와 뒤쪽경사
(Anterior and Posterior Tilting)

빗장뼈에 대한 어깨뼈의 앞쪽경사/뒤쪽경사는 봉우리빗장관절을 통과하는 경사진 이마축을 중심으로 일어난다(그림 7-25). 앞쪽경사는 봉우리돌기를 앞쪽으로 움직이고, 어깨뼈 아래각을 뒤쪽으로 움직인다(그림 7-25A). 뒤쪽경사 동안에는 봉우리돌기가 뒤쪽으로 움직이고, 아래각이 앞쪽으로 움직인다. 어깨뼈의 안쪽돌림/가쪽돌림과 마찬가지로, 어깨뼈의 경사도 가슴우리의 윤곽에 맞게 어깨뼈의 접촉을 유지하고 또 위팔뼈머리에 관절오목의 방향을 맞추면서 일어난다. 올림이나 내림 때처럼 어깨뼈가 가슴우리 위에서 각각 위쪽이나 아래쪽으로 움직일 때, 경사도 어깨뼈의 앞쪽면과 갈비우리의 만곡 사이의 접촉을 최대로 하면서 움직일 수 있다(그림 7-25B). 그러나 어깨뼈는 항상 정확하게 가슴우리의 만곡을 따라 움직이지 않는다. 예를 들어, 팔의 정상 굽힘이나 벌림 동안, 어깨뼈는 위쪽으로 돌림하면서 가슴우리에서 뒤쪽으로 경사한다. 사체 실험에서 봉우리빗장관절에서 일어나는 앞쪽경사/뒤쪽경사의 수동가동범위는 60°였다.[1]

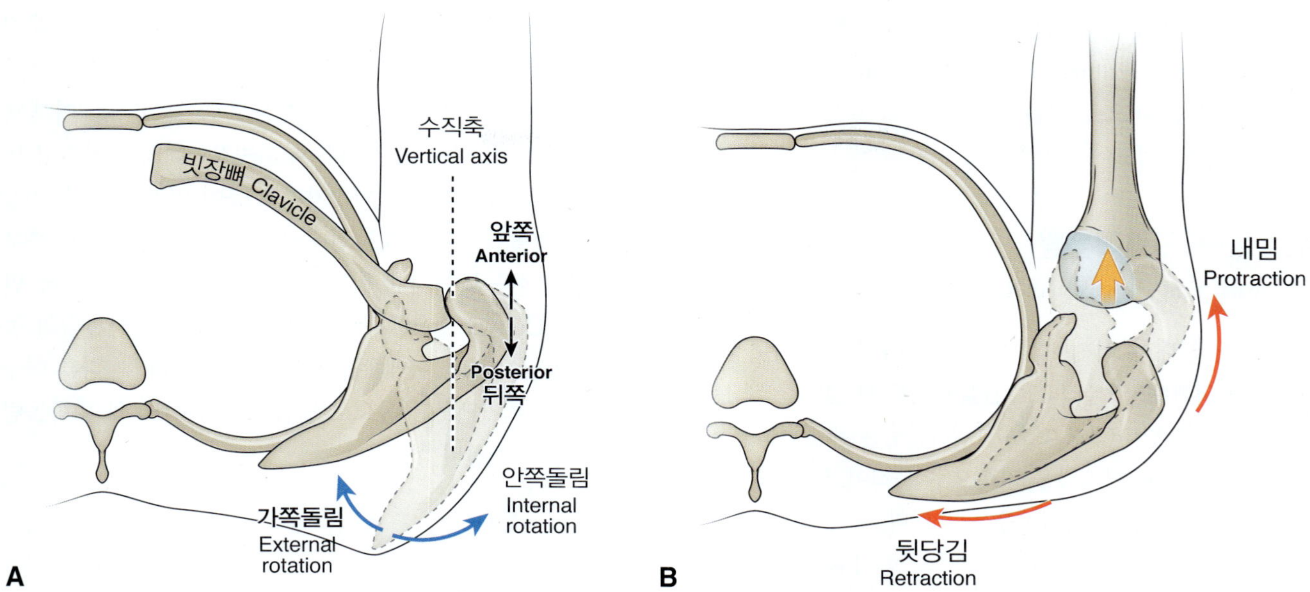

그림 7-24. **A.** 위쪽에서 본, 봉우리빗장관절에서 일어나는 어깨뼈의 안쪽돌림과 가쪽돌림. 비록 돌림 운동이 어깨뼈의 척추쪽 가장자리에서 그려졌을지라도, 운동의 이름은 어깨뼈의 관절오목을 기준으로 명명되었다. 봉우리돌기도 앞쪽 병진이나 뒤쪽 병진의 작은 운동을 가진다. **B.** 어깨뼈의 내밈과 뒷당김은 볼록한 가슴우리 위에서 어깨뼈가 움직이는 AC관절의 안쪽돌림과 가쪽돌림을 필요로 하고, 관절오목이 팔의 올림면 상에 있어야 한다.

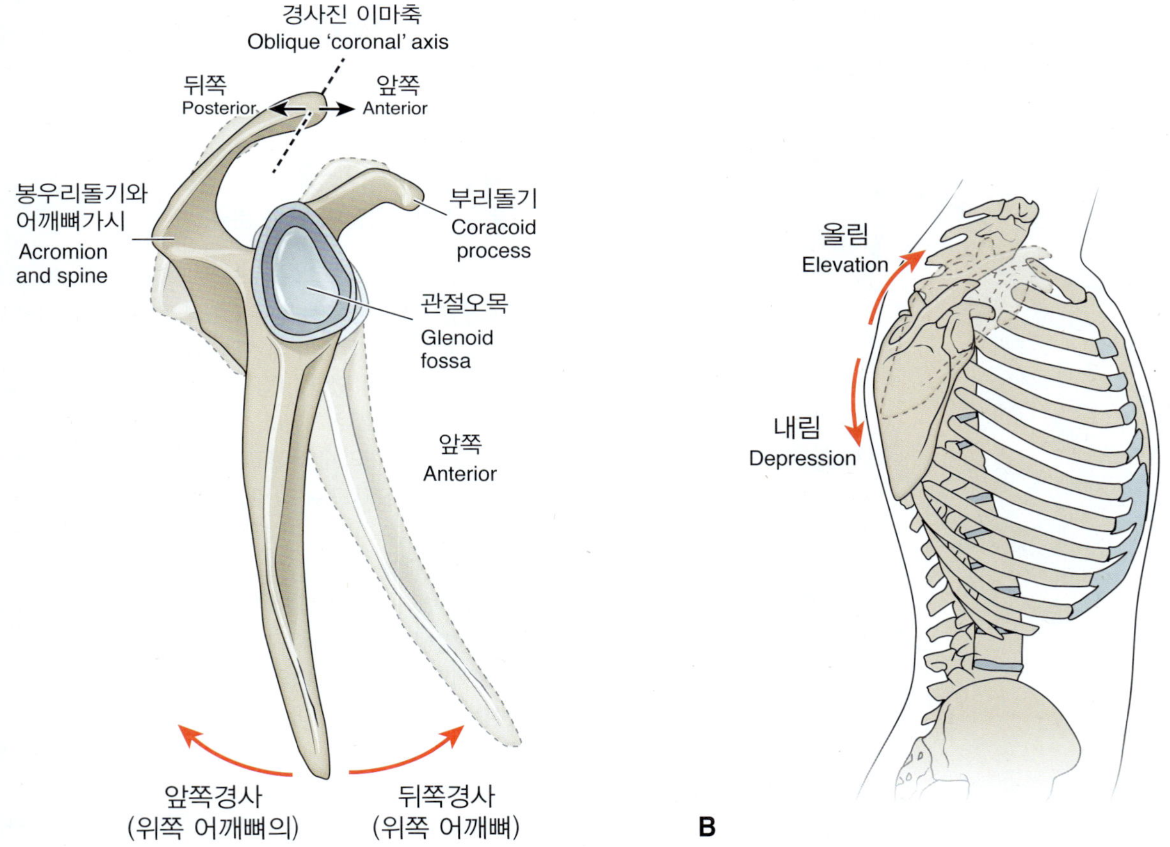

그림 7-25. **A.** 가쪽에서 본, 봉우리빗장관절의 앞쪽경사와 뒤쪽경사. 비록 화살표의 방향이 어깨뼈의 아래각에서 그려져 있지만, 운동의 이름은 어깨뼈의 위쪽면을 기준으로 명명된다. 봉우리돌기는 작은 범위의 앞쪽 병진운동과 뒤쪽 병진운동도 가진다. **B.** 어깨뼈의 올림과 내림은 볼록한 가슴우리에 대해 어깨뼈가 움직일 수 있도록 각각 앞쪽경사와 뒤쪽경사를 포함하고 있다.

최대 굽힘에서 최대 폄으로 움직일 때 앞쪽경사/뒤쪽경사(anterior/posterior tilting)의 가동범위가 40°까지 일어날 수 있지만, 생체실험으로 팔을 올림할 때 앞쪽경사/뒤쪽경사의 크기는 약 20° 정도이다.[16,58]

위쪽돌림/아래쪽돌림
(Upward and Downward Rotation)

빗장뼈에 대한 어깨뼈의 위쪽돌림/아래쪽돌림은 경사진 "AP" 축(어깨뼈면과 수직되고, 관절면의 중간지점을 통과하는)을 중심으로 일어난다(그림 7-26). 위쪽돌림은 관절오목을 위쪽으로 경사시키고 아래각을 가쪽으로 움직이고, 반면 아래쪽 돌림은 반대 방향의 움직임을 일으킨다. 봉우리빗장관절에서 일어날 수 있는 위쪽돌림/아래쪽돌림의 수동가동범위는 부리빗장인대에 의해 제한된다. 봉우리빗장관절에서 일어나는 단독 위쪽돌림을 위해, 부리돌기와 어깨뼈 위쪽면은 빗장뼈에 대해 아래쪽으로 움직일 필요가 있고, 이런 움직임은 부리빗장인대의 장력에 의해 제한된다(그림. 7-17 참고). 위쪽돌림의 범위는 긴축을 중심으로 일어나는 어깨뼈의 돌림에 의해 일부 좌우된다. 부리빗장인대의 부착점이 빗장뼈의 아래쪽면과 뒤쪽 가장자리에 붙어 있기 때문에, 빗장뼈의 뒤쪽돌림은 부리빗장인대의 장력을 이완시키고, 봉우리빗장관절을 벌어지게 만들어 위쪽돌림이 일어나도록 만든다.[54] Conway는 생체실험을 통해 봉우리빗장관절의 능동 위쪽돌림이 30°, 아래쪽돌림이 17°라고 했다.[53] 다른 연구에 따르면, 위팔뼈를 능동으로 벌림할 때 15-16°의 위쪽돌림이 일어난다고 한다.[16,58]

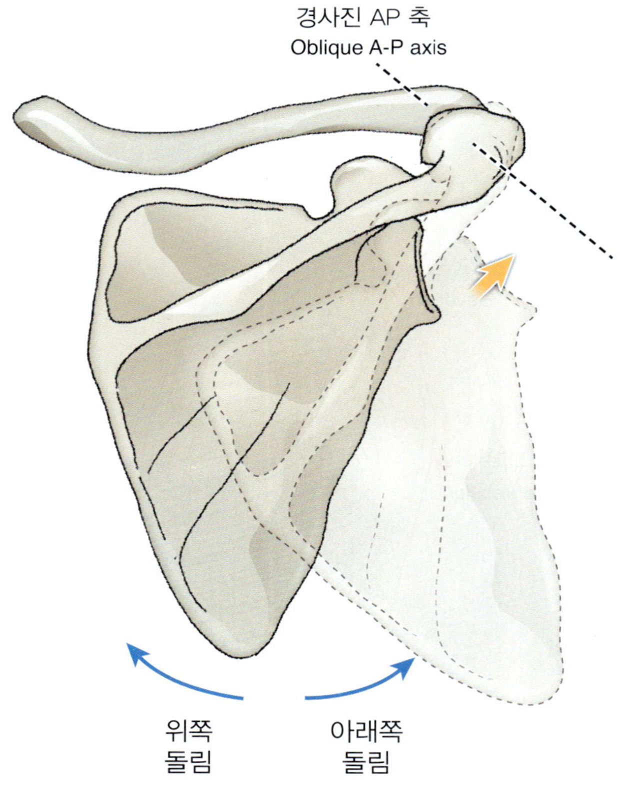

그림 7-26. 봉우리빗장관절에서 일어나는 어깨뼈의 위쪽돌림/아래쪽돌림은 경사진 AP 축(어깨뼈면과 수직되는)을 중심으로 일어난다. 비록 화살표가 아래각에 그려져 있지만, 운동의 이름은 어깨뼈 관절오목을 기준으로 명명된다. 위쪽돌림할 때 관절오목은 위쪽으로 향한다.

봉우리빗장관절의 안정성
(Acromioclavicular Stability)

복장빗장관절과는 달리, 봉우리빗장관절은 불안정하여 외상과 퇴행성 변화를 쉽게 당할 수 있다. 봉우리빗장관절의 외상은 30대 이전에 종종 발생하고, 접촉 스포츠 때나 팔을 벌림한 채 어깨로 넘어졌을 때를 많이 발생한다. 아래쪽 방향의 힘이 봉우리돌기에 가해지면 봉우리빗장관절의 파손이 일어나서, 염좌나 아탈구 또는 탈구까지 초래한다.

확장 개념 7-2
봉우리빗장관절의 탈구 분류

봉우리빗장관절은 사고나 접촉 스포츠로 외상성 손상을 당하기 쉽다. 봉우리빗장관절의 탈구는 봉우리돌기와 빗장뼈 사이의 변위와 변위의 정도를 기초로 등급이 매겨진다(그림 7-27).

여러 종류의 분류법이 있다: I형 손상은 가장 흔한 유형이고, 봉우리빗장인대의 염좌로 초래된다. Ⅱ형 손상은 봉우리빗장인대의 파열과 부리빗장인대의 염좌이고, Ⅲ형의 손상은 봉우리빗장인대와 부리빗장인대가 모두 파열된 경우와, 갈비빗장공간이 25~100% 증가된 경우이다. Ⅱ형과 Ⅲ형 손상의 봉우리빗장관절 탈구는 부리빗장인대의 지지 상실로 인해 빗장뼈에 대한 봉우리돌기가 아래쪽으로 변위되는 것이다. Ⅳ형 손상은 뒤쪽으로 변위되는 가쪽빗장뼈가 발생하는데, 종종 등세모근을 뒤쪽으로 누르고, 봉우리빗장관절와 부리빗장인대의 완전한 파열을 동반한다.

V형 손상은 봉우리돌기의 아래쪽 변위와 이들 인대의 완전한 파열을 포함하고, Ⅲ형 손상과 달리, 갈비빗장공간이 정상보다 3-5배 정도 커진다. Ⅵ형 손상은 봉우리돌기에 대해 빗장뼈가 아래쪽으로 변위되는데, 봉우리밑 또는 부리밑 위치가 되는 완전한 인대 파열과 가쪽 빗장뼈의 변위를 동반한다. Ⅳ형, Ⅴ형 및 Ⅵ형의 손상은 매우 드문 편이고, 수술적 처치를 필요로 한다.[59]

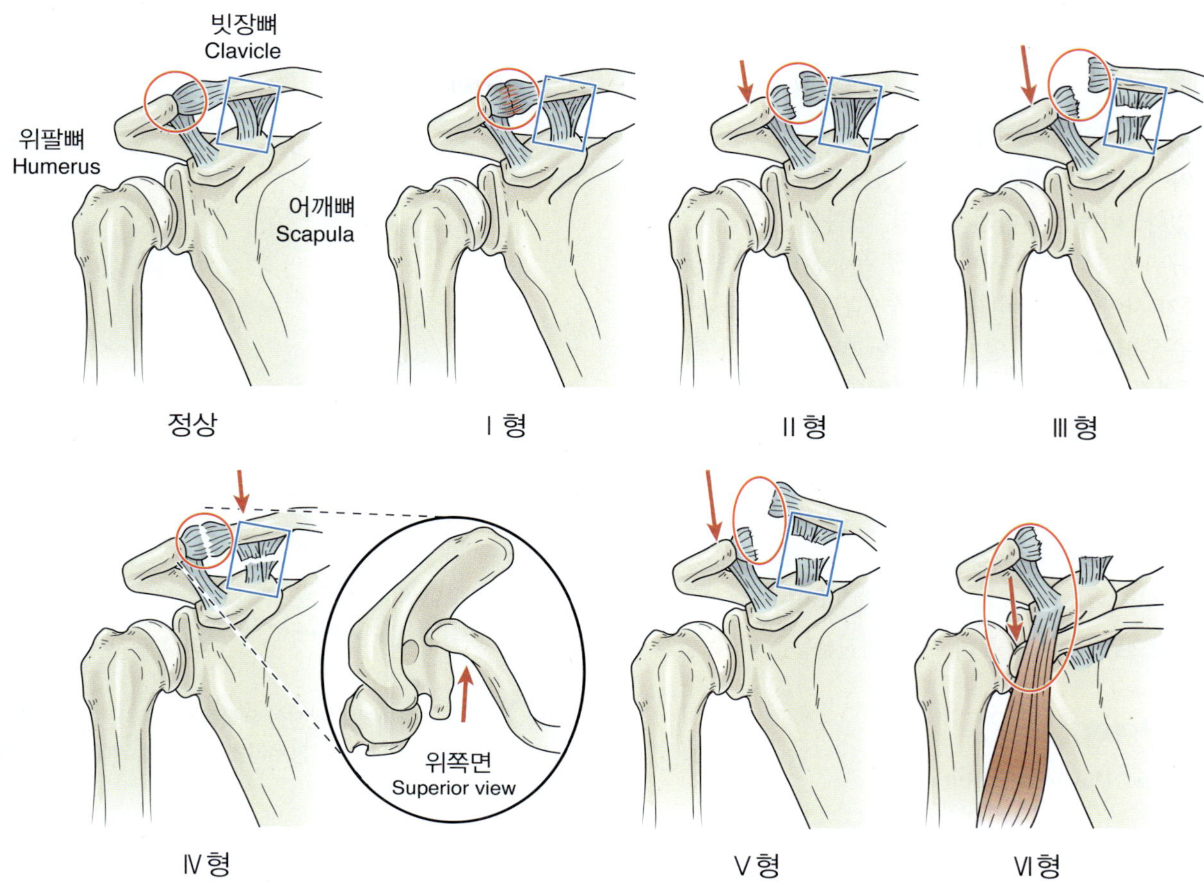

그림 7-27. AC관절의 변화와 부리빗장인대(직각)의 손상 정도에 따른 봉우리빗장관절의 탈구 분류. **I형 손상:** 봉우리빗장인대만의 염좌. **II형 손상:** 봉우리돌기가 약한 아래쪽으로 변위되고, 파열된 봉우리빗장인대와 부리빗장인대의 염좌. **III형 손상:** 양쪽 인대의 파열과 봉우리돌기의 아래쪽 변위. **IV형 손상:** 완전한 인대 파열과 가쪽 빗장뼈의 뒤쪽 변위. **V형 손상:** 양쪽 인대의 완전한 파열과 실질적인 봉우리돌기의 아래쪽 변위. **VI형 손상:** 완전한 인대 파열과 가쪽 빗장뼈의 변위(봉우리밑이나 부리돌기밑으로).

환자 적용 7-1

봉우리빗장관절의 병리

Kelsey Rigby는 오른쪽 어깨 통증을 호소하는 28세의 여성이다. 그녀는 9년 전에 오른쪽 봉우리빗장관절의 분리로 인해 슬링고정처치를 받았다. 슬링 고정 치료는 수술로 고정되지 않는 I형 손상에서 Ⅲ형 손상까지 광범위하게 적용되는 치료이다. 그녀가 Ⅰ형 손상을 가졌다면, 잘 치유되었을 수 있고 정상적인 봉우리빗장관절의 기능을 가질 수 있을 것이다. 검사자는 통증 원인을 다른 곳에서 찾아보도록 유도했다. 손상이 Ⅲ형이라면, 그녀는 여전히 빗장뼈-어깨뼈의 연결이 실질적인 불안정과 붕괴를 겪고 있을 수도 있다. 왼쪽 어깨(관련이 없는)와 비교해, 오른쪽 가쪽 빗장뼈의 위치와 튀어나온 것은 손상에 대한 통찰력을 제공할 수 있다. 봉우리돌기와 계단 형태로 튀어나온 가쪽 빗장뼈는 Ⅱ형과 Ⅲ형 손상과 관련된 어깨뼈의 아래쪽 변위(빗장뼈의 위쪽 변위)와 일치한다. 비록 이런 손상이 수술로 고정되지 않지만(많은 수술의들이 수술이 불필요하다고 믿고 있기 때문에), 후속 연구에 따르면, 봉우리빗장관절 손상을 가진 사람의 손상 잔존 비율은 Ⅰ형 손상의 경우는 36%이고 Ⅲ형 손상의 경우는 69%라고 했다.[60] 한 가지 잔여 문제는 Ⅲ형 손상으로 따른 어깨뼈의 부정정렬과 운동장애이고, 최근 분석에 따르면 대상자의 거의 60%에서 발견된다고 했다.[61] 이들 보고는 봉우리빗장관절 손상 이후에 보다 적극적인 치료와 재활이 필요하다는 것을 제시했다.

어깨가슴관절의 운동형상학
(Scapulothoracic Kinematics)

안정 위치에서의 어깨뼈 운동은 3개의 돌림운동이며, 이들 운동은 이미 봉우리빗장관절에서 설명된 것과 비슷한 이름을 가지고 있다: 위쪽돌림/아래쪽 돌림, 안쪽돌림/가쪽돌림 및 앞쪽경사/뒤쪽경사. 봉우리빗장관절 운동은 가쪽 빗장뼈와 봉우리돌기 사이에서 일어나고, 어깨가슴관절의 운동은 어깨뼈와 가슴우리사이에서 일어난다. 어깨갸슴관절의 운동은 복장빗장관절의 운동, 봉우리빗장관절의 운동 또는 종종 양쪽 관절의 결합 운동으로 일어난다. 가슴우리에 대한 어깨뼈는 종종 어깨가슴관절의 **올림/내림**과 **내밈/뒷당김**의 병진운동을 가진다. 이들 어깨가슴관절의 운동은 종종 그들이 독자적으로 일어나는 것처럼 기술될 수 있다. 그러나 실제로 어깨뼈가 봉우리빗장관절과 복장빗장관절에 연결됨으로써, 어깨뼈는 독자적으로 움직이지 못하고, 또 병진운동을 할 수 없다.

위쪽돌림/아래쪽돌림
(Upward and Downward Rotation)

가슴우리에 대한 어깨뼈의 위쪽돌림(그림 7-28)은 팔을 능동으로 올림할 때 관찰되는 어깨뼈의 주요 운동이며, 팔을 머리 위로 올리는데 중요한 역할을 한다. 가슴우리에 대한 어깨뼈의 위쪽돌림은 일반적으로 약 50-60°이다. 어깨가슴관절의 운동이 결합된 관절의 움직임이기 때문에, 가슴우리에 대한 어깨뼈의 위쪽돌림/아래쪽돌림이 다른 비율로 일어나는 것은 복장빗장관절에서 빗장뼈의 뒤쪽돌림/앞쪽돌림과 올림/내림에 의해 영향을 받고, 또 봉우리빗장관절에서 어깨뼈의 위쪽돌림/아래쪽돌림에 의해 영향을 받는다.[62]

복장빗장관절의 축과 봉우리빗장관절의 축이 나란하지 않기 때문에, 복장빗장관절 운동, 봉우리빗장관절 운동과 어깨가슴관절 운동 사이의 관계를 가시화하는데 어려움이 있다. 그러나 복장빗장관절 축의 방향과 봉우리빗장관절 축의 방향을 2개의 가설적인 형태로 고려해 보면, 이들 관계를 이해하는데 도움이 될 수 있다(그림 7-29). 먼저, 봉우리빗장관절의 안쪽돌림이 0°가 되는 것처럼, 빗장뼈의 긴축이 어깨뼈면과 평행하다면(그림 7-29A), 어깨가슴관절의 올림은 **복장빗장관절의 올림**과 짝을 이룰 것이다. 한편, 복장빗장관절의 올림(가쪽 빗장뼈의 올림)은 어깨가슴관절의 위쪽돌림을 초래할 수 있고, 반대 작용도 마찬가지다. 두 번째, 만약 빗장뼈의 긴축이 봉우리빗장관절의 안쪽돌림이 90°가 될 때처럼 어깨뼈면과 수직을 이룬다면(그림 7-29B), 어깨가슴관절의 위쪽

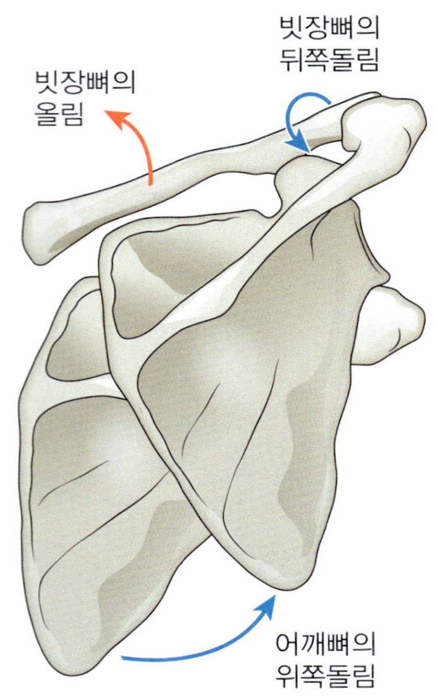

그림 7-28. 어깨뼈의 완전한 위쪽돌림은 복장빗장관절의 올림, 빗장뼈의 뒤쪽돌림, 그리고 봉우리빗장관절의 위쪽돌림에 의해 이루어진다.

돌림은 ***복장빗장관절에서 일어나는 빗장뼈의 뒤쪽돌림과 짝***을 이룰 것이다.

이런 두 가지 가설은 어깨가슴관절의 위쪽돌림이 복장빗장관절에서 일어나는 빗장뼈의 뒤쪽돌림과 올림에 관련될 수 있다는 것을 의미한다. 어깨가슴관절의 평균 안쪽돌림 범위는 약 60° (그림 7-29C)이거나 봉우리빗장관절의 90°안쪽돌림의 2/3에 해당된다.[16,62] 결과적으로, ***복장빗장관절에서 일어나는 빗장뼈 뒤쪽돌림의*** 2/3가 병진운동하거나 어깨가슴관절의 위쪽돌림과 함께 일어나고, 반면 ***복장빗장관절에서 일어나는 빗장뼈 올림***의 1/3은 어깨가슴관절의 위쪽돌림을 일으킬 것이다.[62]

확장 개념 7-3
용어(Terminology)

어깨뼈의 위쪽돌림과 아래쪽돌림은 각각 관절오목의 위쪽과 아래쪽 움직임으로 정의된다. 그러나 어깨뼈의 아래각이 기준으로 사용될 수도 있다. 위쪽돌림과 아래쪽돌림은 각각 아래각이 척추로부터 멀리 떨어지고(위쪽돌림), 또 척추쪽으로 가까워지는(아래쪽돌림) 움직임으로 정의된다. 어떤 사람들은 어깨뼈의 위쪽돌림과 아래쪽돌림을 **벌림/모음으로** 또는 **가쪽돌림/안쪽돌림**이라고 말한다.[1,63]

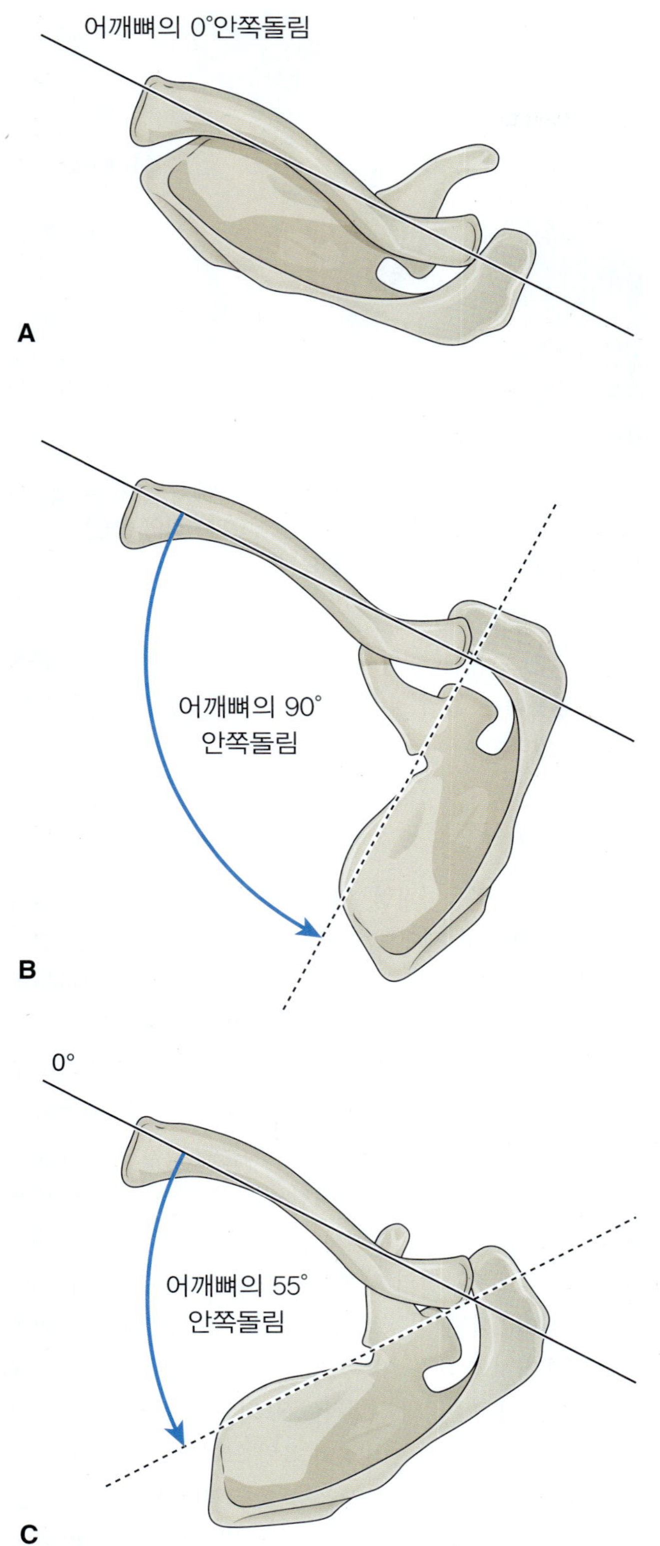

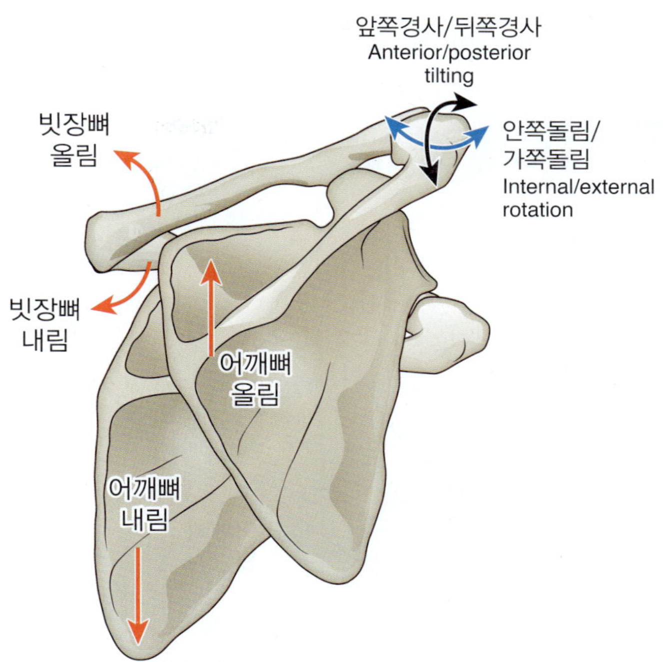

그림 7-30. 어깨뼈의 올림과 내림은 복장빗장관절에서 일어나는 빗장뼈의 올림/내림과 봉우리빗장관절에서 일어나는 돌림(앞쪽경사/뒤쪽경사와 안쪽돌림/가쪽돌림)에 의해 이루어진다.

올림/내림(Elevation and Depression)

어깨뼈의 올림과 내림은 어깨를 으쓱 올리고 내림으로써 단독적으로 수행될 수 있다. 가슴우리에 대한 어깨뼈의 올림과 내림은 안정 자세에서 갈비우리를 따라 어깨뼈를 위쪽(머리쪽)이나 아래쪽(꼬리 쪽)으로 움직이는 병진운동으로 종종 설명된다. 그러나 어깨뼈의 올림은 복장빗장관절의 AP 축을 중심으로 빗장뼈가 올림할 때 실제로 일어나고, 가슴우리에 어깨뼈의 접촉을 유지하기 위해 복장빗장관절에서 일어나는 앞쪽경사/뒤쪽경사와 안쪽돌림/가쪽돌림의 미묘한 조절을 필요로 한다(그림 7-30).

내밈/뒷당김(Protraction and Retraction)

가슴우리에 대한 어깨뼈의 내밈과 뒷당김은 각각 척추로부터 떨어지거나 가까워지는 어깨뼈의 병진운동으로 설명된다. 이런 이론적인 병진운동은 ***어깨뼈의 벌림***이나 **모음**이다.

그림 7-29. 복장빗장관절에서 일어나는 빗장뼈의 돌림은 가슴우리에 대한 어깨뼈의 운동과 함께 짝을 이룬다. **A.** 이론적인 봉우리빗장관절의 0° 안쪽돌림(빗장뼈의 면과 어깨뼈의 면이 일직선을 이룬다)은 SC 관절에서 일어나는 빗장뼈의 올림과 어깨뼈의 위쪽돌림을 함께 초래한다. **B.** 이론적인 AC 관절의 90° 안쪽돌림은 SC 관절에서 일어나는 빗장뼈의 뒤쪽돌림과 어깨뼈의 위쪽돌림을 함께 초래한다. **C.** 전형적인 봉우리빗장관절의 약 55° 안쪽돌림(90°의 약 2/3)은 빗장뼈 뒤쪽돌림의 2/3가 어깨뼈의 위쪽돌림으로 전환되고, 또 빗장뼈 올림의 1/3이 어깨뼈의 위쪽돌림으로 전환된다는 것을 의미한다.

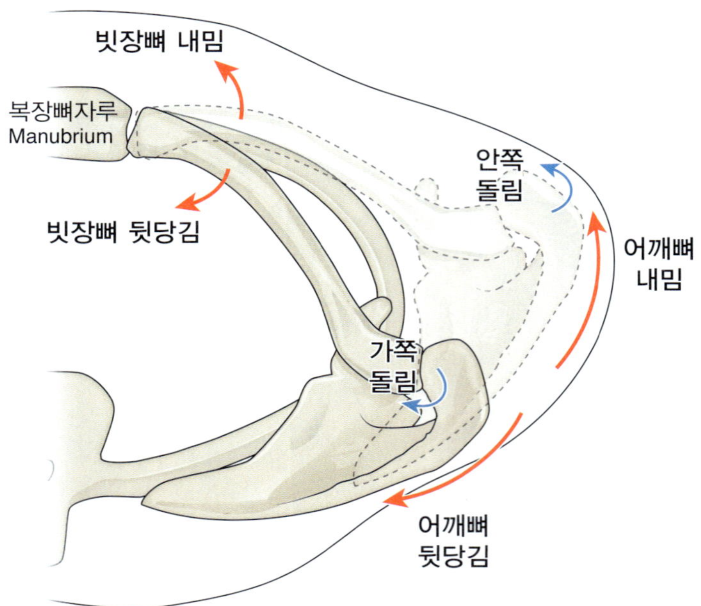

그림 7-31. 어깨뼈의 내밈과 뒷당김은 복장빗장관절에서 일어나는 빗장뼈의 내밈/뒷당김과 봉우리빗장관절에서 일어나는 돌림(특히 안쪽돌림/가쪽돌림)에 의해 이루어진다.

그러나 만약 가슴우리에 대한 어깨뼈의 내밈이나 벌림이 순수한 병진운동으로써 일어났다면, 어깨뼈는 척추에서 일직선으로 멀어지면서 움직일 것이고, 관절오목의 방향은 가쪽을 향할 것이다. 어깨뼈의 척추쪽 가장자리가 갈비우리에 부착될 것이다. 실제로 완전한 어깨뼈의 내밈은 어깨뼈가 갈비우리에 접촉된 채, 관절오목을 앞쪽으로 향하게 한다. 어깨뼈는 복장빗장관절(수직축)에서 일어나는 빗장뼈의 내밈/뒷당김을 통해 가슴우리 위에서 내밈하고 뒷당김한다. 그리고 어깨뼈는 봉우리빗장관절에서 일어나는 안쪽돌림과 가쪽돌림에 의해 갈비의 윤곽을 따라 움직일 것이다(그림 7-31).

안쪽돌림/가쪽돌림(Internal and External Rotation)

어깨가슴관절의 안쪽돌림과 가쪽돌림은 육안으로 확인하기 어렵지만, 굽어진 가슴우리를 따라 움직이는 어깨뼈에 중요한 역할을 한다. 가슴우리에 대한 어깨뼈의 안쪽돌림/가쪽돌림은 복장빗장관절에서 일어나는 빗장뼈의 내밈/뒷당김을 정상적으로 동반해야 한다(그림. 7-31 참고). 정상적으로 팔을 올림할 때, 안쪽돌림은 봉우리빗장관절에서 약 15–16° 정도 일어난다.[16,58] 봉우리빗장관절에서 분리된(또는 과도하게 발생하는) 가슴우리에 대한 어깨뼈의 안쪽 돌림은 가슴우리와의 접촉이 소실되어 어깨뼈의 척추쪽 가장자리가 돌출하게 한다. 이것은 종종 임상적으로 **날개어깨뼈**(scapular winging)

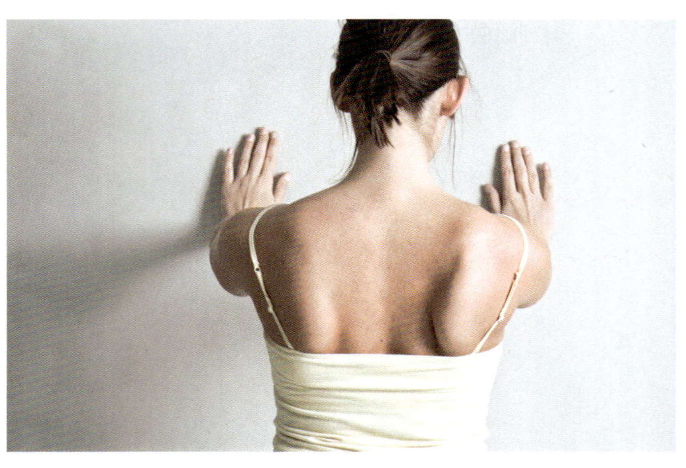

그림 7-32. 날개어깨뼈. 봉우리빗장관절에서 일어나는 과도한 어깨뼈의 안쪽돌림은 어깨뼈를 내밈할 때(또는 팔의 올림), 어깨뼈 안쪽가장자리의 돌출을 일으킨다.

(그림 7-32)로 불린다. 과도한 안쪽돌림은 어깨가슴관절 근육(특히, **앞톱니근**)들의 병리 문제나 신경근조절 이상으로 나타날 수도 있다.

앞쪽경사/뒤쪽경사(Anterior and Posterior Tilting)

안쪽돌림/가쪽돌림처럼, 어깨가슴관절의 앞쪽경사/뒤쪽경사도 임상 관찰로 제대로 움직임을 파악할 수 없지만, 갈비우리의 만곡에 바짝 붙어서 어깨뼈의 접촉을 유지하는데 중요한 역할을 한다.[16] 가슴우리에 대한 어깨뼈의 앞쪽경사/뒤쪽경사는 봉우리빗장관절의 경사진 이마축을 중심으로 우세하게 일어난다. 앞에서 언급되었듯이, 복장빗장관절축과 봉우리빗장관절축의 정렬이 다르기 때문에(그림. 7-29 참고), 어깨가슴관절의 앞쪽경사/뒤쪽경사와 복장빗장관절의 빗장뼈 올림/내림은 짝을 이루면서 움직일 수 있다.[62] 만약 빗장뼈가 봉우리빗장관절의 안쪽돌림(그림. 7-29B 참고)에 대한 축과 수직이었다면, 빗장뼈의 올림이 가슴우리에 대한 어깨뼈의 앞쪽경사와 짝을 이루거나 어깨뼈의 앞쪽경사를 초래한다. 봉우리빗장관절의 전형적인 60°의 안쪽돌림 각도를 고려할 때(그림. 7-29C 참조), 빗장뼈 올림 크기의 2/3는 가슴우리에 대한 어깨뼈의 앞쪽경사와 짝을 이루거나 또는 앞쪽경사를 초래할 것이다. 안정 값을 초과하는 앞쪽경사는 어깨뼈 아래각의 돌출을 초래할 것이다(그림 7-33).

어깨뼈의 앞쪽경사는 잘못된 신경근육 조절이나 비정상의 자세로도 일어날 수 있다. 어깨가슴관절의 뒤쪽경사는 봉우리빗장관절의 뒤쪽경사를 통해 일어날 수 있거나, 복장빗장관절의 빗장뼈 뒤쪽돌림과 짝으로 일어날 수 있다. 만약 빗장

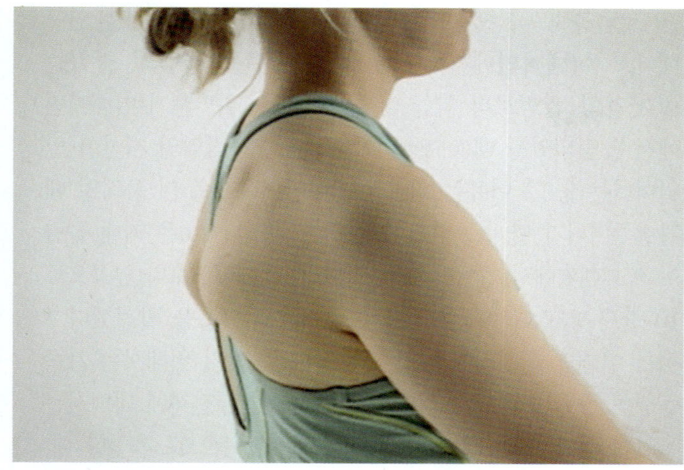

그림 7-33. 팔을 굽힘할 때 어깨뼈는 앞쪽경사되고, 이것은 어깨뼈의 아래각을 가슴우리로부터 떨어지게 하여 뒤쪽으로 돌출하게 만든다. 어깨세모근과 부리위팔근이 안정하지 못한 몸쪽 부착점 쪽으로 움직이는 소위 역작용을 할 때와 같이, 만약 어깨세모근과 부리위팔근이 앞톱니근에 부적절하게 반대 작용할 때, 이런 상태가 발생한다.

뼈가 봉우리빗장관절의 0° 안쪽돌림 자세에서 어깨뼈면과 평행하게 정렬되었다면(그림. 7-29A 참고), 빗장뼈의 뒤쪽돌림은 가슴우리에 대한 어깨뼈의 뒤쪽경사와 짝을 이룬다. 봉우리빗장관절의 전형적인 60° 안쪽돌림을 고려할 때, 빗장뼈의 뒤쪽돌림 크기의 1/3만이 가슴우리에 대한 어깨뼈의 뒤쪽경사와 짝을 이룰 것이다.

어깨가슴관절의 안정성 (Scapulothoracic Stability)

가슴우리(thorax)에 대한 어깨뼈의 안정성은 연결된 봉우리빗장관절과 복장빗장관절의 온전성을 유지하는 구조물에 의해 제공된다. 가슴우리와 어깨뼈에 부착하는 근육들은 어깨뼈 운동이 일어나는 동안 이들 관절면의 접촉을 유지한다. 부가적으로, 어깨가슴관절의 안정화는 어깨뼈를 가슴우리 쪽으로 당기거나 압박하는 어깨가슴관절 근육을 통해 이루어진다.[63]

어깨뼈 운동의 궁극적인 기능은 팔을 움직일 때 위팔뼈머리와 최적의 접촉을 이루는 관절오목의 방향을 만들고, 팔의 올림 범위를 증가시키고, 위팔뼈머리와 관절오목 사이의 제어된 운동을 위한 기반을 제공하는 것이다. 어깨뼈는 관련된 근육과 관절연결을 통해 건강한 어깨 기능에서 가동성과 안정성을 수행하며, 이것은 인체 동적 안정화의 좋은 예가 된다.

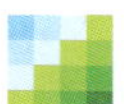

환자 적용 7-2

앞가쪽 어깨 통증

Delmar Fagin은 57세의 치과의사로서 몸쪽 위팔뼈의 가쪽에 국소 통증을 가지고 있다. 이 위치는 돌림근띠 힘줄, 위팔두갈래근 긴갈래 힘줄, 봉우리밑윤활주머니에서 시작되는 통증과 일치한다. 그의 통증은 돌림근띠 힘줄 병리나 위팔두갈래근 힘줄병리와 관련될 수 있고, 또 팔을 낮은 각도로 올림하는 반복적인 일로 인해 역학적 봉우리밑 충돌과도 관련될 수 있다. 반복적인 역학적 충돌은 힘줄 병리를 일으킬 수 있고, 돌림근띠의 부분 열상이나 완전 열상으로 진행할 수 있다.[47] 또한 그는 오른쪽으로 잠을 잘 때 통증을 느꼈다. 이것은 봉우리밑공간으로 인한 통증 환자의 일반적인 증상인데, 그 이유는 손상쪽으로 누웠을 때 봉우리밑조직이 압박되기 때문이다.

오목위팔관절의 운동형상학 (Glenohumeral Kinematics)

오목위팔관절은 대개 3도의 자유도를 가진 것으로 설명된다: **굽힘/폄, 벌림/모음, 안쪽돌림/가쪽돌림**(그림 7-34). 오목위팔관절에서 일어나는 이들 운동의 가동범위는 상당히 다양하다.

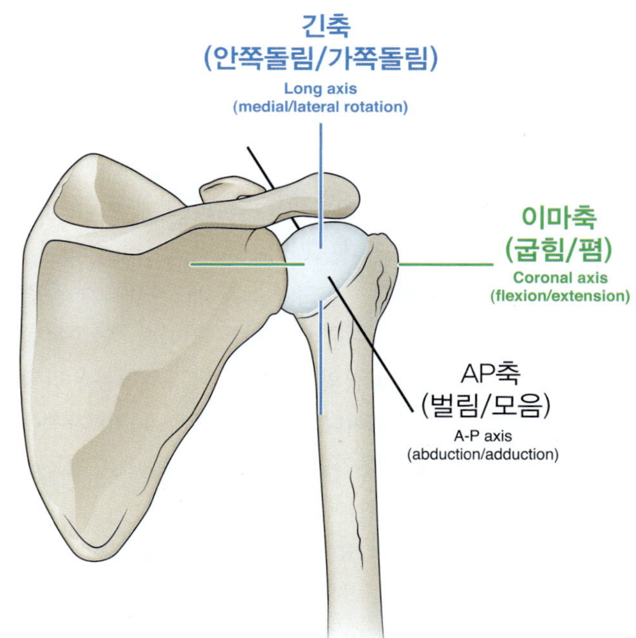

그림 7-34. 오목위팔관절의 돌림. 굽힘/폄은 이마축을 중심으로 일어난다; 벌림/모음은 AP 축을 중심으로 일어난다; 안쪽돌림/가쪽돌림은 긴축을 중심으로 일어난다.

굽힘과 폄(Flexion and Extension)

굽힘과 폄은 위팔뼈머리의 중심을 통과하는 이마축에서 일어난다. 오목위팔관절은 종종 120°의 굽힘과 50°의 폄을 가진 것으로 간주된다.[64] 그러나 3차원적으로 오목위팔관절의 운동을 측정한 최근의 연구에 따르면, 평균 연령을 50대로 한 작은 표본 집단에서 어깨뼈와의 관계를 고려했을 때, 단지 97°의 위팔뼈 굽힘이 최대범위라고 보고했다.[65] 건강한 젊은 사람을 대상으로한 최근 연구들도 더 작은 오목위팔관절의 움직임을 지지했다.[16] 오목위팔관절 움직임이 높게 나타났던 것은 몸통과 어깨뼈의 움직임과 오목위팔관절의 움직임을 완전히 분리할 수 없기 때문이다.

안쪽돌림과 가쪽돌림(Medial and Lateral Rotation)

안쪽돌림과 가쪽돌림은 위팔뼈몸통과 나란하게 주행하고 위팔뼈머리를 통과하는 위팔뼈의 긴축을 중심으로 일어난다. 위팔뼈의 안쪽돌림과 가쪽돌림의 범위는 자세에 달라진다. 팔을 몸통 옆에 붙이면, 안쪽돌림과 가쪽돌림이 제한될 수 있다. 팔을 90°로 벌림하면, 오목위팔관절의 돌림은 130° 이상 일어난다.[64] 팔이 몸통 옆에 있으면, 안쪽돌림과 가쪽돌림이 제한되는데, 이런 제한은 큰결절과 작은결절의 정렬과 관계되며, 이런 정렬은 역학적 차단을 발생시킨다. 그리고 팔을 모음하거나 벌림하게 되면, 타이트해지는 관절주머니나 근육의 부위가 달라질 수 있다.

벌림과 모음(Abduction and Adduction)

오목위팔관절의 모음/벌림은 위팔뼈머리를 통과하는 AP 축을 중심으로 일어난다. 오목위팔관절의 최대 벌림 범위에 대해서는 많은 논란이 있다. 그러나 일반적으로 합의된, 이마면에서의 위팔뼈 벌림(수동이나 능동)은 위팔뼈가 중립자세나 안쪽돌림되었을 때는 감소된다는 것이다. 안쪽돌림과 중립위에서 일어나는 벌림의 제한은 주로 부리봉우리활에 대한 큰결절의 충돌 때문이다. 위팔뼈가 35–40°의 가쪽돌림일 때, 큰결절은 부리봉우리활의 밑이나 뒤쪽으로 이동하여 팔의 벌림이 계속적으로 일어날 수 있다.[66,67]

오목위팔관절 벌림의 ROM(큰결절의 충돌이 없다면)은 90–120°라고 보고되었다.[1,11,65,68,69] Inman 등에 따르면, 어깨뼈의 움직임이 참여하지 않은 능동 벌림은 90°로 제한되고, 수동 벌림은 120°까지 이루어질 수 있다고 했다.[54] 연구들사이의 다양성 증가를 위해, 어떤 연구는 전통적인 이마면에서의 벌림 가동범위를 연구했고, 다른 연구들은 어깨뼈면(이마면으로부터 30–45° 앞쪽으로 향한 면)에서의 올림 범위를 연구했다.[67] **어깨뼈면**에서 일어날 수 있는 **수동 벌림의 범위는 이마면의 벌림보다** 약간 더 클 수 있다. 위팔뼈가 어깨뼈면에서 올림되었을 때(어깨뼈면에서 벌림), 움직임의 제한이 덜 일어나는데, 그 이유는 위팔뼈가 이마면쪽으로 더 움직일 때 관절주머니가 덜 비틀리기 때문이다. 그러나 An은 최대 올림이 어깨뼈면에서 일어난 것이 아니라, 어깨뼈면보다 앞쪽으로 10–37° 정도 더 이동된 운동면에서 일어났음을 발견했다.[66] 비록 어깨면에서 최대 벌림 가동 범위를 갖기 위해서는 가쪽돌림이 동반될 필요가 없다고 하지만, 이런 전제에 대해서는 논란이 있다.[66,67] 모든 운동면에서 팔을 능동으로 올림할 때, 오목위팔관절의 가쪽돌림이 일어났다.[16]

오목위팔관절의 관절내 움직임 (Intra-Articular Glenohumeral Motion)

오목위팔관절이 완전 가동범위로 움직이기 위해서는 불일치성을 가진 관절면들의 관절내 움직임이 어느 정도 작용해야 한다. 볼록한 위팔뼈머리는 오목한 얕은 관절오목보다 큰 관절면과 다른 곡률반경을 가지고 있다. 이런 불일치성을 고려해 볼 때, 3개의 축을 중심으로 움직이는 돌림운동은 관절내에서 순수한 스핀(spin)으로 일어나는 것이 아니라, 회전중심이 순간순간 변하고, 접촉 패턴이 이동하면서 일어난다. 놀랍게도, 관절오목에 대한 위팔뼈머리의 움직임 방향과 범위는 통일된 의견을 갖고 있지 않다.[27] 그러나 위팔뼈의 올림은 위팔뼈몸통의 움직임 방향과 반대로 일어나는 위팔뼈머리의 아래쪽 활주를 필요로 한다. 위팔뼈 벌림 시 위팔뼈 관절면이 아랫방향으로 활주를 하지 않는다면, 위팔뼈머리가 관절오목 위에서 위쪽으로 구르기(rolling)를 할 것이다(그림 7-35). 이렇듯 구르기만 일어나면, 큰 위팔뼈머리가 관절오목으로부터 벗어나게 되고, 부리봉우리활과 부딪히게 될 것이다(그림 7-35A). 만약 위팔뼈머리의 관절면이 아래쪽으로 활주하면서 위쪽으로 구르기를 한다면, 완전 가동범위가 달성될 수 있다(그림 7-35B).

위팔뼈머리의 아래쪽 활주가 위팔뼈머리의 위쪽 구르기를 최소화하는데 꼭 필요하다는 것에는 모든 학자들이 동의하고 있다. 그러나 비록 학자들에 따라 위팔뼈머리의 위쪽 병진운동과 아래쪽 병진운동이 다르지만, 전체적으로 위팔뼈머리(돌림축을 기준으로)가 관절오목 위에서 아래쪽 방향으로 활주함(그림 7-36)에도 불구하고, 여전히 어느 정도 위쪽으로 움직인다고 보고되었다.[27,51,48,67,70,71] 위팔뼈의 관절면은 관절오목 위에서 앞쪽이나 뒤쪽, 또는 안쪽이나 가쪽으로도 활주할 수

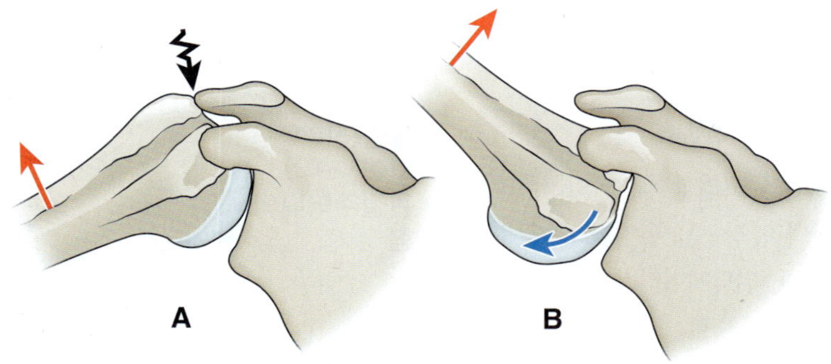

그림 7-35. A. 위팔뼈머리의 아래쪽 활주가 없다면, 위팔뼈머리는 관절오목 위에서 위쪽으로 구르기를 하여 부리봉우리활과 충돌할 것이다. B. 위팔뼈가 벌림할 때 위팔뼈머리의 아래쪽 활주가 일어난다면, 완전 가동범위의 움직임이 일어날 수 있다.

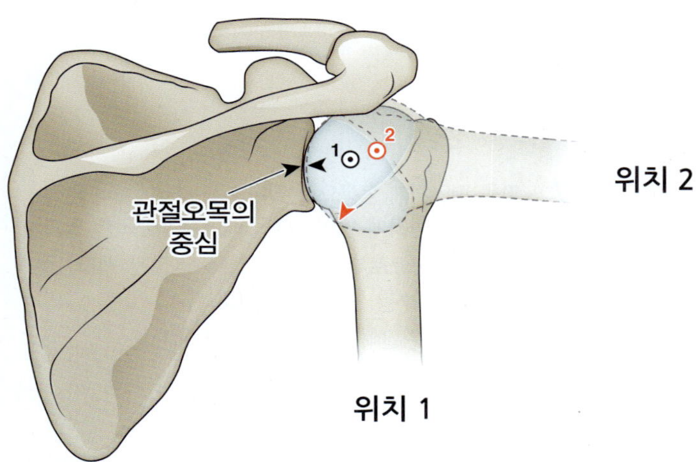

그림 7-36. 위팔뼈머리의 아래쪽 활주에도 불구하고, 위팔뼈머리 중심의 위쪽 병진운동(위치 1에서 위치 2로 이동)은 팔을 벌림하는 동안 약간 일어날 것이다.

있다. 능동으로 팔을 60° 올림할 때까지는, 위팔뼈머리의 중심이 약간 위쪽으로 이동하는 것으로 믿겨지고 있다(1-2 ㎜). 팔을 더 많이 올림하면, 위팔뼈머리의 중심은 관절오목의 중심에서 상대적으로 안정성을 유지하는 것으로 믿겨진다.[21,48,70,71]

위팔뼈머리 중심의 앞쪽 병진운동과 뒤쪽 병진운동에 대한 의견은 다소 불일치를 보인다. 벌림이나 어깨뼈면의 벌림을 포함한 능동 올림을 할 때, 약간의 앞쪽 위치와 병진운동(1-2 ㎜)이 일어난다고 보고되었다.[51,70] 다른 연구자들에 따르면, 굽힘을 포함한 능동 올림을 할 때, 가동범위의 초반부에서는 약간의 뒤쪽 병진운동이나 앞쪽 병진운동이 일어나고, 가동범위의 후반부에서는 뒤쪽 병진운동이 일어난다고 했다.[51,48,71,72] 능동 병진운동에 대한 모든 연구들은 20 ㎜까지 병진하는 수동운동보다 더 작은 움직임(5 ㎜ 미만)을 보였다.[73] 이들 데이터는 팔을 올림하는 동안 돌림근띠의 힘이 관절오목에 대한 위팔뼈머리를 안정화하고 관절오목의 중심에 위치를 유지하는데 도움을 준다는 전제를 지지한다. 대부분의 연구자들은 관절 기하학, 관절주머니인대성 구조물, 팔 위치 및 근력 등을 포함한, 많은 변수들이 위팔뼈머리의 움직임 패턴을 결정한다는 것에 동의를 한다.

관절오목에 대한 위팔뼈머리의 보고된 움직임을 둘러싼 많은 혼란이 연이어 일어나는 위팔뼈 지점의 차이(구르기와 활주의 복합 움직임과 병진운동) 뿐만 아니라, 이들 움직임의 작은 크기와 측정 시스템의 한계성 때문에 기인할 수 있다.

확장 개념 7-4
관절주머니의 역할

오목위팔관절주머니와 오목위팔인대들은 위팔뼈머리의 앞쪽, 아래쪽 및 뒤쪽 병진운동을 제한함으로써 관절오목관절에 안정성을 제공해 준다. 이들 구조물의 안정화 기능은 90° 보다 낮은 올림을 할 때 최소가 되는데, 그 이유는 관절주머니의 위쪽 부분만이 긴장되기 때문이다. 낮은 각도로 올림을 할 때는, 관절을 가로지르는 돌림근띠의 방향을 토대로 돌림근띠와 그들의 힘줄이 오목위팔관절을 능동적으로 안정화시킨다. 그러나 위팔뼈 움직임이 끝범위로 향할 때는, 관절주머니가 수동으로 타이트해지고, 그들의 힘줄이 오목위팔관절의 병진운동을 제한한다. 가동범위의 끝지점에서는, 이런 장력이 위팔뼈머리의 병진운동을 제한하기보다는 병진운동을 일으키기 시작한다.[74] 관절주머니가 비대칭적으로 타이트해지면, 이런 병진운동은 타이트한 관절주머니로부터 멀어지거나 느슨한 관절주머니 쪽으로 일어난다.[74] 예를 들어, 안쪽돌림이 증가되었다면, 관절주머니의 뒤쪽 부분이 타이트해져 위팔뼈머리의 앞쪽 병진운동을 일으키고, 반대로 관절주머니의 앞쪽 부분이 상대적으로 느슨해져 앞쪽 병진운동을 제한하지 않는다. 타이트한 관절주머니의 뒤쪽 부분은 위팔뼈머리의 앞쪽 병진운동을 증가시키고, 봉우리밑공간을 최소화시킨다.[48]

팔을 편안한하게 내린 자세 때 오목위팔관절의 정적 안정화(Static Stabilization of the Glenohumeral Joint in the Dependent Arm)

오목위팔관절의 관절면 불일치성을 고려할 때, 뼈의 기하학만으로 팔을 늘어뜨렸을 때 관절의 안정성을 유지할 수 없고, 다른 기전들의 도움이 필요할 것이다. 위팔뼈머리가 관절오목에 놓여 있다면, 중력이 위팔뼈를 아래쪽으로 병진운동시킬 것이다. 평형을 유지하려면, 위쪽 방향의 힘이 필요할 것이고, 이런 힘은 어깨세모근, 가시위근, 위팔두갈래근의 긴갈래 및 **위팔세갈래근** 등과 같은 근육들의 능동 수축이나 수동장력에 의해 제공될 것이다. 그러나 Basmajian과 Bazant, [19]그리고 MacConaill과 Basmajian 등[30]에 따르면, 어깨 복합체의 모든 근육들은 이완되고 팔에 하중이 가해지지 않았을 때 전기적으로 어떤 작용도 하지 않을 것이고, 또 심지어 팔이 심하게 아래쪽으로 뒷당김되더라도 이들 근육은 전기적으로 작용하지 않는다고 했다. 그러므로 관절의 안정화 기전은 수동 안정화인 것 같다. 팔을 몸통 옆에 편안히 내려놓았을 때, 타이트해진 돌림근띠사이관절주머니(관절주머니 위쪽, 위오목위팔인대, 부리위팔인대)는 이런 안정화 기능에 대해 크기와 방향을 모두 가진다.[32,34,36] 중력과 돌림근띠사이관절주머니의 합성 벡터는 위팔뼈머리를 관절오목의 아래 부분에 압박시키고, 또 위팔뼈머리의 아래쪽 병진운동을 막아준다(그림 7-37).

돌림근띠사이관절주머니에 의한 수동 장력 이외에, 다른 두 가지 기전이 팔을 몸통 옆에 떨어뜨렸을 때 오목위팔관절의 정적 안정화를 돕는다. 건강한 사람의 오목위팔관절의 경우, 관절주머니는 밀폐되고 관절내압이 음압으로 된다. 관절의 음압은 진공을 만들어, 중력에 의한 위팔뼈머리의 아래쪽 병진운동에 저항한다.[34] 관절주머니에 구멍이 생겼거나 오목테두리의 찢어진 것과 같은 손상이 있으면 관절내압이 소실되어 아래쪽 병진운동이 크게 일어날 수 있다.[75,76] 팔을 몸통 옆으로 떨어뜨린 자세일 때, 관절오목의 경사각도도 오목위팔관절의 안정성에 영향을 준다.[37] 관절오목이 약간 위쪽으로 경사지면, 어깨뼈의 구조나 어깨뼈 위쪽돌림을 통해 부분적으로 아래쪽 병진운동을 막아주는 뼈차단을 형성한다.

많은 하중이 팔에 가해질 때처럼 이들 수동의 힘이 오목위팔관절의 안정화를 유지하는데 부적절하다면, 능동 도움을 주기 위해 가시위근이 동원된다.[19] 가시위근 힘줄이 돌림근띠사이관절주머니에 부착된다는 사실은 놀라운 일이 아니다.[40] 사실, 가시위근의 역할은 EMG에 의해 측정된 활동보다 더 중요한데, 그 이유는 가시위근의 마비나 기능장애로 인해 오목위팔관절의 아래쪽 아탈구가 점진적으로 초래될 수 있기 때문이다. 가시위근의 수동 장력을 보강할 수 없다면, 돌림근띠사이관절주머니에 가해진 지속적인 하중이 이들 구조물을 점차적으로 신장(소성 범위로 변화되는)시킬 것이고, 이런 구조물의 신장은 관절 안정성의 소실을 초래할 것이다. 오목위팔관절의 아래쪽 아탈구는 뇌졸중이나 다른 뇌손상에 의한 돌림근띠의 기능 감소 환자에게서도 쉽게 나타날 수 있다.

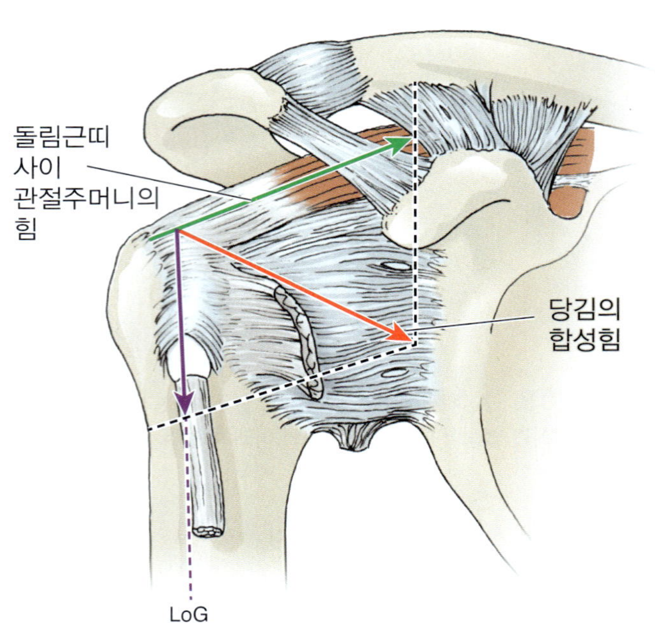

그림 7-37. 팔을 편안하게 몸통으로 떨어뜨린 자세에서의 안정화 기전. 팔을 몸통으로 편안하게 떨어뜨렸을 때. 중력에 의한 팔의 아래쪽 당김(팔의 중력중심으로부터 아래쪽으로 연장된 벡터)은 돌림근띠사이관절주머니의 수동 장력에 의해 대립된다. 이들 힘의 합성힘은 관절오목에 대한 위팔뼈머리를 안정화시킨다.

오목위팔관절의 동적 안정화 (Dynamic Stabilization of the Glenohumeral Joint)

어깨세모근과 오목위팔관절 안정화 (The Deltoid and Glenohumeral Stabilization)

오목위팔관절 벌림의 작용근은 일반적으로 어깨세모근(가시위근과 함께)으로 알려졌다. 앞어깨세모근은 오목위팔관절 굽힘의 작용근이다. 벌림과 굽힘은 생체역학적으로 유사성이 많은 올림의 활동이다. 올림에 참여하는 어깨세모근의 분절은 역할과 기능에 따라 바뀐다.[77,78] 그러나 벌림에 대한 어깨세모근의 합성힘의 검사는 올림 활동 시 오목위팔관절의 안정화가 필요하다는 것을 강조할 때 이용될 수 있다.

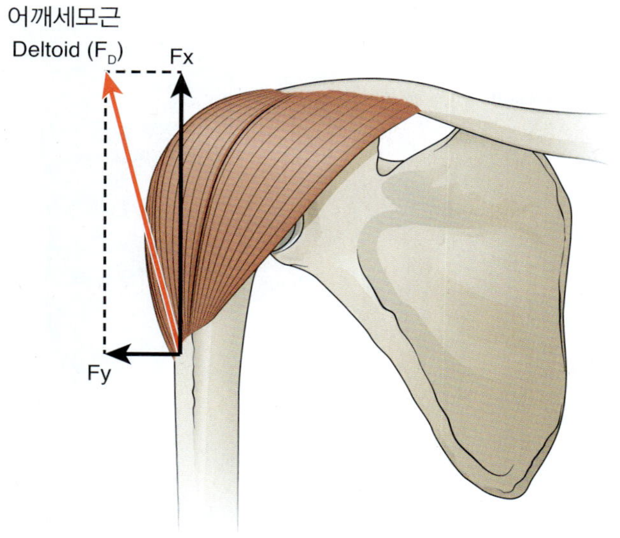

그림 7-38. 어깨세모근의 3 분절 작용선은 중간어깨세모근의 당김선과 일치한다. 어깨세모근 분절의 합성힘(FD)은 커다란 병진 성분(Fx)과 작은 회전 성분(Fy)으로 분해되어 어깨세모근의 단독 수축이 위팔뼈의 회전보다 위쪽 병진운동을 더 일으키도록 만든다.

그림 7-38은 팔을 몸통으로 떨어뜨린 자세에서 어깨세모근의 작용선을 보여주고 있다. 함께 작용하는 어깨세모근의 3 분절 힘 벡터는 중간어깨세모근의 힘 방향과 일치한다. 어깨세모근의 힘 벡터(F_D)는 위팔뼈의 긴축에 대한 평행 힘성분(Fx, 위쪽 방향의 힘성분)과 수직 힘성분(Fy)로 분해된다. 위쪽 방향의 평행 힘성분은 두 개의 힘성분 중에서 훨씬 큰 힘 성분이다. 즉, 이런 초기 자세 때 대부분의 어깨세모근 수축력은 위팔뼈와 위팔뼈머리를 위쪽으로 병진시킨다; 팔을 늘어뜨린 자세 때 어깨세모근 작용선 때문에, 이 자세 때는 작은 모멘트팔만이 위팔뼈의 돌림에 직접 작용한다.

다른 많은 관절들의 경우에는, 긴뼈와 나란하는 힘 성분이 관절 압박에 관여하기 때문에, 안정화 효과를 가진다. 그러나 팔을 편안하게 늘어뜨린 자세를 취할 때는, 관절오목이 위팔뼈몸통과 일치하지 않는다. 결과적으로, 긴축과 나란한 힘 성분(Fx)은 안정화 효과보다는 전단력(접촉하는 관절면과 평행하게 작용하는 힘)을 만들어 낸다. 어깨세모근의 강한 위쪽 방향의 수축은 팔이 벌림을 하기 전에 위팔뼈머리를 부리봉우리활에 부딪히게 만들 것이다. 상대적으로 작은 어깨세모근의 모멘트팔에 의한 회전 성분(Fy)은 병진운동이 평형을 이루기 전까지 특별한 효과를 발휘하지 않는다. 만약 위팔뼈머리가 부리봉우리활 쪽으로 이동했다면, 부리봉우리활의 아래쪽 접촉력이 어깨세모근의 Fx 힘성분을 상쇄시켜 이론적으로 위팔뼈머리의 돌림을 계속 허용시킬 것이다. 그러나 봉우리밑공간의 구조물 충돌로 인한 통증 때문에, 더 이상의 움직임이 일어나지 않을 것이다. 중력의 아래쪽 당김(그림. 7-37 참고)은 커다란 어깨세모근의 Fx 힘 성분을 상쇄시킬 수 없을 것이다; 어깨세모근만으로 팔을 독자적으로 벌림(올림)할 수 없다. 원하는 돌림(올림)을 일으키려면, 다른 힘(또는 다른 힘들의 결합)이 어깨세모근과 함께 협력해야 한다. 이것은 돌림근띠(**근육-힘줄 단위**)의 한 역할이다.

돌림근띠와 오목위팔관절 안정화
(The Rotator Cuff and Glenohumeral Stabilization)

가시위근, **가시아래근**, **작은원근** 및 어깨밑근과 그들의 힘줄이 돌림근띠를 구성한다. 이들 근육의 힘줄이 서로 합쳐져서 오목위팔관절주머니의 앞쪽(어깨밑근)과 뒤쪽(가시위근, 가시아래근 및 작은원근)을 보강하기 때문에 이들 근육은 한 "커프"의 일부로 고려된다. 돌림근띠의 모든 근육들은 오목위팔관절의 동적 안정화에 크게 영향을 주는 작용선을 가지고 있다.

함께 작용하는(뿐만 아니라 개별적으로 작용하는) 가시아래근, 작은원근 및 어깨밑근이 뼈의 긴축 방향으로 주어진 약간의 위팔뼈 돌림을 일으킬 뿐만 아니라, 위팔뼈머리를 관절오목으로 압박하는 수직 힘성분(Fy)으로 분해된다(그림 7-39). 이것은 위팔뼈 관절면이 위팔뼈몸통과 거의 수직을 이루고, 관절축을 중심으로 뼈를 "회전시키기" 보다는 어떻게 병진의 힘을 일으키는지를 보여주는 명확한 그림을 제공하기 때문이다.

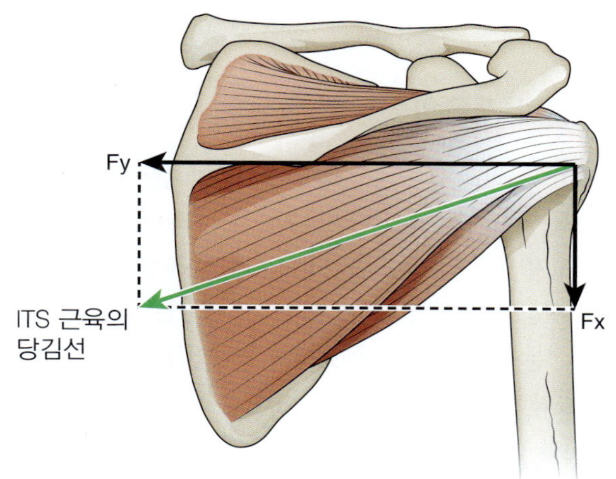

그림 7-39. 가시아래근, 작은원근 및 어깨밑근(ITS)의 결합 작용선은 위팔뼈머리를 압박하는 커다란 Fy 성분과 아랫방향의 Fx 성분을 가진다.

비록 가시아래근, 작은원근 및 어깨밑근이 오모위팔관절의 중요한 압박 근육(compressor)이지만, 이들 근육의 안정화 기능도 이들 근육의 아래쪽 병진 당김(Fx)과 동등하게(그 이상) 중요하다. 이들 근육의 3가지 아래쪽 병진 성분의 합은 어깨세모근의 위쪽 병진의 힘을 거의 상쇄시킬 것이다.

Sharkey와 Marder의 사체 실험에 따르면, 가시아래근, 작은원근, 및 어깨밑근이 작용하지 않는 벌림은 실질적으로 관절오목에 대해 위팔뼈의 위치를 위쪽으로 이동시킨다고 했다.[79]

그들의 안정화 역할 이외에도, 작은원근과 가시아래근은 큰결절과 봉우리돌기 사이의 간격을 충분히 떨어뜨려 놓기 위해 팔의 올림과 함께 일어나는 가쪽돌림을 제공함으로써 팔의 벌림에 영향을 준다. 비록 작은원근의 약간 모음 작용과 어깨밑근의 안쪽돌림 작용이 팔의 올림에 반대로 작용하는 것 같지만, Otis 등은 팔을 벌림하는 동안 이들 근육의 반대 기능(올림에 대한)이 감소한다는 사실을 밝혀냈다.[80]

즉, 가시아래근과 어깨밑근은 벌림 토크를 추가시키는 반면, 작은원근은 가쪽돌림 토크를 추가한다. 안쪽돌림과 가쪽돌림의 힘도 돌림근띠의 힘이 감소되었을 때, 증가된 앞쪽/뒤쪽 변위와 함께 위팔뼈머리가 앞/뒤 방향으로 중심을 잡는데 도움을 준다.[81] Saha는 이런 돌림근띠를 "조정자(steerers)"라고 했다.[82]

어깨세모근의 작용과, 가시아래근, 작은원근, 어깨밑근들의 결합 작용은 짝힘의 작용과 비슷하다(그림 7-40). 위팔뼈에 작용하는 어깨세모근의 힘과 이들 3 근육의 힘은 크기는 거의 비슷하고 방향이 서로 반대되는 힘이다. 그래서 최소한 병진운동을 가지고 상대적으로 안정된 관절축을 중심으로 위팔뼈머리를 *거의* 완전하게 돌림시키는 것이다.

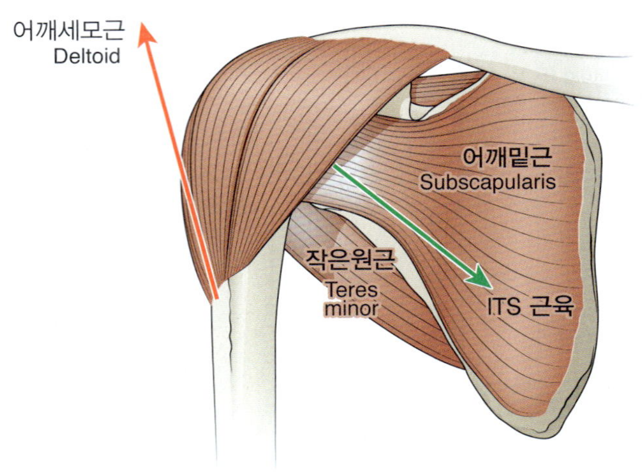

그림 7-40. 어깨세모근과 뒤쪽에 위치한 가시위근과 작은원근, 앞쪽에 위치한 어깨밑근의 당김선(ITS)은 최소의 병진과 함께, 고정된 AP축을 중심으로 일어나는 위팔뼈머리의 완벽한 돌림을 일으키는 거의 평행한 당김선과 짝힘을 이룬다.

가시위근과 오목위팔관절 안정화 (The Supraspinatus and Glenohumeral Stabilization)

가시위근이 돌림근띠의 한 부분이기는 하지만, 나머지 3개 근육의 작용선과는 달리, 가시위근의 작용선은 돌림근띠(그림. 7-39 참고)의 다른 근육들에게서 볼 수 있는 아래쪽 방향의 병진 성분이 아니라, 위쪽 방향의 병진 성분(그림 7-41)을 가지고 있다.

당김선을 고려할 때, 가시위근은 어깨세모근의 위쪽 탈구힘 성분을 상쇄시키지 못한다.[83] 그러나 가시위근은 여전히 오목위팔관절의 효율적인 안정화 근육인데, 그 이유는 관절압박에 기여하기 때문이다. 더 위쪽에 위치한 가시위근이 다른 근육들의 작용선보다 오목위팔관절의 축으로부터 더 많이 떨어져 있기 때문에, 가시위근의 큰 모멘트팔이 관절을 안정화시키는 동시에, 거의 완전한 가동범위의 오목위팔관절 벌림을 독자적으로 일으킬 수 있다.[30] 중력도 가시위근의 작은 위쪽 병진 당김을 상쇄시킴으로써 가시위근과 협력하여 관절의 안정화에 작용한다.

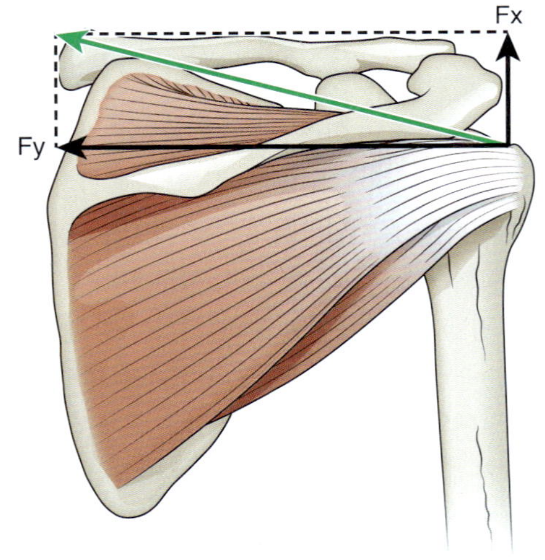

그림 7-41. 돌림근띠의 다른 근육과 같이, 가시위근도 위팔뼈머리에 압박을 가하는 커다란 Fx 성분을 갖지만, 돌림근띠의 다른 근육과는 달리, 위쪽(아래쪽보다는) 방향의 Fx 성분을 가진다. 위팔뼈를 독자적으로 벌림할 수 있는 가시위근의 Fy 성분은 관절축으로부터 충분히 멀리 떨어져 있다.

확장 개념 7-5
단독 벌림근으로서의 가시위근

적어도 이론적으로 볼 때, 가시위근은 단독으로 작용하여 거의 완전가동범위의 벌림을 일으킬 수 있지만, 어깨세모근은 그렇지 못하다. 가시위근의 수축과 중력의 합성힘이 그림 7-35에서 보여지는 합성 벡터와 동일한 벡터이다. 가시위근의 작용선은 돌림근띠사이관절주머니(RIC)의 작용선과 동일하다(근육이 안정 위치에 있을 때도 수동장력에 영향을 미칠 수 있는). 가시위근이 구심성 수축을 하면, 작은 위쪽방향의 병진 힘성분이 중력의 아래쪽 병진 성분에 의해 상쇄되는데, 이것은 병진 힘성분의 평형을 초래하지만, 돌림을 효율적으로 일으킨다. 팔을 벌림하는 동안 중력과 가시위근의 합성 벡터는 위팔뼈를 아래쪽 방향으로 활주시키고, 이것은 관절면의 완전 가동을 허용하고, 비정상의 위쪽 변위를 예방한다. 비록 긴축 돌림에 대한 가시위근의 모멘트팔이 매우 짧을지라도, 가시위근은 팔의 자세에 따라 작은 크기의 안쪽돌림 토크나 가쪽돌림 토크에 영향을 줄 수 있다.[84]

위팔두갈래근 긴갈래와 오목위팔 안정화
(The Long Head of the Biceps Brachii and Glenohumeral Stabilization)

위팔두갈래근 긴갈래는 오목위결절과 위쪽 오목테두리에서 시작하여 큰결절과 작은결절사이의 두갈래근고랑을 통과하면서 위팔뼈몸통의 앞쪽을 지나간다(그림 7-42). 위팔두갈래근힘줄은 두갈래근고랑 안에서 힘줄집에 의해 덮여 있고, 큰결절과 작은결절을 연결하는 **가로위팔인대**에 의해 보강된다(그림 7-24A). 위팔두갈래근 긴갈래 힘줄은 가시위근힘줄과 어깨밑근힘줄 사이의 구멍을 통해 관절주머니 안으로 들어간다(그림 7-42B). 그리고 이 힘줄은 윤활막을 통과하는 것이 아니라, 관절주머니를 통과한다. 위팔두갈래근의 긴갈래가 관절주머니의 위쪽면에 위치하고 돌림근띠사이관절주머니와 연결되어 있기 때문에, 위팔두갈래근의 긴갈래가 종종 오목위팔관절을 강화하는 부분으로서 간주된다.[40] 위팔두갈래근은 오목위팔관절의 굽힘에 영향을 줄 수 있고, 만약 위팔뼈가 가쪽돌림되면, 벌림의 힘으로도 작용한다.[54] 비록 팔꿉관절과 어깨관절의 위치가 위팔두갈래근의 기능에 영향을 줄지라도, 위팔두갈래근 긴갈래는 위팔뼈머리를 관절오목의 중심에 배치시키고 또 수직(위쪽과 아래쪽) 병진과 앞쪽 병진을 감소시킴으로서 오목위팔관절의 안정화 근육으로 작용하는 것 같다.[85-88] Pagnani 등의 가설에 따르면, 위팔두갈래근 긴갈래는 상대적으로 느슨한 위쪽 오목테두리를 타이트하게 만드는 효과가 있고, 또 그런 장력을 위오목위팔인대와 중간오목위팔인대로 전달시킬 수 있다는 것이다.[88] 이런 생각은 위팔두갈래근 긴갈래 부착지점이 파열되지 않는 한, 가앞위쪽 오목테두리의 병변이 오목위팔관절의 안정성에 나쁜 영향을 주지 않는다는 그들의 관찰로부터 나왔다.[89] 힘줄이 돌림근띠 열상으로 종종 비대해진다는 관찰을 통해 오목위팔관절 안정화에 대한 위팔뼈머리의 전반적인 기여를 알 수 있다.[88] 그러나 다른 쪽에서는 이두근 긴갈래의 안정화 역할이 중요하지 않으며 때로는 어깨 통증을 줄이기 위해 외과적 수술로 절단할 수 있다.

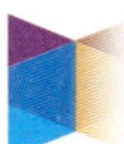

기본 개념 7-2
동적 안정화

오목위팔관절에 대해 우리가 알고 있는 것을 고려해 볼 때, 우리는 특정 가동 범위에서의 동적 안정화가 다음과 같은 기능이라고 요약할 수 있다:

(1) 작용근, (2) 중력, (3) 안정근(stabilizer), (4) 관절면의 기하학 구조, (5) 수동성 관절주머니인대성 구조물. Inman 등은 여기에 덧붙여 (6) 마찰력과 (7) 관절반응력을 포함시켰다. 그 이유는 오목위팔관절 내의 전단력이 어느 정도 마찰력을 일으키고, 위팔뼈머리를 관절오목에 압박시키는 모든 힘들에 대항하는 관절오목의 반작용힘(관절반응력)이 일어나기 때문이다.[54] 근육의 압박력 때문에, 올림된 팔의 관절반응력은 팔 무게의 9~10배에 이르는 힘이 된다.[26,54] 안쪽 방향의 합성힘이 약간의 위쪽이나 아래쪽의 힘 성분을 가질 때, 전단력이 발생한다. 가장 큰 전단력은 팔을 30-60° 올림했을 때 일어난다.[26]

오목위팔관절의 동적 안정화 비용
(Costs of Dynamic Stabilization of the Glenohumeral Joint)

모든 안정화의 힘과 요소들이 온전하고 적절한 기능을 할 때, 위팔뼈머리는 최소한의 병진운동과 함께 고정 축(상대적으로)을 중심으로 굽힘과 벌림을 한다. 그러나 어깨 복합체의 동적 안정화 과정에서 일어난 정상적인 스트레스라 하더라도, 시간이 경과하면 퇴행성 변화나 기능장애가 오목위팔관절에 발생할 수 있다. 동적 안정화 요소의 협력작용이 파괴되면, 오목위팔관절의 안이나 주위 조직에서 퇴행성 변화를 가속시킬 것이다.

가시위근은 동적 안정화의 핵심 구조물이다. 팔을 몸통 옆으로 떨어뜨린 자세에서 가시위근은 수동으로 신장되기도 하고 능동으로 수축하기도 한다; 가시위근은 전체 가동범위를 통해 위팔뼈의 올림에 참여한다. 결과적으로, 사람이 걷는 대부분의 시간 동안 가시위근이 장력을 받게 되고, 이로 인해 가시위근은 과도한 장력 하중과 만성 과사용에 취약해진다. 스트레스 받은 가시위근 힘줄의 역학적 압박과 충돌이 다양한 이유 때문에 위쪽 관절면과 아래쪽 관절면에서 일어난다.

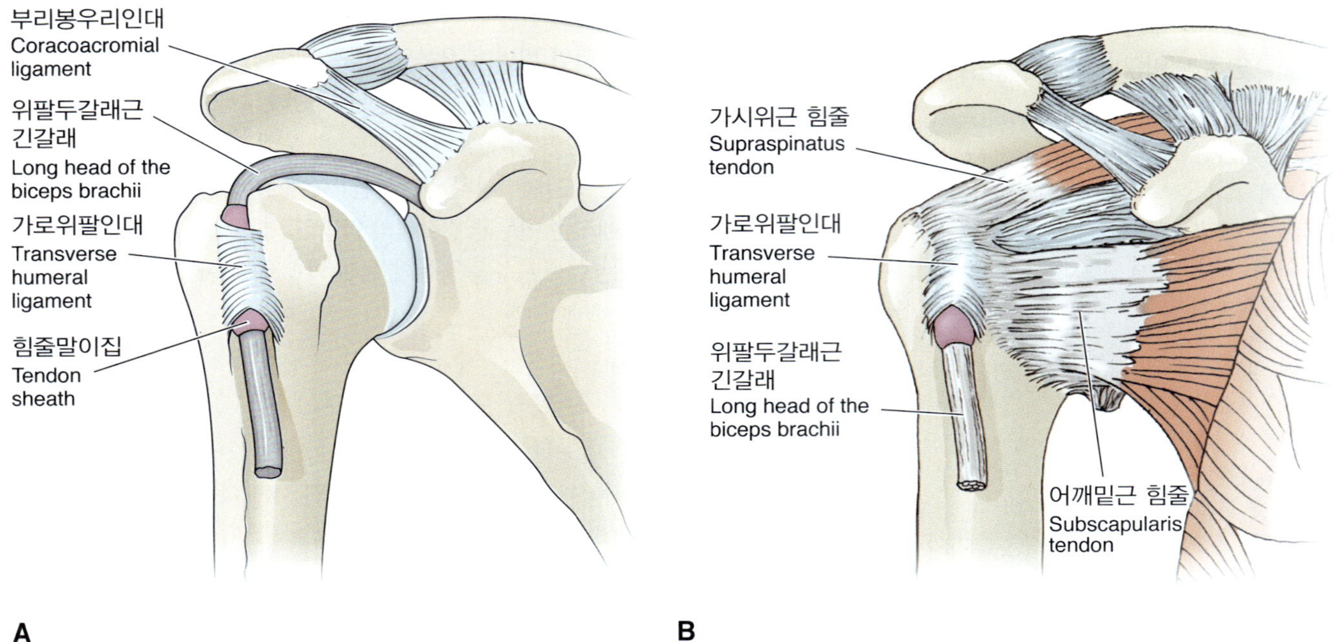

그림 7-42. 위팔두갈래근 긴갈래. **A.** 긴갈래 힘줄은 두갈래근고랑과 가로위팔인대에 의해 형성된 섬유-뼈성 터널을 통과하고, 힘줄말이집에 의해 덮여 있다. **B.** 긴갈래 힘줄은 가시위근 힘줄과 어깨밑근 힘줄 사이의 구멍을 통해 오목위팔관절의 관절주머니(윤활막이 아니라) 안으로 들어간다.

뼈-인대성 요소에 의해 봉우리밑공간이 감소될 때, 좋지 못한 오목위팔관절의 역학으로 위팔뼈머리 중심의 위쪽 병진이나 앞쪽 병진이 증가할 때, 팔을 올림하는 동안 어깨뼈가 적절한 뒤쪽경사나 위쪽돌림을 하지 못할 때, 또는 작업 요소가 무거운 물건을 들거나 장시간 팔을 머리 위로 올리는 것을 요구할 때 오목위팔관절의 압박이 증가될 수 있다.

팔을 높이 들어올렸을 때, 가시위근 밑면의 역학적 "충돌(impingement)"은 관절오목에서 일어날 수도 있다.[90] 가시위근의 힘줄이 돌림근띠 중에서 가장 쉽게 손상된다. 그러나 과사용과 충돌의 가능성이 다른 돌림근띠에 존재한다. 대칭성 또는 비대칭성 돌림근띠의 부분 열상이나 완전 열상은 60세 이상의 많은 사람에게서 나타나는데, 가시위근이 다른 돌림근띠보다 먼저 발생한다.[91] 돌림근띠 힘줄병리나 열상은 몸통에 대해 팔을 60-120°로 올림했을 때 일반적으로 통증을 일으키는데, 이런 범위를 **통증호**(painful arc)라고 한다. 사체연구에서 설명되었듯이, 돌림근띠의 힘줄이 부리봉우리활 밑을 통과할 때 통증호 범위내에 있게 된다.[43] 그러나 앞에서 언급되었듯이, 능동 운동에 대한 최근 연구에 따르면, 어깨가슴관절의 벌림이 60° 이상 되면 많은 경우에 가시위근 힘줄이 봉우리돌기를 벗어나 돌림된다고 한다.[44] 그래서 통증호 내에서 일어나는 통증의 원인은 가시위근의 압박보다는 다른 요소와 관련될 것이다.

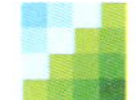

환자 적용 7-3

오목위팔관절의 불안정

Megan Schultz는 17세이며, 몇몇 뻗기 활동을 할 때, 통증, 약증 및 힘이 빠지는 느낌이 일어난다고 했다. 그녀는 이런 힘이 빠지는 느낌 때문에, 그쪽 어깨로 잠을 잘 수 없었다. 90°의 벌림과 90°의 가쪽돌림은 그녀에게 불편한 자세였다. 이런 증상은 GH 관절의 정적 안정화 소실과 일치하고, 이것은 종종 앞쪽 관절주머니와 오목위팔인대의 느슨함이나 과가동성과 관련된다.

그런 경우, 동적 안정장치(주로 돌림근띠)는 관절오목에 대한 위팔뼈머리의 자세를 유지하고 그 관절을 지지하는 것에 의존되어야 한다. 동적 안정근의 피로 때문에 이들 환자는 종종 하루가 마무리될 때나 팔의 반복 사용 이후에 증가된 증상을 보인다.

어깨 복합체의 통합 기능 (Integrated Function of the Shoulder Complex)

통합된 관절 기능(Integrated Joint Function)

어깨 복합체는 팔에 가장 부드럽고 가장 큰 관절운동범위를 제공하기 위해 협응된 방법으로 작용한다. 오목위팔관절에서만 일어날 수 있는 움직임만으로는 위팔뼈에서 일어날 수 있는 완전 가동범위의 올림(굽힘이나 벌림)을 할 수 없을 것이다.

가동범위의 나머지는 복장빗장관절과 봉우리빗장관절을 통한 가슴우리에 대한 어깨뼈의 움직임에 의해 일어난다. 복합된 **어깨위팔 움직임**은 (1) 관절 사이의 움직임을 분산시켜, 한 관절에서 일어났던 동일한 범위로 움직이기보다는 안정성의 문제를 줄여 주면서 큰 가동범위를 만들어 낸다; (2) 위팔뼈머리에 대한 관절오목을 적절한 자세로 유지하면서 전단력을 감소시키고 관절 일치성을 증가시킨다; (3) 오목위팔관절 근육의 능동 불충분성을 최소화하거나 방지하면서 근육의 좋은 길이-장력의 관계를 유지하기 위해 위팔뼈에 대한 근육의 작용을 허용한다.

어깨가슴관절과 오목위팔관절의 기능 (Scapulothoracic and Glenohumeral Function)

가슴우리에 대한 어깨뼈의 움직임은 안정 자세로부터 관절오목이 50-60°로 위쪽돌림하여 어깨뼈의 올림(굽힘과 벌림)에 영향을 준다.[16,55] 만약 위팔뼈가 오목위팔관절에서 움직이지 않는다면, 이론적으로 볼 때 어깨뼈만이 위팔뼈를 60°까지 올림할 수 있는 것이다. 물론, 위팔뼈는 고정되지 않고 관절오목 위에서 독자적으로 움직일 수 있다. 오목위팔관절은 100-120°의 굽힘과 90-120°의 벌림에 영향을 준다. 어깨뼈와 위팔뼈의 복합 움직임은 최대로 팔을 150-180°까지 올림할 수 있다(그림 7-43).[65,92]

연구자들에 의해 보고된 가동범위의 가변성(특히, 오목위팔관절)은 개별 구조물(특히 오목위팔관절)의 가변성에 좌우된다. 가변성의 다른 요소는 측정 동안 위팔뼈 움직임으로부터 분리된 몸통의 기여도에 좌우된다. 만약 몸통 움직임이 측정에 포함되지 않으면, 대다수 사람의 전체 가동범위는 180°보다는 150°에 가까울 것이다.[55,65] 팔을 올림하는 동안, 오목위팔관절과 어깨가슴관절의 ***전체*** 비율은 2:1이고, 이런 오목위팔관절과 어깨가슴관절의 결합을 **어깨위팔리듬**(scapulohumeral rhythm)이라고 한다.

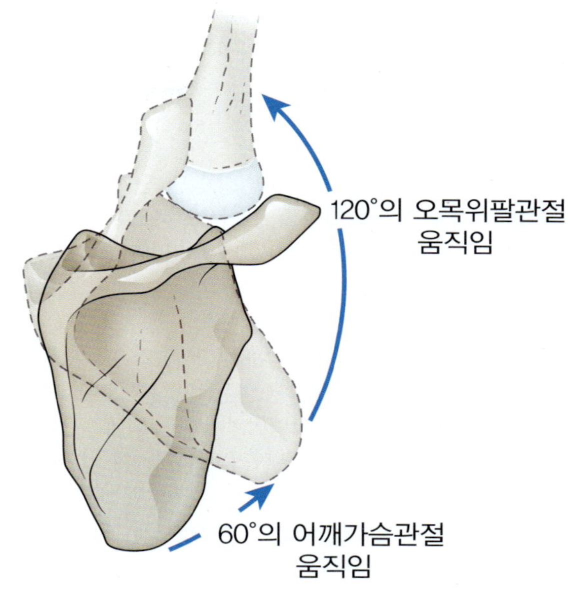

그림 7-43. 180°의 완전한 가동범위로 팔을 올림한다고 가정했을 때, 일반적으로 오목위팔관절에서 120°의 위팔뼈 움직임이 일어나고, 60°의 가슴우리에 대한 어깨뼈의 움직임이 일어난다. 이들 두 분절의 움직임은 순차적으로 일어나기보다는 동시에 일어난다.

2:1 이라는 비율을 따르면, 가슴우리에 대한 90°의 벌림과 굽힘은 오목위팔관절에서 60°가 일어나고, 어깨가슴관절에서 30°가 일어나는 것이다. 그러나 팔의 올림은 위팔뼈의 올림과 가쪽돌림에 의해 일어난다는 사실이다. 굽힘 동안, 가쪽돌림은 평균적으로 51° 일어나는 것으로 보고되었다.[16] 어깨뼈면(이마면으로부터 앞쪽으로 40° 기울어진 운동면)의 올림을 하도록 주문하면, 평균적으로 위팔뼈는 어깨뼈면보다 5° 정도 앞쪽에 위치한다.[16] 굽힘을 할 때, 올림의 오목위팔관절 운동면은 어깨뼈면보다 앞쪽으로 30°까지 증가하고, 벌림을 할 때는 올림의 오목위팔관절 운동면은 어깨뼈면보다 뒤쪽으로 20°까지 증가한다.[16]

오목위팔관절과 어깨가슴관절의 2:1 비율은 지나치게 단순화시킨 것이고, 실제로 어깨뼈와 위팔뼈의 가변성은 ROM과 개인에 따라 달라진다. 그러나 일반적인 진술은 여전히 전형적인 움직임 패턴에 있어 유용한 개념이다. 팔의 올림에 대해서도 수직선을 기준으로 하는 것과 몸통을 기준으로 하는 것을 구분할 줄 알아야 한다. 팔을 더 많이 들어올리기 위해, 몸통을 옆굽힘하거나 폄할 수도 있다. 그러나 다른 언급이 없다면 우리는 **몸통에 대한** 팔의 올림을 일관된 기준으로 할 것이다. 몸통이 움직임에 참여하지 **않으면**, 팔의 올림 정도는 수직선을 기준할 때나 몸통을 기준할 때 똑같아질 것이다.

확장 개념 7-6
어깨위팔 리듬의 가변성

Inman 등은 다음과 같이 보고했다: 초기 굽힘의 60°나 초기 벌림의 30° 동안, 어깨뼈 움직임의 불일치한 크기와 유형은 오목위팔관절의 움직임에 대해 일어났다.[54] 이 범위 동안(단계 설정), 어깨뼈는 위팔뼈에 대한 안정성 자세를 구하는 과정으로 기술되어 왔다.[54,78,93] 비록 팔의 스트레스가 어깨뼈의 기여도를 증가시킨다 할지라도, 이런 초기 가동범위 동안의 움직임은 오목위팔관절에서 주로 일어난다.[69] 많은 연구들이 어깨위팔리듬을 조사했고, 이들 리듬은 1.25:1에서 2.69:1까지 다양하게 나타났다고 보고했다.[21,68,69,82,93,94] 어깨위팔리듬의 비율은 종종 비선형적으로 일어나는데, 이것은 팔의 올림에 대한 가동범위의 다양한 범위 동안 일어나는 비율의 변화를 의미한다. 어깨위팔리듬은 개인에 따라 달라지고, 또 외적 제한장치에 따라서도 달라질 수 있다.[94] 오목위팔관절의 올림과 동시에 어깨뼈의 위쪽돌림도 중요한 개념이다. 그러나 ***어깨위팔리듬***이라는 용어의 사용은 제한적인데, 그 이유는 어깨위팔리듬이 제대로 정의되지도 않았고, 또 "어깨위팔리듬"으로 병리를 확인하는데 한계가 있기 때문이다.

어깨뼈는 가슴우리에 대한 어깨뼈의 위쪽돌림과 어깨가슴관절의 다른 움직임을 통해 팔의 올림에 영향을 준다. 다른 어깨뼈 움직임의 정확한 크기는 연구에 따라 다르게 나타났지만, 오목위팔관절의 일반 패턴은 비교적 일관성을 보였다. 팔을 굽힘하거나, 어깨뼈면으로 벌림하거나, 또는 이마면으로 벌림을 할 때, 가슴우리에 대해 어깨뼈가 뒤쪽경사한다.[16-18,55,63] 팔을 150°로 올림할 때, 뒤쪽경사의 크기는 약 20°-30°이다.[16,55] 이런 뒤쪽경사는 어깨뼈 아래각을 앞쪽으로 움직이고, 어깨뼈가 갈비우리에서 위쪽돌림할 때 어깨뼈를 가슴우리에 잘 접촉시킨다. 어깨뼈의 뒤쪽경사는 앞쪽 봉우리돌기를 위쪽과 뒤쪽으로 이동시키는 효과를 가진다. 이것은 팔을 올림할 때 봉우리밑공간의 감소를 최소화시킨다.

올림 동안, 어깨뼈의 안쪽돌림과 가쪽돌림은 사람에 따라 그리고 같은 사람에서도 큰 변화를 보인다.[16,17,55] 일반적으로, 어깨뼈는 올림의 끝범위에서 가슴우리에 대한 가쪽돌림을 한다.[16,17,55,63] 그러나 굽힘의 초기 범위에서, 가슴우리에 대한 약간 어깨뼈의 안쪽돌림이 일어난다. 어깨뼈가 과도하게 안쪽돌림되지 않도록 막는 것은 가슴우리에 어깨뼈가 잘 접촉되도록 하는 것이고, 특히 어깨뼈를 위쪽돌림하면서 팔을 올림할 때 어깨뼈의 안쪽 가장자리가 가슴우리에 잘 접촉된다. 굽힘을 할 때, 어깨뼈가 초기에 내밈을 하고, 관절오목이 앞쪽(시상면)으로 향하도록 안쪽돌림시킨다.[16,55] 어깨뼈를 적절하게 안정화시키는 구조물의 제한이나 근육의 무능은 어깨세모근의 역작용을 통해 팔의 굽힘과 함께, 어깨뼈를

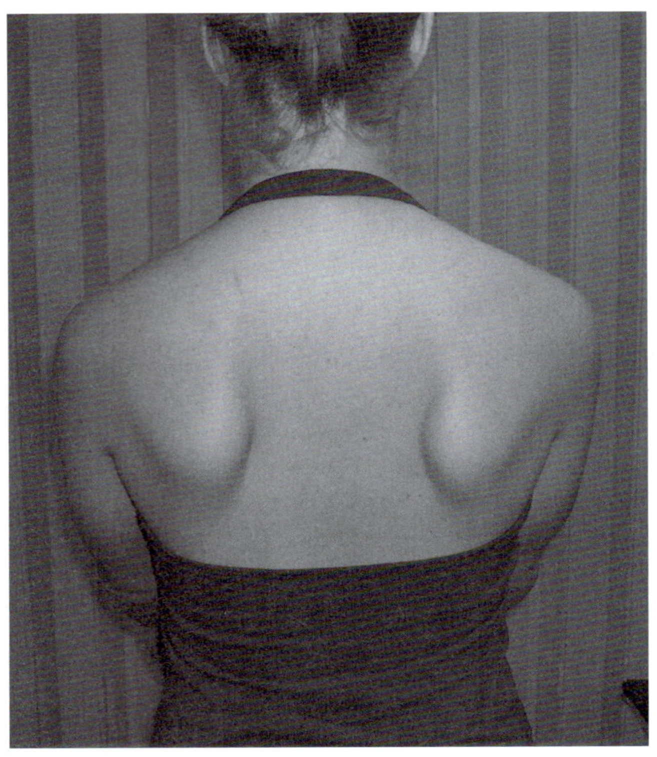

그림 7-44. 어깨뼈를 적절하게 안정화시키는 구조물의 제한이나 근육의 무능은 팔을 올림하는 동안 어깨뼈를 앞쪽경사, 안쪽돌림, 아래쪽돌림시키는데, 이것은 어깨뼈 아래각을 가슴우리로부터 들어올린다.

앞쪽경사, 안쪽돌림, 아래쪽돌림되게 만든다(그림 7-44).

복장빗장관절과 봉우리빗장관절의 기능 (Sternoclavicular and Acromioclavicular Function)

어떤 운동면의 팔 올림도 필요한 어깨가슴관절의 움직임을 일으키기 위해 복장빗장관절과 봉우리빗장관절의 움직임을 포함한다. 어깨 복합체의 복잡한 연결 때문에, 어깨뼈가 완전한 ROM으로 움직일 때 일어난 어깨뼈의 60°위쪽돌림(가슴우리에 대해)에 대해 복장빗장관절과 봉우리빗장관절들이 얼마나 기여했는지를 연구한 문헌들은 거의 없다. 그러나 최근 연구들은 다양한 측정 방법에도 불구하고, 팔을 올림할 때 복장빗장관절과 봉우리빗장관절에서 일어난 움직임의 일관된 평균 값을 보고했다.[16,55,58]

팔을 굽힘하거나 벌림할 때, 어깨가슴관절 위쪽돌림의 초기 움직임은 앞에서 언급된 나란하지 않는 빗장어깨축을 토대로 빗장뼈의 앞쪽돌림과 올림(복장빗장관절)과 함께 일어나는 것 같다(그림7-29 참고).[78] 이런 어깨뼈의 위쪽돌림은 갈비빗장인대과 어깨뼈가시뿌리(어깨가슴관절 움직임)를

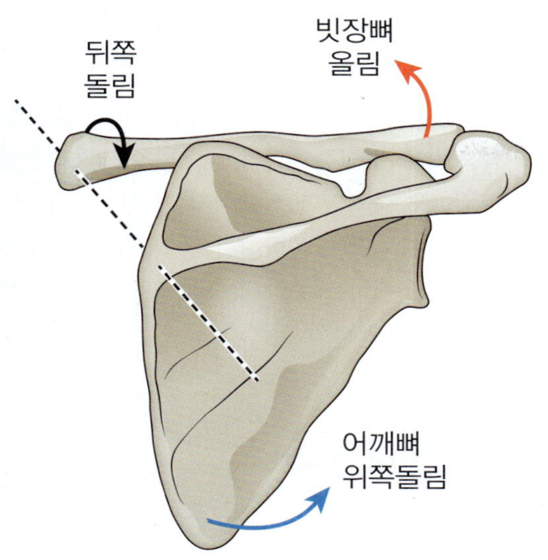

그림 7-45. 팔을 올림할 때, 어깨가슴관절 위쪽돌림의 기여는 갈비빗장인대에서 어깨뼈가시뿌리까지 뒤쪽으로 통과하는 축을 중심으로 복장빗장관절의 뒤쪽돌림과 위쪽돌림이 일어날 때 시작한다.

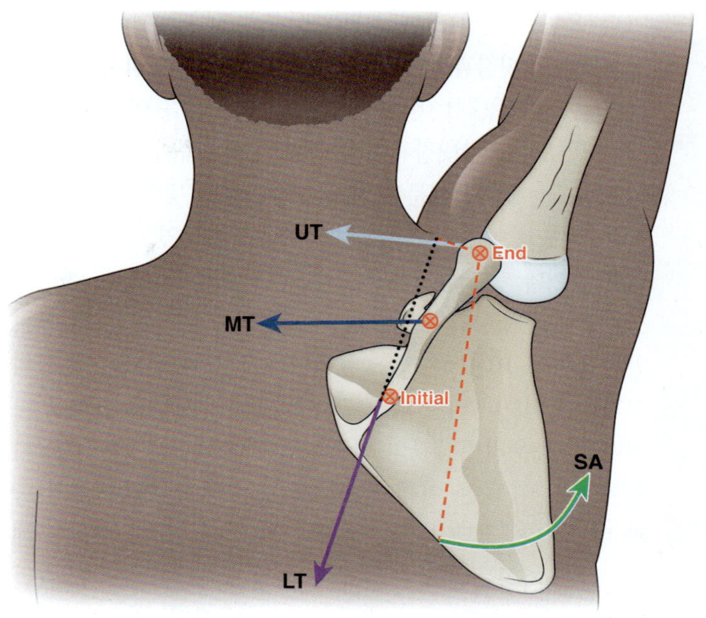

그림 7-46. 어깨뼈 위쪽돌림의 축(빨간색 원)은 어깨뼈가시뿌리 근처의 초기 위치에서 움직임의 끝지점인 봉우리빗장관절의 최종위치로 가쪽 방향으로 진행한다. 빗장뼈에 부착하는 위등세모근(UT) 이외에, 중간등세모근(MT), 아래등세모근(LT) 및 앞톱니근(SA)이 가슴우리에 대한 어깨뼈의 위쪽돌림을 일으키기 위해 결합한다. 빨간색 점선(검은색 점선으로 연장된 벡터)은 움직임의 끝지점에서 돌림축에 대한 아래등세모근과 앞톱니근의 모멘트팔을 보여준다. 앞톱니근은 더 큰 모멘트팔을 가지고 있다.

통과하는 경사진 AP 축을 중심으로 일어난다(**그림 7-45**). 팔의 올림을 더욱 높이면, 어깨가슴관절의 돌림축도 점차 가쪽으로 이동하고, 어깨뼈 위쪽돌림의 끝범위에서는 봉우리빗장관절에 이르게 된다(**그림 7-46**).[78] 이렇게 돌림축이 이동하는 이유는, 어깨가슴관절의 움직임이 복장빗장관절과 봉우리빗장관절의 결합 운동을 통해서만 일어날 수 있기 때문이다. 어깨뼈 위쪽돌림의 축이 어깨뼈가시뿌리에 근처에 있을 때, 어깨가슴관절의 움직임은 주로 복장빗장관절의 움직임과 관련된다. 어깨뼈 위쪽돌림의 축이 봉우리빗장관절 부근에 있을 때는, 봉우리빗장관절의 움직임이 우세하게 일어난다. 그리고 어깨뼈 위쪽돌림의 축이 중간 지점에 있을 때는 복장빗장관절의 움직임과 봉우리빗장관절의 움직임 모두가 어깨가슴관절의 움직임에 영향을 준다.

1944년 Inman 등은 팔의 올림 동안 어깨가슴관절의 위쪽돌림에 영향을 주는 복장빗장관절과 봉우리빗장관절의 상대적 기여도는 복장빗장관절의 올림으로부터 50%, 그리고 봉우리빗장관절의 위쪽돌림으로부터 50%이라고 설명했다(50°-60°의 위쪽돌림을 얻기 위해서는, 각각 20°-30°의 움직임이 일어나야 한다).[54] 그러나 최근 빗장뼈의 3차원적 연구에 따르면, 팔을 올림할 때 빗장뼈의 올림은 10° 미만이라고 했다.[16,58] 또한 앞에서 언급되었듯이(그림. 7-29 참고), 빗장뼈 올림의 1/3(약 3°)만 어깨뼈의 위쪽돌림과 짝을 이룬다.[62] 봉우리빗장관절에서 일어나는 어깨뼈의 위쪽돌림(3차원 연구에 따르면, 봉우리빗장관절에서 일어나는 어깨뼈의 위쪽돌림은 15-20°이다)의 경우는 부리빗장인대에 의한 봉우리빗장관절의 움직임 제한을 극복해야 한다.[16,58] 부리빗장인대(특히 원뿔인대)의 장력은 어깨뼈를 위쪽돌림시키는 근육에 의해 부리돌기가 아래쪽으로 당겨질 때 발생한다. 타이트해진 원뿔인대는 부리돌기가 아래쪽으로 떨어지듯이 빗장뼈의 뒤아래쪽 부착점을 앞쪽과 아래쪽으로 당기고, 이것은 빗장뼈를 뒤쪽으로 돌림시킨다. 긴축을 중심으로 일어나는 빗장뼈의 뒤쪽돌림은 부가적인 어깨가슴관절의 위쪽돌림을 초래할 것이다(그림. 7-22와 7-28 참고). 어깨가슴관절의 위쪽돌림은 S자 모양의 빗장뼈 가쪽끝단이 위로 올라갈 때와 부리빗장인대의 장력이 감소될 때 일어난다. 이때 빗장뼈 가쪽끝단의 움직임은 복장빗장관절 뒤쪽돌림의 2/3와 짝으로 일어나고, 또 부리빗장인대의 장력 감소는 봉우리빗장관절의 위쪽돌림을 허용한다. 빗장뼈 뒤쪽돌림의 크기는 30°-50°이고, 이것은 어깨가슴관절 위쪽돌림에 20° 이상 영향을 준다.[16,54] 결과적으로, 복장빗장관절과 봉우리빗장관절의 돌림은 팔을 올림할 때 일어나는 가슴우리에 대한 전반적인 어깨뼈 위쪽돌림에 영향을 준다.

팔 올림의 전반(굽힘, 어깨면의 벌림, 이마면의 벌림)에, 빗장뼈는 복장빗장관절에서 20° –30° 정도의 뒷당김하고, 이것은 가슴우리에 대한 어깨뼈의 가쪽돌림과 짝을 이룬다.[16,55,58] 내밈에 대한 복장빗장관절의 축과 어깨가슴관절의 축이 거의 수직을 이루기 때문에, 복장빗장관절의 뒷당김과 내밈은 각각 어깨가슴관절의 가쪽돌림과 안쪽돌림을 일으키거나 짝을 이룰 것이다. 그러나 기능적 팔의 올림 동작을 할 때, 복장빗장관절에서 뒷당김이 일어나는 동시에 봉우리빗장관절에서 안쪽돌림이 10–15° 정도 일어난다.[16,55] 이런 안쪽돌림의 크기는 굽힘보다 약간 더 크고, 이마면상의 벌림보다 약간 더 적다.[16] 봉우리빗장관의 안쪽돌림/가쪽돌림은 수직축에서 일어나고, 이 축은 어깨가슴관절의 안쪽돌림/가쪽돌림의 축과 나란하다. 결과적으로, 복장빗장관절의 안쪽돌림은 어깨가슴관절 가쪽돌림의 큰 부분에 의해 상쇄된다. 어깨가슴관절의 나머지 가쪽돌림은 팔을 올림하는 동안 복장빗장관절의 뒷당김에 의해 일어난다.

올림과 함께, 봉우리빗장관절 안쪽돌림의 크기는 어깨뼈의 안정 자세, 갈비우리의 형태와 근육의 동역학에 따라 달라질 것으로 예상된다. 비록 가동범위가 어느 정도 달라질 수 있지만, 복장빗장관절의 움직임 요소(뒷당김)와 봉우리빗장관절의 움직임 요소(안쪽돌림)는 팔의 올림이 시상면에서 일어나든, 어깨뼈면에서 일어나든, 또는 이마면에서 일어나든 거의 비슷하다. 다른 말로 표현하자면, 건강한 사람이 이들 각 운동면에서 팔을 올림할 때, 복장빗장관절은 항상 뒷당김할 것이고, 봉우리빗장관절은 항상 안쪽돌림될 것이다.[16]

복장빗장관절과 봉우리빗장관절의 구성동작 크기 차이 이외에도, 시상면의 올림과 이마면의 올림 사이의 다른 차이가 이들 관절의 초기 위치에 기반이 된다. 올림된 위팔뼈머리와 관절오목을 일직선으로 유지하면서 관절오목을 앞쪽으로 가져오기 위해, 빗장뼈는 덜 뒷당김한 채로 굽힘을 시작하고, 어깨뼈는 더 많이 안쪽돌림된 채로 굽힘을 시작한다.[16] 움직임 동안 위팔뼈머리와 더 향상된 정렬을 다시 얻으면서 관절오목을 더 가쪽으로 가져오기 위해, 빗장뼈는 더 뒷당김된 자세에서 벌림을 시작하고, 어깨뼈는 덜 안쪽돌림된 자세에서 벌림을 시작한다.

모든 면에서 팔을 올림할 때 가슴우리에 대한 어깨뼈의 최종 움직임은 뒤쪽경사이다. 비록 복장빗장관절에서 일어나는 빗장뼈 뒤쪽돌림의 1/3이 어깨가슴관절의 뒤쪽경사와 함께 일어난다 하더라도, 복장빗장관절 올림의 2/3(약 6°)는 팔을 동일 크기로 올림할 때 어깨가슴관절의 앞쪽경사와 함께 짝을 이룬다.[62] 상기해 보면, 이것은 봉우리빗장관절의 안쪽돌림 각도가 빗장뼈 긴축과 어깨뼈면 사이의 90° 정렬 거리의 2/3이기 때문이다. 90° 정렬에서, 봉우리빗장관절에서 일어나는 빗장뼈 올림은 어깨가슴관절의 앞쪽경사를 발생시킬 것이다. 결과적으로, 복장빗장관절의 돌림은 어깨가슴관절의 경사에 관련된 다른 움직임을 상쇄시키고, 최소한의 어깨가슴관절의 뒤쪽경사는 팔을 올림하는 동안 어깨가슴관절에서 일어난다. 팔을 올림하는 동안 가슴어깨관절의 우세한 뒤쪽경사는 봉우리빗장관절의 뒤쪽경사(평균 20° 이상)와 함께 일어난다.[16,58]

확장 개념 7-7
등뼈의 움직임

팔의 올림 동안 어깨 복합체 관절에서 일어나는 움직임 말고도, 동시에 등뼈의 움직임이 일어난다. 한쪽 팔만 올림할 때, 아래쪽 등뼈는 반대쪽으로 옆굽힘하고, 위쪽 등뼈는 반대쪽으로 축성 돌림한다.[95] 양쪽 팔을 올림할 때는, 아래쪽 등뼈와 위쪽 등뼈에서 폄이 일어난다.[95] 감소되거나 증가된 등뼈 움직임이 어깨의 운동형상학에 영향을 줄 가능성을 가지고 있기 때문에, 어깨 복합체의 기능을 평가할 때 반드시 등뼈의 가동성을 고려해야 한다.

어깨뼈 움직임과 근육 기능
(Scapula Motion and Muscle Function)

어깨뼈의 운동이 빗장뼈와 어깨뼈에 붙어 있는 등세모근과 앞톱니근 사이의 힘 균형에 의해 주로 일어난다. 등세모근의 위쪽 섬유는 빗장뼈에 붙어 있고, 정상적인 팔의 올림 동안에 일어나는 복장빗장관절의 뒷당김 뿐만 아니라, 빗장뼈의 초기 올림에 직접 영향을 준다.[96] 앞톱니근은 어깨뼈에 대한 작용을 통해 빗장뼈와 어깨뼈의 결합 운동에 기여한다. 어깨가슴관절 위쪽돌림의 축이 봉우리빗장관절의 최종 움직임 근처에 있거나 접근할 때, 비록 앞톱니근의 아래쪽 섬유가 더 큰 모멘트팔을 갖고 있다 하더라도(그림. 7-46 참고), 아래 등세모근이 위쪽돌림에 기여할 것이다.

어깨뼈 위쪽돌림(복장빗장관절과 봉우리빗장관절의 결합) 축의 큰 이동으로 인해, 어깨가슴관절의 위쪽돌림 동안 근육의 기능에 상당한 영향을 미친다. 아래등세모근의 토크 능력은 돌림축이 이동하기 때문에 올림의 가동범위에 따라 변한다.[96] 앞톱니근은 올림의 전 가동범위 내내 어깨가슴관절의 위쪽돌림을 위한 큰 모멘트팔을 유지한다.

효율적으로 어깨가슴관절 위쪽돌림을 일으키지 못하는 작용선과 모멘트팔을 가졌음에도 불구하고, 등세모근은 팔을 올림할 때 능동으로 작용하고, 가슴우리에 대한 어깨뼈의

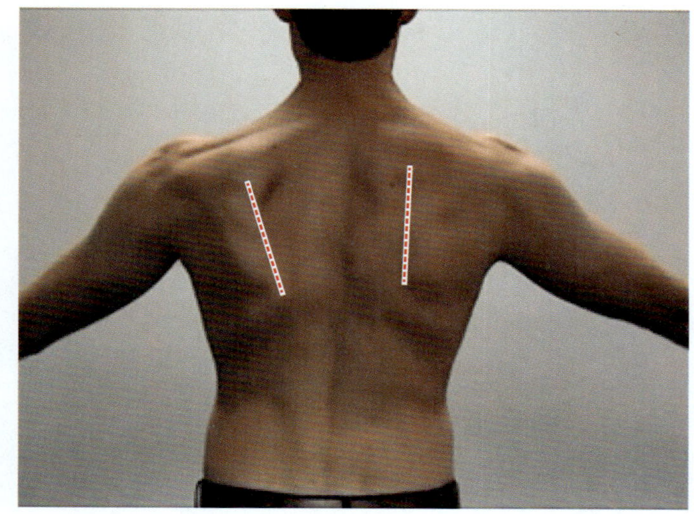

그림 7-47. 왼쪽 척수더부신경 마비 환자(등세모근, 특히 중간 등세모근과 아래등세모근의 부분 마비를 가진 환자). 모든 등세모근의 뚜렷한 위축과 팔을 벌림할 때 어깨뼈 위쪽돌림의 감소와 어깨뼈가시뿌리의 가쪽 병진이 증가되었다. 앞톱니근의 정작용은 과도한 가쪽 병진을 초래하고, 그 결과로 어깨뼈의 위쪽돌림이 제대로 일어나지 않는다.

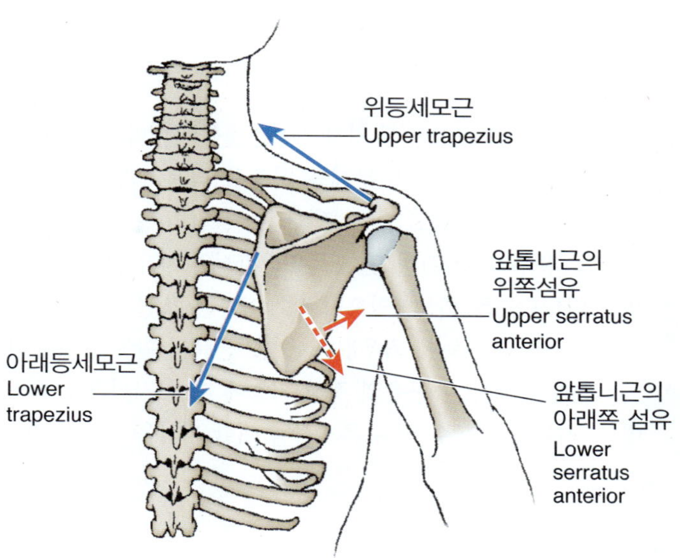

그림 7-48. 어깨뼈 위쪽돌림을 위한 전통적으로 묘사된 작용선

움직임을 일으키고 제어하는 힘의 균형에 중요한 역할을 한다.[54] 만약 등세모근의 기능에 나쁜 영향을 주는 척수더부신경의 손상에서 보듯이, 앞톱니근만 단독으로 작용한다면, 가쪽 작용선은 가쪽 병진운동만 일으키고, 어깨뼈의 위쪽돌림에 비효율적으로 작용할 것이다(그림 7-47). 등세모근의 안쪽 병진작용은 앞톱니근의 가쪽 작용을 상쇄시키는데 필수적이고, 앞톱니근에 의한 보다 효율적인 위쪽돌림을 일으킨다.

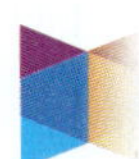

기본 개념 7-3
등세모근의 기능에 대한 재고

Johnson 등은 고전 책에서 묘사된 근육의 작용선과 달랐던 실제 근섬유의 방향에 기반되었던 등세모근의 작용선을 제안했다.[96] 역사적으로 위등세모근은 어깨뼈에 대한 위안쪽 작용선을 가지고 있고, 아래등세모근은 아래안쪽 작용선을 가진 것으로 알려져 있다(그림 7-48). Johnson 등은 사체 실험을 기초로 하여, 위등세모근섬유가 어깨뼈에 최소한으로 작용하지만, 빗장뼈의 올림을 통해 그 작용이 커지게 되고, 간접으로 가슴우리에 대해 어깨뼈를 위쪽돌림시킨다고 주장했다.[96] 또한 Johnson 등은 실제 근섬유 방향과 단면적을 토대로, 아래등세모근의 작용선이 기존에 알려진 것보다 안쪽으로 더 많이, 그리고 아래쪽으로 더 적게 향한다고 주장했다.[96]

결과적으로, 이 근육(그림 7-46 참조)은 이전에 논의된 것과 같이, 어깨뼈의 위쪽돌림에 대해 작은 모멘트팔을 가질 것이다. 이런 설명은 앞톱니근의 아래쪽 섬유가 어깨뼈의 작용근이고, 등세모근이 1차 고정근이라고 주장하는 Dvir과 Berme의 어깨 기능 모델과 일치한다.[78]

어깨가슴관절의 다른 움직임(앞쪽경사/뒤쪽경사와 안쪽돌림/가쪽돌림)을 일으키고 제어하는 어깨가슴관절 근육의 기여는 문헌적으로 잘 알려지지 않았다. 어깨뼈의 아래각과 안쪽 가장자리에 붙어 있는 앞톱니근의 중간섬유와 아래쪽 섬유는 어깨뼈를 가슴우리에 고정하는 작용근이다. 비록 앞톱니근의 기능이 전통적으로 어깨뼈의 내밈 근육으로 알려졌지만, 앞톱니근의 작용선은 어깨뼈를 가쪽으로 잡아당겨, 봉우리빗장관절의 가쪽돌림을 일으킬 수 있다.[97] 가슴우리에 어깨뼈의 안쪽 가장자리를 고정시킨 채, 어깨뼈가 가슴우리 쪽으로 당겨질 때, 앞톱니근에 의한 어깨뼈의 내밈은 복장빗장관절의 내밈을 일으키는데 도움을 준다. 사실, 앞톱니근의 마비는 "날개어깨뼈"를 만든다(그림. 7-32 참고). 날개어깨뼈는 어깨뼈의 안쪽돌림과 앞쪽경사를 포함하고 있고, 만약 중간앞톱니근과 아래쪽 앞톱니근의 가쪽돌림과 뒤쪽경사에 대한 영향이 없다면, 날개어깨뼈는 나머지 근육에 의해 발생된다. 아래쪽 앞톱니근은 어깨뼈의 뒤쪽경사를 일으킬 수 있는 큰 모멘트팔을 가지고 있다. 중간앞톱니근과 아래쪽 앞톱니근은 봉우리빗장관절에서 어깨뼈의 가쪽돌림 토크(봉우리빗장관절)에 영향을 주고, 위쪽 앞톱니근은 복장빗장관절에서 빗장뼈의 뒷당김에 영향을 준다.[96,97]

통합된 어깨 근육의 기능: 올림 (Integrated Shoulder Muscle Function: Elevation)

어깨 복합체의 중요한 두 가지 기능은 올림과 내림으로 알려져 왔다. 올림 활동은 팔의 무게와 하중을 극복하거나 제어할 수 있는 근육을 필요로 한다. 정상적인 올림의 완성은 복장빗장관절, 봉우리빗장관절 및 오목위팔관절의 자유도와 온전성뿐만 아니라, 움직임을 일으키고 제어하는 조절하는 근육의 적절한 근력과 기능에 좌우된다. 이들 근육의 활동을 자세히 살펴보기 위해서는, 근육의 정상 기능에 대한 지식과 근육의 병리 상태에서 볼 수 있는 문제점에 대한 지식을 강화시켜야 한다.

어깨세모근(Deltoid)

어깨세모근은 팔을 몸통에 붙었을 때 안정 길이(최적의 길이-장력의 관계) 상태이다. 안정 길이에서 어깨세모근이 수축을 하면, 위팔뼈를 위쪽으로 우세하게 병진운동시킨다(그림. 7-38 참고). 위팔뼈를 아래쪽으로 당기는 가시아래근, 작은원근 및 어깨밑근의 적절한 협력작용이 있으면, 어깨세모근의 돌림 성분은 작용근으로서 효율적으로 위팔뼈를 올림시킬 수 있을 것이다. 앞쪽 어깨세모근이 굽힘의 작용근이지만, 벌림에도 도움을 줄 것이다.[80,98] 어깨뼈면에서 벌림을 할 때, 앞쪽 어깨세모근과 중간어깨세모근이 올림을 수행할 수 있도록 알맞게 정렬될 것이다.[25] 뒤쪽 어깨세모근의 작용선은 이마면의 벌림을 효율적으로 일으키기에 너무 작은 모멘트팔(돌림 성분이 너무 작다)을 가지고 있다. 벌림을 할 때 뒤쪽 어깨세모근의 EMG 활성이 작게 일어나고 관절 압박근으로서 작용하며, 가로벌림과 폄과 같은 움직임을 할 때 활성화된다.[22,77]

위팔뼈를 올림할 때, 합성힘의 벡터가 관절오목 쪽으로 이동하기 때문에 어깨세모근의 병진 성분이 위팔뼈의 위쪽 병진을 감소시킨다. 이와 동시에, 어깨세모근의 돌림 성분은 팔이 수평으로 움직일 때 중력 토크를 상쇄시킨다. EMG 분석은 점차적으로 증가하는 어깨세모근의 활성을 보이고, 위팔뼈 벌림이 90–120° 사이일 때 최대로 활성화된다.[82,98] 단축된 어깨세모근은 많은 능동 장력을 생산하지 못하고, 수동 장력이 감소된다. 결과적으로, 힘 출력을 유지하기 위해 많은 수의 운동단위가 동원되어야 한다. 어깨세모근의 뭇깃근 구조와 큰 단면적은 올림을 진행할 때 상대적으로 짧은 모멘트팔, 낮은 역학적 이득, 그리고 적절하게 못한 길이-장력 관계를 어느 정도 보상해 준다.

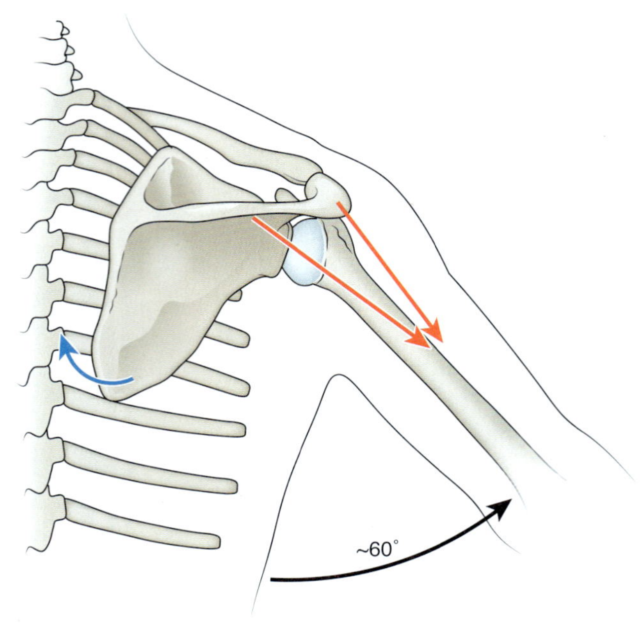

그림 7-49. 등세모근과 앞톱니근의 위쪽돌림 효과가 없다면, 벌림을 할 때 어깨뼈에 대한 중간어깨세모근과 뒤쪽 어깨세모근의 활동은 가까운 어깨뼈를 아래쪽으로 돌림하는 한편, 무거운 팔의 벌림을 시도할 것이다. 아래쪽돌림된 어깨뼈에 대한 오목위팔관절의 순수한 벌림효과는 45–60°의 팔 벌림만 달성할 것이다.

어깨세모근의 적절한 길이-장력 관계의 유지는 어깨뼈 움직임이나 어깨뼈 안정화에 따라 크게 좌우된다. 어깨뼈가 제한되어 위쪽돌림을 할 수 없을 때, 어깨세모근의 장력 소실과 증가된 단축이 오목위팔관절의 능동 벌림을 감소시킨다고 보고되었다(가시위근의 도움이 있든 없든 간에). 만약 어깨뼈 위쪽돌림근(앞톱니근와 등세모근)이 존재하지 않는다면, 중간 어깨세모근과 뒤쪽 어깨세모근(봉우리돌기와 어깨뼈가시에서 시작하는)은 무거운 팔을 움직이지 못할 것이고, 그 대신 가벼운 어깨뼈를 움직일 수 있을 것이다; 즉, 위쪽돌림근의 안정화 힘이 없다면, 중간어깨세모근과 뒤쪽 어깨세모근이 어깨뼈를 아래쪽으로 돌림시키는데(그림 7-49),

이것은 전형적인 근육의 역작용이다. 비록 어깨뼈 움직임이 제한될 때 어깨세모근이 여전히 오목위팔관절의 움직임을 일으킬 수 있지만, 오목위팔관절의 움직임은 아래쪽으로 돌림된 어깨뼈에서 일어날 것이다. 올림하는 운동면과 어깨가슴관절 근육의 힘 생산 소실의 크기에 의존함으로서, 어깨세모근의 역작용은 원치 않는 어깨뼈 앞쪽경사와 증가된 어깨뼈 안쪽돌림을 일으킬 수 있다. 등세모근과 앞톱니근의 마비로 인한 어깨세모근의 순수한 벌림 효과는 팔을 이마면으로 60–75°까지 올림하는 것이다(그림. 7-49).[99]

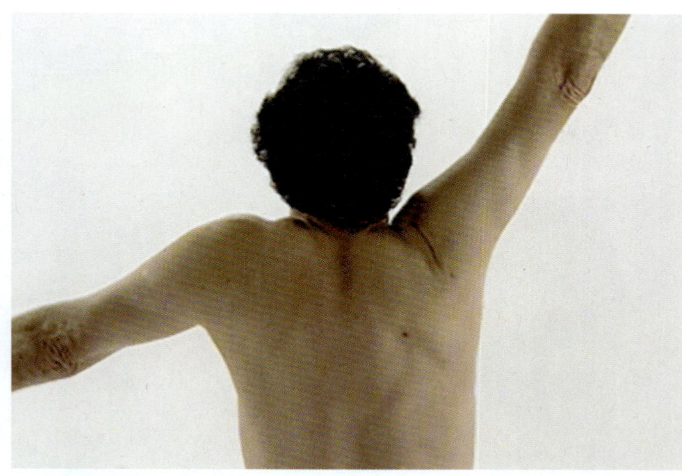

그림 7-50. 양 팔을 올림하는 환자. 왼쪽 팔에서는, 증가된 위등세모근의 활성과 어깨세모근의 활성으로 과도한 빗장뼈 올림이 일어난다(어깨를 으쓱하는 동작). 이 환자에게서 보여지듯이, 이들 근력의 불균형은 위팔뼈의 과도한 위쪽병진과 어깨뼈의 부적절한 위쪽돌림을 일으킨다. 이런 움직임 패턴은 돌림근띠의 심한 열상, 심한 어깨뼈 강직, 유착성 관절주머니염, 심하게 감소된 오목위팔관절의 가동성(골관절염 없는), 또는 아래쪽 방향의 힘 생산 부족(돌림근띠나 앞톱니근) 등으로 일어날 수 있다.

앞에서 언급했듯이, 효율적인 어깨세모근의 활동도 온전한 돌림근띠에 좌우된다. 돌림근띠에 문제가 있으면, 어깨세모근의 수축은 위팔뼈를 옆으로 벌림하기보다는 어깨를 올림(복장빗장관절에서 일어나는 빗장뼈 올림과 위팔뼈의 위쪽 병진운동)시킬 것이다(그림 7-50). 겨드랑신경(어깨세모근과 작은원근을 지배하는)의 단독 전기자극은 약 40°의 벌림을 일으킬 수 있다.[100] 돌림근띠의 부분 열상이나 부분 마비는 심지어 어깨세모근의 활성이 증가되더라도, 어깨세모근에 의해 생성된 올림을 약화시킬 것이다.[101]

가시위근(Supraspinatus)

가시위근은 위팔뼈의 벌림근으로 간주된다. 그러나 어깨세모근과 마찬가지로, 이 근육도 모든 운동면의 위팔뼈 올림에 작용한다. MacConaill과 Basmajian[30]에 따르면, 가시위근의 역할은 특화된 것이 아니라 정량적이다.[54] 가시위근의 활동패턴은 어깨세모근의 것과 본질적으로 동일하다. 가시위근의 모멘트팔은 전 가동범위에서 거의 일정하며, 첫 60° 벌림 동안에는 어깨세모근의 모멘트팔보다도 크다.[22] 어깨세모근이 마비되었을 때는, 오목위팔관절의 모든 가동범위는 아니더라도, 대부분의 가동범위에서 가시위근 혼자만으로도 팔을 올림할 수 있다. 그러나 운동은 약하게 일어날 것이다. 가시위근과 가시아래근을 마비시키는 어깨위신경 차단이 있으면, 어깨뼈면의 올림 근력은 0°에서 35%, 150°에서 60–80% 까지 감소된다.[102]

가시위근의 두 번째 기능은 오목위팔관절을 압박하여 위팔뼈머리의 "조정자"로서의 역할을 수행하고, 팔을 몸통 옆에 배치한 자세에서는 팔의 안정성을 유지하는데 도움을 준다.

가시위근의 단독 마비나 단독 열상이 있으면, 벌림을 일으키는 힘의 감소가 뚜렷해지지만, 대부분의 기능은 나머지 근육에 의해 수행될 수 있다. 그러나 가시위근의 단독 마비는 흔한 편이 아니다. 그 이유는 가시위근의 신경지배가 가시아래근도 지배를 하고 있고, 또 작은원근의 신경지배와도 관련되어 있기 때문이다. 종종 돌림근띠의 열상은 가시위근에만 한정되지 않고 가시아래근이나 어깨밑근까지 확장되고, 이것은 가시위근의 단독 마비에서 나타나는 것보다 더 큰 손실을 가져온다.

가시아래근, 작은원근 및 어깨밑근 (Infraspinatus, Teres Minor, and Subscapularis)

Inman 등에 따르면, 가시아래근, 작은원근, 그리고 어깨밑근의 통합된 작용들을 EMG 평가하였을 때, 0–115°의 올림 때까지는 EMG의 활성이 거의 일직선으로 증가한다고 보고되었다.[54] 115–180° 사이에서는 이들의 활동이 약간 감소되었다. 벌림 시의 이들 패턴은 보다 최근의 연구에 의해 나타난 것과 일반적으로 일치했다.[98] 굽힘의 전체 활동은 벌림 때보다도 약간 컸다.[54] 앞에서 언급되었듯이, 어깨밑근의 안쪽돌림은 벌림으로 감소되고, 어깨밑근은 위팔뼈머리를 가로로 조정하면서, 다른 근육들과 함께 관절을 압박하고 안정화시키는 역할을 한다.[80,82]

등세모근과 앞톱니근 (Trapezius and Serratus Anterior)

위등세모근은 어깨올림근과 함께, 중력의 아래쪽 당김에 저항하면서 팔이음뼈를 지지해 준다. 비록 많은 사람에 있어 축 처진 팔에서의 어깨뼈 지지가 수동적일지라도, 팔에 가해진 하중이 이들 근육의 활성을 일으킬 것이다.[30,54] 앞에서 언급되었듯이, 등세모근과 아래쪽 앞톱니근이 함께 작용하여, 가슴우리에 대한 어깨뼈의 위쪽돌림을 일으킨다. 팔을 올림할 때 위등세모근과 아래등세모근, 앞톱니근의 활성을 EMG로 모니터링했을 때, 비슷한 활성이 나타났고, 또 서로 보완적으로 작용했다. 등세모근의 활성은 90° 벌림일 때 최대로 나타났고, 굽힘 시에는 활성이 적게 나타났다. 앞톱니근의 근활성은 90° 이상의 굽힘 때 활동전위가 증가했고, 벌림 시에는 근활성이 적게 나타났다.[54,98] 중간등세모근도 팔을 올림(특히 벌림할 때)할 때 활성화되었고, 어깨뼈 위쪽돌림의 초기 범위에 기여했다; 그러나 중요한 것은 앞톱니근의 가쪽 당김에 저항하면서 안쪽 안정화에 기여한다는 것이다.

확장 개념 7-8
근전도(EMG)와 근육의 기능

근전도(EMG)의 활성은 근육의 힘 발생에 대한 간접 자료로만 해석되어야 한다. 만약 근육 길이가 일정하게 유지되지 않다면, 많은 근육의 증가된 끝범위 활동에서처럼, 근전도의 활성 증가는 힘의 증가라고 말할 수 없고, 오히려 근육 단축에 대한 보상 작용 때문이라고 말할 수 있다. 중력의 저항 토크가 가장 클 때 최대 토크가 중간 범위 근처에서 발생함에도 불구하고, 높은 활성 수준은 근육의 가동범위 끝지점에서 종종 나타난다. 부가적으로, 근력의 증가와 관련된 EMG 활성의 증가를 위해, 수축 속도와 수축 유형(구심성, 원심성, 등척성)은 비교 조건에서 절대로 바뀌어서는 안 된다. 끝으로, 모멘트팔이 움직임 동안에 변할 수 있는데, 이것은 근육의 힘출력의 요구사항을 수정할 것이고, 변화된 EMG 신호를 일으킬 것이다.

특정 운동 중 근육의 EMG 활성은 근육의 기능을 규정하지 못한다. 종종 근육들은 돌림 토크를 생산하기보다는 다른 근육들의 원하지 않는 병진 성분을 상쇄시킨다. 예를 들어, 만약 어깨뼈 위쪽돌림 동안 한 근육이 활성화되면, 이 근육은 어깨뼈 위쪽돌림을 생산하는 모멘트팔을 가지고 있다고 가정할 수 없다; 오히려 과도한 위쪽돌림에 저항하면서 고정 작용을 하는 것일 수 있다. 이것은 앞톱니근의 당김으로 인한 어깨뼈의 가쪽 움직임을 상쇄시키는 등세모근의 기능에서 이미 거론되었고, 나중에 팔을 올림할 때 등세모근이 마름근과 함께 기능을 할 때 다시 거론할 것이다.

팔을 벌림할 때가 굽힘할 때보다 등세모근의 힘과 정렬이 어깨가슴관절 움직임에 대해 중요한 것으로 여겨진다. 등세모근이 온전하고 앞톱니근만 마비되면, 팔의 능동 벌림이 약해지고 완전 가동범위로 움직일 수 있지만, 팔을 굽힘하기 어렵다. EMG 분석을 했을 때, 등세모근은 팔의 굽힘보다 벌림에 더 잘 작용하는 것으로 밝혀졌다.[97] 벌림과 비교해 볼 때, 이것은 어깨가슴관절과 봉우리빗장관절의 증가된 안쪽돌림과 관련될 수 있다.[16] 등세모근이 없다면(앞톱니근의 유무와 관계없이), 어깨뼈는 중력의 작용 효과로 인해 아래쪽돌림된 자세를 취할 것이다(그림 7-51). 부가적으로, 등세모근이 완전히 마비되면, 앞톱니근이 온전하더라도 완전한 벌림이 불가능할 수 있다.

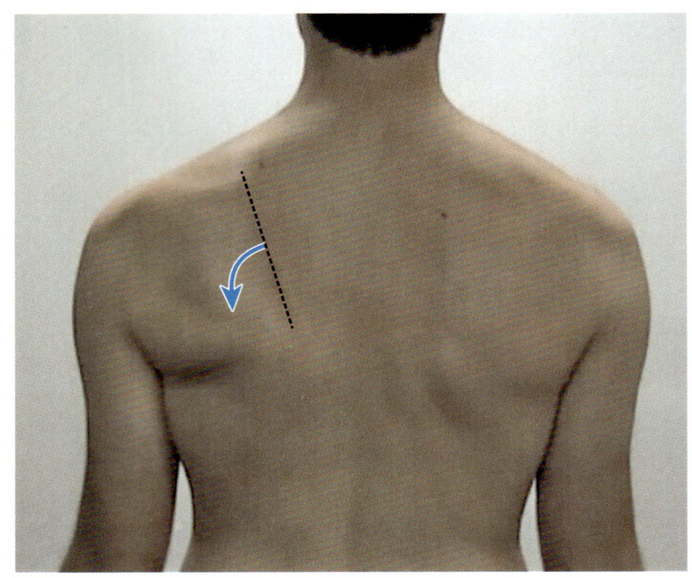

그림 7-51. 왼쪽 등세모근의 약증이나 마비. 등세모근의 약증이나 마비가 있다면, 어깨뼈는 가슴우리에 대해 아래쪽돌 자세를 취하는데, 그 이유는 팔이음뼈에 대한 중력 당김이 주로 작용하기 때문이다.

환자 적용 7-4
위등세모근의 과사용

위등세모근의 과도한 활동은 어깨 충돌증후군을 가진 몇몇 환자에게서 확인되었다.[17] 위등세모근의 과도한 활동은 등세모근과 앞톱니근 사이의 힘 불균형을 초래할 수 있다. 비록 돌림근띠의 열상이나 다른 심한 질환에서 나타나는 것보다 일반적으로 덜 뚜렷하더라도(그림 7-50 참고), 이런 결과로 인해, 가슴우리에 대한 어깨뼈 위쪽돌림의 효율성이 떨어지고, 팔을 올리려고 시도할 때 팔이 올라가는 것이 아니라 어깨가 위로 올라가게 된다(과도한 빗장뼈 올림). 어깨뼈 앞쪽경사와 빗장뼈 올림이 짝으로 일어나기 때문에, 과도한 위등세모근의 활동도 팔을 올림할 때 일어나야 하는 어깨뼈 뒤쪽경사의 감소를 초래할 수 있다. 위등세모근의 장기간 과사용은 근피로와 근육통을 초래할 수 있다. 위등세모근의 통증을 호소하는 환자는 위등세모근의 과사용(팔 올림) 패턴을 검사받아야 한다.

비록 등세모근이 벌림할 때 더 많이 작용할지라도, 앞톱니근이 팔을 굽힘하는 동안 어깨뼈 위쪽돌림을 일으킬 때 등세모근보다 더 중요한 근육이고, 더 잘 정렬되는 것처럼 보인다.

만약 앞톱니근이 온전하다면, 등세모근의 마비는 어깨관절 굽힘의 힘을 소실시키지만, 가동범위는 정상적으로 일어날 것이다. 만약 앞톱니근이 마비되면(등세모근의 기능이 정상적일지라도), 굽힘을 일으키는 근력이 감소하고, 또 가동범위의 제한이 일어날 것이다. 등세모근의 어깨뼈 뒷당김 성분이 앞톱니근의 부재로 방해를 받지 않을 때, 등세모근은 효율적으로 어깨뼈를 위쪽돌림할 수 없을 것이다.

어깨의 정상 기능에 있어서, 앞톱니근의 역할은 많은 측면에서 꼭 필요하다. 앞톱니근이 어깨뼈의 위쪽돌림, 뒤쪽경사, 그리고 가쪽돌림을 동시에 일으킬 수 있는 유일한 근육이고, 가슴우리에 대한 어깨뼈의 이들 3가지 움직임 요소는 팔을 올림할 때 일어나는 것으로 확인되었다. 또한 앞톱니근은 모든 어깨가슴관절 근육들 중에서, 어깨가슴관절 돌림축의 변화에도 관계없이 가장 큰 모멘트팔을 가지고 있다(그림. 7-46 참고). 앞톱니근은 어깨뼈의 아래각과 안쪽 가장자리의 중요한 고정장치로써 역할을 한다. 끝으로, 앞톱니근의 활동 감소는 어깨 충돌증후군을 가진 환자들에서 확인되었는데, 이것은 어깨의 정상 기능에 앞톱니근이 얼마나 중요한지를 잘 보여주고 있다.[17]

앞톱니근은 어깨뼈 위쪽돌림의 작용근이다. 앞톱니근과 등세모근은 오목위팔관절의 벌림 동안 어깨세모근의 협력근으로 작용한다. 등세모근과 앞톱니근은 어깨뼈를 안정화시키는 근육이고, 또 어깨뼈에 붙어있는 중간어깨세모근과 뒤쪽어깨세모근에 의해 원치 않는 어깨뼈의 아래쪽돌림을 막아준다(그림. 7-49 참고). 등세모근과 앞톱니근은 어깨세모근과 함께 최적의 길이-장력관계를 유지하고, 어깨세모근이 무거운 먼쪽 지렛대를 완전 가동범위로 움직일 수 있게 만들어준다. 따라서, 등세모근과 앞톱니근의 역할은 어깨뼈 움직임의 작용근이고, 오목위팔관절 움직임의 협력근이다.

마름근(Rhomboids)

큰마름근과 **작은마름근**은 팔을 올림(특히, 벌림)하는데도 작용한다.[98] 이들 근육은 어깨뼈를 위쪽으로 돌림시키는 근육들에 안정화시키는 협력근으로서 중요한 기능을 수행한다. 어깨뼈의 아래쪽돌림근인 마름근들이 어깨뼈 위쪽돌림할 때 작용을 한다면, 마름근들은 등세모근과 앞톱니근들에 의해 발생된 어깨뼈의 위치변화를 제어하기 위해 원심성으로 수축해야 한다.[103] 마름근이 마비되면, 정상적인 어깨위팔리듬이 무너지고, 가동범위의 감소가 초래될 것이다. 중간등세모근과 아래등세모근과 마찬가지로, 마름근들은 앞톱니근의 가쪽 병진성분을 주로 상쇄시키고, 또 어깨뼈의 안쪽 및 가쪽 가장리를 가슴우리에 고정시킴으로써 봉우리빗장관절에서 일어나는 어깨뼈의 과도한 안쪽돌림을 막는데 도움을 준다.

통합된 어깨 근육의 기능: 내림 (Integrated Shoulder Muscle Function: Depression)

내림은 어깨 복합체의 2가지 주요 패턴 중 두 번째 패턴이다. 내림에는 저항에 이기면서 팔을 ***강하게*** 내리는 것도 포함된다. 만약 팔이 체중부하 상태에 있거나 물체(철봉)를 잡고 있다면, 어깨 내림은 팔에 대해 몸통을 위쪽으로 움직일 것이다. 내림 활동을 할 때, 어깨뼈는 아래쪽돌림, 앞쪽경사 및 모음을 하게 되지만, 어깨뼈와 위팔의 움직임 비율이나 일정한 패턴은 밝혀지지 않았다.

넓은등근과 가슴근(Latissimus Dorsi and Pectoralis)

넓은등근이 어깨뼈와 위팔뼈에 부착하기 때문에, 팔이 체중부하를 하고 있을 때 넓은등근은 어깨뼈를 모음과 내림할 것이고, 위팔뼈에 대해 몸통을 들어올릴 것이다. 넓은등근은 지팡이, 목발 및 워커가 보행을 도와줄 때 중요하게 작용하는 근육이다. 그러나 팔이 체중부하를 하거나 제한되면, 넓은등근은 골반을 어깨뼈와 위팔 쪽으로 당길 것이다. 손으로 목발을 잡고 있으면, 넓은등근은 몸통을 들어올리는 기능을 할 것이고, 이를 통해 양쪽 다리를 스윙할 수 있을 것이다. 이들 보조장비를 이용하면서 양 손이 체중부하를 할 때, 넓은등근은 다리가 전방 추진을 할 수 있도록 고정된 어깨뼈 밑으로 골반과 다리를 들어올린다.

큰가슴근의 **복장갈래**는 어깨 복합체의 주요 내림근이다. 큰가슴근의 작용선은 넓은등근은 작용선과 평행하고, 뒤쪽보다는 오목위팔관절의 앞쪽에 위치한다(**그림 7-52**). 팔이 체중부하 활동을 할 때, 큰가슴근과 넓은등근은 서로 협력하여 어깨 복합체를 내림시키는 한편, 위팔뼈의 앞쪽/뒤쪽 병진운동과 어깨의 내밈/뒷당김을 상쇄시킨다.

작은가슴근은 부리돌기의 부착점을 통해 직접 어깨뼈를 내림함으로서 넓은등근과 큰가슴근(그림. 7-52)을 도와준다. 팔을 올림하는 동안 작은가슴근은 어깨뼈를 안쪽돌림, 아래쪽돌림 및 앞쪽경사하면서 자신의 근육 길이가 어깨뼈의 완전한 움직임에 영향을 줄 수 있도록 한다.[104] 작은가슴근은 어깨뼈를 안쪽돌림시키는 체중부하 활동에 상당히 큰 역할을 한다.[105]

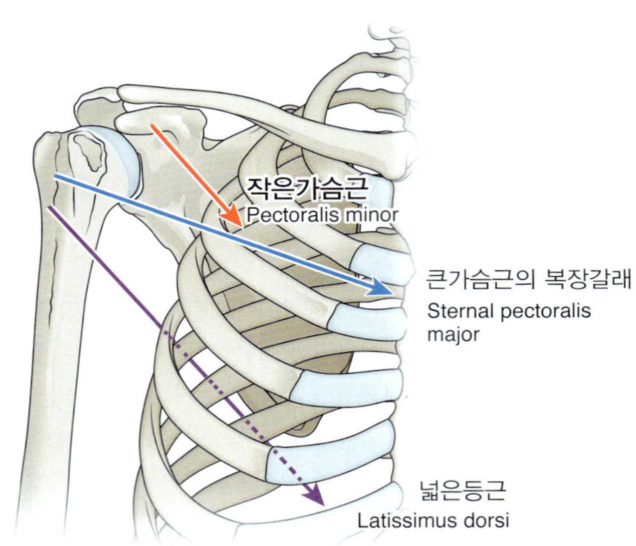

그림 7-52. 어깨 내림근. 앞쪽에 위치한 큰가슴근 복장갈래와 작은가슴근은 뒤쪽에 위치한 큰 넓은등근과 함께 팔이음뼈를 내림하는 강력한 근육이다.

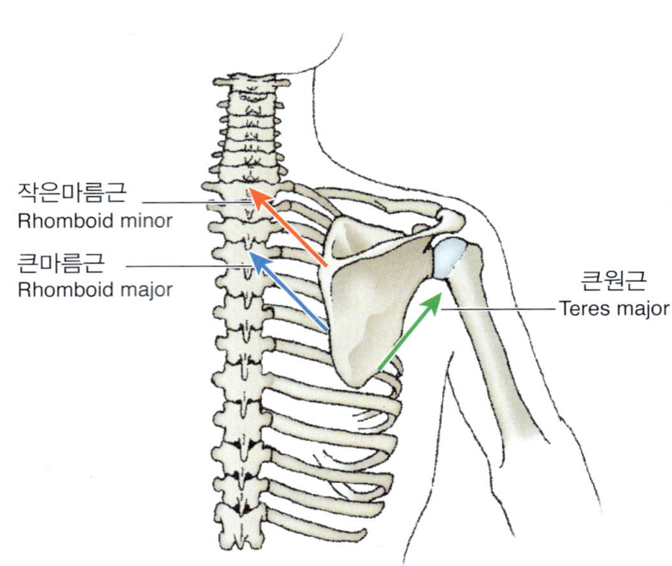

그림 7-53. 큰원근이 가벼운 어깨뼈를 위쪽돌림하는 것이 아니라 무거운 팔을 폄하기 위해서는, 어깨뼈를 고정하기 위해 마름근의 협력이 꼭 필요하다.

큰원근과 마름근(Teres Major and Rhomboids)

큰원근과 마름근은 위팔뼈의 모음과 내림 동안 강력하게 협력작용을 한다. 큰원근은 위팔뼈의 모음과 폄에 저항할 때 강력하게 작용하지만, 어깨뼈에 부착된 몸쪽 부착점의 안정성에 따라 그들의 기능은 좌우된다. 만약 이런 안정성이 없다면, 근육 역작용의 다른 예처럼, 큰원근은 무거운 팔 쪽으로 가벼운 어깨뼈를 이동시킬 것이다.

마름근은 어깨뼈의 안쪽가장자리에 있는 부착점과 사선 방향의 근섬유 배열을 통해 몸쪽 분절에 안정성을 제공한다 (그림 7-53). 마름근의 아래쪽돌림 토크는 원치 않는 큰원근의 위쪽돌림 토크를 상쇄시켜, 큰원근이 더 무거운 위팔뼈를 움직일 수 있도록 허용한다. 마름근은 앞쪽에 위치한 작은가슴근의 안정화 기능에 보조 역할을 한다.

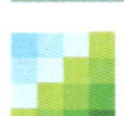

환자 적용 7-5

불량 자세

Louis Haddad는 17세이며, 최근에 나쁜 자세를 교정할 목적으로 프리 웨이트를 들어올리는 운동을 했지만, 어깨 높이 이상으로 들어올렸을 때 어깨 통증을 호소했다. 그는 어깨가 앞쪽으로 쏠린 자세를 가졌고, 이것이 그의 증상에 영향을 줄 수도 있다. 이 자세는 위팔뼈의 안쪽돌림과 종종 관련되고, 간접으로는 큰가슴근의 타이트니스로 인한 빗장뼈 내밈과 관련될 수도 있고, 또 작은가슴근의 타이트니스로 인한 어깨뼈의 아래쪽돌림, 안쪽돌림 및 앞쪽경사와도 관련될 수 있다.[104] 이들 움직임은 팔을 정상적으로 올림할 때 일어나야 하는 어깨뼈와 위팔뼈의 움직임에 대항하는 움직임이다. 부리돌기와 갈비우리에 부착하는 작은가슴근의 부착점 때문에(그림 7-52 참고),

팔을 올림하는 동안 감소된 신장성이나 과긴장성이 작은가슴근으로 하여금 위쪽돌림, 뒤쪽경사 및 가쪽돌림을 제한하도록 만든다.[104] 큰가슴근의 감소된 신장성은 팔을 올림하는 동안 위팔뼈를 가쪽돌림하고, 빗장뼈를 뒷당김하는 능력을 제한할 수 있다. 미세하지만 중요한 효과는 팔을 올림했을 때 위팔두갈래근 긴갈래와 돌림근띠 힘줄의 역학적 충돌 위험을 증가시킬 수 있다. 위험은 감소된 봉우리밑공간의 결과로 증가될 수 있는데, 그 이유는 팔을 올림하는 동안 봉우리돌기를 떨어뜨려 놓는 어깨뼈의 뒤쪽경사와 가쪽돌림을 할 수 없기 때문이다. 또한 어깨뼈 위쪽돌림의 감소도 오목위팔관절의 과가동성을 초래할 수 있고, 이것은 위팔뼈가 부리봉우리활에 충돌될 가능성을 증가시킨다. 게다가 큰가슴근의 타이트니스로 인한 위팔뼈 가쪽돌림의 제한은 큰결절과 봉우리돌기의 간격을 적절하게 유지할 수 없게 만들 것이다.

생애와 임상적 고려사항 (Life Span and Clinical Considerations)

생애 고려사항(Life Span Considerations)

예상했듯이, 노화와 관절 하중의 누적이 어깨 복합체에 부정적인 효과를 줄 수 있다. 그러나, 상대적으로 최소한의 팔의 체중부하 기능은 큰 다리 관절에서 발생하는 것보다 퇴행성 변화를 덜 심하게 만들 것이다. 어깨 복합체의 관절과 구조의 퇴행성 변화는 대개 40대 이후에 시작하고, 봉우리빗장관절과 가쪽 빗장뼈에서 가장 많이 일어난다. 이들 퇴행성 변화로는 뼈가시, 경화증, 관절 협착 또는 퇴행 등이 있다.[106,107] 특히 봉우리돌기의 뼈가시는 노화로 인해 주로 발생하는 반면, 오목위팔관절의 퇴행성 변화는 60대 이후에 주로 발생한다.[108,109] 빈번하게 봉우리빗장관절에서 퇴행성 변화가 일어난다는 것은 평생 동안 봉우리빗장관절에 많은 스트레스가 가해졌다는 것을 의미한다. 몸쪽 위팔뼈의 뼈 무기질 밀도도 노화로 인해 감소된다.[110]

어깨의 큰 움직임들은 노화로 인해 점차 감소되고, 50세 이후에 어깨관절의 굽힘과 벌림이 감소된다. 그리고 가쪽돌림 ROM의 작은 감소도 노화와 관련된다.[111-113] 운동형상학 연구에 따르면, 노인이 기능적 과제를 수행할 때 오목위팔관절의 가쪽돌림와 어깨가슴관절의 안쪽돌림이 감소되는 반면, 아동들은 건강한 성인에 비해 팔을 올림할 때 어깨가슴관절 뒤쪽경사의 감소를 보였다.[114,115] 등척성 근력에도 노화와 관련된 감소가 남성과 여성 모두에서 나타났지만, 더 큰 돌림 근력의 감소는 60세 이상의 남성에게만 나타났다.[113,116] 노화와 관련된 근력과 움직임의 감소에도 불구하고, 기능적 과제 측정과 표준화된 측정을 통해 측정했을 때 해당 기능의 감소는 나타나지 않았다.[113]

봉우리빗장관절의 퇴행성 변화들은 가시위근 병변이나 돌림근띠 병변과 같은 부위에 어깨 통증을 발생시킨다. 봉우리빗장관절의 퇴행으로 인한 통증은 팔을 가동범위 끝지점까지 올림할 때나 팔을 몸통을 가로질러 가로모음하여 봉우리빗장관절의 관절면을 압박할 때 더 심해진다고 보고되었다.[117] 비슷하게 위팔두갈래근의 긴갈래도 앞위쪽의 어깨 통증을 유발시킬 수 있다. 위팔두가래근 긴갈래의 힘줄이 부리봉우리활의 충돌 구조물 밑을 바로 지나가기 때문에, 위팔두갈래근 긴갈래도 동일한 퇴행성 변화와 돌림근띠 힘줄에서 나타나는 동일한 외상을 쉽게 당할 수 있다. 위팔두갈래근이 팔의 올림에 참여하든, 관절 안정화에 참여하든, 아니면 수동으로 참여하든 간에, 위팔두갈래근의 힘줄은 팔을 움직일 때 두갈래근고랑 안에서, 그리고 가로위팔인대 밑에서 활주해야 한다. 만약 위팔두갈래근힘줄의 말이집이 마모되거나 염증이 발생하거나, 또는 힘줄이 비대해진다면(종종 돌림근띠의 열상과 함께 발생함), 활주 기전이 방해를 받게 되거나 통증이 발생한다. 가로위팔인대의 열상은 위팔뼈를 돌림할 때 위팔두갈래근의 힘줄이 두갈래고랑 밖으로 튀어나오게 만들어 마모와 통증성 미세외상을 일으킬 수 있다.

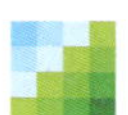

환자 적용 7-6
AC 관절의 퇴행

Mary Czerny는 71세이며, 현재 AC 관절 부위에 통증을 가지고 있는데, 이것은 AC 관절의 퇴행과 관련될지도 모른다. AC 관절은 60세 이후에 흔히 퇴행성 변화를 보이는데, 이것은 통증, 염발음 및 움직임 이상의 원인이 될 수 있다. 가동범위 끝지점까지 팔을 올림할 때 통증이 있으면, AC 관절의 병리나 퇴행성 변화를 의미할 수 있다.

구조적 기능장애(Structural Dysfunction)

팔의 완전한 올림은 오목위팔관절, 복장빗장관절 및 봉우리빗장관절 등이 각기 자신들의 몫을 제대로 해 주어야 가능하다. 이들 관절의 움직임 참여가 제대로 일어나지 못하면, ROM의 소실이 초래될 수 있다. 일단 기능의 제한이 생기면, 어깨위팔리듬에 변화가 오게 된다; 즉, 오목위팔관절의 움직임 감소가 어깨가슴관절의 가동범위를 비례적으로 감소하지 ***않을 것이다.*** 이런 움직임의 비율은 더 이상 일관성을 보이지 않는데, 그 이유는 신체가 다른 관절의 나머지 움직임을 동원하기 때문이다.[118] 비록 그것을 예측할 수 없지만, 한 관절의 움직임 제한은 나머지 다른 관절의 과가동성(안정성 감소)을 초래할 수 있다.

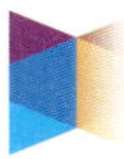

기본 개념 7-4
오목위팔관절의 저가동성

만약 오목위팔관절의 움직임이 통증이나 질병으로 인해 제한된다면, 위팔뼈에서 일어날 수 있는 전체 가동범위가 감소될 것이다. 오목위팔관절에 남아있는 움직임의 일부는 여전히 어깨가슴관절의 움직임에 의해 동반될 것이다. 오목위팔관절 벌림을 60°까지 제한하는 위팔뼈의 제한은 이론적으로 팔을 120°까지 벌림하기 위해 60°의 어깨가슴관절 움직임과 결합할 수 있다. 최근 연구들에 따르면, 오목위팔관절의 골관절염이나 유착성 관절주머니염과 같이

오목위팔관절의 가동성 감소를 대체하기 위해, 어깨가슴관절의 위쪽 돌림이 증가시킨다는 것이다.[118]

확장 개념 7-9
AC 관절의 저가동성

봉우리빗장관절의 저가동성은 봉우리빗장관절의 과가동성과 불안정보다 일반적으로 덜 나타난다. 봉우리빗장관절의 융합은 수술적 고정을 통해서만 일어난다. 만약 봉우리빗장관절의 가동성이 제한되거나 일어나지 않는다면, 봉우리빗장관절, 복장빗장관절 및 어깨가슴관절에 의해 형성된 닫힌사슬의 움직임도 제한될 수 있다. 만약 빗장뼈가 융합된 봉우리빗장관절(고정된 어깨빗장관계)과 함께 내밈을 시도한다면, 빗장뼈 내밈은 어깨뼈를 가슴우리 쪽으로 가져가게 되어, 움직임이 제한되거나 일어나지 않을 수도 있다. 또한 빗장뼈 내밈(팔의 굽힘 초반에서 일어나는 어깨뼈의 안쪽돌림)은 관절오목을 앞쪽으로 향하도록 어깨뼈를 안쪽돌림하고, 또 가슴우리의 만곡에 잘 맞도록 조정하는 봉우리빗장관절의 능력에 좌우된다. 어깨뼈와 빗장뼈에 작용하는 강한 힘을 고려해 볼 때, 봉우리빗장관절의 수술적 고정은 종종 실패되고, 오늘날 많이 사용하는 수술방법이 아니다.

오목위팔관절 안정화 요소의 역학적 변위는 돌림근띠 말고도, 관절의 다른 구조물(예, 오목테두리)에 손상을 일으킬 수 있고, 또 오목위팔관절의 아탈구를 초래할 수도 있다. 오목위팔관절이 인체 관절 중에서 탈구가 가장 잘 발생하는 부위이다. 관절주머니인대성 구조물과 근육이 오목위팔관절을 보강해 주는 구조물이고 그 관절의 아래쪽 부위에서 가장 약한 편이지만, 오목위팔관절의 탈구는 앞쪽이나 또는 앞아래쪽으로 탈구가 가장 많이 발생한다. 그 이유는 오목위팔관절에 노출되는 힘의 유형 때문이다.

비록 어깨밑근과 오목위팔인대가 앞쪽에서 관절주머니를 보강하고 있지만, 팔을 벌림과 가쪽돌림시키는 힘이 앞쪽 오목테두리의 제한을 초과해서 위팔뼈머리에 힘을 가할 수 있다. 오목위팔관절의 아탈구나 탈구의 원인은 매우 다양하다. Saha는 그들의 개별적 구조의 변화가 (1) 관절오목이 어깨뼈면에 대해 관절오목 앞쪽경사의 방향에 있어서 앞쪽 병진을 차단할 수 있는 관절오목의 역학적 차단이 부족할 때, (2) 위팔뼈머리의 과도한 뒤쪽방향경사가 있을 때, 또는 (3) 돌림근띠가 약화될 때.[82] 가장 탈구가 잘 일어난다고 했다. 반대로, Weiser는 어깨뼈의 안쪽돌림이 위팔뼈의 앞쪽병진을 덜 초래하고, 앞쪽관절주머니에 큰 장력을 일으킨다고 제안했다.[119]

어깨 통증과 기능장애에 대한 가장 일반적인 진단은 어깨의 "충돌"이다. 어깨 충돌은 일반적으로 돌림근띠 힘줄이 부리봉우리활 밑에서 충돌하는 것(***봉우리밑 충돌***)과, 위팔뼈머리와 관절오목 사이의 충돌(***내부 충돌***로 간주되는)로 나누어진다.[90] 충돌 진단이 지나치게 광범위하고 다양한 조직 병리가 움직임 문제를 포함하고 있다는 사실이 점차 인식되고 있다.[120]

가장 흔한 2가지 임상적 특징은 어깨의 불안정과 강직이다. 어깨 관절의 정상 기능에 대해 커다란 ROM이 필요하다는 점을 고려해 볼 때 어깨 관절의 불안정과 과가동성은 앞에서 언급되었듯이, 놀라운 일이 아니다. 심한 어깨 강직이나 저가동성은 유착성 관절주머니염이나 "동결견(frozen shoulder)"에서도 흔히 나타난다. 오목위팔관절주머니의 넓은 부위가 자체적으로 유착되거나 위팔뼈에 유착되어 ROM을 상당히 제한할 수 있다. 오목위팔관절의 저가동성은 골관절염이나 류마티스 관절염으로 일어날 수 있다. 관절의 구조와 기능에 대한 지식을 계속 향상시키는 것은 어깨 통증과 기능장애에 대한 가장 유용한 진단적 분류(움직임 시스템에 기반을 둔 진단을 포함해)에 다가갈 수 있도록 만든다. 진단적 분류(diagnostic classification)는 목표적이고 효율적인 예방 전략과 재활 전략에 꼭 필요한 토대를 제공한다. 예방 및 재활 전략에 필요한 기초를 제공한다.

요약(SUMMARY)

- 본 장에서, 우리는 어깨 복합체의 복잡한 동적 안정성을 자세히 공부함으로써 먼쪽 위팔관절에 대한 이해의 토대를 구축했다. 팔의 먼쪽 관절은 어깨 복합체의 이중성인 가동성/안정성의 역할들에 의존한다.
- 예를 들어, 반면 손의 기능은 어깨 가동성의 소실로 함께 제한될 수 있지만, 어깨 안정성의 소실은 나머지 손의 기능을 불가능하게 만들 수 있고, 손을 필요한 위치로 뻗을 수 없게 된다. 우리는 다음 장에서 어깨와 손 사이에 있는 팔꿉관절을 공부할 것이다.

학습 문제(STUDY QUESTIONS)

1. 올림/내림, 내밈/뒷당김, 그리고 축성 돌림을 위한 복장빗장관절의 관절내 움직임을 기술해 보자.
2. 복장빗장관절에 있는 갈비빗장인대와 빗장사이인대의 역할에 대해 기술해 보자.
3. 복장빗장관절 원반이 복장빗장관절의 일치성, 관절 움직임 및 관절 기능에 어느 영향을 주는지에 대해 기술해 보자.

4. 봉우리빗장관절에서 일어나는 어깨뼈의 움직임을 기술해 보자.
5. 봉우리빗장관절의 기능에 대한 부리빗장인대의 역할을 기술해 보자.
6. 위팔뼈와 관절오목의 해부학적 형태를 오목위팔관절의 안정성을 고려해 설명해 보자. 관절 안정성에 대한 오목테두리와 관절주머니의 역할은 무엇인가?
7. 오목위팔관절의 탈구 중 가장 많이 일어나는 탈구는? 그리고 그 이유는?
8. 오목위팔관절, 봉우리빗장관절 및 복장빗장관절에서 일어날 수 있는 상대적 안정성과 퇴행성 변화를 비교해 보자.
9. 부리봉우리활의 장점은 무엇이고, 단점은 무엇인가?
10. 팔을 완전하게 벌림할 때, 오목위팔관절에서는 어떤 관절내 움직임이 일어나겠는가? 정상 범위는 어떻게 되는가?
11. 오목위팔관절의 굽힘과 벌림의 작용근은 무엇인가? 이런 근육의 정상 기능에 어떤 근육의 협력작용이 필요한가? 그 이유는?
12. 부가적인 협력작용없이 가시위근이 어깨를 벌림할 수 있는 이유는?
13. 팔을 몸통 옆으로 내려 놓았을 때 오목위팔관절의 정적 안정화에 무엇이 영향을 주는가? 여러분이 과도하게 무거운 물건을 들고 있다면, 어떤 일이 일어나겠는가?
14. 팔을 굽힘하거나 벌림할 때 오목위팔관절의 동적 안정화에 영향을 주는 5가지 요소는 무엇인가?
15. 팔을 올림할 때 위팔뼈에서 일어날 수 있는 전체 ROM은 얼마나 되겠는가? 완전가동범위는 얼마나 되겠는가?
16. 빗장뼈의 형태가 팔의 올림에 어떤 영향을 주는가?
17. 팔을 올림할 때 어깨뼈와 위팔뼈의 정상 움직임을 일으키는데 필요한 근육은 무엇인가?
18. 만약 어깨가슴관절이 중립위에서 융합되었다면, 팔에서 일어날 수 있는 올림의 능동가동범위는 얼마나 되겠는가?
19. 봉우리빗장관절에서 일어날 수 있는 가장 흔한 외상은 무엇인가? 이런 문제를 가진 환자가 접하게 되는 결손은 무엇인가?
20. 부리빗장인대 파열의 결과는 무엇인가?
21. 골관절염으로 인해 오목위팔관절이 고정되었다면, 팔에서 일어날 수 있는 ROM의 범위는 얼마나 되겠는가?
22. 만약 가시위근만 마비되었다면, 어떤 기능적 결손이 일어나는가?
23. 돌림근띠가 마비되었다면, 팔을 벌림할 때 어떤 결과가 초래되는가?
24. 등세모근과 앞톱니근이 마비되었다면, 팔을 벌림할 때 어떤 기능의 결손이 일어나는가?
25. 만약 어깨세모근만 마비되었다면, 팔을 벌림할 때 어떤 일이 발생하겠는가? 팔을 굽힘할 때 어떤 일이 발생하겠는가?
26. 팔을 올림할 때 마름근의 기능은 무엇인가?
27. 등세모근만 마비되었을 때 팔을 벌림할 때와 앞톱니근이 모두 마비되었을 때 팔을 벌림할 때의 차이점을 비교해 보자.
28. 큰원근이 기능을 수행하는데 필요한 근육의 협력작용은 무엇인가?
29. 정상적인 벌림 시, 가장 큰 중력 토크가 작용하는 90°보다 더 큰 움직임을 할 때 어깨세모근의 근전도 활성이 올라가는 이유를 설명해 보자.
30. 어깨 복합체 관절 중에서 어느 관절이 퇴행성 변화가 가장 잘 일어나는가? 그리고 어떤 관절이 퇴행성 변화가 가장 적게 일어나는가?

참고문헌(REFERENCES)

1. Dempster W: Mechanics of shoulder movement. Arch Phys Med Rehabil 45:49, 1965.
2. van Tongel AL, MacDonald P, Leiter J, et.al: A cadaveric study of the structural anatomy of the sternoclavicular joint. Clin Anat 25:903.10, 2012.
3. Brossmann J, Stabler A, Preidler KW, et.al: Sternoclavicular joint: MR imaging.Anatomic correlation. Radiology 198:193, 1996.
4. Barbaix E, Lapierre M, Van Roy P, et.al: The sternoclavicular joint: Variants of the discus articularis. Clin Biomech (Bristol, Avon) 15:S3, 2000.
5. Spencer E, Kuhn J, Huston L, et.al: Ligamentous restraints to anterior and posterior translation of the sternoclavicular joint. J Shoulder Elbow Surg 11:43, 2002.
6. Williams PL (ed): Gray's Anatomy (ed. 38). New York, Churchill Livingstone, 1995.
7. Pronk G, van der Helm F, Rozendaal L: Interaction between the joints of the shoulder mechanism: The function of the costoclavicular, conoid and trapezoid ligaments. Proc Inst Mech Eng [H] 207:219, 1993.
8. Tubbs R, Loukas M, Slappey J, et.al: Surgical and clinical anatomy of the interclavicular ligament. Surg Radiol Anat 29:357, 2007.
9. Sarrafian S: Gross and functional anatomy of the shoulder. Clin Orthop 173:11, 1983.

10. Depalma A: Degenerative changes in sternoclavicular and acromioclavicular joints in various decades. Springfield, IL, Charles C. Thomas, 1957.
11. Cailliet R: Shoulder pain (ed. 2). Philadelphia, F.A. Davis, 1991.
12. Dawson P, Adamson G, Pink M, et.al: Relative contribution of acromioclavicular joint capsule and coracoclavicular ligaments to acromioclavicular stability. J Shoulder Elbow Surg 18:237, 2009.
13. Debski R, Parsons I, Fenwick J, et.al: Ligament mechanics during three degree-of-freedom motion at the acromioclavicular joint. Annals Biomed Eng 28:612, 2000.
14. Lee K-W, Debski RE, Chen CH, et.al: Functional evaluation of the ligaments at the acromioclavicular joint during anteroposterior and superoinferior translation. Am J Sports Med 25:858, 1997.
15. Debski R, Parsons IM 4th, Woo SL, et.al: Effect of capsular injury on acromioclavicular joint mechanics. J Bone Joint Surg Am 83:1344, 2001.
16. Ludewig PM, Phadke V, Braman JP, et.al: Motion of the shoulder complex during multiplanar humeral elevation. J Bone Joint Surg Am 91:378, 2009.
17. Ludewig P, Cook T: Alterations in shoulder kinematics and associated muscle activity in people with symptoms of shoulder impingement. Phys Ther 80:276, 2000.
18. Ludewig P, Cook T, Nawoczenski D: Three-dimensional scapular orientation and muscle activity at selected positions of humeral elevation. J Orthop Sports Phys Ther 24:57, 1996.
19. Basmajian J, Bazant F: Factors preventing downward dislocation of the adducted shoulder. J Bone Joint Surg Am 41:1182, 1959.
20. Saha A: Dynamic stability of the glenohumeral joint. Acta Orthop Scand 42:490, 1971.
21. Poppen N, Walker P: Normal and abnormal motion of the shoulder. J Bone Joint Surg Am 58:195, 1976.
22. Poppen N, Walker P: Forces at the glenohumeral joint in abduction. Clin Orthop 135:165, 1978.
23. Walker P, Poppen N: Biomechanics of the shoulder joint during abduction on the plane of the scapula. Bull Hop Joint Dis 38:107, 1977.
24. Crocket H, Gross LB, Wilk KE, et.al: Osseous adaptation and range of motion at the glenohumeral joint in professional baseball pitchers. Am J Sports Med 30:20, 2002.
25. Reagan KM, Meister K, Horodyski MB, et.al: Humeral retroversion and its relationship to glenohumeral rotation in the shoulder of college baseball players. Am J Sports Med 30:354, 2002.
26. Howell S, Galinat B: The glenoid labral socket: A constrained articular surface. Clin Orthop 243:122, 1989.
27. Bigliani L, Kelkar R, Flatow E, et.al: Glenohumeral stability. Clin Orthop 330:13, 1996.
28. Hill A, Hoerning E, Brook K, et.al: Collagenous microstructure of the glenoid labrum and biceps anchor. J Anat 212: 853, 2008.
29. Beltran J, Bencardino J, Padron M, et.al: The middle glenohumeral ligament: Normal anatomy, variants and pathology. Skeletal Radiol 31:253, 2002.
30. MacConaill M, Basmajian J: Muscles and movement: A basis for human kinesiology. Baltimore, Williams & Wilkins, 1969.
31. Ide J, Maeda S, Takagi K: Normal variations of the glenohumeral ligament complex: An anatomic study for arthroscopic bankart repair. Arthroscopy 20:164, 2004.
32. Harryman DT, Sidles JA, Harris SL, et.al: The role of the rotator interval capsule in passive motion and stability of the shoulder. J Bone Joint Surg Am 74:53, 1992.
33. O'Brien SJ, Neves MC, Arnoczky SP, et.al: The anatomy and histology of the inferior glenohumeral ligament complex of the shoulder. Am J Sports Med 18:449, 1990.
34. Warner JJP, Deng X, Warren RF, et.al: Static capsuloligamentous restraints to superior-inferior translation of the glenohumeral joint. Am J Sports Med 20:675, 1992.
35. Burkart A, Debski R: Anatomy and function of the glenohumeral ligaments in anterior shoulder instability. Clin Orthop Rel Res 400:32, 2002.
36. O'Connell PW, Nuber GW, Mileski RA, et.al: The contribution of the glenohumeral ligaments to anterior stability of the shoulder joint. Am J Sports Med 18:579, 1990.
37. Itoi E, Motzkin N, Morrey B, et.al: Scapular inclination and inferior stability of the shoulder. J Shoulder Elbow Surg 1:131, 1992.
38. Halder A, Itoi E, An KN: Anatomy and biomechanics of the shoulder. Orthop Clin North Am 31:159, 2000.
39. Gohlke F, Essigkrug B, Schmitz F: The pattern of the collagen fiber bundles of the capsule of the glenohumeral joint. J Shoulder Elbow Surg 3:111, 1994.
40. Soslowsky L, Carpenter J, Bucchieri J, et.al: Biomechanics of the rotator cuff. Orthop Clin North Am 28:17, 1997.
41. Ferrari DA: Capsular ligaments of the shoulder. Am J Sports Med 18:20, 1990.
42. Petersson CJ, Redlund-Johnell I: The subacromial space in normal shoulder radiographs. Acta Orthop Scand 55:57, 1984.
43. Flatow EL, Soslowsky LJ, Ticker JB, et.al: Excursion of the rotator cuff under the acromion: Patterns of subacromial contact. Am J Sports Med 22:779, 1994.
44. Bey MJ, Brock SK, Beierwaltes WN, et.al: In vivo measurement of subacromial space width during shoulder elevation: Technique and preliminary results in patients following unilateral rotator cuff repair. Clin Biomech 22:767, 2007.
45. Giphart JE, van der Meijden OA, Millett PJ: The effects of arm elevation on the 3-dimensional acromiohumeral distance: A biplane fluoroscopy study with normative data. J Should Elbow Surg 21(11):1593.600, 2012.
46. Meskers C, van der Helm FC, Rozing PM: The size of the supraspinatus outlet during elevation of the arm in the frontal and sagittal plane: A 3-D model study. Clin Biomech 17:257, 2002.
47. Zuckerman JD, Kummer FJ, Cuomo F, et.al: The influence of coracoacromial arch anatomy on rotator cuff tears. J Shoulder Elbow Surg 1:4, 1992.
48. Ludewig P, Cook T: Translations of the humerus in persons with shoulder impingement symptoms. J Orthop Sports Phys Ther 32:248, 2003.
49. Lukasiewicz A, McClure P, Michener L, et.al: Comparison of 3-dimensional scapular position and orientation between subjects with and without shoulder impingement. J Orthop Sports Phys Ther 29:574, 1999.
50. Lawrence RL, Braman JP, Laprade RF, et.al: Comparison of 3-dimensional shoulder complex kinematics in individuals with and without shoulder pain, part 1: sternoclavicular, acromioclavicular, and scapulothoracic joints. J Orthop Sports Phys Ther 44:636.A8, 2014.
51. Lawrence RL, Braman JP, Staker JL, et.al: Comparison of 3-dimensional shoulder complex kinematics in individuals with and without shoulder pain, part 2: glenohumeral joint. J Orthop Sports Phys Ther 44:646.B3, 2014.
52. Graichen H, Bonel H, Stammberger T, et.al: Three-dimensional analysis of the width of the subacromial space in healthy subjects and patients with impingement syndrome. Am J Roentgenol 172:1081, 1999.
53. Conway A: Movements at the sternoclavicular and acromioclavicular joints. Phys Ther Rev 41:421, 1961.
54. Inman B, Saunders J, Abbott L: Observations of function of the shoulder joint. J Bone Joint Surg Br 26:1, 1944.
55. McClure P: Direct 3-dimensional measurement of scapular kinematics during dynamic movements in vivo. J Shoulder Elbow Surg 10:269, 2001.
56. Fung M, Kato S, Barrance PJ, et.al: Scapular and clavicular kinematics during humeral elevation: A study with cadavers. J Shoulder Elbow Surg 10:278, 2001.
57. Wirth M, Rockwood C: Acute and chronic traumatic injuries of the sternoclavicular joint. J Am Acad Orthop Surg 4:268, 1996.
58. Sahara W, Sugamoto K, Murai M, et.al: Three-dimensional clavicular and acromioclavicular rotations during arm abduction using vertically open MRI. J Orthop Res 25:1243, 2007.

59. Turnbull J: Acromioclavicular joint disorders. Med Sci Sports Exerc 30:26, 1998.
60. Cox J: The fate of the acromioclavicular joint in athletic injuries. Am J Sports Med 9:50, 1981.
61. Gumina S, Carbone S, Postacchini F: Scapular dyskinesis and SICK scapula syndrome in patients with chronic type III acromioclavicular dislocation. Arthroscopy 25:40, 2009.
62. Teece RM, Lunden JB, Lloyd AS, et.al: Three-dimensional acromioclavicular joint motions during elevation of the arm. J Orthop Sports Phys Ther 38:181, 2008.
63. Van der Helm F, Pronk G: Three-dimensional recording and description of motions of the shoulder mechanism. J Biomech Eng 117:27, 1995.
64. Norkin C, White D: Measurement of joint motion: A guide to goniometry (ed. 3). Philadelphia, FA Davis, 2003.
65. Rundquist P, Anderson DD, Guanche CA, et.al: Shoulder kinematics in subjects with frozen shoulder. Arch Phys Med Rehabil 84:1473, 2003.
66. An K-N: Three-dimensional kinematics of glenohumeral elevation. J Orthop Res 9:143, 1991.
67. Soslowsky L, Flatow E, Bigliani L, et.al: Quantitation of in situ contact areas at the glenohumeral joint: A biomechanical study. J Orthop Res 10:524, 1992.
68. Freedman L, Monroe R: Abduction of the arm in the scapular plane: Scapular and glenohumeral movements. J Bone Joint Surg Am 48:150, 1966.
69. Doody S, Waterland J: Shoulder movements during abduction in the scapular plane. Arch Phys Med Rehabil 51:595, 1970.
70. Graichen H, Stammberger T, Bonel H, et.al: Glenohumeral translation during active and passive elevation of the shoulder: A 3-D open-MRI study. J Biomech 33:609, 2000.
71. Kelkar R, Flatow EL, Bigliani LU, et.al: A stereophotogrammetric method to determine the kinematics of the glenohumeral joint. Adv Bioeng 22:143, 1992.
72. Sahara W, Sugamoto K, Murai M, et.al: The three-dimensional motions of the glenohumeral joint under semi-loaded condition during arm abduction using vertically open MRI. Clin Biomech 22: 304, 2007.
73. Harryman DT II, Sidles JA, Harris SL, et.al: Laxity of the normal glenohumeral joint: A quantitative in-vivo assessment. J Bone Joint Surg 1:66, 1990.
74. Harryman DT II, Sidles JA, Clark JM, et.al: Translation of the humeral head on the glenoid with passive glenohumeral motion. J Bone Joint Surg Am 72:1334, 1990.
75. Gibb T, Sidles JA, Harryman DT II, et.al: The effect of capsular venting on glenohumeral laxity. Clin Orthop 268:120, 1991.
76. Habermeyer P, Schuller U, Wiedemann E: The intra-articular pressure of the shoulder: An experimental study on the role of the glenoid labrum in stabilizing the joint. Arthroscopy 8:166, 1992.
77. DeLuca C, Forrest W: Force analysis of individual muscles acting simultaneously on the shoulder joint during isometric abduction. J Biomech 6:385, 1973.
78. Dvir Z, Berme N: The shoulder complex in elevation of the arm: A mechanism approach. J Biomech 1:219, 1978.
79. Sharkey N, Marder R: The rotator cuff opposes superior translation of the humeral head. Am J Sports Med 23:270, 1995.
80. Otis J, Jiang C, Wickiewicz T, et.al: Changes in the moment arms of the rotator cuff and deltoid muscles with abduction and rotation. J Bone Joint Surg Am 76:667, 1994.
81. Wuelker N, Korell M, Thren K: Dynamic glenohumeral joint stability. J Shoulder Elbow Surg 7:43, 1998.
82. Saha A: Theory of shoulder mechanism: Descriptive and applied. Springfield, IL, Charles C. Thomas, 1961.
83. Wuelker N, Plitz W, Roetman B, et.al: Function of the supraspinatus muscle. Acta Orthop Scand 65:442, 1994.
84. Ihashi K, Matsushita N, Yagi R, et.al: Rotational action of the supraspinatus muscle on the shoulder joint. J Electromyogr Kinesiol 8:337, 1998.
85. Itoi E, Kuechle D, Newman S, et.al: Stabilising function of the biceps in stable and unstable shoulders. J Bone Joint Surg Br 75:546, 1993.
86. Itoi E, Hsu HC, An KN: Biomechanical investigation of the glenohumeral joint. J Shoulder Elbow Surg 5:407, 1996.
87. Malicky D, Soslowsky L, Blasier R, et.al: Anterior glenohumeral stabilization factors: Progressive effects in a biomechanical model. J Orthop Res 14:22, 1996.
88. Pagnani M, Deng X, Warren R, et.al: Role of the long head of the biceps brachii in glenohumeral stability: A biomechanical study in cadavera. J Shoulder Elbow Surg 5:255, 1996.
89. Pagnani M, Deng X, Warren R, et.al: Effect of lesions of the superior portion of the glenoid labrum on glenohumeral translation. J Bone Joint Surg Am 77:1003, 1995.
90. Edelson G, Teitz C: Internal impingement in the shoulder. J Should Elbow Surg 9:308.15, 2000.
91. Gschwend N, Ivosevic-Radovanovic D, Patte D: Rotator cuff tear: Relationship between clinical and anatomopathological findings. Arch Orthop Trauma Surg 107:7, 1988.
92. Barnes CJ, Van Steyn SJ, Fischer RA: The effects of age, sex, and shoulder dominance on range of motion of the shoulder. J Shoulder Elbow Surg 10:242, 2001.
93. Braman JP, Engel SE, LaPrade RF, et.al: In vivo assessment of scapulohumeral rhythm during unconstrained overhead reaching in asymptomatic subjects. J Shoulder Elbow Surg 18:960, 2009.
94. McQuade K, Smidt G: Dynamic scapulohumeral rhythm: The effects of external resistance during elevation of the arm in the scapular plane. J Orthop Sports Phys Ther 27:125, 1998.
95. Crosbie J, Kilbreath SL, Hollmann L, et.al: Scapulohumeral rhythm and associated spinal motion. Clin Biomech 23:184.92, 2008.
96. Johnson G, Bogduk N, Nowitzke A, et.al: Anatomy and actions of the trapezius muscle. Clin Biomech 9:44, 1994.
97. Phadke V, Camargo PR, Ludewig PM: Scapular and rotator cuff muscle activity during arm elevation: A review of normal function and alterations with shoulder impingement. Rev Bras Fisioter 13:1, 2009.
98. Wickham J, Pizzari T, Stansfeld K, et.al: Quantifying 'normal' shoulder muscle activity during abduction. J Electromyog Kinesiol 20:212.22, 2010.
99. Smith L, Weiss E, Lehmkuhl L: Brunnstrom's clinical kinesiology (ed..5). Philadelphia, FA Davis, 1996.
100. Celli L, Balli A, de Luise G, et.al: Some new aspects of the functional anatomy of the shoulder. Ital J Orthop Traumatol 11:83, 1985.
101. McCully SP, Suprak DN, Kosek P, et.al: Suprascapular nerve block results in a compensatory increase in deltoid muscle activity. J Biomech 40:1839.46, 2007.
102. Colachis S, Strohm B: Effects of suprascapular and axillary nerve block on muscle force in the upper extremity. Arch Phys Med Rehabil 52:22, 1971.
103. Reed D, Halaki M, Ginn K: The rotator cuff muscles are activated at low levels during shoulder adduction: An experimental study. J Physiother 56:259.64, 2010.
104. Borstad JD, Ludewig PM: The effect of long versus short pectoralis minor resting length on scapular kinematics in healthy individuals. J Orthop Sports Phys Ther 35:227, 2005.
105. Castelein B, Cagnie B, Parlevliet T, et.al: Serratus anterior or pectoralis minor: Which muscle has the upper hand during protraction exercises? Man Ther 24:e1, 2016.
106. Edelson J: Patterns of degenerative change in the acromioclavicular joint. J Bone Joint Surg Br 78:242, 1996.
107. Bonsell S, Pearsall AW, Heitman RJ, et.al: The relationship of age, gender, and degenerative changes observed on radiographs of the shoulder in asymptomatic individuals. J Bone Jt Surg Br 82:1135, 2000.
108. Mahakkanukrauh P, Surin P: Prevalence of osteophytes associated with the acromion and acromioclavicular joint. Clin Anat 16:506, 2003.
109. Petersson C: Degeneration of the acromioclavicular joint. Acta Orthop Scand 54:434, 1983.

110. Mantilla Roosa SM, Hurd AL, Xu H, et.al: Age-related changes in proximal humerus bone health in healthy, white males. Osteoporos Int 23:2775, 2012.
111. Soucie JM, Wang C, Forsyth A, et.al: Range of motion measurements: Reference values and a database for comparison studies. Haemophilia 17:500, 2011.
112. Gill H, Gustafsson L, Hawcroft L, et.al: Shoulder joint range of motion in healthy adults aged 20 to 49 years. Br J Occup Ther 69:556, 2006.
113. Roy J-S, MacDermid JC, Boyd KU, et.al: Rotational strength, range of motion, and function in people with unaffected shoulder from various stages of life. Sports Med Arthrosc Rehabil Ther Technol 2:1, 2009.
114. Rundquist PJ, Bratton J, Fasano E, et.al: A comparison of 3-d shoulder kinematics to perform ADLs between older and younger adults. Phys Occup Ther Geriatrics 29:300, 2011.
115. Habachian FAP, Fornasari GG, Sacramento LS, et.al: Differences in scapular kinematics and scapulohumeral rhythm during elevation and lowering of the arm between typical children and healthy adults. J Electromyo Kinesiol 24:78, 2014.
116. Hughes RE, Johnson ME, O'Driscoll SW, et.al: Age-related changes in normal isometric shoulder strength. Am J Sports Med 27:651, 1999.
117. Kessel L, Watson M: The painful arc syndrome. Clinical classification as a guide to management. J Bone Joint Surg Br 59:166, 1977.
118. Fayad F, Roby-Brami A, Yazbeck C, et.al: Three-dimensional scapular kinematics and scapulohumeral rhythm in patients with glenohumeral osteoarthritis or frozen shoulder. J Biomech. 41:326, 2008.
119. Weiser W, Lee TQ, McMaster WC, et.al: Effects of simulated scapular protraction on anterior glenohumeral stability. Am J Sports Med 27:801, 1999.
120. Braman JP, Zhao KD, Lawrence RL, et.al: Shoulder impingement revisited: Evolution of diagnostic understanding in orthopedic surgery and physical therapy. Med Biol Eng Comp 52:211.9, 2014.

팔꿉 복합체

The Elbow Complex

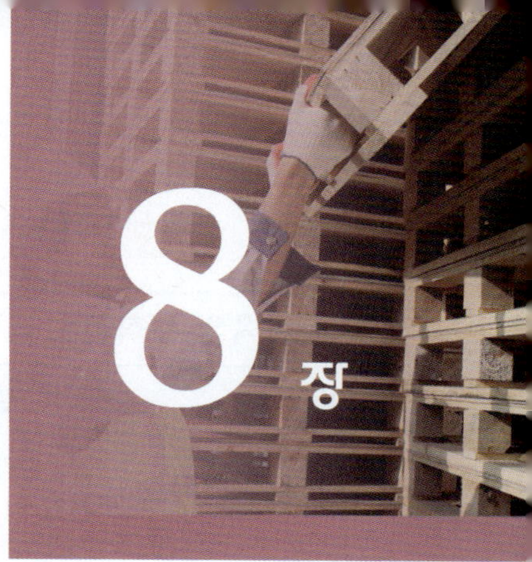

Amee Seitz, PT, PhD, DPT, MS, OCS | Jeff Hartman, PT, DPT, MPH

본장 개요

해부학 개요

팔꿉관절의 작용		
테이블 키: 1차 작용근 2차 작용근		
시상면(위팔자관절과 위팔노관절)	**굽힘**	**폄**
	위팔두갈래근 위팔근 위팔노근 원엎침근	위팔세갈래근 팔꿈치근
가로면(노자관절)	**뒤침**	**엎침**
	위팔두갈래근 뒤침근	원엎침근 네모엎침근

해부학 개요

팔꿉 근육의 부착점

근육	몸쪽 부착점	먼쪽 부착점
위팔두갈래근	**짧은갈래:** 어깨뼈 부리돌기의 끝 **긴갈래:** 어깨뼈의 관절오목위결절	노뼈거친면과 두갈래근 널힘줄을 통한 아래팔의 근막
위팔근	위팔뼈 앞쪽면의 먼쪽 1/2	갈고리돌기와 자뼈 거친면
위팔노근	위팔뼈의 가쪽융기위능선의 몸쪽 2/3	노뼈 붓돌기 먼쪽 끝단의 가쪽면
원엎침근	**자쪽갈래:** 갈고리돌기 **위팔쪽갈래:** 위팔뼈의 안쪽위관절융기	노뼈 가쪽면의 중간 볼록 부위
위팔세갈래근	**긴갈래:** 어깨뼈의 관절오목아래결절 **가쪽갈래:** 노고랑보다 위쪽에 있는 위팔뼈 뒤쪽면 **안쪽갈래:** 노고랑보다 아래쪽에 있는 위팔뼈 뒤쪽면	자뼈 팔꿈치머리돌기의 몸쪽 끝단
팔꿈치근	위팔뼈 가쪽위관절융기	팔꿈치머리돌기의 가쪽면과 자뼈 뒤쪽면의 윗부분

서론(Introduction)

팔꿉 복합체의 관절과 근육들은 손의 기능을 위해 설계되었다. 팔꿉 복합체는 팔을 길게 하거나 짧게 하여 공간에서 손에 가동성을 제공한다. 이런 기능은 팔 전체의 길이는 일정하지만 먹고 치장하기 위해, 손을 얼굴 가까이로 가져갈 수 있으며, 더 멀리 뻗을 수도 있다. 팔꿉 복합체의 돌림은 손에 부가적인 가동성을 제공한다. 손에 가동성을 제공하는 것과 함께, 팔꿉 복합체의 구조는 도구를 사용하거나 연장을 사용할 때, 손의 숙련된 움직임과 강력한 동작을 할 수 있도록 안정성도 제공한다.

팔꿉 복합체를 지나가는 15개의 근육 중에서 대부분의 근육은 손목관절이나 어깨관절에서도 작용한다. 이로 인해, 팔꿉관절은 팔꿉관절의 몸쪽 관절과 먼쪽 관절의 기능과 연결되어 있다.[1]

팔꿉 복합체는 팔꿉관절(**위팔자관절**과 **위팔노관절**)과 **몸쪽/먼쪽 노자관절**로 구성되어 있다. 팔꿉 복합체는 변형된 경첩관절이지만, 느슨한 경첩관절로 작용하는 복합 관절로 생각된다. 팔꿉관절이 폄과 굽힘을 할 때, 자뼈의 약간 축돌림과 좌우 움직임(벌림과 모음)도 발생하며, 이들 움직임으로 인해 팔꿉관절이 순수한 경첩관절이기보다는 변형된 또는 느슨한 경첩관절로 간주되는 것이다.[2] 2개의 주요 인대와 5개의 근육이 팔꿉관절과 직접 관련되어 있다. 이들 중 3개 근육은 굽힘근으로서 팔꿉관절의 앞쪽을 지나간다. 나머지 2개의 근육은 폄근으로서 팔꿉관절의 뒤쪽을 지나간다.

몸쪽노자관절과 먼쪽노자관절은 하나의 관절처럼 작용한다. 이들 관절이 함께 작용하여 아래팔의 돌림을 일으키고, 자유도 1을 가진다. 노자관절은 1축성 중쇠관절이며, 돌림(뒤침과 엎침)을 허용한다. 이런 돌림은 긴축을 중심으로 가로면에서 일어난다. 6개의 인대와 4개의 근육이 노자관절과 관련된다. 이들 중 2개 근육은 뒤침을 위해 작용하고, 또 2개 근육은 엎침을 위해 작용한다. 팔꿉관절과 몸쪽노자관절은 하나의 관절주머니에 의해 둘러쌓여 있지만, 별개의 관절면을 가지고 있다.

본 장의 나머지 부분은 서론 단락의 연장 단락이고, 여러 운동면에서 안정성과 가동성을 제공하는 관절 구조의 상호작용에 대한 지식과 이해를 돕기 위해 팔꿉 복합체의 구조와 기능을 심도 깊게 다룰 것이다. 우리는 팔 전체 사슬에서 팔꿉 복합체가 얼마나 중요한 연결고리 인지에 대한 이해를 향상시킬 것이고, 또 외상과 반복 손상에 얼마나 취약한 구조물인지도 알게 될 것이다.

위팔자관절과 위팔노관절의 구조와 기능 (Structure and Function of the Humeroulnar and Humeroradial Articulations)

구조(Structure)

몸쪽 관절면(Proximal Joint Surface)

먼쪽 위팔뼈의 앞쪽면에 있는 관절면은 모래시계 모양의 위팔뼈 도르래(trochlear)와 둥근 모양의 위팔뼈 작은머리(capitulum)로 구성되어 있다(그림 8-1). 이들 구조은 위팔뼈의 안쪽관절융기와 가쪽관절융기 사이에 위치한다. 위팔뼈 **도르래**는 안쪽에 위치하는 위팔자관절면의 한 부분을 형성하고, 먼쪽 위팔뼈의 안쪽면에서 각도를 형성하여 위팔뼈몸통보다 약간 앞쪽으로 튀어나와 있다. 위팔뼈의 **도르래고랑**은 위팔뼈 도르래에 비스듬한 나선형으로 파여 있고, 도르래는 안쪽 도르래와 가쪽 도르래로 나누어진다.

갈고리오목으로 불리는 위팔뼈의 함몰 부위는 굽힘 가동범위의 끝지점에서 갈고리돌기를 수용하도록 설계되어 있다. 위팔뼈의 **작은머리**는 위팔노관절의 먼쪽 부분이고, 먼쪽 위팔뼈의 가쪽에 위치한다. 위팔뼈 작은머리는 도르래와 같이 위팔뼈몸통보다 앞쪽에 위치한다. **작은머리도르래고랑**(capitulotrochlear groove)은 위팔뼈 작은머리를 도르래와 분리시킨다(그림 8-1A). **노뼈오목**은 팔꿉관절의 완전 굽힘 시 작은머리를 수용할 수 있도록 설계되어 있다. 먼쪽 위팔뼈의 뒤쪽 부분은 팔꿈치머리오목에 의해 움푹 들어간 부위가 있는데, 이것은 팔꿉관절의 폄 ROM 끝지점에서 자뼈의 **팔꿈치머리돌기**를 수용하도록 설계되어 있다(그림 8-1B).

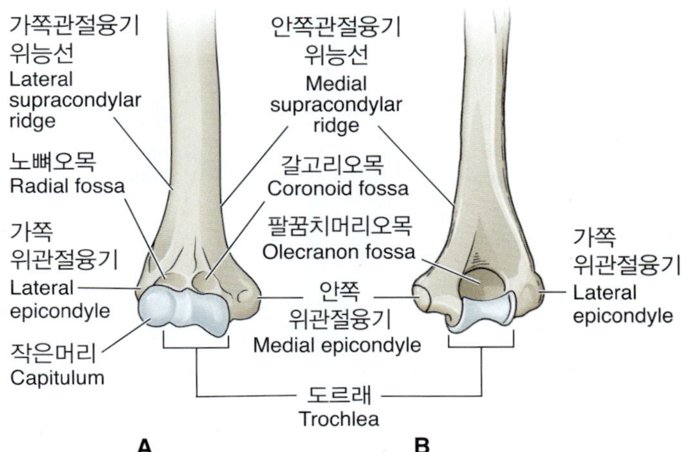

그림 8-1. 오른쪽 팔꿉관절의 몸쪽 관절면. A. 오른쪽 먼쪽 위팔뼈의 앞쪽면에 있는 관절면. B. 오른쪽 먼쪽 위팔뼈의 뒤쪽에 있는 팔꿈치머리오목

먼쪽 관절면(Distal Joint Surfaces)

자뼈와 노뼈의 관절면은 위팔뼈에 있는 몸쪽 관절면과 만난다(그림 8-2). 위팔자관절의 자뼈 관절면은 **도르래패임**으로 불리는 깊은 반원 모양의 오목한 형태이다(그림 8-3).[3] 도르래패임의 몸쪽 부분은 **도르래능선**에 의해 두 부분으로 나누어지고, 이것은 위팔뼈의 도르래고랑과 만난다. 자뼈의 **갈고리돌기**는 도르래패임의 먼쪽 끝단을 형성하고, **팔꿈치머리돌기**는 도르래패임의 몸쪽 끝단을 형성한다.

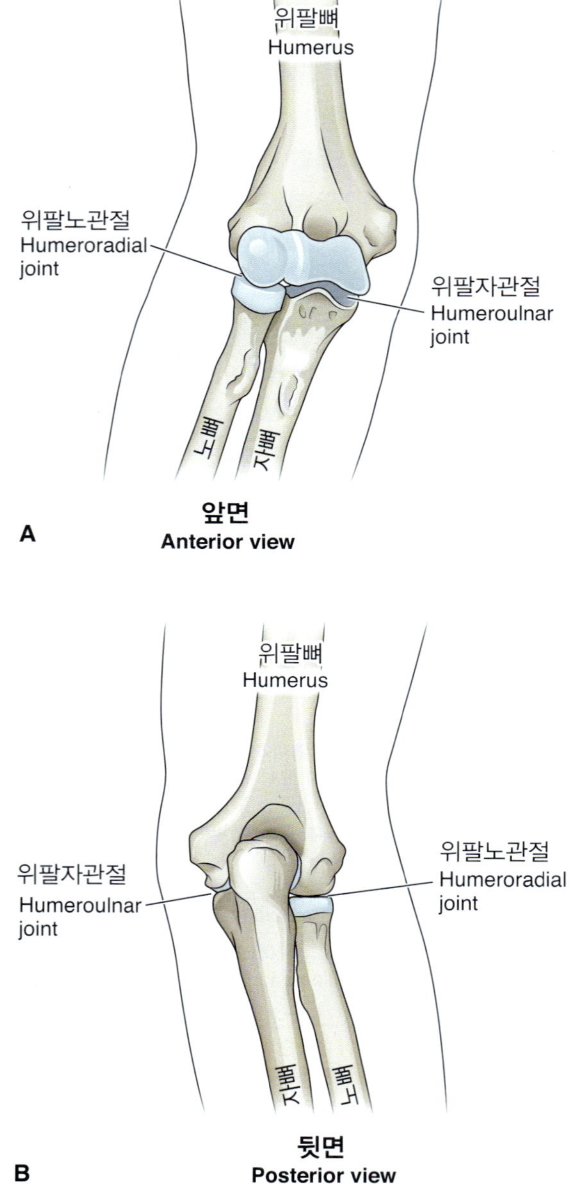

그림 8-2. 오른쪽 팔꿈치 관절. A. 오른쪽 팔꿈치의 앞면이고, 위팔노관절과 위팔자관절을 보여준다. B. 오른쪽 팔꿈치의 뒷면이고, 위팔노관절과 위팔자관절을 보여준다.

갈고리돌기의 가쪽면에 있는 파셋은 **노뼈패임**이라 불리며, 노뼈머리와 관절을 이룬다. 위팔노관절의 먼쪽 관절면은 **노뼈머리**로 구성된다(그림 8-4). 노뼈머리는 **작은오목**(fovea)이라 불리는 얕은 컵모양의 오목한 관절면을 가지고 있고, 노뼈머리의 작은오목은 테두리로 둘러싸여 있다. 노뼈머리의 볼록한 테두리는 **작은머리 도르래고랑**과 만난다(그림. 8-1A 참고).

관절 움직임(Joint Articulations)

위팔자관절의 움직임은 위팔뼈 도르래 위에서 자뼈의 도르래패임이 주로 활주운동하는 형태로 일어난다(그림 8-5). 굽힘 시, 갈고리돌기가 갈고리오목 안으로 들어가는 완전 굽힘 때까지 자뼈의 도르래패임이 도르래를 따라 활주한다(그림 8-5A).[3] 폄 시에는, 팔꿈치머리돌기가 팔꿈치머리오목에 들어갈 때까지 계속 활주한다(그림 8-5B).

비록 서로 만나는 위팔뼈 도르래와 도르래패임의 관절면이 완전한 일치성을 보인다 할지라도, 사체를 이용한 실험에서 도르래의 관절면은 무거운 하중이 가해지지 않는 한, 도르래패

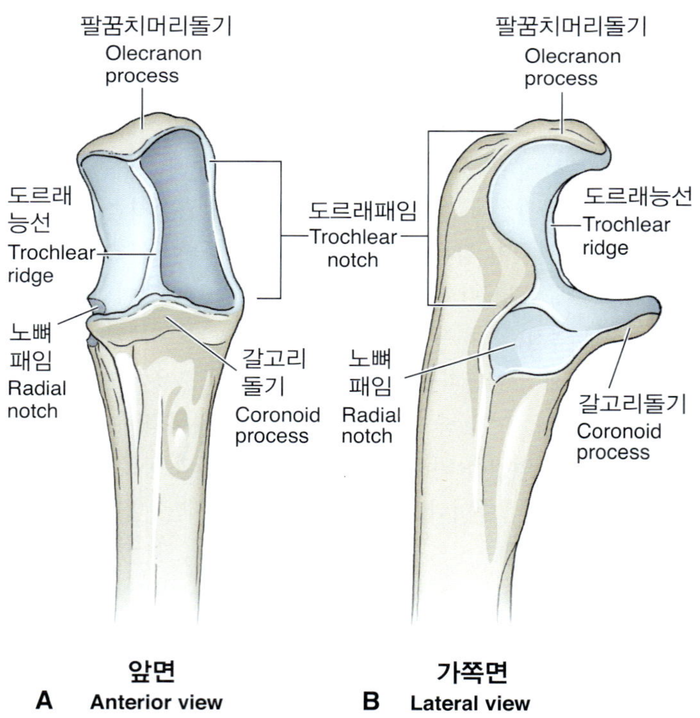

그림 8-3. A. 오른쪽 자뼈 도르래패임과 도르래능선의 앞면. B. 오른쪽 도르래패임과 도르래능선의 가쪽면. 갈고리돌기는 도르래패임의 먼쪽끝단을 형성하고, 팔꿈치머리돌기는 몸쪽 끝단에서 돌출되어 있다.

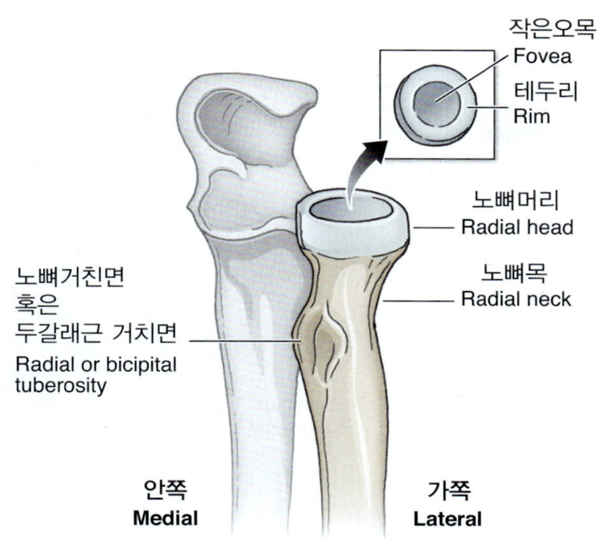

그림 8-4. 노뼈머리의 작은오목과 테두리

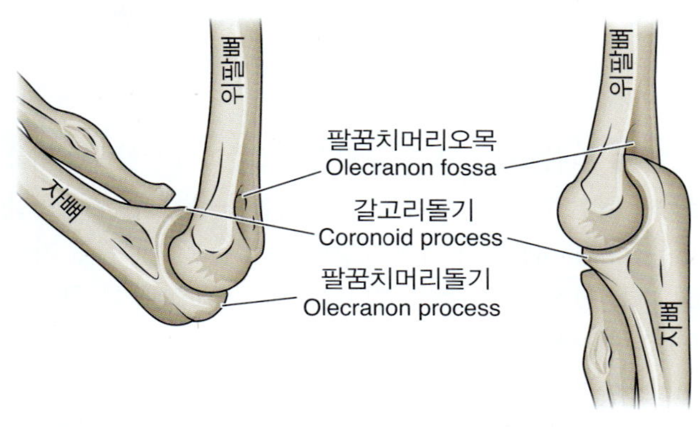

그림 8-5. A. 굽힘 시, 갈고리돌기는 갈고리오목에 닿는다. B. 폄 시, 팔꿈치머리돌기가 팔꿈치머리오목 안으로 들어간다.

임의 가장 깊은곳과 접촉하지 않는다고 했다(그림 8-6).[4-7] 예를 들어, Eckstein 등은 25 N의 하중(저항된 팔꿈관절 폄)을 제공하고 팔꿉관절을 30–120°로 굽힘했을 때, 6구의 사체에서 위팔뼈 도르래와 도르래패임 사이에서 어떠한 접촉도 일어나지 않았음을 확인했다(그림 8-6A).[4] 500 N(약 112 lb)의 하중을 주었을 때, 관절면의 접촉 면적이 도르래패임의 양쪽 측면에서 깊은 쪽으로 확장되었다(그림 8-6B).

위팔노관절에서 노뼈머리와 위팔뼈 작은머리사이의 움직임은 작은머리의 볼록한 관절면 위를 얕은 오목한 노뼈머리가 활주한다(그림 8-7). 위팔뼈의 작은 머리는 노뼈의 작은 오목보다 약간 더 작아서, 관절면들이 약간 불일치한다.[8]

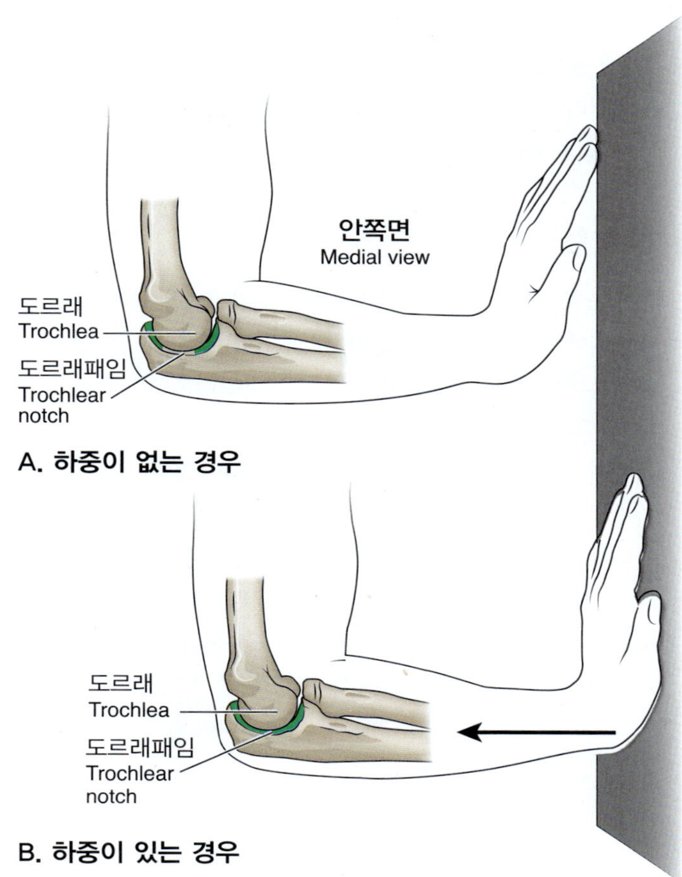

그림 8-6. 왼쪽 팔꿉관절. A. 30–120° 굽힘 시, 도르래와 도르래패임(가쪽 깊은곳) 사이에 접촉이 일어나지 않는다. 비하중 상태의 경우, 관절면의 접촉이 도르래패임의 양쪽 측면에서 일어난다. B. 하중이 가해지면, 접촉 면적은 도르래패임의 양쪽 측면에서 가장 깊은 곳으로 확대된다.

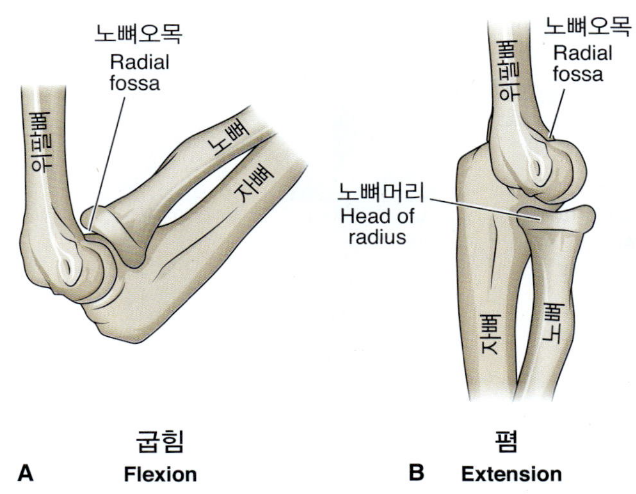

그림 8-7. A. 팔꿉관절의 굽힘 동안, 노뼈테두리는 위팔뼈에 있는 노뼈오목 위에서 활주한다. B. 팔꿉관절의 완전 폄 시, 작은머리와 노뼈머리 사이에 관절면의 접촉이 일어난다.

완전 굽힘 시, 노뼈머리의 테두리가 굽힘의 끝지점에 도달할 때 노뼈오목 안으로 들어간다(그림 8-7A). 완전 폄 시, 노뼈머리와 위팔뼈 작은머리 사이에서 접촉이 일어나지 않는다(그림 8-7B).

관절주머니(Joint Capsule)

위팔자관절, 위팔노관절 및 몸쪽 노자관절은 하나의 관절주머니에 의해 둘러싸여 있다. 그림 8-8에서 볼 수 있듯이, 관절주머니의 몸쪽 위팔뼈 부착점은 갈고리오목과 노뼈오목 바로 위쪽에 위치하고, 관절주머니의 먼쪽 부착점은 갈고리돌기의 가장자리를 따라 자뼈에 부착하고, 고리인대의 몸쪽 가장자리에 합류한다. 관절주머니는 안쪽곁인대와 가쪽곁인대에 연결된다.[3] 관절주머니의 뒷쪽은 팔꿈치머리오목의 위쪽 가장자리를 따라 위팔뼈에 붙어서 안쪽위관절융기의 뒤쪽까지 이어진다.[3] 관절주머니는 노뼈목의 뒤쪽과 아래쪽 가장자리에 붙기 위해 고리인대 바로 밑을 지나간다.[3]

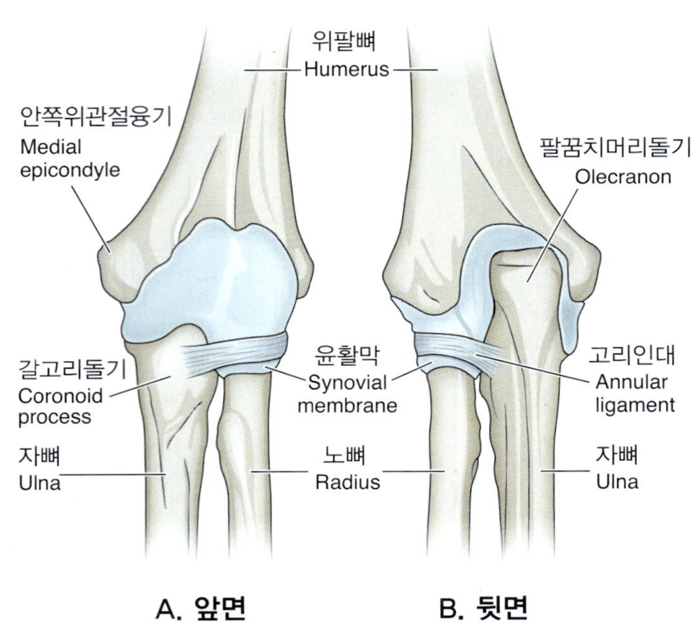

그림 8-9. 왼쪽 팔꿉관절의 윤활막. A. 앞면, B. 뒷면

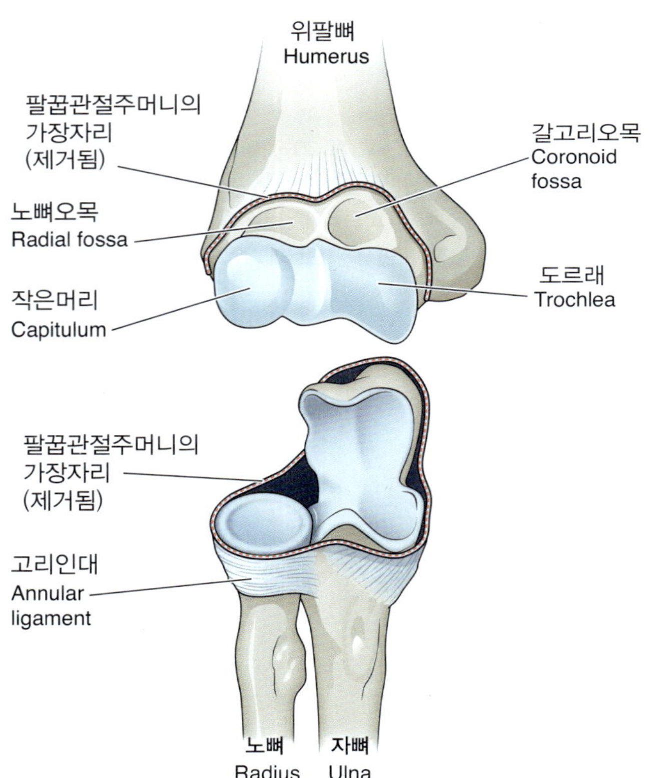

그림 8-8. 관절주머니의 가장자리는 빨간색 점선으로 위팔노관절과 위팔자관절 모두를 둘러싸고 있다.

관절주머니는 꽤 크고, 느슨하며, 관절주머니의 앞쪽과 뒤쪽 부분이 약한 편이다. 그리고 관절주머니는 완전한 팔꿉관절의 움직임을 허용하기 위해 팽창할 수 있는 윤활주름을 가지고 있다. 팔꿈치머리돌기, 갈고리돌기 및 노뼈오목 근처의 관절주머니와 윤활막 사이에 지방 패드가 존재한다.[3] 관절주머니의 안쪽과 가쪽은 곁인대에 의해 보강된다.

관절주머니의 윤활막(그림 8-9)은 갈고리오목, 노뼈오목 및 팔꿈치머리오목 등의 안벽에 붙는다. 삼각형의 윤활막 주름은 목쪽 노뼈와 몸쪽 자뼈사이에 붙어 있고, 팔꿉관절을 2개의 관절로 나눈다.[3] Duparc 등의 50구 사체 중에서 대부분의 관절에서 삼각형 윤활막주름이 고리인대와 관절주머니의 이음부 근처인 몸쪽노자관절에 위치했다.[10] 윤활막 주름의 두께는 1–4 ㎜, 길이는 9–51 ㎜, 폭은 110 ㎜로 다양했고, 지방패드와 신경섬유를 포함하고 있다.[10]

확장 개념 8-1
윤활막주름의 비대(Hypertrophied Synovial Fold)

비후된 삼각형의 윤활막주름이 가쪽위관절융기통(가쪽위관절융기 부위의 통증)의 원인으로 확인되었다.[10,11] 가쪽 팔꿈치 통증은 노뼈머리와 자뼈 사이에 위치한 비후된 삼각형 윤활막 주름 안에 있는 신경섬유의 자극이나 고리인대와 관절주머니의 이음부에 있는 신경섬유의 자극으로부터 일어날 수 있다(그림 8-10).

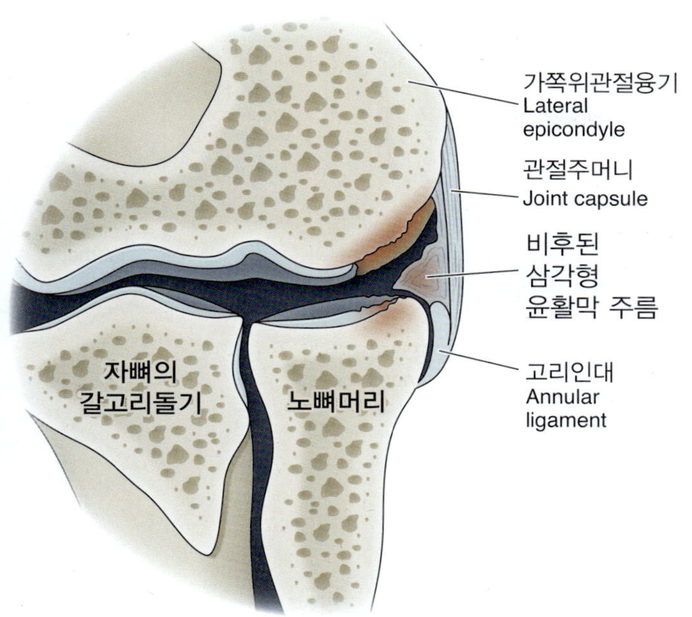

그림 8-10. 팔꿉관절의 단면적에서 보면, 윤활막주름의 노쪽 부위가 위팔노관절 안에서 포획될 수 있고, 이것은 가쪽 팔꿈치 통증과 염증성 변화나 퇴행성 변화의 원인일 수 있다.

환자 적용 8-1

Bill Garcia는 40세 남성이며, 약 두 달 전에 오른쪽 가쪽 팔꿈치 통증이 잠행적으로 시작되었다고 호소하며 물리치료를 받았다. 통증은 반복적인 그립 활동, 장시간의 컴퓨터 작업, 그리고 푸시-업 운동 등으로 인한 손목의 폄으로 더욱 악화되었다.

주요 목표는 다음과 같다:

- 가쪽위관절융기나 폄근 힘줄을 따라 촉진할 때 통증이 일어나지 않는다.
- 위팔노관절선을 따라 촉진할 때 통증이 일어난다.
- 능동 및 수동의 손목 폄 시, 그립 활동 및 위팔노관절의 압박 시 통증이 일어난다.
- 위팔노관절을 견인할 때 통증이 뚜렷하게 감소한다.

이 환자의 표현은 전형적인 팔꿈치 윤활막주름 증후군의 경우이다. 비후된 삼각형의 윤활막주름이 가쪽위관절융기통(가쪽위관절융기 부위의 통증)의 통증 원인으로 확인되었다.[10,11] 가쪽 팔꿈치 통증은 노뼈머리와 자뼈 사이(고리인대의 안쪽)에 위치한 비후된 삼각형 윤활막 주름 안에 있는 신경섬유의 자극이나 고리인대와 관절주머니의 이음부에 있는 신경섬유의 자극으로부터 일어날 수 있다(그림 8-10).

컴퓨터 작업, 그립 활동 및 푸시-업 운동 등으로 인한 반복적인 손목 폄의 결과로서 위팔노관절의 압박이 관절공간 안으로 이어진 윤활조직의 염증을 일으키기에 충분했다. 철저히 검사하지 않으면, 이런 환자의 표현은 힘줄병리로 쉽게 오인될 수 있다. 그리고 힘줄병리는 완전히 다른 치료 방법을 필요로 할 것이다.

인대(Ligaments)

대부분의 인체 경첩관절은 곁인대를 가지고 있고, 팔꿉관절도 예외는 아니다. 곁인대는 경첩관절의 안쪽과 가쪽에 위치하여 관절의 안쪽/가쪽 안정성을 제공하고, 또 관절면의 접촉을 유지한다. 팔꿉관절과 관련된 2개의 주요 인대는 안쪽곁인대와 가쪽곁인대이다.

안쪽(자쪽)곁인대 / MEDIAL (ULNAR) COLLATERAL LIGAMENT

안쪽곁인대는 앞쪽 섬유, 뒤섬유 및 가로섬유로 구성된다(그림 8-11).[12-17] 앞쪽섬유와 뒤쪽섬유는 **앞빗섬유**와 **뒷빗섬유**로 간주되거나 또는 간단히 **앞쪽다발**과 **뒤쪽다발**로도 불린다. 안쪽곁인대를 다른 조직으로부터 분리하면, 인대의 몸쪽 부착점은 위팔뼈 위관절융기의 앞아래쪽면의 평편한 곳에 있는 둥근 영역으로 기술된다.[14,18] Milz 등은 안쪽곁인대의 부착점이 위팔뼈 관절연골의 일부(도르래 가장자리의 관절연골 주변을 둘러싸는 인대 부위) 뿐만 아니라, 온굽힘근힘줄과 융합되어 있다고 결론을 내렸다.[18]

자뼈 갈고리돌기에 있는 안쪽곁인대의 부착점은 몸쪽이 넓고 먼쪽이 좁은 편이고, 인대의 섬유는 갈고리돌기를 가로질러 몸쪽 자뼈의 안쪽면에 부착한다. 이렇게 펼쳐지면서 부착하는 것은 스트레스를 분산시키는 역할을 한다.[19] 기계적 수용기(Golgi 기관, Ruffini 종말, Pacini 소체, 자유신경종말)는 인대의 위팔쪽 부착점과 자쪽 부착점 근처에서 밀접되어 분포한다.[20]

안쪽곁인대의 앞쪽다발은 20–120°의 팔꿉관절 굽힘 상태에서 밖굽이 스트레스에 대항하는 주된 인대 조직이다.[21-23] Callaway 등에 따르면, 팔꿉관절을 굽힘과 폄할 때, 앞쪽다발의 앞쪽띠와 뒤쪽띠가 상호적으로 타이트해진다고 했다.[13] 앞쪽다발과 함께, 관절주머니의 앞쪽 부분과 노뼈머리도 안쪽 관절 안정성에 기여하지만, 이들 구조물은 앞쪽다발이 제거되었을 때 밖굽이 스트레스에 저항하지 못해 안정성을 제공하지 못한다.[24]

안쪽곁인대의 뒤쪽다발은 앞쪽다발만큼 구별되지 않고 때때로 관절주머니의 안쪽 섬유들과 섞인다. 뒤쪽다발은 위팔뼈 안쪽위관절융기의 뒤쪽에서부터 자뼈의 갈고리돌기와 팔꿈치머리돌기까지 걸쳐 붙어 있다. 안쪽곁인대의 뒤쪽다발은 팔꿉관절 폄을 제한하지만, 밖굽이(valgus) 지지를 제공하는 앞쪽다발 보다 덜 중요한 역할을 담당한다.[21-23]

그림 8-11A에서, 안쪽곁인대의 빗(가로)섬유는 팔꿈치머리돌기와 갈고리돌기 사이까지 뻗어 있다. 인대의 이 부분은 Cooper 인대로 알려져 있고, 밖굽이 안정성에 거의 기여하지 못하지만, 관절면의 접촉을 유지하는데 도움을 준다.

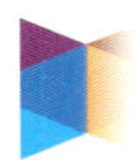

기본 개념 8-1
안쪽곁인대의 기능 요약

1. 밖굽이 토크에 대항하면서 안정성을 제공한다.[13,21-26]
2. 팔꿉관절 폄의 끝지점에서 폄을 제한한다.[15,17]
3. 굽힘 ROM 내내 관절 움직임을 가이드한다.[15]
4. 관절면의 세로 견인에 일부 저항을 제공한다.

가쪽(노쪽)곁인대 복합체
(LATERAL COLLATERAL LIGAMENTOUS COMPLEX)

가쪽곁인대 복합체는 **가쪽곁인대(LCL)**, **가쪽자쪽곁인대(LUCL)**,[15,27-29] 그리고 **고리인대**[29]를 포함하고 있다(그림 8-11B). 가쪽 노쪽곁인대는 부채꼴 모양의 인대로써 노뼈머리를 둘러싸는 고리인대와 병합하기 위해 위팔뼈의 가쪽위관절융기의 아래쪽까지 뻗는다.

가쪽위관절융기에서 자뼈의 가쪽면과 고리인대까지 이어지는 인대성 조직은 가쪽 노쪽곁인대로 간주된다. 가쪽자쪽곁인대는 뒤침근, 폄근 및 팔꿈치근 가까이에 부착되어 있고, 가쪽곁인대 바로 뒤쪽에 위치한다.[17] 이 인대는 가쪽곁인대의 바로 뒤쪽에 위치하는 뒤침근, 폄근 및 팔꿈치근의 근처에 부착한다.[30]

확장 개념 8-2
뒤가쪽 팔꿉 복합체 안정성에 대한 아래팔과 팔꿉의 자세 효과

Milz는 가쪽위관절융기 부위에서 가쪽곁인대 복합체의 부착점과 온폄근 부착점이 융합되어 있음을 발견했다.[18] Wavreille은 5개의 샘플 연구에서 팔꿉관절과 아래팔의 자세가 가쪽곁인대의 길이에 영향을 주어 팔꿉관절의 뒤가쪽 안정성에 영향을 준다는 것을 알아냈다.[31] 예를 들어, 아래팔이 뒤침/엎침의 중립위에 있었다면, 가쪽곁인대는 굽힘의 0°, 30°, 90° 사이에서 가장 많이 길어졌다. 아래팔이 완전히 엎침되었다면, 그 결과는 달라졌다. 가쪽곁인대에 대한 아래팔의 돌림 효과와 반대로, 아래팔 돌림은 가쪽자쪽곁인대의 길이에 영향을 주지 않았다.[31]

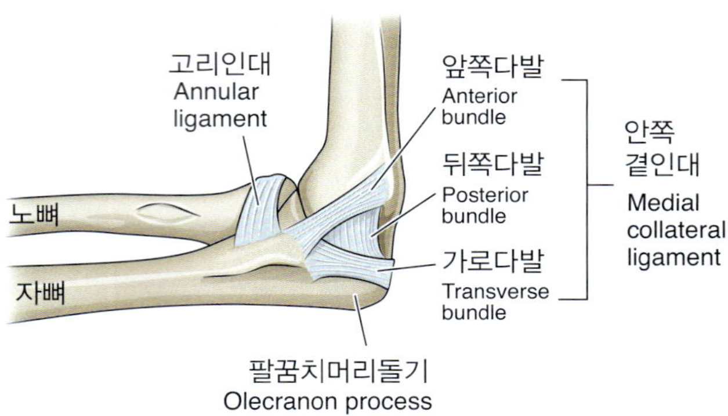

A. 안쪽면

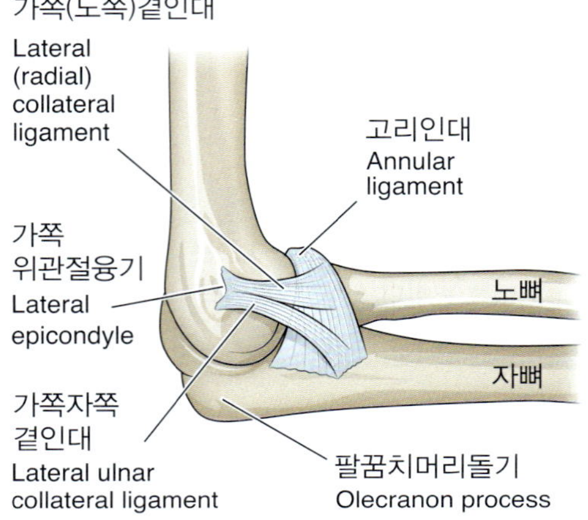

B. 가쪽면

그림 8-11. A. 안쪽(자쪽)곁인대의 3부분이 오른쪽 팔꿉관절의 안쪽면에서 보여진다. 인대의 부착점을 보기 위해 근육과 관절주머니를 제거했다. B. 가쪽곁인대 복합체는 가쪽(노쪽)곁인대, 가쪽노쪽곁인대 및 고리인대를 포함한다. 인대의 부착점을 보기 위해 근육과 관절주머니를 제거했다.

어떤 기능들은 가쪽곁인대 복합체 내의 개별 인대들에 영향을 받고, 반면 다른 기능들은 전체 복합체에 영향을 받는 것으로 생각된다. 가쪽노쪽곁인대는 위팔노관절에 강화를 제공하고, 팔꿉관절의 어떤 자세에서 밖굽이 스트레스에 대항하는 일부 보호를 제공하고, 그리고 관절면의 세로 견인에 저항을 제공한다.[32] 안굽이나 밖굽이가 적용될 때 가쪽 노쪽곁인대의 일부 섬유들은 굽힘의 ROM 내내 팽팽하게 유지된다.[17] O'Driscoll은 팔꿉관절의 탈구 시 항상 손상되는 주된 구조물로서 가쪽곁인대를 묘사했다.[33]

Olsen 등은 가쪽 노쪽곁인대가 강력한 안굽이와 뒤침 스트레스와 강력한 밖굽이 스트레스가 결합되었을 때 1차 물렁조직 제한장치로 작용하고, 반면 가쪽 자쪽곁인대와 고리인대는 2차 제한 장치로 작용한다고 결론을 내렸다.[34] 다른 학자들은 안굽이 스트레스에 저항하고 팔꿉관절에 가쪽 지지를 제공할 때 가쪽 자쪽곁인대가 가쪽 노쪽곁인대를 돕는다는 사실을 발견했다.[30,34] Kim 등은 가쪽 자쪽곁인대가 정적 안정장치가 아니라, 관련된 근육들과 함께 동적 안정장치로 작용하는 것을 제시했다.[35]

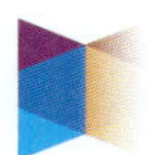

기본 개념 8-2
가쪽곁인대 복합체의 기능 요약

1. 안굽이 토크에 대항하면서 안정화시킨다.[28,29,32,36,37]
2. 안굽이와 뒤침 토크의 결합에 대항하면서 안정화시킨다.[28,29,36,37]
3. 관절면을 세로로 견인할 때 일부의 저항을 제공하고, 위팔노관절을 강화시킨다.[32]
4. 노뼈머리를 안정화시켜 돌림에 대한 안정된 기반을 제공한다.[37]
5. 가뒤쪽의 돌림 안정성을 유지한다.[29,30,34,38-40]
6. 자뼈를 위팔뼈에 고정함으로써 위팔자관절의 아탈구를 방지한다.
7. 완전 폄 자세로부터 굽힘을 하는 동안, 밖굽이와 뒤침된 위팔뼈로부터 아래팔이 돌림되는 것을 막아 준다.

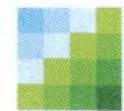

환자 적용 8-2

Joshua Rodes는 27세 남성이며, 오른쪽 팔의 통증과 약증으로 물리치료를 받았고, 잡초 뽑기, 유모차 밀기, 물건 들기 등과 같은 활동을 할 때 팔 사용에 불안을 느꼈다. 그는 팔꿈치가 불안정한다고 느낀다. 사실, 그는 이들 활동을 하는 동안 팔꿈치가 이동하는 것을 몇 번 느꼈다. 환자는 4개월 전 축구를 하다가 손을 뻗은 상태에서 넘어져서 손상(FOOSH, **f**all **o**n **o**utstretched **h**and)을 당했다고 했다. 이런 낙상은 즉각적인 통증과 그의 "우스운 모양"의 팔꿈치를 초래했다.

환자가 팔꿈치를 곧게 펴려고 시도했을 때 "꽝"하고 팔꿈치가 정상으로 돌아왔다. 그 환자는 더 이상의 의학적 중재를 구하지 않았고, 안정과 냉치료를 했다. 물리치료적 검사를 했을 때, 환자는 가쪽곁인대 복합체의 느슨함과 팔꿈치 불안정의 양성 소견을 보였고, 영상 검사와 수술적 상담을 받도록 의뢰를 받았다.

가쪽곁인대와 안쪽곁인대는 관절주머니에 부착되며, 위팔쪽 관절주머니와 자쪽 관절주머니의 근처에 자유신경종말과 역학적 수용기가 분포되어 있다.[20] 가쪽곁인대의 단독 열상이 흔한 편이 아니지만, 만성 불충분성이 체계적 뒤가쪽 관절 아탈구를 초래할 수 있다.[40] 가쪽곁인대 복합체의 완전한 파열은 갈고리돌기나 노뼈머리를 포함한 골절과 탈구에서 가장 많이 나타난다.[41] 통증성 염발음이나 팔꿈치 잠김을 가진 환자는 두가쪽 불안정을 가질 수 있고, 이것은 추가적인 검사와 스트레스 방사선 검사를 필요로 할 수 있다.[33]

근육(Muscles)

9개의 근육이 팔꿉관절의 앞쪽면을 지나가지만 단지 3개의 근육(위팔근, 위팔두갈래근, 위팔노근)만이 팔꿉관절에서 일차 기능을 가진다. **뒤침근**과 **원엎침근**은 노자관절에서 주요 기능들을 가진다. 나머지 4개의 근육(**노쪽손목굽힘근, 자쪽손목굽힘근, 얕은손가락굽힘근, 긴손바닥근**)은 손목, 손 및 손가락에서 주요 기능을 하고, 약한 팔꿈치 굽힘근으로 간주된다(**그림 8-12A**).

팔꿉관절의 주요 굽힘근은 **위팔근**, **위팔두갈래근** 및 **위팔노근**이다. 위팔근은 위팔뼈몸통의 아래 부분의 앞쪽면에서 시작하여, 두껍고 넓은 힘줄을 통해 자뼈거친면과 갈고리돌기에 착지한다. 위팔두갈래근은 짧은갈래와 긴갈래에서 시작된다. 짧은갈래는 어깨뼈 부리돌기에서 두껍고 납작한 힘줄로서 시작하고, 긴갈래는 길고 좁은 형태의 힘줄로서 어깨뼈 관절오목위결절에서 시작한다. 2개의 갈래에서 나온 근섬유들은 위팔의 중간 지점에서 결합하여 강하고 납작한 힘줄을 통해 노뼈거친면에서 착지한다. 그리고 위팔두갈래근의 다른 섬유는 두갈래근 널힘줄(아래팔 굽힘근 위에 위치하는 근막과 결합하기 위해 안쪽으로 뻗는)에 부착한다.[3] 위팔노근은 위팔뼈의 가쪽관절융기위능선에서 시작하고, 손목 근처에 있는 노뼈 붓돌기의 바로 몸쪽에 부착한다.

팔꿉관절의 뒤쪽면을 지나가는 2개의 폄근은 위팔세갈래근과 팔꿈치근이다. **위팔세갈래근**은 긴갈래, 안쪽갈래 및 가쪽갈래로 구성되어 있다. 긴갈래는 오목위팔관절의 관절

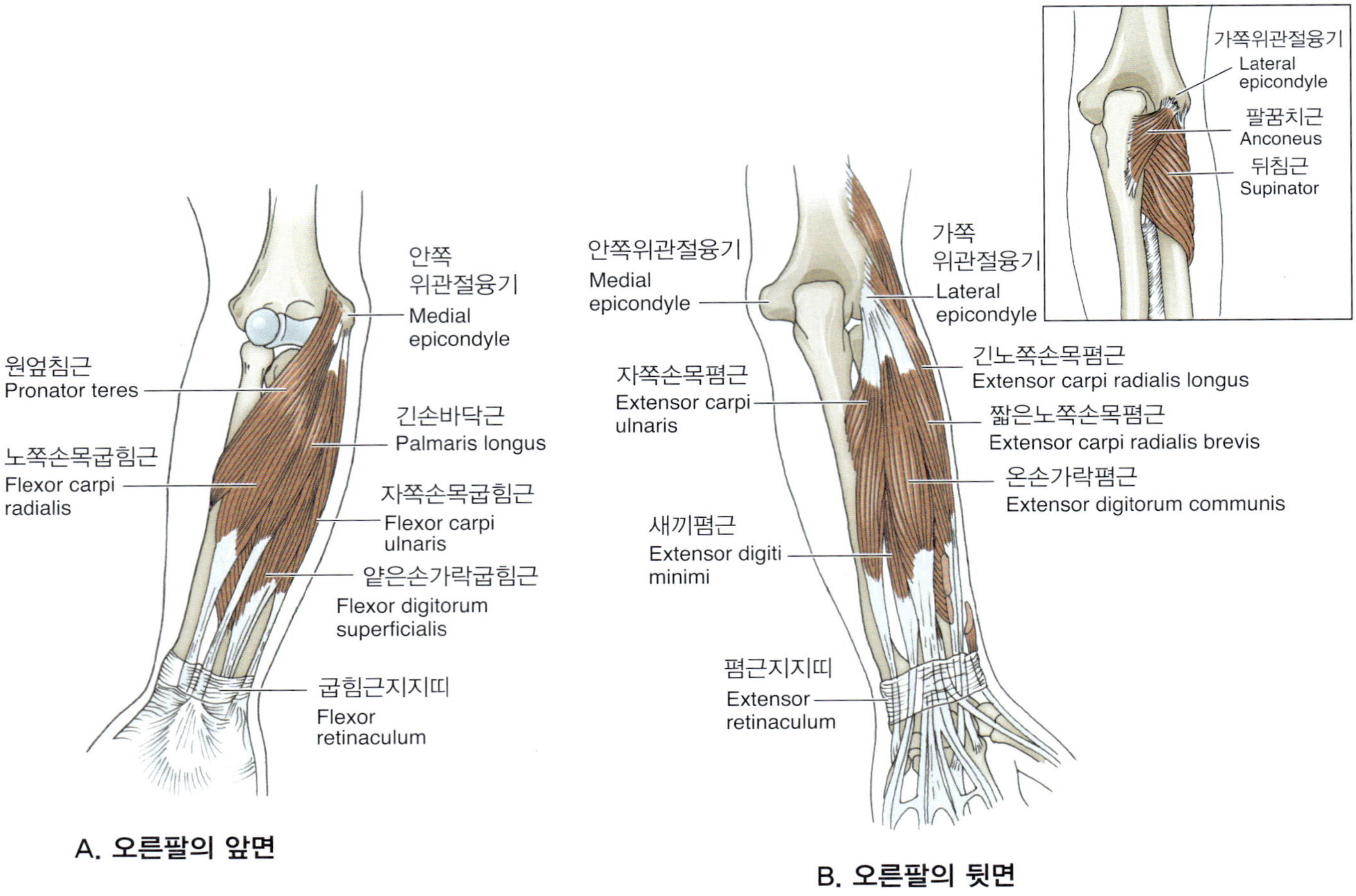

그림 8-12. 오른팔. A. 위팔뼈의 안쪽위관절융기에 있는 굽힘근의 부착점. B. 위팔뼈의 가쪽위관절융기에 있는 폄근의 부착점.

주머니와 섞여 있는 납작한 힘줄을 통해 어깨뼈 오목아래 결절에서 시작하고, 오목위팔관절과 팔꿉관절을 지나간다. 안쪽갈래는 위팔뼈 뒤쪽면 전체에서 시작하고, 가쪽갈래는 위팔뼈 뒤쪽면에 있는 좁은 능선에서만 시작한다. 긴갈래와는 달리, 이들 갈래는 오목위팔관절을 지나가지 않는다. 3개의 갈래는 공통된 힘줄을 통해 팔꿈치머리에 착지한다. **팔꿈치근**은 위팔뼈 가쪽위관절융기에서 시작하고, 팔꿈치머리의 가쪽면과 인접한 몸쪽 자뼈에 착지한다.[3]

손목과 손가락에 1차 작용하는 많은 근육들은 팔꿈치근과 함께, 온폄근힘줄을 통해 가쪽위관절융기에 시작한다. 이들 근육이 팔꿈치를 지나가기 때문에, 팔꿉관절에서도 작용할 수 있지만, 그들의 효과는 주로 압박 작용(안정화)이다. 이들 근육으로는 **긴노쪽손목폄근**, **짧은노쪽손목폄근**, **손가락폄근**, **자쪽손목폄근** 및 **새끼폄근** 등이 있다(그림 8-12B 참고).

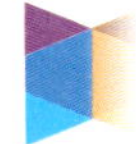

기본 개념 8-3
팔꿉 복합체의 근육과 힘줄

긴노쪽손목폄근, 짧은노쪽손목폄근 및 자쪽손목폄근은 쥐기, 망치질, 톱질 등의 활동을 할 때 주로 작용한다. 이들 활동 동안 근육의 반복 당김은 실제 근육힘살이나 온폄근힘줄이나에 손상(힘줄 자체나 부착점)을 줄 수 있다. 부착점의 병리(부착점 병리)는 테니스 엘보우나 점퍼 무릎에서 흔히 나타난다.[42] 만약 환자가 수년에 걸쳐 일관적으로 통증을 호소한다면, 힘줄에 영향을 주는 퇴행성 변화를 가진 만성 상태를 의심할 수도 있다.

환자의 힘줄이나 근육에서 나타나는 변화의 유형은 표 8-1에 요약되어 있다. 테니스 엘보우와 관련된 질병 과정의 이해에 대한 전환은 몇몇 사람들에 의해 폐기된 위관절융기염의 진단을 이끌어 낼 수 있고, 또 위관절융기증이나 부착점성 병리힘줄로 진단이 대체될 수 있다.[43-45] 용어 전환에 대한 기본은 관찰된 변화가 단순한 염증과정 보다는 더 심각한 퇴행적인 과정을 시사하는 것처럼 보인다. Benjamin에 따르면, 섬유연골성 힘줄의 부착점 문제는 거의 염증의 근거를 보이지 않는다; 그 대신, 힘줄은 가늘어지고, 콜라겐 섬유의 파열이 일어나고, 세포껍질의 프로테오글라이칸의 증가를 보인다.[19] Faro와 Wolf는 실패된 반복과정이 조직변화의

표 8-1. 테니스 엘보우: 힘줄과 근육의 변화

CHARD 등:[152] 생검 (*N* = 환자 20명, 27–56세)	GALLIANI 등:[153] 생검 (*N* = 11명의 환자, 38–54세)	STEINBORN 등:[154] 생검 (*N* = 23명의 환자, 29–58세)	LJUNG 등:[155] 생검 (*N* = 20명의 환자)
온폄근힘줄	온폄근힘줄 부착점	온폄근힘줄	짧은노쪽손목폄근
힘줄세포 소실	힘줄세포 소실	지방조직 퇴행	식성(Moth-eaten) 섬유
칼슘화	칼슘화 과정	힘줄내 연골 형성	섬유 괴사
글리코사미노글리칸(GAG) 침투	콜라겐의 생화학적 공간적 퇴행	섬유경화성 퇴행	섬유 퇴행
섬유연골성 전환	유리연골 퇴행 섬유연골 변질 형성	섬유혈관 증식	ⅡA 섬유 증가

원인이라고 했지만, 이들 조직 변화는 정확한 질병 과정에 대한 우리들의 이해가 아직 불완전하다는 것을 의미한다.[44]

초음파와 MRI와 같은 영상은 가쪽 팔꿈치 통증을 가진 환자의 온폄근 힘줄의 부종(edema), 비후 및 열상의 징후와 페리테논(peritenon)의 부종을 확인하는데 사용되었다.[46] 비록 가쪽위관절융기 환자의 초음파 영상이 힘줄비후, 새혈관화 및 피브릴의 파괴와 실질 열상들과 같은 퇴행성 변화의 근거를 보여준다고 하더라도, 비슷한 소견이 비슷한 연령의 건강하고 증상을 가지 않은 사람의 약 50%에서도 존재한다.[47]

기능(Function)

운동축(Axis of Motion)

전통적으로 굽힘과 폄의 축은 도르래의 중심과 작은머리의 중심을 수평으로 통과하는 상대적으로 고정된 선으로 기술되어 왔고, 위팔뼈의 긴축은 위팔뼈몸통을 세로로 이등분한다(그림 8-13).[48,49] 그러나 몇몇 연구들은 굽힘과 폄의 운동축이 앞에서 생각한 만큼 고정되어 있지 않다고 했다.[50–52]

팔꿉관절의 운동축에 대한 정확한 결정이 중요한데, 그 이유는 의수가 팔꿉관절의 움직임을 정확하게 모방할 수 있도록 팔꿉관절 의수의 위치를 제대로 잡을 필요가 있기 때문이다. 순수한 경첩관절로 만들어진 과거의 팔꿉관절 의수는 움직임을 할 때 헐거워졌다. 순간 회전축의 경사에서 발견된 변형은 운동 패턴에 영향을 줄 수 있는 다양한 근육의 작용이 능동 굽힘을 할 때 움직임의 형태에 영향을 줄 수 있다는 가설을 지지하고, 또 관절면의 형태 차이가 개인간의 차이를 설명할 수 있다는 가설을 지지한다.

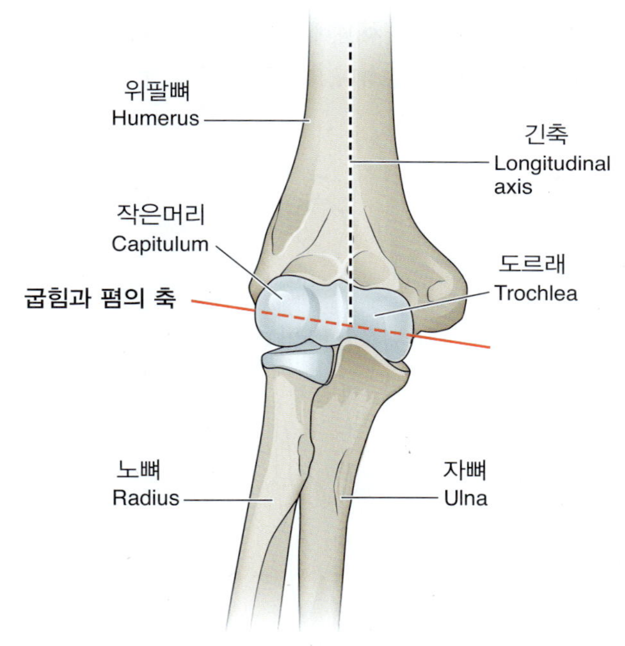

그림 8-13. 오른팔. 팔꿉관절의 굽힘/폄 축은 도르래 중심을 통과하고, 위팔뼈의 긴축(해부학적 축)과 교차한다.

Ericson 등은 순간 축의 방향이 가로면보다 이마면에서 사람들에 따라 1°~14° 이상까지 변하는 것을 발견했다.[50] 그러나 가로면에서 대상자들의 축의 평균 경사는 도르래 중심에서 작은머리 중심을 통과하는 선과 거의 차이를 보이지 않는다. Bottlang 등은 그들의 연구에서 모든 순간회전축이 도르래의 안쪽 파셋에서 거의 교차한다는 유사한 사실을 발견했다.[52]

위팔뼈와 아래팔의 긴축(팔꿉관절의 운반각) / LONG AXES OF THE HUMERUS AND FOREARM (CARRYING ANGLE OF THE ELBOW)

해부학적 자세로 팔을 위치시키면(어깨관절의 가쪽돌림, 팔꿉관절의 폄, 아래팔의 뒤침), 위팔뼈의 긴축과 아래팔의 긴축이 교차하여 팔꿉관절에서 가쪽으로 예각을 형성한다(그림 8-14). 이런 각도가 형성되는 이유는 도르래의 안쪽면은 가쪽면보다 더 먼쪽으로 뻗어 있고, 작은머리가 도르래보다 더 위쪽에 위치하기 때문이다(그림. 8-13 참고). 이런 팔꿈치의 각도를 **운반각**(carrying angle)이라 하고, 일반적으로 약 15°이지만 (그림 8-14A), 8-15° 정도로 다양하다. 운반각이 15° 이상 되는 비전형적일 때를 **밖굽이팔꿉**(cubitus valgus)(그림 8-14B)이라 하고, 반면 5° 미만으로 감소되거나, 운반각이 역전되면 **안굽이팔꿉**(cubitus varus)(그림 8-14C)이라고 한다. 운반각이 역전되는 것이 손상 후 합병증(예, 융기위골절)이라면, "개머리판(gunstock) 변형"으로 불린다.[33]

Khare 등은 생후 1년 이내에서는 남아와 여아에서 운반각의 차이를 발견할 수 없었다.[54] 1세 이후의 동일 연령 아동에서는 평균 운반각이 남아보다 여아에서 더 뚜렷하게 형성되어 있음을 발견했다.[54–57]

비록 팔꿈치를 폄한 자세에서 위팔뼈와 아래팔 사이의 운반각이 정상이라 하더라도, 팔꿉관절 축의 경사가 팔꿈치를 굽힘했을 때 아래팔과 위팔뼈 사이의 관계를 변화시킨다(그림 8-15). 팔꿉관절 축이 전형적인 경사를 이루고 있다면, 자뼈는 폄에서 굽힘으로 이동할 때 점진적으로 안쪽으로 이동하여, 완전 굽힘 시에는 위팔뼈와 동일한 운동면 상에 위치하게 된다(그림 8-15A).[9] 팔꿉관절 축이 증가되면(밖굽이팔굽), 아래팔이 완전 굽힘 때 위팔뼈보다 안쪽에 위치하게 될 것이고(그림 8-15B), 반대로 안굽이팔꿉일 때는 아래팔이 위팔뼈보다 가쪽에 위치하게 될 것이다.[9,48]

가동성과 안정성(Mobility and Stability)

많은 요소가 팔꿉관절에서 일어나는 움직임의 양을 결정한다. 이들 요소로는 운동의 형태(능동 또는 수동), 아래팔의 자세(엎침 또는 뒤침), 체질량지수(BMI) 및 어깨관절의 자세

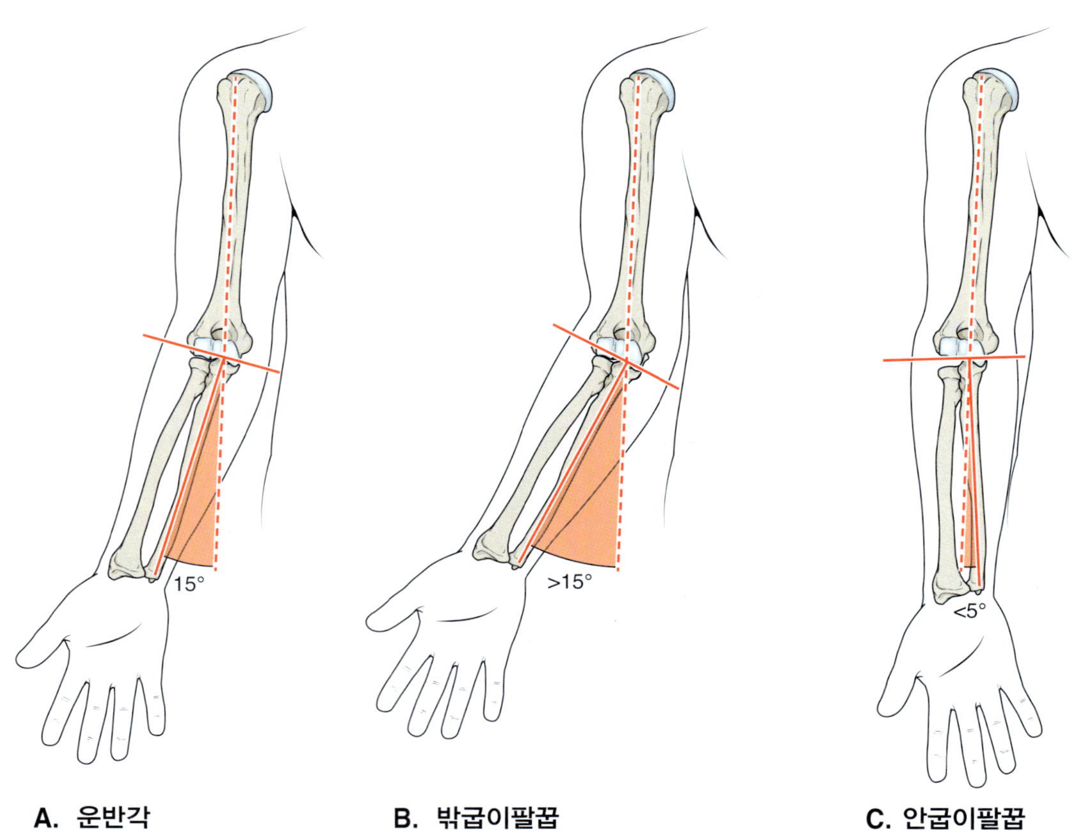

그림 8-14. 팔꿈치의 각도. A. 해부학적 자세로 팔꿉관절을 완전 폄했을 때는, 아래팔은 일반적으로 위팔뼈보다 약간 가쪽에 위치한다; 이런 각도를 팔꿈치의 운반각이라고 한다. B. 운반각이 과도하면(15° 이상), 이런 각의 형성을 밖굽이팔꿉이라고 한다. C. 운반각이 감소하거나(5° 미만), 또는 역전되면, 그것을 안굽이팔꿉이라고 한다.

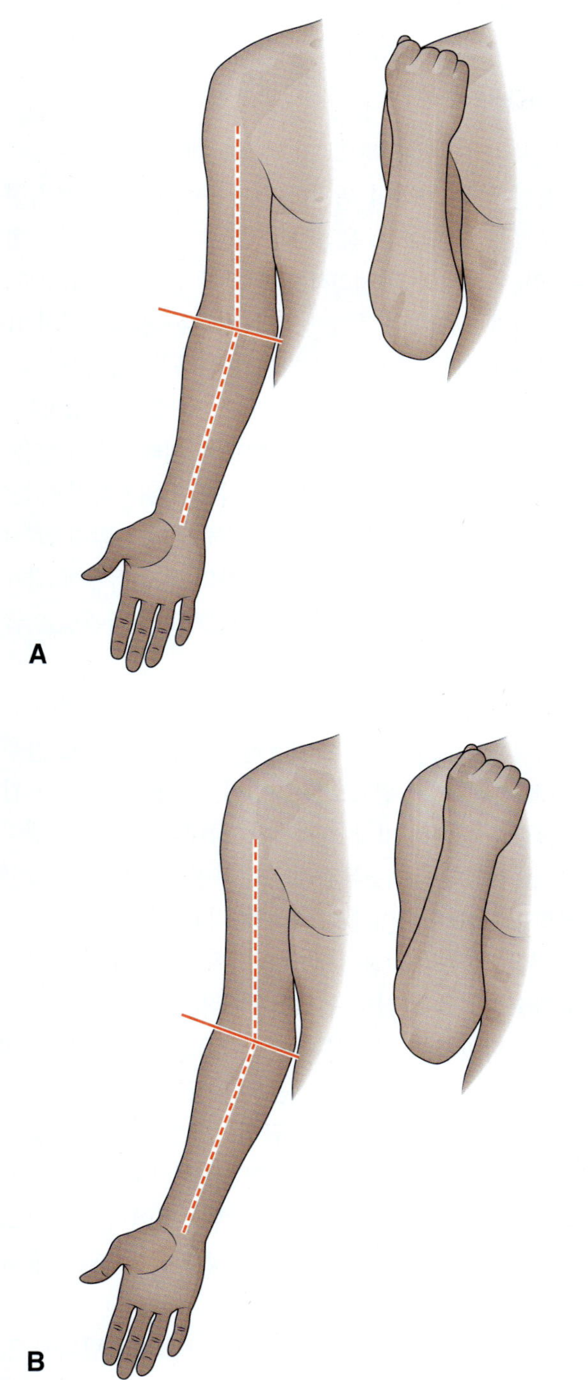

그림 8-15. 수동 굽힘 시 오른 아래팔의 위치. A. 팔꿉관절축(15°)이 가장 일반적인 경사를 가지고 있을 때, 자뼈는 폄에서 굽힘으로 이동할 때 점진적으로 안쪽으로 이동하여, 완전 굽힘 시에는 위팔뼈와 동일한 운동면 상에 위치하게 된다. B. 팔꿉관절 축의 경사가 증가하면(예, 20°), 수동 굽힘 시 아래팔은 위팔뼈보다 약간 안쪽에 위치하게 된다.

등이 있다. 팔꿉관절의 능동 굽힘 가동범위는 수동 가동범위보다 조금 더 작다. 왜냐하면 이것은 위팔뼈 앞쪽에서 수축하는 굽힘근들의 크기가 둘 사이의 접근을 방해하기 때문이다. 아래팔을 뒤침한 상태에서의 팔꿉관절 능동 굽힘범위는 약 135–145°이고, 수동 굽힘범위는 150–160°이다.[9] 아래팔의 자세도 굽힘 가동범위에 영향을 미친다. 아래팔이 엎침자세에 있거나 또는 엎침과 뒤침의 중간 위치에 있을 때의 가동범위는 아래팔이 뒤침되었을 때보다 조금 더 작다. 높은 BMI(과체중)도 팔꿉관절의 ROM을 제한하는 요소일 수 있다.

어깨관절의 자세는 팔꿉관절의 가동범위에 영향을 줄 수 있는데, 그 이유는 2관절 또는 다관절 근육인 위팔두갈래근과 위팔세갈래근의 영향 때문이다. 만약 완전한 ROM이 어깨관절과 팔꿉관절에서 동시에 이루어진다면, 이들 근육이 능동이나 수동으로 불충분하게 될 것이다.

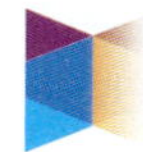

기본 개념 8-4
팔꿉관절의 가동범위와 기능에 대한 2관절 근육의 효과

2관절 또는 다관절 근육은 그들이 지나가는 모든 관절에서 완전 가동범위를 허용할 수 있을 만큼 충분한 근육의 길이를 갖지 못한다(모든 관절에서 능동 장력을 발생하지 못한다).

그림 8-16에서, 여성이 턱걸이를 수행하기 위해, 팔꿈관절을 완전히 굽힘하려고 노력한다. 어깨관절과 팔꿉관절이 동시에 굽힘하면, 위팔세갈래근의 긴갈래(2관절 근육)가 양쪽 관절에서 길어지고, 반면 2관절 근육이 위팔두갈래근이 어깨의 굽힘과 팔꿉관절의 굽힘, 그리고 아래팔의 뒤침 자세에서 단축된다. 팔꿉관절을 능동으로 완전하게 굽힘하는 위팔두갈래근의 능력은 나쁜 수동장력과 능동장력의 발생에 의해 제한될 것이고(능동불충분), 반면 위팔세갈래근의 신장은 추가적인 팔꿉관절의 굽힘에 수동 저항을 제공할 것이다.

관절가동범위를 제한하지만 팔꿉관절의 안정성을 돕는 다른 요소들로는, 관절면의 모양, 인대 및 관절주머니 등이 있다. 팔꿉관절은 폄과 굽힘의 끝지점에서 선천적인 관절 안정성을 가진다.[22,23,32] 완전 폄 시, 위팔자관절은 잠김자세가 된다. 잠김자세는 팔꿈치머리돌기가 팔꿈치머리오목 안으로 들어가 뼈의 접촉이 일어나고, 이것이 폄을 제한한다. 그리고 관절구조물의 모양이 밖굽이와 안굽이의 안정성을 제공하는데 도움을 준다. 뼈의 요소가 완전 폄 시 안굽이 스트레스에 저항의 50%를 제공하고, 가쪽곁인대 복합체와 관절주머니가 나머지 50%의 저항을 제공한다.[32] 폄 자세에서 관절견인에 대한 저항은 물렁조직 구조물에 의해 전적으로 제공된다. 관절주머니의 앞쪽 부분은 도르래패임에 대한 먼쪽 위팔뼈

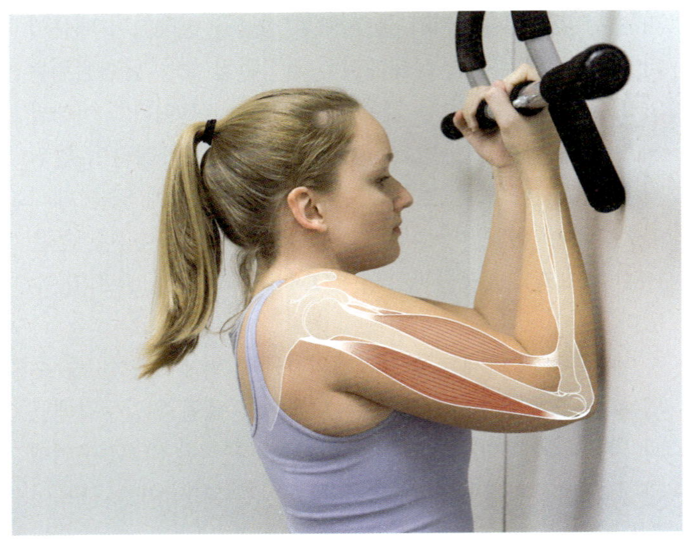

그림 8-16. 풀-업(Pull-up, 턱걸이). 풀-업 운동 시, 위팔두갈래근의 긴갈래는 굽힘된 어깨관절에서 단축되고, 반면 위팔두갈래근의 양쪽 갈래는 굽힘된 팔꿉관절과 뒤침된 아래팔에서 단축된다. 위팔두갈래근은 모든 관절에서 충분하게 단축될 수 없거나, 모든 관절에서 완전하게 가동범위를 이룰 만큼 충분한 장력을 생산하지 못할 것이다. 이와 동시에, 위팔세갈래근의 긴갈래는 어깨관절과 팔꿉관절에서 신장되고 위팔두갈래근이 이겨내야 하는 수동저항을 제공할 수 있다.

의 앞쪽 변위에 대부분의 저항을 제공한다; 안쪽곁인대와 가쪽곁인대도 약간의 저항을 제공한다.[23]

갈고리돌기가 갈고리오목과 그리고 노뼈머리 테두리가 노뼈오목과 만나기 때문에, 굽힘이 제한된다. 90°의 굽힘 시, 안쪽곁인대의 앞쪽 부분이 견인과 밖굽이 스트레스에 일차적으로 저항한다. 안쪽곁인대의 앞쪽 부분이 과도한 신장으로 느슨해지면, 팔꿉관절을 굽힘했을 때 안쪽 불안정이 발생될 것이다. 팔꿉관절이 90° 굽힘할 때, 안굽이 스트레스에 대한 대부분의 저항은 관절의 뼈 구조에 의해 제공된다; 단지 약간의 저항이 가쪽곁인대와 관절주머니에 의해 제공된다. 대부분의 근육과 마찬가지로, 팔꿉관절을 지나가는 근육의 능동장력과 수동장력이 압박을 통해 관절의 안정화에 기여한다. 팔꿉관절의 굽힘근과 폄근의 동시수축은 손목과 손가락의 강력한 움직임을 위한 안정된 기반을 제공하는데, 그 이유는 손목과 손가락을 지나가는 몇몇 근육이 팔꿉관절을 지나가기 때문이다.

부종과 통증도 팔꿉관절의 움직임을 제한할 수 있다. McGuigan과 Bookout은 관절가동범위에 대한 관절내(intra-articular) 체액의 효과를 연구했다. 그들은 1 ㎜ 씩 체액을 주사할 때마다 가동범위가 2.1°씩 감소했음을 발견했다.[58]

근육 작용(Muscle Action)

굽힘근(FLEXORS)

위팔근은 가동성 근육으로 간주되는데, 그 이유는 부착점이 팔꿉관절 축 가까이 위치하기 때문이고, 이런 부착점은 먼쪽 분절을 큰 원호로 움직이게 만든다. 위팔근은 큰 힘을 낼 수 있는 잠재력(큰 생리적 단면적)과 큰 일 능력(부피)을 가지고 있다.[1] 위팔근의 모멘트팔(MA)은 팔꿉관절이 100°보다 약간 더 굽힘되었을 때 최대가 된다.[59] 상대적으로 큰 모멘트팔은 토크 발생에 유리하지만, 근력을 생성하는 근육의 능력은 다른 요소(예, 수축 속도)에 의해서도 영향을 받는다. 위팔근의 부착점이 위팔뼈와 자뼈에 위치하기 때문에, 어깨관절과 아래팔의 자세 변화에 의해 영향을 받지 않는다. 근전도 연구에 따르면, 위팔근은 저항의 존재 유무에 관계없이, 그리고 느린 움직임과 빠른 움직임으로 팔꿉관절을 굽힘한다.[60]

위팔근과 마찬가지로 위팔두갈래근의 부착점도 관절축 가까이 위치하기 때문에, 관절 가동성을 위한 근육으로 간주되고, 먼쪽 분절을 큰 원호로 움직인다. 위팔두갈래근의 긴갈래는 굽힘근 중에서 가장 커지지만, 상대적으로 작은 생리적 단면적을 가진다.[1] 위팔두갈래근의 모멘트팔(MA)은 팔꿉관절 굽힘 80-100° 사이에서 최대가 되고, 최대의 토크가 이 범위에서 생산된다(그림 8-17A).[59] 위팔두갈래근의 모멘트팔은 팔꿉관절을 완전히 폄했을 때 작고, 대부분의 근력은 아래팔과 나란하게 적용되며 관절쪽으로 향한다(압박; 그림 8-17B). 그러므로 위팔두갈래근은 팔꿉관절이 완전히 폄되었을 때가 팔꿉관절을 100°로 굽힘되었을 때보다 팔꿉관절 굽힘근으로서 덜 효율적이다. 팔꿉관절이 100°를 초과해 굽힘되면, 병진성분의 힘이 팔꿉관절에서 멀어지는 방향으로 작용하여 견인 성분의 힘 또는 탈구 성분의 힘으로 작용하게 된다.

만약 아래팔이 뒤침되거나 엎침과 뒤침의 중립위에 있으면, 위팔두갈래근은 저항없이 일어나는 굽힘 동안에 활성화되지만, 아래팔이 엎침될 때는 위팔두갈래근은 저항없이 일어나는 굽힘 동안에 활성화되지 **않는다**. 그러나 저항의 크기가 팔 무게보다 더 크게 증가되면, 위팔두갈래근은 모든 아래팔 자세에서 활성화된다.[61]

위팔노근의 닿는곳은 팔꿉관절로부터 멀리 떨어져 부착하고, 관절을 압박하는 쪽으로 가장 큰 힘의 성분이 작용하여 관절을 안정화시킨다. 위팔노근은 상대적으로 작은 생리적 단면적(PCSA, 1.2 ㎠)을 가지고 있지만, 다른 팔꿉관절 굽힘

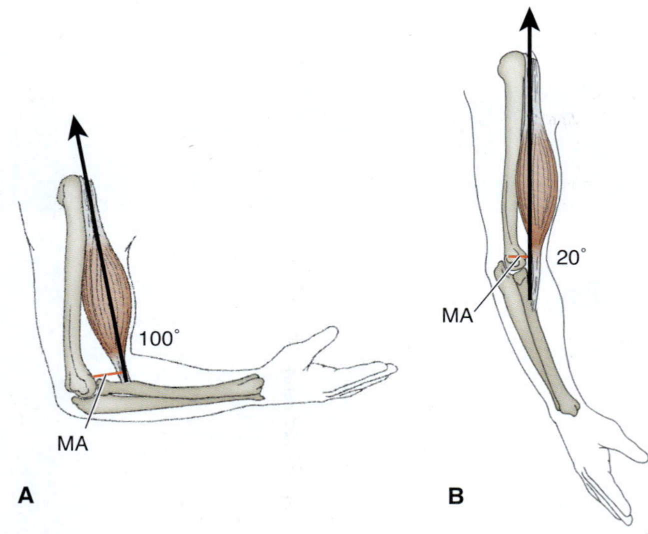

그림 8-17. A. 위팔두갈래근의 모멘트팔(MA)은 팔꿉관절이 100°의 굽힘 자세에서 최대가 된다. B. 팔꿈치가 완전히 폄에 접근하면, 위팔두갈래근의 모멘트팔(MA)이 상대적으로 작아지고, 근육 힘의 대부분이 관절을 압박하는데 작용한다.

근에 비해 상대적으로 더 큰 모멘트팔을 가진다. 위팔노근의 최대 모멘트팔은 팔꿉관절 굽힘 100–120° 사이에서 발생한다.[59] 위팔노근은 어깨관절을 지나가지 않기 때문에 어깨관절의 자세에 영향을 받지 않는다. 팔꿉관절의 자세는 수의적으로 최대 원심성 수축(eccentric contraction)을 할 때, 위팔노근의 활동에 영향을 준다. 팔꿉관절의 각도는 수의적인 구심성, 등척성, 등속성 최대 수축에 영향을 주지 않는다. 위팔노근의 닿는곳은 팔꿉관절로부터 멀리 떨어져 부착하고, 관절을 압박하는 쪽으로 가장 큰 힘의 성분이 작용하여 관절을 안정화시킨다. 위팔노근은 아래팔을 뒤침하고 느리게 움직이는 굽힘근의 원심성 수축을 하는 동안이나, 또는 느린 비저항의 구심성 수축으로 굽힘하는 동안 전기적 활동을 하지 않는다.[62] 하중이 아래팔에 적용되고 아래팔이 중립위나 완전 엎침 자세를 취한 상태에서 운동 속도를 증가시키면, 위팔노근이 중등도의 활동을 보인다.[60,63]

원엎침근과 팔꿈치를 지나가는 다른 근육(긴손바닥근, 얕은손가락굽힘근, 노쪽손목굽힘근 및 자쪽손목굽힘근 등)은 약하지만 팔꿉관절 굽힘근으로 작용한다.[3]

폄근(EXTENSORS)

위팔세갈래근의 효율성은 아래팔의 자세에 영향을 받지 않지만 팔꿉관절의 자세에는 영향을 받는데, 그 이유는 위팔세갈래근이 자뼈에 붙고, 노뼈에는 붙지 않기 때문이다.

앞에서 언급했듯이, 위팔세갈래근 긴갈래가 어깨관절과 팔꿉관절을 모두 지나가기 때문에, 어깨관절의 자세 변화에 영향을 받는다. 힘을 생산하는 긴갈래의 능력은 양쪽 관절에서 동시에 단축되어 능동 불충분에 접근하기 때문에 감소할 것이다.

위팔세갈래근의 안쪽갈래와 가쪽갈래는 1관절 근육이기 때문에 어깨관절의 자세에 영향을 받지 않는다. 안쪽갈래는 저항이 없는 능동 폄을 할 때 활성하지만, 폄을 할 때 무거운 하중이 주어지거나 빠르게 폄을 할 때 위팔세갈래근의 모든 갈래가 활성화된다.[60] 비록 위팔세갈래근의 최대 등척성 토크가 90°의 팔꿉관절 굽힘 자세에서 발생할지라도, 90° 굽힘 자세에서 생성된 폄근 토크의 전체 크기는 어깨관절과 신체의 자세에 따라 달라진다.[64–66]

효율적인 힘을 생산하는 위팔세갈래근의 능력 차이는 푸시-업 운동(풀-업 시의 위팔두갈래근처럼; **그림 8-18**) 동안 근육의 기능에 의해 대부분 나타난다. 푸시-업 동작 중 몸을 지면으로 내릴 때 체중에 의해 생성된 팔꿉관절의 굽힘을 제어하기 위해 위팔세갈래근이 원심성으로 수축할 것이다(**그림 8-18A**). 위팔세갈래근은 체중의 저항을 이겨내면서 다시 팔꿉관절을 펴하기 위해 구심성으로 수축을 한다(**그림 8-18B**). 푸시-업 운동 내내, 힘을 생산하는 위팔세갈래근 긴갈래의 상대적 능력이 유지된다. 팔꿉관절이 펴될 때(위팔세갈래근이 팔꿉관절에서 단축될 때), 어깨관절이 굽힘된다(어깨관절에서 위팔세갈래근 긴갈래가 신장된다); 팔꿉관절이 굽힘될 때(위팔세갈래근이 신장될 때), 어깨관절이 폄된다(어깨관절에서 위팔세갈래근 긴갈래가 단축된다). 이런 방법으로, 위팔세갈래근 긴갈래의 능동불충분을 피한다.

Zhang과 Nuber[67]는 수의적 등척성 폄을 할 때 1관절만 지나는 위팔세갈래근의 안쪽갈래와 가쪽갈래가 전체 폄 토크의 70–90%를 제공하는 것을 발견했다. 팔꿈치근은 폄 토크의 15%에 기여하고, 반면 위팔세갈래근 긴갈래는 폄 토크의 생산에 뚜렷한 역할을 하지 않는다. 그들은 이것이 상당한 힘의 요구가 예상되지 않는 한 2 관절 근육이 과제를 완수하기 전에 중추신경계가 선택적으로 1관절 근육을 동원하는 하나의 예라는 결론을 내렸다.

위팔세갈래근은 팔꿈치의 안정화를 요구하는 활동 동안에도 활성화될 수 있다. 예를 들어, 위팔세갈래근은 위팔두갈래근이 뒤침근으로 작용할 때 팔꿉관절의 굽힘을 막기 위해 협력근으로 작용한다. 다른 팔꿉관절 폄근인 팔꿈치근은 팔꿉관절의 폄을 보조하고, 활동 동안 안정근으로도 작용한다.[68] 양쪽 팔꿉관절의 굽힘근과 폄근의 협력작용은 다양한 과제

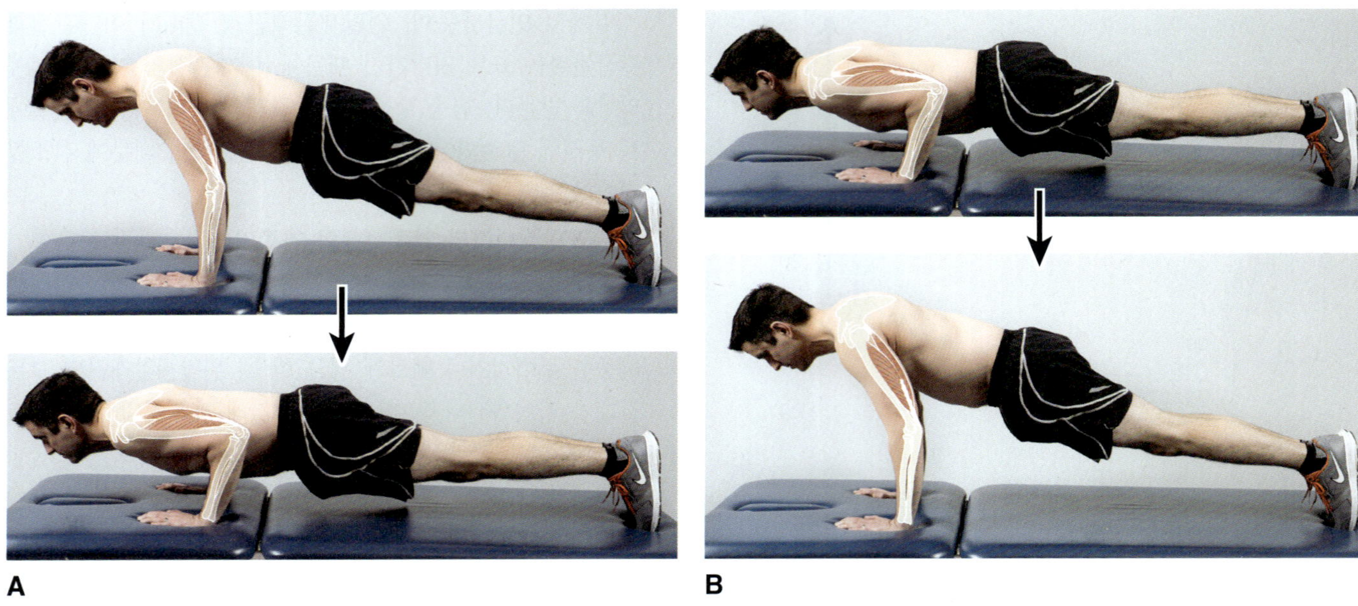

A B

그림 8-18. 풀-업 동안 위팔세갈래근의 작용. A. 위팔세갈래근은 몸을 아래로 내릴 때, 체중에 의해 발생하는 팔꿉관절의 굽힘을 제어하는 원심성 수축을 한다. B. 팔꿉관절이 체중에 저항하면서 폄을 할 때, 위팔세갈래근은 푸시-업의 시작자세로 돌아가기 위해 구심성 수축을 한다.

와 스트레스에서 연구되었다. 위팔근과 위팔노근과 같은 몇몇 굽힘근과, 위팔세갈래근의 안쪽갈래와 팔꿈치근과 같은 폄근이 모든 스트레스를 위해 비슷한 방법으로 동시 활성화된다. Prodoehl 등은 근육 활성화 패턴이 작업의 힘 요건과 사용될 수 있는 근육 힘의 크기에 따라 변한다는 것을 입증했다.[69]

몸쪽 노자관절과 먼쪽 노자관절의 구조와 기능 (Structure and Function of the Proximal and Distal Radioulnar Articulations)

구조(Structure)

몸쪽(위쪽) 노자관절 / Proximal (Superior) Radioulnar Joint

몸쪽노자관절의 관절면들은 자뼈의 노뼈패임, 고리인대, 노뼈머리의 작은오목과 테두리 및 위팔뼈 작은머리 등을 포함한다(그림 8-19). 자뼈의 **노뼈패임**은 도르래패임 바로 밑에 있는 몸쪽 자뼈의 가쪽면에 위치한다. 노뼈패임은 오목하고 관절연골로 덮여있다. 원형의 고리인대는 노뼈패임의 앞쪽 가장자리와 뒤쪽 가장자리에 부착된다. 노뼈머리 테두리는 유리연골로 덮여 있다. 고리인대의 안쪽면은 관절연골로 덮여 있고, 이 연골은 노뼈패임의 관절연골로 이어지고, 노뼈머리가 회전하는 섬유-뼈성 고리를 형성한다(그림 8-19A). 작은머리와 노뼈머리 몸쪽관절면(작은오목)은 몸쪽 노자관절(그림 8-19B)과 위팔노관절의 일부이다; 위팔노관절은 앞에서 이미 설명되었다.

먼쪽(아래쪽) 노자관절 / Distal (Inferior) Radioulnar Joint

먼쪽노자관절의 관절면은 노뼈의 자뼈패임, 관절원반 및 자뼈머리로 구성된다(그림 8-20). 노뼈의 **자뼈패임**은 뼈사이 가장자리(interosseous border)를 따라 노뼈의 먼쪽 끝에 위치하고 있다. 오목한 자뼈패임의 곡률반경은 자뼈머리의 곡률반경보다 더 크다. **노자관절 원반**은 보통 **세모섬유연골**(TFC; 삼각형 모양이기 때문) 또는 **세모섬유연골 복합체**(TFCC; 손목 구조물과 연결되어 있기 때문)로 간주된다(그림 8-20A).

세모섬유연골의 바닥은 자뼈패임의 먼쪽 가장자리와 연결된다. 세모섬유연골의 꼭지점은 자뼈머리에 있는 작은오목과 연결하고, 다른 부위는 자뼈붓돌기의 바닥과 연결된다. 세모섬유연골은 많은 부착점을 가지고 있어 세모섬유연골 복합체로 불린다. 세모섬유연골은 선반과 비슷한 모양이고, 안쪽 가장자리는 얇은 인대성 띠를 포함하고 있는 혈관성 결합

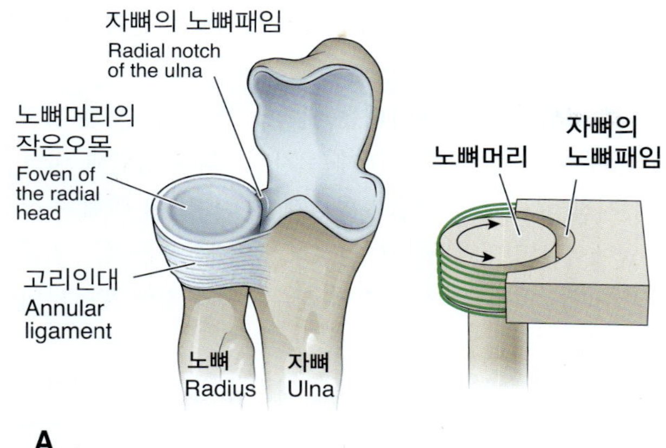

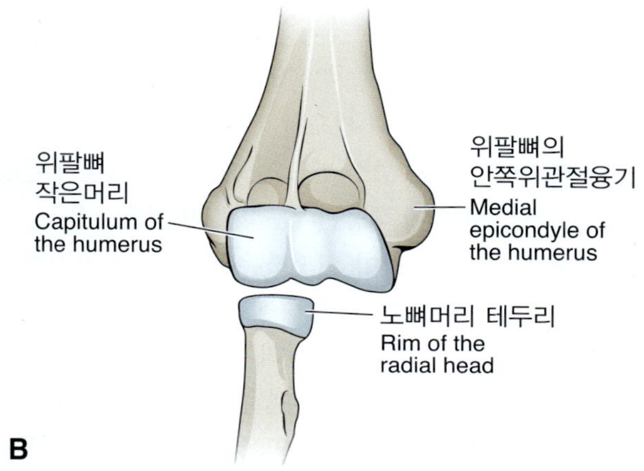

그림 8-19. 몸쪽 노자관절. **A.** 몸쪽 노자관절의 한 부분은 고리인대의 섬유-뼈성 고리와 자뼈의 노뼈패임에 의해 형성되며, 이 안에서 노뼈머리가 회전한다. **B.** 몸쪽 노자관절은 노뼈머리의 작은오목(A 참고)과 위팔뼈 작은머리가 이루는 관절이다.

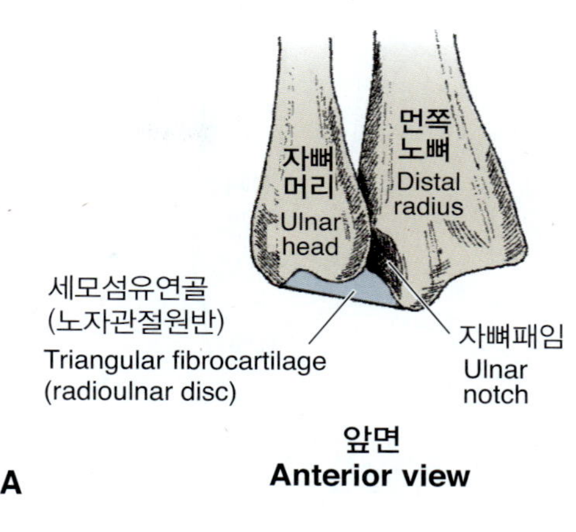

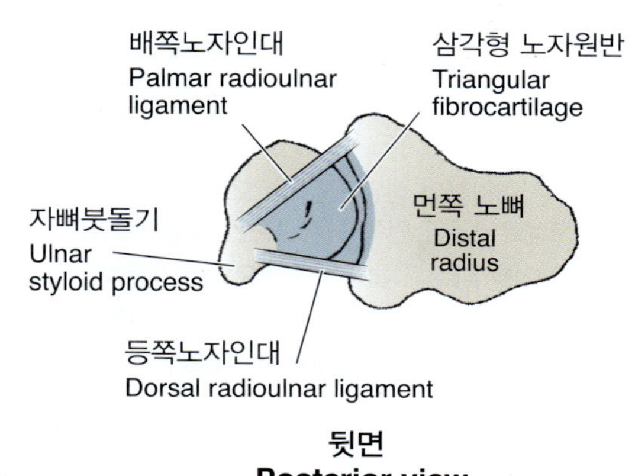

그림 8-20. 왼쪽 먼쪽 노자관절. **A.** 뒤침된 왼쪽 아래팔의 정상 자세에서 먼쪽 노자관절의 앞면은 세모섬유연골(노자관절 원반)을 보여주고 있다. **B.** 먼쪽 노뼈와 자뼈를 밑에서 보면, 세모섬유연골(실제로는 투명하지 않다)이 어떻게 먼쪽 자뼈의 아래쪽면을 덮고 있는지를 보여준다. 배쪽노자인대와 등쪽노자인대는 노자관절과 섬유연골의 안정성에 기여한다.

조직의 쐐기 안에 위치한다. 이런 결합조직은 세모섬유연골을 자뼈와 관절주머니에 연결시킨다.[71] 세모섬유연골의 안쪽은 붓돌기의 측면에서 시작하는 자쪽곁인대의 섬유와 연결된다.[70] 세모섬유연골의 가장자리는 두껍고, 중심 부분은 얇은 편이다. 그리고 이것은 **등쪽노자인대**와 **배쪽노자인대**에 의해 형성되거나 통합된다(그림 8-20B).[72-74]

이들 인대는 견고하게 노뼈에 붙어 있다; 그러나 자뼈의 부착점은 어느 정도 느슨하게 붙어 있다.[70] Chidgey 등은 그들의 사체 실험에서 세모섬유연골의 중심 부분이 가장자리와는 달리 무혈관성이라는 것을 발견했다.[74] 임상적으로, 이것은 혈관이 풍부한 세모섬유연골 가장자리의 열상은 수복술을 권장하는 한편, 무혈관성인 중심 부위의 열상은 단순히 박리제거를 권장한다.[75] Ohmori와 Azuma는 관절원반의 자쪽면(특히, 가장자리 근처)에서 자유신경종말을 발견했다. 그들은 이런 소견을 근거로 원반이 손목 통증의 원인일 수도 있음을 제안했다.[76]

세모섬유연골은 물리적으로 노손목관절으로부터 먼쪽 노자관절을 나눈다. 이들 각각의 관절은 해부학적으로 분리되어 있다(그림 8-21). 결과적으로, 세모섬유연골은 2개의 관절면을 가지고 있다. 세모섬유연골의 몸쪽(위쪽) 관절면은 먼쪽 노자관절에서 자뼈머리와 관절을 이룬다; 먼쪽(아래쪽) 관절면은 노손목관절의 일부로써 손목뼈와 관절을 이룬다.[70] 세모섬유연골의 몸쪽 관절면과 먼쪽 관절면 모두는 오목한 모양을 띠고 있어서, 위쪽에 있는 볼록한 자뼈머리와 아래쪽에 있는 볼록한 손목뼈와 관절을 잘 이룬다.[70] 세모섬유연골의 몸쪽 관절면과 먼쪽 관절면의 말단 부분은 해당 관절주머니의 윤활막에 의해 둘러싸여 있다.[73]

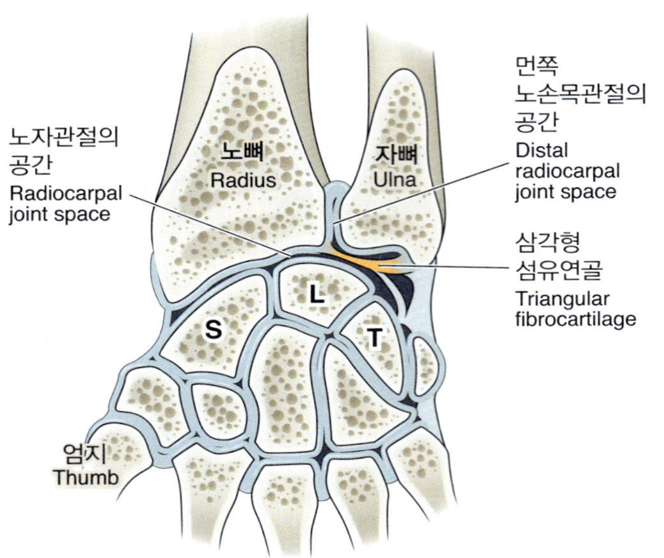

그림 8-21. 삼각형의 섬유연골. A 오른쪽 먼쪽 아래팔과 손의 단면적은 세모섬유연골이 먼쪽 노자관절인 윤활관절과 노손목관절인 윤활관절 사이를 나누고 물리적 장벽으로서 작용하는 것을 보여주고 있다. 그러므로 세모섬유연골은 먼쪽 노자관절의 일부이고, 노자관절면이다. L, 반달뼈; S, 손배뼈; T, 세모뼈.

인대(Ligaments)

몸쪽 노자관절과 먼쪽 노자관절의 안정성에 기여하는 인대들은 무수히 많다(그림 8-22). 몸쪽 노자관절과 먼쪽 노자관절이 역학적으로 연결되어 있기 때문에, 모든 노자인대는 이들 양쪽 관절에 적어도 간접적인 지지를 제공하고 있다. 그러나 이들 중 몇몇 인대들은 어느 한쪽 관절과 더 많이 관련한다. 몸쪽 노자관절과 특별히 관련된 3개 인대로는 고리인대, 네모인대 및 빗인대가 있다. 앞에서 언급했듯이, 고리인대는 노뼈머리를 감싸고 있는 강한 인대이며, 실제로 몸쪽 노자관절의 일부이다(그림. 8-19A 참고). 고리인대의 몸쪽 부분은 관절주머니와 연결되어 있고, 가쪽곁인대에 의해 보강된다. **네모인대**는 노뼈패임의 아래쪽 가장자리에서 노뼈목에 부착하기 위해 뻗는다(그림 8-22A와 B). 네모인대는 관절주머니의 아래쪽면을 강화하고 노뼈머리를 노뼈패임에 잘 유지시키는 것을 돕는다. 또한 네모인대는 엎침과 뒤침시 노뼈머리의 스핀을 제한하는데, 그 이유는 네모인대가 노뼈머리 테두리 바로 밑에 있는 노뼈의 안쪽에 부착하기 때문이다. 몸쪽에 위치된 **빗인대**는 아래팔의 앞쪽면에 있는 납작한 근막 밴드이고, 갈고리돌기의 앞가쪽면에서 시작해 노뼈의 두갈래근 거친면 바로 밑에 부착한다(그림 8-22C).[77] 빗인대의 섬유는 뼈사이막의 섬유와 수직을 형성한다. 빗인대의 기능적 중요성은 명확하게 확인되지 않았지만, 노뼈와 자뼈의 분리를 막는데 도움을 줄 수 있다.

등쪽과 **바닥쪽의 노자인대**는 먼쪽 노자관절을 직접 지지한다. 등쪽과 바닥쪽의 노자인대는 자뼈패임의 등쪽과 바닥쪽에서 시작되는 세로 방향의 콜라겐 섬유다발에 의해 형성된다. 앞에서 설명되었듯이, 이들 2개의 인대는 세모섬유연골의 가장자리를 따라 뻗어서, 자뼈 작은오목과 자뼈 붓돌기의 바닥에서 착지한다(그림. 8-20B 참고).[72]

뼈사이막은 노뼈와 자뼈 사이에 위치하며, 몸쪽 노자관절과 먼쪽 노자관절 모두에 안정성을 제공한다(그림. 8-22C).[77,78] 이것은 얇은 막 부분의 중심 밴드와 등쪽 빗인대를 구성하는 복합한 구조물이다. 중심 밴드는 강하고 두꺼운 구조물이고, 노뼈에서 자뼈로 비스듬하게 주행하는 섬유 다발로 구성된다.[77,79,80] 중심 밴드에 장력 강도를 무릎힘줄의 장력 강도와 비교했을 때, 연구자들은 중심 밴드의 최종 장력 강도가 무릎힘줄 장력 강도의 84%에 해당된다는 것을 발견했다.[81]

Nakamura 등은 아래팔이 회전하는 동안 노뼈와 자뼈가 벌어지지 않도록 유지하기 위해 중심 밴드가 팽팽해진다는 것을 발견했다.[82] 중심 밴드와는 달리, 뼈사이막의 막성 부분은 부드럽고 얇은 구조물로써 중심 밴드의 먼쪽과 몸쪽에 위치한다.[77] 등쪽빗인대는 뼈사이막의 막성 부분으로 간주되며, 아래팔의 앞쪽면에 위치한 빗인대와 혼동되지 않아야 한다. 그리고 빗인대는 막성 부분으로 간주되지 않는다. 등쪽 빗인대는 자뼈의 몸쪽 1/4에서 시작해 노뼈의 중간 지점까지 이어진다.[77] 그것의 섬유는 중심 밴드에 역행한다.

세모섬유연골과 먼쪽 노자관절주머니도 먼쪽 노뼈와 자뼈를 함께 이어줌으로써 먼쪽 노자관절의 안정성을 제공한다. 먼쪽 노자관절의 관절주머니는 손목 손상 이후 흉터조직으로 인해 움직임을 제한하는 근원일 수 있다.[83]

근육(Muscles)

노자관절과 관계된 주요 근육들은 원엎침근, 네모엎침근, 위팔두갈래근, 뒤침근 등이다. 2개의 엎침근은 **원엎침근**과 **네모엎침근**이다(그림 8-23A). 원엎침근은 2개의 갈래 즉, 위팔뼈갈래와 자뼈갈래를 가진다. 위팔뼈갈래는 위팔뼈 안쪽위관절융기에 있는 온굽힘근힘줄에서 시작한다. 작은 자뼈갈래는 자뼈 갈고리돌기의 안쪽면에서 시작한다. 이들 양쪽 갈래는 먼쪽으로 주행하여 노뼈의 가쪽면(가장 볼록한 부위)에 부착한다. **네모엎침근**은 아래팔의 먼쪽 끝단에 위치하고, 2개의 갈래(얕은갈래와 깊은갈래)를 가진다. 이들 양쪽 갈래는 자뼈에서 시작해 뼈사이막의 앞쪽을 지난 후 노뼈에 부착

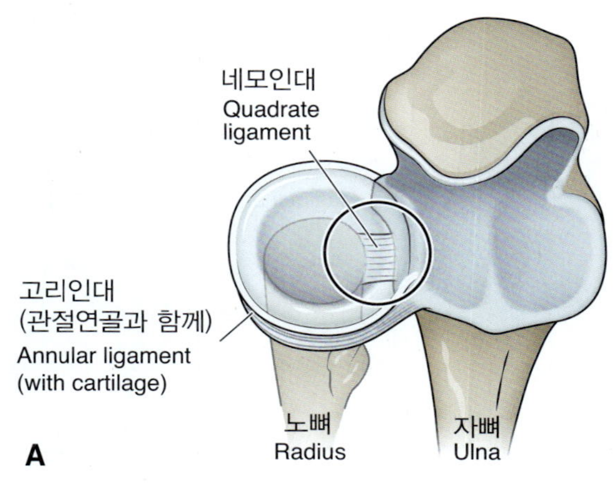

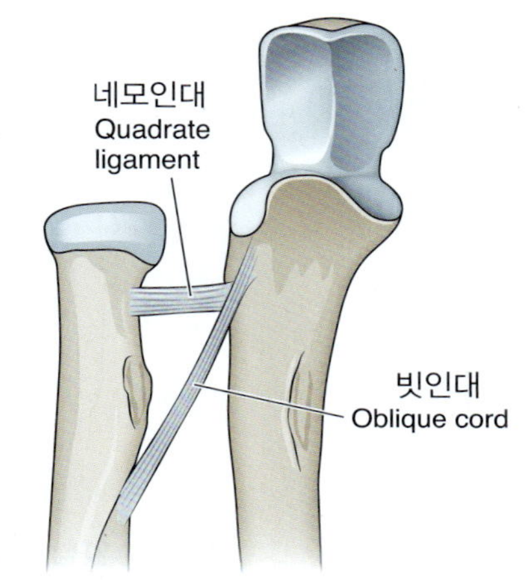

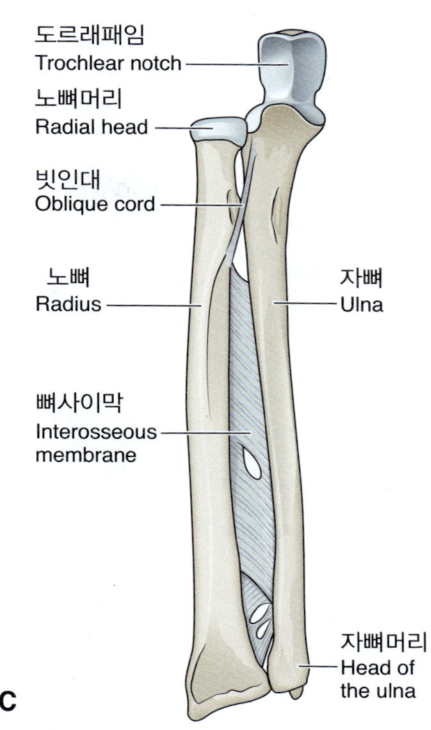

그림 8-22. 오른쪽 노자관절의 인대들. **A.** 반투명한 노뼈머리를 통해 위에서 아래로 봤을 때, 네모인대는 테두리 밑에 있능 안쪽 노뼈까지 이어진다. **B.** 고리인대를 제거하고 노뼈와 자뼈를 당기면, 네모인대의 부착점을 쉽게 볼 수 있다. **C.** 뒤침 상태에 있는 노뼈와 자뼈를 안쪽에서 보면, 빗인대와 뼈사이막을 볼 수 있다.

한다. 얕은갈래의 섬유들은 뼈사이막을 가로 방향으로 지나가는 반면, 깊은갈래의 섬유는 사선 방향으로 뼈사이막을 주행하여 노뼈에 부착한다.[84]

팔꿉관절에 작용하는 근육으로 앞에서 설명된 위팔두갈래근은 팔꿉관절 굽힘근 뿐만 아니라, 뒤침근으로도 작용한다. 1 관절 근육으로써 뒤침 작용하는 근육은 **뒤침근**이다(그림 8-23B). 뒤침근은 짧고 넓은 근육으로써 위팔뼈 가쪽위관절융기, 노쪽곁인대, 고리인대 및 자뼈의 가쪽면에서 시작해 두갈래근 거친면 바로 아래쪽의 노뼈에 부착한다. 엎침을 할 때, 뒤침근은 노뼈를 둘러싸고, 뒤침근이 능동으로 짧아질 때 노뼈를 스핀시킨다.

기능(Function)

노자관절의 축과 운동 (Radioulnar Axis and Radioulnar Motions)

몸쪽 노자관절과 먼쪽 노자관절은 하나의 긴축(몸쪽 노뼈머리 중심에서 먼쪽의 자뼈머리 중심을 지나가는)에 의해 역학적으로 연결되어 있다(그림 8-24).[70] 연결된 몸쪽 노자관절과 먼쪽 노자관절이 공통의 축을 가지고 있기 때문에, 움직임은 몸쪽 노자관절과 먼쪽 노자관절에서 동시에 일어나야 한다.

뒤침 시, 노뼈와 자뼈는 서로 나란하게 위치하고(그림 8-24A), 반면 엎침 시에는 노뼈가 자뼈 위로 교차한다(그림 8-24B). 몸쪽 노자관절에서는 노뼈머리가 노뼈패임과 고리인대에 의해 형성된 뼈인대성 고리 내에서 스핀하고, 동시에 노뼈머리의 작은오목은 작은머리에서 스핀한다. 먼쪽 노자관절에서는, 노뼈에 대한 자뼈패임의 오목한 관절면이 자뼈머리에서 활주한다. 이것은 자뼈머리 밑에서 빗질하듯이 움직이는 세모섬유연골에 의해 동반된다.

비록 노자관절에서 일어나는 우세한 움직임이 노뼈의 움직임일지라도, 약간의 자뼈 움직임이 일어난다. 먼쪽 자뼈의 움직임은 노뼈의 움직임보다 크지 않으며, 노뼈의 움직임과 반대 방향으로 일어난다.[85] 엎침할 때 자뼈머리는 먼쪽과 등쪽으로 움직이고, 반대로 뒤침할 때는 몸쪽과 안쪽으로 움직인다. 따라서 엎침할 때 먼쪽 노자관절의 자뼈머리는 자뼈패임의 등쪽 입술(dorsal lip)에 놓여 있고, 반면 완전 뒤침할 때는

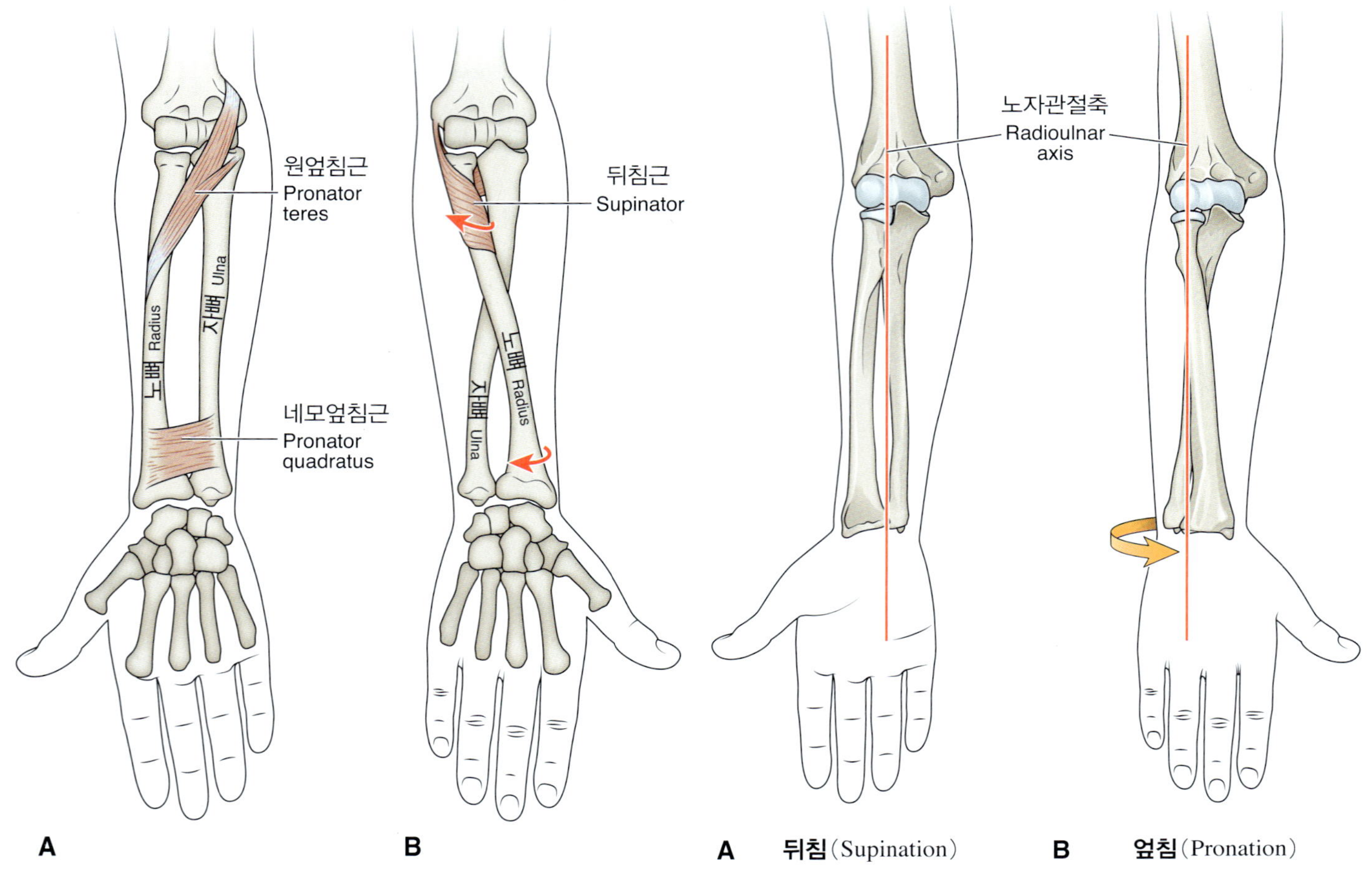

그림 8-23. 오른쪽 노자관절의 주요 엎침근과 뒤침근. **A.** 앞면, 원엎침근과 네모엎침근이 뒤침된 아래팔에서 보인다. 이들 근육이 수축할 때, 노뼈는 자뼈 위로 교차되어 엎침을 하게 된다(자세 B 참고). **B.** 뒤침근은 아래팔이 엎침되었을 때, 노뼈를 둘러 감싼다. 뒤침근이 수축하면, 노뼈를 자뼈와 나란한 자세로 취하도록 다시 당겨 뒤침 자세를 만들 것이다(자세 A 참고).

그림 8-24. 몸쪽 노자관절과 먼쪽 노자관절의 역학적 연결. **A.** 노뼈와 자뼈는 아래팔이 뒤침되어 있을 때 나란하게 정렬되고, 몸쪽 노자관절과 먼쪽 노자관절을 통과하는 하나의 긴축을 가진다. **B.** 엎침할 때, 몸쪽 노자관절의 노뼈는 고리인대 안에서 회전하고, 먼쪽 노자관절에서는 세모섬유연골을 중심으로 축회전을 한다. 노뼈가 긴축을 중심으로 회전할 때 상대적으로 안정된 자뼈 위로 교차한다.

자뼈머리는 자뼈패임의 바닥쪽에 위치한다.[72] 자뼈머리와 자뼈패임(노뼈) 사이의 접촉은 이들 끝지점에서 최소이고, 아래팔이 뒤침과 엎침 사이의 중간 지점에 위치할 때는 접촉이 최대가 된다.[86]

노자관절의 가동범위(Radioulnar Range of Motion)

150°의 전체 ROM이 노자관절의 가동범위이다.[87,88] 클리닉에서, 엎침과 뒤침의 가동범위는 팔꿉관절을 90°굽힘하고 몸통 옆에 붙인 상태에서 측정된다(그림 8-25). 이런 팔꿉관절의 자세는 위팔뼈를 고정하여 노자관절의 돌림과 어깨관절에서 일어날 수 있는 돌림을 구별할 수 있다.

Shaaban 등은 팔꿉관절의 자세에 따라 뒤침과 엎침의 ROM이 변화된다는 것을 밝혀냈다.[88] 이들 연구자는 모든 위팔뼈 움직임을 제어함으로써, 팔꿉관절을 굽힘할 때 뒤침이 크게 증가했음을 발견했고, 반대로 팔꿉관절을 폄할 때 큰 범위의 엎침이 일어난다는 것을 발견했다. **그림 8-26**에서 보듯이, 팔꿈치를 굽힘할 때 약 90°의 뒤침과 60°의 엎침이 일어난다. 팔꿈치를 폄할 때, 큰 범위의 엎침(100°)과 작은 범위의 뒤침(50°)이 일어나는 반대 현상이 나타난다.[88] 기능의 관점에서 보면, 일반적으로 팔꿉관절을 굽힘하고 음식을 먹기 위해 손을 입으로 가져갈 때 뒤침을 많이 하는 것이 유리하다.[70]

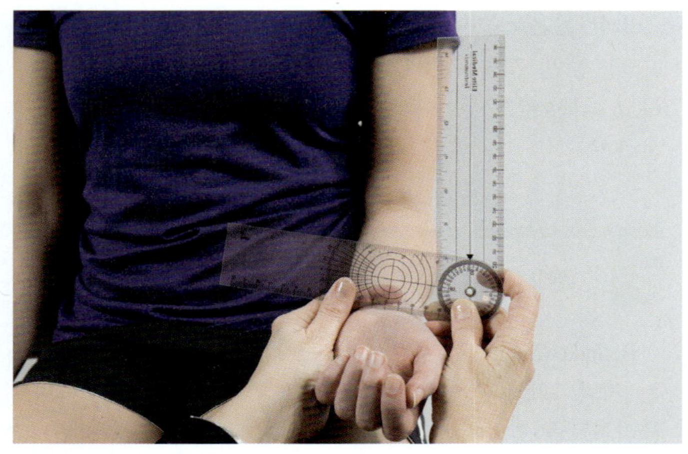

그림 8-25. 노자관절 움직임의 임상적 측정. 측각기로 뒤침의 가동범이를 측정한다. 대상자의 왼쪽 팔꿈치를 90°로 굽힘하고 몸통 옆에 붙인다. 엎침의 끝지점을 측정하기 위해 동일한 자세를 사용한다.

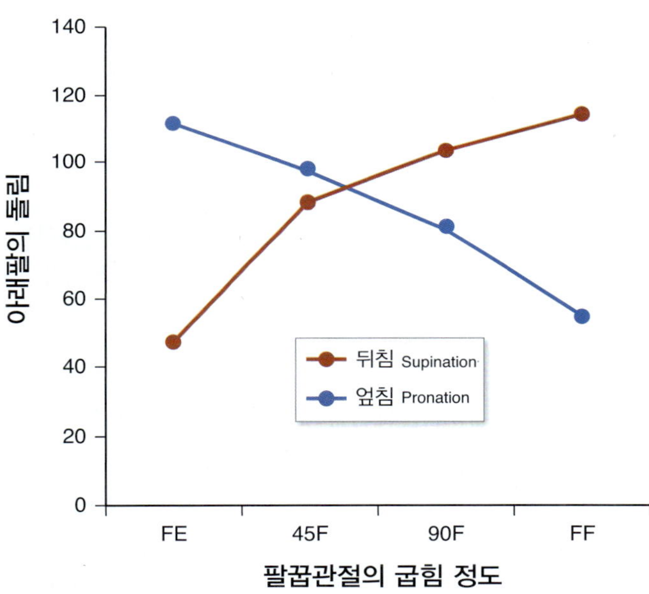

그림 8-26. 팔꿉관절의 굽힘 각도와 아래팔의 능동 엎침과 뒤침의 가동범위에 대한 효과의 관계. 엎침의 가동범위는 팔꿈치를 완전 폄했을 때(FE) 최대가 되고, 뒤침의 가동범위는 팔꿈치를 완전 굽힘했을 때(FF) 최대가 된다(출처: Shaaban H et al. J Hand Surg Eur Vol 2008; 33: 3–8. Sage Publications Ltd).

모든 팔꿉관절의 자세에서 일어나는 엎침은 노뼈와 자뼈의 뼈 차단과 등쪽노자인대와 안쪽곁인대 뒤쪽 섬유의 장력에 의해 제한된다. 뒤침은 배쪽노자인대와 빗인대의 수동장력에 의해 제한된다. 노뼈 바로 밑에 부착된 네모인대는 엎침과 뒤침 모두에서 노뼈의 스핀을 제한한다. 고리인대는 움직임을 제한하지 않는데, 그 이유는 노뼈머리가 고리인대 안에서 회전하기 때문이다. 그리고 고리인대는 노뼈패임에 노뼈를 유지함으로써 몸쪽 노자관절의 안정성을 유지하는데 도움을 준다.

근육 작용(Muscle Action)

원엎침근은 노자관절에서 주요 작용을 가지만, 긴갈래는 팔꿉관절을 지나간다. 원엎침근이 팔꿉관절 축에 너무 가까이 위치하기 때문에, 팔꿉관절 굽힘에서 약간의 역할만 하고, 몸쪽 노자관절과 위팔노관절의 안정화에 기여할 수 있다. 1 관절 근육인 네모엎침근은 팔꿉관절의 자세 변화에 영향을 받지않는다. 네모엎침근은 비저항(저항 없이)의 엎침과 저항(저항이 가해지는)의 엎침에서 활성화되고, 또 느린 엎침과 빠른 엎침 시에도 활성된다. 네모엎침근은 먼쪽 노자관절의 압박을 유지하는 동적 안정 장치로 작용한다.[84]

사체에 대한 역학적 연구에서, 엎침근은 팔꿉관절을 90°로 굽힘하고 아래팔을 중립위로 했을 때 가장 효율적인 것으로 밝혀졌다.[90] 원엎침근과 네모엎침근의 엎침 효과는 40°의 뒤침과 40°의 엎침 사이에서 최대였고, 엎침과 뒤침의 끝지점에서 감소했음이 밝혀졌다.[91]

1 관절 근육으로서 뒤침근은 아래팔이나 팔꿉관절의 모든 자세에서 비저항의 느린 뒤침을 할 때 단독으로 작용할 수 있다. 그리고 뒤침근은 폄된 팔꿉관절에서 비저항의 빠른 뒤침을 할 때 단독으로 작용할 수 있다. 그러나 위팔두갈래근의 활동은 저항이 가해지는 뒤침할 때나 또는 팔꿉관절을 90°로 굽힘하고 빠르게 뒤침할 때 항상 뚜렷해진다. Bremer는 모든 주요 뒤침근의 모멘트팔이 40–50°의 엎침 시 최대 토크값을 보였음을 발견했다.[91] 위팔두갈래근은 아래팔의 다른 자세보다 아래팔이 엎침되었을 때 뒤침 토크가 4배나 증가되었음이 밝혀졌다.[90] 45° 굽힘된 팔꿉관절에서 아래팔이 중립위되었을 때의 평균 13.1 Nm의 최대 뒤침 토크에 비해, 아래팔의 엎침 75% 자세에서 평균 16 Nm의 최대 토크가 기록되었다.[92]

Gordon 등의 연구에 따르면, 뒤침 토크와 엎침 토크는 아래팔이 중립위에 있었을 때와 비슷했다. 그러나 뒤침 토크 발생은 아래팔이 엎침된 상태에서 가장 컸고, 반면 엎침 토크의 발생은 아래팔이 뒤침된 자세에서 가장 크게 발생했다. 위팔노근도 뒤침과 엎침에서 중요한 역할을 한다.[93] Naito 등에 따르면, 건강한 사람이 팔꿉관절을 90° 굽힘한 상태에서 뒤침/엎침의 빠른 교대를 운동을 할 때, 위팔노근이 높은 수준의 활동을 보였다고 한다. 아래팔이 뒤침되었을 때보다 엎침되었을 때 위팔노근의 더 높은 활동이 보고 되었다.[63] Bremer는 위팔노근이 뒤침되었을 때는 엎침근으로 작용하고, 엎침되었을 때는 뒤침근으로 작용한다고 제안했다.[91]

안정성(Stability)

먼쪽 노자관절의 근육 지지는 네모엎침근[84,94,95]과 자쪽손목폄근 힘줄에 의해 이루어진다.[70,80] 네모엎침근의 깊은갈래는 뒤침과 엎침 내내 활성화되고, 먼쪽 노자관절의 동적 지지를 제공하는 것으로 생각된다.[96] 자쪽손목폄근의 활동(그림 8-27)은 힘줄이 뒤침 동안 자뼈머리 위에서 신장될 때 자뼈머리의 등쪽면에 하강의 힘(누르는 힘)을 발휘한다.[70]

자쪽손목폄근과 같이, 짧은노쪽손목폄근도 노자관절에 지지를 제공하는 것 같다. 이것은 노자관절의 움직임 동안 운동단위의 크기에 의해 확인될 수 있다. 최대 수의적 노력(MVE)은 최대 수축 동안에 일어나는 근육의 전기적 활동이다. 능동 뒤침 동안, 짧은노쪽손목폄근이 MVE의 26–43%와 동등한 활동을 보였고, 반대로 능동 엎침을 할 때 MVE의 27–55% 되는 활동을 보였다.

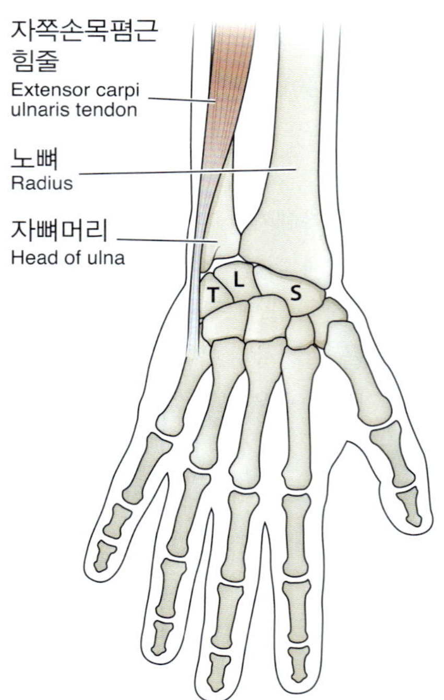

그림 8-27. 자쪽손목폄근. 오른쪽 아래팔과 손의 등쪽면(뒤쪽면)은 자쪽손목폄근 힘줄을 보여주고 있다. 이 힘줄은 5번 손허리뼈바닥에 부착하기 위해 자뼈머리 안에 있는 패임 통해 먼쪽으로 주행한다. 자쪽손목폄근은 몸쪽으로는 위팔뼈 가쪽위관절융기에 부착한다. 먼쪽 힘줄은 엎침과 뒤침 동안 자뼈머리를 고정할 수 있다. L, 반달뼈; S, 손배뼈; T, 세모뼈.

또한 짧은노쪽손목폄근은 강력한 엎침(아래팔의 각도에 따라) 동안 그립 활동에 대한 아래팔의 안정근으로 작용하고, 뒤침 토크 동안에는 손목 폄을 위한 작용근으로 작용한다.[92]

환자 적용 8-3

Belinda Chambliss는 47세의 여성이며 직물공이었다. 그녀는 지난 2개월 동안 왼쪽 가쪽 팔꿈치 통증을 호소하며, 물리치료를 받았지만 외상은 없었다. 그녀의 직업은 반나절을 재봉틀 앞에 앉아서 일하고, 나머지 절반은 옷을 접고, 포장하고, 옷 상자를 들어올리는 일이다. 그녀는 지난 2달 동안 일상 활동에 어떤 변화도 없었다고 보고했다. 그녀는 목 통증의 이력을 가지고 있었지만, 요즘 시기에는 목 통증으로 힘들어 하지 않는다.

주 목표 결과는 다음과 같다:

- 짧은노쪽손목폄근 힘줄을 촉진할 때 통증
- 손목 폄에 저항을 주었을 때 팔꿈치 통증
- 환자는 둥근어깨와 머리 전방 쏠림 자세를 가진 구부정한 자세로 앉는 것을 선호한다.
- 목뼈 ROM은 폄, 오른쪽 돌림, 그리고 오른쪽 옆굽힘으로 제한되고, 목뼈 유발 검사로 오른쪽 위등세모근을 따라 통증이 유발됨.
- 목뼈 견인 시 팔꿈치 통증이 약간 감소

이것은 많은 외래 물리치료 클리닉에서 매우 흔히 볼 수 있는 팔꿈치 통증이다. 나쁜 자세 습관과 목뼈 기능장애를 반복적인 팔 활동(잠행성 팔꿈치 통증을 초래하는)과 결합하여 찾는 것은 흔한 일이다.

O' Sullivan과 Gallwey는 아래팔 회전 동안의 그립 활동과 짧은노쪽손목폄근의 높은 근육 활동 사이의 직접적인 연관성을 발견했다.[92] 또한 그들의 연구는 직장에서 높은 수준의 신체적 부담과 높은 수준의 통증으로 도수 작업 고용과 관련된 가쪽위관절융기 통증(테니스 엘보우)의 사례에서 나쁜 예후를 확인했다.[97] 환자 교육과 척추와 팔꿈치에 대한 특정 치료와 결합된 인간공학적 지침에 초점을 맞춘 치료는 치료사와 환자에게 좋은 성공의 기회를 제공할 것이다. 만약 팔꿈치에 국소 치료만 이행된다면, 결과는 달라질 수 있다.

먼쪽 노자관절의 수동적 지지는 등쪽 및 배쪽노자인대, 뼈사이막 및 세모섬유연골 등에 의해 제공된다. 등쪽노자인대는 엎침 시 팽팽해지고, 배쪽노자인대는 뒤침 시 팽팽해진다.[70,95,98] 노자인대는 제한된 단면적과 낮은 구조적 강직도를 가지고 있지만, 하중이 가해졌을 때 노뼈와 자뼈의 분리를 막아줄 수 있고, 또 먼쪽 노자관절을 통해 노뼈에서 자뼈로의 힘의 전달에도 기여할 수 있다. 그러나 이들 인대는 종적 안정성을 강화시키지 않는다. 추가적 견인에 저하을 제공하기 전에 이들 인대는 노뼈와 자뼈사이 약 5 ㎜의 활동을 허용한다.[72] 뼈사이막과 세모섬유연골은 자뼈와 노뼈를 결합함으로써 먼쪽 노자관절에 안정성을 제공한다. 그러나 또한 이들 구조물도 중요한 종적 안정화를 제공한다.[79,80]

뼈사이막은 먼쪽 노뼈에 가해지는 압박 하중의 일부를 몸쪽 자뼈로 전달함으로써 몸쪽노자인대와 노뼈머리를 보호한다.[99] 손목 부위에서 노뼈 바닥은 자뼈머리보다 상당히 크고, 자뼈는 세모섬유연골 복합체의 물렁조직에 의해 어느 정도 압박의 힘으로부터 보호된다(그림. 8-20B 참고). 만약 먼쪽 노뼈에 가해진 힘이 감쇄되지 않는다면, 그 힘은 노뼈머리와 작은머리 사이의 작은 관절에 큰 압박 스트레스를 일으킬 수 있다. 손목과 손을 이용해 체중부하를 할 때, 뼈사이막 중심 섬유의 방향은 자뼈에 대한 노뼈의 몸쪽 이동을 제한하고(그림 8-28), 노뼈머리의 압박을 제한하고, 먼쪽 노뼈에 가해진 힘의 비율을 위팔자관절에서 더 큰 관절면을 먼쪽 자뼈로 이동시킬 것이다.

DeFrate 등은 다양한 아래팔 자세를 대상으로 노뼈와 자뼈에 가해지는 전체 하중 전달의 평균 비율을 확인했다. 뒤침 시, 하중 분포는 먼쪽 노뼈에서 68%이고, 먼쪽 자뼈에서 32%였다. 몸쪽 노자관절에서 볼 때, 몸쪽 노뼈에 51%의 비율이 이동되고, 몸쪽 자뼈에 49%의 비율이 이동되었다.[100] 노뼈를 통해 전달된 축성의 힘은 완전 뒤침 시에 가장 적은 것으로 확인되었고, 엎침 쪽으로 아래팔을 움직일 때 축성의 힘이 증가되었다. 자뼈를 통해 전달되는 축성의 힘은 엎침의 끝지점에서 가장 적은 것으로 확인되었고, 뒤침 쪽으로 아래팔을 움직일 때 축성의 힘이 점차 증가되었다.[101]

Markolf 등은 팔꿉관절의 자세(안굽이 자세, 밖굽이 자세, 그리고 중립위)에 따라 손목과 팔꿉관절에서 공유되는 노자관절의 하중을 연구했다.[102] 팔꿉관절이 상대적으로 안굽이 자세에 있을 때(노뼈머리와 작은머리 사이에 접촉이 없을 때), 그 힘은 뼈사이막을 통해 먼쪽 노뼈에서 몸쪽 자뼈로 전달되었다. 팔꿉관절이 상대적으로 밖굽이 자세에 있을 때(노뼈머리와 작은머리 사이에 접촉이 있을 때), 그 힘은 노뼈를 통해 전달되었다. 아래팔이 안굽이/밖굽이의 중립위에 있었을 때, 자뼈의 먼쪽 끝단에 있는 평균 힘은 적용된 손목 하중의 7%이었고, 반면 몸쪽 자뼈의 힘은 적용된 손목 하중의 93%이었다.[102]

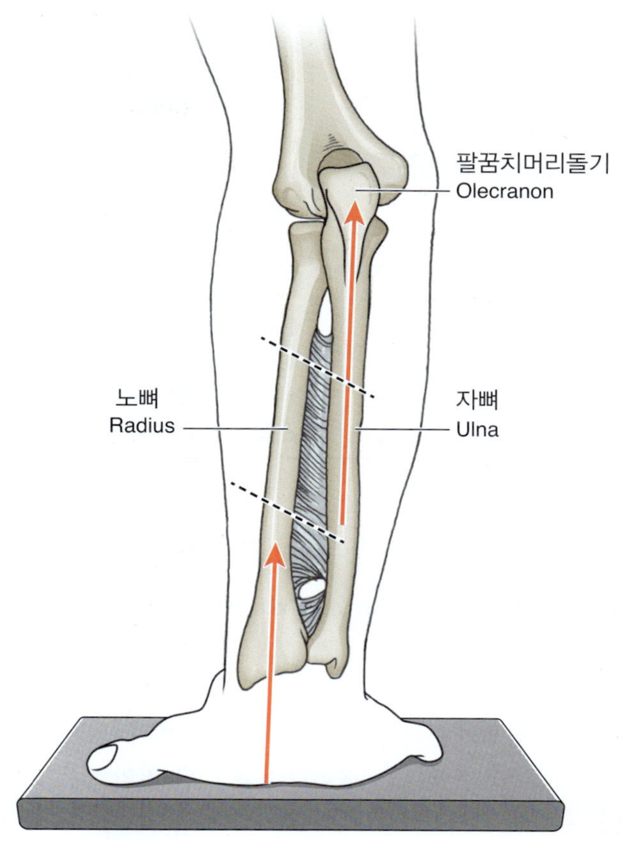

그림 8-28. 뼈사이막의 힘 전달. 오른손으로 체중부하를 했을 때(뒷면), 지면반발력의 큰 부분이 커다란 노뼈 바닥에서 이루어졌다. 뼈사이막이 타이트해지면, 노뼈의 위쪽 움직임이 체크되고 자뼈로 전달되고, 또 커다란 위팔자관절의 관절면으로 전달된다.

세모섬유연골은 압박의 힘이 손목뼈에서 자뼈로 전달될 때 완충장치로 작용하고, 자쪽 손목뼈의 안정화 장치로 작용한다.[70,103] 또한 뼈사이막처럼, 세모섬유연골도 노뼈에서 자뼈로 이동하는 압박력의 전달에 도움을 준다.[102,104]

Adams와 Holley는 강력 잡기를 동반하는 관절면의 분리 효과를 시뮬레이션하기 위해 견인력을 사용했다.[105] 그들은 세모섬유연골에서의 스트레인 분산이 아래팔의 자세에 따라 달라질 수 있음을 확인했다.[105] 엎침 시에는 장력이 세모섬유연골의 노쪽 부분에서 증가되었지만, 뒤침 시에는 세모섬유연골의 전반에 걸쳐 장력이 감소되었다. 그들은 세모섬유연골이 규칙적으로 압박 스트레인과 장력 스트레인 모두를 이겨낸다고 결론을 내렸다.[105] 압박력은 관절원반의 중심 부위를 통해 전달되고, 하중의 일부는 원반의 가장자리 내에서 장력 하중으로 전환된다.[87,106]

양쪽 노자관절의 인대성 지지와 근육성 지지에 대한 요약이 표 8-2에 제시되어 있다.

표 8-2. 몸쪽 노자관절과 먼쪽 노자관절의 안정성에 기여하는 인대성 지지와 근육성 지지

관절	인대성 지지	근육성 지지
몸쪽 노자관절 (Proximal radioulnar joint)	고리인대와 네모인대 빗인대(뒤침 제한) 뼈사이막	팔꿉관절의 완전 폄 자세에서의 위팔두갈래근의 수동장력 엎침근(노뼈머리와 작은머리의 접촉을 유지하는데 도움이 됨)
먼쪽 노자관절 (Distal radioulnar joint)	뼈사이막 등쪽노자인대(엎침 제한) 배쪽노자인대(뒤침 제한) 세모섬유연골 관절주머니	네모엎침근 팔꿈치근 자쪽손목폄근 원엎침근

팔꿉 복합체의 가동성과 안정성 (Mobility and Stability of the Elbow Complex)

기능적 활동(Functional Activities)

팔꿉 복합체의 근육과 관절들은 옷 입고 벗기, 먹기, 운반하기, 키보드치기 및 들어올리기 등과 같은 거의 모든 일상생활 활동에 사용된다. 또한 그들 구조물은 장작패기, 못질하기, 그리고 테니스, 골프, 농구 및 야구 등과 같은 스포츠 활동에서도 사용된다. 대부분의 일상생활동작은 팔꿉관절과 노자관절의 결합운동으로 이루어진다.

Morrey 등은 33명의 건강한 사람을 대상으로 15가지의 활동을 통해 팔꿉관절과 아래팔의 움직임을 측정했다.[107] 그들은 팔꿉관절의 전체 굽힘이 100°(0-130°)이고, 아래팔의 회전이 100(50°의 엎침과 50°의 뒤침)이 100°이면, 먹기, 머리빗기, 양치질하기, 옷입고 벗기 등과 같은 단순한 활동을 하는데 충분하다고 결론을 내렸다(그림 8-29). 그러므로, 팔꿉 복합체의 가동성은 대부분의 활동 영역에서 정상 기능을 하는데 꼭 필요하다. 표 8-3에서 보듯이, 목록된 10개 활동 중에서, 전화하기는 팔꿉관절의 큰 굽힘(92.8°)과 엎침/뒤침(63.5°)을 필요로 한다.[107,110] 칼질하기는 작은 범위의 팔꿉관절 굽힘과 엎침/뒤침을 필요로 한다.

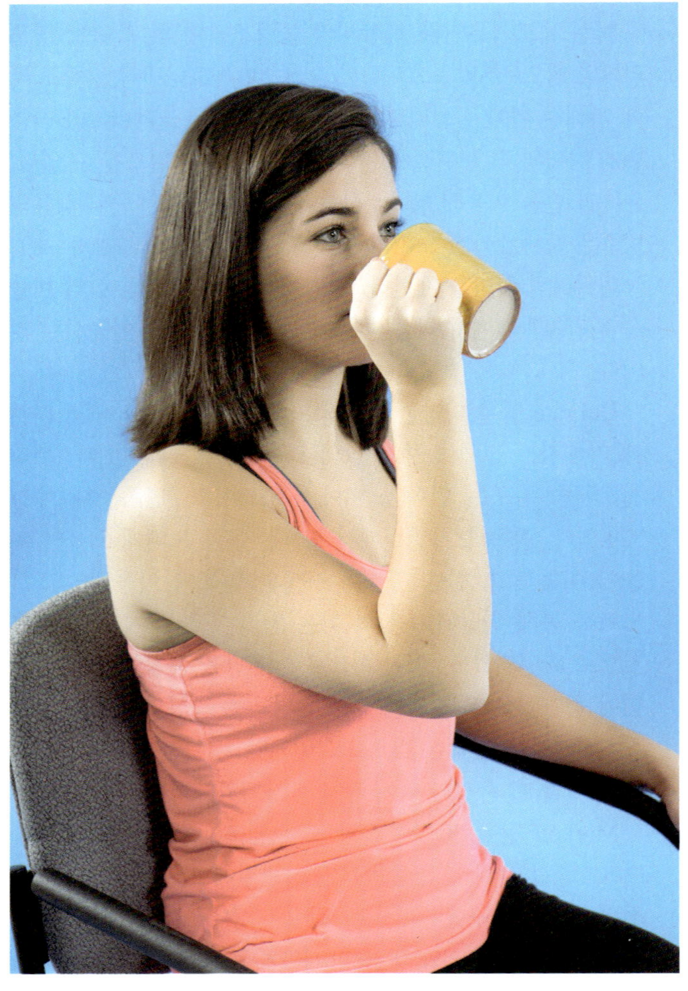

그림 8-29. 기능적 가동범위. Safaee-Rad[110](표 8-4 참고)에 따르면, 컵으로 물 마시기는 72-129°의 팔꿉관절 굽힘과 3-31°의 엎침/뒤침 가동범위를 필요로 한다(출처: Norkin CC, White DJ: Measurement ofJoint Motion: A Guide to Goniometry [ed. 5]. Philadelphia, FA Davis, 2016).

손과 손목과의 관계 (Relationship to the Hand and Wrist)

노자관절의 디자인은 손의 가동성을 강화한다. 원시 포유류 동물의 경우, 자뼈는 중요한 체중부하 구조물이었고, 치밀한 부동관절을 통해 손목뼈에 직접 연결되었다.[111] 노뼈 원반과 관절연골로 덮여 있는 가동관절의 형성에 의한 손목뼈와

표 8-3. 기능 활동 동안에서 일어나는 팔꿉관절과 아래팔의 움직임: 평균값(°)

활동	굽힘			엎침과 뒤침			근거 자료
	최소	최대	가동범위	엎침 최대	뒤침 최대	가동범위	
머리 빗기	112	157	45	-54	-143	-89	Magermans[108]
겨드랑이 씻기	104	132	18	-42	-124	-82	Magermans[108]
전화하기	42.8	135.6	92.8	40.9	22.6	63.5	Morrey[107]
	75	140	65				Packer[109]
의자에서 일어나기	20.3	94.5	74.2	33.8	-9.5*	24.3	Morrey[107]
	15	100	85				Packer[109]
문 열기	24.0	57.4	33.4	35.4	23.4	58.8	Morrey[107]
신문 읽기	77.9	104.3	26.4	48.8	-7.3*	41.5	Morrey[107]
주전자로 물 붓기	35.6	58.3	22.7	42.9	21.9	64.8	Morrey[107]
컵을 입으로 가져가기	44.8	130.0	85.2	10.1	13.4	23.5	Morrey[107]
물컵으로 물 마시기	71.5	129.2	57.7	-3.4†	31.2	27.8	Safaee-Rad[110]
칼질하기	89.2	106.7	17.5	41.9	-26.9*	15.0	Morrey[107]
포크로 음식먹기	85.1	128.3	43.2	10.4	51.8	62.2	Morrey[107]
	93.8	122.3	28.5	38.2	58.8	97.0	Safaee-Rad[110]
스푼으로 음식먹기	101.2	123.2	22.0	22.9	58.7	81.6	Safaee-Rad[110]
	117	143	26	-33	-127	-94	Magermans[108]
	70	115	45				Packer[109]

* 마이너스(−) 표시는 엎침을 의미한다.
† 마이너스(−) 표시는 뒤침을 의미한다.
근거 자료: 출처: Norkin CC, White DJ: Measurement of joint motion: A guide to goniometry (ed. 4). Philadelphia, FA Davis, 2009.

자뼈의 완전한 분리는 아래팔에 대한 손의 모든 자세에서 엎침과 뒤침이 가능하도록 하는 특징을 가진다. 손의 가동성은 안정성의 희생으로 이루어진다; 아래팔의 움직임은 손목과 손 근육이 부착하는 안정된 기반을 제공할 수 없다. 그러므로 손목과 손에 작용하는 많은 근육은 아래팔보다는 위팔뼈의 먼쪽 끝단에 부착된다.

먼쪽 위팔뼈에 있는 손과 손목 근육의 위치와 이들 근육이 팔꿉관절을 지나간다는 사실은 팔꿉관절과 손목/손 복합체 사이의 치밀한 구조적 및 기능적 관계를 만든다. 해부학적으로 손과 손목의 근육들은 팔꿉관절주머니를 보강하는데 도움을 주고, 또 팔꿉 복합체의 안정성에 기여한다. Davidson 등은 자쪽손목굽힘근이 90−120°로 팔꿉관절을 굽힘할 때 안쪽곁인대의 앞쪽 부분에 직접 위치하는 유일한 근육임을 확인했다.[112] 던지기 동작의 콕킹 단계와 가속 단계(팔꿉관절의 80−120° 굽힘에서 일어나는) 동안 안쪽 팔꿈치가 가장 큰 밖굽이 스트레스에 노출되기 때문에, 던지기 활동 동안 자쪽손목굽힘근은 안쪽곁인대를 뚜렷하게 강화시킬 가능성을 가진다.[112]

Lin 등은 자쪽손목굽힘근, 얕은손가락굽힘근 및 노쪽손목굽힘근이 동적 안정장치로서 작용하고, 또 자쪽손목굽힘근이 팔꿉관절의 밖굽이 안정성에 대한 1차 안정근으로 작용한다고 제안했다.[113] 자쪽손목굽힘근, 얕은손가락굽힘근 및 노쪽손목굽힘근은 45°와 90°에서 뚜렷하게 안쪽곁인대 스트레인을 감소시켰다. 모든 폄근은 안쪽곁인대에 대한 밖굽이 스트레인을 증가시켰다.[113]

생애와 임상적 고려사항 (Life Span and Clinical Considerations)

인체의 다른 관절과 마찬가지로, 팔꿉 복합체의 관절과 근육도 연령, 손상 및 고정에 의해 쉽게 손상될 수 있다. 이들 결과에 대한 지식은 모든 연령대 환자의 팔꿈치 문제를 평가하고 치료하는 임상가의 능력을 향상시킬 것이다.

골화중심(Ossification Centers)

아동의 팔꿈치 손상을 진단하는 것은 임상적 특징과 방사선 소견 사이의 큰 차이 때문에 쉬운 일이 아니다.[114] 해부학적 지식, 특히 골화중심과 그들의 특징은 매주 중요하다. 팔꿈치의 골화중심은 아동의 연령과 성별에 따라 늦게 골화가 일어나고 예측 가능한 방식으로 일어난다는 점에서 특이하다.[114-116]

골화중심에 대한 일반적인 기억방법은 **CRITOE**이다:

작은머리(**C**apitulum)
노뼈머리(**R**adial head)
안쪽위관절융기(**I**nternal epicondyle)
도르래(**T**rochlea)
팔꿈치머리돌기(**O**lecranon)
가쪽위관절융기(**E**xternal epicondyle)

이런 성장 중심과 그들의 위치에 대한 지식(그림 8-30)이 중요한데, 그 이유는 이들 성장 중심이 뼈가 융합되기 전에 취약해질 수 있기 때문이다.[117] 이런 성장 중심과 예측가능한 골화의 진행에 대한 이해는 아동 집단에서 장기간의 합병증을 초래할 수 있는 잘못된 진단을 예방할 수 있다.[114] 골화중심과 그들의 전형적인 골화 진행에 대한 표 8-4를 참고하기를 바란다.

성별의 영향(Effects of Gender)

Wood는 평균 연령 13세의 남아와 여아를 대상으로 3년간 등속성 팔꿉관절의 토크를 연구했다.[118] 등속성 구심성과 원심성의 팔꿉관절 폄근의 최대 토크는 남아와 여아에서 뚜렷한 차이를 보이지 않았다. 우리가 예상하듯이, 팔꿉관절 굽힘근의 원심성 토크는 구심성 토크보다 뚜렷하게 컸다.

Deighan 등은 아동(9-10세), 청소년(16-17세) 및 성인(21세 이상)을 대상으로 팔꿉관절 굽힘근과 폄근의 최대 단면적을 측정했다.[119] 가장 어린 연령의 그룹을 제외하고는, 여성에 비해 남성에게서 더 큰 생리적 단면적이 확인되었다; 여성보다 남성이 연령이 증가함에 따라 더 큰 단면적을 가지고 있음이 확인되었다. Tonson 등은 평균 생리적 단면적의 비율이 아동과 청소년보다 성인에서 뚜렷하게 높았음을 확인했다.[120]

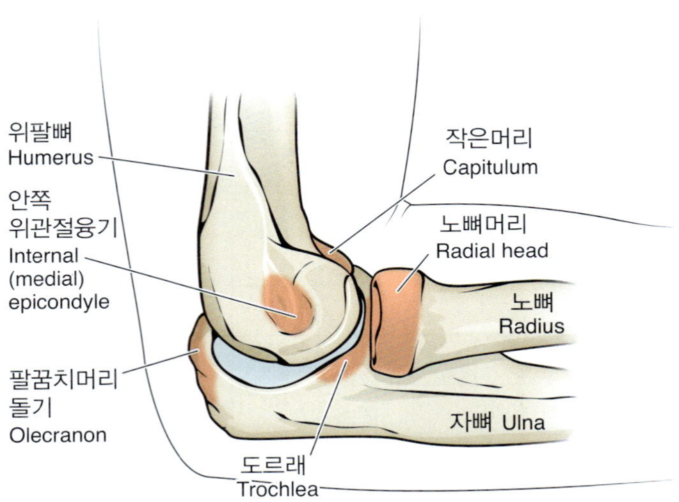

그림 8-30. 팔꿈치의 골화중심. 팔꿈치의 성장 중심(가쪽위관절융기의 중심은 보이지 않는다)은 융합되기 전에 뼈끝염증이나 박리골절의 가능성이 있는 부위이다. 각 골화중심이 언제 융합되는 연령을 알고 싶으면, 표 8-4를 참고하기 바란다.

연령의 영향(Effects of Age)

표 8-5에 제시된 실험적 소견에서 알 수 있듯이, 연령 증가에 따른 근력의 감소는 신체 활동 수준과 같은 다른 요소와 함께, 관련된 근육 활동의 유형(원심성/구심성), 근육군 및 성별에 의해 영향을 받는 것 같다.[121-125] 또한 노인은 깃근의 더 작은 섬유 각도와 감소된 근육다발의 길이를 가진 것으로 확인되었고, 이것은 근육 기능이 50%나 소실되는 것으로 추정될 수 있다. 다행스럽게도, 저항 훈련이 근육다발의 길이와 원섬유마디의 숫자를 증가시킬 수 있다.[126]

Lynch 등은 19-93세의 많은 사람들을 대상으로 팔꿉관절 굽힘근과 폄근에 대한 최대 구심성 토크와 원심성 토크를 연구했다. 그들은 양쪽 성별에서 구심성과 원심성의 최대 토크가 연령과 관련된 감소된다는 것을 확인했다.[127]

John 등은 젊은 대상자가 높은 연령의 대상자보다 상대적으로 더 큰 관절 토크를 뚜렷하게 생성한다고 결정했다.[128] Valour와 Pousson은 팔꿉관절 굽힘근의 최대 등척성 힘과 직렬 탄성 성분의 컴플라이언스가 젊은 그룹보다 노년 그룹에

표 8-4. CRITOE: 팔꿈치의 골화중심

골화 중심	골화 연령
작은머리(Capitulum)	6개월 – 2세
노뼈머리(Radial head)	3 – 6세
안쪽위관절융기 / Internal (medial) epicondyle	4 – 7세
도르래(Trochlea)	7 – 10세
팔꿈치머리돌기(Olecranon)	6 – 12세
가쪽위관절융기 / External (lateral) epicondyle	10 – 14세

자료 출처: Iyer RS, Thapa MM, Khanna PC, et al: Pediatric bone imaging: imaging elbow trauma inchildren-a review of acute and chronic injuries. AJR Am J Roentgenol 198:1053-68, 2012.

표 8-5. 팔꿈치 근육에 대한 노화의 영향

HUGHES 등[124]	LYNCH 등[127]	GALLAGHER 등[122]	RUNNELS[131]
n = 68 여성	n = 339 여성	n = 60 남성	n = 75
n = 52 남성	n = 364 남성		
1차 Age, 47-78세	연령 19-93세	연령 20-60세	연령 20-83세
2번째 연령, 56-88세			
팔꿉관절 굽힘근과 폄근에서 등속성 근력은 여성의 연령이 10년씩 증가함에 따라 2%의 감소를 보였고, 남성은 10년씩 증가함에 따라 12%의 감소를 보였다.	구심성 최대 토크에 대한 근육의 질(근질량 당 최대 토크)은 남성의 경우는 28% 감소했고, 여성은 20% 감소했음을 보였다. 원심성 최대 토크는 남성의 경우 25% 감소했지만, 여성은 뚜렷하게 감소되지 않았다.	능동 팔꿉관절 굽힘/폄의 최대 토크, 파워 및 최대 토크의 각도가 양측으로 측정되었고, 젊은 사람과 노인 사이에서 뚜렷한 감소를 보였다. 그러나 뒤침과 엎침에서는 연령과 관련된 차이는 일어나지 않았다.	팔꿉관절 굽힘근과 폄근의 등속성 최대 토크는 남성 20-59세보다는 남성 60-83세에서 더 많이 떨어졌다. 최대 등척성 힘 생산은 60세 때 감소했다.

서 현저하게 떨어짐을 확인했다.[129] Toji와 Kaneko는 50세 이후의 연령에서 근육 수축 속도에 대한 노화의 효과가 뚜렷하다는 결론을 내렸다.[130] Runnels 등에 의해 수행된 등속성 검사는 20-83세 사이의 지원자 75명을 대상으로 이루어졌고, 팔꿉관절 굽힘근과 폄근의 수행력이 모든 각속도에서 감소하기 전에 20-59세의 대상자에는 비교적 일정하게 유지되었다고 했다.[131] 연대순 연령은 근질량과 근수축의 유형에 관계 없이 근육의 수행력에 영향을 주었다. 수축 유형에 관계 없이 근육의 성능에 영향을 미쳤다; 그러나 등속성 수축은 20-83세의 75명 지원자로부터 최소한의 영향을 받았다.[131]

Klein 등에 따르면, 위팔두갈래근의 I형 섬유 영역과 팔꿉관절 굽힘근의 최대 수의적 근력이 젊은 사람의 섬유보다 늙은 사람의 섬유에서 더 낮게 나타났고, 또 젊은 사람과 노인 사이의 I형 섬유의 영역은 사람에 따라 다르지 않았지만, Ⅱ형 섬유의 백분율은 사람에 따라 차이가 나타났다는 것이다.[132]

손상(Injury)

팔꿉관절의 손상은 흔히 일어난다. 팔꿉관절의 손상 기전과 팔꿉관절 구조물과 그들의 손상의 연관성에 대한 이해는 관절 기능에 대한 손상의 효과를 결정하는데 필수적이다.

압박 손상(Compression Injuries)

팔꿉관절에서 세로 압박력에 대한 저항은 주로 관절내의 뼈 접촉으로 제공된다; 그러므로 팔꿉관절의 과도한 압박력은 종종 골절을 일으킨다. 팔꿉관절이 잠김된 자세(폄된 자세)로 손을 짚고 넘어지는 것은 먼쪽 노뼈와 자뼈에서 팔꿈치로 힘의 전달을 초래할 수 있고, 이것은 힘의 방향에 따라 이들 뼈 중 하나 또는 양쪽 뼈 모두가 골절될 수 있다(그림 8-31). 만약 힘이 노뼈를 통해 전달되면, 동시에 밖굽이스트레스가 일어날 수 있기 때문에 노뼈머리가 작은머리에 충돌하여 노뼈머리가 골절될 수 있다. 노뼈머리의 골절은 뼈사이막의 중심 밴드의 열상을 동반할 수 있고, 뼈사이막 기능 중의 하나가 노뼈머리에서 압박력을 제한하는 것이다. 뼈사이막의 중심 밴드는 생리적 능력을 거의 갖지 못해서, 손상이 수술적 중재로 해결되지 않으면 종적 불안정이 초래될 수 있다.[133] 만약 낙상의 힘이 자뼈로 전달되면, 갈고리돌기나 팔꿈치머리돌기의 골절이 위팔뼈에 가해지는 자뼈의 충격으로 일어날 수 있다. 만약 노뼈나 자뼈가 과도한 힘을 흡수하지 못하면, 그 힘은 위팔뼈로 전달될 것이고, 이것은 관절융기위 영역이나 좀더 몸쪽 위팔뼈에 골절을 초래할 수 있다.

근육 수축도 팔꿉관절에 높은 압박을 일으킬 수 있다. 예를 들어, 야구 피칭의 가속 단계와 감속 단계 동안, 팔꿉관절에서 일어나는 압박력은 체중의 90%에 도달할 수 있다.[134] 자신경이 위팔뼈 안쪽위관절융기와 자뼈 팔꿈치머리돌기 사이의 팔꿉굴을 통과하기 때문에, 자쪽손목굽힘근의 반복적인 강력한 수축은 자신경을 압박할 수 있다(그림 8-32).[135,136] 팔꿉굴과 자신경의 단면적이 굽힘의 증가로 감소되기 때문에, 그런 압박은 팔꿉관절 굽힘의 증가로 악화될 수도 있다.[137]

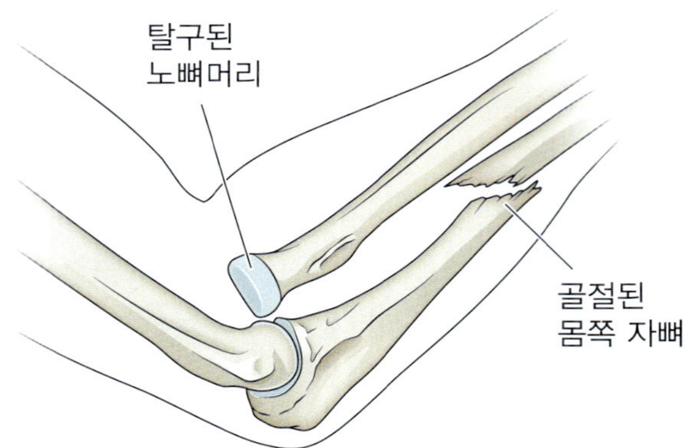

그림 8-31. 팔을 뻗으면서 낙상했을 때, 즉, 팔꿉관절을 펴하고(잠김자세), 아래팔을 엎침한 상태로 손으로 땅을 짚으면, 노뼈, 자뼈 또는 양쪽 모두를 통해 힘의 전달이 이루어질 것이다. 힘이 너무 강하면, 노뼈머리의 전방 탈구와 몸쪽 자뼈의 골절이 일반적으로 발생한다.

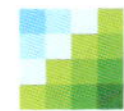

환자 적용 8-4

Margaret Blevins는 46세의 간호사로 젖은 바닥에서 뒤로 미끄러질 때 오른손을 뒤로 뻗은 채 넘어지는 충격을 완화하려는 시도를 했다. 그녀는 즉시 오른쪽 손목과 팔꿈치에 통증을 느꼈지만, 교대시간이 끝날 때까지 손상 사실을 보고하지 않았다. 팔꿈치 타박상을 당한 다음 날 그녀에게 물리치료를 받도록 의뢰했던 작업 보건 간호사가 그녀를 간호했다. 물리치료에서 검사를 받을 때, 환자는 오른쪽 가쪽 팔꿈치 통증을 주로 호소했고 오른쪽 팔꿈치를 굽힘된 자세로 유지하고 있었다. 그녀는 노자관절선에 뚜렷한 부종을 가졌고, 촉진시 압통이 발생했다. 과도한 체액이 관절내에 축적되어 관절주머니를 신장하고 통증을 유발할 수 있다. 환자는 팔꿉관절을 80°로 굽힘함으로서 통증을 줄이려는 시도를 했고, 이런 팔꿉관절의 자세는 관절주머니에 최소한의 장력이 발생하는 자세로 간주된다.[138] 그러므로, 이 자세는 관절부종을 가진 환자에게 비교적 편안한 자세이다. 이런 경우의 환자는 관절내 노뼈머리 골절을 확인하는 방사선 검사에 의뢰되었다. 환자는 노뼈머리골절을 치유받을 수 있도록 고정장치의 적용을 받았다.

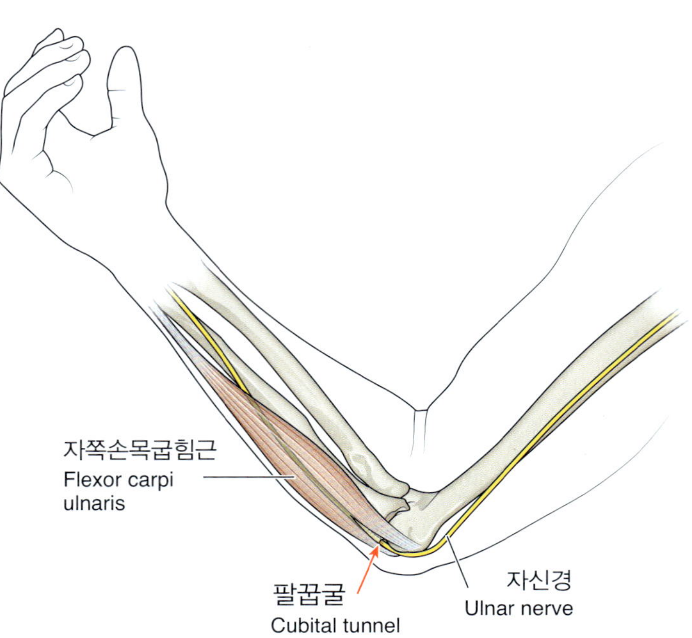

그림 8-32. 오른쪽 팔꿉굴 안에 있는 자신경. 자신경은 자쪽손목굽힘근의 2개 갈래에 의해 형성된 팔꿉굴을 통과한다. 자쪽손목굽힘근의 수축은 자쪽손목굽힘근의 2 갈래 사이를 지나가는 자신경을 압박할 수 있다.

견인 손상(Distraction Injuries)

팔꿉관절에 있는 인대와 근육은 종적 견인의 힘에 저항을 제공한다. 엎침과 폄된 아래팔에 충분한 크기의 장력이 가해지면, 고리인대로부터 아래쪽으로 노뼈가 탈구될 수 있다. 이런 손상은 성인에서는 거의 일어나지 않고, 5세 미만의 어린 아동에게서 흔히 발생하고, 남아 보다는 여아에게서 많이 발생한다.[139,140]

어린 아동에게 우세하게 나타나는 이유는 고리인대의 느슨함이나 탄성 때문일 수 있다. 어린 아이의 한 손 또는 양 손을 잡고 공중에 들어올리거나, 손을 잡아당기는 것이 일반적인 손상의 기전이 되고, 이런 손상을 **보모 팔꿉**(nursemaid's elbow)이라고 한다(그림 8-33).[139]

안굽이/밖굽이 손상(Varus/Valgus Injuries)

팔꿉관절에서 일어나는 밖굽이와 안굽이의 스트레스는 많은 활동에서 발생한다. 그런 스트레스가 일어날 때, 팔꿉관절의 한쪽 측면은 탈구의 힘에 노출될 것이고, 다른 쪽 측면은 압박의 힘에 노출될 것이다. 팔꿉관절에서 흔하게 일어나는 밖굽이 스트레스의 경우에는, 노뼈머리와 작은머리가 압박되는 반면, 몸쪽 자뼈와 도르래는 견인된다(그림 8-34). 반복적인 밖굽이 스트레스가 있으면, 안쪽곁인대가 과신장되거나 열상될 수 있는데, 이것은 안쪽으로 더 큰 견인을 허용하고, 노뼈머리와 작은머리 사이에 더 큰 압박을 초래한다.

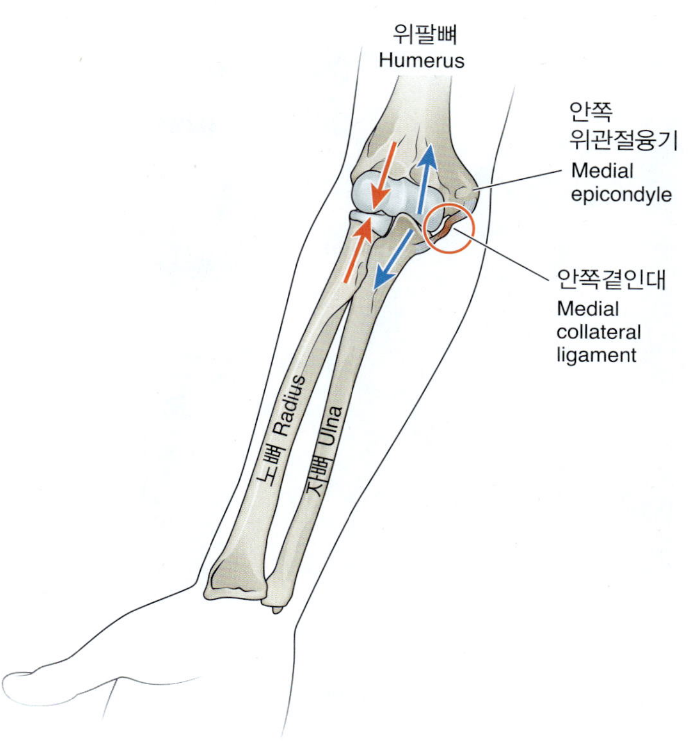

그림 8-34. 밖굽이 손상. 아래팔에 대한 밖굽이 스트레스의 적용은 위팔노관절에 압박력을 제공하고, 반대로 위팔자관절에는 견인력을 일으킨다. 반복성 밖굽이 스트레스가 있으면, 관절 견인을 제한하는 안쪽곁인대에 신장이나 염증을 일으킬 수 있다.

반대 현상이 비교적 덜 일반적인 팔꿉관절의 안굽이 스트레스로 일어날 수 있다.

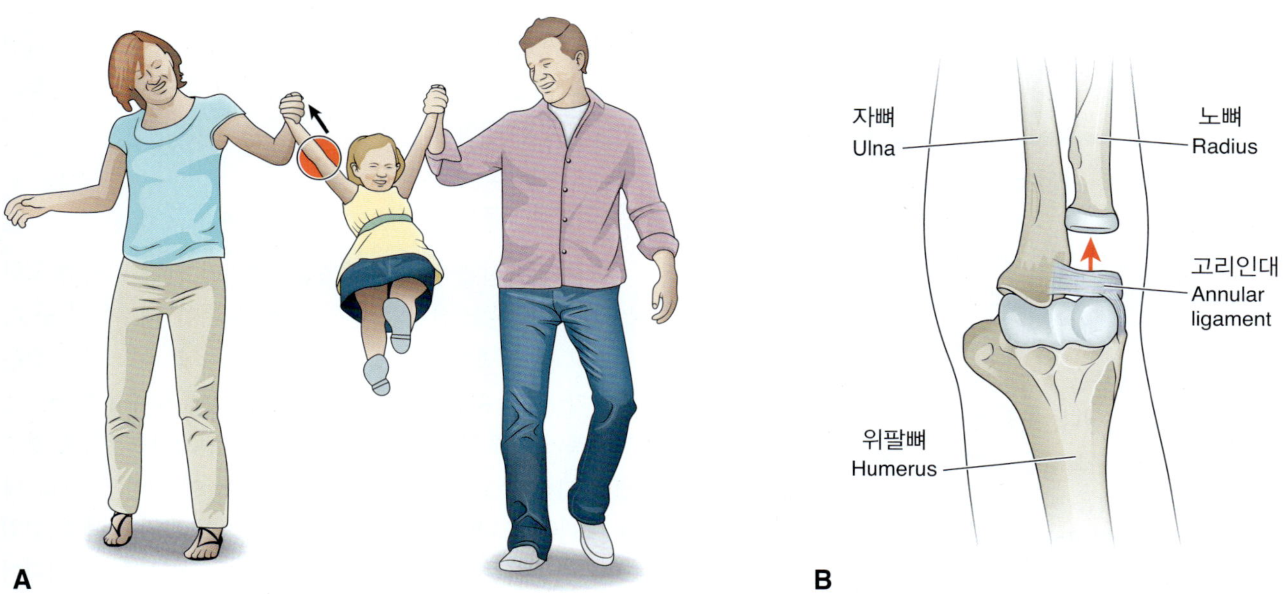

그림 8-33. 보모 팔꿉: A. 아동의 팔에 가해지는 위쪽 방향의 종적 힘은 위팔노관절에 견인을 일으킬 수 있다. B. 오른쪽 노뼈머리가 고리인대로부터 벗어날 수 있다. 특히 팔꿉관절을 지나가는 인대가 이완되고 근육의 능동 근력이 관절의 압박을 상쇄시킬 수 없다면, 더욱 그러할 수 있다.

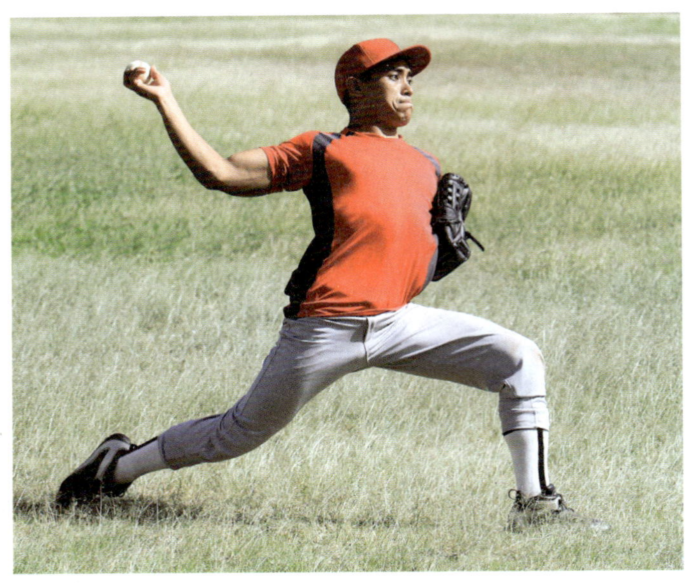

그림 8-35. 야구 피칭의 콕킹 동안, 팔꿈치에 가해지는 밖굽이 스트레스는 높아진다. 반복성 밖굽이 스트레스가 투수의 팔꿈치에서 발생하면, 안쪽곁인대의 이완과 염증을 일으킬 수 있고 팔꿈관절의 불안정을 초래할 수 있다.

야구 피칭의 백스윙 단계나 또는 "콕킹" 단계 동안(그림 8-35), 안쪽곁인대에 가해지는 스트레스는 반복적이며, 관절의 안쪽면을 보강하는 인대의 이완과 불안정을 초래한다.[12,117] 초래된 안쪽 불안정은 정상 운반각과 노뼈머리와 작은머리 사이의 과도한 압박을 증가시킬 수 있다.[141] 만약 비정상 압박의 힘이 장기간 이루어지면, 이들 힘은 위팔노관절의 관절연골로 가는 혈액 공급을 방해하고 작은머리의 **무혈관성 괴사**를 초래할 수 있을 것이다.[117]

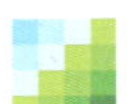

환자 적용 8-5

Steve Cho는 13세의 남성 아동이며, 더 많은 피칭 연습을 하기 위해 여름 동안 2개의 야구팀에 합류했다. 여름 시즌이 시작된 지 3주가 지난 후, Steve는 피칭을 한 후 피칭 쪽의 안쪽 팔꿈치 통증을 확인했고, 또 피칭 속도와 제어력이 감소되었음을 확인했다. 팔꿈치가 공 던지기로 인한 통증을 가졌을 때, 그의 부모님은 의학적 조언을 구했다. 안쪽곁인대를 따라 촉진했을 때 통증이 발생했다. 반대쪽 팔과 비교해, 피칭하는 팔꿈치에 밖굽이 스트레스가 적용되었을 때 심한 인대 이완이 발견되었다; 밖굽이 스트레스는 피칭할 때 경험했던 날카로운 통증을 유발시켰다. Steve는 안쪽곁인대 염좌를 당했고, 완전히 치유될 때까지 피칭 회전에서 제외되었다.

이 시나리오는 어린 야구선수에게서 많이 발생하는 팔꿈치 부상이고, 특히 안쪽곁인대의 염좌나 열상으로 의학적 치료를 꼭 필요로 한다.[117] 이로 인해 유소년 야구에 대한 새로운 권고사항인 주당 피칭수 제한 지침과 일년 중 최소 3개월 동안 피칭을 하지 않는 것이 부상 위험을 감소시켰다. 이것은 손상의 위험을 줄이기 위해 1년 동안 적어도 3개월은 피칭하지 않아야 하고, 또 주당 피칭수의 제한과 같은 지침을 가진 새로운 권고사항이 유소년 야구 투수에게 제기되었다.

Garrison 등은 안쪽곁인대 열상을 진단받은 야구선수를 검사했고, 또 비슷한 연령대와 포지션이 같은 건강한 야구선수와 비교했다.[142,143] 그들의 연구는 움직임, 근력 및 몸쪽 운동제어의 변화가 팔꿈치의 밖굽이 스트레스로 인한 안쪽곁인대 손상과 관련되어 있음을 확인했다.

힘 또는 근위 운동 조절의 변화가 팔꿈치에서 골반 응력의 증가 때문에 가장 가능성이 높은 중간 측방향 인대 부상과 관련이 있다는 것을 암시한다.[12] 피칭하는 팔꿉관절에서 일어날 수 있는 다른 문제로는, 자신경염, 굽힘근-엎침근 좌성이나 힘줄염, 그리고 안쪽위관절융기염 등이 있다. 안쪽 힘줄염과 안쪽위관절융기염은 강력한 원엎침근, 노쪽손목굽힘근 및 자쪽손목굽힘(경우에 따라)의 반복 수축에 의해 유발될 수 있다. 이들 근육은 팔꿉관절의 폄, 엎침 및 손목의 굽힘이 결합되어 일어나는 야구의 피칭과 테니스 서브와 관련된다. 골퍼 엘보우로 알려진 안쪽위관절융기염은 안쪽위관절융기에서 착지하는 손목과 손의 굽힘근과 아래팔의 엎침근이 견인되어 발생하는 것으로 간주되고 있다. 골프 공 대신에, 지면을 때리는 골프 클럽 헤드의 과사용이나 갑작스런 감소 동작이 일반적인 원인이다.[144]

말초신경 병리(Peripheral Neuropathy)

팔꿈치는 신체 중에서 말초신경병리가 가장 많이 발생하는 부위이다.[145] 신경의 얕은 지점, 독특한 해부학적 구조, 그리고 높은 역학적 스트레스나 반복성 스트레스 등과 같은 요소가 신경 손상을 야기할 수 있다. 팔꿈치에서 일어나는 전통적인 말초신경 포획(압박)의 예는 던지기를 할 때 자신경에 가해지는 과도하거나 반복적인 밖굽이 견인 스트레스나 또는 나사 드라이버를 사용하는 반복적인 그립 활동과 엎침으로 정중신경에 가해지는 압박 스트레스이다.[146–148] 심지어 장시간 동안 팔꿈치를 의자 팔걸이나 등받이 위에 올려놓는 것과 같은 단순한 활동도 자신경이나 노신경에 국소 허혈을 일으킬 수 있다.

표 8-6. 팔꿈치 말초신경병리의 흔한 지점

신경	포획 위치	손상 기전	증상
자신경	팔꿉굴(팔꿉굴 증후군)	• 장기간의 압박(의자 팔걸이에 팔을 내려놓음) • 견인(던지기 동안 과도한 밖굽이 스트레스) • 과사용(반복적/장기간 굽힘, 휴대폰 사용)	• 팔꿉굴을 따라 통증 발생 • 아래팔과 손의 자신경 분포 안에서 운동신경과 감각신경의 변화
정중신경	위팔두갈래근 널힘줄	위팔두갈래근의 강력한 수축으로 인한 압박 손상	엎침근 힘살 주변의 아래팔 통증과 감각변화 운동신경의 변화는 거의 없음.
	원엎침근 증후군 (원엎침근의 얕은갈래와 깊은갈래)	반복 엎침(그립 활동과 팔꿉관절의 폄이 결합된 것 같은) /또는 엎침근 힘살의 비대로 인한 압박 손상	아래팔의 둔한 통증, 오직 운동신경 변화
	앞뼈사이신경 증후군 (얕은손가락굽힘근의 몸쪽가장자리)	직접 압박(석고 고정)	
자신경	노신경굴 증후군 – 뒤뼈사이신경가지 (뒤침근, Arcade of Frohse)	• 반복성 아래팔의 엎침/뒤침 • 직접 압박 "허니문 마비"	• 가쪽위관절융기보다 먼쪽에 있는 몸쪽 등쪽 아래팔 통증 • 운동신경의 변화

자료 출처: Latinovic R, Gulliford MC, Hughes RA: Incidence of common compressive neuropathies in primary care. J Neurol Neurosurg Psychiatry 77:263-5, 2006; Andreisek G, Crook DW, Burg D, et al: Peripheral neuropathies of the median, radial, and ulnar nerves: MR imaging features. Radiographics 26:1267-87, 2006; Miller TT, Reinus WR: Nerve entrapment syndromes of the elbow, forearm, and wrist. AJR Am J Roentgenol 195:585-94, 2010.

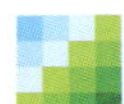

환자 적용 8-6

Nijee Warfield는 21세의 남자 대학생이며, 일어났을 때 원인을 알 수 없는 손목 약증과 아래팔 통증이 발생하여 응급실을 방문했다. 그는 추가 조사를 위해 물리치료실로 의뢰되었고, 다음과 같은 주요 객관적 소견이 있었다:

- 아래팔의 등쪽면에 있는 노신경굴을 촉진했을 때 국소 압통이 발생했다.
- 손목 폄근의 근력이 1/5 밖에 되지 않았다.
- 목뼈 유발 검사 시 음성 징후가 나타났다.

추가 조사를 한 결과, 환자는 과도한 알코올 섭취와 베개 대신 아래팔로 머리를 베고 잠을 잤다고 보고했다. 환자는 "토요일 밤 마비"로 불리는 노신경 압박이라는 진단을 받았고, 집으로 퇴원할 때, 스플린트 처방과 자가관리를 위한 교육을 받았다.[149]

신경병리는 기본적으로 임상 병력, 신체검진, 그리고 근전도 검사를 통해 진단된다.[150] 가쪽위관절융기 통증, 안쪽곁인대 병리, 그리고 골단염 등과 같은 다른 병리가 말초신경병리와 비슷한 양상을 팔꿈치에서 나타낼 수 있어, 검사 과정 동안 배제되어야 한다.

"이중 충돌 증후군(double crush syndrome)"은 말초신경의 주행을 여러 압박 지점을 의미한다. 개별적으로, 각 기계적 스트레스는 증상을 일으킬 만큼 충분하지 않지만, 총체적으로 임상 결과를 초래할 수 있다. 전체 운동 사슬에 걸쳐 철저한 신경 검사는 적절한 진단에 꼭 필요하고 또 신경병리를 치료하는데도 꼭 필요하다.[151] 흔한 팔꿈치 신경 압박과 역학적 원인을 알고 싶으면, 표 8-6을 참고하길 바란다.

요약(SUMMARY)

- 팔꿉 복합체와 손목과 손 복합체 사이의 상호관계는 정상적인 팔꿉관절의 기능을 만드는데 매우 중요하다. 만약 팔꿉관절의 기능이 손상되면, 손의 기능이나 어깨와 몸통과 같은 관절의 기능도 손상될 것이다. 예를 들어, 팔꿉관절이 굽힘될 수 없다면, 음식을 입으로 가져가는 것이 불가능할 것이다. 반대로 어깨관절의 움직임이 제한되면, 팔꿉관절의 밖굽이 스트레스와 관련된 손상도 초래될 것이다.
- 손에 공급되는 많은 중요한 혈관과 신경 구조물이 팔꿈치와 밀접하게 관련되어 있기 때문에, 손상으로부터 팔꿈치를 보호하고 과도한 스트레스를 막는 것이 중요하다. 만약 노신경이 위관절융기 수준에서 손상되면, 손목 폄근, 뒤침근, 엄지 및 손가락의 폄근들이 나쁜 영향을 받을 것이다. 정중신경이 팔꿉관절 수준에서 손상되면, 엎침근, 노쪽손목굽힘근, 손가락굽힘근, 엄지두덩 근육, 벌레근 등이 나쁜 영향을 받을 것이다. 다음 장에서 우리는 손 근육의 특별한 기능에 대해 설명할 것이고, 또 팔꿉 복합체와 관련된 일부 근육들의 손상을 보다 잘 이해할 수 있게 될 것이다.
- 팔꿉관절, 어깨관절, 손목 및 손의 구조와 기능 사이의 일부 상호관계가 본 장에서 소개되었다. 손목과 손에 1차 작용하는 근육들은 팔꿉관절을 지나가고, 팔꿉관절의 안정성과 기능에 기여하는 반면, 어깨관절과 팔꿉관절의 안정성과 ROM은 손목과 손의 기능을 강화하는데 도움을 준다.
- 종종 팔꿉 복합체의 보상작용은 어깨관절과 손목관절의 가동범위(ROM)가 제한되었을 때 필요하다. 팔의 근육들과 관절에 대한 새로운 관계는 다음 장의 손목과 손에서 자세히 소개될 것이다.

학습 문제(STUDY QUESTIONS)

1. 팔꿉 복합체의 모든 관절면에 이름을 붙이고 위치를 설명해 보자. 운동축과 자유도를 포함해 각 관절의 움직임 방법에 설명해 보자.
2. 팔꿉관절의 굽힘과 폄, 그리고 아래팔의 뒤침과 엎침 상태에서 노뼈머리, 작은머리 및 고리인대 사이의 위팔노관절에 대해 설명해 보자.
3. 다양한 관절 각도에서 위팔노근의 병진성분과 돌림성분을 그려봄으로서 그 근육의 안정화 기능에 대해 설명해 보자.
4. 팔꿉관절의 능동 굽힘이 수동 굽힘보다 왜 더 많이 제한되는지를 설명해 보자.
   어떤 구조물이 팔꿉관절의 폄을 제한하는가?
5. 운반각을 설명하고, 운반각이 왜 형성되고, 여성이 남성 보다 왜 더 큰 지를 설명해 보자.
6. 어떤 구조물이 뒤침과 엎침을 제한하는가?
7. 저항 없이 아래팔이 느린 엎침을 수행할 때, 어떤 근육이 사용할 것인가?
8. 고리인대의 구조와 기능이 다른 팔꿉관절 인대와 어떻게 다른가?
9. 턱걸이 운동을 할 때의 위팔두갈래근의 활동과 팔꿈치 펴기를 할 때의 위팔세갈래근의 활동을 설명해 보자.
10. 테니스 엘보우로 불리는 흔한 손상 기전에 대해 설명해 보자.
11. 가쪽위관절융기 통증을 치료할 때, 팔꿈치 몸쪽에 있는 관절을 고려하는 타당성을 제공해 보자.
12. 테니스 엘보우를 위해 위관절융기염이라는 용어 보다, 위관절융기증이란 용어가 왜 진단적 용어로 더 적절한지를 설명해 보자.
13. 구조와 기능적 측면에서 안쪽곁인대와 가쪽곁인대를 비교해 보자.
14. 구조와 기능적 측면에서 위팔두갈래근과 위팔근을 비교해 보자.
15. 골화의 연대순으로 팔꿈치의 6개 골화중심을 나열해 보자.
16. 팔꿉굴 증후군과 관련된 손상 기전을 설명해 보자.
17. 뼈사이막의 기능을 설명해 보자.
18. 표 8-3에 따르면, 대부분의 엎침을 요구하는 활동들로는 무엇이 있는가?
19. 어떤 인대들이 먼쪽노자관절을 지지하는가?
20. 어깨관절을 최대로 굽힘한 상태에서 팔꿉관절의 완전한 수동운동이 이루어질 수 있는가?
    수동불충분성의 결과는 무엇인가?
21. 먼쪽 노자관절에 있는 세모섬유연골의 역할은 무엇인가?

참고문헌(REFERENCES)

1. An KN, Hui FC, Morrey BF, et.al: Muscles across the elbow joint: A biomechanical analysis. J Biomech 14:659.69, 1981.
2. Lockard M: Clinical biomechanics of the elbow. J Hand Ther 19:72.80, 2006.
3. Standring S: Gray's Anatomy (ed. 41). Philadelphia, Elsevier, 2016.
4. Eckstein F, Lohe F, Muller-Gerbl M, et.al: Stress distribution in the trochlear notch. A model of bicentric load transmission through joints. J Bone Joint Surg Br 76:647.53, 1994.
5. Eckstein F, Lohe F, Hillebrand S, et.al: Morphomechanics of the humero-ulnar joint: I. Joint space width and contact areas as a function of load and flexion angle. Anat Rec 243:318.26, 1995.
6. Eckstein F, Merz B, Muller-Gerbl M, et.al: Morphomechanics of the humero-ulnar joint: II. Concave incongruity determines the distribution of load and subchondral mineralization. Anat Rec 243:327.35, 1995.
7. Milz S, Eckstein F, Putz R: Thickness distribution of the subchondral mineralization zone of the trochlear notch and its correlation with the cartilage thickness: An expression of functional adaptation to mechanical stress acting on the humeroulnar joint? Anat Rec 248:189.97, 1997.
8. Putz R, Milz S, Maier M, et.al: [Functional morphology of the elbow joint]. Orthopade 32:684-90, 2003.
9. Kapandji IA: The Physiology of the Joints (ed. 6). Edinburgh and London, E&S Livingstone, 2008.
10. Duparc F, Putz R, Michot C, et.al: The synovial fold of the humeroradial joint: Anatomical and histological features, and clinical relevance in lateral epicondylalgia of the elbow. Surg Radiol Anat 24:302.7, 2002.
11. Cerezal L, Rodriguez-Sammartino M, Canga A, et.al: Elbow synovial fold syndrome. AJR Am J Roentgenol 201:W88.96, 2013.
12. Cain EL, Jr., Dugas JR, Wolf RS, et.al: Elbow injuries in throwing athletes: A current concepts review. Am J Sports Med 31:621.35, 2003.
13. Callaway GH, Field LD, Deng XH, et.al: Biomechanical evaluation of the medial collateral ligament of the elbow. J Bone Joint Surg Am 79:1223.31, 1997.
14. Dugas JR, Ostrander RV, Cain EL, et.al: Anatomy of the anterior bundle of the ulnar collateral ligament. J Shoulder Elbow Surg 16:657.60, 2007.
15. Fuss FK: The ulnar collateral ligament of the human elbow joint. Anatomy function and biomechanics. J Anat 175:203.12, 1991.
16. Jones KJ, Osbahr DC, Schrumpf MA, et.al: Ulnar collateral ligament reconstruction in throwing athletes: A review of current concepts. AAOS exhibit selection. J Bone Joint Surg Am 94:e49, 2012.
17. Regan WD, Korinek SL, Morrey BF, et.al: Biomechanical study of ligaments around the elbow joint. Clin Orthop Relat Res:170.9, 1991.
18. Milz S, Tischer T, Buettner A, et.al: Molecular composition and pathology of entheses on the medial and lateral epicondyles of the humerus: A structural basis for epicondylitis. Ann Rheum Dis 63:1015.21, 2004.
19. Benjamin M, Toumi H, Ralphs JR, et.al: Where tendons and ligaments meet bone: Attachment sites ("entheses") in relation to exercise and/or mechanical load. J Anat 208:471.90, 2006.
20. Petrie S, Collins JG, Solomonow M, et.al: Mechanoreceptors in the human elbow ligaments. J Hand Surg Am 23:512.8, 1998.
21. Sojbjerg JO, Ovesen J, Nielsen S: Experimental elbow instability after transection of the medial collateral ligament. Clin Orthop Relat Res:186.90, 1987.
22. Ahmad CS, El Attrache NS: Elbow valgus instability in the throwing athlete. J Am Acad Orthop Surg 14:693.700, 2006.
23. Hassan SE, Parks BG, Douoguih WA, et.al: Effect of distal ulnar collateral ligament tear pattern on contact forces and valgus stability in the posteromedial compartment of the elbow. Am J Sports Med 43:447.52, 2015.
24. Gurbuz H: Anatomical dimensions of anterior bundle of ulnar collateral ligament and its role in elbow stability. Folia Med (Plovdiv) 47.
25. Safran MR, McGarry MH, Shin S, et.al: Effects of elbow flexion and forearm rotation on valgus laxity of the elbow. J Bone Joint Surg Am 87:2065.74, 2005.
26. Chantelot C, Wavreille G, Dos Remedios C, et.al: Intra-articular compressive stress of the elbow joint in extension: an experimental study using Fuji films. Surg Radiol Anat 30:103.11, 2008.
27. Bowling RW, Rockar, PA: The elbow complex (ed. 3). St. Louis, MO, 1996.
28. Reichel LM, Milam GS, Sitton SE, et.al: Elbow lateral collateral ligament injuries. J Hand Surg Am 38:184.201; quiz 201, 2013.
29. Seki A OB, Jensen SL, et.al: Functional anatomy of the lateral collateral ligament complex of the elbow: Configuration of the Y and its role. J Shoulder Elbow Surg:11:53, 2003.
30. Imatani J, Ogura T, Morito Y, et.al: Anatomic and histologic studies of lateral collateral ligament complex of the elbow joint. J Shoulder Elbow Surg 8:625.7, 1999.
31. Wavreille G, Seraphin J, Chantelot C, et.al: Ligament fibre recruitment of the elbow joint during gravity-loaded passive motion: An experimental study. Clin Biomech (Bristol, Avon) 23:193.202, 2008.
32. Morrey BF, An KN: Articular and ligamentous contributions to the stability of the elbow joint. Am J Sports Med 11:315.9, 1983.
33. O'Driscoll SW: Elbow instability. Acta Orthop Belg 65:404.15, 1999.
34. Olsen BS, Sojbjerg JO, Nielsen KK, et.al: Posterolateral elbow joint instability: The basic kinematics. J Shoulder Elbow Surg 7:19.29, 1998.
35. Kim PT, Isogai S, Murakami G, et.al: The lateral collateral ligament complex and related muscles act as a dynamic stabilizer as well as a static supporting structure at the elbow joint: An anatomical and experimental study. Okajimas Folia Anat Jpn 79:55.61, 2002.
36. Seki A, Olsen BS, Jensen SL, et.al: Functional anatomy of the lateral collateral ligament complex of the elbow: Configuration of Y and its role. J Shoulder Elbow Surg 11:53.9, 2002.
37. Olsen BS, Sojbjerg JO, Dalstra M, et.al: Kinematics of the lateral ligamentous constraints of the elbow joint. J Shoulder Elbow Surg 5:333.41, 1996.
38. Dunning CE, Zarzour ZD, Patterson SD, et.al: Ligamentous stabilizers against posterolateral rotatory instability of the elbow. J Bone Joint Surg Am 83-A:1823.8, 2001.
39. Hannouche D, Begue T: Functional anatomy of the lateral collateral ligament complex of the elbow. Surg Radiol Anat 21:187.91, 1999.
40. Ball CM, Galatz LM, Yamaguchi K: Elbow instability: treatment strategies and emerging concepts. Instr Course Lect 51:53.61, 2002.
41. McKee MD, Schemitsch EH, Sala MJ, et.al: The pathoanatomy of lateral ligamentous disruption in complex elbow instability. J Shoulder Elbow Surg 12:391.6, 2003.
42. Benjamin M, Kumai T, Milz S, et.al: The skeletal attachment of tendons. tendon "entheses." Comp Biochem Physiol A Mol Integr Physiol 133:931.45, 2002.
43. Bisset LM, Vicenzino B: Physiotherapy management of lateral epicondylalgia. J Physiother 61:174.81, 2015.
44. Faro F, Wolf JM: Lateral epicondylitis: Review and current concepts. J Hand Surg Am 32:1271.9, 2007.
45. Flatt AE: Tennis elbow. Proc (Bayl Univ Med Cent) 21:400.2, 2008.
46. Mackay D, Rangan A, Hide G, et.al: The objective diagnosis of early tennis elbow by magnetic resonance imaging. Occup Med (Lond) 53:309.12, 2003.
47. Heales LJ, Broadhurst N, Mellor R, et.al: Diagnostic ultrasound imaging for lateral epicondylalgia: A case-control study. Med Sci Sports Exerc 46:2070.6, 2014.
48. Youm Y, Dryer RF, Thambyrajah K, et.al: Biomechanical analyses of forearm pronation-supination and elbow flexion-extension. J Biomech 12:245.55, 1979.
49. Deland JT, Garg A, Walker PS: Biomechanical basis for elbow hinge-distractor design. Clin Orthop Relat Res:303.12, 1987.
50. Ericson A, Arndt A, Stark A, et.al: Variation in the position and orientation of the elbow flexion axis. J Bone Joint Surg Br 85:538.44, 2003.

51. Duck TR, Dunning CE, King GJ, et.al: Variability and repeatability of the flexion axis at the ulnohumeral joint. J Orthop Res 21:399.404, 2003.
52. Bottlang M, Madey SM, Steyers CM, et.al: Assessment of elbow joint kinematics in passive motion by electromagnetic motion tracking. J Orthop Res 18:195.202, 2000.
53. Randsborg PH: Elbow fractures in children remain a challenge: Commentary on an article by Noora Vallila, MD, et.al: "Pediatric distal humeral fractures and complications of treatment in Finland. A review of compensation claims from 1990 through 2010". J Bone Joint Surg Am 97:e34, 2015.
54. Khare GN, Goel SC, Saraf SK, et.al: New observations on carrying angle. Indian J Med Sci 53:61.7, 1999.
55. Golden DW, Jhee JT, Gilpin SP, et.al: Elbow range of motion and clinical carrying angle in a healthy pediatric population. J Pediatr Orthop B 16:144.9, 2007.
56. Golden DW, Wojcicki JM, Jhee JT, et.al: Body mass index and elbow range of motion in a healthy pediatric population: A possible mechanism of overweight in children. J Pediatr Gastroenterol Nutr 46:196.201, 2008.
57. Balasubramanian P, Madhuri V, Muliyil J: Carrying angle in children: A normative study. J Pediatr Orthop B 15:37.40, 2006.
58. McGuigan FX, Bookout CB: Intra-articular fluid volume and restricted motion in the elbow. J Shoulder Elbow Surg 12:462.5, 2003.
59. Murray WM, Delp SL, Buchanan TS: Variation of muscle moment arms with elbow and forearm position. J Biomech 28:513.25, 1995.
60. Murray WM, Buchanan TS, Delp SL: The isometric functional capacity of muscles that cross the elbow. J Biomech 33:943.52, 2000.
61. Kasprisin JE, Grabiner MD: Joint angle-dependence of elbow flexor activation levels during isometric and isokinetic maximum voluntary contractions. Clin Biomech (Bristol, Avon) 15:743.9, 2000.
62. Nakazawa K, Kawakami Y, Fukunaga T, et.al: Differences in activation patterns in elbow flexor muscles during isometric, concentric and eccentric contractions. Eur J Appl Physiol Occup Physiol 66:214.20, 1993.
63. Naito A, Sun YJ, Yajima M, et.al: Electromyographic study of the elbow flexors and extensors in a motion of forearm pronation/supination while maintaining elbow flexion in humans. Tohoku J Exp Med 186:267.77, 1998.
64. Provins KA, Salter N: Maximum torque exerted about the elbow joint. J Appl Physiol 7:393.8, 1955.
65. Currier DP: Maximal isometric tension of the elbow extensors at varied positions. I. Assessment by cable tensiometer. Phys Ther 52:1043.9, 1972.
66. Bohannon RW: Shoulder position influences elbow extension force in healthy individuals. J Orthop Sports Phys Ther 12:111.4, 1990.
67. Zhang LQ, Nuber GW: Moment distribution among human elbow extensor muscles during isometric and submaximal extension. J Biomech 33:145.54, 2000.
68. Molinier F, Laffosse JM, Bouali O, et.al: The anconeus, an active lateral ligament of the elbow: New anatomical arguments. Surg Radiol Anat 33:617.21, 2011.
69. Prodoehl J, Gottlieb GL, Corcos DM: The neural control of single degree-of-freedom elbow movements. Effect of starting joint position. Exp Brain Res 153:7.15, 2003.
70. Lees VC: Functional anatomy of the distal radioulnar joint in health and disease. Ann R Coll Surg Engl 95:163.70, 2013.
71. Mohiuddin A, Janjua MZ: Form and function of radioulnar articular disc. Hand 14:61.6, 1982.
72. Linscheid RL: Biomechanics of the distal radioulnar joint. Clin Orthop Relat Res:46.55, 1992.
73. Mikic ZD: Detailed anatomy of the articular disc of the distal radioulnar joint. Clin Orthop Relat Res:123.32, 1989.
74. Chidgey LK, Dell PC, Bittar ES, et.al: Histologic anatomy of the triangular fibrocartilage. J Hand Surg Am 16:1084.100, 1991.
75. Sachar K: Ulnar-sided wrist pain: Evaluation and treatment of triangular fibrocartilage complex tears, ulnocarpal impaction syndrome, and lunotriquetral ligament tears. J Hand Surg Am 37:1489.500, 2012.
76. Ohmori M, Azuma H: Morphology and distribution of nerve endings in the human triangular fibrocartilage complex. J Hand Surg Br 23:522.5, 1998.
77. Noda K, Goto A, Murase T, et.al: Interosseous membrane of the forearm: An anatomical study of ligament attachment locations. J Hand Surg Am 34:415.22, 2009.
78. Moritomo H: The distal interosseous membrane: Current concepts in wrist anatomy and biomechanics. J Hand Surg Am 37:1501.7, 2012.
79. Pfaeffle HJ, Fischer KJ, Manson TT, et.al: Role of the forearm interosseous ligament: Is it more than just longitudinal load transfer? J Hand Surg Am 25:683.8, 2000.
80. Skahen JR, 3rd, Palmer AK, Werner FW, et.al: The interosseous membrane of the forearm: anatomy and function. J Hand Surg Am 22:981.5, 1997.
81. Pfaeffle HJ, Tomaino MM, Grewal R, et.al: Tensile properties of the inter-osseous membrane of the human forearm. J Orthop Res 14:842.5, 1996.
82. Nakamura T, Yabe Y, Horiuchi Y, et.al: Normal kinematics of the interosseous membrane during forearm pronation-supination.a three-dimensional MRI study. Hand Surg 5:1.10, 2000.
83. Kleinman WB, Graham TJ: The distal radioulnar joint capsule: Clinical anatomy and role in posttraumatic limitation of forearm rotation. J Hand Surg Am 23:588.99, 1998.
84. Johnson RK, Shrewsbury MM: The pronator quadratus in motions and in stabilization of the radius and ulna at the distal radioulnar joint. J Hand Surg Am 1:205.9, 1976.
85. Palmer AK, Werner FW: Biomechanics of the distal radioulnar joint. Clin Orthop Relat Res:26.35, 1984.
86. Shaaban H, Giakas G, Bolton M, et.al: Contact area inside the distal radioulnar joint: Effect of axial loading and position of the forearm. Clin Biomech (Bristol, Avon) 22:313.8, 2007.
87. Palmer AK: The distal radioulnar joint. Orthop Clin North Am 15:321.35, 1984.
88. Shaaban H, Pereira C, Williams R, et.al: The effect of elbow position on the range of supination and pronation of the forearm. J Hand Surg Eur Vol 33:3.8, 2008.
89. Hotchkiss RN, Weiland AJ: Valgus stability of the elbow. J Orthop Res 5:372.7, 1987.
90. Haugstvedt JR, Berger RA, Berglund LJ: A mechanical study of the moment-forces of the supinators and pronators of the forearm. Acta Orthop Scand 72:629.34, 2001.
91. Bremer AK, Sennwald GR, Favre P, et.al: Moment arms of forearm rotators. Clin Biomech (Bristol, Avon) 21:683.91, 2006.
92. O'Sullivan LW, Gallwey TJ: Upper-limb surface electro-myography at maximum supination and pronation torques: The effect of elbow and forearm angle. J Electromyogr Kinesiol 12:275.85, 2002.
93. Gordon KD, Pardo RD, Johnson JA, et.al: Electromyographic activity and strength during maximum isometric pronation and supination efforts in healthy adults. J Orthop Res 22:208.13, 2004.
94. Stuart PR: Pronator quadratus revisited. J Hand Surg Br 21:714.22, 1996.
95. Van der Heijden EP, Hillen B: A two-dimensional kinematic analysis of the distal radioulnar joint. J Hand Surg Br 21:824.9, 1996.
96. Askew LJ, An KN, Morrey BF, et.al: Isometric elbow strength in normal individuals. Clin Orthop Relat Res:261.6, 1987.
97. Haahr JP, Andersen JH: Prognostic factors in lateral epicondylitis: A randomized trial with one-year follow-up in 266 new cases treated with minimal occupational intervention or the usual approach in general practice. Rheumatology (Oxford) 42:1216.25, 2003.
98. Ekenstam F: Anatomy of the distal radioulnar joint. Clin Orthop Relat Res 275:14, 1992.
99. Birkbeck DP, Failla JM, Hoshaw SJ, et.al: The interosseous membrane affects load distribution in the forearm. J Hand Surg Am 22:975.80, 1997.
100. DeFrate LE, Li G, Zayontz SJ, et.al: A minimally invasive method for the determination of force in the interosseous ligament. Clin Biomech (Bristol, Avon) 16:895.900, 2001.

101. Shaaban H, Giakas G, Bolton M, et.al: The load-bearing characteristics of the forearm: Pattern of axial and bending force transmitted through ulna and radius. J Hand Surg Br 31:274.9, 2006.
102. Markolf KL, Lamey D, Yang S, et.al: Radioulnar load-sharing in the forearm. A study in cadavera. J Bone Joint Surg Am 80:879.88, 1998.
103. Schuind F, An KN, Berglund L, et.al: The distal radioulnar ligaments: A biomechanical study. J Hand Surg Am 16:1106.14, 1991.
104. Bade H, Koebke J, Schluter M: Morphology of the articular surfaces of the distal radio-ulnar joint. Anat Rec 246:410.4, 1996.
105. Adams BD, Holley KA: Strains in the articular disk of the triangular fibrocartilage complex: A biomechanical study. J Hand Surg Am 18:919.25, 1993.
106. Schmidt HM: [The anatomy of the ulnocarpal complex]. Orthopade 33:628.37, 2004.
107. Morrey BF, Askew LJ, Chao EY: A biomechanical study of normal functional elbow motion. J Bone Joint Surg Am 63:872.7, 1981.
108. Magermans DJ, Chadwick EK, Veeger HE, et.al: Requirements for upper extremity motions during activities of daily living. Clin Biomech (Bristol, Avon) 20:591.9, 2005.
109. Packer TL PM, Wyss U, et.al: Examining the elbow during functional activities. Occup Ther J Res 10:323, 1990.
110. Safaee-Rad R, Shwedyk E, Quanbury AO, et.al: Normal functional range of motion of upper limb joints during performance of three feeding activities. Arch Phys Med Rehabil 71:505.9, 1990.
111. Drobner WS, Hausman MR: The distal radioulnar joint. Hand Clin 8:631.44, 1992.
112. Davidson PA, Pink M, Perry J, et.al: Functional anatomy of the flexor pronator muscle group in relation to the medial collateral ligament of the elbow. Am J Sports Med 23:245.50, 1995.
113. Lin F, Kohli N, Perlmutter S, et.al: Muscle contribution to elbow joint valgus stability. J Shoulder Elbow Surg 16:795.802, 2007.
114. Iyer RS, Thapa MM, Khanna PC, et.al: Pediatric bone imaging: Imaging elbow trauma in children.a review of acute and chronic injuries. AJR Am J Roentgenol 198:1053.68, 2012.
115. Cheng JC, Wing-Man K, Shen WY, et.al: A new look at the sequential development of elbow-ossification centers in children. J Pediatr Orthop 18:161.7, 1998.
116. Patel B, Reed M, Patel S: Gender-specific pattern differences of the ossification centers in the pediatric elbow. Pediatr Radiol 39:226.31, 2009.
117. Leahy I, Schorpion M, Ganley T: Common medial elbow injuries in the adolescent athlete. J Hand Ther 28:201.10; quiz 211, 2015.
118. Wood LE, Dixon S, Grant C, et.al: Isokinetic elbow torque development in children. Int J Sports Med 29:466.70, 2008.
119. Deighan M, De Ste Croix M, Grant C, et.al: Measurement of maximal muscle cross-sectional area of the elbow extensors and flexors in children, teenagers and adults. J Sports Sci 24:543.6, 2006.
120. Tonson A, Ratel S, Le Fur Y, et.al: Effect of maturation on the relationship between muscle size and force production. Med Sci Sports Exerc 40:918.25, 2008.
121. Frontera WR, Hughes VA, Fielding RA, et.al: Aging of skeletal muscle: a 12-yr longitudinal study. J Appl Physiol (1985) 88:1321.6, 2000.
122. Gallagher MA, Cuomo F, Polonsky L, et.al: Effects of age, testing speed, and arm dominance on isokinetic strength of the elbow. J Shoulder Elbow Surg 6:340.6, 1997.
123. Harbo T, Brincks J, Andersen H: Maximal isokinetic and isometric muscle strength of major muscle groups related to age, body mass, height, and sex in 178 healthy subjects. Eur J Appl Physiol 112:267.75, 2012.
124. Hughes VA, Frontera WR, Wood M, et.al: Longitudinal muscle strength changes in older adults: Influence of muscle mass, physical activity, and health. J Gerontol A Biol Sci Med Sci 56:B209.17, 2001.
125. Jakobi JM, Rice CL: Voluntary muscle activation varies with age and muscle group. J Appl Physiol (1985) 93:457.62, 2002.
126. Narici MV, Maganaris CN: Adaptability of elderly human muscles and tendons to increased loading. J Anat 208:433.43, 2006.
127. Lynch NA, Metter EJ, Lindle RS, et.al: Muscle quality. I. Age-associated differences between arm and leg muscle groups. J Appl Physiol (1985) 86:188.94, 1999.
128. John EB, Liu W, Gregory RW: Biomechanics of muscular effort: Age-related changes. Med Sci Sports Exerc 41:418.25, 2009.
129. Valour D, Pousson M: Compliance changes of the series elastic component of elbow flexor muscles with age in humans. Pflugers Arch 445:721.7, 2003.
130. Toji H, Kaneko M: Effects of aging on force, velocity, and power in the elbow flexors of males. J Physiol Anthropol 26:587.92, 2007.
131. Runnels ED, Bemben DA, Anderson MA, et.al: Influence of age on isometric, isotonic, and isokinetic force production characteristics in men. J Geriatr Phys Ther 28:74.84, 2005.
132. Klein CS, Marsh GD, Petrella RJ, et.al: Muscle fiber number in the biceps brachii muscle of young and old men. Muscle Nerve 28:62.8, 2003.
133. Murray PM: Diagnosis and treatment of longitudinal instability of the forearm. Tech Hand Up Extrem Surg 9:29.34, 2005.
134. Adirim TA, Cheng TL: Overview of injuries in the young athlete. Sports Med 33:75.81, 2003.
135. Green JR, Jr., Rayan GM: The cubital tunnel: Anatomic, histologic, and biomechanical study. J Shoulder Elbow Surg 8:466.70, 1999.
136. Werner SL, Fleisig GS, Dillman CJ, et.al: Biomechanics of the elbow during baseball pitching. J Orthop Sports Phys Ther 17:274.8, 1993.
137. Gelberman RH, Yamaguchi K, Hollstien SB, et.al: Changes in interstitial pressure and cross-sectional area of the cubital tunnel and of the ulnar nerve with flexion of the elbow. An experimental study in human cadavera. J Bone Joint Surg Am 80:492.501, 1998.
138. O'Driscoll SW, Morrey BF, An KN: Intraarticular pressure and capacity of the elbow. Arthroscopy 6:100.3, 1990.
139. Choung W, Heinrich SD: Acute annular ligament interposition into the radiocapitellar joint in children (nursemaid's elbow). J Pediatr Orthop 15:454.6, 1995.
140. Obert L, Huot D, Lepage D, et.al: [Isolated traumatic luxation of the radial head in adults: Report of a case and review of the literature]. Chir Main 22:216.9, 2003.
141. Anand P, Parks BG, Hassan SE, et.al: Impact of ulnar collateral ligament tear on posteromedial elbow biomechanics. Orthopedics 38:e547.51, 2015.
142. Garrison JC, Cole MA, Conway JE, et.al: Shoulder range of motion deficits in baseball players with an ulnar collateral ligament tear. Am J Sports Med 40:2597.603, 2012.
143. Garrison JC, Johnston C, Conway JE: Baseball players with ulnar collateral ligament tears demonstrate decreased rotator cuff strength compared to healthy controls. Int J Sports Phys Ther 10:476.81, 2015.
144. Bayes MC, Wadsworth LT: Upper extremity injuries in golf. Phys Sportsmed 37:92.6, 2009.
145. Latinovic R, Gulliford MC, Hughes RA: Incidence of common compressive neuropathies in primary care. J Neurol Neurosurg Psychiatry 77:263.5, 2006.
146. Gregory B, Nyland J: Medial elbow injury in young throwing athletes. Muscles Ligaments Tendons J 3:91.100, 2013.
147. Wei SH, Jong YJ, Chang YJ: Ulnar nerve conduction velocity in injured baseball pitchers. Arch Phys Med Rehabil 86:21.5; quiz 180, 2005.
148. Lee MJ, LaStayo PC: Pronator syndrome and other nerve compressions that mimic carpal tunnel syndrome. J Orthop Sports Phys Ther 34:601.9, 2004.
149. Spinner RJ, Poliakoff MB, Tiel RL: The origin of "Saturday night palsy"? Neurosurgery 51:737.41; discussion 741, 2002.
150. Kim SJ, Hong SH, Jun WS, et.al: MR imaging mapping of skeletal muscle denervation in entrapment and compressive neuropathies. Radiographics 31:319.32, 2011.
151. Kane PM, Daniels AH, Akelman E: Double crush syndrome. J Am Acad Orthop Surg 23:558.62, 2015.

152. Chard MD, Cawston TE, Riley GP, et.al: Rotator cuff degeneration and lateral epicondylitis: A comparative histological study. Ann Rheum Dis 53:30.4, 1994.
153. Galliani I, Burattini S, Mariani AR, et.al: Morpho-functional changes in human tendon tissue. Eur J Histochem 46:3.12, 2002.
154. Steinborn M, Heuck A, Jessel C, et.al: Magnetic resonance imaging of lateral epicondylitis of the elbow with a 0.2-T dedicated system. Eur Radiol 9:1376.80, 1999.
155. Ljung BO, Lieber RL, Friden J: Wrist extensor muscle pathology in lateral epicondylitis. J Hand Surg Br 24:177.83, 1999.

손목과 손 복합체

The Wrist and Hand Complex

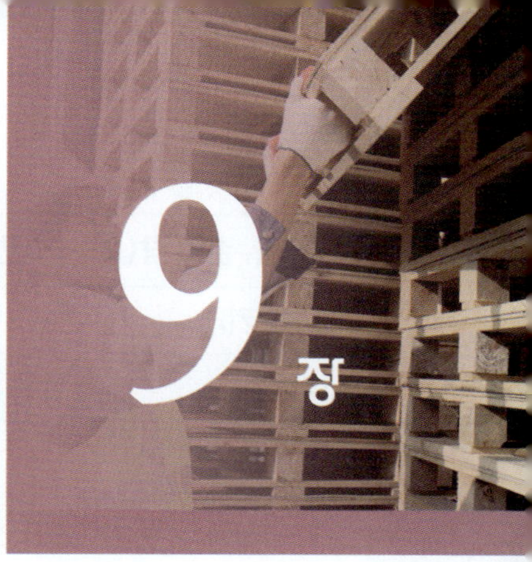

Noelle M. Austin, PT, MS, CHT

본장 개요

해부학 개요

손목과 손가락(2번-5번)의 근육 작용			
테이블 키: 1차 작용근 2차 작용근			
시상면	**관절**	**굽힘**	**폄**
	노손목관절 중간손목관절 손목손허리관절	노쪽손목굽힘근 자쪽손목굽힘근 긴손바닥근 얕은손가락굽힘근 깊은손가락굽힘근 긴엄지굽힘근 긴엄지벌림근	짧은노쪽손목폄근 긴노쪽손목폄근 자쪽손목폄근 온손가락폄근 집게폄근 새끼폄근 긴엄지폄근
	손허리손가락관절	뼈사이근(바닥쪽과 등쪽) 벌레근 얕은손가락굽힘근 깊은손가락굽힘근 새끼굽힘근 새끼맞섬근	온손가락폄근 집게폄근 새끼폄근
	몸쪽마디뼈사이관절	얕은손가락굽힘근 깊은손가락굽힘근	온손가락폄근 집게폄근 새끼폄근 벌레근
	먼쪽마디뼈사이관절	깊은손가락굽힘근	온손가락폄근 집게폄근 새끼폄근 벌레근
가로면		**노쪽치우침/벌림**	**자쪽치우침/모음**
	노손목관절 중간손목관절 손목손허리관절	긴노쪽손목폄근 짧은노쪽손목폄근 새끼폄근 노쪽손목굽힘근 긴엄지굽힘근	자쪽손목폄근 자쪽손목굽힘근 긴엄지벌림근 짧은엄지폄근 긴엄지폄근
	손허리손가락관절	등쪽뼈사이근 새끼벌림근	바닥쪽뼈사이근

해부학 개요

근육	몸쪽 부착점	먼쪽 부착점
노쪽손목굽힘근(FCR)	위팔뼈 안쪽위관절융기 (온굽힘근 이는곳)	2번 손허리뼈바닥
긴손바닥근	위팔뼈 안쪽위절위융기 (온굽힘근 이는곳)	굽힘근지지띠의 먼쪽 절반과 손바닥널힘줄의 꼭대기
자쪽손목굽힘근(FCU)	**노쪽갈래:** 위팔뼈 안쪽위관절융기 (온굽힘근 이는곳) **자쪽갈래:** 팔꿈치머리돌기와 널힘줄을 통한 자뼈의 뒤쪽 가장자리	콩알뼈, 갈고리뼈고리, 5번 손허리뼈

근육	몸쪽 부착점	먼쪽 부착점
긴노쪽손목폄근(ECRL)	위팔뼈 가쪽관절융기위능선	2번 손허리뼈바닥의 등쪽면
짧은노쪽손목폄근 (ECRB)	위팔뼈 가쪽위관절융기(온폄근 이는곳)	3번 손허리뼈바닥의 등쪽면
자쪽손목폄근(ECU)	위팔뼈 가쪽위관절융기; 공유된 널힘줄을 통한 자뼈의 뒤쪽 가장자리	5번 손허리뼈바닥의 등쪽면
얕은손가락굽힘근 (FDS)	**위팔자쪽갈래:** 위팔뼈 안쪽위관절융기, 자쪽곁인대, 자뼈 갈고리돌기 **노쪽갈래:** 노뼈 앞쪽면의 위쪽 절반	안쪽 4개 손가락의 중간마디뼈몸통
깊은손가락굽힘근(FDP)	자뼈 안앞쪽면의 몸쪽 3/4와 뼈사이막	안쪽 4개 손가락의 먼쪽마디뼈바닥
온손가락폄근	위팔뼈 가쪽위관절융기(온폄근 이는곳)	2번-5번 손가락의 폄근 팽대
집게폄근	자뼈, 노뼈 및 뼈사이막의 뒤쪽면 먼쪽 1/3	2번 손가락의 폄근 팽대
새끼폄근	위팔뼈 가쪽위관절융기(온폄근 이는곳)	5번 손가락의 폄근 팽대
긴엄지벌림근	자뼈, 노뼈 와 뼈사이막의 뒤쪽면 몸쪽 절반	1번 손허리뼈바닥
긴엄지폄근	자뼈와 뼈사이막의 뒤쪽면 중간 1/3	엄지 먼쪽마디뼈바닥의 등쪽면
짧은엄지폄근	노뼈와 뼈사이막의 뒤쪽면 먼쪽 1/3	엄지 몸쪽마디뼈바닥의 등쪽면
긴엄지굽힘근	노뼈의 앞쪽면	엄지 먼쪽마디뼈바닥
짧은엄지굽힘근	굽힘근지지띠, 손배뼈결절과 큰마름뼈	엄지 몸쪽마디뼈바닥의 가쪽면
엄지모음근	**빗갈래:** 2번과 3번 손허리뼈바닥, 알머리뼈와 인접한 손목뼈 **가로갈래:** 3번 손허리뼈 몸통의 앞쪽면	엄지 몸쪽마디뼈바닥의 안쪽면
짧은엄지벌림근	굽힘근지지띠, 손배뼈결절과 큰마름뼈	엄지 몸쪽마디뼈바닥의 가쪽면
엄지맞섬근	굽힘근지지띠, 손배뼈결절과 큰마름뼈	1번 손허리뼈의 가쪽면
새끼벌림근	콩알뼈	5번 손가락 몸쪽마디뼈바닥의 안쪽면
짧은새끼굽힘근	갈고리뼈혹과 굽힘근지지띠	5번 손가락 몸쪽마디뼈바닥의 안쪽면
새끼맞섬근	갈고리뼈혹과 굽힘근지지띠	5번 손허리뼈의 안쪽 가장자리
벌레근; 1번과 2번	깊은손가락굽힘근의 가쪽 2개의 힘줄(반깃근처럼)	2번-5번 손가락 폄근 팽대의 가쪽면
벌레근; 3번과 4번	깊은손가락굽힘근의 안쪽 3개의 힘줄(깃근처럼)	2번-5번 손가락 폄근 팽대의 가쪽면
등쪽뼈사이근; 1번-4번	2개 손허리뼈의 이웃한 측면(깃근처럼)	몸쪽마디뼈바닥; 2번-4번 손가락의 폄근 팽대
바닥쪽뼈사이근; 1번-3번	2번, 4번 및 5번 손허리뼈바닥의 바닥쪽(반깃근처럼)	몸쪽마디뼈바닥; 2번, 4번과 5번 손가락의 폄근 팽대

서론(Introduction)

보편적인 관심사로서 사람의 손은 뇌를 제외한 나머지 모든 신체 부위보다 중요할 수도 있다. 사람의 손은 힘의 상징과 지성의 확장, 그리고 의지의 표현으로 알려져 왔다.[1–3]

마음과 손의 공생관계는 비록 뇌가 문명의 설계를 담당하지만, 손이 문명을 실현시킨다는 사회학자들의 주장에 의해 구현된다. 손을 조절하는 뇌가 없으면, 그 손은 기능할 수 없다; 마찬가지로, 캡슐에 싸여 있는 뇌는 표현의 도구로서 손을 필요로 한다. 팔은 손의 기능을 도와주는 역할을 한다. 분절에 관계없이 팔의 기능 소실은 결국 가장 먼쪽 관절의 기능 감소로 이어진다. 이런 잠재적 손실의 중요성은 정상적인 팔과 손의 정교한 복잡성에 대한 상세한 연구로 이어졌다.

본 장은 손목과 손의 관절들을 체계적으로 탐구하고, 관절의 구조에 대해 가장 먼저 설명할 것이다. 손목과 손의 뼈, 뼈를 연결하는 관절, 그리고 물렁조직(관절주머니와 인대) 등을 포함한 특정의 해부학적 구조물을 강조할 것이다. 뼈운동형상학과 관절운동형상학은 이들 구조물이 어떻게 움직이는지를 강조할 것이고, 그 다음, 기능적 사용을 가능하게 하기 위해 그 영역의 여러 근육들이 어떻게 상호작용하는지에 대해서도 다룰 것이다. 끝으로, 본 장은 이들 모든 요소가 환경과의 기능적 상호작용을 허용하는 적절한 도구를 제공하기 위해 어떻게 통합하는지에 대해서도 설명할 것이다.

손목 복합체의 구조와 기능 (Structure and Function of the Wrist Complex)

손목은 두 개의 복합 관절(**노손목관절**과 **중간손목관절**)로 구성되며, 이들은 총칭 **손목 복합체**로 간주된다(그림 9-1). 손목 복합체보다 몸쪽에 있는 각 관절들은 공간에서 손의 배치를 넓히고 손의 자유도를 증가시키는 역할을 한다. 어깨는 동적 기저면을 증가시킨다; 팔꿈치는 몸으로부터 손을 더 멀리 뻗거나 몸쪽으로 손을 가져가는 역할을 한다; 그리고, 아래팔은 물체에 대한 손의 접근을 조절해 준다. 손목은 몸쪽 관절과는 달리, 작은 자유도로 공간에서의 손 배치를 허용한다. 손목 복합체의 주요 기여는 다관절 근육의 길이-장력 관계를 조절하고, 잡기(grip)의 미세한 조정을 허용한다.[4,5]

손목 근육은 토크 생산을 최대화하기 보다는 균형과 제어를 위해 설계된 것처럼 보인다.[6] 손목에서 발생하는 손 외재근의 길이-장력 관계 조정은 어깨, 팔꿈치 및 아래팔(노자관절)의 보상 움직임에 의해 대체될 수 있다. 손목은 해부학적 관점과 생리학적 관점 모두에서 볼 때 인체 중 가장 복잡한 관절로 불린다.[7] 손목 복합체 내의 관절간 관계와 관절내 관계의 복잡성과 가변성은 상당히 많은 관심을 받아왔다. 공통적으로 일치하는 2가지 요점은 (1) 사람에 따라 큰 차이를 보이는 손과 손목의 구조와 생체역학과 (2) 미묘한 변화가 기능을 일으키는 방법에서 다른 차이를 보일 수 있다는 것이다.

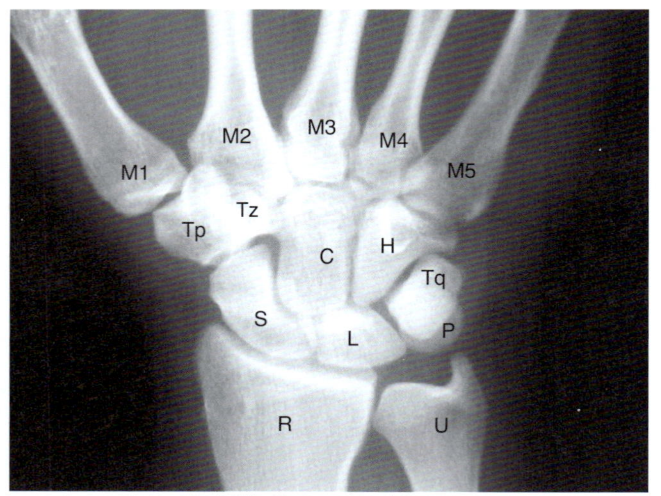

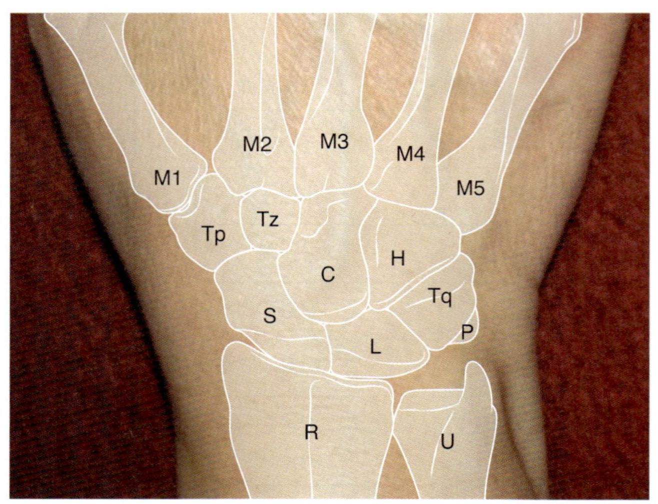

그림 9-1. A. 방사선 영상의 손목 복합체. B. 그림으로 표현된 손목 복합체. 노손목관절은 노뼈와노자원반이 손배뼈(S), 반달뼈(L)와 세모뼈(Tq) 등과 관절을 이룬다. 중간손목관절은 손배뼈, 반달뼈와 세모뼈가 큰마름뼈(Tp), 작은마름뼈(Tz), 알머리뼈(C)와 갈고리뼈(H)와 관절을 이룬다.

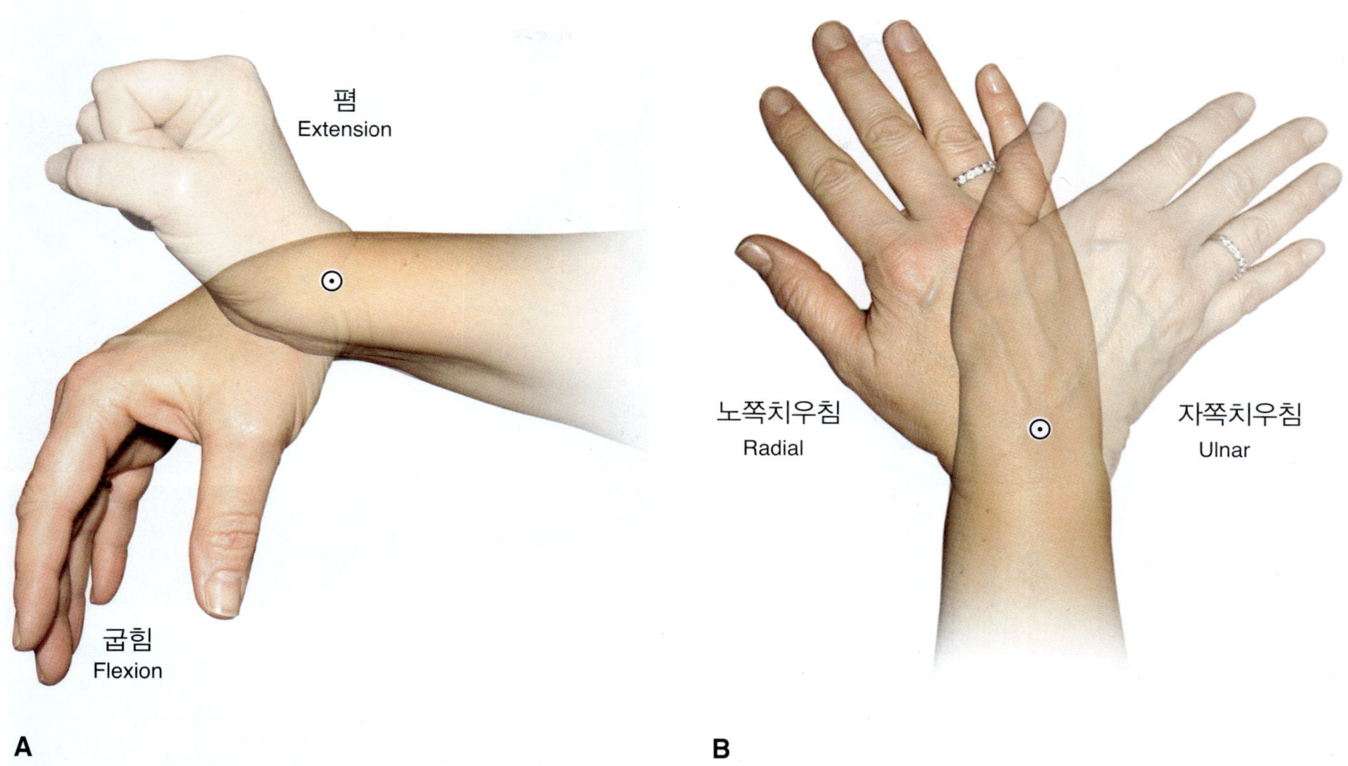

그림 9-2. A. 손목의 굽힘/폄은 이마축을 중심으로 일어나고, B. 노쪽치우침과 자쪽치우침은 앞뒤축을 중심으로 일어난다.

그러므로 본 장의 목적은 무엇이 "정상"인가에 대한 설명을 많이 하기보다는 일반적 구조를 명확히 설명하고 개념적 틀을 발전시키는 방법으로 정상 기능과 병리를 이해할 수 있도록 손목-손 복합체에 대해 많은 설명을 하고자 한다.

전반적으로 손목 복합체는 **굽힘/폄**이 일어나는 이마축과 **노쪽치우침/자쪽치우침**이 일어나는 앞뒤축을 가진 이축 관절로 간주된다(그림 9-2). 몇몇 연구자들은 손목(특히, 노손목관절)에서도 **엎침/뒤침**이 약간 일어난다고 주장한다.[8] 전체 복합체의 가동범위(ROM)는 가변적이고, 인대의 느슨함, 관절면의 형태, 그리고 근육의 영향 등과 같은 여러 요소로 발생할 수 있는 손목 운동형상학의 차이를 반영한다.[9] 손목 복합체의 정상 가동범위는 65-85°의 굽힘, 60-85°의 폄, 5-21°의 노쪽치우침과 20-45°의 자쪽치우침이다.[10-13]

손목 복합체의 가동범위는 노손목관절과 중간손목관절에 의해 다양한 비율로 나타난다. Gilford 등은 손목 복합체가 단일 관절이 아니라, 두 개의 관절로 구성되어 있고, 다음과 같은 역할을 한다고 제안했다: (1) 타이트한 관절주머니와 덜 노출된 관절면을 가진 큰 가동범위를 허용하고, (2) 가동범위의 끝지점에서 관절내 구조물의 충돌이 거의 없고, (3) 큰 압박력을 이겨낼 수 있는 납작한 다중 관절로 구성되어 있다.[14]

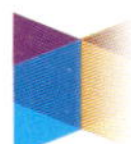

기본 개념 9-1
명칭(Nomenclature)

인체의 많은 다른 관절들이 그렇듯이, 손목과 손의 명칭도 다양하다. 손목의 굽힘/폄이 각각 **바닥쪽굽힘/등쪽굽힘**으로 불린다. 노쪽치우침/자쪽치우침은 각각 벌림/모음으로 불린다. 손목과 손의 구조나 관절에서 **volar**와 **palmar**는 실제로 상호호환되지만, 손의 뒤쪽면은 일관적으로 **dorsum**으로 사용된다. **안쪽/가쪽**이라는 용어는 **자쪽/노쪽**이 사용될 수 있다. 우리는 손목의 움직임으로써 굽힘/폄과 노쪽/자쪽치우침이라는 용어를 사용할 것이며, 손가락의 이마면 움직임은 일반적으로 벌림/모음이란 용어로 사용된다. **volar**과 **palmar**이라는 용어는 정확한 표현으로서 상호호환될 수 있다.

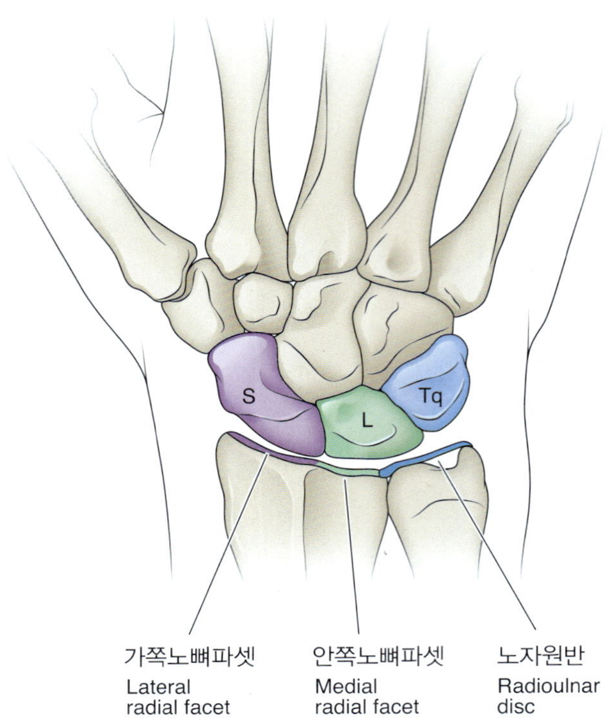

그림 9-3. 노손목관절은 손배뼈(S)와 가쪽노뼈파셋이 관절을 이루고, 반달뼈(L)와 안쪽노뼈파셋이 관절을 이루고, 또 세모뼈(Tq)와 세모섬유연 복합체가 관절을 이룬다.

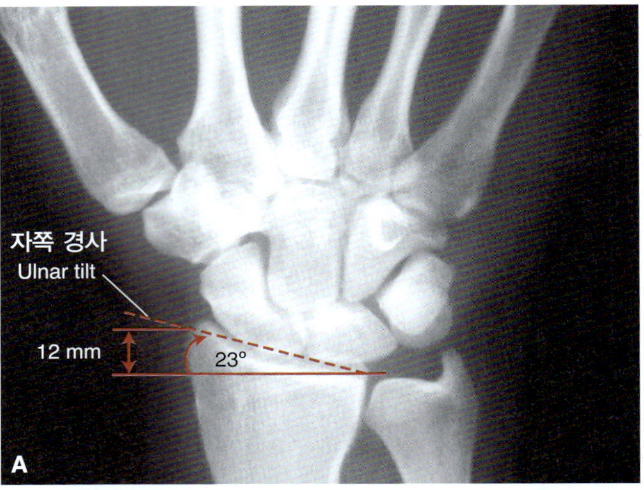

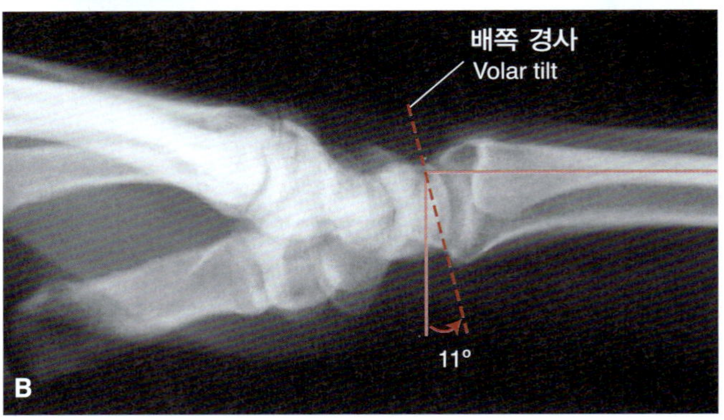

그림 9-4. A. 이마면(자뼈 쪽으로)에서 노뼈 경사의 정상 각도는 23°이고, 노뼈의 노쪽 길이가 자쪽 길이보다 약 12 ㎜ 정도 더 길다. B. 시상면에서 배쪽으로 경사진 노뼈 경사 각도는 약 11°이다.

노손목관절의 구조 (Radiocarpal Joint Structure)

노손목관절의 몸쪽는 **노뼈**와 **세모섬유연골**의 일부인 **노자원반**(radioulnar disk)으로 구성되고, 먼쪽은 **손배뼈**, **반달뼈**와 **세모뼈**로 구성된다(그림 9-3).

노손목관절의 몸쪽 분절과 먼쪽 분절 (Proximal and Distal Segments of the Radiocarpal Joint)

노뼈의 먼쪽은 좌우(이마면)로 길고 얕은 면과 앞뒤(시상면)로 짧고 가파른 양측성 오목 곡률을 가진다. 몸쪽 관절면은 (1) 손배뼈와 관절을 이루는 가쪽 관절오목, (3) 반달뼈와 관절을 이루는 안쪽면의 노뼈오목, 그리고 (3) 세모뼈와 관절을 이루는 세모섬유연골 복합체로 구성되고, 세모섬유연골 복합체는 손목의 중립위에서 반달뼈와 일부 접촉된다(그림. 9-3 참고). 세모섬유연골 복합체의 한 성분인 노자원반은 앞의 장에서 설명되었듯이 먼쪽노자관절의 일부이다.

전체적으로 볼 때, 노손목관절의 몸쪽 관절면은 앞쪽과 자쪽으로 각을 이루면서 경사져 있다. 노뼈 먼쪽 부분의 평균 자쪽 경사 각도는 23°이다(그림 9-4A). 이런 경사각도가 발생하는 이유는 노뼈의 노쪽 길이가 자쪽 길이보다 12 mm 이상 더 길기 때문이다.[15] 또한 먼쪽 노뼈는 앞쪽으로 11° 정도 기울어져 있고(그림 9-4B), 노뼈의 등쪽이 배쪽보다 약간 더 긴 편이다.[15]

세모섬유연골 복합체(triangular fibrocartilage complex)는 노자원반과 여러 섬유 부착점으로 구성되어 있어서 먼쪽 노자관절의 주요 지지를 제공한다(그림 9-5).[16] 비록 세모섬유연골 복합체의 이들 부착점이 사람에 따라 어느 정도 다를 수 있지만, Mohiuddin과 Janjua, Benjamin 등, 그리고 Palmer는 적절한 결론을 도출했다.[17–19] 관절원반은 먼쪽 노뼈 관절연골의 섬유연골성 연장 조직이다. 관절원반은 2층의 치밀한 섬유결합조직을 통해 안쪽면에 연결되어 있다. 위쪽 층은 자뼈머리와 자뼈붓돌기에 부착하는 **등쪽노자인대**와 **배쪽노자인대**를 포함한다. 아래쪽 층은 **자쪽곁인대**의 섬유를 통해 세모뼈, **갈고리뼈** 및 5번 손허리뼈바닥에 연결되어 있고, 또 **자쪽손목폄근**(ECU)의 말이집과도 연결되어 있다. 소위 **반달판**으로 불리는 조직은 불규칙한 결합조직 영역과 아래쪽 층의 일부로서 먼쪽 노뼈에서 시작해 배쪽과 자쪽으로 주행한 후 세모뼈에 착지한다. 그의 경로를 따라, 반달판은 자뼈 붓돌기에 착지하는 섬유를 가지고, **붓돌기앞오목**(prestyloid recess)의 형성에 기여한다.[20] 안쪽(자쪽) 결합조직 구조물은 광범위한 섬유연골을 대신하는데, 그 이유는 결합조직이 섬유연골보다 압박에 더 강하고, ROM 제한을 덜 시키기 때문이다.[17]

전반적으로 세모섬유연골 복합체는 먼쪽 노자관절에 작용하는 구조물과 마찬가지로 먼쪽 노뼈의 연장 구조물로서 손목에 작용하는 구조물로도 간주되어야 한다.

손배뼈, 반달뼈 및 세모뼈는 먼쪽 노뼈와 관절을 이루는 몸쪽 손목열을 형성한다(그림. 9-1A 과 그림. 9-3 참고). 몸쪽 손목뼈는 몸쪽으로 연골을 덮고 있는 2개의 인대에 의해 서로 연결되어 있고, 손목뼈처럼 그들은 몸쪽의 연골을 덮고 있다.[21] 이들 인대는 **손배반달뼈사이인대**와 **반달세모뼈사이인대**이다. 몸쪽손목열과 인대는 함께 작용하여 단일의 양면으로 볼록한 관절면처럼 보이고, 이것은 강직성 분절과는 달리, 아래팔과 손 사이의 다양한 공간에 어느 정도 조정될 수 있도록 형태를 변화시킬 수도 있다.[22] 해부학적으로 몸쪽 손목열에 포함되는 **콩알뼈**는 노자관절에 참여하지 않지만, **자쪽손목굽힘근**(FCU) 힘줄의 모멘트팔을 증가시키는 종자뼈처럼 노손목관절의 기능에는 전체적으로 참여하는 것으로 추정된다.

노손목관절의 먼쪽 관절면 곡률은 몸쪽 관절면보다 시상면과 이마면에서 가파른 편이고, 이것이 노손목관절의 관절면 일치성을 어느 정도 불규칙하게 만든다. 관절면의 불일치성은 노손목관절의 몸쪽 관절면과 먼쪽 관절면 사이의 전반적인 접촉이 이용가능한 관절면의 20% 정도만 해당되고, 어느 순간에도 접촉되는 관절면이 이용가능한 관절면의 40%를 초과하지 않는다는 소견에 지지를 받는다.[23] 관절 불일치성과 몸쪽 관절면의 각도로 인해 노자관절의 굽힘 범위가 폄 범위보다 크고, 또 자쪽치우침의 범위가 노쪽치우침의 범위보다 더 크다.[21,24] 손목 굽힘/폄의 전체 범위는 노쪽치우침/자쪽치우침의 전체 범위보다 더 큰 편이다. 비록 엎침/뒤침이 손목 복합체에서 일어날 수 있는 자유도로 거의 간주되지 않지만, 노손목관절과 중간손목관절에서 일어나는 수동 엎침/뒤침의 45°가 불일치성과 인대 느슨함에 의해 이루어지는 것으로 간주될 수 있다.[8] 축성 하중(종축 압박)이 손목에 적용될 때, 손배뼈와 반달뼈가 그 하중의 약 80%를 받고, 세모섬유연골 복합체가 하중의 약 20%를 받게 된다.[16,23,25,26]

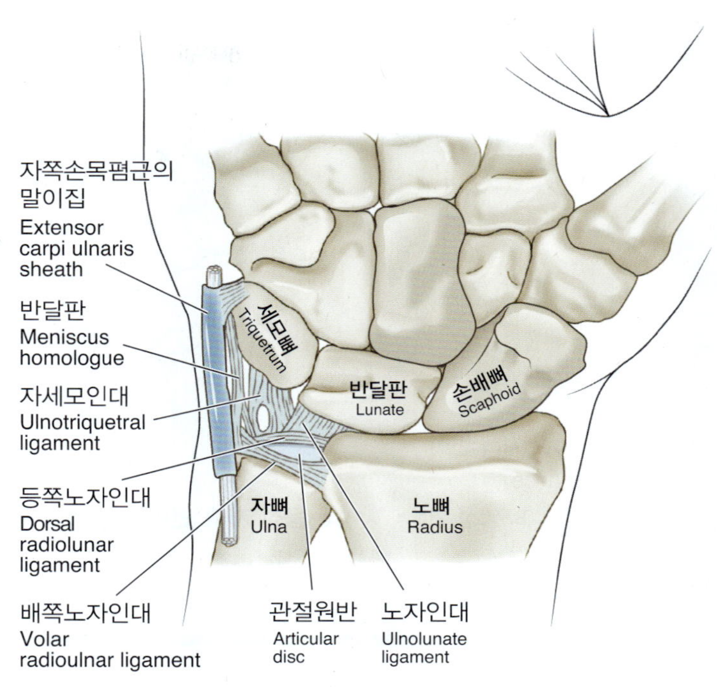

그림 9-5. 세모섬유연골 복합체는 등쪽 노자관절에 지지를 제공하며, 여러 섬유성 부착점과 관절원반을 포함하고 있다.

먼쪽 노뼈에서 일어나는 접촉의 60%는 손배뼈에서 일어나고, 나머지 40%의 접촉은 반달뼈에서 일어난다.[23]

노손목관절의 관절면 곡률과 경사 각도가 노손목관절의 기능에 영향을 미칠 뿐만 아니라, 노뼈에 대한 자뼈의 길이도 기능에 영향을 주는 한 요소이다.[27,28] **음성 자뼈 변이**는 먼쪽 끝단을 기준을 했을 때 노뼈의 길이에 비해 자뼈의 길이가 짧은 것이고, 반면 **양성 변이**는 노뼈에 비해 자뼈의 길이가 긴 것이다(그림 9-6).[29] 양성 자뼈 변이는 세모섬유연골 복합체의 두께 변화와 관련된다.[30] 양성 자뼈 변이가 있으면, 먼쪽 자뼈와 세모뼈 사이에서 세모섬유연골 복합체 구조물의 충돌 가능성이 높아진다.[27] Palmer 등은 세모섬유연골 복합체의 두께와 자뼈 변이 사이에서 역관계가 있음도 발견했다: 양성 자뼈 변이는 얇은 세모섬유연골 복합체의 두께와 관련되고, 음성 자뼈 변이는 상대적으로 두꺼운 세모섬유연골 복합체 두께와 관련된다는 사실이다.[31] 상대적으로 "긴" 자뼈는 먼쪽 노뼈의 골절이 짧은 상태로 치유된 이후에 나타날 수 있다. 통증은 엎침과 자쪽치우침의 끝범위에서 일반적으로 발생하는데, 그 이유는 이들 움직임이 자뼈 구조물의 충돌 가능성을 증가시키기 때문이다. 수술적 중재는 손목의 자쪽에 가해지는 하중을 줄여주기 위해, 자뼈의 짧아짐과 같은 관절 높이를 맞추는 절차를 포함할 수도 있다.[32]

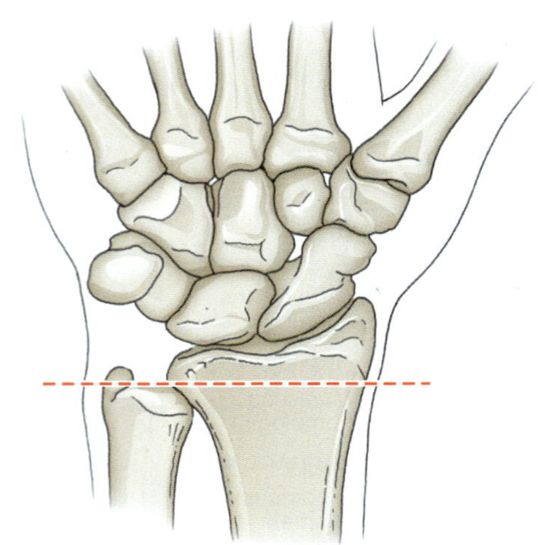

A. 음성 자뼈 변이(Negative ulnar variance)

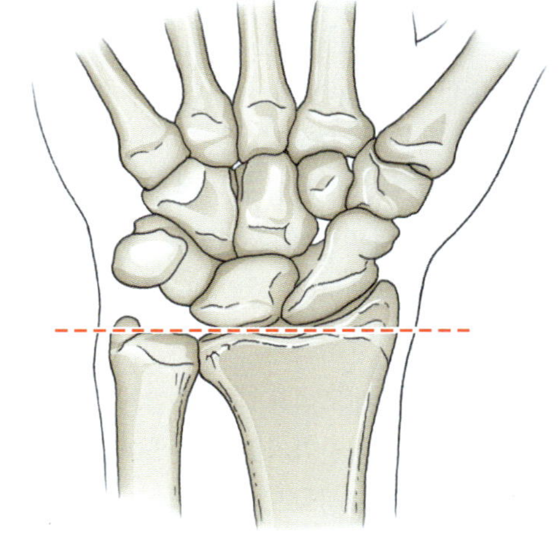

B. 양성 자뼈 변이(Positive ulnar variance)

그림 9-6. 자뼈 변이 (Ulnar variance). A. 음성 변이. B. 양성 변이

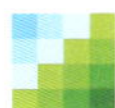

환자 적용 9-1

Gail Antanasi는 26세이며, 팔을 뻗어 넘어졌기 때문에(**FOOSH**), 오른쪽 먼쪽 노뼈이 골절되었다. 뒤앞쪽 방사선 사진은 노뼈 길이의 감소와 정상 자뼈 경사의 감소를 보여주고 있다(그림 9-7A). 먼쪽 노뼈의 정상 배쪽 경사가 정복술 이후의 측방 방사선 사진에서 볼 때 등쪽으로 각을 형성하고 있다(그림 9-7B). 이런 변화는 ROM의 손실과 향후 관절 퇴행의 가능성을 초래할 수도 있다. 거의 해부학적 자세로의 관절면 복구(노뼈와 자뼈의 상대적 길이가 교정된)는 개방성 정복과 플랫이나 스크류로 이루어지는 내적 고정술(ORIF)을 필요로 할 것이다.

양성 자뼈 변이와는 반대로, 음성 자뼈 변이(상대적으로 짧은 자뼈)는 노손목관절을 가로지르는 비정상적인 힘 분배를 초래하여 노손목관절의 변형을 초래시킨다.[33] 반달뼈의 **무혈관성 괴사**(**Kienbock 병**, 그림 9-8)는 음성 자뼈 변이와 관련된다.[32,33] 치료 선택은 자뼈 길이를 길게 하고 노뼈 길이를 짧게 하거나 손목뼈를 선택적으로 융합시키는 노손목관절의 비하중을 포함한다.[32,34]

노손목관절의 관절주머니와 인대 (Radiocarpal Capsule and Ligaments)

노손목관절은 어느 정도 느슨하지만 강한 관절주머니에 의해 둘러싸여 있고, 인대와 관절주머니에 의해 보강된다. 노손목관절을 가로지르는 대부분의 인대들도 중간손목관절의 안정성에 영향을 주기 때문에, 중간손목관절을 소개한 이후에 모든 인대들을 다룰 것이다. 비슷하게, 노손목관절의 근육들도 중간손목관절에 작용한다. 사실상, 노손목관절에만 작용하는 근육은 존재하지 않는다. 자쪽손목굽힘근은 노손목관절을 통과하고, 몸쪽열 손목뼈에 부착하는 유일한 근육이다. 비록 자쪽손목굽힘근힘줄의 섬유가 콩알뼈에 부착한다 할지라도, 콩알뼈는 밑에 있는 세모뼈와 느슨하게 연결된다.[35] 결과적으로, 자쪽손목굽힘근에 의해 콩알뼈로 적용되는 힘은 세모뼈로 전달되지 않고, 콩알인대를 통해 **갈고리뼈**와 5번 손허리뼈에 전달된다. 노손목관절에서 일어나는 움직임은 먼쪽 손목열과 손허리뼈에 부착된 근육과 많은 인대 구조물에 의해 적용된 힘의 결과이다. 따라서, 노손목관절과 중간손목관절의 움직임이 함께 검사되어야 한다.

중간손목관절의 구조 (Midcarpal Joint Structure)

중간손목관절은 손배뼈, 반달뼈 및 세모뼈의 몸쪽열 손목뼈와 **큰마름뼈**, **작은마름뼈**, **알머리뼈** 및 갈고리뼈의 먼쪽열 손목뼈가 이루는 관절이다(그림 9-9). 중간손목관절은 단일의 관절면을 갖지 않기 때문에 해부학적 관절이기보다는 기능적 관절이다. 그러나, 중간손목관절은 해부학적으로 노손목관절과 분리되어 있고, 각각의 손목뼈사이관절와 **손목손허리관절**의 일부와 연결된 섬유성 관절주머니와 윤활막을 가지고 있다.[21] 중간손목관절의 관절면은 복잡하고, 전반적으로 상호 오목–볼록한 형태를 띤다. 그러나 관절면의 복잡성과

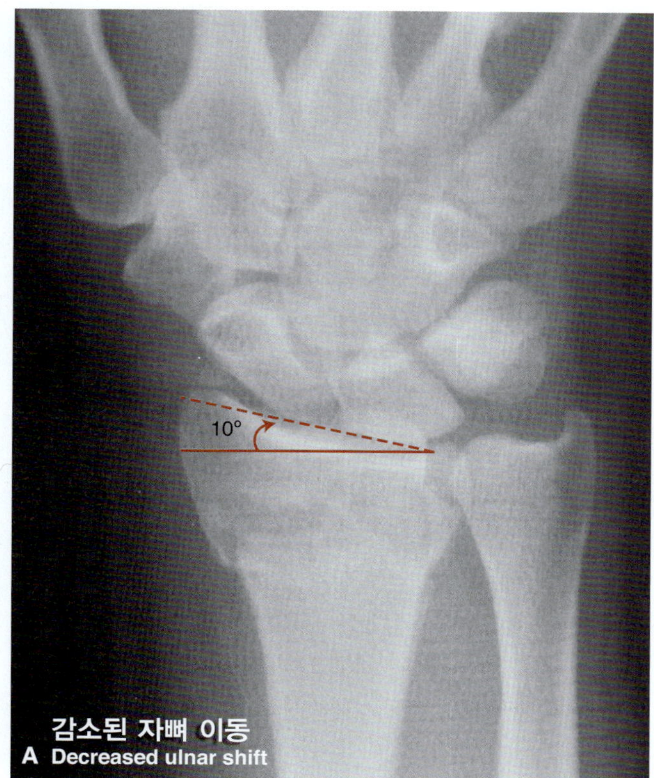

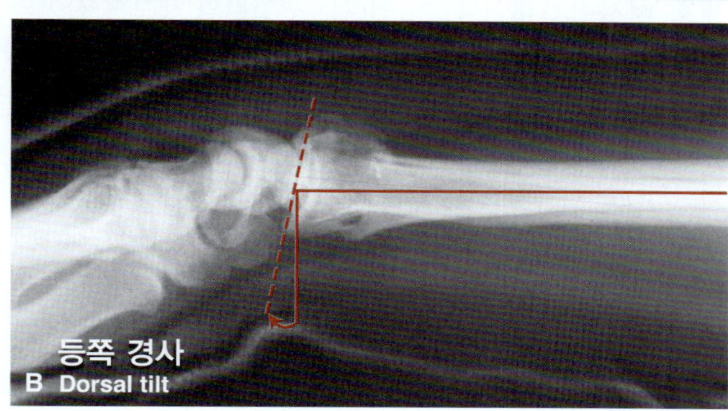

그림 9-7. A. 팔을 뻗어 손을 짚고 넘어진 사고(FOOSH)로 인한 노뼈 골절은 자뼈 경사와 먼쪽 노뼈의 길이를 감소시킨다. B. 상대적으로 짧은 노뼈의 길이도 노뼈 배쪽 경사의 역전 현상을 초래한다.

인대 연결은 움직임의 개념화를 단순화할 필요가 있다.

기능적으로, 먼쪽열 손목뼈(손허리뼈와 함께)는 거의 고정된 단일체처럼 움직인다. 알머리뼈와 갈고리뼈는 서로 매우 강하게 연결되어 있어, 그들 사이에서 일어나는 움직임은 가장 적은 편이다.[36-38] 먼쪽열 손목뼈의 결합은 손배뼈와 큰마름뼈와 반달뼈 사이의 관절, 손배뼈와 알머리뼈 사이의 관절, 반달뼈와 알머리뼈 사이의 관절, 그리고 세모뼈와 갈고리뼈 사이의 관절에 거의 균등한 하중을 배분시킨다.[23,39] 먼쪽열 손목뼈들은 노쪽치우침/자쪽치우침과 굽힘/폄을 일으키는 손목 복합체에 2도의 자유도를 제공한다. 중간손목관절의

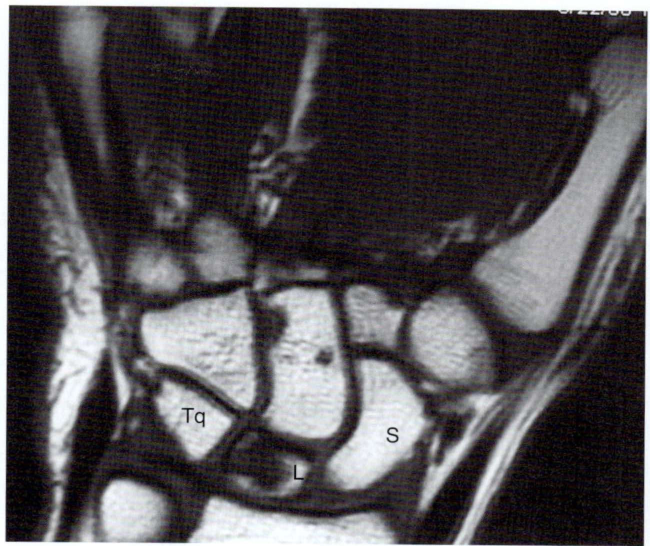

그림 9-8. 손목의 MRI 영상에서, 반달뼈의 어두운 영역은 Kienbock 병으로 알려진 무혈관성 괴사를 나타내고, 이것은 음성 자뼈 변이와 관련된다. L, 반달뼈; S, 손배뼈; Tq, 세모뼈.

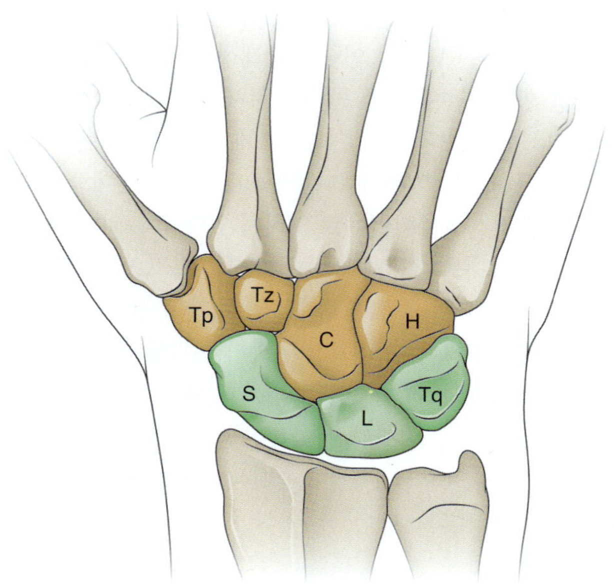

그림 9-9. 중간손목관절은 몸쪽의 손배뼈(S), 반달뼈(L) 및 세모뼈(Tq)와 먼쪽의 큰마름뼈(Tp), 작은마름뼈(Tz), 알머리뼈(C) 및 갈고리뼈(H)에 의해 형성된다.

관절면에 의해 허용되는 운동 진폭은 일반적으로 굽힘보다 폄의 범위를 허용하고, 자쪽치우침보다 노쪽치우침을 허용한다.[21,24,40] 이것은 노손목관절의 움직임과는 반대이다. 먼쪽열 손목뼈들간의 기능적 결합과 먼쪽열 손목뼈와 손허리뼈와의 기능적 결합은 손목 복합체로써 작용할 뿐만 아니라, 손의 가로활과 세로활의 토대로써 작용한다. 손활에 대해서는

나중에 자세히 설명할 것이다.[37]

손목 복합체의 인대 (Ligaments of the Wrist Complex)

손목뼈 구조물의 엄청난 개인 차이는 아마도 손목 인대를 리뷰한 이후에 가장 잘 이해될 수 있다. 이름, 해부학적 설명과 주어진 기능에 있어서 학자들에 따라 본질적인 차이가 존재한다.[41-44] 우리는 손목의 인대 해부학을 구성하고 설명하기 위해 Taleisnik의 논문을 제시할 것이다.[45,46] 비록 개별 인대의 구조와 기능에 대한 보편적인 합의가 없을 수 있지만, 손목의 인대 구조물이 관절의 안정성을 담당할 뿐만 아니라, 손목뼈사이의 움직임을 안내하고 체크한다는 것에 공감대가 형성되어 있다.[47] 손목 복합체의 기능을 검사할 때, 우리는 다른 요소와 함께, 인대의 다양성이 손목 복합체의 관절 움직임에 있어 사람들간의 실질적이고 널리 인정된 차이들로 해석될 수 있음을 알게 될 것이다.

일반적으로, 등쪽 손목 인대는 얇고 약한 편인 반면, 배쪽 손목 인대들은 더 두껍고 강한 편이다.[45,46] 배쪽 인대와 등쪽 인대 둘 다는 내재성 인대나 외재성 인대로 불린다.[41,45,46] **외재성 인대**는 손목뼈를 몸쪽에 위치한 노뼈나 자뼈에 연결시키거나 먼쪽에 위치한 손허리뼈에 연결시키는 인대이다; **내재성 인대**는 각각의 손목뼈들을 연결시키는 인대로써 **손목뼈사이인대**나 **뼈사이인대**로 알려져 있다. Nowalk와 Logan은 외재성 인대보다 내재성 인대가 더 강하고 덜 뻣뻣한다는 것을 발견했다.[41] 그들은 내재성 인대가 윤활막 안에 위치하고 있어서, 외재성 인대처럼 연속의 혈관성 조직보다 영양분을 위해 윤활액에 더 의존한다는 결론을 내렸다. 그러므로, 외재성 인대는 손상당할 확률이 높지만, 치유될 가능성도 높고, 또 힘을 우선적으로 흡수하여 느린 치유 능력을 가진 내재성 인대를 돕는다.[41]

배쪽 손목 인대(VOLAR CARPAL LIGAMENTS)

손목 복합체의 배쪽면에는 많은 수의 내재성 인대와 외재성 인대가 존재하며, 학자들에 따라 인대의 이름들이 복합되거나 분리된다. Taleisnik은 배쪽 외재성 인대를 두 개의 그룹으로 분류했다: 노손목인대와 자손목인대(그림 9-10A). **배쪽 노손목인대**로 알려진 복합인대는 3개의 밴드를 가진 것으로 설명된다: **노손배알머리인대**(**노알머리인대**), **짧은/긴 노반달인대**(**노반달세모인대**)와 **노손배반달인대**.[45-47]

노손배반달인대는 한 때 손배뼈 몸쪽 기둥의 가장 중요한 안정장치로 설명되었고, 이 인대의 파괴는 손배뼈의 불안정을 초래한다; 그러나, 최근의 연구에 따르면, 노손배반달인대는 손배반달관절의 지지가 적은 편이고, 손배반달관절의 신경혈관을 위한 통로 역할을 한다는 것이다.[46,47] **노쪽곁인대**는 배쪽 노손목인대와 관절주머니의 연장선으로도 간주될 수 있다.[48] Nowalk와 Logan은 노알머리인대가 외재성 인대임을 밝혀냈지만, 반면, Blevens 등은 노알머리인대가 바닥쪽 관절주머니 안에 있는 노손목인대의 일부임을 확인했다.[41,43] **자손목인대 복합체**는 세모섬유연골 복합체(관절원반과 반달판을 포함한), **자반달인대** 및 자쪽곁인대로 구성된다.[20,48]

두 개의 배쪽 내재성 인대는 손목 기능에 대한 특별한 관심과 인정을 받아 왔다. 이들 중의 첫 번째 인대인 **손배반달 뼈사이인대**는 보편적이지 않았지만, 일반적으로 손배뼈 안정성(손목 안정성)을 유지하는 주요 요소로써 인정되었다.[43,49-52] 이 인대의 손상은 손배뼈 불안정성에 주로 영향을 미치는 것이 보이며, 손배뼈의 불안정은 손목에서 일어날 수 있는 가장 흔한 문제중의 하나이다.[47,53] 그러나 내재성 인대로서, 손배반달 뼈사이인대는 주로 무혈관성 조직으로써 퇴행성 변화가 잘 일어나는 부위이다.[54] 두 번째 주요 내재성 인대는 **반달세포 뼈사이인대**이다. 이 인대는 반달뼈와 세모뼈 사이의 안정성을 유지하는 것으로 여겨진다. 이 인대의 손상은 다른 손목 문제인 반달뼈 불안정을 초래하는 것처럼 보인다.[55,56] 그러나 이런 불안정 패턴은 외재성 인대의 동반 손상 없이 일어나지 않는다. 일반적으로, 배쪽 손목 인대는 손목을 폄했을 때 신장된다.

등쪽 손목 인대(DORSAL CARPAL LIGAMENTS)

등쪽에 있는 주요 손목 인대는 **등쪽 노손목인대**(dorsal radiocarpal ligament)이다(그림 9-10B). 배쪽 노손목인대처럼, 이 인대도 어느 정도 다양하게 설명되지만, 사선 방향으로 주행한다.[45,46] 본질적으로, 전체 등쪽 인대는 먼쪽 노뼈에서 세모뼈 쪽으로 수렴되며, 그 도중에 반달뼈와 반달세모뼈사이인대에 부착된다.[44,58,59]

Garcia-Elias는 배쪽 및 등쪽 노손목인대의 사선 방향이 경사진 노뼈에 대한 "손목뼈융기"의 활주를 상쇄시키는데 도움을 준다고 했다.[60] 두 번째 등쪽 인대는 **등쪽뼈사이인대**(dorsal intercarpal ligament)이며, 이것은 세모뼈에서 반달뼈, 손배뼈 및 큰마름뼈까지 수평으로 주행한다.[48,58] 두 개의 등쪽 인대는 함께 노손목 안정성에 기여하고, 또 손목 ROM 시 손배뼈를 안정화시키는 가로 V자 형태인 인대를 형성한다(그림. 9-10B 참조).[45,58,59] 등쪽 손목 인대는 손목을 굽힐 때 팽팽해진다.[57]

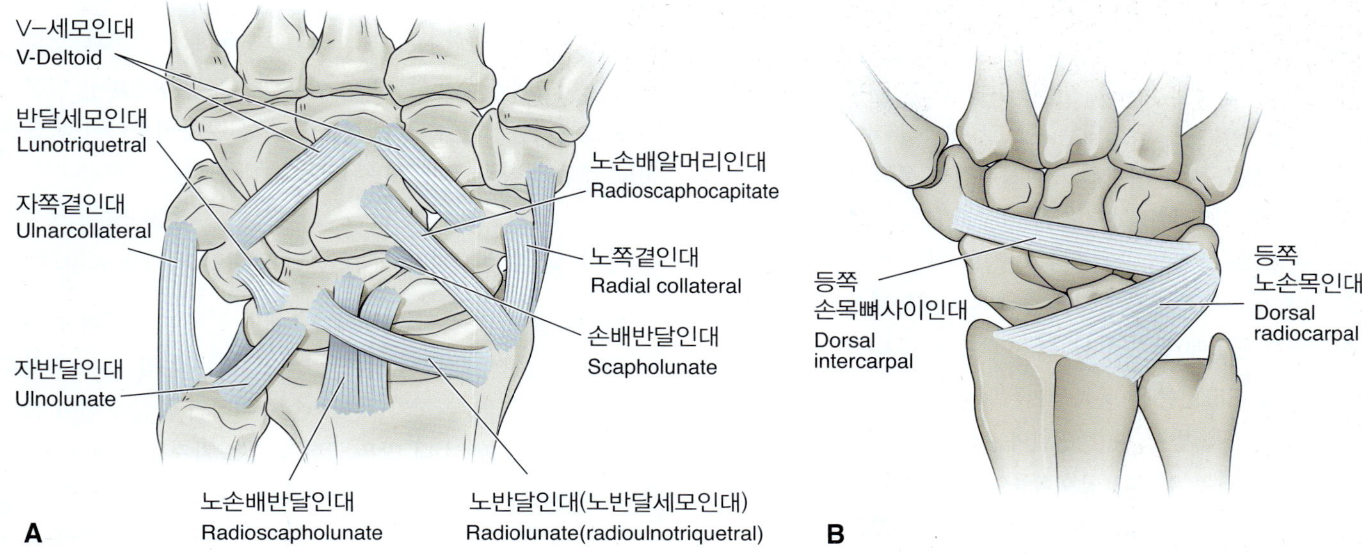

그림 9-10. A. 손목 복합체의 배쪽 인대는 배쪽 노손목인대의 3개 밴드를 포함한다: 노손배알머리인대, 노반달인대 및 노손배반달인대. 2개의 내재성 인대(손배반달인대와 반달세모인대)는 손배뼈의 안정성을 유지한다. B. 등쪽 손목 인대는 가로 V 인대를 형성하고, 노손목관절의 안정성을 돕는다.

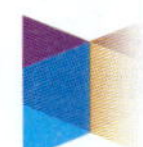

기본 개념 9-2
인대 요약(Summary of Ligaments)

외재성 인대(Extrinsic Ligaments)
- **노손목인대**
  - 노쪽곁인대
  - 배쪽곁인대
    - 얕은인대
    - 깊은인대
      - 노손배알머리인대
      - 노반달인대(노반달세모인대)
      - 노손배-반달인대
- **자손목인대**
  - 세모섬유연골 복합체
  - 반달판
  - 자반달인대
  - 자쪽곁인대
- **배쪽노손목인대(노세모인대)**

내재성 인대(Intrinsic Ligaments)
- **짧은 인대**
  - 배쪽 인대
  - 등쪽 인대
  - 뼈사이인대
- **중간 인대**
  - 반달세모인대
  - 손배반달인대
  - 손배큰마름인대
- **긴 인대**
  - 배쪽 손목뼈사이인대(v-인대, 세모인대)
  - 등쪽 손목뼈사이인대

손목 복합체의 기능 (Function of the Wrist Complex)

노손목관절과 중간손목관절의 움직임 (Movements of the Radiocarpal and Midcarpal Joints)

노손목관절과 중간손목관절의 움직임은 능동의 근육작용, 수동의 인대 및 관절반발력의 결합으로 일어난다. 비록 몸쪽열 손목뼈에 대한 수동의 힘이 많을지라도, 몸쪽열 손목뼈들에 직접적으로 가해지는 근육의 힘은 거의 존재하지 않고, 콩알뼈를 통해 더 먼쪽 뼈에 힘을 적용하는 자쪽손목굽힘근만이 있을 뿐이다. 그러므로 몸쪽열 손목뼈는 노뼈와 먼쪽열 손목뼈와 손허리뼈 사이에 놓여 있는 효율적인 역학적 링크로서, 근육의 힘이 실제로 적용되는 영역이다.

Gliford 등은 몸쪽열 손목뼈가 상대적으로 고정되지 않은 삼중분절 연결의 **중간 분절**이라고 말했다.[14] Ruby 등은 몸쪽열 손목뼈가 먼쪽 노뼈/세모섬유연골 복합체와 상대적으로 가동성이 적은 먼쪽열 손목뼈 사이의 중간 분절로 작용한다고 가설했다.[61] 압박력이 중간 분절을 가로질러 적용될 때, 중간

분절은 위아래 분절과 반대되는 방향으로 붕괴되고 움직인다. 예를 들어, 압박성 폄근의 힘은 먼쪽열 손목뼈에 직접 가해져 폄을 일으킬 것이고, 반면 상대적으로 불안정한 중간에 위치하는 손배뼈는 굽힘되는 쪽으로 붕괴될 것이다. 중간 분절은 복합된 중간손목관절/노손목관절의 움직임을 정상화하기 위해 몇 가지 안정화 기전을 요구하고, 또 중간 분절(몸쪽열 손목뼈)의 붕괴를 막아준다. 안정화 기전은 이웃한 반달뼈와 먼쪽열 손목뼈에 연결되는 손배뼈의 기능적 연결과
해부학적 연결에 관련된다.

Garcia–Elias 등은 몸쪽열 손목뼈의 안정화는 손목뼈가 축성의 하중을 받을 때(중립위의 손목에 압박력이 가해질 때) 2개의 반대되는 경향의 상호작용에 좌우된다는 가설을 주장했다; 즉, 손배뼈는 굽힘되는 경향을 띠는 반면, 반달뼈와 세모뼈는 폄되는 경향을 띤다.[60] 몸쪽열 손목뼈 내의 이들 반대 회전은 손배반달 뼈사이인대와 반달세모 뼈사이인대 등의 인대 구조물에 의해 제한된다. Garcia–Elias에 따르면, 손배뼈가 인대를 통해 반달뼈와 세모뼈에 연결됨으로써 몸쪽열 손목뼈가 굽힘과 엎침으로 "붕괴되고", 반면 먼쪽열 손목뼈가 폄과 뒤침으로 붕괴된다는 것이다.[60] Garcia–Ellis는 몸쪽열 손목뼈와 먼쪽열 손목뼈 사이의 반대 회전과 인대성 긴장이 중간손목관절면의 접합을 증가시키고 안정성을 첨가시킨다고 제안했다.[60]

비록 Garcia–Elias 등에 의해 제안된 손목뼈 안정화 기전이 개념적 틀로써 고정되는 것처럼 보일지라도, 다른 학자들의 견해들은 근본적으로 차이가 없지만, 세세한 부분에서는 약간의 차이가 있다. 컴퓨터 모델링과 같은 최근의 기술적 발전으로 인해 생각했던 것보다 손목뼈의 움직임이 더욱 복잡해지고, 개별화되었다.[62,63] 몸쪽열 손목뼈인 3개의 뼈들은 단일체로 움직이지 않는다는 것이 일반적인 견해이지만, 이들 3개 뼈의 움직임은 축성 하중, 노손목관절의 굽힘/폄, 그리고 노쪽치우침/자쪽치우침에 따라 크기와 방향에서 큰 차이점을 보인다.[7,46,60,64–66] Short 등은 손목뼈의 움직임이 개별 뼈 인대의 형태 뿐만 아니라, 움직임의 방향에 따라 달라질 수 있음을 발견했다; 즉, 손목뼈 사이의 관계는 손목이 중립위에 있을 때 달라지고, 또 손목의 위치가 완전 굽힘, 완전 폄 또는 치우침에 따라 달라진다.[67]

손목 복합체의 실제 "**회전 중심**"에 대한 논란이 남아 있다. 또한 중요한 것은 손배뼈고, 알머리뼈와 함께 일어나는 손배뼈의 움직임이다.[40,57] 특히 손목 폄 동안에 가장 그러하다. 많은 문헌들은 알머리뼈의 머리(자주 손목의 "**쐐기돌**(keystone)"로써 언급된)가 손목의 폄/굽힘의 이마축, 노쪽치우침/자쪽치우침의 앞뒤축으로 작용하고, 또 고정된 손활의 중심을 제공한다고 제안한다.[67] Neu 등은 두 운동면에서의 손목 운동으로 알머리뼈의 운동형상학을 연구하여 운동축이 항상 일정하지 않는다는 결론을 내렸고, 또 손목 운동형상학이 복잡하고 개인에 따라 크게 좌우된다는 견해를 더욱 지지했다.[68]

손목의 굽힘/폄(FLEXION/EXTENSION OF THE WRIST)

손목의 굽힘/폄 동안 손배뼈가 3개의 몸쪽열 손목뼈 중에서 가장 큰 움직임을 보이는 반면, 반달뼈는 가장 적은 움직임을 보인다.[7,38] 일부 학자들은 노손목 관절의 굽힘과 폄이 반달뼈보다 손배뼈에서 더 많은 굽힘과 폄을 가지고 일어난다는 것을 확인했다.[51] 반면, 다른 학자들은 노손목관절의 굽힘/폄 동안 3개의 모든 몸쪽열 손목뼈나 또는 2개의 몸쪽열 손목뼈에서 더 적은 크기의 노쪽치우침/자쪽치우침과 엎침/뒤침이 동시에 일어남을 확인했다.[7,21,57] 중간손목관절의 굽힘/폄 동안 먼쪽열 손목뼈와 손허리뼈에서 일어나는 더 타이트한 움직임은 손의 움직임에 비례하는 이들 먼쪽 분절의 움직임과 함께, 단순한 굽힘/폄으로 보인다.[46]

다양한 견해에서 보면, 손목의 굽힘/폄에 대한 개념적 틀이 순서대로 잘 정리되어 있다. 다음의 이벤트 순서는 Conwell에 의해 제안되었고, 여러 분절의 상대적 움직임과 그들의 상호의존성에 대한 설명을 제공하고 있다.[69] 그러나 개념적 틀이 너무 단순화되었고, 주요 손목뼈 사이에 일어나는 상호작용이 무시되기도 한다.

1. 이런 개념적 틀에서의 움직임(그림 9-11)은 완전 굽힘에서 시작한다. 능동 폄은 손목 폄근에 의해 먼쪽열 손목뼈와 손허리뼈에서부터 시작된다. 먼쪽열 손목뼈(알머리뼈, 갈고리뼈, 큰마름뼈, 작은마름뼈)는 몸쪽열 손목뼈(손배뼈, 반달뼈, 세모뼈) 위에서 활주한다. 비록 중간손목관절의 관절면 형태가 복잡하지만, 먼쪽열 손목뼈는 손의 움직임과 같은 방향으로 효율적으로 뒤쪽 활주를 한다. 손목 복합체가 중립위에 도달할 때(3번 손허리뼈의 긴축이 아래팔의 긴축과 일직선상에 있을 때), 알머리뼈와 손배뼈에 걸쳐 있는 인대들은 알머리뼈와 손배뼈를 잠김위치 쪽으로 당긴다.
2. 지속되는 폄근의 힘은 상대적으로 고정된 반달뼈와 세모뼈 위에서 단일체로 움직이는 먼쪽열 손목뼈와 손배뼈의 움직임을 초래한다. 손목 복합체의 약 45° 폄에서서는, 손배반달 뼈사이인대가 손배뼈와 반달뼈를 잠김위치로 가져간다. 이것은 모든 손목뼈들을 단일체

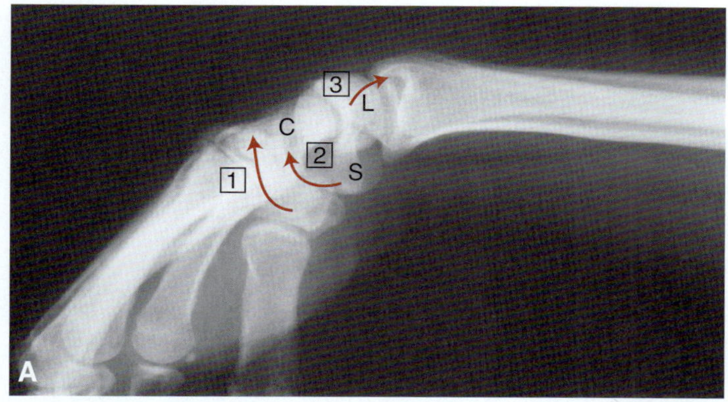

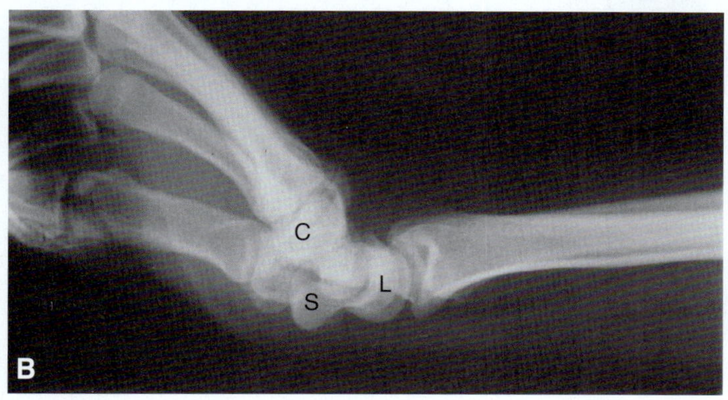

그림 9-11. A. 손목의 폄이 완전 굽힘에서 시작될 때, (1) 먼쪽열 손목뼈는 굽힘/폄의 중립위가 될 때까지 몸쪽열 손목뼈 위에서 움직인다; (2) 중립위에서 45°의 폄이 될 때까지는 손배뼈와 먼쪽열 손목뼈가 반달뼈/세모뼈 위에서 움직인다; (3) B.에서 보여지는 손목의 완전한 폄을 달성하기 위해, 몸쪽열 손목뼈가 노뼈와 세모섬유연골 복합체 위에서 단일체로 움직인다. C: 알머리뼈; L: 반달뼈; S: 손배뼈.

로 만들고, 그들을 다음 단계의 움직임으로 이끈다

3. 손목 복합체의 폄 완성은 노뼈와 세모섬유연골 복합체 위에서 견고한 단일체로서 움직이는 몸쪽열 손목뼈(잠김된 먼쪽열 손목뼈와 함께)의 움직임으로 일어난다. 완전 폄(그림. 9-10B)에 도달하면, 모든 인대가 팽팽해지고, 전체 손목 복합체가 잠김 상태로 변한다.[70]

완전 폄에서 완전 굽힘으로 움직이는 동작은 역순으로 일어난다. 이런 개념적 틀 상황에서는, 손배뼈(손목 인대의 중재를 통해)는 여러 시점에서 참여한다: (1) 손배뼈/알머리뼈 움직임, (2) 손배뼈/반달뼈 움직임, 그리고 (3) 노뼈/손배뼈 움직임. 몸쪽열 손목뼈(중간 분절)의 열이 무너지는 것이 방지되며, 완전한 ROM을 달성한다. 흥미롭게도, 노뼈-손목뼈의 관절내 접촉 패턴의 컴퓨터 모델링과 사체 연구는 노손목관절의 폄이 등쪽의 증가된 접촉면에 의해 동반됨을 보여주었다. 우리는 손의 움직임과 반대 방향으로 볼록한 몸쪽열 손목뼈의 관절면이 배쪽으로 활주함으로써 손의 폄이 이루어진다는 것을 기대할 수 있다. 만약 이런 접촉 패턴이 생체내에서 존재한다면, 그것은 노손목관절의 복잡한 움직임을 반영할 것이고, 오목과 볼록 관절면 사이의 움직임에 대한 가정을 반박할 것이다.[23]

손목의 노쪽치우침/자쪽치우침

(RADIAL/ULNAR DEVIATION OF THE WRIST)

손목의 노쪽치우침과 자쪽치우침은 더 복잡한 것처럼 보이지만, 굽힘/폄보다는 그 움직임이 다양하지 않다. 몸쪽열 손목뼈는 노쪽치우침과 자쪽치우침을 할 때 독특한 "상반된" 움직임을 나타낸다.[12] 노쪽치우침(**그림 9-12A**) 시, 몸쪽열 손목뼈는 손목의 움직임과 반대되는 자쪽으로 활주할 뿐만 아니라, 몸쪽열 손목뼈의 굽힘과 동시에 먼쪽열 손목뼈(학자들에 따라 동반되는 엎침/뒤침 요소가 다양하게 관찰되었다)의 폄이 일어난다.[7,22,25,71] 몸쪽열 손목뼈와 먼쪽열 손목뼈의 반대 움직임은 자쪽치우침을 할 때 일어난다(**그림 9-12B**).

노쪽치우침/자쪽치우침 동안 먼쪽열 손목뼈들은 상대적으로 고정된 단일체로 움직이지만, 몸쪽열 손목뼈사이의 움직임 정도는 다를 수 있다.[7,38] Garcia-Elias 등은 노쪽치우침 동안 손배뼈의 굽힘 정도(자쪽치우침 동안 일어나는 손배뼈의 폄)는 인대 느슨함과 관련된다고 했다.[9] 인대 느슨함을 가진 자원자들은 인대 느슨함이 적은 사람들보다 더 많은 손배뼈의 굽힘/폄과 더 적은 노쪽치우침/자쪽치우침을 보였다. 인대 느슨함은 남성보다 여성 사이에서 더 많이 일어났다. 학자들은 인대 느슨함이 손배뼈와 먼쪽열 손목뼈 사이의 결합을 약하게

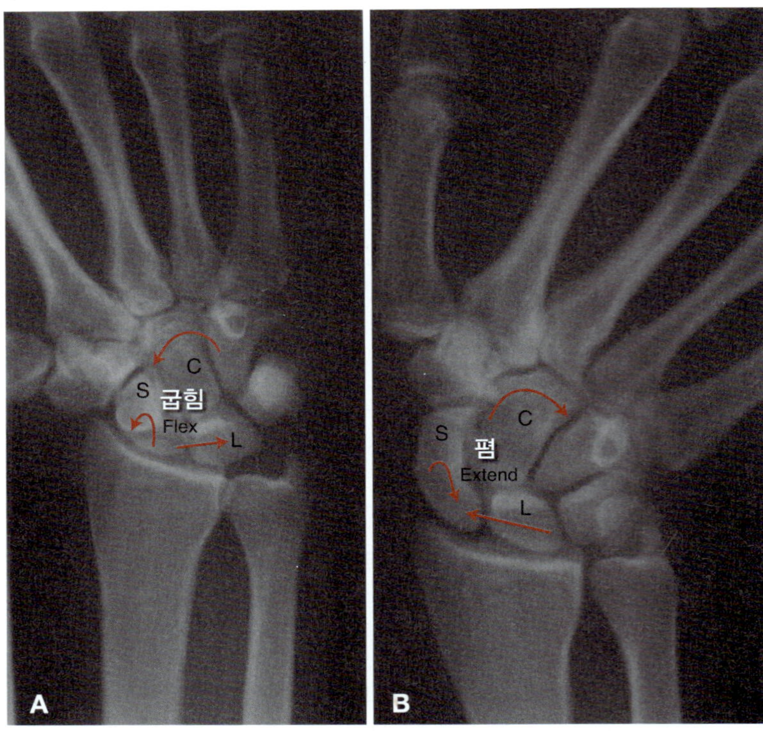

그림 9-12. A. 손목의 노쪽치우침(몸쪽열 손목뼈가 자쪽으로 활주할 때), 손배뼈의 굽힘은 B.의 손배뼈가 자쪽치우침하는 동안(몸쪽열 손목뼈가 자쪽으로 활주할 때) 폄을 할 때보다 손배뼈를 더 짧아 보이게 만든다. C:알머리뼈; L: 반달뼈; S: 손배뼈.

만들어 손배뼈에 대한 운동면 밖의 움직임을 더 크게 초래한다고 제안했다.

완전 노쪽치우침을 취할 때, 노손목관절과 중간손목관절은 잠김위치가 된다.[40,72-74] 노쪽치우침과 자쪽치우침의 가동범위는 손목이 중립위의 굽힘/폄 자세일 때 가장 크다.[75] 손목이 폄되어 잠김되면, 손목뼈들이 모두 잠김되고, 노쪽치우침이나 자쪽치우침이 덜 일어나게 된다. 손목의 굽힘 시에는, 이들 관절이 풀림위치가 되고 뼈들의 간격이 커진다. 더 이상의 몸쪽열 손목뼈 움직임이 일어날 수 없고, 최대 폄에서처럼 완전 굽힘 상태에서도 노쪽치우침이나 자쪽치우침이 거의 일어나지 않는다.[76]

확장 개념 9-1

기능적 가동범위(Functional ROM)

일상생활동작에 요구되는 최소 ROM의 유지를 보장하는 중간손목관절과 노손목관절의 기능적 과잉은 무엇처럼 보이는가. Brumfield와 Chaipoux는 독립성에 필요한 손 활동이 10° 굽힘과 35° 폄의 기능적 손목 움직임을 요구한다는 것을 발견했다.[77]

Ryu 등은 광범위한 손 기능의 연구 실험을 통해 손목의 대부분 기능은 60° 폄, 54° 굽힘, 40° 자쪽치우침, 그리고 17° 노쪽치우침에 의해 완성된다고 설명했다.[13] 손목의 폄과 자쪽치우침은 손목 활동에서 가장 중요하다. 또한 완전 폄과 자쪽치우침의 결합은 손배뼈와 반달뼈가 최대로 접촉된 위치인 것으로 확인되었다.[23] 손배뼈의 주요 역할이 몸쪽열 손목뼈와 먼쪽열 손목뼈사이의 연결로서 손목의 안정화에 작용한다면, 이런 폄과 자쪽치우침된 손목 위치는 최대 손 기능을 허용하는 안정된 기반을 제공할 것이다. 손목의 융합술 위치를 결정할 때, 외과의는 적절한 기능적 자세를 위해 보통 약 20°의 폄과 10°의 자쪽치우침을 선택한다. 또한 이런 폄 자세는 잡기 활동에서 최대 힘 발생을 위해 긴 손가락굽힘근을 위치시킨다.

손목 불안정(Wrist Instability)

손배뼈와 반달뼈에 부착된 인대들 중 1개 이상이 손상되면, 반달뼈와 손배뼈의 협력적 안정성이 감소되거나 제거될 수 있다.[78,79] 손목 불안정이 일어날 때, 손배뼈는 비제한적 분절로 행동하며, 먼쪽 노뼈의 배쪽 경사진 면 위에서 자연스런 붕괴로 굽힘이 일어난다(운동면 밖으로 움직임이 일어난다). 굽힘된 손배뼈바닥은 노뼈에 대해 등쪽으로 활주하고, 아탈구될 수 있다. 손배뼈가 인대 안정성으로부터 떨어져 나가면, 반달뼈와 세모뼈는 함께 비제한성 분절로 작용하며 자연스럽게 폄을 일으킨다(등쪽 돌림). 먼쪽열 손목뼈에 힘을 적용하는 근육(몸쪽열 손목뼈에 힘을 적용하지 않는 근육)은 폄된 반달뼈와 세모뼈에 대해 먼쪽열 손목뼈를 굽힘시킨다. 굽힘된 먼쪽열 손목뼈는 반달뼈와 세모뼈 위에서 등쪽으로 활주하여 반달뼈와 세모뼈의 폄을 두러지게 만든다. 이들 세 분절(손배뼈,

반달뼈/세모뼈 및 먼쪽열 손목뼈)의 지그재그 패턴은 **중간분절의 불안정**을 의미한다(그림 9-13).[22,25] 반달뼈가 폄된 자세를 취할 때, 이런 상태는 **등쪽 중간분절 불안정**(**DISI**; 그림 9-13A)으로 간주된다. 손배뼈의 아탈구는 동적인 힘인 근력으로 인한 손목의 압박 하중으로 일어나거나 고정되거나 정적인 힘으로도 일어날 수 있다.[80] 손배뼈가 아탈구되면, 노뼈와 손배뼈 사이에서 접촉 압박이 증가되는데, 그 이유는 접촉이 작은 영역 위에서 일어나기 때문이다.[23,43] DISI가 노손배관절의 퇴행성 변화를 일으킬 수 있고, 또 다른 손목뼈사이관절의 퇴행성 변화를 일으킨다.[42] 상당한 인대 느슨함이 있으면, 알머리뼈가 폄된 반달뼈에 대해 등쪽으로 아탈구되거나, 또는 굽힘된 손배뼈와 폄된 반달뼈 사이의 틈 안으로 이동될 수 있다. 치유되지 않은 DISI로부터 인한 점진적 퇴행성 문제는 **손배반달 전진 붕괴**(scapholunate advanced collapse; **SLAC**)으로 알려진다.[43,81]

진행 단계는 손상의 시간 경상에 따른 방사선 사진으로 확인되어 왔다.[81,82] 비록 손배뼈와 반달뼈 사이의 하중이 등쪽 중간분절 불안정으로 증가하거나 감소된다는 논쟁이 여전이 있을지라도, 노반달관절이 노손배관절보다 퇴행성 변화를 덜 보여주는 것 같다.[23,35,51] 노반달관절에서 덜 일어나는 퇴행성 변화의 경향은 관절면을 가로지르는 하중을 더욱 중심쪽으로 이동시키는 노반달관절면의 구형 형태에 기여하는 것 같다.[43]

손목뼈 불안정의 다른 흔한 형태는 반달뼈와 세모뼈의 인대 결합이 손상으로 파괴되었을 때 일어난다.[22,80] 반달뼈와 세모뼈 모두는 폄되는 쪽으로 움직이는 경향이 있고, 손배뼈가 굽힘되는 경향을 상쇄시킨다. 반달뼈가 세모뼈와 더 이상 연결되지 않으면, 반달뼈와 손배뼈는 모두 함께 굽힘되고, 세모뼈와 먼쪽열 손목뼈는 폄된다(그림 9-13B). 자쪽 반달뼈 주변 불안정은 **배쪽 중간분절 불안정**(volar intercalated segmental instability; **VISI**)로 알려져 있다.[46]

VISI는 DISI만큼 흔하지 않다. VISI와 DISI의 문제는 손목 기능에 대한 몸쪽열 손목뼈 안정성의 유지를 보여주고, 또 몸쪽열 손목뼈의 나머지 2개 뼈와 먼쪽열 손목뼈 사이의 교각으로서 손배뼈의 유지를 보여준다.

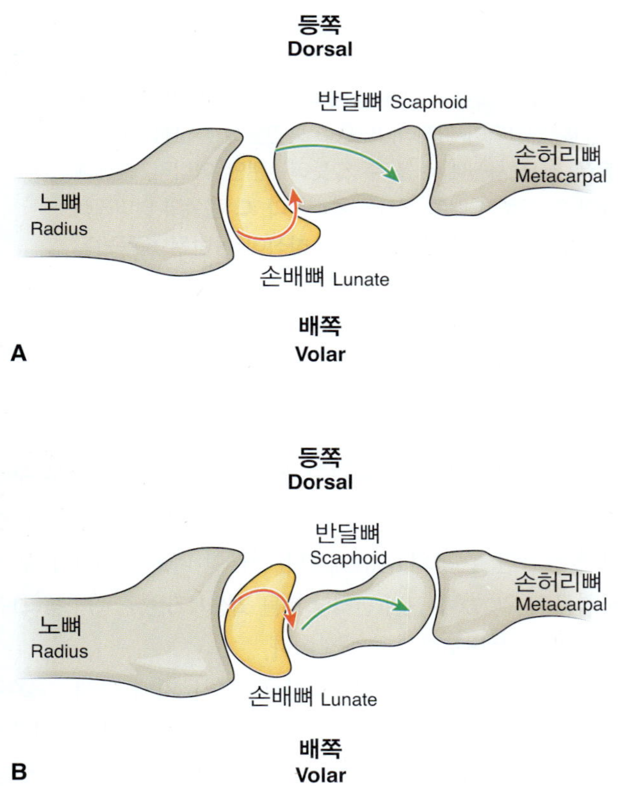

그림 9-13 A. 등쪽 중간분절 불안정(DISI). 고정된 손배뼈로부터 인대의 느슨함이나 열상에 의해 유리되 반달뼈는 노뼈에 대해 폄을 한다(등쪽 돌림). B. 배쪽 중간분절 불안정(VISI). 인대의 느슨함이나 열상이 세모뼈로부터 반달뼈를 분리할 때 반달뼈와 손배뼈 둘다 노뼈에 대해 굽힘한다(배쪽 돌림).

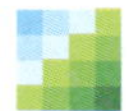

환자 적용 9-2

Jon Chin은 남자 소프트볼 리그에서 뛰고 있는 32세의 유리공이다. 27세 때, 그는 팔을 뻗어 손을 짚고 넘어졌을 때, 손등에 통증과 부종이 초래되었다(그림 9-14).

일주일 후 워크인 클리닉에서 촬영된 방사선 사진은 손배반달 뼈사이인대의 손상을 의미하는 손배뼈와 반달뼈 사이의 분리(그림 9-14A)를 보여주었다. 의사는 그에게 손 전문의의 진료를 권장했다. 손 외과의의 후속 방사선 사진은 등쪽 중간분절 불안정(DISI을 보여주었다(그림 9-14B).

Jon은 고정기간을 넘어서서 어떤 종류의 치료도 받지 않기로 결정했다. 그의 문제는 시간이 경과하면 해결될 것처럼 보였다. 그러나 그의 손목 통증은 손 전문의의 진료를 다시 구할 만큼 증가되었고, 손 전문의는 SLAC으로 진단내렸다. 손목의 반복 하중(잡기, 들기)은 손목 불안정을 일으켰고, 손배뼈와 반달뼈 사이의 공간 안으로 알머리뼈를 몸쪽으로 이동시켰다. 알머리-반달관절과 노손배관절의 퇴행성 변화를 초래시켰다(그림 9-14C). 부분 손목 융합술(손배알머리관절 고정술)은 기능의 소실을 최소하기 위해 제한된 손목 가동성만 허용하는 동시에 안정성(통증의 한 원인을 제거하는)을 향상시킬 때 추천되었다.

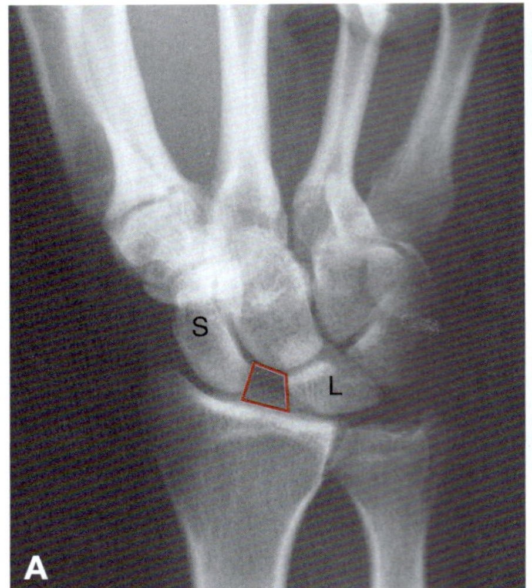

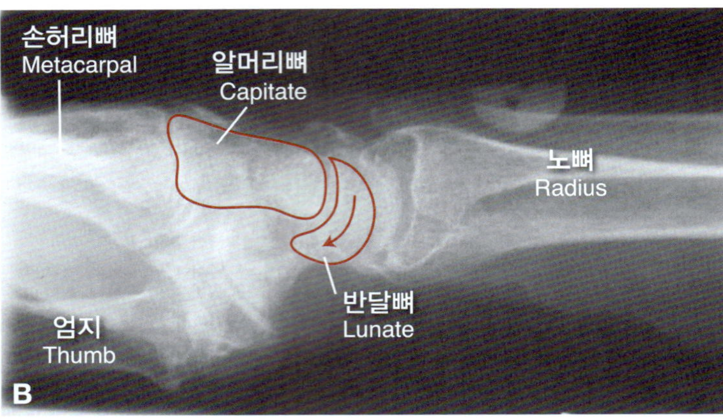

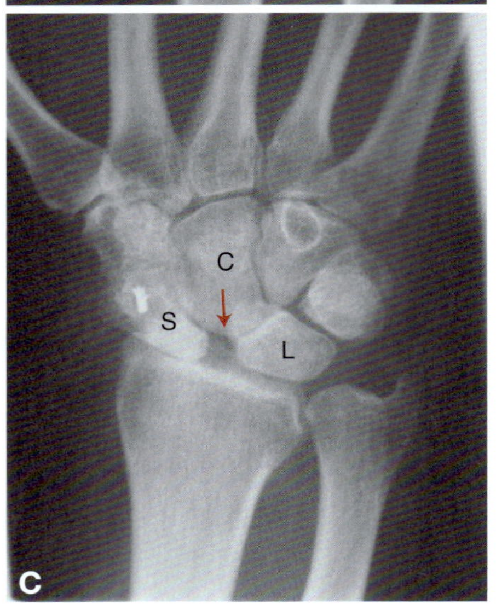

그림 9-14. A. 외상으로 인해 손배반달인대가 파괴되었을 때, 손배뼈와 반달뼈의 간격이 커진다. B. 등쪽 중간분절 불안정(DISI)은 반달뼈의 등쪽 경사(사진에서 볼 수 있듯이) 뿐만 아니라, 손배뼈와 알머리뼈의 덜 뚜렷한 배쪽 경사를 초래한다. C. 몸쪽의 알머리뼈 이동과 노손배관절과 알머리반달관절의 침식이 동반된 손목반달 진전 붕괴(SLAC).

손목 복합체의 근육(Muscles of the Wrist Complex)

손목 복합체 근육들의 주요 역할은 긴 손가락 근육의 적절한 길이-장력 관계를 이룰 수 있도록 위치 조정을 허용하는 한편, 손을 위한 안정된 기반을 제공하는 것이다.[4,57] 근육 횡단면적과 모멘트 팔 길이에 대한 정보는 우리가 근육의 특수한 작용, 힘 및 잠재적 토크를 이해하는데 도움을 준다. 많은 연구자들은 손목의 여러 위치에서 **마디뼈사이(IP)관절**에서 발생하는 긴 손가락굽힘근의 최대 힘을 연구했다. 몇몇 연구들은 가장 큰 마디뼈사이관절의 굽힘근 힘이 손목의 자쪽치우침 자세(굽힘/폄의 중립위)에서 일어나는 한편, 가장 적은 힘은 손목의 굽힘 자세(중립의 치우침)에서 일어남을 확인했다.[2,83,84]

또 다른 연구들은 5-7°의 자쪽치우침과 20-25°의 손목 폄 자세가 최대 파악력을 발생시키는 적절한 범위라고 했다.[85] 그러나 손목 근육들은 손가락 굽힘력을 최대화하도록 구성되지 않는다. 만약 최적의 손가락 굽힘근의 힘이 다른 힘들보다 크다면, 손목의 굽힘근보다 폄근이 더 클 수 있다. 손목 굽힘근의 일 능력(단위 면적당 힘을 발생시키는 근육의 능력)은 폄근의 일 능력보다 2배 이상이다.

손가락 굽힘근 힘의 최적화가 목표였는지에 반해, 노쪽치우침근의 일 능력은 자쪽치우침근보다 약간 더 클 것이다.[86] 손목 근육의 기능은 하나의 요소나 하나의 기능을 관찰하는 것으로 이해될 수 없다; 손목 근육의 기능은 중력과 외부 작용에 대항하는 다양한 사용 패턴에서 근전도(EMG)로 평가되어야 한다. 우리는 여기에서 손목 근육을 설명하겠지만, 손목 근육의 기능은 손과 손목 근육의 협응을 다루는 후반부 단락에서 더 잘 이해될 수 있다.

배쪽 손목 근육(VOLAR WRIST MUSCULATURE)

6개의 근육은 손목의 배쪽면을 통과하고 손목 굽힘 모멘트를 일으킬 수 있는 긴 힘줄을 가지고 있다(그림 9-15). 손목의 배쪽면에 있는 이들 근육로는 **긴손바닥근**(PL), **노쪽손목굽힘근**(FCR), **자쪽손목굽힘근**(FCU), **얕은손가락굽힘근**(FDS), **깊은손가락굽힘근**(FDP) 및 **긴엄지굽힘근**(FPL) 등이 있다(그림 9-15A). 이들 근육 중의 첫 번째 3개의 근육은 1차 손목 근육이고, 나머지 3개의 근육은 손목에 2차적으로 작용하는 손가락 굽힘근이다. 손목 지점에서, 긴손바닥근과 자쪽손목굽힘근을 제외한, 나머지 모든 배쪽 손목 근육은 정중신경과 함께 **굽힘근지지띠** 밑으로 주행한다(그림 9-15B). 굽힘근지지띠는 긴 굽힘근 힘줄의 활시위 효과를 방지하여 적절한 길이-장력 관계를 유지하는데 도움을 준다. 굽힘근지지띠는 몸쪽 부분과 먼쪽 부분을 가지고 있으며, 먼쪽 부분은 **가로손목인대**(TCL)로 알려져 있다.

손목의 축에 대한 노쪽손목굽힘근 힘줄과 자쪽손목굽힘근 힘줄의 위치를 통해 이들 근육이 손목을 굽힘시킬 뿐만 아니라 노쪽과 자쪽으로 손목을 치우침시킬 수 있음을 알 수 있다. 그러나 노쪽손목굽힘근은 단독으로 수축하여 손목을 노쪽 치우침시키기에 덜 효과적인 것 같다.

두 번째와 세 번째 손허리뼈의 바닥에 부착된 이 근육의 먼쪽 부착점은 손의 긴축과 일직선으로 위치한다. 긴손바닥근과 함께, 노쪽손목굽힘근은 손목 굽힘근으로 작용하고, 노쪽치우침 근육으로는 그의 기능이 적은 편이다.[11] 그러나, 노쪽손목굽힘근은 노쪽치우침 동안에 활성화된다. 노쪽손목굽힘근은 **긴노쪽손목폄근**(ECRL)의 강한 노쪽치우침 근력을 증가시키거나, 손목을 노쪽치우침할 때 긴노쪽손목폄근에 의해 생성되는 손목의 폄을 상쇄시킨다. 긴손바닥근은 손목 굽힘근이며, 손목을 노쪽이나 자쪽으로 치우침시키지 않는다. 사람의 14%는 한쪽이나 양쪽 팔에서 긴손바닥근과 그의 힘줄이 존재하지 않지만, 근력이나 기능적 측면에서 뚜렷한 문제가 일어나지 않는다.[87] 긴손바닥근이 다른 근육의 여분으로 작용하기 때문에, 다른 구조물의 재건술을 위해 "희생되기도" 한다. 자쪽손목굽힘근은 굽힘을 위해 자쪽손목굽힘근의 모멘트팔을 증가시키는 콩알뼈에 종지한다.[32]

자쪽손목굽힘근은 콩알뼈인대를 통해 간접으로 갈고리뼈와 다섯 번째 손허리뼈에 작용할 수 있으며, 손목 복합체의 굽힘과 자쪽치우침을 효율적으로 일으킬 수 있다.[35] 자쪽손목굽힘근의 힘줄은 노쪽손목굽힘근의 힘줄보다 노쪽치우침/

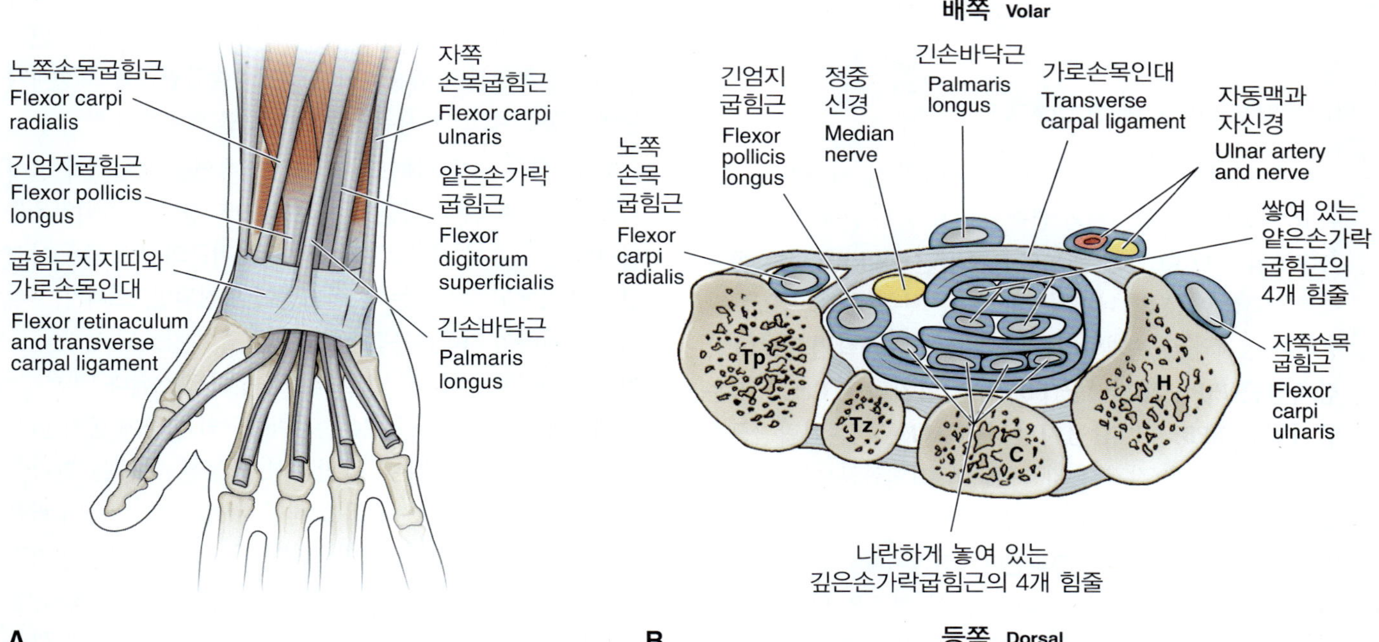

그림 9-15. A. 1차와 2차 손목굽힘근의 힘줄은 손목의 배쪽면에 위치한다. 긴손바닥근과 자쪽손목굽힘근을 제외한 나머지 모든 근육은 굽힘근지지띠 밑으로 주행한다. B. 횡단면 상에서 볼 때, 가로손목인대와 힘줄과 신경의 관계가 확연히 나타난다. 긴엄지굽힘근이 자신의 힘줄말이집(노쪽윤활주머니)으로 감싸여 있는 반면, 깊은손가락굽힘근과 얕은손가락굽힘근의 힘줄들은 자쪽윤활주머니 안에 있는 주름에 의해 층을 이루면서 싸여 있다.

자쪽치우침의 축으로부터 멀리 떨어져 주행하고, 이렇기 때문에 노쪽손목굽힘근의 노쪽치우침 기능보다 더 큰 자쪽 치우침의 능력을 가진다.[4] 자쪽손목굽힘근은 장작을 쪼개는 것과 같이 높은 자쪽치우침을 요구하는 활동과 관련되어 있으며, 모든 손목 근육 중에서 가장 큰 장력을 발휘한다.[4]

얕은손가락굽힘근과 깊은손가락굽힘근은 손가락의 주요 굽힘근이며, 긴엄지굽힘근은 엄지의 주요 굽힘근이다. 다관절 근육으로써 손목 굽힘력을 생성하는 이들 근육의 능력은 근육의 과도한 단축을 방지하기 위해 이들 근육이 지나가는 더 먼쪽 관절의 협력적 안정화에 좌우된다. 만약 이들 근육이 손목과 더 먼쪽 관절 모두에서 단축된다면, 이들 근육은 능동으로 불충분하게 될 것이다. 얕은손가락굽힘근과 깊은손가락굽힘근은 힘줄의 중심 위치에서 예상할 수 있듯이, 손목의 노쪽치우침/자쪽 치우침에서 다양한 활동을 보여준다. 얕은손가락굽힘근은 깊은손가락굽힘근보다 손목 굽힘근으로써 더 많은 기능을 하는 것처럼 보인다.[88] 이것은 논리적인데, 그 이유는 깊은손가락굽힘근이 더 길고 깊게 위치하고 있기 때문이고, 능동 불충분성이 더 쉽게 일어나기 때문이다. 손목에 대한 긴엄지굽힘근의 효과는 상대적으로 관심이 적은 편이었다. 손목에 있는 긴엄지굽힘근의 힘줄 위치는 더 먼쪽 관절이 안정될 때 손목의 굽힘과 노쪽치우침에 기여할 수 있는 능력이 있음을 시사한다.

등쪽 손목 근육
(DORSAL WRIST MUSCULATURE)

손목 복합체의 등쪽에는 9개의 힘줄들이 지나간다(그림 9-16). 9개 힘줄 중 3개의 힘줄은 주요 손목 근육이다: 긴노쪽손목폄근(ECRL), **짧은노쪽손목폄근**(ECRB) 및 자쪽손목폄근(그림 9-16A). 나머지 6개 근육은 손목에 2차적으로 작용하는 엄지와 각 손가락의 근육이다: **온손가락폄근**(EDC), **집게폄근**(EIP), **새끼폄근**(EDM), **긴엄지폄근**(EPL), **짧은엄지폄근**(EPB), 및 **긴엄지벌림근**(APL). 온손가락폄근과 고유 집게폄근은 각각 손가락폄근과 집게폄근으로 알려져 있다. 모든 9개 근육의 힘줄은 사이막에 의해 6개 터널로 나누어지는 **폄근지지띠** 밑을 통과한다(그림 9-16B). 힘줄이 폄근지지띠 밑을 깊게 통과하기 때문에, 각 힘줄은 힘줄과 지지띠 사이의 마찰을 막기 위해 자신의 힘줄말이집 안에 감싸여 있다. 힘줄이 통과하는 지지띠의 사이막은 등쪽 손목인대에 붙어 있고, 손등에서 폄근힘줄의 안정성을 유지하는데 도움을 줄 뿐만 아니라, 이들 힘줄이 능동 수축을 할 때 힘줄의 활시위 현상을 막아주고 손목 폄근의 작용에 기여한다.[48,89]

긴노쪽손목폄근과 짧은노쪽손목폄근은 함께 작용하여 손목 폄근의 주요 영역을 형성한다.[90] 짧은노쪽손목폄근은 긴노쪽손목폄근보다 다소 작지만, 3번 손허리뼈에 부착하기 때문에 조금 더 중앙에 위치한다; 이 근육은 긴노쪽손목폄근보다 손목 폄 활동을 할 때 일반적으로 더 크게 작용한다.[11,91]

한 연구에서 따르면, 짧은노쪽손목폄근이 뒤침 자세에서 수행되는 활동을 제외한, 모든 잡기-놓기(grasp-and-release)의 손 기능에 작용한다는 것이다.[92] 긴노쪽손목폄근은 짧은노쪽손목폄근보다 2번 손허리뼈에 부착하기 때문에 좀 더 노쪽에 위치하고, 손목 폄에 대한 모멘트팔이 더 짧은 편이다.[7] 긴노쪽손목폄근은 노쪽치우침이나 자쪽치우침에 대한 지원이 필요할 때 그의 활동이 증가하였고, 또한 강한 손가락 굽힘 움직임이 수행될 때 활동이 증가되었다.[70,91]

짧은노쪽손목폄근은 지속적인 활동으로 과사용 손상을 당하기 쉽고, 가쪽위관절융기염으로 긴노쪽손목폄근의 작용이 감소할 때는 더욱 그러해진다.[93] 문헌은 이런 병리의 발전에서 온손가락폄근과 관련이 있는지에 대해서는 의문시된다.[94,95]

자쪽손목폄근은 손목의 폄과 자쪽치우침에 관여한다. 이 근육은 손목의 폄뿐만 아니라, 종종 굽힘에도 작용한다.[91] Backdahl과 Carlsoo는 자쪽손목폄근이 구조적으로 불안정한 손목 굽힘 위치에 추가적인 안정성을 더해준다는 가설을 세웠다.[88] 많은 인대 구조물과 뼈 구조물이 있는 손목의 노쪽면에 이것이 있을 필요는 없다. 세모섬유연골 복합체와 연결된 자쪽손목폄근의 힘줄말이집은 자쪽손목폄근을 고정시키는데 도움을 주고, 활시위 현상의 발생을 막아준다.[20]

Tang 등은 먼쪽 자뼈로부터 세모섬유연골 복합체가 떨어나온 이후, 자쪽손목폄근의 진폭이 30% 정도 증가되었음을 발견했다.[96] 손목 폄근으로서 자쪽손목폄근의 효율성은 아래팔의 위치에도 영향받는다. 아래팔이 엎침되면, 노뼈가 자뼈위로 교차하여 자쪽손목폄근의 모멘트팔이 감소되고, 이것으로 인해 손목 폄근으로써 효율성이 감소된다.[4,90,92]

새끼폄근과 집게폄근은 온손가락폄근의 힘줄에 종지한다; 그러므로 그들은 온손가락폄근과 공동된 기능을 한다.[97] 집게폄근과 새끼폄근은 손목을 폄할 수 있지만, 손목의 폄은 온손가락폄근에 의해 주로 발생한다. 온손가락폄근은 손가락의 폄근이지만, 중요한 손목 폄근으로도 작용한다(노쪽치우침이나 자쪽치우침 없이). 손목을 폄할 때 온손가락폄근과 짧은노쪽손목폄근의 상호 협력 작용이 어느 정도 나타나는데, 그 이유는 온손가락폄근이 손가락을 폄할 때 짧은노쪽손목폄근의 활동이 덜 나타나기 때문이다.[91]

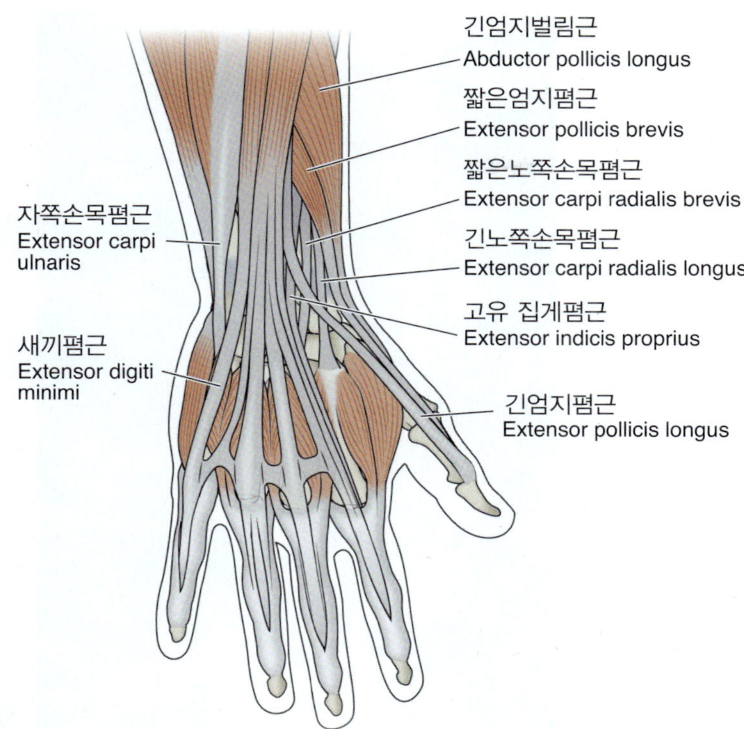

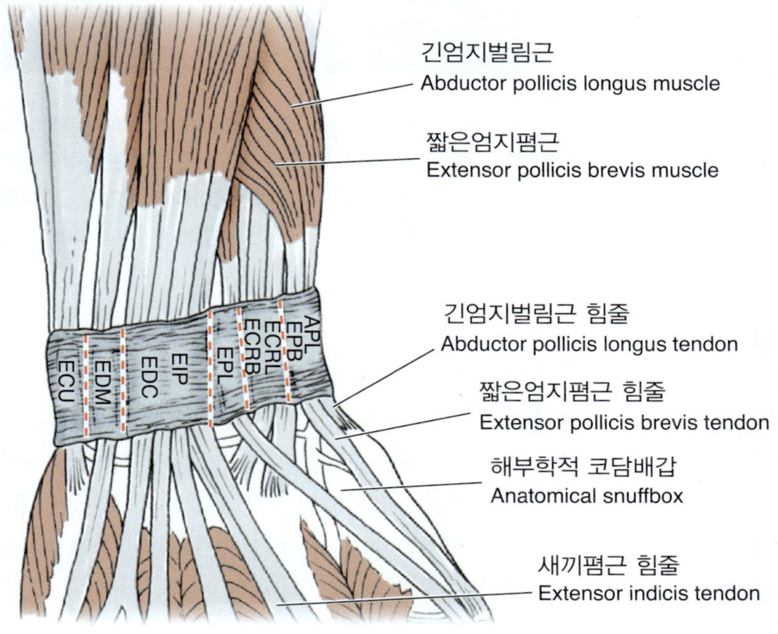

그림 9-16. 손등(폄근지지띠가 제거되었음). **A.** 1차 손목 폄근으로는, 자쪽손목폄근(ECU), 긴노쪽손목폄근(ECRL)과 짧은노쪽손목폄근(ECRB)이 있다. 손목에 작용할 수 있는 손가락 근육으로는 온손가락폄근(ECU), 고유 집게폄근(EIP), 새끼폄근(EDM), 긴엄지폄근(EPL), 짧은엄지폄근(EPB), 그리고 긴엄지벌림근(APL) 등이 있다. **B.** 등쪽 위치한 폄근 힘줄은 힘줄들이 구획화된 폄근지지띠 밑을 주행한다.

3개의 엄지 외재근이 손목을 통과한다. 긴엄지벌림근과 짧은엄지폄근 모두는 손목을 노쪽치우침시킬 수 있지만, 그의 기능은 큰 편이 아니다.[87] 그러나 손목의 노쪽치우침은 엄지에 대한 그들의 주된 작용으로부터 일어날 수 있다. 긴엄지벌림근과 짧은엄지폄근이 엄지에 작용할 때, 자쪽손목폄근의 협력수축은 원하지 않는 손목 움직임을 상쇄시키는데 필요할 수도 있다. 자쪽치우침을 일으키는 근육이 없으면, 엄지 외재근이 뚜렷한 노쪽치우침 변형을 유발할지도 모른다. 중심쪽에 더 위치하는 긴엄지폄근이 손목에 뚜렷한 효과를 갖는 것에 대한 근거는 거의 없다.

우리는 손목 복합체를 살펴보았고, 이제는 손목과 연결된 손 복합체를 살펴보자.

손 복합체의 구조와 기능 (Structure and Function of the Hand Complex)

손은 5개의 지절로 구성된다: 4개의 손가락과 1개의 엄지(그림 9-17). 각 지절은 손목손허리관절(CMC)과 **손허리손가락관절**(metacarpophalangeal; **MP**)을 갖는다; 손가락은 2개의 **마디뼈사이관절**(**IP**)(**DIP 관절**과 **PIP 관절**)을 가지고, 엄지는 1개의 마디뼈사이관절을 가진다. 비록 손가락의 관절과 엄지의 관절이 구조적으로 비슷하다 할지라도, 기능적인 측면에서는 엄지의 관절과 손가락의 관절을 분리하여 검사할 만큼 뚜렷한 차이를 보인다. 그러나 손가락의 관절을 검사할 때, 우리는 일반화에 대해 주의해야 한다. Ranney는 손의 각 손가락이 독특하여 하나의 손가락으로 모든 손가락의 특성을 정확하게 기술하고 설명할 수 없음을 지적했다.[98]

손가락의 손목손허리관절 (Carpometacarpal Joints of the Fingers)

손가락의 손목손허리관절은 먼쪽열 손목뼈와 2번–5번 손허리뼈바닥이 이루는 관절이다(그림. 9-1 참고). 물론 먼쪽열 손목뼈는 중간관절의 일부이다. 네 개 손가락의 손허리뼈 몸쪽 부분은 2–5번째 손목손허리관절을 형성하며, 먼쪽열 손목뼈와 관절을 이룬다(그림. 9-17 참고). 2번 손허리뼈는 주로 작은마름뼈와 관절을 이루며, 이차적으로 큰마름뼈와 알머리뼈가 연결되어 있다. 3번 손허리뼈는 주로 알머리뼈와 관절을 이루고, 4번 손허리뼈는 알머리뼈, 갈고리뼈와 관절을 이룬다. 마지막 5번 손허리뼈는 갈고리뼈와 관절을 이룬다. 각각의 손허리뼈바닥은 인접한 손허리뼈의 바닥과 관절을 이룬다. 2번 손허리뼈바닥은 3번 손허리뼈바닥과 관절을 이루지만, 1번 손허리뼈바닥과는 관절을 이루지 않는다. 모든 손가락의 손목손허리관절들은 배쪽과 등쪽에서 강한 가로인대로 지지되고, 또 약한 곁인대에 의해서도 지지된다.[99,100]

깊은가로손허리인대는 2–4번 손허리뼈머리의 배쪽에서 연결된다. 깊은가로손허리인대는 손허리뼈머리를 연결하여 최소한의 손목손허리관절 벌림만 허용한다. 비록 가로손목인대가 손목손허리관절의 안정성에 직접 관련할지라도, 그것은 구조적으로 손허리손가락관절의 일부분이기 때문에 손허리손가락관절 단락에서 자세히 설명될 것이다. 비록 관절마다 약간의 차이점이 있지만, 관절주머니인대 구조물은 주로 각 손목손허리관절의 전체 ROM을 제어하는 역할을 한다.

손목손허리관절의 기능과 손 기능에 영향을 주는 먼쪽열 손목뼈들의 한 가지 역할은 큰마름뼈, 작은마름뼈, 알머리뼈 및 갈고리뼈에 의해 형성되는 **몸쪽 가로활**(**손목활**)이 되도록 손바닥쪽을 오목하게 만드는 것이다(그림 9-18). 손목활은 손을 완전히 폈을 때도 유지되며, 손목뼈들의 곡선 형태뿐만 아니라, 오목한 모양을 지속시키는 인대들에 의해서 만들어진다. 손목활을 유지시키는 인대로는, 가로손목인대(TCL)와 수평을 이루는 손목뼈사이인대가 있다. 가로손목인대는 안쪽으로는 콩알뼈와 갈고리뼈의 혹에 붙어 있고, 가쪽으로는 손배뼈와 큰마름뼈에 붙어 있는 굽힘근지지띠의 일부분이 된다; 굽힘근지지띠의 몸쪽은 아래팔의 근육들이 놓여있는 근막과 이어진다. 4개의 먼쪽열 손목뼈에 연결되는 가로손목인대와 손목뼈사이인대는 상대적으로 배쪽의 오목 형태를 유지하여 손목활을 형성한다. 또한 이들 구조물이 **손목굴**을 형성한다. 손목굴은 정중신경과 9개의 외재근육을 통과시킨다(그림. 9-15B 참고). 많은 내재성 손 근육들이 가로손목인대와 먼쪽열 손목뼈에 부착된다. 이런 형태도 손목활을 유지하는데 기여한다.

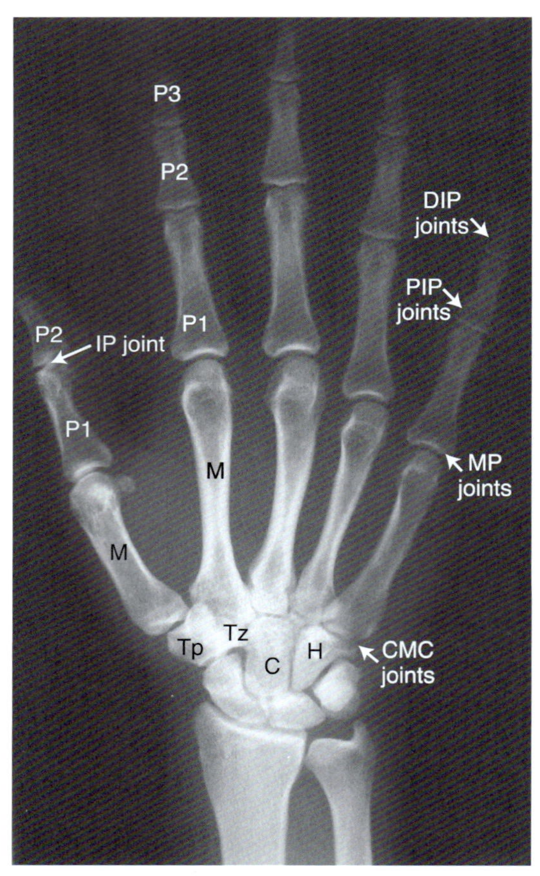

그림 9-17. 엄지와 손가락의 뼈 해부학. DIP, 먼쪽마디뼈사이관절; PIP, 몸쪽마디뼈사이관절; MP, 손허리손가락관절; CMC, 손목손허리관절; M, 손허리뼈; P1, 몸쪽마디뼈; P2, 중간마디뼈; P3, 먼쪽마디뼈; Tp, 큰마름뼈; Tz, 작은마름뼈; C, 알머리뼈; H, 갈고리뼈.

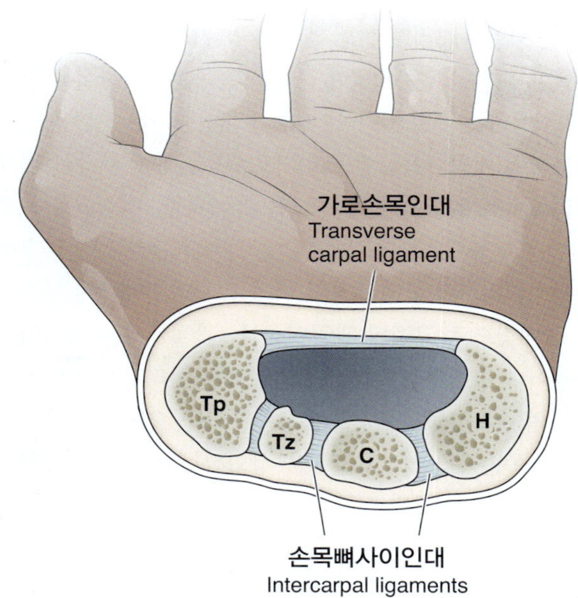

그림 9-18. 몸쪽 가로활(또는 손목활)은 정중신경과 긴손가락 굽힘근이 주행하는 터널을 형성한다. 가로손목인대와 손목뼈사이인대는 이런 오목 형태를 유지하는데 도움이 된다. C, 알머리뼈; H, 갈고리뼈; Tp, 큰마름뼈; Tz, 작은마름뼈.

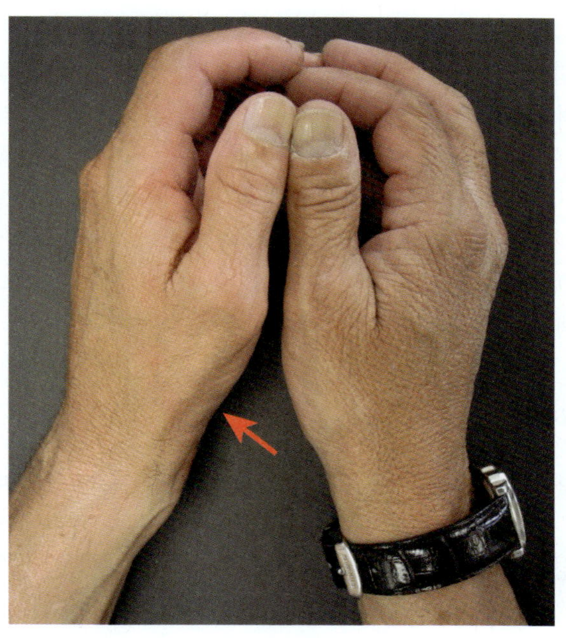

그림 9-19. 장시간의 정중신경 압박은 엄지두덩 근육을 지배하는 정중신경의 위축을 초래할 수 있는데, 이것은 엄지의 모음 자세와 손바닥이 납작해지는 원숭이 손을 초래한다. 임상 사례는 왼손의 위축을 보여준다.

환자 적용 9-3

Jacob Tandesti는 42세이며, 20년 이상 컴퓨터 프로그래머로 일하고 있다. 그의 일과 대부분은 키보드를 치면서 보낸다. 그는 5년 전부터 오른손에 무감각 증세가 나타나기 시작했고, 특히 엄지, 집게손가락, 가운데손가락과 반지손가락의 노쪽 절반에 증세가 있었다. 그는 손 전문 외과의로부터 손목굴 위의 정중신경 부위를 두드려 정중신경 지배구역에 이상감각(저린감)을 재현(양성 **Tinel 징후**)시키고, 1분 동안 양쪽 손목을 굽힘한 상태로 이상감각을 재현(양성 **Phalen 검사**)하는 검사를 받았다. 그 의사는 야간 스플린트를 처방하였고, 환자에게 작업장에서 적절한 인간공학적 자세를 따르도록 교육했다.[101] 스플린트는 정중신경의 압박을 감소시키기 위해 야간에 중립위로 손목을 정렬시켰다.[102,103] 여섯 달이 지난 후, Jacob은 셔츠에 단추를 채우거나 동전을 조작하는 것과 같은 섬세한 운동 수행에 점진적으로 어려움을 호소했다. Jacob은 신경전도검사를 받고자 신경과 전문의를 찾았고, 손목 수준에서 지속적 신경 압박으로 정중신경 전도속도가 유의하게 느린 것을 확인했다. 또한 정중신경의 지배 근육인 엄지두덩 근육의 위축이 있었고, 이런 모양의 손은 일반적으로 **"원숭이 손"**으로 알려져 있다(그림 9-19).

확장 개념 9-2
손목굴 증후군(Carpal Tunnel Syndrome)

정중신경이 손목굴 안에서 압박될 때, **손목굴 증후군(CTS)**으로 알려진 신경학적 증상이 나타난다. Cobb 등은 가로손목인대의 몸쪽 끝단이 손목을 굽힘하는 동안 정중신경을 압박할 수 있는 가장 흔한 부위라고 언급했다.[104] 그러나 손목굴은 갈고리뼈혹의 지점에서 가장 많이 좁혀지지만, 이 지점은 정중신경의 압박이 손목의 자세 변화에 의해 악영향을 덜 받는 부위이다.[104] 연구자들에 따르면 정중신경의 압박을 이완하기 위해 가로손목인대를 절단하면 손목활이 약간 넓어지지만, 강한 가로손목인대가 온전한 경우 그 손목활은 등쪽-배쪽의 뻣뻣함을 유지한다고 했다.[105]

손목손허리관절의 관절가동범위 (Carpometacarpal Joint Range of Motion)

2번-5번 손목손허리관절의 가동범위는 손허리뼈머리에서 가장 잘 관찰될 수 있으며, 손이 노쪽에서 자쪽으로 갈수록 가동성의 증가가 나타난다.[57,106] 2-4번 손목손허리관절은 1°의 자유도(굽힘/폄)를 가진 평면 윤활관절이다. 비록 굽힘과 폄이 허용되도록 구조되어 있지만, 두 번째와 세 번째의 손목손허리관절은 거의 움직이지 않아 "0°의 자유도"를 가진 것으로 알려져 있다.[40,98] 네 번째 손목손허리관절은 굽힘/폄을 느낄 수 있을 정도인 반면, 다섯 번째 손목손허리관절은 굽힘/폄, 약간의 벌림/모음, 그리고 약간의 맞섬이 허용되는 2°의 자유도를 가진 안장관절이다.[11,98,107] 움직임이 거의 없는 두 번째와 세 번째의 손허리뼈들은 움직임이 매우 좋은 첫 번째 손허리뼈와 움직임이 허용되는 네 번째와 다섯 번째 손허리뼈들을 위한 고정되고 안정된 축으로 작용한다.[36,98,108] 네 번째와 다섯 번째 손허리뼈의 움직임은 네 번째와 다섯 번째의 손가락이 엄지손가락과 맞섬되도록 만든다.

손바닥활(Palmar Arches)

손가락 손목손허리관절과 그들 전체 분절의 기능은 **손바닥활 시스템**에 기여하는 것이다(그림 9-20). 손목뼈에 의해 형성된 오목한 형태는 손바닥의 몸쪽 가로활을 형성한다. 상대적으로 고정된 2번째와 3번째 손허리뼈의 주변에 있는 1번째, 4번째 및 5번째 손허리뼈머리의 조정가능한 위치는 손허리뼈바닥 지점에서 가동성이 좋은 **먼쪽 가로활**을 형성한다. **세로활**은 몸쪽에서 먼쪽으로 손가락의 길이만큼 주행한다. 깊은가로손허리인대는 잡기 기능을 할 때 손바닥활의 안정성을 촉진시키는데 기여한다.[109] 손바닥활은 잡는 물체의 형태에 맞게 손바닥과 손가락이 적절하게 순응하도록 만든다.[110] 손바닥활은 물체와의 접촉면적을 최대화하여 안정성 뿐만 아니라, 감각피드백을 증가시킨다.

손목손허리관절을 가로지르는 근육들은 손바닥활의 가동분절에 대해 작용함으로써 손바닥의 오목 형태(물체를 손바닥으로 잡을 때)에 영향을 준다. 손바닥은 손가락을 굽힘할 때 오목해지고, 상대적으로 손가락을 폄할 때 손바닥이 납작해진다. 5번째 손목손허리관절은 **새끼맞섬근**(ODM)이 가로지르고, 이 근육에 의해 작용한다. 이런 사선의 근육(그림 9-21)은 5번 손허리뼈를 굽힘과 돌림(긴축을 중심으로)하는데 적합한 위치를 갖는다. 이 근육은 손목손허리관절을 가로지르고 작용하는 유일한 근육이다. 그러나 증가된 손활은 콩알뼈에 부착된 자쪽손목굽힘근과 가로손목인대에 부착된 내재성의 활동으로 일어난다.[10,11] 노쪽에 위치한 손목 근육(노쪽손목굽힘근, 긴노쪽손목폄근과 짧은노쪽손목폄근)은 2번과 3번의 손목손허리관절을 가로질러 이들 손허리뼈바닥에 부착하지만, 상대적으로 고정된 관절인 이들 관절에서는 움직임이 거의 일어나지 않는다. 2번과 3번 손목손허리관절의 안정성은 그들의 손목 기능에서 노쪽손목굽힘근, 긴노쪽손목폄근과 짧은노쪽손목폄근의 효율성을 강화하는 기능적 적응처럼 보일 수 있다. 만약 2번과 3번 손목손허리관절이 가동성 관절이었다면, 노쪽의 굽힘근과 폄근들은 먼저 손목손허리관절을 움직일 것이고, 이로 인해 길이-장력의 관계가 소실되어 중간손목관절과 노손목관절에서 그들의 효율성이 떨어질 것이다.

손가락의 손허리손가락관절 (Metacarpophalangeal Joints of the Fingers)

손가락의 4개 손허리손가락관절은 몸쪽에 위치한 볼록한 손허리뼈머리와 먼쪽에 위치한 오목한 첫 번째 마디뼈 사이에서 이루어진다. 손허리손가락관절은 2°의 자유도를 가지는 융기관절이다(그림 9-22). 큰 손허리뼈머리는 시상면에서 180°의 관절면을 가진다. 손허리뼈머리는 마디뼈바닥이 이루는 약 20°의 관절면을 접한다(그림 9-23). 이마면에서는, 관절면이 시상면보다 적은 편이고, 관절면의 일치성이 더 좋은 편이다(그림. 9-17 참고).

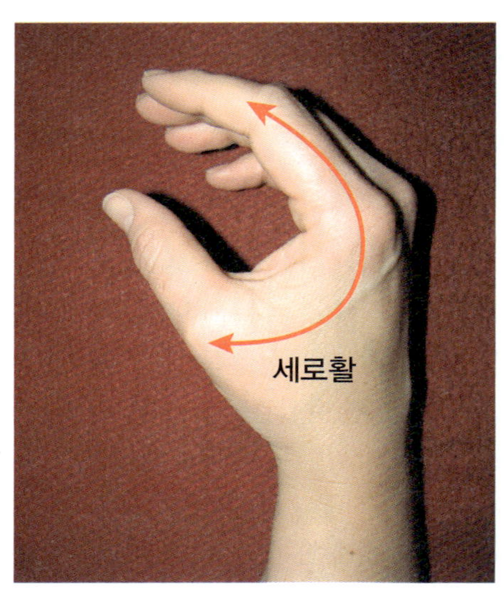

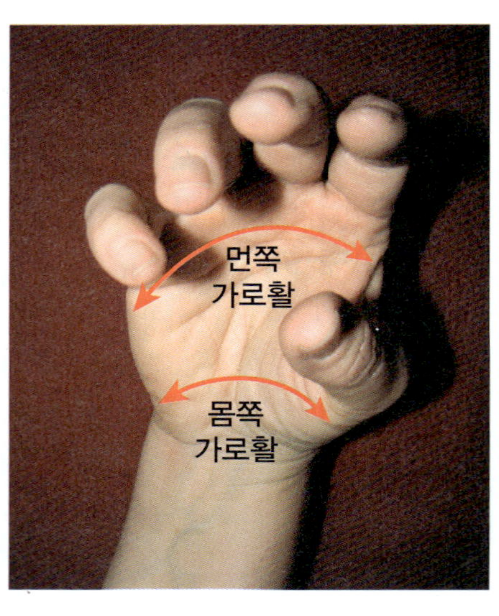

그림 9-20. 손바닥활 시스템은 기능적 잡기를 돕는다. 몸쪽 가로활은 고정된 반면, 먼쪽 가로활과 세로활은 가동성이 좋은 편이다.

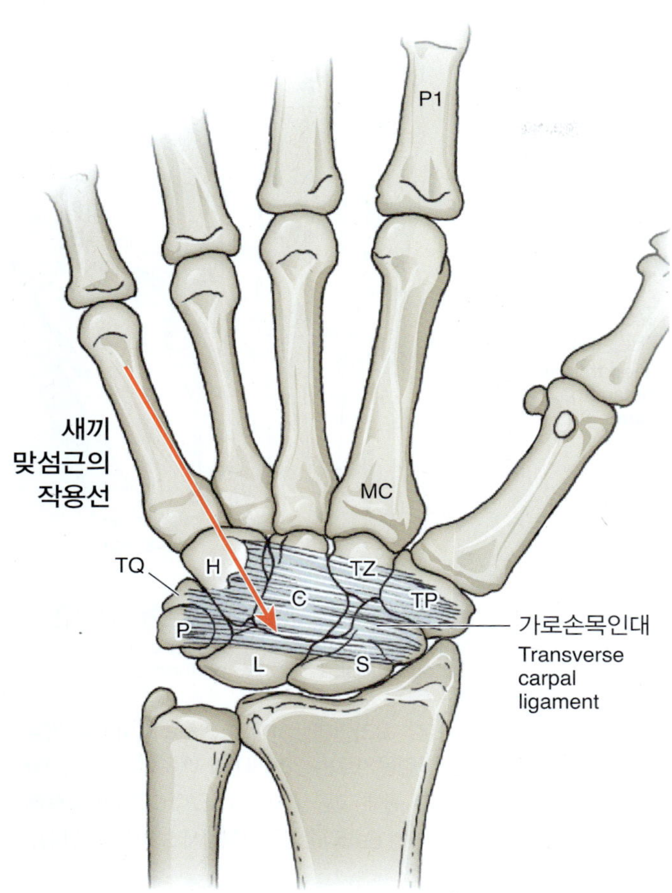

그림 9-21. 새끼맞섬근은 오직 손목손허리관절에 작용하는 유일한 근육이다. 근육의 작용선이 의미하듯이, 새끼맞섬근은 5번 손목손허리관절의 굽힘과 돌림에 효율적이다. 가로손목인대에 부착하는 새끼맞섬근의 부착점도 몸쪽 가로활을 지지하는데 도움을 준다.

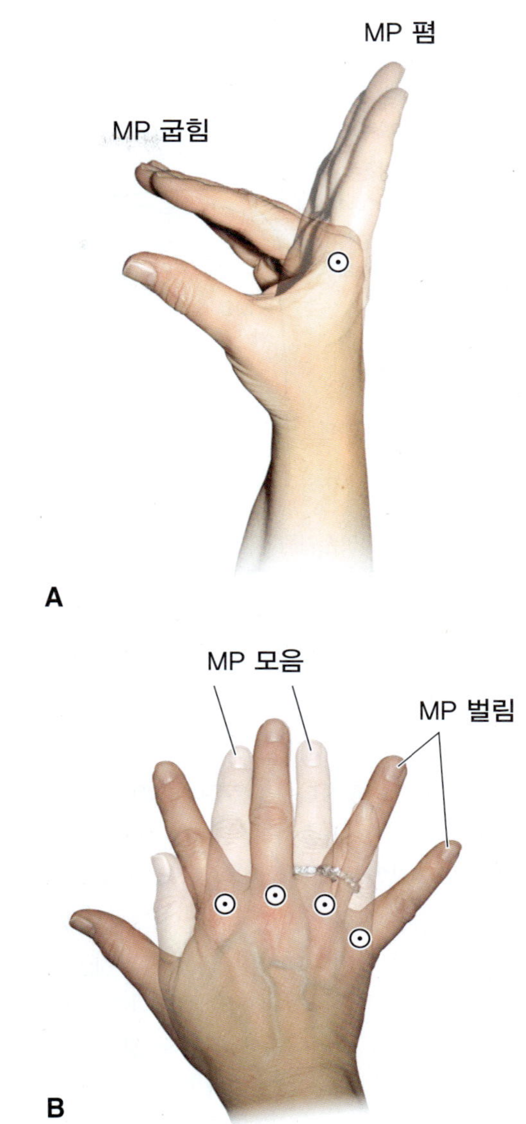

그림 9-22. 손허리손가락관절의 자유도 2도: **A.** 손허리뼈머리를 통과하는 이마축을 중심으로 일어나는 굽힘/폄. **B.** 시상축을 중심으로 일어나는 벌림/모음

손허리손가락관절은 폄할 때 느슨해지는 관절주머니에 의해 둘러싸여 있다. 관절면의 일치성이 좋지 않기 때문에, 관절주머니는 폄 시에 느슨해져 몸쪽마디뼈의 수동 축돌림을 어느 정도 허용한다.[98] 2개의 **곁인대**와 배쪽에 위치한 깊은가로손허리인대가 관절의 안정성을 보강해 준다. 앞에서 언급했듯이, 불일치성 관절은 안정성을 강화하기 위해 종종 부속의 관절 구조물을 가진다. 손허리손가락관절의 이런 기능은 **바닥판**에 의해 이루어진다.

바닥판(Volar Plates)

손허리손가락관절의 바닥판(**palmar plate**)은 관절 일치성을 증가시키는 독특한 구조물이다. 이것은 젖힘을 제한함으로서 손허리손가락관절에 안정성을 제공하며, 세로활을 간접으로 지지한다.[57] 바닥판은 섬유연골로 이루어지고, 먼쪽 부위의 몸쪽마디뼈바닥에 견고히 부착되어 있고, 관절면의 몸쪽에서 손허리뼈머리에 부착하는 배쪽 관절주머니와 결합하기 위해 막을 이룬다(그림 9-23A).[55] 바닥판은 손허리뼈머리보다 표층에 위치하는 배쪽 관절주머니의 섬유연골 물질처럼 보여질 수 있다. 바닥판의 안쪽면은 몸쪽마디뼈바닥의 효과적인 관절면 연장부이다. 폄을 할 때, 바닥판이 커다란 손허리뼈머리와 접촉하여 관절면의 크기를 증가시킨다. 바닥판의 섬유연골 구성은 손바닥으로 물체를 잡을 때 손허리뼈머리의 배쪽 관절면을 보호하는데 요구되는 압박 스트레스에 저항할 뿐만 아니라, 손허리손가락관절의 젖힘을 제한하는

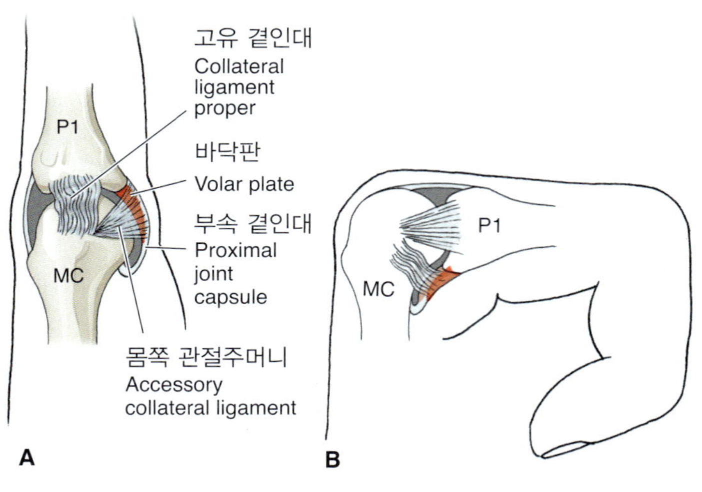

그림 9-23. A. 손허리손가락관절에 위치하는 바닥판은 몸쪽마디뼈바닥에 견고하게 부착되어 있고, 손허리뼈목에 느슨하게 부착되는 관절주머니와 혼합된다. B. 손허리손가락관절의 굽힘 시, 바닥판의 유연한 부착점은 움직임을 방해하지 않고 손허리뼈머리 위에서 몸쪽으로 활주한다.

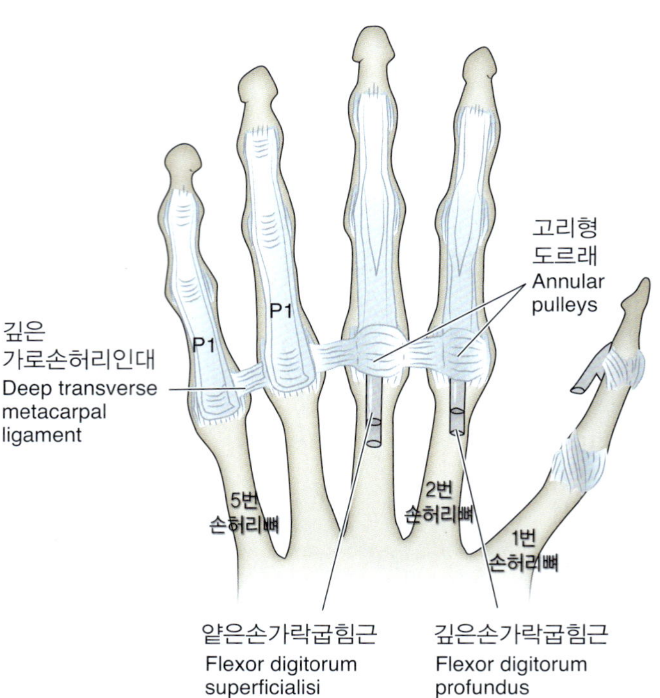

그림 9-24. 깊은가로손허리인대는 4개의 손허리뼈머리를 가로질러 수평으로 주행한다. 깊은가로손허리인대의 배쪽면은 긴손가락굽힘근의 힘줄을 유지하기 위해 고랑을 이루고 있다(고리형 도르래와 힘줄들이 제거된 4번과 5번 손허리손가락관절에서 보여지고 있다).

장력 스트레스에도 저항한다.[112] 몸쪽마디뼈에 붙는 바닥판의 유연성 부착점은 굽힘 시 손허리손가락관절에서의 긴 굽힘근 힘줄의 찝힘과 움직임의 제한 없이 손허리뼈머리의 배쪽 관절면을 따라 바닥판을 몸쪽으로 활주시킨다(그림 9-23B).

바닥판은 해당 몸쪽마디뼈와의 연결 이외에, 4개의 바닥판과 해당 손허리손가락관절의 관절주머니는 섞이게 되고, 또 4개 손가락의 손허리뼈머리에 연결된 깊은가로손허리인대에 의해 얕은층으로 서로 연결되어 있다(그림 9-24). 깊은가로손허리인대의 등쪽에는 시상띠가 존재하며, 이 **시상띠**는 손허리뼈머리의 양측에 위치하고, 각 바닥판(관절주머니와 깊은가로손허리인대를 통해)과 온손가락폄근 힘줄과 **폄근 팽대**를 연결시킨다(그림 9-25). 시상띠는 4개 손허리뼈머리 위에서 바닥판을 안정화시키는데 도움을 준다.[21,98,109]

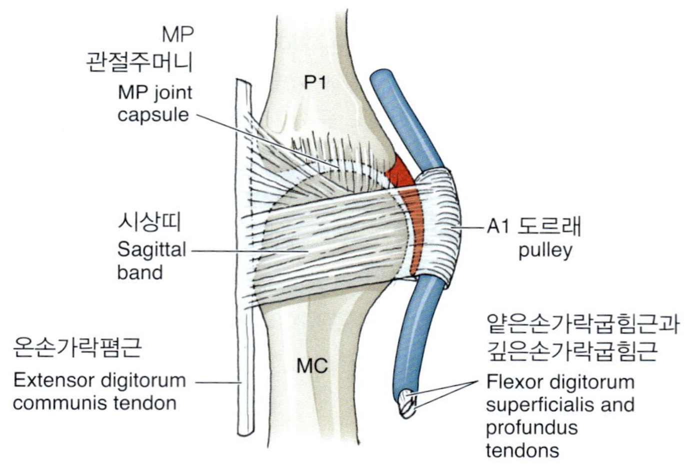

그림 9-25. 바닥판의 양쪽면, 손허리손가락관절의 곁인대(관절주머니를 통해), 그리고 폄근 팽대를 통해 온손가락폄근과 연결되는 시상띠는 4개의 손허리뼈바닥의 바닥쪽에서 바닥판과 손허리손가락관절의 등쪽에서 힘줄들을 안정화시키는데 도움을 준다.

곁인대(Collateral Ligaments)

손허리손가락관절의 노쪽곁인대와 자쪽곁인대는 두 영역으로 구성된다: 끈 모양의 **고유 곁인대**(collateral ligament proper)와 **부속 곁인대**(accessory collateral ligament)(그림. 9-23 참고).

Minami 등은 여러 운동 각도에서 손허리손가락관절 곁인대의 길이 변화를 정량화했다.[113] 그들은 보다 등쪽에 위치한 고유 곁인대가 0°~80°로 굽힘할 때 길이가 늘어났고, 반면 배쪽에 위치한 부속 곁인대가 짧았음을 확인했다. 반대로, 손허리손가락관절이 젖힘되었을 때는, 부속 곁인대가 길어졌고, 고유 곁인대가 느슨해졌음을 확인했다. 손허리손가락관절을 완전히 굽힘했을 때(잠김위치에 있을 때)의 곁인대의 긴장은 완전 폄 시에 얻어질 수 있는 최소한의 벌림/모음 정도만 허용하는 것으로 여겨진다. Shultz 등은 손허리손가락관절의 관절가동범위 내의 여러 지점에서 섬유의 일부가 팽팽해지고, 가동범위의 전반에 걸쳐 곁인대가 손허리손가락관절에 안정성을 제공한다는 결론을 내렸다.[114] 손허리손가락관절의 굽힘 시 벌림/모음의 제한에 기여하는 것 이외에, 그들은 양쪽으로 융기된 손허리뼈머리의 배쪽면 형태가 손허리손가락관절의 약 70° 굽힘 지점에서 뼈차단(bony block)을 초래한다고 제안했다.

Fisher 등은 골관절염이 흔하게 발생하는 먼쪽마디뼈사이관절과 다소 적게 골관절염이 발생하는 몸쪽마디뼈사이관절과 비교해 상대적으로 골관절염이 적게 발생하는 손허리손가락관절에 대한 설명을 얻기 위해, 손가락을 연속적으로 해부하는 연구를 시행했다. 그들은 **폄근 덮개**의 안쪽면, 바닥판과 곁인대들로부터 손허리손가락관절, 먼쪽마디뼈사이관절 및 몸쪽마디뼈사이관절 안으로 돌출되어 있는 섬유성 연골을 발견했다. 섬유연골성 돌출부는 손허리손가락관절에서 매우 두드러져 있으며, 이것은 커다란 손허리뼈머리(와 마디뼈머리)와의 접촉을 위해 바닥판처럼 작은 크기의 마디뼈바닥에 표면적을 증가시키는 것같다.

관절가동범위(Range of Motion)

손허리손가락관절에서 일어날 수 있는 전체 ROM은 각 손가락에 따라 달라진다. 굽힘/폄은 노쪽에서 자쪽으로 갈수록 증가한다. 즉, 집게손가락의 손허리손가락관절은 약 90° 굽힘을 하고, 반면 새끼손가락의 경우는 약 110°의 굽힘이 일어난다(그림 9-26).[57]

손허리손가락관절의 젖힘은 각각의 손가락에서 어느 정도 비슷하지만, 개인차는 큰 편이다. 수동 젖힘의 범위는 신체 유연성을 나타내는 척도로서 이용되어 왔다.[10] 손허리손가락관절의 벌림/모음 가동범위는 손허리손가락관절이 폄되었을 때 최대가 된다. 집게손가락과 새끼손가락은 가운데손가락과 반지손가락보다 더 큰 이마면 가동성을 가진다. 앞에서 언급했듯이, 손허리손가락관절의 벌림/모음은 완전 굽힘 자세에서 가장 크게 제한된다.[114] 손허리손가락관절의 일부 수동 돌림이 기록되었고, 이것은 가동성이 여러 크기의 물체에 대한 잡기 적응을 허용한다는 주장을 뒷받침한다.[116]

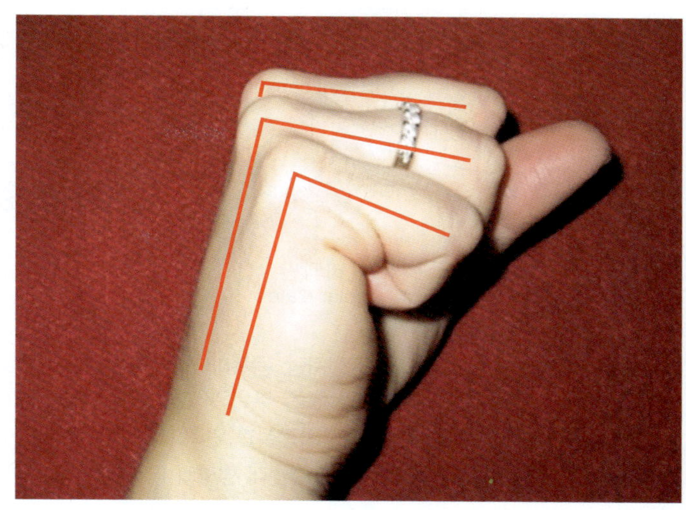

그림 9-26. 손허리손가락관절의 가용 ROM은 노쪽에서 자쪽으로 갈수록 증가한다. 즉, 5번 손허리손가락관절에서 가장 큰 ROM이 일어난다는 것이다.

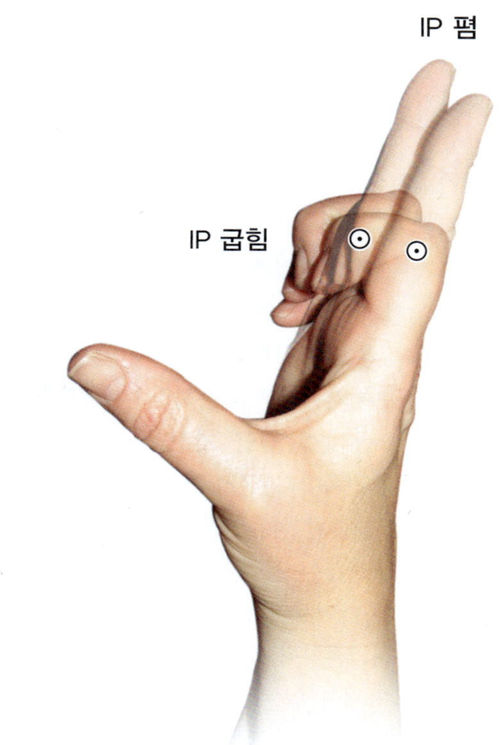

그림 9-27. 몸쪽마디뼈사이관절과 먼쪽마디뼈사이관절은 이마축을 중심으로 1도의 자유도를 가진다.

손가락의 마디뼈사이관절
(Interphalangeal Joints of the Fingers)

손가락의 몸쪽마디뼈사이관절과 먼쪽마디뼈사이관절은 마디뼈머리와 그 마디뼈의 먼쪽에 위치하는 다른 마디뼈 바닥과 이루어지고, 자유도 1를 가진 경첩관절이다(굽힘/폄; 그림 9-27). 각 마디뼈사이관절은 관절주머니, 바닥판 및 2개의 곁인대를 가지고 있다(그림 9-28). 중간마디뼈와 먼쪽마디뼈의 바닥은 중심 능선에 의해 나누어지는 2개의 얕은 오목

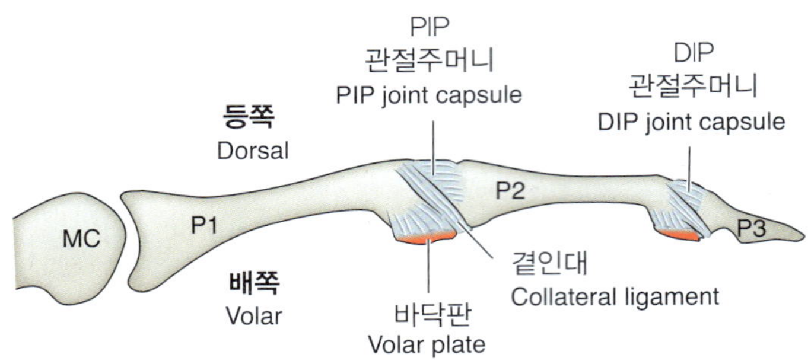

그림 9-28. 손허리손가락관절처럼, 몸쪽마디뼈사이관절과 먼쪽마디뼈사이관절은 관절주머니의 배쪽 부위와 결합하는 바닥판을 가지고 있다. 그러나 몸쪽마디뼈사이관절과 먼쪽마디뼈사이관절의 곁인대 방향은 손허리손가라관절의 곁인대 방향과 다르다.

을 가지고 있다. 먼쪽마디뼈는 몸쪽에 위치하는 도르래 모양의 마디뼈머리와 관절을 이룬다. 마디뼈사이관절의 구조는 손허리손가락관절의 구조와 유사하며, 먼쪽 관절면보다 몸쪽 관절면이 더 큰 편이다. 손허리손가락관절과는 달리, 몸쪽마디뼈사이관절이나 먼쪽마디뼈사이관절에는 뒤쪽 관절면이 거의 존재하지 않아 젖힘이 일어나지 않는다. 먼쪽마디뼈사이관절은 어느 정도 수동 젖힘을 가질 수 있으나, 대부분 사람의 몸쪽마디뼈사이관절에서는 본질적으로 젖힘이 발생하지 않는다.

바닥판은 각 관절의 관절주머니를 강화시켜 주며, 젖힘을 제한하여 관절 안정성에 많은 기여를 한다.[117] 마디뼈사이관절의 바닥판은 깊은가로인대와 연결되지 않은 것을 제외하고는, 구조적으로나 기능적으로 손허리손가락관절의 바닥판과 동일하다. Fisher 등은 **폄근 기전**, 바닥판, 그리고 몸쪽마디뼈사이관절과 먼쪽마디뼈사이관절의 마디뼈바닥에 부착된 곁인대로부터 돌출된 섬유연골성 돌출부가 있음을 발견했다. 섬유연골 돌출부는 몸쪽마디뼈사이관절에서 더욱 뚜렷한 편이다.[115] 마디뼈사이관절의 곁인대는 완전히 확인되지 않았지만, 손허리손가락관절의 곁인대와 비슷한 띠 부분과 부속 부분을 가지고 있는 것으로 알려져 있다.[57] 관절의 안정성은 이들 곁인대 복합체에 의해 제공되는데, 그 이유는 일부 부분이 팽팽해져 있고, 몸쪽마디뼈사이관절과 먼쪽마디뼈사이관절의 전반에 걸쳐 지지를 제공하기 때문이다.[57,118,119] 몸쪽마디뼈사이관절의 곁인대 손상은 특히 스포츠 활동이나 근로 현장에서 많이 발생하며, 자쪽(또는 안쪽) 곁인대보다는 노쪽(또는 가쪽) 곁인대에서 손상이 2배 가량 많이 발생한다.[120,121] Dzwierzynski 등은 몸쪽마디뼈사이관절의 곁인대 중 두 번째 손가락의 곁인대가 가장 강하고, 반면 다섯 번째 곁인대가 가장 약하다는 것을 발견했다.[120] 가쪽곁

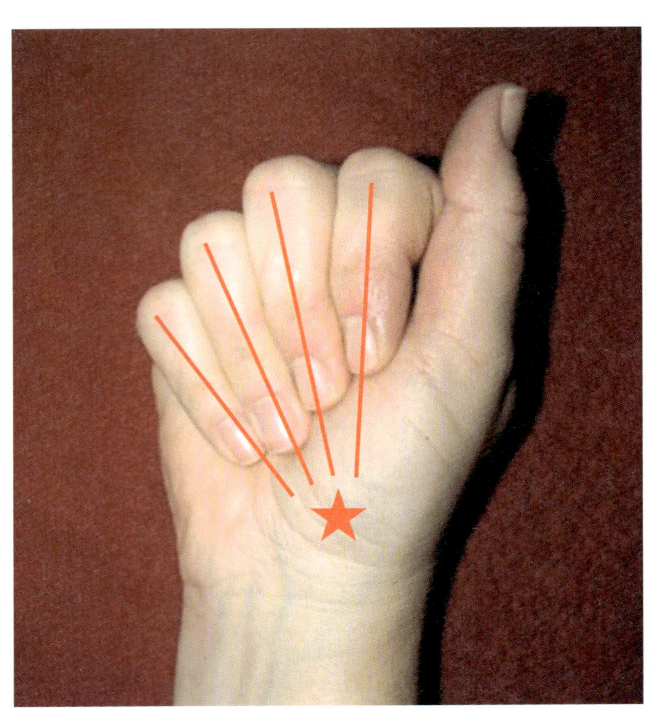

그림 9-29. 손가락을 손바닥쪽으로 굽힘할 때, 손배뼈결절(별)과 엄지 쪽으로 손가락들이 수렴한다. 이런 사선의 형태는 노쪽에서 자쪽으로 갈수록 손허리손가락관절과 몸쪽마디뼈사이관절의 굽힘 가동성이 증가하기 때문이다.

인대의 상대적 강도는 기능적 기대를 만족시키는데, 그 이유는 엄지가 집게손가락(몸쪽마디뼈사이관절에 안굽이 스트레스를 발생시키는)의 가쪽면으로 가장 많이 맞섬하고, 5번 손가락과의 맞섬이 가장 적기 때문이다.

두 번째 손가락의 전체 가용 굽힘/폄 범위는 먼쪽마디뼈사이관절(80°) 보다 몸쪽마디뼈사이관절(100-110°)에서 더 크다. 각 손가락 몸쪽마디뼈사이관절과 먼쪽마디뼈사이관절의 굽힘 범위는 자쪽으로 갈수록 증가하여 5번 손가락의 몸쪽마디뼈사이관절과 먼쪽마디뼈사이관절의 범위는 각각 135°와 90°가 된다. 손의 노쪽에서 자쪽으로 갈수록 굽힘/폄의 범위가 증가하는 패턴은 손목손허리관절, 손허리손가락관절 그리고 몸쪽마디뼈사이관절에서도 마찬가지이지만, 먼쪽마디뼈사이관절에서는 이런 경향이 덜 한 편이다.[122] 더 자쪽에 위치한 손가락뿐만 아니라, 저면에 있는 뼈의 정렬에 할당된 추가 범위는 손가락을 손배뼈 쪽으로 꺾이게 만들고(**굽힘이 수렴하는**), 또 엄지와 손가락의 맞섬을 촉진시킨다(그림 9-29). 자쪽으로 더 크게 움직일 수 있는 가동범위는 손의 자쪽면으로 잡기를 더 강하게 만들 수 있다. 이런 ROM 패턴에 맞게, 많은 물체들은 반지손가락과 새끼손가락에서 더 좁고, 가운데손가락과 집게손가락 쪽으로 넓어지도록 구조되어 있다.

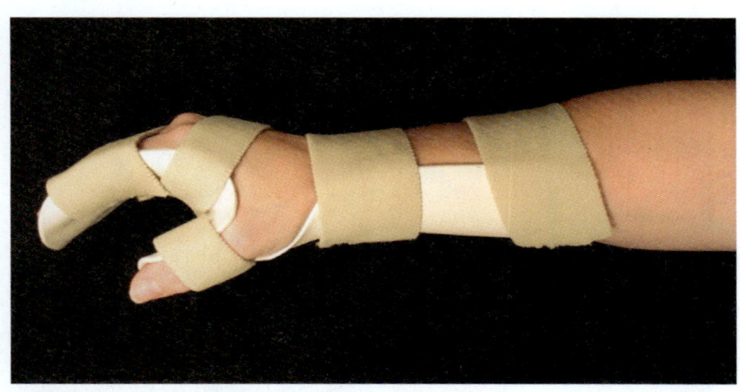

그림 9-30. 항-변형 자세로 손을 배치한 채 고정용 보조기를 제작하면, 고정된 관절에 대한 기능부전성 변형의 위험이 최소화될 수 있다.

확장 개념 9-3
항-변형 자세(Anti-Deformity Positioning)

손에 손상이 발생하면, 맞춤-제작된 보조기(스플린트)가 손상된 구조물을 고정하기 위해 일반적으로 제공된다. 이런 장비의 목적은 고정에 의해 생길 수 있는 관절 문제(즉, 구축)를 최소화하고, 치유 과정 동안 손상된 부위를 지지하고 보호해 주는 것이다. 손허리손가락관절의 곁인대는 폄할 때 느슨해지기 때문에, 손허리손가락관절을 펌하여 보조기로 고정하면 곁인대가 적응성 단축의 위험에 노출한다. 곁인대의 적응성 단축은 잡기나 기능적 사용의 손상을 초래하는 세로활의 붕괴를 수반하며, 손허리손가락관절의 굽힘을 제한한다. 고정용(정적) 스플린트(**그림 9-30**)는 곁인대가 신장되도록 손허리손가락관절을 어느 정도의 굽힘 자세로 배치한다: 마디뼈사이관절은 바닥판의 적응성 단축으로부터 굽힘 구축의 위험을 줄이기 위해 폄을 유지해야 한다. 엄지는 손갈퀴의 구축을 피하기 위해 1번 손목손허리관절의 배쪽/노쪽 벌림의 중간범위에 놓여야 한다. 이런 마디뼈사이관절 폄과 손허리손가락관절 굽힘의 자세는 **항-변형 자세** 또는 **내재근 플러스 자세**로 알려져 있다.[123]

손가락 외재 굽힘근(Extrinsic Finger Flexors)

손가락과 엄지의 **외재근**은 노손목관절보다 위쪽(몸쪽)에 이는곳을 가진 반면, **내재근**은 노손목관절보다 먼쪽에 모든 부착점을 가진 근육이다. 외재근은 기능적으로 굽힘근과 폄근으로 나뉘어진다. 일반적으로 내재근은 굽힘근 그룹이나 폄근 그룹으로 언급되지 않는데, 그 이유는 몇몇 근육들이 한 관절을 굽힘하고, 다른 관절을 폄하기 때문이다. 우리는 먼저 손가락의 외재근에 대해 알아보고, 그 다음 손가락의 내재근을 알아볼 것이다. 그리고 모든 요소의 협응 기능을 거론하기 전에, 엄지의 외재근과 내재근을 알아볼 것이다.

손가락 굽힘에 기여하는 외재근은 2개이다. 이들 근육은 얕은손가락굽힘근(FDS)과 깊은손가락굽힘근(FDP)이다.

얕은손가락굽힘근은 1차적으로 몸쪽마디뼈사이관절을 굽힘하지만, 손허리손가락관절의 굽힘에도 기여한다. 깊은손가락굽힘근은 손허리손가락관절과 몸쪽마디뼈사이관절과 먼쪽마디뼈사이관절을 굽힘할 수 있고, 2개 외재 굽힘근 중에서 더 활발하게 작용하는 것으로 고려된다.[4] 부드러운 핀치(pinch)나 잡기(grasp)는 깊은손가락굽힘근만으로도 가능할 것이다. 더 큰 굽힘의 힘이 요구되거나 손목과 손가락의 굽힘이 동시에 필요할 때는, 얕은손가락굽힘근이 깊은손가락굽힘근과 함께 작용한다.[88,97,124,125]

얕은손가락굽힘근은 깊은손가락굽힘근보다 손허리손가락관절에서 더 큰 토크를 생산할 수 있다. 얕은손가락굽힘근은 더 적은 수의 관절을 지나갈 뿐만 아니라(이 근육이 다관절 위에서 단축될 때 장력의 소실이 덜 일어날 것 같다), 손허리손가락관절에서 깊은손가락굽힘근의 힘줄보다 더 얕은 부위를 지나간다. 결과적으로, 얕은손가락굽힘근은 손허리손가락관절에 대해 더 큰 모멘트팔을 가진다.[3] 얕은손가락굽힘근이 몸쪽마디뼈사이관절을 강하게 굽힘하는 근육으로 간주되는데, 그 이유는 얕은손가락굽힘근이 더 적은 수의 관절을 통과하기 때문이다. 손허리손가락관절을 지나가는 굽힘근 힘줄의 방향과는 대조적으로, 얕은손가락굽힘근의 힘줄은 몸쪽마디뼈사이관절을 지나가는 깊은손가락굽힘근 힘줄보다 더 깊은 부위를 주행하고, 이것 때문에 몸쪽마디뼈사이관절에서 더 작은 모멘트팔을 가진다. 얕은손가락굽힘근과 깊은손가락굽힘근 힘줄의 위치 전환은 몸쪽마디뼈사이관절의 바로 몸쪽 지점에서 일어난다.[98] 이 지점에서 깊은손가락굽힘근의 힘줄이 2개로 갈라진 얕은손가락굽힘근 힘줄 사이(**Camper's chiasma**)를 통과한다. 양쪽으로 갈라진 얕은손가락굽힘근의 힘줄은 깊은손가락굽힘근의 힘줄보다 더 깊은 중간마디뼈바닥에 부착할 수 있다. 비록 얕은손가락굽힘근 힘줄의 모멘트팔이 몸쪽마디뼈사이관절에서 최대로 커지지 않지만, 얕은손가락굽힘근의 힘줄은 몸쪽마디뼈사이관절에서 균형을 위해 중요한 역할을 한다. 얕은손가락굽힘근 힘줄이 없다면, 깊은손가락굽힘근의 강력한 핀치 활동(엄지와 손가락으로)은 먼쪽마디뼈사이관절과 먼쪽마디뼈사이관절의 동시 굽힘보다 먼쪽마디뼈사이관절의 굽힘(**그림 9-31**)과 몸쪽마디뼈사이관절의 **폄**을 일으킬 수 있다.[126] 이런 현상은 많은 정상의 손에서 관찰될 수 있는데, 그 이유는 새끼손가락의 얕은손가락굽힘근 힘줄이 종종 존재하지 않거나 이례적으로 먼쪽 부착점을 가지기 때문이다.[126,127]

얕은손가락굽힘근과 깊은손가락굽힘근 둘 다는 최적의 길이-장력 관계를 위해 손목 위치에 좌우된다.[4] 만약 손목 부위에서

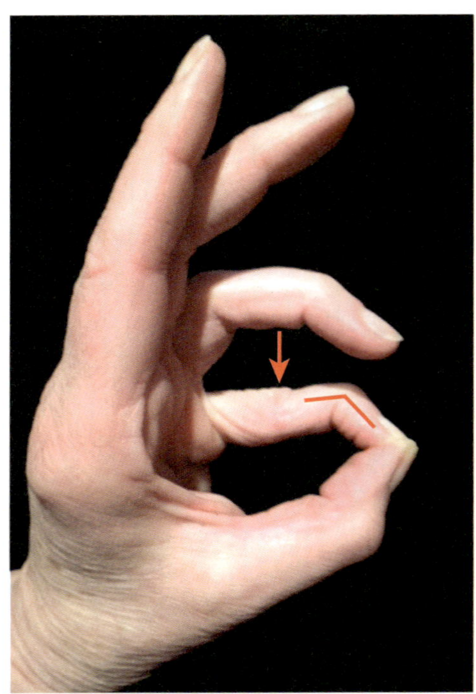

그림 9-31. 엄지 패드 부위와 새끼손가락 패드 부위의 강한 압박은 깊은손가락굽힘근을 활성화시켜 엄지의 굽힘된 마디뼈사이관절에 대항해 새끼손가락의 양쪽마디뼈사이관절을 굽힘시킨다. 얕은손가락굽힘근이 존재하지 않는다면(새끼손가락에서 종종 나타남), 깊은손가락굽힘근의 수축이 몸쪽마디뼈사이관절의 폄(화살표)과 함께 먼쪽마디뼈사이관절의 굽힘을 일으킨다. 얕은손가락굽힘근에 의한 몸쪽마디뼈사이관절의 안정성이 없다면, 깊은손가락굽힘근이 양쪽 관절을 굽힘할 수 없다.

펌근 토크를 상쇄시킬 수 없다면, 배쪽에 위치한 얕은손가락굽힘근과 깊은손가락굽힘근이 손목을 굽힘시킬 것이다. 만약 손가락 굽힘근이 굽힘된 손목 위에서 단축될 수 있다면, 더 먼쪽 관절에서 굽힘근의 장력 소실이 동반될 것이다. 사실, 손목이 굽힘된다면, 손가락을 완전하게 능동으로 굽힘할 수 없을 것이다.[128] 비록 얕은손가락굽힘근과 깊은손가락굽힘근의 나쁜 길이–장력 관계가 이런 현상을 설명할 수 있지만, 손목 굽힘 시 손가락을 완전하게 굽힘할 수 없는 능력도 신장된 손가락 폄근의 수동 장력에 영향을 받을 수 있다. 손가락의 능동 굽힘 동안(잡기 활동에서 처럼), 반대로 작용하는 손목 폄근의 힘이 손목 굽힘을 방해할 것이고, 이것은 짧은노쪽손목폄근이나 온손가락폄근(몇몇 경우)과 같은 손목 폄근에 의해 제공된다.

확장 개념 9-4
손가락 굽힘근 잡기(Finger Flexor Grasp)

집게손가락이나 가운데손가락과 비교해, 반지손가락과 새끼손가락의 손허리손가락관절과 마디뼈사이관절의 굽힘 범위가 더 크다는 것은 반지손가락과 새끼손가락의 긴 굽힘근이 큰 가동범위로 단축되어 이들 근육의 장력 감소를 초래한다는 것을 의미한다. 만약 손가락으로 쥘 수 있는 물체가 너무 무겁거나 강력 잡기(예, 망치나 전기드릴)가 요구되면, 그 물체의 형태는 **소위 권총 잡기**(pistol grip)처럼, 노쪽보다 자쪽이 더 넓어야 한다(그림 9-32A). 권총 잡기는 반지손가락과 새끼손가락의 손허리손가락관절/마디뼈사이관절의 굽힘을 제한하는 반면, 손목 폄근은 손가락 굽힘근의 강한 수축에 대항해 손목을 고정시킨다. 만약 강력 잡기가 요구되지 않는다면, 긴 손가락 굽힘근의 장력 소실은 문제가 되지 않는다(예로, 유리잔을 쥘 때처럼); 이때 물체는 더 큰 ROM을 수용하기 위해 반지손가락과 새끼손가락 쪽에서 가늘어질 수 있다(그림 9-32B). 손목은 강력 잡기나 부드러운 잡기 모두에서 자쪽치우침되는 자세를 취해 긴 손가락 굽힘근의 효율성을 최대화한다.[2,83]

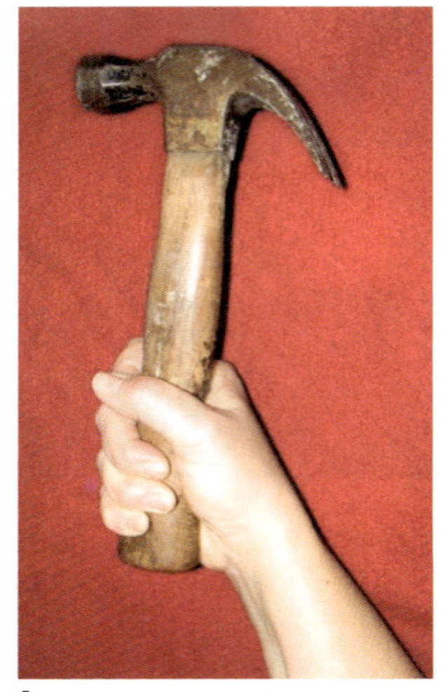

A

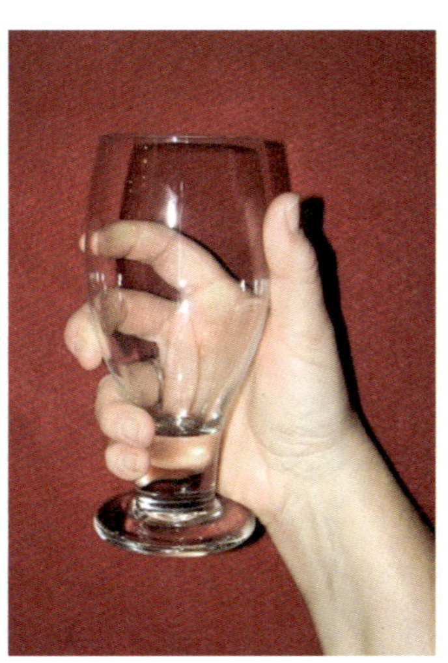

B

그림 9-32. **A.** 소위 권총 잡기는 반지손가락과 새끼손가락에서 얕은손가락굽힘근과 깊은손가락굽힘근이 더 강한 수축을 할 수 있도록 만드는데, 그 이유는 이들 손가락의 손허리손가락과 마디뼈사이관절의 완전 굽힘이 물체의 형태(손잡이 끝쪽으로 갈수록 두꺼워지는)에 의해 방해를 받기 때문이다. 이런 물체의 형태는 긴 손가락 굽힘근의 힘을 크게 만드는 손목의 자쪽치우침을 강화시킨다. **B.** 강한 힘이 필요하지 않는 경우에는, 물체의 형태가 반지손가락과 새끼손가락의 큰 가동범위를 수용하기 위해 종종 가늘어지는데, 이것은 긴 손가락 굽힘근이 손가락으로 물체를 완전히 감쌀 수 있도록 만든다.

손가락의 굽힘 기전(Mechanisms of Finger Flexion)

얕은손가락굽힘근과 깊은손가락굽힘근의 최적 기능은 손목 근육의 안정화뿐 아니라, 온전한 굽힘 활주 기전에 좌우된다.[129] 활주 기전은 굽힘근지지띠, **윤활주머니** 및 **지절 힘줄집**으로 구성된다. 섬유성 지지띠 구조물(몸쪽 굽힘근지지띠, 가로손목인대, 폄근지지띠)들은 손과 긴 굽힘근을 연결해 준다; 윤활주머니와 힘줄집은 섬유성 지지띠와 마찰없는 힘줄의 움직임을 촉진시킨다. 지지띠는 움직임 진폭의 소실을 초래하는 힘줄의 활시위 현상을 막아주고, 지지띠 밑을 통과하는 근육의 수축을 효율성 있게 만들어 준다. 힘줄은 그들의 움직임을 방해하지 않고 또 힘줄 퇴행을 발생시키는 마찰력을 발생시키지 않고 잘 고정되어야 한다.

얕은손가락굽힘근과 깊은손가락굽힘근의 힘줄이 손목을 통과해 손 안으로 들어갈 때, 그들은 먼저 몸쪽 굽힘근지지띠 밑을 지나가고, 가로손목인대 밑에 있는 손목굴을 통과한다(그림. 9-15 참고). 힘줄들간의 마찰력과 가로손목인대(TCL)과 힘줄 사이의 마찰력은 그 지점에서 굽힘근 힘줄을 감싸고 있는 **노쪽 윤활주머니**와 **자쪽 윤활주머니**에 의해 방지된다(**그림 9-33**). 깊은손가락굽힘근과 얕은손가락굽힘근의 8개 힘줄은 자쪽 윤활주머니로 알려져 있는 공동의 윤활주머니에 의해 둘러싸여 있다(**그림 9-33A**). 자쪽 윤활주머니는 힘줄과 힘줄 사이의 마찰을 방지하기 위해 구획화되어 있다. 긴엄지굽힘근은 손목굴을 통과하는 깊은손가락굽힘근과 얕은손가락굽힘근을 동반하며, 노쪽 윤활주머니에 의해 둘러싸여 있다(그림. 9-15B와 9-33A 참고). 노쪽 윤활주머니와 자쪽 윤활주머니는 마찰력을 최소화하기 위해 윤활액과 비슷한 체액을 함유하고 있다. 윤활주머니와 힘줄집의 패턴은 개인에 따라 다르다. 가장 일반적으로 받아들여지는 것은 자쪽 윤활주머니가 새끼손가락을 위해 지절 힘줄집과 연결되어 있다는 것이다(그림. 9-33A). 그러나 Phillips 등은 60명의 표본 중에서 단지 30%만이 자쪽 윤활주머니와 새끼손가락의 지절 힘줄집이 연결되어 있음을 발견했다.[130]

일반적으로, 자쪽 윤활주머니는 집게손가락, 가운데손가락 및 반지손가락을 위한 지절 힘줄집과 연결되어 있지 않다. 오히려, 이들 손가락을 위해, 자쪽 윤활주머니는 몸쪽 바닥 주름의 바로 먼쪽 지점에서 끝나는 반면, 지절 힘줄집은 중간 또는 먼쪽 바닥 주름에서 시작한다. 노쪽윤활주머니는 긴엄지굽힘근을 싸고 있으며, 엄지손가락의 지절 힘줄집과 연결되어 있다.[11] 지절 힘줄집의 범위와 연결은 기능적으로 연관되어 있는데, 그 이유는 힘줄집 내의 감염이 전체 길이를 따라 퍼져나가 통증성 힘줄윤활염을 만들기 때문이다. 만약 힘줄집이 자쪽 윤활주머니나 노쪽 윤활주머니에 연결되어 있다면, 그 감염은 힘줄집에서 손바닥으로 퍼져나가거나, 반대로 손바닥에서 힘줄집으로 퍼져 나갈 것이다.[32,87] 각 손가락의 힘줄집은 깊은손가락굽힘근의 닿는곳보다 몸쪽에서 정지한다. 결과적으로, 외상이 잘 발생하는 손가락 패드 부위(먼쪽 마디뼈)의 천공이나 손상은 지절 힘줄집 안으로 감염을 전파시키지 않을 것이다.

각 손가락의 얕은손가락굽힘근과 깊은손가락굽힘근의 힘줄은 수평 방향의 5개 **고리형 도르래**(또는 **힘줄집인대**[vaginal ligament])와 사선 방향의 3개 **십자형 도르래**로 구성된 섬유–뼈성 터널을 통과한다(그림. 9-33A 참고).[21,131] 첫 2개의 고리형 도르래는 서로 가까이 위치한다; 첫 번째 고리형 도르래(A1)는 손허리뼈머리에 위치하고, 크기가 큰 두 번째 고리형 도르래(A2)는 몸쪽마디뼈몸통의 배쪽에 위치한다. 첫 번째 도르래(A1)의 바닥은 깊은가로손허리인대 안에 있는 굽힘근 고랑에 의해 형성되고, 반면 나머지 다른 고리형 도르래는 뼈에 직접 부착된다. 세 번째 고리형 도르래(A3)는 몸쪽마디뼈의 먼쪽 부분에 위치하고, 네 번째 도르래(A4)는 중간마디뼈의 중간 지점에 위치한다. 다섯 번째 도르래(A5)는 먼쪽마디뼈바닥에 위치한다. 뼈에 붙은 각 고리형 도르래의 바닥은 자신의 얕은 지붕보다 더 긴 편이다. 이런 마름모꼴 형태는 굽힘의 끝지점에서 도르래가 찝힘되지 않도록 하며, 완전한 잡기 시 하나의 연속 터널을 형성한다.[21] 섬유–뼈성 터널의 짧은 지붕도 힘줄에 가해지는 압박을 최소화시키고, 터널의 가장자리보다 손가락 굽힘 시 터널 전역에 압박을 고르게 분산시킨다(**그림 9-33B** 참고).[131] 세 개의 십자형(교차) 도르래도 긴 굽힘근의 힘줄을 고정시킨다.

첫 번째 십자형 도르래(C1)는 A2와 A3 사이에 위치하고, 두 번째 십자형 도르래(C2)는 A3와 A4 사이에 위치한다. 그리고 마지막 십자형 도르래(C3)는 A4와 A5 사이에 위치한다. A4, A5 그리고 C3의 구조물들은 깊은손가락굽힘근에만 있는데, 그 이유는 얕은손가락굽힘근이 이들 구조물보다 몸쪽 부위에 위치하는 중간마디뼈에서 종지하기 때문이다. 고리형 도르래와 십자형 도르래는 개인에 따라 숫자와 길이에서 차이가 난다. 최근에 부속의 고리형 도르래가 A1의 몸쪽에서 발견되었는데, 이것을 **손바닥널힘줄**(**PA**) **도르래**라고 부르고 있다.[132] 엄지는 두 개의 고리형 도르래와 1개의 사선 도르래를 가진 독특한 도르래 시스템을 가지고 있다(그림. 9-33A 참고).[133]

고리형 도르래와 십자형 도르래에 대한 얕은손가락굽힘근과 깊은손가락굽힘근의 힘줄 마찰은 먼쪽 힘줄집에 의해 최소화된다. 먼쪽 힘줄집은 힘줄이 가장 몸쪽의 고리형 도르래(PA 또는 A1) 안으로 통과하는 지점에서부터 깊은손가락굽힘근 힘줄이 가장 먼쪽의 십자형 도르래(C3 또는 A5)를 통과하는 지점까지 둘러싸고 있다. 각 지절 힘줄집 내에 포함된 윤활액과 비슷한 체액은 인대 밑이나 힘줄 사이에서 일어나는 힘줄의 활주를 허용한다. 이것은 중간마디뼈에 착지하기 위해 얕은손가락굽힘근의 힘줄이 갈라지고 깊은손가락굽힘근

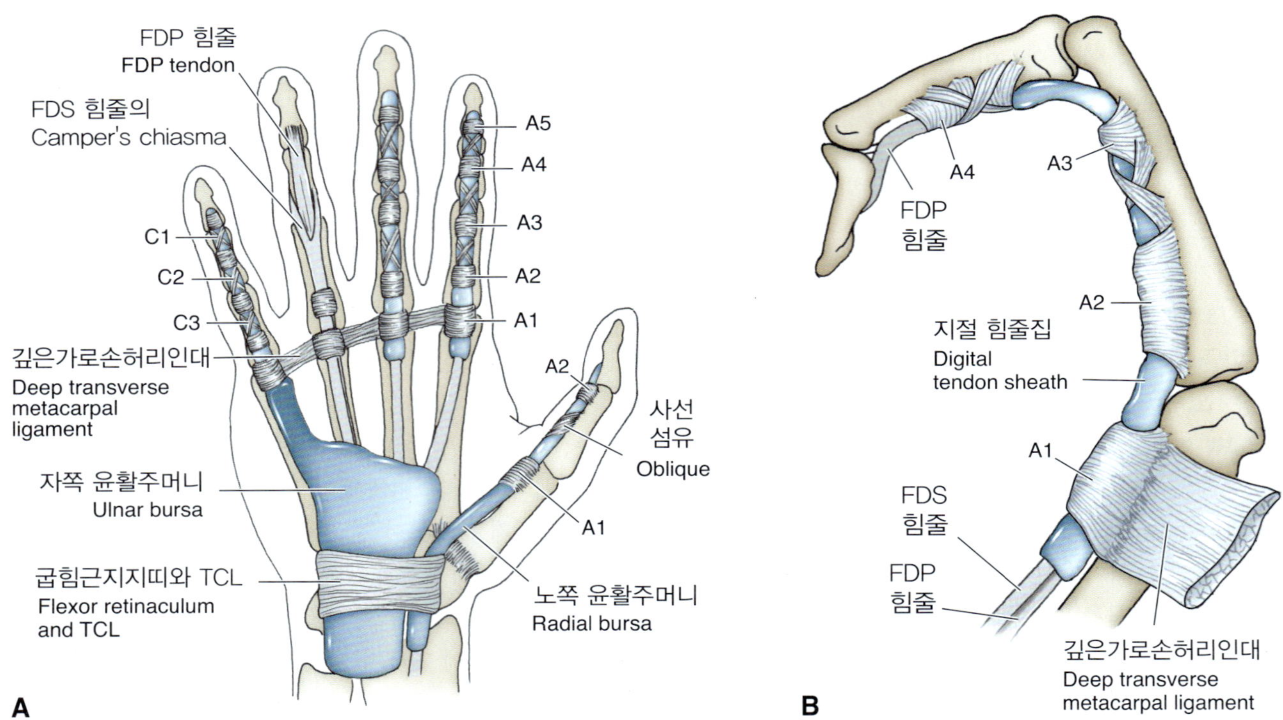

그림 9-33. **A.** 손가락과 엄지의 굽힘근 기전은 굽힘근지지띠와 가로손목인대에 의해 형성된 섬유-뼈성 터널, 고리형 도르래(A1–A5) 및 십자형 도르래(C1–C3)를 포함하고 있다. 힘줄은 노쪽/자쪽 윤활주머니와 지절 힘줄집에 의해 터널 내에서 보호된다. 깊은손가락굽힘근(FDP) 힘줄이 얕은손가락굽힘근(FDS) 힘줄의 Camper's chiasma를 통과해 어떻게 먼쪽마디뼈까지 도달하는지를 보여주기 위해 반지손가락의 도르래와 힘줄집을 제거했다; 얕은손가락굽힘근의 힘줄이 2개로 갈라지는 Camper's chiasma 이후에, 얕은손가락굽힘근의 힘줄이 재접합하여 중간마디뼈바닥에 착지한다. **B.** 도르래의 형태는 도르래의 찝힘 없이 손가락 굽힘을 허용하고, 섬유-뼈성 터널의 지붕을 가로질러 힘줄과 말이집에 가해지는 압박을 보다 균등하게 배분시킨다.

힘줄 밑에서 재접합하는 지점인 몸쪽마디뼈 위에서 특히 중요하다. 결과적으로, 깊은손가락굽힘근 힘줄은 Camper's chiasma를 통과해야 한다(그림. 9-33A의 반지손가락에서 볼 수 있다). 일단 깊은손가락굽힘근 힘줄이 마지막 고리형 도르래보다 먼쪽 부위에 위치하면, 힘줄집이 끝나는데, 그 이유는 힘줄의 윤활이 더 이상 필요하지 않기 때문이다. 활주 기전에 공급되는 혈관은 윤활액과 힘줄 영양분을 유지하는데 매우 중요한 역할을 한다. 각 힘줄의 직접적인 혈관화는 **힘줄끈**(vincula tendinum)을 통해 그 힘줄에 도달하는 혈관을 통해 일어난다. 힘줄끈(vincula)은 혈관을 힘줄과 각 손가락의 얕은손가락굽힘근과 깊은손가락굽힘근의 닿는곳으로 보내는 윤활막의 주름(일반적으로 4개)이다.[21,134] 또한 힘줄들은 힘줄집 내의 체액으로부터 직접 영양공급을 받고, 그런 기전을 통해 직접적인 혈관화의 소실을 최소화시킬 수 있다.[134,135]

고리형 도르래의 기능은 굽힘근 힘줄을 뼈에 유지하여, 관절축으로부터 배쪽으로 멀리 떨어지는 활시위 현상을 최소화시키는 것이다.[136,137] 이것은 힘줄의 활시위 현상으로 일어날 수 있는 모멘트팔의 증가를 일으키지만, 힘줄의 진폭을 강화하고 긴 굽힘근의 효율성을 좋게 만든다.[126,137]

고리형 도르래나 지절 힘줄집의 기능 문제가 얕은손가락굽힘근과 깊은손가락굽힘근의 근본적 손상이나 구조적 변형을 야기할 수 있다. **방아쇠 손가락**(trigger finger)이 이런 기능 문제의 예라고 할 수 있으며, 굽힘근 힘줄의 반복적인 외상이 힘줄에 결절을 형성시킬 뿐만 아니라 고리형 도르래를 비후시킬 수 있다. 손가락을 능동으로 굽힘할 때, 결절이 도르래 밑에서 잠겨, 굽힘 자세를 "풀 수" 있는 수동의 폄을 요구한다.[10] 6개의 고리형 도르래(PA, A1-A5) 중에서, A2와 A4는 얕은손가락굽힘근/깊은손가락굽힘근의 효율성을 유지하는데 기 위해 매우 중요한 역할을 하기 때문에 힘줄 재건술(tendon reconstruction)을 할 때 가능하면 온전하게 구조되어야 한다.[133,138,139]

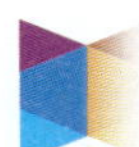

기본 개념 9-3
손허리손가락관절의 굽힘근 활주 기전

손허리손가락관절의 굽힘근 활주기전은 여러 층으로된 구조물 때문에 매우 복잡하다. 각 손가락 손허리손가락관절의 깊은 부위에서 얕은 부위로 순으로 나열했다:

1. 손허리뼈머리에 붙어 있는 있는 섬유연골성 바닥판;
2. 바닥판의 배쪽면과 혼합된 손허리손가락관절주머니의 세로 섬유;
3. 긴 손가락 굽힘근을 위해 배쪽면에 있는 고랑을 가지고 있고, 섬유-뼈성 터널의 바닥을 형성하는 깊은가로손허리인대 (관절주머니의 세로섬유와 수직을 이루는)
4. 깊은가로손허리인대의 고랑 안에 위치하는 깊은손가락굽힘근의 힘줄
5. 깊은손가락굽힘근 힘줄보다 얕은 층에 위치하는 얕은손가락굽힘근의 힘줄
6. 깊은손가락굽힘근과 얕은손가락굽힘근의 힘줄을 싸고 있는 지절 힘줄집
7. 섬유-뼈성 터널의 지붕을 형성하고 상호연결된 층에서 가장 얕은 쪽에 위치하는 A1 고리형 도르래

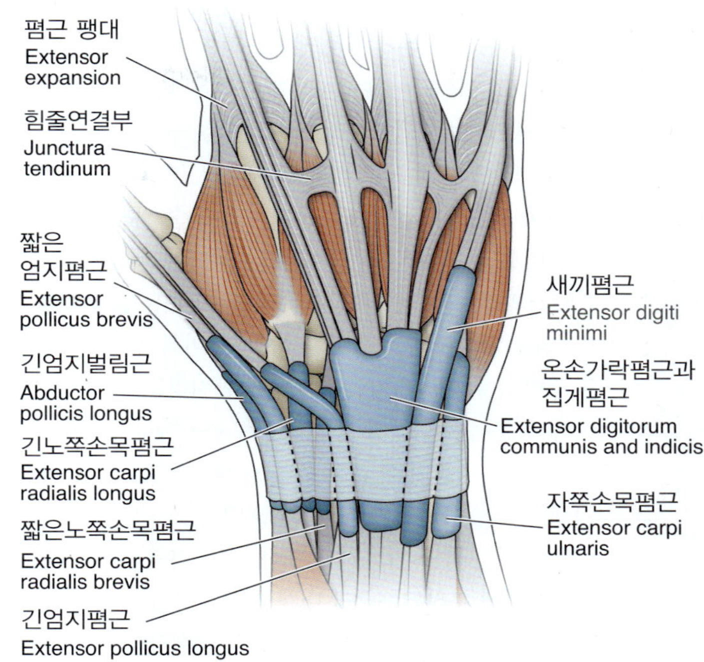

그림 9-34. 손의 등쪽면. 손허리손가락관절의 폄근 팽대와 섞여 있는 손가락 폄근(온손가락폄근, 집게폄근, 새끼폄근)과 폄근지지띠의 6개 등쪽 구획, 윤활말이집을 보여준다. 온손가락폄근의 힘줄연결부는 손허리손가락관절의 바로 몸쪽 부위에 위치한다.

손가락 외재 폄근(Extrinsic Finger Extensor)

손가락 외재 폄근으로는 온손가락폄근, 집게폄근, 새끼폄근 등이 있다. 이들 근육은 아래팔에서 시작한 후, 폄근지지띠 밑을 통과해 손 안으로 들어간다. 폄근지지띠는 힘줄을 관절에 유지시키고 움직임의 효율성을 증가시키는 역할을 한다. 6개의 폄근 힘줄은 폄근지지띠의 구획 내에 위치하고, 폄근지지띠를 빠져 나온 후 단독의 윤활주머니나 힘줄집에 의해 둘러싸여 있다(그림 9-34 참고). 손허리손가락관절 부위에서, 각 손가락의 온손가락폄근 힘줄이 **폄근 팽대** 또는 **폄근 덮개**로 알려진 넓은 널힘줄과 합쳐진다. 집게폄근과 새끼폄근의 힘줄은 집게손가락과 새끼손가락의 온손가락폄근 힘줄이나 폄근 덮개의 몸쪽 부위에 정지한다. 집게폄근과 새끼폄근의 힘줄이 온손가락폄근의 힘줄에 부착되기 때문에, 집게폄근과 새끼폄근은 집게손가락과 반지손가락의 폄에 힘을 보태고 다른 작용보다는 독립 작용을 가능하게 한다.

온손가락폄근, 집게폄근, 새끼폄근의 힘줄은 손등에 대한 많은 다양성을 보여준다. 집게손가락은 폄근 덮개를 초래하는 온손가락폄근 힘줄 중 하나의 힘줄을 가지고, 또 온손가락폄근 힘줄의 자쪽면에 있는 폄근 덮개에 종지하는 집게폄근의 힘줄도 가진다.[140-142] 새끼손가락의 경우에는, 새끼폄근 힘줄만이 폄근 덮개에 합류하고, 사람의 30%는 손가락폄근의 힘줄이 새끼손가락에 존재하지 않는다.[143] 가운데손가락과 반지손가락은 부수적인 폄근을 가지지 않고, 2개 또는 3개의 온손가락폄근 힘줄들이 폄근 덮개에 합류한다.[142] 한 손가락의 온손가락폄근 힘줄은 **힘줄연결부**(junctura tendinae)에 의해 인접한 손가락의 힘줄과 연결하기도 한다(그림. 9-34 참고). 이들 섬유성 연결 조직(흔히 손의 등쪽에 있는 폄근과 함께 관찰이 되는 조직)은 한 손가락의 능동 폄이 인접한 손가락의 수동 폄을 일으키며, 서로 의존적인 현상을 보이는 원인으로 작용한다.[89] 일반적으로, 온손가락폄근, 집게폄근, 새끼폄근, 그리고 힘줄연결부는 가장 독립적인 폄을 집게손가락이 갖도록 만들고, 그 다음 새끼손가락, 가운데손가락 및 반지손가락 순으로 독립적인 폄 능력을 갖도록 만든다.[98]

온손가락폄근, 집게폄근, 그리고 새끼폄근은 손허리손가락관절을 펴하는 유일한 근육들이다. 이들 근육은 폄근 덮개와의 연결을 통해, 그리고 바닥판과 온손가락폄근 힘줄이나 폄근 덮개와 연결된 시상띠(바닥판에서 설명되었듯이)의 연결을 통해 손허리손가락관절을 폄한다.[89] 심지어 몸쪽마디뼈에 부착하는 뼈성 부착점이 없지만, 이들 근육 중 한 개 이상의 근육에서 나온 폄근 덮개의 능동 장력이 손허리손가락관절을 폄시킬 것이다. 외재 폄근도 연속 작용에 의한 손목 폄근이다.[144] 집게폄근과 새끼폄근이 온손가락폄근과 함께 신경

지배, 닿는곳 및 기능 등을 공유하기 때문에, 이 시점에서의 온손가락폄근에 대한 논의는 집게폄근과 새끼폄근의 기여가 포함된 것으로 가정되어야 한다. 간결성을 위해, 이들 3개 근육의 이름을 매번 언급하지 않을 것이다.

폄근 덮개의 먼쪽 부위(집게폄근과 새끼폄근의 힘줄이 온손가락폄근 힘줄과 결합된 후)에는 각 손가락의 온손가락폄근 힘줄은 3개의 띠로 나누어진다: **중심힘줄**(중간마디뼈바닥에 종지하는)과 2개의 **가쪽띠**(먼쪽마디뼈바닥에 종지하는 **종말힘줄**을 형성하기 위해 재접합하는)(그림 9-35).[89] 비록 폄근 덮개에 가해진 장력이 손허리손가락관절을 폄할지라도, 폄근 팽대의 먼쪽에 있는 중심힘줄과 종말힘줄은 몸쪽마디뼈사이관절과 먼쪽마디뼈사이관절의 완전 폄을 이루기 위해 외재 폄근의 활동만으로는 충분하게 타이트해지지 않는다. 마디뼈사이관절의 완전한 폄을 일으키기 위해, 온손가락폄근은 폄근 덮개와 가쪽띠에 부착되는 2개 내재근 그룹의 도움을 필요로 한다. 온손가락폄근 힘줄과 그리고 손허리손가락관절 부위와 먼쪽 부위에 있는 복잡한 능동과 수동의 상호 연결은 **폄근 기전**으로도 알려져 있다.

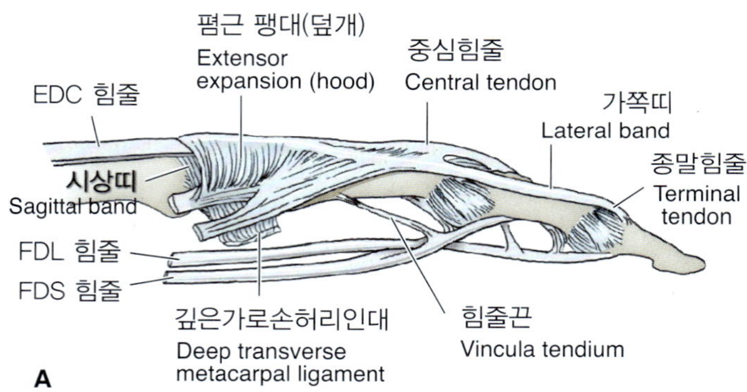

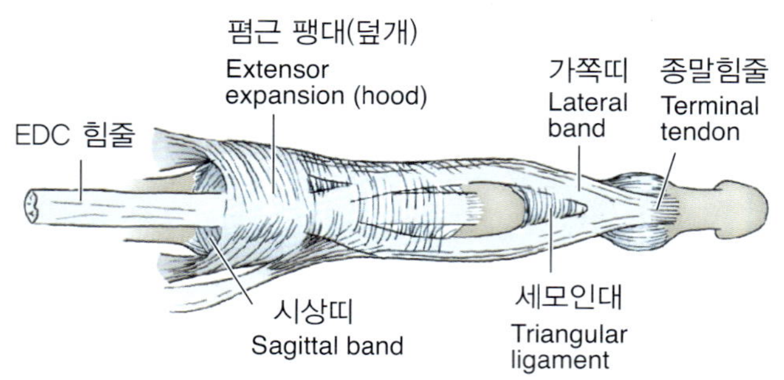

그림 9-35. 측면에서 봤을 때(A.)와 위쪽에서 봤을 때(B.). 우리는 폄근 기전의 건축용 블록을 볼 수 있다. 폄근 기전의 요소로는, 폄근 덮개와 시상띠에 합류하는 온손가락폄근(EDC)의 힘줄(중간마디뼈에 종지하는 중심힘줄 안으로 갈라져 부착하는)과, 그리고 먼쪽마디뼈에 종지하는 종말힘줄에 합류하는 2개의 가쪽띠가 있다. 2개의 가쪽띠는 세모인대에 의해 등쪽으로 안정화된다.

폄근 기전(Extensor Mechanism)

폄근 기전의 토대는 집게폄근과 새끼폄근의 힘줄을 포함한 온손가락폄근 힘줄, 폄근 덮개, 중심힘줄, 그리고 종말힘줄에 합류되는 가쪽띠에 의해 형성된다. 우리가 폄근 기전에 첨가할 첫 2가지 요소로는 **세모인대**와 시상띠의 수동 요소(그림. 9-35 참고). 가쪽띠는 세모인대 또는 **등쪽지지띠**로 알려진 얇은층 섬유의 세모띠에 의해 등쪽으로 서로 연결된다.[89] 세모인대는 손가락의 등쪽에 있는 가쪽띠를 안정화시키는데 도움을 준다. 시상띠는 폄근 덮개의 등쪽면을 바닥판과 가로손허리인대에 연결한다. 시상띠는 바닥판뿐만 아니라, 손허리손가락관절의 폄근 덮개의 안정화에 도움을 준다. 시상띠는 손허리손가락관절을 능동으로 폄할 때 폄근 기전의 활시위 현상을 방지하는데 도움을 줄 뿐만 아니라, 몸쪽마디뼈를 폄하는 힘을 전달하는데도 도움을 준다.[89] 시상띠는 온손가락폄근 힘줄을 손허리손가락관절 위에 중심화시켜, 힘줄의 아탈구를 방지한다.[145]

등쪽뼈사이근(DI), **바닥쪽뼈사이근**(VI) 및 **벌레근**(lumbricals)은 폄근 기전의 능동 요소이다(그림 9-36). 등쪽뼈사이근과 바닥쪽뼈사이근은 손허리손가락관절의 양쪽 측면에 부착한다. 먼쪽에 있는 몇몇 근섬유들은 몸쪽마디뼈 안으로 깊게 직접 부착하고, 반면 다른 섬유들은 몸쪽마디뼈를 둘러싸는 폄근 덮개의 일부가 된다. 뼈사이근은 중심힘줄과 양쪽 가쪽띠의 섬유들과 합류한다. 벌레근의 이는곳은 깊은손가락굽힘근 힘줄이고, 닿는곳은 가쪽띠이다. 벌레근과 뼈사이근은 손가락 내재근으로 간주된다. 우리가 **빗지지띠인대**(ORL)를 포함하면, 폄근 기전의 구조물이 완성될 것이다.

폄근 기전에 기여하는 마지막 수동 요소는 빗지지띠인대이고, 이것은 몸쪽마디뼈의 양쪽 측면과 고리형 도르래와 십자형 도르래의 배쪽 양쪽 측면에서 시작한다. 빗지지띠인대는 몸쪽마디뼈사이관절의 바로 먼쪽에 있는 가쪽띠 안으로 이어진다(그림 9-36A).[146,147] 빗지지띠인대는 가쪽띠에 부착하는 부착점을 통해 몸쪽마디뼈사이관절 축의 배쪽과 먼쪽마디뼈사이관절 축의 등쪽에 위치한다. 이제는 능동 요소와 수동 요소를 자세히 살펴보고, 또 각 개별 관절에 해당하는 분절을 기준으로 하여 폄근 기전의 기능을 묘사할 것이다.

손허리손가락관절 기능에 대한 폄근 기전의 영향(Extensor Mechanism Influence on Metacarpophalangeal Joint Function)

온손가락폄근 힘줄은 손허리손가락관절의 축보다 등쪽으로 주행한다. 온손가락폄근의 능동수축은 폄근 기전의 시상띠에

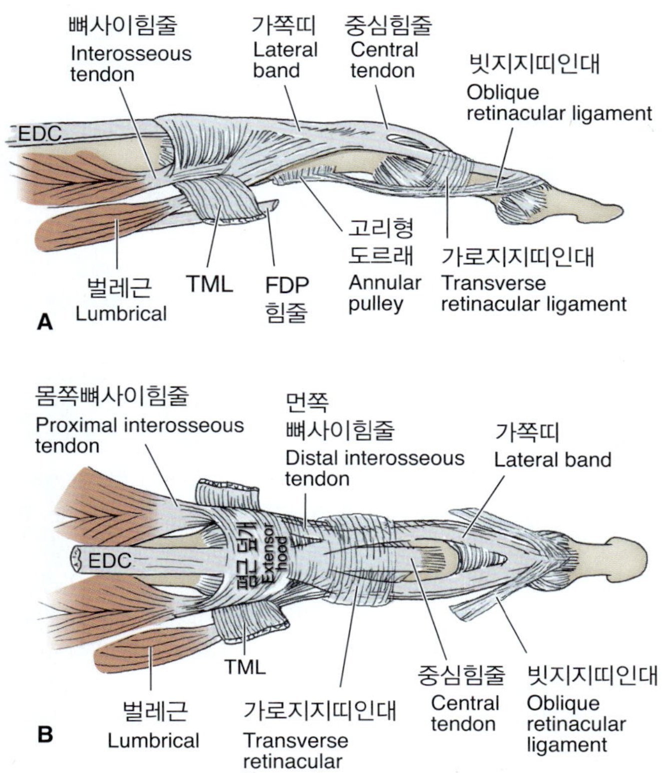

그림 9-36. 측면에서 봤을 때(A.)와 위쪽에서 봤을 때(B.), 가로손허리인대의 등쪽을 지나가는 뼈사이근을 볼 수 있고, 또 뼈사이근은 폄근 덮개에 직접 부착되거나 중심힘줄과 가쪽띠에 부착하는 섬유를 가진다. 벌레근은 깊은손가락굽힘근(FDP) 힘줄에 배쪽으로 부착하고, 가쪽띠에도 부착한다. 빗지지띠인대(A에서)의 몸쪽 부분은 고리형 도르래에 부착되고, 먼쪽 부분은 가쪽띠에 부착된다. 그리고 빗지지띠인대는 가로지지띠인대, EDC, 온손가락폄근보다 깊게 위치한다.

장력을 발생시키고, 손허리손가락관절에서 시상띠를 몸쪽으로 당겨서 몸쪽마디뼈를 펴시킨다. 온손가락폄근의 단독 수축은 마디뼈사이관절의 굽힘과 함께, 손허리손가락관절의 젖힘을 일으킬 것이다.[148–150] 동반된 마디뼈사이관절의 굽힘은 굽힘근의 수축에 의해 일어나는 것이 아니라, 얕은손가락굽힘근과 깊은손가락굽힘의 수동 장력에 의해 일어나는 것이다. 이런 손가락 자세(마디뼈사이관절의 굽힘과 손허리손가락관절의 젖힘)는 **갈퀴손**으로 알려져 있다. 우리가 손목 복합체의 몸쪽열 손목뼈에서 보았듯이, 갈퀴손 은 전형적인 지그재그 패턴으로서, 압박력이 연결된 여러 분절에 적용되었을 때 불안정한 중간분절에서 일어난다. 갈퀴손의 한 예에서 보면, 몸쪽마디뼈는 손허리뼈에 대해 젖힘되는 반면, 중간마디뼈와 먼쪽마디뼈는 굽힘된다.

몸쪽마디뼈사이관절과 먼쪽마디뼈사이관절을 동시에 펴하기 위해서는, 온손가락폄근이 능동 보조를 필요로 한다. 폄근 기전의 다른 요소는 등쪽뼈사이근, 바닥쪽뼈사이근과 벌레근이다. 이들 근육은 손허리손가락관절의 축보다 배쪽으로 주행하고, 폄근 팽대에 대한 그들의 연결을 통해 마디뼈사이관절보다 등쪽으로 주행한다. 온손가락폄근, 뼈사이근과 벌레근이 모두 동시에 수축을 할 때, 마디뼈사이관절과 함께 손허리손가락관절이 폄할 것이다; 그 이유는 손허리손가락관절에서 온손가락폄근에 의해 발생된 폄근 토크가 내재근에 의한 굽힘근 토크보다 더 크기 때문이다. 몸쪽마디뼈의 **붕괴**(젖힘)는 손허리손가락관절의 축보다 배쪽으로 주행하는 벌레근이나 뼈사이근의 능동 장력에 의해 방지된다.[151,152] 내재근이 약하거나 마비되면(아래쪽 자신경의 손상처럼), 온손가락폄근만 작용하게 되고, 손가락은 손허리손가락관절의 능동 폄으로 인한 것이나 휴식 시에 갈퀴손 형태로 변한다(그림 9-37). 이때 휴식(근작용이 없는 경우) 시의 갈퀴손은 온전한 온손가락폄근의 수동 장력이 나머지 손허리손가락관절 굽힘근의 수동

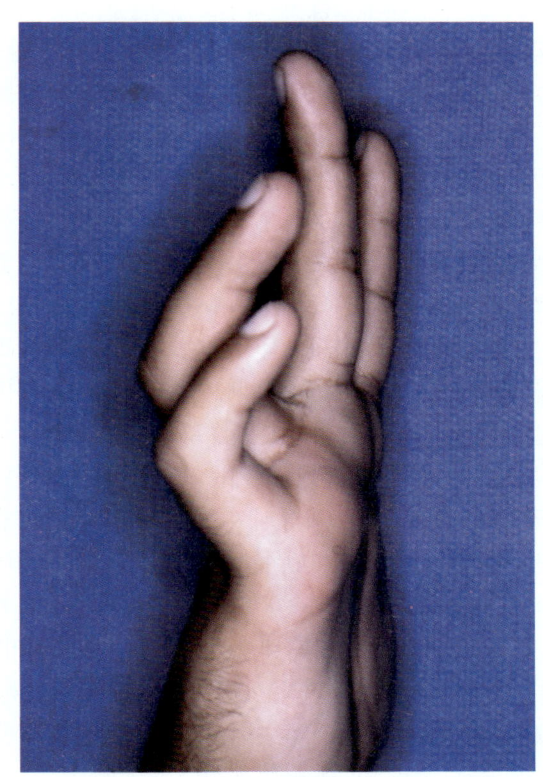

그림 9-37. 자신경 문제가 있는 휴식 상태의 손(갈퀴손)에서 보면, 반지손가락가 새끼손가락의 손허리손가락관절이 젖힘되는데, 그 이유는 뼈사이근과 벌레근의 작용 부재로 초래된 상대적으로 온전한 온손가락폄근의 수동 장력 때문이다; 이들 손가락의 마디뼈사이관절이 굽힘되는데, 그 이유는 손허리손가락관절의 젖힘으로 신장된 긴 손가락 굽힘근의 증가된 수동 장력 때문이다. 집게손가락과 가운데손가락은 갈퀴손의 형태를 띠지 안되는데, 그 이유는 이들 손가락이 여전히 정중신경의 지배를 받는 벌레근과 깊은손가락굽힘근을 가지고 있기 때문이다.

장력보다 크기 때문에 나타난다. 갈퀴손은 손가락 내재근(뼈사이근과 벌레근)의 부재를 나타내기 때문에, **내재근 음성 자세**(intrisic minus position)로도 알려져 있다.

마디뼈사이관절 기능에 대한 폄근 기전의 영향 (Extensor Mechanism Influence on Interphalangeal Joint Function)

먼쪽마디뼈사이관절의 폄과 몸쪽마디뼈사이관절의 폄이 상호의존적인 방식으로 이루어진다는 점에서 볼 때, 이들 관절은 능동 장력과 수동 장력에 의해 서로 연결되어 있다. 몸쪽마디뼈사이관절이 능동으로 펴질 때, 먼쪽마디뼈사이관절도 펴질 것이다. 비슷하게, 먼쪽마디뼈사이관절의 능동 폄도 몸쪽마디뼈사이관절의 폄을 유발할 것이다. 이런 상호의존성은 폄근 기전의 구조적 관계를 검사할 때 잘 이해될 수 있다.

폄근 기전의 중심힘줄과 가쪽띠가 각 몸쪽마디뼈사이관절의 등쪽으로 주행한다(그림. 9-35 참고). 온손가락폄근, 뼈사이근과 벌레근 모두는 몸쪽마디뼈사이관절이나 이 관절의 몸쪽 부위에서 폄근 덮개, 중심힘줄 또는 가쪽띠에 부착한다(그림. 9-36 참고). 결과적으로, 온손가락폄근, 뼈사이근과 벌레근은 중심힘줄, 가쪽띠와 종말힘줄에서 어느 정도의 장력을 생성할 수 있고, 이런 결과는 몸쪽마디뼈사이관절과 먼쪽마디뼈사이관절에서 폄근의 힘을 어느 정도 발생시킬 수 있다. 온손가락폄근의 수축만으로 마디뼈사이관절을 효과적으로 폄할 수 없을 것이다. 등쪽뼈사이근, 바닥쪽뼈사이근, 또는 벌레근의 수축만으로도 몸쪽마디뼈사이관절과 먼쪽마디뼈사이관절을 완전하게 폄할 수 있는데, 그 이유는 그들이 중심힘줄과 가쪽띠에 직접 부착되기 때문이다. 그러나, 온손가락폄근의 수축 없이 한 두 개의 내재근(등쪽뼈사이근, 바닥쪽뼈사이근과 벌레근)이 수축한다면, 손허리손가락관절이 굽힘되는데, 그 이유는 각 내재근이 손허리손가락관절의 축보다 ***배쪽***으로 주행하기 때문이다. 비록 내재근만으로도 마디뼈사이관절을 폄하는 것처럼 보일지라도, 폄근 기전(굽힘된 마디뼈사이관절에서 신장되는)의 수동 장력이 마디뼈사이관절을 폄할 때 내재근의 능동 작용에 도움을 주게 된다.

Stack은 온손가락폄근이 완전히 느슨해졌거나 손상을 받았을 때, 뼈사이근과 벌레근이 마디뼈사이관절의 독립적 폄을 일으킬 수 있을 만큼 충분한 장력을 발생할 수 없을 것이라고 주장했다.[153] 그러므로, 마디뼈사이관절을 완전히 폄하기 위해서는, 폄근 팽대의 능동 장력과 수동 장력이 반드시 필요할 수 있다는 것이다. 첫 번째 소스는 1개 이상의 내재근 수축이다. ***두 번째*** 소스는 온손가락폄근(손허리손가락관절의 능동 폄과 함께)의 **수축**이나 온손가락폄근의 **수동 신장**(내재근의 수축으로 초래된 손허리손가락관절의 굽힘으로 발생하는)이다.

확장 개념 9-5
내재근 부재 시의 마디뼈사이관절 폄

자신경 손상에서처럼 내재근이 마비되면, 자신경의 지배를 받는 집게손가락과 새끼손가락의 뼈사이근과 벌레근은 마디뼈사이관절을 완전히 폄하는데 요구되는 도움을 온손가락폄근에게 줄 수 없다. 온손가락폄근이 독자적으로 마디뼈사이관절을 폄할 수 있을지 모르지만, 손허리손가락관절은 몇몇 외적 힘에 의해 어느 정도 굽힘될 것이다. 만약 온손가락폄근의 일부 수동 장력이 굽힘된 손허리손가락관절 위의 신장(첫 번째 소스)에 의해 유지된다면, 폄근 팽대의 부가적인 장력이 온손가락폄근의 수축(두 번째 소스)에 의해 제공될 수 있다. 이들 2가지 소스(온손가락폄근의 능동 장력과 수동 장력)는 내재근 부재 시 몸쪽마디뼈사이관절과 먼쪽마디뼈사이관절의 완전한 폄을 충분히 일으킬 수 있다.[149] 허리손가락관절을 절반-굽힘 자세로 만드는 외적 보조기(**그림 9-38A**)나 외과적 고정은 온손가락폄근을 신장시키는 손허리손가락관절의 굽힘을 유지하는데 필수적이고, 한편 이 보조기는 온손가락폄근의 수축으로 발생할 수 있는 손허리손가락관절의 폄을 어느 정도 막아준다.[154]

이 보조기는 손허리손가락관절의 폄 가동범위가 완전히 허용될 때 발생할 수 있는 동반 장력을 소실시키지 않고, 온손가락폄근을 강력하게 수축시킬 수 있다. 여기서 보여지는 보조기의 정렬(**그림 9-38B**)은 반지손가락과 새끼손가락의 몸쪽마디뼈를 능동으로 굽힘하기 위해, 손을 능동으로 펼 때 온전한 얕은손가락굽힘근(온전한 깊은손가락굽힘근, 자신경의 손상 정도에 따라)의 능력을 제한시키지 않고, 손허리손가락관절의 폄을 제한시킨다.

몸쪽마디뼈사이관절의 폄과 먼쪽마디뼈사이관절 폄 사이의 일부 연결은 빗지지띠인대의 수동 장력에 영향을 줄 수 있다. 빗지지띠인대는 몸쪽마디뼈사이관절의 축보다 배쪽으로 주행한 후, 가쪽띠에 부착한다(그림. 9-36A 참고). 몸쪽마디뼈사이관절과 먼쪽마디뼈사이관절이 모두 굽힘될 때, 빗지지띠인대가 몸쪽마디뼈사이관절에서 느슨해지고, 가쪽띠와 종말힘줄이 먼쪽마디뼈사이관절에서 신장된다. 그러나 몸쪽마디뼈사이관절의 폄이 빗지지띠인대를 통해 먼쪽마디뼈사이관절을 폄시키는 것은 가쪽띠와 빗지지띠인대가 가장 많이 신장되는 시기인 먼쪽마디뼈사이관절이 굽힘에서 폄되는 첫 절반의 시기 동안(즉, 굽힘 90°에서 굽힘 45°로 되는)에만 뚜렷하게 기여할 것이다.[146,152] 전반적으로, 폄근 팽대의 복잡한 구조물와 그들의 능동 및 수동 요소가 몸쪽마디뼈사이관절의 폄과 먼쪽마디뼈사이관절의 폄 사이에 상대적 연결을 이끌어 낸다.[10,11,148,150]

몸쪽마디뼈사이관절의 폄과 먼쪽마디뼈사이관절의 폄이

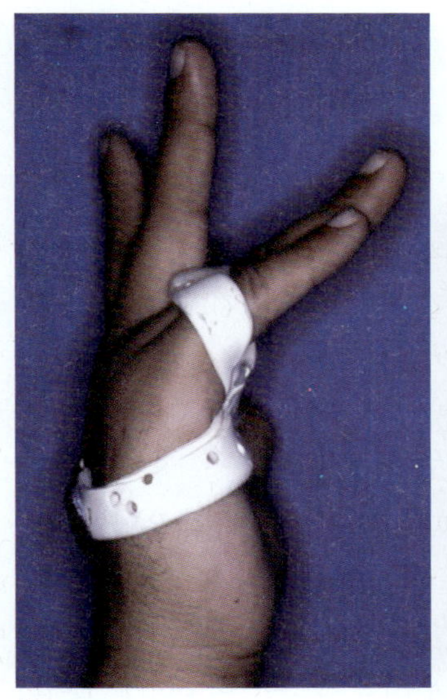

A

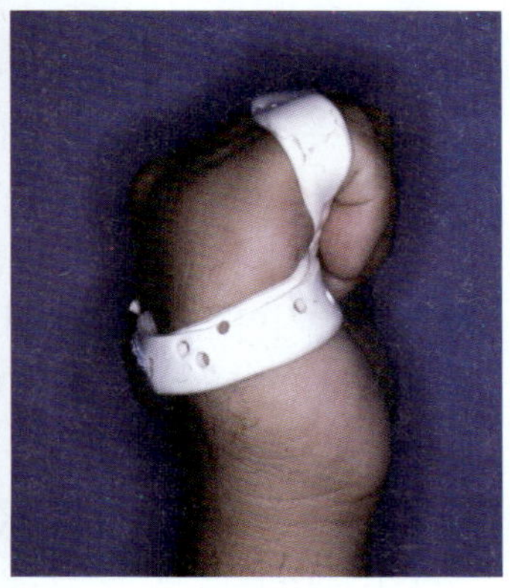

B

그림 9-38. A. 자신경 문제가 있는 손의 경우, 만약 온손가락 폄근의 수축 동안 폄근 힘줄에 대한 일부 수동 신장을 유지하기 위해 보조기에 의해 손허리손가락관절의 완전 폄이 방지된다면, 온손가락 폄근이 뼈사이근과 벌레근의 부재시 독자적으로 반지손가락과 새끼손가락의 마디뼈사이관절을 폄할 수 있다. B. 보조기는 최소한의 간섭을 통해 온전한 긴 손가락 굽힘근이 손가락을 굽힘할 수 있도록 만들어진다.

짝을 이루듯이, 몸쪽마디뼈사이관절의 굽힘과 먼쪽마디뼈사이관절의 굽힘도 능동 장력과 수동 장력의 복잡한 결합에 의해 서로 연결되어 있다. 먼쪽마디뼈사이관절의 굽힘이 깊은손가락굽힘근에 의해 일어나기 시작할 때, 굽힘근 토크가 몸쪽마디뼈사이관절에서 발생하며, 이것에 의해 먼쪽마디뼈사이관절의 굽힘과 몸쪽마디뼈사이관절의 굽힘이 동시에 발생하는 것은 놀라운 일이 아니다. 그러나 만약 몸쪽마디뼈사이관절에서 폄근을 억제하는 힘이 동시에 방출되지 않는다면, 먼쪽마디뼈에 작용하는 깊은손가락굽힘근의 능동 장력만으로는 몸쪽마디뼈사이관절을 동시에 굽힘시킬 수 없을 것이다.

먼쪽마디뼈사이관절의 굽힘이 깊은손가락굽힘근에 의해 시작되면, 종말힘줄과 가쪽띠가 먼쪽마디뼈사이관절의 등쪽면에서 신장된다. 가쪽띠의 신장은 폄근 덮개(가쪽띠가 시작되는)를 먼쪽으로 당긴다. 폄근 덮개의 먼쪽 이동은 폄근 팽대의 중심힘줄이 이완되도록 만들고, 이것은 몸쪽마디뼈사이관절에서 폄근의 영향을 해제시켜, 몸쪽마디뼈사이관절의 굽힘을 촉진시킨다. 가쪽띠의 수동 장력이 몸쪽마디뼈사이관절의 등쪽면에 그대로 남아 있다면, 굽힘근 토크의 발생과 이와 동시에 이루어지는 폄근 토크의 이완은 몸쪽마디뼈사이관절을 굽힘하기에 깊은손가락굽힘근이 적절하지 않을 수 있다. 그러나, 가쪽띠는 연결된 세모인대의 탄성과 **가로지지띠인대**의 수동 장력에 의해 어느 정도 분리될 수 있다(그림. 9-36 참고). 비록 여기에서 사용된 예제가 깊은손가락굽힘근의 능동 수축에 의해 시작되었지만, 동일한 기전이 먼쪽마디뼈사이관절의 수동 굽힘(외적 힘에 의한 굽힘)을 몸쪽마디뼈사이관절의 수동 굽힘에 연결시킨다.

확장 개념 9-6
손가락 트릭: 몸쪽마디뼈사이관절의 폄과 먼쪽마디뼈사이관절의 굽힘

먼쪽마디뼈사이관절의 굽힘과 몸쪽마디뼈사이관절의 굽힘이 이루는 정상적인 짝 작용은 일부 사람들에게서 나타나지 않을 수도 있다; 즉, 어떤 사람들은 능동적으로 몸쪽마디뼈사이관절을 폄한 채로 먼쪽마디뼈사이관절을 굽힘할 수 있다(깊은손가락굽힘근을 이용하여)(**그림 9-39**). 이런 손가락 "트릭"은 빗지지띠인대의 영향 때문이고, 몸쪽마디뼈사이관절의 젖힘을 필요로 한다. 몸쪽마디뼈사이관절이 충분히 젖힘되면; 몸쪽마디뼈사이관절축의 배쪽에 위치한 빗지지띠인대가 몸쪽마디뼈사이관절의 축보다 등쪽으로 주행하게 된다. 먼쪽마디뼈사이관절의 능동 굽힘에 의해 발생되는 빗지지띠인대의 장력(빗지지띠인대가 부착되는 가쪽띠와 종말힘줄의 신장)은 몸쪽마디뼈사이관절을 폄시키는데, 그 이유는 빗지지띠인대가 몸쪽마디뼈사이관절의 폄근처럼 작용하기 때문이다. 먼쪽마디뼈사이관절의 굽힘과 몸쪽마디뼈사이관절의 폄을 의미하는 손가락 트릭은 기능적인 목적은 없고, 몸쪽마디뼈사이관절의 젖힘이 일어날 때만 발생하는 현상이다. 그러나 "트릭"은 깊은손가락굽힘근이 몸쪽마디뼈사이관절을 굽힘하기 전에, 폄근의 긴장을 발생시키는 것을 의미한다.

몸쪽마디뼈사이관절/먼쪽마디뼈사이관절의 짝 기능은 몸쪽마디뼈사이관절/먼쪽마디뼈사이관절의 다른 관계에 의해 증명될 수 있다.[57] 몸쪽마디뼈사이관절이 얕은손가락굽힘근이나 외적 힘에 의해 완전히 굽힘될 때, 먼쪽마디뼈사이관절은 능동의 힘으로 폄될 수 있다. 몸쪽마디뼈사이관절이 굽힘될 때, 등쪽에 위치한 중심힘줄이 신장된다. 중심힘줄의 장력 증가는 폄근 덮개(중심힘줄이 시작되는)를 먼쪽으로 당긴다. 폄근 덮개의 먼쪽 이동은 가쪽띠의 장력을 일부 이완시킨다. 가쪽띠의 장력은 가쪽띠가 굽힘된 몸쪽마디뼈사이관절에서 약간 분리될 때 더욱 이완된다. 가쪽띠 장력의 이완은 먼쪽마디뼈에 있는 종말힘줄의 긴장을 이완시킨다. 몸쪽마디뼈사이관절이 90°의 굽힘에 도달하면, 몸쪽마디뼈사이관절의 굽힘에 의해 빗지지띠인대가 이완되었기 때문에 종말힘줄의 장력 소실이 먼쪽마디뼈사이관절에서 발생하는 폄근의 힘을 충분히 제거할 수 있다(빗지지띠인대의 기여를 포함해).[155] 비록 몸쪽마디뼈사이관절이 완전히 폄 상태에서 깊은손가락굽힘근에

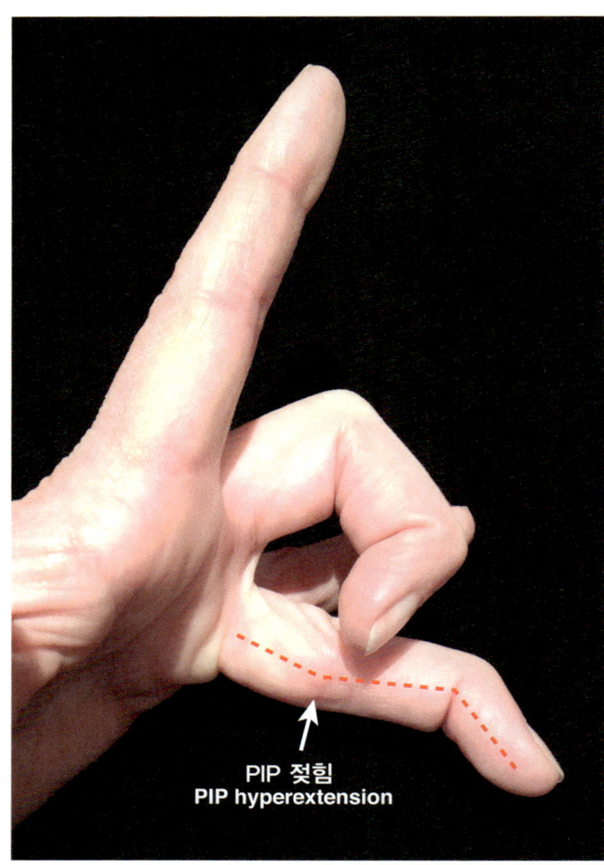

그림 9-39. 일부 사람은 몸쪽마디뼈사이관절(PIP)을 폄한 채 먼쪽마디뼈사이관절을 능동으로 굽힘할 수 있다. 이런 현상이 일어나려면, 그 사람은 일반적으로 빗지지띠인대를 몸쪽마디뼈사이관절의 축보다 등쪽으로 이동시키는 어느 정도 몸쪽마디뼈사이관절의 젖힘을 가져야 할 것이다. 즉 장력이 걸리면 빗지지띠인대를 몸쪽마디뼈사이관절의 굽힘근이 아니라, 폄근으로 작용하게 만든다.

의해 먼쪽마디뼈사이관절이 능동 굽힘할 수 있지만, 몸쪽마디뼈사이관절이 굽힘되어 있다면 먼쪽마디뼈는 능동으로 다시 폄될 수 없을 것이다.

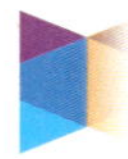

기본 개념 9-4
몸쪽마디뼈사이관절과 먼쪽마디뼈사이관절의 짝 기능 요약

- 먼쪽마디뼈사이관절의 폄은 몸쪽마디뼈사이관절의 폄을 동반한다.
- 먼쪽마디뼈사이관절의 능동 또는 수동 굽힘은 몸쪽마디뼈사이관절의 굽힘을 일으킨다.
- 몸쪽마디뼈사이관절의 완전 굽힘(수동 또는 능동)은 먼쪽마디뼈사이관절이 능동으로 폄되는 것을 방지할 것이다.

손가락 내재근(Intrinsic Finger Musculature)

등쪽뼈사이근과 바닥쪽뼈사이근 (Dorsal and Volar Interossei Muscles)

앞에서 설명했듯이, 등쪽뼈사이근(DI)과 바닥쪽뼈사이근(VI)은 손허리뼈 사이에서 시작하고, 폄근 기전의 중요한 요소이다. 등쪽뼈사이근은 각 손가락에 하나씩 총 4개이고, 바닥쪽뼈사이근은 3–4개이다. 많은 해부학 교재는 엄지가 1번 바닥쪽뼈사이근을 갖고 있다고 설명한다.

Mardel과 Underwood에 따르면, 이 근육이 **짧은엄지굽힘근**(**FPB**)의 일부이거나 또는 하나의 분리된 바닥쪽뼈사이근으로 간주된다는 것에서 의견이 달라진다고 했다.[156] 등쪽뼈사이근과 바닥쪽뼈사이근의 위치와 작용이 비슷하게 보이기 때문에, 이들 두 근육은 각각 손허리손가락관절의 벌림과 모음을 생산하는 그들의 능력으로 결정된다. 우리는 이들 근육의 다양한 부착점과 여러 근육 갈래를 확인하는 연구들을 통해 손 기능에 대한 그들의 영향을 더욱 잘 이해할 수 있었다.[157] 이제 우리는 등쪽뼈사이근의 부착점이 손허리손가락관절의 굽힘근이나 고정근으로써 그리고 마디뼈사이관절의 폄근으로서 그들의 역할에 어떤 영향을 주는지를 살펴 볼 것이다.

등쪽뼈사이근은 두 지점에서 폄근 팽대에 연결된다. 일부 근섬유는 몸쪽마디뼈와 폄근 덮개에 부착한다; 다른 섬유들은 폄근 기전의 가쪽띠와 중심힘줄에 부착한다(그림. 9–36 참고). 비록 근육 부착점에 개별 변형이 존재하지만, 몇몇 연구들이 여러 뼈사이근의 부착점에 있어서 몇 가지 일관성이 존재한다는 사실을 확인했다.[147,153,158] 첫 번째 등쪽뼈사이근의 부착점은 몸쪽마디뼈바닥과 폄근 덮개에서 정지하고, 모든 등쪽뼈사이근 중에서 부착점이 가장 일관적이다. 가운데손가락과 반지손가락의 등쪽뼈사이근(가운데손가락은 양측에 등쪽뼈사이근을 가짐)은 각각 양쪽 몸쪽 부착점(몸쪽마디뼈/폄근 덮개)과 먼쪽 부착점(가쪽띠/중심힘줄)을 가진다. 새끼손가락은 등쪽뼈사이근을 갖지 않는다. **새끼벌림근**(**ADM**)은 등쪽뼈사이근의 역할을 하고, 몸쪽 부착점(몸쪽마디뼈/폄근 덮개)만 가진다.[98] 3개의 바닥쪽뼈사이근은 먼쪽 부착점(가쪽띠/중심힘줄)만 가지는 것으로 일관적으로 보여진다. 우리는 다음과 같이, 등쪽뼈사이근와 바닥쪽뼈사이근의 부착점을 요약할 수 있는 기준틀을 설정할 수 있다:

- 첫 번째 등쪽뼈사이근(집게손가락)은 단지 몸쪽 부착점만 가진다.
- 두 번째, 세 번째, 네 번째 등쪽뼈사이근(집게손가락과 가운데손가락)은 몸쪽 부착점과 먼쪽 부착점을 모두 가진다.

- **다섯 번째 등쪽뼈사이근**(반지손가락에 있는 새끼벌림근)은 몸쪽 부착점만 가진다.
- 첫 번째, 세 번째 및 네 번째 손가락에 있는 3개의 바닥쪽뼈사이근은 먼쪽 부착점만 가진다. 두 번째 손가락이 양쪽 면에 등쪽뼈사이근을 갖고 있기 때문에, 두 번째 손가락은 바닥쪽뼈사이근을 갖지 않음에 주의할 필요가 있다.

뼈사이근과 새끼벌림근의 특정 몸쪽 부착점이나 먼쪽 부착점을 고려해 볼 때, 이들 근육은 손허리손가락관절의 벌림근이나 모음근으로써 뿐만 아니라, 부착점 패턴에 따라 몸쪽뼈사이근이나 먼쪽뼈사이근으로 간주될 수 있다. 몸쪽뼈사이근은 손허리손가락관절에서만 그들의 주된 효과를 가지는 반면, 먼쪽뼈사이근은 마디뼈사이관절에서 주로 작용할 것이고, 그들의 지속적인 작용에 의해 손허리손가락관절에서는 그들의 효과가 떨어질 것이다.

모든 등쪽뼈사이근과 바닥쪽뼈사이근(몸쪽뼈사이근이나 먼쪽뼈사이근에 관계없이)이 가로손허리인대보다 **등쪽으로** 주행하고, 손허리손가락관절의 굽힘/폄 축보다 배쪽으로 주행한다. 그러므로, 모든 뼈사이근은 잠재적으로 손허리손가락관절을 굽힘시키는 근육이다. 그러나 손허리손가락관절의 굽힘에 기여하는 뼈사이근의 능력은 손허리손가락관절의 자세에 따라 어느 정도 달라질 수 있다.

손허리손가락관절 폄 시의 뼈사이근 역할

손허리손가락관절이 폄 상태에 있을 때, 손허리손가락관절에서 일어나는 모든 뼈사이근의 모멘트팔(또는 회전 성분)이 너무 짧아서, 뼈사이근에 의해 생성되는 굽힘 토크가 너무 작은 편인데, 그 이유는 뼈사이근의 작용선이 이마축(굽힘/폄의 축)을 거의 통과하기 때문이다. 폄된 손허리손가락관절의 굽힘근 토크 생산 능력이 매우 나쁨에도 불구하고, 뼈사이근은 효율적인 고정근(관절 압박근)이 될 수 있고, 갈퀴손(손허리손가락관절의 젖힘)을 방지하는데 큰 도움을 줄 수 있다.[98,148]

손이 안정 상태에 있을 때, 온손가락폄근이 단독으로 활동하거나 또는 온손가락폄근–깊은손가락굽힘근이 복합 활동을 할 때, 뼈사이근에서 기록되는 EMG 활동은 없다. 그러나 이들 EMG 활동이 장기간의 자신경 마비(뼈사이근 부재시)를 가진 손에서 나타날 때, 과도한 손허리손가락관절의 폄이나 젖힘(갈퀴손)이 발생한다. 아래쪽 자신경의 손상 시, 집게손가락과 가운데손가락은 얕은손가락굽힘근과 깊은손가락굽힘근 뿐만 아니라, 벌레근의 기능도 남아 있다; 그러므로 일반적으로 관찰되듯이, 집게손가락과 반지손가락의 뼈사이근 소실은 손허리손가락관절의 약간 굽힘이 아닌 중립의 굽힘/폄 자세에 의해 반영된다. 온전한 얕은손가락굽힘근과 깊은손가락굽힘근이 존재함에도, 안정 시 반지손가락과 새끼손가락은 손허리손가락관절의 젖힘과 마디뼈사이관절의 굽힘 자세(갈퀴손)를 취할 것이다. 그 이유는 자신경의 지배를 받는 뼈사이근, 새끼벌림근 및 벌레근이 반지손가락과 새끼손가락에서 소실되기 때문이다(그림. 9-37 참고).[10,11,86,148] 안정 시의 갈퀴손은 자신경 손상 직후에는 뚜렷하게 나타나지 않지만, 탈신경된 뼈사이근의 수동 점탄성 장력이 위축과 신장을 통해, 그리고 바닥판의 신장을 통해 소실될 때 증가한다. 온전한 안정 시 손에서는, 비활동의 뼈사이근은 손허리손가락관절에 **수동** 점탄성 굽힘근의 장력을 제공함으로써 손허리손가락관절 폄근의 수동 장력과 균형을 맞추려는 역할을 여전히 보여주고 있다.

확장 개념 9-7
Watenberg 징후

자신경 손상으로 반지손가락과 새끼손가락에서 나타나는 갈퀴손(그림 9-37 참고) 이외에, 내재근의 소실로 새끼손가락은 손허리손가락관절의 벌림 자세를 취할 것이다. 새끼손가락의 벌림(Wartenberg 징후)은 새끼폄근이 몸쪽마디뼈의 벌림근결절에 직접 연결된 사람들 사이에서 나타나는 불균형 당김의 결과일 수 있다 – 실제로 많은 수의 사람은 하나의 힘줄만이 몸쪽마디뼈에 직접 부착한다.[140]

손허리손가락관절이 폄될 때, 뼈사이근(그리고 새끼벌림근)은 손허리손가락관절의 벌림/모음을 위한 A–P 축과 비교적으로 큰 간격을 가지고 있다. 결과적으로 볼 때, 손허리손가락관절의 폄 자세에서는, 뼈사이근(그리고 새끼벌림근)이 손허리손가락관절의 굽힘을 일으킬 때 장력의 소실이 없다면, 손허리손가락관절에서 효과적으로 작용하는 벌림근이나 모음근이 된다. 몸쪽에 위치하는 뼈사이근(몸쪽마디뼈/폄근 덮개에 부착하는)은 손허리손가락관절의 벌림근/모음근으로 작용하고, 반면 먼쪽뼈사이근(가쪽띠/중심힘줄에 부착하는)은 지속적인 작용으로 이들 움직임을 생성하기 때문에, 손허리손가락관절의 벌림/모음에 덜 효과적이다. 우리의 개념 체계에서 보면, 모든 등쪽뼈사이근(손허리손가락관절 벌림근들)은 몸쪽부착점을 가지고 있고, 바닥쪽뼈사이근(손허리손가락관절 모음근)은 먼쪽 부착점만 갖는다. 그러므로 손허리손가락관절 벌림은 손허리손가락관절 모음보다 더 강하다. 등쪽뼈사이근은 바닥쪽뼈사이근보다 2배나 큰 근질량을 가지고 있다. 진행성 자신경 마비의 경우, 상대적으로 덜 효과적인 바닥쪽뼈사이

근의 손허리손가락관절 모음 요소가 가장 먼저 약화된다.

손허리손가락관절 굽힘 시의 뼈사이근 역할

손허리손가락관절이 펌 상태에서 굽힘될 때, 뼈사이근의 힘줄과 작용선이 손허리손가락관절의 굽힘/폄 축(이마축)으로부터 배쪽으로 이동하게 되고, 손허리손가락관절의 굽힘을 위해 뼈사이근의 모멘트팔을 증가시킨다. 사실, 손허리손가락관절이 완전히 굽힘되었을 때는, 뼈사이근의 작용선이 몸쪽마디뼈와 거의 수직을 이루게 된다(그림 9-40). 결과적으로, 손허리손가락관절의 굽힘 토크를 만드는 뼈사이근의 능력은 손허리손가락관절이 완전 굽힘 쪽으로 움직일수록 점차 증가된다. 손허리손가락관절이 완전 굽힘되었을 때, 깊은가로손허리인대는 뼈사이근의 배쪽 이동을 더욱 제한한다. 깊은가로손허리인대가 뼈사이근의 모멘트팔의 증가를 제한하지만, 그 인대는 뼈사이근 힘줄의 활시위 현상으로 일어날 수 있는 능동 장력의 소실을 방지하고, 동시에 해부학적 도르래로서 작용한다. 손허리손가락관절의 굽힘이 증가하며, 손허리손가락관절의 곁인대도 점점 팽팽해져, 몸쪽마디뼈의 좌우 움직임(벌림/모음)을 제한한다.

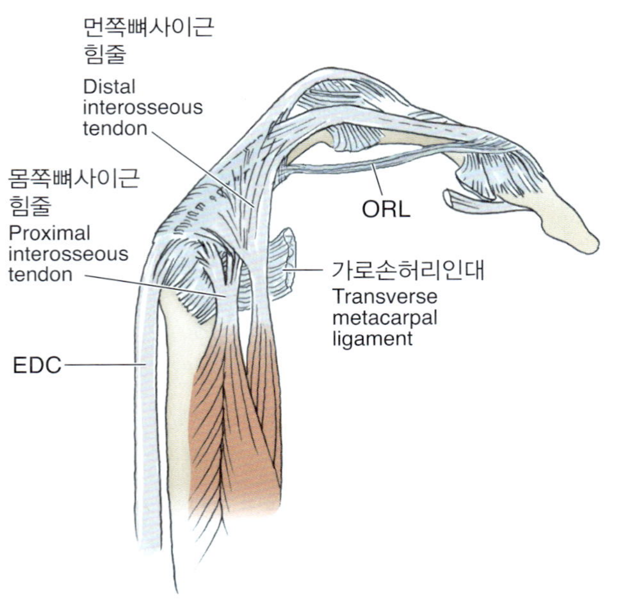

그림 9-40. 손허리손가락관절이 굽힘될 때, 뼈사이근은 손허리손가락관절의 굽힘/폄 축으로부터 배쪽으로 이동하게 되고, 몸쪽마디뼈와 거의 수직을 이루는 당김선과 비교적 큰 모멘트팔을 형성한다. 뼈사이근의 배쪽 이동은 뼈사이근을 위한 해부학적 도르래로서 작용하고 장력 소실을 방지하는 깊은가로손허리인대에 의해 제한된다. EDC, 온손가락폄근; ORL, 빗지지띠인대.

곁인대의 장력 증가는 손허리손가락관절의 벌림/모음을 동시에 일으키면서 손허리손가락관절 굽힘근의 힘 소실을 방지하는데 도움을 준다. 손허리손가락관절이 완전 굽힘된 자세에서는, 손허리손가락관절의 벌림과 모음이 타이트한 곁인대, 손허리뼈머리의 형태, 그리고 완전히 단축된 뼈사이근의 능동 불충분성 등에 의해 완전히 제한된다.

이들 기전의 결합으로 인한 순수한 효과는 손허리손가락관절의 굽힘 토크(굽힘된 손허리손가락관절에서)를 만드는 뼈사이근의 능력이고, 이것은 강력 잡기가 요구될 때 손허리손가락관절의 굽힘근을 강력하게 만들 수 있다.[4,125,159]

마디뼈사이관절 폄 시의 뼈사이근 역할

마디뼈사이관절의 폄을 일으키는 능력은 그들의 부착점에 의해 영향을 받는다. 마디뼈사이관절의 폄에 효율적으로 기여하는 충분한 장력을 생성하려면, 근육들은 중심힘줄과 가쪽띠에 부착되어야 한다. 집게손가락(첫번째 등쪽뼈사이근)과 새끼손가락(새끼벌림근)에 있는 2개 "바깥" 벌림근을 제외한, 모든 뼈사이근은 먼쪽부착점을 가지고 있다.

손허리손가락관절이 폄되었을 때, 먼쪽뼈사이근의 작용선은 나쁜 모멘트팔 때문에 손허리손가락관절을 굽힘하는데 비효율적이지만, 먼쪽뼈사이근이 중심힘줄과 가쪽띠에 직접 부착하기 때문에 마디뼈사이관절을 폄할 수 있다. 먼쪽뼈사이근에 의해 발생하는 마디뼈사이관절의 폄은 지속적인 작용에 의한 벌림/모음 때문에, 손허리손가락관절의 벌림/모음에 큰 작용을 하지 못한다. 손허리손가락관절이 굽힘되었을 때, 뼈사이근의 힘줄은 손허리손가락관절에서 배쪽으로 이동하지만, 깊은가로손허리인대에 의해 배쪽 이동이 제한된다는 것을 우리는 이미 잘 알고 있다. 깊은가로손허리인대는 뼈사이근 힘줄이 배쪽으로 이동하여 느슨해지는 것을 방지하고, 먼쪽힘줄에 대한 도르래의 역할을 수행한다. 깊은가로손허리인대의 해부학적 도르래의 영향은 마디뼈사이관절 폄근으로써 먼쪽 뼈사이근의 기능을 증가시키는데, 그 이유는 손허리손가락관절의 폄보다 손허리손가락관절의 굽힘에 더 효과적이기 때문이다.

집게손가락과 새끼손가락은 먼쪽 부착점을 가진 하나의 뼈사이근(각각 두 번째 바닥쪽뼈사이근과 네 번째 바닥쪽뼈사이근)을 갖는다. 가운데손가락과 반지손가락은 각각 두 개의 먼쪽 힘줄(가운데손가락의 두 번째와 세 번째 등쪽뼈사이근, 그리고 반지손가락의 네 번째 바닥쪽뼈사이근과 네 번째 등쪽뼈사이근)을 갖는다. 그러므로 집게손가락과 새끼손가락에는 먼쪽뼈사이근이 없고, 가운데손가락과 반지손가락에 비해 마디뼈

사이관절의 폄에 약한 편이다.[158]

손허리손가락관절의 굽힘과 마디뼈사이관절의 폄 자세를 취하거나 유지하려 할 때, 몸쪽 요소는 효율적인 손허리손가락관절의 굽힘근이고, 먼쪽 요소는 손허리손가락관절 굽힘근과 마디뼈사이관절 폄근으로 효율적이다. 능동 손허리손가락관절 굽힘과 마디뼈사이관절 폄의 결합은 가장 일관된 뼈사이근의 활동을 일으키고, 이것은 몸쪽뼈사이근과 먼쪽뼈사이근 모두를 위한 최적의 생체역학적 장점을 취하는 자세이다.[148,160]

벌레근(Lumbrical Muscles)

벌레근은 다른 근육의 힘줄에서 시작하고 끝나는 유일한 근육이다. 모든 벌레근은 바닥쪽에 있는 깊은손가락굽힘근 힘줄에서 시작하여 깊은가로손허리인대의 배쪽을 통과 후, 폄근 기전의 가쪽띠에 종지한다(그림. 9-36 참고).[161] 뼈사이근처럼, 벌레근은 손허리손가락관절을 배쪽으로 통과한 후, 마디뼈사이관절을 가로질러 등쪽으로 향한다. 2개의 내재근(벌레근과 뼈사이근)의 기능 차이는 다음에 영향을 줄 수 있다: (i) 먼쪽뼈사이근에 비해, 벌레근의 먼쪽 부착점이 가쪽띠에 위치한다. (ii) 벌레근의 이는곳은 깊은손가락굽힘근의 힘줄, 그리고 (iii) 벌레근의 가장 큰 수축 범위.

벌레근은 먼쪽뼈사이근에 비해 폄근 기전의 가쪽띠에 더 멀리 부착하고, 이것이 손허리손가락관절의 자세에 관계없이 벌레근을 효율적인 마디뼈사이관절의 폄근으로 만든다. 몇몇 연구들은 폄된 손허리손가락관절의 자세에서 벌레근이 뼈사이근보다 효율적인 마디뼈사이관절의 폄근으로 작용하고 있음을 확인했다.[148,162] 깊은가로손허리인대는 벌레근(배쪽에 위치한)이 등쪽으로 이동하는 것을 막아주고, 또 손허리손가락관절이 폄할 때 장력의 소실을 막아준다. 벌레근이 수축하면, 벌레근은 먼쪽 부착점(가쪽띠) 뿐만 아니라, 몸쪽 부착점(깊은손가락굽힘근의 힘줄들)을 당긴다. 벌레근의 몸쪽 부착점이 어느 정도 움직이는 힘줄에 부착되어 있기 때문에, 벌레근의 단축은 마디뼈사이관절을 폄하기 위해 가쪽띠의 장력을 증가시킬 뿐만 아니라, 손바닥쪽에 있는 깊은손가락굽힘근 힘줄을 먼쪽으로 당겨져야 한다. 깊은손가락굽힘근 힘줄의 먼쪽 이동은 손허리손가락관절과 마디뼈사이관절에서 존재할 수 있는 비활성 손가락 굽힘근의 수동 장력을 크게 이완한다(그림 9-41).

Ranney와 Wells는 벌레근의 장력이 깊은손가락굽힘근 힘줄의 장력(깊은손가락굽힘근에 대한 벌레근의 먼쪽 당김에 의해 생성되는)과 같아질 때까지 벌레근이 마디뼈사이관절을 폄하지 않음을 확인했다.[152] 이들 상황을 고려해 보면, 벌레근은 마디

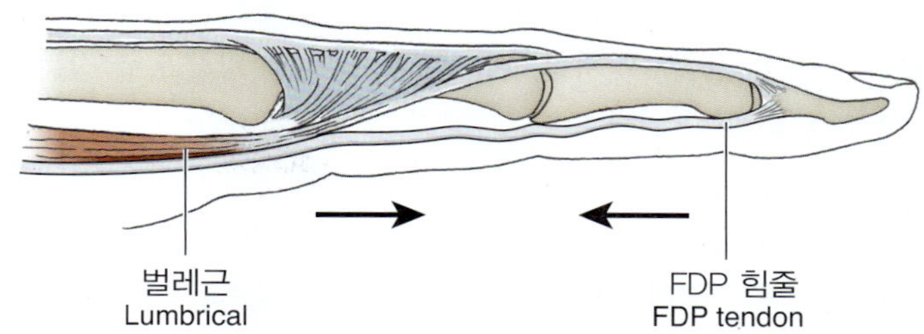

그림 9-41. 벌레근은 몸쪽으로 깊은손가락굽힘근 힘줄에 붙고, 먼쪽으로 폄근 기전의 가쪽띠에 붙는다. 벌레근의 수축은 가쪽띠의 장력을 생성하여, 몸쪽/먼쪽마디뼈사이관절의 폄을 일으키고, 이완된 깊은손가락굽힘근의 힘줄을 먼쪽으로 당기면서 마디뼈사이관절의 폄을 막는 굽힘근의 수동 장력을 이완할 것이다.

뼈사이관절의 폄을 위한 작용근과 협력근으로 간주될 수 있다. 가쪽띠에 대한 벌레근의 장력은 마디뼈사이관절을 폄하는 반면, 동시에 벌레근은 깊은손가락굽힘근 힘줄의 길항적 장력을 이완시킨다.[163] 뼈사이근의 먼쪽 부착점은 마디뼈사이관절을 폄할 수 있다. 그러나 뼈사이근은 벌레근의 부재 시 마디뼈사이관절의 폄근으로써 효과적이지 못하는데, 그 이유는 그들이 깊은손가락굽힘근 힘줄의 수동 저항을 마디뼈사이관절의 폄으로 방출하는 동일 능력을 갖지 못하기 때문이다.

내재근과 폄근 기전의 복잡한 상호연결성은 뼈사이근들의 상호연관성 뿐만 아니라, 깊은손가락굽힘근과 마디뼈사이관절의 폄을 일으킬 수 있는 폄근 팽대에 대한 벌레근의 독립성에 의해 두드러질 수 있다. 비록 마디뼈사이관절의 능동 폄이 깊은손가락굽힘근 힘줄 수동 장력의 벌레근 이완에 의해 촉진되지만, 벌레근은 깊은손가락굽힘근 힘줄에 의존적이다; 즉, 깊은손가락굽힘근 힘줄의 일부 장력은 벌레근의 기능에 중요하다. 수동 장력이 비활성 깊은손가락굽힘근 힘줄에 존재하지 않는다면(예, 깊은손가락굽힘근 힘줄이 절단되었다면), 벌레근의 수축은 마디뼈사이관절의 폄근으로서 능동 불충분하거나 비효과적으로 깊은손가락굽힘근 힘줄을 먼쪽으로 당길 것이다. 비슷하게도, 온손가락폄근 힘줄과 폄근 팽대의 수동 장력이나 수동 장력은 장력의 두 번째 요소인 벌레근이 마디뼈사이관절을 완전히 폄하기 전에, 장력의 첫 번째 요소로서 필수적이다.[152] 또한 벌레근은 손을 쥘 때 간접으로 깊은손가락굽힘근의 기능을 돕는다. 깊은손가락굽힘근이 수축할 때, 깊은손가락굽힘근 힘줄은 몸쪽으로 움직여 그것과 함께 관련된 벌레근을 움직일 것이다. 이것은 주먹을 쥐는 동안 가쪽띠에 대한 벌레근의 수동 당김을 일으킨다. 벌레근은 마디뼈사이관절이 굽힘하기 전에 손허리손가락관절을 굽힘하도록

깊은손가락굽힘근을 보조한다. 그 결과, 이것은 내재근 음성 손에서 일어나는 것처럼, 잡기를 할 때 손가락끝으로 잡는 문제를 피할 수 있다.[4]

손허리손가락관절 굽힘근으로서의 벌레근의 역할은 상대적으로 매우 적은 편이다. 벌레근은 실제로 뼈사이근보다 손허리손가락관절의 굽힘을 위한 더 큰 모멘트팔을 가지고 있는데, 그 이유는 벌레근이 뼈사이근보다 더 배쪽에 위치하기 때문이다. 그러나 기능적으로 벌레근이 뼈사이근보다 더 약하게 손허리손가락관절을 굽힘시킨다.[4,148,158,162,164] 이런 상대적인 약증은 뼈사이근에 비해 벌레근의 단면적이 작기 때문이다. 그러나 이것은 깊은손가락굽힘근 힘줄에 대한 벌레근의 가동성 부착점과 관련이 있을 수 있다. 벌레근의 수축은 관련된 깊은손가락굽힘근 힘줄을 먼쪽으로 이동시키고, 그것과 함께 벌레근을 움직인다. 깊은손가락굽힘근 힘줄과 벌레근의 먼쪽 이동은 손허리손가락관절에서 벌레근의 능동 힘을 최소화시키는 동시에 손허리손가락관절의 굽힘에 기여하는 비활성 깊은손가락굽힘근의 수동 장력을 이완하는 효과를 가진다. 비록 벌레근의 수축이 손허리손가락관절의 굽힘에 크게 기여하지는 않지만, 손허리손가락관절의 굽힘이 마디뼈사이관절의 폄근으로서 벌레근의 효율성을 약화시키는 것처럼 보이지 않는다. 흔하지 않는 벌레근의 큰 수축범위는 손허리손가락관절과 마디뼈사이관절 모두가 굽힘될 때 벌레근이 능동 불충분성이 되는 것을 막아주는 것처럼 보인다.

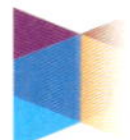

기본 개념 9-5
내재근 요약

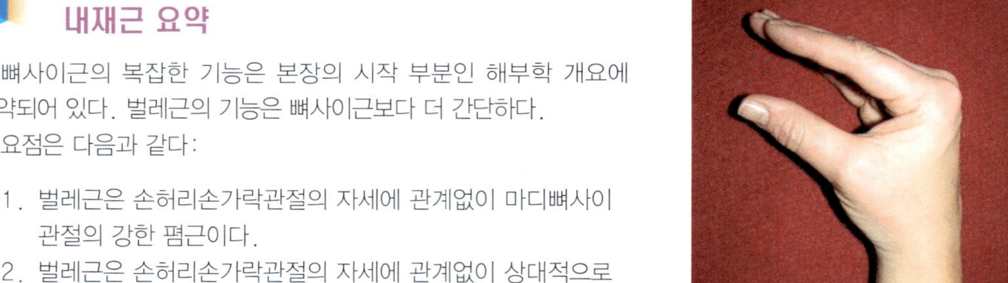

뼈사이근의 복잡한 기능은 본장의 시작 부분인 해부학 개요에 요약되어 있다. 벌레근의 기능은 뼈사이근보다 더 간단하다.

요점은 다음과 같다:

1. 벌레근은 손허리손가락관절의 자세에 관계없이 마디뼈사이관절의 강한 폄근이다.
2. 벌레근은 손허리손가락관절의 자세에 관계없이 상대적으로 약한 손허리손가락관절의 굽힘근이다.
3. 마디뼈사이관절을 폄시키는 벌레근의 능력은 폄근 기전과 깊은손가락굽힘근 힘줄의 온전한 장력에만 의존하는 것으로 보인다.
4. 외재 근육의 작용없이 벌레근과 뼈사이근이 함께 수축할 때, 손허리손가락관절의 굽힘과 마디뼈사이관절의 폄이 나타나고, 이것을 손의 **내재근 양성** 자세라고 한다 (그림 9-42A).
5. 외재 굽힘근과 외재 폄근이 내재근의 작용 없이 활성화될 때, 손은 내재근 음성 자세를 취할 것이다 (그림 9-42B).

엄지의 구조(Structure of the Thumb)

엄지의 손목손허리관절 (Carpometacarpal Joint of the Thumb)

엄지의 손목손허리관절(또는 **큰마름손허리관절**[TM])은 큰마름뼈와 첫 번째 손허리뼈바닥 사이의 관절이다. 손가락의 손목손허리관절과는 달리, 첫 번째 손목손허리관절은 2도의 자유도(굽힘/폄과 벌림/모음)를 가진 안장관절이다.[165] 또한 이 관절은 약간의 축성 돌림도 허용하는데, 이것은 다른 움직임들과 함께 발생한다. 이 관절에서 일어나는 순수 효과는 맞섬으로 불리는 휘돌림 움직임이다. **맞섬**은 엄지 끝부분이 다른 손가락의 끝부분과 서로 맞닿는 것이다.

첫 번째 손목손허리관절의 구조 (FIRST CARPOMETACARPAL JOINT STRUCTURE)

Zancolli 등은 첫 번째 손목손허리관절면이 전통적으로 설명되는 안장 형태일 뿐만 아니라, 큰마름뼈의 앞쪽노뼈결절 주변에서 보여지는 둥근모양으로 이루어져 있다고 했다.[166] 큰마름뼈의 안장 형태는 시상면 상에서 오목(벌림/모음)하고, 이마면 상에서 볼록(굽힘/폄; 그림 9-43)하다. 둥근 형태의 부분은 모든 방향으로 볼록하다. 첫 번째 손허리뼈바닥은 큰마름뼈와 상반되는 형태를 띤다.[166]

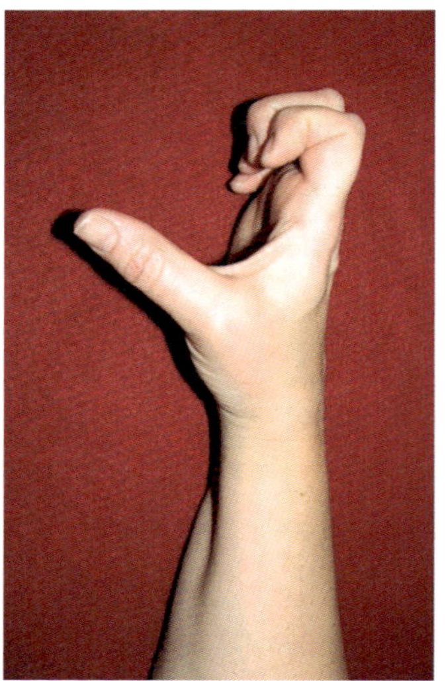

A B

그림 9-42. A. 외재 굽힘근과 외재 폄근의 작용없이 벌레근과 내재근의 작용은 내재근 양성 자세(손허리손가락관절의 굽힘과 마디뼈사이관절의 폄)를 만든다. B. 내재근의 작용이 없다면, 외재 굽힘근과 외재 폄근이 함께 작용하여 손의 내재근 음성 자세(손허리손가락관절의 폄과 마디뼈사이관절의 굽힘)를 만든다.

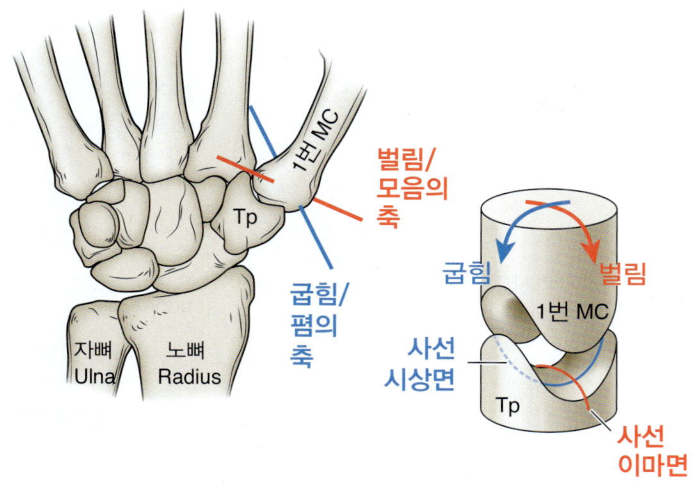

그림 9-43. 안장관절인 첫 번째 손목손허리관절의 굽힘/폄은 큰마름뼈(Tp)의 오목면에 대한 볼록한 몸쪽 손허리뼈(MC)의 움직임으로써 비스듬한 이마면에서 일어난다. 벌림/모음은 큰마름뼈의 볼록면에 대한 오목한 몸쪽 손허리뼈의 움직임으로써 비스듬한 시상면에서 일어난다. 다른 관절 움직임과는 달리, 굽힘/폄은 A-P 축(비스듬한)을 중심으로 일어나는 반면, 벌림/모음은 이마축(비스듬한)을 중심으로 일어난다.

굽힘/폄과 벌림/모음은 안장 형태의 관절면에서 일어나고, 반면 맞섬을 동반하는 손허리뼈의 축성 돌림은 둥근 형태의 관절면에서 일어난다. 그 관절의 굽힘/폄은 다소 비스듬한 A-P 축을 중심으로 발생하는 반면, 벌림/모음은 비스듬한 이마축을 중심으로 일어난다. 이것은 대부분의 다른 관절에서 나타나는 것과 반대이다: 즉, 대부분의 관절에서는 굽힘/폄이 이마축을 중심으로 일어나고, 벌림/모음은 A-P 축을 중심으로 발생하는 것이다. 손목손허리관절에서 움직임 변화가 일어나는 이유는 큰마름뼈의 방향이 엄지의 바닥쪽면을 안쪽으로 회전하기 때문이다. 결과적으로, 굽힘/폄은 손바닥과 거의 평행하게 이루어지고, 벌림/모음은 손바닥과 거의 수직으로 발생한다. Cooney 등은 첫 번째 손목손허리관절의 관절가동범위를 측정하였는데, 굽힘/폄은 평균 53°이며, 벌림/모음은 42° 그리고 돌림은 17°였다.[167]

손목손허리관절의 관절주머니는 비교적 느슨하지만, 노쪽인대, 자쪽인대, 배쪽인대 및 등쪽인대 등에 의해 강화된다. 또한 첫 번째 손허리뼈바닥과 두 번째 손허리뼈바닥을 묶어주는 **손허리뼈사이인대**가 있어서, 첫 번째 손허리뼈바닥이 노쪽과 등쪽으로 변위되는 것을 막아준다.[166,168] **등노쪽인대**와 **앞쪽빗인대**가 손목손허리관절의 중요한 고정장치로 보고된다.[169,170] 몇몇 연구자들은 맞섬 동안 손허리뼈에서 나타나는 축성 돌림이 관절면의 불일치성과 인대들의 느슨함[11,171] 때문에 발생한다고 주장하지만, Zancolli 등은 둥근 관절면의 일치성과 주변 인대의 장력 때문이라고 제안했다.[166] 그러나 이것은 어느 정도의 불일치성이 그 관절에 존재해야만 한다는 것처럼 보인다. 연령의 증가로 발생하는 골관절염성 변화가 첫 번째 손목손허리관절에서 일반적으로 나타나고, 이것은 불일치성 관절면에서 발생하는 핀치와 잡기로 관절에 많은 하중을 가해 연골을 얇아지게 만들 것이다.[172] Ateshian 등은 노인 집단의 큰마름뼈 형태를 연구한 결과, 남성보다는 여성에게서 더 큰 불일치성이 있었음을 알아냈으며, 큰마름뼈와 손허리뼈의 상호성에도 성별의 차이가 있다고 결론지었다.[173] 이것은 손목손허리관절의 골관절염 유병률이 여성에게서 높다는 것과 일치했으나, 이것을 통해 큰마름뼈의 불일치성이 퇴행성 변화의 원인임을 설명하지 못한다. 첫 번째 손목손허리관절은 중립자세에서 일어날 수 있는 최대 움직임으로 벌림과 모음의 끝지점에서 모두 잠김된다.[107]

첫 번째 손목손허리관절의 기능
(FIRST CARPOMETACARPAL JOINT FUNCTION)

첫 번째 손목손허리관절의 가동범위와 움직임의 방향은 독특하여 엄지의 맞섬을 일으킨다. 맞섬은 첫 번째 손허리뼈의 벌림, 굽힘 및 모음이 순차적으로 일어나는 것이며, 동시에 돌림도 발생한다.[174] 이런 움직임은 손허리뼈의 방향을 변화시켜 엄지를 손바닥 바깥쪽으로 오게 하며, 다른 손가락에 엄지가 닿도록 만든다. 엄지의 손목손허리관절과 맞섬의 기능적인 중요성은 엄지가 다른 손가락과 접촉하면서 거의 모든 **파악 활동**(잡기와 섬세한 활동)을 가능하게 해준다는 것을 생각해 보면 충분히 알 수 있다. 첫 번째 손목손허리관절이 폄과 모음으로 고정되면, 맞섬이 일어날 수 없다. 첫 번째 손목손허리관절의 융합 상태에 적응하여 시간이 지나면 **큰마름손배관절**이 안장 형태로 바뀌어 소실된 맞섬을 어느 정도 회복시킨다는 점에서 맞섬의 중요성을 어느 정도 알 수 있다.[111] 이런 놀라운 관절 기능의 변화는 필요할 때 본질적 기능을 대신할 수 있는 신체 능력의 좋은 예이다.

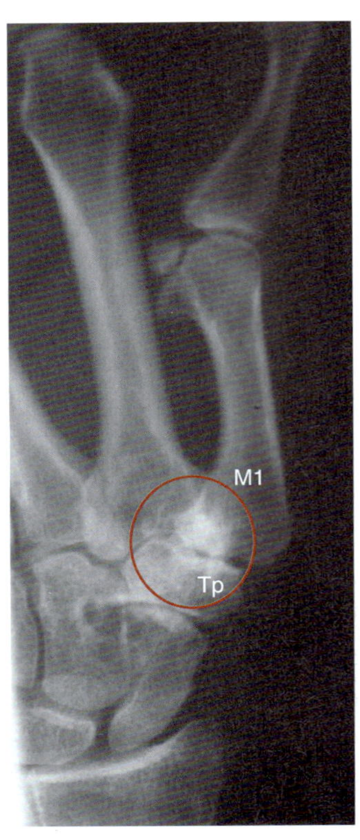

그림 9-44. 큰마름뼈(Tp)와 첫 번째 손허리뼈(M1) 사이의 퇴행성 변화가 통증성 맞섬을 일으킨다.

환자 적용 9-4

Megan Fiore는 78세의 여성이며, 점진적인 엄지 통증으로 주치의로부터 손 수술을 의뢰받았다. 그녀의 증상은 쑤시는 증상과 압통이며, 열쇠를 돌리거나, 병 뚜껑을 돌리거나, 글을 쓸 때 증상이 악화되었다. 큰마름뼈 쪽으로 첫 번째 손허리뼈를 압박하면, 손목손허리관절의 골관절염을 의미하는 통증과 염발음이 발생했다(양성 Grind 검사). 손허리뼈의 골관절염으로 인한 변화와 아탈구가 방사선 사진에서 나타났다(그림 9-44). 맞춤 엄지 스플린트가 제작되었으며, 큰 손잡이가 있는 펜과 주방기구를 이용하여 과도한 힘과 반복적이거나 지속적인 잡기 활동을 피하게 하였으며, 일반적인 관절 보호 원칙을 교육했다.

엄지의 손허리손가락관절과 마디뼈사이관절 (Metacarpophalangeal and Interphalangeal Joints of the Thumb)

엄지의 손허리손가락관절은 첫 번째 손허리뼈와 몸쪽마디뼈바닥 사이의 관절이다. 이 관절은 2도의 자유도를 가진 융기관절로 간주된다; 굽힘/폄과 벌림/모음.[98] 수동적 회전 정도는 매우 작다.[111] 그리고 뚜렷하지 않은 수동의 돌림이 일어난다. 손허리뼈머리는 등쪽이나 가쪽으로는 연골로 덮여 있지 않고, 몸쪽마디뼈와 모양이 매우 유사하지만, 몸쪽마디뼈에 있는 중심고랑은 존재하지 않는다. 첫 번째 손허리손가락관절의 관절주머니, 바닥판 및 곁인대는 다른 손허리손가락관절의 것과 비슷하다. 첫 번째 손허리손가락관절의 주된 기능은 엄지 맞섬을 위한 부가적인 굽힘을 제공하고, 엄지를 물체의 윤곽에 맞게 쥘 수 있도록 하는 것이다. 손허리손가락관절사이의 구조적 유사함에도 불구하고, 첫 번째 손허리손가락관절의 움직임은 다른 손가락의 것들보다 더 많은 움직임 제한이 있다. 비록 개인에 따라 가용 범위가 현저하게 다를 수 있지만, 첫 번째 손허리손가락관절은 다른 손가락에서 일어날 수 있는 굽힘보다 절반도 되지 않고, 젖힘도 거의 일어나지 않는다. 벌림/모음과 돌림의 제한도 심한 편이다. 이런 움직임 제한은 아마도 엄지와 다른 손가락의 손허리손가락관절들 사이의 구조적 차이 때문에 일어나는 것 같다; 첫 번째 손허리손가락관절은 두 개의 종자뼈에 의해 바닥쪽면에서 강화된다(그림 9-45). 종자뼈는 곁인대로부터 오는 섬유와 **종자뼈사이인대**(intersesamoid ligament)에 의해 위치가 유지된다.

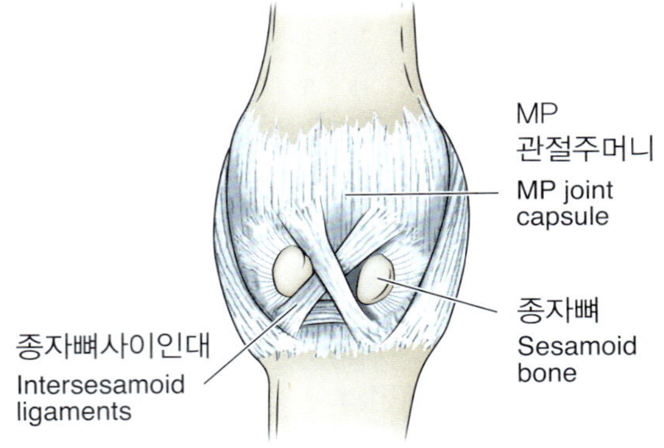

그림 9-45. 엄지의 손허리손가락관절은 2개의 종자뼈를 가지고 있으며, 이들 종자뼈는 종자뼈사이인대에 의해 관절주머니의 배쪽에 고정된다.

Goldberg와 Nathan는 종자뼈는 힘줄(종자뼈를 둘러싸는)에 대한 마찰과 압박의 결과라고 했다.[175] 그들은 첫 번째 손허리손가락관절의 종자뼈는 약 12세가 될 때까지 나타나지 않는다고 했고, 몇몇 연구에 따르면, 다섯 번째 손허리손가락관절의 70%에서 종자뼈가 발생하고, 또 두 번째 손허리손가락관절의 50% 이상에서 발생된다고 한다.

엄지의 마디뼈사이관절은 몸쪽마디뼈머리와 먼쪽마디뼈바닥 사이의 관절이다. 이것은 구조적, 기능적으로 다른 손가락의 마디뼈사이관절과 거의 유사한다.

엄지 근육
(Thumb Musculature)

엄지의 근육은 깃대(flagpole)를 지지해 주는 케이블과 비교되어 왔다; 그들은 안정성을 유지하는 엄지 근육에 의해 모든 방향으로 지속적인 당김을 수행해야 한다. 손허리뼈와 몸쪽/먼쪽마디뼈는 큰마름뼈 위에 안착된 뼈의 몸통을 형성한다. 안정성이 관절 억제 장치(적어도 손목손허리관절에서)로부터 오기 보다는 근육들로부터 오기 때문에, 엄지의 움직임 동안 엄지에 부착된 대다수 근육들이 활성화된다. 정상인이라고 하더라도, 운동 전략에 있어서 실제로 개인차가 있는 것이다.[176] 결과적으로, 엄지의 근육 기능(그리고 손 기능)에 대한 연구는 근육 기능보다 과제를 수행할 때 예상되는 근육의 활동에 더 많은 관심을 갖고 있다. 엄지의 외재 근육과 내재 근육의 역할은 본 장의 마지막에 부분에서 언급할 손의 파악 활동에서 일반화(개념적 틀)하여 설명될 것이다.

엄지 외재근(Extrinsic Thumb Muscles)

엄지 외재근으로는 4개의 근육이 있다: 긴엄지굽힘근(FPL), 짧은엄지폄근(EPB), 긴엄지폄근(EPL), 긴엄지벌림근(APL). 긴엄지굽힘근은 배쪽에 위치한다(그림. 9-15A 참고). 긴엄지굽힘근은 먼쪽마디뼈에 종지하고, 깊은손가락굽힘근과 관련이 있다. 손목의 긴엄지굽힘근 힘줄은 노쪽윤활주머니와 지절 힘줄집에 의해 둘러싸여 있다(그림. 9-33A 참고). 긴엄지굽힘근은 다른 근육과 달리, 독립적으로 기능을 하며, 엄지 마디뼈사이관절의 굽힘만을 수행하는 독특한 근육이다.[6] 힘줄들은 종자뼈들 사이에 위치하여 종자뼈로부터 약간의 보호를 받는 것 같다.

나머지 3개의 엄지 외재근은 등노쪽에 위치한다. 짧은엄지폄근과 긴엄지벌림근은 아래팔의 등쪽면에서 시작하여 첫 번째 등쪽 구획을 통해 주행하고, 손목의 노쪽면을 통과한 후 종지한다(그림. 9-34 참고). 긴엄지벌림근은 손허리뼈바닥에서 종지하는 반면, 짧은엄지폄근은 몸쪽마디뼈바닥에서 종지한다. 이들 두 근육은 손목손허리관절을 벌림한다. 짧은엄지폄근도 손허리손가락관절을 폄한다. 긴엄지벌림근과 짧은엄지폄근은 손목을 약간 노쪽치우침시킨다.

긴엄지폄근은 긴엄지벌림근과 짧은엄지폄근과 함께 아래팔에서 시작하지만, 해부학적 도르래인 **등노쪽결절**(**Lister 결절**)을 통해 엄지 쪽으로 방향을 바꾸기 전에 등쪽 중심선을 통과한다(그림. 9-34 참고); 긴엄지굽힘근은 먼쪽마디뼈 바닥에서 종지한다. 몸쪽마디뼈 지점에서 긴엄지폄근의 힘줄은 **짧은엄지벌림근**(**APB**), 첫 번째 바닥쪽뼈사이근과 **엄지 모음근**(**AdP**)의 팽대부에 합류한다.[21] 엄지에는 폄근 팽대가 많지 않지만, 폄근의 장력과 긴 폄근 힘줄의 안정화에 기여하는 손허리손가락관절의 벌림근과 모음근이 균형을 잘 유지하고 있다. 긴엄지폄근 힘줄에 부착하는 내재근인 짧은엄지벌림근과 엄지모음근은 마디뼈사이관절을 중립위로 폄할 수 있으나, 젖힘을 일으키지 못하는 사람도 있다. 긴엄지폄근은 마디뼈사이관절을 젖힘하는 유일한 근육일 뿐만 아니라, 짧은엄지폄근과 함께 손허리손가락관절에 폄근의 힘을 가할 수도 있다.[89] 긴엄지폄근은 엄지의 손목손허리관절을 폄하고 벌림할 수도 있다. 긴엄지폄근 힘줄의 최대 활주는 손목을 폄한 자세에서 일어난다.[177] 손가락과는 달리, 엄지의 각 관절에 작용하는 폄근의 힘줄이다. 긴엄지벌림근은 손허리뼈바닥에 부착하고, 짧은엄지폄근은 몸쪽마디뼈바닥에 부착하고, 긴엄지폄근은 먼쪽마디뼈바닥에 부착한다.

엄지 내재근이 여러 관절에 걸쳐 있기 때문에, 그들은 함께 작용하여 엄지 전체의 자세와 기능에 영향을 주어야 한다.[178] 손의 다른 외재근에서처럼, 손목의 자세는 엄지 외재근의 적절한 길이–장력 관계를 결정하는 중요한 요소이다.[4] 손목이 굽힘되면, 긴엄지굽힘근은 마디뼈사이관절의 굽힘근으로서 그의 효율성이 떨어진다. 손목관절, 손목손허리관절과 손허리손가락관절이 동시에 폄되면, 긴엄지폄근은 마디뼈사이관절을 완전히 폄할 수 없게 된다. 긴엄지벌림근과 짧은엄지폄근은 엄지의 장력을 잘 발생할 수 없도록 만드는 노쪽치우침되는 것을 막기 위해 손목의 자쪽치우침근의 협력작용을 필요로 한다.

엄지 내재근(Intrinsic Thumb Muscles)

엄지 내재근으로는 4개 근육이 있으며, 이들 근육은 손목뼈와 굽힘근지지띠(TCL)에서 시작한다.[179] **엄지 맞섬근**(**OP**)은 첫 번째 손허리뼈에 먼쪽 부착점을 가진 유일한 엄지의 내재근이다. 맞섬근의 작용선은 손허리뼈의 긴축과 거의 수직을 이루며, 손허리뼈의 가쪽면에서 작용한다. 그러므로 맞섬근은 손허리뼈를 벌림, 굽힘, 돌림 자세로 만드는데 매우 효율적이다. 짧은엄지벌림근, 짧은엄지굽힘근, 엄지모음근과 첫 번째 바닥쪽뼈사이근은 모두 몸쪽마디뼈에서 종지한다. 짧은엄지굽힘근은 2개의 갈래를 가지고 있다. 짧은엄지굽힘근의 큰 가쪽갈래는 짧은엄지벌림근과 같이 먼쪽에 붙어 있고, 약간의 벌림근으로 작용한다. 짧은엄지굽힘근은 손허리손가락관절의 굽힘 모멘트팔을 증진시키기 위해, 손허리손가락관절에 있는 종자뼈를 가로지른다. 짧은엄지굽힘근의 안쪽갈래는 엄지모음근의 먼쪽에 부착되어 있으며, 엄지의 벌림

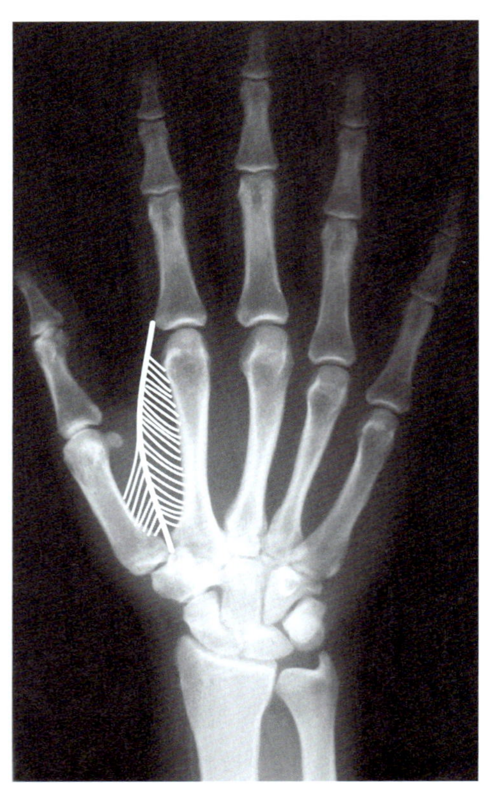

그림 9-46. Brand와 Hollister는 첫 번째 등쪽뼈사이근은 첫 번째 손목손허리관절을 가로질러 발생하는 강한 압박의 힘을 상쇄시키는데 도움을 주는 첫 번째 손목손허리관절의 견인 근육이라고 제안했다.

을 돕는다.

비록 엄지두덩 근육으로 간주되지 않지만, 첫 번째 등쪽뼈사이근은 집게손가락의 손허리손가락관절의 굽힘과 마디뼈사이관절의 폄에 기여하는 동시에, 엄지의 기능에도 기여한다. 첫 번째 손허리뼈에서 시작하여 자쪽의 종자뼈에서 종지하며, 계속하여 몸쪽 손가락뼈에 붙는다. 첫 번째 등쪽뼈사이근은 첫 번째, 두 번째 손허리뼈와 손허리뼈 바닥을 연결시켜주는 손목뼈사이인대에서 시작하는 깃근육(bipennate muscle)이다.

Brand와 Hollister는 대부분의 근육처럼 첫 번째 등쪽뼈사이근도 손목손허리관절의 압박 근육이기 보다는 견인 근육이라고 언급했는데, 그 이유는 그 근육이 첫 번째 손허리뼈를 집게손가락의 몸쪽마디뼈바닥에 붙어 있는 첫 번째 등쪽뼈사이근의 닿는곳 쪽으로 당기기 때문이다(그림 9-46).[4]

또한 이들 연구자는 첫 번째 등쪽뼈사이근의 엄지 부착점이 엄지를 거의 움직일 수 없으나, 측면 잡기(lateral pinch)와 강력 잡기에서 굽힘근/모음근이 손목손허리관절을 통과하면서 만드는 압박과 등쪽/노뼈쪽으로 지향된 힘을 상쇄시키는데 중요하다고 했다. 굽힘근/모음근의 힘이 첫 번째 등쪽뼈사이근의 장력을 일으키지 않고 실험실에서 만들어졌다면, 손목손허리관절이 아탈구될 것이다.[4] Belanger와 Noel은 첫 번째 등쪽뼈사이근이 엄지의 모음을 도울 수 있다고 했다.[180]

엄지두덩 근육들은 엄지의 정확한 위치에 상관없이 대부분의 잡기 활동에 작용한다. 맞섬근은 짧은엄지벌림근과 짧은엄지굽힘근과 함께 빈번하게 작용한다. 엄지가 손가락에 닿기 위해 ***천천히*** 접근할 때, 맞섬근이 가장 많이 작용하며, 짧은엄지벌림근은 짧은엄지굽힘근보다 더 크게 작용한다. 두 번째 손가락이나 세 번째 손가락에 대한 맞섬이 수행될 때는, 짧은엄지굽힘근이 맞섬근보다 더 크게 작용한다. 그러나 반지손가락과 새끼손가락 쪽으로 맞섬이 일어나면, 엄지맞섬근 활동의 비율이 더욱 증가하게 되고, 새끼손가락과의 ***강한*** 맞섬 시에는 짧은엄지굽힘근 활동의 비율과 동등해진다.[70]

근육 활동의 균형 변화는 강한 맞섬과 자쪽으로 맞섬할수록 더 많이 일어나는데, 이것은 엄지의 벌림과 손허리뼈의 돌림에 의한 것으로 간주될 수 있다. 게다가, 맞섬 시 압박력을 증가시키면, 엄지모음근의 작용도 일어난다. 엄지모음근은 맞섬된 손가락에 엄지의 안정성을 높이는 근육이다. 두 번째와 세 번째 손가락에 대한 ***견고한*** 맞섬 시, 엄지모음근은 짧은엄지벌림근의 최소 작용만을 요구한다. 더욱이 자쪽으로 위치되면, 벌림에 대한 요구가 증가되면서 벌림근과 모음근이 동시에 작용하게 된다.[70]

물체를 쥘 때 부분적으로 손허리손가락관절과 마디뼈사이관절을 자세를 돕도록 엄지 외재근의 작용이 일어난다. 그러나 외재근의 주된 기능은 엄지를 폄 상태로 다시 만드는 것이다. 비록 잡고 있던 물체를 놓는 것이 근본적으로 외재근의 기능일지라도, 엄지맞섬근과 짧은엄지벌림근의 작용도 일어난다.[70] 이들 근육은 엄지를 벌림 상태로 유지하고, 손허리뼈의 돌림을 유지하도록 돕고, 엄지가 맞섬으로 돌아오는 움직임을 촉진할 것이다.

손목 복합체, 손가락 및 엄지의 관절 구조와 근육을 지금까지 공부했다. 특정 근육 작용에 대한 몇몇의 예는 근육의 잠재적 기능을 확인하는데 도움될 것이다. 그러나 손목과 손 기능의 요약은 목적 있는 손 활동의 평가를 통해 가장 잘 설명될 수 있다. 전체 팔이 손을 움직이는 쪽으로 작용하기 때문에, 잡기 활동에서 손목과 손의 전반적인 작용을 관찰해야 팔에 대한 설명을 완벽하게 할 수 있는 것이다.

파악(Prehension)

손의 잡기 활동은 손의 두 표면 사이로 물체를 잡거나 유지하는 것을 포함한다; 엄지가 대부분의 잡기 활동에 참여하지만, 모든 잡기 활동에 참여하는 것은 아니다. 다양한 크기와 모양의 물체를 잡는 방법은 사람마다 어느 정도가 차이가 있다. 결과적으로, 이들 기능 패턴과 관련된 명명법도 다양하다.[181] 명명법의 차이에도 불구하고, 잡기의 폭넓은 분류 체계가 발전되어 왔고, 이것은 잡기의 일반적 형태를 유지하거나 생산하는데 필요한 근육 협응 기능에 대한 일반적 관찰을 허용할 것이다.

파악은 **강력 잡기**(손 전체로 잡기) 또는 **정밀 잡기**(엄지와 손가락으로 잡기; 그림 9-47)으로 분류될 수 있다.[182] 이들 두 분류는 잡기를 더욱 세분화하는 하부 분류를 가지고 있다. 강력 잡기는 일반적으로 모든 손가락 관절을 굽힘하는 강한 작용이다.

엄지를 사용하면, 일반적으로 손가락과 손바닥 사이에 물체를 안정적으로 잡아주는 역할을 한다. 반대로 정밀 잡기는 손가락사이나 손가락과 엄지 사이에 물체를 잡고 숙련된 조작을 하는 잡기이며,[183] 손바닥을 이용하지 않는다.

Landsmeer는 강력 잡기와 정밀 잡기는 동적 단계와 정적 단계로 구분될 수 있다고 제안했다.[184] 강력 잡기는 다음과 같은 순서로 일어난다: (1) 손을 펼친다; (2) 손가락의 자세를 취한다; (3) 손가락을 물체 쪽으로 가져간다; (4) 실제로 잡기를 수행하는 정적 단계를 유지한다. 비록 정밀 잡기도 앞의 3단계 순서로 일어나지만, 정적 단계를 전혀 포함하지 않는다. 강력 잡기의 경우, 물체가 몸쪽 관절에 의해 공간으로 움직여질 수 있도록 물체를 강하게 잡는다; 정밀 잡기의 경우에는, 조작의 목적으로 손가락과 엄지 사이로 물체를 잡는다.

각 잡기의 형태 동안 근육 기능의 평가에서, 손 근육의 협응은 모든 내재근과 외재근의 지속적인 활동을 초래한다.[4,185,186] 근육이 작용하지 **않을 때**나 또는 근육 사이의 균형이 변할 때를 식별하는 것도 과제가 된다. 또한 근전도 연구에 의해 기록된 근 활동이 주어진 연구에서 수행된 활동에 특이한 것으로 강조되어야 한다.

유사한 잡기 형태를 사용한 연구에서도, 물체의 크기, 잡기의 강도, 타이밍, 물체에 대한 지시사항과 같은 변수들이 보고된 근육 활동의 실질적인 변화를 일으킬 수 있다. 그러나 일반적인 근 활성 패턴의 적응증으로서, 파악의 연구는 손 기능을 이해할 수 있는 개념의 발달에 유용하다.

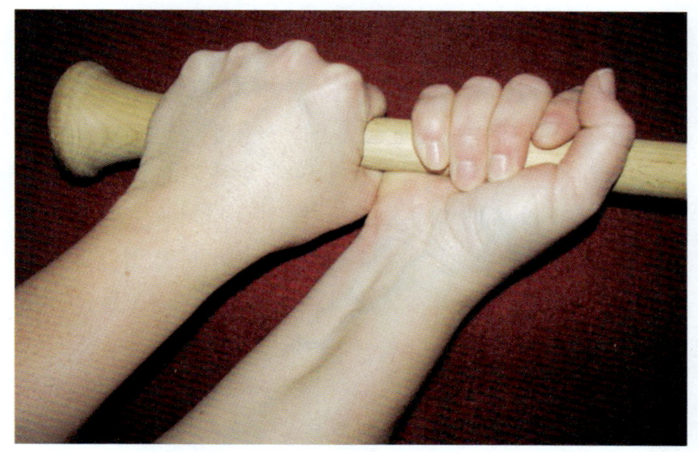

A

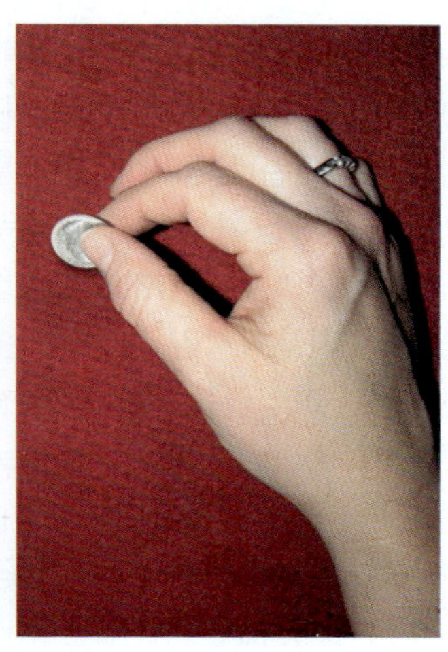

B

그림 9-47. 파악은 일반적으로 강력 잡기나 정밀잡기로 구성된다. A. 강력 잡기는 물체를 손바닥으로 완전하게 접촉하여 잡는 것이며, B. 정밀 잡기는 물체를 역동적으로 조작할 수 있도록 엄지와 손가락으로 잡는 것이다.

강력 잡기(Power Grip)

강력 잡기 시의 손가락은 손바닥으로 물체를 유지시키는데 대개 작용한다. 손가락은 물체의 크기, 모양 및 무게에 따라 지속적인 굽힘 자세를 조정해야 한다. 손바닥은 손바닥활이 물건을 싸고 둥글게 만드는 것처럼 물체의 윤곽에 맞게 잘 적응한다. 엄지는 모음으로 물체를 꽉 조여 손바닥–손가락에 추가적인 표면을 제공하거나, 잡기에 참여하지 않을 수도 있다. 잡기에 참여할 때, 엄지는 물체를 손바닥에 고정시키기 위해 일반적으로 모음된다. 이것은 엄지가 주로 벌림되는 정밀 잡기와 대조적이다.[187] Long 등에 의해 연구된 4가지 형태의 강력 잡기는 강력 잡기에서 보여지는 유사점과 차이점을 예로 든 것이다.[124] 이들은 원통 잡기(그림. 9–48), 공 잡기, 고리 잡기 및 측면 잡기(그림. 9–49)이다.

원통 잡기(Cylindrical Grip)

원통 잡기(그림 9-48)는 물체를 유지하고 손가락 자세를 취하기 위해 대부분 외재 굽힘근을 사용한다. 손가락의 기능은 대부분 깊은손가락굽힘근에 의해 수행되며, 특히 손가락의 동적인 잡기 때 더욱 그러하다. 정적 단계에서 더욱 강한 힘으로 잡아야 할 때, 얕은손가락굽힘근이 보조 역할을 수행한다. 비록 강력 잡기가 전통적으로 외재근 작용으로 간주되어 왔지만, 최근의 연구는 뼈사이근(내재근)의 작용을 상당히 고려했다. 강력 잡기 시, 손허리손가락관절의 굽힘에 대한 뼈사이근의 토크 크기가 외재 굽힘근의 것과 거의 동등했다.[4,164,183] 원통 잡기 때 손허리손가락관절과 마디뼈사이관절이 굽힘되기 때문에, 대부분의 손허리손가락관절 굽힘 과제는 몸쪽(등쪽)뼈사이근에 해당되는데, 그 이유는 몸쪽마디뼈와 폄근 덮개에 위치하는 몸쪽 부착점이 뚜렷한(길항적) 마디뼈사이관절의 폄 영향을 가지지 않기 때문이다. 또한 뼈사이근이 손가락의 먼쪽마디뼈가 엄지 쪽으로 향하도록 손허리손가락관절을 자쪽치우침시킬 수 있다는 것이다(그림. 9-48). 손허리손가락관절의 굽힘과 자쪽치우침(집게손가락을 위한 모음과 가운데손가락, 반지손가락 및 새끼손가락을 위한 벌림)의 결합은 엄지 쪽으로 손가락을 향하게 하고, 또 손허리손가락관절과 손허리손가락관절에서 긴 굽힘근 힘줄을 자쪽 아탈구시키는 경향이 있다. 아탈구의 힘은 원래 노쪽곁인대, 긴 힘줄을 제자리에 고정하는 고리형 도르래, 그리고 바닥판을 폄근 기전에 연결하는 가쪽띠에 의해 상쇄된다. 손가락폄근의 능동 장력이나 수동 장력은 강력 잡기 동안 전체적인 관절 안정성을 강화시키고, 관절 압박을 증가시킬 뿐만 아니라, 억제 기전을 안정시킬 수 있다.[183] 비록 벌레근의 위치가 강력 잡기 때 손허리손가락관절의 굽힘을 유발할 수 있다고 해도, 잡기의 강도에 관계없이 근전도 활동이 나타나지 않는 것으로 볼 때, 벌레근이 마디뼈사이관절의 폄근으로 작용한다는 것을 알 수 있다.[124]

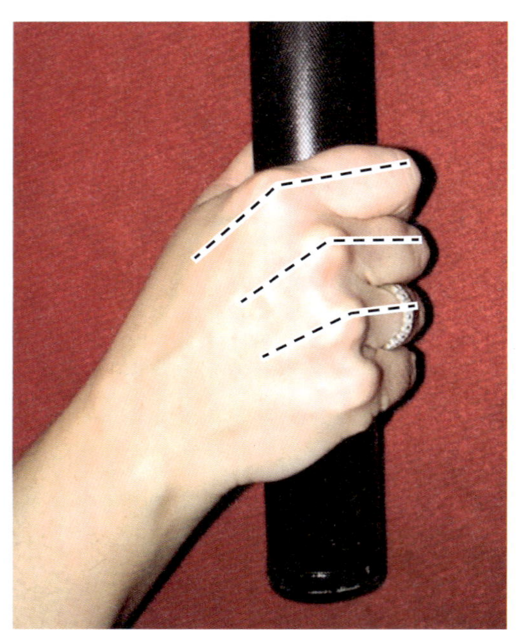

그림 9-48. 원통 잡기의 경우, MP 관절이 뼈사이근의 사용으로 자쪽치우침될 수 있고, 손가락이 엄지 쪽으로 향한다. 손목의 자쪽치우침이 이런 방향에 도움을 줄 수 있다.

원통 잡기 시의 엄지 위치는 지절 중에서 가장 다양하다. 엄지는 대개 물체를 감싸고, 그 다음 바이스를 잡기 위해 굽힘과 모음을 한다(그림. 9-48 참고). 긴엄지굽힘근과 엄지두덩 근육은 모두 활성화한다. 엄지두덩의 활성은 손갈퀴의 폭, 요구되는 손목손허리의 돌림, 그리고 증가된 압박이나 저항에 따라 달라질 수 있다. 일반적으로 정밀 잡기에 비해 강력 잡기의 특징은 강력 잡기 동안 엄지모음근의 활성이 더 크다는 것이다. 긴엄지폄근은 손허리손가락관절의 고정근 또는 모음근으로 다양하게 작용한다.

새끼두덩의 근육들은 대개 원통 잡기를 할 때 작용한다. 새끼벌림근은 다섯 번째 손허리손가락관절을 굽힘과 벌림(자쪽치우침)시키는 몸쪽뼈사이근으로서 기능한다. 새끼맞섬근과 **새끼굽힘근**은 더욱 다양하게 작용하며, 종종 첫 번째 손허리뼈의 벌림과 돌림의 크기에 대해 직접적인 비율로 활성화된다. 사실 엄지 맞섬근의 작용이 증가되면, 자동적으로 새끼맞섬근과 새끼굽힘근의 활동도 증가된다.

원통 잡기는 전형적으로 손목의 굽힘/폄 중립위와 약간의 자쪽치우침된 자세에서 수행된다(그림. 9-48 참고). 자쪽치우침은 엄지를 아래팔의 긴축과 일직선으로 배치시킨다; 이런 정렬은 아래팔의 엎침/뒤침에 의해 회전(예를 들어, 문손잡이를 돌리는)되는 손의 물체를 더 좋은 위치로 배치한다.[187] 손목의 자쪽치우침은 긴 손가락 굽힘근의 힘을 최적화시키는 자세이다. 손목이 굽힘 자세에 있을 때, 긴 손가락굽힘근의 굽힘력이 가장 적게 일어난다. 물체가 무거울수록 손목은 더욱 자쪽치우침되는 경향이 있다. 더욱이 손목에서 자쪽손목굽힘근이 강하게 수축하면, 가로손목인대(TCL)의 장력을 증가시킬 것이다. 이것은 가로손목인대에서 시작되는 새끼두덩 근육을 위한 더욱 안정된 기반을 제공한다. 손목의 위치에 관계없이, 각 손가락에 할당된 마디뼈사이관절의 전체 굽힘 근력의 비율은 상대적으로 일정하다. 반지손가락과 새끼손가락의 굽힘 근력은 집게손가락과 가운데손가락의 굽힘 근력의 70%만 발생시킬 수 있다.[2]

반지손가락과 새끼손가락이 약한 것처럼 보이지만, 더 안정되고 강한 집게손가락과 가운데손가락에 가동성을 제공한다. 반지손가락과 새끼손가락의 완전 관절 굽힘(장력의 동반 소실)이 노쪽보다 자쪽이 넓은 물체(권총 잡기 형태; 그림. 9-32A 참고)에 의해 방해를 받을 때, 잡기에 대한 반지손가락과 새끼손가락의 기여도가 향상될 수 있다.

공 잡기(Spherical Grip)

공 잡기(그림 9-49A)는 원통 잡기와 대부분의 측면에서 비슷하다. 손가락과 엄지의 외재 굽힘근과 엄지두덩 근육이 비슷한 활동 패턴과 다양성을 따른다. 중요한 구분은 물체를 감싸기 위해 손가락을 크게 펼치는 것이다.

이것은 다른 형태의 강력 잡기에서 보여지는 것보다 더 많은 뼈사이근의 작용을 필요로 한다. 손허리손가락관절은 같은 방향으로 치우침(예, 자쪽치우침)되는 것이 아니라, 벌림된다. 마디뼈들은 원통 잡기와는 달리, 서로 평행하게 배열하지 않는다.[124] 손허리손가락관절의 벌림근은 절반 굽힘의 풀림 자세에서 관절을 안정화시키기 위해 모음근과 연결되어야 한다. 비록 모든 형태의 강력 잡기에서처럼 굽힘근이 우선적으로 손가락에 작용하겠지만, 폄근도 중요한 역할을 수행한다. 폄근은 굽힘근과 균형을 맞출 뿐만 아니라, 손이 부드럽고 제어된 방법으로 물체를 내려놓도록 하는데 필수적이다. 물체에 내려놓을 때 손의 벌림은 중요한 폄근 기능이고, 벌레근, 온손가락폄근과 엄지 외재근(extrinsic muscle)의 활동을 불러일으킨다.

고리 잡기(Hook Grip)

고리 잡기(그림 9-49B)는 실제로 특별한 형태의 파악 활동이다. 고리 잡기는 강력 잡기에 포함되는데, 그 이유는 정밀 잡기보다 강력 잡기의 특성이 더 많기 때문이다. 그 특성은 손가락의 기능이다. 고리 잡기는 손바닥을 사용하지만, 엄지를 절대로 사용하지 않는다. 고리 잡기는 서류 가방이나 책을 들고 다니거나 버스나 지하철의 손잡이를 오랫동안 잡을 때 사용된다. 주로 작용하는 근육은 깊은손가락굽힘근과 얕은손가락굽힘근이다. 하중은 한 근육이나 다른 근육에 의해 완전하게 유지되거나, 또는 양쪽 근육의 결합으로 유지된다. 고리 잡기는 손가락과 관련된 하중의 위치에 좌우된다. 만약 하중이 더 먼쪽으로 걸려 먼쪽마디뼈사이관절의 굽힘이 주로 작용한다면, 깊은손가락굽힘근이 작용해야 한다. 만약 하중이 손가락의 중간 부위에 걸리면, 얕은손가락굽힘근만으로도 충분할 것이다. 일부 뼈사이근의 활동이 근전도상에 나타나지만, 이들 근육의 목적을 완전히 할 수 없다. 비록 뼈사이근의 활동이 모든 손가락에서 분명하지 않지만, 그 근육은 손허리손가락관절의 갈퀴 형태를 방지할 수 있다.[124] 고리 잡기를 할 때, 엄지는 외재근의 작용으로 중간 정도의 폄을 유지한다.

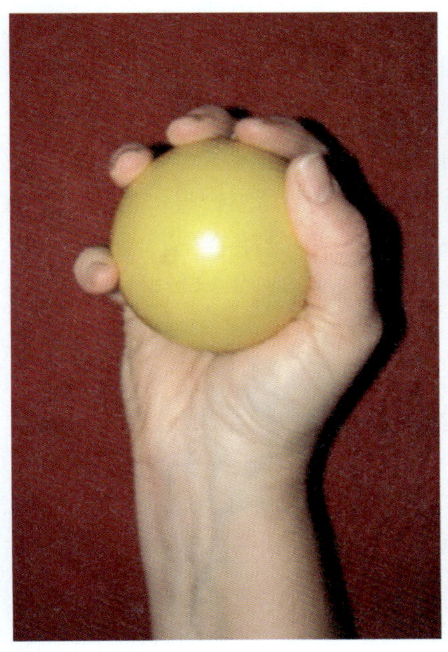
A

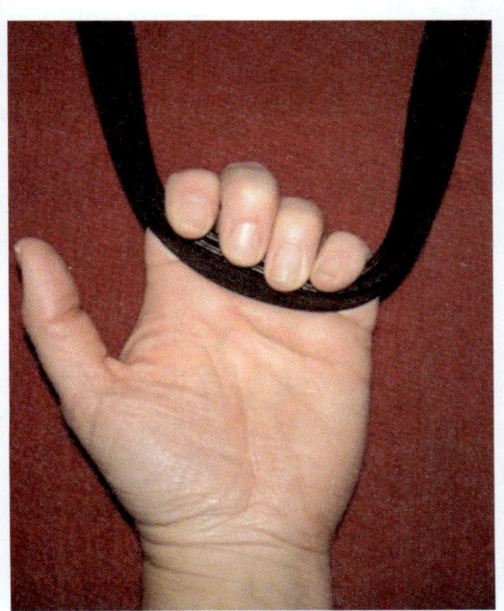
B

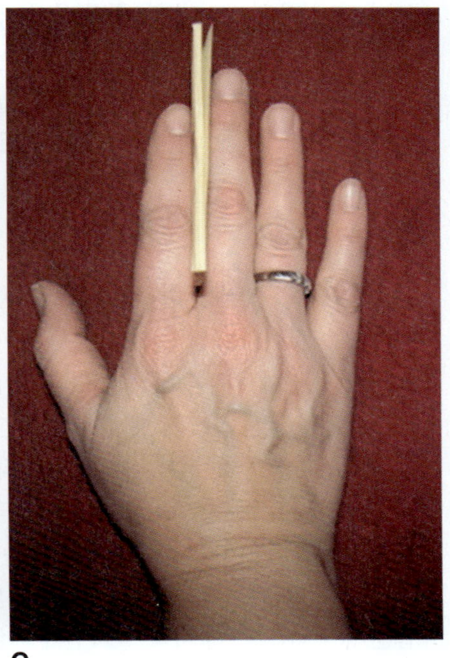
C

그림 9-49. 원통 잡기 이외, 강력(파워) 잡기의 다른 형태로는 A. 공 잡기, B. 고리 잡기, C. 측면 잡기 등이 있다.

측면 잡기(Lateral Prehension)

측면 잡기(그림 9-49C)는 독특한 형태의 잡기이다. 접촉은 이웃한 두 손가락 사이에서 일어난다. 이웃한 손허리손가락관절이 동시에 벌림과 모음을 하기 때문에, 손허리손가락관절과 마디뼈사이관절이 대개 폄 상태를 유지한다. 측면 잡기는 폄근이 자세 유지의 한 부분으로써 작용하는 유일한 형태의 잡기이며, 온손가락폄근과 벌레근이 손허리손가락관절과 마디뼈사이관절을 폄하기 위해 작용하고, 손허리손가락관절의 벌림과 모음도 뼈사이근에 의해 수행된다. 여기에서 측면 잡기는 강력 잡기의 한 형태로 포함되는데, 그 이유는 가쪽 잡기가 더 몸쪽 상지 관절에 의해 움직이는 물체를 정적으로 유지하기 때문이다. 비록 측면 잡기가 "강력 잡기"가 아니지만, 손에 있는 물체를 조작하기 위해 측면 잡기를 절대로 사용하지 않는다. 일반적인 측면 잡기의 예는 담배를 쥐는 형태이다.

정밀 잡기(Precision Handling)

정밀 잡기의 자세와 근육은 강력 잡기보다 더 가변적이고, 보다 섬세한 운동조절을 요구한다. 그리고 정밀 잡기는 온전한 감각에 좌우된다. 엄지는 "**두 손가락 집기**(two jaw chuck)" 중의 한 **부분**으로 작용한다; 일반적으로 엄지는 손바닥으로부터 벌림과 돌림을 한다. 두 번째 **부분**이면서 맞대응하는 부분은 손가락의 먼쪽 끝, 패드 또는 측면이다. 엄지와 두 손가락이 함께 작용하는 것을 **세 손가락 집기**(three-jaw chuck)라고 한다. 정밀 잡기의 3가지 형태로는, **팁-팁 잡기**, **패드-패드 잡기**와 **패드-사이드 잡기**이다(그림 9-50). 각각의 정밀 잡기는 정적 기능보다는 동적 기능을 더 많이 수행한다.

패드-패드 잡기(Pad-to-Pad Prehension)

패드-패드 잡기는 엄지의 패드와 손가락 패드의 맞섬을 이용하는 것이다(그림 9-50A). 각 손가락 먼쪽마디뼈의 패드는 신체 중에서 감각신경이 가장 많이 분포되어 있는 부위이다. 모든 정밀 잡기 중에서, 80%가 패드-패드 잡기 범주에 해당된다.[1] 두 손가락 잡기에 이용되는 손가락은 대개 집게손가락이고, 세 손가락 잡기에 이용되는 손가락은 집게손가락과 가운데손가락이다. 손가락의 손허리손가락관절과 몸쪽마디뼈사이관절은 부분적으로 굽힘되며, 굽힘의 정도는 잡는 물체의 크기에 따라 달라진다. 먼쪽마디뼈사이관절은 완전히 폄되거나 약간 굽힘될 수 있다. 먼쪽마디뼈사이관절이 폄될 때, 깊은손가락굽힘근의 도움없이 얕은손가락굽힘근 단독으로도 손허리손가락관절과 몸쪽마디뼈사이관절을 굽힘할 수 있다. 이 예에서 먼쪽마디뼈사이관절의 폄은 효율적인 닫힌 사슬로써 먼쪽마디뼈에 있는 물체나 엄지의 상방힘에 대항하는 중간마디뼈의 굽힘(얕은손가락굽힘근)에 의해 일어난다. 먼쪽마디뼈의 부분 굽힘이 패드-패드 잡기에 의해 요구될 때, 깊은손가락굽힘근이 작용해야 한다. 물체 조작에 요구되는 손허리손가락관절의 굽힘을 보충하고, 또 손허리손가락관절의 벌림이나 모음을 제공하기 위해 종종 뼈사이근의 활동이 일어난다. 동적 조작을 할 경우에는, 바닥쪽뼈사이근과 등쪽뼈사이근이 강력 잡기 동안에 관찰되는 협응적인 공동 수축보다는 상호적으로 작용하는 경향을 띤다. 패드-패드 핀치의 힘이 증가하면, 뼈사이근이 다시 공동 수축할 것이다.[124]

패드-패드 잡기에서 엄지는 손목손허리관절의 굽힘, 벌림 및 돌림을 이용한다. 첫 번째 손허리손가락관절과 마디뼈사이관절은 부분적으로 굽힘되거나 완전히 폄된다(그림. 9-50A 참고). 엄지두덩 근육의 조절은 엄지맞섬근, 짧은엄지굽힘근 및 짧은엄지벌림근에 의해 주어지며, 이 근육들은 정중신경의 지배를 받는다. 엄지모음근의 활동(자신경)은 핀치 시의 압력 증가에 따라 향상된다. 자신경 마비 시, 엄지모음근의 기능 소실(첫 번째 등쪽뼈사이근과 바닥쪽뼈사이근의 기능 소실뿐만 아니라)은 엄지의 안정성을 떨어뜨리고 잡기 활동의 정교함에도 나쁜 영향을 준다.

손가락 먼쪽마디뼈사이관절과 엄지 마디뼈사이관절의 미세한 굽힘 각도 조정은 손가락 패드의 접촉 지점을 조절한다. 만약 손가락 먼쪽마디뼈사이관절과 엄지 마디뼈사이관절이 폄 상태이면, 손가락의 접촉은 그 손가락 패드의 더 몸쪽 부분에서 일어난다(그림. 9-50A 참고). 손가락 먼쪽마디뼈사이관절과 엄지 마디뼈사이관절의 굽힘이 증가하면, 손가락의 접촉은 손톱 쪽인 더 먼쪽에서 이루어진다. 필요할 경우, 먼쪽마디뼈의 굽힘은 그 손가락을 위해 깊은손가락굽힘근과 엄지를 위해 긴엄지굽힘근에 의해 제공된다. 손가락 먼쪽마디뼈사이관절의 굽힘은 몸쪽마디뼈사이관절의 굽힘과 비례하여 일어난다.

강력 잡기에서 보여지듯이, 폄근은 잡기, 놓기, 그리고 안정성이 필요한 경우 손을 벌리기 위해 사용된다. 손가락 패드의 몸쪽 부분에서 가벼운 접촉이 일어날 때, 긴엄지폄근은 마디뼈사이관절의 폄 상태를 유지하기 위해 사용된다. 협력적인 손목 활동은 얕은손가락굽힘근과 깊은손가락굽힘근에 의해 발생되는 힘의 균형을 맞추기 위해 일어난다. 손목은 노쪽치우침/자쪽치우침의 중립위와 약간의 폄 자세에서 일반적으로 유지된다.[185]

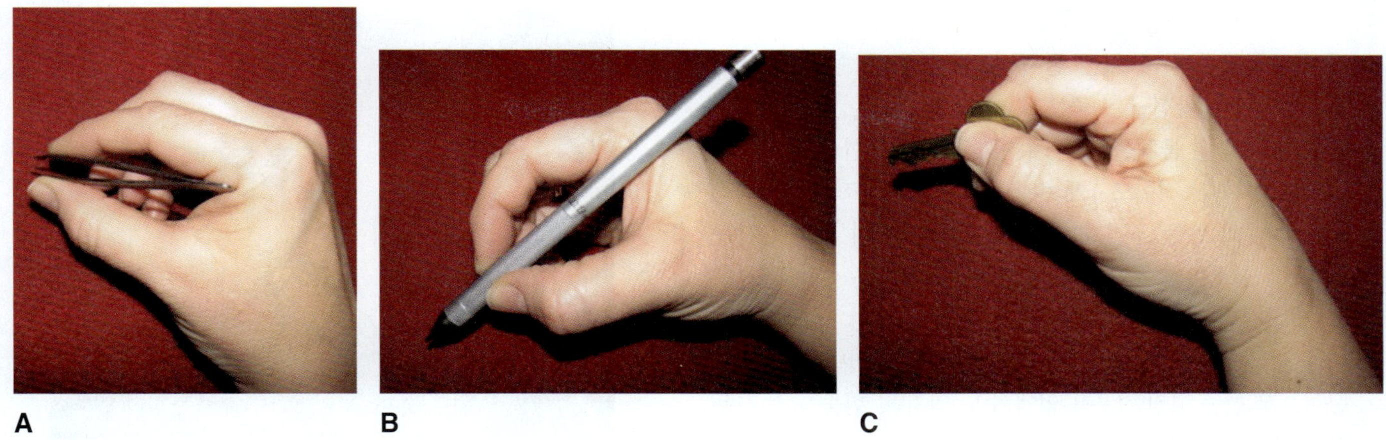

A B C

그림 9-50. 3 종류의 정밀 잡기: A. 패드-패드 잡기. B. 팁-팁 잡기. C. 패드-사이드 잡기(KIA 비디오 - 정밀 잡기 과제, 류마티스 관절염 잡기)

팁-팁 잡기(Tip-to-Tip Prehension)

팁-팁 잡기(그림 9-50B 참고)에서 나타나는 근육의 작용은 패드-패드 잡기 시의 근육 작용과 거의 동일하지만, 여기서도 중요한 차이가 있다.[124] 팁-팁 잡기에서 손가락과 엄지의 마디뼈사이관절은 완전 굽힘을 만들 수 있도록 범위와 가용 근력을 가져야 한다. 엄지와 맞섬하는 손가락의 손허리손가락관절은 손가락끝이 엄지에 닿도록 자쪽치우침(손가락끝은 노쪽으로 향하고)되어야 한다. 집게손가락의 경우에는, 자쪽치우침이 손허리손가락관절의 모음으로 발생한다. 만약 맞섬이 다른 손가락과 일어난다면, 자쪽치우침은 손허리손가락관절 의 벌림에 의해 이루어진다. 맞섬하는 손가락이든 엄지든 먼쪽마디뼈를 위한 굽힘 범위가 적절하지 않거나 또는 마디뼈사이관절의 굽힘과 손허리손가락관절의 자쪽치우침을 위한 능동의 힘을 제공할 수 없다면, 효과적인 팁-팁 잡기를 수행할 수 없다. 가장 정교한 잡기의 형태로서 팁-팁 잡기도 가장 쉽게 흐트러질 수 있다. 팁-팁 잡기는 엄지와 손가락에 있어서 패드-패드 잡기와 동일한 근육 작용을 가진다. 그러나, 부가적으로 팁-팁 잡기에서는 깊은손가락굽힘근, 긴엄지굽힘근 및 뼈사이근의 작용이 필수적이지만, 패드-패드 잡기에서는 그렇지 않다. 손가락 패드 잡기에서는 그렇지 않다.

패드-사이드 잡기(Pad-to-Side Prehension)

패드-사이드 잡기는 엄지의 패드와 집게손가락의 **측면으로 잡기**하는 패턴으로 **열쇠 잡기**로도 알려져 있다(그림 9-50C 참고). 패드-사이드 잡기는 엄지가 모음되지만 돌림이 거의 일어나지 않는다는 점에서 다른 형태의 정밀 잡기와 다르다. 팁-팁 잡기에 비해 패-사이드 잡기의 짧은엄지굽힘근 활동 수준은 증가하고, 엄지맞섬근의 활동은 감소한다. 또한 엄지 모음근의 활동도 팁-팁 잡기나 패드-패드 잡기보다 증가한다.[14] 엄지 먼쪽마디뼈의 굽힘이 약간 요구된다. 열쇠를 돌릴 때처럼 패드-사이드 잡기를 이용할 때는, 손목이 굽힘/폄의 중립위가 되어야 하고, 열쇠를 아래팔과 일직선으로 만들기 위해 약간의 자쪽치우침이 요구되고, 또 열쇠를 돌릴 수 있도록 엎침과 뒤침이 일어나야 한다.

패드-사이드 잡기는 정밀 잡기 형태 중에서 정밀성이 가장 떨어진다; 이런 잡기는 모든 손 근육이 마비된 사람에게서 실제로 나타나는 형태이다. C7 척수손상으로 손 근육들이 마비가 되었다면, 손목 폄근의 수축으로 패드-사이드 잡기를 수행할 수 있다. 온전한 자쪽손목폄근, 긴노쪽손목폄근, 짧은노쪽손목폄근에 의해 제공된 손목의 폄은 폄된 손목에서 손가락 외재 굽힘근(얕은손가락굽힘근과 깊은손가락굽힘근)의 힘줄이 신장될 때 그들 근육의 수동 장력을 일으킴으로써 손가락과 엄지의 손허리손가락관절과 마디뼈사이관절의 굽힘에 기여한다. 잡기의 해제는 손목 폄근을 이완하고 중력을 이용해 손목을 굽힘한다. 손목이 굽힘되면, 얕은손가락굽힘근과 깊은손가락굽힘근의 힘줄이 느슨해지고, 온손가락폄근(집게폄근과 새끼폄근의 이완과 함께)과 긴엄지폄근의 힘줄이 신장된다. 손목이 처진(굽힘된) 경우에는 긴 손가락굽힘근의 수동 장력을 이용해 손허리손가락관절과 마디뼈사이관절을 부분적으로 폄할 수 있다. 손가락을 수동으로 굽힘하기 위한 능동 손목 폄의 현상과 손가락을 수동으로 폄하기 위한 수동 손목 굽힘의 현상을 **힘줄 고정 작용**(tenodesis)이라고 한다. 만약 외재 굽힘근의 적절한 장력 균형이 있으면, 위와 같은 힘줄 고정 작용으로 원통 잡기를 할 수 있다. 손목이 굽힘된 상태에서는 물체를 잡고 있는 **펼쳐진** 손의 손가락이 약간 굽힘될 수 있도록 굽힘근은 충분히 느슨해야 하고, 반면 손목이 폄되었을 때는 물체를 잡을 수 있을 만큼 굽힘근이 여전히 팽팽해야 한다. 적어도 1개 손목 폄근의 능동 조절은 손가락이나 엄지의 능동 조절 없이 힘줄 고정 작용의 기능적 사용을 위한 최소한의 조건이다. 힘줄 고정 작용은 수동 불충분을 설명했던 3장(그림. 3-25 참고)에서 자세히 언급되었다. 힘줄 고정 작용은 완전히 온전한 손에서도 일어난다. 근육의 균형으로 힘줄 고정 작용을 없앨 수도 있지만, 힘줄 고정 작용은 정상적인 손에서 일어난다.

손목과 손의 기능적 자세 (Functional Position of the Wrist and Hand)

물체가 손바닥 안에 놓일 수 없고, 또 중등도의 손가락 굽힘과 엄지 맞섬이 지속적인 접촉을 이용할 수 없다면, 그 손은 조작 장치나 감각기관으로써 더 이상 기능할 수 없다는 것은 조금도 의심의 여지가 없다. 손가락에 가해지는 힘이 굽힘근의 능동 장력이 수동 장력이든 간에 손목은 중등도의 폄과 자쪽치우침에서 고정될 필요가 있다. 이런 요구를 충당할 수 있는 소위 손목과 손의 기능적 자세는 손의 기능이 최적으로 일어날 수 있는 자세이다. 기능적 자세는 반드시 고정시켜야 할 손의 자세는 ***아니다***. 손의 고정을 위한 자세는 손상이나 장애에 따라 달라질 수 있다.

기능적인 위치는 다음과 같다:

1. 손목은 약간 폄(20°)되어야 한다.
2. 손목은 약간 자쪽치우침(10°)되어야 한다.
3. 손가락의 손허리손가락관절은 중등도로 굽힘(45°)해야 한다.
4. 손가락의 몸쪽마디뼈사이관절은 중등도로 굽힘(30°)되어야 한다.
5. 손가락의 먼쪽마디뼈사이관절은 약간 굽힘되어야 한다(그림 9-51).[1]

손목 자세는 최소한의 노력으로도 주먹 쥐기가 달성될 수 있을 만큼 손가락 굽힘근의 파워를 최적화한다. 기능적 자세는 모든 손목 근육이 동등한 장력 하에 놓이는 자세이다. 손가락 관절의 자세를 위한 비슷한 고려사항이 있다면, 기능적 자세는 뇌와 상호작용하기 위해 기능장애의 손에 최상의 기회를 제공한다.

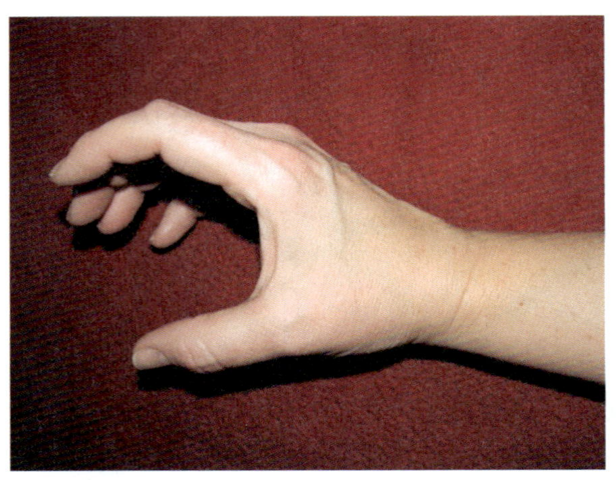

그림 9-51. 손의 기능적 자세: 손목의 폄과 자쪽치우침을 한 후, 손허리손가락관절과 마디뼈사이관절을 중등도로 굽힘한 자세.

요약(SUMMARY)

- 손목과 손의 복합체를 구성하는 많은 관절들이 있음에도 불구하고, 이런 관절의 뼈와 인대 요소들은 다른 관절에도 작용하는 근육-힘줄 구조물보다 문제가 발생할 가능성이 적은 편이다.
- 손목과 손의 운동조절과 손목과 손으로부터 감각 피드백은 다리 전체의 것보다 뇌의 1차 운동영역과 1차 감각영역에서 차지하는 공간이 더 많다.
- 하지 관절을 검사할 때, 상지의 해당 관절과 유사한 방법으로 수행되어야 한다. 그러나 하지의 주요 체중부하 기능은 손의 기능적 수행에 심각하게 영향을 줄 수 있는 근육 조절의 복잡성과 섬세한 균형을 요구하지 않는다.

학습 문제(STUDY QUESTIONS)

1. 손목 복합체의 뼈 이름을 알아본다: 그리고 이들 뼈 사이의 관절과 형성되는 기능적 관절을 설명한다.
2. 손목의 기능에 있어, 세모섬유연골 복합체의 구성 요소와 역할을 기술한다.
3. 손목 복합체에서 일어날 수 있는 전체 ROM은 얼마인가? 노손목관절과 중간손목관절 사이에서 움직임이 어떻게 분배되는가?
4. 완전 손목 굽힘에서 완전 손목 폄으로, 그리고 노쪽치우침에서 자쪽치우침으로 움직일 때 손목뼈에서 일어나는 순차적인 움직임을 기술한다(손배뼈의 역할을 강조하면서).

5. 손배반달관절 고정근과 반달세모관절 고정근의 이완에 무엇이 영향을 주는가?
6. 손목의 폄근을 확인한다: 통과하는 관절, 작용, 그리고 각 활동 수준을 포함한다.
7. 그들의 부착점과 손목과 손 기능에서의 역할 등을 포함하여, 가로손목인대를 설명한다.
8. 손가락 손목손허리관절의 기능은 무엇인가? 4개 손목손허리관절사이의 ROM 변화가 기능에 어떤 영향을 주는가?
9. 손목손허리관절에서 가로손허리인대의 역할은 무엇인가? 그리고 손허리손가락관절에서의 역할은 무엇인가?
10. 섬유연골성 바닥판의 위치와 기능에 대해 설명한다.
11. 어떤 손허리손가락관절의 자세에서 손상을 가장 입기 쉬운가? 그리고 이유는?
12. 손허리손가락관절와 마디뼈사이관절의 구조를 비교해 본다. 유사점과 차이점을 모두 확인한다.
13. 마찰이나 길이-장력 관계의 소실 없이, 부드럽게 주먹을 쥐는데 필요한 기전, 관절운동 및 근육을 설명한다.
14. 대부분의 도구에서 이용되는 권총 잡기는 4개 손가락의 손허리손가락관절의 ROM과 근육기능에 어떤 연관성을 가지고 있는가?
15. 얕은손가락굽힘근은 언제 1차 손가락 굽힘근으로 작용하는가? 깊은손가락굽힘근은 언제 1차 굽힘근으로 작용하는가?
16. 부드러운 주먹 쥐기에 사용되는 근육은 무엇인가? 만약 내재근이 이런 활동에 참여한다면, 어떤 역할을 하는가?
17. 손가락 굽힘근의 힘을 최적화하기 위해 어떤 손목 자세를 취해야 하는가? 어떤 손목 자세가 잡기에 가장 비효율적인가?
18. 손가락에 있는 고리형 도르래와 십자인대는 무엇인가? 그들 조직이 발견되는 부위는 어디이고, 그들의 기능은 무엇인가?
19. 손의 윤활주머니를 확인한다. 그들의 기능은 무엇이고, 지절 힘줄집과 어떤 관계가 있는가?
20. 폄근 기전을 일으키는 능동요소와 수동요소에 대해 설명한다. 각각의 특별한 기능은 무엇인가?
21. 온손가락폄근, 집게폄근 및 새끼폄근은 손의 몸쪽마디뼈사이관절과 먼쪽마디뼈사이관절의 능동 폄에 어떤 역할을 하는가?
22. 뼈사이근의 몸쪽 부착점과 먼쪽 부착점이 손허리손가락관절과 마디뼈사이관절에 어떤 기능을 하는가?
23. 폄근 기전에 있는 벌레근의 부착점에 대해 설명한다. 벌레근이 마디뼈사이관절에 어떤 영향을 주는가? 벌레근이 손허리손가락관절에 어떤 역할을 하는가?
24. 먼쪽마디뼈사이관절의 능동 굽힘이 몸쪽마디뼈사이관절의 굽힘과 함께 일어나는 이유는 무엇인가?
25. 만약 몸쪽마디뼈사이관절이 완전하게 굽힘되었다면, 왜 먼쪽마디뼈사이관절이 능동으로 폄되지 못하는지를 설명한다.
26. 온손가락폄근의 단독 수축이 몸쪽마디뼈사이관절과 먼쪽마디뼈사이관절을 왜 굽힘시키는가? 이런 손가락의 자세를 무엇이라 부르는가?
27. 외재 굽힘근과 폄근이 어떻게 손허리손가락관절을 안정시키는가?
28. 집게손가락과 새끼손가락에서 폄근이 약한 이유는 무엇인가?
29. 진행성 자신경 문제가 있을 때, 왜 손허리손가락관절의 모음이 벌림보다 빠르게 약해지는가?
30. 손허리손가락관절의 가장 강한 굽힘근은 벌레근과 뼈사이근 중에서 어느 것인가?
31. 엄지의 손허리손가락관절과 손가락의 손허리손가락관절의 구조를 비교한다.
32. 엄지 맞섬근의 움직임은 관절 기능과 근조직의 측면에서 무엇을 요구하는가?
33. 손목과 손을 이완시키는 주된 근육은 무엇인가?
34. 일반적으로, 손목, 손가락 및 엄지에서 강력 잡기와 정밀 잡기 사이의 차이점은 무엇인가? 이들 두 가지 잡기가 공통적으로 갖는 것은 무엇인가? 각각에 속하는 2가지 기능 활동을 말한다.
35. 원통 잡기는 일반적으로 외재 손 기능과 관련이 있다. 그 이유는?
36. 공 잡기는 원통 잡기와 어떤 차이점이 있는가?
37. 어떤 잡기 형태가 내재근만을 필요로 하는가?
38. 어떤 잡기 형태가 엄지의 사용을 요구하지 않는가?
39. 정밀 잡기에서 뼈사이근은 어떤 역할을 하는가?

40. 패드-패드 잡기의 조건은 아니지만, 팁-팁 잡기에 꼭 필요한 조건은 무엇인가?
41. 손목 폄근을 능동으로 이용할 수 있지만, 온전한 손 근육 없이 누군가에 의해 달성될 수 있는 가장 정교한 잡기 형태는 무엇인가?
42. 손목과 손의 기능적 자세는 무엇인가? 손에 특별한 문제가 없을 때, 적절한 안정 자세는 무엇인가?
43. "갈퀴손"을 왜 자신경 손상이라고 부르는가? 어떤 문제가 갈퀴손을 일으키고, 어느 손가락에서 발생하는가?

참고문헌(REFERENCES)

1. Harty M: The hand of man. Phys Ther 51:777, 1974.
2. Hazelton F, Smidt GL, Flatt AE, et.al: The influence of wrist position on the force produced by the finger flexors. J Biomech 8:301, 1975.
3. Simpson D: The functioning hand, the human advantage. J R Coll Surg Edinb 21:329, 1976.
4. Brand P, Hollister A: Clinical mechanics of the hand (ed. 3). St. Louis, MO, Mosby-Year Book, 1999.
5. Su F, Chou Y, Yang C, et.al: Movement of finger joints induced by synergistic wrist motion. Clin Biomech 20:491, 2005.
6. Lieber R, Friden J: Musculoskeletal balance of the human wrist elucidated using intraoperative laser diffraction. J Electrange of motionyogr Kinesiol 8:93, 1998.
7. Kobayashi M, Berger R, Linscheid R, et.al: Inter-carpal kinematics during wrist motion. Hand Clin 13:143, 1997.
8. Ritt M, Stuart P, Berglund L, et.al: Rotational stability of the carpus relative to the forearm. J Hand Surg [Am] 20:305, 1995.
9. Garcia-Elias M, Ribe M, Rodriguez J, et.al: Influence of joint laxity on scaphoid kinematics. J Hand Surg [Br] 20:379, 1995.
10. Cailliet R: Hand pain and impairment (ed. 4). Philadelphia, FA Davis, 1994.
11. Kapandji I: The physiology of the joints (ed. 6). Edinburgh, Churchill Livingstone, 2009.
12. Berger R: Anatomy and kinesiology of the wrist. In Skirven T, Osterman A, Fedorcyk J, et.al (eds): Rehabilitation of the hand and upper extremity (ed. 6). St. Louis, MO, Mosby-Year Book, 2011.
13. Ryu J, Cooney W, Askey L, et.al: Functional ranges of motion of the wrist joint. J Hand Surg [Am] 16:409, 1991.
14. Gilford V, Bolton RH, Lambrinudi C: The mechanism of the wrist joint. Guy's Hosp Rep 92:52, 1943.
15. Szabo RM, Weber SC: Comminuted intraarticular fractures of the distal radius. Clin Orthop 230:39, 1988.
16. Hagert E, Hagert C: Understanding stability of the distal radioulnar joint through an understanding of its anatomy. Hand Clin 26:459, 2010.
17. Mohiuddin A, Janjua M: Form and function of the radioulnar disc. Hand 14:61, 1982.
18. Benjamin M, Evans E, Pemberton D: Histological studies on the triangular fibrocartilage complex of the wrist. J Anat 172:59, 1990.
19. Palmer AK: The distal radioulnar joint. Anatomy, biomechanics, and triangular fibrocartilage complex abnormalities. Hand Clin 3:31, 1987.
20. Jaffe R, Chidgey LK, LaStayo PC: The distal radioulnar joint: Anatomy and management of disorders. J Hand Ther 9:129, 1996.
21. Pulos N, Bozentka DJ: Carpal anatomy and biomechanics. Hand Clin 31:381, 2015.
22. Taleisnik J: Current concepts review: Carpal instability. J Bone Joint Surg Am 70:1262, 1988.
23. Patterson R, Viegas S: Biomechanics of the wrist. J Hand Ther 8:97, 1995.
24. Viegas S, Patterson R: Load mechanics of the wrist. Hand Clin 13:109, 1997.
25. Linscheid RL: Kinematic considerations of the wrist. Clin Orthop 202:27, 1986.
26. Schuind F, Cooney W, Linscheid R, et.al: Force and pressure transmission through the normal wrist. A theoretical two-dimensional study in the posteroanterior plane. J Biomech 28:587, 1995.
27. Taleisnik J: Pain on the ulnar side of the wrist. Hand Clin 3:51, 1987.
28. Dario P, Matteo G, Carolina C, et.al: Is it really necessary to restore radial anatomic parameters after distal radius fractures? Injury 6:S21, 2014.
29. Palmer AK, Glisson RR, Werner FW: Ulnar variance determination. J Hand Surg [Am] 7:376, 1982.
30. Yoshioka H, Tanaka T, Ueno T, et.al: Study of ulnar variance with high-resolution MRI: Correlation with triangular fibrocartilage complex and cartilage of ulnar side of wrist. J Magn Reson Imaging 26:714, 2007.
31. Palmer A, Glisson RR, Werner FW: Relationship between ulnar variance and triangular fibrocartilage complex thickness. J Hand Surg [Am] 9:681, 1984.
32. Kamal RN, Leversedge FJ: Ulnar shortening osteotomy for distal radius malunion. J Wrist Surg 3:181, 2014.
33. Bain GI, Yeo CJ, Morse LP: Kienbock disease: Recent advances in the basic science, assessment and treatment. Hand Surg 20:352, 2015.
34. Allan CH, Joshi A, Lichtman DM: Kienbock's disease: Diagnosis and treatment. J Am Acad Orthop Surg 9:128, 2001.
35. Pevny T, Rayan G, Egle D: Ligamentous and tendinous support of the pisiform, anatomy and biomechanical study. J Hand Surg [Am] 20:299, 1995.
36. Ritt M, Berger R, Kauer J: The gross and histologic anatomy of the ligaments of the capitohamate joint. J Hand Surg [Am] 21:1022, 1996.
37. Ritt M, Berger R, Bishop A, et.al: The capitohamate ligaments. J Hand Surg [Br] 21:451, 1996.
38. Li G, Ryu J, Rowen B, et.al: Carpal kinematics of lunotriquetral dissociations. Biomed Sci Instrum 27:273, 1991.
39. Viegas S, Patterson R, Todd P, et.al: Load mechanics of the midcarpal joint. J Hand Surg [Am] 18:14, 1993.
40. Youm Y, McMurthy RY, Flatt AE, et.al: Kinematics of the wrist. I. An experimental study of radial-ulnar deviation and flexion-extension. J Bone Joint Surg Am 60:423, 1978.
41. Nowalk M, Logan S: Distinguishing biomechanical properties of intrinsic and extrinsic human wrist ligaments. J Biomech Eng 113:85, 1991.
42. Kijima Y, Viegas SF: Wrist anatomy and biomechanics. J Hand Surg Am 34: 1555, 2009.
43. Blevens A, Light T, Jablonsky W, et.al: Radiocarpal articular contact characteristics with scaphoid instability. J Hand Surg [Am] 14:781, 1989.
44. Mayfield J, Johnson RP, Kilcoyne RF: The ligaments of the human wrist and their functional significance. Anat Rec 186:417, 1976.
45. Taleisnik J: The ligaments of the wrist. J Hand Surg [Am] 1:110, 1976.
46. Taleisnik J: The wrist. New York, Churchill Livingstone, 1985.
47. Berger RA, Kauer JM, Landsmeer JM: Radio-scapholunate ligament: A gross anatomic and histologic study of fetal and adult wrists. J Hand Surg [Am] 16:350, 1991.
48. Mizuseki T, Ikuta Y: The dorsal carpal ligaments: Their anatomy and function. J Hand Surg [Br] 14:91, 1989.
49. Boabighi A, Kuhlmann J, Kenesi C: The distal ligamentous complex of the scaphoid and the scapho-lunate ligament. An anatomic, histological and biomechanical study. J Hand Surg [Br] 18: 65, 1993.
50. Johnson JE, Lee P, Mcliff TE, et.al: Scapholunate ligament injury adversely alters in vivo wrist joint mechanics: an MRI-based modeling study. J Orthop Res 31:1455, 2013.

51. Short WH, Werner FW, Green JK, et.al: Biomechanical evaluation of ligamentous stabilizers of the scaphoid and lunate: Part II. J Hand Surg [Am] 30:24, 2005.
52. Short WH, Werner FW, Green JK, et.al: Biomechanical evaluation of ligamentous stabilizers of the scaphoid and lunate: Part III. J Hand Surg [Am] 32:297, 2007.
53. White NJ, Rollick NC: Injuries of the scapholunate interosseous ligament: An update. J Am Acad Orthop Surg 23:691, 2015.
54. Berger R: The gross and histologic anatomy of the scapholunate interosseous ligament. J Hand Surg [Am] 21:170, 1996.
55. Shin AY, Battaglia MJ, Bishop AT: Lunotriquetral instability: Diagnosis and treatment. J Am Acad Orthop Surg 8:170, 2000.
56. Viegas SF, Patterson RM, Peterson PD, et.al: Ulnar-sided perilunate instability: An anatomic and biomechanic study. J Hand Surg [Am] 15:268, 1990.
57. Tubiana R, Thomine J, Mackin E: Examination of the hand and wrist (ed. 2). St. Louis, MO, CV Mosby, 1996.
58. Viegas S, Yamaguchi S, Boyd N, et.al: The dorsal ligaments of the wrist: Anatomy, mechanical properties, and function. J Hand Surg [Am] 24:456, 1999.
59. Viegas SF: The dorsal ligaments of the wrist. Hand Clin 17:65, 2001.
60. Garcia-Elias M: Kinetic analysis of carpal stability during grip. Hand Clin 13:151, 1997.
61. Ruby LK, Cooney WP, 3rd, An KN, et.al: Relative motion of selected carpal bones: A kinematic analysis of the normal wrist. J Hand Surg [Am] 13:1, 1988.
62. Moojen TM, Snel JG, Ritt MJ, et.al: Three-dimensional carpal kinematics in vivo. Clin Biomech (Bristol, Avon) 17:506, 2002.
63. Crisco JJ, Wolfe SW, Neu CP, et.al: Advances in the in vivo measurement of normal and abnormal carpal kinematics. Orthop Clin North Am 32:219, 2001.
64. Rainbow MJ, Kamal RN, Leventhal E, et.al: In vivo kinematics of the scaphoid, lunate, capitate, and third metacarpal in extreme wrist flexion and extension. J Hand Surg Am 38:278, 2013.
65. Kobayahsi M, Garcia-Elias M, Nagy L, et.al: Axial loading induces rotation of the proximal carpal row bones around unique screw-displacement axes. J Biomech 30:1165, 1997.
66. Rainbow MJ, Wolff AL, Crisco JJ, et.al: Functional kinematics of the wrist. J Hand Surg Eur 41:7, 2016.
67. Short W, Werner F, Fortino M, et.al: Analysis of the kinematics of the scaphoid and lunate in the intact wrist joint. Hand Clin 13:93, 1997.
68. Neu CP, Crisco JJ, Wolfe SW: In vivo kinematic behavior of the radio-capitate joint during wrist flexion-extension and radio-ulnar deviation. J Biomech 34:1429, 2001.
69. Conwell H: Injuries to the wrist. Summit, NJ, CIBA Pharmaceutical, 1970.
70. MacConaill M, Basmajian J: Muscles and movement: A basis for human kinesiology. Baltimore, Williams & Wilkins, 1969.
71. Kaufmann R, Pfaeffle J, Blankenhorn B, et.al: Kinematics of the midcarpal and radiocarpal joints in radioulnar deviation: An in vitro study. J Hand Surg 30:937, 2005.
72. Wright R: A detailed study of movement of the wrist joint. J Anat 70:137, 1935.
73. Sarrafian S, Melamed J, Goshgarian F: Study of wrist motion in flexion and extension. Clin Orthop 126:153, 1977.
74. Fisk G: Carpal instability and the fractured scaphoid. Ann R Coll Surg Engl 46:63, 1970.
75. Li Z, Kuxhaus L, Fisk J, et.al: Coupling between wrist flexion-extension and radial-ulnar deviation. Clin Biomech 20:177, 2005.
76. MacConaill M: The mechanical anatomy of the carpus and its bearing on some surgical problems. J Anat 75:166, 1941.
77. Brumfield RH, Champoux JA: A biomechanical study of normal functional wrist motion. Clin Orthop 187:23, 1984.
78. Gardner M, Crisco J, Wolfe S: Carpal kinematics. Hand Clin 22:413, 2006.
79. Carlsen B, Shin A: Wrist instability. Scand J Surg 97:324, 2008.
80. Cooney WP: The wrist: Diagnosis and operative treatment (ed. 2). St. Louis, MO, Mosby-Year Book, 2010.
81. Watson HK, Ballet FL: The SLAC wrist: Scapholunate advanced collapse pattern of degenerative arthritis. J Hand Surg [Am] 9:358, 1984.
82. Stabler A, Heuck A, Reiser M: Imaging of the hand: Degeneration, impingement and overuse. Eur J Radiol 25:118, 1997.
83. Lamoreaux L, Hoffer M: The effect of wrist deviation on grip and pinch strength. Clin Orthop 314:152, 1995.
84. Bhardwaj P, Najak SS, Kiswar AM, et.al: Effect of static wrist position on grip strength. Indian J Plast Surg 44:55, 2011.
85. Li ZM: The influence of wrist position on individual finger forces during forceful grip. J Hand Surg [Am] 27:886, 2002.
86. Steindler A: Kinesiology of the human body. Springfield, IL, Charles C Thomas, 1955.
87. Moore KL, Agur AM, Dalley AF: Clinically oriented anatomy (ed. 7). Philadelphia, Lippincott Williams & Wilkins, 2013.
88. Backdahl M, Carlsoo S: Distribution of activity in muscles acting on the wrist (an electrange of motionyographic study). Acta Morphol Neerl Scand 4:136, 1961.
89. Rosenthal E, Elhassan B: Extensor tendons: Anatomy and management. In Skirven T, Osterman A, Fedorcyk J, et.al (eds): Rehabilitation of the hand and upper extremity (ed. 6). St. Louis, MO, Mosby-Year Book, 2011.
90. Ketchum L, Brand PW, Thompson D, et.al: The determination of moments for extension of the wrist generated by muscles of the forearm. J Hand Surg [Am] 3:205, 1978.
91. Radonjic F, Long C: Kinesiology of the wrist. Am J Phys Med 50:57, 1971.
92. Perry J: Normal upper extremity kinesiology. Phys Ther 58:265, 1978.
93. Ljung BO, Lieber RL, Friden J: Wrist extensor muscle pathology in lateral epicondylitis. J Hand Surg [Br] 24:177, 1999.
94. Fairbank SR, Corelett RJ: The role of the extensor digitorum communis muscle in lateral epicondylitis. J Hand Surg [Br] 27:405, 2002.
95. Greenbaum B, Itamura J, Vangsness CT, et.al: Extensor carpi radialis brevis. An anatomical analysis of its origin. J Bone Joint Surg Br 81:926, 1999.
96. Tang J, Ryu J, Kish V: The triangular fibrocartilage complex: An important component of the pulley for the ulnar wrist flexor. J Hand Surg [Am] 23:986, 1998.
97. Boivin J, Wadsworth GE, Landsmeer JM, et.al: Electrange of motionyographic kinesiology of the hand: Muscles driving the index finger. Arch Phys Med Rehabil 50:17, 1969.
98. Ranney D: The hand as a concept: Digital differences and their importance. Clin Anat 8:281, 1995.
99. Nakamura K, Patterson RM, Viegas SF: The ligament and skeletal anatomy of the second through fifth carpometacarpal joints and adjacent structures. J Hand Surg [Am] 26:1016, 2001.
100. Dzwierzynski WW, Matloub HS, Yan JG, et.al: Anatomy of the intermetacarpal ligaments of the carpometacarpal joints of the fingers. J Hand Surg [Am] 22:931, 1997.
101. Evans RB: Therapist's management of carpal tunnel syndrange of motione: A practical approach. In Skirven T, Osterman A, Fedorcyk J, et.al (eds): Rehabilitation of the hand and upper extremity (ed. 6). St. Louis, MO, Mosby-Year Book, 2011.
102. Kruger V, Kraft GH, Deitz JC, et.al: Carpal tunnel syndrange of motione: Objective measures and splint use. Arch Phys Med Rehabil 72:517, 1991.
103. Polsen B, Bashir M, Wong F: Long-term result and patient reported outcome of wrist splint treatment for carpal tunnel syndrange of motione. J Plast Surg Hand Surg 48:175, 2014.
104. Cobb T, Dalley B, Posteraro R, et.al: Anatomy of the flexor retinaculum. J Hand Surg [Am] 18:91, 1993.
105. Garcia-Elias M, An K, Cooney W, et.al: Stability of the transverse carpal arch: An experimental study. J Hand Surg [Am] 14:277, 1989.
106. El-Shennawy M, Nakamura K, Patterson RM, et.al: Three-dimensional kinematic analysis of the second through fifth carpometacarpal joints. J Hand Surg [Am] 26:1030, 2001.

107. Batmanabane M, Malathi S: Movements at the carpometacarpal and metacarpophalangeal joints of the hand and their effect on the dimensions of the articular ends of the metacarpal bones. Anat Rec 213:102, 1985.
108. Joseph R, Linscheid RL, Dobyns JH, et.al: Chronic sprains of the carpometacarpal joints. J Hand Surg [Am] 6:172, 1981.
109. Al-Qattan M, Robertson G: An anatomical study of the deep transverse metacarpal ligament. J Anat 12:443, 1993.
110. Sangole A, Levin M: Arches of the hand in reach and grasp. J Biomech 41:829, 2008.
111. Kaplan E: The participation of the metacarpophalangeal joint of the thumb in the act of opposition. Bull Hosp Joint Dis 27:39, 1966.
112. Benjamin M, Ralphs J, Shibu M, et.al: Capsular tissues of the proximal interphalangeal joint: Normal composition and effects of Dupuytren's disease and rheumatoid arthritis. J Hand Surg [Br] 18:370, 1993.
113. Minami A, An KN, Cooney WP, 3rd, et.al: Ligamentous structures of the metacarpophalangeal joint: A quantitative anatomic study. J Orthop Res 1:361, 1984.
114. Shultz R, Storace A, Krishnamurthy S: Metacarpophalangeal joint motion and the role of the collateral ligaments. Int Orthop 11:149, 1987.
115. Fisher D, Elliott S, Cooke TD, et.al: Descriptive anatomy of fibrocartilaginous menisci in the finger joints of the hand. J Orthop Res 3:484, 1985.
116. Krishnan J, Chipchase L: Passive axial rotation of the metacarpophalangeal joint. J Hand Surg [Br] 22:270, 1997.
117. Bowers WH, Wolf JW, Jr., Nehil JL, et.al: The proximal interphalangeal joint volar plate. I. An anatomical and biomechanical study. J Hand Surg [Am] 5:79, 1980.
118. Caravaggi P, Shamian B, Uko L, et.al: In vitro kinematics of the proximal interphalangeal joint in the finger after progressive disruption of the main supporting structures. Hand 10:425, 2015.
119. Rhee R, Reading G, Wray R: A biomechanical study of the collateral ligaments of the proximal interphalangeal joint. J Hand Surg [Am] 17:157, 1992.
120. Dzwierzynski W, Pintar F, Matloub H, et.al: Biomechanics of the intact and surgically repaired proximal interphalangeal joint collateral ligaments. J Hand Surg [Am] 21:679, 1996.
121. Little KJ, Jacoby SM: Intra-articular hand fractures and joint injuries. In Skirven T, Osterman A, Fedorcyk J, et.al (eds): Rehabilitation of the hand and upper extremity (ed. 6). St. Louis, MO, Mosby-Year Book, 2011.
122. Mallon WJ, Brown HR, Nunley JA: Digital ranges of motion: Normal values in young adults. J Hand Surg [Am] 16:882, 1991.
123. Jacobs M, Austin N: Orthotic intervention for the hand and upper extremity: Splinting principles and process. Baltimore, Lippincott Williams & Wilkins, 2013.
124. Long C, 2nd, Conrad PW, Hall EA, et.al: Intrinsic-extrinsic muscle control of the hand in power grip and precision handling. An electrange of motionyographic study. J Bone Joint Surg Am 52:853, 1970.
125. Brook N, Mizrahi J, Shoham M, et.al: A biomechanical model of index finger dynamics. Med Eng Phys 17:54, 1993.
126. Hamman J, Sli A, Phillips C, et.al: A biomechanical study of the flexor digitorum superficialis: Effects of digital pulley excision and loss of the flexor digitorum profundus. J Hand Surg [Am] 22:328, 1997.
127. Baker D, Gaul JS, Jr, Williams VK, et.al: The little finger superficialis. clinical investigation of its anatomic and functional shortcomings. J Hand Surg [Am] 6:374, 1981.
128. Gehrmann SV, Kaufmann RA, Li ZM: Wrist circumduction reduced by finger constraints. J Hand Surg 33:1287, 2008.
129. Idler RS: Anatomy and biomechanics of the digital flexor tendons. Hand Clin 1:3, 1985.
130. Phillips C, Falender R, Mass D: The flexor synovial sheath anatomy of the little finger: A macroscopic study. J Hand Surg [Am] 20:636, 1995.
131. Lin G, Amadio P, An K, et.al: Functional anatomy of the human digital flexor pulley system. J Hand Surg [Am] 14:949, 1989.
132. Phillips C, Mass D: Mechanical analysis of the palmar aponeurosis pulley in human cadavers. J Hand Surg [Am] 21:240, 1996.
133. Doyle JR, Blythe WF: Anatomy of the flexor tendon sheath and pulleys of the thumb. J Hand Surg [Am] 2:149, 1977.
134. Manske P, Lesker P: Diffusion as a nutrient pathway to the flexor tendon. In Hunter J, Schneider LH, Mackin E (eds): Tendon surgery in the hand. St. Louis, MO, CV Mosby, 1987.
135. Amadio PC: Advances in understanding of tendon healing and repairs and effect on postoperative management. In Skirven T, Osterman A, Fedorcyk J, et.al (eds): Rehabilitation of the hand and upper extremity (ed. 6). St. Louis, MO, Mosby-Year Book, 2011.
136. Mester S, Schmidt B, Derczy K, et.al: Biomechanics of the human flexor tendon sheath investigated by tenography. J Hand Surg [Br] 20:500, 1995.
137. Doyle JR: Palmar and digital flexor tendon pulleys. Clin Orthop 383:84, 2001.
138. Rispler D, Greenwald D, Shumway S, et.al: Efficiency of the flexor tendon pulley system in human cadaver hands. J Hand Surg [Am] 21:444, 1996.
139. Coats R, Echevarria-Ore J, Mass D: Acute flexor tendon repairs in zone II. Hand Clin 21:173, 2005.
140. Gonzalez M, Weinzweig N, Kay T, et.al: Anatomy of the extensor tendons to the index finger. J Hand Surg [Am] 21:988, 1996.
141. von Schroeder H, Botte M: Anatomy of the extensor tendons of the fingers: Variations and multiplicity. J Hand Surg [Am] 20:27, 1995.
142. El-Badawi M, Butt M, Al-Zuhair A, et.al: Extensor tendons of the fingers: Arrangement and variations.II. Clin Anat 8:391, 1995.
143. Gonzalez M, Gray T, Ortinau E, et.al: The extensor tendons to the little finger: An anatomic study. J Hand Surg [Am] 20:844, 1995.
144. Van Sint Jan S, Rooze M, Van Audekerke J, et.al: The insertion of the extensor digitorum tendon on the proximal phalanx. J Hand Surg [Am] 21:69, 1996.
145. Young CM, Rayan GM: The sagittal band: Anatomic and biomechanical study. J Hand Surg [Am] 25:1107, 2000.
146. El-Gammal T, Steyers C, Blair W, et.al: Anatomy of the oblique retinacular ligament of the index finger. J Hand Surg [Am] 18:717, 1993.
147. Liss FE: The interosseous muscles: The foundation of hand function. Hand Clin 28:9, 2012.
148. Long C: Intrinsic-extrinsic muscle control of the fingers. J Bone Joint Surg Am 50:973, 1968.
149. von Schroeder H, Botte M: The functional significance of the long extensors and juncturae tendinum in finger extension. J Hand Surg [Am] 18:641, 1993.
150. Brand P: Paralytic claw hand. J Bone Joint Surg Br 40:618, 1958.
151. Palti R, Vigler M: Anatomy and function of lumbrical muscles. Hand Clin 28:13, 2012.
152. Ranney D, Wells R: Lumbrical muscle function as revealed by a new and physiological approach. Anat Rec 222:110, 1988.
153. Stack H: Muscle function in the fingers. J Bone Joint Surg Br 44:899, 1962.
154. Duff SV, Humpl D: Therapists' management of tendon transfers. In Skirven T, Osterman A, Fedorcyk J, et.al (eds): Rehabilitation of the hand and upper extremity (ed. 6). St. Louis, MO, Mosby-Year Book, 2011.
155. Landsmeer J: The anatomy of the dorsal aponeurosis of the human fingers and its functional significance. Anat Rec 104:31, 1949.
156. Mardel S, Underwood M: Adductor pollicis. The missing interosseous. Surg Radiol Anat 13:49, 1991.
157. Eladoumikdachi F, Valkov PL, Thomas J, et.al: Anatomy of the intrinsic hand muscles revisited: Part I. Interossei. Plast Reconstr Surg 110:1211, 2002.
158. Eyler D, Markee J: The anatomy and function of the intrinsic musculature of the fingers. J Bone Joint Surg Am 36:1, 1954.
159. Kozin S, Porter S, Clark P, et.al: The contribution of the intrinsic muscles to grip and pinch strength. J Hand Surg [Am] 24:64, 1999.

160. Close J, Kidd C: The functions of the muscles of the thumb, the index and the long fingers. J Bone Joint Surg Am 51:1601, 1969.
161. Eladoumikdachi F, Valkov PL, Thomas J, et.al: Anatomy of the intrinsic hand muscles revisited: Part II. Lumbricals. Plast Reconstr Surg 110:1225, 2002.
162. Backhouse K, Catton W: An experimental study of the functions of the lumbrical muscles in the human hand. J Anat 88:133, 1954.
163. Leijnse H, Kalker J: A two-dimensional kinematic model of the lumbrical in the human finger. J Biomech 28:237, 1995.
164. Ketchum L, Thompson D, Pocock G, et.al: A clinical study of the forces generated by the intrinsic muscles of the index finger and extrinsic flexor and extensor muscles of the hand. J Hand Surg [Am] 3:571, 1978.
165. Leversedge F: Anatomy and pathomechanics of the thumb. Hand Clin 24:219, 2008.
166. Zancolli E, Ziadenberg C, Zancolli E: Biomechanics of the trapeziometacarpal joint. Clin Orthop 220:14, 1987.
167. Cooney WP, 3rd, Lucca MJ, Chao EY, et.al: The kinesiology of the thumb trapeziometacarpal joint. J Bone Joint Surg Am 63:1371, 1981.
168. Pagalidis T, Kuczynski K, Lamb DW: Ligamentous stability of the base of the thumb. Hand 13:29, 1981.
169. Bettinger PC, Linscheid RL, Berger RA, et.al: An anatomic study of the stabilizing ligaments of the trapezium and trapeziometacarpal joint. J Hand Surg [Am] 24:786, 1999.
170. Bettinger PC, Berger RA: Functional ligamentous anatomy of the trapezium and trapeziometacarpal joint (gross and arthroscopic). Hand Clin 17:151, 2001.
171. Kauer J: Functional anatomy of the carpometa-carpal joint of the thumb. Clin Orthop 220:7, 1987.
172. Koff MF, Ugwonali OF, Strauch RJ, et.al: Sequential wear patterns of the articular cartilage of the thumb carpometacarpal joint in osteoarthritis. J Hand Surg [Am] 28:597, 2003.
173. Ateshian G, Rosenwasser M, Mow V: Curvature characteristics and congruence of the thumb carpometacarpal joint: Differences between female and male joints. J Biomech 25:591, 1992.
174. Li Z, Tang J: Coordination of thumb joints during opposition. J Biomech 40:502, 2006.
175. Goldberg I, Nathan H: Anatomy and pathology of the sesamoid bones. Int Orthop 11:141, 1987.
176. Johanson M, Skinner S, Lamoreux L: Phasic relationships of the intrinsic and extrinsic thumb musculature. Clin Orthop 322:120, 1996.
177. Li Z, Tang J, Chakan M et.al: Complex, multidimensional movements generated by individual extrinsic muscles. J Orthop Res 26:1289, 2008.
178. Chen M, Tsubota S, Aoki M, et.al: Gliding distance of the extensor pollicis longus tendon with respect to wrist positioning: Observation in the hands of healthy volunteers using high-resolution ultrasonography. J Hand Ther 22:44, 2009.
179. Gupta S, Michelen-Jost H: Anatomy and function of the thenar muscles. Hand Clin 28:1, 2012.
180. Belanger A, Noel G: Force-generating capacity of thumb adductor muscles in the parallel and perpendicular plane of adduction. J Orthop Sports Phys Ther 21:139, 1995.
181. Casanova J, Grunert B: Adult prehension: Patterns and nomenclature for pinches. J Hand Ther 2:231, 1989.
182. Melvin J: Rheumatic disease in the adult and child (ed. 3). Philadelphia, FA Davis, 1989.
183. Chao E, Opgrande JD, Axmeare FE: Three-dimensional force analysis of the finger joints in selected isometric hand functions. J Biomech 9:387, 1976.
184. Landsmeer J: Power grip and precision handling. Ann Rheum Dis 22:164, 1962.
185. Kamper D, George Hornby T, Rymer WZ: Extrinsic flexor muscles generate concurrent flexion of all three finger joints. J Biomech 35:1581, 2002.
186. Milner TE, Dhaliwal SS: Activation of intrinsic and extrinsic finger muscles in relation to the fingertip force vector. Exp Brain Res 146:197, 2002.
187. Barr AE, Bear-Lehman JB: Biomechanics of the wrist and hand. In Nordin M, Frankel V (eds): Basic biomechanics of the musculoskeletal system (ed. 4). Baltimore, Lippincott Williams and Wilkins, 2012.

단원 4

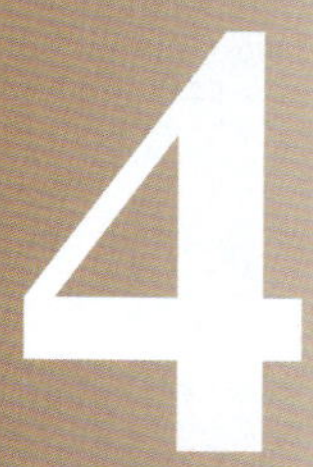

하지 관절 복합체
Lower Extremity Joint Complexes

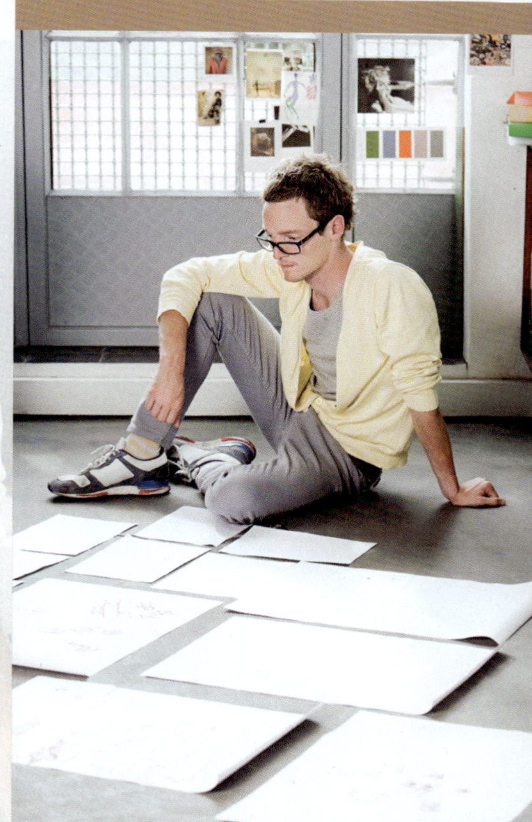

엉덩관절 복합체

The Hip Complex

10 장

RobRoy L. Martin PT, PhD, CSCS | Benjamin Kivlan, PT, PhD, SCS, OCS

본장 개요

해부학 개요

엉덩관절(넙다리절구관절)의 근육 작용

근육작용은 해부학적 자세를 기준으로 설명한다.
만약 다른 자세에서는 근육의 작용도 바뀔 수 있다.

테이블 키: 1차 작용근　2차 작용근　엉덩이 위치에 따라 다름

시상면	굽힘	폄
	엉덩허리근	큰볼기근
	넙다리곧은근	반힘줄모양근
	넙다리근막긴장근	반막모양근
	넙다리빗근	넙다리두갈래근(긴갈래)
	두덩근	중간볼기근(뒤쪽섬유)
	긴모음근	큰모음근(뒤쪽섬유)
	큰모음근	궁둥구멍근
	두덩정강근	
	작은볼기근(앞쪽섬유)	

이마면	벌림	모음
	중간볼기근	큰모음근
	작은볼기근	두덩근
	넙다리근막긴장근	긴모음근
	궁둥구멍근	짧은모음근
	넙다리빗근	두덩정강근
	넙다리곧은근	바깥폐쇄근
가로면	**안쪽 돌림**	**가쪽 돌림**
	넙다리근막긴장근	큰볼기근
	작은볼기근	궁둥구멍근
	중간볼기근(앞쪽섬유)	넙다리네모근
	두덩근	속폐쇄근과 바깥폐쇄근
	긴모음근과 짧은모음근	위쌍둥이근과 아래쌍둥이근
	큰모음근(뒤쪽섬유)	넙다리빗근
	반막모양근	중간볼기근(뒤쪽섬유)
	반힘줄모양근	넙다리두갈래근(긴갈래)

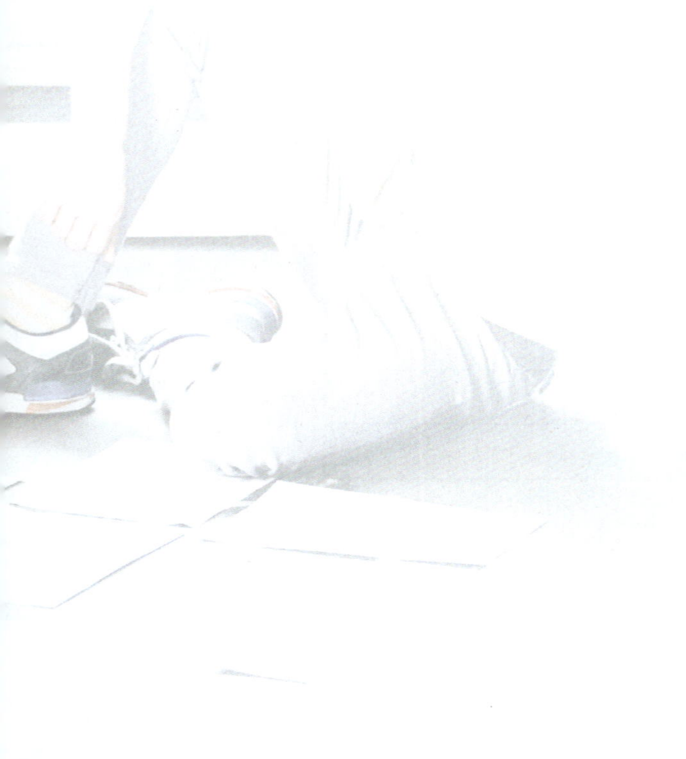

해부학 개요

근육	몸쪽 부착점	먼쪽 부착점
엉덩허리근	*큰허리근과 작은허리근:* T12-L5 가시돌기와 T12-L5 몸통과 원반의 가쪽면 *엉덩근:* 엉덩뼈능선, 엉덩뼈오목, 엉치뼈날개 및 앞쪽 SI인대	작은뼈돌기
넙다리곧은근	AIIS	넙다리네갈래근 힘줄에서 무릎뼈, 그리고 정강뼈거친면까지
넙다리근막긴장근	ASIS	엉덩정강띠에서 정강뼈가쪽융가까지
넙다리빗근	ASIS	안쪽정강뼈의 위쪽면
두덩근	두덩뼈 위가지	작은뼈돌기의 바로 아래쪽인, 두덩선(넙다리뼈)
긴모음근	두덩뼈능선 바로 아래쪽의 두덩뼈몸통	거친선의 중간 1/3(넙다리뼈)
짧은모음근	두덩뼈몸통과 두덩뼈아래가지	두덩선과 거친선의 몸쪽 부분 (넙다리뼈)
큰모음근	두덩뼈아래가지에서 궁둥뼈거친면까지	볼기거친면에서 모음근결절까지 (거친선을 거쳐)(넙다리뼈)
두덩정강근	두덩뼈몸통과 두덩뼈아래가지	안쪽정강뼈의 위쪽면
큰볼기근	엉덩뼈, 엉치뼈 및 꼬리뼈의 뒤쪽면	엉덩정강띠에서 정강뼈가쪽융기까지
중간볼기근	앞볼기선과 뒤볼기선 사이의 엉덩뼈 가쪽면	큰뼈돌기(넙다리뼈)
작은볼기근	앞볼기선과 아래볼기선 사이의 엉덩뼈 가쪽면	큰뼈돌기(넙다리뼈)
반막모양근	궁둥뼈거친면	안쪽정강뼈융기의 뒤쪽면
반힘줄모양근	궁둥뼈거친면	안쪽정강뼈의 위쪽면
넙다리두갈래근 (긴갈래)	궁둥뼈거친면	종아리뼈머리의 가쪽면
궁둥구멍근	엉치뼈의 앞쪽면	큰뼈돌기(넙다리뼈)
바깥폐쇄근	폐쇄구멍의 가장자리	뼈돌기오목(넙다리뼈)
속폐쇄근	폐쇄구멍의 골반 가장자리	큰뼈돌기에서 뼈돌기오목까지 (넙다리뼈)
위쌍둥이근과 아래쌍둥이근	*위:* 궁둥뼈가시 *아래:* 궁둥뼈거친면	큰뼈돌기에서 뼈돌기오목까지 (넙다리뼈)
넙다리네모근	궁둥뼈거친면	뼈돌기사이능선(넙다리뼈)

서론(Introduction)

엉덩관절(또는 **골반넙다리관절**)은 골반 볼기뼈의 절구와 넙다리뼈머리로 이루어진 관절이다(그림 10-1). 이들 두 분절은 가동관절인 자유도 3의 절구 관절을 형성한다: 시상면의 굽힘/폄, 이마면의 벌림/모음, 그리고 가로면의 안쪽돌림/가쪽돌림. 비록 엉덩관절 복합체와 어깨관절 복합체가 공통의 특성을 많이 가지고 있다하더라도, 이들 관절은 광범위한 기능적이고 구조적인 적응을 겪는다. 이들 관절은 기능적 관련성 보다는 흥미 주위로 광범위하게 비교되어 왔다. 예를 들어, 어깨 복합체의 역할은 손의 넓은 가동범위를 위한 안정된 기반을 제공한다. 어깨관절 복합체 구조물은 주로 열린사슬 기능을 담당한다. 그 대신, 엉덩관절의 주요 기능은 정적 기립 자세와 보행, 달리기 및 계단 오르기 등과 같은 동적 자세에서 머리, 팔 및 몸통(HAT)의 체중을 지지하는 것이다. 하지의 다른 관절과 마찬가지로, 엉덩관절도 체중을 지지하는 기능을 주로 한다. 비록 엉덩관절의 구조와 기능이 열린사슬 동안 발을 자유롭게 움직일 수 있도록 설계되어 있지만, 엉덩관절의 구조는 다리로 체중부하할 때 관절에 가해지는 요구에 더 많은 영향을 받는다.

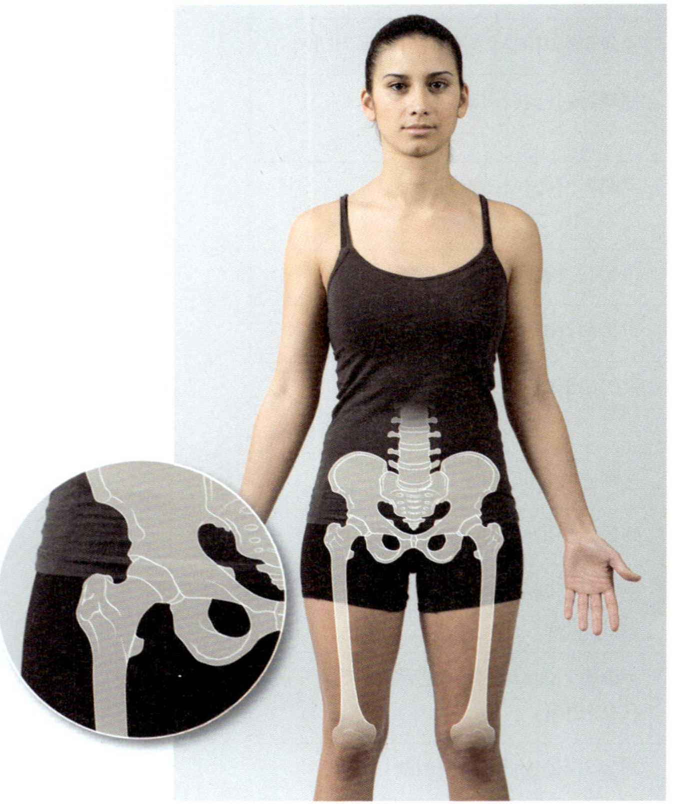

그림 10-1. 엉덩관절은 하지와 몸통을 연결하고, 많은 기능 활동에 중요한 역할을 한다.

본 장의 후반부에서 알게 되겠지만, 엉덩관절의 체중부하 기능과 그에 관련된 반응은 엉덩관절을 이해하는 기초는 물론, 엉덩관절과 다른 관절(척추와 다리) 사이의 상호작용을 이해하는 기초가 된다.

환자 적용 10-1

Gabriella Martinez는 32세 여성으로 지난 10년 동안 한 장소에서 유치원 선생을 하고 있다. Gabriella는 어린 시절 때 간헐적으로 문제를 일으켜 왔던 왼쪽 엉덩관절의 재발성 통증으로 고생하고 있다. 그녀는 이런 통증 때문에 10대 때 체조와 댄스 활동을 할 수 없다고 했다. Gabriella가 체조와 댄스 활동에 더 이상 참여하지 않지만, 최근에는 필라테스와 요가 뿐만 아니라 달리기를 하고 있다.

몇 달이 지난 후, 그녀는 엉덩관절의 문제가 악화되었음을 경험했고, 특히 집의 2층 단계를 오르거나, 유치원 선생의 역할을 수행하거나, 3세된 딸을 돌볼 때 왼쪽 엉덩관절의 통증으로 힘들었다. 통증 문제 말고도, 필라테스나 요가의 자세를 취할 때 엉덩관절에서 어긋나는 느낌을 느꼈고, 가끔 엉덩관절에서 통증성 "염발음"이 발생하기도 했다. 그런 후에는, 달리기는 물론, 다른 운동에 참여할 수 없었다. 그녀가 기억하기로, 10대 때 의사에게 들었던 말은 엉덩관절이 너무 "얕아서" 나이가 들면 엉덩관절에 문제가 발생할 수 있다는 것이다.

Gabriella는 여전히 엉덩관절의 가쪽 부위에 통증을 느끼고 있지만, 주된 통증은 왼쪽 샅고랑 부위의 통증이다. 임상 검사를 했을 때, Gabriella는 보행 시 왼쪽 엉덩관절의 폄이 적게 일어나는 것을 발견했다. 통증은 왼쪽 다리의 중간입각기에서 종말입각기 때 일어났고, 또 왼쪽 다리의 유각기 때도 통증이 일어났다. 또한 그녀의 몸은 왼쪽 다리의 입각기 때 약간 왼쪽으로 기울어지는 경향을 띠었다. 여러분은 검사를 통해 왼쪽 다리를 안쪽돌림하고 수동으로 엉덩관절을 굽힘했을 때 Gabriella가 통증을 호소한다는 사실을 알게 된다. 누운 자세에서 왼쪽 엉덩관절의 안쪽돌림은 증가되고, 가쪽돌림은 감소됨을 알게 될 것이다.

엉덩관절의 구조와 기능 (Structure and Function of The Hip Joint)

구조(Structure)

몸쪽 관절면(Proximal Articular Surface)

엉덩관절의 오목한 컵 모양 관절면은 **절구**(acetabulum)로 불리고, **볼기뼈**(골반뼈: 그림 10-2)의 가쪽면에 위치한다.

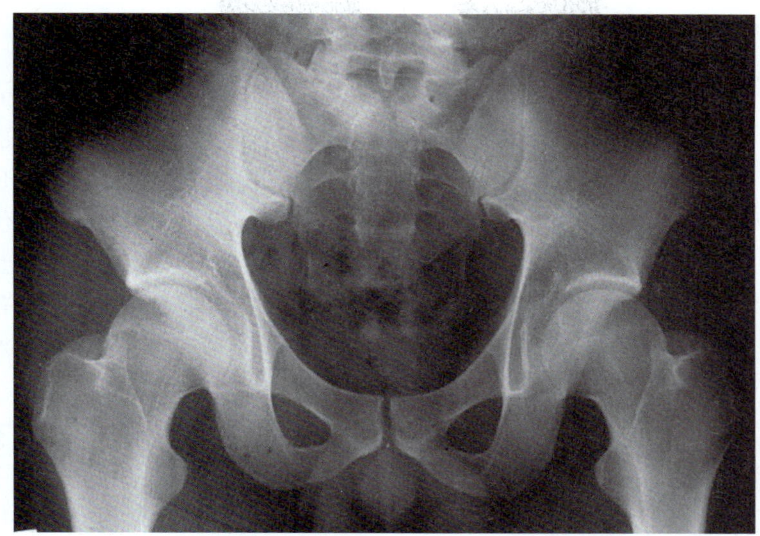

그림 10-2. 엉덩관절은 넙다리뼈머리와 골반 볼기뼈의 절구에 의해 형성된다.

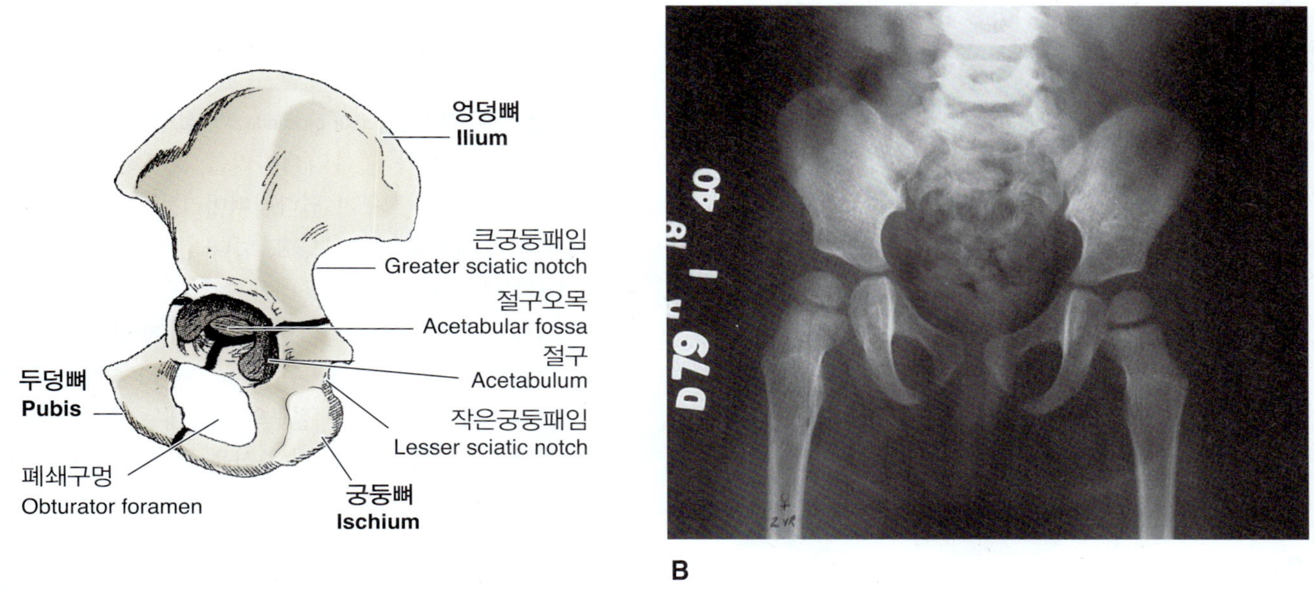

그림 10-3. A. 절구는 3개의 골반뼈가 융합된 것이고, 위쪽의 말굽 모양만이 넙다리뼈머리와 접촉한다. B. 손상이 없는 2세 아동의 방사선 사진이고, 절구의 뼈 융합 부분보다는 연골이 뚜렷하게 관찰된다.

3개의 뼈가 골반을 형성한다: 엉덩뼈, 궁둥뼈 및 두덩뼈. 이들 뼈는 절구의 구조를 형성한다(그림 10-3). 두덩뼈는 절구의 1/5을 형성하고, 궁둥뼈는 절구의 2/5를 형성하고, 엉덩뼈가 절구의 나머지 2/5를 형성한다(그림 10-3A). 골반의 완전한 골화는 20-25세 전에 일어나고, 방사선 사진을 보면, 절구를 이루는 뼈 분절의 분리가 나타난다(그림 10-3B).[1]

절구의 **반달 관절면(lunate surface)**(절구의 주변 부분)은 유리연골로 덮여 있다. 이런 말굽모양의 연골은 넙다리뼈머리와 관절을 이루고(그림. 10-3A 참고), 접촉 스트레스를 균등하게 분산시킨다.[2] 반달 관절면의 아래쪽 부분(말굽의 바닥)은 **절구패임**으로 불리는 깊은 패임에 의해 차단되고, 반달 표면의 양쪽 아래쪽 끝단을 연결하는 **가로절구인대**인 섬유띠에

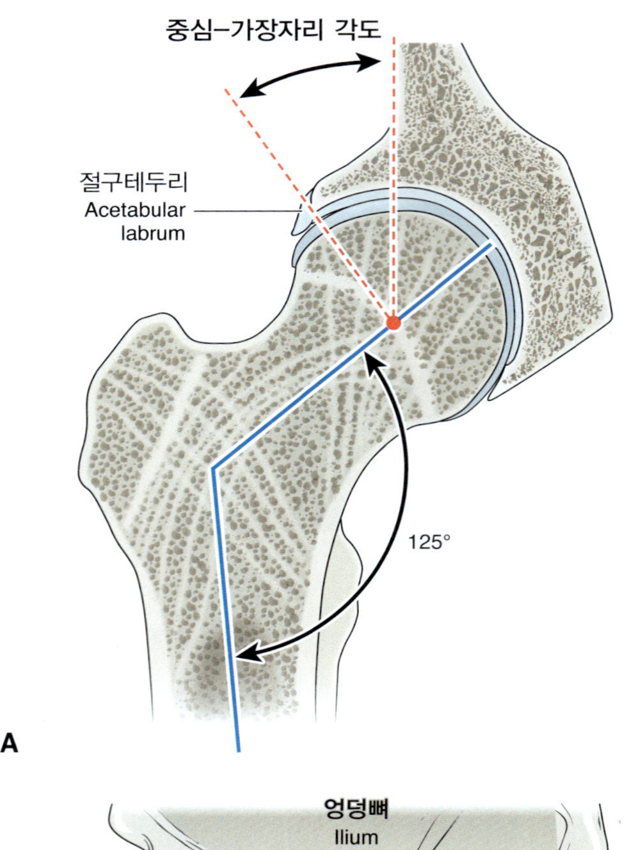

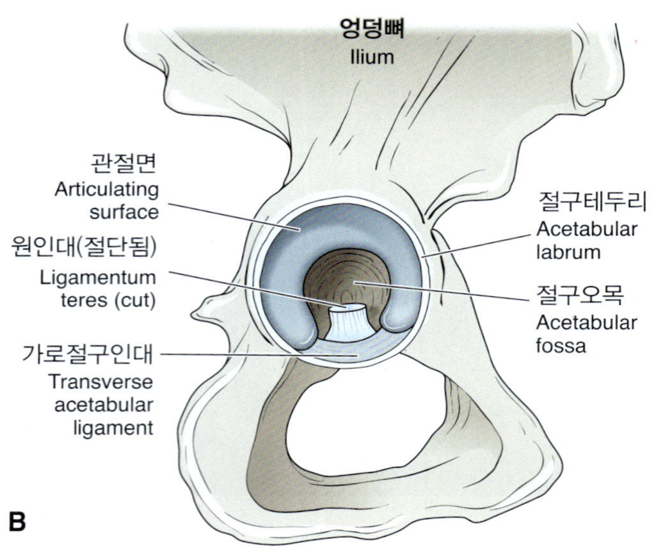

그림 10-4. A. 절구의 중심–가장자리 각도는 넙다리뼈머리 중심을 통과하는 수직선과 절구의 뼈끝과 넙다리뼈중심을 연결하는 선 사이의 각도이다. B. 절구테두리는 절구의 깊이를 증가시킨다.

의해 연결된다. 가로절구인대가 절구 패임에 걸쳐 있기 때문에, 이것은 윤활막으로 덮인 섬유탄성 지방을 포함하는 섬유–뼈성 터널을 형성하며, 혈관이 **절구오목**으로 불리는 절구의 중앙 부분과 가장 깊은 부분 안으로 들어간다. 반달 표면과는 달리, 절구오목은 넙다리뼈머리와 관절을 이루지 않는다 (그림 10-4).

절구(ACETABULUM)

절구가 구형처럼 보이지만, 절구의 위쪽 가장자리만이 순수한 원 모양을 띤다.[3] 절구의 방향은 아래쪽으로 약 50° 경사져 있고, 그리고 앞쪽으로 20°경사져 있다(앞방향경사).[4–7] 여성은 일반적으로 남성보다 약간 더 경사져 있고, 앞방향경사되어 있다.[4] 절구의 관절면은 남성보다 여성의 것이 더 작은 편이다.[6] 엉덩관절이 정상 기능을 하려면, 절구가 넙다리뼈머리를 제대로 덮어야 한다. 절구가 넙다리뼈머리를 덮는 정도는 주로 절구의 깊이에 의해 결정된다. **절구형성이상증**(*acetabular dysplasia*), **엉덩관절 깊은증**(*coxa profunda*), **절구돌출증**(*acetabular protrusio*), **절구의 앞방향경사**(*acetabular anteversion*), **절구의 뒤방향경사**(*acetabular retroversion*) 등은 절구의 비정상을 설명하는 용어로 사용되어 왔고, 이런 질환들은 연골의 과도한 마모와 골관절염을 포함한 병리를 초래할 수 있다.[6]

절구형성이상증(Acetabular dysplasia)은 절구가 비정상적으로 얕은 것으로서, 넙다리뼈머리를 절구가 제대로 덮지 못한다.[7] 이것은 엉덩관절의 불안정에 기여하거나 위쪽 절구테두리의 하중 불균형을 초래할 수 있다.

엉덩관절 깊은증(coxa profunda)과 **절구돌출증**(acetabular protrusio)은 절구가 넙다리뼈머리를 과도하게 덮게 되는 상태를 의미한다. 절구가 넙다리뼈머리를 과도하게 덮으면, 가동범위가 제한될 수 있고, 또 넙다리뼈머리–목 이음부와 절구 사이에서 내적 충돌이 초래될 수 있다.[7]

절구의 깊이는 Wiberg의 **중심–가장자리 각도**(Center Edge Angle)에 의해 측정될 수 있다(그림 10-4 참고).[8] 절구의 중심–가장자리 각도는 절구의 가쪽테두리와 넙다리뼈중심을 잇는 선과 넙다리뼈머리 중심을 통과하는 수직선이 이루는 각도이다.[8] 중심–가장자리 각도는 다음과 같이 분류된다: 형성이상증(16° 미만이면), 잠재성 형성이상증(16–25°이면), 그리고 정상(25° 이상이면)으로 정의된다.[8] 가쪽 중심가장자리의 각도가 40° 이상이면 넙다리뼈머리가 과도하게 덮인다는 의미이다.[7]

절구 깊이, 경사각도 및 번짐(가로면에서의 비정상 위치)의 비정상은 넙다리뼈머리의 덮임에 영향을 줄 수 있다. 절구의 **앞방향경사**는 가로면에서 절구가 너무 앞쪽으로 위치한 것이고, **뒤방향경사**는 절구가 너무 뒤쪽에 위치한 것이다. 경사각이 적거나 앞방향경사가 있는 절구도 불안정을 초래할 수 있다. 이와 같이, 절구의 경사각이 크거나 뒤방향경사되어 있으면, 너무 과도하게 넙다리뼈머리를 덮거나 넙다리뼈머리–목 이음부 사이의 충돌을 초래할 수 있다.[7]

절구테두리(ACETABULAR LABRUM)

절구테두리는 절구 가쪽말단에 붙어 있는 섬유연골성 쐐기 모양의 고리이다(그림 10-4에 있는 테두리의 횡단면 참고). 절구테두리는 석회화 연골 영역에 의해 절구의 주변 가장자리에 부착된다.[10] 엉덩관절 테두리는 무릎관절의 반달판과 오목위팔관절의 오목테두리와 비슷하다. 절구테두리는 절구를 깊게 만들어 절구의 오목함을 증가시키고, 절구와의 접촉을 유지하기 위해 넙다리뼈머리를 꽉 잡는다. 절구테두리는 관절내 음압을 유지하고 안정성을 강화하기 위해 봉인(seal)처럼 작용한다.[9] 절구테두리 안에 있는 신경종말은 관절 안정성을 더욱 강화하기 위해 고유수용성 피드백을 제공한다.[11] 그러나 신경종말은 통증의 원인이 될 수도 있다.[11] 테두리가 손상되면 마찰 스트레스가 증가하여 골관절염을 초래하는 엉덩관절의 관절연골 악화를 초래할 수도 있다. 정상 엉덩관절은 깊게 오목한 절구 때문에 선천적으로 안정된 편이지만, 비정상적으로 얕은 절구는 주변의 관절주머니와 테두리에 스트레스를 증가시킨다.

가로절구인대는 절구테두리의 연장 구조물로 간주된다. 조직학적으로 가로절구인대는 인대성 구조물이 우세하지만, 압박 하중을 이겨낼 수 있는 연골세포를 함유하고 있다.[12] 그러나 실험 데이터는 하중-부하 구조물로써 가로절구인대를 지지하지 못한다.[13] 가로절구인대는 절구의 앞아래쪽면과 뒤아래쪽면 사이에 있는 장력 밴드(말굽의 발 모양의 관절면)로 작용하고, 이것은 넙다리뼈머리까지 도달하는 혈관을 보호한다.[13]

환자 적용 10-2

Gabriella의 왼쪽 샅고랑 통증은 수동으로 이루어지는 엉덩관절 굽힘과 안쪽돌림에 의해 유발된다.[14] 이런 임상 소견은 앞위쪽 테두리의 손상을 의미하고, 또 골관절염성 변화가 일어날 수 있는 지점을 의미한다.[15,16]

그녀의 나이와 통증 이력 및 임상 소견 때문에, 그녀의 주치의는 통증의 병리해부적 원인을 찾기 위해 MRA 촬영을 의뢰했다. MRA 사진을 판독한 후, Gabriella의 주치의는 앞위쪽 테두리의 열상과 초기 골관절염이 있음을 확인했다. 절구테두리 열상은 엉덩관절 통증의 원인과 절두테두리 퇴행성 변화의 시작지점으로서 더욱 인지되었다.[11,15,17-20] 61세-98세된 사체의 엉덩관절 중에서 96%가 테두리 손상을 가졌고, 74%가 앞위쪽 테두리 손상을 가졌다.[11] 단독 테두리 열상은 거의 드물었고, 대개는 절구와 넙다리뼈머리-목 이음부의 뼈 이상증과 대개 함께 발생했다.[21] 비록 테두리 열상이 항상 증상을 나타내는 것은 아니지만, 찢어진 테두리는 앞쪽 샅고랑 통증, 염발음, 관절 잠김, 캐칭(catching), 불안정 및 강직 등을 일으킬 수도 있다.[14,22,23]

먼쪽 관절면(Distal Articular Surface)

넙다리뼈머리는 유리연골로 덮인 둥근 관절면이다.[24]

넙다리뼈머리의 관절면은 약 2/3의 구형이고, 절구보다 더 큰 관절면을 가진다.[3,25] 넙다리뼈의 모양과 크기는 동일한 크기의 뼈에서도 다양하게 나타난다.[25] 넙다리뼈머리의 곡률 반경은 남성보다 여성의 것에서 더 작고, 또 골반 크기에 비교해 작은 편이다.[25,26] 넙다리뼈머리의 가장 안쪽 지점 바로 밑에는, **넙다리뼈머리오목**(fovea capitis)으로 불리는 작고 거친 함몰 부위가 있다(그림 10-5). 넙다리뼈머리오목은 관절연골로 덮여 있지 않고, 넙다리뼈머리인대(**원인대,** ligamentum teres)가 부착되는 지점이다.

넙다리뼈머리는 넙다리뼈목에 붙어 있고, 다시 넙다리뼈목은 큰뼈돌기와 작은뼈돌기 사이의 넙다리뼈몸통에 붙는다. 일반적으로 넙다리뼈목의 길이는 약 5 ㎝이고, 성별과 인종에 따라 약간 달라질 수 있다.[14,27] 넙다리뼈목은 넙다리뼈머리가 넙다리뼈몸통과 먼쪽 넙다리뼈관절융기에 대해 안쪽, 위쪽 그리고 앞쪽으로 향하도록 꺽이면서 각을 형성한다.[15]

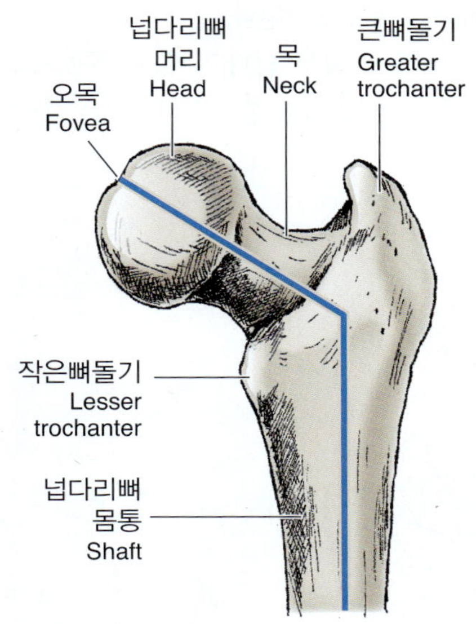

그림 10-5. 오른쪽 넙다리뼈 몸쪽 부위의 뒷면은 넙다리뼈머리, 넙다리뼈목, 큰뼈돌기 및 넙다리뼈몸통 사이의 관계를 보여준다.

넙다리뼈의 각형성 (ANGULATION OF THE FEMUR)

넙다리뼈몸통에 대해 넙다리뼈의 머리와 목이 형성하는 각도는 2개이다. **경사각**은 넙다리뼈머리와 넙다리뼈목을 통과하는 축과 넙다리뼈몸통의 세로축 사이의 이마면에서 형성된다. **비틀림각**은 넙다리뼈머리와 넙다리뼈목을 통과하는 축과 먼쪽 넙다리뼈융기를 통과하는 축 사이의 가로면에서 형성된다. 이들 각 형성의 기원과 변이성은 하지의 태아 발달에서 잘 이해될 수 있다.

태아 발달의 초기 단계에서, 팔과 다리의 싹은 완전 벌림에서처럼, 몸통으로부터 가쪽으로 돌출된다(그림 10-6). 임신 7-8주째 동안과 관절이 완전히 형성되기 전에, 싹의 모음이 시작된다. 임신 8주째가 끝날 무렵, "태아의 위치"가 완성되지만, 팔과 다리는 더 이상 비슷한 자세를 취하지 않다. 비록 위쪽 지절의 싹이 가쪽으로 비틀려 있지만(팔 싹의 앞쪽면이 앞쪽을 향하도록), 아래쪽 지절(다리)의 싹은 안쪽으로 비틀려서 싹의 앞쪽면이 뒤쪽으로 향하게 된다.[14] 이런 다리 싹의 결과는 기능을 이해하는데 매우 중요하다. 무릎이 팔꿈치와 반대 방향으로 굽힘하고, 하지의 폄근(등쪽면)은 뒤쪽이 아닌, 앞쪽으로 위치한다. 비록 넙다리뼈의 머리와 목이 지절 싹의 원래 자세를 유지할지라도, 넙다리뼈몸통은 넙다리뼈머리와 목에 대해 안쪽으로 경사지고, 안쪽으로 비틀려 있다. 먼쪽 넙다리뼈의 안쪽 경사와 비틀림의 크기(넙다리뼈 머리와 목에 대해)는 태아 성장에 좌우되고, 나머지 임신 기간 동안 태아의 위치를 유지한다. 넙다리뼈의 각형성은 출생 후 초기 몇 년 동안 계속 발달한다. 넙다리뼈의 경사각과 비틀림각의 정상과 비정상 모두 ***넙다리뼈의 특성으로*** 인식되어야 한다. 그러나 넙다리뼈 각형성의 비정상은 실질적으로 엉덩관절 안정성과 체중부하, 엉덩관절의 체중부하와 근육의 생체역학에 변화를 줄 수 있다.

넙다리뼈의 경사각 (ANGLE OF INCLINATION OF THE FEMUR)

넙다리뼈의 경사각은 125°(넙다리뼈의 머리와 목을 통과하는 축과 넙다리뼈몸통의 세로축이 이루는 안쪽 각도; 그림 10-7)이다.[16,17] 이 수치는 정상 성인의 경우 110-140°로 평균 126°이다(그림 10-7A).[18-20,25,26] 위팔뼈의 경사각과 마찬가지로, 사람에 따라 다양할 뿐만 아니라, 좌우측이 다를 수 있다.

여성은 남성보다 경사각이 작은 편인데, 그 이유는 여성의 골반이 더 넓기 때문이다.[14] 경사각이 정상이라면, 큰뼈돌기가 넙다리뼈머리의 중심 높이에 위치한다.[21] 넙다리뼈의 경사각은 평생에 걸쳐 변한다; 그것은 출생시 약 150°이고(그림 10-3B 참고), 뼈가 성숙하면 125°까지 점차 감소한다.[16,17] 연령이 더 증가하면 경사각이 다시 감소한다.[19] 넙다리뼈머리와 넙다리뼈목 사이의 안쪽 각도가 병적으로 커지면, **밖굽이엉덩이**(coxa valga) 되고, 병적으로 감소되면 **안굽이엉덩**(coxa vara)이라고 한다(그림 10-8).

밖굽이엉덩과 안굽이엉덩은 다리의 비정상 생체역학을 초래할 수 있고, 이것은 무릎관절과 엉덩관절의 골관절염과 넙다리뼈머리끝분리증과 같은 병리를 초래하는 보행이상과 근육기능을 변화시킨다.[22,23,28,29]

밖굽이엉덩(그림 10-8A 참고)의 경사각은 정상 성인(125°)의 것보다 크다. 각의 증가는 넙다리뼈몸통 가까이에서 수직의 체중부하선을 가져가고, 넙다리뼈목을 가로지르는 전단력 또는 굽힘력을 감소시킨다. 넙다리뼈목을 통과하는 힘의 감소는 가쪽 뼈잔기둥 시스템의 밀도 감소를 반영한다.[30]

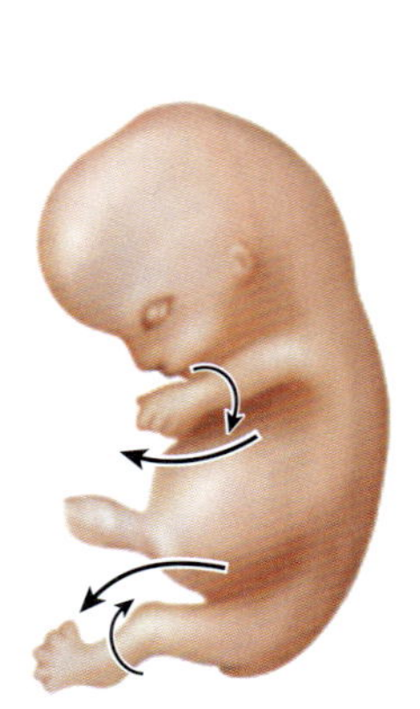

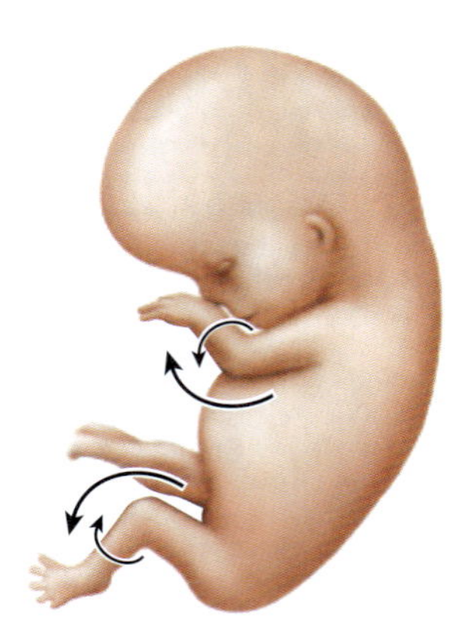

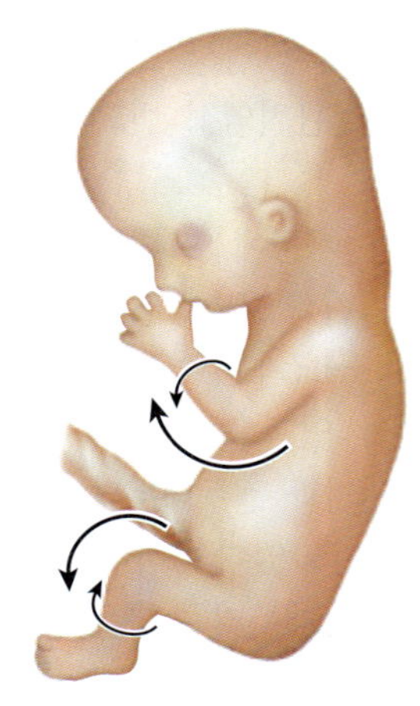

그림 10-6. 태아 발달 동안, 팔과 다리는 서로 반대 방향으로 회전한다.

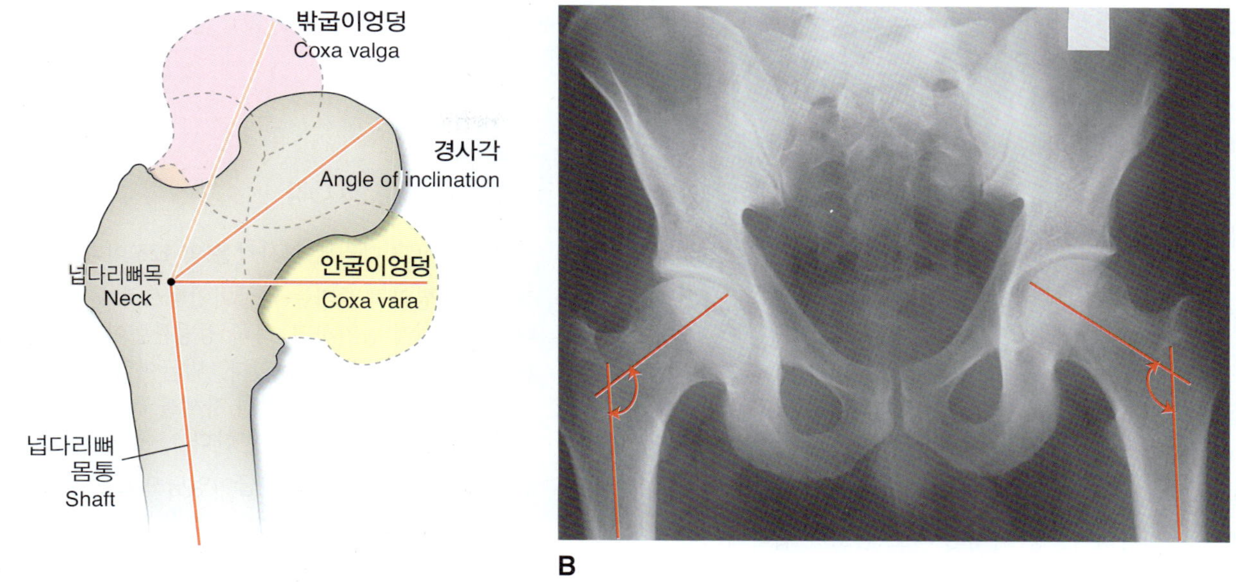

그림 10-7. 넙다리뼈머리와 목의 축은 넙다리뼈몸통의 축과 각을 형성하며, 이것은 경사각으로 불린다. A. 더 큰 안쪽 각은 밖굽이엉덩으로 불리고, 반면 안쪽 각이 작은 경우는 안굽이엉덩으로 불린다. B. 손상 없는 성인의 경우, 경사각은 130° 미만이고, 좌우측이 약간 다를 수 있다.

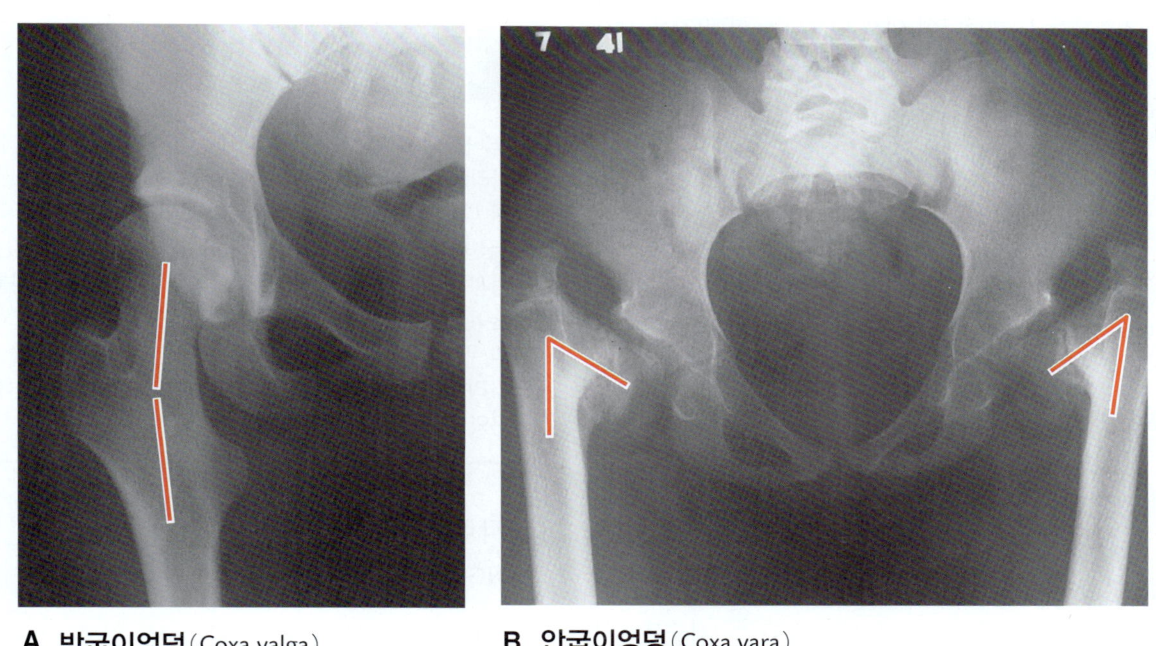

그림 10-8. 발달성 엉덩관절 형성이상증을 가진 2명의 성인에게서 발견되는 비정상의 경사각. A. 경사각의 병리적 증가는 밖굽이엉덩으로 불린다. B. 경사각의 병리적 감소는 안굽이엉덩으로 불린다.

그러나 넙다리뼈머리와 큰뼈돌기 사이의 거리 감소는 엉덩관절 벌림근의 모멘트팔 길이를 감소시킨다. 근육 모멘트팔의 감소는 근육 힘 발생에 대한 요구를 증가시키고, 이런 근육의 작용은 한발 서기 동안 입각기 쪽 엉덩관절에 작용하는 중력 벌림 모멘트를 상쇄시키는 벌림근 토크를 일으킨다. 부가적인 근력의 요구가 엉덩관절에 가해지는 전체 관절반응력을 증가시킬 수 있거나, 또는 벌림근이 증가된 요구를 충족시킬 수 없게 되고 또 기능적으로 약화될 것이다. 비록 벌림근의 근력이 정상이라 하더라도, 생체역학적 효율성의 감소가 약해진 주요 벌림근의 보상작용을 초래시킬 수 있다. 밖굽이엉덩은 절구의 돔 부위와 접촉하는 넙다리뼈머리의 관절면을 감소시킨다. 넙다리뼈머리가 더 위쪽으로 향하기 때문에, 절구가 덮고 있는 위쪽의 범위가 감소된다. 결과적으로, 밖굽이엉덩은 엉덩관절의 안정성을 감소시키고, 엉덩관절의 탈구 요인이 된다.[7,31] 이것은 넙다리뼈절구 충돌을 일으키고, 나중에 절구테두리 열상, 관절 안정성의 소실 및 관절증을 일으킬 수도 있다.[32]

안굽이엉덩(그림 10-8B 참고)은 엉덩관절의 안정성이 향상되는 이점을 갖는다(경사각이 너무 극단적으로 감소되지 않는다면). 관절 일치성의 뚜렷한 향상이 일어나는데, 그 이유는 넙다리뼈목과 넙다리뼈몸통 사이의 각도 감소가 넙다리뼈머리를 더 깊게 절구 안으로 이동시키고, 위쪽으로부터 노출된 관절면의 크기를 감소시키고, 또 넙다리뼈머리의 덮임을 증가시키기 때문이다. 넙다리뼈의 안굽이(외상에 의해 일어나지 않으면)는 넙다리뼈머리와 큰뼈돌기 사이의 거리를 증가시킴으로써 벌림근 모멘트팔의 길이가 증가될 것이다.[33] 모멘트팔의 증가는 한발 지지 시 벌림근에 의해 발생되는 힘 크기를 감소시키고, 관절반응력을 감소시킨다. 그러나, 안굽이엉덩은 넙다리뼈머리와 넙다리뼈목을 따라 굽힘 모멘트를 증가시키는 단점을 가진다. 이런 굽힘력의 증가는 넙다리뼈에서 장력 스트레스의 증가에 의해 발생하는 가쪽으로 증가된 뼈잔기둥 밀도에 의해 나타날 수 있다.[34] 넙다리뼈목을 따라 증가된 전단력은 넙다리뼈목 골절의 원인이 될 수 있다.[35]

청소년의 안굽이엉덩은 넙다리뼈머리가 넙다리뼈머리의 연골성 뼈 끝에서 활주할 가능성을 가능성을 증가시킬 것이다. 아동기 때의 뼈끝은 거의 수평에 가깝다.[7] 결과적으로, 부가된 체중이 뼈끝판 안으로 넙다리뼈머리를 압박할 것이다. 청소년기 때는 뼈 성장으로 성장판이 수평으로부터 더욱 사선을 띠게 된다.[36] 청소년기 동안에 일어나는 빠른 성장에 의해 성장판이 이미 약화되기 때문에 성장판의 사선 방향은 성장판을 전단력에 더욱 노출되도록 만든다.[28] 체중부하의 힘은 넙다리뼈머리를 아래쪽으로 활주시켜 **넙다리뼈머리끝분리증**을 초래시킬 것이다. 아동의 안굽이엉덩 변형을 교정하는 수술 중재는 선천적 합병증으로 일어날 수 있다.[37-40]

변형의 교정에도 불구하고, 흔한 합병증과 잘못된 수술의 결과는 넙다리뼈머리끝이 불안정하게 되는 것이다. 적절한 결과는 몸쪽넙다리뼈끝의 안정성을 요구하고, 기존의 안굽이엉덩을 가진 환자의 성장판 취약성이 좋은 예이다. 엉덩관절 골절에서처럼, 2차적인 퇴행성 변화가 오기 전에, 변화된 생체역학과 혈액 공급 문제가 정상 정렬을 다시 회복하는데 필수적이다.

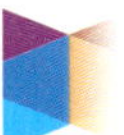

기본 개념 10-1
넙다리뼈의 경사각

- 성인의 정상 넙다리뼈 경사각은 약 125°이다.
- 경사각의 병리적 증가는 밖굽이엉덩으로 불리고, 다리의 길이가 증가하고, 특히 엉덩관절이 모음될 때 관절 불안정과 관련될 수 있다. 밖굽이엉덩을 가진 사람은 종종 엉덩관절의 벌림 자세를 취할 때 관찰되고, 안굽이무릎을 동반한다.
- 경사각의 병리적 감소는 안굽이엉덩으로 불리며, 종종 다리가 짧아진다. 안굽이엉덩은 더 좋은 엉덩관절의 안정성과 관련되지만, 넙다리뼈목의 낮은 각도로 인해 넙다리뼈목 골절이 초래될 수 있고, 또는 넙다리뼈머리끝분리증의 발생 빈도가 높아진다. 안굽이엉덩의 사례는 엉덩관절의 모음 증가와 밖굽이무릎을 동반한다.

확장 개념 10-1
넙다리뼈머리끝분리증(SCFE)

넙다리뼈머리끝분리증(SCFE)은 성장판 레벨의 넙다리뼈머리가 넙다리뼈목 위에서 뒤쪽으로 변위될 때 일어나는 청소년에게 가장 흔히 나타나는 엉덩관절 질환이다. 넙다리뼈목-몸통 각도의 감소(안굽이엉덩)와 높은 체질량지수는 성장판에 가해지는 전단력을 증가시킨다. 넙다리뼈머리끝분리증은 목-몸통 이음부를 비대하게 만들어, 절구에 의한 충돌증후군을 초래할 수 있다.[28,38] 이런 질환의 위험은 체질량지수를 낮추는 체중 감소로 줄어들 수 있다.[39] 넙다리뼈머리끝분리증은 넙다리뼈머리-몸통 이음부를 넓히고, 절구와의 내적 충돌을 초래한다.[38]

넙다리뼈의 비틀림각
(ANGLE OF TORSION OF THE FEMUR)

넙다리뼈의 비틀림각은 넙다리뼈를 위에서 아래로 내려다볼 면때 가장 쉽게 확인할 수 있다. 넙다리뼈머리와 목을 통과하는 가로면 상에 있는 축은 넙다리뼈융기를 통과하는 축과 각도를 형성하고, 넙다리뼈머리와 목의 축은 넙다리뼈융기의 축을 기준으로 할 때 앞쪽(가쪽돌림)으로 비틀려져 있다(그림 10-9). 이런 각 형성은 태아 발달 동안에 일어난 아래쪽 지절(하지) 싹의 안쪽돌림을 반영한다(그림. 10-6 참고). 태아 지절 싹의 안쪽 비틀림과 넙다리뼈머리/목의 가쪽 돌림 사이에 있는 분명한 모순은 기준에서의 이동을 반영한다.

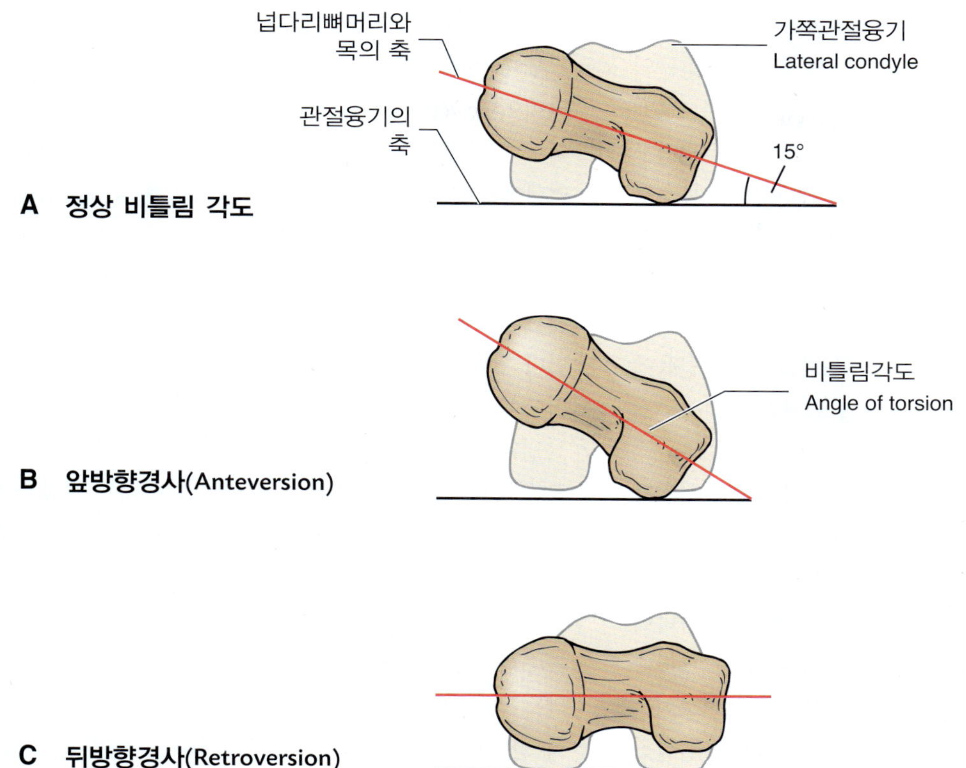

그림 10-9. 오른쪽 넙다리뼈의 비틀림 각도. 손상이 없는 정상 성인의 경우, 넙다리뼈융기의 뒤쪽 부분을 잇는 선과 넙다리뼈머리와 목을 통과하는 선은 평균 10–20°의 각도를 형성한다. 넙다리뼈머리와 목을 통과하는 선은 넙다리뼈융기를 통과하는 선보다 앞쪽(안쪽)으로 비틀려 있다. A. 정상 범위의 비틀림 각도. B. 비틀림 각도가 병적으로 증가된 것을 앞방향경사라고 한다. C. 정상 비틀림 각도가 병적으로 감소된 것을 뒤방향경사라고 한다.

지절 싹의 안쪽 비틀림의 경우, 몸쪽 끝단은 고정되고, 먼쪽 끝단이 안쪽으로 이동한다.

아동이나 성인의 넙다리뼈 비틀림을 평가할 때, 그 기준점은 이마면에 위치하고 넙다리뼈융기를 통과하는 축(무릎관절의 축)이다(그림 10-9A). 만약 넙다리뼈융기를 통과하는 축이 이마면상에 있다면, 넙다리뼈머리와 목은 넙다리뼈융기에 대해 앞쪽으로 비틀리게 된다(가쪽돌림되고)(그림 10-9B), 앞쪽 비틀림의 각도는 연령이 증가함에 따라 감소한다. 유아의 경우, 넙다리뼈목의 앞방향경사는 약 30–40°이다.[40] 비틀림 각도는 뼈대가 성숙될 때까지 매년 1.5°씩 감소하고, 대개 좌우측의 비틀림 각도는 대칭적이다.[34,40,41] 성인의 정상 비틀림 각도는 10–20°이고, 남성은 15°이고, 여성은 18°이다.[40,42,43]

앞쪽 비틀림 각도가 15–20° 이상일 때, **넙다리뼈의 앞방향경사**라고 부른다. 앞방향경사의 반전은 **뒤방향경사**이고, 비틀림 각도가 15–20° 미만일 때를 말한다(그림 10-9C). 실질적인 정상 변이를 고려해 보면, 병적 넙다리뼈 비틀림으로 진단될 수 있는 각 형성이 없을 수도 있다.[44]

앞방향경사나 뒤방향경사의 변이는 CT 촬영, 방사선 촬영, 초음파 촬영 등 그것을 평가하는 방법에 따라 좌우된다.[44] 앞방향경사의 임상 측정은 영상 측정으로 이루어진다. 예를 들어, 넙다리뼈 앞방향경사는 안쪽돌림의 증가와 동시에 가쪽돌림의 감소(엉덩관절의 전체 돌림 범위가 그대로 유지되도록 하는)와 관련된다.[45]

비록 앞방향경사와 밖굽이엉덩과 같은 몇몇 구조적 변형은 일반적으로 함께 나타나지만, 각각 개별적으로도 나타날 수 있다. 각 구조적 변형은 엉덩관절의 기능에 대한 효과와 엉덩관절에 이웃한 몸쪽 및 먼쪽 관절의 기능에 대한 효과를 주의깊게 고려해야 한다. 무릎관절과 발에 대한 내용을 후속 장들에서 설명하겠지만, 넙다리뼈 앞방향경사는 무릎관절과 발의 기능장애에도 영향을 줄 수 있다. 넙다리뼈의 다른 병적 각형성(뒤방향경사, 안굽이엉덩, 밖굽이엉덩)도 엉덩관절은 물론, 엉덩관절의 이웃한 관절에도 영향을 준다.

비틀림 각도의 변이도 엉덩관절의 생체역학과 기능에 영향을 준다(그림 10-10). 넙다리뼈의 앞방향경사는 엉덩관절의 안정성을 감소시키는데, 그 이유는 넙다리뼈의 관절면이 앞으로 더 노출되어 있기 때문이다(그림 10-10A). 엉덩관절 벌림근의 당김선은 엉덩관절보다 뒤쪽에 위치하여 벌림에 대한 모멘트팔을 감소시킨다.[46] 밖굽이엉덩에서처럼, 부가적인 벌림근의 힘에 대한 요구가 관절증을 유발시키거나 에너지를 크게 소모하는 이상 보행을 일으킬 수 있다. 넙다리뼈 앞방향경사의 효과도 무릎관절에서 나타날 수 있다. 넙다리뼈머리가 앞방향경사되면, 넙다리절구관절의 일치성이 감소된다. 이런 일치성을 향상시키려면, 앞쪽 관절주머니인대 구조물과 앞쪽 근육에 의한 압박이 전체 넙다리뼈를 안쪽으로 돌림시킬 것이다(그림 10-10B).

비록 넙다리뼈의 안쪽돌림이 절구의 일치성을 향상시킨다 하더라도, 넙다리뼈융기를 통과하는 무릎관절의 축도 안쪽으로 돌림된다. 넙다리뼈융기의 안쪽돌림은 무릎관절에서 일어나는 굽힘/폄의 운동면을 변화시켜, 결국에는 발가락이 안쪽으로 돌아가는 안짱걸음을 유발시킬 것이다.[47] 그러나 발의 안짱 자세는 시간이 경과하면 감소되는 경향을 보이는데, 그 이유는 보상성 가쪽 정강뼈 비틀림이 일반적으로 발달하기 때문이다. 비록 발의 배치가 더 좋아지는 것처럼 보이지만, 여전히 엉덩관절의 문제점이 그대로 남아 있는 것이다(약간의 발달성 감소와 함께). 무릎관절축의 비정상 위치는 일반적으로 **넙다리뼈의 안쪽 비틀림**으로 불린다.

넙다리뼈의 안쪽 비틀림과 넙다리뼈 앞방향경사는 동일한 의미이다. 넙다리뼈의 비틀림 증가는 엉덩관절(앞방향경사)의 생체역학은 물론, 무릎관절(넙다리뼈의 안쪽 비틀림)의 생체역학에도 영향을 준다. 과도한 넙다리뼈 앞방향경사는 보행 시 무릎관절 모음의 증가, 엉덩관절 굽힘과 안쪽돌림의 증가, 그리고 골반 앞쪽경사의 증가 등이 있을 때 나타난다.[48] 다음에 오는 두 장(11장과 12장)에서 공부하겠지만, 앞방향경사된 넙다리뼈는 무릎넙다리관절과 목말밑관절의 생체역학에도 영향을 준다.

넙다리뼈의 뒤방향경사는 앞방향경사와 반대되는 현상이고, 앞방향경사로 일어나는 문제와 반대되는 문제를 일으킬 것이다. 유증상 절구테두리 열상 환자를 다룬 연구에 따르면, 건강한 사람에 비해 넙다리뼈의 앞방향경사가 뚜렷하게 감소되었다고 한다.[49,50] 이것은 넙다리뼈의 앞방향경사가 충돌증후군과 후속 테두리 병리에 대한 보호 패턴으로 작용한다는 것을 의미한다. 그러나 최근 연구에 따르면, 테두리 열상이 넙다리뼈 앞방향경사와 관련된다는 것이다.[51] 그 결과, "정상"의 넙다리뼈 비틀림에 비해 지나치게 과도한 넙다리뼈의 앞방향경사나 뒤방향경사가 엉덩관절의 진행성 질환을 일으키는 한 요소일 수 있다.

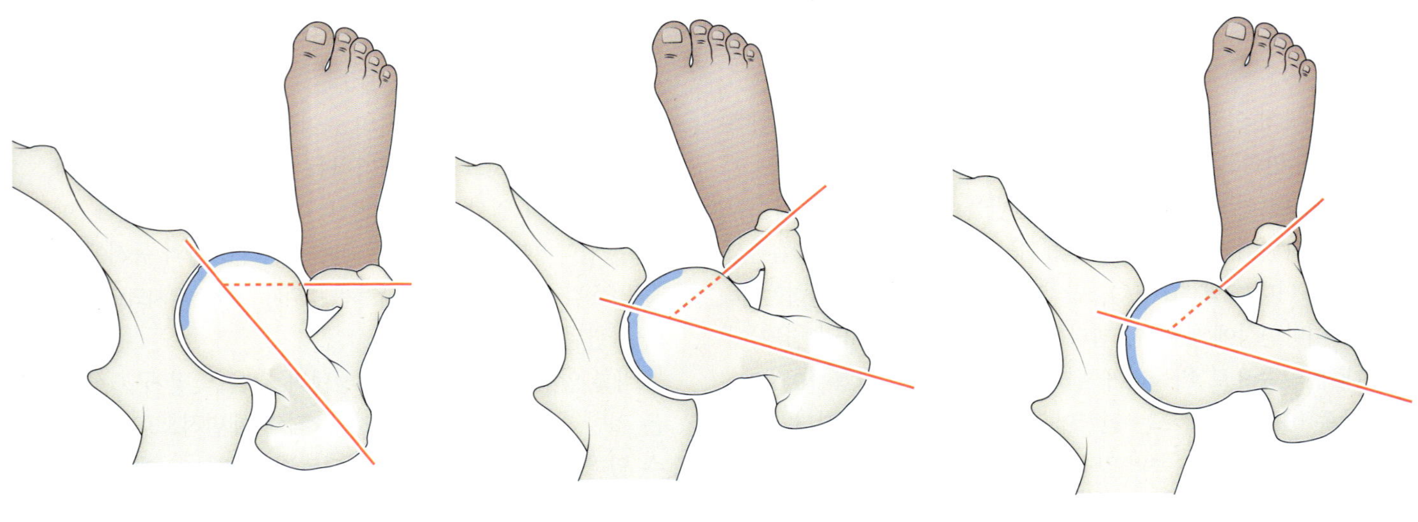

그림 10-10. A. 넙다리뼈융기가 이마면 상에 배치되면(누운 자세), 앞방향경사된 넙다리뼈머리는 앞쪽으로 노출된다. 가쪽돌림이 제한될 것이고, 안쪽돌림은 상대적으로 과도해질 것이다. B. 선 자세, 앞방향경사된 넙다리뼈는 관절 일치성을 향상하기 위해 절구 안에서 안쪽으로 돌림되는 경향을 띤다. 그 결과는 보행 진행 방향을 기준으로 넙다리뼈융기의 안쪽돌림이다. 선 자세에서 평가되는 넙다리뼈의 비틀림 변형은 넙다리뼈의 안쪽 비틀림으로 간주된다. C. 정강뼈의 가쪽비틀림이 동반되면, 안짱 자세(토우-인)가 감소되거나 역전될 수 있다.

확장 개념 10-2
넙다리뼈 돌림과 보행에 대한 효과

과도한 넙다리뼈 앞방향경사를 가진 사람은 넙다리뼈머리를 절구의 중심에 위치시키기 위해 종종 넙다리뼈를 안쪽돌림시킬 것이다. 엉덩관절의 안쪽돌림으로 안쪽돌림근이 단축될 것이고, 결국에는 수동 ROM에 이용될 수 있는 가쪽돌림의 크기가 제한될 것이다. 이와 마찬가지로, 안쪽돌림은 엉덩관절의 가쪽돌림근 약증으로 초래시킬 수 있다. 안쪽돌림된 엉덩관절을 가진 사람은 과도한 앞방향경사 때문에 발가락이 안쪽으로 돌아가는 안짱 걸음을 초래할 수 있다. 비슷한 패턴으로 볼 때, 감소된 앞방향경사를 가진 사람이나 상대적인 뒤방향경사를 가진 사람은 종종 "토우-아웃(발가락이 가쪽으로 돌아가는)"되는 보행을 하게 될 것이고, 이것은 넙다리뼈머리를 절구의 중심에 배치하기 위해 엉덩관절이 가쪽돌림될 것이다.

관절 일치성(Articular Congruence)

엉덩관절의 모양은 최대 접촉 스트레스를 감소시키도록 설계되어 있다.[2] 엉덩관절은 일치성이 높은 관절로 간주된다. 그러나 실제로 넙다리뼈머리의 관절면이 절구의 관절면보다 더 큰 편이다(그림 10-11). 중립위나 선 자세의 경우, 넙다리뼈머리의 관절면은 앞쪽과 약간 위쪽으로 노출되어 있다(그림 10-11A). 절구는 넙다리뼈머리를 위쪽으로 완전하게 감싸지 못하고, 넙다리뼈목의 앞쪽 비틀림이 근본적으로 넙다리뼈머리의 앞쪽 관절면을 상당히 노출시킨다. 비체중부하일 때 넙다리뼈와 절구 사이의 관절 접촉은 굽힘, 벌림 및 약간의 가쪽돌림에 의해 증가될 수 있다(그림 10-11B).[52]

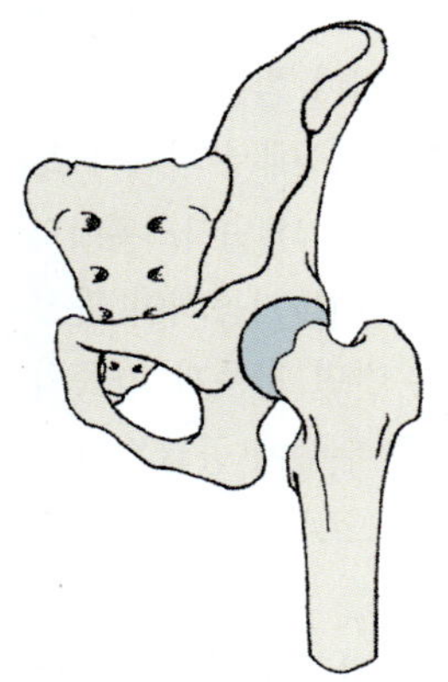

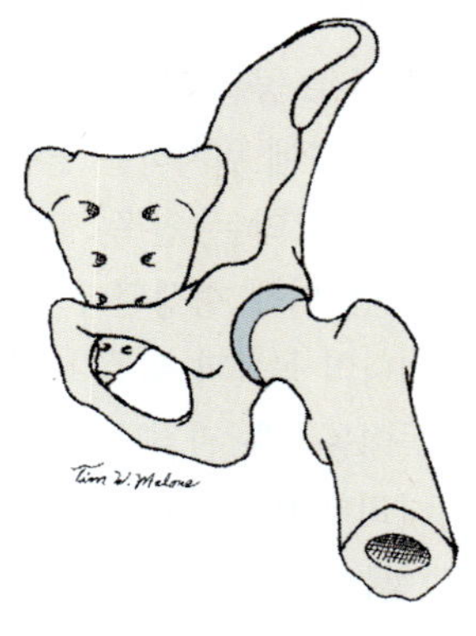

A 선 자세, 중립위 엉덩관절　　B 개구리다리 자세

그림 10-11. 엉덩관절이 중립위를 취할 때, 넙다리뼈머리의 관절연골은 앞쪽과 약간의 위쪽으로 노출된다. 절구와 넙다리뼈머리의 최대 접촉은 넙다리뼈를 굽힘, 벌림 및 약간의 가쪽돌림시킬 때 이루어진다.

이 자세(개구리다리 자세로 알려진)는 네발 자세 때의 엉덩관절 자세이고, 엉덩관절의 실제 생리적 자세이다.[52]

엉덩관절의 일치성은 체중부하 자세를 취할 때 더 커지고, 비체중부하 자세를 취할 때 작아진다.[13] 체중부하 자세일 때, 절구의 탄성 변형이 넙다리뼈머리와의 접촉으로 증가되고, 주로 절구의 앞쪽, 위쪽 및 뒤쪽 관절면과 접촉한다.[13] 관절 일치성에 대한 부가적인 기여와 관절면의 접촉은 비관절성이고 체중부하가 되지 않는 절구오목에 의해 이루어질 수 있다. 절구오목은 관절의 진공 상태에 중요한 역할을 하고, 대기압이 넙다리뼈머리와 절구 사이의 접촉을 유지시켜 관절의 안정성에 기여한다. 엉덩관절 굽힘 활동 시 대기압은 관절주머니인대 구조물보다 엉덩관절의 안정성에 더 큰 역할을 한다.[53] 관절주머니가 개방되더라도 관절내압에 의해 넙다리뼈머리와 절구가 안정성을 유지한다. 엉덩관절이 탈구되기 전에, 관절내압이 사라져야 한다.[52] 절구테두리는 절구의 깊이를 강화하고 관절내의 음압을 유지하는 봉인으로 작용하여 관절의 안정성을 증가시킨다.[54] 테두리 열상이 있으면, 과도한 움직임을 막는 버팀목과 관절내 음압을 유지시키는 봉인으로써 작용하는 테두리의 능력이 손상될 것이고, 이로 인해 주변 관절주머니에 가해지는 스트레스가 상승될 것이다.[54,55]

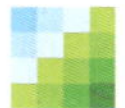

환자 적용 10-3

Gabriella의 병력은 엉덩관절 형성이상증이다. 현재 방사선 사진과 MRI 사진은 왼쪽 밖굽이엉덩과 앞방향경사된 넙다리뼈를 보여주고 있고, 또 얕은 절구를 보여주고 있다. 밖굽이엉덩, 앞방향경사, 그리고 얕은 절구(감소된 중심가장자리 각도)와 같은 Gabriella의 구조적 변형은 넙다리뼈머리의 노출 증가, 일치성 감소, 그리고 중립위로 체중부하했을 때 엉덩관절의 안정성 감소를 초래할 수 있다.

만약 Gabriella의 엉덩관절 형성이상증이 유아때 진단되었다면, Frejka pillow 또는 Pavlik harness를 이용해 개구리다리 자세를 취하도록 했을 것이다(그림 10-12).[56] 이 보조 장비들은 넙다리뼈머리와 절구 사이의 접촉을 향상시켜 변형을 감소시킬 수 있다. 발달성 엉덩관절 형성이상증에서의 이런 굽힘, 벌림 및 돌림의 자세는 그 목적이 관절면의 접촉과 일치성을 향상시키는 것일 때 관절 일치성을 엉덩관절을 고정시키기 위해 흔히 사용되는 자세이다.[56] 이런 자세를 취하든 그렇지 않든 간에, Gabriella의 넙다리뼈와 절구의 변형은 영구적이다. 중심-가장자리 각도의 감소만을 고려했을 때, 관절내의 스트레스 분포가 정상 중심-가장자리 각도에 비해 보행 내내 작은 체중부하 영역에 집중되었다.[57]

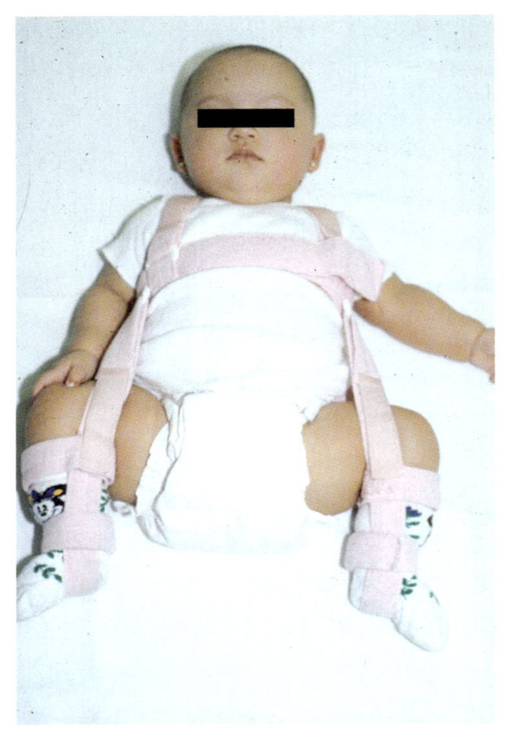

그림 10-12. 보조장비의 사용으로 유아의 굽힘, 벌림 및 가쪽 돌림 자세(개구리다리 자세)를 쉽게 유지시킬 수 있다.

이런 스트레스 증가는 시간이 경과함에 따라 더욱 퇴행성 변화를 촉진시키는 것 같다. 연령과 테두리 열상의 존재 이외에 중심가장자리 각도가 골관절염과 관련되어 왔다.[58] Gabriella의 엉덩관절 형성이상증이 그녀의 진행성 관절내 병리와 골관절염을 일으켰던 요인임이 밝혀졌다.

엉덩관절의 관절주머니와 인대 (Hip Joint Capsule and Ligaments)

엉덩관절 관절주머니(HIP JOINT CAPSULE)

상대적으로 약한 어깨의 관절주머니와는 달리, 엉덩관절의 관절주머니는 관절 안정성에 실제로 도움을 준다. 엉덩관절의 관절면은 세로 섬유와 빗섬유를 가진 불규칙하고, 치밀한 섬유성 구조물이고, 관절주머니인대를 형성하는 3개의 두꺼운 영역을 가진다.[59,60] 보다 광범위한 관절주머니의 세로 섬유는 절구테두리보다 먼쪽에 위치하는 뼈막에 붙는다.[60] 빗섬유는 넙다리뼈머리보다 바로 먼쪽에 위치하는 몸쪽 부착점 근처에서 원주형태로 배열되어 있고, 넙다리뼈목[26,59,60]을 둘러싸는 칼라 모양의 구조물을 형성하는데, 이 영역을 **둘레띠**(zona orbicularis)라고 부른다. 이런 칼라 형태의 섬유

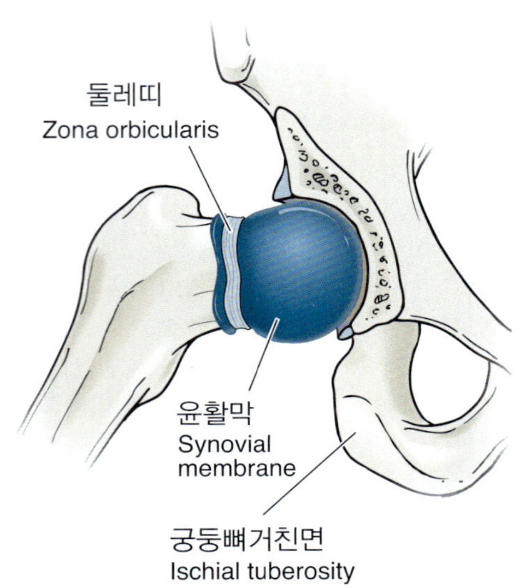

그림 10-13. 둘레띠(Zona orbicularis)는 넙다리뼈목을 둘러싸는 칼라(깃) 형태의 섬유로 구성되고, 절구로부터 넙다리뼈머리가 견인되는 것을 막아준다.

는 절구로부터 넙다리뼈머리가 견인되는 것을 막아준다(그림 10-13).[61] 관절주머니는 스트레스가 많이 걸리는 위 앞쪽에서 두꺼워지고, 뒤아래쪽이 상대적으로 얇은 편이고 느슨하게 붙어 있다.[14,62] 관절주머니는 원통처럼 생겼으며, 넙다리뼈머리와 목을 덮고 넙다리뼈목 바닥에 부착한다. 넙다리뼈목은 관절주머니 안에 위치하지만, 큰뼈돌기와 작은뼈돌기는 관절주머니 밖에 위치한다. 윤활막은 관절주머니의 안쪽면에 위치한다. 세로 형태의 지지띠 섬유가 앞쪽 관절주머니의 깊은 곳에 위치하고, 넙다리뼈목을 따라 넙다리뼈머리 쪽으로 주행한다.[14] 지지띠 섬유는 영양분을 넙다리뼈머리와 목에 주로 공급하는 혈관을 운반한다. 지지띠 혈관은 넙다리뼈목 바닥에 위치하는 혈관고리(vascular ring)에서 시작하고, 이 혈관고리는 안쪽 및 가쪽 휘돌이동맥(깊은넙다리동맥의 가지)에 의해 형성된다. 위볼기동맥과 아래볼기동맥이 관절주머니의 몸쪽과 뒤쪽 부분에 공급되고, 반면 안쪽과 가쪽의 휘돌이동맥은 관절주머니의 먼쪽과 앞쪽 부분에 공급된다.[63] 넙다리뼈머리는 안쪽넙다리휘돌이동맥으로부터 주로 공급을 받는다.[63]

이미 다른 관절에서 설명되었듯이, 엉덩관절과 관련된 무수히 많은 윤활주머니가 존재한다. 비록 20개의 윤활주머니가 밝혀졌지만, 일반적으로 3개의 윤활주머니가 중요한 것으로 인지되고 있다.[64,65] 윤활주머니가 관절주머니보다 엉덩관절 근육에 더 많이 관련되기 때문에, 윤활주머니는 해당 근육을 다룰 때 함께 설명하겠다.

엉덩관절 인대(HIP JOINT LIGAMENTS)

원인대 또는 넙다리뼈머리인대는 관절속 구조물이지만, 윤활바깥의 부속 구조물이다. 원인대는 삼각형의 띠모양이고, 절구패임의 주변 가장자리에 부착한 후, 가로절구인대(합류하면서) 밑을 통과해 먼쪽 부착점은 넙다리뼈머리오목에서 끝난다(그림 10-14). 원인대는 납작한 윤활막의 소매 안에 감싸져 있어서 관절강과 소통을 하지 않는다. 원인대의 물질 특성은 다른 인대의 것과 비슷하다.[66] 전통적으로, 원인대의 목적은 넙다리뼈머리까지 이어지는 혈관을 위한 통로로써 작용하는 것이고, 관절의 안정성에 중요한 역할을 하지 않는다.[67] 그러나 최근의 연구에 따르면, 원인대가 엉덩관절의 안정성에도 중요한 역할을 한다는 것이다.[68–72] 특히, 엉덩관절이 90° 이상 굽힘되었을 때, 원인대가 엉덩관절의 안쪽돌림과 가쪽돌림을 억제하는 것으로 알려져 왔다.[70–72] 후천성 전방 엉덩관절 불안정과 비정상적으로 증가된 엉덩관절의 안쪽돌림/가쪽돌림을 가진 사람들은 원인대의 온전성을 손상시킬 수도 있는 과도한 스트레인을 가졌을 수도 있다. 원인대가 손상되거나 느슨해지면, 그것은 넙다리뼈머리와 절구 사이에 찝힘이 발생할 수 있고, 이것으로 인해 통증성 염발음과 잠김이 발생할 수도 있다.

결과적으로, 원인대 문제를 가진 사람은 깊은 쭈그려 앉는 동작에 두려움을 갖는다. 원인대의 병변은 관절경 수술(수술 환자의 18%)을 받은 운동선수에게서 3번째로 많이 나타난다.[73]

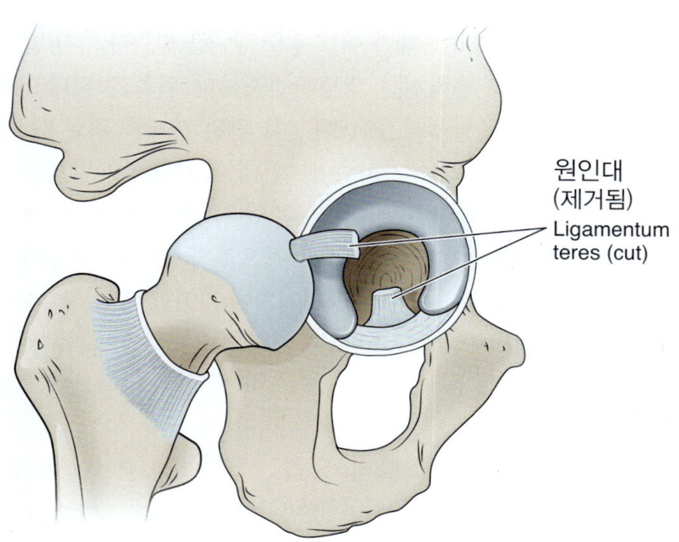

그림 10-14. 원인대는 관절 안에 존재하지만, 절구패임의 주변 가장자리에서 절구오목으로 뻗어 있는 윤활바깥의 부속 구조물이다. 원인대는 넙다리뼈머리인대로도 불린다.

확장 개념 10-3
넙다리뼈머리의 혈액공급

원인대에 의해 운반된 2차 혈액공급의 중요성은 연령대에 따라 달라지며, 아동기때 가장 큰 영향을 준다. 아동이 성장할 때, 주요 지지띠 혈관(안쪽 및 가쪽 휘돌이동맥)은 무혈관성 연골끝단까지 주행할 수 없지만 혈관이 쉽게 파괴되는 뼈 표면을 가로질러 주행해야 한다. Crock에 따르면, 뼈가 성숙되기 전이나 성장판이 닫히기 전 까지는, 넙다리뼈머리가 원인대의 혈관에 의해 주로 영향을 받는다고 한다.[74] 그러나 Tan과 Wong은 조사한 표본의 10%에서 원인대가 존재하지 않음을 발견했다.[75] 넙다리뼈머리인대의 혈관은 노인에게서 흔히 경화된다.[76] 그러므로, 2차 혈액 공급이 넙다리뼈목 골절과 같은 문제로 인해 중단되었을 때, 1차 지지띠 혈액공급을 뒷받침할 수 없을 것으로 기대된다.[75] 넙다리뼈머리로 가는 2차 혈관의 부재는 넙다리뼈목의 외상과 함께 넙다리뼈머리의 무혈관성 괴사의 위험을 증가시킨다.

확장 개념 10-4
Legg-Calvé-Perthes 질환

Legg-Calvé-Perthes 질환은 넙다리뼈머리가 붕괴되는 질환이며, 혈액공급의 소실로 넙다리뼈머리가 납작해진다. 이런 아동 질환은 대개 자기 제한 질환(self-limiting condition)이며, 다양한 이력으로 발생할 수 있다. 적절한 치료를 하지 않으면, 손상된 성장과 비정상 발달이 적절한 치료를 받지 않으면, 장기간에 걸쳐 변형, 관절 불일치, 그리고 골관절염의 조기 발생을 초래할 수 있다.[77,78]

엉덩관절의 관절주머니는 3개의 관절주머니인대(앞쪽에 2개, 뒤쪽에 1개)에 의해 보강되고 있다: 앞쪽면에 2개의 인대가 있고, 뒤쪽면에 1개의 인대가 있다(그림 10-15).[52,59,67]

앞쪽의 2개 인대는 **엉덩넙다리인대**와 **두덩넙다리인대**이다(그림 10-15A). **엉덩넙다리인대**는 부채꼴로써 역 Y 자 형태이어서, 종종 **Bigelow의 Y 인대**로도 불린다. 엉덩넙다리인대의 꼭대기 부분은 AIIS에 부착하고, Y의 2개 가지는 넙다리뼈 돌기사이선을 따라 펼쳐진다. 엉덩넙다리인대의 위쪽 섬유는 엉덩관절 인대 중에서 가장 강하고 두꺼운 인대이다.[52,59,79] **두덩넙다리인대**도 앞쪽에 위치하고, 엉덩두덩융기보다 아래쪽과 안쪽에 위치하는 절구테두리의 두덩뼈 부분에서 시작한다. 두덩넙다리인대는 넙다리뼈목의 아래쪽 면을 지지하는 슬링을 형성하고, 엉덩넙다리인대와 궁둥넙다리인대의 섬유와 연결된다.[59] **궁둥넙다리인대**는 뒤쪽 관절주머니인대(그림 10-15B)이고, 절구테두리의 뒤쪽면에 부착한다. 궁둥넙다리인대의 몇몇 섬유는 넙다리뼈목을 나선 형태로 감고, 관절주머니의 원주 섬유와 합류한다. 궁둥넙다리

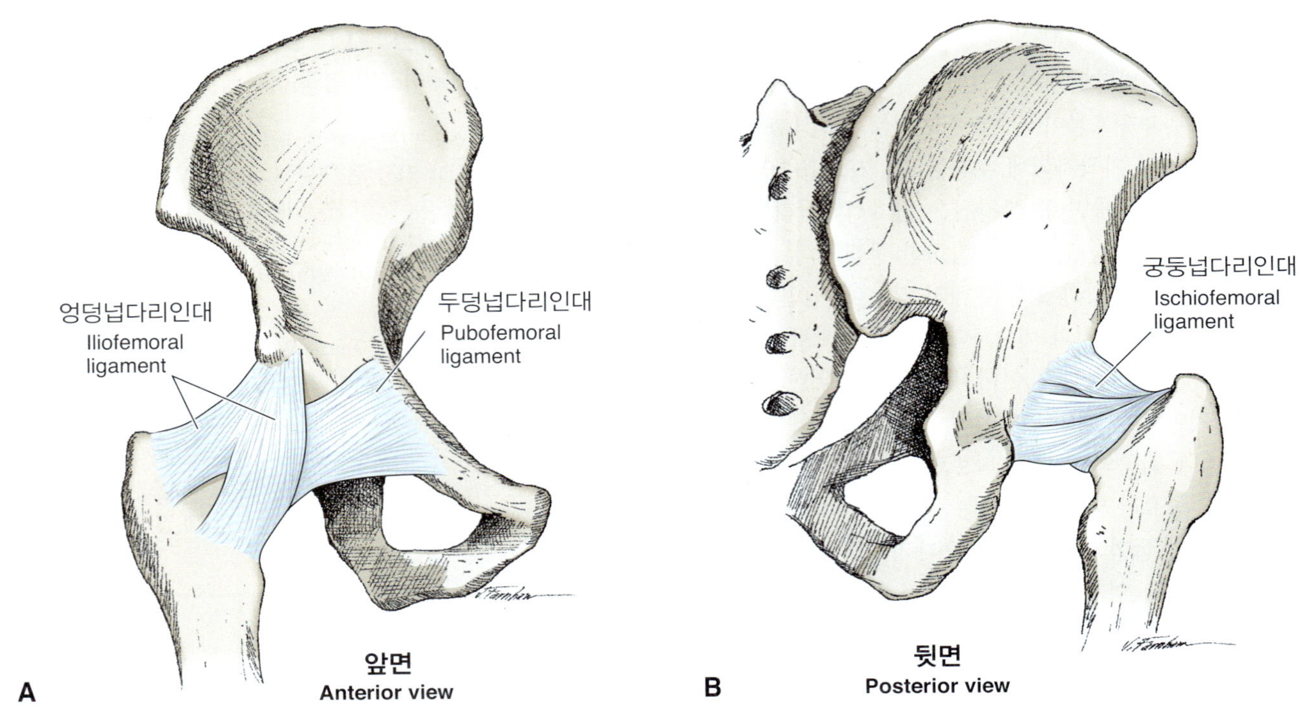

그림 10-15. A. 오른쪽 엉덩관절의 앞면은 엉덩넙다리인대(Y 인대)의 두 섬유띠와 약간 아래쪽에 위치한 두덩넙다리인대를 보여 주고 있다. B. 오른쪽 엉덩관절의 뒷면은 궁둥넙다리인대의 나선 섬유가 젖힘 때 타이트해져, 엉덩관절의 젖힘을 제한한다.

인대의 다른 섬유는 수평으로 주행하고, 큰뼈돌기의 안쪽면에 부착되어 있다.

다른 관절처럼, 엉덩관절에서도 관절 인대의 역할에 대한 몇가지 상충되는 근거가 존재한다. 그러나 엉덩관절의 운동이 적어도 하나의 엉덩관절 인대에 의해 제한될 수 있다는 의견에는 일치되는 합의가 존재한다.[67] 인대(관절주머니)에 의해 전달된 힘들은 절구에 대한 넙다리뼈의 방향에 좌우된다.[59,62] 앞쪽 관절주머니인대성 구조물은 뒤쪽 구조물보다 더 강한(파괴하는 힘에 저항하는) 편이다.[79] 앞쪽 엉덩관절의 1차 고정 요소는 엉덩넙다리인대이다. 이 인대는 과도한 가쪽돌림에 저항을 제공한다.[59] 특히, 엉덩관절이 중립위와 굽힘된 자세를 취할 때, 엉덩넙다리인대의 가쪽 부분이 가쪽돌림에 가장 강하게 저항한다.[59] 두덩넙다리인대는 폄된 자세일 때 가쪽돌림을 제어한다.[59] 뒤쪽에 위치한 궁둥넙다리인대는 엉덩관절의 굽힘이나 폄에 관계없이 엉덩관절의 안쪽돌림에 주로 저항하는 구조물이다.

관절주머니와 인대는 강한 견인력이 적용될 때도 관절을 거의 견인하지 못한다. 형성이상증의 엉덩관절이 완전히 탈구될 때, 관절주머니와 인대는 체중부하 상태에서 넙다리뼈머리를 지지할 만큼 충분히 강하다. 이런 흔하지 않는 상태에서, 넙다리뼈머리에 의해 관절주머니에 가해지는 스트레스는 연골세포로 관절주머니를 충만하게 만들 수 있고, 이것은 넙다리뼈머리를 위한 활주면에 기여할 수 있다.[80]

정상 상태일 때, 엉덩관절(관절주머니 및 인대)은 체중의 2/3(머리, 팔 및 몸통)를 지지한다. 양발 서기 시 엉덩관절은 일반적으로 중립위나 약간 폄된 자세를 취한다. 이런 자세일 때, 관절주머니와 인대가 어느 정도 장력을 받는다.[52] 양발 서기 시 정상의 중력선은 엉덩관절축보다 뒤쪽을 지나가고, 폄 모멘트를 발생시킨다. 완전히 폄된 자세를 취할 때, 부가적인 수동 장력이 관절주머니인대 복합체에서 발생하고, 중력의 폄 모멘트를 상쇄시킬 수 있다. 대칭적인 양발 서기 시 중력선은 엉덩관절축보다 뒤쪽으로 떨어지고, 수동의 관절주머니인대 구조물이 체중의 지지에 기여할 수 있다. 이 때 엉덩관절을 통과하는 근육들은 거의 작용을 하지 않을 것이다.

관절주머니인대 구조물의 장력
(CAPSULOLIGAMENTOUS TENSION)

엉덩관절의 폄, 약간의 벌림과 안쪽돌림은 엉덩관절의 잠김 자세이다.[14] 폄이 증가되면, 관절주머니인대가 넙다리뼈머리와 목을 둘러싸고 비틀려져서 넙다리뼈머리를 절구 안으로 끌어당긴다. 신체의 다른 관절과는 반대로, 엉덩관절의 잠김 자세와 가장 안정된 자세는 최적의 관절면이 접촉되는 자세는 아니다. 이미 언급했지만, 최적의 관절면 접촉은 엉덩관절의 굽힘, 벌림 및 가쪽돌림이 복합되어 일어난다. 관절면이 최대로 일치하지 않거나 또는 최대 잠김 위치가 아닐 때, 엉덩관절은 외상성 탈구의 위험이 가장 크다. 엉덩관절이 굽힘과 모음될 때(양쪽 허벅지를 겹쳐서 앉은 자세를 취할 때처럼), 탈구의 위험이 커진다. 이런 자세를 취할 때, 넙다리뼈몸통을 통과하고 엉덩관절 쪽으로 향하는 강한 축성의 힘(자동차 사고 시 무릎이 대쉬보드에 부딪히는 것처럼)이 넙다리뼈머리를 절구 밖으로 밀어낼 것이다 (그림 10-16).[52] 강한 충격으로 인한 심한 손상이 관절주머니를 느슨하게 만드는 원인으로 알려져 있다. 최근 정보에 따르면, 반복적이고 강력한 끝범위 움직임을 포함하는 스포츠와 관련된 미세 외상이 느슨함의 원인이 될 수 있다.[81]

엉덩관절 관절주머니인대 구조물의 장력은 엉덩관절이 중등도의 굽힘, 약간의 벌림 그리고 중등도의 돌림일 때 최소가 된다. 이런 자세일 때, 정상의 관절내압이 최소가 되고, 윤활액의 비정상을 조정하는 관절주머니의 능력이 가장 좋아진다.[53] 이것은 관절주머니의 문제나 외부 체액(혈액이나 윤활액)에 의한 과도한 관절내압으로 인한 통증이 있을 때 엉덩관절이 취하는 자세이다. 여기에서 외부 체액의 증가는 엉덩관절의 **윤활염**이나 관절 출혈과 같은 상태의 결과일 수 있고, 관절 출혈은 넙다리뼈목 골절로 인한 혈관 열상으로 초래될 수 있다. 관절내압의 최소화는 엉덩관절의 통증을 감소시킬 뿐만 아니라, 넙다리뼈머리에 혈액을 공급하는 관절내 혈관의 압박을 방지한다.[53]

체중부하에 따른 구조적 적응
(Structural Adaptations to Weightbearing)

골반과 넙다리뼈의 내적 건축 구조물은 넙다리뼈와 골반 사이의 힘 전달에 의해 생성된 역학적 스트레스와 구조적 적응 사이의 뚜렷한 상호작용을 보여준다. 뼈잔기둥(해면뼈내의 석회화된 조직판)은 스트레스 방향을 따라 발달하고, 스트레스에 정상적으로 적응하는 시스템을 형성한다. 뼈잔기둥은 그림 10-17에서 보여지듯이, 엉덩관절의 다른 구조 요소와 함께, 뼈의 횡단면에서 뚜렷하게 보인다.

4장에서 우리는 체중부하의 선이 척추뼈를 통해 엉치뼈곶에 도달한 후, 엉치엉덩관절을 통과하는 것을 알 수 있었다. 골반에서 생성된 대부분의 체중부하 스트레스는 엉치엉덩관절에서 절구까지 이어진다.[14] 선 자세나 체중부하 활동 시, 적어도 HAT 무게(중력의 힘)의 절반은 골반을 통과해 좌우 넙다리뼈머리로 전달된다. 압박력이 넙다리뼈목의 안쪽을 지나가기 때문에, 모멘트팔이 발생하여 넙다리뼈목을 가로지르는 굽힘 모멘트를 일으킨다(그림 10-18).

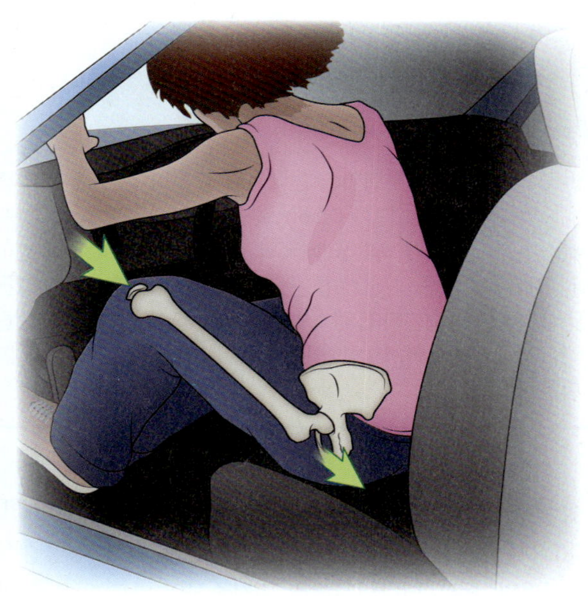

그림 10-16. 엉덩관절을 굽힘한 자세로 취했을 때, 넙다리뼈몸통을 따라 적용된 커다란 힘(자동차 대쉬보드의 손상처럼)은 엉덩관절의 뒤쪽 탈구를 일으킬 수 있다.

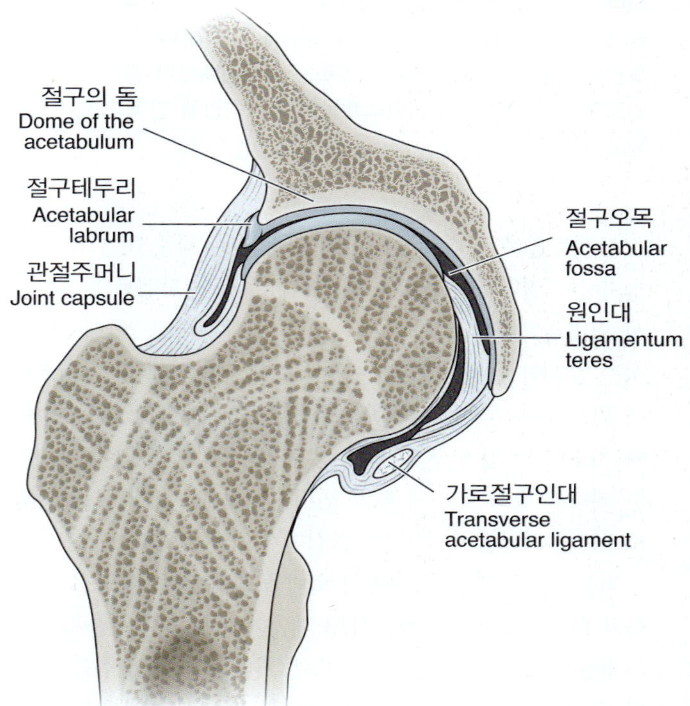

그림 10-17. 넙다리뼈의 뼈잔기둥은 해면뼈의 스트레스 방향을 따라 발달하고, 횡단면에서 보여질 수 있다.

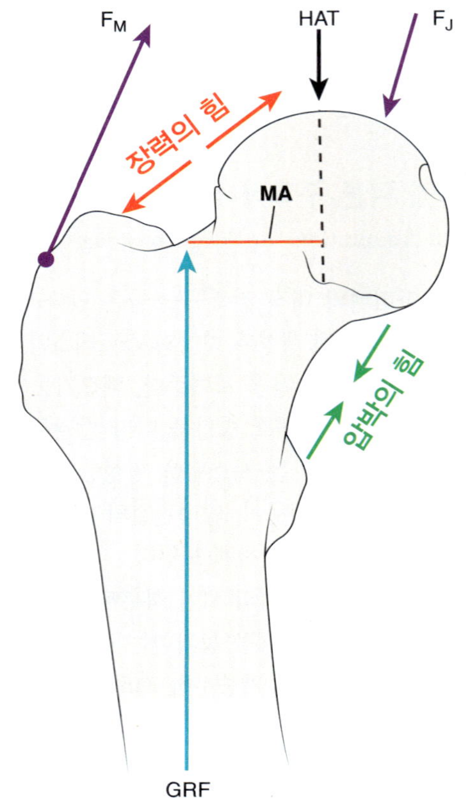

그림 10-18. 머리-팔-몸통(HAT)의 체중부하선은 넙다리뼈머리에 하중을 가하고, 반면 지면반응력(GRF)은 넙다리뼈몸통을 따라 위쪽으로 올라가고, 이들 두 힘은 굽힘 모멘트를 일으키는 짝힘을 만든다. 그리고 넙다리뼈목의 길이와 각도에 따라 다른 크기의 모멘트팔을 형성한다. 굽힘 모멘트는 넙다리뼈목의 위쪽면에 장력 스트레스를 일으키고, 넙다리뼈목의 아래쪽면에 압박 스트레스를 일으킨다.

모멘트팔은 넙다리뼈머리에 가해지는 체중(하방의 힘)과 돌기사이 영역사이의 수직거리이다.[82] 굽힘 모멘트의 결과로서 넙다리뼈목의 위쪽면에는 장력이 발생하고, 아래쪽면에서는 압박이 발생한다. 뼈는 장력보다 압박력에 더 자연스럽게 반응한다. 골절은 하중의 적용을 충분히 감당할 수 없는 뼈 지점에서 일어난다. 만약 넙다리뼈목의 위쪽면에 가해지는 커다란 장력 때문에 뼈가 넙다리뼈목을 가로지르는 굽힘 모멘트를 감당할 수 없다면, 골절이 일어날 것이다.

뼈는 엉덩관절 근육 활동의 협력을 통해 장력 하중을 최소화할 수 있고(그림. 10-18), HAT의 무게로 인해 가해진 장력을 상쇄시킬 수 있도록 넙다리뼈목에 커다란 압박의 힘을 일으킬 수 있다. 부가적으로, 넙다리뼈목 내에서 발생하는 힘들의 복합은 넙다리뼈몸통에 대한 넙다리뼈목의 돌림을 방지한다; 이들 힘 사이에는 2개의 큰 뼈잔기둥 시스템과 3개의 작은 **뼈잔기둥 시스템**(trabecular systems)의 구조적 저항이 일어난다(그림 10-19).

안쪽 뼈잔기둥(또는 1차 압박) 시스템은 위쪽 넙다리뼈몸통의 안쪽 겉질뼈에서 시작한 후, 해면뼈를 통해 퍼져나가 넙다리뼈머리의 위쪽 겉질뼈에 이른다. 안쪽 뼈잔기둥 시스템은 엉덩관절을 통과하는 수직 압박력을 따라 주행한다.[52]

가쪽 뼈잔기둥(또는 1차 장력) 시스템은 위쪽 넙다리뼈몸통의 가쪽 겉질뼈에서 시작해 안쪽 시스템과 교차한 후, 넙다리뼈머리의 아래쪽 겉질뼈에 이른다. 가쪽 시스템은 사선 방향으로 주행하며, HAT 체중의 평행힘(전단력)과 지면반응력에 반응하여 발달한다.[52] 2개의 부속 뼈잔기둥(또는 2차) 시스템이 있는데, 그 중 하나는 압박 시스템이고, 다른 하나는 장력 시스템이다.[83] 또 다른 2차 뼈잔기둥 시스템은 큰뼈돌기 영역에 국한되는 뼈돌기 뼈잔기둥 시스템이 있다.[52,83] 신체 활동 동안 넙다리뼈에서 일어나는 하중 환경은 거의 대부분이 압박이고, 전단 현상은 상대적으로 적은 편이다.[84]

뼈잔기둥들이 서로 수직으로 교차하는 영역이 있는데, 이 영역은 스트레스와 스트레인에 가장 잘 저항하는 부위이다. 넙다리뼈목 부위에는 뼈잔기둥이 상대적으로 얇고 뼈잔기둥이 교차하지 않는 부위가 있다. 이런 **약증 영역**(그림 10-19 참고)은 보강이 약해 골절의 가능성이 높은 부위이다. 넙다리뼈목의 약증 영역은 특히 그 영역에 가해지는 굽힘의 힘에 취약하고, 과도한 힘이 적용되거나 뼈 성분이 하중에 저항하는 조직의 능력을 감소시킬 때 골절이 일어날 수 있다.

확장 개념 10-5
넙다리뼈목 스트레스

비록 해면뼈의 약증 영역이 엉덩관절 골절의 한 요소로서 중요하게 다루어지고 있지만, Crabtree 등은 엉덩관절 골절 환자나 사체를 통한 연구에서, 넙다리뼈목의 겉질뼈가 적어도 몸쪽 넙다리뼈에 가해지는 하중의 50%를 지지한다고 했다.[85] 또한 그들은 겉질뼈의 감소가 해면뼈의 감소보다 골절에 더 큰 요소라고 언급했다. 본 장의 후반부에서, 엉덩관절 골절에 대한 내용을 좀 더 자세히 다룰 것이다.

절구의 주요 체중부하 표면(또는 절구의 **돔**)은 반달 표면의 위쪽 부분에 해당된다(그림. 10-17 참고).[82,86] 엉덩관절이 정상이라면, 돔은 넙다리뼈머리 회전중심의 바로 위쪽에 위치한다.[86] 한발 서기 때 최대 접촉 압박력은 돔의 위쪽면 근처에 위치한다.[26] 스트레스 분포의 변화는 절구가 넙다리뼈머리를 제대로 덮지 못할 때(중심가장자리 각도의 감소)나 절구의

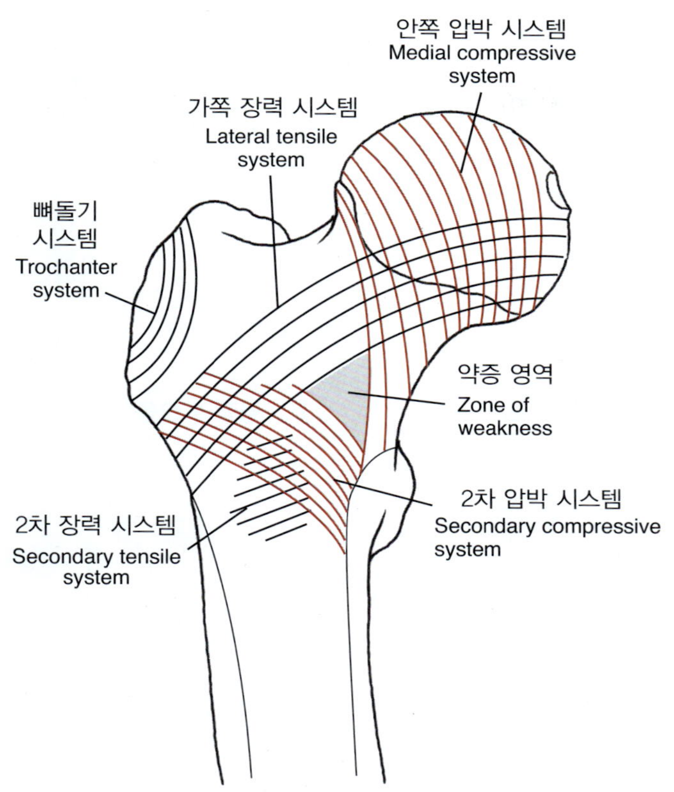

그림 10-19. 2개의 큰 뼈잔기둥 시스템(안쪽 압박 시스템과 가쪽 장력 시스템)은 힘의 1차 전달을 보여준다. 부가적인 스트레스의 선은 2차의 압박 시스템과 장력 시스템에서 뚜렷하고, 또 뼈돌기 시스템에서도 뚜렷하다. 뚜렷한 약증 영역도 관찰될 수 있는데, 이 영역은 뼈잔기둥이 얇은 영역이고 뼈잔기둥이 교차하지 않는 부위이다.

과도한 앞방향경사가 있을 때 일어날 수 있다.[2,26] 접촉 면적은 남성보다 여성에게서 더 작으며, 더 높은 최대 접촉 스트레스와 관련된다.[26] 돔은 가장 큰 스트레스가 일어나는 부위로서 절구의 퇴행성 변형이 가장 많이 발생하는 부위이다. 넙다리뼈머리의 주요 체중부하 표면은 위쪽 부위이다.[82,87] 넙다리뼈머리의 퇴행성 변화는 완전한 "공" 모양의 형태가 아니라, 납작해지는 형태로 변한다. 퇴행성 변화는 원인대의 부착점 근처에서도 흔하게 발생한다.[25]

완전하게 일어나는 엉덩관절의 하중은 관절 일치성을 달성하는데 필수적이고, 절구와 넙다리뼈머리 사이의 하중 분포를 적절하게 만드는데 필수적이다.[13] 중등도로 하중을 받은 엉덩관절(특히 젊은 성인)의 경우에는, 절구의 돔이 불일치성을 보여 제대로 압박할 수 없게 되고, 이로 인해 연골에 영양 공급을 제대로 할 수 없는 부적절한 체액 교환이 일어난다.[82]

넙다리뼈머리의 위쪽 부분은 선 자세를 취했을 때 돔으로부터 압박을 받게 되고, 앉은 자세일 때는 절구의 뒤쪽이 압박을 받는다. 그리고 엉덩관절을 폄했을 때는 절구의 앞쪽 부분으로부터 압박을 받는다. 이런 사실에 따르면, 빈번하고 완전한 넙다리뼈머리의 위쪽 부분 압박은 연골내의 영양 공급을 더 잘 해 줄 수 있다. 그러나 무혈성인 관절연골은 **압박**과 **이완**을 통해 영양 공급을 받는다는 사실을 꼭 기억해야 한다; 너무 작은 압박과 너무 과한 압박(하중의 크기와 빈도)은 연골 손상을 초래할 수 있는 영양 공급의 문제를 일으킬 수 있다.

엉덩관절의 관절면과 넙다리뼈머리와 목에 작용하는 HAT의 무게와 지면반응력도 넙다리뼈몸통에 작용한다. 넙다리뼈몸통은 수직이 아니라, 사람에 따라 차이는 있겠지만 비스듬하게 경사진 형태를 띤다. 그러나, 비스듬한 넙다리뼈몸통에 대한 수직의 하중은 넙다리뼈몸통에 굽힘 스트레스를 초래하게 된다.[52] 넙다리뼈몸통의 안쪽 겉질뼈는 압박력에 저항을 해야 하고, 반대로 가쪽 겉질뼈는 장력 스트레스에 저항해야 한다(그림 10-20).

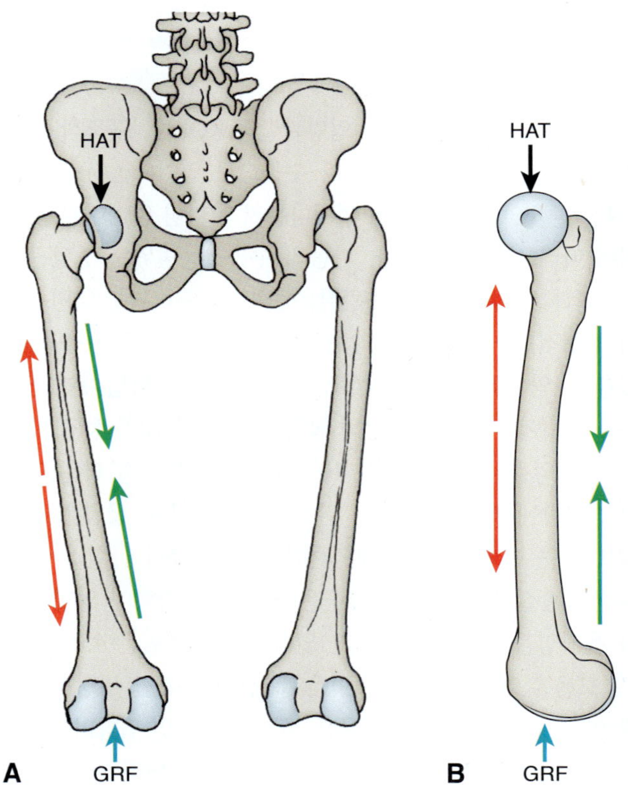

그림 10-20. 넙다리뼈머리의 회전중심을 통과하는 체중부하선(HAT)과 지면반응력(GRF)은 넙다리뼈몸통에 굽힘력을 일으킨다. **A.** 이마면에서 보면, 이것은 안쪽으로 압박력을 일으키고, 가쪽으로 장력을 일으킨다. **B.** 시상면에서 보면, 압박력은 뒤쪽에서 나타나고, 장력은 앞쪽에서 나타난다.

기능(Function)

절구에 대한 넙다리뼈의 운동 (Motion of the Femur on the Acetabulum)

엉덩관절의 운동은 자유도 3을 가지고 넙다리뼈가 움직이기 때문에, 볼록한 넙다리뼈머리가 오목한 절구 안에서 움직이는 것으로 표현하는 것이 가장 쉽다: 굽힘/폄, 벌림/모음 및 안쪽돌림/가쪽돌림(그림 10-21). 넙다리뼈머리는 넙다리뼈의 먼쪽 끝단이 절구 안에서 움직이는 방향과 반대로 활주한다. 넙다리뼈의 굽힘과 폄은 넙다리뼈머리와 목을 통과하는 이마축을 중심으로 넙다리뼈머리가 거의 순수한 스핀(축성 돌림)을 할 때 중립위로부터 일어난다. 넙다리뼈머리는 굽힘할 때 앞쪽으로 축성 돌림하고, 폄할 때 뒤쪽으로 축성 돌림한다. 그러나 중립위가 아닌 다른 자세(예, 벌림이나 안쪽돌림)에서 일어나는 굽힘과 폄은 관절면의 축성 돌림과 활주 모두를 포함해야 하고, 이것은 운동의 결합에 좌우된다. 벌림/모음과 안쪽돌림/가쪽돌림의 운동은 절구 안에서 일어나는 넙다리뼈머리의 활주와 축성 돌림 모두를 포함해야 하지만, 관절속 운동(intra-articular motion)은 넙다리뼈 먼쪽 끝단의 운동과 반대 방향으로 움직여야 한다.

대부분의 관절에서처럼, 엉덩관절의 ROM은 구조적 요소뿐만 아니라, 운동이 능동이나 수동으로 일어나는지 그리고 2관절 근육의 수동 장력이 일어나는지 아니면 일어나지 않는지에 따라 영향을 받는다. 다음의 수동가동범위는 엉덩관절의 독특한 특성이다. 수동 관절운동의 다음 범위는 엉덩관절의 전형적인 범위이다.[88] 엉덩관절은 일반적으로 무릎을 폄했을 때 약 90° 정도 굽힘하고, 2관절 근육인 **뒤넙다리근**의 수동 장력이 이완되는 무릎의 굽힘 시에는 약 120° 정도 굽힘된다. 엉덩관절 폄의 범위는 10–30°이다. 엉덩관절 폄은 연령이 증가함에 따라 어느 정도 감소하는 편이지만, 굽힘은 상대적으로 큰 변화가 없다. 엉덩관절 폄이 무릎의 굽힘과 결합되면, 2관절 근육인 **넙다리곧은근**의 수동 장력이 엉덩관절의 움직임을 제한할 수 있다. 넙다리뼈의 벌림은 45–50°이고, 모음은 20–30°이다. 벌림은 두 관절 근육인 두덩정강근에 의해 제한될 수 있고, 모음은 두 관절 근육인 넙다리근막긴장근(TFL)과 엉덩정강띠(IT)의 수동장력에 의해 제한될 수 있다. 넙다리뼈는 45–50° 정도 벌림되고, 20–30° 정도 모음될 수 있다. 벌림은 2관절 근육인 **두덩정강근**에 의해 제한될 수 있고, 모음은 **넙다리근막긴장근**과 **엉덩정강띠**에 의해 제한될 수 있다. 90° 굽힘된 엉덩관절 자세에서의 안쪽돌림과 가쪽돌림의 범위는 일반적으로 약 42–50° 정도이다.

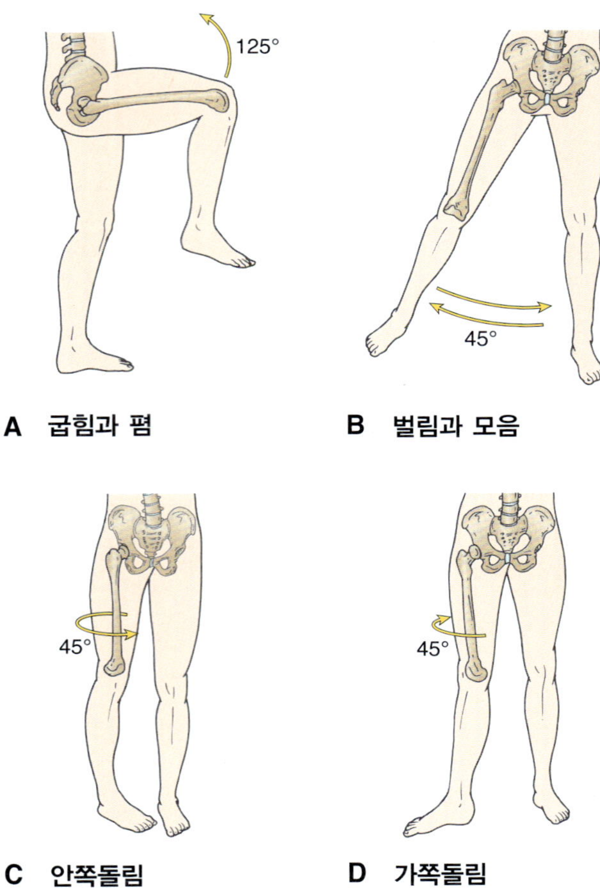

그림 10-21. 엉덩관절의 운동형상학은 오목한 절구 위에서 볼록한 넙다리뼈가 움직이는 것으로 표현된다. **A.** 굽힘과 폄. **B.** 벌림과 모음. **C.** 안쪽돌림. **D.** 가쪽돌림

평지의 정상 보행은 적어도 다음과 같은 엉덩관절 가동범위를 필요로 한다: 30°의 굽힘, 10°의 젖힘, 각각 5°의 벌림과 모음, 그리고 각각 5°의 안쪽돌림과 가쪽돌림.[53,84] 의자에 앉거나 양반다리로 앉은 활동을 할 때, 그리고 비평지 보행이나 계단 보행을 할 때는 평지 보행보다 더 큰 가동범위가 필요로 할 것이다.

환자 적용 10-3

Gabriella의 수동가동범위 소견과 보행 시의 비대칭성은 왼쪽 넙다리뼈의 앞방향경사 때문이다. 검사 테이블 위에 눕혔을 때(엉덩관절 폄), 그녀는 가쪽돌림보다 안쪽돌림된 다리 자세를 취했다(비록 굽힘과 안쪽돌림이 통증으로 제한될지라도). 그녀의 경우, 가쪽돌림했을 때 얕은 절구의 아탈구가 증가했다. 이것은 절구 안에서 넙다리뼈가 아탈구되는 그녀의 느낌을 어느 정도 설명하고 있다. 보행을 할 때, Gabriella의 왼발은 오른발보다 더 큰 팔자걸음을 하는데, 그 이유는 왼쪽 엉덩관절이 오른쪽 엉덩관절보다 더 크게 안쪽돌림되어 있기 때문이다. 이것은 체중부하 관절에 대한 앞방향경사된 넙다리뼈의 관절 일치성을 최대로 이루려는 몸의 반응이고, 또 고유수용기가 풍부한 앞쪽 관절주머니의 스트레칭을 최소화하려는 방법이다. 엉덩관절 일치성의 증가로 넙다리뼈의 안쪽돌림이라는 비틀림 변형이 일어나고, 이것은 무릎뼈와 넙다리뼈융기의 위치 변화를 일으킨다.[90] Gabriella의 발은 더 크게 안쪽으로 돌아가게 되고, 또 앞방향경사(안쪽 넙다리뼈 비틀림)를 가진 많은 환자에서처럼, 정강뼈의 과도한 가쪽 비틀림을 가질 것이다. Gabriella의 사례에서 알 수 있듯이, 엉덩관절의 생체역학적 변화는 무릎, 발 및 발목의 닫힌 사슬에 직접적인 영향을 줄 것이다.

넙다리뼈에 대한 골반의 운동 (Motion of the Pelvis on the Femur)

엉덩관절이 체중부하 상태일 때 넙다리뼈가 고정되고, 엉덩관절의 운동은 넙다리뼈에 대한 골반의 운동이다. 모든 관절의 관절면 운동은 몸쪽 분절이 움직이든, 먼쪽 분절이 움직이든 간에 동일하다. 그러나 동일한 관절면 운동을 일으키기 위해서는, 몸쪽 분절과 먼쪽 분절이 서로 반대 방향으로 움직여야 한다. 예를 들어, 팔꿉관절의 굽힘은 먼쪽의 아래팔이 위쪽으로 움직이거나, 또는 몸쪽의 위팔뼈가 아래쪽으로 움직여야 한다. 상지 복합체 관절을 검사할 때, 먼쪽 분절의 운동이 기능적으로 더 우세하기 때문에, 상지 관절의 역작용은 잘 기술되지 않는다. 엉덩관절의 경우, 골반 분절의 역작용은 골반의 형태와 수평 방향 때문에 더욱 복잡해진다(엉덩관절의 분절들은 일직선으로 배열되지 않고, 서로에 대해 수직으로 배열되어 있다). 다른 관절과는 반대로, 골반이 가동분절로 작용할 때는, 관절의 운동을 기술하기 위해 새로운 용어들이 필요하다. 골반운동의 용어는 체중부하 활동에서 사용되는데, 그 이유는 골반의 운동이 검사자의 눈에 더 잘 보이기 때문이고, 또 골반이 아닌, 위쪽과 아래쪽에 있는 관절에서 운동이 일어나기 때문이다. 그러나 다음 단락에서 설명되는 골반의 운동은 **새로운 엉덩관절의 운동이 아니고**, 골반에 대한 넙다리뼈의 움직임보다는 넙다리뼈에 대한 골반의 움직임에 의해 일어나는 것을 강조해야 한다.

골반의 앞쪽경사와 뒤쪽경사 (ANTERIOR AND POSTERIOR PELVIC TILT)

앞쪽경사와 **뒤쪽경사**는 이마축을 중심으로 시상면에서 일어나는 전체 골반의 운동이다(그림 10-22).

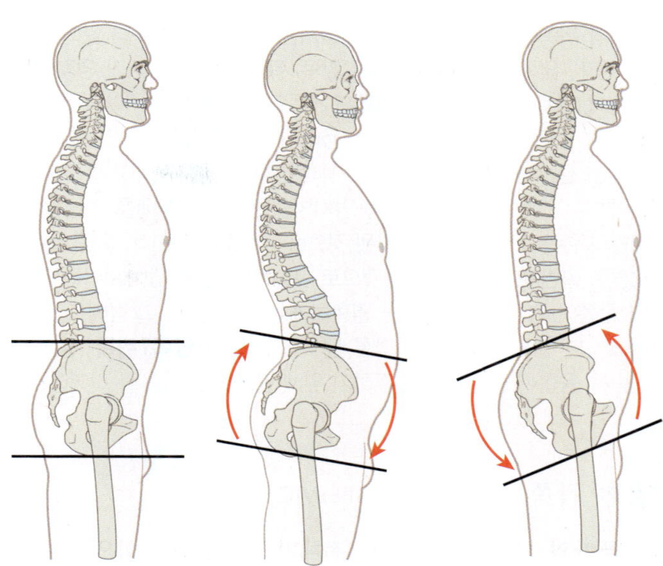

그림 10-22. 시상면에서 볼 수 있는 골반의 경사로 일어나는 엉덩관절의 굽힘과 폄. **A.** 선 자세에서 보여지는 엉덩관절의 정상 자세. **B.** 골반의 앞쪽경사는 두덩결합을 고정된 넙다리뼈 쪽인 아래쪽으로 움직인다. 엉덩관절은 굽힘한다. **C.** 뒤쪽경사를 취할 때, ASIS가 고정된 넙다리뼈에 대해 위쪽으로 움직인다. 엉덩관절은 폄한다.

정상적으로 배열된 골반의 경우, 골반의 ASIS는 PSIS과 수평 일직선상으로 정렬되어 있지만, 두덩결합과는 수직 일직선상으로 정렬되어 있다(그림 10-22A).[91] 고정된 넙다리뼈에 대한 골반의 앞쪽경사와 뒤쪽경사는 각각 엉덩관절의 굽힘과 폄을 일으킨다. 골반 뒤쪽경사로 일어나는 엉덩관절의 폄은 두덩결합을 위쪽으로 움직이고, 또 골반을 기준으로 넙다리뼈를 뒤쪽으로 움직이기보다는 엉치뼈를 넙다리뼈 쪽으로 가져가게 만든다(그림 10-22B). 골반의 앞쪽경사로 일어나는 엉덩관절의 굽힘은 ASIS를 앞쪽과 아래쪽으로 움직이고, 넙다리뼈가 엉치뼈로부터 멀어지기보다는 엉치뼈 아래쪽이 넙다리뼈로부터 멀어진다(그림 10-22C). 앞쪽경사와 뒤쪽경사는 양발 서기나 한발 서기(반대쪽이 비체중부하된)에서 각각 엉덩관절의 굽힘과 폄을 초래할 것이다.

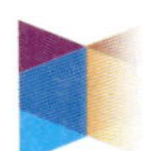

기본 개념 10-2
골반의 앞쪽/뒤쪽 경사와 골반 비틀림

엉치엉덩관절의 기능장애를 평가하고 치료하는 임상가는 시상면상의 골반 비대칭을 진단할 경우도 있다. 본 내용의 범위는 아니지만, 이런 불균형의 이름은 많은 편이다. 그러나 불균형이 앞쪽 비틀림과 뒤쪽 비틀림에 관련될 때나 또는 더욱 혼란스럽게 앞쪽

경사나 뒤쪽경사에 관련될 때, 초급자는 잠재적 혼란을 더 많이 느낄 수 있다. *앞쪽/뒤쪽 비틀림*이나 *앞쪽/뒤쪽 경사*의 용어가 *엉치엉덩관절*과 *엉치엉덩관절 기능장애*에 기준으로 사용될 때, 이들 용어는 골반의 앞쪽경사/뒤쪽경사라는 용어와 구분될 필요가 있는데, 그 이유는 골반이 단일체로 작용하기 때문이다. 임상가가 이를 명확하게 할 수 있는 한 가지 방법은 엉치엉덩관절 기능장애를 언급할 때 골반의 한쪽이 앞쪽/뒤쪽 경사된 것으로 간주하는 것이다. 예를 들어, 오른쪽 골반뼈가 앞쪽경사된 것으로 규정하면, 골반 전체보다는 골반의 한쪽이 경사될 수 있음을 명확하게 할 수 있다. 그럼에도 불구하고, 본 장과 본 내용을 다룬 단락에 골반의 **앞쪽/뒤쪽 경사**는 골반을 융합된 단일체로 간주하기 위해 전적으로 사용될 것이다.

골반 가쪽경사(LATERAL PELVIC TILT)

골반의 가쪽경사는 골반 전체가 앞뒤축을 중심으로 이마면 상에서 일어나는 운동이다(그림 10-23). 골반이 정상적으로 정렬될 때, 좌우 ASIS를 통과하는 선은 수평을 이룬다. 그러나 한발 서기 시에는, 골반이 종종 가쪽으로 기울어진다. 골반 가쪽경사는 한발 서기 시 비체중부하쪽 골반을 기준으로 명명된다. 체중부하쪽 엉덩관절(예, 왼쪽 엉덩관절)은 이마면 상에서 골반이 올림(**하이킹**)되거나 떨어질 때(**하강**) 골반 운동축으로 작용한다. 만약 한 사람이 왼쪽 다리로 서서 골반을 올림(하이킹)하면, 왼쪽 엉덩관절이 벌림되는데, 그 이유는 양쪽 ASIS를 통과하는 선과 넙다리뼈가 형성하는 안쪽의 각이 증가하기 때문이다(그림 10-23A). 만약 사람이 왼쪽 다리로 서서 골반을 내림하면(예, 오른쪽 엉덩뼈능선이 떨어지면), 왼쪽 엉덩관절은 모음되며, 이것은 양쪽 ASIS를 통과하는 선과 넙다리뼈가 형성하는 안쪽의 각이 감소하기 때문이다(그림 10-23B).

한발 서기 때 체중부하쪽 엉덩관절은 항상 운동축이 될 것이고, 반대쪽 골반이 운동의 이름을 명명하는 기준이 된다. 한발 서기 때 일어나는 엉덩관절의 운동을 기술할 때, 비체중부하쪽의 엉덩관절은 열린사슬이 되고, 그것에 **부과된** 운동은 없다. 그러나 골반이 움직일 때 비체중부하쪽 다리는 수직으로 매달린다. 만약 비체중부하쪽 다리가 계속 수직으로 매달리면, 비체중부하쪽 엉덩관절은 체중부하쪽 엉덩관절을 중심으로 골반이 하이킹될 때 모음되고, 골반이 떨어질 때는 벌림된다(그림. 10-23 참고).

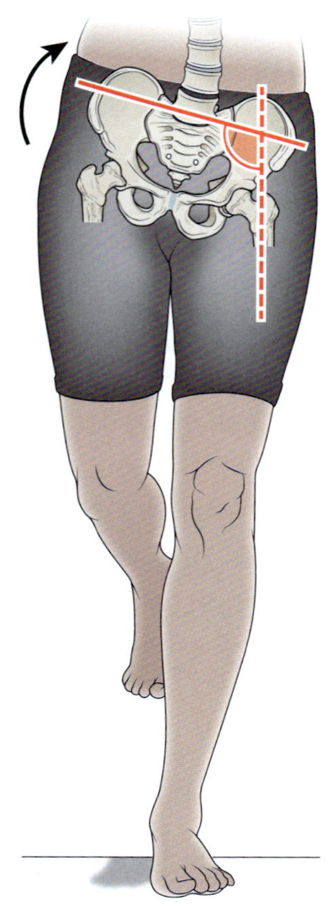

A 오른쪽 골반 올림(하이킹)

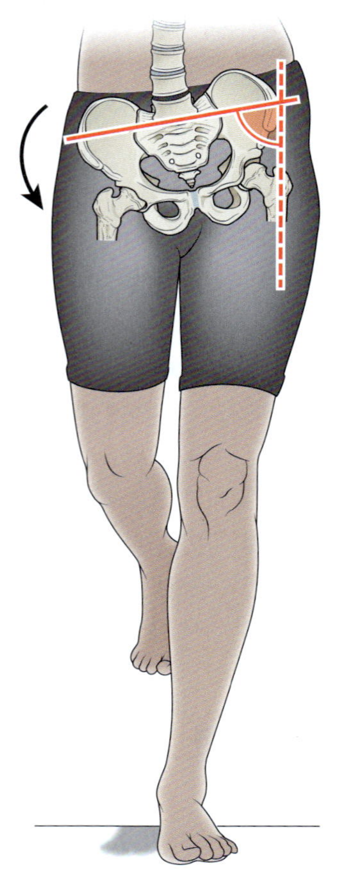

B 오른쪽 골반 떨어짐(하강)

그림 10-23. 왼쪽 엉덩관절을 중심으로 일어나는 골반의 가쪽경사는 엉덩관절 올림(반대쪽 골반의 올림)이나 골반 떨어짐(반대쪽 골반의 떨어짐)으로 일어날 수 있다. **A.** 왼쪽 엉덩관절을 중심으로 일어나는 골반의 올림은 왼쪽 엉덩관절의 벌림을 초래한다. **B.** 왼쪽 엉덩관절을 중심으로 일어나는 골반의 떨어짐은 왼쪽 엉덩관절의 모음을 초래한다. 비록 엉덩관절에 가까운 쪽 골반의 운동으로 가쪽경사의 방향을 명명하고 싶지만, 이것은 잘못된 것이다.

골반 가쪽이동(LATERAL SHIFT OF THE PELVIS)

골반의 가쪽경사는 양발 서기 때도 일어날 수 있다. 만약 양쪽 발이 지면에 붙어 있고 한쪽의 엉덩관절과 무릎관절이 굽힘되면, 반대쪽 다리에 더 많은 체중부하가 가해지고, 한발 서기 때와 동일한 용어가 적용된다. 그러나 만약 양쪽 다리가 체중부하되면, 골반의 가쪽경사는 골반을 한쪽으로 이동시킬 것이다. 골반이 이동하면, 골반 올림(hiking)이 일어날 수 없다; 오직 떨어짐만 일어날 것이다. 체중부하된 양쪽 발과 골반이 닫힌사슬을 형성하기 때문에, 골반 경사(또는 골반 이동)가 일어날 때 양쪽 엉덩관절이 이마면에서 움직일 것이다. 만약 양발 서기 때 골반이 오른쪽으로 이동하면, 왼쪽 골반이 떨어지고, 오른쪽 엉덩관절은 모음될 것이고, 왼쪽 엉덩관절은 벌림될 것이다(그림 10-24).

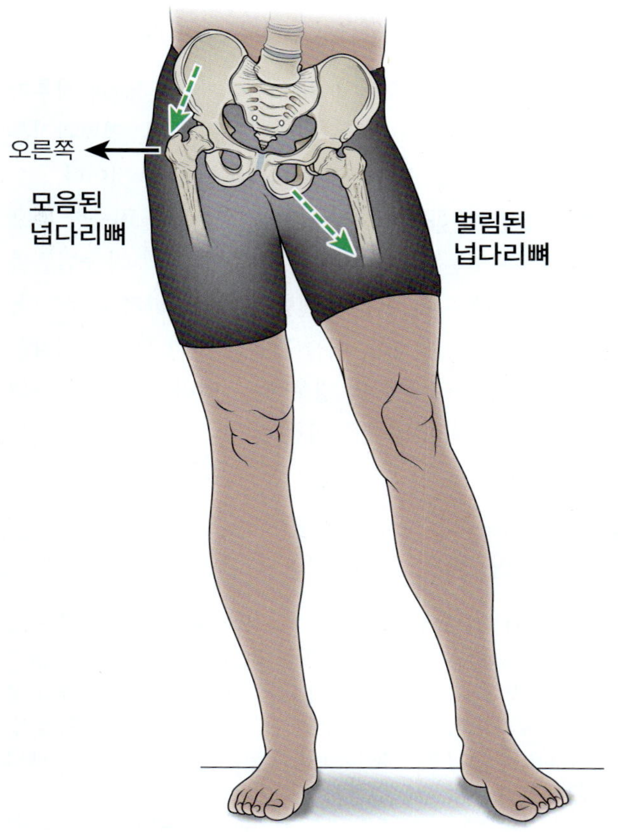

그림 10-24. 양발 서기 때 골반이 오른쪽으로 이동하면, 오른쪽 엉덩관절은 모음되고, 왼쪽 엉덩관절은 벌림될 것이다. 양쪽 발을 그대로 체중부하하고 원래의 중립위로 되돌아기 위해서는, 오른쪽 벌림근과 왼쪽 모음근이 단축되기 위해 함께 협력 작용하여 체중을 중심으로 이동시킬 것이다.

골반의 앞쪽돌림과 뒤쪽돌림 (FORWARD AND BACKWARD PELVIC ROTATION)

골반 돌림은 수직축을 중심으로 가로면에서 일어나는 골반 전체의 운동이다. 비록 양발 서기 때 골반 중심을 통과하는 수직축을 중심으로 골반의 돌림이 일어나지만, 보다 일반적이고 중요한 골반 돌림은 한발 서기 때 체중부하쪽 엉덩관절을 중심으로 비체중부하쪽 골반의 운동이다(그림 10-25). 한발 서기 때 비체중부하쪽 골반이 중립위에서 앞쪽으로 움직일 때(그림 10-25A), 골반의 **앞쪽돌림**이 일어난다. 골반의 앞쪽돌림은 체중부하쪽 엉덩관절의 안쪽돌림을 일으킨다. 골반의 **뒤쪽돌림**은 비체중부하쪽 엉덩관절이 뒤쪽으로 움직일 때 일어난다(그림 10-25C). 골반의 뒤쪽돌림은 체중부하쪽 엉덩관절을 가쪽돌림시킨다.

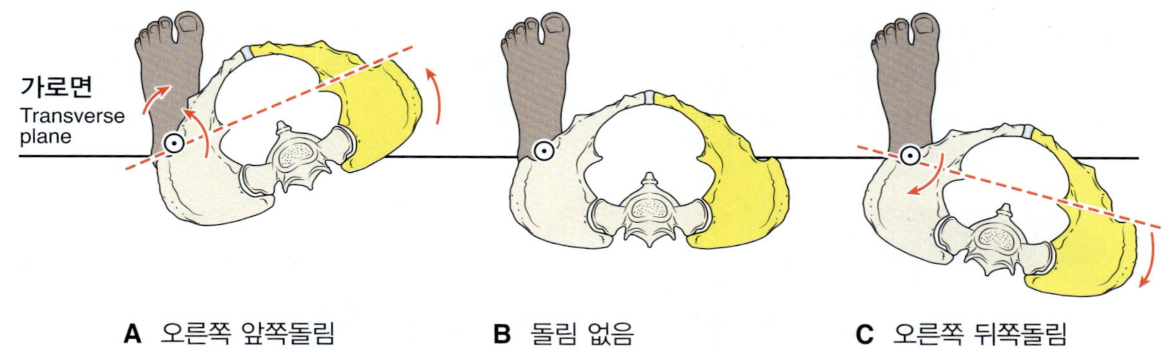

그림 10-25. 가로면의 골반 돌림을 위쪽에서 바라본 것. A. 왼쪽 엉덩관절을 중심으로 일어난 골반의 앞쪽돌림은 왼쪽 엉덩관절의 안쪽돌림을 일으킨다. B. 골반과 왼쪽 엉덩관절의 중립위. C. 왼쪽 엉덩관절을 중심으로 일어난 골반의 뒤쪽돌림은 왼쪽 엉덩관절의 가쪽돌림을 일으킨다.

골반의 가쪽경사 때와 마찬가지로, 골반 돌림도 한발 서기는 물론, 양발 서기 때도 일어난다. 만약 양쪽 발이 체중부하된 상태에서 운동축이 골반의 중심을 통과하는 수직축이라면, **앞쪽돌림**과 **뒤쪽돌림**은 그쪽 골반을 기준으로 정의되어야 한다(예, 오른쪽 골반은 앞쪽돌림하고, 왼쪽 골반은 뒤쪽돌림한다).

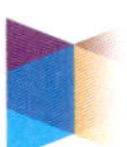

기본 개념 10-3
골반 돌림과 엉덩관절 돌림

골반의 가쪽경사(골반의 올림과 떨어짐)와 비슷하게, 앞쪽돌림과 뒤쪽돌림을 언급할 때, 골반 돌림의 기준은 비체중부하쪽 골반이다(그림 10-25 참고). 사람이 한발로 서 있다면, 골반의 앞쪽돌림이나 뒤쪽돌림의 기준은 항상 비체중부하쪽 골반의 움직임이다.

한발 서기 때 골반의 돌림과 함께 상대적으로 일어나는 엉덩관절의 돌림은 초보자들이 쉽게 확인하기 어려운 동작이다. 골반 돌림 동안에 일어나는 엉덩관절의 돌림은 여러분이 이런 동작을 수행하면 쉽게 이해될 수 있다. 한발 서기 때 골반과 몸통을 앞쪽으로 돌림해 보면, 체중부하쪽 엉덩관절이 안쪽돌림되는 것을 정확하게 알 수 있다. 비슷한 방법으로, 골반을 크게 뒤쪽으로 돌림해 보면, 체중부하쪽 엉덩관절이 가쪽돌림되는 것을 느낄 수 있다.

확장 개념 10-6
보행 시의 골반돌림

정상 보행의 각 걸음(step) 마다 다리를 앞쪽으로 교대로 움직일 때 체중부하쪽 엉덩관절을 중심으로 골반이 앞쪽으로 돌림할 것이다. 체중부하쪽 다리(입각기 상태의 다리)를 기준으로 골반은 앞쪽돌림하고, 보행의 유각기 동안에는 상대적으로 뒤쪽돌림을 하게 된다(**그림 10-26**).

넙다리뼈, 골반과 허리뼈의 협응운동 (Coordinated Motions of the Femur, Pelvis, and Lumbar Spine)

고정된 넙다리뼈를 기준으로 골반이 움직일 때, 2가지의 운동을 고려해야 한다. 머리와 몸통이 골반의 움직임을 따르거나(머리의 공간 움직임), 또는 머리가 골반의 움직임에도 불구하고, 그대로 수직을 유지할 것이다. 이들은 각각 열린사슬운동과 닫힌사슬운동이다. 각각의 이들 두 상황은 엉덩관절과 골반보다 몸쪽과 먼쪽에 있는 관절과 분절로부터 매우 다르게 반응하기 때문에, 분리해서 검사되어야 한다.

골반넙다리 운동(PELVIFEMORAL MOTION)

더 큰 가동범위를 일으키기 위해 넙다리뼈, 골반과 척추가 단독으로 움직이지 않고 협동적으로 작용할 때, 엉덩관절은 골반넙다리 운동으로 불리는 열린사슬운동을 할 것이다.

넙다리골반 운동은 어깨위팔관절의 운동과 비슷한 것으로 간주될 수 있는데, 그 이유는 먼쪽 분절의 가동범위를 증가시키기 위해 여러 관절이 결합하여 작용하기 때문이다. 어깨위팔관절 운동의 경우, 이들 관절이 손의 작용에 영향을 미친다. 골반넙다리 운동의 경우에는, 여러 관절은 사슬의 끝단인 발이나 머리에 영향을 미친다.

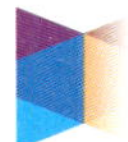

기본 개념 10-4
머리와 팔의 공간 운동

만약 목표가 앞쪽으로 굽힘하여 손(그리고 머리)을 지면 쪽으로 가져가는 것이라면, 엉덩관절의 단독 굽힘(넙다리뼈에 대한 골반의 앞쪽경사)만으로는 손이 지면에 닿을 수 없다. 만약 무릎의 폄을 그대로 유지하면, 일반적으로 엉덩관절은 90° 이상 굽힘될 수 없다(뒤넙다리근의 신장성에 따라 종종 달라질 수 있다). 허리뼈의 부가적인 굽힘(아마 등뼈의 움직임도)으로 전체 가동범위가 증가될 것이다(**그림 10-27**). 엉덩관절 굽힘과 몸통 굽힘의 결합은 지면에 손이 충분히 닿을 수 있도록 만든다 – 뒤넙다리근과 허리뼈 폄근도 충분히 신장되어야 한다. 손과 머리의 큰 가동범위를 달성하기 위한 엉덩관절 운동과 허리뼈 운동의 결합은 엉덩관절과 몸통의 좋은 열린사슬운동이다.

열린사슬 반응(열린사슬에서 독자적으로 움직이는 각 관절의 능력)은 중력선이 기저면 내에 유지될 필요에 의해 어느 정도 제한된다.

노트: 지면에 놓인 물체를 집어 들기 위해 지면쪽으로 손을 뻗는 방법의 예가 **아님을** 체크해 보자.

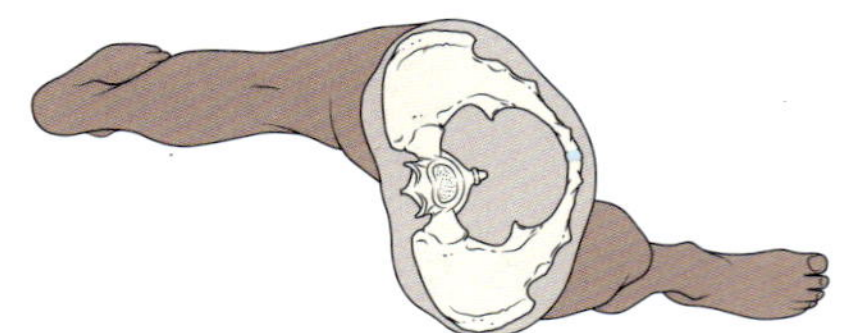
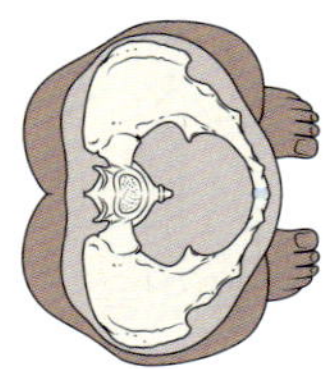
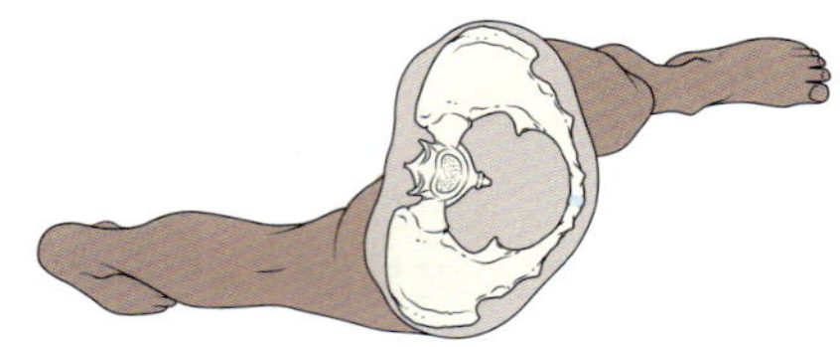

그림 10-26. 이 그림은 보행할 때의 골반을 위쪽에서 본 것이고, 순차적으로 왼쪽 다리와 오른쪽 다리를 기준으로 골반이 앞쪽돌림하는 모습이다(돌림을 보다 명확하게 표현하기 위해, 과장되게 그렸다). 오른쪽 골반만 관찰하면, 오른쪽 골반은 순차적으로 앞쪽돌림과 뒤쪽돌림을 한다.

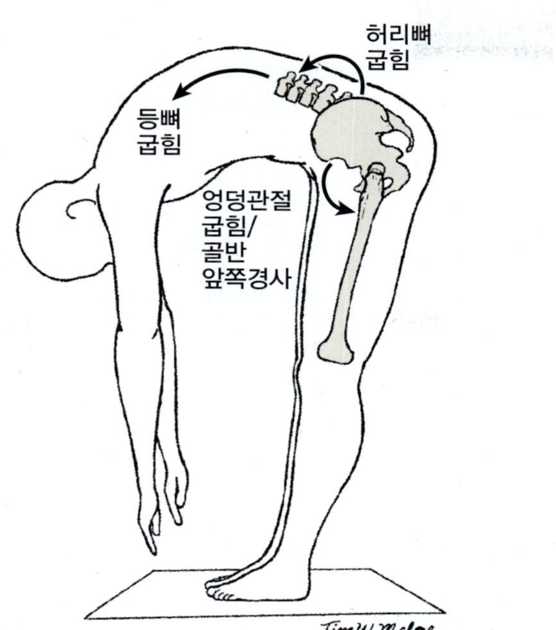

그림 10-27. 골반넙다리 운동은 엉덩관절 굽힘, 골반 앞쪽경사과 허리뼈 굽힘의 결합을 통해 머리와 팔의 앞쪽 굽힘의 가동범위를 증가시킬 수 있다. 이런 결합 운동은 양 손을 지면 가까이로 가져간다.

확장 개념 10-7
다리의 공간 운동

사람이 오른쪽으로 옆으로 누울 때, 왼발은 약 90° 정도 벌림될 수 있다(그림 10-28). 이것은 왼쪽 엉덩관절로부터 모두 일어나는 것이 아니고, 순수한 왼쪽 엉덩관절의 벌림 가동범위는 45°이다; 발의 공간 운동 범위는 골반 가쪽경사(오른쪽 엉덩관절을 중심으로 일어나는 골반 올림)와 허리뼈의 왼쪽 옆굽힘을 포함한다. 벌림하는 다리는 열린사슬이다; 허리뼈(그리고 등뼈)의 운동은 체중과 지면과의 접촉에 의해 제한된다.

골반넙다리 운동은 **골반넙다리 리듬**으로도 불리며, 사람과 활동의 종류에 따라 골반과 넙다리뼈의 관계가 변할 수 있기 때문에, 이들 두 분절 사이의 지속적인 관계는 많은 논증이 필요하다. 골반경사는 수동 하직거상(SLR) 전체 범위의 30–46%를 담당한다.[92] 선 자세(예, 제자리 걷기)에서 이루어지는 능동 최대 엉덩관절 굽힘(무릎 굽힘) 동안, 골반경사는 전체 가동범위의 8~32%에 담당하고, 4.53 kg의 앵클 웨이트를 첨가하면 개인에 따라 큰 다양성(9%~53%)을 보인다.[93] 허리통증 환자의 기능장애 심각도를 검사하는 방법으로서 능동 하직거상을 할 때, 엉덩관절, 골반 및 허리뼈 사이의 링크는 통증 유발의 원인이 될 수 있다.[94,95]

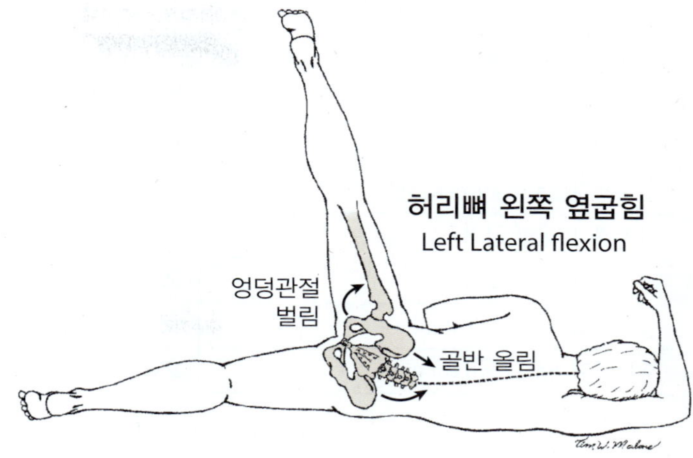

그림 10-28. 골반넙다리 운동은 왼쪽 엉덩관절 벌림, 골반 가쪽경사와 허리뼈 왼쪽 옆굽힘의 결합을 통해 발 가동범위를 증가시킨다.

닫힌사슬에서의 엉덩관절 기능 (CLOSED-CHAIN HIP JOINT FUNCTION)

양쪽 다리로 체중부하하고 섰을 때, 양쪽 다리의 관절들은 진성 닫힌사슬이고, 오른쪽 다리, 골반과 왼쪽 다리의 모든 분절들이 닫힌사슬을 이룬다. 즉, 사슬의 양쪽 끝단(여기에서는 양쪽 발)이 고정되고, 한 관절의 움직임이 다른 관절의 움직임과 연결되기 때문에 진성 닫힌사슬이 된다. 중요한 것은 체중부하와 닫힌사슬이 같은 의미가 아니고, 상호교환될 수도 없다는 것이다. ***확장 개념 10-4에서***, 고정된 넙다리뼈에 대한 골반 운동은 공간에서 일어나는 머리와 몸통의 운동을 일으킨다. 이것은 양쪽 발이 체중부하된 자세로 지면에 고정됨에도 불구하고, 열린사슬이다.

선 자세에서 양쪽 엉덩관절(그리고 다른쪽 다리 관절)이 닫힌사슬을 이룰 때, 사슬의 양쪽 끝단(머리와 발)은 고정되어야 한다. 사실, 양쪽 발은 체중부하 상태로 고정된다. 그러나 머리는 종종 기능적으로 "고정된다" (필수적이지 않다). 머리가 공간에서 자유롭게 움직이더라도, 똑바른 기립 활동 동안 머리가 종종 수직 자세를 취해야 한다. 머리를 똑바르게 유지하는 능력은 태어날부터 평생 유지되는 긴장성 미로반사와 시각정위반사의 영향에 의한 것이다.[96] 머리를 엉치뼈 위에 똑바로 유지하는 희망은 머리를 공간에 효율적으로 ***고정하는 것이다***; 즉, 머리는 구조적이기보다는 기능적으로 엉치뼈 위에 고정된다. 머리(사슬의 한쪽 끝단)가 똑바른 자세를 취하고 발(사슬의 다른 쪽 끝단) 위에 놓여 있을 때, 척주와 다리의 모든 관절은 닫힌사슬로 작용하고, 한 관절의 움직임은 다른 관절의 움직임에 영향을 줄 것이다.

표 10-1. 똑바로 선 자세에서 오른쪽 다리로 체중부하했을 때의 골반, 엉덩관절과 허리뼈의 관계

골반 운동	동반된 엉덩관절 운동	허리뼈의 보상 운동
앞쪽경사(Anterior pelvic tilt)	엉덩관절 굽힘	허리 폄
뒤쪽경사(Posterior pelvic tilt)	엉덩관절 폄	허리 굽힘
가쪽경사(골반 떨어짐)	오른쪽 엉덩관절 모음	오른쪽 옆굽힘
가쪽경사(골반 올림)	오른쪽 엉덩관절 벌림	왼쪽 옆굽힘
앞쪽돌림(Forward rotation)	오른쪽 엉덩관절 안쪽돌림	왼쪽 돌림
뒤쪽돌림(Backward rotation)	오른쪽 엉덩관절 가쪽돌림	오른쪽 돌림

결과적으로, 이런 기능적 닫힌사슬의 경우에는, 엉덩관절의 굽힘이 단독으로 일어나지 않고(머리가 앞쪽으로 움직인다), 머리가 기저면 내에 유지되도록, 그리고 몸이 불안정하지 않도록 이웃 관절의 움직임을 동반한다. 표 10-1은 기능적 닫힌사슬일 때 골반과 다리의 운동과 허리뼈의 보상 운동을 보여주고 있다.

확장 개념 10-8
닫힌사슬에서의 엉덩관절 기능

닫힌사슬(그리고 열린사슬) 기능의 일반적인 예는 엉덩관절 근육이 타이트하고, 엉덩관절이 굽힘 상태를 유지할 때 나타난다(그림 10-29). 굽힘된 엉덩관절 자세로 서 있는 사람이 그림 10-29A(열린사슬 반응)와 그림 10-29B(닫힌사슬 반응)에서 보여진다. 단독 엉덩관절 굽힘에 대한 진성 열린사슬 반응은 머리와 몸통을 앞쪽으로 이동시켜, 중력선이 기저면 앞쪽으로 떨어지게 만든다. 선 자세에서의 엉덩관절 굽힘은 엉덩관절에서만 일어나지 않으며, 머리를 똑바른 자세로 유지하고 중력선을 기저면 내에 유지시키려는 척주의 보상 운동(허리뼈의 폄 또는 앞굽음)에 의해 동반된다. 기능적 닫힌사슬의 경우, 엉덩관절(사슬의 한 링크)의 운동은 머리를 엉치뼈 위에 유지하려는 허리뼈의 **폄**에 의해 주로 동반된다(그림 10-29B 참고). 이와 반대로, 열린사슬의 골반넙다리 운동에서의 엉덩관절 굽힘은 ***허리뼈의 굽힘***에 의해 동반되는데, 그 이유는 목표가 머리의 가동범위를 더 많이 달성하는 것이기 때문이다(그림 10-27 참고).

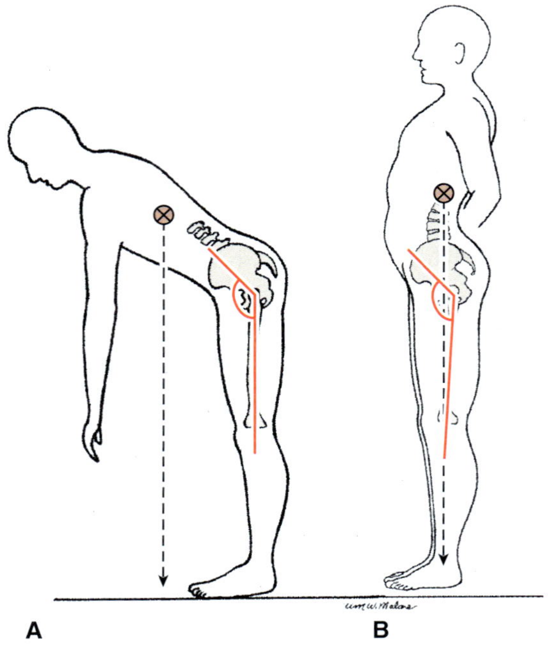

그림 10-29. **A.** 타이트한 엉덩관절 굽힘근이 열린사슬로 단독으로 엉덩관절에 작용할 때, 몸통은 앞쪽으로 움직인다. 만약 다른 조정이 없다면, 중력선(LoG)이 기저면 밖으로 떨어질 것이다. **B.** 타이트한 엉덩관절 굽힘근이 기능적 닫힌사슬로 기능하면, 머리가 수직을 유지하는 자세를 찾는다; 허리뼈는 머리를 엉치뼈 위로 되돌리고 기저면내에 LoG를 유지하기 위해 폄할 것이다.

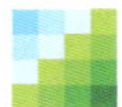

환자 적용 10-4

발달성 엉덩관절 형성이상증으로 인한 짧은 뼈대는 흔한 현상이다. Gabriella가 양 발에 체중를 균등하게 선 자세를 취할 때, 그녀의 골반은 1인치 정도 짧아진 왼쪽 다리 쪽으로 가쪽경사(왼쪽 골반이 떨어짐)가 일어날 것이다. 양발 서기 때 중력선이 기저면 내에 떨어지도록 하기 위해, Gabriella의 허리뼈는 약간 오른쪽(짧은 다리의 반대 쪽)으로 옆굽힘될 것이다.

이것은 우리가 ***확장 개념 10-7***에서 보았듯이, 허리뼈의 반대 운동인데, 그 이유는 Gabriella의 목표가 가동범위를 증가가 아니라, 머리를 똑바로 유지하는 것이기 때문이다. 비대칭성 다리길이로 인한 척추의 옆굽힘은 현재 Gabriella가 주로 호소하는 증상이 아니지만, 허리 통증을 유발시킬 수 있다.

흥미롭게도, Gabriella가 선 자세를 취할 때 발생하는 왼쪽 다리의 상대적 벌림은 엉덩관절의 스트레스를 감소시킬 수 있다. 벌림된 엉덩관절 자세는 관절 일치성을 약간 증가시킬 뿐만 아니라 더 큰 접촉면에 힘을 분산시켜 엉덩관절의 최대 압박력을 감소시키는 가능성을 가지고 있다.

엉덩관절 근육(Hip Joint Musculature)

엉덩관절 근육에 대한 연구는 무수히 많고, 대부분은 우리가 지금까지 공부했던 다른 관절에서 볼수 있는 근육생리에 대한 주요 기본 원리를 확인했다. 즉, 엉덩관절 근육들은 중간범위나 약간 신장된 범위(소위, 최적의 길이-장력 상태)에서 가장 잘 작용한다; 2관절 근육은 두 관절에서 동시에 짧아지지 않았을 때 가장 큰 힘을 발생한다; 장력 발생은 원심성 수축에서 가장 크고, 그 다음 등척성 수축이고, 구심성 수축일 때 가장 작은 장력을 발생한다.

엉덩관절 근육들은 체중부하 동안 가장 중요한 기능을 한다. 체중부하 시, 엉덩관절 근육은 한쪽 다리의 무게(체중의 1/6)보다는 HAT(체중의 2/3)를 움직이거나 지지해 준다. 결과적으로, 엉덩관절 근육은 그들의 큰 부착점, 길이 및 단면적을 통해 볼 수 있듯이, 요구된 기능에 그들의 구조를 적응시킨다. 엉덩관절 근육의 정렬과 엉덩관절의 큰 가동범위는 엉덩관절 위치에 크게 영향을 받는 근육 기능을 초래한다. 예를 들어, 모음근은 중립위 때 굽힘근으로 작용하지만, 엉덩관절이 굽힘되어 있을 때는 폄근으로도 작용한다.[97] Delp 등은 증가된 엉덩관절 굽힘 자세에서 안쪽돌림근이 큰 토크를 발생할 수 있는지, 그리고 한편 증가된 엉덩관절 굽힘 자세에서 가쪽돌림근이 토크를 감소시킬 수 있는지를 확인하기 위해 컴퓨터 모델링을 이용했다.[98] 그들은 **궁둥구멍근**이 엉덩관절의 0° 굽힘 자세일 때 가쪽돌림근으로 작용하지만, 엉덩관절이 90°로 굽힘되었을 때는 안쪽돌림근으로 작용한다는 사실을 밝혀냈다. 어깨관절의 몇몇 근육에서도 이런 근육의 변화(예, 큰가슴근 빗장 부분)이 발견되었지만, 거의 대부분은 엉덩관절에서 발견된다. 결론적으로 말해, 여러 연구의 결과들이 상반된 의견을 보일 수 있지만, 사실 검사 조건이 다른 결과를 설명되는데 이용될 수 있다. 몇 가지 성별의 차이점도 다른 결과가 나타나는 이유를 설명할 수 있다.[99]

한발 서기, 자세 및 보행 등과 같은 특별한 기능에 따라 엉덩관절의 근육 작용을 검사하는 것이 가장 좋은 방법이다. 다음 단락은 근육 기능을 간단하게 리뷰하지만, 본 장과 다른 장의 후반부에서 자세한 분석을 다룰 것이다. 비록 먼쪽 넙다리뼈 분절에 대한 각 근육들의 전통적인 기능이 대부분 설명되겠지만, 강조되어야 할 것은 어떤 근육이 몸쪽 골반 분절을 움직여서 엉덩관절의 작용에 영향을 미치는지를 알아야 한다.

굽힘근(FLEXORS)

엉덩관절 굽힘근은 주로 열린사슬 기능을 한다; 즉, 굽힘근은 보행이나 특정 스포츠 활동을 하는 동안 유각기(비체중부하 상태)의 다리를 앞쪽으로 움직인다. 굽힘근은 체중부하된 발 위로 몸통이 지나갈 때 강한 엉덩관절 폄의 힘에 2차적으로 저항한다. 9개 근육이 엉덩관절의 앞쪽면을 지나가는 작용선을 가지고 있다: **넙다리곧은근, 엉덩근, 큰허리근, 넙다리근막긴장근, 넙다리빗근, 두덩근, 긴모음근, 큰모음근** 및 **두덩정강근**(그림 10-30).

이들 근육 중, 1차 엉덩관절 굽힘근은 엉덩허리근, 넙다리곧은근, 넙다리근막긴장근 및 넙다리빗근이다. 허리엉덩근은 굽힘근 중에서 가장 중요한 근육이다. 엉덩허리근은 엉덩근과 허리근으로 구성되고 공통 힘줄을 통해 넙다리뼈에 부착한다. 엉덩허리근의 두 성분은 엉덩뼈오목, 허리뼈의 원반, 몸통 및 가로돌기 등을 포함한, 많은 이는곳을 가진다. 허리근은 허리뼈의 앞쪽에 있는 큰허리근의 부착점과 엉덩뼈오목에 있는 엉덩근의 부착점을 고려해 볼 때, 이들 근육의 작용과 수동 장력은 골반을 앞쪽경사시키고(엉덩근), 허리뼈를 앞쪽으로 당겨 굽힘시킨다(큰허리근). 그러나 닫힌사슬 기능(머리 수직)에서는, 허리엉덩근이 골반의 앞쪽경사와 허리뼈 굽힘을 통해 머리를 엉치뼈 위에 유지시킨다. 허리엉덩근의 굽힘 작용은 특히 앉은 자세에서 엉덩관절 굽힘이 요구될 때 중요하다. Smith 등에 따르면, 앉은 상태에서 90° 이상의 굽힘은 다른 엉덩관절 근육의 능동 불충성(active insufficient) 때문에, 허리엉덩근이 약화되면 수행할 수 없다고 했다.[100] 그러나 엉덩허리근의 두 성분은 엉덩관절 굽힘의 여러 단계에서 능동으로 작용할 수 있다.[97] 안쪽돌림이나 가쪽돌림에 대한 엉덩허리근의 모멘트팔은 매우 작고 기능적으로 적절하지 못하다.[97,98]

넙다리곧은근은 넙다리네갈래근 중에서 엉덩관절과 무릎관절을 모두 지나는 유일한 근육이다. 이 근육의 몸쪽 부착점은 AIIS이고, 먼쪽 부착점은 공통힘줄을 통과한 정강뼈거친면이다. 넙다리곧은근은 엉덩관절을 굽힘하고 무릎관절을 폄한다. 넙다리곧은근이 2관절 근육이기 때문에, 엉덩관절 굽힘 동안 무릎관절의 위치가 엉덩관절의 힘 발생에 영향을 미친다. 엉덩관절 굽힘과 무릎관절 폄이 동시에 일어나면, 넙다리곧은근이 매우 짧아져서, 능동 불충분성의 가능성이 증가된다. 결론적으로, 넙다리곧은근은 무릎관절이 굽힘되었을 때, 엉덩관절의 굽힘을 최대로 잘 일으킨다.

넙다리빗근은 끈 모양의 근육으로서, 엉덩관절의 굽힘근, 벌림근 및 가쪽돌림근으로 작용할 뿐만 아니라, 무릎의 굽힘근과 안쪽돌림근으로도 작용한다. 비록 넙다리빗근이 2 관절 근육이지만, 무릎의 위치에 상대적으로 영향을 덜 받아야 하고, 이 근육은 무릎 굽힘의 증가에도 상대적으로 길이 변화가

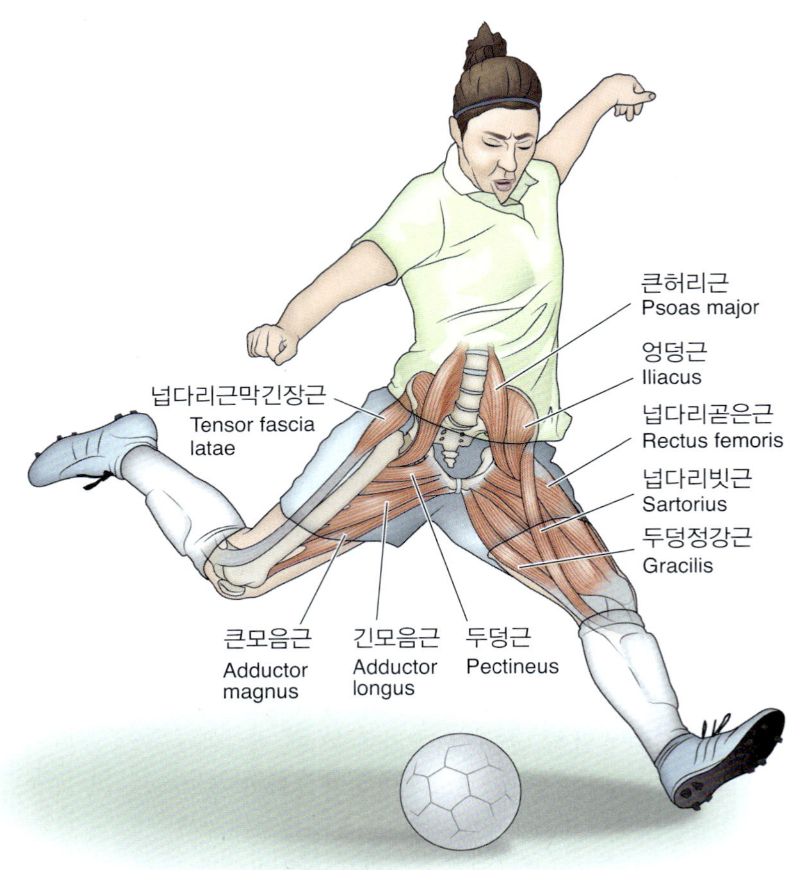

그림 10-30. 9개의 근육은 고관절의 앞쪽 면을 지나가는 작용선을 가진다. 대부분의 굽힘 토크를 구성하는 주요 근육은 넙다리곧은근, 허리엉덩근, 넙다리근막긴장근 및 넙다리빗근이다. 그 이외, 두덩근, 긴모음근, 큰모음근 및 두덩정강근이 엉덩관절 굽힘을 보조하는 근육이다.

적은 편이다.[101] 넙다리빗근의 기능은 무릎과 엉덩관절이 동시에 굽힘될 필요가 있을 때(계단 오르기를 할 때처럼) 가장 중요한 근육이지만, 작은 단면적이 엉덩관절의 중요한 역할에 반한다.[14]

넙다리근막긴장근은 넙다리빗근의 이는곳보다 더 가쪽에 위치한 엉덩뼈능선의 앞가쪽 입술에 몸쪽 부착점을 가진다. 이 근육의 섬유는 엉덩관절과 허벅지의 가쪽에서 허벅지 가쪽의 1/4를 따라 내려가서, 엉덩정강띠에 부착한다. 엉덩정강띠의 몸쪽 부착점은 넙다리근막긴장근과 **큰볼기근**의 가쪽에 위치한 엉덩뼈능선에 위치한다.[102] 엉덩정강띠의 먼쪽 부착점은 허벅지의 가쪽을 따라 아래로 내려가서 정강뼈의 가쪽융기에 부착한다. 넙다리근막긴장근은 엉덩관절을 굽힘, 벌림 및 안쪽돌림시키는 근육으로 간주된다.[97] 그러나 넙다리근막긴장근의 벌림 기여도는 엉덩관절 굽힘의 정도에 따라 달라질 수 있다.[103] 넙다리근막긴장근의 가장 중요한 역할은 큰볼기근과 함께 작용하여, 엉덩정강띠의 장력을 유지하는 것이다. 엉덩정강띠는 체중부하의 힘이 넙다리뼈몸통에 가해지는 장력 스트레스의 일부를 감소시키는데 도움을 준다.[103,104] 넙다리뼈가 장력 스트레스보다 압박 스트레스에 더 효율적으로 저항하기 때문에, 장력 스트레스의 감소는 넙다리뼈의 온전성을 유지하는데 중요한 역할을 한다.

비록 넙다리근막긴장근과 엉덩정강띠의 중요성에 대해 논란이 있지만, 근거에 따르면 엉덩관절의 안정성에 기여한다는 것이다.[102] 엉덩정강띠의 과도한 장력도 엉덩관절을 폄할 때 모음 가동범위의 감소에 기여할 수 있다. Gajdosik 등은 엉덩정강띠의 장력을 검사하기 위해 건강한 남성과 여성을 대상으로 Ober **검사**를 실시했다.[105] 그들은 엉덩관절과 무릎관절이 폄되었을 때, 남성의 평균 수동 모음은 9°였고, 여성은 4°였음을 밝혀냈다. Ober 검사 동안 무릎관절을 굽힘했을 때, 엉덩관절은 중립위를 넘어가지 못했고, 남성의 평균 벌림은 4°이고, 여성은 6°였다. 이것은 무릎관절을 굽힘했을 때 엉덩관절의 가쪽 구조물(엉덩정강띠가 주요 요소로 작용한다)에 더 큰 장력이 걸렸음을 의미한다.[105]

Ober 검사는 엉덩관절을 폄함으로써 엉덩정강띠를 큰뼈돌기의 앞쪽에서 큰뼈돌기의 뒤쪽으로 움직인다. 큰뼈돌기 위에 앞쪽과 뒤쪽으로 움직이는 엉덩정강띠의 움직임은 **"스냅핑 힙 증후군"**과 **돌기윤활주머니염**에 영향을 미쳐왔다.

2차 엉덩관절 굽힘근은 **두덩근**, **긴모음근**, **큰모음근**, **두덩정강근** 등이다. 이들 근육은 주로 모음 작용을 많이 하기 때문에, 다음 단락에서 설명하겠다. 그러나 이들 각 근육들은 엉덩관절 굽힘에 기여할 수 있지만, 엉덩관절의 위치에 따라 기여도가 달라진다. 이들 근육은 엉덩관절을 40–50°까지 굽힘하는 것으로 알려져 있다.[52] 2관절 근육인 두덩정강근은 무릎이 폄되었을 때 엉덩관절 굽힘근으로 작용하지만, 무릎이 굽힘되었을 때는 굽힘근으로 작용하지 않는다.[101]

모음근(ADDUCTORS)

엉덩관절 모음근으로는, 일반적으로 **두덩근**, **짧은모음근**, **긴모음근**, **큰모음근** 및 **두덩정강근** 등이 있다(그림 10-31). 모음근들은 허벅지의 앞안쪽에 위치한다. 엉덩관절 기능에 대한 모음근의 역할은 수년 동안 논쟁되어 왔다. 엉덩관절 기능에 대한 모음근의 기여도는 수년 동안 논쟁의 대상이었다. 논쟁의 이유 중 하나는 많은 뇌성마비 사람들이 굽힘, 모음 및 안쪽돌림된 자세를 취하는 것이 모음근 경직에 어느 정도 영향을 미치는지에 대한 의문이다.

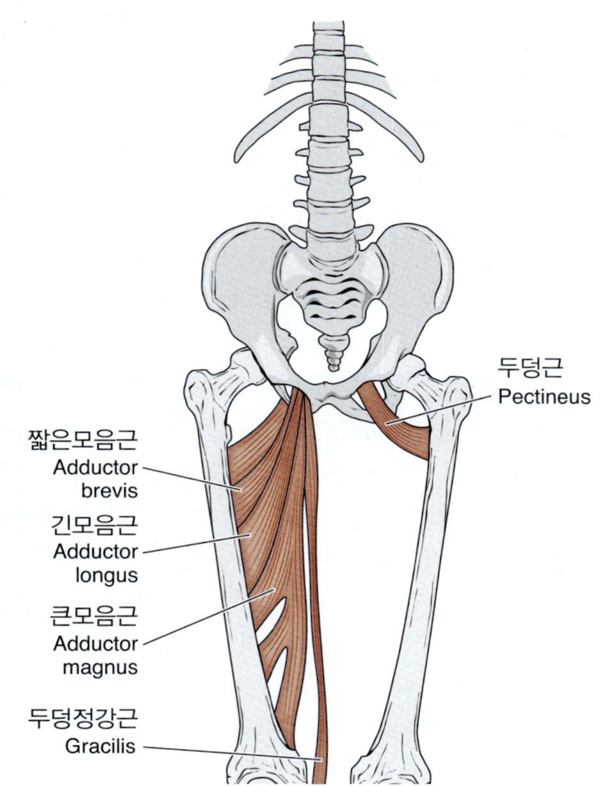

그림 10-31. 엉덩관절 모음근군은 허벅지의 앞안쪽면에 위치하고, 두덩근, 짧은모음근, 긴모음근, 큰모음근 및 두덩정강근 등을 포함한다.

Arnold와 Delp(과도한 안쪽돌림과 "넙다리뼈 변형"을 가진 뇌성마비 아동의 운동형상학적 데이터를 이용해)는 다음과 같은 결론을 내렸다: 선 자세에서 정상 엉덩관절의 경우, 짧은모음근, 긴모음근, 두덩근과 큰모음근(뒤쪽섬유)은 안쪽돌림에 대한 짧은 모멘트팔을 가지고 있는 반면, 두덩정강근과 큰모음근(앞쪽섬유)은 가쪽돌림에 대한 짧은 모멘트팔을 가지고 있다. 과도한 넙다리뼈 앞방향경사가 있으면, 짧은모음근, 두덩근과 큰모음근(중간섬유)의 모멘트팔은 안쪽돌림 당김선에서 가쪽돌림 당김선으로 바뀐다.[42] 넙다리뼈 앞방향경사나 엉덩관절 안쪽돌림과 무릎관절 굽힘의 결합 자세에서의 모멘트팔의 길이 변화를 검사한 후, 연구자들은 보행주기 동안 모음근이 안쪽돌림된 엉덩관절 자세에 강한 영향을 주지 않는다는 결론을 내렸다.[42]

Basmajian과 Deluca는 보행을 할 때 모음근이 작용근으로 작용하는 것이 아니라, 반사반응에 의해 작용하는 것으로 믿었다.[97] 양발 서기의 근육 작용에 대해 이야기했듯이, 양발이 지면에 붙어 있을 때 모음근은 벌림근과 함께 협력 작용하여, 골반의 측면 안정성을 강화한다. 비록 모음근의 역할이 다른 엉덩관절 근육군보다 명확하지 않지만, 모음근의 상대적 중요성은 과소평가되지 않아야 한다. 모음근군이 하지의 전체 근질량의 22.5%를 차지하는 것에 비해, 굽힘근군은 18.4%, 벌림근군은 14.9%을 차지한다. 모음근은 스포츠 손상과 밀접한 관련성이 있는데, 그 이유는 특히 하키와 같은 스포츠 활동을 할 때 긴모음근의 좌상이 매우 빈번하게 발생하기 때문이다.[108]

폄근(EXTENSORS)

1 관절 근육인 큰볼기근과 2 관절 근육인 뒤넙다리근이 1차 엉덩관절 폄근이다(그림 10-32). 이들 근육은 **중간볼기근**의 뒤쪽 섬유, 큰모음근의 뒤쪽 섬유, 그리고 궁둥구멍근의 도움을 받는다. **큰볼기근**은 위쪽 섬유가 엉덩정강띠(넙다리근막긴장근의 섬유이 붙는 것처럼)에 붙기 전에 그리고 아래쪽 섬유가 볼기거친면에 붙기 전에, 엉치엉덩관절을 통과하는 커다란 사각형의 근육이다. 큰볼기근은 다리 근육 중에서 가장 큰 근육이다; 큰볼기근이 하지 전체 근질량의 12.8%를 차지한다.[107] 큰볼기근은 다리 무게보다 더 큰 저항을 이겨내는 강한 1차 폄근이다. 엉덩관절의 폄에 대한 큰볼기근의 모멘트팔은 뒤넙다리근이나 큰모음근보다 더 긴 편이고, 엉덩관절이 중립위를 취할 때도 모멘트팔의 길이가 최대이다.[99] 그러나 가장 좋은 근육 길이-장력의 관계는 엉덩관절이 70° 굽힘되었을 때 최고점 폄근 모멘트를 발생시킨다.[109]

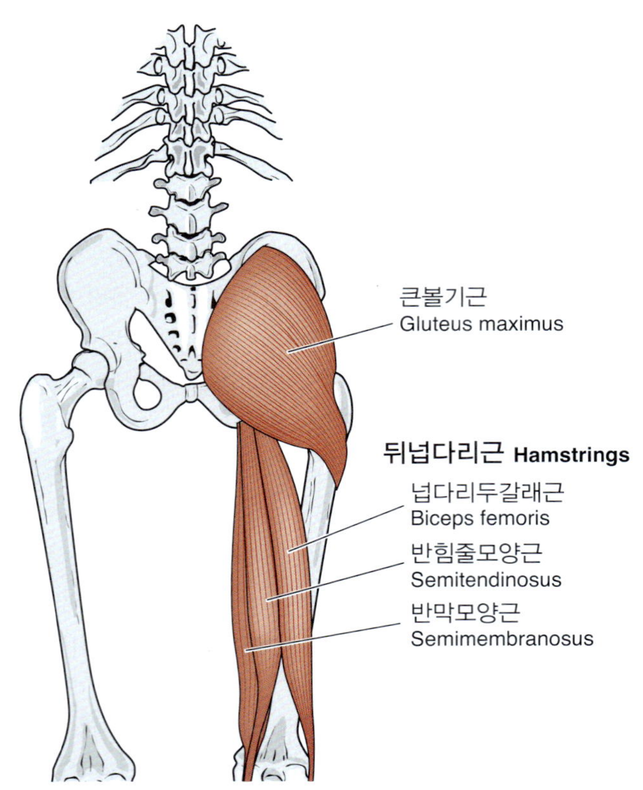

그림 10-32. 1차 엉덩관절 폄근은 엉덩관절의 뒤쪽을 지나가고, 1관절 근육인 큰볼기근과 2관절 근육인 뒤넙다리근을 포함한다.

비록 가쪽돌림에 대한 모멘트팔은 엉덩관절의 굽힘이 증가할수록 감소하겠지만, 큰볼기근의 섬유는 본질적으로 엉덩관절을 가쪽돌림하는 능력을 가지고 있다.[98]

3개의 2 관절 폄근은 **넙다리두갈래근의 긴갈래**, **반힘줄모양근**과 **반막모양근**이 있으며, 이들 근육은 **뒤넙다리근**의 일부로 알려져 있다. 이들 3개 근육은 저항의 적용과는 관계없이 엉덩관절을 폄할 뿐만 아니라, 중요한 무릎 굽힘근으로도 작용한다. 엉덩관절이 35° 굽힘할 때까지는 엉덩관절 폄에 대한 뒤넙다리근의 모멘트팔을 증가하지만, 그 이후에는 모멘트팔이 감소된다. 이것은 중립위일 때 가장 크고, 굽힘할 때 감소되는 큰볼기근의 모멘트팔과는 약간 반대이다.[99] 관절 위치에 따른 모멘트팔의 이런 변화에도 불구하고, 엉덩관절 폄에 대한 뒤넙다리근의 모멘트팔은 엉덩관절 굽힘/폄 ROM의 모든 지점에서 큰볼기근의 모멘트팔보다 작은 편이다. 2 관절 근육으로서 엉덩관절 폄에 대한 뒤넙다리근의 역할은 무릎관절의 위치에 크게 영향을 받는다.

Chleboun 등(초음파 영상을 이용하여)은 넙다리두갈래근 긴갈래의 모멘트팔은 무릎관절의 굽힘 때보다 엉덩관절 폄시에 더 컸고, 무릎관절의 위치보다 엉덩관절의 위치가 수축능력에 더 많은 영향을 준다고 발표했다.[110] 비록 이들 연구자들이 넙다리두갈래근의 긴갈래에 대해서만 보고했지만, 안쪽 뒤넙다리근(반막모양근, 반힘줄모양근)도 비슷한 양상을 띤다. 만약 엉덩관절이 폄되고 무릎관절이 90° 이상 굽힘되면, 뒤넙다리근은 엉덩관절의 폄 작용을 하지 않는데, 그 이유는 이런 자세가 능동 불충분 자세이기 때문이다. 엉덩관절 폄의 힘은 무릎관절을 폄했을 때, 30%까지 증가한다.[109] 넙다리두갈래근 긴머리의 최적 길이 장력의 관계는 엉덩관절과 무릎이 굽힘 90°될 때 일어나고, 안쪽 뒤넙다리근도 비슷한 양상을 가진다.[110] 안쪽 뒤넙다리근은 중립위일 때 안쪽돌림에 대한 작은 모멘트팔을 갖지만, 무릎관절이 굽힘될 때는 엉덩관절의 가쪽돌림근으로 작용이 바뀐다.[42] 넙다리두갈래근도 엉덩관절을 가쪽돌림할 수 있다.[97]

벌림근(ABDUCTORS)

벌림근은 중간볼기근과 작은볼기근과 함께, "엉덩관절의 돌림근띠"로 불리고, **중간볼기근**은 어깨관절의 가시위근과 유사하고, 작은볼기근은 어깨밑근과 유사한다(그림 10-33).[111-113] 중간볼기근의 힘줄은 큰뼈돌기의 가쪽과 뒤위쪽에 부착하고, 가시위근과 비슷한 방향과 힘을 가진 모멘트팔을 가진다.[114] 엉덩관절의 능동 벌림은 중간볼기근과 작은볼기근에 의해 주로 이루어진다. 강한 저항을 이겨내면서 엉덩관절이 벌림될 때, 큰볼기근의 위쪽섬유와 넙다리빗근이 돌림근의 보조근으로 작용한다. 넙다리근막긴장근은 엉덩관절을 굽힘과 벌림할 때 많은 역할을 한다. 중간볼기근은 엉덩관절을 움직일 때 비동시적으로 작용하는 앞쪽 섬유, 중간섬유 및 뒤쪽 섬유를 가진다.[115] 어깨세모근과 비슷하게, 중간볼기근의 앞쪽 섬유는 엉덩관절의 굽힘에 작용하고, 뒤쪽 섬유는 엉덩관절의 폄을 돕는다. 중립위에서, 중간볼기근의 뒤쪽 섬유는 가쪽돌림 모멘트를 일으키고, 중간섬유와 앞쪽섬유는 작은 안쪽돌림 모멘트를 일으킨다.[98] 중간볼기근의 모든 섬유는 엉덩관절의 위치에 관계없이 1차 벌림근이다.

작은볼기근은 중간볼기근보다 깊은 곳에 위치하고, 엉덩관절의 벌림근과 굽힘근으로 작용하지만, 넙다리뼈의 위치에 따라 안쪽돌림이나 가쪽돌림을 포함한 다양한 모멘트를 일으킬 수 있다. 작은볼기근은 큰뼈돌기를 지나고, 엉덩관절 관절주머니 안으로 합류하는 힘줄부착점을 가지고 있다. 이런 부착점은 절구 안에 넙다리뼈머리를 안정화시키는 중간볼기근의 기능 이외에, 엉덩관절이 벌림하는 동안 찝힘을 막거나 또는 관절주머니를 타이트하도록 만들기 위해 관절주머

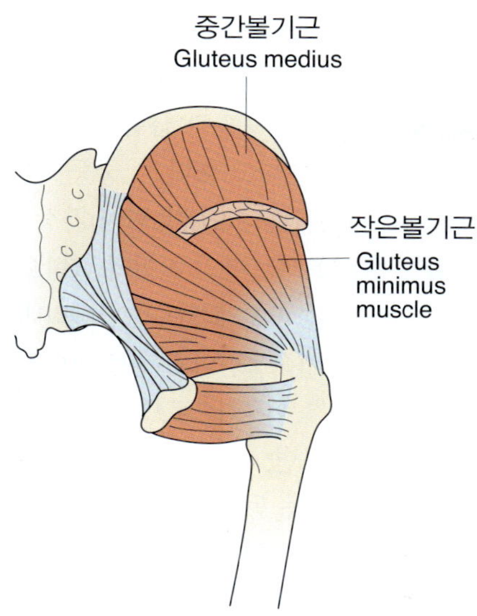

그림 10-33. 엉덩관절을 벌림시키는 근육은 엉덩관절의 가쪽 면에 위치한다. 1차 벌림근은 중간볼기근과 작은볼기근이다.

니를 뒷당김할 수도 있을 것이다.[116,117] 이런 관찰을 토대로, 작은볼기근의 주요 기능 중 하나는 넙다리뼈머리를 안정화시키는 것이다.[118]

작은볼기근과 중간볼기근은 함께 작용을 하여 넙다리뼈를 벌림하거나, 한발 서기 시 중력에 대항하여 골반을 안정화시킨다. 나중에 설명하겠지만, 중간볼기근과 작은볼기근은 한발 서기 때 체중부하쪽 엉덩관절을 중심으로 골반(떨어짐)에 대한 중력의 토크(골반 떨어짐)를 상쇄시킨다. 벌림근은 생리적으로 중립위나 약간 모음된 엉덩관절 자세(벌림근이 약간 신장된 자세) 때 효율적인 작용을 할 수 있도록 고안되어 있다.[119,120] 중립위에서 등척성 벌림 토크는 엉덩관절이 25° 벌림된 자세 때(벌림근이 단축되어 있을 때)의 벌림 토크보다 82% 더 크다.[121] 중간볼기근이 중요한 골반 안정근이기 때문에, 중간볼기근의 약증은 무릎관절 질환은 물론, 윤활주머니염과 엉덩관절 골관절염과 같은 과사용 손상에 영향을 준다.[122–124]

확장 개념 10-9
돌기윤활주머니(Trochanteric Bursae)

큰뼈돌기는 가쪽 엉덩관절 통증 증후군이 있는 위치로서 관심이 증가되어 왔고, 노인이나 스포츠 선수들이 종종 이런 진단을 받는다.[33,64,65] 비록 관절속 병리와 관절바깥 병리가 많지만, 큰뼈돌기 주위에 있는 윤활주머니의 문제도 많이 발생한다. 윤활주머니의 이름을 어떻게 붙이고, 또 윤활주머니가 얼마나 많은지에 대해서는 의견이 일치되지 않은 것 같다. Pfirrmann 등은 큰뼈돌기와 관련된 윤활주머니를 연구하기 위해 사체와 증상이 없는 지원자를 대상으로 자기공명영상, 윤활주머니 그래프(bursography), 방사선촬영 등을 이용했다.[65] 그들은 큰뼈돌기가 4개의 오목(facet)을 가지고 있다고 했다. 작은볼기근은 앞쪽 오목에 부착하고, 작은볼기근 힘줄밑에 작은볼기근밑윤활주머니가 있다; 중간볼기근은 뒤위쪽 오목과 가쪽 오목에 부착되고, 중간볼기근밑 윤활주머니는 가쪽 관절오목에 있는 힘줄 밑에 위치한다, 커다란 돌기윤활주머니는 뒤쪽 오목을 덮고 있고, 뒤쪽 오목에는 힘줄 부착점이 없다(그림 10-34). 돌기윤활주머니는 뒤쪽 오목과 큰볼기근 사이의 마찰 뿐만 아니라, 엉덩정강띠와 큰뼈돌기사이의 마찰을 줄여 준다.

환자 적용 10-5

그녀의 다른 문제 이외에, Gabriella는 촉진 시 가쪽 엉덩관절 통증을 호소했다. 비록 통증에 대한 다른 설명이 있다 하더라도, 큰뼈돌기 통증 증후군이 중년 여성에게 흔한 증상(여성:남성=4:1)이고, 또 골관절염을 가진 사람에게서도 흔하게 나타난다.[33,64,125] 다리길이 차이와 관련된 생체역학적 변화도 가쪽엉덩관절의 병리를 쉽게 초래한다. 돌기윤활주머니염과 벌림근(중간볼기근과 작은볼기근) 힘줄 병변이 흔히 함께 일어나고, 이것은 어깨 돌림근띠 열상과 윤활주머니염과 비슷하다.[33,64,65,126] 우리가 선 자세에서의 벌림근 역할과 엉덩관절 벌림근에 대한 엉덩관절 형성이상증의 영향을 계속 연구해 온 결과, Gabriella의 벌림근과 관련 윤활주머니가 과사용 손상의 위험에 노출되었고, 또 퇴행성 변화의 시작으로 일어난 것 같다.

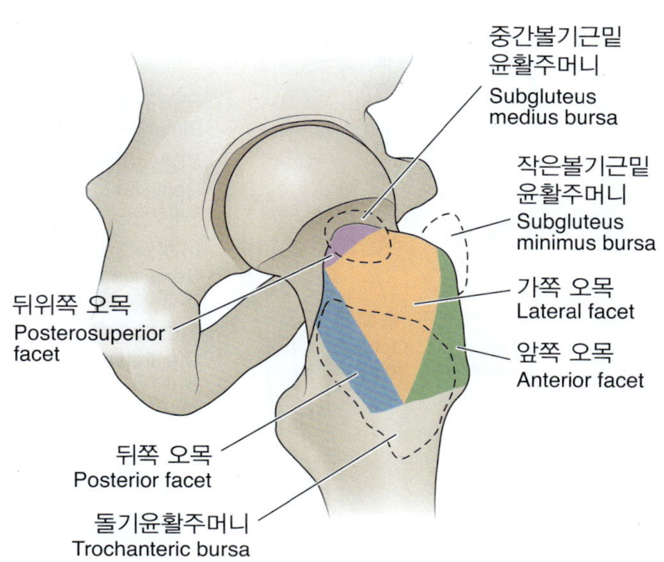

그림 10-34. 큰뼈돌기는 4개의 오목을 가지고 있다: 앞쪽 오목, 가쪽 오목, 뒤쪽 오목 및 뒤위쪽 오목. 3개의 윤활주머니가 단면상에 보인다. 이들 모두는 가쪽 엉덩관절로 넘어지거나 근 활동을 할 때 압박된다.

가쪽돌림근(LATERAL ROTATORS)

6개의 짧은 근육들이 엉덩관절의 가쪽돌림근으로 주로 작용한다. 이들 근육은 **속폐쇄근**과 **바깥폐쇄근**, **위쌍둥이근**과 **아래쌍둥이근**, **넙다리네모근** 및 **궁둥구멍근**이다. 엉덩관절 운동축보다 뒤쪽에 위치한 근섬유를 가진 다른 근육(중간볼기근, 작은볼기근 및 큰볼기근의 뒤쪽섬유)들도 그들의 주요 작용과 함께 엉덩관절을 가쪽돌림시킨다(비록 앞에서 설명되었지만, 엉덩관절의 위치에 따라 이들 근육의 가쪽돌림 기능이 감소하거나 안쪽돌림되든 간에 관계없이).[98] 1차 가쪽돌림근들은 각각 큰뼈돌기와 그 주위에 부착한다(그림 10-35). 궁둥구멍근과 큰볼기근은 엉치엉덩관절을 지나가는 유일한 2 관절 근육이다. 인체에서 가장 큰 신경인 궁둥신경은 궁둥구멍근 바로 아래인 볼기 영역 안으로 들어가며, 이들 2 구조물은 큰궁둥뼈패임을 통과한다. 궁둥신경과 궁둥구멍근의 근접한 위치 때문에, 궁둥구멍근과 관련된 손상을 당하면 다리로 내려가는 방사통이 일어날 수 있다.

넙다리뼈몸통과 거의 수직으로 배열된 것을 고려해 볼 때, 가쪽돌림근은 효율적인 돌림 기능을 할 수 있도록 배열되어 있다(그림. 10-33 참고). 그러나 표면 근전도 연구의 접근성 제한 때문에, 엉덩관절 가쪽돌림근의 기능에 대한 연구는 많은 제약을 받는다. 오목위팔관절의 돌림근띠와 마찬가지로, 엉덩관절의 가쪽돌림근들도 관절 압박력을 효율적으로 제공하는데, 그 이유는 이들 근육의 당김선이 넙다리뼈머리와 목의 방향과 평행하기 때문이다. Delp 등에 따르면, 볼기근들과 마찬가지로, 속폐쇄근도 엉덩관절 굽힘의 증가에 따라 가쪽돌림의 모멘트팔이 감소한다고 했다.[98] 궁둥구멍근은 엉덩관절이 0° 굽힘일 때 가쪽돌림의 모멘트팔이 가장 길고, 엉덩관절이 90° 굽힘일 때는 모멘트팔의 길이가 절반으로 줄어들어 안쪽돌림근으로 바뀐다. 바깥폐쇄근과 넙다리네모근은 엉덩관절 굽힘이 증가해도 가쪽돌림의 모멘트팔이 감소하지 않는 유일한 가쪽돌림근이다.[98] 이론적으로, 1 관절 근육인 깊은 가쪽돌림근들의 당김선을 보면, 이들 근육이 대부분의 체중부하 활동이나 비체중부하 활동 동안에 이상적인 긴장성 고정근의 역할을 하고 있음을 알 수 있다. 비록 그들의 가쪽돌림 능력이 엉덩관절 굽힘의 증가에 따라 감소하는 경우도 있지만, 이들 근육의 작용선(넙다리뼈머리와 목과 나란한 방향)은 엉덩관절의 전체 가동범위 내내 커다란 압박력을 유지해야 한다.

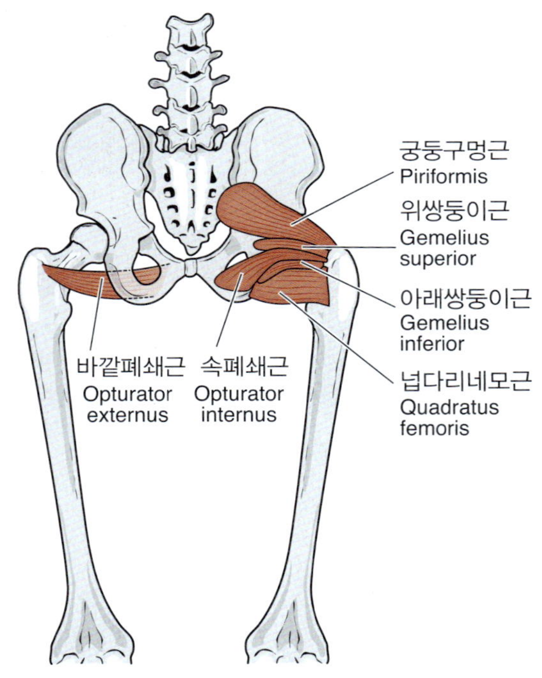

그림 10-35. 가쪽돌림근은 관절축(안가쪽 축)보다 뒤쪽을 지나간다. 이들 짧은 근육들로는, 속폐쇄근과 바깥폐쇄근, 위쌍둥이근과 아래쌍둥이근, 넙다리네모근 및 궁둥구멍근 등 있다.

안쪽돌림근(MEDIAL ROTATORS)

엉덩관절의 안쪽돌림시키는 *1차* 근육은 존재하지 않는다. 비교적 크게 안쪽돌림근으로 작용한 근육은 중간볼기근과 작은볼기근의 앞쪽섬유와 넙다리근막긴장근이다. 비록 엉덩관절 돌림에 대한 모음근의 역할에 논란이 있지만, 대부분의 근거들에 따르면 두덩정강근을 제외한 나머지 모음근들이 안쪽돌림의 기능을 갖고 있다는 것이다.[97,100] 엉덩관절의 위치 변화에 따라 기능을 바꾸는 엉덩관절 근육의 능력은 엉덩관절의 안쪽돌림을 검사할 때 뚜렷해진다. 많은 엉덩관절 근육 중에는 엉덩관절 굽힘이 증가될 때, 안쪽돌림 토크가 증가되는 경향이 있다(또는 가쪽돌림이 감소되는 경향이 있다). 엉덩관절이 펴질 때보다 굽힘될 때 안쪽돌림 토크가 3배 이상 증가된다.[42,98,100] 연구에 따르면, 뇌성마비 아동의 보행 때 쉽게 볼 수 있는 "구부정한" 보행과 함께 일어나는 안쪽돌림이 모음근의 경직보다는 엉덩관절의 굽힘 작용으로 기인한다고 했다.[98]

확장 개념 10-10
엉덩관절의 "돌림근띠"

어깨관절의 돌림근띠는 엉덩관절 주변 근육의 기능을 이해하는데 도움을 줄 수 있다. 어깨관절의 가쪽돌림은 가시아래근과 작은원근, 가시위근에 의해 수행되고, 엉덩관절의 가쪽돌림은 궁둥구멍근, 속폐쇄근, 바깥폐쇄근 및 위아래 쌍둥이근 뿐만 아니라, 중간볼기근의 뒤쪽 섬유에 의해 수행된다. 어깨관절의 안쪽돌림은 어깨밑근에 의해 수행되고, 엉덩관절의 안쪽돌림은 중간볼기근과 작은볼기근의 앞쪽섬유에 의해 수행된다. 어깨관절의 벌림은 가시위근에 의해 수행되고, 엉덩관절의 벌림은 중간볼기근에 의해 수행된다.[127]

선 자세 시 엉덩관절의 힘과 근육 기능 (Hip Joint Forces and Muscle Function in Stance)

양발 서기(Bilateral Stance)

양발 서기 시, 양쪽 엉덩관절은 중립위나 약간 젖힘된 자세가 되면, 체중이 양쪽 발에 균등하게 배분된다. 중력선은 엉덩관절 굽힘/폄 축의 바로 뒤쪽을 지나간다. 이런 중력선 때문에, 골반을 넙다리뼈머리에 대해 뒤쪽경사시키는 폄 모멘트가 일어난다. 비록 이완된 선 자세에서 엉덩허리근의 약간 또는 간헐적 활동이 수동 구조물을 돕는다 할지라도, 중력에 의한 폄 모멘트는 주로 엉덩관절주머니인대 구조물의 수동 장력에 의해 제한된다.[97]

양발 서기 동안 체중은 엉치엉덩관절과 골반을 통해 좌우 넙다리뼈머리로 전달된다. 이론적으로, 양쪽 넙다리뼈머리가 머리–팔–몸통(HAT)의 무게(체중의 2/3)를 받아내야 한다.[128] 그림 10-36에서 보듯이, 양쪽 엉덩관절 축은 HAT의 중력선으로부터 같은 거리에 놓인다: 즉, 오른 엉덩관절에 대한 중력 모멘트팔(MA_R)과 왼쪽 엉덩관절에 대한 모멘트팔(MA_L)은 같다. 각각의 넙다리뼈머리에 가해지는 체중(W)이 동일하기 때문에($W_R = W_L$), 각 엉덩관절을 중심으로 일어나는 중력 토크의 크기도 동일하다($W_R \times MA_R = W_L \times MA_L$). 그러나 오른쪽과 왼쪽의 엉덩관절에서 발생하는 중력 토크의 방향은 서로 반대이다. 오른쪽 엉덩관절에 작용하는 체중은 왼쪽 골반을 아래쪽으로 떨어뜨리는 경향이 있고(오른쪽 모음 모멘트), 반면 왼쪽 엉덩관절에 작용하는 체중은 오른쪽 골반을 아래쪽으로 떨어뜨리는 경향이 있다(왼쪽 엉덩관절의 모음 모멘트). 크기가 같고 방향이 서로 반대인 2개의 중력 모멘트는 서로를 상쇄시킨다. 그리고 이로 인해 골반은 근육의 보조 작용 없이도 이마면 상에서 평형을 유지할 수 있다. 양발 서기 때 근육의 힘이 엉덩관절의 시상면 안정성과 이마면 안정성을 유지하는데 필요하지 않는다고 가정해 보면, 엉덩관절에 가해지는 압박력은 체중의 절반(각 엉덩관절에 HAT의 1/3)에 해당한다.

엉덩관절 압박은 여러 방법에 의해 변화될 수 있다. 이것은 한발 서기 동안 한쪽 다리 위로 몸을 기울이는 것과 지팡이를 동측이나 반대쪽으로 사용하는 것을 포함한다. 엉덩관절의 압박력 크기는 양발 서기, 한발 서기, 보상성 몸 기울이기, 동측 지팡이 사용, 그리고 반대쪽 지팡이 사용이 제시된 각각 예제 10–1, 10–2, 10–3, 10–4 및 10–5에 그려져 있다. 계산의 요약은 직접 비교를 위해 표 10–2의 예제 이후에 제시된다.

양발 서기 시 좌우 엉덩관절이 각각 체중의 1/3 씩 받는다고 가정했을 때, 예제 10–1에 제시된 근거는 타당하다. 그러나 Bergmann 등은 인공 엉덩관절 압박력 측정기를 이용하여 여러 대상자를 실험한 결과, 양발 서기를 할 때 엉덩관절에 걸리는 하중이 체중의 1/3(33%)이 아니라 체중의 80–100%가 걸린다고 보고했다.[129] 하중이 대상자의 몸통에 대칭적으로 가해졌을 때, 양쪽 엉덩관절에 걸리는 힘은 체중의 절반이 아니라 더 많은 체중이 걸린다. 인공 엉덩관절에 걸리는 힘이 정상 엉덩관절 힘을 완벽하게 나타낼 수 없다 하더라도, Bergmann 등의 결과는 의문이 든다. 약간의 엉덩허리근 작용은 생각보다 더 큰 관절압박이 일어날 수 있다는 것이다. 2차 안정근의 활동이나 관절주머니인대의 장력도 관절 압박에 영향을 줄 수 있다.

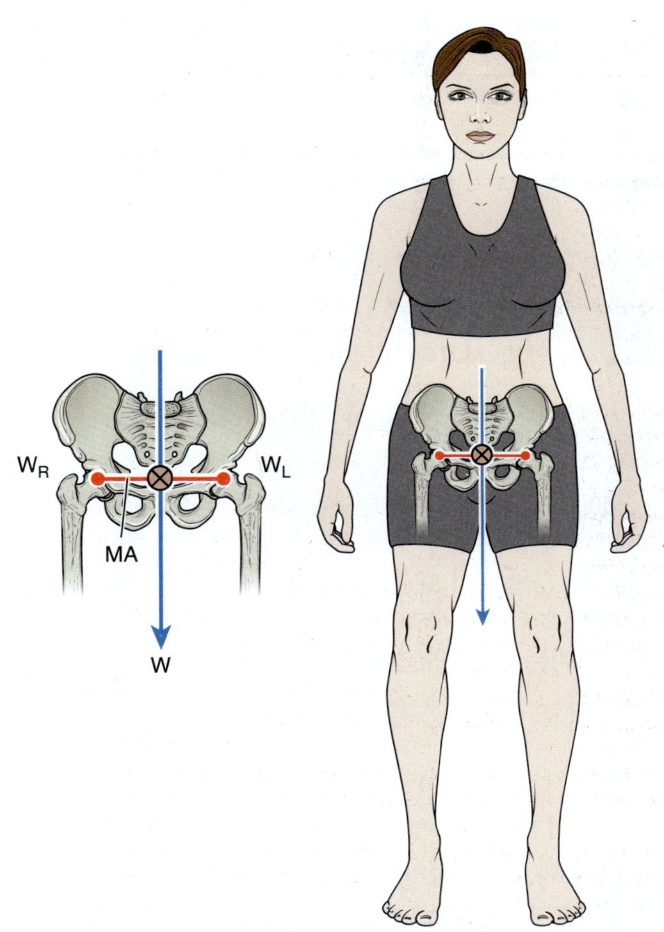

그림 10-36. 정상 양발 서기 때 골반의 앞면. 오른쪽 엉덩관절에 작용하는 체중(W_R)에다 오른쪽 엉덩관절축에서 중력중심 사이의 거리(MA_R)를 곱한 것은 왼쪽 엉덩관절에 작용하는 체중(W_L)에다 왼쪽 엉덩관절축에서 중력중심 사이의 거리(MA_L)를 곱한 것과 같다. 그러므로 $W_R \times MA_R = W_L \times MA_L$.

표 10-2. 엉덩관절 압박력 계산의 요약

예: **BW = 825 N** **HAT MA = 0.1 m** **모음근 MA = 0.05 m**	**한발 서기**	**체중부하 다리쪽으로 몸 기울임**	**동측 지팡이 사용**	**반대쪽 지팡이 사용**
		몸 기울임은 MA를 감소시킨다.	지팡이를 짚으면 BW가 감소된다.	지팡이를 짚으면, BW 지팡이 반대 토크가 감소된다.
BW 압박 = 5/6 × BW	687.50 N	687.50 N	563.75 N (지팡이를 통한 BW × 15%)	563.75 N (지팡이를 통한 BW × 15%)
HATLL 토크$_{모음}$ = BW$_{압박}$ × HAT MA	68.75 Nm	17.2 Nm (HAT MA가 0.025m까지 감소한다)		31.63 Nm (넓은등근 당김은 모음근 토크의 24.75 N을 상쇄시킨다)
힘 수축$_{벌림근}$ = HATLL 토크$_{모음}$ ÷ 모음근 MA	1,375.00 N	343.75 N	1,127.60 N	632.6 N
전체 관절 압박 = 힘 수축$_{벌림근}$ + BW 압박	2,062.50 N	1,031.25 N	1,691.35 N	1,193.35 N

BW = 체중, HAT = 머리-팔-몸통, HATLL = 머리-팔-몸통 비체중부하 왼쪽 다리, MA = 모멘트팔

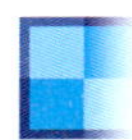

예제 10-1

양발 서기때 엉덩관절 압박력의 계산

사람의 체중이 825 N(약 185 lb)이라면, HAT(체중의 1/3)의 무게는 550 N(약 124 lb)이 될 것이다.

550 N의 절반은 좌우 엉덩관절로 각각 분산된다. 엉덩관절 근육 활동에 의해 생성되는 부가적인 압박력이 없다고 했을 때, 양발 서기 때 각 엉덩관절에 가해지는 전체 엉덩관절 압박력은 275 N(약 62 lb)이 된다; 즉, 양발 서기 때 각 엉덩관절에 가해지는 전체 엉덩관절 압박력은 체중의 1/3이 된다.

양발 서기가 대칭이 아니라면, 이마면에서의 근육 활동은 대칭적 서기 자세로 엉덩관절을 움직이거나 좌우 움직임을 조절하는데 필요할 것이다. 만약 골반이 오른쪽으로 이동되어 있다면(그림. 10-24 참고), 오른쪽 엉덩관절은 모음되고, 왼쪽 엉덩관절은 벌림된다. 중립위로 돌아오기 위해서는, 오른쪽 엉덩관절의 벌림근이 수축해야 할 것이다. 그러나 왼쪽 엉덩관절 모음근의 수축도 똑같은 목표를 달성할 것이다. 그래서 양쪽 다리가 최소한으로 체중부하하는 양발 서기 때, 반대측 벌림근과 모음근이 골반의 이마면 운동을 조절하기 위해 협력작용을 할 것이다. 한발 서기 때, 체중부하하는 쪽 모음근의 작용이든 또는 비체중부하쪽 모음근의 작용이든 간에, 체중부하쪽 다리의 안정성에 영향을 줄 수 없다. 한발 서기 시의 엉덩관절 안정성은 엉덩관절 벌림근에 의해 이루어진다. 만약 적절한 엉덩관절 벌림근의 기능이 없다면, 양발 서기 때만 모음근이 관절의 안정성에 영향을 줄 수 있다.

한발 서기(Unilateral Stance)

그림 10-37에서는 왼쪽 다리를 들어올리고, 오른쪽 다리로만 체중(HAT)을 지지하고 있다. 오른쪽 엉덩관절은 왼쪽 다리와 함께 체중의 압박력을 나눠 갖기보다는, 체중을 온전히 지지해야 한다. 부가적으로, 왼쪽 골반에 매달려 있는 비체중부하의 왼쪽 다리 무게는 HAT 무게와 함께 지지되어야 한다. 체중의 1/3이 그쪽 다리에서 발견되었다면, 비체중부하된 다리는 체중 1/3의 절반 또는 전체 체중의 1/6을 지탱해야 한다.[130] 오른쪽 다리로 한발 서기를 할 때, 오른쪽 엉덩관절에 가해지는 체중(W)의 크기는 다음과 같다:

$$\text{오른쪽 엉덩관절}_{\text{압박력 체중}} = [2/3 \times W] + [1/6 \times W]$$
$$\text{오른쪽 엉덩관절}_{\text{압박력 체중}} = 5/6 \times W$$

우리의 가설에서, 예제 10-1의 대상자는 체중이 825 N이고, HAT의 무게는 550 N이었다. 한쪽 다리의 무게는 체중의 1/6인 137.5 N이다. 그러므로 한발 서기를 하면, 체중부하쪽 엉덩관절에 가해지는 압박력은 687.5 N(체중의 5/6)이고, 이것은 ***체중에 의해서만 발생한 것이다.***[5]

비록 양발 서기에서 한발 서기로 움직일 때 우리가 체중에 의한 엉덩관절 압박력의 증가를 계산할 수 있더라도, 그 문제는 복잡하다. 한발 서기 때 엉덩관절이 체중(중력)에 의해 압박될 뿐만 아니라, 체중은 체중부하쪽 엉덩관절을 중심으로 일어나는 토크를 발생시킬 수 있다.

HAT에 작용하는 결합된 중력의 힘과 비체중부하 왼쪽 다리(HATLL)는 체중부하쪽 엉덩관절을 중심으로 모음 토크를 일으킬 것이다; 즉, 중력은 오른쪽 체중부하 엉덩관절을 중심으로 골반을 아래쪽으로 하강시킬 것이다. 평형을 유지하는 모음근 반대 토크는 오른쪽 엉덩관절 모음근에 의해 제공되어야 한다. 근육이 수축을 할 때, 관절 압박이 발생한다. 그러므로 전체 관절 압박 또는 관절반응력은 체중과 벌림근의 결합이다.

825 N의 체중을 가진 사람을 대상으로 전체 관절 압박이 계산될 수 있다. 즉, 실제 거리가 사람에 따라 달라질 수 있지만, 모멘트팔(MA)는 0.1 m이다. 대칭적인 양발 서기 때 중력 모멘트팔은 10 ㎝로 추정된다. 그러나 실제 모멘트팔은 더 작은 편인데, 그 이유는 들고 있는 왼쪽다리의 무게가 체중의 중심을 약간 오른쪽으로 이동시키고, 또 더 작아진 기저면(예, 한 발) 내에서 보상성 몸 기울어짐이 중력선을 약간 더 오른쪽으로 이동시키기 때문이다.

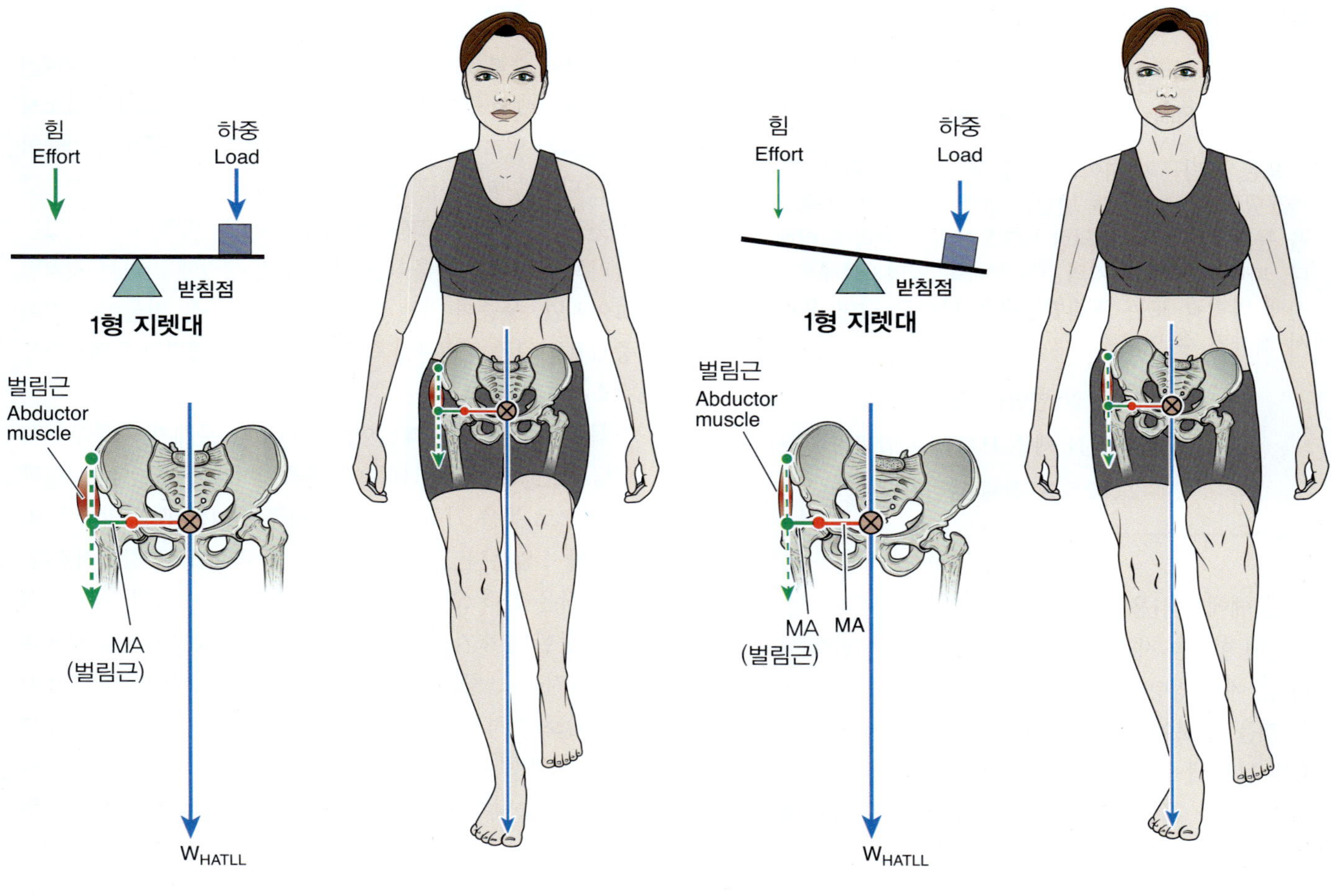

그림 10-37. **A.** 한발 서기 때, HAT의 무게는 오른쪽 엉덩관절로부터 10 ㎝ 떨어져서 작용한다. 엉덩관절 벌림근은 약 5 ㎝의 모멘트팔을 가지고, 골반을 수평으로 유지하기 위해작용해야 한다. **B.** 만약 부적절한 벌림 토크가 생성되면(예, 약화된 중간볼기근으로부터), 골반은 반대쪽으로 떨어질 것이다.

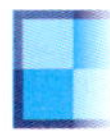

예제 10-2

한발 서기 때 일어나는 엉덩관절 압박력의 계산

단순화하기 위해, 비체중지지쪽 하지의 HATLL 모멘트팔의 변화 가능성은 무시될 것이고, 우리의 토크 계산은 실제적 중력 토크보다 과소평가될 것이다. 단순한 가설의 예를 들어 보면, 오른쪽 엉덩관절의 중력 모음 토크는 아래와 같을 것이다:

HATLL 토크$_{모음}$: 687.5 N × 0.1 m = 68.75 Nm

한발 서기 자세를 유지하기 위해서는, 동등한 크기의 반대 토크(벌림 모멘트)가 존재해야 한다. 반대 토크는 골반에 작용하는 엉덩관절 벌림근(중간볼기근, 작은볼기근 및 넙다리근막긴장근)의 힘에 의해 생성되어야 한다. 벌림근이 5 ㎝(0.05 m 또는 2 인치)의 모멘트팔을 통해 작용하고, 중력의 모음 토크(68.75 Nm)와 동등한 벌림 토크를 발생해야 한다고 가정했을 때, 우리는 본 예에서 평형을 유지하는데 필요한 근 수축의 크기(F_{ms})를 계산할 수 있다.[78]

토크$_{벌림}$: 68.75 Nm = F_{ms} × 0.05 m

Fms= 68.75 Nm ÷ 0.05 m = 1,375 N

모든 벌림근의 힘이 절구를 통해 넙다리뼈로 전달된다고 가정했을 때, 1,375 N 벌림근 압박력은 체중부하쪽 엉덩관절을 통과하는 체중에 의한 687.5 N의 압박력에 더해져야 한다. 따라서 한발 서기의 체중부하쪽 엉덩관절에서 일어나는 전체 압박력 또는 관절반응력은 다음과 같이 우리의 예에서 계산될 수 있다:

1,375 N 벌림근 관절압축력
\+ 687.5 N 체중(HATLL) 압박력
2,062.5 N 전체 관절압박력

본 예에서 사용된 수치는 이미 언급되었듯이, 엉덩관절과 관련된 힘들을 지나치게 단순화하고 과소평가한 것이다. 그러나 본 예는 엉덩관절 압박력이 근활동에 크게 영향을 받는다는 것을 잘 보여주고 있고, 또 관절압박력이 양발 서기에 비해 한발 서기 때 증가된다는 것을 잘 보여주고 있다. 전체 엉덩관절 압박력이나 관절반응력은 일반적으로 한발 서기 때 체중의 2–3배 정도된다.[109,128,131] 몇몇 연구자들에 따르면, 최대 힘이 한발 서기 때 계산된 값보다 일반적으로 더 높다는 것이고, 측정 기법과 개인의 특성에 따라 체중의 4배에 도달할 수도 있다는 것이다.[132,133] 엉덩관절 구조에서 개인의 차이(예, 넙다리뼈의 각도)는 본질적으로 엉덩관절에 가해지는 힘과 압박을 변화시킬 수 있다.[57,84,134]

만약 한발 서기 때 전체 관절 압박력이 체중의 3배에 이른다면, 체중이 1 N(약 4.5 파운드) 감소될 때 관절반응력은 3 N(13.5 파운드) 정도 감소된다. 그러나 엉덩관절에 통증이 있으면, 일반적으로 요구되는 압박의 감소가 체중 감소로 일어나는 것보다 더 클 수 있다. 이것의 해결책은 벌림근의 힘을 감소시켜야 한다. 만약 근육의 반대 토크가 중력의 효과를 상쇄시키는데 적게 요구된다면, 비록 체중에 의한 압박이 변하지 않더라도 엉덩관절에 가해지는 **근육 압박**의 크기가 감소될 것이다. 벌림근 힘의 요청이 감소될 필요가 있을 때 몇 가지 선택이 이용될 수 있다. 몇몇 압박력 감소 전략은 자동적으로 일어나지만, 에너지 지출과 구조적 스트레스가 발생할 수 있다. 다른 전략은 보조장비와 같은 중재를 필요로 하지만, 에너지 비용은 적게 든다.

몸통의 보상성 가쪽 기울임 (Compensatory Lateral Lean of the Trunk)

골반의 중력 토크는 체중과 거리(엉덩관절축으로부터 중력선이 지나가는)의 곱이다. 만약 한발 서기 때 중력 토크를 감소시킬 필요가 있거나 체중이 감소될 수 없다면, 통증이나 약증이 있는 다리로 한발 서기 할 때 체중을 그쪽으로 몸통을 옆으로 기울일 때 중력의 모멘트팔이 감소된다. 비록 통증이 있는 다리쪽으로 몸을 기울이는 것이 우리 생각에 반하는 것처럼 보이지만, 통증이 있는 다리 쪽으로 몸통을 기울이는 것이 중력선을 그쪽 엉덩관절 쪽으로 이동시켜 중력의 모멘트팔을 감소시키는 것이다.

몸통의 자세에 관계없이, HATLL의 무게가 체중부하쪽 엉덩관절을 통과하기 때문에, 통증이나 약증이 있는 엉덩관절 쪽으로 몸을 기울이는 것은 체중에 의한 관절 압박을 증가시키지 않는다. 그러나, 그것은 중력 토크를 감소시킨다. 만약 작은 중력 모음 토크가 있다면, 벌림근 반대 토크를 위해 동등한 감소가 필요할 것이다. 비록 그것이 이론적으로 가능할지라도, 중력선을 체중부하쪽 엉덩관절(토크를 감소시키거나)로 가져가거나 또는 비체중부하쪽 엉덩관절(중력 토크 방향의 역전)로 가져갈 만큼 몸통을 옆으로 기울이는 것이 이론적으로 가능할지라도, 이런 몸통 기울임은 높은 에너지 지출을 필요로 하는 큰 움직임이어서, 허리뼈의 과도한 마모를 초래할 수 있다. 에너지 비용으로 볼 때, 보다 효율적이고 구조적으로 덜 스트레스 받은 보상 운동은 여전히 엉덩관절 벌림근의 힘을 드라마틱하게 감소시킬 수 있다.

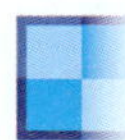

예제 10-3

몸통을 옆으로 기울였을 때의 엉덩관절 압박력 계산

825 N의 체중을 가진 우리의 예로 다시 돌아오자. 우리는 그 사람이 중력선을 오른쪽 엉덩관절축의 2.5 cm(0.025 m) 이내로 가져올 만큼 충분히 몸통을 오른쪽으로 기울일 수 있다고 가정해 보자(그림 10-38), 중력 모음 토크는 아래와 같다:

$$\text{HATLL 토크}_{\text{모음}} = [5/6\ (825\ \text{N})] \times 0.025\ \text{m}$$

$$\text{HATLL 토크}_{\text{모음}} = 17.2\ \text{Nm}$$

만약 17.2 Nm의 모음 토크가 체중에 의해 발생된다면, 요구되는 벌림근의 힘은 다음과 같다:

$$\text{토크}_{\text{벌림}}: 17.2\ \text{Nm} = F_{ms} \times 0.05\ \text{m}$$

$$F_{ms}: 17.2\ \text{Nm} \div 0.05\ \text{m} = 343.75\ \text{N}$$

만약 단지 344 N(~77 lb)의 벌림근 힘이 요구된다면, 보상성 몸통 기울임을 하는 한발 서기 때의 전체 엉덩관절 압박력은 다음과 같이 계산될 수 있다:

343.75 N 벌림근 관절압박력
+ 687.5 N 체중(HATLL) 압박력
1,031.25 N 전체 관절압박력

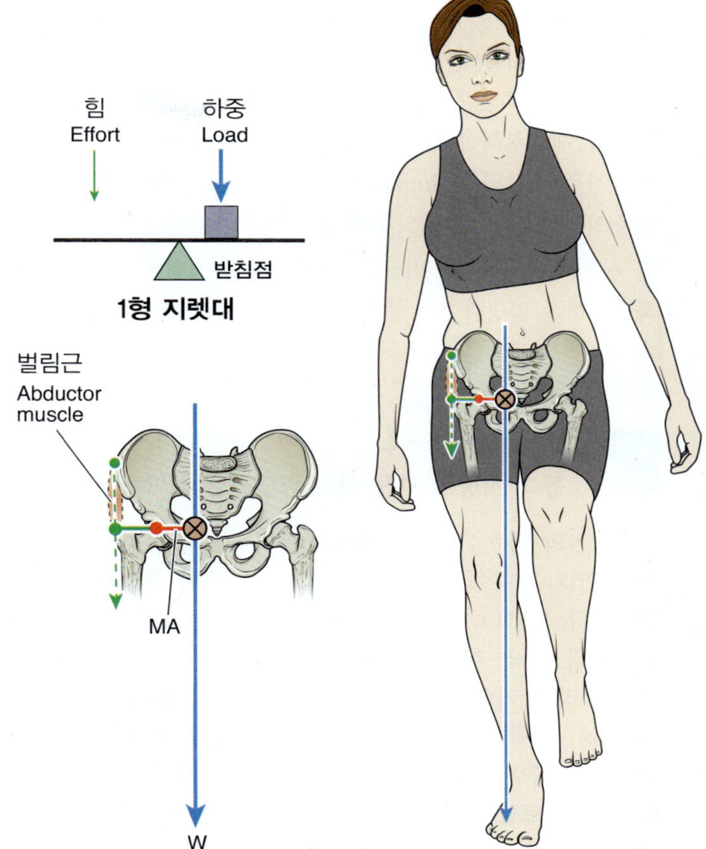

그림 10-38. 몸통이 체중부하 다리쪽으로 옆굽힘할 때, HATLL의 모멘트팔은 실제로 감소(예, 10 cm의 중립위 몸통에 비해, 2.5 cm)되는 반면, 벌림근의 모멘트팔은 변하지 않는다(예, 5 cm). 결과는 실제로 HATLL로부터 감소된 토크이고, 결과적으로 반대 토크를 발생하는 엉덩관절 벌림근의 힘이 감소된다.

예제 10-3에서 계산된 1,031.25 N의 관절반응력은 한발 서기 때 이미 계산된 엉덩관절 압박력인 2,062.5 N의 절반 값이다(표 10-2 참고). 관절 압박력의 이런 50% 감소는 엉덩관절의 관절염 변화로 인한 통증을 일부 완화하거나 또는 약증이나 통증을 가진 벌림근에 일부 완화를 제공할 만큼 충분할 수 있다. 보상성 몸통 기울임은 엉덩관절 장애를 가진 사람에게 본능적으로 흔히 나타나는 현상이다.

확장 개념 10-11

병리적 보행

보행 시 몸통을 옆으로 기울이는 것을 볼 수 있는데, 이것은 엉덩관절 벌림근 약화 때문이며, **중간볼기근 보행**으로도 불린다. 만약 엉덩관절 통증 때문에 동일한 보상 작용이 일어난다면, 이것은 **통증성 보행**으로 불린다. 몇몇 예에서, 골반을 안정화시키는데 필요할 것으로 우리가 계산했던 344 N의 벌림근 힘은 매우 약하거나 완전히 마비된 엉덩관절 벌림근의 능력을 초과한다. 벌림근의 약증이 매우 심한 경우에는, 체중부하쪽 골반으로 몸을 기울이는 현상이 있다하더라도, 비체중부하쪽 골반은 아래로 떨어지게 될 것이다. 만약 보행 동안 몸통이 옆으로 기울어지고 골반이 떨어지면, 이런 보행 편위를 흔히 **트렌델렌버그 보행**이라고 한다. 골반 떨어짐을 동반하는 몸통 기울임은 체중부하쪽 발 내에 중력선을 유지할 수 있도록 충분해야 한다.

몸통 기울임이 근육 약증 때문이든 아니면 통증 때문이든 간에, 보행 동안의 몸통 기울임은 정상 한발 지지때보다 여전히 더 많은 에너지를 사용하고, 만약 장시간 동안 몸통 기울임을 사용한다면 허리뼈 내의 스트레스 변화를 초래할 수 있다. 지팡이나 다른 보조장비의 사용은 엉덩관절의 통증이나 약증을 가진 사람에게 현실적인 대안이 될 수 있다.

동측으로 지팡이 사용(Use of a Cane Contralaterally)

통증이나 약증이 있는 엉덩관절 쪽의 손으로 지팡이를 아래쪽으로 짚으면 체중이 감소되어야 한다; HATLL의 일부 무게가 체중부하쪽 엉덩관절로 전달되기 보다는 팔을 지나 지팡이로 전달된다. Inman 등은 사람이 지팡이를 사용하면 체중의 15%가 지팡이를 통해 감소된다고 말했다.[109] 지팡이를 통과하는 체중의 비율은 엉덩관절로 전달되지 않아서, 체중부하쪽 엉덩관절을 중심으로 모음 토크를 일으키지 않을 것이다.

예제 10-4
동측 지팡이 사용 시의 엉덩관절 압박력 계산

825 N의 체중을 가진 사람이 지팡이로 체중의 15%를 지지할 수 있기 때문에, 123.75 N(825 N×0.15)이 지팡이를 통해 전달된다. HATLL 크기는 563.75 N(687.5 N - 123.75 N)으로 감소된다. 만약 추정되는 중력선의 모멘트팔이 10 cm 또는 0.10 m라면(기억해야 할 것은 지팡이가 몸통의 기울임을 막는다), 중력 토크는 56.38 Nm(563.75 N × 0.10 m)로 감소된다. 중력 모음 토크가 56.38 Nm라면, 대개 5 cm (0.05 m)의 모멘트팔을 통해 작용하는 벌림근의 힘은 1,127.6 N (56.38 Nm÷0.05 m)로 감소된다. 동측으로 지팡이를 사용할 때의 새로운 엉덩관절 반응력은 다음과 같을 것이다:

1,127.6 N 벌림근 관절압박력
+ 563.75 N 체중(HATLL-지팡이) 압박력
1,691.35 N 전체 관절압박력

지팡이를 동측으로 사용했을 때 예제 10-4에서 계산된 1,691.35 N의 전체 관절 압박력은 한발 서기 때 경험된 2,062.5 N의 전체 엉덩관절 압박력을 어느 정도 줄인다. 그러나 지팡이를 동측으로 사용했을 때의 전체 관절 압박력은 보상성 몸통 기울임 때 계산된 1,031.25 N보다는 여전히 더 크다(표 10-2 참고). 비록 동측으로 사용된 지팡이가 에너지 지출과 구조적 스트레스 감소와 같은 몇 가지 장점을 제공할지라도, 몸통을 옆으로 기울이는 것만큼 엉덩관절의 압박력을 줄이는데 덜 효과적이다. ***그러나 지팡이를 반대 손으로 옮기면, 실제로 더 나은 결과를 얻을 수 있다.***

반대측으로 지팡이 사용(Use of a Cane Contralaterally)

지팡이를 통증이나 약증이 없는 정상 엉덩관절 쪽으로 이동시킬 때, HATLL 크기의 감소는 지팡이를 동측으로 사용할 때와 똑같다; 즉, 체중부하 엉덩관절을 통과하는 체중은 약 체중의 15%가 감소된다. 그러나 지팡이는 동측으로 지팡이를 사용했을 때보다 통증이 있는 체중부하 엉덩관절(그림 10-39)로부터 더 멀리 떨어져 있다; 즉, 체중을 일부 감소시키는 것 이외에, 이제 지팡이는 중력 토크에 반대되는 토크를 제공함에 있어서 벌림근을 돕는 위치에 있다.[135]

건측 엉덩관절 쪽의 손으로 지팡이를 사용하는 이점에 대한 전통적인 설명은 지팡이에 대한 하강력이 손과 체중부하쪽(손상된 쪽) 엉덩관절 사이의 완전 거리를 통해 작용한다고 가정하는 것이다.[135] 우리는 먼저 전통적인 분석을 사용하는 예제를 살펴볼 것이고, 그 다음 이런 분석이 어떻게 잘못될 수 있는지를 확인한다.

예시 10-5에서처럼 지팡이를 건측 엉덩관절쪽의 손으로 사용하는 전통적 분석에 따르면, 엉덩관절 반응력은 전적으

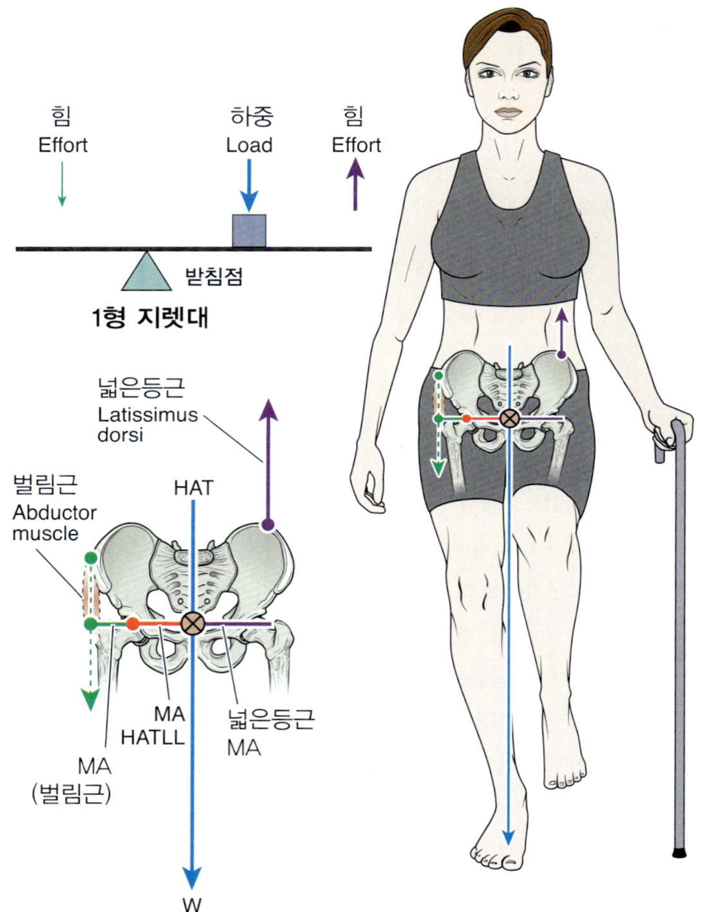

그림 10-39. 지팡이를 건측 엉덩관절 쪽의 손에 배치할 때, 오른쪽 엉덩관절을 통과하는 체중이 감소되고, 왼쪽 넓은등근의 활성화는 HATLL의 토크과 반대되는 토크를 제공하고, 오른쪽 엉덩관절 벌림근 수축의 필요성을 감소시킨다. 지팡이의 모멘트팔(MA)은 50 ㎝로 잘못 추정되고, 한편 넓은등근의 모멘트팔은 20 ㎝로 추정된다.

로 체중(563.75 N) 때문에 일어난다. 물론, 이것은 825 N의 체중을 가진 사람이 몸통 기울임 때 계산된 전체 엉덩관절 압박력(1,031.25 N) 이상으로 향상되었고, 정상 한발 서기 때(2,062.5 N)의 관절 압박력보다 더 크게 향상되었다(표 10-2 참고).

불행하게도, 지팡이 사용에 대한 전통적인 생체역학은 지팡이의 효과를 과대평가하는 것 같다. Krebs 등(엉덩관절 보조기를 착용한 환자를 모니터링했다)은 지팡이 보행 동안 최대 압박 크기가 28–40%까지 감소되었음을 확인했다.[136] 비록 그들이 힘보다는 압박력을 보고했지만, 이들 수치는 전통적인 계산된 75%의 힘 감소와 일치하지 않았다. 게다가 Krebs 등은 활동의 제거가 아니라, 중간볼기근 EMG에서 45%의 감소를 확인했다.[136] 전통적 분석과 실험 모델링 데이터의 불일치는 지팡이에 적용된 힘이 어떻게 중력에 반대 토크를 제공하는지를 검사함으로써 해결될 수 있다. 비록 이것이 억측이라 하더라도, 우리는 지팡이에 대한 하방의 힘이 동등한 넓은등근의 수축(123.75 N 또는 체중의 15%)을 통해 골반에 도달한다고 제안할 것이다.[14] 넓은등근은 지팡이 사용 동안 어깨의 폄을 유지하는데 필요하고, 척주세움근의 옆쪽인 뒤쪽 엉덩뼈능선에 부착점을 가진다. 이런 부착점을 고려할 때, 넓은등근의 당김선은 동측 절구 위의 골반에 작용점을 가지기 위해 근접될 수 있다(오른쪽 엉덩관절축으로부터 20 ㎝ 또는 0.20 m 떨어져 있다). 만약 넓은등근에 의해 생성된 반대 토크(123.75 × 0.20 m, 또는 24.75 Nm) 때문에, 오른쪽 체중부하 엉덩관절에서 일어나는 모음 토크가 지속되지만 크기가 감소했다면, 31.63 Nm의 나머지 모음 토크를 상쇄시키는데 여전히 오른쪽 엉덩관절 벌림근의 수축이 필요할 것이다. 0.05 M의 모멘트팔을 통해 작용할 때, 오른쪽 엉덩관절 벌림근은 632.6. N의 힘으로 수축할 필요가 있을 것이다. 전체 관절 압박력은 1,193.35 N으로 추정될 것이다(표 10-2 참고). 지팡이를 사용하는 쪽의 넓은등근 작용으로, 지팡이를 반대쪽 손으로 사용하는 경우의 전통적 계산과 체내실험으로 측정된 실제 힘 사이에서 발생하는 압박력의 차이를 설명할 수 있다.

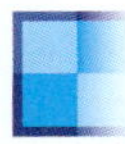

예제 10-5

반대측으로 지팡이를 사용할 때의 전통적인 엉덩관절 압박력 계산

825 N 체중의 환자는 HAT가 687.5 N이고, 123.75 N (W×0.15)는 지팡이를 통과해 압박력이 가해진다. 결론적으로, 563.75 N이 오른쪽 엉덩관절에 가해지며 중력 모음 토크는 다음과 같다:

$$\text{HATLL 토크}_{\text{모음}}: 563.75\ \text{N} \times 0.10\ \text{m} = 56.38\ \text{Nm}$$

아래 방향으로 지팡이에 가해지는 123.75 N의 힘은 왼쪽 손의 지팡이와 체중부하쪽인 오른쪽 엉덩관절 사이의 50 ㎝(0.5 m)로 추정 모멘트팔에서 작용한다(그림 10-37 참고). 그러므로 지팡이는 다음과 같이, 반대 벌림 토크를 발생할 것이다:

$$\text{지팡이 토크}_{\text{벌림}}: 123.75\ \text{N} \times 0.5\ \text{m} = 61.88\ \text{Nm}$$

왼손의 지팡이에 의해 발생된 체중부하쪽인 오른쪽 엉덩관절에서 일어나는 토크(61.88 Nm)는 HATLL의 나머지 체중에 의해 발생되는 토크(56.38 Nm)를 초과한다. 중력 토크(HATLL)가 과소평가될 수 있기 때문에, 중력 모음 토크와 지팡이에 의한 반대 토크가 서로 상쇄된다고 가정해 보자. 만약 지팡이가 중력의 모음 효과를 완전하게 상쇄시킨다면, 엉덩관절 벌림근의 힘에 대한 요구가 없을 것이다. 한발 서기 자세에서 지팡이를 사용했을 때 전체 관절 압박력은 다음과 같다:

0 N 벌림근에 의한 압박력
+ 563.75 N 체중(HATLL-지팡이) 압박력
563.75 N 전체 관절 압박력

그러나 설명되었듯이, 이런 전통적인 계산은 잘못될 수 있고, 실험 데이터와 일치하지 않는다.

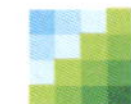

환자 적용 10-6

Gabriella는 왼쪽 엉덩관절에 골관절염 변화를 가지고 있고, 통증의 원인으로 충분하다. 게다가 그녀는 테두리 열상, 가쪽 엉덩이 통증, 그리고 중간볼기근/작은볼기근 힘줄의 퇴행성 변화와 돌기윤활주머니염에 적어도 부분적으로 영향을 줄 수 있는 왼쪽 발 서기 동안에 일어나는 몸통 기울임의 근거를 가진다. Gabriella가 왼쪽 엉덩관절 벌림근에 대한 요구를 줄임으로써 이익을 얻을 수 있다는 것에는 의심의 여지가 없다. 요구의 감소는 열상이나 염증의 악화를 최소화하고 또 감소된 관절 면적 위에서 수행될 것과 같은 엉덩관절 압박력을 감소시킬 수 있다. 오른 손으로 지팡이를 사용하는 것이 적절할 것이다. 비록 몸통의 옆쪽 기울임이 실제로 엉덩관절 벌림근에 대한 요구를 조금 감소시킬 수 있지만, 에너지 소비와 척추에 대한 구조적 스트레스를 고려해야 한다.

생애와 임상적 고려사항
(Life Span and Clinical Considerations)

엉덩관절에 가해지는 매우 큰 능동과 수동의 힘은 엉덩관절의 구조를 정상 성분의 마모와 약화된 성분의 파손을 약하게 만든다. 넙다리뼈나 절구의 작은 생체역학적 변화도 정상 수준 이상으로 수동의 힘을 증가시키거나 동적 관절 안정근의 약증을 초래할 수 있다. 흔한 병리 문제와 그들의 기전이 본 단락에서 설명될 것이다.

넙다리절구 충돌
(Femoroacetabular Impingement)

넙다리절구 충돌(FAI)은 몸쪽넙다리뼈와 절구의 기능장애성 접합부로 묘사된다(그림 10-40). 이런 충돌의 결과는 엉덩관절(특히, 테두리)의 점진적 퇴행성 변화를 초래할 수 있다. 넙다리절구 충돌의 원인은 다양하고, 몸쪽 엉덩관절의 구조와 해부학이 충돌의 주요 원인인 것으로 생각된다. 넙다리절구 충돌은 2가지 중(병인학적 특성과 병태해부학적 특성)의 하나로 분류되어 왔다.

Cam 형 충돌은 넙다리뼈목의 권총 그립 변형으로 설명되는 것으로부터 비롯되었다고 생각된다. 이런 변형은 넙다리뼈머리가 측면으로 넙다리뼈목에 합류될 때, 넙다리뼈목이 가늘어지지 않는다는 점에서 권총 그립과 유사하다(그림 10-40A). 변형의 기원은 대체로 알려지지 않았지만, 연구자들에 따르면 변형이 몸쪽 넙다리뼈끝단의 미세하고 무증상적인 저하(하강)와 석회화로부터 진행되었다고 한다.[138] 다른 연구자들은 그 변형을 넙다리뼈목의 스트레스 취약성을 보강하려는 신체의 자연스런 보호 반응이라고 제안했다. 측면 개구리 다리 각도로 찍은 방사선 사진으로 넙다리뼈머리와 넙다리뼈목의 이음부가 잘 구분되지 않는 Cam 형 변형을 확인할 수 있다. 이런 비후는 엉덩관절을 굽힘하거나 벌림할 때 넙다리뼈머리-목 이음부에서 넙다리뼈의 나쁜 클리어런스를 초래할 것이다. 비정상적인 이음부나 Cam 형은 테두리의 앞위쪽 영역과 절구의 인접한 관절연골을 마모시킬 것이다. 조직학적 관찰은 염증성 세포 마커의 부족과 만성 퇴행성 변화의 출현에 의해 구분된다. 앞위쪽 절구에 있는 관절연골의 찢어짐, 연화 및 탈락 등 뿐만 아니라, 연골성 테두리 구조물의 낭포성 변화, 분열 및 벗겨짐 등이 Cam 형 충돌 환자 사이에서 꾸준히 관찰되어 왔다.[138]

Pincer 형 넙다리절구 충돌(Cam 형 충돌과는 반대로)은 절구의 변형에 의해 일어난다. Pincer 형 충돌을 보이는 환자는 절구의 과도한 뒤방향경사나 깊은 절구 오목 때문에 절구가 넙다리뼈머리를 과도하게 덮는 현상을 보여줄 수 있다(그림 10-40B).[139,140] 넙다리뼈머리의 과도한 덮음은 절구테두리와 넙다리뼈머리-목 이음부 사이의 위쪽 테두리 압박을 일으킨다.[139,141] 이것은 봉우리돌기가 봉우리밑공간을 침범하여 역학적 충돌을 일으키는 어깨의 봉우리밑충돌과 비슷하다. 비슷하게, Pincer 형 충돌의 경우에도, 절구에 의한 넙다리뼈머리의 과도한 덮음이 위쪽 테두리-절구 복합체의 역학적 충돌을 초래한다.[137] 반복성 테두리 충돌은 넙다리뼈머리의 과도한 덮음을 더욱 악화시킬 수 있는 테두리의 골화를 초래할 수 있다.[141] 이런 석회화는 넙다리뼈머리와 절구의 관절 병변을 일으킬 수 있다.

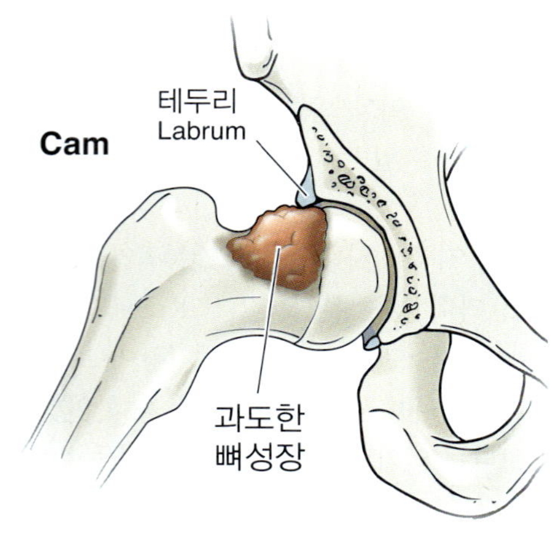

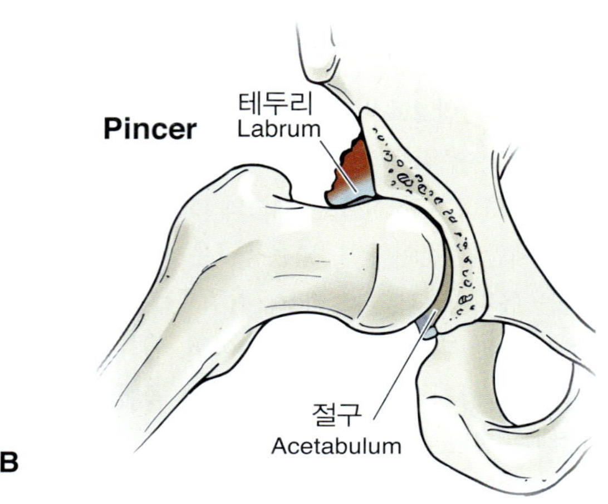

그림 10-40. A. Cam 형 충돌은 엉덩관절을 굽힘이나 벌림할 때 절구의 관절연골과 앞위쪽 테두리의 충돌을 초래하는 넙다리뼈목의 비정상적 넓어짐의 결과로서 일어난다. B. Pincer 형 충돌은 엉덩관절을 굽힘이나 벌림할 때 절구테두리와 넙다리뼈머리-목 이음부 사이에서 위쪽 테두리의 압박을 일으키는 넙다리뼈머리를 과도하게 덮는 절구 때문에 일어난다.

연구자들은 엉덩관절을 더 많이 굽힘했을 때, 자연스런 엉덩관절 굽힘에 대한 관절운동형상학의 역학적 방해가 넙다리뼈머리의 비정상적인 뒤쪽 변위를 초래한다고 했다.[137] 이것은 Pincer 형 충돌과 관련된 뒤아래쪽 절구와 뒤안쪽 넙다리뼈머리의 관절면에서 일어나는 침식을 설명한다.

비록 넙다리절구 충돌이 일반적으로 Cam 형이나 Pincer 형 변형으로 초래되는 것으로 간주되지만, 현재의 연구에 따르면 넙다리절구 충돌을 하나의 범주나 다른 범주로 분류하는 것이 어렵고 잘못될 수 있다고 한다.[140] 연구자들은 방사선 사진으로 권총 그립 변형(cam 형 충돌)이나 깊은엉덩관절(pincer 형 충돌)을 가진 탈구된 엉덩관절을 연구했다. 비록 영상 결과가 이들 범주 중의 하나로 분류되었지만, 외과적 관찰은 연구된 엉덩관절의 대다수가 양쪽 소견을 모두 가진 복합 양상을 보였다고 한다. 이것은 분류체계가 더 복잡하다는 것을 의미하고, 실제로 많은 환자들이 이들 양쪽 충돌 양상을 어느 정도 가지고 있음을 의미한다.[137]

그러나 비정상 해부학적 소견은 넙다리절구 충돌 환자에게 항상 나타나지 않을 수도 있다. Ito 등은 넙다리절구 충돌과 관련된 샅고랑 통증을 가진 사람을 대상으로 연구한 결과, 그들이 형성이상증 소견 없이도 굽힘, 벌림, 안쪽돌림 및 가쪽돌림 등의 뚜렷한 ROM 감소를 갖고 있음을 확인했다.[138] 이것은 넙다리절구 충돌의 병인학적 요소로써 ROM 결손과 관련된 다른 요소들(관절주머니인대성 제한이나 근육힘줄성 제한, 그리고 관절염 변화를 포함한)이 존재할 수 있다는 것을 의미하고, 또 이런 상태의 평가와 치료에서 고려되어야 한다는 것을 의미한다.

관절테두리 병리(Labral Pathology)

테두리 병리는 종종 넙다리절구 충돌과 동의로 간주되는데, 그 이유는 이들 질환이 종종 공존하기 때문이다. 앞에서 설명한 것처럼, 테두리 병리의 기전은 넙다리절구 충돌과 관련된다. Burnett는 관절경으로 확인했을 때 테두리 열상 환자의 95%가 넙다리절구 충돌의 임상 징후를 가지고 있음을 확인했다.[142] Guerva 등에 따르면, 건측과 비교했을 때 중심-가장자리 각도의 감소, 절구의 뒤방향경사 및 안굽이엉덩을 포함한 몇몇 방사선 소견에서 유증상 테두리 열상을 가진 엉덩관절이 뚜렷한 차이를 나타냈다고 한다.[139] 총체적으로, 이들 비정상은 넙다리뼈머리의 가쪽과 위쪽 변위를 초래하고, 절구과 넙다리뼈목의 앞위쪽 충돌을 유발한다.[138,139]

테두리는 통증의 근원이다. Kim 등은 테두리가 테두리 병리 환자의 통증을 일으키는 원인으로써 신경지배를 받는 조직임을 확인했다.[7] 테두리 병리의 시작은 단일의 외상 사고나 미세한 손상의 축적으로 일어날 수 있다. 외상성 테두리 손상은 빠르고 강한 엉덩관절의 돌림에 의해 일어날 수 있다. 비록 이것이 열린사슬 상태의 하지에서 일어날 수 있지만, 그런 외상은 고정된 다리를 중심으로 빠른 방향 전환을 하는 운동선수에게서 나타나는 것같이, 닫힌사슬 자세에서의 엉덩관절 돌림으로 더 많이 일어난다. 스포츠 관련 활동과 관련된 흔한 손상 기전에도 불구하고, 테두리 손상은 평생에 걸쳐 일어날 수 있다. 외상성 테두리 손상의 다른 기전은 엉덩관절 탈구의 결과일 수 있다. 비록 엉덩관절이 선천적으로 안정한 관절이지만, 무릎으로 넘어질 때처럼 굽힘된 엉덩관절에 강한 힘의 적용은 뒤쪽 탈구와 그에 따른 뒤쪽 테두리의 손상을 일으킬 수 있다.

누적된 미세 외상은 테두리 손상의 더 흔한 기전처럼 보인다. 유증상 테두리 열상에서의 염증성 마커의 부재에 의해 증명되었듯이, 테두리는 병리를 초래하는 진행성 퇴행 과정에 취약한 것 같다.[138,139] 앞에서 설명했듯이, 넙다리절구 충돌로 유도된 반복적인 역학적 스트레스가 비외상성 테두리 손상을 일으킬 수 있다. 그래서, 넙다리절구 충돌을 일으키는 형태학적 요인도 테두리 병리 환자에게 흔한 편이다. 종합적으로 볼 때, 이런 요소들은 궁극적으로 넙다리뼈머리의 과도한 덮음이나 부족한 덮음을 초래할 수 있다. 넙다리뼈머리의 부족한 덮음은 Cam 형 충돌에서 설명되었듯이, 넙다리뼈머리-목 이음부의 형성이상적 변화나 얕은 절구의 결과일 수 있다. 이것은 절구 테두리와 테두리 구조물에 가해지는 하중의 불균등을 초래한다. 넙다리뼈머리의 부족한 덮음도 엉덩관절의 선천적 불안정이나 느슨함을 통해 기능적으로 발생할 수 있다.

엉덩관절의 주요 안정화 성분으로써 테두리의 역할도 손상에 대한 취약성을 설명하는데 도움이 된다. 관절주머니인대 구조물을 통한 장력은 앞쪽 테두리의 극심한 좌상을 일으킨다. 이런 손상은 엉덩관절이 벌림과 가쪽돌림할 때 많이 발생한다. 이런 움직임이 엉덩관절의 폄과 결합되어 수행될 때 관절주머니테두리 구조물에서 추가적인 장력이 발생한다.[143] 이들 자세는 운동선수의 움직임에서 흔하게 일어날 수 있다. 따라서 던지기와 스윙의 움직임 뿐만 아니라, 고정된 발을 중심으로 빠르게 방향 전환을 할 때 앞쪽 관절주머니테두리 복합체에 누적성 손상이 초래될 수 있다. 야구, 골프, 체조, 무용 및 마샬 아트 등의 운동선수는 특히 관절주머니인대성 느슨함과 테두리 손상에 취약한 편이다. Crawford 등은 사체를 대상으로 관절주머니 이완과 테두리 열상을 만들었고, 엉덩관절을 견인하는데 요구되는 힘이 60% 감소되었음을 확인했다.[143] 그들에 따르면, 관절주머니 이완(capsular redundancy)으로 인한 테두리 열상이 관절 안정성에 문제를 야기하는 관절내압의 감소를 일으킨다고 했다.

관절증(Arthrosis)

엉덩관절 기능장애와 관련된 보다 최근에 발견된 병리에 대한 우리의 이해는 다른 엉덩관절 병리의 기전과 상관관계를 이해하는데 도움을 준다. 넙다리절구 충돌은 엉덩관절 **골관절염**(**OA**)의 잠재적 병인 요소로써 알려져 왔다. Beck 등은 그것이 Cam 형 충돌의 소견과 관련되기 때문에, 관절 퇴행의 과정을 설명했다.[137] 테두리 열상의 존재가 엉덩관절 골관절염의 발달에 중요한 위험요소로서 확인되었다.[58,144] 만성 윤활막 자극, 관절액의 누출, 그리고 엉덩관절의 미세 불안정과의 관계가 비정상의 관절 하중과 관절면의 퇴행에 기여할 수 있다.

원인에 관계없이, 골관절염은 엉덩관절의 통증을 일으키는 가장 흔한 질환이다.[145] 골관절염은 관절연골의 퇴행과 후속 관절조직의 변화를 가진다.[146] 엉덩관절 골관절염은 전 세계적으로 엉덩관절 장애를 일으키는 가장 흔한 원인이다. 엉덩관절 골관절염은 남성의 0.9~3.9%, 여성의 0.7%~5.1%에 영향을 미치며, 특히 중장년층에서 많이 발생한다.[147]

Juhakoski 등은 엉덩관절 골관절염 증상의 시작과 관련된 주요 위험 요소를 확인하기 위해 22년 동안의 예비 연구를 수행했다.[148] 체질량지수, 직장 이력, 손상 이력, 운동 프로그램의 참여, 흡연과 알코올 이력 등을 포함한 많은 변수가 분석됐다. 이런 요인들 중, 근육뼈대계 손상의 과거 이력과 광범위한 육체적 노동과 육체적 노동을 포함하는 직장 이력은 엉덩관절 골관절염의 2가지 예측 요소였다.

한 연구에 따르면, 엉덩관절 골관절염 환자의 90% 이상이 해부학적 비정상에 기인되었다고 한다.[149] 골관절염의 변화는 출생으로부터의 미세한 편위, 노화에 따른 조직 변화, 장시간 동안 체중에 의해 엉덩관절에 반복적으로 가해지는 역학적 하중의 스트레스, 넙다리뼈와 관절테두리(또는 이웃한 절구) 사이의 충돌, 또는 이들 요인 사이의 상호작용 등에 의해 일어날 수 있다.[33,150,151] 특발성 엉덩관절 관절증과 관련된 가장 밀접한 요인은 연령의 증가와 체중/신장 비율의 증가이다.[152] 일반적인 믿음과는 반대로, 반복적인 체중부하 운동(특히, 달리기)은 노인 사이의 골관절염 변화와 달리기 상태에 연관성이 없다는 것이 확인되었다.[153]

엉덩관절의 연골 퇴행 기전은 명확하게 밝혀지지 않았다. 기존 외상이나 생체역학적 비정상이 없는 경우에는, 퇴행성 변화가 엉덩관절에 가해진 과도한 힘 때문이 아니라, 부적절한 관절의 힘 때문에 일어날 수 있다. 관절연골은 관절 운동과 압박에 의해 영양 공급을 받는다. 사람이 활동하지 않으면, 관절연골의 영양 공급은 감소되고, 손상과 퇴행에 더욱 취약해진다. 이것이 증가된 스포츠 활동이나 여가활동과 엉덩관절 관절증 사이에 연관성이 왜 없는지를 잘 설명해 줄 것이다.[153,154] 사실, 낮은 활동 수준과 엉덩관절 골관절염 사이에 연관성이 존재한다는 근거들이 있다.

Hirata 등은 엉덩관절 골관절염으로 진단을 받은 여성의 40%가 신체 활동이 부족한 것으로 분류되었고, 그들은 중등도 강도의 신체 활동으로 간주되는 하루에 6분 미만의 신체 활동을 수행했음을 확인했다.[155] Rosemann 등은 중등도의 활동으로도 골관절염 증상의 진행을 예방할 수 있다고 제안했다.[156] 체중의 절반을 초과하는 힘이 절구의 돔과 잘 접촉하도록 넙다리뼈머리를 완전하게 압박하는데 요구된다.[157] Bullough 등은 다수의 다른 연구를 기초로 해서, 사람은 자신의 하루 시간 중 5–25% 이상 한발 체중부하 활동을 하지 않는다고 가설을 세웠고, 그 하중이 절구 돔의 관절연골을 압박하는데 충분할 수 있을 것이라고 했다.[157] 낮은 하중과 덜 빈번한 높은 관절의 힘은 무혈관성 연골을 통한 영양분과 노폐물의 흐름을 유지하는데 부적절할 수 있다. 엉덩관절 퇴행의 기여 요인으로써 부적절한 압박의 이론은 넙다리뼈의 흔한 퇴행성 변화가 주로 체중부하가 일어나는 위쪽 영역보다는 넙다리뼈머리의 가장자리와 오목 주변 영역에서 일어난다는 사실에 의해 지지된다.[82,157] 넙다리뼈머리의 가장자리는 넙다리뼈머리 위쪽 부분의 약 1/3의 압박력만 받는다.[128] 반대로, 넙다리뼈머리의 위쪽 부분은 선 자세에서 압박될 뿐만 아니라, 앉은 자세 활동 동안에는 뒤쪽 절구 부분과 접촉된다.[82] 그러나, 오목 주변의 넙다리뼈머리 영역은 비체중부하의 절구 패임에서 가장 흔하고, 비교적 압박을 덜 받는 영역일 수 있다.

Wingstrand 등은 양성 윤활염이나 외상으로부터 초래된 과도한 관절내 체액은 관절 일치성을 감소시키고, 또 미세 불안정과 원하지 않는 연골 하중의 결과를 초래하는 대기압의 안정화 효과를 감소시킬 것이라고 제안했다.[53] 이런 이론은 낮은 관절내압이 엉덩관절 골관절염의 심각도와 관련되었음을 증명한 Tarasevicius 등의 연구에 의해 입증되었다.[158]

골절(Fracture)

엉덩관절의 온전성을 유지하려면, 뼈 성분이 엉덩관절을 통과하거나 주변에 작용하는 힘을 견뎌낼 수 있는 충분한 강도를 지녀야 한다. 엉덩관절의 체중부하 구조물에 대한 단락에서 언급되었듯이, 양발 서기와 한발 서기 때 절구의 위쪽 가장자리를 통과하는 체중부하의 수직 힘은 넙다리뼈목에 가해지는 굽힘력을 일으킨다(그림. 10-18 참조). 뼈잔기둥 시스템은 정상적으로 굽힘력에 저항할 수 있지만, 비정상적인 힘의 증가나 뼈의 약화는 골절을 일으킬 수 있다. 골절 지점은 약증 영역(zone of weakness)과 같은 얇은 뼈잔기둥 분포가 있는 영역일 것이다(그림. 10-20 참고). Thomas 등은 넙다리뼈목의 위쪽, 가쪽 및 뒤쪽 부분에서 가장 뚜렷한 뼈잔기둥의 소실이 일어났음을 확인했다.[159] 그들은 50세 이상의 여성들이 이 부위에서 뼈잔기둥의 밀도가 42% 감소된 것으로 추정했다.[159]

Crabtree 등은 골절 환자와 사체를 연구하여 해면뼈의 소실이 아니라 겉질뼈의 소실이 원인일 수 있다고 결론을 내렸다.[85] 비록 해면뼈 질량이 비슷한 연령대의 실험군과 대조군에서 비슷했지만, 골절의 경우에 겉질뼈 질량에서 25% 감소가 있었다.[85] Thomas 등에 따르면, 대조군에 비해 골절 환자의 경우 겉질뼈가 37–49% 감소되었지만, 뼈잔기둥의 밀도는 두 그룹 사이에서 비슷했다는 것이다.[159] 그러나 그들은 특히, 낙상할 때 골절을 일으키는 변형의 힘에 저항할 때 뼈잔기둥이 중요하다는 것을 인정했다. 비록 몸쪽 엉덩관절 골절의 경우에 겉질뼈의 얇아짐이 더 중요한 소견이지만, 뼈잔기둥 밀도를 증가시키는 처치와 치료의 사용은 골절 위험을 감소시킬 수 있는 근본적인 효과를 가질 수 있다.[159]

강한 하중이 가해지더라도, 아동이나 젊은 성인은 넙다리뼈목 골절을 거의 당하지 않는다. 그러나 넙다리뼈목 골절은 평균적으로 70세 이후에 발생하며, 미국의 경우 98/100,000의 비율로 일어난다. 엉덩관절 골절의 3/4은 노인층에서 발생하는 것으로 추정된다. 75세 이상의 성인은 65–74세보다 엉덩관절 골절의 가능성이 5배 이상 높고, 45~64세보다는 30배 이상 높다.[160] 엉덩관절 골절은 여성에게서 우세하게 발생하지만, 그것은 여성이 남성보다 더 오래 살기 때문이다. 중년의 경우, 여성이 남성보다 엉덩관절 골절을 덜 당하는 편이지만, 그것은 이 연령대의 골절이 대개 외상으로 인한 것이기 때문이다.[161]

노인층에서 엉덩관절 골절 87%의 주요 요인은 선 자세, 의자 및 침대에서 떨어진 낙상과 같은 중등도의 외상인 것으로 보인다. 엉덩관절 골절은 감소된 골밀도와 관련되어 있지만, 전적으로 관련되는 것은 아니다.[162] 50세 이후 골밀도는 매년 2%씩 감소되고, 노화로 인해 뼈잔기둥이 크게 얇아지고 사라진다.[163] Cummings와 Nevitt는 노화로 인해 엉덩관절 골절의 기하급수적 증가는 골밀도 감소만으로는 설명할 수 없다고 믿었고, 노인의 느린 보행 특성이 중요한 요인이라고 제안했다.[163] 노인들은 느린 보행으로 인해 앞쪽으로 낙상(팔을 뻗어서)할 모멘텀이 적을 것이고, 또 뼈 소실로 약화된 엉덩이 부위로 넘어질 가능성이 증가될 것이다. 그리고 젊었을 때 가졌던 둔부의 지방과 큰 근육이 소실되어 낙상의 충격을 제대로 완화시킬 수 없을 것이다. 보행 속도와 특성은 낙상의 방향과 관계가 있었으며, 그 후에 엉덩관절 골절의 위험을 평가하는데 의미가 가질 수 있다. 빠른 보행속도와 큰 걸음 길이를 가진 사람은 골밀도가 높기 때문에 넙다리뼈 골절의 위험이 적은 편이다.[164] 연구자들은 몸쪽 넙다리뼈골절의 고위험군과 저위험군으로 여성을 나눌 수 있는 임상 예측치를 확인했고, 이런 임상 예측치는 보행 속도 뿐만 아니라, 동적 균형을 검사하는 일자 보행 검사를 포함한다.[163]

엉덩관절 골절은 상당한 관심을 지속적으로 받는데, 그 이유는 보존적 치료와 수술적 치료에 따른 높은 건강관리 비용 때문이다. 모든 낙상과 관련된 골절 중에서 엉덩관절 골절은 많은 사망률의 원인이 되고, 가장 심한 건강 문제와 낮은 삶의 질을 초래한다. 엉덩관절 골절은 사망을 초래하는 골절의 거의 절반에 해당되고, 모든 손상과 관련된 사망의 4%에 이른다.[160] 넙다리뼈목 골절 후 1년 이내의 사망률은 21–24% 사이로 추정되었다.[166] 비록 노인의 사망률이 높지만, 젊은 환자도 골절 이후의 합병증에 취약해진다.

합병증으로는 골절의 불융합과 넙다리뼈 괴사가 있으며, 이런 합병증은 골절의 23%에서 발생한다.[167] 이들 상태가 고통스러울 뿐만 아니라, 골절의 부정융합이 나쁜 뼈 분절 정렬의 결과로서 관절 불안정이나 연골 퇴행을 초래할 수 있다. 비록 넙다리뼈머리가 넙다리뼈머리인대를 통해 일부 혈액 공급을 받을 수 있지만, 넙다리뼈머리인대를 통한 혈액공급이 감소되거나 없을 때(노화로 일어날 때처럼)는 휘돌이동맥로부터의 문합에 의존한다는 것을 의미한다. 이런 휘돌이동맥은 넙다리뼈목 골절에 의해 방해를 받을 것이고, 이런 방해로 인해 넙다리뼈머리가 무혈성 괴사를 당하게 되어 넙다리뼈머리를 인공 관절로 대체할 필요가 있다.

높은 합병증과 사망률 때문에, 엉덩관절 골절 환자를 관리할 때 세심한 주의가 필수적이다. 연령, 기능 활동 수준 및 동반 질환을 포함한 몇 가지 요인이 이런 질환을 효율적으로 관리하는데 고려되어야 한다.[168]

환자 적용 10-7

비록 우리가 이 시점에서 Gabriella 문제의 잠재적 원인을 잘 다루었다 하더라도, 가장 유력한 근본 원인에 주목할 필요가 있다. 만약 전부가 아니라면, Gabriella의 밖굽이엉덩과 넙다리뼈 앞방향경사가 중요한 원인일 것 같다. 밖굽이엉덩과 넙다리뼈의 앞방향경사가 있다면, Gabriella 엉덩관절 내의 관절접촉은 근본적으로 감소되고, 절구와 넙다리뼈머리의 비전형적인 위치와 접촉력의 증가가 발생한다. 이것은 그녀의 불안정 호소와 일치하고, 그녀의 테두리 열상에도 기여했다.

Wenger 등은 테두리 열상을 가진 연구된 엉덩관절의 절반 이상이 넙다리뼈 밖굽이엉덩을 가졌음을 확인했다.[32] 그녀의 엉덩관절 형성이상증과 댄스, 체조 및 어린 시절 때 마루에서 놀았던 이력들이 테두리의 앞쪽 충돌의 가능성을 증가시켰고, 이것은 테두리 열상과 연골 병변을 초래했다. 엉덩관절 벌림근의 역학적 단점은 벌림근 기전의 과사용 병변과 퇴행성 병변으로 이어질 가능성이 높고, 벌림근 기능에 나쁜 영향을 주고, 중간볼기근 보행이나 통증성 보행으로 지칭될 수 있는 결과를 초래한다. Gabriella의 엉덩관절 증상은 관절 퇴행의 초기 단계를 초래하는 지속적이고 점진적인 현상의 결과처럼 보인다. 그것은 과도하고 극단적인 ROM를 요구하는 반복적인 운동과 활동 동안에 시작되었을 가능성이 높다. 이들 반복 운동은 그녀의 엉덩관절 형성이상증으로 인한 변화된 엉덩관절의 역학과 결합하여, 그녀의 앞쪽 관절주머니와 테두리를 손상시켰던 만성적이고 반복적인 외상을 초래했다. 그녀의 관절주머니와 테두리의 퇴행과 파손은 그녀의 엉덩관절 불안정 느낌에 기여할 것 같다. 테두리 열상은 관절액의 누출을 일으키고, 관절내압을 생성하는 엉덩관절의 봉인을 파괴시킬 것이다.[143] 관절내압은 엉덩관절의 안정성에 도움을 준다. 결합된 이들 모든 요인들은 사람을 골관절염에 더욱 취약하도록 만든다. 만약 Gabriella가 중재 없이 지속한다면, 그녀의 통증이 더욱 악화되고 그녀의 관절이 계속 퇴행될 가능성이 높아진다. 이것은 결국 완전 관절성형술을 초래할 것이다. 그러나, Gabriella는 현재의 그녀 상태를 위해 치료 선택권이 없는 것은 아니다. 물리치료뿐만 아니라, 약물과 주사요법이 Gabriella의 보존적 관리를 위한 선택으로 남아 있다.[169]

엉덩관절의 관절경 출현은 골관절염이 심각하지 않는 경우 비슷한 증상을 가진 환자를 위한 새로운 치료 선택을 만들었다. 예를 들어, 벌림근 기전에 대한 테두리 병리와 열상은 최소의 침습 기법인 관절경 기법을 통해 성공적으로 관리되는 것으로 나타났다. Philippon 등은 엉덩관절 관절경 수술 이후 2년 동안 10점 만점에서 9점의 만족도와 자가보고 기능 결과 검사에서 24% 향상된 훌륭한 결과를 보고했다.[170] 그녀의 형성이상적 엉덩관절 소견에 대한 언급은 외과적 선택을 암시할 수 있다. 그러나 절구와 넙다리뼈의 비정상을 교정하는 절차는 보호적 회복 기간과 함께, 훨씬 더 공격적이고 침습적인 수술요법을 필요로 할 것이다. 비록 이런 수술 요법과 기법이 엉덩관절 골관절염의 진행을 막는다는 구체적인 증거는 없지만, 수술은 환자와 관련된 생체역학적 결손이나 비정상을 개선하고 질병의 원인을 수술은 환자와 관련된 생체역학적인 결함이나 이상을 개선하고 통증의 원인을 제거할 수 있다.

결국, 통증과 기능 제한이 관절치환술(성형술)을 필요로 할 때까지, Gabriella와 같은 환자들은 엉덩관절의 퇴행 과정이 계속 진행될 것이라고 생각했다. 이런 과정에 대한 우리의 지식은 우리가 그런 질환의 관리에 대한 효율적이고 보존적인 접근법을 발견하는데 도움을 준다. 보존적 치료 방법이 실패했을 때, 오늘날의 수술적 접근과 관절면에 대한 생체공학과 회복 기법(restorative techniques)에 있어서 미래의 치료 선택에 대한 초점은 실행가능하고 효과적인 치료 선택이 존재하며, Gabriella와 같은 환자를 위한 더 나은 치료 선택으로 진화한다는 점에서 고무적이다.[171]

요약(SUMMARY)

- 정상 엉덩관절은 그 관절을 통과하거나 그 관절을 중심으로 작용하는 큰 힘을 이겨내도록 설계되어 있고, 뼈잔기둥계, 테두리, 관절연골, 근육 및 인대 등의 도움을 받는다.
- 엉덩관절 중심으로 작용하는 힘의 방향과 크기의 변화는 관절 구조물을 손상시키고 퇴행성 변화를 일으킬 수 있는 비정상적인 스트레스 집중을 일으킨다. 그리고 퇴행성 변화는 서기 자세, 이동 활동, 그리고 기타 일상생활 활동 때 체중을 잘 지지할 수 있는 엉덩관절의 능력에 영향을 주는 부가적인 기능의 변화를 일으킬 뿐만 아니라, 몸쪽 관절과 먼쪽 관절의 적응성 변화를 초래할 수 있다.
- 결론적으로, 독자들은 엉덩관절에서 일어날 수 있는 기능장애를 이해해야 하고, 또 하지와 척추의 기능장애를 초래하거나 그들로부터 초래될 수 있는 관련 기능장애를 이해해야 한다. 본 책의 나머지 장들은 관절 복합체에서 일어나는 주요 기능장애 뿐만 아니라, 몸쪽 관절 문제와 먼쪽 관절 문제에 관련된 기능장애에 초점을 맞출 것이다.

학습 문제(STUDY QUESTIONS)

1. 체중부하 동안 압박 스트레스에 쉽게 노출되는 넙다리뼈목의 측면과 넙다리뼈몸통의 측면은 무엇인가? 넙다리뼈가 이들 스트레스에 어떻게 반응하는가?
2. 넙다리뼈머리의 주요 체중부하 영역은 무엇인가? 퇴행성 변화는 넙다리뼈머리와 절구의 어느 부위에서 가장 많이 발견되는가?
3. 동측 손으로 지팡이를 사용하는 것보다 건측 엉덩관절쪽의 손으로 지팡이를 사용하는 것이 더 효율적인 이유를 기술해 보자.
4. 경사각의 변화가 다음과 같은 엉덩관절의 정상 경사각, 안굽이엉덩의 각, 그리고 밖굽이엉덩의 각을 그려봄으로써 엉덩관절 벌림근의 모멘트팔에 어떤 영향을 주는지를 실증해 보자. 엉덩관절 벌림근의 작용선과 모멘트팔을 포함해 그려보자.
5. 왼쪽 엉덩관절 벌림근이 마비될 때 왼쪽 발로 한발 서기를 할 때 골반에 무슨 일이 일어나는지를 기술해 보자. 이 상황에서 평형이 어떻게 유지되는가?
6. 오른 발의 한발 서기 때 골반 하이킹 동안 일어나는 오른쪽 엉덩관절과 왼쪽 엉덩관절의 운동과 허리뼈의 운동을 기술해 보자(그 사람이 똑바른 자세를 취한다고 가정할 때).
7. 엉덩관절의 잠김 자세와 최대 일치성을 가진 자세를 비교해 보자.
8. 200 lb 체중의 사람이 대칭의 양발 서기와 한발 서기를 취할 때(중력 모멘트팔이 4인치이고 벌림근 모멘트팔이 2인치라고 가정할 때), 오른쪽 엉덩관절에서 일어나는 최소 관절반응력(전체 엉덩관절 압박력)을 계산해 보자.
9. 엉덩관절은 어떤 상황일 때 열린사슬로 참여하는가? 엉덩관절은 어떤 상황일 때 닫힌사슬로 참여하는가?
10. 넙다리뼈나 골반의 어떤 비정상이 엉덩관절을 탈구시키는가? 그 이유는?
11. 그들의 위치를 고려해 볼 때, 엉덩관절의 어떤 구조물이 굽힘, 폄, 가쪽돌림, 안쪽돌림 및 벌림과 모음에서 가동범위의 제한을 일으키는가?
12. 엉덩관절의 어떤 근육이 무릎 위치에 영향을 받는가? 무릎의 어느 위치가 이 근육들을 엉덩관절에서 덜 효과적이도록 만드는가?
13. 만약 어떤 사람이 왼발로 한발 서기를 한다면, 엉덩관절의 어떤 운동이 골반의 앞쪽돌림으로부터 초래될 것인가?
14. 만약 어떤 사람이 통증성 오른쪽 엉덩관절을 가지고 있다면, 그가 오른발 한발 서기 동안 오른쪽 엉덩관절에 가해지는 힘을 줄이기 위해 어느 방향으로 자신의 몸통을 기울이는가? 여러분의 답에 대한 이유를 설명해 보자.
15. 관절 통증이 있을 때 엉덩관절은 어떤 자세를 취하는가? 그 이유는 무엇인가?
16. 넙다리뼈목 골절의 원인이 될 수 있는 몇 가지 요소를 확인해 보자.
17. 넙다리뼈머리는 어떻게 혈액 공급을 받는가? 어떤 문제가 그 혈액 공급을 위태롭게 하는가?
18. 넙다리뼈 앞방향경사를 넙다리뼈 안쪽돌림에 관련시켜 보자.
19. 어떤 상황일 때 엉덩관절 모음근이 엉덩관절 벌림근과 협력적으로 작용할 것인가?
20. 절구 패임이 왜 관절 성분이 아닌가? 이것은 엉덩관절의 기능에 어떻게 작용하는가?
21. Cam 형 충돌과 Pincer 형 충돌의 차이점을 설명해 보자.
22. 넙다리절구 충돌이 엉덩관절의 골관절염을 어떻게 초래할 수 있는지를 설명해 보자.
23. 어떤 요소가 엉덩관절의 안정성에 기여하는가?
24. 넙다리절구 충돌, 테두리 열상과 골절에 넙다리뼈와 절구의 비정상이 어떻게 관련되는가?

참고문헌(REFERENCES)

1. Fabricant PD, Hirsch BP, Holmes I, et.al: A radiographic study of the ossification of the posterior wall of the acetabulum: Implications for the diagnosis of pediatric and adolescent hip disorders. J Bone Joint Surg Am 95:230, 2013.
2. Daniel M, Iglic A, Kralj-Iglic V: The shape of acetabular cartilage optimizes hip contact stress distribution. J Anat 207:85, 2005.
3. Gu D, Chen Y, Dai K, et.al: The shape of the acetabular cartilage surface: a geometric morphometric study using three-dimensional scanning. Med Eng Phy 30:1024, 2008.
4. Higgins SW, Spratley EM, Boe RA, et.al: A novel approach for determining three-dimensional acetabular orientation: Results from two hundred subjects. J Bone Joint Surg Am 96:1776, 2014.
5. Kohnlein W, Ganz R, Impellizzeri FM, et.al: Acetabular morphology: Implications for joint-preserving surgery. Clin Orthop Rel Res 467:682, 2009.
6. Karachalios T, Karantanas AH, Malizos K: Hip osteoarthritis: What the radiologist wants to know. Eur J Radiol63:36, 2007.
7. Kim Y-J, Bixby S, Mamisch TC, Clohisy JC, Carlisle JC: Imaging structural abnormalities in the hip joint: instability and impingement as a cause of osteoarthritis. Paper presented at: Seminars in musculoskeletal Radiol 2008.
8. Wiberg G: A measuring method for distinguishing between a normal and a maldeveloped acetabulum. Acta Chir Scand 83:28, 1939.
9. Nepple JJ, Philippon MJ, Campbell KJ, et.al: The hip fluid seal.Part II: The effect of an acetabular labral tear, repair, resection, and reconstruction on hip stability to distraction. Knee Surg Sports Traumatol Arthrosc 22:730, 2014.
10. Seldes RM, Tan V, Hunt J, et.al: Anatomy, histologic features, and vascularity of the adult acetabular labrum. Clin Orthop Rel ResJan : 232, 2001.
11. Alzaharani A, Bali K, Gudena R, et.al: The innervation of the human acetabular labrum and hip joint: An anatomic study. BMC Musculoskelet Disord15:1, 2014.
12. Milz S, Valassis G, Buttner A, et.al: Fibrocartilage in the transverse ligament of the human acetabulum. J Anat 198:223, 2001.
13. Konrath GA, Hamel AJ, Olson SA, et.al: The role of the acetabular labrum and the transverse acetabular ligament in load transmission in the hip. J Bone Joint Surg Am 80:1781, 1998.
14. Williams PL: Gray's anatomy. vol 378: Churchill Livingstone, Edinburgh; 1989.
15. Rubin PJ, Leyvraz PF, Aubaniac JM,et.al: The morphology of the proximal femur. A three-dimensional radiographic analysis. J Bone Joint Surg Br 74:28, 1992.
16. Buller LT, Rosneck J, Monaco FM, et.al: Relationship between proximal femoral and acetabular alignment in normal hip joints using 3-dimensional computed tomography. Am J Sports Med 40:367, 2012.
17. Robertson DD, Britton CA, Latona CR, et.al: Hip biomechanics: Importance to functional imaging. Sem Musculoskel Radiol 7:27, 2003.
18. Lequesne M, Malghem J, Dion E: The normal hip joint space: Variations in width, shape, and architecture on 223 pelvic radiographs. Ann Rheum Dis 63:1145, 2004.
19. Noble PC, Box GG, Kamaric E, et.al: The effect of aging on the shape of the proximal femur. Clin Orthop Rel Res Jul :31, 1995.
20. Noble PC, Kamaric E, Sugano N, et.al: Three-dimensional shape of the dysplastic femur: Implications for THR. Clin Orthop Rel Res Dec:27, 2003.
21. Iglič A, Antolič V, Srakar F: Biomechanical analysis of various operative hip joint rotation center shifts. Arch Orthop Trauma Surg 112:124, 1993.
22. Redmond JM, Gupta A, Hammarstedt JE, et.al: Labral injury: Radiographic predictors at the time of hip arthroscopy. Arthroscopy 31:51, 2015.
23. Benlidayi IC, Guzel R, Basaran S, et.al: Is coxa valga a predictor for the severity of knee osteoarthritis? A cross-sectional study. Surg Radiol Anat 37:369, 2015.
24. Lopes DS, Neptune RR, Goncalves AA, et.al: Shape analysis of the femoral head: A comparative study between spherical (super), ellipsoidal, and (super) ovoidal shapes. J Biomech Eng 137:114504, 2015.
25. Neilson M, White A, Malik U, et.al: Changes in bone architecture in the femoral head and neck in osteoarthritis. Clin Anat 17:378, 2004.
26. Genda E, Iwasaki N, Li G, et.al: Normal hip joint contact pressure distribution in single-leg standing.effect of gender and anatomic parameters. J Biomech 34:895, 2001.
27. Christensen AM, Leslie WD, Baim S: Ancestral differences in femoral neck axis length: Possible implications for forensic anthropological analyses. Forensic Science International 236:193, 2014.
28. Fishkin Z, Armstrong DG, Shah H, et.al: Proximal femoral physis shear in slipped capital femoral epiphysis.a finite element study. J Pediatr Orthop 26:291, 2006.
29. Kushare I, Wiltfong RE, Klingele KE: Acute, unstable slipped capital femoral epiphysis with associated congenital coxa vara. J Pediatr Orthop24:511, 2015.
30. Kling TF, Jr., Hensinger RN: Angular and torsional deformities of the lower limbs in children. Clin Orthop Rel Res Jun:136, 1983.
31. Song KS, Choi IH, Sohn YJ, et.al: Habitual dislocation of the hip in children: Report of eight additional cases and literature review. J Pediatr Orthop 23:178, 2003.
32. Wenger DE, Kendell KR, Miner MR, et.al: Acetabular labral tears rarely occur in the absence of bony abnormalities. Clin Orthop Rel Res Sep :145, 2004.
33. Bencardino JT, Palmer WE: Imaging of hip disorders in athletes. Radiol Clin North Am 40:267, 2002.
34. Kling TF Jr, Hensinger RN: Angular and torsional deformities of the lower limbs in children. Clin Orthop Rel Res 176:136, 1983.
35. Carpintero P, Leon F, Zafra M, et.al: Stress fractures of the femoral neck and coxa vara. Arch Orthop Trauma Surg 123:273, 2003.
36. Mirkopulos N, Weiner DS, Askew M: The evolving slope of the proximal femoral growth plate relationship to slipped capital femoral epiphysis. J Pediatr Orthop 8:268, 1988.
37. Trigui M, Pannier S, Finidori G, et.al: Coxa vara in chondrodysplasia: Prognosis study of 35 hips in 19 children. J Pediatr Orthop 28:599, 2008.
38. Gholve PA, Cameron DB, Millis MB: Slipped capital femoral epiphysis update. Curr Opin Pediatr 21:39, 2009.
39. Nasreddine AY, Heyworth BE, Zurakowski D, et.al: A reduction in body mass index lowers risk for bilateral slipped capital femoral epiphysis. Clin Orthop Rel Res 471:2137, 2013.
40. Fabry G, MacEwen GD, Shands AR, Jr: Torsion of the femur. A follow-up study in normal and abnormal conditions. J Bone Joint Surg Am 55:1726, 1973.
41. Svenningsen S, Apalset K, Terjesen T, Anda S: Regression of femoral anteversion: A prospective study of intoeing children.Acta Orthop Scand 60:170, 1989.
42. Arnold AS, Delp SL: Rotational moment arms of the medial hamstrings and adductors vary with femoral geometry and limb position: Implications for the treatment of internally rotated gait. J Biomech 34:437, 2001.
43. Pitkow RB: External rotation contracture of the extended hip: A common phenomenon of infancy obscuring femoral neck anteversion and the most frequent cause of out-toeing gait in children. Clin Orthop Rel Res 110:139, 1975.
44. Kuo TY, Skedros JG, Bloebaum RD: Measurement of femoral anteversion by biplane radiography and computed tomography imaging: Comparison with an anatomic reference. Radiol Invest Radiol 38:221, 2003.
45. Cibulka MT: Determination and significance of femoral neck anteversion. Phys Ther 84:550, 2004.
46. Clark JM, Haynor DR: Anatomy of the abductor muscles of the hip as studied by computed tomography. J Bone Joint Surg Am 69:1021, 1987.

47. Fabry G: Static, axial, and rotational deformities of the lower extremities in children. Eur J Pediatr 169:529, 2010.
48. Bruderer-Hofstetter M, Fenner V, Payne E, et.al: Gait deviations and compensations in pediatric patients with increased femoral torsion. J Orthop Res 33:155, 2015.
49. Ito K, Minka MA, 2nd, Leunig M, et.al: Femoroacetabular impingement and the cam-effect. A MRI-based quantitative anatomical study of the femoral head-neck offset. J B Joint Surg Br 83:171, 2001.
50. Jackson TJ, Lindner D, El-Bitar YF, et.al: Effect of femoral anteversion on clinical outcomes after hip arthroscopy. Arthroscopy 31:35, 2015.
51. Ejnisman L, Philippon MJ, Lertwanich P, et.al: Relationship between femoral anteversion and findings in hips with femoroacetabular impingement. Orthopedics 36:e293, 2013.
52. Kapandji IA: The physiology of the joints: Lower limb, Vol 2: Philadelphia: Elsevier Health Sciences, 1987.
53. Wingstrand H, Wingstrand A, Krantz P: Intracapsular and atmospheric pressure in the dynamics and stability of the hip: A biomechanical study. Acta Orthop Scand 61:231, 1990.
54. Nepple JJ, Campbell KJ, Wijdicks CA, et.al: The effect of an acetabular labral tear, repair, resection, and reconstruction on the hip fluid seal. Orthop J Sports Med 2:2325967114S2325900009, 2014
55. Bsat S, Frei H, Beaule P: The acetabular labrum. Bone Joint J 98:730, 2016.
56. Gulati V, Eseonu K, Sayani J, et.al: Developmental dysplasia of the hip in the newborn: A systematic review. World J Orthop ;4:32, 2013.
57. Mavčič B, Pompe B, Antolič V, et.al: Mathematical estimation of stress distribution in normal and dysplastic human hips. J Orthop Res 20:1025, 2002.
58. Jessel RH, Zurakowski D, Zilkens C, et.al: Radiographic and patient factors associated with pre-radiographic osteoarthritis in hip dysplasia. J Bone Joint Surg Am 91:1120, 2009.
59. Martin HD, Savage A, Braly BA, et.al: The function of the hip capsular ligaments: A quantitative report. Arthroscopy 24:188, 2008.
60. Wagner FV, Negrao JR, Campos J, et.al: Capsular ligaments of the hip: Anatomic, histologic, and positional study in cadaveric specimens with MR arthrography. Radiol 263:189, 2012.
61. Ito H, Song Y, Lindsey DP, et.al: The proximal hip joint capsule and the zona orbicularis contribute to hip joint stability in distraction. J Orthop Res 27:989, 2009.
62. Stewart KJ, Edmonds-Wilson RH, Brand RA, et.al: Spatial distribution of hip capsule structural and material properties. J Biomech 35:1491, 2002.
63. Kalhor M, Beck M, Huff TW, et.al: Capsular and pericapsular contributions to acetabular and femoral head perfusion. J Bone Joint Surg Am 91:409, 2009.
64. Bird P, Oakley S, Shnier R, Kirkham B: Prospective evaluation of magnetic resonance imaging and physical examination findings in patients with greater trochanteric pain syndrome. Arthritis Rheum 44:2138, 2001.
65. Pfirrmann CW, Chung CB, Theumann NH, et.al: Greater trochanter of the hip: Attachment of the abductor mechanism and a complex of three bursae.MR imaging and MR bursography in cadavers and MR imaging in asymptomatic volunteers. Radiol 221:469, 2001.
66. Chen H-H, Li AF-Y, Li K-C, et.al: Adaptations of ligamentum teres in ischemic necrosis of human femoral head. Clin Orthop Rel Res 328:268, 1996.
67. Fuss FK, Bacher A: New aspects of the morphology and function of the human hip joint ligaments. Am J Anat 192:1, 1991.
68. Byrd JT, Jones KS: Traumatic rupture of the ligamentum teres as a source of hip pain. Arthroscopy 20:385, 2004.
69. Rao J, Zhou Y, Villar R: Injury to the ligamentum teres: Mechanism, findings, and results of treatment. Clin Sports Med 20:791, 2001.
70. Kivlan BR, Richard Clemente F, Martin RL, et.al: Function of the ligamentum teres during multi-planar movement of the hip joint. Knee Surg Sports Traumatol Arthrosc 2012.
71. Martin HD, Hatem MA, Kivlan BR, et.al: Function of the ligamentum teres in limiting hip rotation: A cadaveric study. Arthroscopy 30:1085, 2014.
72. Martin RL, Kivlan BR, Clemente FR: A cadaveric model for ligamentum teres function: A pilot study. Knee Surg Sports Traumatol Arthrosc 2012.
73. Byrd JT: Hip arthroscopy in athletes. Orthop J Sports Med 13:24, 2005.
74. Crock H: An atlas of the arterial supply of the head and neck of the femur in man. Clin Orthop Rel Res 152:17, 1980.
75. Tan C, Wong W: Absence of the ligament of head of femur in the human hip joint. Singapore Med J 31:360, 1990.
76. Moore KL, Dalley AF, Agur AM: Clinically oriented anatomy. Philadelphia: Lippincott Williams & Wilkins, 2013.
77. Kocher MS, Tucker R: Pediatric athlete hip disorders. Clin Sports Med 25:241, 2006.
78. Pienkowski D, Resig J, Talwalkar V, et.al: Novel three-dimensional MRI technique for study of cartilaginous hip surfaces in Legg-Calve-Perthes disease. J Orthop Res 27:981, 2009.
79. Hewitt JD, Glisson RR, Guilak F, et.al: The mechanical properties of the human hip capsule ligaments. J Arthroplasty 17:82, 2002.
80. Yutani Y, Yano Y, Ohashi H, et.al: Cartilaginous differentiation in the joint capsule. J Bone Min Metabol 17:7, 1999.
81. Domb BG, Philippon MJ, Giordano BD: Arthroscopic capsulotomy, capsular repair, and capsular plication of the hip: Relation to atraumatic instability. Arthroscopy 29:162, 2013.
82. Athanasiou K, Agarwal A, Dzida F: Comparative study of the intrinsic mechanical properties of the human acetabular and femoral head cartilage. J Orthop Res 12:340, 1994.
83. Greenspan A: Orthopedic imaging: A practical approach. Philadelphia: Lippincott Williams & Wilkins, 2011.
84. Heller MO, Bergmann G, Deuretzbacher G,et.al: Influence of femoral anteversion on proximal femoral loading: Measurement and simulation in four patients. Clin Biomechan 16:644, 2001.
85. Crabtree N, Loveridge N, Parker M, et.al: Intracapsular hip fracture and the region-specific loss of cortical bone: analysis by peripheral quantitative computed tomography. J Bone Miner Res 16:1318, 2001.
86. Bombelli R, Santore RF, Poss R: Mechanics of the normal and osteoarthritic hip a new perspective. Clin Orthop Rel ResClin Othop Rel Res 182:69, 1984.
87. Anderson AE, Ellis BJ, Maas SA, et.al: Validation of finite element predictions of cartilage contact pressure in the human hip joint. J Biomechanic Eng 130:051008, 2008.
88. Norkin CC, White DJ: Measurement of joint motion: A guide to goniometry. FA Davis, 2009.
89. Nonaka H, Mita K, Watakabe M, et.al: Age-related changes in the interactive mobility of the hip and knee joints: A geometrical analysis. Gait Posture 15:236, 2002.
90. Valmassy RL: Clinical biomechanics of the lower extremities. Philadelphia: Mosby Inc, 1995.
91. Kendall F, McCreary E, Provance P: Muscles: Testing and function. Baltimore, MD: Williams and Wilkins, 1993.
92. Bohannon R, Gajdosik R, LeVeau BF: Contribution of pelvic and lower limb motion to increases in the angle of passive straight leg raising. Phys Ther;65:474, 1985.
93. Murray R, Bohannon R, Tiberio D,et.al: Pelvifemoral rhythm during unilateral hip flexion in standing. Clin Biomechan;17:147, 2002.
94. Mens JM, Vleeming A, Snijders CJ, et.al: Validity of the active straight leg raise test for measuring disease severity in patients with posterior pelvic pain after pregnancy. Spine 27:196, 2002.
95. Scaia V, Baxter D, Cook C: The pain provocation-based straight leg raise test for diagnosis of lumbar disc herniation, lumbar radiculopathy, and/ or sciatica: A systematic review of clinical utility. J Back Musculoskel Rehabil 25:215, 2012.
96. Gowitzke BA, Milner M: Scientific bases of human movement. Philadelphia: Williams & Wilkins, 1988.
97. Basmajian JV, De Luca C: Muscles alive: Their functions revealed by electromyography. Baltimore, MD: Williams & Wilkins 1985;126.
98. Delp SL, Hess WE, Hungerford DS, Jones LC: Variation of rotation moment arms with hip flexion. J Biomech 32:493, 1999.

99. Nemeth G, Ohlsen H: In vivo moment arm lengths for hip extensor muscles at different angles of hip flexion. J Biomech 18:129, 1985.
100. Smith L, Weiss E, Lehmkuhl L: Muscle activity and strength. In Brunnstrom's Clinical Kinesiology. Philadelphia, PA: FA Davis, 1996:137.
101. Wheatley MD, Jahnke W: Electromyographic study of the superficial thigh and hip muscles in normal individuals. Arch Phys Med Rehabil 32:508, 1951.
102. Birnbaum K, Siebert C, Pandorf T, et.al: Anatomical and biomechanical investigations of the iliotibial tract. Surg Rad Anat 26:433, 2004.
103. Kaplan E: The iliotibial tract-Clinical and morphological significance. Paper presented at: J Bone Joint Surg Am 1957.
104. Radin EL: Biomechanics of the human hip. Clin Orthop Rel ResClin Othop Rel Res 152:28, 1980.
105. Gajdosik RL, Sandler MM, Marr HL: Influence of knee positions and gender on the Ober test for length of the iliotibial band. Clin Biomechan 18:77, 2003.
106. Ilizaliturri VM, Martinez-Escalante FA, Chaidez PA, et.al: Endoscopic iliotibial band release for external snapping hip syndrome. Arthroscopy 22:505, 2006.
107. Ito J: Morphological analysis of the human lower extremity based on the relative muscle weight. Okajimas Folia Anat Jpn 73:247, 1996.
108. Nicholas SJ, Tyler TF: Adductor muscle strains in sport. Sports Med 32:339. 2002.
109. Inman VT, Ralston HJ, Todd F: Human walking. Philadelphia: Williams & Wilkins; 1981.
110. Chleboun GS, France AR, Crill MT, Braddock HK, Howell JN: In vivo measurement of fascicle length and pennation angle of the human biceps femoris muscle. Cells Tissues Organs 169:401, 2001.
111. Bunker T, Esler C, Leach W: Rotator-cuff tear of the hip. J Bone Joint Surg Br 79:618, 1997.
112. Kagan A: Rotator cuff tears of the hip. Clin Orthop Rel Res 368:135, 1999.
113. LaBan MM, Weir SK, Taylor RS: 'Bald trochanter' spontaneous rupture of the conjoined tendons of the gluteus medius and minimus presenting as a trochanteric bursitis. Am J Phys Med Rehabil 83:806, 2004.
114. Robertson WJ, Gardner MJ, Barker JU, et.al: Anatomy and dimensions of the gluteus medius tendon insertion. Arthroscopy 24:130, 2008.
115. Soderberg GL, Dostal WF: Electromyographic study of three parts of the gluteus medius muscle during functional activities. Phys Ther 58:691, 1978.
116. Walters J, Solomons M, Davies J: Gluteus minimus: observations on its insertion. Journal of anatomy. 2001;198(2):239.242.
117. Beck M, Sledge JB, Gautier E, Dora CF, Ganz R: The anatomy and function of the gluteus minimus muscle. Bone & Joint Journal. 2000;82(3):358.363.
118. Gottschalk F, Kourosh S, Leveau B: The functional anatomy of tensor fasciae latae and gluteus medius and minimus. Journal of anatomy. 1989;166:179.
119. Jensen R, Smidt G, Johnston R: A technique for obtaining measurements of force generated by hip muscles. Arch Phys Med Rehabil 52:207, 1971.
120. Olson VL, Smidt G, Johnston R: The maximum torque generated by the eccentric, isometric, and concentric contractions of the hip abductor muscles. Phys Ther 52:149, 1972.
121. Murray M, Sepic S: Maximum isometric torque of hip abductor and adductor muscles. Phys Ther 48:1327, 1968.
122. Amaro A, Amado F, Duarte J, et.al: Gluteus medius muscle atrophy is related to contralateral and ipsilateral hip joint osteoarthritis. Int J Sports Med 28:1035, 2007.
123. Arokoski MH, Arokoski JP, Haara M, et.al: Hip muscle strength and muscle cross sectional area in men with and without hip osteoarthritis. J Rheumatol 29:2185, 2002.
124. Cowan SM, Crossley KM, Bennell KL: Altered hip and trunk muscle function in individuals with patellofemoral pain. Br J Sports Med 43:584, 2009.
125. Williams BS, Cohen SP: Greater trochanteric pain syndrome: A review of anatomy, diagnosis and treatment. Anesthesia Anal 108:1662, 2009.
126. Haliloglu N, Inceoglu D, Sahin G: Assessment of peritrochanteric high T2 signal depending on the age and gender of the patients. Eur JRadiol 75:64, 2010.
127. Fabrocini B, Mercaldo N: A comparison between the rotator cuffs of the shoulder and hip. Strength Con J 25:63, 2003.
128. Nordin M, Frankel VH: Basic biomechanics of the musculoskeletal system. Philadelphia: Lippincott Williams & Wilkins, 2001.
129. Bergmann G, Graichen F, Rohlmann A, Linke H: Hip joint forces during load carrying. Clin Orthop Rel Res 335:190.201.
130. LeVeau BF, Williams M: Williams & Lissner's biomechanics of human motion. Philadelphia: WB Saunders company, 1992.
131. Davy D, Kotzar G, Brown R, et.al: Telemetric force measurements across the hip after total arthroplasty. J Bone Joint Surg Am 70:45, 1988.
132. Anderson FC, Pandy MG: Static and dynamic optimization solutions for gait are practically equivalent. J Biomech 34:153, 2001.
133. Fraysse F, Dumas R, Cheze L, et.al: Comparison of global and joint-tojoint methods for estimating the hip joint load and the muscle forces during walking. J Biomech 42:2357,.
134. Lenaerts G, Bartels W, Gelaude F, et.al: Subject-specific hip geometry and hip joint centre location affects calculated contact forces at the hip during gait. J Biomech. 42:1246, 2009.
135. Blount WP: Don't throw away the cane. J Bone Joint Surg Am 38:695, 1956.
136. Krebs DE, Robbins CE, Lavine L, et.al: Hip biomechanics during gait. J Orthop Sports Phys Ther 28:51, 1998.
137. Beck M, Kalhor M, Leunig M, et.al: Hip morphology influences the pattern of damage to the acetabular cartilage: Femoroacetabular impingement as a cause of early osteoarthritis of the hip. The J Bone Joint Surg Br 87:1012, 2005.
138. Ito K, Leunig M, Ganz R: Histopathologic features of the acetabular labrum in femoroacetabular impingement. Clin Orthop Rel Res 429:262, 2004
139. Guevara CJ, Pietrobon R, Carothers JT, et.al: Comprehensive morphologic evaluation of the hip in patients with symptomatic labral tear. Clin Orthop Rel Res 453:277, 453
140. Kassarjian A, Brisson M, Palmer WE: Femoroacetabular impingement. Eur JRadiol 63:29, 2007.
141. Jaberi FM, Parvizi J: Hip pain in young adults: Femoroacetabular impingement. J Arthroplasty 22:37, 2007.
142. Burnett RS, Della Rocca GJ, Prather H, et.al: Clinical presentation of patients with tears of the acetabular labrum. J Bone Joint Surg Am88:1448, 2006.
143. Crawford MJ, Dy CJ, Alexander JW, et.al: The 2007 Frank Stinchfield Award: The biomechanics of the hip labrum and the stability of the hip. Clin Orthop Rel Res 465:16, 2007.
144. Ganz R, Leunig M, Leunig-Ganz K, Harris WH: The etiology of osteoarthritis of the hip. Clin Orthop Rel Res 466:264, 2008.
145. Berenbaum F: Osteoarthritis as an inflammatory disease (osteoarthritis is not osteoarthrosis!). Osteoarthritis Cartilage 21:16, 2013.
146. Cross M, Smith E, Hoy D, et.al: The global burden of hip and knee osteoarthritis: Estimates from the global burden of disease 2010 study. Ann Rheum Dis 73:1323, 2014.
147. Guillemin F, Rat A, Mazieres B, et.al: Prevalence of symptomatic hip and knee osteoarthritis: A two-phase population-based survey. Osteoarthritis Cartilage 19:1314, 2011.
148. Juhakoski R, Heliovaara M, Impivaara O, et.al: Risk factors for the development of hip osteoarthritis: A population-based prospective study. Rheumatology 48:83, 2009.
149. Hunter DJ, Wilson DR: Role of alignment and biomechanics in osteoarthritis and implications for imaging. Radiol Clin North Am 47:553, 2009.

150. McCarthy JC, Lee J-A: Arthroscopic intervention in early hip disease. Clin Orthop Rel Res 429:157, 2004.
151. Notzli H, Wyss T, Stoecklin C,et.al: The contour of the femoral head-neck junction as a predictor for the risk of anterior impingement. Bone Joint J 84:556, 2002.
152. Pogrund H, Bloom R, Mogle P: The normal width of the adult hip joint: The relationship to age, sex, and obesity. Skeletal Radiol 10:10, 1983.
153. Lane N, Hochberg M, Pressman A, et.al: Recreational physical activity and the risk of osteoarthritis of the hip in elderly women. J Rheumatol 26:849, 1999.
154. Panush RS, Brown DG: Exercise and arthritis. Sports Med 4:54, 1987.
155. Hirata S, Ono R, Yamada M, et.al: Ambulatory physical activity, disease severity, and employment status in adult women with osteoarthritis of the hip. J Rheumatol 33:939, 2006.
156. Rosemann T, Kuehlein T, Laux G, et.al: Factors associated with physical activity of patients with osteoarthritis of the lower limb. J Eval Clin Pract 14:288, 2008.
157. Bullough P, Goodfellow J, O'Connor J: The relationship between degenerative changes and load-bearing in the human hip. J Bone Joint Surg Br. 55:746, 1973.
158. Tarasevicius S, Kesteris U, Gelmanas A, et.al: Intracapsular pressure and elasticity of the hip joint capsule in osteoarthritis. J Arthroplasty 22:596, 2007.
159. Thomas CDL, Mayhew PM, Power J, et.al: Femoral neck trabecular bone: Loss with aging and role in preventing fracture. J Bone Miner Res 24:1808, 2009.
160. Bergen G, Chen LH, Warner M, Statistics NCfH: Injury in the United States: 2007 chartbook. US Department of Health and Human Services, Centers for Disease Control and Prevention, National Center for Health Statistics, 2008.
161. Lewinnek GE, Kelsey J, White AA III, Kreiger NJ: The significance and a comparative analysis of the epidemiology of hip fractures. Clin Orthop Rel Res 152:35, 1980.
162. Kelsey JL: The epidemiology of diseases of the hip: A review of the literature. Int J Epidemiol 6:269, 1977.
163. Cummings SR, Nevitt MC: A hypothesis: The causes of hip fractures. J Gerontology 44:M107, 1989.
164. Lindsey C, Brownbill RA, Bohannon RA, Ilich JZ: Association of physical performance measures with bone mineral density in postmenopausal women. Arch Phys Med Rehabil 86:1102, 2005.
165. Dargent-Molina P: Risk factors and prevention of fractures in the elderly. Curr Opin Rheumatol 10:357, 1998.
166. Rogmark C, Johnell O: Orthopaedic treatment of displaced femoral neck fractures in elderly patients. Disabil Rehabil 27:1143, 2005.
167. Li L, Zhang L, Zhao Q, et.al: Measurement of acetabular anteversion in developmental dysplasia of the hip in children by two- and three-dimensional computed tomography. J Int Med Res 37:567, 2009.
168. Tidermark J: Quality of life and femoral neck fractures.Acta Orthop Scand 74:1, 2002.
169. Groh MM, Herrera J: A comprehensive review of hip labral tears. Curr Rev Musculoskelet Med 2:105, 2002.
170. Philippon M, Briggs K, Yen Y-M,et.al: Outcomes following hip arthroscopy for femoroacetabular impingement with associated chondrolabral dysfunction minimum two-year follow-up. J Bone Joint Surg Br 91:16, 2009.
171. Mithoefer K, McAdams TR, Scopp JM, et.al: Emerging options for treatment of articular cartilage injury in the athlete. Clin Sports Med 28:25, 2009.

무릎

The Knee

11 장

Elizabeth Wellsandt, PT, DPT, PhD, OCS | David S. Logerstedt, PT, PhD, MPT, MA | Lynn Snyder-Mackler, PT, ATC ScD, SCS, FAPTA

본장 개요

해부학 개요

무릎관절의 근육 작용		
테이블 키: 1차 작용근 2차 작용근		
시상면	**굽힘**	**폄**
	반막모양근 반힘줄모양근 넙다리두갈래근(긴갈래와 짧은갈래) 넙다리빗근 두덩정강근 오금근 장딴지근	가쪽넓은근 안쪽넓은근 중간넓은근 넙다리곧은근
가로면	**안쪽돌림**	**가쪽돌림**
	오금근 반막모양근 반힘줄모양근 넙다리빗근 두덩정강근	넙다리두갈래근

해부학 개요

무릎 근육 부착점

근육	몸쪽 부착점	먼쪽 부착점
넙다리곧은근	AIIS와 절구 바로 위쪽의 엉덩뼈	넙다리네갈래근 힘줄에서 무릎뼈, 그리고 정강뼈거친면까지
가쪽넓은근	큰뼈돌기와 거친선의 가쪽입술(넙다리뼈)	넙다리네갈래근 힘줄에서 무릎뼈, 그리고 정강뼈거친면까지
안쪽넓은근	돌기사이선과 거친선의 안쪽입술(넙다리뼈)	넙다리네갈래근 힘줄에서 무릎뼈, 그리고 정강뼈거친면까지
중간넓은근	넙다리뼈몸통의 앞가쪽면	넙다리네갈래근 힘줄에서 무릎뼈, 그리고 정강뼈거친면까지
넙다리빗근	ASIS와 그것의 아래쪽에 있는 패임의 위쪽 부분	안쪽 정강뼈의 위쪽면
두덩정강근	두덩뼈몸통과 두덩뼈아래가지	안쪽 정강뼈의 위쪽면
넙다리근막긴장근	ASIS	엉덩정강띠에서 정강뼈가쪽융가까지
반힘줄모양근	궁둥뼈거친면	안쪽 정강뼈의 위쪽면
반막모양근	궁둥뼈거친면	안쪽 정강뼈융기의 뒤쪽면; 부착점은 빗오금인대를 형성한다. (가쪽융기까지)
넙다리두갈래근	긴갈래: 궁둥뼈거친면 짧은갈래: 거친선과 넙다리뼈의 가쪽위융기선	종아리뼈머리의 가쪽면
장딴지근	가쪽 갈래: 가쪽융기의 가쪽면 안쪽 갈래: 넙다리뼈의 오금면과 안쪽융기의 위쪽	발꿈치 힘줄을 통한 발꿈치뼈의 뒤쪽면
오금근	가쪽융기의 가쪽면과 가쪽 반달판	정강뼈의 뒤쪽면, 가자미근선의 위쪽

서론(Introduction)

무릎 복합체는 인체 중에서 손상이 가장 많이 발생하는 부위이고, 스포츠 활동 동안 가장 빈번하게 손상되는 관절이다.[1] 근육과 함께, 많은 인대 부착점들이 무릎 복합체에 존재한다. 이런 해부학적 복잡성은 무릎 복합체에 필요한 가동성과 안정성 사이의 정교한 상호작용을 가능하게 한다. 무릎관절은 엉덩관절, 발목 및 발의 관절들과 함께 작용하여 동적 서기 자세 때 체중을 잘 지지할 수 있도록 만든다. 무릎 복합체는 일상적이고 다양한 활동 동안, 역동적으로 신체를 움직이고 지지하는 역할을 담당한다. 무릎 복합체의 구조와 다양한 기능은 많은 인체 움직임을 달성하는데 필요한 안정성과 가동성에 주요 역할을 반영한다.

무릎 복합체는 1개 관절주머니 안에서 2개의 관절로 구성된다: 정강넙다리관절과 무릎넙다리관절.

정강넙다리관절(tibiofemoral joint)은 넙다리뼈의 먼쪽 부위와 정강뼈의 몸쪽 부위가 이루는 관절이다.

무릎넙다리관절(patellofemoral joint)은 무릎뼈의 뒷면과 넙다리뼈의 먼쪽 부위가 이루는 관절이다. 비록 무릎뼈가 정강넙다리관절의 효율성을 강화한다 할지라도, 무릎넙다리관절의 특성, 반응 및 과제가 정강넙다리관절과 완전히 다르기 때문에, 본 장은 이들 관절을 분리해서 설명할 것이다. 또한 위쪽 정강종아리관절은 가까운 위치에 있음에도 불구하고, 무릎 복합체에 포함되지 않는데, 그 이유는 무릎관절주머니 안에 존재하지 않기 때문이다. 위쪽 정강종아리관절은 기능적으로 발목관절과 관련되기 때문에, 이 관절은 12장에서 언급될 것이다.

정강넙다리관절의 구조와 기능 (Tibiofemoral Joint Structure and Function)

정강넙다리관절(또는 무릎관절)은 3개의 각운동이 일어나는 자유도 3을 가진 이중 융기관절이다. 굽힘과 폄은 양쪽 넙다리뼈위관절융기를 통과하는 안가축(이마축)을 중심으로 시상면에서 일어나고, 안쪽돌림/가쪽돌림은 안쪽 정강융기의 가쪽면을 통과하는 세로축을 중심으로 가로면에서 일어난다. 그리고 벌림과 모음은 앞뒤축(시상축)을 중심으로 이마면에서 일어난다.[2–4] 이중 융기관절인 무릎관절은 안쪽 관절면과 가쪽 관절면으로 나누어지고, 이것은 무릎의 **안쪽 구획**과 **가쪽 구획**으로 간주된다(그림 11-1).

구조(Structure)

정강넙다리관절의 일반 기능과 기능장애에 대한 지식은 관절면, 인대 및 근육힘줄 구조물의 검사 뿐만 아니라, 그들 사이의 관계에 대한 이해를 필요로 한다.

넙다리뼈(Femur)

무릎관절의 몸쪽 관절면은 넙다리뼈 먼쪽 부위에 있는 커다란 안쪽 관절융기와 가쪽 관절융기로 구성된다(그림 11-2). 안쪽 관절융기는 가쪽 관절융기보다 더 크고, 큰 곡률반경을 가지고 있다.[5] 만약 넙다리뼈몸통이 수직으로 정렬되어 있다면, 긴 안쪽 관절융기는 가쪽융기보다 더 먼쪽으로 뻗게 될 것이다. 그러나 넙다리뼈몸통이 사선 형태로 이루어져 있기 때문에, 넙다리뼈 관절융기의 먼쪽 끝단은 거의 수평을 이루게

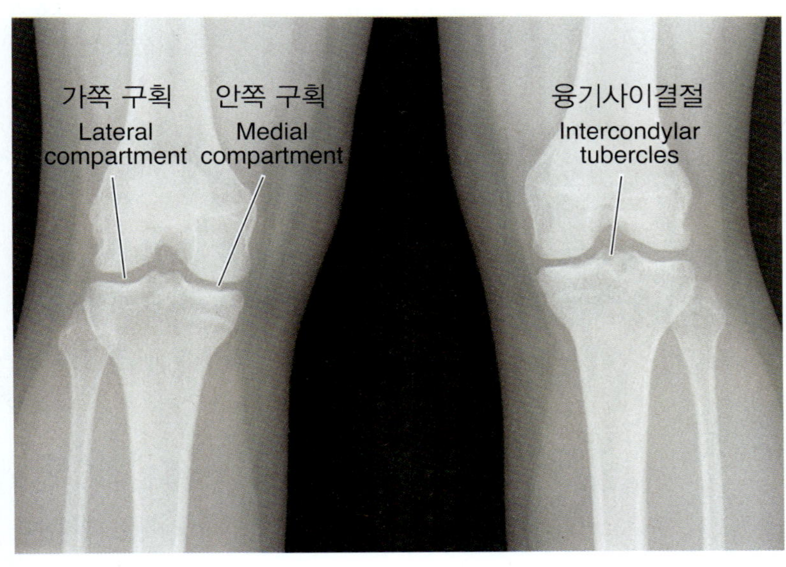

그림 11-1. 정강넙다리관절의 안쪽 구획과 가쪽 구획을 보여주는 체중부하 상태의 무릎 방사선 사진. 안쪽 구획과 가쪽 구획은 융기사이결절에 의해 분리된다.

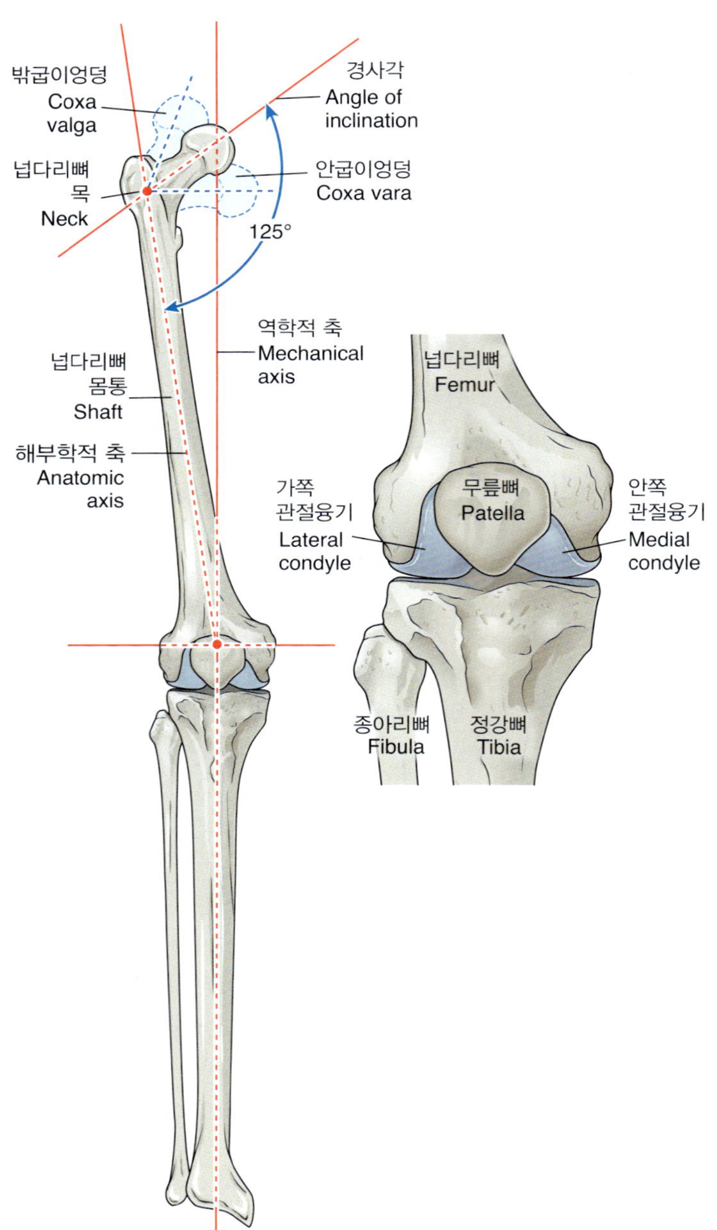

그림 11-2. 넙다리뼈몸통의 비스듬한 형태 때문에, 더 많이 튀어나온 안쪽 관절융기가 가쪽 넙다리뼈관절융기와 수평으로 정렬된다.

된다. 시상면에서 보면, 관절융기는 볼록한 형태이고, 뒤쪽 부위의 곡률반경은 작다(그림 11-3).[3,6] 이마면에서 보면, 넙다리뼈의 먼쪽 부위는 전체적으로 매우 작은 만곡을 가지고 있다: 그러나 안쪽 관절융기와 가쪽 관절융기 모두는 이마면으로 약간 볼록한 형태를 띤다. 안쪽 관절융기와 가쪽 관절융기 사이에는 중요한 크기와 차이점이 존재한다. 예를 들어, 가쪽 관절융기는 안쪽 관절융기에 비해 앞쪽으로 이동되어 있다.[7] 가쪽 관절융기의 이런 앞쪽이동은 안쪽 넙다리뼈관절융기의 정강뼈 관절면보다 앞뒤 방향으로 더 짧은 가쪽 넙다리뼈관절융기의 정강뼈 관절면과 일치한다(그림 11-4).

넙다리뼈관절융기의 앞뒤 크기의 차이는 넙다리뼈의 아래쪽면을 검사할 때 잘 확인될 수 있다(그림. 11-4 위쪽 그림). 비록 언뜻 볼 때 가쪽 관절융기가 더 크게 보일 수도 있지만, 무릎넙다리관절의 관절면을 노출시켰을 때 안쪽 정강뼈 관절면이 가쪽 정강뼈 관절면보다 앞쪽으로 더 뻗어 있음을 분명하게 확인할 수 있다. 이들 두 융기는 그들 길이 의 대부분을 통해 **융기사이패임**에 의해 아래쪽으로 분리되어 있지만, **넙다리뼈고랑**, **무릎뼈고랑**, 또는 **무릎뼈 면**(patellar surface)으로 불리는 비대칭의 얕은 고랑에 의해 앞쪽으로 연결된다(그림. 11-2B와 그림. 11-4 참고).

정강뼈(Tibia)

커다랗게 볼록한 넙다리뼈 관절융기는 상대적으로 납작한 정강뼈융기 위에 놓여 있다. 비대칭의 안쪽과 가쪽의 정강뼈융기 또는 정강뼈고원은 정강넙다리관절의 먼쪽 관절면을 형성한다(그림. 11-4, 아래쪽 그림). 넙다리뼈의 먼쪽 부위와 비슷하게, 안쪽 정강뼈고원이 가쪽 고원보다 앞뒤 방향으로 더 길다; 그러나 가쪽 정강뼈고원의 관절연골은 안쪽 고원의 관절연골보다 더 두껍다.[6,8,9]

정강뼈의 몸쪽 부분은 정강뼈몸통보다 크고, 정강뼈몸통보다 뒤쪽으로 돌출되어 있다(그림. 11-3 참고). 이런 뒤쪽돌출은 정강뼈고원이 뒤쪽으로 약 7–10° 경사지는 것과 관련되고, 정강넙다리관절의 굽힘에도 도움이 된다.[6,7] 안쪽과 가쪽의 정강뼈융기는 2개의 가시를 가진 **융기사이결절**이라는 돌출된 부위에 의해 분리된다(그림. 11-1과 그림. 11-2B 참고). 융기사이결절은 무릎을 폄했을 때 넙다리뼈의 융기사이패임 안에 안착된다. 납작한 정강뼈고원은 앞쪽과 뒤쪽의 가장자리에서 약간 볼록하고, 볼록한 넙다리뼈융기와 결합하며, 관절 안정성에 도움이 되지 않는 뼈 형태를 만든다.[3] 정강넙다리관절은 뼈성 안정성 부족 때문에, 관절 일치성을 증가시킬 수 있는 부속 관절 구조물(**반달판**)을 필요로 한다.

정강넙다리관절 정렬과 체중부하 힘 (Tibiofemoral Alignment and Weightbearing Forces)

앞서 설명되었듯이, **넙다리뼈의 해부학적 축**(**긴축**)은 경사져 있으며, 이 축은 몸쪽 끝단에서 먼쪽 끝으로 아래쪽과 안쪽으로 향한다; 정강뼈의 긴축은 거의 수직이다(그림 11-5). 결과적으로, 넙다리뼈와 정강뼈의 긴축은 무릎관절에서 안쪽으로 180–185°의 각을 형성한다; 즉, 넙다리뼈는 수직선과

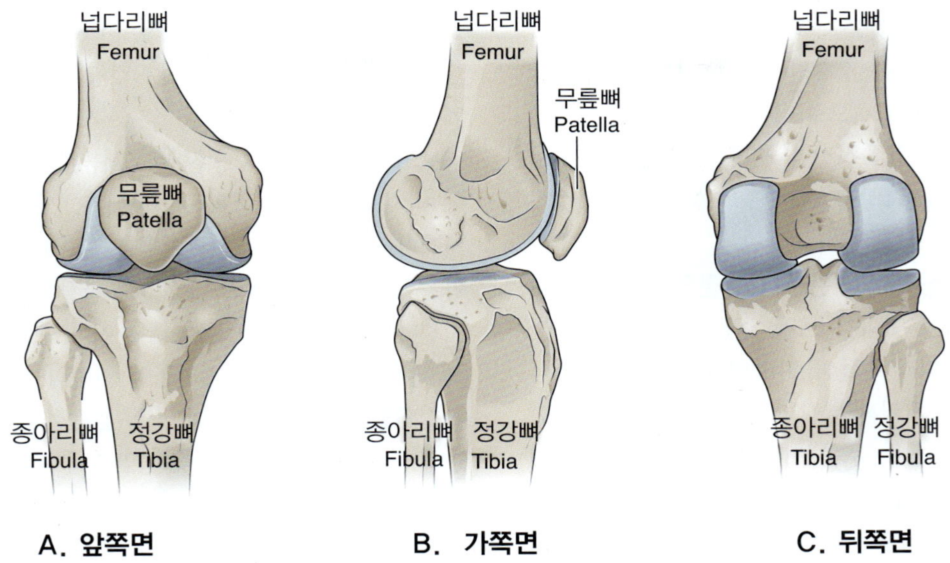

그림 11-3. **A.** 앞에서 봤을 때, 정강넙다리관절의 분리된 안쪽 구획과 가쪽 구획은 약간 볼록한다. **B.** 정강넙다리관절을 가쪽에서 봤을 때, 앞뒤 방향으로 볼록한 관절융기는 구형처럼 생기지 않았고, 곡률반경은 뒤쪽 부분이 더 작은 편이다. 정강뼈고원은 정강뼈몸통의 뒤쪽 부분에 위치하고, 약 7–10° 정도 뒤쪽으로 경사져 있다. **C.** 뒤쪽에서 보면, 커다란 넙다리뼈융기를 쉽게 구분할 수 있다.

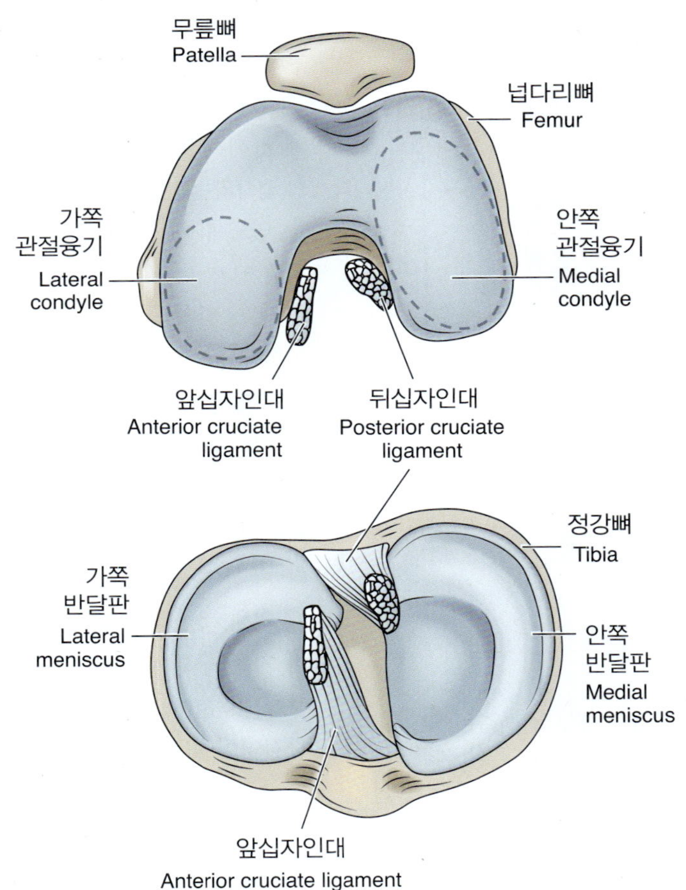

그림 11-4. 위쪽 그림: 넙다리뼈의 아래쪽면. 융기사이패임은 정강뼈와 관절을 이루는 안쪽 관절융기와 가쪽 관절융기를 분리한다. 가쪽 무릎뼈 파셋과 안쪽 무릎뼈 파셋을 위한 관절면은 넙다리뼈고랑에 의해 분리된다. 아래쪽 그림: 정강뼈고원의 위쪽면. 커다란 안쪽 고원은 융기사이능선에 의해 작은 가쪽 고원과 분리된다.

5°의 각을 형성하며, 이것을 생리적 밖굽이각이라 한다(그림 11-5A).[10] 만약 안쪽 정강넙다리각이 185° 이상이면, **밖굽이무릎**("knock knees")으로 불리는 비정상 상태가 된다(그림 11-5B). 만약 안쪽 정강넙다리각이 175° 미만이며, **안굽이무릎**("bow legs"; 그림 11-5C)으로 불리는 비정상 상태가 된다.

이들 각각의 비정상적 상태는 무릎관절의 안쪽 구획과 가쪽 구획에 가해지는 압박 스트레스와 장력 스트레스를 변화시킨다. 정강넙다리관절의 이마면 부정정렬은 무릎 골관절염의 발생율과 진행과의 강한 연관성 때문에 중요한 임상적 의미를 가진다.[11,12] 무릎 부정정렬의 영향은 하지의 **역학적 축**이나 **체중부하선**으로써 정강넙다리관절의 정렬을 측정하여 알 수 있다. 체중부하선은 하지의 긴 다리 방사선 촬영으로 측정되고, 하지 위로 주행하는 지면반응력을 단순화함으로서 이용될 수 있다. 체중부하선은 발꿈치뼈의 중간 지점에서 넙다리뼈머리를 통과하는 선을 그림으로써 표현된다(그림. 11-5A-C).[13]

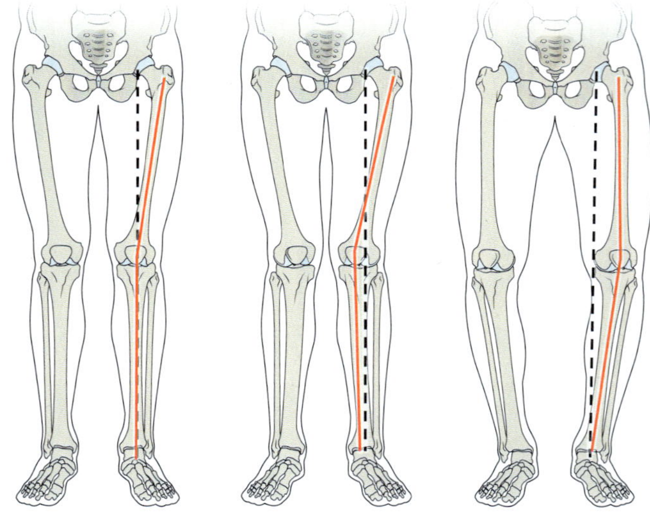

그림 11-5. **A.** 넙다리뼈와 정강뼈의 해부학적 축은 약 185° 되는 정상적인 생리적 밖굽이 각도를 형성한다. **B.** 정상 정강넙다리 각도의 증가는 "밖굽이무릎(knock knees)"을 초래한다. 압박의 힘은 정강넙다리관절의 가쪽면에서 증가된다. 다리의 역학적 축(체중부하선)은 엉덩관절의 중심에서 발목관절의 중심까지 통과하고, 다리가 중립위를 유지할 때 체중부하의 힘을 일으킨다. 체중부하는 무릎관절의 안쪽 관절융기와 가쪽 관절융기 사이에서 고르게 분포된다. **C.** 정상 정강넙다리 각도의 감소는 "안굽이무릎(bow legs)"을 초래하며, 압박의 힘은 안쪽으로 증가된다.

중립위로 정렬된 무릎에서, 체중부하선은 무릎관절의 중앙 지점을 통과하고, 하중을 안쪽 구획과 가쪽 구획 사이에 균등하게 분배시킨다.

밖굽이무릎이 있는 경우에는, 체중부하선이 중립위의 무릎에 비해 가쪽 구획 쪽으로 이동되고, 가쪽의 압박력을 증가시킨다(그림. 11-5B). 안굽이무릎의 경우에는, 체중부하선이 안쪽 구획 쪽으로 이동되고, 안쪽 관절융기에 압박력을 증가시킨다(그림. 11-5C). 밖굽이무릎이나 안굽이무릎은 각각 가쪽 관절연골과 안쪽 관절연골에 지속적인 과하중을 일으켜, 관절연골의 손상을 초래하고 무릎관절의 이마면 느슨함을 발생시킨다.[14,15] 안굽이무릎은 안쪽 구획의 골관절염을 더욱 진행시키고, 안쪽 관절의 느슨함을 발달시킨다. 그리고 안쪽 구획 관절면의 간격이 좁아지고("가짜-느슨함"), 관절의 안쪽 면에 있는 인대와 관절주머니의 부착점이 서로 가까워진다.[16]

무릎관절에 가해지는 체중부하 스트레스는 양발 서기와 한발 서기에 따라 달라진다(그림 11-6). 중립의 역학적 축을 가진 사람이 양발 서기를 할 때, 무릎관절에 가해지는 체중부하 스트레스는 안쪽 관절융기와 가쪽 관절융기(또는 안쪽 구획과 가쪽 구획) 사이에서 동등하게 분포된다(그림 11-6A).[17] 그러나 만약 한발 서기가 선택되거나 동적의 힘이 무릎관절에 가해지면, 구획의 하중이 변하게 된다. 한발 서기(예, 보행의 입각기 동안)를 할 때, 질량중심이 좁은 기저면 위에 놓일 수 있도록 체중부하선이 무릎의 안쪽 구획 쪽으로 이동하게 된다(그림 11-6B). 이런 이동은 안쪽 구획에 압박력을 증가시키고, 가쪽 구획에 가해지는 압박력을 감소시킨다.[18] 비록 안쪽 구획이 일반적으로 가쪽 구획보다 더 큰 관절 압박력을 경험하지만, 안쪽 구획의 더 큰 관절면이 관절 스트레스를 중등도 수준으로 유지시키는데 도움을 준다.

기술의 진전은 무릎의 안쪽 구획과 가쪽 구획을 통과하는 역학적 하중을 직접 측정과 간접 측정을 할 수 있도록 만든다. 무릎 하중의 특성은 완전 관절치환술에 사용된 측정 도구에 의해 측정되어 있다. 이런 직접 측정은 대부분의 일상활동이 가쪽 구획에 비해 안쪽 구획에 더 많은 하중을 가한다는 사실을 의미하고, 가쪽 구획과 비해 안쪽 구획에서 더 많은 골관절염이 발생하는 것을 의미한다.[19,20]

덜 침습적인 측정 방법이 무릎관절 내의 압박 하중을 추정하기 위해 이용될 수도 있다. 특히, 다리를 통과하는 외적 힘은 바닥에 심은 힘판을 통해 측정될 수 있고, 많은 연구자들은 일상 활동이나 스포츠 활동(예, 보행, 달리기 및 점프하기; 그림. 11-6B) 동안에 발생하는 지면반응력을 측정하기 위해 이런 힘판을 사용한다. 이들 외적 힘은 무릎관절에 의해 발생

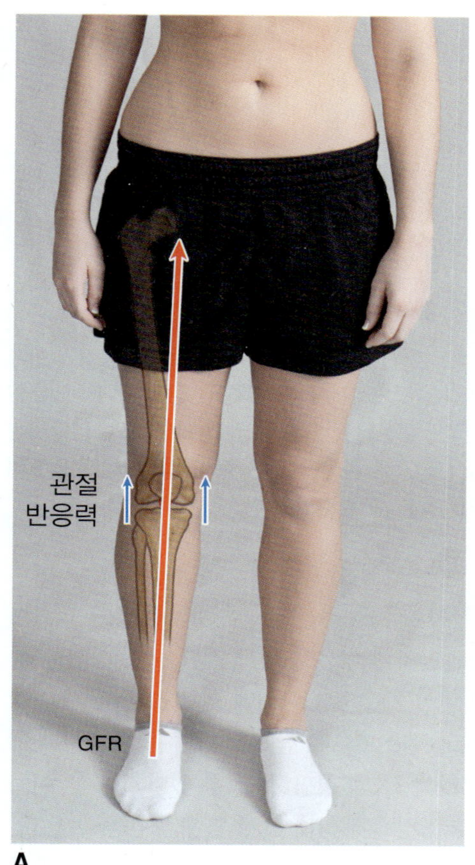

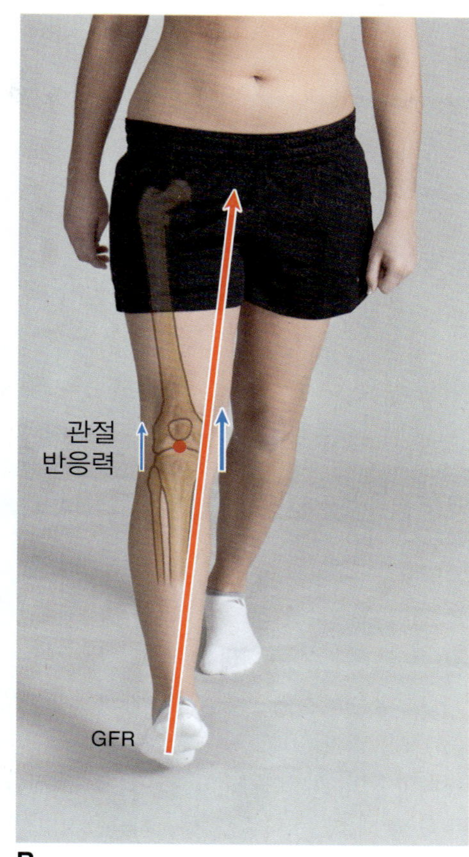

그림 11-6. A. 중립위로 정렬된 하지의 경우에는, 하지의 역학적 축(체중부하선)은 엉덩관절의 중심에서 발목관절의 중심을 통과하고, 무릎관절의 안쪽융기와 가쪽융기 사이에 균등하게 분배되는 체중부하의 힘을 초래한다. B. 보행과 같은 동적 활동을 할 때, 체중부하선은 무릎관절 중심 쪽인 안쪽으로 이동한다. 이런 안쪽이동은 압박 스트레스를 안쪽으로 증가시킨다.

되는 내적 힘을 대신하기 위해 사용될 수 있고, 무릎관절에 대한 토크(힘 모멘트)를 계산하기 위해서도 사용될 수 있다. 예를 들어, 만약 바닥으로부터 발생하는 힘이 무릎관절 중심보다 안쪽으로 향하면, 무릎관절을 중심으로 외적 모음 모멘트가 발생되고, 이것은 무릎을 더 안굽이(모음)되도록 회전시킬 것이다. 그래서 무릎관절의 모음 모멘트 크기는 보행과 다른 일상 활동을 동안에 발생하는 안쪽 압박 하중을 측정하는 대행 방법으로 종종 이용된다.[21] 이것은 중요한데, 그 이유는 높은 무릎 모음 모멘트가 안쪽 무릎의 골관절염의 유무와 심각도에 관련되기 때문이다.[22]

확장 개념 11-1
부정정렬의 영향과 교정

이마면의 부정정렬과 편측 구획성 골관절염이 있는 경우에는, 정형외과 전문의가 고위정강뼈 절골술로 불리는 무릎의 재정렬 수술을 수행할 수 있다.[23] 이런 수술은 다리를 재정렬하고 체중부하선을 덜 침범된 구획 쪽으로 이동시킴으로써 손상과 통증이 있는 정강넙다리 구획에 가해지는 압박의 힘을 줄이기 위함이다.[24] 고위정강뼈 절골술은 수술적으로 복구된 구조물의 비하중이 요구될 때는 가끔 반달판과 관절연골의 수술과 결합되어 사용된다.[23]

심한 안굽이무릎이나 밖굽이무릎의 경우에는, 다리를 보다 중립위로 재정렬시키기 위해 고위정강뼈 절골술이 정강뼈에 수술적 골절을 만든다. 부정정렬이 있을 때 구획 하중을 감소시키는 덜 침습되는 다른 방법으로는, 덜 침범된 구획으로 체중부하를 이동시키는 무릎 보조기(소위 비하중 브레이스)의 적용이나 가쪽/안쪽 발꿈치 쐐기법이 있다.

반달판(Menisci)

정강넙다리관절의 상대적인 관절 불일치는 **안쪽 반달판**과 **가쪽 반달판**에 의해 좋아지고, 이들 반달판은 넙다리뼈 관절융기를 위해 볼록한 정강뼈고원을 오목하게 변화시킨다(그림 11-7). 관절 일치성을 강화하는 것 이외에도, 이들 부속 관절 구조물(반달판)은 체중부하를 전달하고 분산시키고, 정강뼈과 넙다리뼈 사이의 마찰력을 줄이고, 충격을 흡수하고, 또 관절 안정성을 향상시키는 중요한 역할을 한다.[25] 반달판은 반원 형태의 섬유연골성 원반이다. 안쪽 반달판은 C자 형태인 반면, 가쪽 반달판은 원의 4/5에 해당되는 고리 모양이다.[26] 반달판은 정강넙다리관절 내에서 정강뼈융기 위에 놓여 있고, 정강뼈고원 관절면의 ½–⅔까지 덮고 있다

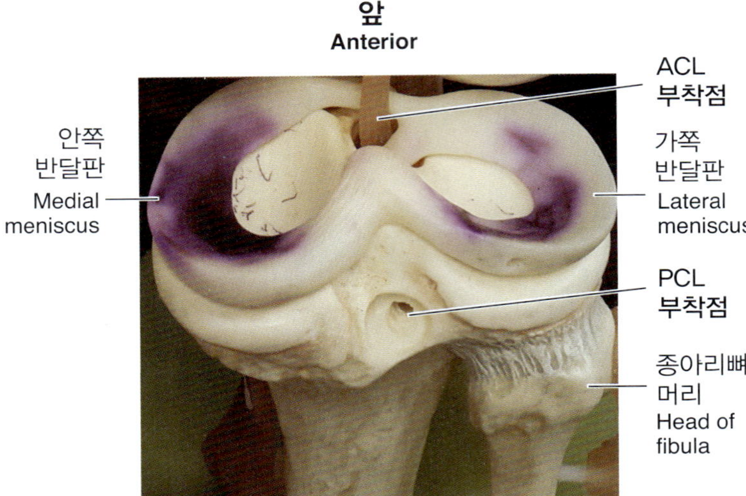

그림 11-7. 펴된 오른쪽 정강넙다리관절을 뒤안쪽에서 바라본 것으로서, 넙다리뼈와 정강뼈 사이에 반달판이 보인다. 점선은 반달판의 쐐기 모양이고, 넙다리관절융기가 정강뼈 관절면 위에 잘 안착되도록 반달판이 관절 일치성을 높여 주고 있다.

(그림 11-8).[27] 양쪽 반달판은 융기사이결절 쪽으로 열려 있고, 중심 부위보다는 주변 부위가 더 두꺼운 편이다. 가쪽 반달판은 안쪽 반달판에 의해 덮인 면적보다 더 작은 정강뼈 관절면을 더 큰 비율로 덮는다.[28] 크게 노출된 관절면의 결과로서, 반달판에 의해 덮이지 않는 안쪽 정강뼈고원의 관절연골은 가쪽 정강뼈고원의 관절면보다 일상활동을 할 때 더 큰 하중을 받기 때문에, 반달판이 손상에 더 취약해진다.[29]

반달판 섬유의 원주 배열은 축성 하중을 방사상 방향으로 분산시켜, 넙다리뼈와 정강뼈의 관절연골 마모를 감소시킨다.[30] 반달판은 무릎에 가해지는 하중의 50–70%를 책임지고 있고, 이런 반달판의 능력은 보행과 계단 보행 동안 무릎에 가해지는 압박력이 체중의 1–4배에 이르고, 달리기할 때는 체중의 3–4배에 이르고, 또 점프할 때 체중의 7–8배에 이른다는 점을 고려해 볼 때 상당히 클 수 있다.[26,31–35] 이들 하중은 이마면의 부정정렬에 의해 크게 영향을 받을 수 있다. 예를 들어, 안굽이무릎이 심하면 심할수록, 안쪽 반달판에 가해지는 압박 하중이 증가한다.

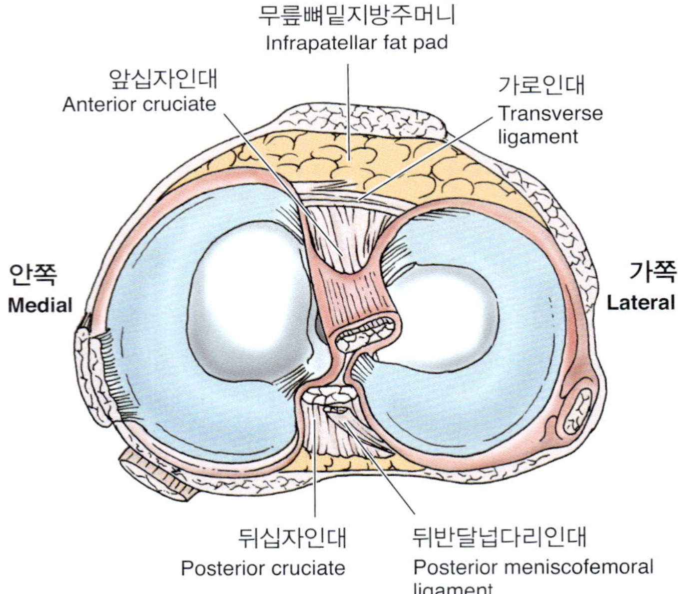

그림 11-8. 반달판의 구조. 반달판을 위쪽에서 보면, 안쪽 반달판과 가쪽 반달판의 크기와 형태를 볼 수 있다. 안쪽 반달판은 C자 모양이고, 가쪽 반달판은 거의 완전한 원 모양이다. 정강뼈고원에 있는 앞십자인대와 뒤십자인대의 부착점도 볼 수 있다.

반달판 부착(MENISCAL ATTACHMENTS)

정강뼈 위에서 일어나는 반달판의 운동은 주변 구조물에 붙어 있는 여러 부착물에 의해 제한된다. 안쪽 반달판은 가쪽 반달판보다 더 많은 인대성 제한과 관절주머니 제한을 가지고 있으며, 이것으로 인해 병진운동이 더 많이 제한된다.[36] 안쪽 반달판의 상대적 가동성 제한 때문에 손상이 더 빈발하게 일어날 수 있다.[28,37]

반달판의 앞쪽 끝단과 뒤쪽 끝단은 각각 **앞뿔**과 **뒷뿔**로 불리고, 이들은 정강뼈에서 견고하게 고정된다.[36,38] 양쪽 반달판의 앞쪽은 **가로인대**에 의해 서로 연결된다(그림. 11-8).[27,28] 양쪽 반달판은 앞쪽 관절주머니를 두껍게 만드는 **무릎반달인대**를 통해 무릎뼈에 직접 또는 간접으로 부착된다.[39] 반달판의 주변부는 무릎관절주머니의 섬유로 구성된 **갈고리인대**를 통해 정강뼈융기와 연결된다. 안쪽 반달판은 넙다리뼈에서 정강뼈로 뻗어 있는 관절주머니의 비후(MCL의 깊은 부분)를 통해 **안쪽 관절주머니**(MCL)에 견고하게 부착된다. MCL와의 이런 연결은 안쪽 반달판의 움직임 제한에 기여한다.[36] 안쪽 반달판의 앞뿔과 뒷뿔은 각각 **앞십자인대**(ACL)와

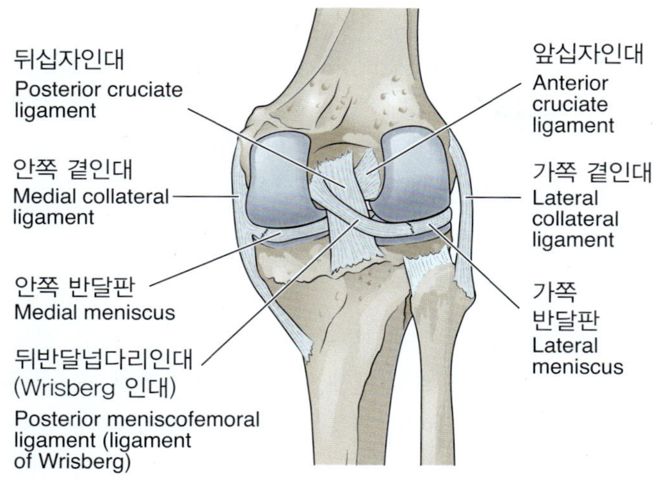

그림 11-9. 안쪽 반달판은 안쪽 곁인대, 앞십자인대, 뒤십자인대에 부착한다. 가쪽 반달판은 앞십자인대와 뒤십자인대와 붙어 있다(반달판을 잘 볼 수 있도록 관절주머니를 제거했다). 반달판은 가쪽 곁인대에 거의 부착하지 않음을 명심하자.

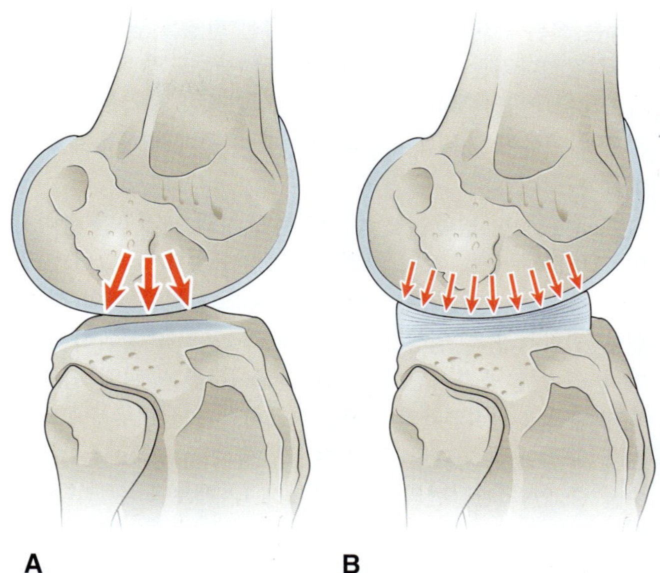

그림 11-10. A. 만약 넙다리뼈융기가 납작한 정강뼈고원 위에 직접 놓이면, 스트레스(단위면적당 힘)가 높아지는데, 그 이유는 접촉 면적의 제한이다. B. 쐐기형 반달판이 추가되면, 접촉 면적이 증가되고, 뼈 표면 사이에서 스트레스가 감소된다.

뒤십자인대(PCL)에 부착된다. 관절주머니 연결을 통해, 안쪽 반달판은 **반막모양근**과도 연결된다.[40]

이 가쪽 반달판의 앞뿔과 앞십자인대는 정강뼈 부착점을 함께 공유한다. 가쪽 반달판은 뒤쪽으로 반달넙다리인대를 통해 안쪽 관절융기와 뒤십자인대에 부착한다(그림 11-8과 그림 11-9).[42,43] 반막모양근 힘줄이 안쪽 반달판에 부착되는 방법으로, **오금근** 힘줄이 가쪽 반달판에 부착된다.[27,43] 오금근 힘줄의 부착은 가쪽 반달판의 움직임을 제한하거나 제어하는 데 도움을 준다.[44]

반달판의 역할(ROLE OF THE MENISCI)

반달판의 강한 부착은 정강넙다리관절이 압박되는 동안 밖으로 밀리는 것을 방지하고, 반달판과 넙다리뼈 사이의 접촉 부위를 넓게 만든다. 만약 넙다리뼈관절융기가 상대적으로 납작한 정강뼈고원 위에 직접 놓이면, 작은 접촉 면적이 뼈의 표면 사이에 존재하게 된다. 반달판이 추가되면, 정강넙다리관절의 접촉 면적이 증가되어, 관절 스트레스(단위면적당 힘)가 감소된다(그림 11-10).[26] 반달판의 모든 부분이나 일부가 제거되면, 정강넙다리관절의 접촉면적이 감소된다. 이것은 관절 스트레스를 증가시키고, 정강넙다리관절내의 관절연골 손상과 다른 퇴행성 변화를 초래할 수 있다. 반달판을 제거하면 넙다리뼈에 대한 관절연골 스트레스가 거의 2배에 이르게 되고, 또 정강뼈고원에서는 6–7배로 스트레스가 증가될 것이다.[45] 이런 이유 때문에, 완전 반달판절제술은 반달판 열상 이후에도 거의 수행되지 않는다; 그 대신, 박리술(손상된 조직 제거)이나 복구술을 통해 가능하면 많은 반달판이 보존되도록 주의해야 한다.[46] 이전에 반달판 수술을 받았지만 통증이 지속될 때, 젊은 환자에게 가끔 반달판 이식술을 수행하기도 한다. 비록 단기간의 결과가 기능을 향상시키고 통증을 완화시킬지라도, 장기간의 임상 결과는 제한되고 다양할 수 있다.[47–50]

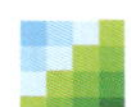

환자 적용 11-1

Tina는 43세의 여성 환자로서 활동이 많을 때 무릎 통증이 발생한다고 호소한다. Tina의 주호소는 오른쪽 무릎 속이나 주변의 통증(가장 좋을 때가 2/10)이고, 테니스할 때나 계단 보행 동안 악화된다(가장 나쁠 때 8/10). 그녀는 정강넙다리관절선을 촉진했을 때 무릎의 안쪽 깊은 곳에서 통증이 발생한다고 했다. 현재 그녀는 조깅, 테니스, 그리고 1마일 이상의 보행을 할 수 없다. Tina의 과거 병력으로는 24세 때 오른쪽 안쪽 반달판 열상을 당했고, 이것으로 인해 부분 반달판절제술을 받았다. 그녀는 오른쪽 무릎의 임상 검사를 통해 다음과 같은 소견을 받았다: 밖굽이 스트레스 검사 시 가동범위의 끝지점에서도 통증이 없었고 관절의 느슨함이 증가되었고, 정강넙다리관절의 완전 가동범위를 가졌고,

왼쪽 무릎과 비교해 80%의 넙다리네갈래근의 근력을 가졌다. Tina는 오른쪽 하지의 체중부하 방사선 촬영을 받았고, 오른쪽 정강넙다리관절의 안쪽 구획에서 중등도의 관절공간이 좁아지는 안굽이무릎이 나타났다. 여러분이 생각하는 어떤 구조적 이상이 오른쪽 무릎의 기능과 통증에 영향을 준다고 생각하는가?

Tina의 이전 병력인 안쪽 반달판 손상과 관절공간 좁아짐이 그녀의 무릎을 정적 부정정렬로 만들었다.[51] 그녀의 방사선 촬영 사진에 따르면, 안굽이무릎은 관절 구획의 힘 분산을 변화시키고, 일상활동 동안 안쪽 구획을 통과하는 압박력 크기를 증가시킨다. 이런 안굽이무릎은 관절 공간을 좁게 만들고 관절연골의 퇴행을 초래한다. 안굽이무릎에 의해 안쪽 구획에서 커다란 압박력이 발생하는 경우에는, 초기 수술 중 안쪽 반달판의 부분 제거가 더 해로울 수 있다. 큰 힘이 작은 접촉 면적을 통해 집중되고, 관절 스트레스가 현저하게 높아지고, 관절내 퇴행성 관절연골 변화의 가능성이 높아진다. 게다가, Tina의 넙다리네갈래근 약증과 무릎관절의 느슨함이 무릎관절의 부정정렬에 의해 영향을 받을 수 있다.[52] 보상성 전략의 이력은 안쪽 구획의 자극을 초래하고, 안쪽 무릎 통증을 부분적으로 설명할 수 있다.

반달판의 영양공급과 신경지배 (MENISCAL NUTRITION AND INNERVATION)

반달판의 치유 능력 때문에 반달판 병변의 위치는 환자의 연령과 건강과 함께, 손상 이후 이용가능한 치료 선택에 영향을 준다. 생후 1년 동안에는, 혈관이 반달판몸통의 전반에 걸쳐 분포된다. 일단 체중부하가 시작되면, 혈관화는 단지 25–33%의 바깥 부분이 관절주머니와 윤활막에서 나온 모세혈관에 의해 혈관화될 때까지 감소하기 시작한다.[53] 50세 이후에는, 반달판몸통의 주변 부분만이 혈관화된다. 그러므로 주변 부위는 혈관을 통해 영양공급을 얻지만, 중심 부위는 윤활액의 확산을 통해 영양공급을 받는다.[25,37] 영양을 공급하는 체액 확산의 과정은 체중부하나 근육 수축에 의한 반달판의 간헐적 하중을 필요로 한다.[53] 장기간의 고정이나 비체중부하 동안에는, 반달판이 적절한 영양공급을 받지 못할 수도 있다. 그 이외, 반달판 중심 부위의 무혈관은 손상 이후의 치유 가능성을 떨어뜨린다.[54] 성인의 경우, 혈관이 공급되는 반달판 주변 부분은 손상 이후, 염증, 수복 및 리모델링될 수 있다. 그러므로 반달판의 수복은 병변이 반달판 주변 부분에만 국한된다는 것을 의미한다.[46]

반달판의 뿔과 반달판몸통의 주변 혈관화 부분에는 자유신경종말과 3개의 역학적 수용기(Ruffini 소체, pacinian 소체, GTO)가 분포되어 있고, 반면 반달판의 중앙 부분에는 신경지배가 없다.[25,53] 반달판에 유해수용기가 존재하기 때문에, 반달판이 열상되었을 때 우리는 통증을 느낄 수 있는 것이다.[55] 반달판 손상 이후 반달판 내 역학적 수용기 손상의 결과로서 고유수용기 결손이 일어날 수 있다.

관절주머니(Joint Capsule)

반달판에 의해 제공된 부가적인 지지에도 불구하고, 불일치성의 무릎관절은 관절 안정성을 위한 관절 주변 구조물에 크게 의존한다. 안정성과 가동성 사이의 섬세한 균형은 무릎이 완전 폄에서 굽힘될 때 변한다. 뼈 일치성과 전반적인 인대 팽팽함은 무릎관절의 잠김 자세인 완전 폄 시에 최대가 된다. 무릎이 중간 범위의 굽힘을 취할 때, 관절주변의 수동 구조물이 더욱 느슨해지고, 무릎관절의 상대적 불일치성은 더 큰 앞쪽과 뒤쪽 방향의 병진운동을 허용할 뿐만 아니라, 넙다리뼈에 대한 정강뼈의 돌림을 허용한다.[56]

하나의 큰 관절주머니가 정강넙다리관절과 무릎넙다리관절 모두를 둘러 감싼다. 관절주머니는 얕은 섬유층과 얇은 깊은 윤활막으로 구성된다. 일반적으로 관절주머니의 가층인 섬유층은 넙다리뼈의 아랫부분과 정강뼈의 윗부분에 견고하게 부착된다.[57] 뒤쪽 관절주머니는 넙다리뼈관절융기 뒤쪽 가장자리와 융기사이패임보다 몸쪽에 부착되고, 또 뒤쪽 정강뼈융기보다 먼쪽에 부착된다.[58] 관절주머니의 앞쪽 가장자리는 넙다리네갈래근 힘줄, 무릎뼈 및 **무릎힘줄**로 구성된다. 관절주머니의 앞안쪽과 앞가쪽 부분은 종종 **안쪽 무릎지지띠**와 **가쪽 무릎지지띠**, 또는 **폄근지지띠**로서 분리되어 확인된다.[59] 관절주머니는 관절주머니인대에 의해 안쪽, 가쪽 및 뒤쪽으로 보강되며, 관절주머니인대는 나중에 자세히 설명될 것이다.

무릎관절의 관절주머니와 관련 인대는 관절 온전성과 정상기능을 유지하기 위해 과도한 관절 운동을 제한하는 결정적인 역할을 한다. 비록 근육이 관절 안정성에 중요한 역할을 한다지만(본 장의 후반부에서 자세히 거론하겠지만), 무릎관절의 관절주머니와 인대의 파손이 있는 경우에는 근육의 능동 힘만으로 무릎관절을 안정화시키기 어렵다. 무릎관절의 안정성 이외에, 관절주머니는 중요한 감각과 고유수용성 역할을 한다. 관절주머니는 Pacinian 소체와 Ruffini 소체 뿐만 아니라, 유해수용기의 신경지배를 크게 받는다.[57] 이들 역학적 수용기는 반사성 근육 반응을 일으켜 무릎관절의 근육 안정화에 기여한다. 부가적으로, 관절주머니는 관절공간 내에 윤활액을 유지시킬 수 있는 견고한 봉인 역할을 담당한다.[57]

관절주머니의 윤활층
(SYNOVIAL LAYER OF THE JOINT CAPSULE)

윤활층은 무릎관절 관절주머니의 안쪽 내막을 형성한다.[60,61] 윤활막 조직의 역할은 관절의 윤활작용을 위해 윤활액을 분비하고 흡수하고, 또 반달판의 일부와 같은 무혈관성 구조물에 영양분을 공급한다.[62] 관절주머니의 윤활층은 아주 복잡하고, 광범위하며, 신체에 가장 광범위하게 관련한다(그림 11-11). 뒤쪽의 윤활층은 관절주머니 섬유층의 내벽으로부터 이탈되고, 앞쪽의 윤활층은 넙다리뼈융기 사이로 함몰되고, 이런 함몰 부위는 앞십자인대와 뒤십자인대의 앞쪽면과 측면에 부착된다.[61,63,64] 그러므로 앞십자인대와 뒤십자인대는 섬유성 관절주머니 안에 함유되지만, 윤활말이집의 바깥쪽에 위치한다.[61,63,64] 뒤가쪽의 윤활층 내막은 오금근과 가쪽 넙다리뼈관절융기 사이로 이동하는 반면, 뒤안쪽의 윤활층 내막은 반막모양근, **장딴지근**의 안쪽 갈래, 그리고 안쪽 넙다리뼈관절융기 사이로 들어간다. 윤활층의 복잡한 주름은 섬유성 관절주머니 내에 위치하는 여러 지방 패드를 밖으로 몰아내고, 십자인대와 비슷하게 그들을 관절주머니속 구조물로 만들지만, 바깥윤활구조물이다.[65] 앞쪽 무릎뼈위 지방패드는 **넙다리네갈래근 힘줄**보다 뒤쪽에 위치하고, 뒤쪽 무릎뼈위 지방패드는 넙다리뼈의 먼쪽 끝단보다 앞쪽에 위치한다. **무릎뼈아래 지방주름**(**Hoffa 지방패드**)은 무릎힘줄보다 깊은 곳에 위치한다(그림. 11-8 참고).

무릎관절의 윤활막 형성은 윤활막이 안쪽 관절면과 가쪽 관절면을 독립된 관절공간 안으로 분리하는 시기인, 초기 태아 발생 단계에서 일어난다.[66,67] 임신 12주쯤, 윤활막 중격은 어느 정도 흡수되어 하나의 관절공간을 형성하지만, 관절융기 사이의 윤활막의 뒤쪽 함입은 그대로 남는다.[61] 윤활막 중격이 완전히 흡수되지 못하면, 윤활막의 특정 부위가 주름 형태로 남게 된다. 이들 주름은 **무릎 주름**(추벽, patellar plicae)으로 불린다.[67] 무릎 주름이 위치하는 지점은 4개의 지점이다: 아래쪽 주름(무릎뼈아래주름), 위쪽 주름(위쪽 주름), 안쪽 주름(무릎뼈안쪽 주름), 그리고 가쪽 주름(무릎뼈가쪽 주름).[66,67] 비록 무릎뼈아래주름이 가장 일반적이고, 무릎뼈 가쪽 주름이 가장 덜 일반적이지만, 이들 무릎 주름의 크기, 모양 및 빈도는 개인에 따라 달라진다.[66] 일반적으로 윤활막주름은 무릎이 굽힘과 폄할 때 관절융기 위에서 뒤와 앞으로 쉽게 지나가는 느슨하고 유연하고 탄력 있는 섬유성 조직으로 되어 있다.[68] 경우에 따라, 무릎 주름이 민감해지고 염증이 발생할 수 있는데. 이것은 **무릎 주름 증후군**으로 불리며, 통증, 삼출물 및 관절 구조와 기능의 변화가 발생할 수 있다.[68]

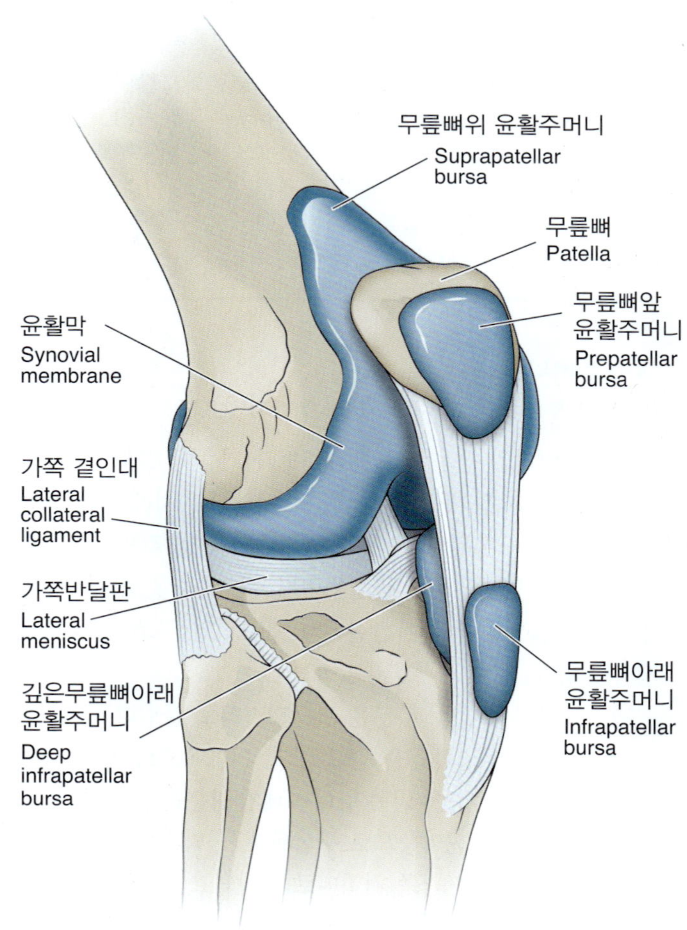

그림 11-11. 무릎 복합체의 앞가쪽면(관절주머니의 섬유층이 제거됨)은 관련 윤활주머니를 포함한 무릎관절주머니의 복잡한 윤활층의 과정을 보여준다.

확장 개념 11-2
무릎 주름(Patellar Plicae)

점막인대(ligamentum mucosum)로 불리는 무릎뼈아래주름(infrapatellar plica)은 넙다리뼈의 융기사이영역에서 시작해서 앞십자인대의 앞쪽 가장자리와 평행하게 주행하고, 그 다음 무릎뼈아래 지방패드를 지나 무릎뼈의 아래쪽 끝단(inferior pole)보다 먼쪽에 부착한다.[67] 아래쪽 주름은 무릎에서 가장 흔하게 존재하는 무릎 주름이다.[67] 위쪽 주름은 일반적으로 무릎뼈보다 위쪽에 위치하며, 넙다리네갈래근 힘줄의 아래면을 형성하고, 또 종종 먼쪽 넙다리뼈 몸통의 앞쪽면에 있는 무릎뼈위윤활주머니까지 이어진다.[67] 위쪽 주름이 무릎뼈 위에 존재함에도 불구하고, 위쪽 주름은 무릎뼈와 넙다리뼈 사이에서 거의 충돌되지 않는다.[68]

이와 반대로, 안쪽 주름(무릎의 25-30%)은 위쪽 주름이나 아래쪽 주름(무릎의 50-65%)보다 덜 존재함에도 불구하고, 종종 통증의 원인으로 인식된다.[67,68] 안쪽 주름은 폄근지지띠의 작은 주머니 안쪽 윤활막에서 시작한 후, 무릎뼈의 안쪽 가장자리와 평행하게 주행한 다음, 무릎뼈아래 지방패드(종종 아래쪽 주름)의 윤활층에 부착된다.[67,68] 안쪽 주름으로부터 오는 불편은 무릎을 움직일 때 일어나고, 이런 무릎의 움직임은 주름의 부착점에서 윤활층까지 이르는 주름의 치수와 방향을 변화시킬 수 있다.[67] 예를 들어, 얇고 탄성적인 안쪽 무릎 주름은 무릎을 30–50°로 굽힘했을 때 무릎뼈의 안쪽면과 안쪽 넙다리뼈관절융기 사이에서 충돌될 수 있고, 이것은 결국 무릎 주름 조직의 염증과 비후를 초래한다.[67] 자극된 윤활층에서 발생되는 많은 통증은 풍부한 pacinian 소체와 자유신경종말의 분포 때문에 일어날 수 있다.[60]

관절주머니의 섬유층
(FIBROUS LAYER OF THE JOINT CAPSULE)

관절주머니의 섬유층은 윤활층보다 가층이 있고, 무릎관절에 수동 지지를 제공한다. 섬유층 자체는 위치에 따라 2–3개의 층으로 구성된다. 약간의 관절주머니 비후(또는 관절주머니인대) 뿐만 아니라, 관절주머니속인대와 관절주머니바깥인대가 불일치한 무릎관절에게 부가적인 구조적 지지를 제공한다.

관절주머니의 앞쪽 부분은 폄근지지띠로 불린다. 근막층이 먼쪽 넙다리네갈래근을 덮고 있고, 아래쪽으로 확장된다. 폄근지지띠의 얕은층은 먼쪽 **넙다리네갈래근**을 덮고 더 아래쪽으로 뻗어 있는 근막층으로 구성된다. 근막층보다 더 깊은 곳은 안쪽 지지띠와 가쪽 지지띠로 구성되고, 이것은 무릎뼈에서 주변의 안쪽과 가쪽 구조물까지 연결된 가로섬유띠와 세로섬유띠로 다시 구성된다(그림 11-12).[59]

안쪽 지지띠 내의 가장 두꺼운 섬유띠는 **안쪽 무릎넙다리인대**(MPFL)이다.[69] 이 인대는 가로방향으로 배열되어 있고, 넙다리뼈 모음근결절에서 앞쪽으로 주행하여 **안쪽넓은근**의 먼쪽 섬유와 합류한 후, 무릎뼈의 안쪽 가장자리에 부착된다.[69,70] 안쪽 무릎넙다리인대는 임상적으로 중요한 안정장치로서 무릎뼈를 넙다리뼈고랑 안에 유지시키고, 무릎뼈가 가쪽으로 아탈구나 탈구될 때 파열될 수도 있다.[71] 가쪽 지지띠는 안쪽 지지띠와 비교해 볼 때 덜 분리된 섬유띠로 구성된다.[59] 가쪽 지지띠 내의 가로섬유는 **가쪽 무릎넙다리인대**로 불리고, **엉덩정강띠**에서 시작해 무릎뼈의 가쪽 가장자리까지 이어진다.[72] 가쪽 지지띠의 나머지 섬유들로는, 사선 방향의 **안쪽 무릎반달인대**, **가쪽 무릎반달인대**, 그리고 세로 방향으로 주행하는 **안쪽 무릎정강인대**와 **가쪽 무릎정강인대** 등이 있다(그림. 11-12).[59,72]

관절주머니의 안쪽 부위는 안쪽 곁인대의 얕은층과 깊은층으로 구성된다. 안쪽 관절주머니의 얕은층은 앞쪽에서 안쪽넓은근을 덮고, 뒤쪽에서 **넙다리빗근**을 덮는 근막층과 합류된다.[73] 관절주머니의 가쪽 부분은 엉덩정강띠와 두꺼운 **넙다리근막**(fascia lata)에 의해 보강된다.[74] 관절주머니의 뒤안쪽 부분은 **뒤빗인대**(POL)에 의해 보강되고, 뒤가쪽 부분은 **활인대**에 의해 보강된다(그림 11-13).[69,73,75,76]

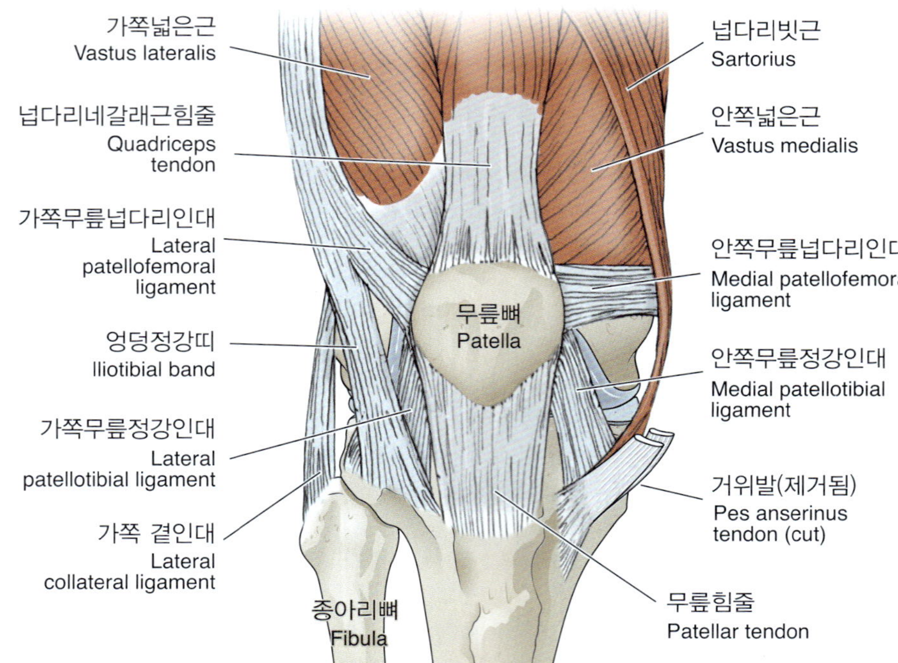

그림 11-12. 폄근지지띠는 가로 방향으로 주행하는 안쪽 무릎넙다리인대와 세로 방향으로 주행하는 안쪽 무릎정강인대에 의해 안쪽으로 보강된다. 가쪽으로는 가쪽 무릎넙다리인대와 가쪽 무릎정강인대가 무릎뼈의 과도한 안쪽 활주를 막아준다.

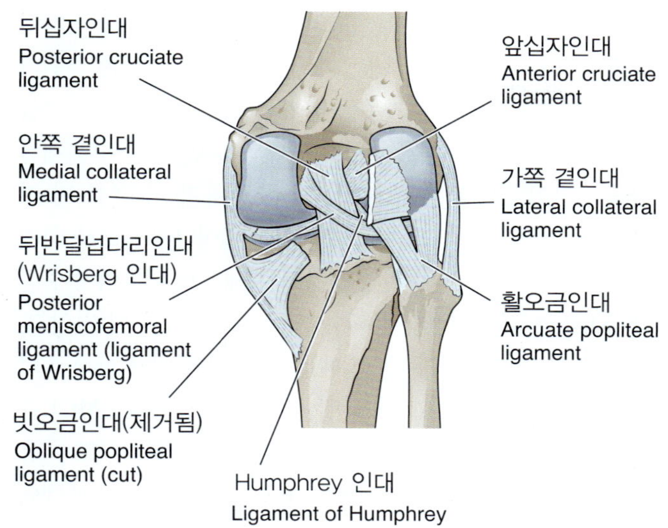

그림 11-13. 관절주머니의 뒤쪽 부분은 빗오금인대, 활인대 및 뒤빗인대 등에 의해 보강되고 있다.

인대(Ligaments)

다양한 무릎관절 인대의 역할은 문헌에서 광범위하게 관심을 받아 왔고, 무릎관절의 안정성에 대한 중요성과 손상으로 붕괴되는 기능을 반영한다. 사실상 무릎관절 운동에 대한 뼈성 제한이 부족할 경우에는, 무릎관절의 인대들이 다음과 같은 사항에 저항하거나 제어하는 것으로 알려져 있다:

1. 과도한 무릎관절의 폄
2. 무릎관절의 안굽이 스트레스(정강뼈 모음)와 밖굽이 스트레스(정강뼈 벌림)
3. 넙다리뼈에 대한 정강뼈의 앞쪽 변위나 뒤쪽 변위
4. 넙다리뼈에 대한 정강뼈의 안쪽돌림이나 가쪽돌림
5. 정강뼈의 **돌림 안정장치**로 알려진, 정강뼈의 앞뒤 변위와 돌림의 결합

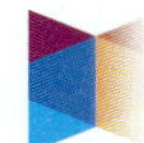

기본 개념 11-1
체중부하/비체중부하와 닫힌사슬/열린사슬

비록 앞에서 설명된 인대의 제한이 정강뼈의 움직임에 의해 확인되었지만, 정강뼈가 고정되는 동안(체중부하상태), 스트레스가 넙다리뼈에 가해질 수 있다. 그런 체중부하 활동(종종 **닫힌사슬** 활동)은 고정된 정강뼈 위에서 일어나는 넙다리뼈의 움직임이다. 이와 반대로, 비체중부하 활동(종종 **열린사슬**운동으로 불림)은 고정된 넙다리뼈에 대한 정강뼈의 움직임이다. 앞의 장들에서 언급되었듯이, 체중부하 활동은 일반적으로 중력선을 기저면내에 유지하기 위해 머리(또는 몸통)의 위치가 공간에서 고정되었을 때만 닫힌사슬의 효과를 갖는다. 따라서, 우리는 "닫힌사슬"이나 "열린사슬" 활동보다는 체중부하나 비체중부하 활동이라고 언급할 것이다.

결국, 체중부하 활동과 비체중부하 활동 사이의 차이점이 중요한데, 그 이유는 정강뼈와 넙다리뼈의 변위와 회전이 각 상태에 따라 다르게 표현되기 때문이다. 예를 들어, 넙다리뼈에 대한 정강뼈의 앞쪽 변위(비체중부하 활동 동안)는 정강뼈에 대한 넙다리뼈의 뒤쪽 변위(체중부하 활동)와 동일하다.

무릎관절의 인대 기능에 대한 이용가능한 많은 문헌들은 혼란스럽고, 종종 모순된 것처럼 보인다. 이런 현상은 기준을 정강뼈로 하는지 아니면 넙다리뼈로 하는지 또는 인대 검사를 어떤 조건에서 실시했는지에 대한 모호한 설명 때문이다. 예를 들어, 명확한 사실은 무릎관절의 자세, 스트레스가 어떻게 적용되는지, 능동 또는 수동 구조물이 동시에 온전한지에 따라 인대의 기능이 변할 수 있다는 것이다. 인대 조직의 스트레스(단위면적당 힘)와 스트레인(상대적 변형)에 대한 우리의 지식은 사체 연구로 통해 상당히 발전되어 왔다. 무릎 인대의 상대적 역할을 알아보기 위해 2가지 접근법이 주로 사용되어 왔다. 첫 번째는 적용된 하중에 반응하는 무릎 변위의 크기를 측정하는 것이다. 특정 인대를 절제한 후에 동일한 적용 하중으로 다시 관절 변위를 측정한다. 변위의 상대적 변화는 적용된 힘의 크기와 방향에 대항하여 운동을 제한하는 인대의 역할에 대한 근거를 제공한다. 두 번째 방법은 이미 결정된 관절 변위를 이용하여 변위를 달성하는데 필요한 힘(스트레스)를 측정하는 것이다. 인대를 제거한 후, 힘 값을 측정할 때 이미 설정된 동일한 변위를 적용한다. 관절을 변위시키는데 요구되는 힘의 변화는 주어진 관절 변위에 저항하고자 하는 인대의 역할에 대한 근거를 제공한다.

안쪽 곁인대(MEDIAL COLLATERAL LIGAMENT)

안쪽 곁인대(MCL)는 윤활주머니에 의해 분리되는 얕은층과 깊은층으로 나누어진다. 안쪽 곁인대의 얕은층은 뒤빗인대의 이는곳보다 앞쪽에 있는 안쪽 넙다리뼈위관절융기에서 시작하여 안쪽 무릎넙다리인대의 닿는곳 바로 밑에서 부착된다.[58,77] 그것은 **거위발**보다 먼쪽 지점인 몸쪽 정강뼈의 안쪽면까지 주행한다(그림 11-14).[58,77] 안쪽 곁인대의 깊은층은 관절주머니와 연결되어 있으며, 안쪽 넙다리뼈관절융기의 아래쪽면에서 시작하여 안쪽 정강뼈고원의 몸쪽 지점에서 정지한다. 안쪽 곁인대의 깊은층은 자신의 주행 경로를 지난 후, 안쪽 반달판의 안쪽 가장자리에서 강하게 고정된다(그림. 11-9 참고).[58]

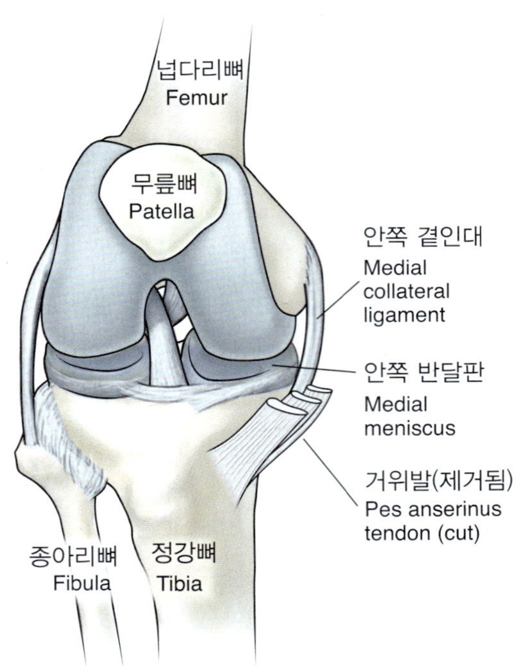

그림 11-14. 안쪽 곁인대의 얕은층은 안쪽 넙다리뼈관절융기에서 아래쪽으로 주행하여 앞안쪽 정강뼈융기에 이른다. 안쪽 곁인대 먼쪽 부위의 앞아래쪽 지점은 거위발의 부착점이다.

특히 안쪽 곁인대의 얕은층은 과도한 밖굽이(벌림)와 가쪽돌림 스트레스를 억제하는 1차 구조물이다.[78] 안쪽 곁인대도 정강뼈의 안쪽돌림에 저항하는 중요한 구조물이다.[78]

무릎관절은 굽힘 자세에 비해 완전 폄 자세에서 밖굽이 스트레스에 가장 잘 저항하는데, 그 이유는 안쪽 곁인대가 폄 자세(예, 잠김 자세)에서 팽팽해지기 때문이다. 무릎관절의 굽힘이 증가될수록, 안쪽 곁인대는 더 느슨해지고 뼈 일치성이 감소되어서 안쪽 관절공간이 더 커진다(안쪽 간격이 생김).[79] 그러나 관절이 굽힘되었다면, MCL은 허용된 관절 간격이 있음에도 불구하고, 밖굽이 스트레스에 저항한다. Grood 등에 따르면, 안쪽 곁인대는 완전 폄 상태에서 밖굽이 스트레스에 57%의 저항을 담당하지만, 무릎관절이 25° 굽힘된 상태에서는 밖굽이 하중의 78%를 담당한다고 했다.[80] 이런 차이는 완전 폄 상태에서는 뼈의 일치성이 커지고, 밖굽이 스트레스의 저항에 효율적으로 도움을 줄 수 있는 다른 물렁조직(예, 뒤안쪽 관절주머니, 앞십자인대)의 참여도가 높아지기 때문이다.

정강뼈의 앞쪽 병진운동에 저항하는 1차 억제 구조물이 없다면, 안쪽 곁인대가 넙다리뼈에 대한 정강뼈의 앞쪽 병진운동에 저항하는 2차 억제 구조물로 작용한다.[81] 안쪽 곁인대가 정강뼈 앞쪽 병진운동의 2차 억제 장치로써 작용하기 때문에, 안쪽 곁인대의 부분 파열이나 완전 파열은 앞십자인대에 가해지는 하중을 크게 증가시킬 것이다.[82] 안쪽 곁인대 손상 환자는 밖굽이와 가쪽돌림의 힘으로부터 보호를 받을 필요가 있다. 예를 들어, 앞십자인대의 동반 열상이나 재건된 앞십자인대가 있는 경우에, 충분한 치유가 이루어지기 전까지 안쪽 곁인대에 과도한 스트레인이 일어나지 않도록 하기 위해, 재활 운동은 중립위의 정강뼈 자세에서 이루어져야 한다. MCL 단독 손상 시에는 수술적 고정을 거의 하지 않고, 또한 MCL의 자가 치유 능력 때문에, 여러 인대가 함께 손상된 경우에도 수술적 고정을 잘 수행하지 않는다. MCL은 풍부한 혈관 공급을 받기 때문에 손상이나 파열되어도 치유 능력이 좋은 편이다.[83] 그럼에도 불구하고, 리모델링 과정이 1년까지 걸릴 수 있다.[83,84]

가쪽 곁인대(LATERAL COLLATERAL LIGAMENT)

가쪽 곁인대(LCL)는 가쪽 넙다리뼈위관절융기에서 시작하여 종아리뼈머리에 부착한다(그림 11-15). 그리고 여기에서 **넙다리두갈래근** 힘줄과 합류하여 공통 힘줄을 형성한다.[85,86] 안쪽 곁인대와는 달리, 가쪽 곁인대는 관절주머니의 비후가 아니고, 자신의 길이 내내 온전하게 관절주머니와 떨어져 있어서 관절주머니바깥 구조물로 간주된다(그림. 11-13 참고). 가쪽 곁인대는 주로 안굽이 스트레스에 저항하고, 안쪽

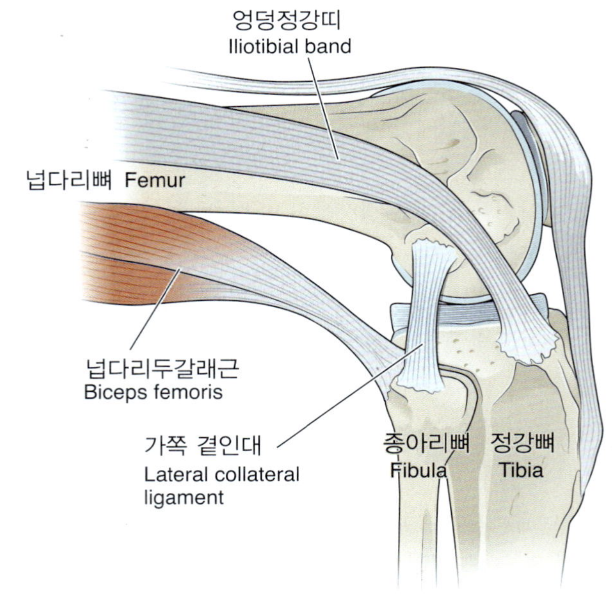

그림 11-15. 가쪽 곁인대는 종아리뼈머리에 있는 공동 부착점에서 넙다리두갈래근과 연결되어 있는 반면, 엉덩정강띠는 앞가쪽 정강뼈에 부착된다.

결인대와 마찬가지로, 완전 폄 상태에서 무릎관절의 이마면 운동을 제한한다.[79,80,85] 또한 안쪽 곁인대와 비슷하게, 이마면 스트레스에 저항하는 가쪽 곁인대의 역할은 완전 폄보다 굽힘되었을 때 더 커진다. Grood 등에 따르면, 가쪽 곁인대는 무릎관절이 5° 굽힘 상태일 안굽이 스트레스에 55%의 저항력을 갖지만, 무릎이 25° 굽힘될 때는 저항력이 69%로 증가된다고 했다.[80] 비록 가쪽 곁인대의 주요 기능이 안굽이 스트레스에 저항하는 것이지만, 주행 방향으로 보면 무릎관절이 60–90° 굽힘 자세를 취할 때 가쪽 곁인대는 정강뼈의 과도한 가쪽돌림에 제한한다.[87] 다른 무릎 인대와 마찬가지로, 다른 무릎 인대의 손상이 있을 때 LCL도 부가적인 안정화 역할을 제공한다. 예를 들어, 앞십자인대가 손상되었을 때 LCL은 약하지만, 앞쪽 병진운동과 안쪽돌림에 대한 2차 억제 구조물으로서 작용한다.[88]

앞십자인대(ANTERIOR CRUCIATE LIGAMENT)

운동선수나 활동이 많은 사람 사이의 높은 앞십자인대 손상 비율은 앞십자인대의 구조와 기능과 관련된 많은 연구를 이끌어냈다(그림 11-16). 앞십자인대는 가쪽 넙다리뼈융기의 뒤안쪽면(그림. 11-9 참고)에서 시작하여 아래쪽, 안쪽 및 앞쪽으로 주행한 후 안쪽융기사이정강뼈가시의 가쪽면과 앞쪽면에 있는 정강뼈에서 착지한다(그림. 11-16).[89]

부가적으로, 앞십자인대는 가쪽으로 꼬이면서 먼쪽으로 주행한다.[63] 앞십자인대는 2개의 다발로 구성되는데, 이들은 무릎을 굽힘할 때 서로 감싸는 형태를 띤다(그림 11-17).[89,90] **앞안쪽 다발**(AMB)와 **뒤가쪽 다발**(PLB)은 정강뼈쪽 부착점을 기준으로 명명되었다.[91] 앞십자인대의 양쪽 다발에 공급되는 주요 혈관은 중간무릎동맥(middle genicular artery)에서 나온다.[91]

앞십자인대는 넙다리뼈에 대한 정강뼈의 앞쪽 병진(전단) 운동에 저항하는 1차 구조물이다.[91] 앞안쪽 다발과 뒤가쪽 다발은 무릎관절의 굽힘 각도에 따라 정강뼈의 앞쪽 병진운동을 다르게 억제한다. 이들 양쪽 다발은 무릎관절의 ROM 내내 ACL의 일부가 상대적으로 팽팽하게 유지될 수 있도록 그들 사이의 장력을 이동시킨다. 예를 들어, 무릎이 완전 폄되어 있으면, 뒤가쪽 다발은 정강뼈의 앞쪽 병진력이 앞안쪽 다발에 비해 더 크기 때문에 팽팽해진다. 그러나 무릎이 15° 굽힘되면, 뒤가쪽 다발이 느슨해지고, 반대로 앞안쪽 다발이 더 팽팽해져서 앞안쪽 다발 내에 큰 힘을 일으킨다.[92,93]

앞안쪽 다발과 뒤가쪽 다발에 의한 하중의 이런 공유는 각 다발이 갖는 자신의 저항력보다 큰 가동범위를 통해 넙다리뼈에 대한 정강뼈의 앞쪽 병진운동에 ACL이 잘 저항하도록 만든다. 온전한 무릎관절의 경우, 넙다리뼈에 대해 정강뼈를 앞쪽으로 병진시키는 힘은 앞십자인대의 어느 다발도 최대

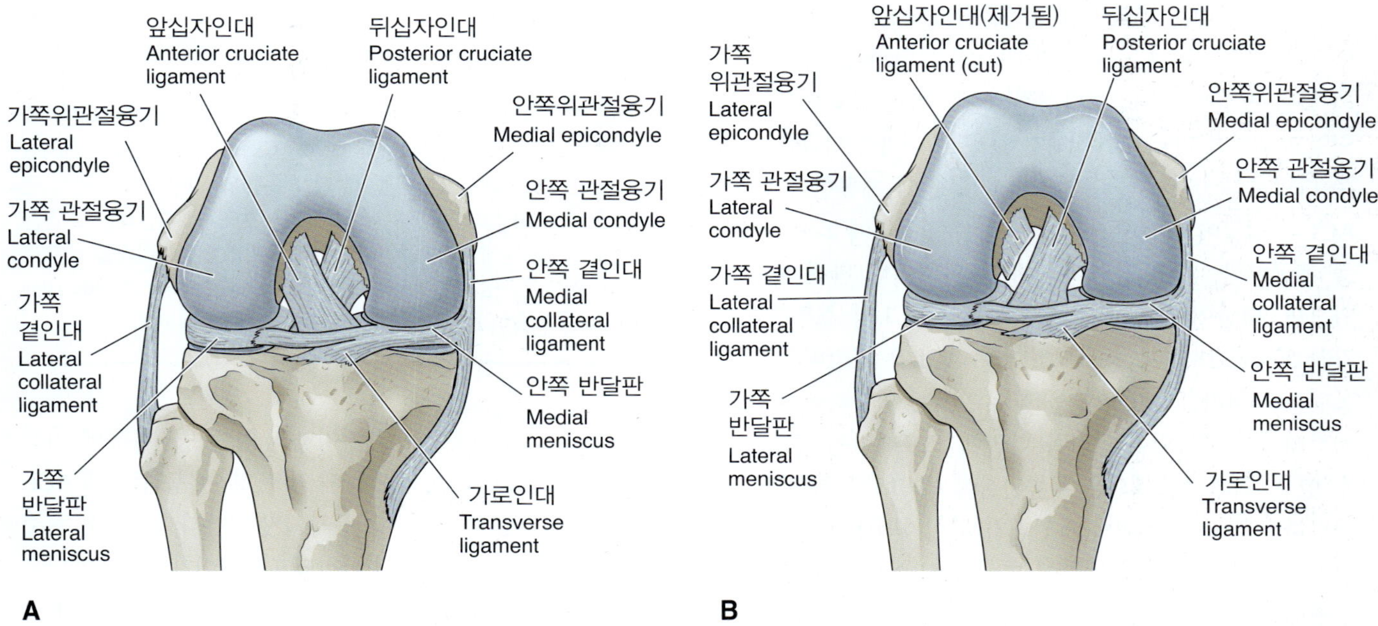

그림 11-16. A. 굽힘된 무릎관절의 앞쪽면은 가쪽 넙다리뼈관절융기에서 정강뼈고원의 앞쪽 부분까지 이르는 앞십자인대의 주행 모습을 보여준다. B. 앞십자인대가 제거된 상태이고, 안쪽 넙다리뼈융기에서 정강뼈고원의 뒤쪽 부분까지 주행하는 뒤십자인대를 볼 수 있다.

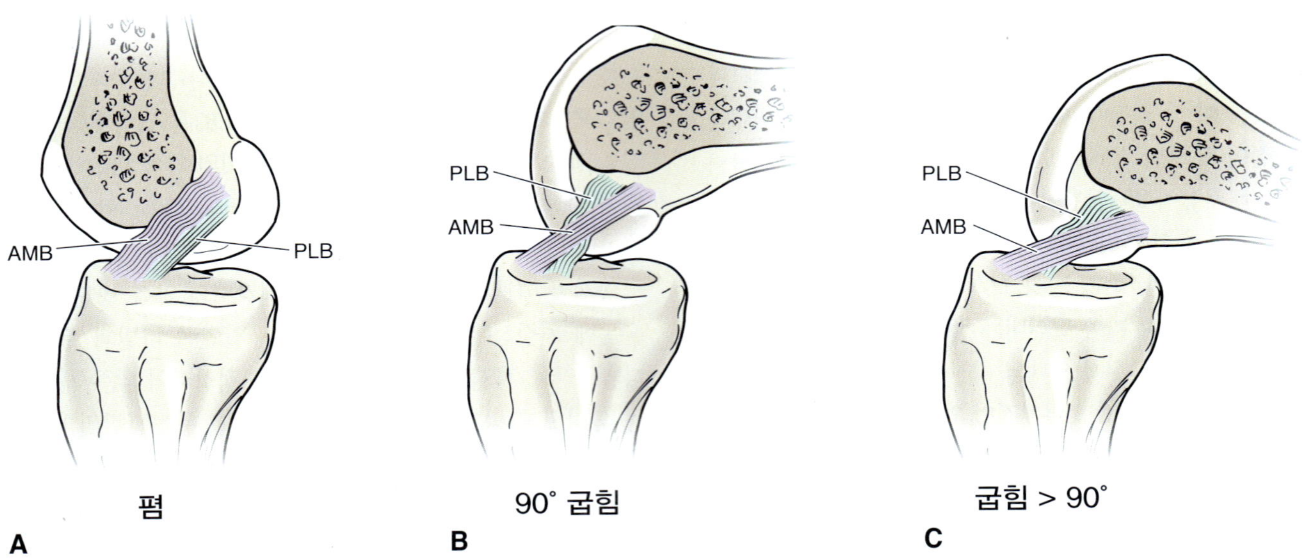

그림 11-17. 비록 앞십자인대의 앞가쪽 다발(AMB)은 폄 때 느슨해지고, 뒤가쪽 다발(PLB)은 굽힘 때 느슨해지지만, 이들 두 사이에 연속성이 있어서, 앞십자인대의 일부는 가동범위 내내 항상 팽팽함을 유지한다.

로 팽팽해지지 않는 무릎관절의 30° 굽힘에서 최대로 정강뼈를 앞쪽으로 움직인다.[94] 이와 반대로, 무릎관절의 많은 수동 구조물(앞십자인대의 PLB를 포함하여)이 팽팽해지는 완전폄 때는 가장 적은 정강뼈의 앞쪽 병진운동이 일어난다.[93] 완전폄 때는 뒤가쪽 다발이 팽팽해지기 때문에, ACL이 무릎 젖힘에 저항한다.[95]

정강뼈에 가해지는 앞쪽 전단에 저항하는 1차 역할 이외에도, 앞십자인대는 안쪽돌림/가쪽돌림(medial/lateral rotation), 밖굽이/안굽이(varus/valgus)와 이들의 복합 운동 동안 무릎의 돌림 안정성을 제공한다.[69,90,93,95,96] 특히 무릎관절의 폄되었고 뒤가쪽 다발이 팽팽해져 있을 때 뒤가쪽 다발은 앞안쪽 다발보다 더 큰 돌림 안정성을 무릎에 제공한다.[89,90,93] ACL이 밖굽이 하중에 저항하는 안쪽 곁인대에 2차 안정화를 제공한다. 안쪽 곁인대의 부분 파열이나 완전 파열이 있으면, 밖굽이 하중이 가해지는 동안 ACL의 스트레인은 각각 55%와 185%로 증가되었다.[82] ACL은 정강뼈의 안쪽돌림을 제한하는 2차 역할을 할 수 있다. 넙다리뼈에 대한 정강뼈의 안쪽돌림은 앞안쪽 다발에 스트레인을 증가시킬 수 있고, 최대 스트레인은 무릎관절이 10–15° 굽힘될 때 일어난다.[97–99] 이것은 앞십자인대가 뒤십자인대를 안쪽으로 감아 돌면서 주행하기 때문에 발생하고, 안쪽돌림 때 더욱 팽팽해진다. 게다가 Li 등은 앞십자인대에 문제가 있을 때 넙다리네갈래근에 가해지는 하중이 정강뼈의 안쪽 병진운동을 증가시킨다고 했다.[96] 관절연골의 새로운 부위가 빈번한 체중부하의 힘에 의해 조절되지 않기 때문에, 안쪽 병진운동은 무릎이 하중을 받는 동안 접촉 지점을 이동시키고, 관절의 퇴행성 변화에 영향을 줄 수 있다.[100]

확장 개념 11-3
복합 운동을 통해 앞십자인대에 하중 적용하기

Quatman 등은 개별 운동보다 병진운동과 돌림운동의 결합 운동이 더 큰 ACL 스트레인을 발생시킬 수 있음을 보여 주었다. 앞십자인대 손상이 흔하게 일어나는 점프 착지 자세를 시뮬레이션하기 위해, 무릎을 25°로 굽힘한 자세에서 사체 검사를 수행했다.[101] 그들은 밖굽이의 힘과 정강뼈의 앞쪽 병진과 안쪽돌림을 결합한 것이 개별적으로 했을 때보다 3배 이상 ACL의 스트레인을 증가시켰다고 판단했다. 게다가, 이들 세 가지 운동의 결합운동은 안쪽 곁인대에 비해 ACL에 훨씬 큰 스트레인을 초래시켰다. 이들 소견은 파손을 일으키는데 안쪽 곁인대가 ACL 보다 더 큰 하중을 필요로 한다는 것이고, 또 앞십자인대와 안쪽 곁인대의 동반 손상에 비해 ACL 단독 손상의 비율이 더 높다는 것을 의미한다.[102]

비록 앞십자인대가 주로 정강뼈의 앞쪽 병진운동에 저항할지라도, 과도한 단독의 정강뼈 앞쪽 병진운동 동안에 ACL의 손상이 발생하는 것으로 생각되지 않는다. 오히려, 체중부하 활동 동안 무릎이 약간 굽힘되고 밖굽이가 정강뼈의 앞쪽 병진이나 안쪽돌림, 또는 가쪽돌림과 결합되었을 때 ACL의 손상이 가장 많이 발생한다(확장 개념 11-3 참고).[103] 굽힘과 안쪽돌림 시, 앞십자인대가 뒤십자인대를 감싸고 돌기 때문에 앞십자인대에서 장력이 발생하고, 반면 굽힘과 가쪽돌림 시에는 앞십자인대가 가쪽넙다리뼈융기 위에서 신장되기 때문에 장력이 앞십자인대에서 발생한다.[104]

무릎관절 주변의 근육은 앞십자인대에서 발생하는 스트레인을 변화시킬 수 있다(증가 또는 감소시킨다)(**그림 11-18**). ACL의 주요 역할이 넙다리뼈에 대한 정강뼈의 앞쪽 병진운동에 저항하는 것이기 때문에, 정강넙다리관절에서 전단력을 일으키는 어떤 근육의 작용은 ACL의 스트레인에 영향을 줄 것이다. 예를 들어, 정강뼈를 앞쪽으로 병진시키는 근육의 작용은 저항하는 ACL에 대한 스트레인을 증가시킬 것이다. 이와 반대로, 정강뼈를 뒤쪽으로 병진시키는 근육의 작용은 ACL을 느슨하게 만들어 ACL에 대한 스트레인을 감소시킬 것이다. 특히, 정강넙다리관절을 완전 폄하면, 넙다리네갈래근의 단독 수축이 정강뼈에 대한 앞쪽 전단력을 발생시켜, ACL에 스트레인을 증가시킨다.[97,105-108] Fleming 등은 장딴지근도 정강뼈를 앞쪽으로 병진운동시키고, 앞십자인대의 스트레인을 증가시킬 수 있다 했는데, 그 이유는 장딴지근의 몸쪽 힘줄이 정강뼈의 뒤쪽을 감싸고, 이것은 장딴지근이 능동 수축이나 수동 신장을 통해 긴장될 때 정강뼈를 앞쪽으로 밀기 때문이다.[109] **뒤넙다리근**은 무릎관절의 전 가동범위 내내 정강뼈에 대한 뒤쪽 전단력을 발생시킬 수 있는데, 이것은 굽힘 각도가 커질수록 더 효과적으로 작용한다.[110-113] 그러므로, 뒤넙다리근은 넙다리뼈에 대한 정강뼈의 앞쪽 전단에 저항하는 앞십자인대의 스트레스를 일부 완화할 수 있는 능력을 가지고 있다. 발을 지면에 고정하면, 가자미근도 정강뼈를 뒤쪽으로 병진운동시킬 수 있고, 정강뼈의 앞쪽 병진운동에 저항하는 앞십자인대를 도울 수 있다.[114]

ACL에 대한 하중을 증가시키거나 감소시킬 수 있는 개별 근육의 능력을 고려해 볼 때, 무릎을 지나가는 여러 근육의 공동 수축이 ACL에 대한 스트레인에 영향을 미칠 수 있다는 것은 놀라운 일이 아니다. 예를 들어, 60° 이상의 굽힘 각도에서 이루어지는 뒤넙다리근과 넙다리네갈래근의 공동수축

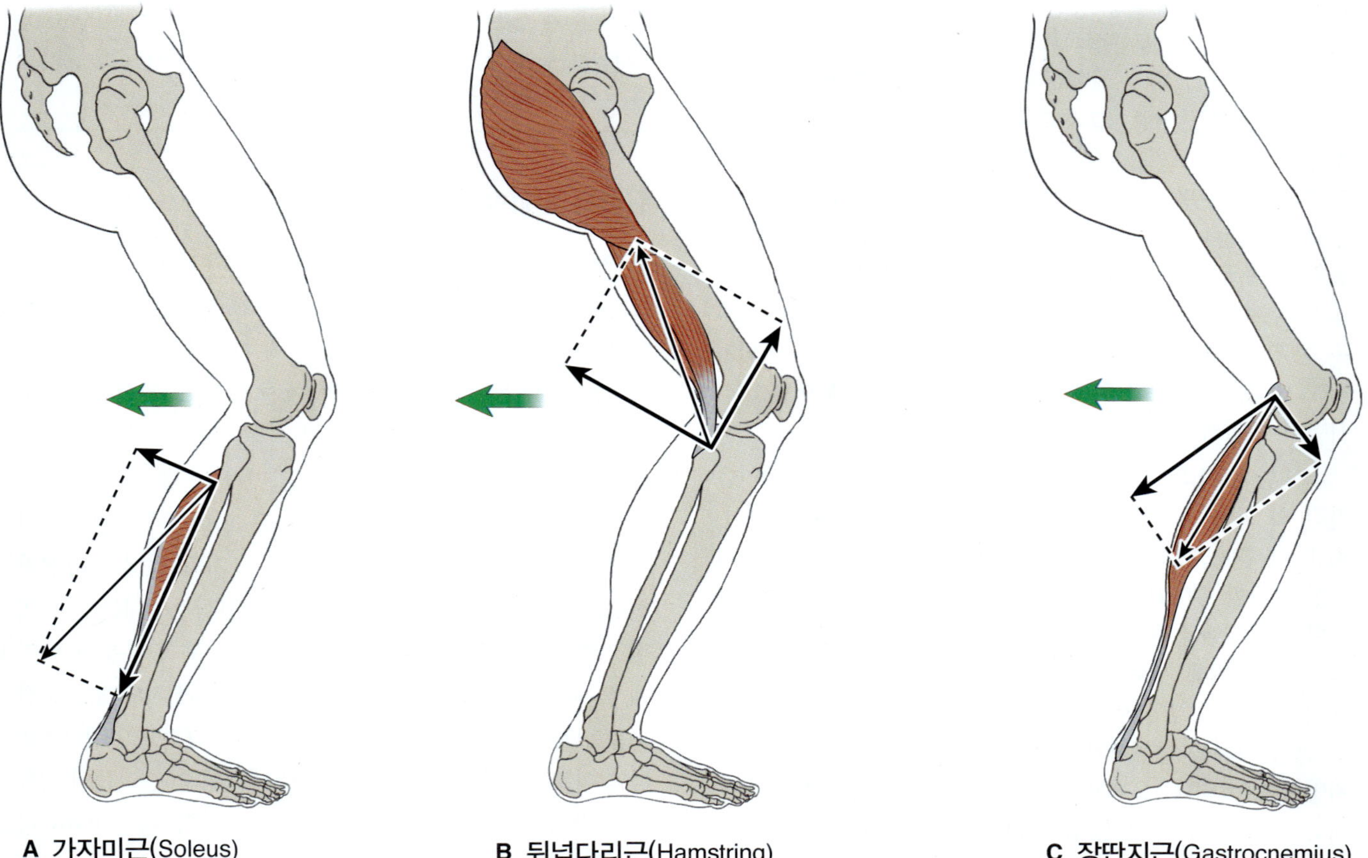

그림 11-18. 무릎관절 주변의 근육들은 정강뼈의 병진운동을 일으킬 수 있다. **A.** 체중부하 시 정강뼈에 작용하는 가자미근의 수축은 정강뼈를 뒤쪽으로 병진운동시키는 힘 성분을 가진다. **B.** 비슷하게, 뒤넙다리근의 수축은 정강뼈의 뒤쪽 병진운동을 일으킬 수 있다. **C.** 장딴지근은 정강뼈의 뒤쪽을 감싸 돌아가는 몸쪽 힘줄 때문에 넙다리뼈를 뒤쪽으로 병진시킬 수 있다(정강뼈를 앞쪽으로 병진시킨다).

은 ACL에 가해지는 스트레인을 줄이기 위해 뒤넙다리근이 넙다리네갈래근에 의한 앞쪽 병진 운동을 상쇄시킨다.[108] 이와 반대로, 뒤넙다리근의 공동수축이 넙다리네갈래근과 장딴지근에 의해 일어나는 앞쪽 병진을 완화하지 않는 한, 장딴지근과 넙다리네갈래근의 동시 활성화가 개별 근육이 작용할 때보다 ACL에 더 큰 스트레인을 일으킨다.[109] 비록 근육의 공동 수축이 무릎관절 인대에 가해지는 스트레인을 제한할 수 있지만, 희생이 따른다. 공동수축은 관절연골과 기타 무릎관절 구조물의 퇴행성 변화를 초래할 수 있는 관절의 압박 하중을 증가시킬 것이다.[110,115]

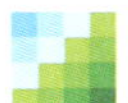

환자 적용 11-2

James는 축구의 커팅 동작을 시도하다가 왼쪽 무릎을 다친 20세 남성이다. 그는 신체검사와 자기공명영상(MRI) 검사를 한 결과, ACL의 완전 파열과 안쪽 곁인대의 부분 파열이라는 진단을 받았다. 손상 후 몇 주가 지났을 때, James는 체중부하 활동 동안 무릎이 꺾이고, 이동하고 미끄러지는 것과 같은 무릎이 무너지는 현상이 빈번하게 경험을 했다. 그는 손상 후 초기에는 무릎 폄과 굽힘의 ROM 감소, 넙다리네갈래근 약증, 그리고 관절삼출물 발생 등의 징후를 보였다. 이런 초기 손상을 해결하는 재활 이후, James는 뒤넙다리근-두덩정강근 자가이식을 이용한 ACL 재건술을 받았다. 그는 안쪽 곁인대의 풍부한 혈액공급과 자가 치유 능력 때문에, 안쪽 곁인대의 부분 파열에 대한 수술을 받지 않았다. 수술 후 3일경, James는 축구선수 복귀를 목표로 둔 재활 훈련을 실시했다. 재건술 이후 초기에 치유되는 ACL 이식을 보호하기 위해 치료 운동을 선택할 때 어떤 고려사항이 주어져야 하는가?

온전한 ACL의 최종 강도는 약 15%의 최종 스트레인을 가진 약 2000 N이다; 그러나 재건술 이후 첫 2-4주 동안, ACL 이식과 그것의 고정이 가장 약하고, 약한 힘으로도 다시 손상을 당할 수 있다.[116-118] ACL 재건술 이후에 이루어지는 재활 프로그램의 치료적 운동은 이식 조직의 신장이나 파열을 피하기 위해 새로운 이식의 장력을 초과하는 힘을 생성해서는 안된다. 앞십자인대의 파열이나 재건술 이후에, 근력과 관절 기능을 향상시키기 위해 다양한 활동이 일률적으로 처방된다. 그러나, 유념해야 할 것은 어느 정도 크기의 스트레인이 이미 손상된 앞십자인대나 치유중인 이식조직에 나쁜 영향을 주는지는 현재 분명하지 않다. 앞십자인대 스트레인은 체중부하 운동과 비체중부하 운동 모두에서 일반적으로 무릎관절이 10-30° 굽힘되었을 때 가장 컸고, 무릎관절의 굽힘이 60° 이상 되었을 때 스트레인이 0이었다.[118] 그러므로, 재건술 이후 초기에 권장되는 운동은 일반적으로 무릎관절의 폄 자세를 피한다.[119] 그러나 체중부하 운동과 비체중부하 운동에 대한 스트레인 수치는 상대적으로 작은 편이고, 이식조직의 강도가 향상되면 재활의 후반에 통합하는 것이 안전하다.[118,119] 그 이외에, 이식의 재료가 뒤넙다리근으로부터 나왔기 때문에, 이 지점에서 적절한 치유가 가능하도록 무릎관절의 저항 굽힘 운동을 피해야 한다.[119]

확장 개념 11-4

앞십자인대 손상에 대처하는 방법

어떤 사람은 앞십자인대의 완전 파열이 있다하더라도, 동적 무릎 안정화 전략을 통해 성공적으로 보상작용을 할 수 있다.[120-123] 넙다리네갈래근 강화운동과 신경근 재교육은 앞십자인대 손상 이후 적절한 동적 제어와 정상적인 무릎 운동을 촉진하는데 도움을 줄 수 있다.[124-126] 잘 대처하는 운동선수 중의 몇 퍼센트는 정강뼈의 앞쪽 병진운동을 제어하는 수동 억제의 재건 없이도, 방향 전환과 회전 동작을 요구하는 고난도의 스포츠 활동으로 복귀할 수도 있다.[121,127,128] 그러나 수술적 중재나 재활 중재에도 불구하고, 모든 앞십자인대 파열 손상 환자는 이전의 스포츠 활동으로 복귀할 수 없다.[129] 게다가, 비수술적 접근법을 선택한 환자들이 앞십자인대 재건술을 받은 환자들에 비해 무릎 골관절염에 걸릴 위험이 더 크지 않다는 근거도 있다.[130,131]

뒤십자인대(POSTERIOR CRUCIATE LIGAMENT)

뒤십자인대(PCL)는 안쪽 넙다리뼈관절융기의 가쪽면(그림. 11-16B 참고)에서 시작해 아래쪽과 약간 위쪽으로 주행한 후 양쪽 반달판 뒷뿔 사이인 뒤쪽 정강뼈 관절면(그림. 11-9 참고)에 착지한다.[132] 앞십자인대와 마찬가지로, 뒤십자인대도 관절주머니속 구조물이지만, 윤활층바깥 구조물이다.[132]

뒤십자인대는 앞십자인대보다 길이가 더 짧지만, 단면적이 앞십자인대의 120-150%로 더 큰 편이다.[133] 광범위한 넙다리뼈 부착점과 함께, PCL의 큰 크기와 형태는 앞십자인대보다 하중에 더 강한 편이다.[134] 뒤십자인대는 자신의 정강뼈 부착점을 가로질러 관절주머니의 뒤쪽 부분과 뼈막에 붙는다.[135] 앞십자인대와 마찬가지로, 뒤십자인대도 중간 무릎동맥에 의해 혈액 공급을 받는다.[136] 그리고 앞십자인대와 같이, 뒤십자인대도 2개의 다발로 나누어지며, 그들의 이름은 정강뼈쪽 부착점에 의해 결정된다: **뒤안쪽 다발**(PMB)과 **앞가쪽 다발**(ALB).[137]

무릎관절이 거의 완전 폄될 때는, 크고 강한 앞가쪽 다발이 느슨해지고, 뒤안쪽 다발이 팽팽하게 된다. 무릎이 80-90°로 굽힘될 때에는, 앞가쪽 다발이 최대로 팽팽해지고, 뒤안쪽 다발이 느슨해진다.[138] 그러나, 무릎을 완전히 굽힘하면, 뒤안쪽 다발의 넙다리뼈쪽 부착점이 정강뼈쪽 부착점에 비해 앞쪽으로 병진되고, 이것으로 인해 뒤안쪽 다발이 더욱 수평으로 변한다.[132,134] 이런 병진은 뒤안쪽 다발의 장력을 크게 향상시켜 정강뼈의 뒤쪽 변위에 잘 저항할 수 있게 된다.[132] 이와 동시에, 더욱 수직 방향을 띠는 안가쪽 다발은 완전 무릎 굽힘 시 정강뼈의 뒤쪽 변위에 저항하는 능력을 감소시킨다.[132]

뒤십자인대는 정강뼈의 뒤쪽 변위 또는 뒤쪽 전단에 1차적으로 저항하는 구조물이다.[132] 뒤십자인대는 대다수의 무릎 굽힘 가동범위에서 정강뼈를 따라 뒤쪽 방향으로 가해지는 하중의 90%을 제한한다; PCL은 무릎관절의 모든 굽힘 각도에서 뒤쪽 병진을 증가시킨다.[139,140] 무릎관절의 완전 폄 시, 최소의 정강뼈 뒤쪽 변위만이 일어날 수 있는데, 그 이유는 뒤안쪽 관절주머니, 뒤가쪽 관절주머니, 안쪽 곁인대, 가쪽 곁인대, 활인대, 반달넙다리인대 및 장딴지근머리종자종아리인대(fabellofibular ligament)을 포함하는 여러 인대들이 뒤쪽 병진에 저항하는 PCL를 돕기 때문이다.[136,141]

무릎이 폄 때 크게 저항하는 앞십자인대와 달리, 뒤십자인대는 무릎이 굽힘되었을 때 정강뼈의 뒤쪽 움직임을 잘 억제한다.[95,136] 비록 75–90° 굽힘에서 정강뼈의 뒤쪽 변위가 최대로 일어나지만, 뒤쪽 병진운동에 대항하는 2차 저항은 완전 굽힘 때 비효율적으로 되어서 뒤십자인대의 역할을 강화한다.[136] 앞십자인대와 마찬가지로, 뒤십자인대도 무릎의 안굽이 스트레스와 밖굽이 스트레스를 제한하고, 또 정강뼈의 돌림을 제한하고 가이드하는 역할을 한다.[141,143] 뒤십자인대의 방향은 뒤쪽 병진력이 정강뼈에 가해질 때 정강뼈를 가쪽돌림시킬 수도 있다. 뒤십자인대에 문제가 있으면, 가쪽 정강뼈 병진이 관찰된다. 이것은 앞십자인대 손상에서 나타난 것과 비슷하게 무릎관절의 접촉 지점을 바꿀 수 있고, 관절연골의 퇴행 기전으로서도 작용할 수 있다.[142]

뒤십자인대가 없으면, 과도한 정강뼈의 뒤쪽 병진에 저항할 수 있도록 근육이 동원되어야 한다. 오금근(popliteus)은 정강뼈의 뒤쪽 힘에 저항하는 PCL의 역할을 공유하기 때문에, PCL 파열 이후의 무릎 안정성에 기여할 수 있다.[133] 이와 반대로, 뒤십자인대의 부재시 뒤넙다리근의 수축은 굽힘된 무릎관절의 안정성을 깨뜨릴 수 있는데, 그 이유는 뒤넙다리근의 뒤쪽 전단력이 정강뼈에 가해지기 때문이다.[140] 장딴지근의 수축은 무릎이 40° 이상 굽힘되었을 때, PCL에 뚜렷한 스트레인을 줄 수 있는 반면, 넙다리네갈래근의 수축은 20–60°의 무릎관절 굽힘에서만 PCL의 스트레인을 감소시킨다.[105,140]

관절주머니의 뒤쪽에 있는 인대 (LIGAMENTS OF THE POSTERIOR CAPSULE)

몇 개의 구조물들이 무릎관절주머니의 뒤쪽 "모서리"를 보강한다(그림 11-19). 관절주머니의 뒤안쪽 모서리는 반막모양근, **빗오금인대**로 불리는 힘줄 팽대부, 그리고 강하고 얕은층에 있는 뒤빗인대(POL)에 의해 보강된다.[144] 반막모양근은 힘줄이 8개 부분으로 구성되는 광범위한 부착점을 가지며, 8개 중의 하나가 빗오금인대이다.[145] 빗오금인대는 관절주머니 뒤쪽 부분에 있는 구조물 중에서 가장 큰 구조물이며, 무릎관절의 뒤쪽면을 가쪽으로 가로지른다.[145] 뒤빗인대는 넙다리뼈에 있는 모음근결절의 뒤쪽과 장딴지근결절의 앞쪽에서 시작한다.[69] 그리고 뒤빗인대는 관절주머니의 뒤쪽 부분과 안쪽 반달판에서 착지하여 안쪽 곁인대의 깊은층을 보강해 준다.[69] 뒤안쪽 복합체(특히, 뒤빗인대)는 완전 폄 때 팽팽해져서, 정강뼈의 뒤쪽 병진과 밖굽이 스트레스에 저항하는데 도움을 준다.[146]

그 결과, 뒤십자인대와 안쪽 곁인대와 관련된 손상이 있으면, 뒤빗인대와 뒤안쪽 관절주머니가 각각 정강뼈의 뒤쪽 병진과 밖굽이 하중에 저항하는 중요한 안정장치로서 작용한다.[147]

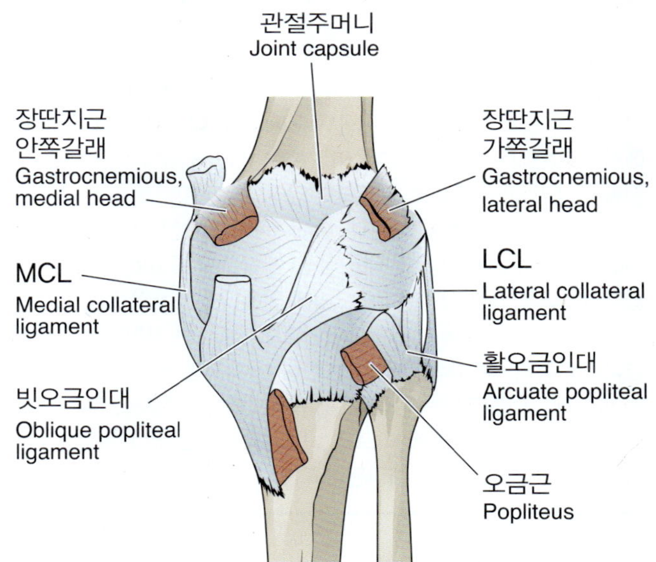

그림 11-19. 무릎관절주머니의 뒤쪽면은 빗오금인대의 보강을 보여주고 있다. 그리고, 안쪽 곁인대(MCL)와 가쪽 곁인대(LCL), 활인대, 그리고 일부 뒤쪽 근육(반막모양근, 넙다리두갈래근, 장딴지근의 안쪽갈래와 가쪽갈래, 그리고 오금근의 위쪽부분과 아래쪽 부분 등)이 보인다. 안쪽에 위치한 뒤빗인대는 보이지 않는데, 그 이유는 뒤빗인대가 다른 안쪽 관절 구조물보다 얕은층에 위치하기 때문이다.

관절주머니의 뒤가쪽 모서리는 활인대, 가쪽 곁인대, 오금근 힘줄 및 오금종아리인대에 의해 주로 안정화된다.[148] 오금근 힘줄은 가쪽 곁인대의 바로 앞쪽에서 시작해서 가쪽 곁인대의 밑 부분을 주행한 후, 사선 방향으로 정강뼈의 뒤안쪽면에 부착한다.[148] 오금종아리인대는 오금근의 근육힘줄 이음부에서 시작해서 종아리뼈머리의 뒤안쪽면에 부착한다.[148] 뒤가쪽 모서리에 포함되는 다른 구조물들로는, 엉덩정강띠, 넙다리두갈래근 힘줄, 장딴지근 가쪽갈래, 가쪽 관절주머니, 활인대, 빗오금인대, 그리고 장딴지근머리종자종아리인대 등이 있다.[149] 이들 구조물은 정강뼈의 가쪽돌림을 억제하고 또 밖굽이 안정화를 제공하여 무릎의 뒤가쪽 모서리를 보호한다. 여기에서 밖굽이 안정화는 주로 가쪽 곁인대에 의해 이루어진다.[148] 뒤가쪽 모서리와 뒤십자인대는 협력작용을 하는데, 그 이유는 뒤가쪽 복합체가 정강뼈 뒤쪽 병진에 대한 2차 안정화 장치로 작용하고, 뒤십자인대가 정강뼈의 가쪽돌림에 대한 2차 안정화 장치로 작용하기 때문이다. 그 결과, 뒤십자인대의 손상이 있으면, 뒤가쪽 복합체가 정강뼈의 가쪽 병진에 대한 중요한 안정화 장치로 작용하고, 양쪽 구조물이 모두 손상되면 정강뼈의 뒤쪽 불안정이 크게 일어날 수 있다.[148]

확장 개념 11-5
반달넙다리인대(Meniscofemoral Ligaments)

반달넙다리인대는 가쪽 반달판의 뒷뿔에서 시작하여 안쪽 넙다리뼈관절융기의 가쪽면에서 착지된다(뒤십자인대[**Humphry 인대**]의 앞쪽이나 뒤십자인대의 뒤쪽[**Wrisberg 인대**; 그림 11-9 참고]에서 착지된다).[26,42,132] 그들이 가쪽 반달판에 부착하기 때문에, 진짜 인대가 아닌 것으로 간주되고 있다. 부가적으로, 모든 사람의 무릎에 그들이 존재하지 않는다. Amis 등이 보고한 문헌에 따르면, 적어도 1개의 반달넙다리인대를 가진 사람은 93%이며, 양쪽 반달넙다리인대를 가진 사람은 50% 밖에 안된다.[134] 뒤쪽 반달넙다리인대의 존재는 앞쪽 반달넙다리인대보다 더 큰 편이다.[134] 반달넙다리인대가 정강뼈의 뒤쪽 병진을 억제하는 뒤십자인대를 돕기 때문에, 종종 그들은 뒤십자인대 복합체의 한 부분으로 간주되기도 한다.[134] Nagasaki 등에 따르면, 반달넙다리인대의 횡단면적은 뒤십자인대의 17.2%에 해당된다고 했다.[150]

확장 개념 11-6
앞가쪽 인대(Anterolateral Ligament)

최근에 앞가쪽 인대에 대한 관심과 연구가 상당히 증가되었다. 이들 인대의 존재 유무, 해부학, 생체역학적 역할 및 재건술에 필요성 등이 논쟁의 중심이 되었다. Kennedy 등은 앞가쪽 인대를 가쪽위관절융기에 부착하는 가쪽 관절주머니의 비후라고 정의했고, 몸쪽 부착점은 가쪽 곁인대이고, 앞쪽과 먼쪽으로 주행하여 Gerdy 결절에 있는 엉덩정강띠 부착점과 종아리뼈머리 사이의 중간지점에서 정강뼈에 부착한다.[151] 비록 앞가쪽 인대의 발생률이 80-100% 이지만, 그것의 해부학적 부착점에 대한 합의된 내용은 부족한 편이다.[152] 그럼에도 불구하고, 앞가쪽 인대는 무릎에 앞쪽 안정성과 돌림 안정성을 제공하는 것으로 간주된다.[152] 그래서 일부 사람들은 무릎관절의 관절운동학을 완전히 회복하기 위해 앞십자인대 재건술과 함께 이루어지는 앞가쪽 인대의 재건술을 제안했다.[153-155] 그러나, 다른 보고서에 의하면, 앞십자인대에 문제가 있거나 재건술을 받았을 때, 앞가쪽 인대는 부가적인 정강넙다리관절의 병진이나 돌림 안정화를 제공하지 않는다고 했고, 그 결과로 앞가쪽 인대 재건술의 필요성이 도전을 받게 되었다.[156,157]

엉덩정강띠(Iliotibial Band)

엉덩정강띠(ITB)는 넙다리근막긴장근(TFL)과 큰볼기근을 덮고 있는 근막의 연장부이고, ASIS와 엉덩뼈능선의 가쪽입술에서 기시한다.[149] 엉덩정강띠는 Gerdy 결절 부위인 앞가쪽 정강뼈에서 주로 착지하지만, 먼쪽 넙다리뼈, 무릎뼈의 가쪽가장자리, 넙다리두갈래근 짧은갈래 및 장딴지근 가쪽갈래에서도 착지되며, 무릎관절의 앞가쪽면을 보강한다(그림. 11-15 참고).[85] 엉덩정강띠는 (1) 몸쪽 부착점과 가쪽위관절융기 부착점 사이의 힘줄 부분과 (2) 가쪽위관절융기와 Gerdy 결절 사이 인대성 부분으로 나누어질 수 있다.

엉덩정강띠의 몸쪽 끝단이 근육성 부착점임에도 불구하고, 엉덩정강띠는 무릎관절의 수동 구조물로 작용한다. 예를 들어, 엉덩정강띠의 몸쪽 끝단에 부착된 넙다리근막긴장근(TFL)이나 큰볼기근의 수축은 먼쪽으로 최소한의 긴축 움직임만 생성한다. 제한된 긴축의 움직임에도 불구하고, 엉덩정강띠는 무릎이 폄되었을 때 무릎관절축을 앞쪽으로 이동시키고, 반대로 무릎이 굽힘되었을 때 뒤쪽으로 이동시키는 것으로 생각된다(그림 11-20).[149,158] 그러나 엉덩정강띠의 섬유가 넙다리뼈의 위관절융기에 연결되어 있기 때문에, 무릎관절이 굽힘/폄을 하는 동안에 엉덩정강띠가 가쪽위관절융기 위에서 움직이거나 "구르기"를 한다는 이런 개념에 사체연구가 도전을 냈다.[159] 비록 지방조직이 엉덩정강띠와 뼈경계면 사이에 존재하지만, 사체 연구는 엉덩정강띠와 넙다리뼈 위관절융기 사이에 자극될 수 있는 윤활주머니의 존재를 확인하는데 실패했다.[159-161] 무릎관절이 완전 폄에서 30°의 굽힘으로 움직일 때, 풍부한 혈관과 신경의 지배를 받는 지방조직의 압박이 엉덩정강띠와 가쪽위관절융기 사이에서 증가한다. 이 지방조직은 완전 폄 상태에서는 압박을 덜 받는다. 즉, 엉덩정강띠 증후군을 가진 환자의 경우, 30° 굽힘 상태에서는 엉덩정강띠의 먼쪽 부착점에서 통증을 호소하지만, 무릎

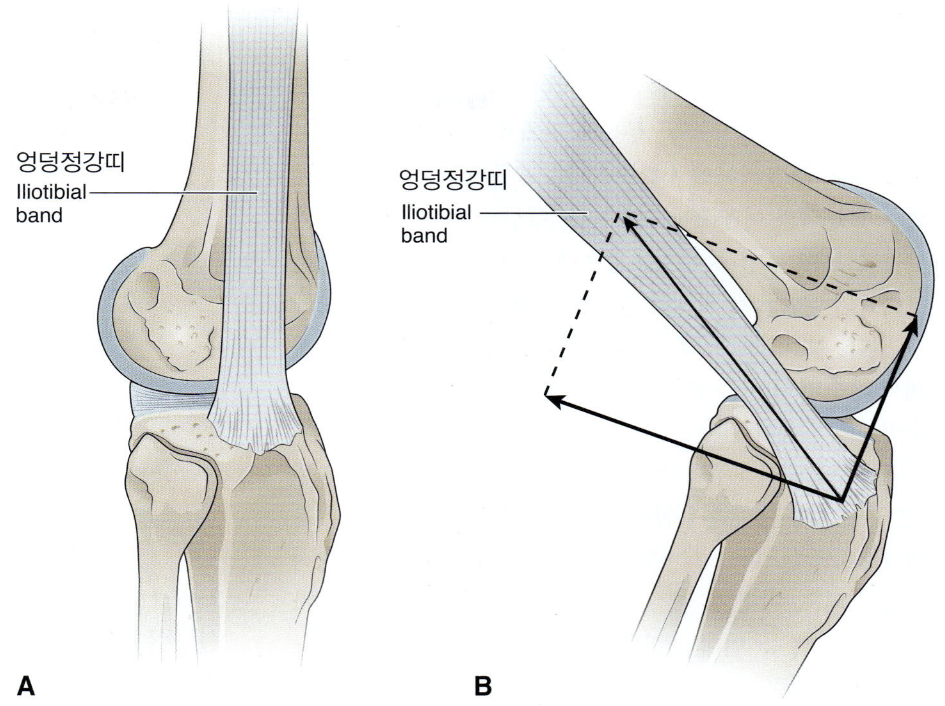

그림 11-20. 엉덩정강띠는 무릎관절에 가쪽 지지를 제공한다. 무릎관절의 굽힘 자세에서, 엉덩정강띠는 정강뼈를 뒤쪽으로 이동시켜 정강뼈의 과도한 앞쪽 병진를 제한한다.

을 완전히 폄했을 때는 통증을 호소하지 않는다.[159,162]

엉덩정강띠와 넙다리두갈래근, **가쪽장딴지근**, 가쪽넓은근의 부가적인 섬유 연결은 가쪽위관절융기의 뒤쪽에서 슬링을 형성하는데, 이것은 무릎을 완전히 폄한 상태에서 넙다리뼈의 뒤쪽 병진 운동(정강뼈의 앞쪽 병진운동)에 저항하는 앞십자인대에 도움을 준다.[86,163] 무릎을 굽힘한 상태에서, 엉덩정강띠, 가쪽 곁인대 및 오금근 힘줄의 결합은 정강뼈 앞쪽 변위의 저항에 큰 도움을 제공할 수 있을 뿐만 아니라, 관절 측면에 안정성 증가를 제공한다.[160] 엉덩정강띠가 무릎의 가쪽면에 위치함에도 불구하고, 엉덩정강띠는 안굽이 하중과 가쪽 관절공간의 틈에 최소한의 저항만 제공한다.[80,149] 엉덩정강띠가 가쪽지지띠의 가쪽 무릎넙다리인대를 통해 무릎뼈에도 부착한다. 엉덩정강띠의 이런 부분은 무릎이 굽힘 자세로 움직일 때 팽팽해진다.[159] 본 장의 후반부에서 알게 되겠지만, 무릎뼈의 가쪽가장리에 부착하는 엉덩정강띠의 부착점은 무릎넙다리관절의 기능에 중요한 의미를 가질 것이다.

윤활주머니(Bursae)

뼈 분절의 커다란 진폭과 함께, 정강넙다리관절을 가로지르는 광범위한 인대와 근육의 배열은 근육, 인대 및 뼈 구조물 사이에서 상당한 크기의 마찰력을 발생시킬 수 있다. 그러나 많은 윤활주머니(또는 체액이 채워진 주머니)는 손상시키는 힘을 방지하거나 제한한다. 3개의 윤활주머니, 즉 무릎뼈위윤활주머니, **오금밑윤활주머니** 및 **장딴지근윤활주머니**는 각각 분리된 것이 아니라, 작은 구멍을 통해 관절주머니의 윤활막과 연결되어 있거나, 관절주머니 윤활층의 연장 부위이다(그림. 11-11 참고). 앞쪽에 위치한 무릎뼈위윤활주머니는 넙다리네갈래근과 넙다리뼈(무릎뼈 위쪽에 위치한) 사이에 위치한다. 뒤쪽에 위치한 오금밑윤활주머니는 오금근 힘줄과 가쪽 넙다리뼈관절융기 사이에 위치한다. 장딴지근윤활주머니는 장딴지근 안쪽갈래의 힘줄과 안쪽 넙다리뼈관절융기 사이에 위치한다. 장딴지근윤활주머니는 안쪽 넙다리뼈관절융기로부터 보호하기 위해 반막모양근 힘줄 밑으로 계속 이어진다.

앞에서 언급한 관절주머니 윤활층과 연결된 3개 윤활주머니는 무릎관절을 굽힘과 폄하는 동안 윤활액을 함몰 부위에서 함몰 부위로 이동시킨다. 무릎관절의 폄 시, 관절주머니의 뒤쪽 부위와 인대는 팽팽해지고, 장딴지근윤활주머니와 오금밑윤활주머니는 압박된다. 이것은 윤활액을 앞쪽으로 이동시킨다. 굽힘 시, 무릎뼈위윤활주머니는 압박되고, 체액은 뒤쪽으로 밀린다.[164,165] 무릎관절이 절반으로 굽힘될 때(예, 풀림 자세), 윤활액은 최소의 압박 상태에 놓인다. 손상이나 질병으로 관절공간내에 과도한 체액이 차면(**관절 삼출**), 절반으로 굽힘된 자세가 관절주머니의 장력을 완화하는데 도움이 되고, 불편도 최소화시킬 수 있다.

관절주머니의 윤활층과 교통하는 윤활주머니 이외에도, 무릎관절에는 여러 개의 윤활주머니가 있다(그림. 11-11). 피부와 무릎뼈 앞쪽면 사이에 위치한 **무릎뼈앞윤활주머니**는 굽힘과 폄 동안 피부가 무릎뼈 위에서 자유롭게 움직이도록 만든다. **무릎뼈아래윤활주머니**는 무릎힘줄과 피부 사이에 있는 무릎뼈의 아래쪽에 위치한다. 무릎뼈아래윤활주머니와 무릎뼈앞윤활주머니는 무릎 앞쪽에 직접 외상이 가해지거나 장시간의 무릎꿇기 자세와 같은 활동에 의해 염증이 발생될 수 있다. 무릎힘줄과 정강뼈거친면 사이에 위치한 **깊은무릎뼈아래주머니**는 무릎힘줄과 정강뼈거친면 사이의 마찰을 줄이는데 도움이 된다.[166]

깊은무릎뼈아래주머니는 무릎뼈아래지방패드(Hoffa 지방패드)에 의해 관절의 윤활공간과 분리된다.[165,166] 만약 무릎뼈아래지방주머니가 제거되면, 무릎넙다리관절의 접촉 면적이 감소되고, 이것은 관절 스트레스와 접촉면의 자극을 증가시킨다.[167] 무릎 인대와 관련된 몇 개의 작은 윤활주머니도 존재한다. 이런 윤활주머니는 가쪽 곁인대와 넙다리두갈래근 힘줄 사이에 종종 존재한다.[168] 무릎관절의 안쪽면에는 작은 윤활주머니가 안쪽 곁인대의 깊은층과 얕은층 모두에서 발견되는데, 이들 윤활주머니는 안쪽 곁인대의 깊은층와 각각 **반막모양근 힘줄**과 **두덩정강근 힘줄**로부터 그것을 보호한다.[40]

기능(Function)

관절운동형상학(Joint Kinematics)

비록 안쪽돌림/가쪽돌림과 안굽이(모음)/밖굽이(벌림)는 작은 범위로 일어나지만, 정강넙다리관절은의 주요 각운동은 굽힘/폄이다. 각운동은 몸쪽 분절(넙다리뼈)에 대한 정강뼈(먼쪽 분절)의 움직임으로 정의된다. 이들 운동은 축을 중심으로 일어난다.

넙다리뼈 관절융기와 정강뼈고원 사이의 복잡한 뼈 구조물은 지속적으로 변화하는 회전축을 초래한다(그림 11-21). 오늘날 동작 분석 시스템, 근육뼈대계 모델링 기법, 그리고 영상 장비의 발전은 정강넙다리관절의 자유도 6(3개의 각운동과 3개의 병진운동)을 포함한, 정확한 3차원 운동을 재현시켰다. 3개 운동축의 이해는 무릎관절의 정상 운동형상학을 이해하고, 또 비정상 움직임을 진단하고 치료할 수 있는 기본 틀을 제공할 것이다. 무릎의 각운동 이외에, 정강뼈와 넙다리뼈사이의 앞뒤 병진운동도 정강넙다리관절에서 흔하게 일어난다. 비록 크게 일어나지 않지만, 안쪽과 가쪽의 병진운동도 밖굽이와 안굽이에 반응하여 일어날 수 있다. 정상 무릎관절에서 일어나는 작은 범위의 앞뒤 변위는 인대 탄성의 변형과 관절 불일치의 결과이다. 이들의 작은 앞뒤 병진운동은 정상 관절운동이 일어나는데 필수적이다. 그러나 이들 병진운동이 너무 크게 일어나면 비정상으로 간주되고, 일반적으로 인대의 문제가 있음을 의심할 수 있다. 우리는 뼈운동형상학과 관절운동형상학을 모두 포함하는 정상의 무릎관절 운동에 초점을 맞출 것이다.

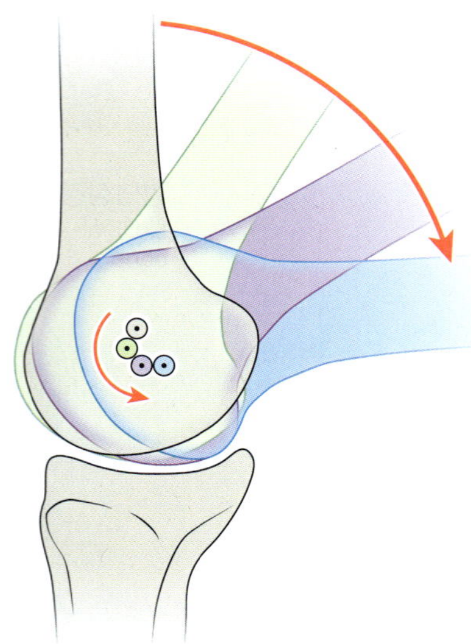

그림 11-21. 가쪽면은 무릎이 굽힘과 폄하는 동안 일어나는 무릎 회전축의 변화를 보여준다.

굽힘/폄(FLEXION/EXTENSION)

정강넙다리관절의 굽힘과 폄의 축은 양쪽 넙다리뼈위관절융기를 통과하는 수평선으로 단순화될 수 있다.[2,169] 비록 위관절융기를 통과하는 축이 굽힘과 폄의 운동축으로 표현되지만, 이 축은 실제로 고정된 것이 아니라, ROM 내내 이동하는 것으로 이해되어야 한다(그림. 11-21). 무릎관절 회전축의 이동은 주로 넙다리뼈 먼쪽 끝단의 곡률반경에 기여될 수 있다.

한 관절면이 다른 관절면 위에서 구르기를 할 때 적절한 관절 접촉을 유지하기 위해 활주 운동이 커다란 넙다리뼈 관절면과 상대적으로 작은 정강뼈융기 사이에서 일어나야 한다. 만약 볼록한 넙다리뼈융기가 고정된 오목한 정강뼈고원 위에서 뒤쪽으로 구르기를 한다면, 넙다리뼈는 정강뼈 밖으로 떨어지게 되어 굽힘이 제한될 것이다. 굽힘이 증가할 때 넙다리뼈 관절융기가 정강뼈고원 위에서 계속 구르기를 한다면, 넙다리뼈융기는 정강뼈고원 위에서 동시에 앞쪽으로 활주해야 한다(그림 11-22A). 그러므로, 초기 굽힘(0-25°)은 정강뼈에 대한 넙다리뼈 관절융기의 뒤쪽 구르기에 의해 주로 일어나며, 정강뼈고원에 대한 넙다리뼈융기의 접촉이 뒤쪽으로 이동된다. 굽힘이 계속되어 25°가 넘어서면, 넙다리뼈 관절융기의 구르기는 앞쪽 활주에 의해 동반되고, 적은 접촉 지점의 선형 변위 운동과 함께 정강뼈의 뒤쪽 부분 위에서 넙다리뼈의 순수한 축돌림이 일어난다. 반대로 굽힘에서 폄되는 무릎의 운동은 위 동작의 역순이다(그림 11-22B). 정강넙다리관절의 초기 폄은 정강뼈고원 위에서 일어나는 넙다리뼈융기의 앞쪽 구르기로써 일어나고, 넙다리뼈융기는 정강뼈고원 위에서 중립위로 돌아간다. 초기 앞쪽 구르기 이후, 넙다리뼈 관절융기는 뒤쪽으로 활주하여 넙다리뼈가 계속 펴되도록 하는데, 이 동작은 정강뼈고원 위에서 넙다리뼈 관절융기가 순수한 축돌림을 일으키는 것이다(그림 11-26B).

뼈운동형상학과 관절운동형상학의 상호의존은 고정된 정강뼈 위에서 넙다리뼈가 어떻게 움직이는지를 설명하는 것이다(예, 스쿼팅 동작). 물론, 넙다리뼈가 고정되고 정강뼈가 움직이는 것도 가능하다(예: 앉은 상태에서 무릎을 펴거나 보행의 유각기; 그림 11-23).

이런 경우에는, 움직임이 약간 다르게 기술될 수 있지만, 동일한 상대 운동이다. 고정된 넙다리뼈 위에서 정강뼈가 굽힘하면, 정강뼈가 상대적으로 고정된 넙다리뼈 관절융기에서 뒤쪽 방향의 구르기와 활주를 동시에 수행한다(그림 11-23A). 고정된 넙다리뼈 위에서 정강뼈가 폄을 할 때는, 정강뼈가 고정된 넙다리뼈 위에서 앞쪽 방향의 구르기와 활주를 수행한다(그림 11-23B). 중요한 것은 넙다리뼈에 대한 정강뼈의 앞쪽 활주는 정강뼈에 대한 넙다리뼈의 뒤쪽 활주와 동일한 움직임이라는 것이다. 첫 번째의 경우, 우리는 고정된 넙다리뼈에 대한 정강뼈의 움직임(비체중부하)을 단순하게 표현한 것이고, 반면 두 번째 것은 고정된 정강뼈에 대한 넙다리뼈의 움직임(체중부하)을 표현한 것이다.

확장 개념 11-7
정강넙다리관절의 접촉 지점

진단영상 기법과 생체의학적 모델링 기법의 발전을 통해, 관절연골이 서로 접촉하는 지점을 정확하게 예측할 수 있는 능력이 향상되었다. Li 등은 넙다리뼈와 정강뼈의 관절연골이 접촉하는 지점을 모델링하기 위해 발전된 진단영상 기법을 이용했다.[170] 무릎의 안쪽 구획과 가쪽 구획 내의 연골 접촉 지점을 측정하기 위해 3차원

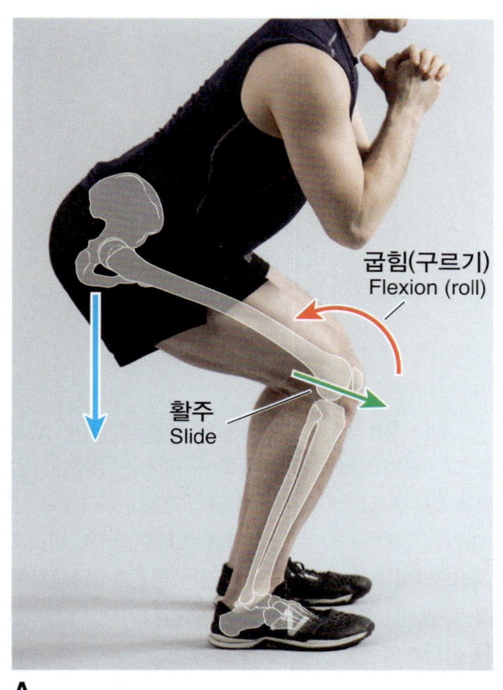

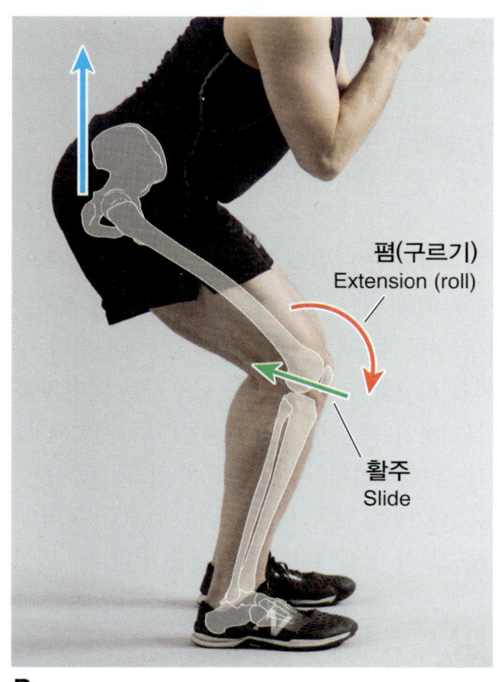

그림 11-22. A. 체중부하 자세에서 무릎을 굽힘하는 동안, 고정된 정강뼈 위에서 일어나는 넙다리뼈 관절융기의 구르기와 활주를 표현한 그림이다. 넙다리뼈 관절융기는 앞쪽으로 활주하면서 동시에 뒤쪽 방향으로 구르기를 한다. B. 폄 동안 넙다리뼈 관절융기의 운동. 넙다리뼈 관절융기는 뒤쪽으로 활주하면서 앞으로 구르기를 한다.

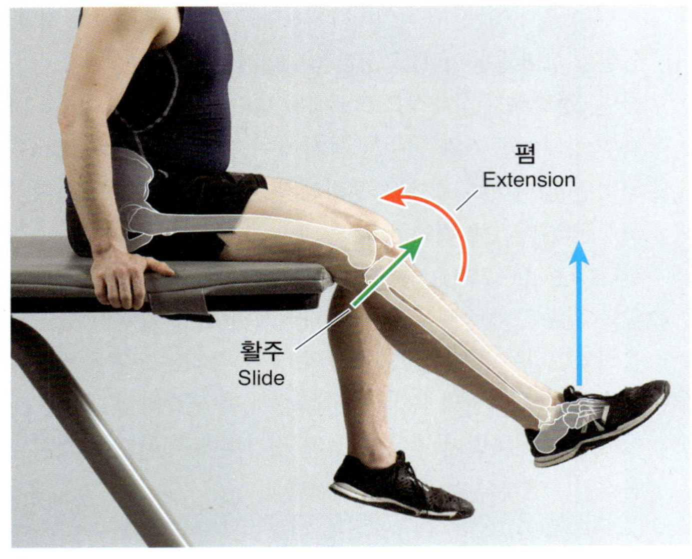

A

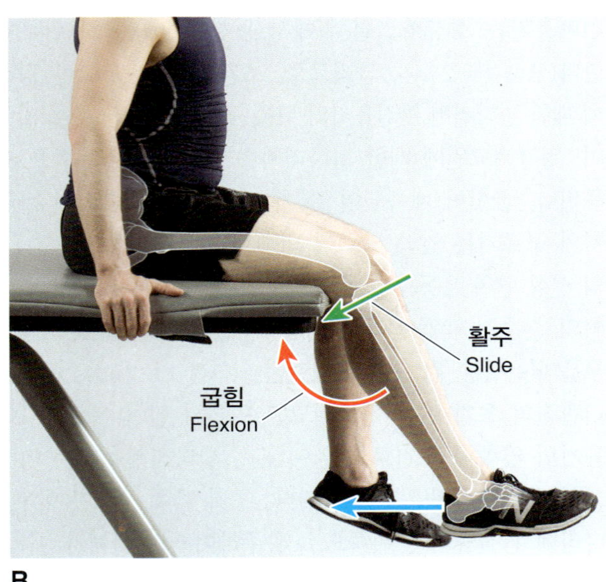

B

그림 11-23. **A.** 비체중부하 자세에서 무릎을 펌하는 동안, 고정된 넙다리뼈 위에서 일어나는 정강뼈고원의 구르기와 활주를 표현한 그림이다. 정강뼈고원은 앞쪽으로 활주하면서 동시에 뒤쪽 방향으로 구르기를 한다. **B.** 펌 동안 정강뼈고원의 운동. 정강뼈고원은 뒤쪽으로 활주를 하면서 동시에 뒤쪽으로 구르기를 한다.

동작을 평가했다. 이들 연구는 굽힘을 증가할 때 가쪽 정강뼈 연골의 접촉 지점이 뒤쪽으로 병진되지만, 굽힘 동안 안쪽 정강뼈의 접촉 지점은 뚜렷하게 병진되지 않았다고 했다. 이들 결과에 따르면, 구르기 동작은 안쪽 구획에 비해 가쪽 넙다리뼈 관절융기와 가쪽 정강뼈고원 사이에서 더 많이 일어나고, 활주는 안쪽 넙다리뼈 관절융기와 안쪽 정강뼈고원 사이에서 더 많이 일어났다고 제안했다.[170]

굽힘/펌 시 십자인대와 반달판의 작용
(*Role of the Cruciate Ligaments and Menisci in Flexion/Extension*)

정강넙다리관절의 굽힘/펌과 관련된 관절운동형상학은 십자인대의 존재에 의해 어느 정도 설명된다(**그림 11-24**). 만약 십자인대가 일정한 길이를 가진 강체라면, 체중부하 상태로 무릎을 굽힘할 때 넙다리뼈의 뒤쪽 구르기는 앞십자인대를 팽팽하게 만들 것이다(말고삐처럼 작용함).[171] 계속된 넙다리뼈의 구르기는 앞십자인대를 타이트하게 만드는 동시에 넙다리뼈 관절융기에 대한 앞쪽 병진운동을 일으킬 것이다(**그림 11-24A**). 체중부하 상태에서 무릎관절을 펌할 때, 뒤십자인대도 비슷한 기능을 할 것이다. 튼튼한 뒤십자인대가 넙다리뼈의 앞쪽 병진을 더욱 제한하여 넙다리뼈융기에 대한 뒤쪽 병진력을 생성할 때까지 넙다리뼈융기는 정강뼈고원 위에서 앞으로 구르기를 할 것이다(**그림 11-24B**).

체중부하의 굽힘 동안 넙다리뼈의 앞쪽 활주는 반달판의 형태에 의해 더욱 촉진될 수 있다. 넙다리뼈융기가 정강뼈고

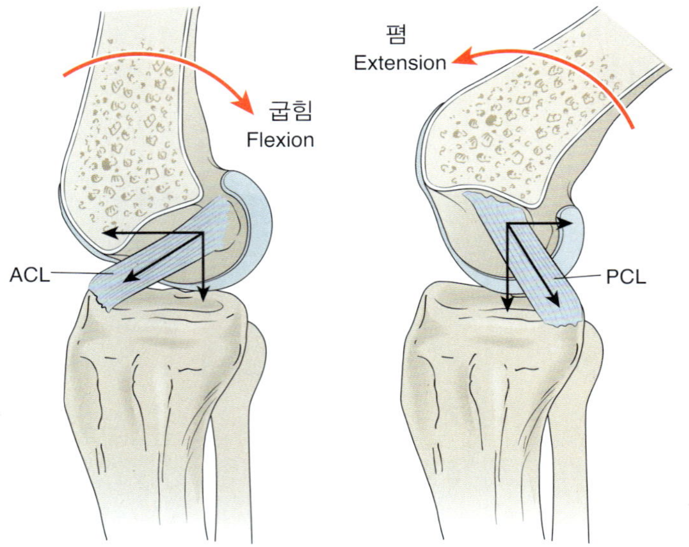

그림 11-24. 시상면에서 본 무릎의 단면. **A.** 넙다리뼈가 굽힘할 때, 넙다리뼈융기의 뒤쪽 구르기는 튼튼한 앞십자인대에서 장력을 발생시킬 것이고, 이런 앞십자인대(ACL)의 장력은 넙다리뼈에 대한 정강뼈의 앞쪽 병진력을 초래한다. **B.** 넙다리뼈가 펌을 할 때, 넙다리뼈융기의 앞쪽 구르기는 튼튼한 뒤십자인대(PCL)에서 장력을 발생시킬 것이고, 이런 뒤십자인대의 장력은 넙다리뼈에 대한 정강뼈의 뒤쪽 병진력을 초래한다.

원 위에서 뒤쪽으로 구르기를 할 때, 그들은 체중부하의 굽힘 동안 오르막(uphill)" 구르기를 해야 하는데, 그 이유는 반달판이 정강뼈고원 위에서 원형의 쐐기모양으로 되어 있기 때문

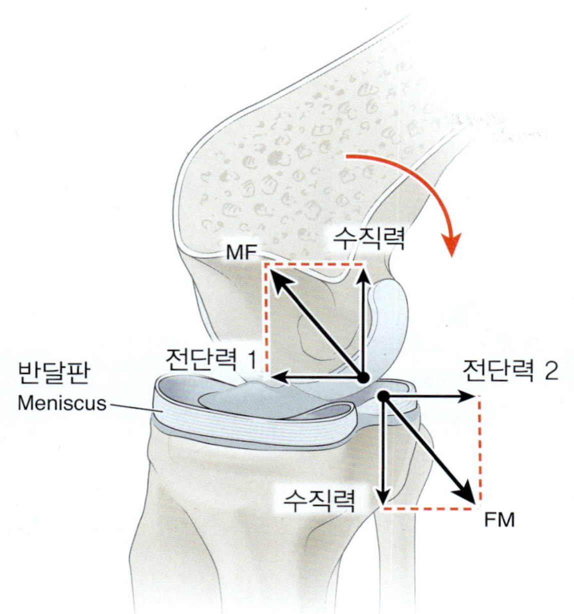

그림 11-25. 넙다리뼈가 쐐기형 반달판과 사선으로 접촉하여 반달판-on-넙다리뼈의 힘(MF)과 넙다리뼈-on-반달판의 힘(FM)을 일으킨다. 이들 힘은 수직 성분과 전단 성분(전단력 1과 전단력 2)으로 분해될 수 있다. 전단력 1은 굽힘 동안 넙다리뼈가 앞쪽 활주하는데 도움을 주고, 전단력 2는 굽힘 동안 넙다리뼈가 뒤쪽 활주하는데 도움을 준다.

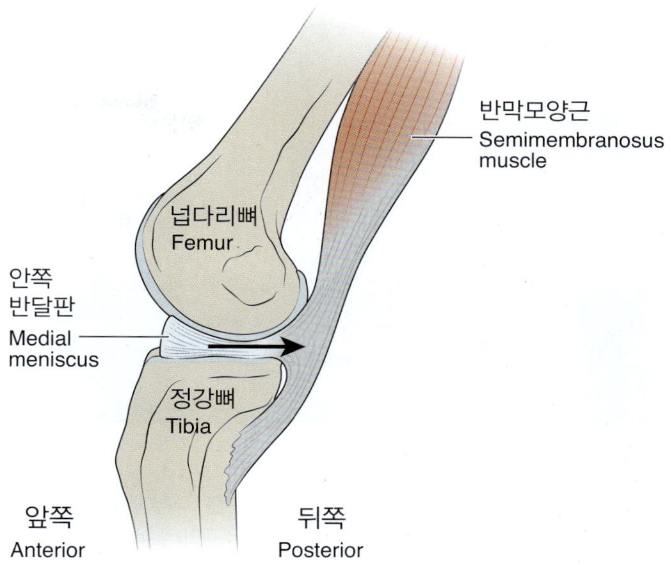

그림 11-26. 안쪽 반달판에 부착되는 반막모양근의 부착점을 볼 수 있다. 화살표는 굽힘 동안 안쪽 반달판에 대한 반막모양근의 당김 방향을 나타낸다.

이다. 넙다리뼈에 대한 반달판의 사선 접촉력은 굽힘 동안 넙다리뼈를 앞쪽으로 움직이는데 도움을 주고, 반면 반달판에 대한 넙다리뼈의 반응력은 정강뼈고원에 대해 뒤쪽으로 반달팔을 변형시킨다(**그림 11-25**).[172] 반달판의 뒤쪽 변형이 일어나는데, 그 이유는 반달판의 뒷뿔에서의 견고한 부착이 반달판의 움직임을 제한하기 때문이다.[172] 넙다리뼈 관절융기가 상대적으로 납작한 정강뼈고원 위에서 움직일 때, 이런 반달판의 뒤쪽 변형은 체중부하 굽힘이 시작하는 구르기 단계 동안 둥근 넙다리뼈 밑에 반달판이 위치하도록 만든다. 무릎관절이 완전 굽힘에서 폄으로 돌아오기 시작할 때, 반달판의 뒤쪽 가장자리가 중립위로 되돌아온다. 폄이 계속되면, 반달판의 앞쪽 가장자리가 넙다리뼈 관절융기에 의해 앞쪽으로 변형된다.

반달판의 운동(변형)은 정강넙다리관절 굽힘과 폄의 중요한 요소이다. 마찰력을 감소시키고 또 상대적으로 작은 정강뼈고원에 가해지는 넙다리뼈 관절융기의 힘을 흡수하는 반달판의 필요성을 고려해 볼 때, 반달판이 이런 기능을 계속 하기 위해서는 관절을 움직이는 동안 넙다리뼈 관절융기 밑에 있어야 한다. 굽힘 동안에 일어나는 반달판의 뒤쪽 변형은 적절한 반달판 운동을 확보해 주는 근육 기전의 도움을 받는다. 예를 들어, 굽힘 동안 반막모양근이 안쪽 반달판을 뒤쪽으로 당김하고(**그림 11-26**), 반면 오금근은 가쪽 반달판의 뒤쪽 변형을 돕는다.[40,44]

확장 개념 11-8
반달판 운동(Meniscal Motion)

반달판이 적절한 방향으로 변형되지 못하면, 관절 운동이 제한되거나 반달판이 손상될 수 있다. 문자 그대로 굽힘 시 넙다리뼈가 쐐기 모양의 반달판 위를 굴러 올라가면(넙다리뼈의 앞쪽 활주나 반달판의 뒤쪽 변형이 없다면), 점차 두꺼워지는 반달판 두께와 뒤쪽 가장자리를 벗어나는 탈구의 위험이 굽힘을 제한하게 될 것이다. 한편, 반달판에 대한 스트레스(특히, 가동성이 적은 안쪽 반달판의 경우)가 반달판의 열상을 초래할 수 있다. 비슷한 원리로 폄을 할 때, 반달판이 앞쪽으로 변형되지 못하면, 앞쪽 모서리는 넙다리뼈와 정강뼈 사이에서 쐐기처럼 작용하게 되어, 폄의 마지막 단계에서 함께 끌려가게 되며, 이로 인해 폄의 제한이 일어날 수 있다.

굽힘/폄의 가동범위(Flexion/Extension Range of Motion)

수동 굽힘 가동범위는 일반적으로 130–140° 정도이다.[173] 그러나 쭈그려 앉기와 같은 활동을 할 때는 엉덩관절과 무릎관절의 굽힘이 160°에 이르고, 체중이 무릎관절에 가해진다.[174] 평지의 정상 보행은 약 60–70° 무릎 굽힘을 필요로 하고, 반면 계단 오르기 때는 약 80°의 굽힘이 요구되고, 또 의자에 앉거나

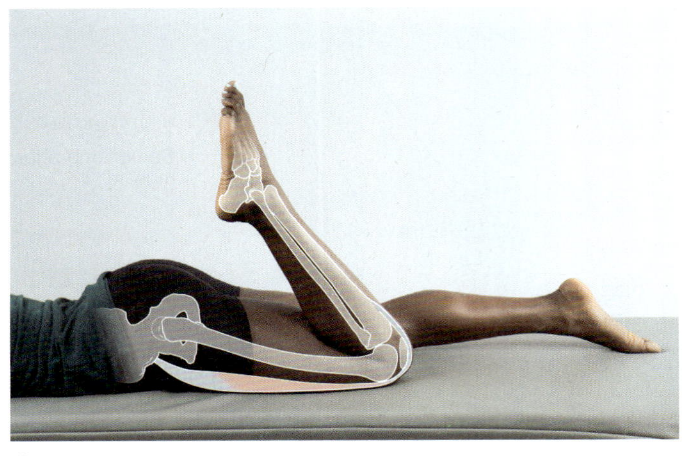

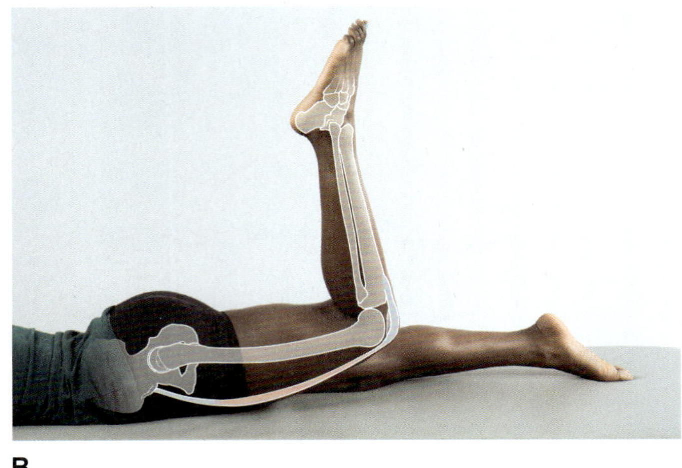

그림 11-27. A. 엉덩관절을 중립위로 한 자세에서, 넙다리곧은근은 무릎의 굽힘 가동범위를 허용할 수 있도록 충분히 길어질 수 있다. B. 엉덩관절을 펴한 상태에서는, 넙다리곧은근의 수동 불충분성이 무릎의 굽힘을 제한한다.

일어설 때는 90° 이상의 굽힘이 필요하다.[173] 90% 이상의 사람은 0°의 폄이나 심지어 5–10°의 폄(젖힘)을 가진다.[175] 과도한 젖힘은 **젖힌무릎**(genu recurvatum)으로 불린다.[176]

무릎관절에서 작용하는 많은 근육들은 무릎관절 뿐만 아니라, 엉덩관절이나 발목관절을 함께 지나가는 2 관절 근육이다. 그러므로 엉덩관절과 발목관절의 위치가 무릎관절의 가동범위에 영향을 줄 수 있다. 엉덩관절의 젖힘과 동시에 무릎관절이 굽힘되면, **넙다리곧은근**의 수동 불충분성으로 인해 무릎관절의 굽힘이 120° 이하로 제한된다(그림 11-27). 다시 한번 상기해 보면, 2관절 근육의 수동 불충분성은 이웃한 양쪽 관절에서 동시에 완전 ROM을 달성하지 못하는 것을 의미한다. 다리가 체중부하를 하고 있을 때, 발목관절과 같은, 다른 관절의 가동범위 제한도 무릎의 굽힘이나 폄을 제한할 수 있다.

확장 개념 11-9
체중부하 상태에서의 발목-발의 상호작용

스키 부츠는 발목을 발등굽힘 상태로 만들고, 발이 지면에 놓여 있을 때 무릎이 완전하게 폄되지 못하도록 만든다(그림 11-28). 이것은 무릎을 굽힘 상태로 만들거나 발꿈치를 들어서 걷도록 만든다(그림 11-28A). 비슷한 문제가 발목-발 복합체의 고정된 발등굽힘 변형에 의해 일어날 수 있다. 발등굽힘이 제한되었을 때 반대 상황이 일어난다. 발등굽힘의 부족(예, 발바닥굽힘근의 팽팽함에 의한)은 발꿈치를 지면으로부터 들어올리 전에 수행될 수 있는 무릎 굽힘을 제한할 것이다. 예를 들어, 타이트한 발바닥굽힘근은 체중부하 시 정강뼈를 앞쪽으로 이동시키지 못하도록 만들고, 선 자세를 취할 때 무릎의 젖힘 변형을 초래한다(그림 11-28B). 발이 지면에 닿아 있을 때, 무릎의 운동을 제어하거나 방지하기 위해 발목관절의 움직임(발목-발 보조기 또는 발꿈치 들기)을 의도적으로 변화시켜줌으로써 발목과 무릎 사이의 관계를 이용할 수 있다.

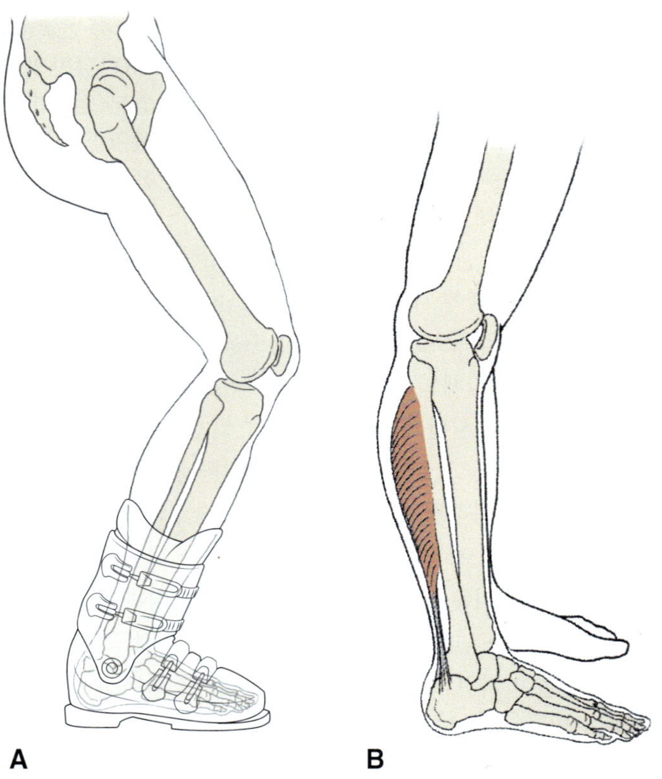

그림 11-28. A. 스키 부츠에 의해 발목이 발등굽힘 상태로 고정되면, 발앞부(forefoot)가 지면으로부터 들어 올려지지 않는 한, 무릎을 완전히 폄을 할 수 없을 것이다. B. 발목/발의 발바닥굽힘 변형이 있으면, 발이 지면에 놓을 때 무릎이 젖힘될 것이다.

안쪽돌림/가쪽돌림(MEDIAL/LATERAL ROTATION)

무릎관절의 안쪽돌림과 가쪽돌림은 안쪽 정강뼈융기사이결절을 통과하거나 가깝게 지나가는 긴축을 중심으로 일어나는 각운동이다.[3] 결과적으로 안쪽 관절융기가 축처럼 작용하고, 가쪽 관절융기는 회전의 방향과 관계없이 원호를 그리면서 움직인다(그림 11-29). 비록 가쪽 정강뼈융기가 상대적으로 고정된 가쪽 넙다리뼈관절융기 위에서 뒤쪽으로 크게 움직이더라도, 정강뼈가 넙다리뼈 위에서 가쪽돌림할 때 안쪽 정강뼈융기는 상대적으로 고정된 안쪽 넙다리뼈관절융기 위에서 약간만 움직인다. 정강뼈가 안쪽돌림을 할 때, 안쪽 정강뼈융기는 약간만 회전하는 반면, 가쪽 정강뼈융기는 큰 원호를 그리면서 앞쪽으로 움직인다. 안쪽 정강뼈고원 내에 회전중심이 위치하면, 접촉력이 안쪽 넙다리뼈융기와 정강뼈융기의 작은 영역에 집중되지만, 접촉 지점은 가쪽의 넙다리뼈융기와 정강뼈융기 위의 큰 영역으로 분산된다. 안쪽돌림과 가쪽돌림을 할 때, 반달판은 상응하는 넙다리뼈 관절융기의 움직임 방향에서 변형될 것이고, 굽힘과 폄에서 그랬던 것처럼 넙다리뼈 관절융기에 그들의 관계를 유지할 것이다. 예를 들어, 정강뼈가 넙다리뼈 위에서 안쪽돌림(체중부하 시에는 넙다리뼈는 정강뼈에 대해 가쪽돌림한다)할 때, 안쪽 반달판은 상대적으로 뒤쪽으로 움직이게 되는 안쪽 넙다리뼈 관절융기를 그대로 유지하기 위해 정강뼈융기 위에서 뒤쪽으로 변형될 것이다. 그리고 가쪽 반달판은 앞쪽으로 움직이는 넙다리뼈 관절융기를 유지하기 위해 앞쪽으로 변형될 것이다. 이런 방식으로, 반달판은 넙다리뼈의 움직임을 제한하지 않으면서, 마찰력을 감소시키고 힘을 분산하기 위해 계속 움직인다.

축성 돌림은 인대 느슨함과 무릎관절의 독특한 뼈 해부학 때문에 일어나고, 그것의 크기는 무릎의 굽힘/폄 자세에 좌우된다. 무릎이 완전히 폄되면, 인대들이 팽팽해지고, 정강뼈결절이 융기사이패임 안에 놓이고, 또 반달판이 관절면 사이에서 꽉 끼게 된다; 결과적으로, 축성 돌림이 거의 일어나지 않는다. 무릎관절이 90° 정도로 굽힘되면, 관절주머니와 인대가 느슨해져, 정강뼈결절이 더 이상 융기사이패임 안에 놓이지 않게 되고, 또 정강뼈융기와 넙다리뼈 관절융기가 서로 자유롭게 움직인다. 그러므로 축성 돌림의 최대 크기는 무릎이 90° 굽힘되었을 때 일어난다. 무릎이 90°굽힘되었을 때, 안쪽돌림/가쪽돌림의 전체 가동범위는 약 35° 정도이며, 가쪽돌림(0–20°)의 가동범위가 안쪽돌림의 가동범위(0–15°)보다 약간 더 크다. 축성 돌림의 크기는 무릎이 완전 굽힘 쪽으로 움직일 때 다시 감소한다.

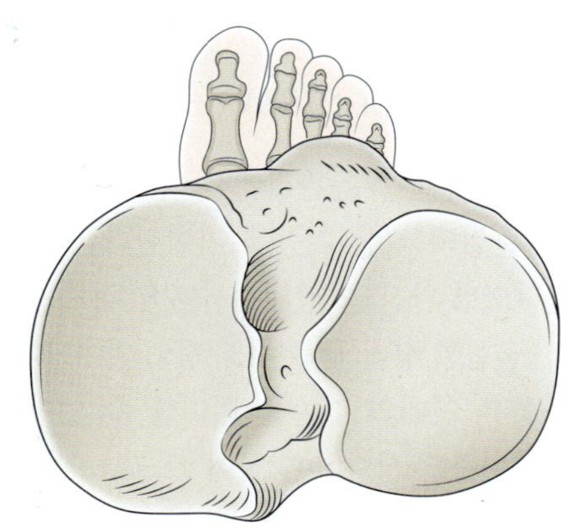

A 중립위의 정강뼈

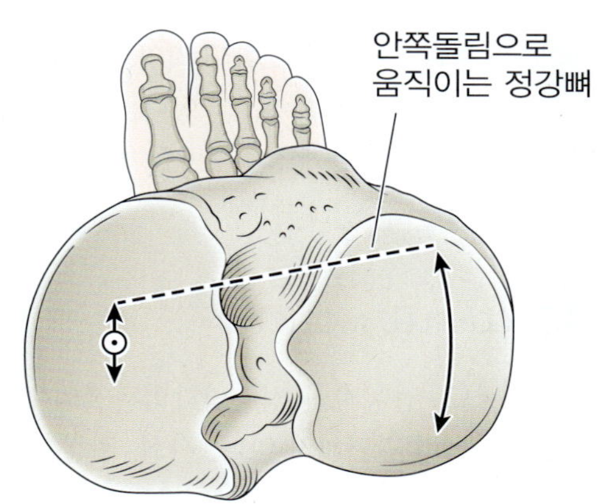

B 안쪽돌림된 정강뼈

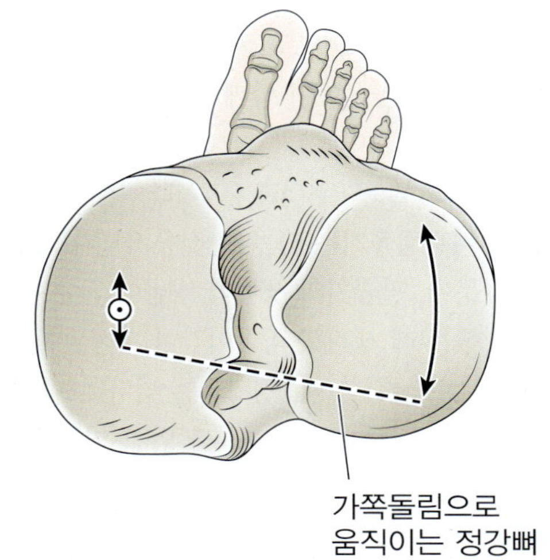

C 가쪽돌림된 정강뼈

그림 11-29. 정강뼈의 안쪽돌림/가쪽돌림 동안, 안쪽 정강뼈융기보다 가쪽 정강뼈융기가 더 많이 움직인다; 즉, 안쪽돌림/가쪽돌림의 긴축은 안쪽 정강뼈고원 위에 위치하는 것같다.

밖굽이(벌림)/안굽이(모음) VALGUS (ABDUCTION)/VARUS (ADDUCTION)

비록 미미하지만, 무릎관절에서 이마면 운동이 일어나고, 정강넙다리관절의 정상 기능에 기여한다. 이마면의 가동범위는 일반적으로 완전 폄 상태에서는 8° 정도 일어나고, 무릎관절이 20° 굽힘한 상태에서는 13° 정도 일어난다.[56,178] 과도한 이마면 운동은 인대의 결손을 의미할 수 있다. 무릎관절을 지나가는 근육들은 상당한 밖굽이 토크나 안굽이 토크를 일으키거나 억제할 수 있다.[179–181] 인대가 느슨해지면, 과도한 안굽이/밖굽이 운동이 한 구획에 가해지는 최대 스트레스를 증가시킬 수 있다(예, 가쪽 구획은 밖굽이 운동 때 큰 스트레스를 받을 것이다). 결과적으로, 과도한 움직임을 제어하기 위해 무릎 주변 근육의 활동이 증가될 수 있다; 그러나 커다란 근육 활동은 커다란 관절 압박을 일으키고, 무릎관절에 더 큰 최대 스트레스를 가할 수 있다.[18,181]

짝운동(COUPLED MOTIONS)

불행하게도, 전형적인 정강넙다리관절의 운동은 우리가 설명했던 것처럼 간단하지 않다. 사실, 관절속 운동이 2개의 운동면에서 일어날 수 있는데, 그 이유는 운동축이 넙다리뼈와 정강뼈의 긴축에 비해 사선으로 형성되어 있기 때문이다. 실제 굽힘/폄의 축은 넙다리뼈와 종아리뼈의 몸통과 수직을 이루지 않는다.[182] 그러므로 굽힘과 폄은 순수한 시상면 운동이 아니고, 이마면 운동이 함께 일어나는데, 이것을 "**짝운동**(coupled motions)"이라 부른다(이런 짝운동은 척주의 옆굽힘과 돌림운동이 함께 일어나는 것과 유사하다). 이미 언급했듯이, 안쪽 넙다리뼈관절융기는 가쪽 관절융기보다 약간 먼쪽에 위치하기 때문에, 팔꿈치의 생리적 밖굽이각(운반각)처럼 무릎관절을 폄했을 때 생리적 밖굽이각이 형성된다. 무릎이 사선축을 중심으로 굽힘할 때, 정강뼈는 넙다리뼈보다 약간 가쪽에 위치한 자세에서 넙다리뼈보다 약간 안쪽에 위치한 자세(완전 폄 자세일 때)로 움직인다; 즉, 마치 팔꿈치를 굽힘했을 때 손이 신체 중심 쪽으로 움직이듯이, 발도 무릎을 굽힘할 때 신체 중심 쪽으로 이동한다. 그러므로 무릎관절의 폄은 밖굽이와 함께 일어나는 반면, 무릎관절의 굽힘은 안굽이와 함께 일어난다.

무릎관절 폄의 마지막 단계에서는 필수적으로 정강뼈의 가쪽돌림이 동반되는데, 이것은 수의적으로 일어나는 것도 아니고, 또 근육에 의해 일어나는 것도 아니다. 이런 짝운동(가쪽돌림과 폄)은 **자동돌림** 또는 **종말돌림**으로 간주된다. 우리는 무릎관절의 안쪽 관절면이 가쪽 관절면보다 더 길다(관절면이 더 크다)는 사실을 이미 알고 있었다(그림. 11-5 참고).

결론적으로, 비체중부하의 마지막 30–0° 폄 가동범위 동안, 더 짧은 가쪽 넙다리뼈관절융기/정강뼈고원은 더 긴 안쪽 관절면보다 먼저 구르기-활주 운동을 완성한다.[183] 폄이 계속 되면, 가쪽 정강뼈고원에서는 동작이 먼저 끝나고, 긴 안쪽 고원에서는 앞쪽 굴림과 활주가 계속 일어난다. 무릎이 계속 폄을 하면, 가쪽 정강뼈고원의 움직임이 멈춘 후에도 더 긴 안쪽 정강뼈고원이 앞쪽으로 계속 구르기와 활주를 할 것이다. 안쪽 넙다리뼈관절융기에 대한 이런 안쪽 정강뼈고원의 앞쪽 움직임은 넙다리뼈 위에서 일어나는 정강뼈의 가쪽돌림을 초래할 것이고, 이런 정강뼈의 가쪽돌림은 마지막 5° 폄에서 가장 뚜렷해진다.[182] 무릎관절이 완전 폄에 가까워지면, 무릎 인대(특히 십자인대)의 긴장 증가도 강제 돌림에 기여할 것이고, 정강뼈결절이 융기사이패임 안에 놓임으로써 무릎관절을 잠김 자세나 풀림 자세로 가져가고, 정강뼈융기와 넙다리뼈 관절융기사이에 반달판이 꽉 끼이게 되고, 또 인대가 팽팽해진다.[136,184] 결론적으로, 자동 돌림은 무릎의 **잠김 기전**이나 **나사홈 기전**으로 알려진다. 완전 폄에서 무릎이 굽힘하기 시작하려면, 먼저 무릎이 잠김에서 풀림으로 바뀌어야 한다; 즉, 가쪽돌림된 정강뼈는 단순하게 굽힘할 수 없고, 무릎이 굽힘을 시작할 때 먼저 안쪽돌림되어야 한다. 무릎관절이 완전 폄에서 굽힘을 시작하기 위해서는 먼저 잠김 상태가 풀려야 한다; 즉, 가쪽돌림된 정강뼈는 단순히 굽힘하는 것이 아니라, 굽힘이 시작됨과 동시에 안쪽돌림되어야 한다. 굽힘력은 자동적으로 정강뼈를 안쪽돌림시키는데, 그 이유는 짧은 가쪽 구획이 움직이기 전에 더 긴 안쪽 구획이 먼저 움직이기 때문이다. 무릎의 자동돌림이나 잠김은 체중부하와 비체중부하 동안에 일어나는 것으로 생각된다. 체중부하 상태일 때, 마지막 30°범위의 폄 동안 자동돌림은 자유롭게 움직이는 넙다리뼈가 상대적으로 고정된 정강뼈 위에서 안쪽돌림되는 것을 요구한다. 풀림은 굽힘이 시작되기 전에 정강뼈에 대한 넙다리뼈의 가쪽돌림을 요구한다.

자동 돌림을 제외한, 무릎관절의 운동은 관절을 지나가는 근육에 의해 크게 유발된다. 우리는 무릎관절 운동을 생성하고 제어하는 역할을 강조하는 개별 근육의 역할을 검사함으로써 정강넙다리관절의 검사를 마무리할 것이다. 그런 다음, 우리는 매우 복합한 무릎관절의 안정장치로서 수동 관절 구조물과 결합하여 근육을 다시 검사할 것이다.

근육(Muscles)

일반적으로 무릎관절을 지나는 근육들은 굽힘근이나 폄근으로 생각하는데, 그 이유는 굽힘과 폄이 정강넙다리관절에서 일어나는 1차 운동이기 때문이다. 무릎관절을 굽힘하고 폄하는 근육들은 이마면과 가로면의 운동을 일으키는 모멘트팔(MA)을 가지고 있고, 대개 가로면 운동을 일으키는 모멘트팔이 짧다. 비록 이들 근육이 굽힘근과 폄근으로 분류되지만, 이마면 운동과 가로면 운동을 조절하는 근육의 역할에 대해서도 논의할 것이다.

무릎관절 굽힘근군(KNEE FLEXOR GROUP)

무릎관절의 뒤쪽을 지나가는 근육은 7개이고, 이들은 무릎을 굽힘하는 능력을 가지고 있다. 이들 근육은 반막모양근, 반힘줄모양근, 넙다리두갈래근(긴갈래와 짧은갈래), 넙다리빗근, 두덩정강근, 오금근 및 장딴지근이다. **장딴지빗근**은 8번째 무릎관절 굽힘근으로 생각할 수도 있지만, 이 근육이 없는 사람도 많다. 넙다리두갈래근의 짧은갈래와 오금근을 제외한 나머지 무릎관절 굽힘근들은 2관절 근육이다.

2 관절 근육으로서 무릎관절에서 효과적으로 힘을 발생시키는 능력은 그 근육이 지나는 다른 관절의 상대적 자세에 영향을 받는다. 굽힘근 중의 5개 근육(반막모양근, 반힘줄모양근, 넙다리빗근, 두덩정강근 및 오금근)은 고정된 넙다리뼈에 대해 정강뼈를 안쪽돌림시키는 반면, 넙다리두갈래근은 정강뼈를 가쪽돌림시키는 모멘트팔(MA)을 가진다.[185] 가쪽 근육(넙다리두갈래근, 오금근 및 장딴지근 가쪽갈래)은 무릎관절에 밖굽이(벌림) 모멘트를 유발시킬 수 있는 반면, 관절의 안쪽에 있는 근육(반막모양근, 반힘줄모양근, 넙다리빗근, 두덩정강근 및 장딴지근 안쪽 갈래)은 안굽이(모음) 모멘트를 유발시킬 수 있다.[180]

반힘줄모양근, 반막모양근 및 넙다리두갈래근의 긴갈래와 짧은갈래는 뒤넙다리근으로도 불린다. 넙다리뼈 뒤쪽면에서 기시하는 넙다리두갈래근의 짧은갈래를 제외한, 나머지 근육의 이는곳은 궁둥뼈거친면에서 시작한다. 반힘줄모양근의 먼쪽 부착점은 정강뼈의 앞안쪽면이고, 넙다리빗근과 두덩정강근과 함께 공통 힘줄을 형성한다. 공통 힘줄은 모양 때문에 "거위발"로 불린다(그림. 11-14 참고). 반막모양근은 정강뼈의 뒤안쪽에 정지한다(이미 언급했듯이, 반막모양근의 일부는 안쪽 반달판에 부착되어 무릎관절이 굽힘할 때 안쪽 반달판의 뒤쪽 변형을 유발시킬 수 있다).[40]

넙다리두갈래근의 긴갈래와 짧은갈래의 먼쪽 부착점은 종아리뼈머리이고, 정강뼈의 가쪽면에 직접 부착하지 않는다. 넙다리두갈래근의 짧은갈래는 엉덩관절을 통과하지 않기 때문에, 무릎관절에만 작용한다. 넙다리두갈래근의 짧은갈래를 제외한, 나머지 모든 뒤넙다리근들은 엉덩관절(엉덩관절 폄근)과 무릎관절(무릎관절 굽힘근)을 통과한다; 그러므로 무릎관절에서 힘을 발생하는 능력은 엉덩관절의 각도에 영향을 받는다. 뒤넙다리근의 커다란 힘은 엉덩관절이 굽힘되었을 때 발생하는데, 그 이유는 뒤넙다리근이 엉덩관절에서 신장되기 때문이다.[148] 2 관절 근육인 뒤넙다리근이 엉덩관절을 폄하고 무릎관절을 90° 이상 굽힘한 상태에서 수축할 때, 엉덩관절과 무릎관절 모두에서 단축된다. 무릎관절의 굽힘이 증가하면 뒤넙다리근의 힘이 약화되는데, 이것은 뒤넙다리근이 최대 단축 한계에 가까워질 뿐만 아니라(능동 불충분), 넙다리곧은근의 수동 불충분성에 의한 장력도 이겨내야 하기 때문이다.[186] 비체중부하 활동 시 뒤넙다리근은 넙다리뼈에 대한 정강뼈의 뒤쪽 전단력을 발생시키는데, 무릎관절 굽힘이 증가되면 이 전단력도 증가되고, 75-90° 굽힘 범위에서 최대가 된다.[187] 뒤쪽 전단력 또는 뒤쪽 병진력은 앞십자인대의 스트레인을 감소시키고, 뒤십자인대의 스트레인을 증가시킨다.[140]

장딴지근의 두 갈래는 각각 넙다리뼈의 안쪽 및 가쪽 관절융기의 뒷면에서 시작하고, 먼쪽 부착점인 발꿈치힘줄(아킬레스힘줄)에서 정지한다. 작고 존재하지 않는 경우가 많은 장딴지빗근을 제외하고는, 장딴지근은 무릎관절과 발목관절을 통과하는 유일한 근육이다. 엉덩관절과 상호작용하는 뒤넙다리근과 마찬가지로, 무릎 굽힘근 토크를 생산하는 장딴지근의 능력은 발목관절의 자세에 좌우된다. 장딴지근은 커다란 발목 발바닥굽힘근 토크를 생산하는 것에 비해, 상대적으로 무릎 굽힘 토크는 적게 기여한다. 무릎이 완전히 폄되었을 때, 장딴지근이 가장 큰 무릎 굽힘 토크를 생성한다.[188] 무릎관절이 굽힘되었을 때, 무릎 굽힘 토크를 생성하는 장딴지근의 능력은 현저하게 감소한다.[188] 종종 장딴지근은 무릎관절을 가동시키는 근육이기보다는 고정하는 근육으로 작용한다. 예를 들어, 보행의 초기 입각기 동안 무릎이 체중을 흡수할 때, 장딴지근은 무릎관절을 안정화시키는 관절 강직도를 증가시키기 위해 넙다리네갈래근과 협력 작용을 한다.[114]

넙다리빗근은 ASIS의 앞쪽에서 기시하여 넙다리뼈를 가로지른 후, 정강뼈몸통의 앞안쪽면(거위발의 일부; 그림. 11-14 참고)에서 정지한다. 넙다리빗근 먼쪽 부착점의 변형은 흔하지 않으며, 기능적으로 관련성이 있다. 넙다리빗근이 일반적인 위치보다 더 앞쪽에 부착되면, 넙다리빗근의 작용선은 무릎관절축보다 앞쪽에 떨어져서, 무릎관절의 굽힘근보다는 폄근으로 작용하게 된다. 그러나 일반적으로 넙다리빗근의 작용은 정강뼈의 굽힘과 안쪽돌림이다. 무릎에서의 잠재적 작용에도 불구하고, 넙다리빗근은 무릎관절의 움직임보다는 엉덩관절을 움직이는 동안에 더 크게 작용한다. 보행 동안 넙다리빗근은 유각기 동안에만 작용한다.[189] 두덩정강근은 두덩결합에서 시작한 후, 거위발의 공통힘줄에 정지한다(그림. 11-14 참고). 두덩정강근의 일차 기능은 엉덩관절의 굽힘근과 모음근일 뿐만 아니라, 약한 무릎관절 굽힘과 약간의 정강뼈 안쪽돌림도 일으킨다. 거위발의 3 근육은 밖굽이 힘에 저항하고 무릎관절의 앞안쪽면에 동적 안정성을 제공하기 위해 하나의 근육군으로 작용하는 것같다.

오금근은 비교적 작은 1 관절 근육이며, 가쪽 넙다리뼈 관절융기의 뒤가쪽에서 시작하고, 아래안쪽으로 주행한 후 몸쪽 정강뼈의 뒤안쪽면에서 정지한다. 오금근의 1차 기능은 넙다리뼈에 대한 정강뼈의 안쪽돌림이다.[185] 오금근은 초기 무릎굽힘 동안 무릎관절의 잠김을 풀기 위해 안쪽돌림시키는 역할을 한다. 그러나 무릎관절의 풀림은 자동 돌림의 일부이며, 부분적으로는 사선의 관절축과 관절면의 해부학적 형태로 인해 발생한다는 것에 유념해야 한다. 초기 굽힘 동안 무릎관절의 강제 안쪽돌림은 짝운동으로써 오금근이 마비되어도 일어날 수 있다. 오금근은 가쪽 반달판에도 부착되기 때문에, 능동무릎 동안 가쪽 반달판의 뒤쪽 변형을 일으킨다. 반막모양근과 오금근의 합동 활동은 정강뼈고원 위에 있는 반달판의 뒤쪽 움직임과 뒤쪽 변형에 기여하고, 또 무릎의 굽힘 토크를 생성한다. 그러나 수동 굽힘 동안에는 반달판이 정강뼈융기 위에서 뒤쪽으로 움직일 것이다.[27] 반막모양근과 오금근의 능동보조운동은 무릎관절의 전 가동범위에서 넙다리뼈융기 밑에 양쪽 반달판을 유지시키는데 도움을 주어 정강넙다리관절의 일치성을 최대로 만든다. 이것은 반달판이 넙다리뼈관절융기 밑에 머물러 있어 반달판이 교착되는 것을 최소화하기 때문인데, 반달판 교착은 무릎관절 굽힘을 제한할 뿐만 아니라, 반달판의 손상을 일으킬 수 있다. 이런 반달판의 능동보조운동은 무릎 굽힘을 제한하고 반달판 손상 위험을 증가시키는 반달판의 끼임 가능성을 최소화시킨다.

가자미근과 큰볼기근은 무릎관절을 통과하지 않는다. 그럼에도 불구하고, 이들 근육은 체중부하 활동 동안 여전히 무릎의 기능에 영향을 줄 수 있다. 가자미근의 이는곳은 몸쪽 정강뼈와 종아리뼈의 뒤쪽면이고, 닿는곳은 발꿈치힘줄이다. 체중부하 활동 동안 발이 지면에 고정되면, 가자미근의 수축은 정강뼈를 뒤쪽으로 당김으로써 무릎관절의 폄을 돕는다(그림 11-30). 이미 언급했듯이, 체중부하된 발에 위치

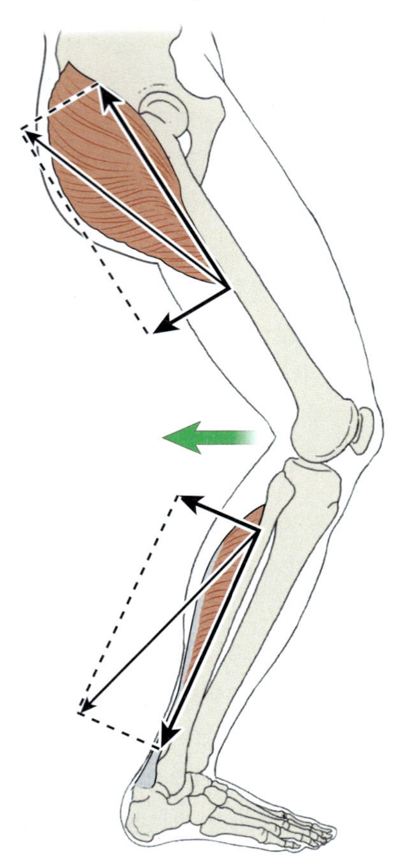

그림 11-30. 체중부하시 큰볼기근과 가자미근의 작용은 무릎관절 운동에 영향을 줄 수 있다. 비록 이들 근육이 무릎관절을 지나가지 않더라도, 이들 근육은 발이 지면에 고정되어 있을 때 무릎관절의 폄에 도움을 줄 수 있다.

한 가자미근의 뒤쪽 당김도 정강뼈의 과도한 앞쪽 변위에 저항하는 뒤넙다리근의 작용에 도움을 준다.[114] 큰볼기근도 가자미근처럼 체중부하 시 무릎관절의 폄을 도와준다. 잘 알려진 바로, 큰볼기근의 큰 근질량은 엉덩관절 폄근으로도 작용한다. 발이 지면에 고정되고 무릎이 굽힘되면, 큰볼기근의 수축은 무릎을 펌하고 발목을 발바닥굽힘함으로써 먼쪽 관절에 영향을 줄 수 있다. 그러나 큰볼기근은 정강뼈에 대한 넙다리뼈의 뒤쪽 전단력도 발생시킨다(상대적으로 정강뼈는 앞쪽으로 전단됨). 이런 전단력은 다른 근육의 상쇄된 공동수축 없이도 앞십자인대의 장력을 증가시킨다.

무릎관절 폄근군(KNEE EXTENSOR GROUP)

4개의 무릎관절 폄근(넙다리곧은근, 가쪽넓은근, 중간넓은근, **안쪽넓은근**)은 합쳐서 넙다리네갈래근으로 불린다. 넙다리네갈래근 중에서 넙다리곧은근만이 2개의 관절(엉덩관절과

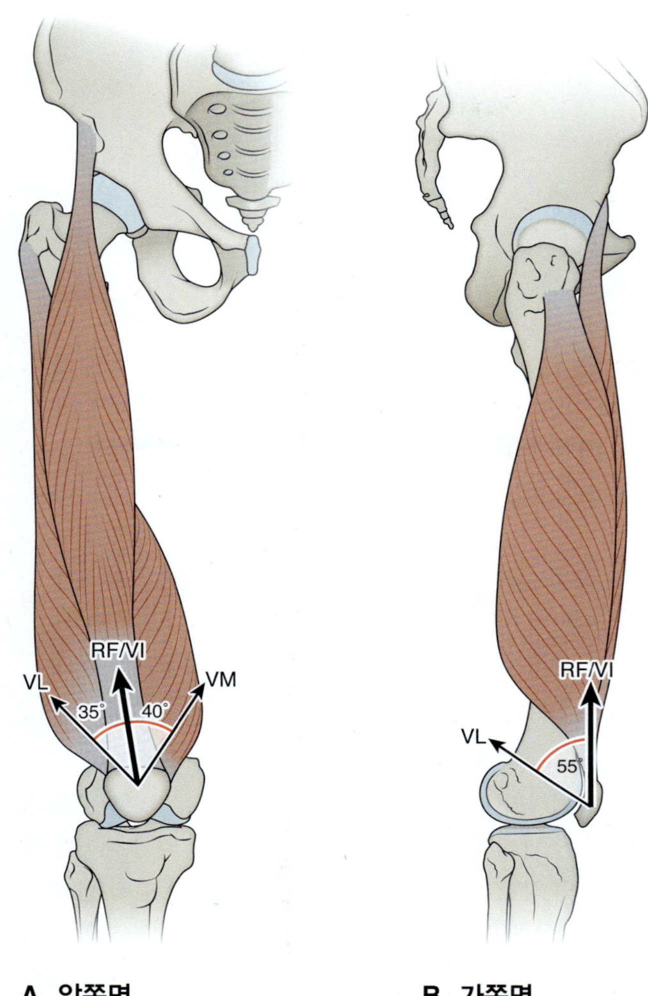

그림 11-31. A. Powers 등의 데이터에 따르면, 가쪽넓은근(VL), 중간넓은근(VI), 안쪽넓은근(VM) 및 넙다리곧은근(RF)을 포함한 넙다리네갈래근을 이루는 4개 성분의 방향이 그려져 있다.[190] B. VL과 VM의 뒤쪽 방향 벡터는 완전한 폄에서도 정강뼈에 대한 무릎뼈의 알짜 압박을 초래한다.

무릎관절)을 지나가는 2 관절 근육이고, AIIS에서 시작한다. 중간넓은근, 가쪽넓은근, 안쪽넓은근은 모두 넙다리뼈에서 시작하여 넙다리곧은근과 합쳐져 하나의 공통 힘줄을 형성한다. 넙다리네갈래근 힘줄은 무릎뼈의 몸쪽면에 정지한 후, 무릎뼈를 지나 더 먼쪽으로 계속 주행하여 무릎힘줄(**무릎인대**)로 알려진 곳에 붙는다. 무릎힘줄은 무릎뼈 꼭대기에서 시작되어 정강뼈거친면의 몸쪽에 정지한다. 안쪽넓은근과 가쪽넓은근도 관절주머니의 지지띠 섬유를 통해서 무릎뼈의 안쪽과 가쪽면에 부착된다(그림. 11-12 참고).

넙다리네갈래근의 4개 근육은 함께 작용하여 무릎관절을 폄시킨다. 각각의 근육들은 서로 다른 방향으로 수축하여 넙다리뼈몸통을 다른 방향으로 당긴다(그림 11-31). 생체역학적 검사에 따르면, 가쪽넓은근의 당김 방향은 넙다리뼈의 긴축으로부터 가쪽으로 35°이고, 반면 안쪽넓은근의 당김 방향은 안쪽으로 40°이라고 했다(그림 11-31A).[190] 중간넓은근의 당김 방향은 넙다리뼈몸통과 평행하기 때문에, 이 근육이 가장 순수한 무릎관절 폄근이 된다.[191] 넙다리네갈래근이 깃근이기 때문에, 각 근육 내의 모든 섬유가 동일한 방향으로 배열되지 않는다. 예를 들어, 안쪽넓은근의 위쪽 섬유는 넙다리뼈몸통의 안쪽으로 15–18° 정도이며, 먼쪽 섬유는 안쪽으로 50–55° 정도이다.[191,192] 안쪽넓은근의 위쪽 섬유와 아래쪽 섬유의 드라마틱하게 다른 방향 때문에, 위쪽 섬유는 가끔 **긴안쪽넓은근**(VML)으로 불리고, 아래쪽 섬유는 **빗안쪽넓은근**(VMO)로 간주된다. 안쪽넓은근의 먼쪽 부분 빗섬유는 무릎넙다리 통증 환자에게 관심의 초점이 되어 왔고, 임상가와 연구자들은 무릎뼈를 안쪽으로 당기는 VMO의 기능을 최대화시키는 시도를 많이 했다. 그러나 VMO와 VML의 섬유가 서로 다른 방향성을 갖고 있음에도 불구하고, 이들 섬유가 넙다리신경에 의해 지배를 받는 같은 근육의 일부에 유의해야 한다.[192,193] 빗안쪽넓은근의 단독 위축은 무릎넙다리통증 환자에게서 일어나지 않거나, 이들 섬유의 선택적 활성화도 불가능하다.[194] Lieb와 Perry는 넙다리네갈래근을 구성하는 4개 근육의 전체 당김 방향이 넙다리뼈의 긴축을 기준으로 가쪽으로 7–10° 정도이고, 앞쪽으로 3–5° 정도라는 것을 발견했다.[191] Powers 등은 무릎을 폄한 상태에서 알짜의 뒤쪽 힘 또는 압박력을 초래하는 가쪽넓은근과 안쪽넓은근의 뒤쪽 부착점을 보고했다(그림 11-31B).[190] 무릎뼈에 대한 이들 근육의 압박력은 모든 가동범위에서 나타나지만, 완전 폄일 때 최소이고, 무릎관절의 굽힘이 증가할수록 증가된다.

넙다리네갈래근 기능에 대한 무릎뼈의 영향
(Patellar Influence on Quadriceps Muscle Function)

넙다리네갈래근의 기능은 무릎뼈에 크게 영향을 받는다(나중에 설명되겠지만, 무릎뼈도 넙다리네갈래근에 크게 영향을 받는다). 역학적 이점에서 보면, 무릎뼈는 무릎관절축으로부터 넙다리네갈래근 힘줄과 무릎힘줄의 거리를 증가시킴으로써 넙다리네갈래근의 모멘트팔(MA)을 길게 만든다. 무릎뼈는 해부학적 도르래로 작용하며, 폄의 모멘트를 발생시키는 넙다리네갈래근의 능률을 증가시키고, 넙다리네갈래근의 작용선을 관절중심으로부터 멀리 떨어지도록 만들고, 또 무릎뼈를 당기는 각도를 증가시킨다. 그러나 무릎뼈는 고정 도르래처럼 작용하지 않는다. 고정 도르래의 경우, 장력은 도르래의 양쪽

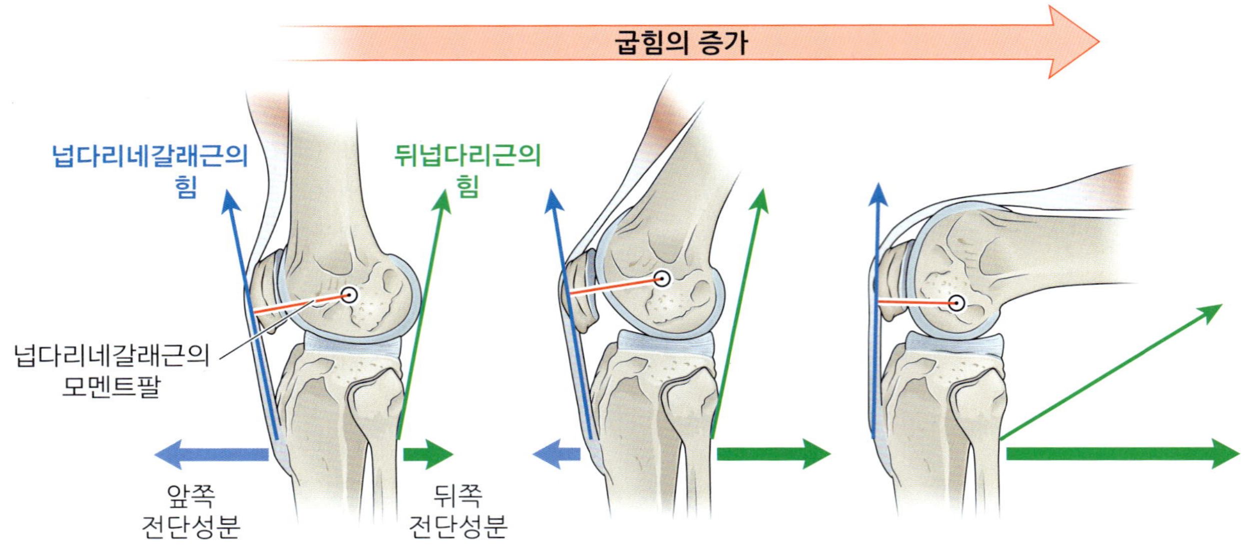

그림 11-32. 무릎뼈는 넙다리네갈래근의 힘 생산을 위해 도르래로 작용한다. 넙다리뼈고랑 내에서의 무릎뼈 위치와 무릎관절 회전중심의 변화는 넙다리네갈래근 모멘트팔의 크기에 영향을 준다.

측면이 동일하다; 이와는 반대로, 무릎뼈 아래쪽면에서 발생하는 무릎힘줄의 장력은 무릎뼈 위쪽면에서 발생하는 넙다리네갈래근 힘줄의 장력과 동일하지 않다.[195]

무릎관절이 굽힘하고 폄할 때, 무릎관절의 기하학과 무릎뼈가 정강뼈에 작용하는 넙다리네갈래근의 당김 각도를 결정한다(그림 11-32). 무릎관절이 폄 자세에 있을 때 무릎뼈는 넙다리네갈래근의 당김 각도를 증가시키는 1차 역할을 한다. 무릎관절이 완전 굽힘 시에 있을 때, 도르래로서의 무릎뼈의 기능이 현저하게 감소되는데, 그 이유는 무릎뼈가 넙다리뼈의 융기사이패임 안에 고정되기 때문이다. 이렇게 됨에도 불구하고, 넙다리네갈래근은 완전 굽힘 시 상당한 토크를 생산하는 능력을 유지한다. 그 이유는 넙다리뼈 관절융기의 둥근 형태에 의해 커다란 모멘트팔이 생성되기 때문이다. 넙다리뼈 관절융기는 근육의 작용선을 편향시키고, 뒤쪽으로 이동된 돌림축 때문에, 비교적 커다란 모멘트팔이 무릎뼈로부터 크게 기여하지 않기 때문이다(그림. 11-21). 무릎이 완전 굽힘에서 폄을 할 때, 무릎뼈가 융기사이패임으로부터 벗어나서 둥근 넙다리뼈 관절융기 위로 주행하기 때문에 넙다리네갈래근의 모멘트팔은 길어진다. 무릎관절이 약 50° 정도 굽힘되면, 넙다리뼈 관절융기는 무릎뼈를 밀어내어 회전축으로부터 무릎뼈를 가장 멀리 떨어뜨린다. 무릎이 계속 폄을 하면, 모멘트팔의 길이는 다시 감소될 것이다.[196] 무릎의 폄 근력을 가동범위 내에서 측정했을 때, 넙다리네갈래근 토크 생산에 대한 모멘트팔 길이 변화의 영향은 뚜렷했다. 최대 토크는 무릎이 45–60° 굽힘되었을 때 관찰되었고, 이 굽힘 범위에서 모멘트팔과 길이-장력 관계 모두가 최대였다. 마지막으로, 폄이 계속되면 모멘트팔은 다시 감소한다.[197]

비록 넙다리네갈래근의 모멘트팔에 대한 무릎뼈의 영향이 마지막 폄 단계에서 감소될지라도, 무릎뼈에 의해 제공된 관절 토크의 작은 향상도 매우 중요할 수 있다. 무릎이 폄 끝지점에 위치할 때 넙다리네갈래근이 단축되며, 이것은 능동 장력을 발생시키는 능력을 감소시킨다. 능동 장력을 일으키는 넙다리네갈래근의 능력이 감소되면, 모멘트팔의 상대적 크기가 마지막 15°의 무릎 폄에서 토크를 생산하는데 중요한 역할을 한다.

확장 개념 11-10
넙다리네갈래근 지체(Quadriceps Lag)

외상 때문에 무릎뼈가 제거되거나(무릎뼈절제술) 또는 넙다리네갈래근에 약증이 있다면, 넙다리네갈래근은 비체중부하 상태에서 무릎을 마지막 15° 폄을 할 수 있는 적절한 토크를 발생시킬 수 없을 것이다. 환자가 무릎을 완전히 능동으로 폄을 할 수 없는 경우는 임상적으로 “넙다리네갈래근 지체” 또는 “폄 지체”로 간주된다. 예를 들어, 환자는 SLR(straight leg raise)을 수행하는 동안 무릎관절을 완전하게 폄을 유지할 수 없을 수도 있다(그림 11-33).

정강넙다리관절이 큰 굽힘 자세를 취하다면, 무릎뼈의 제거나 넙다리네갈래근의 약증은 폄 토크를 발생시키는 넙다리네갈래근의 능력이 크게 줄어드는데, 그 이유는 다음과 같다: (1) 넙다리뼈융기도 넙다리네갈래근의 모멘트팔을 증가시키는 도르래로 작용한다; (2) 상대적으로 늘어난 근육은 길이-장력 관계 때문에 더 큰 힘을 낼 수 있다. 환자는 체중부하상태에서는 “넙다리네갈래근 지체”를 갖지 않는데, 그 이유는 가자미근과 큰볼기근이 넙다리네갈래근을 도와서 무릎 폄을 할 수 있기 때문이다.

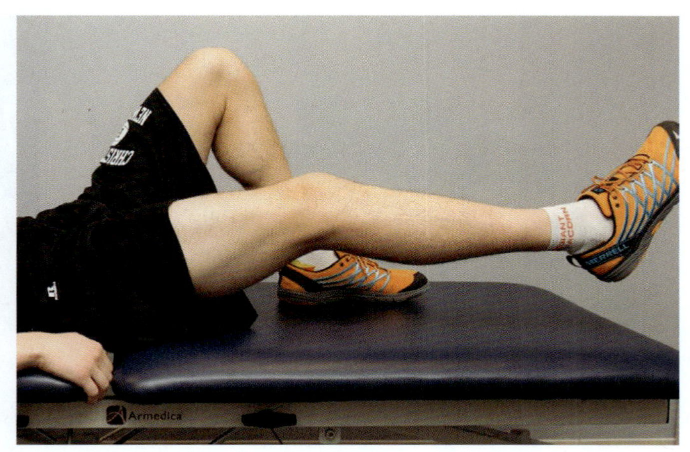

그림 11-33. 넙다리네갈래근의 심한 약증은 SLR 동작을 할 때 넙다리네갈래근 지체를 초래할 수 있다. 무릎이 완전 폄에 가까워지면, 무릎뼈는 약간의 모멘트팔만 증가시킬 뿐이고, 이미 약화된 넙다리네갈래근의 길이-장력 관계로 인해 무릎의 폄 가동범위를 완수할 수 있을 만큼의 충분한 토크를 생성하지 못한다.

정강뼈에 대한 넙다리네갈래근의 당김 각도를 증가시키는 무릎뼈의 역할은 토크 발생을 향상시키는 장점이 있지만, 부정적인 효과를 초래할 수도 있다(그림 11-34). 넙다리네갈래근은 폄 토크를 일으킬 뿐만 아니라, 과제에 따라 다르겠지만 다양한 굽힘 각도에서 넙다리뼈에 대한 정강뼈의 앞쪽 전단력도 생성한다(그림 11-34A).[118] 넙다리네갈래근에 의한 앞쪽 병진력은 정강뼈의 뒤쪽 전단을 능동으로 생성하거나 수동 억제로 정강뼈의 앞쪽 병진을 제한함으로써 억제되어야 한다. 앞십자인대는 넙다리네갈래근에 의한 앞쪽 전단력을 가장 뚜렷하게 억제하는 구조물이다. 넙다리네갈래근 당김각의 증가나 감소는 동반되는 앞십자인대에서 발생되는 스트레스의 증가나 감소에 의해 동반된다.

앞십자인대의 양쪽 다발에서 일어나는 스트레인은 보통 무릎관절이 완전 폄에 가까워질 때 증가한다. 앞십자인대와 같은 수동적 안정 구조물이 없다면, 완전 폄에서 이루어지는 넙다리네갈래근의 수축은 정강뼈의 커다란 앞쪽 병진을 발생시킬 수 있고, 이때 환자는 무릎에서 힘이 풀린다고 말한다.[107] 무릎이 60° 이상 굽힘되면, 넙다리네갈래근에 의해 유발된 앞십자인대의 스트레인이 감소되는데, 그 이유는 넙다리네갈래근의 전단 성분이 최대값으로부터 감소하기 때문이다(그림 11-34B).

체중부하 활동 동안, 넙다리네갈래근의 활성은 여러 요소에 의해 영향을 받는다. 가자미근과 큰볼기근과 같은 근육이 무릎관절의 폄을 도울 수 있다. 똑바른 서기 자세를 취하는 동안 중력선이 무릎관절 굽힘/폄 축의 바로 앞쪽을 통과하기 때문에, 무릎관절의 폄 토크를 일으키는 넙다리네갈래근의 활성이 최소로 일어난다. 관절주머니의 뒤쪽 부분과 뒤쪽 근육은 작은 외적 폄 토크를 상쇄시켜, 무릎관절이 더욱 폄되는 것을 막아준다. 쭈그려 앉거나 또는 무릎을 완전히 펼 수 없을 때(예: 굽힘 구축)처럼, 무릎이 굽힘된 채로 체중부하 활동을 할 때는, 중력선이 무릎관절 축보다 뒤쪽을 통과할 것이다. 중력 토크는 무릎 굽힘을 촉진하고, 넙다리네갈래근의 활성은 중력 토크에 대항하여 무릎관절의 평형 상태를 유지하는데 꼭 필요하다. 넙다리네갈래근이 체중을 지지하고 중력에 저항하기 때문에, 종종 뒤넙다리근보다 50% 이상 더 강한 편이다.[197] 비록 중력의 굽힘 모멘트가 엉덩관절에서 일어날 때 뒤넙다리근이 체중을 지지함에 있어서 넙다리네갈래근과 비슷한 기능을 수행할지라도, 뒤넙다리근은 커다란 큰볼기근에 의한 이 기능에 도움이 된다. 반대로, 넙다리네갈래근은 중력의 외적 토크에 대항하면서 무릎관절을 지지하는 주요 근육이다.

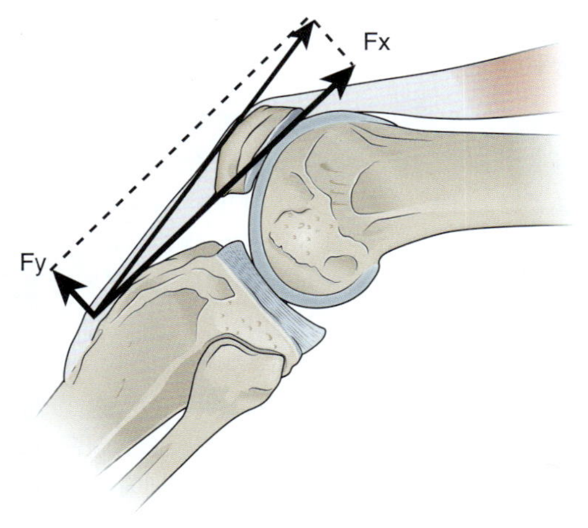

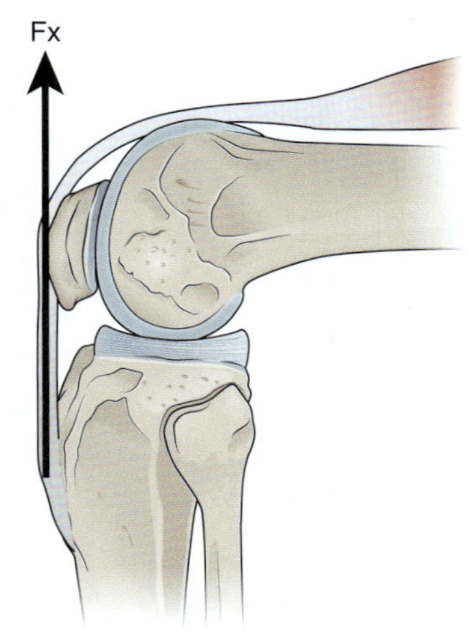

그림 11-34. A. 무릎이 완전 폄에 가까워지면, 강력한 넙다리네갈래근의 수축이 정강뼈를 앞쪽으로 병진시킬 수 있다. B. 무릎이 60° 이상 굽힘되면, 정강뼈의 앞쪽 병진운동이 매우 적게 일어나거나 거의 일어나지 않는다.

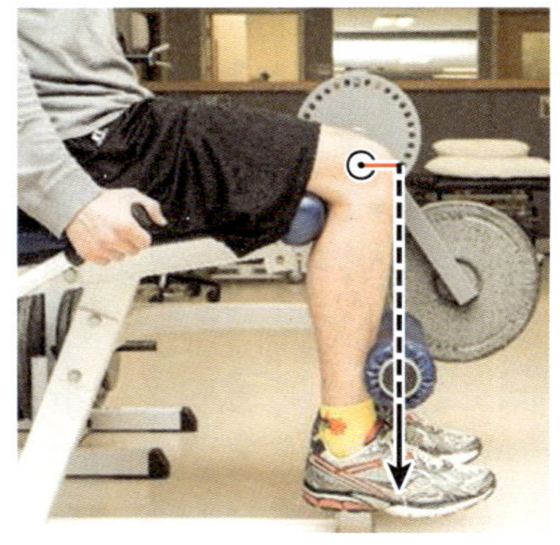
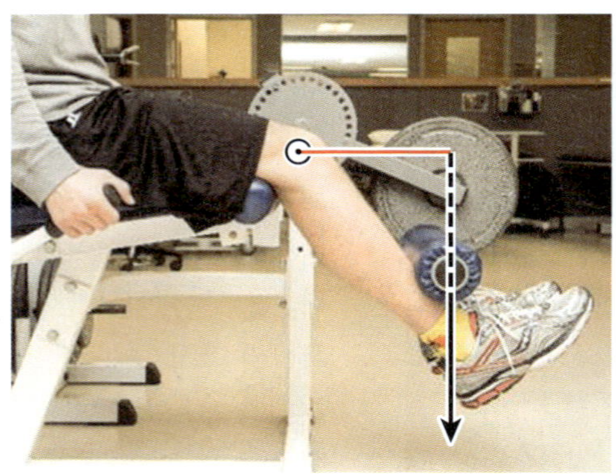
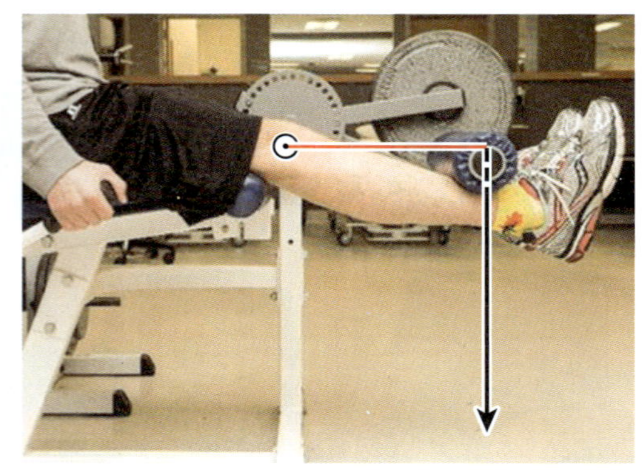

그림 11-35. 비체중부하 활동 동안, 무릎관절이 완전 폄될 때 넙다리네갈래근은 저항의 모멘트팔을 증가시키기 위해 더 강한 토크를 발생시켜야 한다.

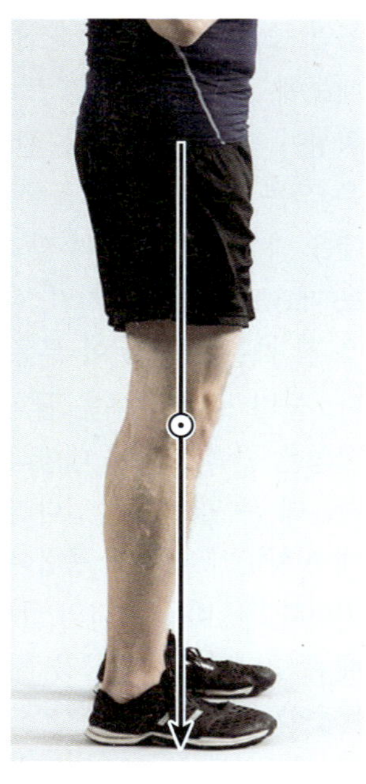
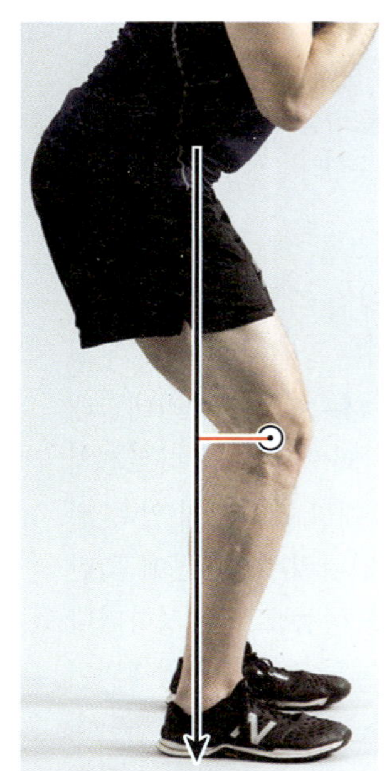
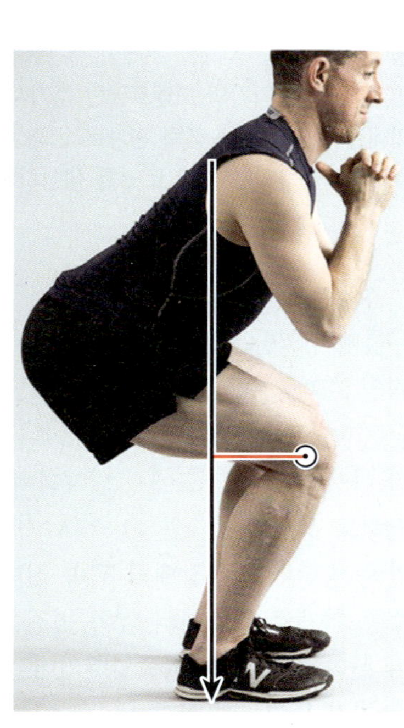

그림 11-36. 체중부하 활동 동안, 무릎관절이 굽힘될 때, 넙다리네갈래근은 무릎관절에 가해지는 체중의 모멘트팔 증가를 제어하기 위해 더욱 큰 토크를 발생시켜야 한다.

넙다리네갈래근의 기능은 다르게 작용하는데, 그 이유는 다양한 활동과 운동 조건의 다른 생체역학적 요구 때문이다. 앉은 자세에서 무릎을 펴하는 동안(비체중부하), 저항의 모멘트팔(예, 다리 무게에다 외적 저항을 합친 경우)은 무릎관절이 90°로 굽힘했을 때 최소가 되고, 무릎관절의 폄으로 진행할수록 증가한다(그림 11-35). 그러므로 무릎이 완전 폄에 가까워질 때, 넙다리네갈래근의 힘이 더 많이 요구된다. 그러나 체중부하 활동 동안에는 반대 현상이 일어난다. 선 자세에서 쭈그려 앉을 때, 저항의 모멘트팔(예, 신체중심에 대한 중력의 효과)이 최소가 되고, 무릎관절이 굽힘될수록 저항의 모멘트팔이 증가한다. 그러므로 쭈그려 앉기와 같은, 체중부하 활동 동안, 넙다리네갈래근은 더 큰 무릎관절의 굽힘 자세에서 더 많은 힘을 생산해야 한다(그림 11-36).[198]

확장 개념 11-11

넙다리네갈래근의 강화운동: 체중부하 상태와 비체중부하 상태

체중부하 운동은 종종 앞십자인대, 뒤십자인대 및 무릎넙다리관절의 손상 이후에 처방되며, 이들 운동은 비체중부하 운동보다 관절에 스트레스를 덜 주고, 기능적이고 안전한 편이다. Wilk 등은 일반적으로 넙다리네갈래근을 강화하는데 사용되는 체중부하 상태와 비체중부하 상태로 나누어서 무릎에서 발생하는 앞뒤 전단력, 압박력 및 폄근 모멘트를 전산으로 계산했다.[199]

쭈그려 앉기나 레그 프레스와 같은 체중부하 상태에서의 넙다리네갈래근 운동은 전체 가동범위 동안 정강뼈의 뒤쪽 전단을 초래했고, 특히 무릎관절의 83-105° 굽힘에서 최대의 뒤쪽 전단력을 일으켰다.[199,200] 예상대로 뒤쪽 전단력은 뒤십자인대에 가해지는 스트레스를 증가시켰다. 이와 반대로, 비체중부하 상태에서 넙다리네갈래근이 무릎을 앞쪽으로 40-10° 폄할 때 앞쪽 전단력이 발생했고, 최대 전단력은 20-10° 굽힘에서 발생되었다. 앞쪽 전단력은 앞십자인대에 가해지는 스트레스를 증가시켰다. 특정의 체중부하 운동과 비체중부하 운동 동안 뒤십자인대와 앞십자인대에 가해지는 스트레스는 만약 이들 인대가 손상되거나 최근에 재건술을 받았다면, 치유 과정에 나쁜 영향을 줄 수 있다.[199,200]

Beynon 등은 치료적 운동 동안에 발생하는 스트레인 수치를 비교하기 위해 생체내 실험으로 앞십자인대의 스트레인 수치를 측정했다.[201,202] 체중부하 활동이나 비체중부하 활동으로 수행된 운동에 관계 없이 비슷한 앞십자인대 스트레인 값이 확인되었다.[201,202] 예를 들어, 한발로 앉은 자세에서 일어서기, 런지, 디딤판 오르내리기 등은 비체중부하 무릎 폄 운동 시와 비슷한 앞십자인대의 스트레인 수치를 나타냈다. 운동이 열린사슬이든 닫힌사슬로 이루어지든 간에 관계없이, 넙다리네갈래근이 무릎관절 50-0° 굽힘에서 수축할 때, 앞십자인대의 스트레인이 가장 높아졌다.[201,202]

앞십자인대에서 계산으로 유도된 힘과 실험으로 측정된 스트레인의 결과는 체중부하 프로토콜이나 비체중부하 프로토콜 중 어느 것이 더 낫고 안전하고 효율적이라는 전제 아래에서 수행되는 기본 재활 운동의 타당성에 의문을 제기한다. 이것 대신, 이들 운동 형태와 환자의 기능적 요구를 통합한 재활 프로그램이 넙다리네갈래근의 근력을 얻는데 가장 좋을 것 같다.

무릎관절 안정장치(Stabilizers of the Knee)

본 장의 시작부터 끝까지, 우리는 정강넙다리관절의 안정성에 기여하는 수동 힘(관절주머니인대 구조물)과 능동 힘(근육)의 역할을 살펴보았다. 관절 안정성에 영향을 주는 근육과 관절주머니인대 구조물의 역할은 무릎관절 뿐만 아니라 이웃한 다른 관절의 자세, 적용힘의 크기와 방향, 그리고 2차 억제 구조물의 역할에 좌우된다. 또한 임상가와 연구자에 의해 관찰되는 다양한 소견에 영향을 주는 개인간의 상당한 차이점(동일 사람도 양쪽 무릎에서 차이를 볼 수 있다)도 존재한다. 비록 심하게 단순화된 점이 있지만, 표 11-1은 무릎관절에서 일어날 수 있는 앞뒤 병진운동, 무릎관절의 젖힘, 안굽이/밖굽이, 안쪽돌림/가쪽돌림 등을 제한하는 다른 구조물의 역할도 요약하고 있다.

표 11-1은 단일 운동면의 측면에서 안정성을 기술하고 있다. 실제로 표 11-2에서 알 수 있는 것처럼, 더 복잡하고 복합된 운동이 일어나며, 이것은 복합 안정성이나 돌림 안정성을 요구한다(단일면 운동의 결합). 예를 들어, 뒤가쪽 모서리(즉, 뒤가쪽 관절주머니, 오금근, 활인대)가 손상되면, 관절의 뒤쪽이 불안정해지고 정강뼈가 과도하게 가쪽돌림될 수 있는데, 이것을 **뒤가쪽 불안정성**이라고 부른다. 반대로, 뒤빗인대, 안쪽 뒤넙다리근, 안쪽 곁인대 및 뒤안쪽 관절주머니의 손상은 **뒤안쪽 안정성**에 영향을 준다. 앞안쪽 안정성과 앞가쪽 안정성은 해당 관절주머니의 부분에 의해 제공되며, 이것은 넙다리네갈래근의 폄과 합쳐져서 무릎뼈의 각 측면에 폄근지지띠를 형성한다.

무릎넙다리관절(Patellofemoral Joint)

무릎뼈는 납작하고 삼각형 뼈로써 넙다리네갈래근 안에 위치하며, 인체에서 가장 큰 종자뼈이다(그림 11-37).[203] 무릎뼈는 역삼각형으로서 꼭대기가 아래쪽에 위치한다. 무릎뼈의 뒷면은 수직 능선에 의해 분리되고, 관절연골로 덮여 있다. 수직 능선은 무릎뼈의 중앙에 위치하며, 관절면을 동등한 크기의 안쪽 파셋과 가쪽 파셋으로 분리한다. 안쪽 파셋과 가쪽 파셋 모두 납작하지만, 좌우로 그리고 위아래로 약간 볼록하다. 대부분의 무릎뼈는 안쪽 모서리 쪽으로 향해 있는 두 번째 수직 능선을 가지고 있는데, 이 능선에 의해 **오드 파셋**(odd facet)으로 알려진 파셋이 존재한다.[203]

무릎이 폄된 상태에서는, 무릎뼈의 뒤쪽면이 넙다리뼈고랑(먼쪽 넙다리뼈의 안쪽면) 안에 위치하게 된다. 넙다리뼈고랑는 무릎뼈 뒤쪽면의 정중앙 능선과 만나는 중앙 도르래(융기사이)고랑을 가지고 있다. 넙다리뼈의 도르래 고랑은 무릎뼈의 안쪽 파셋과 가쪽 파셋과 관절을 이루는 안쪽 파셋과 가쪽 파셋으로 고랑을 나눈다. 넙다리뼈고랑의 가쪽 파셋은 안쪽 파셋보다 약간 더 볼록하고 가쪽 가장자리에 잘 발달된 가쪽 입술을 가지고 있다.[203] 상대적으로 커다란 크기의 가쪽 파셋은 무릎뼈 기전과 병리역학에 중요한 역할을 한다. 무릎뼈는 무릎힘줄에 의해 정강뼈거친면의 아래쪽에서 부착된다. 무릎넙다리관절은 신체에서 가장 일치도가 낮은 관절 중 하나인데, 그 이유는 관절면의 모양과 넙다리뼈에 비해 무릎뼈의 관절면이 더 작기 때문이다.

무릎뼈의 1차 기능은 넙다리네갈래근을 위한 해부학적 도르래로서 작용하는 것이다.[203] 넙다리네갈래근 힘줄과 넙다리뼈 관절융기 사이에 위치한 무릎뼈는 마찰력도 감소시키는데, 그 이유는 넙다리뼈융기가 넙다리네갈래근 힘줄과 윤활작용하기 보다는 부드러운 유리연골로 덮여 있는 무릎뼈의 뒤쪽 관절면과 접촉하기 때문이다. 무릎 움직임을 제한하지 않고 자신의 기능을 수행하는 무릎뼈의 능력은 무릎뼈의 가동성에 좌우된다. 무릎뼈는 안정성을 위해 정적 구조물과 동적 구조물에 의존하는데, 그 이유는 무릎넙다리관절의 불일치성 때문이다. 기묘한 모양의 무릎뼈와 그것이 안착되는 고르지 못한 관절면은 정강넙다리관절의 운동을 동반하는 무릎뼈의 움직임을 결정하는데 도움을 주고, 무릎뼈와 무릎넙다리관절의 관절면이 엄청난 힘에 민감하게 반응하도록 도와 준다. 무릎넙다리관절의 복잡한 관절면은 비교적 간단한 기능으로 보이

표 11-1. 무릎관절의 고정근 요약*

고정근	구조물	기능
AP/젖힘 고정근	앞십자인대 엉덩정강띠 뒤넙다리근 가자미근(체중부하) 큰볼기근(체중부하)	정강뼈 앞쪽 병진 제한 (또는 넙다리뼈 뒤쪽 병진)
	뒤십자인대 반달넙다리인대 넙다리네갈래근 오금근 장딴지근의 안쪽 갈래와 가쪽 갈래	정강뼈 뒤쪽 병진 제한 (또는 넙다리뼈 앞쪽 병진)
밖굽이/안굽이 고정근	안쪽 곁인대 앞십자인대 뒤십자인대 뒤빗인대 거위발: 넙다리빗근 두덩정강근 반힘줄모양근 반막모양근 장딴지근의 안쪽 갈래	정강뼈의 밖굽이 제한
	가쪽 곁인대 엉덩정강띠 앞십자인대 뒤십자인대 활인대 넙다리두갈래근 장딴지근의 가쪽 갈래	정강뼈의 안굽이 제한
안쪽돌림/가쪽돌림 고정근	앞십자인대 뒤십자인대 뒤안쪽 관절주머니 반달넙다리인대 넙다리두갈래근	정강뼈의 안쪽돌림 제한
	뒤가쪽 관절주머니 오금근 거위발: 넙다리빗근 두덩정강근 반힘줄모양근 반막모양근 안쪽 곁인대 가쪽 곁인대	정강뼈의 가쪽돌림 제한

* 근육과 관절주머니인대 구조물의 역할은 무릎관절 뿐만 아니라 이웃한 다른 관절의 위치, 작용힘의 크기 및 방향, 2차 억제 구조물의 역할에 좌우된다. 소견은 검사 조건에 따라 다르고, 학자들 사이에서도 다르다.

A–P, 앞뒤.

표 11-2. 돌림 안정성의 요소

	안쪽	가쪽
앞쪽(Anterior)	**앞안쪽 안정성***	**앞가쪽 안정성**†
	안쪽 곁인대 뒤빗인대 뒤안쪽 관절주머니 앞십자인대	앞십자인대 가쪽 곁인대 뒤가쪽 관절주머니 활인대 복합체/오금근 엉덩정강띠
뒤쪽(Posterior)	**뒤안쪽 안정성**	**뒤가쪽 안정성**
	뒤십자인대 뒤빗인대 안쪽 곁인대 반막모양근 뒤안쪽 관절주머니 앞십자인대	뒤십자인대 활인대 복합체/오금근 가쪽 곁인대 넙다리두갈래근 뒤가쪽 관절주머니

* 는 다음을 의미한다: 능동 안정장치와 수동 안정장치는 다음 동작 중 1개 이상의 동작에 저항할 수 있다: 정강뼈의 앞뒤 병진운동, 박굽이 또는 가쪽돌림.

† 는 다음을 의미한다: 능동 안정장치와 수동 안정장치는 다음 동작 중 1개 이상의 동작에 저항할 수 있다: 정강뼈의 앞뒤 병진운동, 인굽이 또는 안쪽돌림.

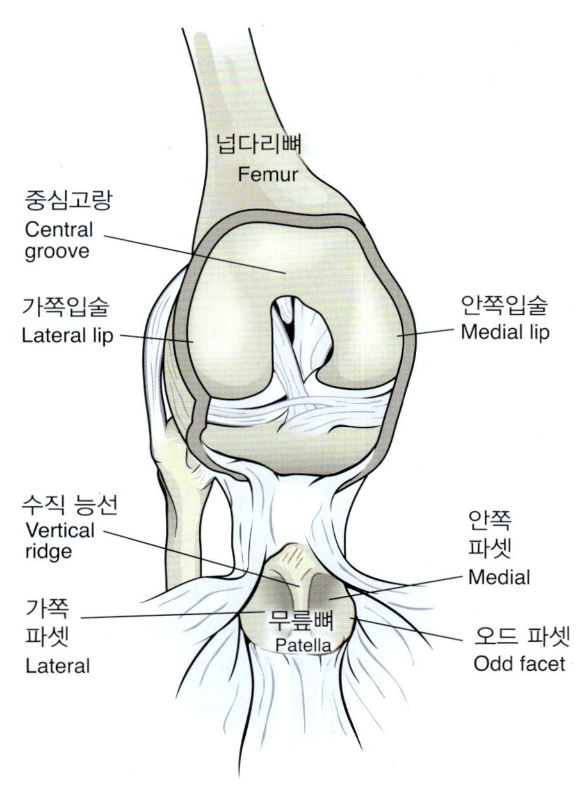

그림 11-37. 무릎뼈 뒤쪽의 관절면과 넙다리뼈고랑의 관절면. 관절을 이루는 넙다리뼈의 가쪽에는 잘 발달된 가쪽입술이 존재한다.

는 것을 수행하는 동안, 많은 문제를 초래할 수 있다. 무릎넙다리관절의 기능에 영향을 미치는 구조물과 힘에 대한 이해는 가동성과 안정성에 대한 모순된 요구를 만족시키려 할 때 무릎넙다리관절에서 나타나는 일반적인 임상 문제점을 이해하는데 도움을 준다.

무릎넙다리관절의 관절면과 관절 일치성 (Patellofemoral Articular Surfaces and Joint Congruence)

무릎관절의 완전 폄 상태에서,무릎뼈는 넙다리뼈고랑 위에 위치한다.[203] 무릎뼈가 융기사이고랑에 안으로 들어가지 않았기 때문에, 무릎관절의 굽힘 자세와 비교해 볼 때 무릎뼈의 불안정 가능성이 더 커진다. 그런 폄 자세에서는, 안쪽/가쪽 지지띠와 관절주머니는 무릎뼈에 수동 안정성을 제공한다.[203] 넙다리뼈고랑에 대한 무릎의 수직 자세는 무릎힘줄의 길이와 관련된다. 원래 무릎힘줄과 무릎뼈 대각선 길이의 비율은 **Insall–Salvati 지표**로 알려져 있고, 일반적으로 1:1에 가깝다.[204] 현저하게 무릎힘줄이 짧아지면, 넙다리뼈고랑에 대해 비정상적으로 낮은 무릎뼈 위치를 만드는데, 이것을 **저위 무릎뼈**(patella baja)라고 한다. 이와 반대로, 높은 위치에 있는 무릎뼈는 **고위 무릎뼈**(patella alta)로 알려져 있으며, 무릎뼈의 안정성이 증가된다.[203] 이런 상황일 때 넙다리

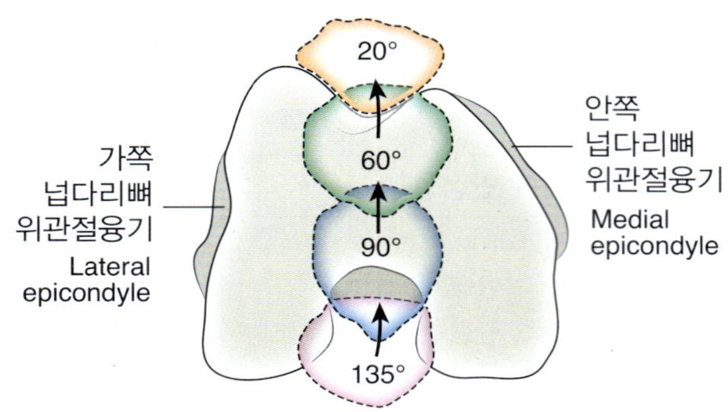

그림 11-38. 무릎이 펌 상태에 가까워지면, 무릎뼈의 아래쪽 끝단만이 넙다리뼈와 접촉한다. 무릎의 굽힘이 계속 되면, 접촉 면적이 위쪽으로 이동하고, 그 다음 무릎뼈를 따라 가쪽으로 이동한다. 무릎이 완전 굽힘되면, 가쪽 파셋과 오드 파셋만이 넙다리뼈와 접촉을 이룬다.

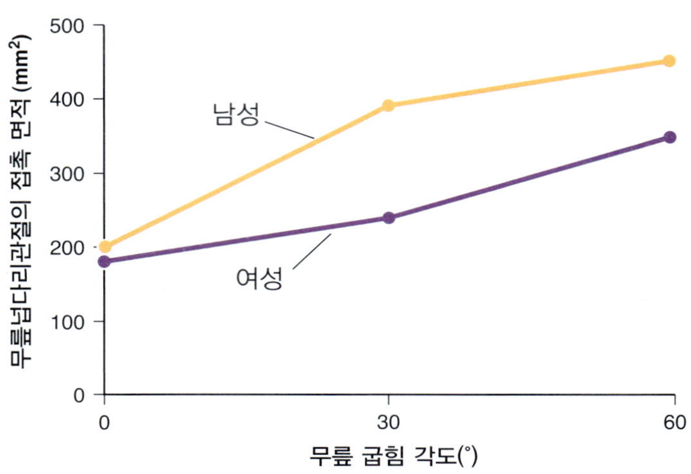

그림 11-39. 무릎뼈와 넙다리뼈 사이의 접촉은 무릎이 완전 폄되었을 때 가장 작다. 무릎넙다리관절의 접촉면적은 무릎이 폄에서 굽힘으로 증가할수록 증가된다(출처: Besier TF, Draper CE, Gold GE, et al: Patellefemoral joint contact area increases with knee flexion and weightbearing. J Orthop Res 23:345, 2005.)

뼈고랑의 가쪽입술이 반드시 덜 발달되는 것이 아니지만, 가쪽 파셋보다 더 몸쪽에 무릎뼈를 위치시켜 무릎뼈의 안정성을 떨어뜨리고 아탈구의 가능성이 높아진다. 고위 무릎뼈를 가진 환자의 경우에는, 무릎뼈가 아래쪽으로 병진되어 융기사이고랑 안에 들어가기 전에 정강넙다리관절이 더 많이 굽힘되어야 하고, 이것은 무릎뼈가 비교적 불안정해지는 범위 내에서 더 큰 무릎 ROM을 야기시킨다.

무릎뼈와 넙다리뼈 사이의 접촉은 무릎의 가동범위 내에서 변하는데, 그 이유는 무릎넙다리관절의 불일치성 때문이다(그림 11-38). 폄된 무릎 자세에서 무릎뼈가 넙다리뼈고랑 안에 위치할 때, 무릎뼈의 아래쪽 끝단만이 넙다리뼈와 접촉한다.[203,205,206] 무릎관절이 굽힘을 시작할 때, 무릎뼈는 아래쪽으로 활주하여 접촉부위 면적이 점점 증가한다. 무릎뼈와 넙다리뼈 사이의 첫 번째 일관된 접촉은 무릎관절의 15-20° 굽힘에서 무릎뼈 안쪽 파셋과 가쪽 파셋의 아래쪽 가장자리를 따라 일어난다. 정강넙다리관절이 계속 굽힘하면, 접촉 면적이 증가하고, 무릎뼈에 대한 초기 아래쪽위치에서 더 위쪽위치까지 이동한다(그림 11-39).[206] 접촉 면적이 무릎뼈의 뒤쪽면을 따라 위쪽으로 이동할 때, 무릎뼈는 안쪽 파셋과 가쪽 파셋을 덮기 위해 횡단으로 넓어진다. 무릎관절의 굽힘이 90°일 때, 오드 파셋을 제외한 무릎뼈의 모든 부분이 어느 정도 접촉되는 경험을 한다(비록 일관되지 않지만).

무릎의 굽힘이 90°를 초과하면, 접촉 면적이 아래쪽으로 이동하기 시작하고, 작은 오드 파셋이 처음으로 안쪽 넙다리뼈 관절융기와 접촉하게 된다. 무릎이 완전 굽힘하면, 무릎뼈가 융기사이고랑 안에 안착되고, 가쪽 파셋과 오드 파셋과 접촉하고, 안쪽 파셋과는 더 이상 접촉하지 않는다.[203]

무릎뼈 운동(Motions of the Patella)

넙다리뼈, 정강뼈 및 무릎뼈 사이의 상대적인 운동은 단순한 경첩관절이 보여주는 운동보다 복잡하다. 무릎뼈와 넙다리뼈 사이의 접촉이 무릎관절의 운동에 따라 변할 때, 무릎뼈는 넙다리뼈 관절융기 위에서 동시에 병진운동과 돌림운동을 한다. 무릎뼈의 운동은 넙다리뼈와 정강뼈에 의해 영향을 받고, 또 이들 뼈와 무릎뼈의 관계를 반영한다. 넙다리뼈가 고정되고 무릎관절이 굽힘될 때, 무릎뼈의 먼쪽 꼭대기가 뒤쪽으로 움직이면서 무릎뼈(무릎힘줄을 통해 정강뼈거친면에 고정된)가 정강뼈에 의해 아래로 당기고, 넙다리뼈에 대해 아래쪽으로 활주하고 돌림한다. 무릎뼈가 넙다리뼈융기사이고랑 아래로 활주할 때 일어나는 이런 무릎뼈의 시상면 돌림은 **무릎뼈의 굽힘**으로 불린다. 무릎의 폄은 정상 ROM의 끝지점에서 무릎뼈의 꼭대기가 아래쪽으로 향하도록 하고, 무릎뼈를 넙다리뼈고랑 안으로 다시 원래 위치로 이동시킨다. 이런 무릎뼈의 위쪽 활주는 무릎뼈를 넙다리뼈융기 위에서 회전시키는데, 이것을 **무릎뼈의 폄**이라고 한다.

무릎뼈의 굽힘과 폄 이외에도, 무릎뼈는 긴축(몸쪽에서 무릎뼈를 통과하는 먼쪽으로 향하는 축)을 중심으로 경사지고, 이마면에서 안쪽과 가쪽으로 이동하고, 앞뒤축(무릎뼈과 수직되는 축)을 중심으로 돌림을 한다. 긴축을 중심으로 일어나는 경사를 **안쪽 경사/가쪽 경사**라고 하는데, 이것은 무릎뼈의 앞면이 넙다리뼈 관절융기에 대해 상대적으로 어떤 방향으로 움직

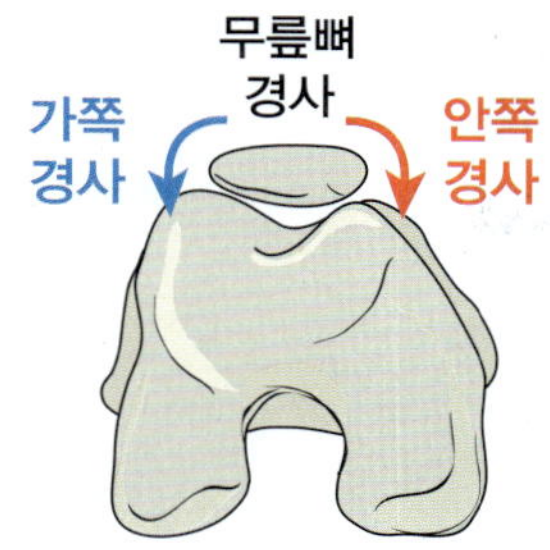

그림 11-40. 무릎넙다리관절을 위쪽에서 본 것이다. 안쪽 경사와 가쪽 경사는 무릎뼈 앞쪽면이 경사지는 방향을 따라 결정되고, 이런 안쪽 경사가 일어나는 동안, 무릎뼈의 안쪽면이 안쪽 넙다리뼈 관절융기에 가까워지는 것이고, 반대로 가쪽 경사는 무릎뼈의 가쪽면이 가쪽 넙다리뼈 관절융기에 가까워지는 것이다.

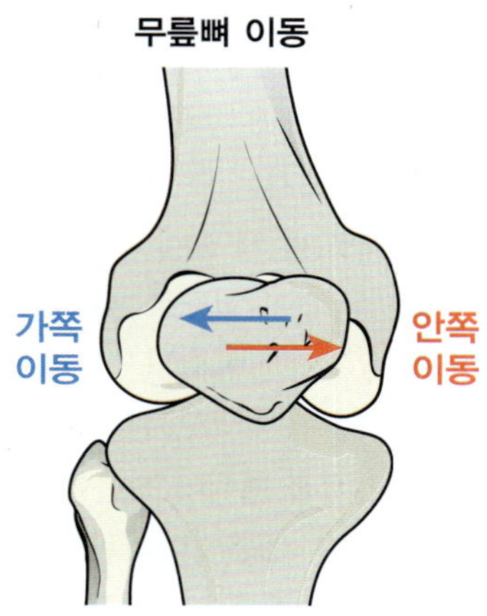

그림 11-41. 안쪽 이동과 가쪽 이동은 안쪽 넙다리뼈 관절융기 또는 가쪽 넙다리뼈 관절융기 쪽으로 무릎뼈가 움직이는 방향을 기준으로 명명된다.

이는지에 따라 이름이 붙여진다(그림 11-40).

가쪽 경사는 무릎뼈의 가쪽 가장자리가 가쪽 넙다리뼈 관절융기에 가까워질 때 일어나는 것이고, 안쪽 경사는 무릎뼈의 안쪽 가장자리가 안쪽 관절융기에 가까워질 때 일어나는 것이다.[207] 무릎뼈 경사의 방향과 크기는 넙다리뼈 관절융기의 비대칭과 같은 무릎관절의 주변 구조물, 안쪽 또는 가쪽 정강뼈 돌림의 정도, 그리고 가쪽지지띠와 같은 물렁조직의 타이트함 등에 의해 영향을 받는다.[208–210]

무릎뼈의 가쪽 이동과 안쪽 이동은 축을 중심으로 회전하기보다는 평면으로 일어나는 병진운동(활주)이다(그림 11-41). 무릎뼈의 가쪽 이동은 이마면에서 가쪽넙다리뼈융기쪽으로 무릎뼈가 움직이는 것으로 움직인다. 가쪽 이동은 넙다리뼈고랑 내의 무릎뼈 안정성을 평가하는 무릎뼈의 불안 검사를 할 때 흔히 사용된다.

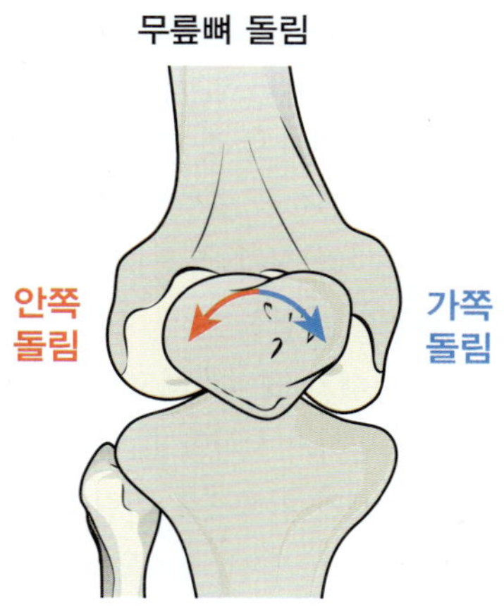

그림 11-42. 무릎뼈의 안쪽돌림은 빨간색이다. 무릎뼈의 아래쪽 끝단이 정강뼈의 안쪽돌림 동안에 일어나는 정강뼈거친면의 움직임을 따라 간다. 무릎뼈의 가쪽돌림은 파란색이다. 무릎뼈의 아래쪽 끝단이 정강뼈의 가쪽돌림 동안에 일어나는 정강뼈거친면의 움직임을 따라 간다.

앞뒤축을 중심으로 일어나는 무릎뼈의 돌림(**안쪽돌림/가쪽돌림**)은 무릎뼈 꼭대기의 움직임에 의해 정의된다(그림 11-42). 무릎뼈 꼭대기가 안쪽 넙다리뼈 관절융기 쪽으로 향하면서 무릎뼈가 앞뒤축을 중심으로 회전을 할 때 안쪽돌림이 일어난다. 그리고 무릎뼈 바닥(위쪽)이 가쪽 넙다리뼈 관절융기에 가까워질 때를 안쪽돌림이라고 한다.[207] 무릎뼈 경사와 마찬가지로, 무릎뼈 돌림은 넙다리뼈가 정강뼈에 대해 축돌림할 때, 무릎뼈를 넙다리뼈 관절융기 사이에 놓이도록 만든다. 무릎뼈의 아래면이 무릎힘줄을 통해 정강뼈에 묶여 있기 때문에, 무릎뼈 아래쪽면은 넙다리뼈와 함께 움직이는 동안 계속 정강뼈거친면 쪽으로 향한다.[212] 그러므로 무릎관절이 어느 정도 굽힘하고 고정된 넙다리뼈에 대해 정강뼈가 안쪽돌림되어 있을 때, 무릎뼈가 안쪽돌림되면 무릎뼈의 아래쪽 끝단이 안쪽으로 향한다. 비슷하게, 정강뼈가 가쪽으로 돌림하면, 무릎뼈의 꼭대기가 정강뼈거친면과 정렬되는 것을 유지하기 위해 무릎뼈가 가쪽으로 회전할 것이다. 무릎관절 굽힘 동안, 정강뼈가 무릎관절의 잠김을 풀기 위해 안쪽돌림할 때 무릎뼈도 안쪽돌림한다. 넙다리뼈 관절융기가 비대칭이기 때문에, 무릎관절이 20°에서 90°로 굽힘할 때 무릎뼈는 약 5° 가쪽돌림한다.[209]

비록 무릎뼈가 물렁조직의 안정장치(예, 폄근지지띠)에 붙어 있지만, 정강넙다리관절의 가동범위 정도에 따라 무릎뼈에서 병진운동이 일어난다. 무릎뼈는 무릎관절이 폄할 때 위쪽으로 활주하고, 굽힘할 때 아래쪽으로 활주한다. 이들 운동의 이해는 무릎뼈가 무릎관절의 기능에 영향을 주기 때문에 중요하다. 예를 들어, 무릎관절을 능동으로 펌하는 동안, 만약 무릎뼈의 위쪽 활주가 제한되면 넙다리네갈래근의 기능이 악화되고, 무릎관절의 폄이 제한될 것이다. 정강넙다리관절의 굽힘 동안, 무릎뼈는 아래쪽으로 활주한다. 제한된 아래쪽 활주는 무릎관절의 굽힘을 제한한다. 무릎뼈의 안쪽–가쪽 이동은 동시에 위–아래 활주를 동반한다.[209] 무릎관절의 완전 폄 시에는 일반적으로 무릎뼈가 넙다리뼈고랑에서 약간 가쪽에 위치한다. 무릎관절이 굽힘하기 시작할 때, 커다란 가쪽 넙다리뼈 관절융기에 의해 무릎뼈가 안쪽으로 밀린다. 무릎관절의 굽힘이 30°를 지나면, 무릎뼈는 약간 가쪽으로 이동할 수 있거나, 아주 안정되게 남아 있을 수 있는데, 이것은 무릎뼈가 넙다리뼈 관절융기 안에서 고정되기 때문이다.

결론적으로, 무릎관절을 폄 자세에서 굽힘 자세로 움직일 때, 무릎뼈는 먼저 안쪽으로 이동한 다음, 가쪽으로 이동한다. 무릎뼈의 적절한 활주, 경사, 돌림 및 이동의 실패는 무릎관절 ROM의 제한, 무릎넙다리관절의 잘못된 운동, 무릎넙다리관절면의 압박으로 인한 통증 등을 초래할 수 있다. 그러므로 무릎뼈의 수동 가동성과 능동 가동성은 넙다리뼈에 대한 무릎뼈의 과가동성이나 저가동성이 있는지를 결정하기 위해 임상적으로 평가되어야 한다.

환자 적용 11-3

Steven은 68세의 남성 환자이며, 10년 동안 오른쪽 무릎 통증으로 고생한 이력이 있다. 방사선 영상 검사는 3년 전에 이루어졌으며, 무릎넙다리관절과 안쪽 정강넙다리 구획에서 골관절염이 발견되었다.

Steven의 주호소는 신발을 묶거나 바닥에 있는 물건을 집어들기 위한 쭈그려 앉기 등과 같은 일상 활동 동안에 무릎을 굽힘하지 어렵다는 것이다. 그의 초기 평가 동안 신체검진의 일부에 정강넙다리관절 ROM의 평가와 무릎넙다리관절 가동성 검사가 포함되었다. Steven의 주호소에 영향을 주는 것으로 어떤 제한이 있는가?

Steven은 오른쪽 무릎의 굽힘 ROM 장애를 가진 것 같다. 능동 ROM의 문제와 비슷한 크기의 수동 ROM의 문제는 근육 활성화와 근력의 문제가 ROM 부족에 영향을 주지 않는 것을 의미할 수 있다. 그 대신, 정상 관절가동성의 제한은 정강넙다리관절의 가동성이나 무릎넙다리관절의 가동성에서 나타날 수 있다. 안쪽 활주나 가쪽 활주의 문제를 동반하는 무릎뼈의 아래쪽 활주 문제는 Steven의 무릎 굽힘 ROM 제한과 활동 제한(무릎을 굽힘하는 일상활동과 함께)에 영향을 줄 수 있다. 관절 가동성을 회복시키는데 도움을 주는 무릎뼈의 가동술은 무릎관절의 굽힘 ROM과 환자 기능의 향상을 이끌어낸다.

무릎넙다리관절 스트레스 (Patellofemoral Joint Stress)

무릎넙다리관절은 일상활동 동안 매우 높은 스트레스를 받을 수 있으며, 퇴행성 변화와 골관절염이 발생하는 흔한 지점이다.[213–215] 관절 스트레스(단위면적당 힘)는 관절의 힘이나 관절면 접촉 면적의 변화에 영향을 받을 수 있다. 무릎넙다리관절의 반응력(접촉력)은 넙다리네갈래근 힘과 무릎관절의 각도에 의해 영향을 받는다. 넙다리네갈래근이 수축하면, 무릎뼈는 넙다리네갈래근의 힘줄에 의해 위쪽으로 당기게 되는데, 이것은 무릎힘줄에 의한 아래쪽 방향의 저항을 받게 된다. 이들 당김의 결합은 무릎의 굽힘 정도에 따라 달라지겠지만, 넙다리뼈에 가해지는 무릎뼈의 뒤쪽 압박력을 일으킨다.[203] 무릎관절의 완전 폄 시에는, 무릎뼈에 가해지는 넙다리네갈래근의 뒤쪽 압박력이 최소로 일어나고, 이런 압박력은 넙다리뼈 뒤쪽에 있는 안쪽넓은근과 가쪽넓은근의 이는 곳에만 기여하기 때문이다.[190] 무릎관절의 완전 폄 시, 무릎뼈와 넙다리뼈 사이의 접촉 면적이 작음에도 불구하고, 이런 작은 뒤쪽 압박력은 낮은 무릎넙다리관절 스트레스를 유지한다. 이런 낮은 관절 스트레스는 무릎넙다리 통증을 발생시키거나 악화시키지 않고, 넙다리네갈래근의 근력을 향상시키는 방법으로써 다리의 SLR 운동을 수행하는 근거를 제공한다.

무릎관절이 완전 폄에서 굽힘으로 운동할 때, 넙다리네갈래근힘줄과 무릎힘줄사이의 당김 각도가 감소하는데, 이것은 관절반응력을 증가시켜 무릎넙다리관절에 큰 압박력을 가한다(그림 11-43).[203] 이렇게 증가된 압박은 넙다리네갈래근이 수축하거나 무릎 굽힘 동안 넙다리네갈래근이 신장됨으로서 일어난다. 만약 넙다네갈래근이 수축하지 않는다면, 무릎관절의 굽힘이 증가할 때 넙다리네갈래근과 무릎힘줄 사이에서 탄성 장력이 증가한다. 넙다리네갈래근이 작용하면, 능동 장력과 수동 장력 양쪽 모두가 관절 압박력의 증가에 기여한다.

전체 관절반응력은 무릎관절의 굽힘 각도 뿐만 아니라 넙다리네갈래근의 수동 당김과 능동 작용에 의해서도 영향을 받는다. 무릎넙다리관절의 반응력은 일상생활동작 동안 매우 높아질 수도 있다. 보행의 입각기 동안, 무릎관절의 최대 굽힘이 약 20°일 때, 무릎넙다리관절의 압박력은 약 체중의

25–50%가 된다.[144] 달리기와 같이, 더 큰 무릎관절 굽힘과 넙다리네갈래근의 활동이 요구될 때는, 무릎넙다리관절의 압박력이 체중의 5–6배에 달하는 것으로 추정된다.[216] 더 큰 넙다리네갈래근의 활동을 요구하는 무릎관절의 깊은 굽힘 운동은 압박력을 더욱 증가시킬 수 있다.[216] 넙다리네갈래근에 의해 생성된 큰 압박력은 상대적으로 작은 무릎넙다리관절의 접촉 면적 위에 분산되고, 무릎넙다리관절이 견뎌내야 하는 커다란 관절 스트레스를 초래할 수 있다. 정상의 무릎넙다리관절이라면, 무릎뼈의 안쪽 파셋은 가쪽 파셋에 비해 작은 접촉 면적을 가지고 있기 때문에, 큰 스트레스를 감당한다.[203] 몇몇 기전은 일반적으로 무릎뼈(특히, 안쪽 파셋)에 가해지는 무릎넙다리관절의 스트레스를 최소화하거나 분산시키는데 도움을 줄 것이다. 완전 폄 시에는, 무릎뼈에 작용하는 압박력이 작기 때문에 그것을 보상하는 기전이 필요 없다. 무릎관절의 굽힘이 증가하면, 점차적으로 무릎뼈의 접촉 면적도 증가하고, 증가되는 압박력이 분산된다.[190,203]

이런 접촉 면적의 증가와 압박력의 증가는 무릎관절이 90° 굽힘될 때까지 무릎넙다리관절의 스트레스를 최소화하는데 도움이 될 것이다. 특히, 30°에서 70°로 무릎관절이 굽힘할 때, 접촉력의 크기가 중심 능선 근처의 두꺼운 안쪽 파셋 연골에서 가장 높을 것이다. 이 부위의 관절연골은 인체 중에서 가장 두꺼운 유리연골 중의 하나이며, 무릎뼈의 앞쪽 파셋으로 전달되는 상당한 압박력을 이겨낼 수 있다. 같은 ROM 범위내에서, 무릎뼈는 도르래로서 가장 큰 효과를 가지고, 넙다리네갈래근의 모멘트팔이 최대가 된다. 큰 모멘트팔은 작은 넙다리네갈래근의 힘으로도 같은 크기의 토크를 만들어 낼 수 있고, 무릎넙다리관절의 압박력을 최소화시킨다. 무릎의 굽힘이 증가하면, 모멘트팔이 감소하여, 넙다리네갈래근에 의한 힘 생산을 증가시킬 수 있다. 무릎관절 굽힘이 90°을 넘어서면, 무릎뼈의 접촉면적이 다시 감소되어 무릎넙다리관절에 걸리는 스트레스가 증가할 것이다. 그러나 무릎뼈에 대한 이런 압박력 증가의 일부는 넙다리뼈 관절융기에 접촉하는 넙다리네갈래근 힘줄에 의해 분산된다.[217] 무릎뼈의 수직 위치도 무릎넙다리관절의 스트레스에 영향을 줄 수 있다. Singerman 등에 따르면, 고위 무릎뼈(patella alta)의 경우 넙다리네갈래근 힘줄과 넙다리뼈 관절융기 사이의 접촉 시작이 지연된다고 했다.[217]

무릎의 굽힘이 증가하면, 무릎넙다리관절의 압박력도 계속해서 증가될 것이다. 이와 반대로, 저위 무릎뼈(patella baja)의 경우에는 넙다리네갈래근 힘줄과 넙다리뼈 관절융기 사이

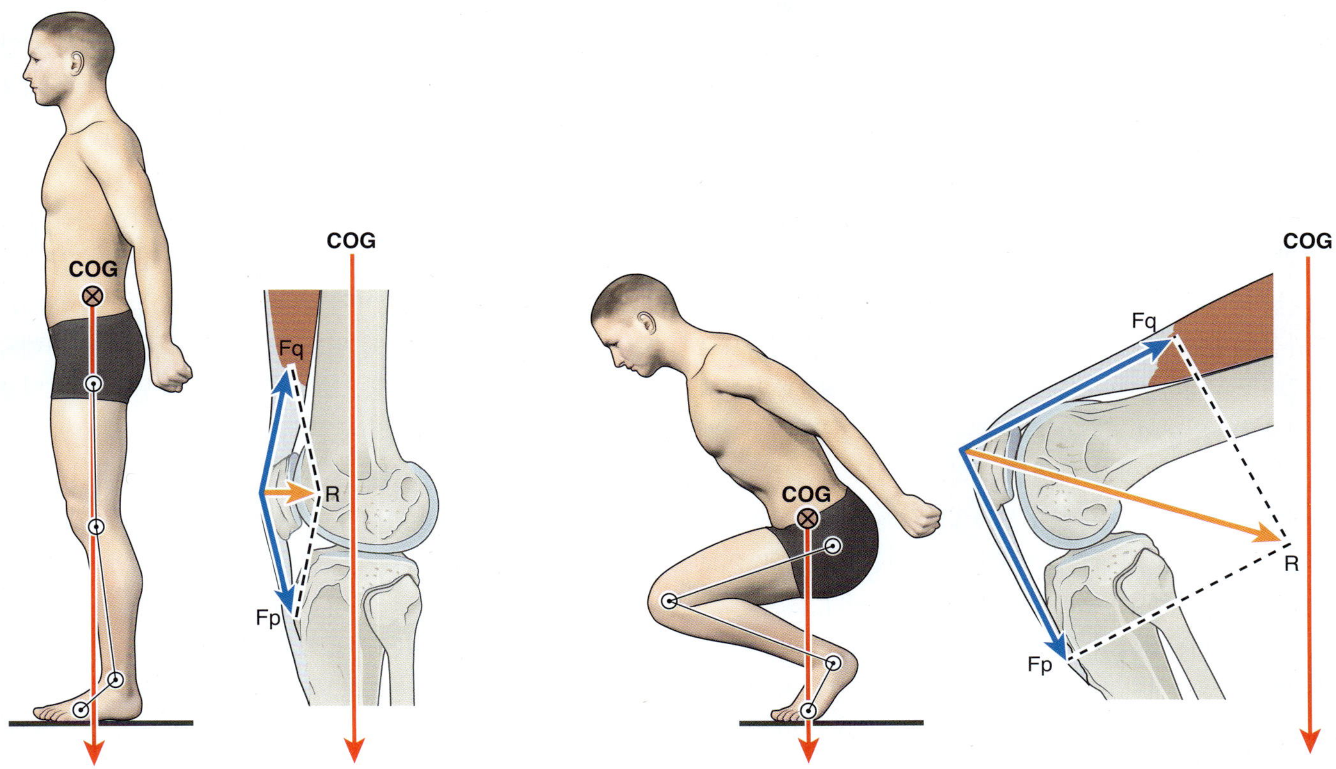

그림 11-43. 무릎넙다리관절의 반응력은 무릎 굽힘 각도에 의해 부분적으로 설명된다. 무릎이 더욱 굽힘되면, 무릎넙다리관절의 압박하중이 증가된다. COG = 중력중심.

의 접촉이 가동범위의 초기에서 일어나며, 무릎넙다리관절의 접촉력의 크기를 감소시킬 수 있다.[217-219]

무릎넙다리관절의 이마면 안정성 (Frontal Plane Patellofemoral Joint Stability)

무릎의 완전 폄 시, 무릎넙다리관절은 이마면 불안정을 경험할 수도 있다. 즉, 무릎이 폄되었을 때 불안정이 일어날 수 있는데, 그 이유는 무릎뼈가 위쪽 넙다리뼈고랑의 얕은 부위에 위치하기 때문이고, 이 얕은 부위는 넙다리네갈래근에 의한 뼈의 안정성과 무릎넙다리관절의 압박이 제한되는 지점이다. 부가적으로, 넙다리네갈래근의 작용선과 무릎힘줄의 작용선이 일치하지 않는데, 그 이유는 정강뼈와 넙다리뼈 사이에 생리적 밖굽이가 형성 때문이고, 이것이 약간의 무릎뼈 가쪽 당김을 초래할 것이다(그림 11-44). 물렁조직 안정장치는 뼈의 안정성을 감소시키는 무릎뼈의 가쪽 당김 때문에, 무릎의 폄 자세에서 안가쪽 안정성을 담당한다. 무릎 굽힘이 시작하며, 무릎뼈가 넙다리뼈고랑 안으로 활주하기 시작하면(약 20°의 무릎 굽힘에서), 뼈의 안정성에 의해 안가쪽 안정성이 크게 증가된다. 그러나, 넙다리뼈 관절융기에 가해지는 무릎뼈의 압박 증가는 관절의 통증과 퇴행을 초래할 수 있다. 무릎뼈가 불안정의 위험에 놓여 있든, 또는 압박 증가의 위험에 놓여 있든간에, 이마면에서 무릎뼈의 위치, 가동성 및 제어가 최대 관심사이고, 이들은 무릎뼈의 수평 안정장치와 거기에서 발생하는 상대적 장력에 의해 영향을 받는다.

무릎뼈의 수직 안정장치는 위쪽으로 넙다리네갈래근 힘줄과 아래쪽으로 무릎힘줄로 구성된다. 폄근지지띠의 일부이며 관절주머니를 강화시키는 무릎정강인대도 수직 안정장치로 간주된다(그림. 11-12 참고).[74] 수직 안정장치는 무릎넙다리관절의 압박에서 수동 증가를 제공하며, 안가쪽 방향으로 무릎뼈를 고정하는데 도움을 준다(그림. 11-43 참고). 무릎넙다리관절의 압박이 최소가 되는 무릎관절의 폄 동안, 무릎뼈는 상대적으로 불안정 자세를 취하게 된다. 젖힌무릎에서처럼 폄이 심해진 경우에는, 넙다리네갈래근과 무릎힘줄의 당김이 무릎뼈를 넙다리뼈고랑으로부터 견인할 것이고, 이로 인해 이마면 상에서 무릎뼈의 불안정이 증가된다.

무릎넙다리관절의 수평 안정장치는 폄근지지띠의 표층을 형성한다. 폄근지지띠는 무릎뼈의 능동 안정성을 향상시키기 위해 안쪽넓은근과 가쪽넓은근에 직접 연결된다. 안쪽 지지띠의 가장 두꺼운 부분은 안쪽 무릎넙다리인대(앞에서 설명되었듯이)이고, 이것은 무릎뼈의 가쪽 병진(가쪽 이동)을 억제하는 수동 억제의 약 60%에 해당된다.[70] 과도한 안쪽 병진은 가쪽

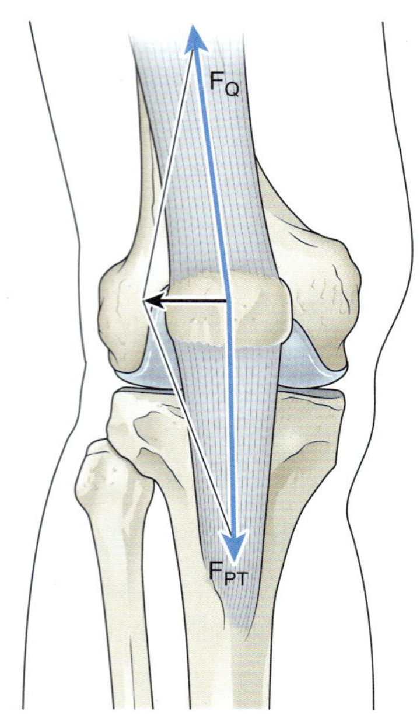

그림 11-44. 넙다리뼈의 긴축과 정강뼈의 긴축 사이의 각형성(생리적 밖굽이 각도) 때문에, 넙다리네갈래근의 당김(FQ)과 무릎힘줄의 당김(FPT)은 서로에 대해 약간의 각을 형성하여, 무릎뼈를 약간 가쪽으로 당기게 된다.

무릎넙다리인대에 의해 제한되고, 이 인대는 엉덩정강띠를 무릎뼈의 가쪽에 부착시킨다. 정상적인 무릎뼈 운동에 도움을 주는 안쪽 무릎넙다리인대의 역할을 과소평가해서는 안 된다.[74] 또 다른 중요한 수동 안정장치는 앞쪽으로 튀어나온 넙다리뼈고랑의 가쪽입술이며, 이것은 과도한 가쪽 무릎뼈 이동에 대한 버팀목으로 작용한다(그림. 11-37 참고).

넙다리뼈고랑의 가쪽입술이 충분히 높으면, 강한 가쪽의 힘으로도 무릎뼈를 아탈구나 탈구시키지 못할 것이다. 도르래형성이상증으로 불리는 이런 넙다리뼈패임의 납작한 형태는 무릎뼈의 아탈구나 탈구를 일으키거나 또는 무릎뼈에 가해지는 비교적 작은 가쪽의 힘으로도 무릎뼈를 탈구시킬 수 있을 것이다.[203] 그러므로 수직 구조물과 수평 구조물 양쪽 모두는 넙다리뼈고랑 안에 무릎뼈를 유지시키는 무릎뼈의 안가쪽위치에 영향을 줄 뿐만 아니라, 무릎뼈가 아래쪽으로 활주하고 융기사이고랑 안으로 들어가는 무릎뼈의 트래킹에도 영향을 줄 것이다.

무릎뼈의 과가동성은 무릎뼈의 아탈구나 탈구를 초래할 수 있고, 반대로 저가동성은 무릎넙다리관절의 커다란 스트레스 때문에 통증을 야기시킬 수 있다. 무릎뼈의 수동 가동성은 무릎관절이 완전히 폄되고 넙다리네갈래근이 이완될 때 가장 커진다. 수동 장력(예, 안쪽 무릎넙다리인대의 이완)이나 동적 구조물 당김선의 변화는 무릎뼈의 방향에 영향을

주고 바꿀 수 있는데, 이것은 무릎관절이 펴하고 무릎뼈가 넙다리뼈고랑의 얕은 부분에 위치할 때 가장 뚜렷해진다. 그러나 무릎 굽힘 시 융기사이고랑 안에 무릎뼈가 안정되게 위치해 있더라도, 비정상의 힘이 무릎뼈의 진폭에 영향을 줄 수 있다.

이미 언급되었듯이, 넙다리네갈래근의 능동 장력과 신장은 무릎뼈와 넙다리뼈 사이에 압박을 가해 무릎넙다리관절의 안정성을 증가시킨다. 무릎뼈에 가해지는 알짜 힘은 넙다리네갈래근을 형성하는 4개 근육의 합성 당김력과 무릎힘줄의 당김에 의해 결정된다. 넙다리네갈래근의 각 근육은 이마면 가동성과 안정성에 영향을 줄 수 있는데, 그 이유는 넙다리뼈를 따라 이들 근육이 다양한 방향으로 배열되어 있기 때문이다. 앞에서 설명되었듯이, 가쪽넓은근의 당김 방향은 넙다리뼈의 긴축으로부터 가쪽으로 35°이고, 반면 몸쪽 안쪽넓은근의 당김은 넙다리뼈몸통을 기준으로 안쪽으로 약 15–18°로 이루어지고, 먼쪽 안쪽넓은근의 당김은 안쪽으로 50–55°로 이루어진다(그림. 11-31A 참고).[190,191]

안쪽넓은근과 가쪽넓은근이 넙다리네갈래근 힘줄에 대한 당김 뿐만 아니라, 지지띠의 연결을 통해 무릎뼈를 당기기 때문에, 보충 기능이 매우 중요하다. 넙다리네갈래근의 약증은 무릎뼈에 가해지는 가쪽의 합성력을 상당히 증가시킬 수 있다.[194] 넙다리네갈래근 방향의 해부학적 변형도 무릎뼈에 가해지는 비대칭의 당김에 영향을 줄 수 있다. 일반적으로, 빗안쪽넓은근은 무릎뼈의 위안쪽면에 부착한다. 일반적으로, 빗안쪽넓은근은 안쪽 가장자리에서 약 ⅓–½의 거리에 있는 무릎뼈의 위안쪽면에 부착한다. 무릎뼈의 부정정렬이 있는 경우에는, 빗안쪽넓은근의 부착점이 무릎뼈의 안쪽면에서 ¼보다 적은 거리에 위치할 수 있고, 이런 결과로 안쪽넓은근은 무릎뼈의 가쪽 운동에 효율적으로 대처하지 못할 수도 있다.[220]

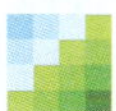

환자 적용 11-4

Lauren은 먼쪽 재배열 수술을 받은 오른쪽 무릎뼈 불안정을 가진 17세 청소년이다. 먼쪽 재배열 수술의 목적은 넙다리뼈고랑 내에서 무릎뼈의 안정성을 향상시키기 위함이다. 이것은 무릎힘줄의 정렬을 이동시키기 위해 정강뼈결절을 이동시킴으로써 달성된다. 수술 도중에 일어나는 폄근 힘줄의 파열은 수술 이후 넙다리네갈래근을 사용하는 그녀의 능력에 영향을 줄 수 있고, 또 더 심해지는 폄근의 약증에도 영향을 줄 수 있다. 그녀는 각 넙다리네갈래근의 수축을 통해 무릎힘줄을 당기는데, 만약 통증이 있으면, 그 통증을 피하기 위해 넙다리네갈래근의 활성화를 감소시킬 것이다. 수술 이후의 넙다리네갈래근의 나쁜 활성화는 수술 때문에 이미 나타난 것보다 넙다리네갈래근을 더 약화시킬 것이다. 만약 무릎뼈의 위쪽 활주를 일으키는 적절한 넙다리네갈래근의 활성화가 달성되지 못하면, 수술 결과는 나빠질 것이고 무릎뼈 주위의 통증과 기능장애가 지속될 것이다. 적절한 넙다리네갈래근의 기능이 없다면, 무릎뼈의 동적 제어는 부적절하게 될 것이고, 무릎뼈의 불안정이 여전히 존재할 것이다. 무릎뼈의 나쁜 조절은 안가쪽 활주의 제한이나 위아래 활주의 제한을 가진 저가동성 무릎뼈를 초래할 수 있다. 위쪽 활주와 함께 넙다리네갈래근 수축의 달성은 먼쪽 재배열 수술의 원하는 결과를 얻을 수 있도록 Lauren에게 있어서 수술 후 초기에 달성되는 중요한 목표가 될 것이다.

확장 개념 11-12
빗안쪽넓은근의 선택적 근력강화

빗안쪽넓은근의 약증은 무릎뼈의 안쪽 활주를 감소시키는 것으로 여겨져 왔고, 이것은 빗안쪽넓은근을 선택적으로 강화시킬 수 있는 운동 방법을 개발하도록 했다. 그러나 넙다리네갈래근의 다른 성분과 마찬가지로, 안쪽넓은근의 양쪽 부분은 넙다리신경에 의해 지배를 받고, 가쪽넓은근과 같은 다른 넙다리네갈래근보다 안쪽넓은근의 선택적 활성화가 더 불가능해진다.[221] 안쪽넓은근이 아니라, 전체 넙다리네갈래근의 위축이 무릎넙다리관절 통증 환자에게서 나타난다.[194] 빗안쪽넓은근의 다른 동원을 지지하는 근거가 없기 때문에, 빗안쪽넓은근의 강화는 활성화 문제가 있다면, 생체피드백이나 신경근전기자극과 같은 기법을 이용하는 전체 넙다리네갈래근 강화를 통해 빗안쪽넓은근의 강화를 달성할 수 있다. 이런 방법을 통해, 근력 강화와 비후를 촉진하기 위해 넙다리네갈래근(특히, 빗안쪽넓은근)이 과하중을 충분히 받도록 한다.

무릎넙다리관절 안정성의 비대칭
(Asymmetry of Patellofemoral Stabilization)

무릎힘줄의 당김에 대한 넙다리네갈래근의 합성 당김력은 이마면에서 무릎뼈에 가해지는 알짜 힘에 대한 정보를 제공한다. 무릎힘줄과 넙다리네갈래근의 당김에 대한 알짜 효과는 임상적으로 Q각을 측정함으로써 평가될 수 있다. **Q각**은 위앞엉덩뼈가시(ASIS)와 무릎뼈 중심을 연결하는 선과 정강뼈거친면과 무릎뼈중심을 연결하는 직선에 의해 형성되는 각이다(그림 11-45). 무릎관절이 완전 폄되거나 약간 굽힘되었을 때 Q각이 10–15°이라면 정상이다.[222] Q각을 증가시키는 정렬의 변화는 무릎뼈의 가쪽 힘을 증가시킨다. 이런 가쪽 힘의 증가는 넙다리뼈고랑의 가쪽입술에 무릎뼈의 가쪽 압박을 증가시킬 수 있기 때문에, 나쁜 결과를 초래할 수 있다.

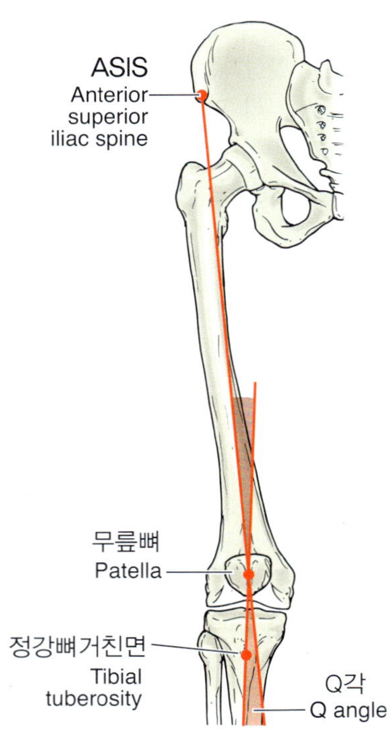

그림 11-45. Q각은 ASIS에서 무릎뼈의 중심을 잇는 선과 무릎뼈의 중심에서 정강뼈거친면을 잇는 선이 이루는 각이다.

가쪽 힘이 충분히 강하면, 무릎의 폄 상태에서 넙다리네갈래근이 활성화될 때, 무릎뼈가 넙다리뼈고랑으로부터 아탈구나 탈구될 수 있다. 일반적으로 Q각은 무릎관절을 완전히 폄한 상태에서 측정되는데, 그 이유는 무릎뼈의 가쪽 힘이 무릎관절의 폄 상태 때 더 많은 문제를 야기할 수 있기 때문이다. 무릎관절이 굽힘되면, 무릎뼈는 융기사이패임 안에 위치하기 때문에, 무릎뼈의 가쪽 힘이 증가하더라도, 탈구가 발생하지 않는다. 게다가, 정강뼈가 넙다리뼈에 대해 안쪽돌림한 상태에서, 무릎관절의 굽힘으로 Q각이 감소할 것이다.

여성이 남성보다 약간 더 큰 Q각을 가지는 것으로 알려져 있는데, 그 이유는 여성의 골반이 넓고, 넙다리뼈의 앞방향 경사가 증가하고, 무릎관절의 밖굽이각도가 크기 때문이다. 그러나 다른 학자들은 이것에 대해 반박하고 있고, 또 성별에 따른 Q각의 차이는 아직 논쟁 중이다.[222,223] 비록 20° 이상의 Q각이 다른 구조물의 부정정렬을 대개 의미할 수 있을지라도, 정상의 Q각이라도 신체적으로 문제가 없음을 완전히 보장하지 못한다. 큰 Q각은 무릎뼈의 가쪽 힘을 과도하게 만들고, 무릎뼈의 병리적 변화를 야기시킬 수 있는 것으로 생각된다. 무릎뼈에 대한 가쪽 당김의 측정으로서 Q각을 사용할 때의 문제점 하나는 ASIS와 무릎뼈 중심을 잇는 선이 유일한 넙다리네갈래근의 당김 방향이 된다는 점이다. 그러나 이 선의 방향은 실제 당김선의 방향은 아니다. 만약 환자가 안쪽넓은근과 가쪽넓은근 사이에 상당한 불균형을 가지고 있다면, Q각으로 무릎뼈의 가쪽 힘을 올바르게 평가할 수 없을 것이다. 불행하게도, 우리는 안쪽넓은근과 가쪽넓은근의 힘을 따로 분리할 수 없다. 더구나 안쪽넓은근과 가쪽넓은근의 불균형 때문에, 넙다리뼈고랑에 잘못 위치한 무릎뼈는 더 작은 Q각을 형성할 것이다. 그 이유는 무릎뼈가 ASIS과 정강뼈거친면을 잇는 선상에 더 가까이 위치하기 때문이다.

무릎뼈에 대한 가쪽 힘을 증가시킬 수 있는 몇 가지 비정상이 존재한다. 가쪽넓은근과 안쪽넓은근의 불균형이 무릎뼈의 이마면 안정성을 변화시킬 수 있다. 무릎넙다리관절 통증 환자를 대상으로 한 일부 생체내 연구에 따르면, 가쪽넓은근에 비해 지연된 안쪽넓은근의 근활성화가 일어났다고 한다.[224] 그러나 근육의 활성화는 무릎뼈에 작용하는 근육의 힘에 대한 직접적인 정보를 제공하지 못한다. 동등한 근 활성화 수준을 가진 근육들도 다른 크기의 힘을 생산하는데, 그 이유는 근육의 횡단면 크기가 다르기 때문이다. 게다가, 지연된 근 활성화는 각 근육의 활성화시키기 위해 적용된 전극의 위치에도 영향을 받을 수 있다. 그러므로 근 활성화의 불균형은 근육 힘의 불균형을 의미하지 않는다. 이런 제한에도 불구하고, 근 활성화가 종종 연구되는데, 그 이유는 개별 근육의 힘을 직접 측정할 수 있는 비침습적 연구 기법이 존재하지 않기 때문이다. 무릎넙다리관절 통증 환자에게 있어서 안쪽넓은근과 가쪽넓은근 사이에 힘의 차이가 존재하는지는 알려지지 않았다.[224] 게다가, 앞에서 언급되었듯이, 무릎넙다리관절 통증 환자는 다른 넙다리네갈래근과 비해, 안쪽넓은근의 선택적 위축을 보이지 않는다.[194] 현재, 안쪽넓은근의 활성 감소, 무릎 통증, 그리고 무릎뼈 부정정렬 사이의 상호작용과 무릎넙다리관절 기능장애에 대한 그것의 효과는 아직 논쟁 중에 있다.

타이트한 엉덩정강띠는 무릎관절 굽힘 동안 무릎뼈의 안쪽 이동을 제한할 수 있는데, 이런 제한은 무릎뼈의 가쪽 파셋에 스트레스를 증가시킬 것이다.[72] 무릎관절이 굽힘하면, 엉덩정강띠가 무릎뼈를 가쪽으로 당길 것이다. 하중을 받은 엉덩정강띠는 중간 범위의 무릎 굽힘 각도에서 무릎뼈의 가쪽 이동과 가쪽 경사를 일으킬 수 있다.[72] 증가된 가쪽 경사는 가쪽 파셋에 무릎넙다리관절의 하중을 집중시킬 것이고, 이로 인해 그 부위에서 관절 스트레스가 증가될 것이다. 밖굽이무릎은 넙다리뼈의 기울어짐을 더욱 경사시킬 수 있고(그림. 11-5B 참고), 부수적으로 넙다리네갈래근의 가쪽 당김도 증가시킬 것이다. 이와 반대로, 안굽이무릎 환자는 넙다리뼈의 기울어짐을 감소시켜(그림. 11-5C 참고), 넙다리네갈래근의

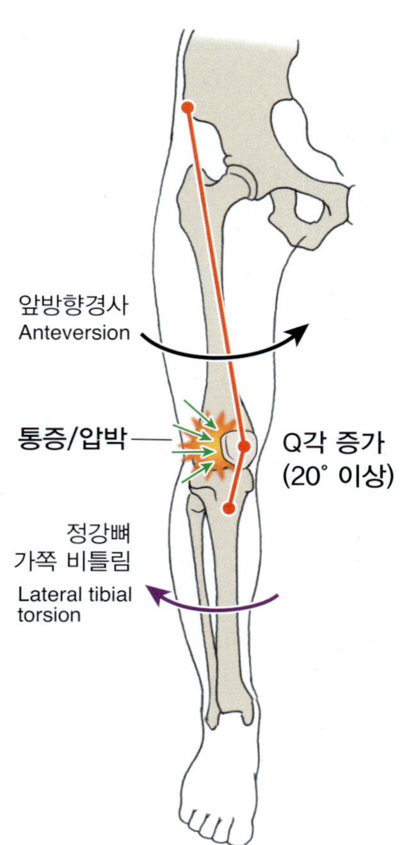

그림 11-46. 증가된 안쪽 넙다리뼈 비틀림(넙다리뼈 앞방향경사)과 정강뼈 가쪽 비틀림은 Q 각을 증가시키고 무릎뼈에 가해지는 가쪽 힘을 증가시킨다.

가쪽 당김을 감소시킬 것이다. 넙다리뼈의 가로면 편위인 안쪽돌림(또는 넙다리뼈 앞방향경사)은 일반적으로 넙다리뼈 관절융기의 안쪽돌림을 초래한다. 안쪽으로 돌림된 넙다리뼈고랑은 무릎뼈를 안쪽으로 이동시켜 Q각을 증가시킨다. 이와 같이, 정강뼈의 가쪽 비틀림은 증가된 무릎힘줄의 경사 때문에 Q각을 증가시킨다. 넙다리뼈의 안쪽 비틀림과 정강뼈의 가쪽 비틀림이 공존하면, Q각이 증가하여 무릎뼈에 대한 상당한 가쪽 힘을 발생한다(그림 11-46).

12장에서 언급하겠지만, 과도하거나 장기간의 발 엎침이 있으면, 넙다리뼈의 안쪽 비틀림 때와 마찬가지로, 하지의 과도하거나 장시간의 안쪽 비틀림에 영향을 주어, Q각을 증가시키고 무릎뼈에 가해지는 큰 가쪽 힘을 유발시킨다. 이들 상태는 무릎뼈에 과도한 가쪽 스트레스를 제공하거나 가쪽의 아탈구나 탈구를 일으킬 수 있다.

넙다리네갈래근의 정렬과 균형 이외의 요소들도 무릎뼈의 위치에 영향을 준다. 안쪽 지지띠의 이완이나 가쪽 지지띠의 적응성 단축은 넙다리뼈고랑 안에서의 무릎뼈 가쪽 경사에 영향을 줄 수 있다. 수동 구조물의 변화가 동적 안정장치의 비정상에 대한 1차 요소인지 또는 2차 요소인지는 현재 밝혀지지 않았다.

무릎넙다리관절 통증: 체중부하운동과 비체중부하운동(Weightbearing Versus Non-Weightbearing Exercises With Patellofemoral Pain)

체중부하운동과 비체중부하운동 양쪽 모두는 무릎넙다리관절 통증환자에게 처방되고, 통증을 감소시키는 효과가 있다.[225] 각 운동 유형은 가동범위 내의 무릎관절 위치에 따라 무릎넙다리관절에 다른 방식으로 영향을 준다. 넙다리네갈래근의 강화는 통증이 없는 범위에서 수행되어야 한다.[225] 우리가 앞에서 언급했듯이, 앉은 자세에서 무릎 펴기와 같은 비체중부하의 폄 운동이 폄의 진전에 따라 넙다리네갈래근의 토크를 증가시키는데 요구된다(넙다리네갈래근의 힘은 무릎의 굽힘각도가 작을수록 증가한다; 그림. 11-35). 무릎의 폄 자세에서 넙다리네갈래근에 의한 토크 증가는 저항 모멘트팔의 증가를 보상하기 위해 필수적이다. 그러나 증가된 넙다리네갈래근 수축에 의해 발생된 더 큰 압박력은 무릎넙다리관절 통증환자를 더욱 악화시킬 수 있다. 특히 무릎의 폄 시 예민한 조직이 무릎뼈의 아래쪽면에 위치할 때 더욱 그러하다. 이와 반대로, 체중부하 운동은 저항 모멘트팔이 증가할 때, 더 많은 무릎관절 굽힘과 함께 더 큰 넙다리네갈래근의 활동을 필요로 한다(그림. 11-36 참고). 체중부하 운동 동안, 더 큰 무릎 굽힘은 무릎넙다리관절에 가해지는 압박력을 증가시키는데, 그 이유는 더 큰 무릎 굽힘 자세에서 일어나는 무릎넙다리관절의 압박과 넙다리네갈래근에서 발생하는 힘의 증가 때문이다. 상당한 무릎넙다리관절의 압박은 무릎넙다리관절 통증을 악화시킨다. 무릎넙다리관절 통증 환자를 위한 운동은 체중부하운동과 비체중부하 운동, 그리고 무릎 굽힘 각도와 함께, 무릎넙다리관절의 스트레스 변화를 기반으로 한다(그림 11-47). 무릎넙다리관절의 통증이 있을 때, 체중부하 운동의 경우에는 무릎의 깊은 굽힘을 피하는 것을 권장하고, 비체중부하 운동의 경우에는 마지막 30° 폄의 운동을 피하는 것을 권장한다.[214,226]

확장 개념 11-13
무릎넙다리관절 통증: 체중부하운동과 비체중부하운동

경우에 따라 체중부하 운동이 비체중부하운동보다 "더 기능적이고" 안전한 운동으로 많이 이용되어 왔다.[226] 그러나, 일상에서 수행되는 많은 활동들은 비체중부하 상태로 이루어진다. 비록 다른 관절을 조절하기 위해 체중부하 동안 다른 근육들이 함께 작용하는

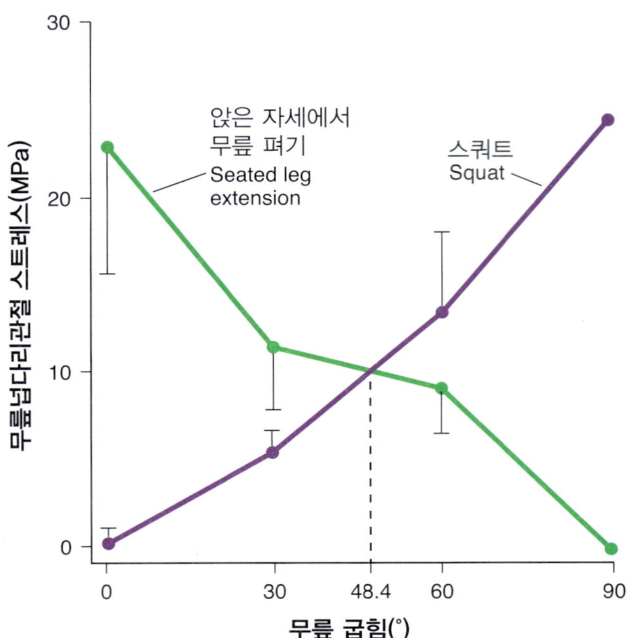

그림 11-47. 무릎넙다리관절의 스트레스는 무릎을 약간 굽힌 상태의 체중부하 운동보다 비체중부하 운동을 할 때 더 커진다. 그러나 무릎넙다리관절의 스트레스는 무릎을 50° 이상 굽힘하는 체중부하 운동을 할 때 더 커졌다. (출처: Powers CM, Ho KY, Chen YJ, et al: Patellofemoral joint stress during weightbearing and non-weightbearing quadriceps exercises. J Orthop Sports Phys Ther 44: 320, 2014.)

데 초점을 맞추고 있다하더라도, 이것이 항상 근력강화를 위한 최상의 전략일 수 없다. 비체중부하 운동의 사용이 표적 근육의 작용만을 목표로 하기 때문에, 표적 근육의 근력강화 운동을 할 때는 비체중부하 운동이 효율적일 수 있다.[227,228] 안정성의 관점에서 볼 때(예, 무릎넙다리관절 스트레스), 무릎관절의 ROM 전반에 걸쳐 관절 스트레스와 조직 스트레인이 어떻게 변할 수 있는지를 이해하는 것이 중요하다. 예를 들어, 넙다리네갈래근의 비체중부하 운동은 무릎관절이 완전 폄에 가까운 자세일 때 큰 무릎넙다리관절 스트레스를 생성한다.[214] 이와 반대로 체중부하 운동을 할 때는 무릎넙다리관절 스트레스는 완전 폄에 가까울 때 최소로 일어나지만, 굽힘의 각도가 증가할수록 스트레스도 증가한다(그림 11-47). 체중부하 운동과 비체중부하 운동을 모두 사용하는 넙다리네갈래근의 재활 프로그램은 무릎넙다리관절 통증을 현저하게 감소시켰고, 이들 운동의 사용은 넙다리네갈래근에 국한한 근력강화과 특정 기능 훈련에 권장된다.[225,229]

생애와 임상적 고려사항
(Life Span and Clinical Considerations)

무릎관절 복합체도 다른 관절들과 마찬가지로, 발달 결손, 손상 및 질병 과정에 쉽게 노출된다. 그러나 많은 요소들이 다양한 무릎관절 병리의 발달에 영향을 준다. 어깨관절, 팔꿉관절 및 손목관절과는 달리, 무릎관절은 체중을 지지하는 동시에 상당한 가동성을 제공한다. 인체에서 가장 긴 2개의 지렛대가 무릎 복합체와 만나기 때문에, 무릎관절의 해부학적 복잡성은 무릎관절을 통해 적용되는 무수한 힘을 분산시키는데 꼭 필요하다.

정강넙다리관절의 손상
(Tibiofemoral Joint Injury)

무릎관절에 적용되는 강한 힘은 잠재적 손상과 퇴행성 손상을 일으킬 수 있다. 부가적으로, 모든 연령대와 남녀 모두 점핑, 피봇팅, 컷팅, 또는 반복적 순환 하중 등을 포함한 스포츠 활동과 피트니스 활동의 참여로 반달판, 인대, 뼈, 윤활주머니, 근육힘줄 구조물 등의 손상이 증가될 수 있다.

반달판 손상은 흔한 편이고, 대개 무릎을 굽힘한 상태에서 고정된 정강뼈를 중심으로 갑작스런 넙다리뼈의 회전에 의해 일어난다. 안쪽 반달판 손상은 가쪽 반달판 손상보다 흔한 편인데, 그 이유는 고정된 무릎에서 축성 돌림할 때 안쪽 반달판을 통해 수행되기 때문이고, 또 강하게 부착된 안쪽 반달판이 갑작스런 하중에 노출되기 때문이다. 인대 손상은 정상 가동범위를 초과해서 관절을 움직이는 힘의 결과로 일어날 수 있다. 비록 과도한 힘이 인대 손상을 일으킬 수 있지만, 낮은 에너지를 가진 힘도 질병, 고정, 스테로이드제, 또는 혈관분포 약화 등으로 인해 약화된 인대를 파열시킬 수 있다. 반복하중(단기간의 강한 하중이나 장기간의 약한 하중)도 인대의 점탄성과 강직도(stiffness)에 영향을 줄 수 있다. 기존의 문제가 해결되면, 약화된 인대가 정상의 강직도를 다시 갖는데 10개월 이상 걸릴 수 있다. 인대 손상이나 인대 재건술 이후의 조직 치유 기간 동안, 새로운 조직이나 손상된 조직에 과도한 스트레스가 가해지지 않도록 그 조직을 조심스럽게 보호해야 한다. 그러나 조직 스트레스의 부재는 그 조직을 더욱 악화시킬 수 있는데, 그 이유는 새로운 조직이 비하중 상태에서 강화되지 않고, 잘 적응할 수 없기 때문이다. 그러므로 인대 재건술이나 회복을 위한 재활은 적용된 스트레스가 너무 크거나 또는 너무 약하지도 않게, 균형을 잘 맞추어야 한다.

정강넙다리관절의 뼈와 연골 구조물도 비틀림이나 낙상과 같은 직접적인 강한 힘이나 비정상적으로 인대와 근육에 가해지는 낮은 강도의 힘에 의해 손상될 수 있다. 무릎 골관절염은 노인, 특히 여성 노인에게서 많이 일어난다. 관절연골의 이런 퇴행성 진행은 과거의 외상, 비만, 부정정렬, 불안정 또는 넙다리네갈래근의 약증 등과 같은 요인들에 의해 더욱 악화될 수 있다. 정강뼈고원의 골절은 정강넙다리관절에 커다란 축성 하중이 가해졌을 때 일어날 수 있다. 앞십자인대 손상

이후의 무릎에서 흔히 나타나는 무릎관절 불안정도 증가된 가동성을 억제하는 관절연골, 반달판 및 기타 인대 등에 진행성 변화를 일으킬 수 있다. 인대 불안정의 존재는 그 관절을 통해 일어나는 비정상의 힘을 유도하고, 관절면에 과도한 전단력을 발생시킬 수 있다. 인대 손상 이후의 과도한 관절 느슨함은 갑자기 힘이 빠지는 것을 피하기 위해 잘 통제되어야 한다. 무릎의 일치성이 좋지 않기 때문에, 1개 이상의 인대 문제가 있을 때는 근육이 정강넙다리관절의 소단위 운동과 대단위 운동을 조절해야 한다. 그러나 증가된 근육의 공동수축은 관절에 강한 압박력을 발생시켜, 관절연골의 퇴행에 큰 영향을 줄 수도 있다. 그러므로 느슨한 관절에 동적 안정성을 향상시키는 방법은 관절의 안정성을 강화시키는 강한 공동 수축보다는 개별 근육군을 수축시키는 것이 좋은 방법이다.

무릎관절에 있는 많은 윤활주머니와 힘줄들도 손상될 수 있다. 이들 구조물의 손상 원인은 직접 타격이나 장기간의 압박 스트레스나 장력 스트레스일 수 있다. 윤활주머니염은 조직을 자극할 수 있는 직접적인 외상이나 반복 하중 이후에 일반적으로 일어난다. 무릎뼈앞윤활주머니, 얕은무릎뼈아래윤활주머니(염증이 있을 때, **가정주부 무릎**으로 불림), 그리고 거위발 밑에 있는 윤활주머니 등이 흔하게 손상되는 부위이다. 급성 힘줄염은 낮은 하중이 반복적으로 힘줄 조직에 가해졌을 때 일어난다. 힘줄염은 손상된 근육의 과사용으로 빈번하게 발생하고, 또 과거의 인대 손상에 의해서도 발생한다. 힘줄 병리는 염증의 유무에 관계없이 일어나는 힘줄의 만성 퇴행성 질환이며, 완전히 치유되지 않은 힘줄염으로부터 초래될 수 있다. 무릎관절의 통증과 기능장애의 다른 원인으로는 무릎주름의 자극이다. 이것의 증상은 장시간의 앉은 자세, 계단 보행 및 무릎 폄의 저항 운동 동안 통증이 일어나는 것이다. 무릎 굽힘 시, 안쪽 무릎주름은 안쪽 넙다리뼈 관절융기 위로 끌려가게 되어, 무릎뼈 밑에서 압박될 수 있다. 이것으로 인해 염증이 발생한다. 만약 염증성 무릎주름이 섬유화되면, 넙다리뼈 관절융기 주위에서 2차성 윤활염이 발생하고, 또 관절융기 연골의 악화가 일어날 수 있다. 비후되거나 염증이 발생한 위쪽 주름은 무릎뼈 안쪽 파셋의 위쪽 부분을 침식시킬 수 있다.

무릎넙다리관절의 손상 (Patellofemoral Joint Injury)

무릎넙다리관절의 비정상 병리기전은 무릎뼈 가쪽 파셋의 과도한 압박, 가쪽 아탈구 및 탈구와 같은 무릎넙다리관절 기능장애를 초래할 수 있다. 무릎뼈 불안정과 무릎넙다리관절의 압박 증가는 무릎 통증, 지속적인 수동 무릎 굽힘 운동(장시간의 앉은 자세에서처럼)에 대한 내성 감소, 굽힘 자세에서 무릎의 갑작스런 힘 빠짐, 그리고 넙다리네갈래근의 반복 수축에 의한 증상의 악화 등과 흔히 관련된다. 결과적으로, 넙다리네갈래근의 사용 감소는 근육 위축과 무릎뼈 조절의 악화를 초래한다. 근육의 기능이 감소하면, 무릎넙다리관절의 기능장애도 악화되기 때문에, 최소한의 통증으로 넙다리네갈래근을 강화시킬 수 있는 통제된 상황을 필요로 할 것이다.

증가된 무릎뼈의 가쪽 압박은 엉덩정강띠, 커다란 Q각(밖굽이무릎이나 넙다리뼈 앞방향경사에서처럼), 약한 안쪽넓은근, 또는 무릎뼈의 저가동성에 의해 일어날 수 있다. 무릎뼈의 과가동성은 느슨한 안쪽 구조물이나 짧은 가쪽 넙다리뼈 관절융기 때문에 일어날 수 있고, 이들은 무릎뼈의 가쪽 아탈구나 탈구의 위험을 증가시킨다. 무릎뼈의 가쪽 아탈구나 탈구 이후, 안쪽 지지띠가 늘어나고, 무릎뼈가 진행방향을 벗어나게 되고, 넙다리뼈고랑나 넙다리뼈 관절융기의 가쪽입술을 벗어나면서 활주한다. 무릎뼈의 가쪽 아탈구나 탈구 이후, 무릎뼈가 넙다리뼈고랑의 가쪽입술이나 관절융기 위를 활주하거나 그 쪽으로 편위될 때 안쪽 지지띠는 신장되거나 열상된다. 가쪽으로 탈구된 무릎뼈가 넙다리뼈고랑 안으로 돌아오면, 안쪽 무릎뼈에 나쁜 영향을 줄 수 있다(경우에 따라, 뼈연골 골절을 일으킬 수 있는). 가쪽 무릎넙다리인대에 의한 통증, 안쪽 무릎주름의 염증(앞에서 설명되었음), 그리고 넙다리네갈래근 힘줄이나 무릎힘줄에 의한 통증 등을 포함한, 많은 다른 병리적 소견이 무릎넙다리관절 주변에서 일어날 수 있다.

무릎뼈의 가쪽 파셋에 나타나는 연골의 변화는 무릎넙다리관절 기능장애의 진단으로 연결되고, **무릎뼈연골연화증**(연골이 약해지는)이라는 용어로 불린다. 비슷한 연골 변화가 증상이 없는 무릎관절에서 발견되고, 또 안쪽 파셋에서도 증상 없이 더 큰 변화가 일어나거나 점진적 연골 악화가 일어날 수 있다는 사실을 알면, **무릎넙다리관절 통증**이나 **무릎넙다리관절 통증 증후군**이라는 진단을 할 수 있을 것이다. 일반적인 이런 용어의 사용은 그 손상이 관절연골까지 침범되었음을 의미한다. 연골은 신경의 지배를 받지 않기 때문에, 이 부위에서는 통증이 발생하지 않는다.[230] 그 대신, 무릎넙다리관절 통증 환자는 연골밑뼈의 손상, 윤활막 손상, 인대 손상, 근육힘줄손상 등으로부터 불편함을 경험하게 될 것이다. 진단영상기법의 발전으로, 동적 과제 도중에 무릎뼈의 트래킹을 알 수 있다. 무릎뼈 위치에 대한 넙다리뼈와 정강뼈가 가지는 돌림의 효과는 무릎넙다리관절의 손상과 통증을 가진 환자를 치료할 때 엉덩관절, 골반 및 발목관절의 움직임을 제어하는 중재를 인증해 준다. 그러므로 포괄적인 다관절 평가는 많은 무릎 문제의 병리기전을 확인하는데 꼭 필요하다.

요약(SUMMARY)

- 무릎관절의 정상 구조와 기능에 대한 철저한 지식은 온전한 구조물에 대한 특정 손상의 즉각적인 영향과 2차 효과를 예측하거나 이해하는데 이용될 수 있다.
- 무릎관절 복합체를 통해 전달되는 다양한 힘은 중력(체중부하의 힘), 근육, 인대 및 기타 수동 물렁조직에 의해 일어난다. 무릎 해부학의 변화도 이들 힘에 상당한 영향을 줄 수 있고, 무릎관절의 기능에 대한 드라마틱한 효과를 가질 수 있다.
- 정강넙다리관절이나 무릎넙다리관절의 손상은 크고 빠른 단일 하중이나 작고 느린 하중의 많은 반복에 의해 초래될 수 있다.
- 손상의 1차 효과와 2차 효과에 대한 지식은 무릎 질환의 병리를 완전히 이해하는데 중요하다.

학습 문제(STUDY QUESTIONS)

1. 정강넙다리관절의 일치성을 기술한다.
   뼈와 물렁조직의 어떤 요소가 무릎관절의 안정성을 높이고 또는 감소시키는가?
2. 다리의 역학적 축을 밖굽이무릎이 어떻게 변화시키는가? 각 정강넙다리 구획의 관절연골에 압박하중을 가하는 것은 무엇인가?
3. 그들의 기능, 형태 및 부착점 등을 포함해서 반달판에 대해 설명한다.
4. 무릎의 어떤 인대가 관절주머니인대로 간주되는가?
   무릎의 어떤 인대가 관절주머니 바깥 구조물인가?
5. 무릎 주름은 무엇이고, 무릎관절 기능장애에 어떤 영향을 주는가?
6. 무릎관절의 어떤 인대가 무릎관절의 앞뒤쪽 안정성에 영향을 주는가?
7. 무릎관절의 어떤 인대가 무릎관절의 안가쪽 안정성에 영향을 주는가?
8. 앞십자인대의 스트레인을 변화시킬 수 있는 근육을 확인하고 설명해 본다.
9. 무릎관절의 주요 윤활주머니를 확인한다.
   이들 중 어떤 윤활주머니가 무릎관절의 윤활층과 연결되어 있는가?
10. 체중부하 자세와 비체중부하 자세에서 무릎이 완전 폄에서 굽힘으로 움직일 때, 넙다리뼈와 정강뼈의 관절내 움직임을 설명한다.
11. 무릎 운동 동안 반달판의 움직임과 형태 변화에 대해 설명한다. 반달판의 부착점이 그들의 움직임에 어떤 영향을 주는가?
12. 자동돌림의 발생을 담당하는 구조물을 포함해서, 무릎의 자동돌림 기전을 설명한다.
13. 무릎 ROM 내의 어느 지점에서 축성 돌림이 가장 크게 일어나는가?
    능동 안쪽돌림을 일으키는 근육은 무엇인가?
    가쪽돌림을 일으키는 근육은 무엇인가?
14. 무릎관절을 지나가는 근육 중에서 2 관절 근육은 무엇인가?
    엉덩관절과 발목관절의 자세가 이들 근육의 기능(무릎관절에서)을 어떻게 변화시키는가?
15. 무릎관절에 무릎뼈는 어떤 기능을 하는가?
16. 무릎뼈가 정상적으로 움직일 때 넙다리뼈에 대해 어떻게 움직이는가?
    무릎뼈가 저가동성이라면 무릎 기능에 어떤 영향을 주는가?
17. 무릎을 폄한 자세에서 무릎뼈가 넙다리뼈에 접촉하는 상황을 설명한다.
    무릎의 굽힘이 진행됨에 따라 접촉 지점과 합성 관절 접촉 스트레스가 어떻게 변하는가?
18. 모든 무릎 가동범위 내에서 무릎뼈는 해부학적 도르래로써 균등하게 효율적인가?
    어느 지점이 가장 효과적이가? 어느 지점이 가장 효과적이지 않는가?
19. 무릎관절의 Q각은 무엇인가?
    Q각과 무릎의 근육과 인대가 무릎넙다리관절의 이마면 안정성에 어떤 영향을 주는가?
20. 계단을 오를 때 일반적으로 무릎 통증이 일어나는 이유는 무엇인가?
    무릎 통증과 무릎넙다리관절의 압박을 관련시켜 본다.

참고문헌(REFERENCES)

1. Majewski M, Susanne H, Klaus S: Epidemiology of athletic knee injuries: A 10-year study. Knee 13:184, 2006.
2. Churchill DL, Incavo SJ, Johnson CC, et.al: The transepicondylar axis approximates the optimal flexion axis of the knee. Clin Orthop Relat Res 356:111, 1998.
3. Iwaki H, Pinskerova V, Freeman M: Tibiofemoral movement 1: The shapes and relative movements of the femur and tibia in the unloaded cadaver knee. J Bone Joint Surg Br 828:1189, 2000.
4. Dhaher YY, Francis MJ: Determination of the abduction-adduction axis of rotation at the human knee: Helical axis representation. J Orthop Res 24:2187, 2006.
5. Smith PN, Refshauge KM, Scarvell JM: Development of the concepts of knee kinematics. Arch Phys Med Rehabil 84:1895, 2003.
6. Martelli S, Pinskerova V: The shapes of the tibial and femoral articular surfaces in relation to tibiofemoral movement. J Bone Joint Surg Br 84:607, 2002.
7. Siu D, Rudan J, Wevers HW, Griffiths P: Femoral articular shape and geometry. A three-dimensional computerized analysis of the knee. J Arthroplasty 11:166, 1996.
8. Cicuttini FM, Wluka AE, Wang Y, et.al: Compartment differences in knee cartilage volume in healthy adults. J Rheumatol 29:554, 2002.
9. Bowers ME, Trinh N, Tung GA, et.al: Quantitative MR imaging using "LiveWire" to measure tibiofemoral articular cartilage thickness. Osteoarthritis Cartilage 16:1167, 2008.
10. Harvey WF, Niu J, Zhang Y, et.al: Knee alignment differences between Chinese and Caucasian subjects without osteoarthritis. Ann Rheum Dis 67:1524, 2008.
11. Heijink A, Gomoll AH, Madry H, et.al: Biomechanical considerations in the pathogenesis of osteoarthritis of the knee. Knee Surg Sports Traumatol Arthrosc 20:423, 2012.
12. Sharma L, Song J, Dunlop D, et.al: Varus and valgus alignment and incident and progressive knee osteoarthritis. Ann Rheum Dis 69:1940, 2010.
13. Babazadeh S, Dowsey MM, Bingham RJ, et.al: The long leg radiograph is a reliable method of assessing alignment when compared to computer-assisted navigation and computer tomography. Knee 20:242, 2013.
14. Teichtahl AJ, Davies-Tuck ML, Wluka AE, et.al: Change in knee angle influences the rate of medial tibial cartilage volume loss in knee osteoarthritis. Osteoarthritis Cartilage 17:8, 2009.
15. Lewek MD, Rudolph KS, Snyder-Mackler L: Control of frontal plane knee laxity during gait in patients with medial compartment knee osteoarthritis. Osteoarthr Cartil 12:745, 2004.
16. Brouwer GM, van Tol AW, Bergink AP, et.al: Association between valgus and varus alignment and the development and progression of radiographic osteoarthritis of the knee. Arthritis Rheum 56:1204, 2007.
17. Johnson F, Leitl S, Waugh W: The distribution of load across the knee. A comparison of static and dynamic measurements. J Bone Joint Surg Br 62:346, 1980.
18. Andriacchi TP: Dynamics of knee malalignment. Orthop Clin North Am 25:395, 1994.
19. Mundermann A, Dyrby CO, D'Lima DD, et.al: In vivo knee loading characteristics during activities of daily living as measured by an instrumented total knee replacement. J Orthop Res 26:1167, 2008.
20. Yamabe E, Ueno T, Miyagi R, et.al: Study of surgical indication for knee arthroplasty by cartilage analysis in three compartments using data from osteoarthritis initiative (OAI). BMC Musculoskelet Disord 14:194, 2013.
21. Foroughi N, Smith R, Vanwanseele B: The association of external knee adduction moment with biomechanical variables in osteoarthritis: A systematic review. Knee 16:303, 2009.
22. Mundermann A, Dyrby CO, Andriacchi TP: Secondary gait changes in patients with medial compartment knee osteoarthritis: Increased load at the ankle, knee, and hip during walking. Arthritis Rheum 52:2835, 2005.
23. Bonasia DE, Governale G, Spolaore S, et.al: High tibial osteotomy. Curr Rev Musculoskelet Med 7:292, 2014.
24. Amis AA: Biomechanics of high tibial osteotomy. Knee Surg Sports Traumatol Arthrosc 21:197, 2013.
25. Fox AJS, Wanivenhaus F, Burge AJ, et.al: The human meniscus: A review of anatomy, function, injury, and advances in treatment. Clin Anat 28:269, 2015.
26. Messner K, Gao J: The menisci of the knee joint. Anatomical and functional characteristics, and a rationale for clinical treatment. J Anat 193:161, 1998.
27. Rath E, Richmond JC: The menisci: Basic science and advances in treatment. Br J Sports Med 34:252, 2000.
28. Greis PE, Bardana DD, Holmstrom MC, et.al: Meniscal injury: I. Basic science and evaluation. J Am Acad Orthop Surg 10:168, 2002.
29. Gilbert S, Chen T, Hutchinson ID, et.al: Dynamic contact mechanics on the tibial plateau of the human knee during activities of daily living. J Biomech 47:2006, 2014.
30. Makris EA, Hadidi P, Athanasiou KA: The knee meniscus: Structure-function, pathophysiology, current repair techniques, and prospects for regeneration. Biomaterials 32:7411, 2011.
31. Riener R, Rabuffetti M, Frigo C: Stair ascent and descent at different inclinations. Gait Posture 15:32, 2002.
32. Robon MJ, Perell KL, Fang M, et.al: The relationship between ankle plantar flexor muscle moments and knee compressive forces in subjects with and without pain. Clin Biomech 15:522, 2000.
33. D'Lima DD, Steklov N, Patil S, et.al: The Mark Coventry Award: In vivo knee forces during recreation and exercise after knee arthroplasty. Clin Orthop Relat Res 466:2605, 2008.
34. Kuitunen S, Komi P V, Kyrolainen H: Knee and ankle joint stiffness in sprint running. Med Sci Sports Exerc 34:166, 2002.
35. Cleather DJ, Goodwin JE, Bull AMJ: Hip and knee joint loading during vertical jumping and push jerking. Clin Biomech 28:98, 2013.
36. Masouros SD, McDermott ID, Amis AA, et.al: Biomechanics of the meniscus-meniscal ligament construct of the knee. Knee Surg Sports Traumatol Arthrosc 16:1121, 2008.
37. McCarty EC, Marx RG, DeHaven KE: Meniscus repair: Considerations in treatment and update of clinical results. Clin Orthop Relat Res 402:122, 2002.
38. Wang Y, Yu J, Luo H, et.al: An anatomical and histological study of human meniscal horn bony insertions and peri-meniscal attachments as a basis for meniscal transplantation. Chin Med J (Engl) 122:536,
39. Dirim B, Haghighi P, Trudell D, et.al: Medial patellofemoral ligament: Cadaveric investigation of anatomy with MRI, MR arthrography, and histologic correlation. AJR Am J Roentgenol191:490, 2008.
40. De Maeseneer M, Shahabpour M, Lenchik L, et.al: Distal insertions of the semimembranosus tendon: MR imaging with anatomic correlation. Skeletal Radiol 43:781, 2014.
41. Fujishiro H, Tsukada S, Nakamura T, et.al: Attachment area of fibres from the horns of lateral meniscus: Anatomic study with special reference to the positional relationship of anterior cruciate ligament. Knee Surg Sports Traumatol Arthrosc 25:368, 2017.
42. Gupte CM, Bull AM, Thomas RD, et.al: A review of the function and biomechanics of the meniscofemoral ligaments. Arthroscopy 19:161, 2003.
43. Osti M, Tschann P, Kunzel KH, et.al: Posterolateral corner of the knee: Microsurgical analysis of anatomy and morphometry. Orthopedics 36:e1114, 2013.
44. Simonian PT, Sussmann PS, Wickiewicz TL, et.al: Popliteomeniscal fasciculi and the unstable lateral meniscus: Clinical correlation and magnetic resonance diagnosis. Arthroscopy 13:590, 1997.
45. Radin EL, de Lamotte F, Maquet P: Role of the menisci in the distribution of stress in the knee. Clin Orthop Relat Res 185:290, 1984.
46. Weiss WM, Johnson D: Update on meniscus debridement and resection. J Knee Surg 27:413, 2014.
47. Hommen JP, Applegate GR, Del Pizzo W: Meniscus allograft transplantation: Ten-year results of cryopreserved allografts. Arthroscopy 23:388, 2007.

48. Pasa L, Pokorny V, Kalandra S, et.al: [Transplantation of deep frozen menisci]. Acta Chir Orthop Traumatol Cech 75:40, 2008.
49. Verdonk PCM, Verstraete KL, Almqvist KF, et.al: Meniscal allograft transplantation: Long-term clinical results with radiological and magnetic resonance imaging correlations. Knee Surg Sports Traumatol Arthrosc 14:694, 2006.
50. Mascarenhas R, Yanke AB, Frank RM, et.al: Meniscal allograft transplantation: Preoperative assessment, surgical considerations, and clinical outcomes. J Knee Surg 27:443, 2014.
51. Hunter DJ, Niu J, Felson DT, et.al: Knee alignment does not predict incident osteoarthritis: The Framingham osteoarthritis study. Arthritis Rheum 56:1212, 2007.
52. Sharma L, Dunlop DD, Cahue S, et.al: Quadriceps strength and osteoarthritis progression in malaligned and lax knees. Ann Intern Med 138:613, 2003.
53. Gray JC: Neural and vascular anatomy of the menisci of the human knee. J Orthop Sports Phys Ther 29:23, 1999.
54. Hauger O, Frank LR, Boutin RD, et.al: Characterization of the "red zone" of knee meniscus: MR imaging and histologic correlation. Radiology 217:193, 2000.
55. Mine T, Kimura M, Sakka A, et.al: Innervation of nociceptors in the menisci of the knee joint: An immunohistochemical study. Arch Orthop Trauma Surg 120201, 2000.
56. Markolf KL, Graff-Radford A, Amstutz HC: In vivo knee stability. A quantitative assessment using an instrumented clinical testing apparatus. J Bone Joint Surg Am 60:664, 1978.
57. Ralphs JR, Benjamin M: The joint capsule: Structure, composition, ageing and disease. J Anat 184:503, 1994.
58. LaPrade RF, Engebretsen AH, Ly TV, et.al: The anatomy of the medial part of the knee. J Bone Jt Surg Am 89:2000, 2007.
59. Thawait SK, Soldatos T, Thawait GK, et.al: High resolution magnetic resonance imaging of the patellar retinaculum: Normal anatomy, common injury patterns, and pathologies. Skeletal Radiol 41:137, 2012.
60. Berumen-Nafarrate E, Leal-Berumen I, Luevano E, et.al: Synovial tissue and synovial fluid. J Knee Surg 15:46, 2002
61. Lee SH, Petersilge CA, Trudell DJ, et.al: Extrasynovial spaces of the cruciate ligaments: Anatomy, MR imaging, and diagnostic implications. AJR Am J Roentgenol 166:1433, 1996.
62. Smith MD: The normal synovium. Open Rheumatol J 5:100, 2011.
63. Dodds JA, Arnoczky SP: Anatomy of the anterior cruciate ligament: A blueprint for repair and reconstruction. Arthroscopy 10:132, 1994.
64. Petersen W, Tillmann B: Structure and vascularization of the cruciate ligaments of the human knee joint. Anat Embryol (Berl) 200:325, 1999.
65. Diepold J, Ruhdorfer A, Dannhauer T, Wirth W, Steidle E, Eckstein F: Sex-differences of the healthy infra-patellar (Hoffa) fat pad in relation to intermuscular and subcutaneous fat content.data from the Osteoarthritis Initiative. Ann Anat 200:30, 2015.
66. Garcia-Valtuille R, Abascal F, Cerezal L, et.al: Anatomy and MR imaging appearances of synovial plicae of the knee. Radiographics 22:775, 2002.
67. Schindler OS: "The Sneaky Plica" revisited: Morphology, pathophysiology and treatment of synovial plicae of the knee. Knee Surg Sports Traumatol Arthrosc 22:247, 2014.
68. Dupont JY: Synovial plicae of the knee. Controversies and review. Clin Sports Med 16:87, 1997.
69. LaPrade MD, Kennedy MI, Wijdicks CA, et.al: Anatomy and biomechanics of the medial side of the knee and their surgical implications. Sports Med Arthrosc 23:63, 2015.
70. Nomura E, Horiuchi Y, Inoue M: Correlation of MR imaging findings and open exploration of medial patellofemoral ligament injuries in acute patellar dislocations. Knee 9:139, 2002.
71. Tom A, Fulkerson JP: Restoration of native medial patellofemoral ligament support after patella dislocation. Sports Med Arthrosc 15:68, 2007.
72. Merican AM, Amis AA: Anatomy of the lateral retinaculum of the knee. J Bone Joint Surg Br 90:527, 2008.
73. De Maeseneer M, Van Roy F, Lenchik L, et.al: Three layers of the medial capsular and supporting structures of the knee: MR imaging-anatomic correlation. Radiographics 20:S83, 2000.
74. Fulkerson JP, Gossling HR: Anatomy of the knee joint lateral retinaculum. Clin Orthop Relat Res 153:183, 1980.
75. Kim YC, Chung IH, Yoo WK, et.al: Anatomy and magnetic resonance imaging of the posterolateral structures of the knee. Clin Anat 10:397, 1997.
76. Sekiya JK, Jacobson JA, Wojtys EM: Sonographic imaging of the posterolateral structures of the knee: Findings in human cadavers. Arthroscopy 18:872, 2002.
77. Wijdicks CA, Griffith CJ, LaPrade RF, et.al: Radiographic identification of the primary medial knee structures. J Bone Joint Surg Am 91:521, 2009.
78. Griffith CJ, LaPrade RF, Johansen S, et.al: Medial knee injury: Part 1, Static function of the individual components of the main medial knee structures. Am J Sports Med 37:1762, 2009.
79. Harfe DT, Chuinard CR, Espinoza LM, et.al: Elongation patterns of the collateral ligaments of the human knee. Clin Biomech 13:163, 1998.
80. Grood ES, Noyes FR, Butler DL, et.al: Ligamentous and capsular restraints preventing straight medial and lateral laxity in intact human cadaver knees. J Bone Joint Surg Am 63:1257, 1981.
81. Kanamori A, Sakane M, Zeminski J, et.al: In-situ force in the medial and lateral structures of intact and ACL-deficient knees. J Orthop Sci 5:567, 2000.
82. Battaglia MJ, Lenhoff MW, Ehteshami JR, et.al: Medial collateral ligament injuries and subsequent load on the anterior cruciate ligament: A biomechanical evaluation in a cadaveric model. Am J Sports Med 37:305, 2009.
83. Miyamoto RG, Bosco JA, Sherman OH: Treatment of medial collateral ligament injuries. J Am Acad Orthop Surg 17:152, 2009.
84. Frank CB, Hart DA, Shrive NG: Molecular biology and biomechanics of normal and healing ligaments.a review. Osteoarthritis Cartilage 7:130, 1999.
85. James EW, LaPrade CM, LaPrade RF: Anatomy and biomechanics of the lateral side of the knee and surgical implications. Sports Med Arthrosc 23:2, 2015.
86. Recondo JA, Salvador E, Villanua JA, et.al: Lateral stabilizing structures of the knee: Functional anatomy and injuries assessed with MR imaging. Radiographics 20:S91, 2000.
87. Coobs BR, LaPrade RF, Griffith CJ, et.al: Biomechanical analysis of an isolated fibular (lateral) collateral ligament reconstruction using an autogenous semitendinosus graft. Am J Sports Med 35:1521, 2007.
88. Wroble RR, Grood ES, Cummings JS, et.al: The role of the lateral extraarticular restraints in the anterior cruciate ligament-deficient knee. Am J Sports Med 21:257, 1993.
89. Kopf S, Musahl V, Tashman S, et.al: A systematic review of the femoral origin and tibial insertion morphology of the ACL. Knee Surg Sports Traumatol Arthrosc 17:213, 2009.
90. Siegel L, Vandenakker-Albanese C, Siegel D: Anterior cruciate ligament injuries: Anatomy, physiology, biomechanics, and management. Clin J Sport Med 22:349, 2012.
91. Giuliani JR, Kilcoyne KG, Rue J-PH: Anterior cruciate ligament anatomy: A review of the anteromedial and posterolateral bundles. J Knee Surg 22:148, 2009.
92. Bach JM, Hull ML, Patterson HA: Direct measurement of strain in the posterolateral bundle of the anterior cruciate ligament. J Biomech 30:281, 1997
93. Gabriel MT, Wong EK, Woo SL-Y, et.al: Distribution of in situ forces in the anterior cruciate ligament in response to rotatory loads. J Orthop Res 22:85, 2004.
94. Torzilli PA, Greenberg RL, Insall J: An in vivo biomechanical evaluation of anterior-posterior motion of the knee. Roentgenographic measurement technique, stress machine, and stable population. J Bone Joint Surg Am 63:960, 1981.
95. Wascher DC, Markolf KL, Shapiro MS, et.al: Direct in vitro measurement of forces in the cruciate ligaments. Part I: The effect of

multiplane loading in the intact knee. J Bone Joint Surg Am 75:377, 1993.
96. Li G, Papannagari R, DeFrate LE, Yoo JD, et.al: The effects of ACL deficiency on mediolateral translation and varus-valgus rotation. Acta Orthop 78:355, 2007.
97. Arms SW, Pope MH, Johnson RJ, et.al: The biomechanics of anterior cruciate ligament rehabilitation and reconstruction. Am J Sports Med 12:8, 1984.
98. Markolf KL, Burchfield DM, Shapiro MM, et.al: Combined knee loading states that generate high anterior cruciate ligament forces. J Orthop Res 13:930, 1995.
99. Markolf KL, Gorek JF, Kabo JM, et.al: Direct measurement of resultant forces in the anterior cruciate ligament. An in vitro study performed with a new experimental technique. J Bone Joint Surg Am 72:557, 1990.
100. Andriacchi TP, Mundermann A, Smith RL, et.al: A framework for the in vivo pathomechanics of osteoarthritis at the knee. Ann Biomed Eng 32:447, 2004.
101. Quatman CE, Kiapour AM, Demetropoulos CK, et.al: Preferential loading of the ACL compared with the MCL during landing: A novel in sim approach yields the multiplanar mechanism of dynamic valgus during ACL injuries. Am J Sports Med 42:177, 2014.
102. Kaeding CC, Pedroza AD, Parker RD, et.al: Intra-articular findings in the reconstructed multiligament-injured knee. Arthroscopy 21:424, 2005.
103. Quatman CE, Kiapour A, Myer GD, et.al: Cartilage pressure distributions provide a footprint to define female anterior cruciate ligament injury mechanisms. Am J Sports Med 39:1706, 2011.
104. Feagin JA, Lambert KL: Mechanism of injury and pathology of anterior cruciate ligament injuries. Orthop Clin North Am 16:41, 1985.
105. Durselen L, Claes L, Kiefer H: The influence of muscle forces and external loads on cruciate ligament strain. Am J Sports Med 23:129, 1995.
106. Withrow TJ, Huston LJ, Wojtys EM, et.al: The relationship between quadriceps muscle force, knee flexion, and anterior cruciate ligament strain in an in vitro simulated jump landing. Am J Sports Med 2006;34:269, 2006.
107. Hirokawa S, Solomonow M, Lu Y, et.al: Anterior-posterior and rotational displacement of the tibia elicited by quadriceps contraction. Am J Sports Med 20:299, 1992.
108. Fujiya H, Kousa P, Fleming BC, et.al: Effect of muscle loads and torque applied to the tibia on the strain behavior of the anterior cruciate ligament: An in vitro investigation. Clin Biomech 26:1005, 2011.
109. Fleming BC, Renstrom PA, Ohlen G, et.al: The gastrocnemius muscle is an antagonist of the anterior cruciate ligament. J Orthop Res 19:1178, 2001.
110. MacWilliams BA, Wilson DR, DesJardins JD, et.al: Hamstrings' cocontraction reduces internal rotation, anterior translation, and anterior cruciate ligament load in weightbearing flexion. J Orthop Res 17:817, 1999.
111. O'Connor JJ: Can muscle co-contraction protect knee ligaments after injury or repair? J Bone Joint Surg Br 75:41, 1993.
112. Withrow TJ, Huston LJ, Wojtys EM, et.al: Effect of varying hamstring tension on anterior cruciate ligament strain during in vitro impulsive knee flexion and compression loading. J Bone Joint Surg Am 90:815, 2008.
113. Pandy MG, Shelburne KB: Dependence of cruciate-ligament loading on muscle forces and external load. J Biomech 30:1015, 1997.
114. Elias JJ, Faust AF, Chu Y-H, et.al. The soleus muscle acts as an agonist for the anterior cruciate ligament. An in vitro experimental study. Am J Sports Med 31:241, 2003.
115. Tsai L-C, McLean S, Colletti PM, et.al: Greater muscle co-contraction results in increased tibiofemoral compressive forces in females who have undergone anterior cruciate ligament reconstruction. J Orthop Res 30:2007, 2012.
116. Woo SL, Hollis JM, Adams DJ, et.al: Tensile properties of the human femur-anterior cruciate ligament-tibia complex. The effects of specimen age and orientation. Am J Sports Med 19:217, 1991.
117. Butler DL, Kay MD, Stouffer DC: Comparison of material properties in fascicle-bone units from human patellar tendon and knee ligaments. J Biomech 19:425, 1986.
118. Escamilla RF, Macleod TD, Wilk KE, et.al: Anterior cruciate ligament strain and tensile forces for weightbearing and non-weightbearing exercises: A guide to exercise selection. J Orthop Sports Phys Ther 42:208, 2012.
119. Adams, D, Logerstedt, DS, Hunter-Giordano A, et.al: Current concepts for anterior cruciate ligament reconstruction: A criterion-based rehabilitation progression. J Orthop Sports Phys Ther 42:601, 2012.
120. Eastlack ME, Axe MJ, Snyder-Mackler L: Laxity, instability, and functional outcome after ACL injury: Copers versus noncopers. Med Sci Sport Exerc 31:210, 1993.
121. Moksnes H, Snyder-Mackler L, Risberg MA: Individuals with an anterior cruciate ligament-deficient knee classified as noncopers may be candidates for nonsurgical rehabilitation. J Orthop Sport Phys Ther 38:586, 2008.
122. Noyes FR, Matthews DS, Mooar PA, et.al: The symptomatic anterior cruciate-deficient knee. Part II: the results of rehabilitation, activity modification, and counseling on functional disability. J Bone Jt Surg Am 65:163, 1983.
123. Rudolph KS, Eastlack ME, Axe MJ,et.al: 1998 Basmajian Student Award Paper: Movement patterns after anterior cruciate ligament injury: A comparison of patients who compensate well for the injury and those who require operative stabilization. J Electromyogr Kinesiol 8:349, 1998.
124. Chmielewski TL, Hurd WJ, Rudolph KS, et.al: Perturbation training improves knee kinematics and reduces muscle co-contraction after complete unilateral anterior cruciate ligament rupture. Phys Ther 85:740, 2005.
125. Hartigan E, Axe MJ, Snyder-Mackler L: Perturbation training prior to ACL reconstruction improves gait asymmetries in non-copers. J Orthop Res 27:724, 2009.
126. Risberg MA, Holm I, Myklebust G, et.al: Neuromuscular training versus strength training during first 6 months after anterior cruciate ligament reconstruction: A randomized clinical trial. Phys Ther 87:737, 2007.
127. Fitzgerald GK, Axe MJ, Snyder-Mackler L. The efficacy of perturbation training in nonoperative anterior cruciate ligament rehabilitation programs for physically active individuals. Phys Ther 80:128, 2000.
128. Grindem H, Eitzen I, Moksnes H, et.al: A pair-matched comparison of return to pivoting sports at 1 year in anterior cruciate ligament-injured patients after a nonoperative versus an operative treatment course. Am J Sports Med 40:2509, 2012.
129. Ardern CL, Taylor NF, Feller JA, et.al: Fifty-five per cent return to competitive sport following anterior cruciate ligament reconstruction surgery: An updated systematic review and meta-analysis including aspects of physical functioning and contextual factors. Br J Sport Med 48:1543, 2014.
130. Frobell RB, Roos HP, Roos EM, et.al: Treatment for acute anterior cruciate ligament tear: Five year outcome of randomised trial. BMJ 346:f232, 2013.
131. Smith TO, Postle K, Penny F, et.al: Is reconstruction the best management strategy for anterior cruciate ligament rupture? A systematic review and meta-analysis comparing anterior cruciate ligament reconstruction versus non-operative treatment. Knee 21:462, 2014.
132. Voos JE, Mauro CS, Wente T, et.al: Posterior cruciate ligament: Anatomy, biomechanics, and outcomes. Am J Sports Med;40:222, 2012.
133. Harner CD, Hoher J, Vogrin TM, et.al: The effects of a popliteus muscle load on in situ forces in the posterior cruciate ligament and on knee kinematics. A human cadaveric study. Am J Sports Med 26:669, 1998.

134. Amis AA, Gupte CM, Bull AM, et.al: Anatomy of the posterior cruciate ligament and the meniscofemoral ligaments. Knee Surg Sport Traumatol Arthrosc 14:257, 2006.
135. Saddler SC, Noyes FR, Grood ES, et.al: Posterior cruciate ligament anatomy and length-tension behavior of PCL surface fibers. Am J Knee Surg 9:194, 1996.
136. Fanelli GC, Beck JD, Edson CJ: Current concepts review: The posterior cruciate ligament. J Knee Surg 23:61, 2010.
137. Matava MJ, Ellis E, Gruber B: Surgical treatment of posterior cruciate ligament tears: An evolving technique. J Am Acad Orthop Surg 17:435, 2009.
138. Kurosawa H, Yamakoshi K, Yasuda K, et.al: Simultaneous measurement of changes in length of the cruciate ligaments during knee motion. Clin Orthop Relat Res 265:233, 1991.
139. Race A, Amis AA: Loading of the two bundles of the posterior cruciate ligament: An analysis of bundle function in a-P drawer. J Biomech 29:873, 1996.
140. Li G, Gill TJ, DeFrate LE, et.al: Biomechanical consequences of PCL deficiency in the knee under simulated muscle loads--An in vitro experimental study. J Orthop Res 20:887, 2002.
141. Piziali RL, Seering WP, Nagel DA, et.al: The function of the primary ligaments of the knee in anterior-posterior and medial-lateral motions. J Biomech 13:777, 1980.
142. Li G, Papannagari R, Li M, et.al: Effect of posterior cruciate ligament deficiency on in vivo translation and rotation of the knee during weight-bearing flexion. Am J Sports Med 36:474, 2008.
143. Van Dommelen BA, Fowler PJ: Anatomy of the posterior cruciate ligament. A review. Am J Sports Med 17:24, 1989.
144. Loredo R, Hodler J, Pedowitz R, et.al: Posteromedial corner of the knee: MR imaging with gross anatomic correlation. Skeletal Radiol 28:305, 1999.
145. LaPrade RF, Morgan PM, Wentorf FA, et.al:. The anatomy of the posterior aspect of the knee. An anatomic study. J Bone Joint Surg Am 89:758, 2007.
146. Aronowitz ER, Parker RD, Gatt CJ: Arthroscopic identification of the popliteofibular ligament. Arthroscopy. 17(9):932.939. doi:10.1053/jars.2001.25960.
147. Petersen W, Loerch S, Schanz S, et.al: The role of the posterior oblique ligament in controlling posterior tibial translation in the posterior cruciate ligament-deficient knee. Am J Sports Med 36:495, 2008,
148. Crespo B, James EW, Metsavaht L, et.al: Injuries to posterolateral corner of the knee: A comprehensive review from anatomy to surgical treatment. Rev Bras Ortop 50:363, 2014.
149. Lunden JB, Bzdusek PJ, Monson JK, et.al: Current concepts in the recognition and treatment of posterolateral corner injuries of the knee. J Orthop Sports Phys Ther 40:502, 2010.
150. Nagasaki S, Ohkoshi Y, Yamamoto K, et.al: The incidence and cross-sectional area of the meniscofemoral ligament. Am J Sports Med 34:1345, 2006.
151. Kennedy MI, Claes S, Fuso FAF, et.al: The anterolateral ligament: An anatomic, radiographic, and biomechanical analysis. Am J Sports Med 43:1606, 2015.
152. Pomajzl R, Maerz T, Shams C, et.al: A review of the anterolateral ligament of the knee: Current knowledge regarding its incidence, anatomy, biomechanics, and surgical dissection. Arthroscopy 31:583, 2015.
153. Smith JO, Yasen SK, Lord B, et.al: Combined anterolateral ligament and anatomic anterior cruciate ligament reconstruction of the knee. Knee Surg Sports Traumatol Arthrosc 23:3151, 2015.
154. Tavlo M, Eljaja S, Jensen JT, et.al: The role of the anterolateral ligament in ACL insufficient and reconstructed knees on rotatory stability: A biomechanical study on human cadavers. Scand J Med Sci Sports 26:960, 2016.
155. Sonnery-Cottet B, Thaunat M, Freychet B, et.al: Outcome of a combined anterior cruciate ligament and anterolateral ligament reconstruction technique with a minimum 2-year follow-up. Am J Sports Med 43:1598, 2015.
156. Saiegh Y Al, Suero EM, Guenther D, et.al: Sectioning the anterolateral ligament did not increase tibiofemoral translation or rotation in an ACL-deficient cadaveric model. Knee Surg Sports Traumatol Arthrosc 25:1086, 2017.
157. Spencer L, Burkhart TA, Tran MN, et.al: Biomechanical analysis of simulated clinical testing and reconstruction of the anterolateral ligament of the knee. Am J Sports Med 43:2189, 2015.
158. Yamamoto Y, Hsu W-H, Fisk JA, et.al: Effect of the iliotibial band on knee biomechanics during a simulated pivot shift test. J Orthop Res 24:967, 2006.
159. Fairclough J, Hayashi K, Toumi H, et.al: The functional anatomy of the iliotibial band during flexion and extension of the knee: Implications for understanding iliotibial band syndrome. J Anat208:309, 2006.
160. Muhle C, Ahn JM, Yeh L, et.al: Iliotibial band friction syndrome: MR imaging findings in 16 patients and MR arthrographic study of six cadaveric knees. Radiology 212:103, 1999.
161. Goh L-A, Chhem RK, Wang S, et.al: Iliotibial band thickness: Sonographic measurements in asymptomatic volunteers. J Clin Ultrasound 31:239, 2003.
162. Hamill J, Miller R, Noehren B, et.al: A prospective study of iliotibial band strain in runners. Clin Biomech 23:1018, 2008.
163. Terry GC, Hughston JC, Norwood LA: The anatomy of the iliopatellar band and iliotibial tract. Am J Sports Med 14:39, 1986.
164. Rauschning W: Anatomy and function of the communication between knee joint and popliteal bursae. Ann Rheum Dis 39:354, 1980.
165. Saavedra MA, Navarro-Zarza JE, Villasenor-Ovies P, et.al: Clinical anatomy of the knee. Reumatol Clin 8:39, 2012.
166. LaPrade RF: The anatomy of the deep infrapatellar bursa of the knee. Am J Sports Med 26:129, 1998.
167. Bohnsack M, Wilharm A, Hurschler C, et.al: Biomechanical and kinematic influences of a total infrapatellar fat pad resection on the knee. Am J Sports Med 32:1873, 2004.
168. LaPrade RF, Hamilton CD: The fibular collateral ligament-biceps femoris bursa. An anatomic study. Am J Sports Med 25:439, 1997.
169. Asano T, Akagi M, Nakamura T: The functional flexion-extension axis of the knee corresponds to the surgical epicondylar axis: In vivo analysis using a biplanar image-matching technique. J Arthroplasty 20:1060, 2005.
170. Li G, DeFrate LE, Park SE, et.al: In vivo articular cartilage contact kinematics of the knee: An investigation using dual-orthogonal fluoroscopy and magnetic resonance image-based computer models. Am J Sports Med 33:102, 2005.
171. Fuss FK: Anatomy of the cruciate ligaments and their function in extension and flexion of the human knee joint. Am J Anat 184:165, 1989.
172. Thompson WO, Thaete FL, Fu FH, et.al: Tibial meniscal dynamics using three-dimensional reconstruction of magnetic resonance images. Am J Sports Med 19:210, 1991.
173. Rowe PJ, Myles CM, Walker C, et.al: Knee joint kinematics in gait and other functional activities measured using flexible electrogoniometry: How much knee motion is sufficient for normal daily life? Gait Posture 12:143, 2000,
174. Hemmerich A, Brown H, Smith S, et.al: Hip, knee, and ankle kinematics of high range of motion activities of daily living. J Orthop Res 24:770, 2006.
175. Shelbourne KD, Urch SE, Gray T, et.al: Loss of normal knee motion after anterior cruciate ligament reconstruction is associated with radiographic arthritic changes after surgery. Am J Sports Med 40:108, 2012.
176. Loudon JK, Goist HL, Loudon KL: Genu recurvatum syndrome. J Orthop Sports Phys Ther 27:361, 1998.
177. Almquist PO, Arnbjornsson A, Zatterstrom R, et.al: Evaluation of an external device measuring knee joint rotation: An in vivo study with simultaneous Roentgen stereometric analysis. J Orthop Res 20:427, 2002.
178. Markolf KL, Bargar WL, Shoemaker SC, et.al: The role of joint load in knee stability. J Bone Joint Surg Am 63:570, 1981.

179. Buchanan TS, Lloyd DG: Muscle activation at the human knee during isometric flexion-extension and varus-valgus loads. J Orthop Res 15:11, 1997.
180. Zhang LQ, Xu D, Wang G, et.al: Muscle strength in knee varus and valgus. Med Sci Sports Exerc 33:1194, 2001.
181. Chang AH, Lee SJ, Zhao H, et.al: Impaired varus-valgus proprioception and neuromuscular stabilization in medial knee osteoarthritis. J Biomech 47:360, 2014.
182. Colle F, Lopomo N, Visani A, et.al: Comparison of three formal methods used to estimate the functional axis of rotation: An extensive in-vivo analysis performed on the knee joint. Comput Methods Biomech Biomed Engin 19:484, 2016.
183. Kim HY, Kim KJ, Yang DS, et.al: Screw-home movement of the tibiofemoral joint during normal gait: Three-dimensional analysis. Clin Orthop Surg 7:303, 2015.
184. Moglo KE, Shirazi-Adl A: Cruciate coupling and screw-home mechanism in passive knee joint during extension--flexion. J Biomech 38:1075, 2005.
185. Buford WL, Ivey FM, Nakamura T, et.al: Internal/external rotation moment arms of muscles at the knee: Moment arms for the normal knee and the ACL-deficient knee. Knee 8:293, 2001.
186. Mohamed O, Perry J, Hislop H: Relationship between wire EMG activity, muscle length, and torque of the hamstrings. Clin Biomech 17:569, 2002.
187. Shelburne KB, Pandy MG: A musculoskeletal model of the knee for evaluating ligament forces during isometric contractions. J Biomech 30:163, 1997.
188. Li L, Landin D, Grodesky J, et.al: The function of gastrocnemius as a knee flexor at selected knee and ankle angles. J Electromyogr Kinesiol 12:385, 2002.
189. Knutson L, Soderberg G: Gait analysis: Theory and application. In Craik R, Oatis C (eds.). Mosby-Year Book, Inc, (ed 1). Philadelphia, Elsevier, 1995.
190. Powers CM, Lilley JC, Lee TQ: The effects of axial and multi-plane loading of the extensor mechanism on the patellofemoral joint. Clin Biomech 13:616, 1998.
191. Lieb FJ, Perry J: Quadriceps function. An anatomical and mechanical study using amputated limbs. J Bone Joint Surg Am 50:1535, 1968.
192. Hubbard JK, Sampson HW, Elledge JR: Prevalence and morphology of the vastus medialis oblique muscle in human cadavers. Anat Rec 249:135, 1997.
193. Glenn LL, Samojla BG: A critical reexamination of the morphology, neurovasculature, and fiber architecture of knee extensor muscles in animal models and humans. Biol Res Nurs 4:128, 2002.
194. Giles LS, Webster KE, McClelland JA, et.al: Atrophy of the quadriceps is not isolated to the vastus medialis oblique in individuals with patellofemoral pain. J Orthop Sports Phys Ther 45:613, 2015.
195. Im HS, Goltzer O, Sheehan FT: The effective quadriceps and patellar tendon moment arms relative to the tibiofemoral finite helical axis. J Biomech 48:3737, 2015.
196. Kellis E, Baltzopoulos V: In vivo determination of the patella tendon and hamstrings moment arms in adult males using videofluoroscopy during submaximal knee extension and flexion. Clin Biomech 14:118, 1999.
197. El-Ashker S, Carson BP, Ayala F, et.al: Sex-related differences in joint-angle-specific functional hamstring-to-quadriceps strength ratios. Knee Surg Sports Traumatol Arthrosc 25:949, 2017.
198. Escamilla RF, Fleisig GS, Zheng N, et.al: Biomechanics of the knee during closed kinetic chain and open kinetic chain exercises. Med Sci Sport Exerc 30:556, 1998.
199. Wilk KE, Escamilla RF, Fleisig GS, et.al: A comparison of tibiofemoral joint forces and electromyographic activity during open and closed kinetic chain exercises. Am J Sport Med 24:518, 1996.
200. Stuart MJ, Meglan DA, Lutz GE, et.al: Comparison of intersegmental tibiofemoral joint forces and muscle activity during various closed kinetic chain exercises. Am J Sports Med 24:792, 1996.
201. Heijne A, Fleming BC, Renstrom PA, et.al: Strain on the anterior cruciate ligament during closed kinetic chain exercises. Med Sci Sports Exerc 36:935, 2004.
202. Beynnon BD, Fleming BC: Anterior cruciate ligament strain in-vivo: A review of previous work. J Biomech 31:519, 1998.
203. Fox AJS, Wanivenhaus F, Rodeo SA: The basic science of the patella: Structure, composition, and function. J Knee Surg 25:127, 2012.
204. Biyani R, Elias JJ, Saranathan A, et.al: Anatomical factors influencing patellar tracking in the unstable patellofemoral joint. Knee Surg Sports Traumatol Arthrosc 22:2334, 2014.
205. Komistek RD, Dennis DA, Mabe JA, et.al: An in vivo determination of patellofemoral contact positions. Clin Biomech 15:29, 2000.
206. Kobayashi K, Hosseini A, Sakamoto M, et.al: In vivo kinematics of the extensor mechanism of the knee during deep flexion. J Biomech Eng 135:81002, 2013.
207. Bull AMJ, Katchburian M V, Shih Y-F, et.al: Standardisation of the description of patellofemoral motion and comparison between different techniques. Knee Surg Sports Traumatol Arthrosc 10:184, 2002.
208. Lin F, Makhsous M, Chang AH, et.al: In vivo and noninvasive six degrees of freedom patellar tracking during voluntary knee movement. Clin Biomech 18:401, 2003.
209. Mizuno Y, Kumagai M, Mattessich SM, et.al: Q angle influences tibiofemoral and patellofemoral kinematics. J Orthop Res 19:834, 2001.
210. Moro-oka T, Matsuda S, Miura H, et.al: Patellar tracking and patellofemoral geometry in deep knee flexion. Clin Orthop Relat Res 394:161, 2002.
211. Ahmad CS, McCarthy M, Gomez JA, et.al: The moving patellar apprehension test for lateral patellar instability. Am J Sports Med 37:791, 2009.
212. Hefzy MS, Jackson WT, Saddemi SR, et.al: Effects of tibial rotations on patellar tracking and patello-femoral contact areas. J Biomed Eng 14:329, 1992.
213. Heino Brechter J, Powers CM: Patellofemoral stress during walking in persons with and without patellofemoral pain. Med Sci Sports Exerc 34:1582, 2002.
214. Powers CM, Ho K-Y, Chen Y-J, et.al: Patellofemoral joint stress during weightbearing and non-weightbearing quadriceps exercises. J Orthop Sports Phys Ther 44:320, 2014.
215. Kobayashi T, Papaioannou G, Mirzamohammadi F, et.al: Early postnatal ablation of the microRNA-processing enzyme, Drosha, causes chondrocyte death and impairs the structural integrity of the articular cartilage. Osteoarthritis Cartilage 23:1214, 2015.
216. Kernozek TW, Vannatta CN, van den Bogert AJ: Comparison of two methods of determining patellofemoral joint stress during dynamic activities. Gait Posture 42:218, 2015.
217. Singerman R, Davy DT, Goldberg VM: Effects of patella alta and patella infera on patellofemoral contact forces. J Biomech 27:1059, 1994.
218. Hirokawa S: Three-dimensional mathematical model analysis of the patellofemoral joint. J Biomech 24:659, 1991.
219. Meyer SA, Brown TD, Pedersen DR, et.al: Retropatellar contact stress in simulated patella infera. Am J Knee Surg 10:129, 1997.
220. Grelsamer RP, Weinstein CH: Applied biomechanics of the patella. Clin Orthop Relat Res 389:9, 2001.
221. Smith TO, Bowyer D, Dixon J, et.al: Can vastus medialis oblique be preferentially activated? A systematic review of electromyographic studies. Physiother Theory Pract 25:69, 2009.
222. Livingston LA, Mandigo JL: Bilateral within-subject Q angle asymmetry in young adult females and males. Biomed Sci Instrum 33:112, 1997.
223. Horton MG, Hall TL: Quadriceps femoris muscle angle: Normal values and relationships with gender and selected skeletal measures. Phys Ther 69:897, 1989.
224. Hug F, Hodges PW, Tucker K: Muscle force cannot be directly inferred from muscle activation: Illustrated by the proposed imbalance of force between the vastus medialis and vastus lateralis in people with patellofemoral pain. J Orthop Sports Phys Ther 45:360, 2015.

225. Barton CJ, Lack S, Hemmings S, et.al: The "best practice guide to conservative management of patellofemoral pain": Incorporating level 1 evidence with expert clinical reasoning. Br J Sports Med 49:923, 2015.
226. Fitzgerald GK. Open versus closed kinetic chain exercise: Issues in rehabilitation after anterior cruciate ligament reconstructive surgery. Phys Ther 77:1747, 1997.
227. Mikkelsen C, Werner S, Eriksson E: Closed kinetic chain alone compared to combined open and closed kinetic chain exercises for quadriceps strengthening after anterior cruciate ligament reconstruction with respect to return to sports: A prospective matched follow-up study. Knee Surg Sports Traumatol Arthrosc 8:337, 2000.
228. Snyder-Mackler L, Delitto A, Bailey SL, et.al: Strength of the quadriceps femoris muscle and functional recovery after reconstruction of the anterior cruciate ligament. A prospective, randomized clinical trial of electrical stimulation. J Bone Joint Surg Am 77:1166, 1995.
229. Crossley KM, Bennell KL, Cowan SM, et.al: Analysis of outcome measures for persons with patellofemoral pain: Which are reliable and valid? Arch Phys Med Rehabil 85:815, 2004.
230. Dye SF, Vaupel GL, Dye CC: Conscious neurosensory mapping of the internal structures of the human knee without intraarticular anesthesia. Am J Sports Med 26:773, 1998.

발목과 발 복합체

The Ankle and Foot Complex

RobRoy L. Martin PT, PhD, CSCS

본장 개요

해부학 개요

발목과 발의 근육 작용

테이블 키: 1차 작용근 2차 작용근

시상면		발등굽힘	발바닥굽힘
	목말다리관절	앞정강근 긴발가락폄근 긴엄지폄근 제 3 종아리근	장딴지근 가자미근 장딴지빗근 뒤정강근 긴엄지굽힘근 긴발가락굽힘근 긴종아리근 짧은종아리근
		굽힘	**폄**
	발허리발가락관절 (MTP)	벌레근 짧은엄지굽힘근 뼈사이근 짧은새끼굽힘근 긴발가락굽힘근(2-5 발가락) 짧은발가락굽힘근(2-5 발가락) 긴엄지굽힘근(1번 발가락)	긴발가락폄근(2-5 발가락) 짧은발가락폄근 긴엄지폄근(1번 발가락)
	몸쪽마디뼈사이관절 (PIP)	긴발가락굽힘근(2-5 발가락) 짧은발가락굽힘근(2-5 발가락) 긴엄지굽힘근(1번 발가락)	긴발가락폄근(2-5 발가락) 짧은발가락폄근 긴엄지폄근(1번 발가락)
	먼쪽마디뼈사이관절 (DIP)	긴발가락굽힘근(2-5 발가락)	긴발가락폄근(2-5 발가락) 짧은발가락폄근
가로면		**안쪽번짐**	**가쪽번짐**
		앞정강근 뒤정강근 긴발가락굽힘근 긴엄지굽힘근	긴종아리근 짧은종아리근 제 3 종아리근 긴발가락폄근

해부학 개요

발과 발목 근육의 부착점

근육	몸쪽 부착점	먼쪽 부착점
앞정강근	정강뼈의 가쪽융기와 앞가쪽면의 위쪽 ⅔와 뼈사이막	안쪽 쐐기뼈의 안쪽면과 아래쪽면과 1번 발허리뼈바닥
긴발가락폄근	정강뼈의 가쪽융기와 종아리뼈 앞쪽면의 위쪽 ¾과 뼈사이막	2–5번 발가락의 중간마디뼈와 먼쪽마디뼈
긴엄지폄근	정강뼈 앞쪽면의 중간지점과 뼈사이막	1번 발가락의 먼쪽마디뼈바닥의 등쪽면
긴종아리근	종아리뼈머리와 정강뼈 가쪽면의 위쪽 ⅔	1번 발허리뼈바닥과 안쪽 쐐기뼈
짧은종아리근	종아리뼈 가쪽면의 아래쪽 ⅔	5번 발허리뼈바닥의 가쪽면에 있는 거친면의 등쪽면
제 3 종아리근	종아리뼈 앞쪽면의 아래쪽 ⅓과 뼈사이막	5번 발허리뼈바닥의 등쪽면
장딴지근	가쪽갈래: 가쪽 넙다리뼈융기의 가쪽면 안쪽갈래: 넙다리뼈 오금면; 안쪽 넙다리뼈융기의 위쪽면	발꿈치힘줄을 통한 발꿈치뼈의 뒤쪽면
가자미근	종아리뼈머리의 뒤쪽면과 종아리뼈 뒤쪽면의 위쪽 ¼	발꿈치힘줄을 통한 발꿈치뼈의 뒤쪽면
장딴지빗근	가쪽 넙다리뼈 관절융기위선의 아래쪽 끝단; 빗오금인대	발꿈치힘줄을 통한 발꿈치뼈의 뒤쪽면
긴엄지굽힘근	종아리뼈 뒤쪽면의 아래쪽 ⅔와 뼈사이막	1번 발가락의 먼쪽마디뼈바닥
긴발가락굽힘근	정강뼈 뒤쪽면의 안쪽 부분(가자미근선 바로 아래쪽)	2–5번 발가락의 먼쪽마디뼈바닥
뒤정강근	뼈사이막; 정강뼈 뒤쪽면(가자미근선 바로 아래쪽); 종아리뼈의 뒤쪽면	발배뼈거친면, 쐐기뼈, 입방뼈, 발꿈치뼈의 목말받침돌기; 2–4번 발허리뼈바닥
벌레근	긴발가락굽힘근 힘줄	폄근 팽대의 안쪽면(2–5 발가락)
짧은엄지굽힘근	입방뼈의 바닥쪽과 가쪽 쐐기뼈	몸쪽마디뼈바닥(1번 발가락)의 양쪽면
바닥쪽뼈사이근	발허리뼈몸통(3–5)의 안쪽면 바닥쪽	3–5 발가락 마디뼈바닥의 안쪽면
등쪽뼈사이근	발허리뼈몸통(1–5)의 이웃한 양쪽면	2번 발가락의 몸쪽마디뼈 안쪽면 2–4번 발가락의 몸쪽마디뼈 가쪽면
짧은새끼굽힘근	5번 발허리뼈바닥	5번 발가락의 몸쪽마디뼈바닥
짧은발가락굽힘근	발꿈치뼈거친면의 안쪽결절; 발바닥널힘줄	중간마디뼈의 양측면(2–5 발가락)
짧은발가락폄근	짧은종아리근 고랑의 앞쪽에 있는 발꿈치뼈의 먼쪽과 가쪽면	긴발가락폄근 힘줄(2–4 발가락)

서론(Introduction)

발목/발 복합체는 구조적으로 손목/손 복합체와 비슷하지만, 체중부하하는 주요 역할을 최적화하는 적응력을 가지고 있다. 발목/발 복합체의 보완 구조물들은 현재의 요구에 따라 안정성과 가동성을 모두 가진다. 발은 다양한 지면과 활동에 적응하면서 커다란 체중부하 스트레스를 이겨낸다. 발은 적절한 기저면을 제공할 수 있도록 안정화되어야 함은 물론, 보행, 달리기 또는 점핑을 할 때 추진할 수 있는 튼튼한 지렛대로서 작용해야 한다. 이와 반대로, 발은 고르지 못한 지면에 적응하고, 지면에 닿을 때 충격을 흡수하고, 또 하지의 몸쪽 관절이 가하는 힘들을 제어할 수 있는 가동성을 갖고 있어야 한다. 발목/발 복합체는 25개 관절을 이루는 28개 뼈의 통합 운동을 통해 이와 같은 다양한 요구를 충족한다. 발목/발 복합체의 관절로는 몸쪽 정강종아리관절, 먼쪽 정강종아리관절, 발목관절, 목말발꿈치관절, 목말발배관절, 발꿈치입방관절, 5개의 발목발허리관절, 5개의 발허리발가락관절, 그리고 9개의 마디뼈사이관절 등이 있다. 이들 관절로는, 몸쪽정강종아리관절과 먼쪽정강종아리관절, 목말다리관절(발목관절), 목말발꿈치관절(목말밑관절), 목말발배관절과 발꿈치입방관절(가로발목관절), 그리고 5개로 이루어진 발목발허리관절, 발허리발가락관절과 마디뼈사이관절 등이 있다.

발목/발 복합체의 이해와 설명을 잘 하기 위해, 발의 뼈들을 전통적으로 3개의 기능적 분절로 분류한다. 이들 기능적 분류는 다음과 같다: 목말뼈와 발꿈치뼈로 구성되는 **발뒤부**(hindfoot); 발배뼈, 입방뼈 및 쐐기뼈로 구성되는 **발중간부**(midfoot); 그리고 발허리뼈와 마디뼈로 구성되는 **발앞부**(forefoot)(그림 12-1). 이들 용어는 발목/발의 기능장애나 변형을 기술할 때 주로 이용되고, 정상의 발목과 발 기능을 이해하는데도 유용하게 사용될 것이다.

발목이나 발의 병리는 안정성과 가동성 양쪽 모두를 필요로 하는 발목/발 복합체의 통합된 다기능 구조물과 관련될 수 있다. 부가적으로, 발목/발 복합체는 지면으로부터 오는 힘에 반응할 뿐만 아니라, 척추, 골반, 엉덩관절 및 무릎관절으로부터 내려오는 힘도 받는다. 발목/발 복합체의 구조적 이상은 관절사이의 움직임 변화를 초래할 수 있고, 또 발목/발 복합체에 손상을 초래하는 과도한 스트레스를 발생시킬 수도 있다.[1]

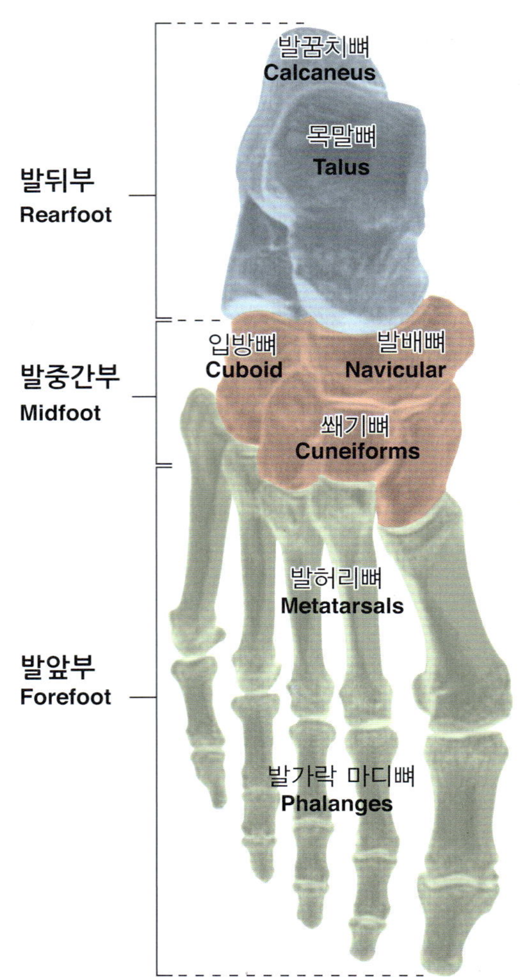

그림 12-1. 발의 기능적 분절과 뼈

운동의 정의(Definitions of Motion)

발과 발목의 운동은 그들만의 독특한 용어들을 사용한다. 동일한 용어들이 발목과 발 복합체의 대부분 관절에서 사용되고, 결론적으로 이들 용어는 초반에 그들의 움직임을 설명할 때 유용하다. 축의 경사와 운동과 기능에 대한 의미는 우리가 개별 관절을 다룰 때 자세히 기술될 것이다.

기본면과 기본축에서 일어나는 발목/발 복합체의 3개 운동은 발등굽힘/발바닥굽힘(dorsiflexion/plantarflexion), 안쪽번짐/가쪽번짐(inversion/eversion)과 벌림/모음(abduction/adduction)이다(그림 12-2).

발등굽힘과 발바닥굽힘은 이마축을 중심으로 시상면에서 일어나는 운동이다. **발등굽힘**은 종아리와 발등 사이의 각이 감소되는 것이고, 반면 **발바닥굽힘**은 그 각이 증가하는 것이다. 발가락에서 비슷한 축을 중심으로 일어나는 운동은 **폄**(발가락이 위쪽으로 올라가는)이라고 하고, 반대의 운동을 **굽힘**(발가락이 아래로 내려가는 것)이라고 한다. 안쪽번짐과 가쪽번짐은 발의 길이 방향으로 이루어진 긴축(A-P축)을 중심으로 이마면에서 일어나는 운동이다. **안쪽번짐**은 발바닥이 정중선 쪽으로 움직이는 것이고, **가쪽번짐**은 안쪽번짐의

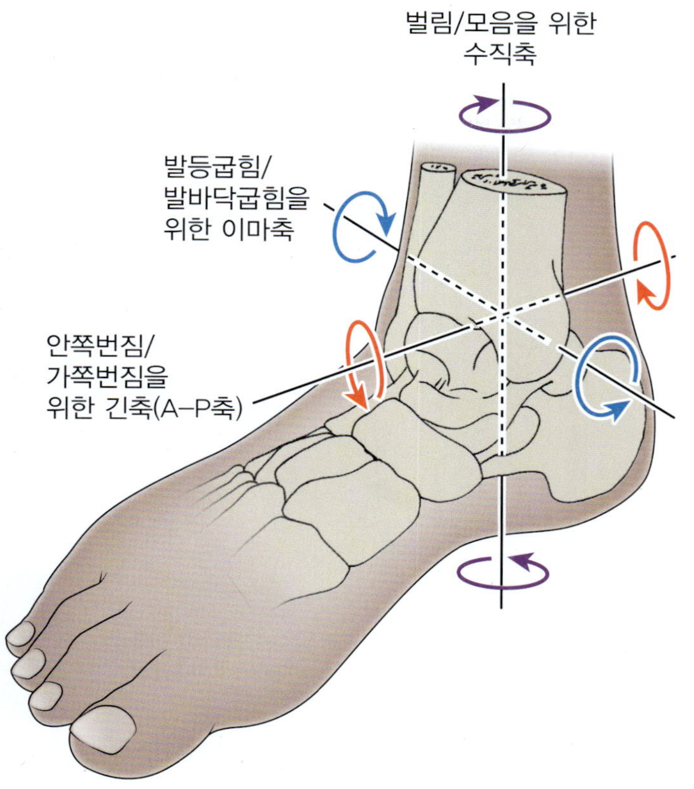

그림 12-2. 발목/발 복합체의 운동에 대한 기본축

반대 동작이다. 벌림과 모음은 수직축을 중심으로 가로면에서 일어나는 운동이다. **벌림**은 분절의 먼쪽 부분이 정중선에서 멀어지는 것이고(발가락의 벌림은 발의 정중선으로부터 멀어지는 것이다), **모음**은 벌림의 반대 동작이다.

발의 엎침/뒤침은 발등굽힘/발바닥굽힘, 안쪽번짐/가쪽번짐과 벌림/모음의 기본 운동을 위한 각 축과 각을 형성하는 빗축을 중심으로 일어나는 운동이다. 결과적으로, 엎침과 뒤침은 각 기본 운동이 "결합된" 복합운동을 설명할 때 사용되는 용어이다. 비체중부하 상태에서, **엎침**은 발등굽힘, 가쪽번짐과 벌림이 복합되어 일어나는 동작이다. 이와 같이, **뒤침**은 발바닥굽힘, 안쪽번짐과 모음이 복합되어 일어나는 동작이다. 뒤침/엎침을 만드는 짝운동(복합운동)의 비율은 엎침/뒤침 축의 각도에 좌우되고 달라진다.

밖굽이(valgus)와 안굽이(varus)는 발목/발 복합체에서도 사용되는 용어이지만, 교재에 따라 다르다. 다른 장들에서 우리가 사용했던 다른 관절의 운동에 대한 이들 정의는 변함이 없을 것이다. 즉, **밖굽이**는 두 뼈사이의 안쪽 각도가 증가되는 것이고(먼쪽 분절이 정중선으로부터 멀어지는), **안굽이**는 반대 동작이다. 그러나 밖굽이/안굽이는 발목과 발 복합체의 **변형**과 관련된 용어로 이용되고, 반면 다른 정상 운동을 설명하거나 동의어로도 상용된다. 일반적인 사용의 예는 발이 고정되거나 체중부하 때 종아리 뒤쪽 정중선에 대한 발꿈치뼈 뒤쪽 부분의 위치를 설명할 때이고, 이들 기준선 사이의 안쪽 각도가 증가하면 발꿈치뼈의 밖굽이를 의미하고(밖굽이발꿈치), 반대로 안쪽 각도가 감소하면 안굽이를 의미하는 것이다(안굽이발꿈치)(그림 12-3). 우리는 이들 용어를 발목/발 복합체의 구조와 기능을 설명할 때만 사용할 것이다.

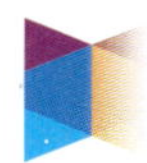

기본 개념 12-1
발목/발의 용어(Ankle/Foot Terminology)

우리가 다른 관절에서 보았듯이, 관절이나 분절의 운동을 설명하는 용어들이 학자들마다 다르게 사용되고 있음을 알 수 있다. 특히 발목/발 복합체에서의 용어가 많이 다른 편이다. 종아리의 앞쪽면과 발의 등쪽면이 발생학적으로 등쪽면이기 때문에, 발등굽힘은 폄으로, 발바닥굽힘은 굽힘으로도 불린다.[2] 비록 굽힘/폄의 용어가 발가락에서 흔하게 사용될지라도, 이런 용어는 발목관절에서도 사용될 수 있다. 어떤 문헌들은 "안쪽번짐/가쪽번짐"의 용어를 "엎침/뒤침"의 복합운동(composite motion)이라고 한다. 우리가 관절과 그들의 운동을 계속 해서 설명하다 보면, 이들 용어가 갖는 차이점의 일부는 처음 용어를 접할 때만큼 실제로 문제가 되지 않음을 알게 될 것이다.

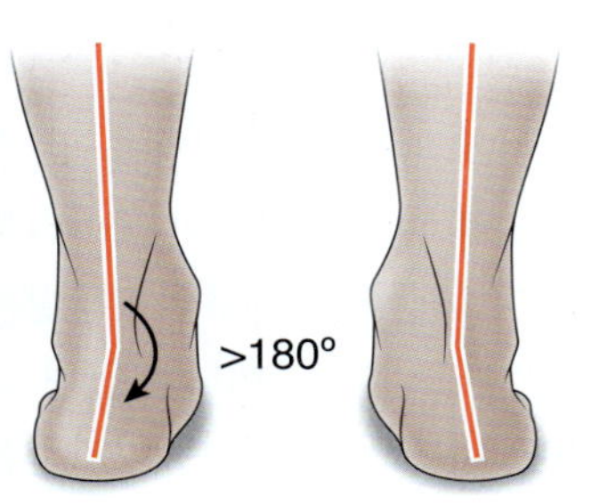

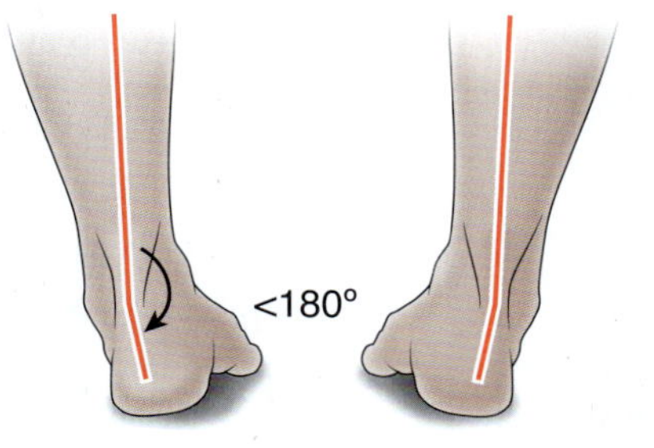

그림 12-3. 밖굽이(밖굽이발꿈치)라는 용어는 발꿈치뼈의 정중선과 종아리 뒤쪽의 정준선이 이루는 안쪽각이 증가되는 것이고, 안굽이(안굽이발꿈치)는 발꿈치뼈의 정준선과 종아리 뒤쪽의 정중선이 이루는 안쪽각이 감소되는 것을 의미한다.

관절 구조(Joint Structure)

발목관절(The Ankle Joint)

발목이라는 용어는 몸쪽에 위치한 정강뼈와 종아리뼈의 먼쪽 부분과 먼쪽에 위치한 목말뼈몸통 사이의 관절이다(그림 12-4). 발목은 관절주머니와 관련 인대를 가진 윤활 경첩 관절(synovial hinge joint)이다.

몸쪽 관절면(Proximal Articular Surfaces)

발목의 몸쪽 분절은 정강뼈 먼쪽 부분의 오목한 관절면(정강뼈 천장으로 알려진)과 종아리복사뼈로 구성되어 있다. 이들 3개의 파셋은 정강뼈쪽(안쪽)보다는 종아리쪽(가쪽)으로 더 멀리 뻗어나간 오목한 관절면을 형성하고(그림. 12-4 참고), 앞쪽 가장자리보다 정강뼈의 뒤쪽 가장자리로 더 멀리 뻗어 나간다. 정강뼈의 먼쪽 부분과 2개 복사뼈의 구조는 장부구멍과 닮아서 장부구멍으로 불린다. 장부구멍의 일반적인 예는 렌치(wrench)의 그립 부위이다. 렌치의 종류는 고정된 것(하나의 크기에만 사용하도록 허용된)과, 조절가능한 것(다양한 크기의 볼트에 사용가능한)이 있다. 조절가능형 장부구멍은 고정형 장부구멍보다 구조적으로 복잡한데, 그 이유는 가동성과 안정성을 모두 충족시켜야 하기 때문이다.

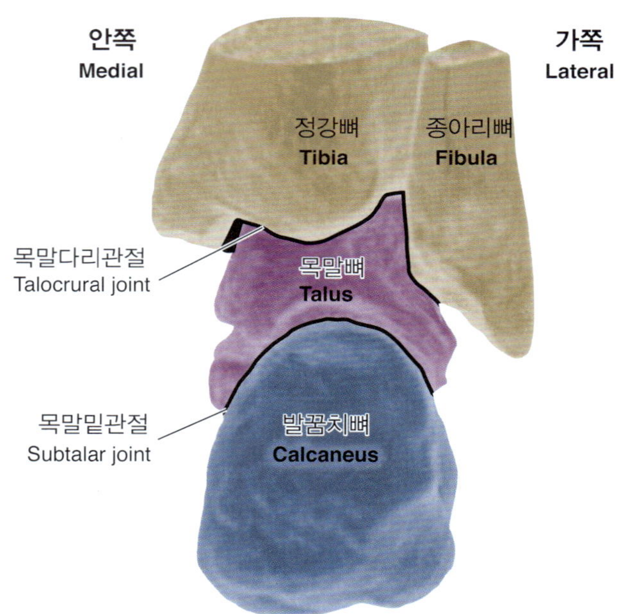

그림 12-4. 발목관절은 몸쪽에 위치한 정강뼈와 종아리뼈(장부구멍)와 먼쪽에 위치한 목말뼈가 이루는 관절이다. 뒤쪽면의 관찰은 목말뼈보다 몸쪽에 위치하는 목말다리관절과 목말뼈보다 먼쪽에 위치하는 목말밑관절을 볼 수 있다.

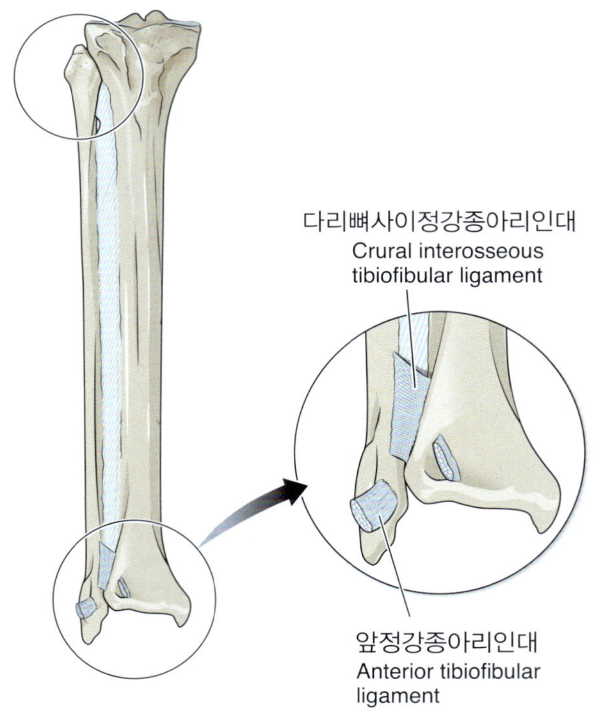

그림 12-5. 몸쪽 정강종아리관절과 먼쪽 정강종아리관절.

발목관절의 장부구멍은 몸쪽 정강종아리관절과 먼쪽 정강종아리관절에 의존하여 장구부멍 넓이의 변화를 허용하고 조절할 수 있는 조절가능형 장부구멍이다.

몸쪽 정강종아리관절과 먼쪽 정강종아리관절(그림 12-5)은 해부학적으로 발목관절과 구분되지만, 기능적으로는 발목관절과 연결되어 있다. 상지에 있는 몸쪽 노자관절과 먼쪽 노자관절과는 달리, 정강종아리관절은 더 먼쪽에 위치한 발목과 발에 자유도를 보태지 않는다. 그러나, 정강종아리관절은 전체 발목의 움직임에 영향을 준다. 노자관절의 융합은 손목의 가동범위에 큰 영향을 주지 않지만, 정강종아리관절의 융합은 발목관절의 정상 기능을 손상시킬 수도 있다.

몸쪽 정강종아리관절(Proximal Tibiofibular Joint)

몸쪽 정강종아리관절은 정강뼈의 뒤가쪽과 종아리뼈머리가 이루는 평면 윤활관절이다. 몸쪽 정강종아리관절의 파셋은 일반적으로 평편하지만, 개인에 따라 다른 모양을 띨 수도 있다. 일반적으로 볼록한 정강뼈 파셋과 오목한 종아리뼈 파셋이 가장 흔한 관절 패턴이다.[3] 몸쪽 정강종아리관절은 관절주머니에 의해 둘러싸여 있고, 또 관절주머니는 앞뒤 정강종아리인대에 의해 보강된다. 비록 몸쪽 정강종아리관절은 해부학적으로 무릎관절과 분리되어 있지만, 소통이 이들 관절 사이에서 일어날 수 있다.[4]

몸쪽 정강종아리관절의 운동에 대한 연구에 따르면, 발목의 발등굽힘과 함께, 종아리뼈의 병진운동과 돌림이 일어나는 변형이 일어남을 알 수 있다.[5] 몸쪽 정강종아리관절의 운동은 작은 편이다; 그러나 이 부위에 외상이 있으면 불안정의 증상이 일어날 수도 있다.[6] 몸쪽 정강종아리관절과 먼쪽 정강종아리관절의 움직임은 발목관절이 움직일 때 나타날 수 있다.

먼쪽 정강종아리관절(Distal Tibiofibular Joint)

먼쪽 정강종아리관절은 정강뼈의 오목한 파셋과 종아리뼈의 볼록한 파셋이 관절을 이루는 인대결합 또는 섬유결합이다. 실제로 정강뼈와 종아리뼈의 먼쪽 부분은 서로 직접 접촉하지 않고, 섬유지방에 의해 분리되어 있다. 비록 관절주머니가 없지만, 관련된 몇몇 인대들이 존재한다. 몸쪽 관절과 먼쪽 관절이 연결되어 있기 때문에(정강뼈, 종아리뼈 및 정강종아리관절은 닫힌 사슬의 부분들이다), 정강뼈와 종아리뼈 사이의 위치하는 모든 인대들은 몸쪽 정강종아리관절과 먼쪽 정강종아리관절의 안정성에 기여한다.

먼쪽 정강종아리관절의 인대들은 주로 안정된 장부구멍을 유지하는 역할을 한다. **앞쪽과 뒤쪽 정강종아리인대**와 **뼈사이막**은 먼쪽 정강종아리관절의 지지를 제공한다.[7] 뼈사이막은 몸쪽 정강종아리관절과 먼쪽 정강종아리관절을 직접 지지한다. 비록 먼쪽 정강종아리관절이 아주 강한 관절이라 하더라도, 장부구멍 안에서 목말뼈가 강하게 가쪽돌림과 벌림될 때 손상을 당할 수 있다.[8] 이런 손상은 정강뼈와 종아리뼈를 분리시킬 수 있고, 심한 발목 좌상으로 진단된다. 만약 힘이 계속 가해지면, 먼쪽 정강종아리인대보다 더 몸쪽 부위의 종아리뼈에서 골절이 일어날 수도 있다.[9]

발목관절(목말다리관절)의 기능은 정강종아리관절의 장부구멍 안정성에 의해 좌우된다. 만약 정강뼈와 종아리뼈가 분리되거나 장부구멍의 어느 한쪽이 소실되면, 장부구멍이 목말뼈를 제대로 유지하거나 잡을 수 없을 것이다. 이것은 볼트를 잡지 못하는 렌치와 비슷하며, 힘이 렌치에 적용될 때마다 2개의 핀셋 분절이 벌어지기 때문이다. 반대로, 발목의 장부구멍은 정상 기능을 위해 약간의 가동성을 가져야 한다. 반대로 장부구멍은 가동성의 기능을 가지고 있어야 하거나, 한쪽으로 융합된 아치는 발목관절의 기능을 더 좋게 한다. 일반적으로 종아리뼈는 체중부하 기능이 거의 없는 것으로 간주된다. 한 연구에 따르면, 체중부하의 10%만이 종아리뼈로 전달된다고 하였다.[10] 그러나 발목이 가쪽번짐되었을 때 커다란 체중부하의 힘이 종아리뼈를 통해 전달하듯이, 종아리뼈를 통한 축성 하중의 양은 발목의 자세와 관련될 수 있다.[11]

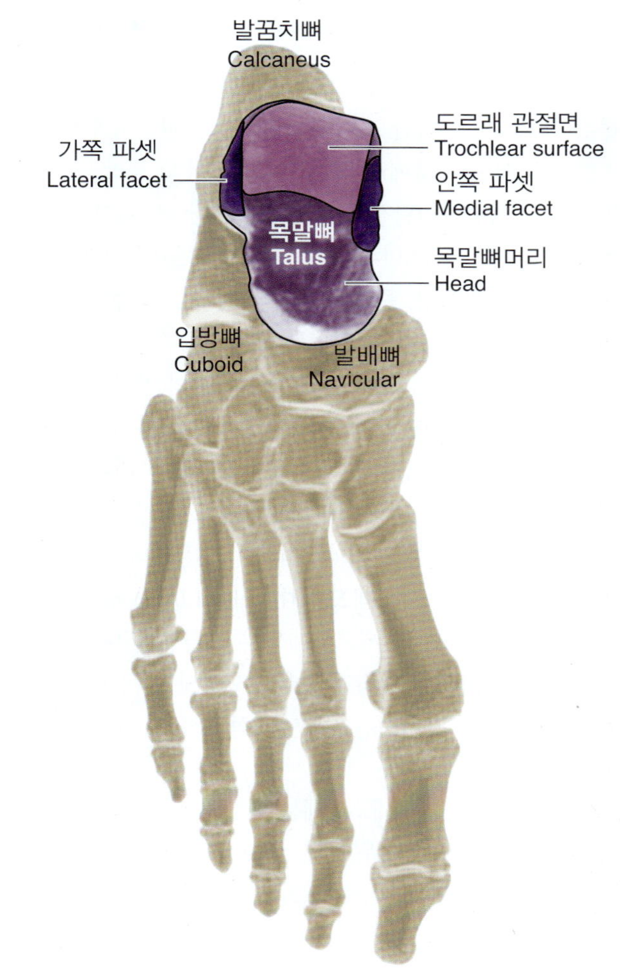

그림 12-6. 목말뼈몸통은 목말뼈의 도르래 관절면(윗면), 안쪽 파셋(정강뼈쪽)과 가쪽 파셋(종아리뼈쪽)과 함께, 발목관절의 먼쪽 면을 형성한다.

종아리뼈가 가동성이기 때문에, 몸쪽 정강종아리관절과 먼쪽 정강종아리관절의 움직임이 연결되어야 한다.

먼쪽 관절면(Distal Articular Surface)

목말뼈몸통(그림 12-6)은 발목관절의 먼쪽 관절 부분을 형성한다. 목말뼈몸통은 3개의 관절면을 가지고 있다: 커다란 가쪽 파셋, 작은 안쪽 파셋, 그리고 도르래 관절면. 커다랗고 볼록한 도르래 관절면은 목말뼈머리와 목말뼈목과 약간의 각도로 주행하는 중심고랑을 가지고 있다. 목말뼈몸통은 앞쪽이 뒤쪽보다 더 넓어서 쐐기 모양을 띤다. 도르래면을 덮고 있는 관절연골은 더 넓은 가쪽 파셋과 더 작은 안쪽 파셋을 덮고 있는 연골로 이어진다.

발목관절의 구조적 온전성은 뼈 관절 이외에, 많은 지지성 물렁조직에 의해 관절가동범위 내내 유지된다.

관절주머니와 인대(Capsule and Ligaments)

발목의 관절주머니는 아주 얇은 편이고, 특히 앞쪽과 뒤쪽 관절주머니가 더욱 약한 편이다. 그러므로, 관절의 안정성은 온전한 인대성 구조물에 의해 좌우된다. 몸쪽 정강종아리관절과 먼쪽 정강종아리관절을 지지하는 인대(정강종아리뼈사이인대, 앞쪽과 뒤쪽 정강종아리인대, 그리고 정강종아리뼈사이인대)는 장부구멍의 안정성, 즉 발목관절의 안정성에 중요한 역할을 한다. 2개의 다른 주요 인대 복합체는 장부구멍과 목말뼈의 접촉과 일치성을 유지하고, 또 발목관절의 안가쪽 안정성을 제어한다. 이들 인대는 안쪽 곁인대(MCL)와 가쪽 곁인대(LCL)이다. 이들 인대의 일부는 목말밑관절을 지나가기 때문에 목말밑관절을 지지해 준다.[12] 그러므로, 발목관절에서의 곁인대 기능은 목말밑관절에서의 기능과 분리하기 어렵다.

안쪽 곁인대(MCL)는 **세모인대**(deltoid ligament)로 불린다. 이름이 의미하듯이, 세모인대는 부채꼴을 띤다. 세모인대는 정강쪽 복사뼈의 가장자리에서 시작해 발배뼈, 목말뼈 및 발꿈치뼈에서 착지하는 얕은층 섬유와 깊은층 섬유를 가진다(그림 12-7).[13]

전체적으로 봤을 때, 세모인대는 매우 강한 인대로서 손상의 발생이 상대적으로 매우 낮은 인대이다. 발목과 목말뼈의 가쪽번짐 또는 뒤침(발의 가쪽돌림과 정강뼈의 안쪽돌림이 결합되는)이 이 세모인대를 손상시킬 수 있다.[14,15] 그러나 이들 힘은 실제로 세모인대의 열상이 일어나기 전에, 정강쪽 복사뼈의 골절과 변위를 일으킬 수 있다.

가쪽곁인대(LCL)는 분리 인대로 간주되는 세 개의 독립된 인대들로 구성된다. 이들 인대는 **앞목말종아리인대**, **뒤목말종아리인대**, 그리고 **발꿈치종아리인대**이다(그림 12-8). 앞쪽 인대와 뒤쪽 인대는 거의 수평으로 주행하는 반면, 긴 발꿈치종아리인대는 거의 수직으로 주행한다.[16] 안쪽 곁인대와는 달리, 가쪽 곁인대는 발목과 목말뼈의 안쪽번짐이나 뒤침(발의 안쪽돌림과 정강뼈의 가쪽돌림이 결합된)을 제어한다.[14,17] 가쪽 곁인대의 성분은 안쪽곁인대보다 약하고 손상의 위험이 더 큰 편이다.

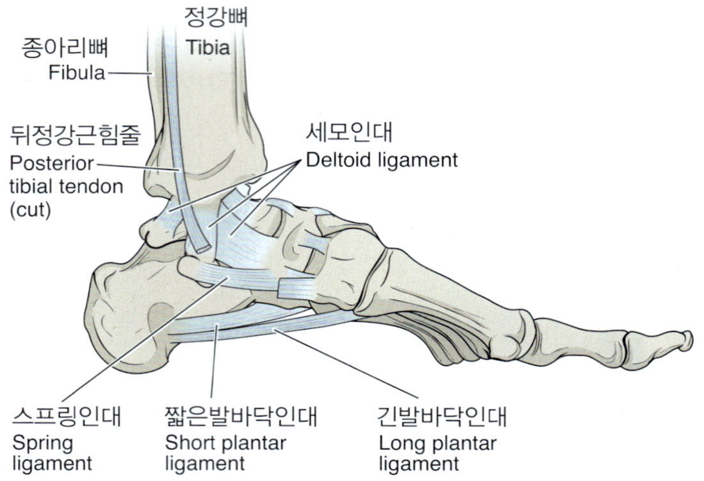

그림 12-7. 발목/발 복합체 뒤쪽의 안쪽 인대

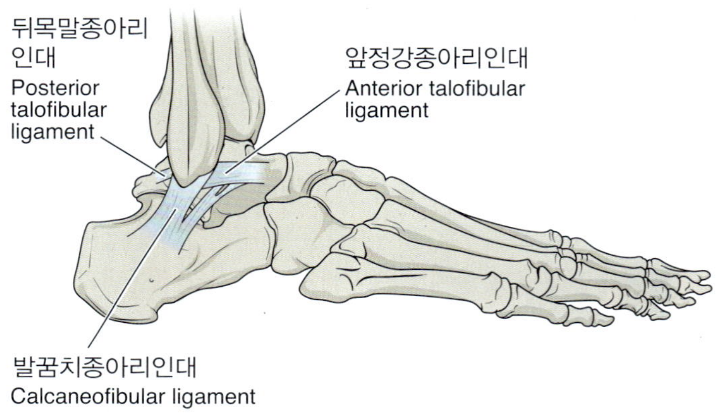

그림 12-8. 발목/발 복합체 뒤쪽 부분의 가쪽 인대

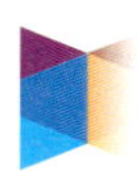

기본 개념 12-2
가쪽 곁인대에 적용된 스트레스에 대한 연구 요약

1. 가쪽곁인대를 구성하는 다른 2개의 인대를 비교해 볼 때, 앞목말종아리인대가 가장 약하고, 손상이 많이 일어난다.[18] 발목의 발바닥굽힘, 안쪽돌림 및 안쪽번짐이 크게 일어날 때 앞목말종아리인대가 스트레스를 받는다.[19] 앞쪽 목말종아리인대의 파열은 종종 발목관절의 앞가쪽돌림 불안정성을 초래한다.[20]
2. 발꿈치종아리인대는 발목이 발등굽힘과 안쪽번짐될 때 스트레스를 받고, 뒤목말종아리인대는 발목관절이 발등굽힘과 벌림될 때 스트레스를 받는다.[19] 뒤목말종아리인대가 단독으로 파열되는 경우는 거의 드물지만, 심한 탈구로 인해 손상되는 경우가 많다.
3. 장부구멍 안의 목말뼈 운동을 억제하는 가쪽 곁인대의 각 섬유들은 발목관절의 위치에 좌우된다.[14,17] 그러므로, 이들 인대를 평가하려면, 발목관절을 여러 위치로 배치해서 검사해야 한다. 앞쪽 서랍 검사와 목말뼈 경사 검사는 각각 앞목말종아리인대와 발꿈치종아리인대를 평가하는데 사용되는 임상 인대 스트레스 검사이다. 비록 이들 검사가 일반적으로 흔한 사용되더라도, 특정 인대의 파열 정도를 확인할 때는 나쁜 진단적 정확성을 보이는 것 같다.[21]

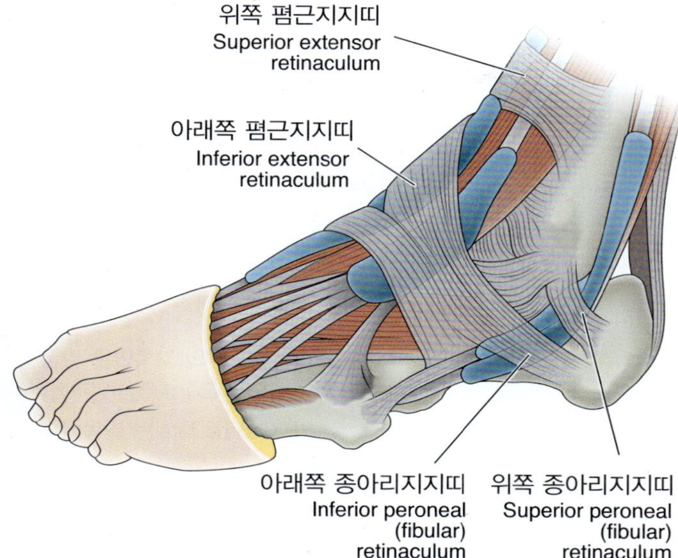

그림 12-9. 위쪽 폄근지지띠와 아래쪽 폄근지지띠; 위쪽 종아리지지띠와 아래쪽 종아리지지띠

안쪽곁인대와 가쪽곁인대 이외에, 발목관절의 폄근지지띠와 종아리지지띠도 발목관절의 안정성에 많은 도움을 준다.[22,23] **위쪽 종아리지지띠**의 아래쪽 섬유(그림 12-9)는 발꿈치종아리인대의 근처에서 평행하게 주행하여, 발꿈치종아리인대를 보강해 준다.[23] 발목관절의 곁인대와 지지띠가 목말밑관절의 안정성에 기여하기 때문에, 나중에 다시 한번 더 설명할 것이다.

목말밑관절(The Subtalar Joint)

목말발꿈치관절(또는 목말밑관절)은 위쪽의 목말뼈와 아래쪽의 발꿈치뼈(3개의 파셋)에 의해 형성된 3개의 분리 관절을 가진 복잡한 관절이다. 목말밑관절의 관절면은 매우 다양하지만, 뒤쪽 관절은 목말뼈와 발꿈치 사이에서 발견되는 3개의 관절 중에서 가장 큰 관절이다.

뒤쪽 관절은 목말뼈몸통의 오목한 파셋과 발꿈치뼈몸통의 볼록한 파셋에 의해 형성된다. 더 작은 앞목말발꿈치관절과 중간목말발꿈치관절은 목말뼈의 머리와 목에 있는 2개의 볼록한 파셋과 발꿈치뼈에 있는 2개의 오목한 파셋에 의해 형성된다(그림 12-10). 그러므로, 앞목말발꿈치관절과 중간목말발꿈치관절은 뒤쪽 파셋에서 발견되는 것과는 반대인 관절속(관절면)의 형태를 가진다. 뒤쪽 관절과 앞쪽 관절면 및 중간 관절면 사이에는, 목말뼈의 아래쪽 부분과 발꿈치뼈의 위쪽 부분에 있는 **고랑**에 의한 뼈성 터널이 존재한다. 이런 깔대기 모양의 터널은 발목굴으로 알려져 있으며, 발을 가로질러 사선 방향으로 주행한다.

발목굴의 커다란 끝단(**sinus tarsi**)은 종아리쪽 복사뼈의 바로 앞쪽에 위치한다(그림 12-11); 발목굴의 작은 끝단은 정강쪽 복사뼈의 뒤쪽과 아래쪽, 그리고 **목말받침돌기**로 불리는 발꿈치뼈의 돌출부 위쪽에 위치한다(그림. 12-10 참고). 발목굴과 그것의 길이를 따라 주행하는 인대들이 목말밑관절의 뒤쪽 관절과 앞쪽 관절–중간 관절을 2개의 관절공간으로 나누는데, 이들은 서로 분리된다. 뒤쪽 관절은 자기만의 관절주머니를 가지고 있고, 앞쪽 관절과 중간 관절은 **목말발배관절**과 공유하는 관절주머니를 갖는다.[24]

Wang 등은 목말밑관절의 관절면이 발목관절의 다른 관절면보다 작을지라도, 조건이 비슷할 때 비슷한 접촉 비율을 보여주고 있음을 확인했다.[25] 그들은 뒤쪽 파셋이 목말밑관절을 통해 전달되는 힘의 75%을 수용한다는 것을 확인했다. 또 그들은 뒤쪽 파셋의 커다란 접촉 면적을 고려해 뒤쪽 파셋의 압박이 중간 파셋과 앞쪽 파셋의 압박과 비슷하다고 결론을 내렸다. 발목관절과 마찬가지로, 목말밑관절도 높은 스트레스에 의한 손상(예, 골절)이 없는 한, 퇴행성 변화를 거의 갖지 않는다.

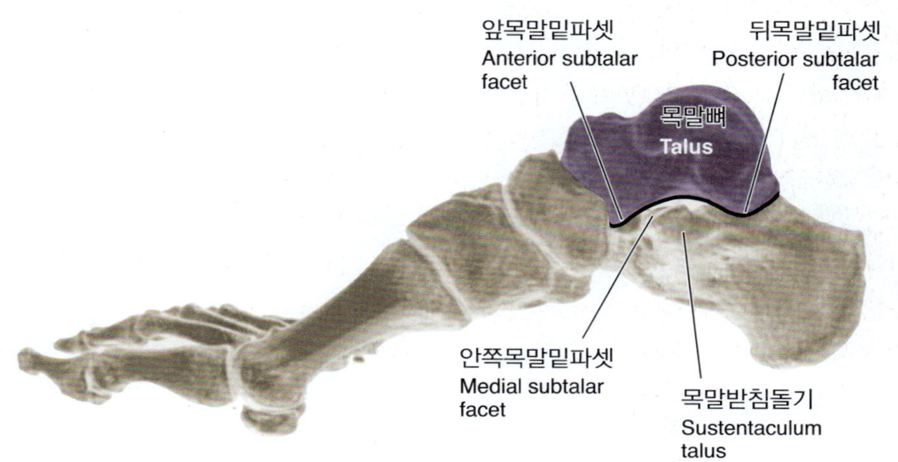

그림 12-10. 발의 안쪽면은 발꿈치뼈 위에 얹혀 있는 목말뼈(목말밑관절)를 볼 수 있다.

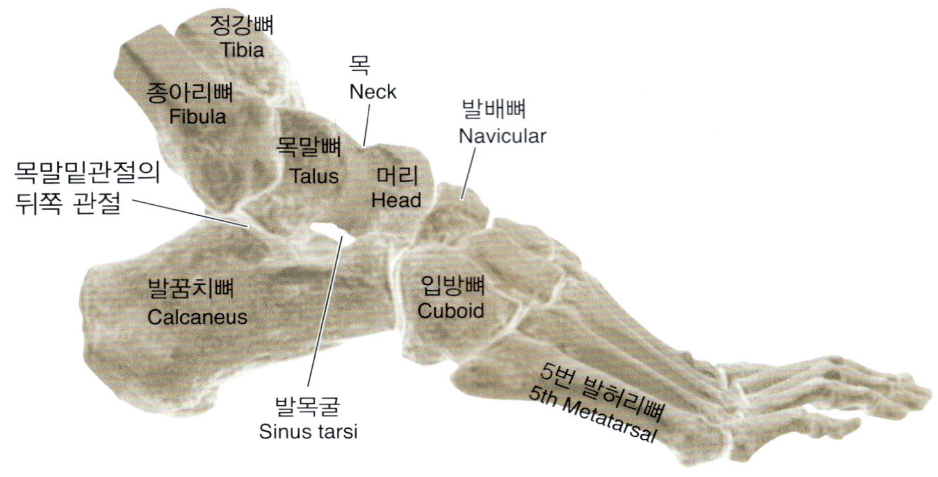

그림 12-11. 발의 가쪽면은 발꿈치뼈 위에 얹혀 있는 목말뼈(목말밑관절)를 볼 수 있다. sinus tarsi는 발목굴의 가쪽 구멍이다.

인대(Ligaments)

목말밑관절은 탈구가 거의 일어나지 않는 안정된 관절이다. 이 관절은 강한 인대성 지지 뿐만 아니라, 일치성이 좋은 뼈 해부학을 가지고 있다. 목말밑관절은 발목관절을 지지하는 인대 구조물로부터 지지를 받을 뿐만 아니라, 목말밑관절에만 있는 인대들로부터도 지지를 받는다.[24]

Harper는 해부학 연구를 통해, 목말밑관절의 가쪽 지지에 기여하는 많은 구조물들을 기술했다.[26] 이런 구조물들을 가층에서 속층으로 순서로 나열해 보면, 발꿈치종아리인대, 가쪽목말발꿈치인대, 목인대 및 뼈사이목말발꿈치인대 순서로 이루어져 있다. 목인대(그림 12-12)는 목말발꿈치관절 구조물 중에서 가장 강한 구조물이다.[26,27]

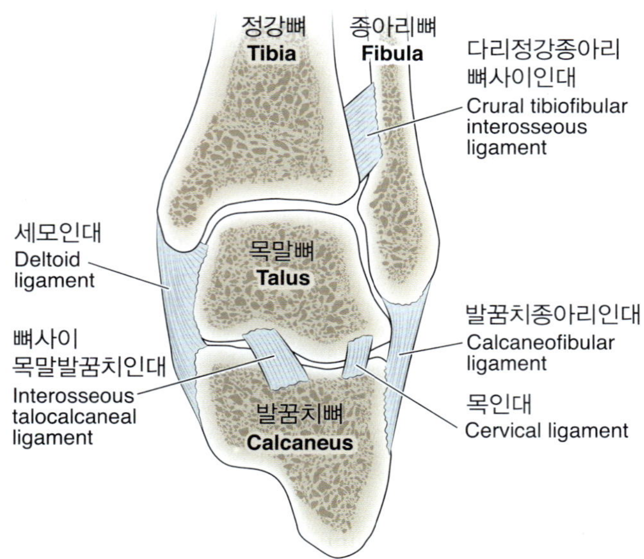

그림 12-12. 목말밑관절의 인대(뒤쪽 횡단면).

이 인대는 sinus tarsi(발목굴의 입구)의 앞쪽을 지나 목말뼈목으로 이어지고 다시 발꿈치뼈목으로 이어진다. 뼈사이목말발꿈치인대는 발목굴(tarsal canal)의 조금 더 안쪽에 위치하고, 목말뼈에서 발꿈치뼈까지 사선 방향으로 주행한다(그림. 12-12 참고).[28] 아래쪽 폄근지지띠의 가지도 목말밑관절에 안정성을 제공할 뿐만 아니라, 발목굴 내에서 연결되어 있다.[28] 비록 목말밑관절이 매우 안정된 관절이라 하더라도, 뼈 형태와 관련 인대(발꿈치종아리인대, 목인대 및 뼈사이인대)로부터의 계층적 지지에 대해서는 아직 논란이 있다.[29]

가로발목관절
(Transverse Tarsal Joint)

가로발목관절은 중간발목관절(midtarsal joint) 또는 Chopart 관절이라 불리고, 목말발배관절과 발꿈치입방관절에 의해 형성된다(그림 12-13).

목말발배관절(Talonavicular Joint)

목말발배관절의 몸쪽 부분은 목말뼈머리의 앞쪽 부위에 의해 형성되고, 먼쪽 부분은 발배뼈의 오목한 뒤쪽 부위에 의해 형성된다. 우리는 목말밑관절의 앞쪽 부분으로서 목말뼈머리의 아래쪽 부분이 발꿈치뼈의 앞쪽 파셋과 중간 파셋과 관절을 이룬다고 이미 언급했다. 하나의 관절주머니가 목말발배관절 파셋과 목말밑관절의 앞쪽과 중간 파셋을 둘러싸고 있다. 이 관절주머니의 아래쪽면은 목말뼈머리 바로 아래쪽의 발배뼈와 발꿈치뼈 사이의 틈을 이어주는 바닥쪽발꿈치발배인대(스프링인대)에 의해 형성된다.

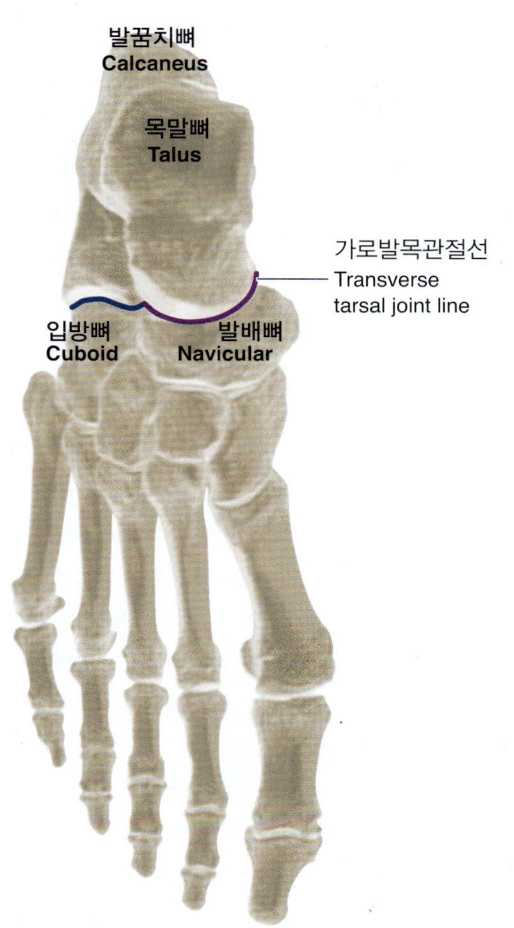

그림 12-13. 목말발배관절과 발꿈치입방관절은 복합 관절로서 발을 가로지르는 가로발목관절선을 형성한다.

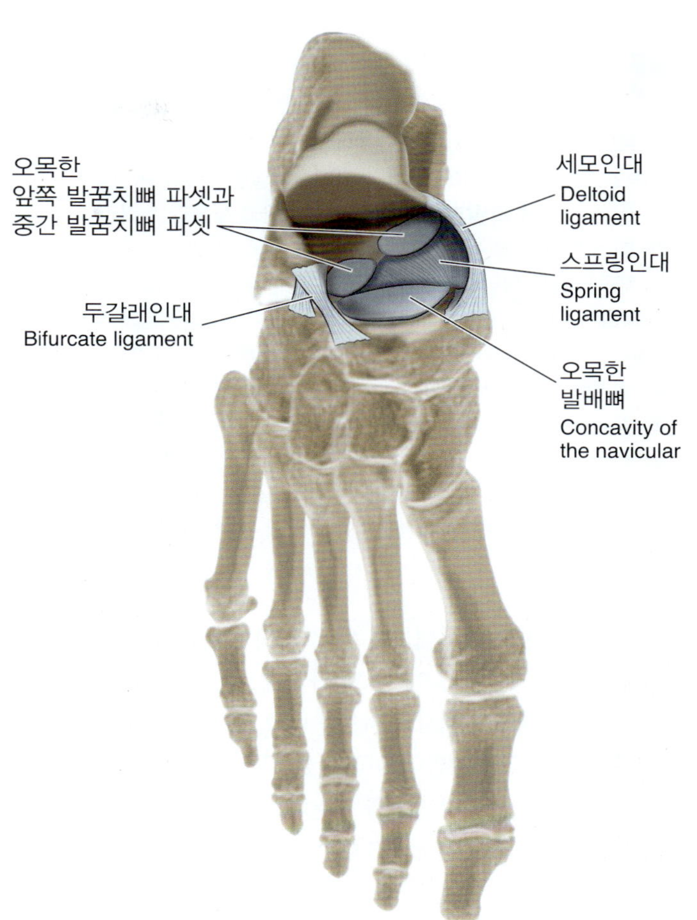

그림 12-14. 목말뼈를 제거하고 위쪽에서 보면, 앞쪽의 발배뼈, 안쪽의 세모인대, 가쪽의 두갈래인대의 안쪽 섬유띠, 그리고 아래쪽의 스프링인대(바닥쪽 발꿈치발배인대) 등에 의해 형성된 오목한 구조물(소켓)이 존재함을 알 수 있다.

관절주머니는 안쪽으로 세모인대에 의해, 그리고 가쪽으로 두갈래인대에 의해 보강되고 있다. 이들 구조물의 관계를 보면, 목말뼈머리의 커다란 볼록 부위는 커다란 오목 부위 안으로 들어가는 "공(ball)"처럼 간주될 수 있다. 이런 "소켓(socket)" (오목 형태)은 앞쪽에서 발배뼈의 오목한 "소켓"에 의해 형성되고, 아래쪽에서 앞쪽 파셋와 중간 파셋, 그리고 바닥쪽발꿈치발배인대에 의해 형성되고, 안쪽에서 세모인대에 의해 형성되고, 그리고 가쪽에서는 두갈래인대에 의해 형성된다(그림 12-14).

스프링인대(바닥쪽발꿈치입방인대)(그림 12-7과 그림 12-14 참고)는 삼각형 시트의 인대성 결합조직으로서 발꿈치뼈 목말받침돌기(sustentaculum tali)에서 시작해 발배뼈 아래쪽에 부착된다. 스프링인대는 안쪽으로 세모인대와 연결되어 있고, 가쪽으로 두갈래인대의 안쪽띠와 연결된다.[30] 최근 근거에 따르면, 스프링인대는 3개의 섬유띠로 구성된다: 위안쪽띠, 안바닥쪽 띠, 그리고 아래바닥쪽 세로띠.[31-33] 스프링인대는 목말뼈머리와 목말발배관절을 지지해 주는 중요한 역할뿐만 아니라, 안쪽세로발활의 수동 고정자 또는 정적 고정자의 하나로서 기능을 한다.[30,34]

우리는 목말발배관절의 파셋과 앞쪽에 위치한 목말발꿈치관절의 파셋이 하나의 관절주머니를 공유한다는 것을 이미 설명했다. 목말밑관절의 커다란 뒤쪽 파셋은 자신만을 위한 관절주머니에 의해 둘러싸여 있고, 발목굴과 그 속에 있는 인대에 의해 목말발배관절을 둘러싸는 관절주머니와 분리되어 있다. 그러나 목말발배관절과 목말밑관절은 체중부하된 발에서는 서로 연결된다. 체중부하 상태에서 목말밑관절이 뒤침/엎침을 하는 동안, 발꿈치뼈에 대한 목말뼈의 발등굽힘/발바닥굽힘과 벌림/모음은 고정된 발배뼈에 대한 목말뼈머리의 움직임과 함께 일어난다. 그러므로 체중부하 시, 목말발배관절과 목말밑관절은 해부학적으로나 기능적으로 밀접한 관련성이 있다.[35]

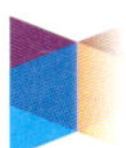

기본 개념 12-3
목말뼈 링케이지(Talar Linkages)

목말뼈와 그의 앞쪽과 아래쪽에 있는 구조물이 해부학적으로도 기능적으로도 연결되어 있기 때문에, 목말밑관절과 목말발배관절을 함께 합쳐서 **목말발꿈치발배관절**이라고 부른다.[2] 그러나 심지어 이런 용어도 불완전한 것으로 논쟁의 대상이 될 수 있다.

체중부하시 목말뼈는 다음의 3개 관절 사이에서 볼 베어링처럼 작용하는 것으로 간주된다: (1) 위쪽의 정강종아리관절의 장부구멍(발목관절), (2) 아래쪽의 발꿈치뼈(목말밑관절), 그리고 (3) 앞쪽의 발배뼈(목말발배관절). 체중부하 상태에서 뒤침/엎침 시, 정강뼈/종아리뼈(장부구멍)는 목말뼈 위에서 발등굽힘과 발바닥굽힘을 한다. 뒤침/엎침 동안, 목말뼈의 벌림/모음과 안쪽번짐과/가쪽번짐은 발꿈치뼈와 발배뼈 위에서 일어날 뿐만 아니라, 목말뼈몸통이 가쪽과 안쪽으로 돌림할 때 장부구멍의 위치에도 영향을 준다.

목말발배관절의 인대들로는, 스프링인대(바닥쪽발꿈치입방인대)와 두갈래인대가 있다. 그 이외에, 목말발배관절은 **등쪽목발발배인대**에 의해서도 지지를 받고, 또 목말밑관절의 인대(안쪽 곁인대, 가쪽 곁인대, 아래쪽 폄근지지띠, 목인대 및 뼈사이목말발꿈치인대)로부터 지지를 받는다. 그리고 이웃한 발꿈치입방관절을 강화하는 인대에 의해서도 지지를 받고, 발꿈치입방관절은 나머지 가로발목관절을 형성하고, 목말발배관절과 기능적으로 연결되어 있다.

발꿈치입방관절(Calcaneocuboid Joint)

발꿈치입방관절은 몸쪽의 앞쪽 발꿈치뼈와 먼쪽의 뒤쪽 입방뼈에 의해 형성된다(그림. 12-13 참고). 발꿈치뼈와 입방뼈의 양쪽 관절면은 복잡하며, 좌우와 위아래로 상호적인 볼록/오목한 관절면을 가진다. 이런 상호 관절면의 모양은 절구관절 모양인 목말발배관절의 움직임보다 더 제한되는 움직임을 허용한다. 목말발배관절과 마찬가지로, 발꿈치입방관절도 체중부하시 목말밑관절과 연결된다.[35] 체중부하의 목말밑관절 뒤침/엎침 시, 목말뼈에 대한 발꿈치뼈의 안쪽번짐/가쪽번짐은 고정된 입방뼈에 대한 발꿈치뼈의 움직임을 일으킨다. 체중부하 활동 동안 목말밑관절에서 발꿈치뼈가 움직일 때, 발꿈치뼈는 반대쪽 안장관절면의 관절내 요구를 충족시켜야 하는데, 이것은 비틀림 동작을 초래시킨다.

발꿈치입방관절은 몇몇 주요 인대들에 의해 지지를 받는 자신만의 관절주머니를 가진다. 관절주머니는 가쪽으로 두갈래인대의 가쪽 섬유에 의해 보강되고, 등쪽으로는 **등쪽발꿈치입방인대**에 의해 보강되고, 또 아래쪽으로는 **바닥쪽발꿈치입방인대**(**짧은발바닥인대**)와 **긴발바닥인대**에 의해 보강된다. 긴발바닥인대는 이들 인대 중에서 가장 중요한 인대인데, 그 이유는 발꿈치뼈와 입방뼈의 아래쪽면에서 시작해서 먼쪽 부착점인 2, 3, 4번 발허리뼈바닥에 연결되어 있기 때문이다. 그러므로 긴발바닥인대는 가로발목관절 뿐만 아니라 발의 가쪽 세로발활을 지지해 준다.[36] 발의 외재근도 가로발목관절의 안쪽, 가쪽과 아래쪽을 통과하여 가로발목관절을 지지해준다.

발목발허리관절(Tarsometatarsal Joints)

발목발허리관절(TMT)는 먼쪽열 발목뼈(뒤쪽)와 발허리뼈바닥이 만나는 평면 윤활관절이다(그림 12-15).

첫 번째 발목발허리관절은 1번 발허리뼈바닥과 안쪽쐐기뼈가 만나는 관절이며, 자체의 관절주머니를 가지고 있다. 두 번째 발목발허리관절은 2번 발허리뼈바닥과 중간쐐기뼈, 그리고 장부구멍을 형성하는 안쪽쐐기뼈의 옆면과 가쪽쐐기뼈의 옆면에 의해서 이루어지는 관절이다. 두 번째 발목발허리관절은 다른 발목발허리관절보다 뒤쪽으로 물러나 있어서 매우 안정되고 운동 제한이 심한 편이다. 세 번째 발목발허리관절은 3번 발허리뼈와 가쪽 쐐기뼈로 이루어지며, 두 번째 발목발허리관절과 함께 관절주머니를 공유하고 있다.

네 번째 및 다섯 번째 발목발허리관절은 각각 4번 발허리뼈와 5번 발허리뼈의 바닥이 입방뼈의 먼쪽면과 관절을 이룬다. 이들 두 관절은 하나의 관절주머니를 공유하고 있다. 발허리뼈 사이에는 작은 평면관절이 있으며 움직임이 일어난다. 많은 등쪽 인대, 바닥쪽 인대, 그리고 뼈사이인대들이 각각의 발목발허리관절을 보강해주고 있다. 그 이외에, 깊은가로발허리인대가 있으며, 이 인대는 가로손허리인대와 비슷하게 발허리뼈머리의 바닥쪽에 넓게 퍼져 있다.[37,38] 깊은가로손허리인대가 손목손허리관절의 안정성에 기여하는 것처럼, 깊은가로발허리인대도 발허리뼈머리사이의 간격 벌어짐과 과도한 움직임을 막아줌으로써 발목발허리관절의 안정성에 기여한다.[39]

발허리발가락관절
(Metatarsophalangeal Joints)

5개의 발허리발가락관절들은 자유도 2를 가진 융기 윤활관절이다: 폄/굽힘(혹은 발등굽힘/발바닥굽힘)과 벌림/모음. 발허리발가락관절은 몸쪽의 볼록한 발허리뼈머리와 먼쪽의 오목한 몸쪽마디뼈바닥이 이루는 관절이다(그림. 12-15 참고).

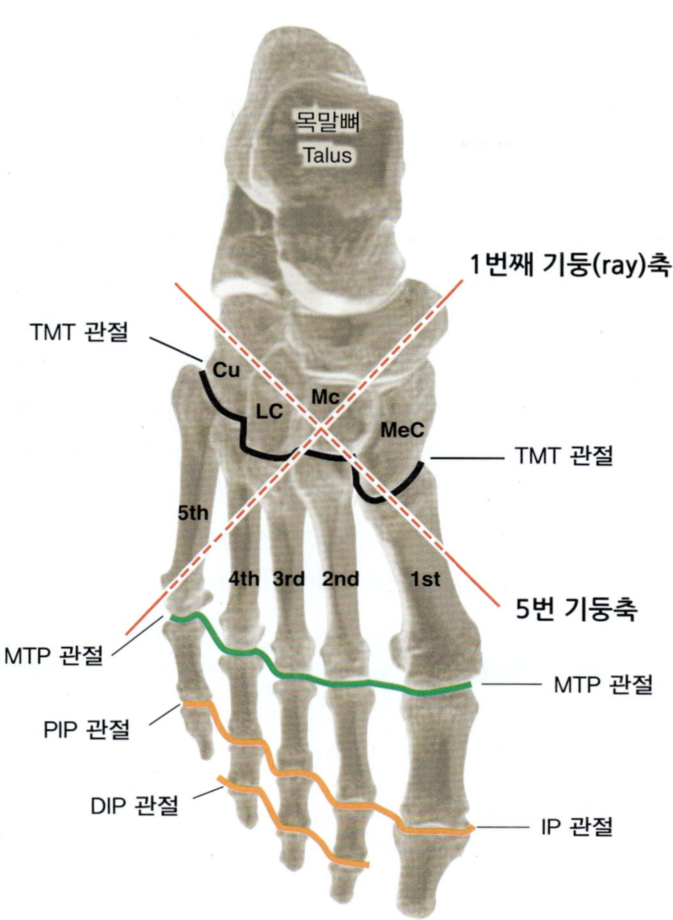

그림 12-15. 발목발허리관절(TMT), 발허리발가락관절(MTP), 그리고 마디뼈사이관절(PIP/DIP)은 1번 발목발허리관절과 5번 발목발허리관절의 축들을 보여준다. CU: 입방뼈, LC: 가쪽쐐기뼈, MC: 중간쐐기뼈, MeC: 안쪽쐐기뼈.

확장 개념 12-1
발허리뼈 길이(Metatarsal Length)

5개 발허리뼈의 길이는 사람에 따라 다르며, 3 개의 유형으로 분류된다. 인덱스 플러스(index plus)는 첫 번째 발허리뼈가 두 번째 보다 긴 경우이고, 나머지 3개 발허리뼈의 길이는 점차적으로 작아지는 유형이다. 인덱스 플러스 마이너스(index plus minus)는 첫 번째 발허리뼈의 길이가 두 번째 발허리뼈의 길이와 같은 경우이고, 나머지 3개 발허리뼈의 길이는 점차적으로 작아지는 유형이다. 인덱스 마이너스(index minus) 또는 Morton 발은 두 번째 발허리뼈의 길이가 가장 길고, 그 다음이 첫 번째 발허리뼈이고, 3번째, 4번째, 5번째 발허리뼈로 갈수록 작아지는 유형이다.[40] Morton 발의 유형은 두 번째 발허리뼈를 통해 힘이 전달되고, 이로 인해 스트레스 골절이 일어날 수 있다. 그러나 발허리뼈길이와 손상 사이의 관계는 문헌적으로 명확하지 않고, 운동선수에게도 이런 가설이 완전하게 적용되지 않는다.[40,41]

발허리발가락관절(MTP)들은 손허리손가락관절(MCP)과 비슷하지만, 몇 개의 다른 점이 있다. 손허리손가락관절과는 달리, 발허리발가락관절(MTP)의 폄 가동범위는 굽힘 가동범위보다 더 크다. 모든 발허리뼈머리는 입각기 때 체중부하를 받는다. 결론적으로, 관절연골은 발허리뼈머리의 바닥쪽 면에서 체중부하를 받지 않아야 한다. 이런 구조적 조건이 발허리발가락관절 굽힘의 가동범위를 제한한다. 또한 손과 달리, 첫 번째 발허리발가락관절에서 맞섬이 일어나지 않는다. **엄지발가락**은 다른 4개의 발가락과 동일한 운동면에서 전적으로 움직인다.

첫 번째 발허리발가락관절은 1번 발허리뼈머리의 바닥쪽에 2개의 종자뼈를 가지고 있다(그림 12-16). 이들 종자뼈는 손허리손가락관절의 바닥쪽에 있는 종자뼈와 매우 유사하다. 1번 발허리발가락관절의 중립위에서 볼 때, 종자뼈는 발허리뼈머리에 있는 종자뼈사이능선에 의해 나누어진 2개의 고랑 안에 위치한다.[42,43] 종자뼈와 관련된 인대들은 고랑 안에 종자뼈를 고정시키는 삼각형 물질을 형성한다.[42,44]

종자뼈는 **짧은엄지굽힘근**을 위한 해부학적 도르래로서 작용하고, 체중부하 외상으로부터 **긴엄지굽힘근** 힘줄을 보호한다. 긴엄지굽힘근은 종자뼈와 종자뼈사이인대에 의해 형성된 터널을 통과하며, 여기에서 종자뼈사이인대는 양쪽 종자뼈의 바닥을 연결하는 인대이다.[42,45] 엄지의 종자뼈와는 달리, 첫 번째 발허리뼈의 종자뼈는 상대적으로 큰 사각형 모양의 1번 발허리뼈머리와 함께, 체중 스트레스를 흡수한다.[44-46] 10° 이상의 발가락이 펴되었을 때는 종자뼈가 더 이상 고랑 안에 위치하지 않기 때문에 불안정해진다. 종자뼈의 만성 가쪽 불안정은 발허리발가락관절의 변형을 초래할 수 있다.[46]

확장 개념 12-2
종자뼈염(Sesamoiditis)

종자뼈와 그들의 지지 구조물은 과도한 하중으로 인해 외상을 당할 수 있고, 이런 외상은 급성 골절, 스트레스골절, 뼈괴사, 또는 연골연화증 등을 발생시킬 수 있다. 종자뼈의 염증 상태는 1번 발허리뼈머리 밑에 통증을 유발할 수 있는데, 이것을 종자뼈염이라고 한다.[47] 장거리 달리기, 점핑 또는 체조와 같은 활동에 참여하는 활발한 사람들은 이런 질환에 노출되기 쉽고, 특히 휜발과 같은 발 변형이 있을 때 더욱 그러하다.[47-49] 보존적 치료는 활동의 변화에 초점을 맞추고, 스트레스로부터 그 부위를 보호하고, 또 신발을 수정하거나, 보조기를 처방하는 것이다. 만약 골절이 확인되거나 증상이 회복되지 않으면, 종자뼈를 절제하는 수술적 중재가 요구될 수 있다.[45,48,50]

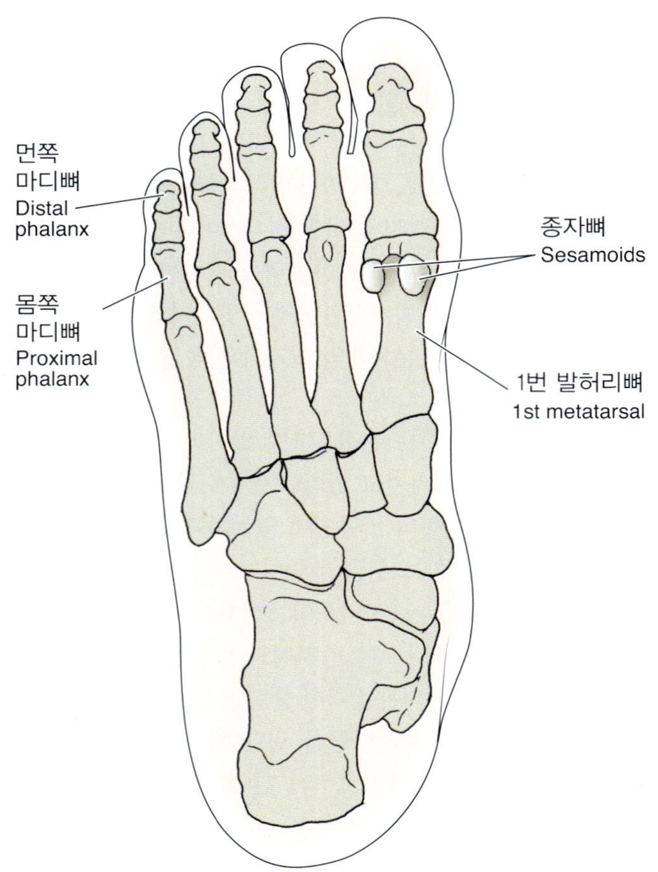

그림 12-16. 2개의 종자뼈가 1번 발허리뼈머리에 위치하는 것을 쉽게 확인할 수 있다.

발허리발가락관절(MTP)의 안정성은 관절주머니, **바닥판**, **곁인대**, 그리고 깊은가로발허리인대 등에 의해 제공된다. 바닥판은 구조적으로 손의 바닥판(volar plate)과 비슷하다. 4개의 작은 발가락에 있는 이들 섬유연골성 구조물인 바닥판은 먼쪽으로 몸쪽마디뼈바닥과 연결되고, 또 몸쪽으로 관절주머니와 합류된다. 4개의 작은 발가락에 있는 바닥판은 깊은가로발허리인대와 **바닥널힘줄**에 의해 서로 연결되어 있다.[51,52] 발허리발가락관절의 곁인대는 손허리손가락관절의 곁인대와 마찬가지로, 2개의 섬유로 구성된다: 마디뼈 부분(발허리뼈와 마디뼈와 나란하게 배열되어 있는)과 부속 성분(발허리뼈머리에서 바닥판까지 사선으로 주행하는).[51-53] 바닥판은 곁인대와 함께, 발허리뼈머리의 체중부하 표면을 보호하고, 발허리발가락관절의 안정성에 기여한다. 그러므로 바닥판은 압박하중을 이겨낼 수 있는 섬유인대성 요소와 함께, 중심 안정화 구조물로서 작용한다.[51,52] 첫 번째 발허리발가락관절에서, 종자뼈와 두꺼운 관절주머니는 나머지 발가락에서 발견되는 바닥판 대신에 존재한다.[44]

마디뼈사이관절(Interphalangeal Joints)

마디뼈사이관절(IP)들은 굽힘/폄만 할 수 있는 자유도 1을 가진 윤활 경첩관절이다. 엄지발가락은 유일하게 2개의 마디뼈로 연결된 1개의 마디뼈사이관절을 가지고 있고, 나머지 4개의 작은 발가락은 3개의 마디뼈로 연결된 2개의 마디뼈사이관절을 가지고 있다(그림. 12-16 참고). 각 마디뼈들은 손가락의 마디뼈보다 짧지만, 구조적으로 거의 비슷하다. 결론적으로, 독자들이 마디뼈사이관절의 구조를 잘 이해하려면, 엄지와 손가락의 마디뼈사이관절의 구조를 다룬 9장을 참고하기 바란다. 발가락은 보행 시 반대쪽 발로 체중을 부드럽게 이동시키는 기능을 하고, 서기 자세 때 지면을 눌러주면서 안정성을 유지하는데도 도움을 준다. 마디뼈사이관절의 손상은 비교적 흔한 편이 아니지만, 탈구나 골절이 일어날 수 있다.

관절 기능(Joint Function)

발목관절(The Ankle Joint)

목말다리관절 축(Talocrural Axis)

발목관절의 중립위에서, 관절축은 종아리쪽 복사뼈와 목말뼈몸통을 가까이 지나간 후, 정강쪽 복사뼈를 통과하거나 바로 밑을 지나간다(그림 12-17).[54]

종아리쪽 복사뼈와 목말뼈에 있는 종아리뼈 파셋은 정강쪽 복사뼈와 관련된 정강뼈 파셋보다 더 먼쪽(그림 12-17A)과 뒤쪽(그림 12-17B)에 위치한다. 종아리쪽 복사뼈의 더 뒤쪽 부분은 정강뼈고원에 비해 먼쪽 정강뼈에서 일어나는 정상적인 비틀림 때문이다. 이런 정강뼈 비틀림(정강뼈와 종아리뼈가 가로면 상에서 돌림되어 일어나는 정강종아리의 비틀림)은 똑바른 서기 자세를 취할 때 발가락을 바깥으로 향하게 만든다(toeing-out).[55] 정강뼈의 비틀림은 넙다리뼈몸통의 비틀림과 유사하지만, 방향은 서로 반대이다. 가쪽 비틀림의 크기는 출생 때부터 시작해 10세 때까지 증가한다.[56] 정강뼈 비틀림이 증가하면, 발목관절의 축이 가로면상에서 더 가쪽으로 위치한다. 비록 변이가 존재하지만, 임상 측정에 따르면, 성인 남성과 여성 모두에서 19° 가쪽 비틀림이 일어났다고 한다.[57,58] 이것은 컴퓨터 단층촬영(CT) 때보다 정강뼈 비틀림이 더 크게 일어났음을 알려준다.[56]

전통적으로 발목관절은 1도의 자유도를 가지며, 장부구멍과 목말뼈 사이에서 발등굽힘/발바닥굽힘이 일어나는 것으로 알려져 있다. 발목관절에서 발등굽힘이란 목말뼈몸통이 장부구멍 안에서 뒤쪽으로 움직이는 동시에 목말뼈머리가 등쪽

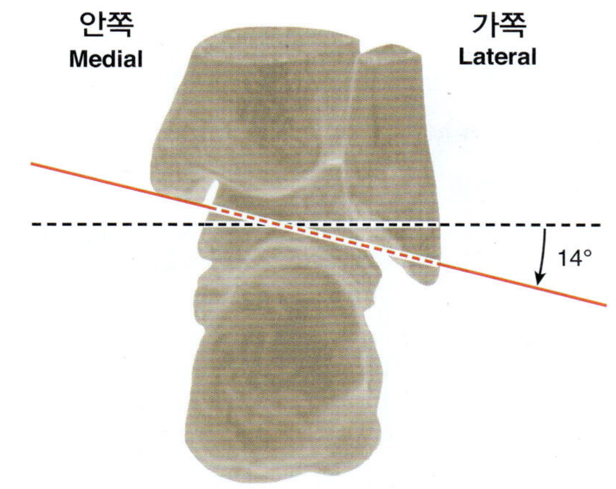

A 뒤쪽면(Posterior view)

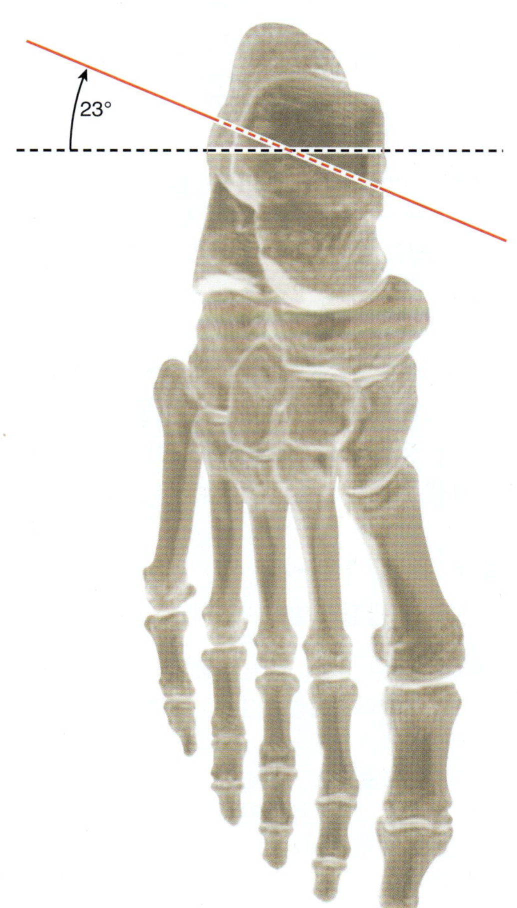

B 위쪽면(Superior view)

그림 12-17. 발목관절의 축. **A.** 뒤쪽면은 목말뼈몸통을 둘러싸는 장부구멍과 가로면으로부터 평균 14° 경사진 발목관절의 축을 보여주고 있다. **B.** 위쪽면은 이마면으로부터 평균 23° 돌림된 발목관절의 축을 보여주고 있다.

으로 움직이는 운동이다(그림. 12-6 참고). 발바닥굽힘은 목말뼈머리와 목말뼈몸통의 반대 움직임이다. 종아리쪽 복사뼈가 정강쪽 복사뼈보다 더 낮기 때문에, 발목관절의 축이 가쪽으로 내려간다. 전통적인 해부학 연구에 따르면, 각도는 평균적으로 14°이라고 한다.[59] 그러나 축의 경사각도는 사람에 따라 큰 차이를 보인다. Stiehl은 먼쪽과 뒤쪽으로 경사진 발목관절축이 어떻게 3면 운동을 일으키는지를 보여주기 위해 수평지시계가 달린 간단한 경첩 모델을 사용했다.[60] 그는 경사진 발목관절의 발등굽힘은 발이 위로 올라갈 뿐만 아니라, 약간 가쪽으로도 움직이고, 긴축을 중심으로 정중선 바깥쪽으로 돌림한다고 했다. 반대로, 발바닥굽힘은 발이 아래쪽으로 내려가고, 안쪽으로 모이고, 또 정중선 쪽으로 돌림한다고 했다. 발이 체중부하를 받을 때, 즉, 정강뼈와 종아리뼈가 발 위에서 움직일 때도 비슷한 운동 패턴이 일어난다. 체중부하 시의 발등굽힘은 다리가 발쪽으로 움직이는 동시에, 가로면상에서는 종아리의 안쪽돌림이 일어난다. 체중부하 시의 발바닥굽힘은 발등굽힘과 반대되는 동작이다.

그러나 기억해야 할 것은, 순수한 경첩모델(예, 측각계)이 발목관절의 운동을 설명하는데 도움을 준다는 것이고, 해부학 연구로도 발목관절의 순간회전축이 변한다는 사실을 의미했다.[54,61–63] 장부구멍 내의 목말뼈 돌림은 수직축을 중심으로 가로면상에서 일어나고(목말뼈 돌림 또는 목발뼈 벌림/모음), 또 앞뒤축을 중심으로 이마면에서도 일어난다(목발뼈 경사 또는 목말뼈 안쪽번짐/가쪽번짐).[64] 그러나 이들 회전 운동은 시상면에서 일어나는 발등굽힘/발바닥굽힘에 비해 상대적으로 작은 편이다. 예로, 문헌에 따르면, 가로면상의 안쪽돌림은 7° 정도, 가쪽돌림은 10° 정도 일어난다고 한다. 그리고 목말뼈 경사는 이마면상에서 5° 미만으로 일어난다.[65–68] 명확히 말하자면, 전부는 아니고, 대부분의 발목관절 운동은 시상면에서 일어난다.

확장 개념 12-3

목말다리관절 치환술(Talocrural Joint Arthroplasty)

발목 관절염의 치료에는 발목 치환술(발목 전체 치환술)이 더 흔하게 사용되고 있다. 1970년대에 처음 도입되었고, 발목 전체 치환술의 장기적 결과는 수용할 수 없는 실패 비율을 보였다. 한정된 설계와 고정된 발목 축을 가진 경첩형 인공관절의 사용은 이런 1세대 인공관절의 일부를 알리는데 기여했다고 생각된다. 1990년대에서 2세대 발목 전체 치완술이 개발되었다. 이런 새로운 인공관절은 정상 발목 해부학과 관절운동형상학을 더 잘 표현하도록 설계되었다. 이것은 다면에서 일어나는 목말뼈의 회전을 허용한다.[69,70]

많은 문헌에 따르면, 발목관절의 정상 발등굽힘의 가동범위는 20°이고, 발바닥굽힘은 50°라고 한다.[71] 발목 운동에서의 커다란 변이는 사람에 따라 다르게 나타날 수 있고, 측정

기법과 대상자의 특성에 따라서 달라질 수 있다.[72] 측정 기법의 차이로는, ROM의 끝으로 가져가는 힘의 적용 크기와 발목관절만 단독으로 측정하는 방법인지, 아니면 복합적으로 측정하는 방법 등이다.[73] 10°의 발등굽힘은 정상 보행 때 꼭 필요한 최소의 가동범위로 간주된다.[74]

발목관절의 발등굽힘/발바닥굽힘 동안, 목말뼈몸통의 형태가 관절 안정성을 촉진시킨다. 목말뼈의 도르래 관절면(위쪽)은 뒤쪽보다 앞쪽이 조금 더 넓은 편이다(그림. 12-17B 참고).

발이 체중부하 상태일 때, 발등굽힘은 고정된 목말뼈 위의 정강뼈 회전에 의해 일어난다. 정강뼈가 목말뼈 위에서 돌림을 할 때, 오목한 정강종아리 분절은 도르래 관절면 위에서 앞쪽으로 활주한다. 더 넓은 목말뼈의 앞쪽 부분이 장부구멍 안으로 꽉 끼일 것이고, 발목관절의 안정성을 강화하기 위해 정강뼈와 종아리뼈를 분리시킨다. 이와 반대로, 발목관절의 풀림 자세는 발바닥굽힘이고, 목말뼈의 좁은 뒤쪽 부분이 장부구멍과 접촉된다. 발목관절은 발바닥굽힘 때 덜 안정되고, 이것은 가쪽 발목 인대의 손상 기전(예, 발바닥굽힘과 안쪽번짐)과 일치한다.[14] 체중부하의 힘을 분산하는 발목관절의 능력은 정강종아리관절연골의 역학적 특성과 결합하여 목말다리관절의 골관절염 위험을 감소시킨다.[69] 그러나 외상은 직접적인 연골 손상 때문에 발목의 관절염 뿐만 아니라, 생체역학적으로 비정상인 구조적 변화를 초래할 수 있다. 그러므로 외상후 관절염은 발목에서 일어나는 관절염 중에서 가장 흔한 형태이다.[75]

발목관절의 가쪽 파셋과 안쪽 파셋의 크기와 방향의 비대칭은 발목 발등굽힘 동안 일어나는 장부구멍의 변화에 영향을 준다. 가쪽(종아리뼈) 파셋은 안쪽 파셋보다 상당히 크고, 그것의 관절면은 안쪽 파셋의 관절면과 약간 비스듬하게 각을 이룬다(그림. 12-17 참고). Inman과 Mann은 목말뼈몸통이 원뿔꼴의 바닥이 가쪽으로 향하도록 누워 있는 모양이라고 했다.[76] 이런 원뿔꼴의 모양은 양쪽 끝이 각기 다른 각도로 "잘려나간 것"처럼 보인다(**그림 12-18**).[55] 파셋의 크기와 방향의 비대칭은 발등굽힘 동안 정강뼈와 종아리뼈가 함께 움직일 때, 더 큰 목말뼈의 가쪽 파셋에 대한 먼쪽 종아리뼈의 움직임이 정강쪽 복사뼈보다 더 큰 변위로 움직인다는 것을 의미한다. 정강쪽 복사뼈에 비해 종아리쪽 복사뼈에 대한 더 큰 원호 운동은 몸쪽 정강종아리관절과 먼쪽 정강종아리관절 모두에서 종아리뼈의 가동성을 요구하는 종아리뼈의 위/아래 운동과 안쪽돌림/가쪽돌림을 초래한다.

비록 종아리뼈의 운동이 발목관절의 발등굽힘과 발바닥굽힘으로 인해 가로면, 시상면 및 이마면에서 움직일 수 있지만, 그 가동범위는 사람에 따라 다르다.[77] 종아리뼈 운동의 차이는 몸쪽 정강종아리관절 관절 파셋의 방향과 관련될 것이고, 관절 파셋의 방향이 수직에 가까울수록 가동성이 더 크게 나타난다. 그러나 정강종아리관절에서 종아리뼈의 가동성은 발목관절의 정상 운동 성분으로 고려되어야 한다.

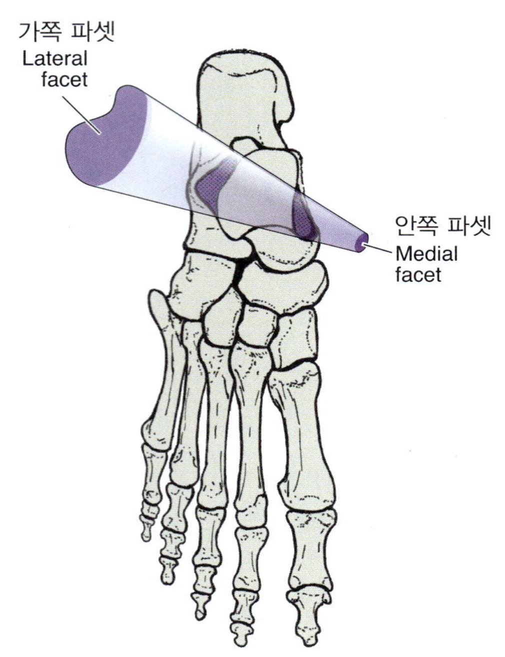

그림 12-18. 목말뼈의 3개 관절면(도르래면, 작은 안쪽 파셋, 그리고 큰 가쪽 파셋)은 원뿔꼴 관절면의 일부처럼 그려질 수 있다(원뿔꼴의 양쪽 끝단이 짤려 나간 모양이고, 원뿔의 큰 끝단이 가쪽으로 향한다).

확장 개념 12-4
정강종아리관절과 발목관절의 연결

발등굽힘 동안 장부구멍 안으로 목말뼈가 완전하게 뒤쪽으로 돌림될 수 있도록 종아리뼈 가동성의 일부가 몸쪽 정강종아리관절과 먼쪽 정강종아리관절에서 요구되는 것 같다. 먼쪽 정강종아리관절을 지지하는 인대를 파열시키는 손상은 종아리뼈의 가동성을 증가시킬 수 있다.[78] 그러나 완전한 발등굽힘을 허용하는 종아리뼈 움직임의 역할은 아직 완전하게 밝혀지지 않았다. 임상적으로, 발등굽힘의 제한은 장기간의 고정 이후나 먼쪽 정강종아리관절이 개방성 정복 내적 고정술(ORIF)로 고정되었을 때 발생한다. 이런 가동범위의 소실이 종아리뼈의 운동을 감소시킨다. 그러나 사체 연구를 통해 먼쪽 정강종아리관절의 수술적 고정이 발등굽힘의 가동범위에 영향을 주지 않았음을 확인했다.[79] 종아리뼈의 제한된 움직임에 대한 기능적 의미는 명확하지 않다.

발목의 발등굽힘과 발바닥굽힘은 물렁조직의 억제에 의해 주로 제한된다. 종아리세갈래근(**장딴지근**과 **가자미근**)의 능동 장력이나 수동 장력이 발등굽힘의 주된 제한요소이다.

일반적으로, 발목의 발등굽힘 감소는 무릎관절을 굽힘했을 때보다 폄했을 때 나타난다. 이런 현상은 무릎관절을 폄했을 때 2 관절 근육인 장딴지근이 신장되었기 때문에 일어난다.[80] 무릎관절이 굽힘되었을 때는 가자미근과 뒤쪽 발목관절주머니에 의해 발등굽힘이 제한된다.

앞정강근, **긴엄지폄근** 및 **긴발가락폄근** 등의 수동 장력은 발바닥굽힘을 제한하는 주요 요소이다. 발목관절의 안쪽 곁인대와 가쪽 곁인대도 발등굽힘과 발바닥굽힘 동안 일정한 장력을 발생하기 때문에, 시상면 운동을 가이드하는데 도움을 준다.[81] 이들 곁인대의 주요 기능은 목말뼈 위에서 일어나는 장부구멍의 돌림이나 가쪽 변위를 최소화하는 것이다. 이들 인대는 발목관절의 안쪽과 가쪽으로 지나가는 근육의 기능에 의해 도움을 받는다. **뒤정강근**, **긴엄지굽힘근**과 **긴발가락굽힘근**은 발목의 안쪽 파셋을 보호하는 반면, **긴종아리근**과 **짧은종아리근**은 가쪽 파셋을 보호한다. 극단적인 과가동성(체조나 댄서에게서 나타나는)이 있거나 1개 이상의 다른 억제 시스템이 파열되지 않는 한, 발목관절의 움직임에 대한 뼈의 제한은 거의 드문 편이다.

발목관절을 지나는 근육들의 복잡한 기능 분석은 발목의 모든 근육이 최소한 2개 이상, 일반적으로는 3개 이상의 발목과 발 복합체의 관절에 지나가기 때문에 나중에 설명될 것이다.

목말밑관절(The Subtalar Joint)

비록 목말밑관절이 세 개의 관절로 구성되지만, 교대적인 볼록-오목한 파셋이 관절 가동성을 제한한다. 3개의 관절면이 함께 작용하여 단일축을 중심으로 일어나는 3면 운동을 제공한다. 목말뼈가 발꿈치뼈 뒤쪽 파셋 위에서 움직일 때, 목말뼈의 관절면은 이론적으로 뼈가 고정된 볼록한 관절면 위에서 오목한 관절면이 움직이는 방향과 **같은** 방향으로 활주해야 한다. 그러나, 중간 파셋과 앞쪽 파셋에서, 목말뼈 관절면은 뼈의 움직임과 반대되는 방향으로 활주해야 한다(고정된 오목한 관절면 위에서 볼록한 관절면이 움직일 때). 그러므로, 발꿈치뼈에 대한 목말뼈의 움직임은 복잡한 비틀림 또는 나사 움직임이며, 파셋이 관절면을 가로지르는 운동에 반대하고 동시에 조정할 수 있을 때만 진행될 수 있다. 목말뼈의 움직임 결과는 단일의 빗축을 중심으로 일어나는 3면 운동인 뒤침/엎침을 일으킨다.

목말밑관절 축(The Subtalar Axis)

많은 연구 대상자들의 목말밑관절 뒤침/엎침 축은 상당한 다양성을 보였고, 심지어 장애가 없는 건강한 사람들 사이에서도 그런 다양성이 존재했다(그림 12-19).

Manter에 따르면, 평균 목말밑관절 축은 (1) 가로면으로부터 42°가 위쪽과 앞쪽으로 경사져 있고(개인차 범위 29-47°) (그림 12-19A), (2) 시상면으로부터 16° 안쪽으로 경사져 있다고 했다(개인차 범위 8-24°; 그림 12-19B).[82] 이런 빗축에 대한 운동은 분명히 3개의 운동면을 모두 가로질러 일어날 것이다. 모두에서 일어난다. 3면의 발목관절 운동처럼, 뒤침/엎침은 단일의 빗축에 의해 일어날 수 있다. 비록 엎침/뒤침의 3면 운동이 3개의 기본 운동면으로 설명될 수 있지만, 이들 목말밑관절의 운동은 짝운동이며, 각각 단독으로 일어날 수 없다. 이런 짝운동은 발꿈치뼈 비틀림이 목말밑관절의 3개 관절면에서 일어날 때 함께 일어나야 한다.

목말밑관절의 뒤침/엎침을 이해하기 위해서는 그림 12-2에서 볼 수 있듯이, 목말밑관절 축이 기본축으로부터 얼마나 경사져 있는지를 알아야 한다. 목말밑관절 축이 수직이었다면, 이 축을 중심으로 일어나는 운동은 순수한 벌림/모임일 것이다; 만약 목말밑관절 축이 긴축이었다면, 그 축을 중심으로 일어나는 운동은 안쪽번짐/가쪽번짐일 것이다; 그리고 목말밑관절 축이 이마면이었다면, 운동은 발바닥굽힘/발등굽힘일 것이다. 실제, 목말밑관절 축은 긴축과 수직축 사이의 절반쯤 해당되는 축이다. 결과적으로, 엎침/뒤침은 가쪽번짐/안쪽번짐과 벌림/모음이 동등한 크기로 일어난다. 목말밑관절 축은 이마축 쪽으로 약간 약 16° 기울어져 있어서, 발등굽힘/발바닥굽힘이 작게 일어난다. 뒤침과 엎침에 대한 짝운동의 기여도는 목말밑관절 축의 경사 각도에 크게 좌우된다.

하나의 예로서, 만약 목말밑관절 축이 30°(평균 42°보다 작은) 정도만 위쪽으로 경사져 있다면, 안쪽번짐/가쪽번짐의 상대적인 양이 모음/벌림의 양보다 더 크게 되는데, 그 이유는 그 축이 긴축에 더 가까워지기 때문이다. 이제 우리는 목말밑관절 운동이 비체중부하 상태와 체중부하 상태에서 어떻게 엎침/뒤침의 복잡한 짝운동으로 일어나는지에 대해 공부할 것이다.

비체중부하 상태에서의 목말밑관절 운동 (Non-Weightbearing Subtalar Joint Motion)

비체중부하 상태에서 일어나는 뒤침과 엎침의 목말뼈 운동은 고정된 목말뼈와 종아리에 대해 먼쪽 분절(발꿈치뼈)의 운동으로 기술되며, 발꿈치뼈에 있는 기준점은 앞쪽에 위치한 발꿈치뼈머리이다(그림. 12-6 참고). 비체중부하시의 뒤침은 벌림, 안쪽번짐 및 발바닥굽힘이 결합된 발꿈치뼈의 움직임이다; 고정된 목말뼈와 종아리에 대한 비체중부하 상태에서의 발꿈치뼈 엎침은 모음, 가쪽번짐 및 발등굽힘)이 결합

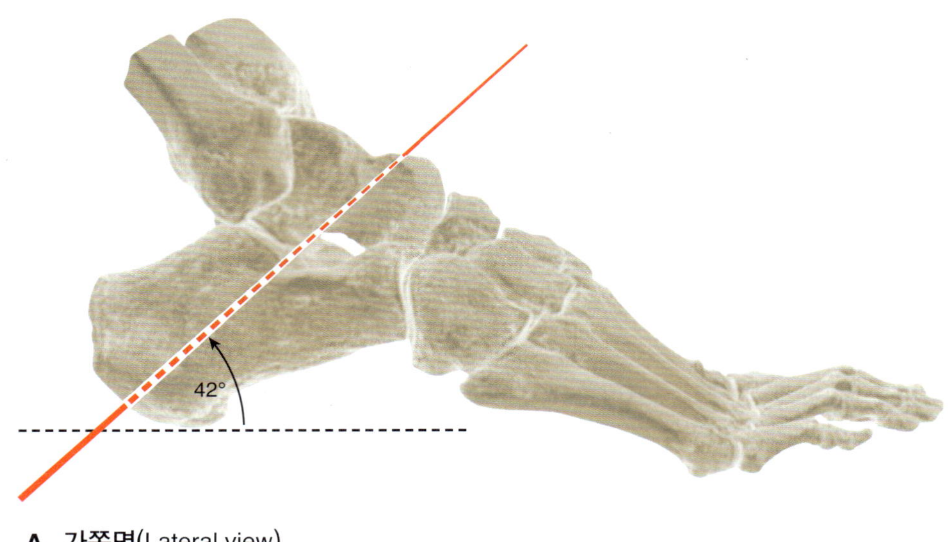

A 가쪽면(Lateral view)

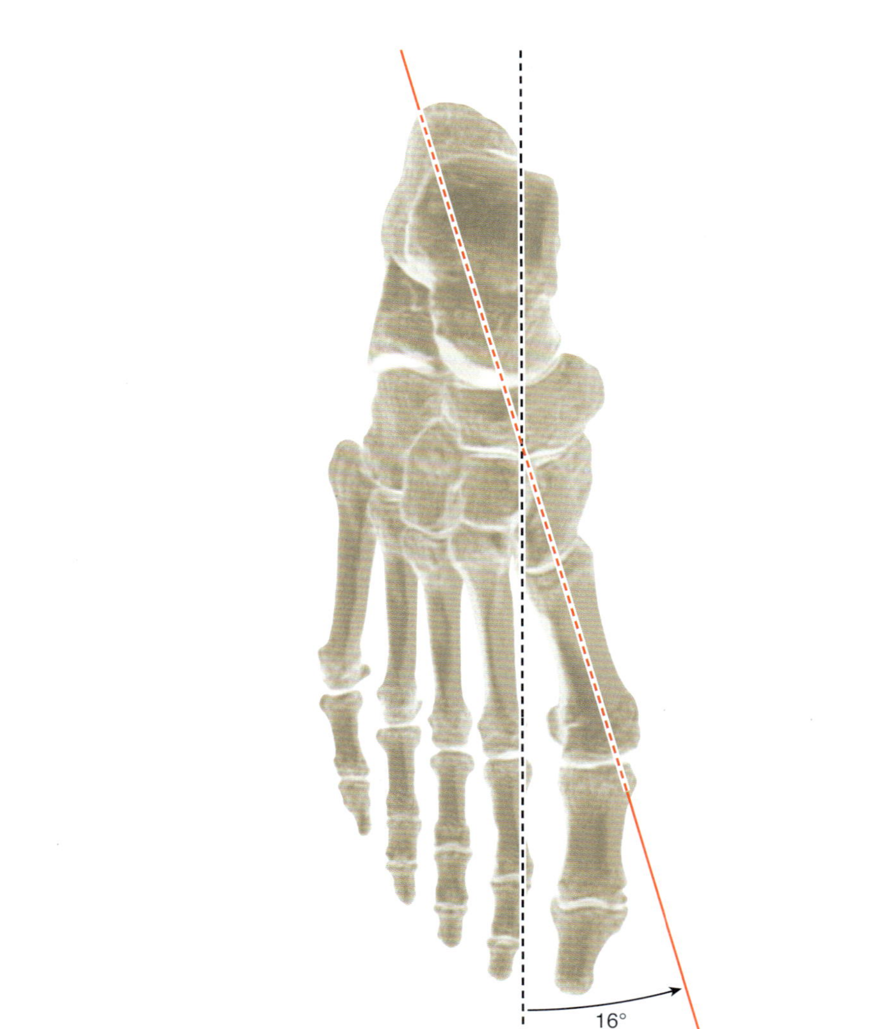

B 위쪽면(Superior view)

그림 12-19. 목말밑관절 축. **A.** 가로면으로부터 약 42° 위쪽으로 경사져 있고, **B.** AP 축으로부터 안쪽으로 약 16° 경사져 있다.

표 12-1. 목말밑관절의 짝운동 요약: 목말밑관절 엎침/뒤침의 짝운동

	비체중부하 상태	체중부하 상태
뒤침(Supination)	발꿈치뼈 안쪽번짐(또는 안굽이) 발꿈치뼈 모음 발꿈치뼈 발바닥굽힘	발꿈치뼈 안쪽번짐(또는 안굽이) 목말뼈 벌림(또는 가쪽돌림) 목말뼈 발등굽힘 정강종아리관절 가쪽돌림
엎침(Pronation)	발꿈치뼈 가쪽번짐(또는 밖굽이) 발꿈치뼈 벌림 발꿈치뼈 발등굽힘	발꿈치뼈 가쪽번짐(또는 밖굽이) 목말뼈 모음(또는 안쪽돌림) 목말뼈 발바닥굽힘 정강종아리관절 안쪽돌림

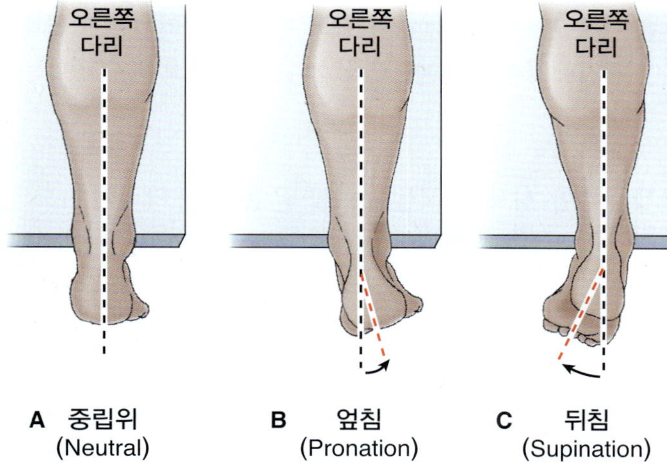

그림 12-20. 오른쪽 목말밑관절에서 일어나는 비체중부하 상태의 운동. **A.** 오른쪽 발뒤부는 중립위를 취하고 있다. **B.** 비록 발꿈치뼈 발등굽힘과 벌림의 짝운동이 일어나야 하지만, 목말밑관절의 뒤침은 발꿈치뼈의 가쪽번짐(밖굽이)으로 관찰될 수 있다. **C.** 발꿈치뼈 발바닥굽힘과 모음의 짝운동이 일어나야 하지만, 목말밑관절의 뒤침은 안쪽번짐(안굽이)으로 관찰될 수 있다.

된 움직임이다(표 12-1). 엎침/뒤침 동안 가장 쉽게 관찰될 수 있는 발꿈치뼈의 움직임은 각각 가쪽번짐과 안쪽번짐이다(그림 12-20). 발꿈치뼈의 이들 운동은 대상자를 테이블 위에 엎드리게 한 후, 발과 종아리를 테이블 밖으로 내어 놓고 발꿈치뼈의 뒤쪽 부분을 관찰함으로서 확인된다. 가쪽번짐(그림 12-20A)은 발꿈치뼈의 밖굽이로 간주되고, 안쪽번짐(그림 12-20B)은 안굽이로 간주된다. 뒤침/엎침의 가쪽번짐/안쪽번짐 성분은 마치 단독으로 일어나는 것처럼 보인다. 그러나 발꿈치뼈 벌림과 발등굽힘의 짝운동 성분은 가쪽번짐과 함께 일어나야 하고, 모음과 발바닥굽힘의 성분은 안쪽번짐과 함께 일어나야 한다.

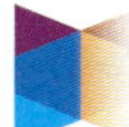

기본 개념 12-4
용어의 재고찰

비록 목말밑관절의 복합 일축성 운동을 설명하는데 엎침/뒤침과 가쪽번짐/안쪽번짐을 서로 교환하여 사용하는 것이 논란적인 것으로 보일 수 있지만, 용어상의 "불일치(disagreement)"가 모순적이지 않다. "엎침"이 목말밑관절의 복합 운동으로 이용될 때, 발꿈치뼈의 "가쪽번짐" 성분은 짝운동이 될 것이다. "가쪽번짐"이 목말밑관절의 복합 운동으로 사용될 때는 발꿈치뼈의 "뒤침"이 복합운동의 짝운동 성분이 될 것이다. "뒤침"과 "안쪽번짐"은 실제로 같은 것이다: 복합 운동을 기준으로 하든 또는 짝운동을 기준으로 하든 간에, "뒤침"과 "안쪽번짐"은 언제나 연결되어 있다. 만약 보편적인 정의 기준이 수용되었다면, 용어의 혼동은 확실하게 해결되었을 것이다. 그러나 뒤침/엎침과 안쪽번짐/가쪽번짐 사이의 연관성을 이해하는 독자들이라면, 저자들이 용어를 명확하게 정의하지 않아도 용어의 의미를 추론할 수 있을 것이다.

체중부하 상태에서의 목말밑관절 운동 (Weightbearing Subtalar Joint Motion)

사람이 체중부하를 할 때 목말뼈와 발꿈치뼈 사이의 **상대적** 운동은 비체중부하 상태 동안과 같을 것이다; 그러나 움직이는 분절에 대한 설명은 달라지게 된다. 체중부하 상태의 운동 동안에는 일반적으로 우리는 먼쪽 분절에 대한 몸쪽 분절의 운동을 설명한다. 그러나 발에서, 발꿈치뼈가 지면에 놓이면, 일반적으로 여전히 발꿈치뼈가 긴축을 중심으로 자유롭게 움직일 수 있지만(안쪽번짐/가쪽번짐), 체중 때문에 이마축을 중심으로 일어나는 움직임(발등굽힘/발바닥굽힘)과 수직축을 중심으로 일어나는 움직임(모음/벌림)이 제한된다.

결과적으로, 엎침/뒤침에 기여하는 짝운동은 체중부하 시 발꿈치뼈에 의해서만 달성될 수 없고, 그 대신 발꿈치뼈에 대한 목말뼈의 움직임으로 설명된다. 비록 체중부하된 발꿈치뼈가 목말밑관절 운동의 안쪽번짐/가쪽번짐 성분에 계속 기여할지라도, 목말밑관절의 다른 2개의 짝운동 성분(벌림/모음과 발등굽힘/발바닥굽힘)은 고정된 목말뼈에 대한 발꿈치뼈의 운동보다 고정된 발꿈치뼈에 대한 목말뼈의 운동에 의해 좌우된다(기준점으로써 목말뼈머리가 이용되기 때문).

지정된 축을 중심으로 특정 관절에서 수행된 상대적인 운동은 그 관절의 먼쪽 분절이 움직이든 또는 몸쪽 분절이 움직이든 간에 변하지 않는다. 그러나 발에서, 분절이 원래 위치로 어떻게 움직이는지를 설명하기 위해 종종 용어가 변경된다. 몸쪽 분절이 먼쪽 분절에 대해 움직일 때, 몸쪽 분절의 운동은 먼쪽 분절이 움직일 때와 반대로 설명된다. 비록 동일한 상대 운동이 분절 사이에서 일어날지라도, 특히 체중부하 상태에서 일어나는 목말밑관절 운동의 경우에서 보면 공간에서 목말뼈가 움직이는 방향은 공간에서 발꿈치뼈가 움직이는 운동과 반대로 설명될 것이다. 우리는 발에서 사용되는 운동 용어의 차이 때문에 혼동될 수 있음을 알고 있다. 한 분절이 다른 분절에 대해 움직이는 것(예, 무릎 굽힘은 넙다리뼈에 대한 정강뼈의 뒤쪽 구르기이거나, 정강뼈에 대한 넙다리뼈의 움직임이라는 것)에 익숙한 독자들의 경우에는, 공간에서 일어나는 한 분절의 움직임(예, 목말밑관절의 모음을 일으키기 위해 고정된 발꿈치뼈 위에서 목말뼈가 벌림하는 경우)을 묘사하는데 사용되었던 관절 운동 용어에 어려움을 가질 수 있다. 용어가 공간에서 움직이는 분절 움직임(예, 목말뼈)을 기준으로 하는지 아니면, 그 관절의 상대 운동(목말밑관절의 움직임)을 기준으로 하는지를 체크해야 한다. 이것은 무엇이 움직이는지에 대한 중요한 정보를 제공할 것이다.

체중부하 상태에서 뒤침을 할 때, 발꿈치뼈는 안쪽번짐의 성분에 계속 기여할 것이다. 그러나, 체중부하 상태에서는 발꿈치뼈가 모음과 발바닥굽힘을 할 수 없을 것이고, 그래서 목말밑관절 뒤침의 나머지 짝운동 성분은 공간에서 움직이는 ***목말뼈머리***의 벌림과 발등굽힘에 의해 달성된다. 목말뼈 운동(공간에서 일어나는 목말뼈의 벌림과 발등굽힘)에 대한 이런 설명은 앞의 비체중부하 상태에서 이루어지는 발꿈치뼈의 모음과 발바닥굽힘과 동일한 상대 운동이다. 그러므로 체중부하 시에 일어나는 목말밑관절의 뒤침(표 12-1 참고)은 발꿈치뼈의 안쪽번짐(또는 안굽이)으로 일어나고, 반면 공간에서 일어나는 목말뼈머리의 발등굽힘과 벌림은 안쪽 세로발활의 올림을 의미하고, 발중간부가 발등쪽과 가쪽으로 볼록해진다. 비록 목말밑관절의 뒤침이 발의 정상 운동이지만, 발이 이 자세로 고정된 것을 종종 "뒤침발" 또는 **휜발**이라고 부른다.

체중부하 시의 목말밑관절 엎침은 발꿈치뼈의 가쪽번짐과 목말뼈머리의 발바닥굽힘과 모음에 의해 이루어진다(표 12-1 참고). 선 자세일 때, 발꿈치뼈는 가쪽번짐(또는 밖굽이)되는 것으로 관찰될 수 있고, 반면 공간에서 일어나는 목말뼈의 모음과 발바닥굽힘은 안쪽 세로발활의 내림을 의미하고, 발중간부가 발바닥쪽과 안쪽으로 볼록해진다. 비록 목말밑관절의 엎침이 발의 정상 운동이지만, 발이 이 자세로 고정된 것을 "엎침발" 또는 **평발**이라고 부른다.

발의 가장 중요한 기능은 체중부하 상태에서 일어난다. 발이 체중부하되고 머리가 한 발이나 양쪽 발 위에 유지하게 되면, 하지의 관절들은 효율적으로 닫힌사슬을 형성한다. 결과적으로, 목말밑관절의 운동형상학(kinematics)과 운동역학(kinetics)은 몸쪽 관절과 먼쪽 관절에 영향을 미치거나 영향을 받게 된다. 닫힌사슬 상태에서 목말밑관절의 중요한 결과는 하지나 종아리의 돌림과 상호의존적으로 보일 수 있다는 것이다.

체중부하 상태의 목말밑관절 운동과 종아리에 미치는 그의 효과(WEIGHTBEARING SUBTALAR JOINT MOTION AND ITS EFFECT ON THE LEG)

체중부하 상태에서 목말밑관절이 뒤침/엎침 동안, 공간에서 일어나는 짝운동인 목말뼈머리의 발등굽힘/발바닥굽힘과 모음/벌림은 목말뼈몸통의 움직임을 필요로 한다(그림 12-21). 물론 목말뼈몸통은 장부구멍 안에 위치하게 된다. 목말뼈머리의 발등굽힘은 목말뼈몸통이 장부구멍 안에서 뒤쪽으로 활주되어야 일어나고(그림 12-21A), 반면 목말뼈머리의 발바닥굽힘은 목말뼈몸통이 장부구멍 안에서 앞쪽으로 활주되어야 일어난다. 발목관절이 자유롭게 움직이는 한, 정강뼈는 목말뼈의 발등굽힘/발바닥굽힘에 의한 나쁜 영향을 받지 않는다. 그러나, 발목관절은 종아리에 영향을 주지 않고, 짝운동인 목말뼈의 벌림/모음을 흡수할 수 없다. 이런 이유 때문에, 체중부하 상태의 목말뼈의 모음/벌림 동안, 정강뼈가 발에 대해 안쪽/가쪽으로 돌림되는 것을 관찰할 수 있다.

체중부하 상태의 목말밑관절 뒤침 시, 목말뼈머리가 공간에서 벌림할 때 목말뼈몸통은 가로면상에서 가쪽돌림되어야 한다(그림 12-21B). 체중부하 상태의 목말밑관절 엎침 시, 목말뼈머리가 모음할 때, 목말뼈몸통은 가로면에서 안쪽돌림되어야 한다. 목말뼈몸통이 장부구멍 안에서 최소한으로만 돌림할 수 있기 때문에, 장부구멍이 목말뼈와 ***함께*** 움직일 때만 목말뼈몸통의 돌림이 체중부하상태에서 일어날 수 있다. 목말밑관절이 체중부하 상태에서 뒤침을 할 때, 목말뼈 벌림의

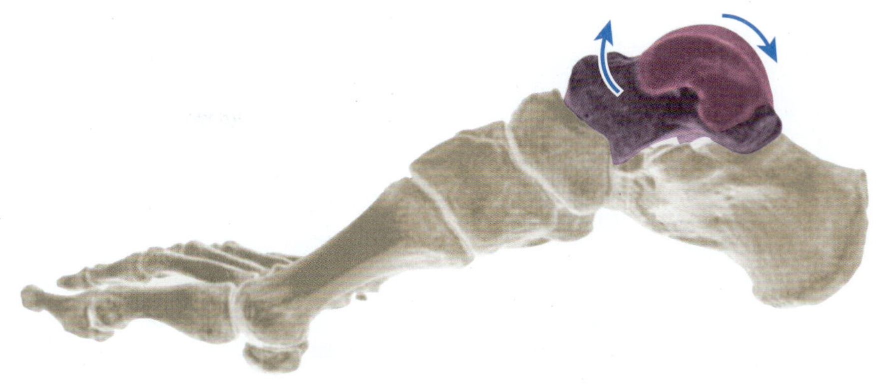

A 목말뼈 발등굽힘(Talar Dorsiflexion)

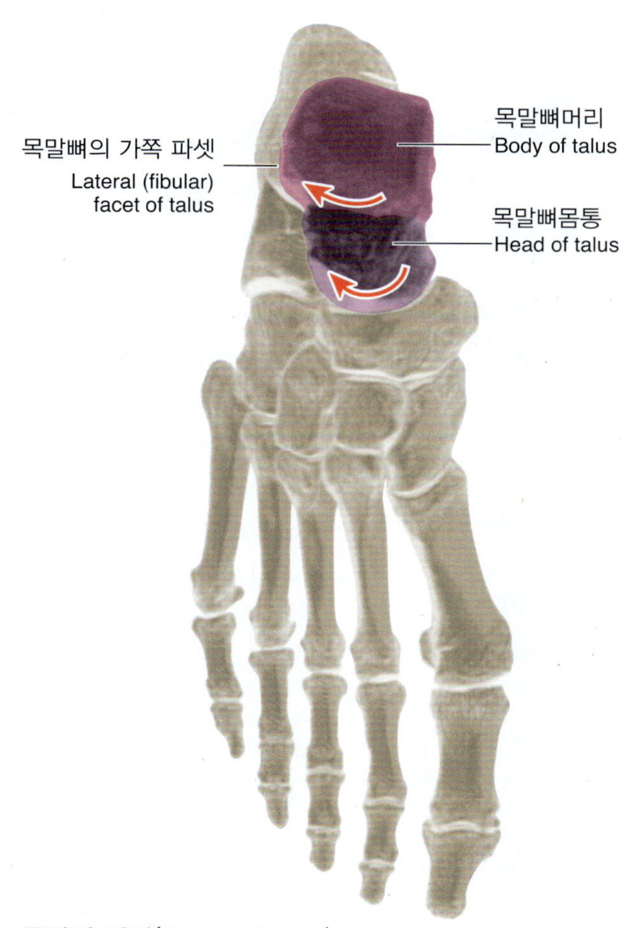

B 목말뼈 벌림(Talar Abduction)

그림 12-21. **A.** 체중부하 상태의 목말밑관절 뒤침 동안, 목말뼈머리의 발등굽힘은 장부구멍 안에서 목말뼈몸통을 뒤쪽으로 활주시킨다. **B.** 체중부하 상태의 목말밑관절 뒤침 동안, 목말뼈머리의 벌림은 장부구멍 안에서 목말뼈몸통을 가쪽으로 돌림시킨다.

짝운동 성분은 장부구멍(정강뼈와 종아리뼈)을 가쪽으로 움직여, 종아리를 가쪽돌림시킬 것이다. 이와 상응하게, 체중부하 상태에서 목말밑관절의 엎침은 목말뼈몸통의 안쪽돌림과 함께 모음이 일어나고, 정강뼈와 종아리뼈를 안쪽돌림시킨다.

엎침으로 유지된 체중부하 상태에서의 목말밑관절(평발)은 무릎관절과 엉덩관절에 영향을 줄 수 있는 종아리에 대한 안쪽돌림의 힘을 발생시킬 수 있다. 체중부하 상태에서 목말밑관절의 엎침과 뒤침이 종아리에 회전력을 가하듯이, 종아리의

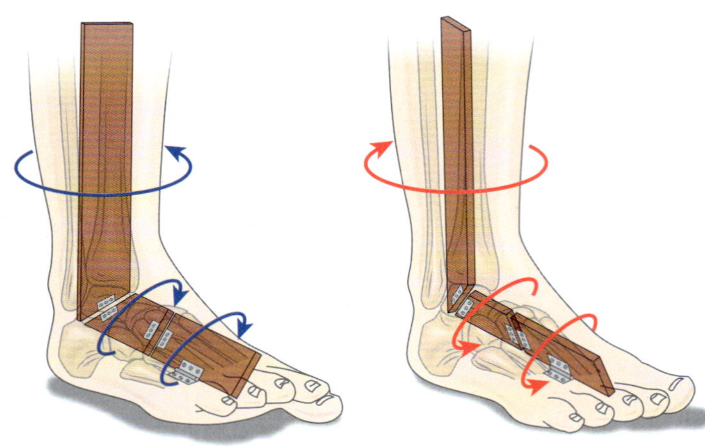

A 안쪽돌림 (Medial rotation) B 가쪽돌림 (Lateral rotation)

그림 12-22. 목말밑관절은 종아리와 발 사이에 있는 문틀 경첩으로 표현될 수 있다. A. 체중부하 상태의 종아리 안쪽돌림은 먼쪽에 위치한 목말밑관절을 엎침시킨다. B. 몸쪽의 종아리 가쪽돌림은 먼쪽에 위치한 목말밑관절을 뒤침시킨다.

회전력도 목말밑관절에 영향을 줄 수 있다. 가쪽돌림의 힘이 체중부하된 종아리에 가해질 때(여러분이 고정된 오른쪽 발을 오른쪽으로 돌림할 때처럼), 종아리의 가쪽 운동은 장부구멍과 목말뼈몸통을 가쪽으로 움직인다. 목말뼈몸통의 가쪽돌림(목말뼈머리의 모음)은 목말뼈의 발등굽힘과 발꿈치뼈의 안쪽번짐 없이 일어날 수 없고, 이것은 목말밑관절의 뒤침을 일으킨다. 체중부하된 종아리에 가해지는 안쪽돌림의 힘은 목말뼈가 장부구멍의 회전에 의해 안쪽으로 돌림되고 그것을 목말뼈의 발바닥굽힘과 발꿈치뼈의 가쪽번짐으로 전달할 때, 목말뼈의 엎침을 초래할 것이다. 종아리와 목말뼈의 상호의존성은 목말밑관절을 경첩 개념으로 사용했던 Inman과 Mann에 의해 역학적으로 표현되었다.[76] 이런 경첩 개념(그림 12-22)은 사선 방향의 목말밑관절 축을 통해 종아리과 발의 상호의존성 개념을 제대로 보여준다.

이런 운동형상학적 짝운동은 비정상이 존재할 때 하지 손상에 중요한 역할을 하는 것으로 생각된다.[84] 비록 이런 경첩 모델이 목말밑관절과 종아리 사이의 움직임을 이해하는데 도움을주지만, 체내 실험들에 따르면, 사람에 따라 짝운동이 다르게 나타난다고 했다.[85-87]

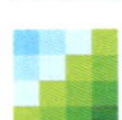

환자 적용 12-1

Arnold Benson은 63세의 남성으로 오른발 통증을 치료하기 위해 방문했다. Benson은 "평발"을 가지고 있고, 몇 년 동안에 평발이 더욱 악화되었다고 말한다. Benson이 말했던 것처럼 체중부하 상태로 그 발을 엎침하면, 하지에 대한 안쪽돌림의 힘이 지속적으로 발생한다. 그 힘은 무릎과 엉덩관절도 안쪽돌림시킬 수 있다. 그러나 목말밑관절의 엎침이 다리의 안쪽돌림을 일으키는지 아니면, 엎침이 엉덩관절이나 무릎관절에서 내려오는 힘의 결과인지를 결정하는 것은 매우 어려운 일이다.

목말밑관절의 가동범위와 중립위 (Range of Subtalar Motion and Subtalar Neutral)

목말밑관절 뒤침과 엎침의 가동범위를 객관적으로 결정하는 것은 어려운 일인데, 그 이유는 3면 운동이고 목말밑관절 축의 경사 정도에 따라 가동범위가 달라지기 때문이다. 목말밑관절 운동의 발꿈치뼈 안쪽번짐/가쪽번짐(안굽이/밖굽이) 성분은 체중부하 상태와 비체중부하 상태 모두에서 종아리 뒤쪽의 정중선과 발꿈치 뒤쪽의 정중선을 측정 기준으로 측정될 수 있다. 이런 측정 기법은 종아리 뒤쪽의 정중선과 발꿈치의 뒤쪽 정중선이 일직선되는 중립위(0°)를 취한 이후에 이루어진다(그림. 12-20 참고). 장애가 없는 사람의 경우에는, 5-10°의 발꿈치뼈 가쪽번짐(밖굽이)과 20-30° 안쪽번짐(안굽이)를 가지고, 총 25-40°의 가동범위를 가진다.[88-90] 그러나 이런 측정 기법에는 문제가 있는데, 그 이유는 정강종아리 운동으로부터 목말밑관절의 운동만을 분리하는 것이 임상적으로 매우 어렵기 때문이고, 그 결과로 이런 측정 기법은 신뢰도에 문제점을 가질 수 있다.[91-97] 비록 발꿈치뼈 안쪽번짐/가쪽번짐의 범위가 목말밑관절 뒤침/엎침의 범위와 같지 않더라도, 이들 가동범위의 관계는 정비례 관계를 유지해야 한다.

Manter에 의해 설명된 목말밑관절 축의 가변성은 목말밑관절 운동의 짝운동 성분에 직접 영향을 준다.[82] 만약 목말밑관절 축이 평균인 42°보다 낮게 경사져 있다면(그림. 12-19A), 목말밑관절 축은 긴축에 더 근접하는 것이다; 목말밑관절 운동의 일부인 발꿈치뼈 안쪽번짐/가쪽번짐의 비율이 증가할 것이고, 반면 발꿈치뼈(또는 목말뼈) 벌림/모임의 비율은 감소할 것이다. 목말밑관절 축의 경사 각도의 변화가 체중부하 시 발과 종아리의 위치에 영향을 주기 때문에, 그 사람의 목말밑관절 축이 평균으로부터 얼마나 벗어나 있는지를 결정하는 것은 매우 중요하다. 이것은 그 사람의 **목말밑관절 중립위**를 정의하도록 만들고, 또 "정상" 발 위치나 "이상적인" 발 위치의 기준으로 사용하게 만든다. 사람의 목말밑관절 중립위는 발꿈치 뒤쪽의 정중선과 종아리 뒤쪽의 정중선이 일직선되는 것으로부터 편위될 수 있지만, 이 각의 안쪽 각도(내각)이 증가하면 밖굽이로 간주되고, 안쪽 각도가 감소하면 안굽이로 간주된다(그림. 12-3 참고).

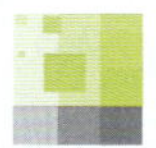

확장 개념 12-5
목말밑관절의 중립위(Subtalar Neutral)

목말밑관절의 중립위는 여러 학자들에 따라 다르게 정의되어 왔고, 개념의 적절성과 측정 기법에 대한 몇몇 이슈들이 대두되었다. Root 등은 목말밑관절의 중립위를 기준으로 발꿈치뼈의 안쪽번짐이 가쪽번짐 보다 2배 정도 더 크다고 말했다.[89] 비록 그들의 평균 목말밑관절의 중립위가 이들 수치에 가깝지만, Baily 등은 목말밑관절의 중립위가 최대 뒤침으로부터 반드시 2/3 지점에 있지 않다는 것을 증명하기 위해 방사선 사진을 이용했다.[98]

Elveru 등은 목말밑관절을 엎침과 뒤침하는 동안 목말뼈의 안쪽 머리와 목을 촉진할 것을 주장했으며, 손가락 사이의 목말뼈 중간 지점이 목말밑관절의 중립위라고 했다.[93] 이런 기법은 매우 주관적인 기법이며, 검사자간 신뢰도가 나쁜 편이다.[93,99] 오직 한 연구만이 표준화된 방법과 연습이 이루어졌을 때, 수용할 수 있는 신뢰도를 가졌다고 했다.[100] 그러나 이 연구는 두 번 다시 반복되지 않았다.

Cornwall과 McPoli의 연구는 "**목말밑관절 중립위**"이라는 용어의 적용과 정의를 중심으로 존재하는 몇몇 논란을 강조하기 위해 이용될 수 있다.[101] Cornwall과 McPoli는 발의 문제가 없는 18–41세의 153명을 대상으로 보행 동안에 일어나는 발꿈치뼈의 운동을 기술했다. 그들은 발꿈치닿기시 정강뼈에 대해 발꿈치뼈가 3.0°(±2.7°)로 안쪽번짐되었고, 입각기의 55% 즘에서는 2.2°(±62.4°) 가쪽번짐되었다고 한다.[101] 이렇게 가쪽번짐된 이후에는, 다시 움직임이 역전되어 발이 지면으로부터 떨어지기 바로 직전에 5.5°(±3.2°) 안쪽번짐되었다.

이 연구를 전반적으로 봤을 때, 목말밑관절은 보행 동안 중립위로 작용하지 않고, 실제로는 가쪽번짐된 자세를 더 많이 하고 있다.[101] 이런 소견은 그들의 이전 연구와 일치했다.[102–104] 그들은 체중부하 상태에서 목말밑관절의 중립위를 촉진했을 때보다 보행 동안 발뒤부의 중립위가 종아리에 대한 발꿈치뼈의 안정 자세에 의해 더 잘 표현되었다고 결론을 내렸다. 그들 대상자 그룹이 편안한 양발 서기 자세를 취할 때, 발꿈치뼈의 안정 자세(resting position)는 평균적으로 약 3.5° 밖굽이(가쪽번짐)되어 있었다.[102] 이들 소견은 정상 체중부하된 발이 이전에 생각했던 것보다 더 엎침되었고, 촉지된 목말밑관절의 중립위에 대한 믿음이 과도한 목말밑관절 엎침의 오진을 초래할 수 있다고 언급했던 Astrom과 Arvidson의 결과를 지지하는 것 같다.[90] 또한 인정되어야 할 것은 극소수의 사람만이 실제로 "이상적인" 발 자세를 가질 수 있고, 또 임상 검사로 동적 발 기능을 예측할 수 없다는 것이다.[105–107]

목말밑관절 운동의 발꿈치뼈 안쪽번짐/가쪽번짐 성분은 큰 관심을 받아 왔는데, 그 이유는 측정 전략이 상대적으로 쉽기 때문이다. 체중부하 상태에서 일어나는 목말밑관절 운동의 목말뼈 발등굽힘/발바닥굽힘과 벌림/모음은 측정하기가 더욱 어렵다. 목말뼈 벌림/모음의 추정은 체중부하 상태에서 목말뼈의 벌림/모음을 동반하는 정강뼈의 돌림을 측정함으로써 이루어져 왔다. 보행 동안 목말밑관절 운동의 체내 측정은 뼈에 마커를 적용함으로써 이루어졌다.[101] 최근 연구에 따르면, 전체 발목관절의 운동은 시상면에서 평균적으로 6.8°, 이마면에서 9.8°, 그리고 가로면에서 7.5°로 일어났다.[86] 꼭 알아야 할 것은 이 연구가 대상자들의 운동 사이에서 큰 가동범위의 차이가 있었음을 확인했다는 것이다.[86]

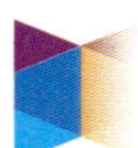

기본 개념 12-5
목말밑관절 중립위 요약

족부의사인 Morton Root는 목말밑관절 중립위에 초점을 맞추어 발과 발목의 문제점들에 대한 이론적 관리 접근법을 설명했다.[89] 이 접근법의 기본적 명제는 목말밑관절이 중간유각기 동안 중립위에 있어야 한다는 것이다. 몇몇 발 변형을 위한 중재로서, "발을 균형하게" 만드는 보조기 사용이 있는데, 이것은 중간입각기 동안 목말밑관절을 중립위로 만드는 것이다. 그러나 개괄적으로 볼 때, 이런 접근법에는 많은 문제가 있었다. 이들 문제로는, 실제로 목말밑관절이 중간입각기 때 중립위를 취하지 못하다는 것과, 측정의 신뢰도가 나쁘다는 것과, 정적 측정으로는 동적 기능을 예측할 수 없다는 점 등이다. 부가적으로, 목말밑관절의 위치가 발의 구조와 기능에 대한 우리의 지식에 기여할 수 있겠지만, 목말밑관절의 영향은 뼈 이상(예, 넙다리뼈의 돌림 또는 정강뼈의 돌림), 신발, 지면 및 활동 수준과 같은, 외적 요소와 그리고 비만이나 질병과 같은 생리적 요소 등을 포함하는 다른 상호의존적 요소와 함께 고려되어야 한다.[1,108]

목말밑관절이 비체중부하 상태일 때, 목말밑관절 운동과 종아리 운동은 독립적인 운동이어서 서로에게 영향을 주지 않는다. 발이 체중부하되어 있을 때, 목말밑관절의 주요 기능은 보행이나 다른 체중부하 활동 동안 다리에서 발생하는 가로면 돌림을 흡수하는 것이다. 그런 돌림은 지면에 고정된 발을 회전하거나 장부구멍 내에서 목말뼈를 돌림함으로서 발목관절을 파손시킬 수도 있다. 뒤침 시, 인대성 장력이 목말밑관절의 관절면을 함께 당겨, 관절면의 잠김(잠김 위치)을 일으킬 수 있다. 이와 반대로, 체중부하 시의 엎침에서 일어나는 목말뼈의 모음과 발바닥굽힘은 발목사이관절의 가동성을 어느 정도 허용하는(풀림 자세) 인접한 발목뼈들의 간격을 벌림시킨다. 그러나 목말밑관절의 가동성이나 안정성에 기여하는 인대의 역할에 대해서는 어느 정도 논란이 존재한다.[29]

Sarrafian은 목인대와 뼈사이목말발꿈치인대의 위치가 목말밑관절 축을 따라 위치하며, 이것은 이들 구조물이 엎침과 뒤침 시 타이트하게 된다고 믿었다.[88] 이들 전제에 따르면, 축이나 인대의 위치 이동이 다른 연구자들의 소견을 설명할 수 있게 만들 수 있다.

목말밑관절은 몸쪽의 발목관절과 먼쪽의 가로발목관절 사이에서 전략적으로 위치한다. 우리는 목말밑관절 운동이 체중부하 상태에서 종아리와 발목관절의 운동과 어떻게 연관되어 있는지를 이미 설명했다. 이제 우리는 목말뼈와 발배뼈 사이의 운동과 발꿈치뼈와 입방뼈 사이의 운동에 초점을 맞출 것이다. 이들 관절은 학자들에 따라 다르게 정의되지만, 본 장은 **가로발목관절**을 발중간부의 운동에 대한 주요한 기능적 단위로써 다룰 것이다. 또한 우리는 목말밑관절이 가로발목관절의 움직임에 어떤 영향을 주는지를 살펴 볼 것이다.

가로발목관절 (Transverse Tarsal Joint)

목말발배관절과 발꿈치입방관절에 의해 형성된 2개의 관절은 발을 횡단하는 S 자모양의 관절선을 보여주며, 이 관절선은 발중간부와 발앞부로부터 발뒤부를 분리시킨다. 발배뼈와 입방뼈는 체중부하 상태에서 본질적으로 고정된 것으로 간주된다. 따라서, 가로발목관절의 운동은 상대적으로 고정된 발배입방관절에 대한 목말뼈의 운동과 발꿈치뼈의 운동으로 간주된다. 그러나, 복합 가로발목관절은 상대적으로 단순한 관절선보다 복잡하며, 목말밑관절의 운동과 함께 일어난다.[35]

가로발목관절 축(Transverse Tarsal Joint Axes)

가로발목관절의 운동은 발목관절이나 목말밑관절의 운동보다 연구하기가 더 어려운데, 그 이유는 여러 개의 분절과 축이 관련되어 있기 때문이다. 비록 목말발배관절과 발꿈치입방관절은 어느 정도 서로 독립되어 있지만, 한 관절의 운동은 다른 관절의 여러 운동에 의해 일반적으로 동반되는데, 그 이유는 그들의 기능적 연결, 뼈의 연결 및 인대의 연결 때문이다. 관절의 움직임에 의해 동반된다. 우리는 상대적으로 고정된 발배입방관절 단위 위에서 움직이는 목말뼈와 발꿈치뼈의 긴축과 빗축을 제안했던 Elftman, Mantar, 및 Hicks의 고전적 연구에 좌우 의존하고 있다(그림 12-23).[59,82,109]

긴축은 가로면으로부터 위쪽으로 15° 경사져 있고(그림 12-23A), 시상면[48]으로부터 안쪽 9° 경사져 있다(그림 12-23B). 가로발목관절 긴축의 방향은 주로 안쪽번짐/가쪽번짐을 일으킨다. 그럼에도 불구하고, 긴축을 중심으로 일어나는 운동은 3면 운동이고, 목말밑관절에서 보여지는 것과 비슷하게 짝운동 성분(발등굽힘/발바닥굽힘과 벌림/모음의 작은 양)과 함께 뒤침/엎침을 일으키지만, 목말뼈와 발꿈치뼈가 발배뼈와 입방뼈 위에서 움직이는 것을 포함한다.

가로발목관절의 빗축(가로축)은 가로발목관절에서 관찰되는 움직임에 기여할 수도 있다(그림 12-24). 이 축은 시상면으로부터 안쪽으로 약 57° 경사져 있고(그림 12-24A), 가로면으로부터 위쪽으로 52° 경사져 있다(그림 12-24B).[82]

3면 운동의 축으로써, 빗축도 발배뼈와 입방뼈 위에서 함께 움직이는 목말뼈와 입방뼈의 짝운동과 함께 뒤침/엎침을 제공하지만, 발등굽힘/발바닥굽힘과 벌림/모음의 성분은 안쪽번짐/가쪽번짐의 성분보다 우세하게 일어난다. 긴축과 빗축에 대한 운동은 분리하기 어렵고, 또 정량화하기도 어렵다. 긴축과 빗축은 함께 하여 목말밑관절에서 일어날 수 있는 가동범위의 1/3 ~ 1/2 밖에 안되는 목말뼈와 발꿈치뼈의 전체 뒤침/엎침을 제공한다.[59]

제안된 가로발목관절의 긴축과 빗축은 목말밑관절 축들과 비슷한 기능을 한다. 사실, 이미 언급했듯이, 목말밑관절과 가로발목관절은 역학적으로 연결되어 있어서, 체중부하 시 목말밑관절의 운동이 목말발배관절과 발꿈치입방관절의 운동을 동시에 일으킨다. 목말밑관절이 뒤침할 때, 가로발목관절과 목말밑관절의 연결이 목말발배관절과 발꿈치입방관절을 뒤침하기 시작한다.

목말밑관절이 완전하게 뒤침되어 잠김자세가 되면, 가로발목관절도 완전하게 뒤침되고, 뼈의 관절면들이 함께 잠기게 된다. 목말밑관절이 엎침되어 풀림 자세가 되면, 가로발목관절도 가동성을 갖게 되는 풀림자세가 된다.

가로발목관절은 발뒤부와 발앞부 사이의 연결부위로서 (1) 목말밑관절의 뒤침/엎침(supination/pronation) 가동범위를 더욱 크게 하고, (2) 발뒤부의 자세를 위해 발앞부를 보상해 준다. 여기에서의 보상은 발뒤부(목말뼈와 발꿈치뼈)가 지면에 반응하여 엎침이나 뒤침될 때나 또는 종아리의 돌림이 일어날 때, 발앞부가 지면에 그대로 유지되도록 하는 능력을 의미한다. 가로발목관절의 첫 번째 기능(뒤침/엎침의 가동범위를 더 좋게 하는)은 체중부하된 발이나 비체중부하된 발에서도 일어날 수 있다. 두 번째 기능은 더욱 면밀한 분석을 필요로 한다.

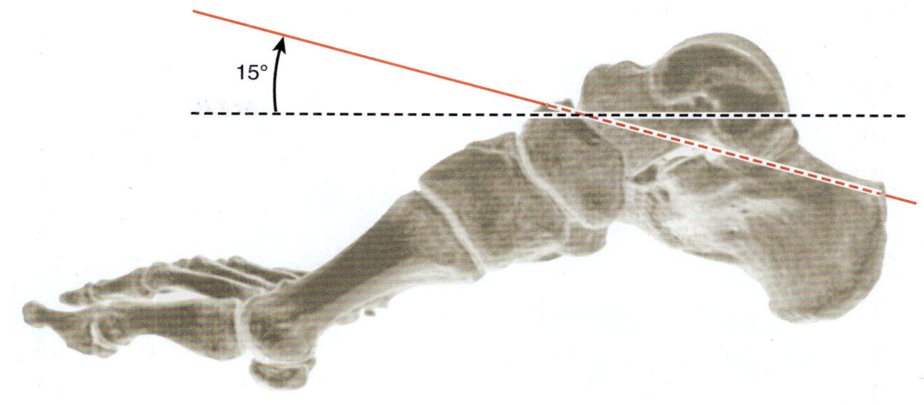

A 가쪽면(Lateral view)

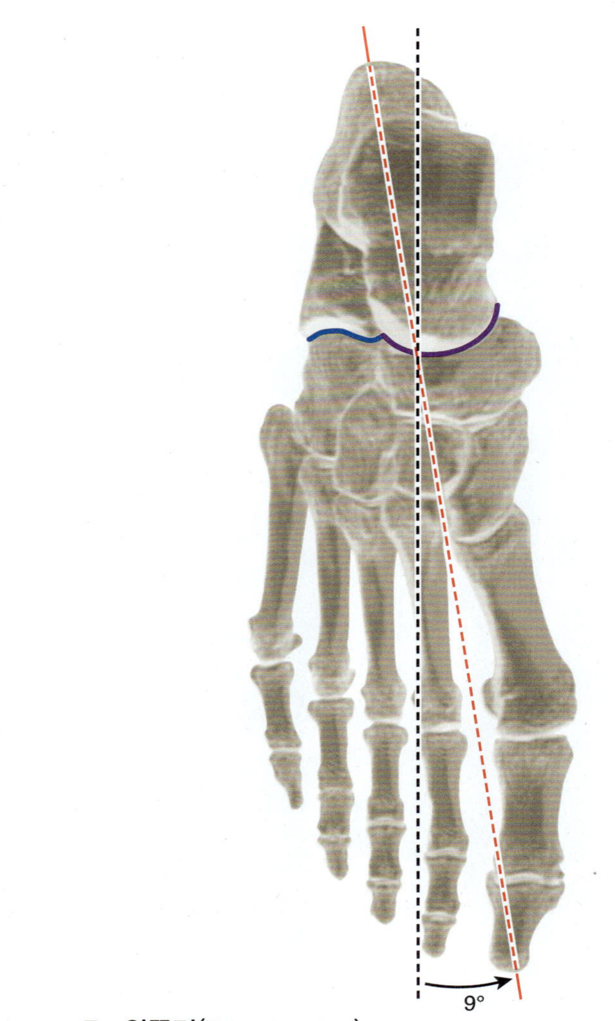

B 위쪽면(Superior view)

그림 12-23. 가로발목관절의 긴축; (A) 가로면으로부터 위쪽으로 15°경사져 있고, (B) 시상면으로부터 안쪽으로 9°경사져 있다.

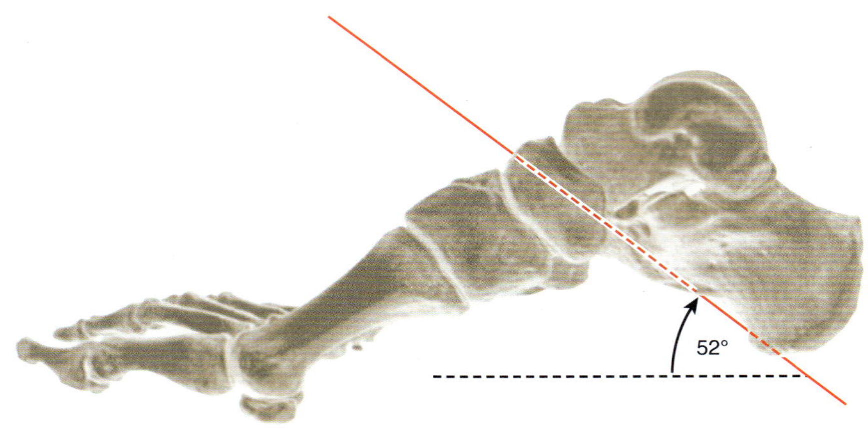

A 가쪽면(Lateral view)

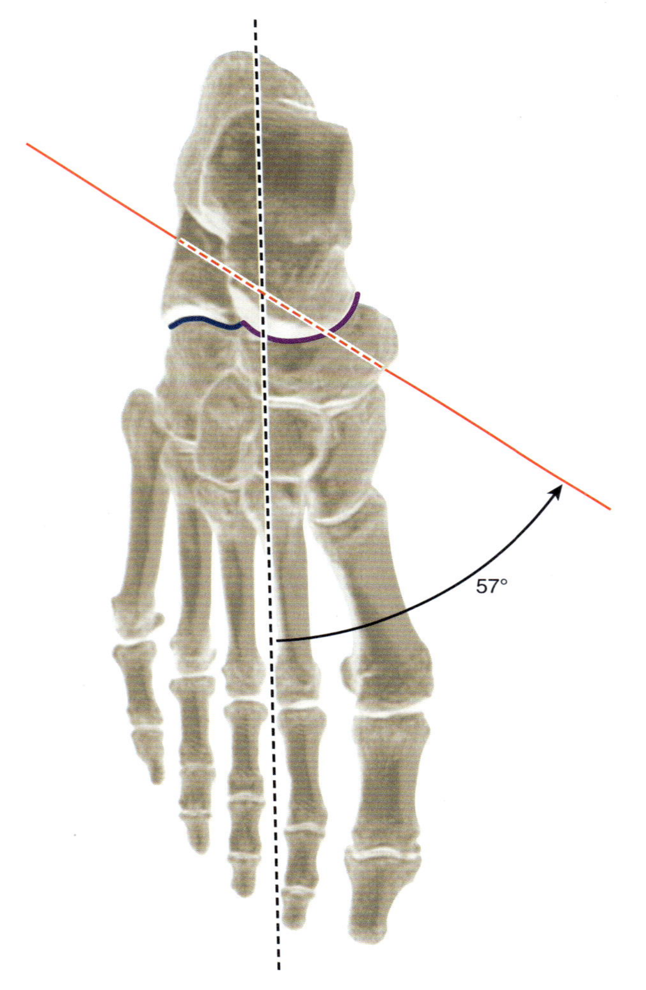

B 위쪽면(Superior view)

그림 12-24. 가로발목관절의 빗축은 **A.** 가로면으로부터 52° 경사지고, **B.** 시상면으로부터 52° 경사져 있다.

체중부하 상태에서의 발뒤부 엎침과 가로발목관절 운동(Weightbearing Rearfoot Pronation and Transverse Tarsal Joint Motion)

체중부하 자세에서, 정강뼈의 안쪽돌림(예를 들어, 어떤 사람이 고정된 발을 중심으로 회전할 때처럼)은 목말밑관절을 엎침시킨다. 만약이 엎침의 힘이 발을 통해 먼쪽으로 계속 가해지면, 발의 가쪽 가장자리는 지면으로부터 떨어지게 될 것이고, 기저면의 안정성이 감소하게 되고, 불균등한 체중부하를 하게 되고, 또 여러 관절에 스트레스를 가하게 된다.

체중부하 시 목말밑관절 엎침의 원치 않는 결과도 발앞부가 지면에 붙어 있을 때는 나타나지 않을 수도 있다. 만약 가로발목관절이 가동적이고 발뒤부의 엎침을 효율적으로 "흡수"할 수 있다면, 목말밑관절 엎침의 나쁜 결과가 나타나지 않을 것이다(발뒤부의 움직임이 발앞부로 그대로 가지 않기 때문). 목말뼈와 발꿈치뼈가 고정된 발배입방관절 위에서 움직일 때, 발앞부가 상대적으로 지면에 유지되고, 가로발목관절의 먼쪽에 있는 뼈들의 상대적인 뒤침(발뒤부 엎침에 의해 가해지는)이 발생한다. 발뒤부(목말밑관절)가 종아리의 돌림을 흡수하는 동안, 가로발목관절은 발앞부에 가해지는 정상적인 체중부하의 힘을 유지한다.

Inman과 Mann의 기계적 모델(그림 12-25A)은 발앞부의 고정을 유지하기 위해 종아리에 가해진 안쪽돌림의 힘이 **목말밑관절**의 빗축과 **가로발목관절**을 통해 어떻게 작용하는지를 잘 보여주고 있다.[76] 고정된 **발앞부**는 **발뒤부**의 움직임과 반대 방향으로 움직인다는 것을 명심해야 한다.

Inman과 Mann의 모델은 체중부하 상태에서 발뒤부(목말밑관절)가 엎침되면, 가로발목관절이 뒤침될 수 있음을 보여준다(발뒤부와 반대 방향으로 움직인다).[76] 그러나, 실제로 가로발목관절은 엎침이나 뒤침을 비교적 자유롭게 할 수 있다(지면의 요구에 따라). 평지에서 양발 서기를 할 때, 양쪽 목말밑관절과 가로발목관절은 약간 엎침될 것이고(그림 12-25B 참고), 이것에 의해 발이 체중을 흡수하게 된다. 엎침의 결과로, 종아리에 약간의 안쪽돌림의 힘이 가해질 것이다.

사람이 한발 서기로 바꾸거나 보행을 시작할 때, 목말밑관절은 더욱 엎침될 것이지만, 가로발목관절은 뒤침 방향으로 움직여서, 발앞부가 적절하게 체중부하할 수 있도록 만든다. 상기시켜 드리면, 본 예에서 가로발목관절의 상대적인 뒤침은 목말뼈와 발꿈치뼈(발뒤부)의 움직임으로부터 일어나는 것이다.

평탄하지 못한 지면을 걷을 때, 발뒤부가 엎침 상태를 유지하는 한편, 발앞부는 지면의 조건에 따라 뒤침이나 엎침으로 움직일 수 있다. 예를 들어 보행할 때 안쪽 발앞부 밑에 돌이 있다면, 가로발목관절은 발앞부의 적절한 접촉을 유지하기 위해 더 크게 뒤침할 것이다(그림 12-25C). 만약 가로발목관절이 더 이상 뒤침할 수 없다면, 그 돌은 발뒤부가 뒤침되도록 힘을 가할 것이다(가쪽 곁인대의 손상 위험이 증가된다). 가파른 언덕 위에 옆으로 서 있는 것처럼 다른 지면의 요구가 있다면, 그 사람의 위쪽 발은 지면과의 접촉을 잘 유지하도록 엎침되어야 한다. 그러므로, 엎침은 목말밑관절과 가로발목관절 모두에서 요구될 수 있다.

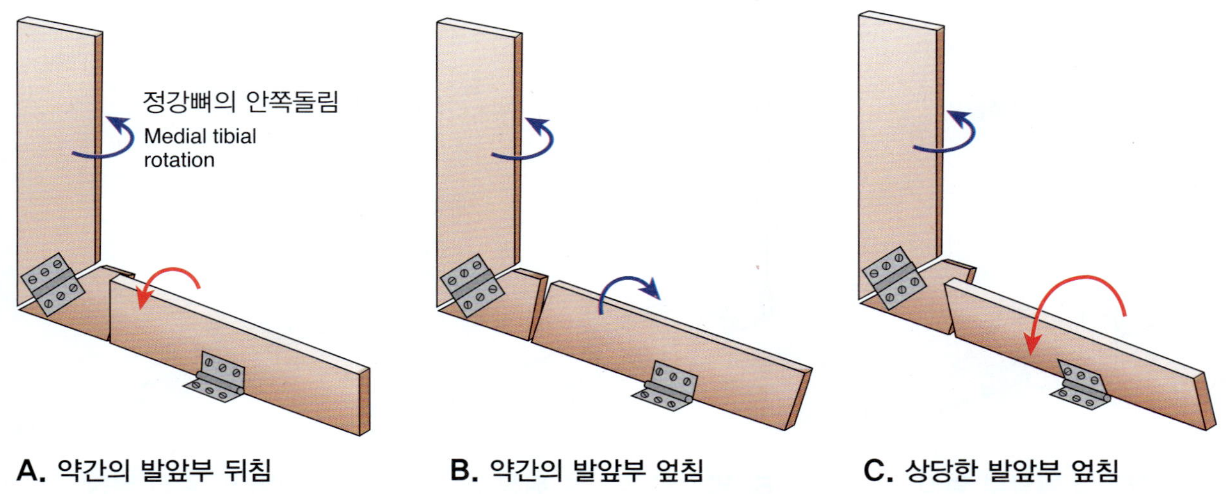

그림 12-25. 종아리의 안쪽돌림으로 인해 목말뼈관절에서 엎침이 일어난다면, 가로발목관절은 다음과 같이 움직일 것이다: A. 상대적으로 고정된 발앞부 자세를 유지하기 위해 약간 뒤침한다; B. 정상 서기 자세에서 일어나는 것처럼 약간 엎침한다; 또는 C. 고르지 못한 지면 위에서 발앞부의 적절한 체중부하를 유지하기 위해 상당히 많게 뒤침한다.

목말밑관절이 어느 정도 엎침되어 있다면, 발이 지면에 잘 접촉될 수 있도록 목말밑관절과 가로발목관절은 비교적 가동성을 띠게 되고, 보상작용(관절가동범위 내)을 하게 된다.

체중부하 상태에서의 발뒤부 뒤침과 가로발목관절 운동(Weightbearing Rearfoot Supination and Transverse Tarsal Joint Motion)

Inman과 Mann의 기계적 모델에서 알 수 있듯이, 종아리 가쪽돌림의 힘은 평지에서 적절한 체중부하를 유지할 수 있도록 목말밑관절의 뒤침과 가로발목관절의 상대적 엎침(발앞부의 반대 움직임)을 일으킬 수 있다(그림 12-26).[76] 그러나 목말밑관절의 뒤침은 가로발목관절이 뒤침을 시작하기 전인 특정한 지점까지만 일어날 수 있다. 목말밑관절의 뼈와 인대 구조물이 목말뼈와 발꿈치뼈를 밀착시키기 때문에(잠김 자세), 발배뼈와 입방뼈도 목말뼈와 발꿈치뼈에 밀착된다; 즉, 목말밑관절이 완전한 뒤침 쪽으로 움직일 때, 가로발목관절 가동성의 제한이 증가된다. 목말밑관절의 뒤침이 증가하면(지면이나 종아리 가쪽돌림의 힘 증가에 의해), 가로발목관절은 부수적인 돌림을 흡수하지 못하고, 뒤침을 하기 시작한다 (그림 12-26B 참고).

체중부하된 발의 정강뼈가 최대로 가쪽돌림될 때처럼 완전 목말밑관절 뒤침 자세에서, 뒤침은 목말밑관절을 잠김 자세로 만들 뿐만 아니라, 가로발목관절도 잠김 자세로 만든다(그림 12-26C). 완전히 뒤침된 목말밑관절과 가로발목관절은 발앞부의 체중부하를 발의 가쪽 가장자리로 이동시키는 경향이 있다. 다른 보상 기전이 없거나, 지면의 형태가 발의 보상작용 능력을 초과하면 발의 안쪽 가장자리 전체가 지면으로부터 떨어지게 되고, 발과 발목관절의 가쪽 근육이 제대로 작용을 하지 못하면 가쪽인대의 뒤침 염좌가 발생할 수 있다. 잠김된 목말밑관절과 가로발목관절이 체중부하된 다리나 지면에 의해 발생된 돌림을 흡수할 수 없다면, 그 힘은 발목관절에서 분산되어야 하며, 과도한 스트레스가 발목관절 구조물을 손상시킬 수 있다. 발활이 높은 발(휜발)의 목말밑관절은 제한 엎침된 운동으로 인해 뒤침 자세를 취하는 경향이 있다. 이런 뒤침 자세는 가로발목관절의 보상 능력을 제한한다. 그러므로 발활이 높은 발은 상대적으로 더 강하게 강직되어 있고, 특히 발 가쪽면의 충격손상에 더 취약할 것이다.[110,111]

환자 적용 12-2

Jackie Montgomery는 65세의 여성으로 오른쪽 발의 통증을 호소하고, 항상 "평발"을 가지고 있지 않다고 말했다. Montgomery는 성인 때 발생한 후천성 평발을 가진 것 같고, 동적과 정적의 안쪽 세로발활 지지가 점진적으로 소실된다.[112] 평발(pes planus or pes valgus)의 경우, 일반적으로 그 발은 체중부하 상태에서 목말밑관절의 과도한 엎침 자세를 취한다. 뒤정강근 힘줄의 기능장애도 대개 후천성 평발과 관련된다. Montgomery는 능동으로 발바닥굽힘과 안쪽번짐할 때 통증을 호소한다. 뒤정강근이 자신의 기능을 잃어버리면, 안쪽세로발활을 지지하는 다른 구조물에 많은 스트레스가 가해진다.

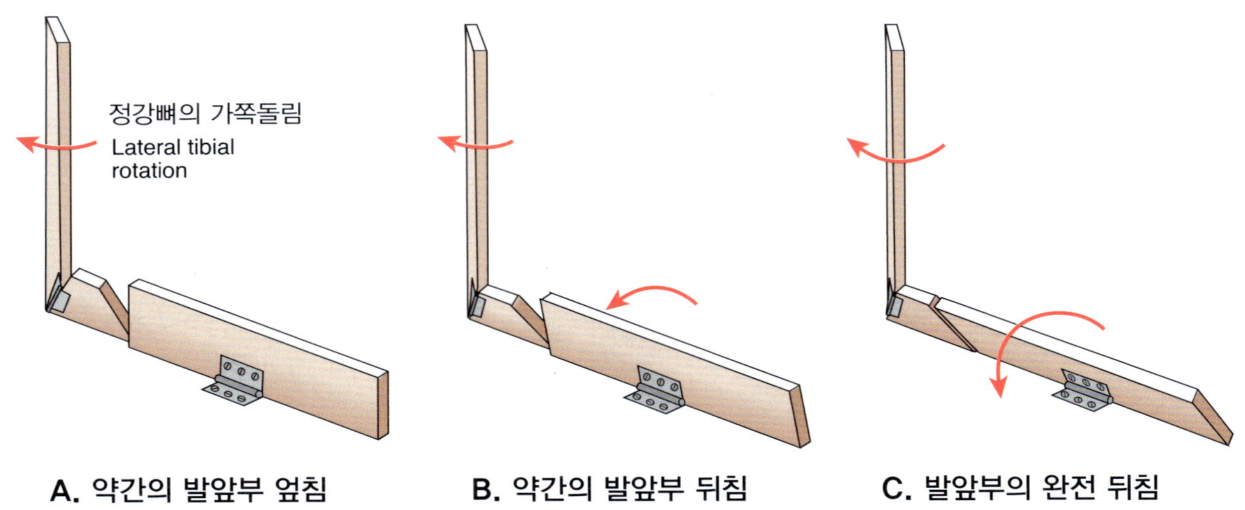

그림 12-26. A. 종아리의 가쪽돌림으로 인해 목말뼈관절에서 뒤침이 일어난다면, 가로발목관절은 상대적으로 고정된 발앞부를 유지하기 위해 제한된 엎침 능력을 가진다. B. 목말밑관절의 상당한 뒤침과 종아리의 가쪽돌림으로 가로발목관절은 뒤침하기 시작할 것이다. C. 목말밑관절의 완전 뒤침과 종아리의 최대 가쪽돌림에 의해 완전히 뒤침한다.

이런 결과는 감소된 안쪽발활 높이, 목말뼈의 안쪽돌림, 발뒤부의 밖굽이와 발앞부의 벌림을 일으켜, 평발을 점진적으로 가속시킨다. 하지의 안쪽돌림 때문에 가쪽 복사뼈는 정상보다 더 앞쪽으로 이동하게 될 것이다. 세로발활을 지지하는 인대에 많은 스트레스가 증가하고, 1번 발허리뼈에 더 많은 하중이 가해지게 된다.[113-116] 후천성 평발과 관련된 변형은 보행의 온걸음 길이, 분속수, 그리고 보행속도 등을 모두 감소시키는 반면, 입각기의 기간은 증가된다.[117] 후천성 평발에 대한 분류 도식과 치료 가이드라인은 변형의 심각도에 따라 다르게 이용될 수 있다.[118] 이것은 평발이 기능적 평발인지 아니면 구조적 평발인지를 확인하는 평가를 포함한다.

Montgomery의 평발은 수동으로 교정될 수 있었기 때문에 기능적 평발로 정의될 수 있다. 후천성 평발을 발생시킬 수 있는 많은 위험 요소가 확인되었다. 이들 위험 요소 중, 비만이 가장 중요한 요소인 것 같다.[119] 평발이 기능적 평발인 초기 단계에서는 치료의 목적으로 보조기와 운동이 효율적으로 사용될 수 있다.[120] 그러나 평발이 구조적 평발이거나 수동으로 교정될 수 있을 때는 수술적 중재가 좋은 방법일 수 있다.[121]

발목발허리관절 (Tarsometatarsal Joints)

발목발허리관절 축(Tarsometatarsal Axes)

각각의 발목발허리관절이 비록 완전히 독립되지 않지만, 독특한 운동축을 가진 것으로 간주된다. Hicks는 5개 기둥(ray)에 대한 축을 검사했다.[59] 각 기둥(ray)은 발허리뼈(1-3번 기둥)와 그와 관련된 쐐기뼈에 의해 형성되는 기능적 단위로 정의된다. 쐐기뼈도 발목발허리 레이의 움직임 단위의 일부에 포함되는데, 그 이유는 입방발배관절의 움직임이 작고 뚜렷하지 않기 때문이다. 쐐기뼈는 TMT 기둥의 움직임 단위의 한 부분으로 포함되는데, 그 이유는 작고 상대적으로 덜 뚜렷한 운동이 쐐기발배관절에서 일어나기 때문이다. 그러므로 쐐기발배관절의 운동은 기능적으로 볼 때 발목발허리관절 운동의 일부가 된다. 4번째와 5번째 기둥은 발허리뼈 단독으로 이루어지는 기둥인데, 그 이유는 4번과 5번 발허리뼈는 입방뼈와 관절을 이루기 때문이다.

Hicks에 따르면, 발목발허리관절 운동의 대부분은 1번 기둥과 5번 기둥에서 일어난다고 했다.[59] 1번 기둥과 5번 기둥의 축들은 그림 12-15에서 보여진다. 각 축은 빗축이고 3면 운동의 축이다. 발목발허리관절 중에서 첫 번째 관절이 가장 큰 가동범위를 가진다. 1번째 기둥의 축은 빗축으로서 1번 기둥의 발등굽힘은 안쪽번짐과 모음을 포함하고, 반면 발바닥굽힘은 가쪽번짐과 벌림에 의해 동반된다. 벌림/모음의 성분은 정상적으로 가장 작게 일어난다. 자신의 빗축을 중심으로 일어나는 5번 기둥의 움직임은 더 많이 제한되고, 다음과 같은 반대 성분의 운동으로 일어난다: 발등굽힘은 가쪽번짐과 벌림에 의해 동반되고, 발바닥굽힘은 안쪽번짐과 모음에 의해 동반된다.

3번 기둥의 축은 이마축과 거의 일치하기 때문에, 우세하게 일어나는 운동은 발등굽힘/발바닥굽힘이다. 2번과 4번 기둥의 축은 Hicks에 의해 결정되지 않았지만, 1번 기둥과 5번 기둥 사이의 중간 기둥으로 간주된다.[59] 앞쪽으로 경사진 축을 중심으로 2번 기둥이 움직이지만, 2번 기둥의 축은 1번째 기둥의 축만큼 경사지지 않았다. 4번 기둥은 5번 기둥과 비슷하지만, 5번 기둥 축만큼 경사가 급하지 않다. 경사가 심하지 않는 축을 중심으로 움직인다. 2번 기둥은 5개의 기둥 중에서 가장 움직임이 적은 기둥으로 간주된다.

발목발허리관절들의 운동들은 손목손허리관절의 운동들처럼 상호의존적으로 움직인다. 손목손허리관절처럼, 발목발허리관절도 발바닥을 평편하게 만드는데 기여한다. 손과는 달리, 발목발허리관절 운동의 가장 큰 중요성은 체중부하 활동에서 발견된다. 체중부하 시, 발목발허리관절은 주로 가로발목관절의 기능을 상승시킨다; 즉, 발목발허리관절은 체중부하 지면에 관련해 발허리뼈와 마디뼈(발앞부)의 위치를 조절한다. 가로발목관절의 운동이 발뒤부의 위치를 보상하기에 적절하다면, 발목발허리관절의 운동이 크게 요구되지 않다. 그러나, 발뒤부 위치가 관절가동범위의 끝지점에 있거나 또는 가로발목관절이 보상작용을 완전하게 할 수 없다면, 발목발허리관절은 발앞부의 위치를 조금 더 조절하기 위해 돌림할 것이다.[89]

뒤침 비틀림(Supination Twist)

체중부하 시 발뒤부가 실제로 엎침할 때, 일반적으로 가로발목관절은 발앞부를 반대쪽으로 돌림하고 발바닥을 지면에 유지시키기 위해 어느 정도 뒤침할 것이다. 만약 가로발목관절의 가동범위가 발뒤부의 엎침을 충분히 충족시키지 못하면(또는 만약 가로발목관절이 이 기능을 받아들이지 못한다면), 발앞부의 안쪽면이 지면을 누르게 될 것이고, 발앞부의 가쪽면은 지면에서 떨어지게 될 것이다. 1번 기둥과 2번 기둥은 지면반응력에 의해 발등굽힘될 것이고, 4번 기둥과 5번 기둥을 조절하는 근육들은 발을 지면에 유지시키기 위해 발목발허리관절을 발바닥굽힘시킬 것이다.

1번 기둥과 2번 기둥의 발등굽힘과 4번 기둥과 5번 기둥의 발바닥굽힘은 기둥의 안쪽번짐 성분을 포함한다. 결론적으로, 발앞부 전체(각 기둥과 관련된 마디뼈)가 2번 기둥의 가상축을 중심으로 안쪽번짐할 것이다. 이런 돌림을 발목발허리관절의 뒤침 비틀림이라고 한다.[59]

발앞부 뒤침 비틀림의 예처럼, 그림 12-27은 발활의 부적절한 지지나 종아리의 강한 안쪽돌림에 의해 일어날 수 있는 목말밑관절을 가로지르는 강한 엎침 토크에 대한 발 분절들의 반응을 보여 주고 있다. 체중부하 상태에서 엎침을 할 때, 발꿈치뼈는 가쪽번짐하고, 목말뼈는 발바닥굽힘과 모음한다. 충분한 엎침이 일어난다면, 발배뼈는 목말뼈머리의 운동에 의해 발배뼈가 아래쪽으로 밀리게 되어, 적절히 뒤침하는 가로발목관절의 능력을 제한할 것이다. 1번 기둥과 2번 기둥은 발등굽힘과 가쪽번짐할 것이고, 4번 기둥과 5번 기둥은 발바닥굽힘과 안쪽번짐할 것이다. 이것은 발앞부를 적절히 조절할 수 있도록 발목발허리관절의 뒤침(안쪽번짐) 비틀림을 초래한다. 5개의 발목발허리관절이 어느 정도 독립성을 가지고 있기 때문에, 뒤침 비틀림 시의 발앞부 형태는 발의 체중부하 요구와 지면에 따라 달라질 수 있다.

엎침 비틀림(Pronation Twist)

발뒤부와 가로발목관절이 뒤침되어 잠기게 되면, 발앞부의 자세 조절은 전적으로 발목발허리관절들에 의해 이루어진다. 발뒤부가 뒤침되면, 발앞부의 안쪽면은 지면으로부터 떨어지게 되고, 발앞부의 가쪽면은 지면을 압박하게 된다. 1번 기둥과 2번 기둥을 조절하는 근육들은 지면과의 접촉을 유지하기 위해 이들 기둥을 발바닥굽힘시킬 것이고, 4번 기둥과 5번 기둥은 지면반응력에 의해 발등굽힘되는 쪽으로 힘을 받는다. 가쪽번짐이 1번 기둥과 2번 기둥의 발바닥굽힘과 4번 기둥과 5번 기둥의 발등굽힘을 동반하기 때문에, 발앞부 전체는 엎침 비틀림을 하게 된다.[59]

뒤침 비틀림은 엎침 비틀림과 마찬가지로, 다양한 형태를 띨 수 있다. 비록 엎침 비틀림이 중등도의 발뒤부 뒤침에 대해 적절히 반대 돌림을 할 수 있다 하더라도, 최대 뒤침 때 발앞부의 안정성을 유지하는데 부적절할 수도 있다. 그림 12-28에서 보는 바와 같이, 목말밑관절의 엎침은 목말뼈의 발등굽힘과 벌림과 함께 발꿈치뼈의 안쪽돌림을 초래할 수 있다.
발배뼈와 입방뼈가 발뒤부의 운동과 함께 엎침될 수 있다면, 가로발목관절은 엎침할 필요가 없을 것이다.

1번 기둥과 2번 기둥은 발바닥굽힘과 가쪽번짐할 것이고, 4번 기둥과 5번 기둥은 발등굽힘과 안쪽번짐할 것이다. 이들 운동은 발앞부를 적절하게 조절할 수 있도록 발목발허리관절의 엎침(가쪽번짐) 비틀림을 초래한다.

발목발허리관절들의 엎침 비틀림과 뒤침 비틀림은 가로발목관절 기능이 부적절할 때만 일어난다; 즉, 가로발목관절이 반대 돌림을 할 수 없거나 가로발목관절의 가동범위가 발뒤부의 자세를 완전히 보상할 수 없을 때 일어난다.

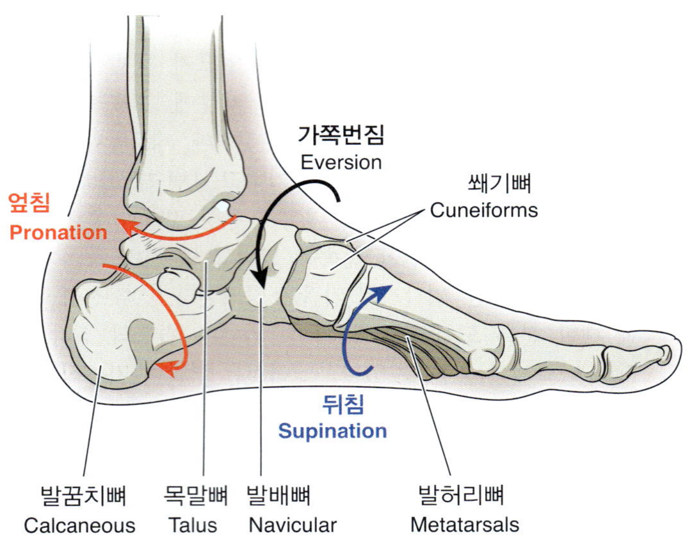

그림 12-27. 목말밑관절의 최대 엎침은 목말뼈머리의 모음과 발바닥굽힘과 발꿈치뼈의 가쪽번짐, 그리고 가로발목관절의 엎침(목말뼈에 의해 아래쪽으로 발배뼈가 당기는 결과로서)에 의해 동반된다. 만약 발앞부가 지면에 그대로 유지되려면, 발목발허리관절은 반대되는 뒤침 비틀림 상태에 위치되어야 한다.

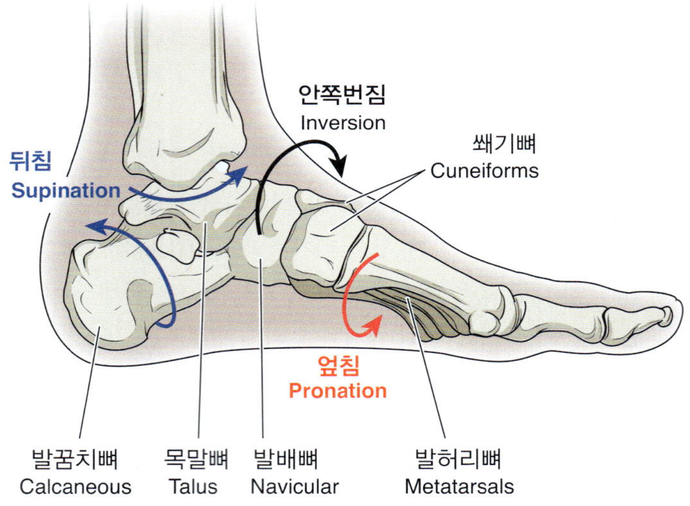

그림 12-28. 목말밑관절에서의 최대 뒤침은 목말뼈머리의 벌림과 발등굽힘, 발꿈치뼈의 안쪽번짐, 그리고 가로발목관절의 뒤침에 의해 동반된다. 만약 발앞부가 지면에 그대로 유지되려면, 발목발허리관절은 반대 동작인 엎침 비틀림을 해야 한다.

기본 개념 12-6
안굽이발앞부(Forefoot Varus)

발뒤부의 과도한 엎침은 안굽이발앞부의 변형과 관련된다. 체중부하 때 발뒤부가 엎침되어 있으면, 발허리뼈머리를 따라 체중이 적절하게 분산될 수 있도록 발앞부는 발목발허리관절에서 뒤침해야 한다. 만약 적응성 변화가 발목발허리관절의 지속적인 뒤침 비틀림을 초래한다면, 그 변형은 안굽이발앞부로 불린다(고정된 뒤침 비틀림과 동일하게 효과적이다). 만성의 발 엎침이 있다면, 발앞부의 적응성 변화를 관찰하는 것이 현명할 수 있다. 안굽이발앞부는 발뒤부의 목말밑관절 중립위(일반적으로 비체중부하 상태)를 ***기준으로*** 이마면상의 발앞부 자세를 평가함으로써 확인될 수 있다.

목말밑관절(subtalar joint)(발꿈치뼈)을 도수적으로 중립위로 유지할 때(그림 12-29), 발앞부가 이마면상에서 안쪽번짐되어 있는지를 관찰함으로써 안굽이발앞부 변형을 확인해 본다. 엎침된 발뒤부에서 목말밑관절을 중립위로 만들 수 없다면, 안굽이발앞부의 확인은 어려울 수 있고, 가장 좋은 방법은 육안으로 단순하게 안굽이발앞부가 있는지를 확인하는 것이다.[93,99,123]

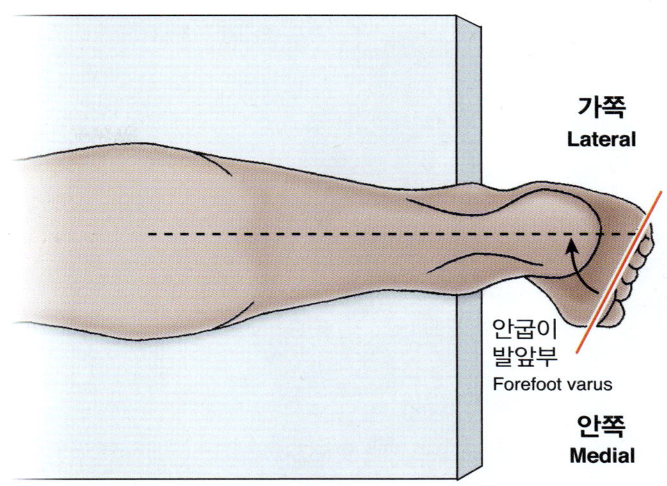

그림 12-29. 안굽이발앞부 변형은 비체중부하 상태의 발꿈치뼈를 수동으로 목말밑관절의 중립위로 만들어 놓고(교정하는 손은 보이지 않는다), 발앞부가 이마면상에서 발꿈치뼈의 이등분선으로부터 어느 쪽으로 편위되어 있는지를 결정하여 확인한다.

발허리발가락관절(Metatarsophalangeal Joints)

여러 자유도가 발허리발가락관절에 유용할지라도, 발이 잡기 활동에 참여할 때처럼, 굽힘과 폄이 우세한 기능적 움직임이다. 보행의 마지막 입각기 동안, 발허리발가락관절에서 일어나는 발가락의 폄은 발가락 위로 발이 지나가도록 허용하고, 반면 발허리뼈머리와 발가락은 발에 가해지는 수동 강직과 함께 발가락 굽힘근의 외재근과 내재근의 활동을 통해 체중을 균형잡도록 돕는다. 발허리발가락관절은 자유도 2를 갖지만, 굽힘/폄이 벌림/모음보다 더 크고, 폄이 굽힘보다 더 크게 일어난다. 비록 발허리발가락의 운동이 체중부하 상태나 비체중부하에서 일어날 수 있지만, 발허리발가락관절은 보행 동안이나 발가락으로 일어설 때 발허리발가락관절의 폄(발허리뼈 브레이크로 알려진)을 통해 발가락 위에서 체중부하된 발이 돌림되도록 만든다.

발허리발가락관절 폄과 발허리뼈 브레이크 (Metatarsophalangeal Extension and the Metatarsal Break)

발허리뼈 ***브레이크***는 발허리뼈머리와 발가락을 지면에 붙이고 발꿈치들기를 할 때처럼, 발허리발가락관절에서 일어나는 경첩 운동이나 브레이크로부터 이름이 붙여졌다. 발허리뼈 브레이크는 2번–5번 발허리뼈머리를 통과하는 단일 빗축을 중심으로 일어나는 발허리발가락관절의 폄이다(그림 12-30). 축의 기울어짐은 2번 발가락에서 5번 발가락으로 갈수록 발허리뼈의 길이가 감소하는 것에 의해 발생하고, 사람에 따라 각도가 다르게 형성한다. 발허리뼈 브레이크가 일어나는 축의 각도는 발의 긴축에 대해 54–73°로 기울어져 있다.[124] 첫 번째 발허리발가락관절의 폄 가동범위는 발목발허리관절의 발등굽힘/발바닥굽힘 정도, 나이, 그리고 운동이 체중부하상태에서 측정되는지 아니면 비체중부하 상태에서 측정되는지에 따라 달라진다.[125–127]

한 연구에 따르면, 젊은 사람(평균 21세)에서 첫 번째 발허리발가락관절의 폄은 평균적으로 82°이었고, 노인층(평균 80세)의 첫 번째 발허리발가락관절의 폄은 평균적으로 56°라고 했다.[126] 보행연구에 따르면, 보행 동안에 일어나는 발허리발가락관절의 평균 가동범위는 36–65°였다고 한다.[126–128] 첫 번째 발허리발가락관절의 제한된 폄 가동범위는 발허리뼈 브레이크에 의해 방해될 것이고, 엄지발가락 강직증(hallux rigidus)으로 알려졌다.

체중부하 상태에서 발꿈치를 들어올리려면, 발목 발바닥굽힘근의 능동 수축이 작용해야 한다. 발바닥굽힘근의 대부분은 목말밑관절과 가로발목관절의 뒤침에도 영향을 준다. 발바닥굽힘근은 발뒤부와 발중간부의 관절들이 뒤침되고 잠김되지 않는 한, 정상적으로 발꿈치를 들어올리지 못할 것이고, 발의 뒤침으로 발꿈치뼈에서 발허리뼈까지 튼튼한 지렛대가 형성된다. 이런 강직 지렛대는 발허리발가락관절 축을 중심으로 회전("브레이크")을 할 것이다.

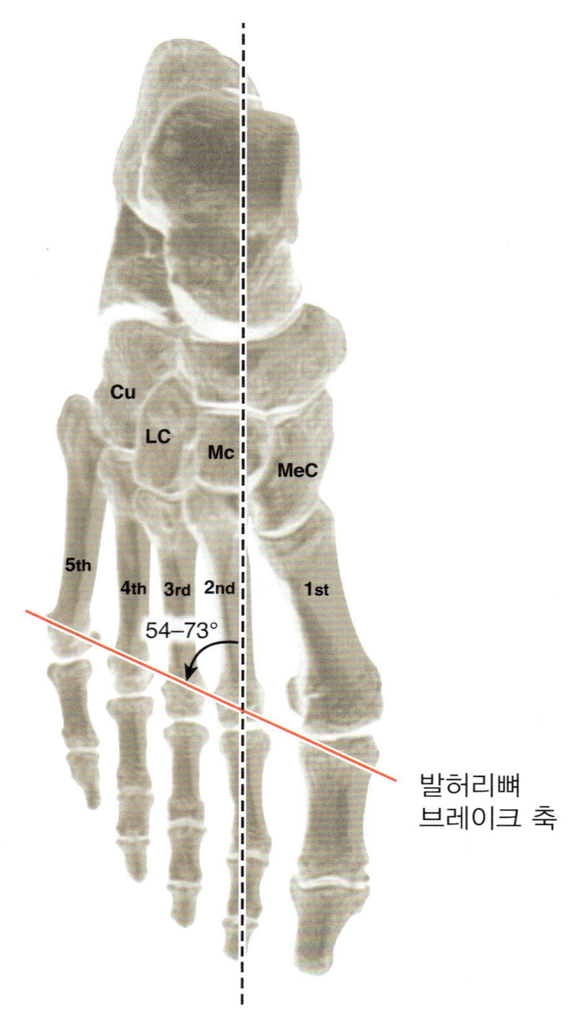

그림 12-30. 발허리뼈 브레이크는 작은 4개 발가락의 발허리뼈머리를 통과하는 빗축을 중심으로 일어나고, 이런 빗축은 발의 긴축과 각을 형성하는데 사람에 따라 54°에서 73°까지 큰 차이를 보인다.

발허리발가락관절의 폄이 일어날 때, 볼록한 발허리뼈머리는 지지면에 의해 안정화되는 오목한 바닥판과 마디뼈 위에서 발바닥 방향쪽으로 활주한다. 발허리뼈머리와 발가락은 기저면이 되고, 신체의 중력선(LoG)은 안정성을 보장하기 위해 기저면 내에서만 움직여야 한다. 발허리뼈 브레이크를 위한 축의 기울어짐은 축이 이마축일 때보다 발허리뼈머리와 발가락 위로 체중을 더 잘 분산시킬 것이다. 만약 체중이 발의 앞쪽으로 지나가고, 발허리뼈 브레이크가 이마축을 중심으로 일어났다면, 체중의 과도한 양은 1 번째와 2 번째 발허리뼈머리에 가해질 것이다. 이들 2개의 발가락(1번과 2번 발가락)은 불균형할 정도로 큰 폄 범위를 필요로 한다. 발허리뼈 브레이크 축의 기울어짐은 체중을 가쪽으로 이동시키고, 1번과 2번 발가락에 가해지는 하중을 최소화시킨다.

확장 개념 12-6
망치발가락 기형

안정 자세에서 발허리발가락관절의 과도한 폄은 망치발가락으로 불린다. 발의 문제가 없는 평균 56세(±11)의 건강한 사람 20명을 대상으로 한 집단에서, 안정 시 발허리발가락관절의 폄 각도는 첫 번째 발허리발가락관절이 11°(±5°)이었고, 2-5 발허리발가락관절이 23-42°로 나타났다.[129] 이런 발허리발가락관절의 각도는 일반적으로 당뇨병 환자나 말초신경병리 환자에서 더 높게 나타났는데, 그 이유는 발허리발가락관절을 안정화시키는 발 내재근의 약증 때문이다(**그림 12-31**).[130] 체중부하 시 발가락이 적절하게 참여할 수 없기 때문에, 망치발가락은 통증이나 피부 파손을 초래할 수 있는 발허리뼈머리 밑의 증가된 압박과 관련 있는 것으로 알려졌다.[129]

발허리발가락관절의 굽힘, 벌림 및 모음
(Metatarsophalangeal Extension and the Metatarsal Break)

MTP 관절의 굽힘 ROM은 중립위에서 제한된 정도까지 일어날 수 있지만, 발가락으로 물체를 잡을 때를 제외하고는, MTP 관절을 굽힘할 경우는 많지 않다. 발허리발가락관절 굽힘의 대부분은 폄 자세에서 중립위로 돌아올 때 일어난다. 그러나 발가락 굽힘근으로 적절한 힘을 생성하는 능력은 아주 중요하고, 기능적으로 덜 관련된 발허리발가락관절의 굽힘 가동범위와 구분해야만 한다. 발허리발가락관절의 벌림과 모음은 발허리뼈가 엎침 비틀림이나 뒤침 비틀림으로 움직일 때 발가락에 가해지는 힘을 어느 정도 흡수하는 것처럼 보인다. 정상적으로 첫 번째 발가락은 1번 발허리뼈에 대해 약 15–19° 모음되어 있다.[46,129] 첫 번째 발허리발가락관절의 정상적인 밖굽이각 증가는 밖굽이엄지(hallux valgus)라 하고, 발목발허리관절에서 1번 발허리뼈의 안굽이와 관련된 것을 안굽이발허리(metatarsus varus)라고 한다(**그림 12-32**).

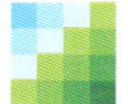

환자 적용 12-3

Jared Brown은 최근 의사의 진료를 받았고, 오른쪽 발의 1번 발허리발가락관절 통증을 호소했다. 시진을 했을 때, 그는 뚜렷한 밖굽이엄지 변형을 가지고 있다. 밖굽이엄지는 1번 MTP ROM의 감소, MTP 관절을 지나가는 발가락굽힘근 힘줄의 점진적인 가쪽 아탈구, 엄지발가락에 가해지는 체중부하의 감소, 그리고 1번 발허리뼈에 가해지는 체중부하의 증가를 초래하거나 이들과 관련될 수 있다.[131] 이들 구조적 변화는 보행 시 통증과 보행의 어려움을 초래할 수 있다.

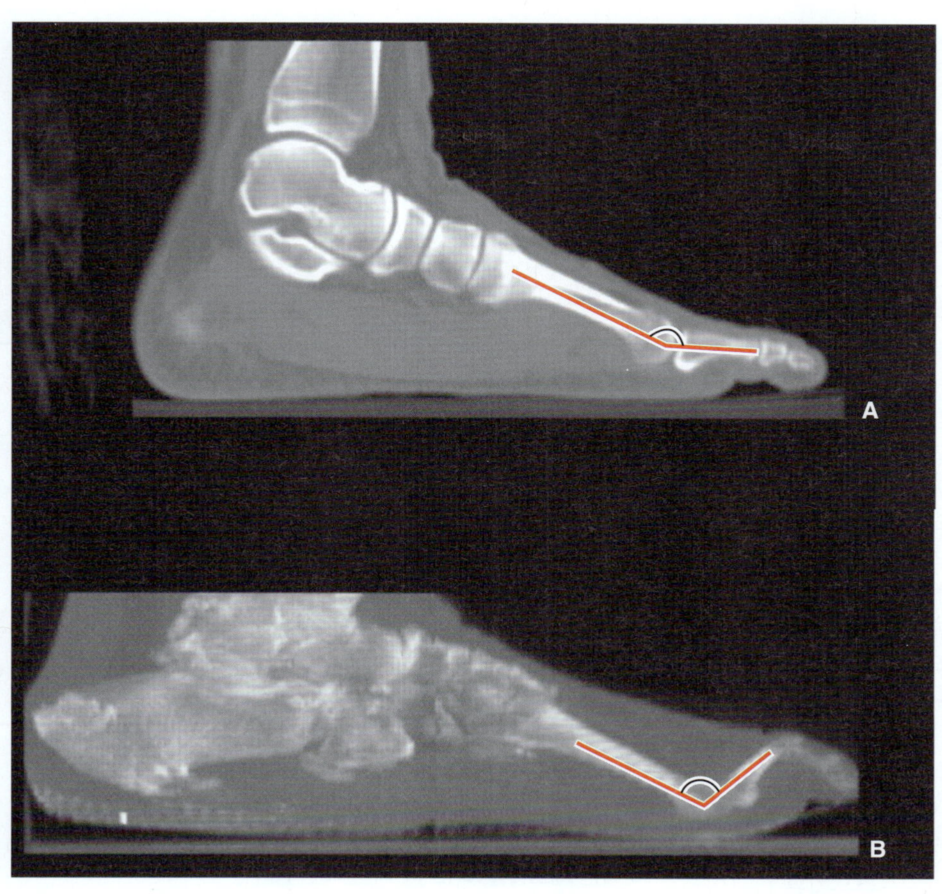

그림 12-31. A. 건강한 사람의 발을 방사선으로 촬영한 것이고, B. 당뇨병과 말초신경병리를 가진 사람의 방사선 영상이다. 당뇨발은 망치발가락 기형(마디뼈사이관절의 굽힘과 발허리발가락관절의 젖힘)을 보여준다.

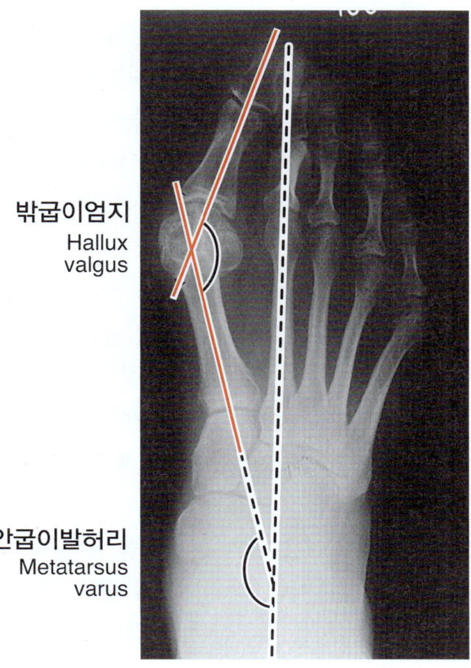

그림 12-32. 방사선 사진은 첫 번째 발허리발가락관절의 밖굽이엄지와 첫 번째 발목발허리관절의 안굽이발허리를 보여 주고 있다. 1번 발허리뼈머리의 과도한 뼈 성장은 부정정렬에 의한 비정상 압박 때문에 일어난다.

엎침 발을 가진 환자는 엄지발가락의 정상 모음근 모멘트보다 더 큰 모멘트로 보행 동안 발 밀기를 수행할 것이고, 이것은 엄지를 밖굽이 자세(모음된 MTP)로 만드는데 기여한다. 1번 MTP 관절의 안쪽면이나 등쪽면에 국소 부종과 통증이 일어나는데, 이것은 안쪽 윤활주머니의 염증과 관련되고, 종종 엄지건막류(bunion)로 불린다. 밖굽이엄지 변형의 원인은 여러 요소 때문이고, 반복된 힘이 1번 MTP 관절에 적용되는 것과 관련된다.[131] Brown처럼 평발과 과도한 엎침을 가진 사람은 1번 기둥의 불안정과 과도한 가동성을 가질 수 있고, 이것은 밖굽이엄지 기형에 영향을 준다.[132] 비록 가족 요인, 볼이 좁은 구두, 평발, 그리고 과가동의 1번 MTP 관절이 연구되었지만, 밖굽이엄지와의 관련성을 증명할 근거는 충분하지 않다.[131]

확장 개념 12-7

안굽이/밖굽이(Varus/Valgus)의 용어

안굽이는 안쪽 각도의 감소로서 정의되고, 밖굽이는 안쪽 각도의 증가로 정의된다. 그러나 발과 발목에서, 기준선과 각의 위치는 계속 변하고 있다. 우리가 이미 알고 있듯이, 발뒤부의 안굽이/밖굽이는 발꿈치뼈의 안쪽번짐/가쪽번짐과 동의어이거나(그림 12-20 참고), 또는 목말밑관절의 과도한 엎침이나 뒤침으로 간주될 수 있다(그림 12-3 참고). 이런 양쪽 경우, 기준선은 종아리 뒤쪽 부분과 발꿈치뼈 뒤쪽 부분을 이등분하는 선이었다. 이제 우리는 "안굽이발허리"를 발허리뼈의 긴축과 발의 긴축이 이루는 안쪽 각도가 감소된 것으로 간주한다(발허리뼈의 모음); 밖굽이엄지는 발허리뼈의 긴축과 몸쪽 마디뼈의 긴축이 이루는 안쪽 각도가 증가된 것으로 간주된다(몸쪽 마디뼈의 벌림: 그림 12-32 참고). 우리는 또한 안굽이발앞부를 목말밑관절 중립위에 비해 발앞부가 뒤침 비틀림된 것으로 정의했다. 이런 예에서, 안쪽 각도는 발허리뼈머리를 통과하는 선과 "중립위"의 목말밑관절을 이등분하는 선 사이에서 형성된다(그림 12-29 참고). 불행하게도, 용어의 혼동이 일어날 수 있다.

정상 발의 편위를 평가하는 사람들(우리가 환자 적용 12-2의 Montgomery를 평가할 때처럼)에게 있어서는, "**안굽이발앞부**"는 발앞부의 뒤침을 의미한다. 종종 발의 마비나 선천성 기형을 평가하는 사람들에게 있어서, **안굽이발앞부**라는 용어는 모든 발허리뼈와 발가락의 "안굽이발허리"를 의미한다. 편위의 운동면은 이들 두 용어 사용에서 달라진다. 용어가 표준화될 때까지, 사용된 용어의 의미가 무엇인지를 독자들에게 알려 주도록 노력할 것이다.

발활(Plantar Arches)

비록 우리가 발 관절들의 기능을 개별적으로 공부했고, 또 이웃한 다른 관절에 대한 각 관절의 영향을 주는지를 다루었지만, 복합 기능은 발의 구조와 같은 발활의 양상을 살펴봄으로써 가장 잘 이해될 수 있다.

일반적으로 발은 3개의 발활을 가지고 있다: 안쪽세로발활, 가쪽세로발활, 그리고 가로발활. 이들 중 안쪽세로발활이 가장 크고, 가장 흔하게 다루어지는 대상이다. 비록 우리가 이들 3개의 발활이 분리된 것처럼 이야기하겠지만, 이들 발활은 발의 동적 기능을 강화하는 다른 것(분절로 구성된 둥근 아치와 비슷한)과 완전히 통합된 것이다. 대개 발활은 태어날 때는 없지만, 체중부하가 진행함에 따라 발활도 점진적으로 진화되었다. 평편한 세로발활은 5세 미만의 아동에게서 나타난다. 아동의 보행 변수가 성인의 보행 변수와 비슷해질 때(5세쯤), 대다수의 아동에게서 정상적인 발활이 형성된다.[133] 한 연구에 따르면, 3세 아동에게서 나타나는 평발은 아동의 54%이지만, 6세쯤에는 평발의 발생율이 25%로 크게 감소한다고 했다.[134] 연령 이외에, 평발의 발생은 체중과 성별에 관련되는 것으로 밝혀졌다.[134,135]

발활의 구조(Structure of the Arches)

세로발활(longitudinal arches)은 뒤쪽의 발꿈치뼈와 앞쪽의 발허리뼈머리로 이어진다(그림 12-33). 세로발활은 가쪽 세로발활(그림 12-33A)과 안쪽세로발활(그림 12-33B)로 구성된다. 그러나 안쪽세로발활이 가쪽세로발활 보다 높기 때문에, 대개 안쪽세로발활을 기준으로 삼는다. 목말뼈가 발활의 천장 부분에 해당되고, 발활의 "주춧돌(key-stone)"이다. 발꿈치뼈나 발앞부로 전달된 모든 체중은 목말뼈를 반드시 통과해야 한다.

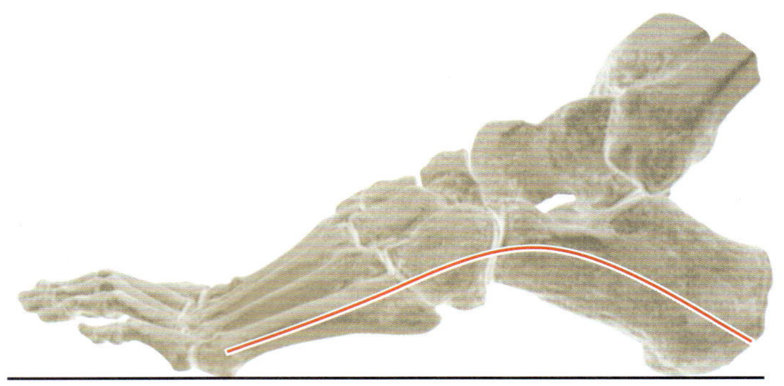

A 가쪽면(Lateral view)

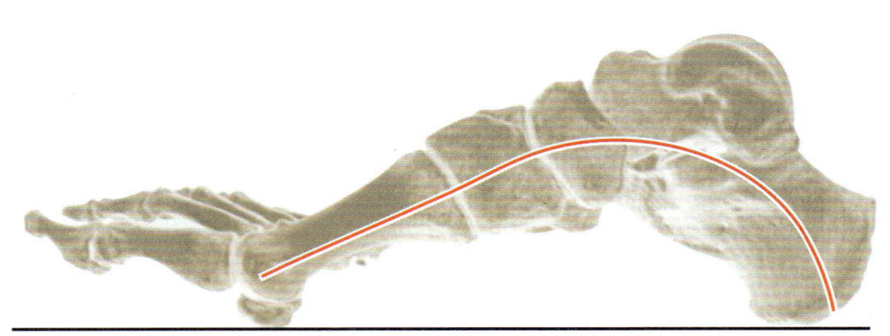

B 안쪽면(Medial view)

그림 12-33. 발의 가쪽면에서 본 세로발활(A.)은 안쪽면에서 바라본 세로발활(B.)보다 더 낮다.

세로발활과 마찬가지로, 가로발활도 구조물들이 연속적으로 이어진 것이다(그림 12-34). 가로발활은 2번째 발허리뼈(장부구멍 안으로 함몰된)가 발활의 천장인 발허리뼈의 먼쪽 부분에서 가장 쉽게 확인될 수 있다. 발목발허리뼈관절이 있는 발중간부에서 볼 수 있듯이, 중간쐐기뼈가 발활의 주춧돌을 형성한다.

뼈의 형태와 배열이 발활의 안정성을 부분적으로 책임진다. 그림 12-34A에서처럼, 쐐기모양의 중간발목뼈는 가로발활에 선천적인 안정성을 제공한다. 발꿈치뼈와 1번 발허리뼈의 경사는 특히 선 자세에서 안쪽세로발활의 안정성에 기여한다(그림. 12-33B). 비록 발목뼈들의 구조가 발활의 선천적 안정성을 제공할지라도, 인대와 근육의 부가적인 지지가 없다면 발활이 무너질 수도 있다.

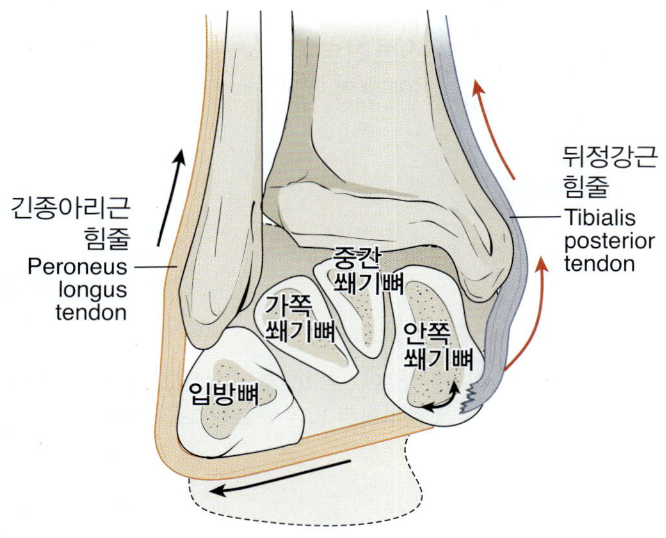

그림 12-34. 발목뼈 중간 지점에 있는 가로발활

세 개의 발활이 분절된 구성된 천장이나 상호의존적인 연결구조물로서 간주될 수 있기 때문에, 이 시스템의 한 지점에서 이루어지는 지지는 시스템 전반의 지지에 영향을 줄 수 있다. 바닥쪽발꿈치입방인대(스프링인대), 뼈사이목말발꿈치인대, 세모인대 및 발바닥널힘줄 등이 안쪽세로발활에 중요한 수동 지지를 제공한다(그림 12-35).[136,137] 스프링인대의 "관절부분" (위안쪽 부분)은 목말뼈머리를 직접 지지하고, 가장 중요한 정적 안정장치이다.[35,115,136] 가쪽에 위치한 긴발바닥인대와 짧은발바닥인대는 가쪽세로발활을 지지해 주고, 비록 간접적이지만 안쪽세로발활의 지지에도 기여한다.

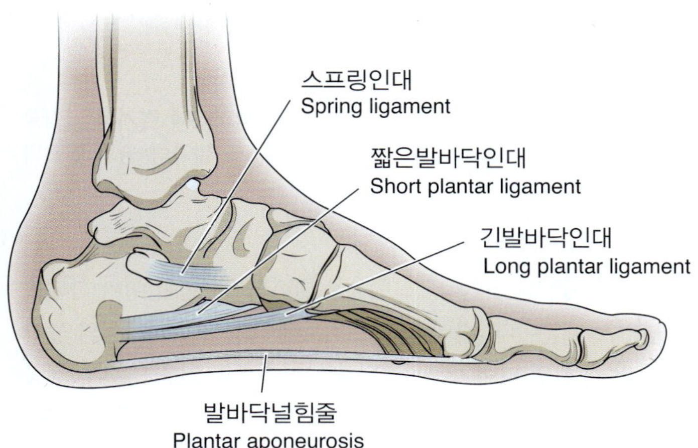

그림 12-35. 발바닥널힘줄을 포함한 관련 인대구조물과 안쪽세로발활. 더 가쪽에 위치한 짧은발바닥인대는 실제로 안쪽면에 없는 인대이지만, 발을 투사한 것처럼 보인다.

발활의 기능(Function of the Arches)

비록 발활의 구조가 손바닥활과 비슷하다 할지라도, 이들 시스템의 각각에 의해 제공되는 목적은 아주 다르다. 손바닥활은 쥐거나 조작에 필요한 구조이지만, 경우에 따라 체중부하의 기능도 가진다. 이와 반대로, 대부분의 사람들은 발로 파악 활동을 거의 하지 않고 있다. 발활은 체중부하 기능으로써 안정성과 가동성을 모두 가지고 있다.[138] 먼저, 발은 초기 입각기 동안 체중을 수용해야 하고, 다양한 지면의 형태에 적응해야 한다. 이런 체중부하의 가동성 기능을 달성하려면, 발활은 (1) 체중부하의 충격을 완충할 수 있을 만큼, (2) 돌림운동을 흡수할 수 있을 만큼, 그리고 (3) 지면의 변화에 적응할 수 있을 만큼 유연성을 가져야 한다. 이와 반대로, 체중부하의 안정성 기능을 달성하려면, 발활은 (1) 발을 통해 체중을 분산시킬 수 있어야 하고, 또 (2) 유연한 발을 강직 지렛대로 전환할 수 있어야 한다. 체중부하된 상태에서 발활의 가동성과 안정성의 기능은 발바닥널힘줄의 역할을 통해 검사할 수 있고, 또 다양한 활동에서 발을 통한 체중분산을 살펴봄으로써 확인할 수 있다.

발바닥널힘줄(Plantar Aponeurosis)

발바닥널힘줄(발바닥근막)은 치밀성 근막으로써 거의 발 전체 길이에 걸쳐 존재한다. 발바닥널힘줄은 발꿈치뼈의 안쪽결절에서 시작한 후, 앞쪽으로 주행하여 바닥판을 통해 각 발가락의 몸쪽마디뼈에서 종지한다(그림. 12-35 참고).[39,53,139] 입각기의 시작에서부터 입각기의 끝지점까지, 발바닥널힘줄의 장력은 증가하며, 최대 장력은 평균 체중의 96% 까지 이른다.[140] 힘이 아킬레스힘줄에서 발앞부까지 전달될 때 발바닥널힘줄을 통한 장력의 증가가 일어난다.[140] 방사선 형광투사법을 이용한 체내 실험은 발바닥널힘줄이 보행의 입각기 동안 9-12%까지 변형되거나 신장되는 것을 보여주었다.[141] 이런 이유 때문에, 발활을 지지하고 있는 발바닥널힘줄의 기능은 트러스(truss)에 작용하는 타이-로드의 기능과 비교된다.[142] 트러스와 타이-로드는 삼각형을 형성한다(그림 12-36); 트러스의 2개의 스트러트(strut)는 삼각형의 빗면에 해당하고, 타이-로드는 밑변에 해당한다. 목말뼈와 발꿈치뼈는 뒤쪽 스트러트를 형성하고, 나머지 발목뼈와 발허리뼈는 앞쪽 스트러트를 형성한다. 발바닥널힘줄은 타이-로드로서 체중이 삼각형에 하중될 때 앞쪽 스트러트와 뒤쪽 스트러트를 함께 유지한다. 이들 구조의 디자인은 체중부하된 발에 효율적인데, 그 이유는 스트러트가 압박의 힘을 받고, 타이-로드(발바닥널힘줄)는

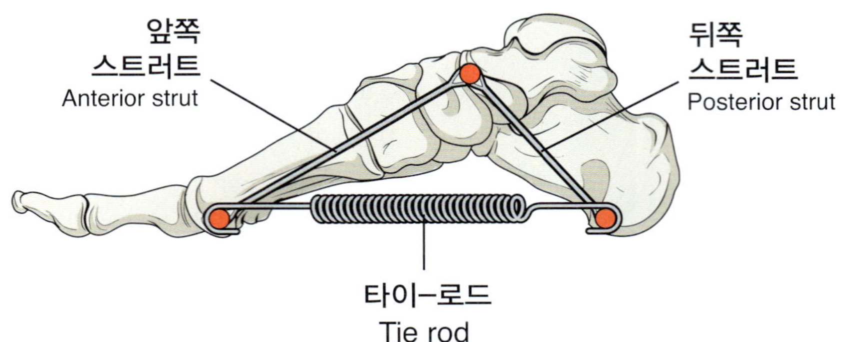

그림 12-36. 발은 트러스(truss)와 타이-로드(tie-rod)로 작용하며, 발꿈치뼈와 목말뼈는 뒤쪽 스트러트로 작용하고, 나머지 발목뼈와 발허리뼈는 앞쪽 스트러트로 작용하고, 발바닥널힘줄은 긴장된 타이-로드로 작용한다. 체중부하된 발은 스트러트를 압박할 것이고, 타이-로드에 부가적인 장력을 생성시킬 것이다.

장력의 힘을 받기 때문이다. 손상을 일으킬 수 있는 뼈의 모멘트가 가장 작아질 것이다. 발이 하중을 받을 때, 상당한 장력이 발바닥널힘줄에서 발생되고, 스프링인대와 긴발바닥인대의 스트레인이 감소되는 것이 밝혀졌다.[143] MTP 관절의 섬유연골성 바닥판은 발허리뼈머리가 체중부하될 때 오는 압박의 힘에 잘 저항하도록 구성될 뿐만 아니라, 긴장된 발바닥널힘줄에 의한 장력에 잘 저항하도록 구성되었다.[53] 그러므로, 각각의 생물학적 구조는 적절한 하중 패턴을 최대화하고, 손상의 위험을 최소화한다.

발바닥널힘줄과 발활 지지의 역할은 발바닥널힘줄과 발허리발가락관절 사이의 관계와 연결된다. 발가락이 발허리발가락관절(수동 또는 능동, 체중부하 상태나 비체중부하 상태이든 관계없이)에서 폄될 때, 몸쪽 마디뼈가 발허리뼈에 대해 등쪽으로 활주함으로써, 또는 발허리뼈머리가 고정된 발가락에 대해 바닥쪽으로 활주함으로서 발바닥널힘줄은 더욱 타이트하게 당기게 될 것이다. 발허리뼈머리는 발바닥널힘줄이 당겨져서 타이트해질 때 도르래로서 작용한다(그림 12-37). 발바닥널힘줄이 발허리발가락관절의 폄시 발허리뼈머리에서 감겨 당겨지면, 타이-로드의 발바닥 부분이 단축될 때 발꿈치와 발허리발가락관절이 서로의 방향 쪽으로 당겨지게 되어 발활의 상승과 발의 뒤침에 기여한다. 이런 현상은 ***윈들래스 기전***(windlass mechanism)으로 불리고, 이것은 체중부하시 발꿈치가 들어올려지고 발이 발허리발가락관절을 중심으로 돌림할 때(발허리뼈 브레이크), 발활을 지지하는 발바닥널힘줄의 역할을 증가시킨다.[144]

하중이 가해진 발에서는 발바닥널힘줄(타이-로드)의 장력은 삼각형이 납작해지는 동시에(즉, 목말밑관절과 가로발목관절이 엎침될 때), 능동 또는 수동의 발허리발가락관절 폄을 시도할 때 뚜렷해진다. 본 예에서 발허리발가락관절의 폄 가동범위가 제한될 것인데, 그 이유는 발바닥널힘줄이 이미 하중을 받았기 때문이다. 반대로, 스트러트에 작용하여 삼각형의 높이를 높게 하면 타이-로드를 비하중할 수 있다. 예를 들어, 정강뼈가 가쪽돌림의 힘에 노출될 때, 발뒤부가 뒤침할 것이고, 뒤쪽 스트러트가 더욱 경사질 것이고, 안쪽세로발활의 높이가 증가할 것이고, 또 발바닥널힘줄(타이-로드)이 상대적으로 비하중될 것이다. 발바닥널힘줄의 장력 감소는 발허리발가락관절의 폄 가동범위를 증가시킬 것이다.

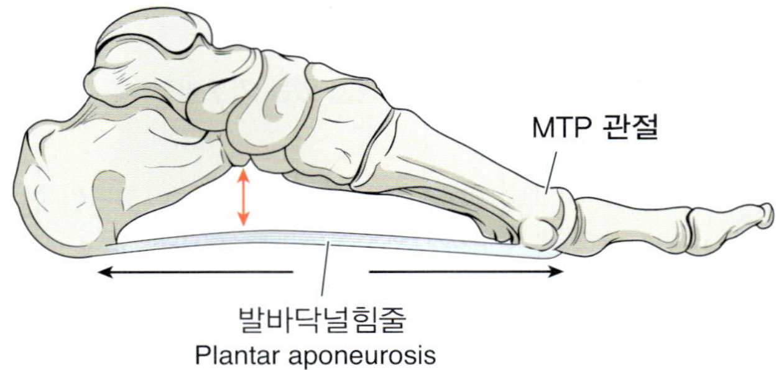

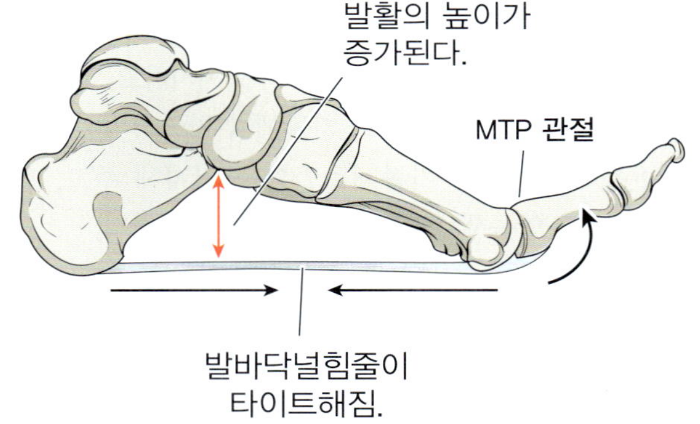

그림 12-37. 발바닥널힘줄이 발허리뼈머리에 감겨서 널힘줄의 양쪽 끝이 서로의 방향 쪽으로 당김될 때, 발가락 폄과 발활의 상승이 일어난다.

발바닥널힘줄에 대한 발허리발가락관절의 도르래 역할을 통해, 발바닥널힘줄은 발허리뼈 브레이크 동안 발꿈치가 올라갈 때 세로발활의 증가(발의 뒤침)에 기여하기 위해 발뒤부의 관절과 상호의존적으로 작용한다. 그리고 이것은 효율적인 발끝 밀기를 위해 발을 강직한 지렛대로 만든다. 타이트해진 발바닥널힘줄은 발허리발가락관절의 수동 굽힘근의 힘을 증가시킬 것이고, 이것은 발허리발가락관절에 스트레스를 일으키거나 또는 중력선이 발가락 앞쪽으로 움직이는 **과도한** 발가락 폄을 방지할 것이다. 끝으로, 타이트한 발바닥널힘줄의 수동 굽힘의 힘은 제한된 기저면 위에 체중부하를 지지할 수 있도록 발가락을 지면 안으로 누름으로써 능동의 발가락 굽힘근을 돕는다.

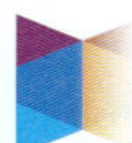

기본 개념 12-7
타이-로드와 트러스의 관계 요약

- 발허리발가락관절의 폄에 의해 발생하는 발바닥널힘줄(타이-로드)의 장력은 세로발활을 높이기 위해(발을 뒤침시키는) 함께 발뒤부와 발앞부(스트러트)를 당길 수 있다.
- 발꿈치뼈에 안굽이의 힘을 적용하거나 종아리의 가쪽돌림을 통한 체중부하 발의 뒤침은 발바닥널힘줄(tie-rod)의 장력을 낮추고 스트러트 사이의 각도를 줄일 것이다.
- 체중부하 시 납작해진 삼각형(발의 엎침)은 발바닥널힘줄의 장력을 증가시키고, 발허리발가락관절의 폄을 제한할 것이다.

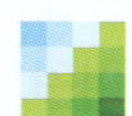

환자 적용 12-4

Stacy Miller는 몇 주 동안 아침에 침대에서 내려올 때 통증이 가장 심해지는 오른쪽 발꿈치 통증을 호소했다. 그녀는 이 통증이 몇 발짝 걸은 후에는 감소되었고, 다시 2블럭 이상 걸었을 때 증가되었다고 보고했다. 이런 증상은 발바닥근막염(발바닥널힘줄염)에서 흔히 발생하는 것이다.[145]

일반적으로 통증은 발바닥널힘줄이 부착하는 발꿈치뼈의 안쪽결절에서 나타난다. 만약 통증이 만성화될 때는 발가락쪽의 근막으로 멀리 퍼져 나간다. 발가락의 폄이 발바닥널힘줄에 부가적인 장력을 가하기 때문에 발가락의 폄도 통증을 증가시킬 수 있다. 발바닥근막염의 위험 요소들이 밝혀졌고, 발목의 발등굽힘 ROM의 제한과 높은 체질량지수가 여기에 포함되었다.[145] 발활 테이핑이나 보조기(주문 제작 보조기와 시중 판매용 보조기)도 안쪽세로발활을 지지하고 발바닥널힘줄의 스트레스를 감소시키는데 이용될 수 있다.[145]

체중 분산(Weight Distribution)

발이 고정된 발활보다 더 유연하기 때문에, 발을 통한 체중 분산은 발활의 형태와 중력선의 위치 등 많은 요소에 의해 좌우된다. 체중의 분산은 목말뼈에서 시작하는데, 그 이유는 목말뼈몸통이 다리를 통해 아래로 내려오는 모든 체중을 받기 때문이다. 그러므로 양발 서기 동안에는 각 목말뼈는 체중의 50%를 수용하고, 한발 서기 때는 체중의 100%을 수용한다. 적어도 목말뼈에 의해 수용되는 체중의 50%는 커다란 뒤쪽 목말밑관절을 통해 발꿈치뼈로 전달되고, 50% 미만의 체중은 목말발배관절과 발꿈치입방관절을 통해 앞쪽으로 떨어진다. 발을 통한 체중 분산의 패턴은 발의 뼈잔기둥을 살펴봄으로써 확인될 수 있다(그림 12-38). 목말뼈머리가 더 안쪽으로 치우쳐 있기 때문에, 발꿈치입방관절로 전달되는 체중보다 두 배의 체중이 목말발배관절을 통과한다. 세로발활을 지지하는데 있어서 가쪽에 위치한 긴발바닥인대와 짧은발바닥인대의 역할은 더 안쪽에 위치한 목말발배관절과 비교해 발꿈치입방관절을 통한 체중부하 압력의 감소에 기여한다.[146]

일반적으로, 정적 서기 동안 발뒤부와 발앞부가 대부분의 힘을 받는다. 발뒤부와 발앞부를 비교해 볼 때, 더 큰 하중은 발뒤부에서 발견되었고, 최대 압박도 발앞부보다 2배 정도 되었다.[147] 그러나 체중 분산은 다양하고, 주로 발의 형태(평발, 휜발 또는 정상 발)에 좌우된다.

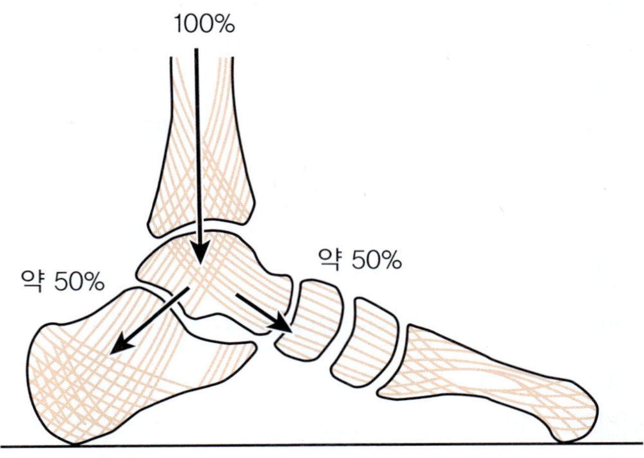

그림 12-38. 발 안쪽면에 있는 뼈잔기둥은 목말뼈를 통해 100%의 체중이 전달되는 것을 보여 준다. 이중 50%는 발꿈치뼈로 전달되고, 나머지 50%는 목말발배관절과 발꿈치입방관절을 통해 발앞부로 전달된다.

족압은 서기 자세보다는 보행 동안에 더 커지고, 가장 높은 족압은 일반적으로 발허리뼈머리에서 발생하고, 발앞부만이 지면에 접촉하고 몸을 앞쪽으로 추진하려고 하는 보행의 발 밀기 단계(약 입각기의 80% 지점)에서 일어난다.[148] 보행 동안 발 밑에 걸리는 족압은 많은 요소의 상호작용으로 일어난다.[149] 이들 요소는 연령, 체중 및 신장 등과 같은 신체적 특성뿐만 아니라, 발활의 높이, 엄지발가락의 길이 및 관절 운동 등을 포함한다.[149–153] 보행 스타일과 근육 활동도 족압에 영향을 줄 것이다.[149] 보행에서 달리기로 바뀔 때, 족압과 최대 압박력이 증가한다. 달리기와 비교할 볼 때 보행 시 최대 압력은 최대 족압은 체중의 1.11–2.14 배로 증가한다.[154]

과도한 족압은 당뇨병 환자와 말초신경병리 환자 등의 피부 파손에 영향을 주고, 또 건강한 사람의 통증이나 손상에도 영향을 줄 것이다. 망치발가락, 물렁조직 비후, 밖굽이엄지, 발 형태 및 보행 속도 등과 같은 구조적 요소와 기능적 요소가 당뇨병 환자가 걷는 동안 발앞부의 족압에 대한 중요한 예측자로 알려졌다.[129]

발활에 대한 근육의 작용 (Muscular Contribution to the Arches)

발활을 유지하고 지지하는 근육 활동의 역할은 잘 정의되지 않았다. 뒤정강근, 앞정강근, 긴종아리근, 긴발가락굽힘근, 제 3 종아리근 등을 포함한 외재근이 동적 발활 지지에 중요한 역할을 하는 것으로 밝혀졌다.[136,155,156] 뒤정강근은 안쪽 세로발활의 지지에 있어서 가장 중요한 구조물로 밝혀졌다.[136] 엄지벌림근, 짧은엄지굽힘근, 짧은발가락굽힘근, 새끼벌림근, 등쪽 뼈사이근 등을 포함하는 내재근 모두는 보행 동안 능동적으로 작용한다.[157,158] 역사적으로 볼 때, 근육 활동은 정상의 **정적** 발에서는 발활의 지지에 참여하지 않는 것으로 생각되어 왔다. 그러나 최근 연구에 따르면, 이들 내재근이 정적 서기 자세에서 발활에 상당한 지지를 제공한다고 했다.[159,160]

발목과 발의 근육 (Muscles of the Ankle and Foot)

본 장의 전반에 걸쳐 논의되었듯이, 근육의 활동은 동적 안정화에 중요한 역할을 하고, 여러 발 관절의 운동을 통합하는데 중요한 역할을 한다. 발목과 발에서는 한 관절만 통과하고 작용하는 근육은 존재하지 않고, 적어도 모든 근육들은 2 개 이상의 관절에 작용한다. 물론 근육의 기능은 근육의 구조 뿐만 아니라 각 관절 축을 지나가는 근육의 위치에도 좌우된다. 발목관절 축과 목말밑관절 축에 대한 발목/발 근육의 위치는 **그림 12-39**에 제시되어 있다.

이 그림에서 알 수 있듯이, 발목관절 축의 앞쪽을 지나가는 모든 근육들은 발등굽힘 토크나 모멘트를 일으킬 것이고, 반대로 관절축보다 뒤쪽을 지나는 근육들은 발바닥굽힘 모멘트를 유발시킬 것이다. 목말밑관절 축보다 안쪽을 지나가는 근육들은 목말밑관절에서 뒤침 모멘트를 일으키고, 반대로 축보다 가쪽을 지나가는 근육들은 엎침 모멘트를 만들 것이다. 물론, 근육은 발목관절과 목말밑관절의 모멘트를 동시에 발생시킬 것이다. 예를 들어, 앞정강근은 발목관절 축의 앞쪽과 목말밑관절축의 안쪽을 지나가기 때문에 발목관절의 발등굽힘 모멘트와 목말밑관절의 엎침 모멘트를 동시에 일으킬 것이다. 축에 대한 근육의 위치를 이해하면, 관절의 기능을 제대로 이해할 수 있다.

근육 기능에 대한 간단한 개요는 본 장과 13장, 14장에서 설명되는 근육의 포괄적인 설명을 통해 알 수 있다. 발목과 발의 외재근은 발목관절보다 더 위쪽인 몸쪽 부위에서 시작해서 발 안에서 착지하는 근육이다. 발의 내재근은 발 안에서 시작하고 끝나는 근육이다. 외재근은 종아리를 기준으로 크게 3 부분으로 분류된다: 뒤쪽 구획 근육, 가쪽 구획 근육과 앞쪽 구획 근육.

외재근(Extrinsic Musculature)

뒤쪽 구획 근육(Posterior Compartment Muscles)

뒤쪽 구획 근육들은 모두 발목관절 축 보다 뒤쪽을 지나가기 때문에 발바닥굽힘근으로 작용한다. 이들 근육으로는, 장딴지근, 가자미근, 장딴지빗근, 뒤정강근, 긴발가락굽힘근 및 긴엄지굽힘근 등이 있다. 장딴지근은 넙다리뼈의 양쪽 관절융기에서 시작하여 아킬레스힘줄을 통해 발꿈치뼈의 뒷면에 정지한다. 가자미근은 장딴지근의 밑층에 위치하며, 정강뼈와 종아리뼈에서 시작하여 장딴지근과 함께 발꿈치뼈에 정지한다. 장딴지근의 2 갈래와 가자미근의 이는곳을 합쳐서 종아리세갈래근이라고 부르고, 발목관절 발바닥굽힘근으로 주로 작용한다. 종아리세갈래근의 커다란 크기는 토크를 발생하는 능력(r^2 =.69)과 크게 연관된다.[161] 아킬레스힘줄은 발꿈치뼈에 수직으로 부착하고, 발목관절 축으로부터 비교적 멀리 떨어져 있다(그림. 12-39 참고). 이런 효율적인 부착점은 발바닥굽힘 토크를 생성할 수 있는 큰 모멘트팔을 제공한다. 아킬레스힘줄은 뒤침근으로 간주되어 왔다; 그러나 최근 연구에 따르면, 이마면 상에서의 종아리세갈래근의 기능은 가변

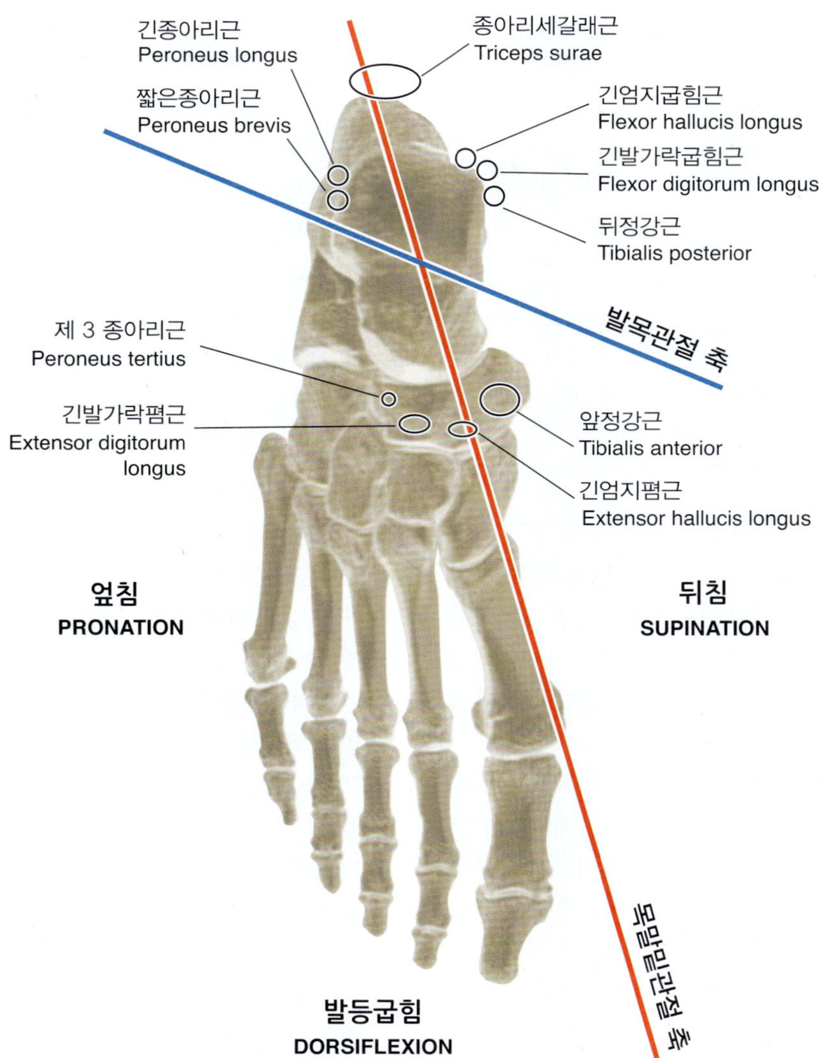

그림 12-39. 발목관절 축과 목말밑관절 축에 대한 근육 부착점의 위치. 발목관절 축보다 앞쪽을 지나가는 근육은 발목관절의 발등굽힘 토크를 일으킬 수 있고, 반대로 발목관절 축보다 뒤쪽을 지나가는 근육은 발바닥굽힘 토크를 일으킬 것이다. 목말밑관절 축 보다 안쪽을 지나가는 근육은 뒤침 토크를 일으킬 수 있고, 반대로 가쪽을 지나가는 근육은 엎침 토크를 일으킬 수 있다.

적이고, 안쪽번짐이나 가쪽번짐은 목말밑관절의 위치에 좌우된다는 것이다.[162,163] 목말밑관절이 가쪽번짐되었을 때는, 종아리세갈래근은 안쪽번짐 모멘트를 생산했고, 목말밑관절이 안쪽번짐되었을 때는 가쪽번짐 모멘트를 생산했다.[162] 발이 중간입각기 때 가쪽번짐되기 때문에, 체중부하된 발에 대한 장딴지근과 가자미근의 활동은 안쪽번짐시키는데 도움을 주고, 목말밑관절의 직접적인 뒤침과 가로발목관절의 간접적인 뒤침을 통해 발을 잠금시켜 강직 지렛대로 전환한다. 지속적인 발바닥굽힘의 힘은 발꿈치를 들어올릴 것이고, 발활의 상승을 일으킨다(발허리발가락관절[MTP]이 폄함에 따라 발바닥 널힘줄의 장력이 증가되어 보조적인 역할을 제공한다). 종아리세갈래근에 의한 발활의 상승은 체중부하된 발을 능동으로 발바닥굽힘하는 대부분의 사람에게서 관찰될 수 있다.

서기 자세에서 발에 하중이 가해진 후에는 가자미근과 장딴지근이 함께 원심성으로 작용하여 발등굽힘을 제어하면서 목말밑관절을 뒤침시킨다. 이들 근육은 발의 밀기 단계(push off)를 하기 위한 강직 지렛대를 제공하기 위해 뒤침 토크를 생성하고, 지면반응력이 발허리뼈머리와 발가락 쪽으로 이동하기 때문에, 이들 근육은 발꿈치 들기와 발바닥굽힘을 하는 동안 지속적으로 발바닥굽힘 토크를 제공한다.

확장 개념 12-8
장딴지근과 가자미근의 단축

장딴지근과 가자미근이 발목관절의 뒤쪽을 지나가기 때문에, 근육 길이의 제한은 발등굽힘 가동범위를 초래한다. 게다가 장딴지근이 무릎관절의 뒤쪽을 지나가기 때문에, 장딴지근의 단축은 무릎관절이 펴되었을 때 발등굽힘의 가동범위를 더욱 제한하게 된다. 단축된 장딴지근의 결과로 인한 발등굽힘의 제한은 무릎의 폄과 발목관절의 발등굽힘이 동시에 일어날 때 무릎 뒤쪽이 당김되는 감각이 유발될 수 있다. 타이트해진 뒤넙다리근도 무릎 뒤쪽의 당김을 야기시킬 수 있지만, 이것은 엉덩관절을 폄(뒤너다리근의 긴장을 이완하지만 장딴지근의 긴장을 이완하지 않는다)으로써 단축된 장딴지근에 의한 느낌과 구분될 수 있다. 단축된 종아리세갈래근의 결과로 인한 발등굽힘의 제한은 목말밑관절의 과도한 엎침에 영향을 주고, 이것은 발중간부와 발앞부의 통증과도 관련된다.[74]

발목관절의 다른 발바닥굽힘근으로는 장딴지빗근, 뒤정강근, 긴엄지굽힘근, 긴발가락굽힘근 등이 있다. 비록 이들 근육이 발목관절 축보다 뒤쪽을 지나가지만, 발바닥굽힘 모멘트팔이 너무 짧기 때문에, 전체 발바닥굽힘근의 힘 중 5%만 해당되지 않는다.[164] 장딴지빗근은 너무 작은 근육이라서 무시해도 큰 문제가 없다.

뒤정강근 힘줄은 안쪽복사뼈의 뒤쪽을 지나가고, 목말밑관절의 안쪽을 지나간 후(그림. 12-39 참고), 발배뼈와 안쪽세로발활에 부착한다. 뒤정강근은 종아리세갈래근 다음으로 가장 큰 외재근이며, 목말밑관절과 가로발목관절을 뒤침시킬 수 있는 비교적 큰 모멘트팔을 가지고 있다.[162] 뒤정강근은 발활을 지지하는 중요한 동적 고정장치이고, 보행 시 발의 엎침을 제어하고 반전시키는 중요한 역할을 한다.[136,155,162] 초기 입각기 때 체중이 발에 가해질될 때, 뒤정강근은 목말밑관절과 가로발바닥관절의 엎침을 제어하기 위해 원심성으로 수축한다. 발이 뒤침과 발바닥굽힘으로 움직일 때 뒤정강근은 구심성으로 계속 수축한다. 뒤정강근이 안쪽세로발활을 따라 부착하기 때문에, 뒤정강근이 제대로 기능을 하지 못하면, 후천성 평발이 발생할 수 있다.[136,155,162]

긴엄지굽힘근과 긴발가락굽힘근이 안쪽복사뼈와 뒤정강근보다 뒤쪽을 지나가고 안쪽세로발활을 따라 분포하기 때문에 보행 시 안쪽세로발활의 지지를 돕는다. 이들 근육의 힘줄들이 목말밑관절 축보다 안쪽을 지나가기 때문에 이들 발가락굽힘근 외재근들도 목말밑관절의 뒤침을 돕는다. 이들 근육은 각 발가락의 먼쪽마디뼈에 부착하여 발가락을 굽힘시킨다. 긴발가락굽힘근의 힘줄은 안쪽복사뼈의 뒤쪽을 지난 후, 4개의 힘줄로 갈라지고 4개 발가락의 먼쪽마디뼈에서 착지한다. 이들 힘줄의 당김선은 사선 방향이고, 다른 도움 없이도 4개 발가락을 동시에 굽힘시키고 발의 안쪽 쪽으로 편위시킨다. **발바닥네모근**은 내재근으로서 발꿈치뼈의 아래면에서 시작하여 긴발가락굽힘근 힘줄의 바닥쪽면과 가쪽 가장자리에 부착한다. 발바닥네모근과 긴발가락굽힘근은 함께 작용하여 발가락 굽힘과 최소 편위를 일으키는 합성력의 당김선을 갖은 공점 힘 시스템(concurrent force)을 형성한다.

비록 발가락을 굽힘하는데 실제로 큰 힘이 필요하지 않지만, 중력선(LoG)이 발허리뼈머리와 발가락 쪽으로 이동할 때 발가락굽힘근이 균형을 유지하는데 중요한 역할을 한다. 발가락 굽힘근은 입각기의 끝지점에서 발허리발가락관절의 폄(발허리뼈 브레이크)을 원심성으로 제어함으로써 보행 동안 발바닥널힘줄의 수동 역할을 보강해 주고, 중력선(LoG)이 발에서 너무 앞쪽으로 멀리 떨어져서 지나가는 것을 막는다. 발가락 굽힘근이 발허리발가락관절의 폄에 충분히 저항하고 또 지면을 강하게 압박할 수 있을 만큼 강하면, 정적 활동 시 발가락은 자세 동요를 위해 그리고 바닥에 놓인 물건을 집거나 물체에 닿기 위해 몸을 앞쪽으로 숙이는 활동을 하는 동안에 기저면을 효율적으로 길게 늘인다(**그림 12-40**).

긴엄지굽힘근에 의한 엄지 마디뼈사이관절의 굽힘은 엄지로 지면을 압박할 수 있게 한다(**그림 12-40A**). 긴발가락굽힘근에 의한 나머지 4개 발가락의 먼쪽마디뼈사이관절과 몸쪽마디뼈사이관절의 굽힘은 손 내재근에 의해 몸쪽마디뼈가 고정되지 않을 때 일어나는 갈퀴손처럼, 갈퀴발가락을 만든다(발허리발가락관절은 폄되고 마디뼈사이관절은 굽힘되는)(**그림 12-40B**). 손처럼, 발의 뼈사이근 활동도 발허리발가락관절을 고정하여 발허리발가락관절의 젖힘을 막을 수 있다. 뼈사이근의 약증을 일으키는 병변(말초신경 병리와 같이)은 발허리발가락관절의 탈안정화, 망치발가락(발허리발가락관절의 젖힘), 그리고 발허리뼈머리의 과도한 스트레스에 기여할 수 있다.[130]

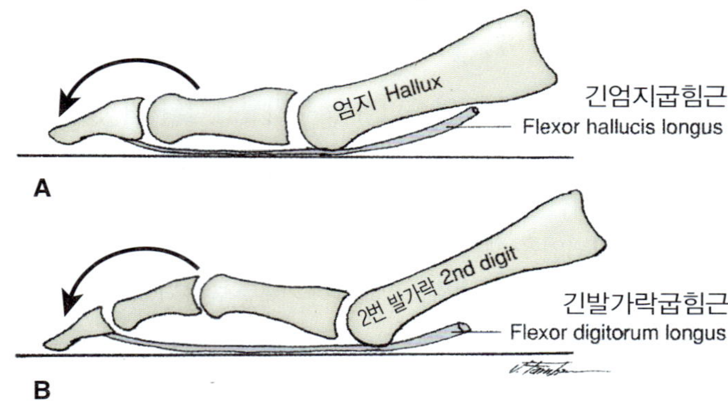

그림 12-40. A. 긴엄지굽힘근은 엄지의 먼쪽마디뼈로 지면을 압박하도록 만든다. B. 긴발가락굽힘근은 4개의 작은 발가락으로 지면을 잡도록 만든다.

이런 심한 스트레스는 발허리뼈머리 통증(**발허리뼈통**)을 유발하거나 감각이 부족한 사람에게 피부 손상을 일으킬 수 있다(즉, 말초신경 병변을 가진 환자).

가쪽 구획 근육(Lateral Compartment Muscles)

긴종아리근과 짧은종아리근은 목말밑관절의 가쪽을 지나가고, 상당한 길이의 모멘트팔 때문에 목말밑관절의 주요 엎침근(가쪽번짐근)으로 작용한다.[162] 이들 힘줄이 발목관절 축의 뒤쪽을 지나지만 발목관절 축 근처에 위치하기 때문에, 약한 발바닥굽힘근으로 작용한다. 긴종아리근의 힘줄은 가쪽복사뼈를 감아 돌면서 지나간 후, 입방뼈 밑을 지나 가로발활을 가로질러 안쪽쐐기뼈와 1번 발허리뼈바닥에 부착한다(그림 12-41). 입각기 후반 동안에 일어나는 이 근육의 수축으로 체중이 발의 가쪽에서 안쪽으로 이동하게 되고, 또 지면반응력이 발목을 발등등굽힘시킬 때 1번 기둥을 고정시킨다. 그리고 긴종아리근은 발뒤부가 뒤침으로 움직일 때 발목발허리관절의 엎침 비틀림을 촉진시킨다.[102] 긴종아리근 힘줄이 가로발활을 가로지르기 때문에, 긴종아리근이 발꿈치닿기 이후 가쪽번짐을 일으키고 발꿈치 들기 이후 발앞부를 안정화시킬 때 가로발활과 가쪽세로발활을 지지해 준다.[165]

가쪽복사뼈에 있는 종아리근 힘줄의 안정성은 발목관절의 위쪽에 있는 위쪽 종아리지지띠와 발목관절의 아래쪽에 있는 아래쪽 종아리지지띠의 온전성에 좌우된다(그림. 12-9 참고). 가쪽 발목 염좌는 가쪽 발목과 목말밑관절을 지지하는 종아리지지띠에 영향을 줄 수가 있다. 위쪽 종아리지지띠(superior retinaculum)의 느슨함은 종아리근 힘줄의 급성 또는 만성 탈구를 유발하여 가쪽 발목 통증과 불안정을 초래할 수 있다.[166]

앞쪽 구획 근육(Anterior Compartment Muscles)

종아리의 앞쪽 구획 근육으로는 앞정강근, 긴엄지폄근, 긴발가락폄근, 제 3 종아리근 등이 있다. 종아리 앞쪽 구획 근육은 모두 폄근지지띠 밑을 지나가고(그림. 12-9 참고), 목말다리관절 축보다 앞쪽에 부착한다(그림. 12-39 참고). 발목관절의 강한 발등굽힘근 이외에도, 앞정강근은 목말밑관절 축의 안쪽을 지나가고, 목말밑관절과 가로발목관절의 주요 뒤침근으로 작용한다. 앞정강근은 발꿈치닿기에서 10%의 입각기 동안 발뒤부의 발바닥굽힘근을 제어하고, 또 10%의 입각기에서 발바닥닿기 동안에는 엎침을 제어한다.[165]

긴엄지폄근의 힘줄은 목말밑관절 축의 근처를 지나가기 때문에, 약한 뒤침근으로 작용한다. 부가적으로 긴엄지폄근

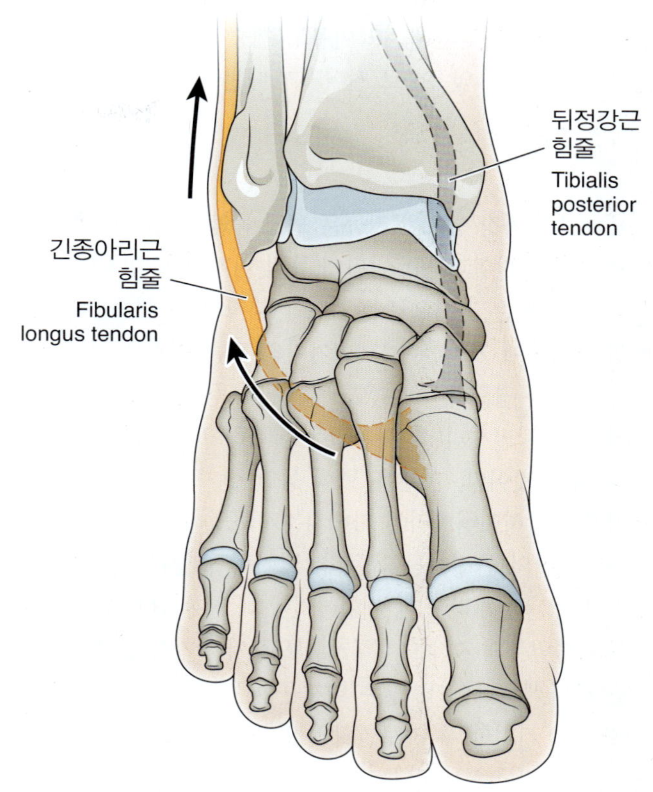

그림 12-41. 긴종아리근 힘줄은 발 밑을 횡단하여 1번 발허리뼈바닥에 착지한다. 긴종아리근의 수축은 가로발활과 발의 1번 기둥(ray)을 지지할 수 있다. 뒤정강근 힘줄은 목말밑관절의 안쪽을 지나가고 목말밑관절의 뒤침을 일으키고 엎침을 원심성으로 제어한다.

은 지면반응력에 의해 생성되는 강한 발바닥굽힘 모멘트를 제어하기 위해 발꿈치가 지면에 닿을 때 수축한다. 앞정강근과 긴엄지폄근은 발이 지면으로부터 떨어질 때 발목관절을 발등굽힘시키고, 중력에 의한 발바닥굽힘 모멘트에 저항하여 발이 아래로 떨어지도록 않도록 유지시킨다.

긴발가락폄근과 제 3 종아리근의 힘줄은 폄근지지띠 밑을 지나가고, 발목관절 축의 앞쪽과 목말밑관절축의 가쪽에 부착한다; 결과적으로 이들 근육은 발목관절을 발등굽힘시키고, 발뒤부를 엎침시키는 근육이다. 긴발가락폄근은 작은 4개 발가락의 발허리발가락관절을 펴하고, 보행 도중 발이 지면에서 떨어질 때 긴엄지폄근과 함께 발가락을 들어올리는 역할을 담당한다. 발허리발가락관절과 마디뼈사이관절에서 긴발가락폄근의 구조와 기능은 손의 온손가락폄근의 구조와 기능과 동일하다.

발의 뒤침을 일으키는 외재근은 엎침을 일으키는 외재근보다 더 강한 편이다. 이런 현상은 중력선이 목말밑관절 축보다 안쪽으로 떨어지기 때문에 일어나는 것 같고, 강한 외적

엎침 토크를 제어해야 한다.[167] 비슷하게, 발바닥굽힘근이 발등굽힘근보다 강한데, 그 이유도 체중부하 시의 중력선이 발목관절 축보다 앞쪽으로 떨어지기 때문이다.

내재근(Intrinsic Musculature)

내재근의 가장 중요한 기능은 보행 동안 (1) 발가락의 안정화와 (2) 가로발활과 세로발활의 동적 지지이다. 엄지의 내재근은 직접 또는 간접으로 종자뼈에 부착하고, 체중부하하는 뼈의 안정성에 기여한다.[44] 발가락의 폄근 기전은 기본적으로 손가락의 폄근기전과 같다. 벌레근과 등쪽/바닥쪽 뼈사이근의 활동은 발허리발가락관절을 굽힘하고, 마디뼈사이관절을 폄하는 것이다. 이것은 보행 동안 발가락이 체중부하를 유지하고 발허리뼈머리에 가해지는 하중을 감소시켜 발허리발가락관절의 안정화를 돕는다. 발가락 굽힘근들은 보행의 입각기 동안 발가락 폄에 저항하기 위해 함께 작용하고, 벌림근들은 발앞부의 자세를 취하게 함으로써 안가쪽 압박력에 영향을 준다.[168] 게다가, 많은 내재근들은 뒤쪽 스트러트(발꿈치뼈)에서 기시한 후 세로발활의 앞쪽 스트러트(발허리뼈)에 착지하고, 이들은 발바닥널힘줄의 타이-로드 기능을 능동적으로 강화시킨다.[158] 서기 동안의 주기적 수축과 보행 입각기 동안의 지속적인 수축은 염증 반응을 초래할 수 있는 과사용, 피로와 통증(하루가 마무리하는 시점에서)이 있을 때 세로발활을 지지하는 수동 결합조직의 스트레스를 감소시키는데 도움을 준다.

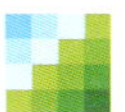

환자 적용 12-5

통증성 평발(Achy, Flat Feet)

Montgomery(환자 적용 12-2)의 사례에서처럼, Wyatt Michaels은 평발을 가졌고, 하루가 끝나는 시점에서 발의 통증이 발생한다고 호소하고 있다. 비록 일반화된 이런 발 통증의 원인이 여러 가지일 수 있지만, 주된 원인은 정상인이나 높은 발활을 가진 사람들에 비해 평발을 가진 사람이 발활을 안정화시키기 위해 내재근을 너무 많이 사용했기 때문이다. 특히, 높은 발활은 상당한 수동 지지(즉, 뼈 정렬과 인대)를 받지만, 반대로 평발은 내재근의 수축에 더 많이 의존하게 되어, 하루가 마무리될 때 염증성 반응을 초래할 수 있는 과사용, 피로 및 "통증"을 초래할 수 있다.

발 내재근의 특별 기능은 손 내재근과 비교함으로써 쉽게 이해될 수 있다. 비록 대부분의 사람들이 발 근육을 손 근육처럼 쉽게 사용할 수 없지만, 유사 기능의 잠재성은 엄지발가락에 없는 맞섬 기능과 발가락의 길이 때문에 제한된다. 표 12-2는 발 내재근의 특별 기능을 요약하고 있다.

표 12-2. 발 내재근

근육	기능	손의 내재근과 비교
짧은발가락폄근	MTP 관절의 폄	없음
엄지벌림근	엄지 MTP 관절의 벌림과 굽힘	짧은엄지벌림근
짧은발가락굽힘근	작은 4개 발가락의 IP 관절 굽힘	얕은손가락굽힘근
새끼벌림근	새끼발가락의 벌림과 굽힘	새끼벌림근*
발바닥네모근	긴발가락굽힘근을 발가락의 긴축과 나란하게 비스듬하게 당김	없음
벌레근	작은 4개 발가락의 MTP 관절의 굽힘과 IP 관절의 폄.	벌레근
짧은엄지굽힘근	엄지 MTP 관절의 굽힘	짧은엄지굽힘근
엄지모음근	빗갈래: 엄지 MTP 관절의 모음과 굽힘 가로갈래: 발허리뼈머리의 가로모음	엄지모음근
새끼굽힘근	새끼발가락 MTP 관절의 굽힘	새끼굽힘근
바닥쪽뼈사이근	3번-5번 MTP 관절의 모음; 굽힘, 작은 4개 발가락의 IP 관절의 폄	바닥쪽뼈사이근
등쪽뼈사이근	2번 MTP 관절의 벌림; 3번과 4번 MTP 관절의벌림; 작은 4개 발가락의 MTP 관절의 굽힘과 IP 관절의 폄	등쪽뼈사이근

* 얕은손가락굽힘근은 외재근이고, 반면 짧은발가락굽힘근은 내재근이다.
IP: 마디뼈사이관절, MTP: 발허리발가락관절, PIP: 몸쪽마디뼈사이관절.

생애와 임상적 고려사항
(Life Span and Clinical Considerations)

발과 발목관절의 복잡한 상호의존성은 한 개 관절이나 구조물에만 기능장애나 비정상을 가질 수 없다. 비록 발과 발목의 장애는 평생에 걸쳐 일어날 수 있지만, 이들 문제는 소아시기 때 만큼 많이 발생하지 않는다. 아동이 스포츠에 더 활동적이고 청소년기와 성인기로 넘어갈 때, 염좌와 같은 외상성 발목 손상이 더 흔하게 발생한다. 이들 손상은 몸쪽 관절과 먼쪽 관절에 영향을 줄 수 있는 생체역학적 비정상과 편위를 일으킬 수 있다. 만약 효율적으로 치료를 하지 않고 시간이 경과되면, 이런 비정상은 환자가 나이를 점차 먹어감에 따라 근육뼈대계의 점진적 악화와 제한을 유발할 수 있다. 하나의 예로서, 외상후 발목 관절염을 가진 사람은 기능을 회복하기 위해 발목 전체 치환술을 필요로 할 수 있다.

사람의 수명이 계속 증가함에 따라, 발과 발목 손상을 가진 노인들도 더 많아질 것이다. 통증과 강직도의 증가와 함께, ROM 감소와 근 수행력 감소와 같은 근육뼈대계의 기능 감소가 보행과 균형의 제한과 관련된다. 발앞부, 발중간부 및 발뒤부의 관절염과 뼈 기형은 이런 사람들에게 만연해질 수 있는데, 그 이유는 평발, 근 불균형 및 노화와 관련된 외상 때문이다.[170] 이들 병리는 노인에게 볼 수 있는 뚜렷한 장기간의 발목 문제의 결과를 가질 수 있다.

발과 발목의 문제
(Foot and Ankle Problems Revisited)

비록 수많은 선천성 또는 후천성 발목/발 복합체 문제를 기술할 수 없다. 단 몇몇 문제들은 이미 본 장에서 언급되었다. 발목(특히, 목말다리관절)은 윤활 경첩관절이며, 안정성에 기여하는 관절주머니와 관련 인대를 가지고 있다. 이들 결합조직 구조물은 손상을 당할 가능성이 가장 높고, 환자에게 통증을 유발한다. 몸쪽 정강종아리관절과 먼쪽 정강종아리관절을 지지하는 인대(다리정강종아리뼈사이인대, 앞정강종아리인대와 뒤정강종아리인대, 그리고 정강종아리 뼈사이막)들은 장부구멍의 안정성, 즉 발목관절의 안정성에 중요한 역할을 한다. 먼쪽 정강종아리관절을 지지하는 인대의 파손은 종아리뼈의 움직임을 증가시킬 수 있다.[78] 비록 먼쪽 정강종아리관절이 매우 강한 관절일지라도, 목말뼈가 장부구멍 안에서 강하게 발등굽힘되고 가쪽돌림될 때 먼쪽 정강종아리관절의 손상이 일어날 수 있다.[8] 발목의 관절주머니는 얇은 편이고, 특히 관절주머니의 앞쪽과 뒤쪽 부위가 더욱 약한 편이다. 그러므로, 발목의 안정성은 온전한 인대 구조물에 좌우된다. 발목과 목말뼈의 과도한 가쪽번짐이나 엎침은 세모인대를 손상시킬 수 있다.[14,15] 그러나 이들 힘은 세모인대가 열상되기 전에 실제로 정강쪽 복사뼈를 골절시키거나 변위시킬 수 있다. 앞목말종아리인대와 뒤목말종아리인대는 거의 수평 방향으로 주행하고, 반대로 긴발꿈치종아리인대는 거의 수직으로 주행한다.[16] 세모인대와는 달리, 가쪽 인대 구조물은 발목관절과 목말뼈의 안쪽번짐이나 뒤침을 제어하는데 도움을 주고, 세모인대보다 더 약하고 더 쉽게 손상을 당할 수 있다.[14,17]

과도한 운동을 일으키는 손상과는 반대로, 발등굽힘의 제한은 장기간의 고정이나 먼쪽 정강종아리관절이 수술(개방성 정복 + 내적 고정, ORIF)로 고정될 때 보여질 수 있다. 특히, 장딴지근/가자미근 복합체의 구축은 수동 발등굽힘 ROM의 감소에 영향을 줄 수 있다. 이런 손상은 특히 뇌졸중이나 척수손상과 같은 많은 신경근육계 손상이나 질환 이후에 만연해진다. 발목의 외상이 발목 관절염을 초래할 수 있는데, 그 이유는 직접 연골 손상 뿐만 아니라 생체역학적 비정상을 초래하는 구조적 변화 때문이다. 그러므로 외상후 관절염은 발목에서 일어나는 가장 일반적인 관절염이다.[75]

목말밑관절의 뒤침은 발의 정상 운동이다; 뒤침 자세로 고정된 발은 “뒤침된 발” 또는 “휜발”로 불린다. 이와 비슷하게, 목말밑관절의 엎침도 흔한 발의 운동이다; 엎침 자세로 고정된 발은 “엎침된 발” 또는 “평발”로 불린다. 보고에 따르면, 사람의 약 60%는 정상으로 간주되는 발활의 높이를 가지고, 사람의 20%는 낮은 발활(평발)을 가지고, 나머지 20%는 높은 발활(휜발)을 가진다.[171,172] 휜발의 경우라면, 높은 안쪽세로발활이 뚜렷하게 안쪽번짐된 발꿈치뼈와 관련된다. 환자가 발을 앞으로 똑바로 향하게 하고 선 자세를 취할 때, 이런 안쪽번짐된 발꿈치뼈는 발꿈치의 안쪽 패드가 보일 수 있도록 만들며, 이것은 “까꿍(peek-a-boo)” 징후로 간주되어 왔다.[173] 목말밑관절과 가로발목관절은 과도하게 뒤침되는데, 이런 뒤침은 이들 관절이 충격 흡수나 고르지 못한 지면의 적응에 참여하지 못하도록 만든다. 종종 발뒤부의 뒤침은 종아리에 가해지는 가쪽돌림과 체중의 가쪽 이동과도 관련된다. 재발성 발목 염좌, 종아리근 힘줄병리, 발허리뼈머리통증, 그리고 5번 발허리뼈의 스트레스 골절 등이 체중의 가쪽이동으로 초래될 수 있다.[174] 비록 휜발 기형이 Charcot-Marie-Tooth 질병(CMT)으로 초래될 수 있지만, 특발성으로도 발생될 수 있다. 궁극적으로, 이런 변형은 구축, 발허리뼈머리밑에서의 압박 증가, 그리고 발허리뼈머리통과 관련된 통증을 초래할 수 있다.[175]

평발 변형의 경우(밖굽이발), 그 발은 체중부하 동안 과도한 목말밑관절의 엎침 자세를 취한다. 뒤정강근 힘줄의 기능장애는 대개 성인 때 발생하는 평발과 관련된다. 체중부하 상태때 엎침된 목말밑관절(예: 평발)은 무릎관절과 엉덩관절에 영향을 주는 종아리에 안쪽돌림의 힘을 발생시킬 수 있다. 발뒤부의 과도한 엎침은 발앞부의 안굽이 기형과 관련된다. 발앞부의 안굽이 기형은 목말밑관절이 중립위에서 수동으로 유지될 때 이마면에서 발앞부가 안쪽돌림되는 경우로 알려져 있다(그림. 12-29).

발의 구조물은 발을 통한 힘의 분산을 변화시킬 수 있다. 예를 들어, Morton 형의 구조는 2번째 발허리뼈를 통한 힘의 증가가 일어나고, 스트레스 골절과 같은 발허리뼈 손상을 당하기 쉽다. 종자뼈염은 종자뼈와 지지 구조물의 염증성 질환이다. 이들 구조물은 과도한 하중에 의해 외상을 입을 수 있고, 급성 골절, 스트레스 골절, 뼈 괴사 또는 연골연화증 등을 초래할 수 있다.[47]

MTP 관절의 굽힘 ROM은 중립위에서 제한된 정도까지 일어날 수 있지만, 발가락으로 물체를 잡을 때를 제외하고는, MTP 관절을 굽힘할 경우는 많지 않다. 안정 자세에서 일어나는 MTP 관절의 과도한 폄은 망치발가락으로 불리며, 이런 망치발가락은 체중부하에 적절하게 참여하는 발가락의 능력을 불가능하게 만든다. 망치발가락 기형은 통증과 피부 손상을 초래하는 발허리뼈머리의 압박 증가와 관련있다.[129] 1번 MTP 관절에서 일어나는 정상 밖굽이 각도의 증가는 밖굽이엄지로 불리고, 안굽이발허리로 알려진 1번 발허리뼈의 안굽이 각형성과 관련될 수 있다(그림. 12-32). 밖굽이엄지(hallux valgus)는 1번 MTP 관절 ROM의 감소, 1번 MTP 관절을 통과하는 발가락굽힘근의 점진적인 가쪽 아탈구, 엄지의 체중부하 능력 감소, 그리고 1번 발허리뼈머리의 체중부하 능력 증가 등을 초래하거나 이들과 관련될 수 있다.[131] 발바닥근막염(발바닥널힘줄의 염증)은 대개 발바닥널힘줄이 부착하는 안쪽 발꿈치뼈결절의 국소 통증을 가진다.[145] 이 통증이 만성화되면 근막을 따라 발가락 쪽으로 퍼질 수 있다. 발가락의 폄도 통증을 증가시킬 수 있는데, 그 이유는 발가락의 폄이 근막에 부가적인 긴장을 줄 수 있기 때문이다. 발바닥근막염의 위험 요소는 제한된 발등굽힘 ROM과 높은 체질량지수를 포함한다.[145]

외재근은 3개의 종아리 구획으로 나누어진다: 뒤쪽 구획, 가쪽 구획 및 앞쪽 구획. 각 구획은 손상을 당하기 쉽고, 그 손상으로 기능이 제한될 수 있다. 뒤쪽 구획에서는, 단축된 종아리세갈래근의 결과로 인한 발등굽힘 ROM의 제한은 목말밑관절의 과도한 엎침에 기여하고, 발중간부나 발앞부와도 관련하는 것으로 생각된다.[74] 발이 뒤침과 발바닥굽힘 쪽으로 움직일 때 뒤정강근은 구심성으로 수축한다. 뒤정강근의 부착점이 안쪽세로발활을 따라 위치하기 때문에, 뒤정강근의 기능장애는 후천성 평발과 관련된 주요 문제이다.[136,155,162] 손에서처럼, 발의 뼈사이근 활동도 MTP 관절을 안정화시킬 수 있고, MTP 관절의 젖힘을 방지할 수도 있다.

뼈사이근의 약증을 일으키는 병리(말초신경병리과 같은)가 MTP 관절의 탈안정화, 망치발가락(MTP의 젖힘), 그리고 발허리뼈머리의 과도한 스트레스에 기여할 수 있다.[130] 이런 과도한 스트레스는 발허리뼈머리 밑에서 발생하는 통증(예, 발허리뼈머리통)이나 보호 감각이 떨어지는 사람(예, 말초신경병리 환자)의 피부 파손에도 영향을 줄 수 있다. 가쪽 구획에 있는 긴종아리근과 짧은종아리근은 목말밑관절의 가쪽을 지나가고 모멘트팔도 길기 때문에 목말밑관절의 주요 엎침근으로 작용한다. 가쪽 발목 구조물의 염좌는 가쪽 발목과 목말밑관절을 지지하는 종아리지지띠에 나쁜 영향을 줄 수 있다. 위쪽 종아리지지띠의 느슨함은 가쪽 발목의 통증과 불안정을 일으키는 종아리근 힘줄의 급성 또는 만성 아탈구를 초래할 수 있다.

요약(SUMMARY)

- 발과 발목은 보행의 중간입각기 동안에는 유연해져야 하지만, 입각기 말기에서는 견고해져야 하는 구조물과 관절로 복잡하게 배열되어 있다. 이런 상호작용의 복잡성은 발목/발의 복합체를 구성하는 능동 조직과 수동 조직의 제한을 초과하거나, 정상 기능을 파괴하기 쉽다.
- 연구들에 따르면, 다양한 발의 형태/정렬과 하지 손상 사이의 관계가 매우 적거나 전혀 없다고 했다. 특정 조직의 건강과 손상에 영향을 줄 수 있는 많은 요소들을 고려해 볼 때 이것은 놀라운 일이 아니다.
- 본 장의 중요한 요점은 다양한 구조물과 구조적 편위가 이웃한 구조물과 조직의 움직임과 스트레스에 얼마나 영향을 줄 수 있는지에 맞춰져 있다. 비록 그룹 연구가 기능장애에서 특정 구조적 문제의 뚜렷한 영향을 최소화시킬 수 있을지라도, 그 문제가 개인 사례의 기능장애나 통증의 주요 원인으로써 배제되어서는 안 된다.
- 부적절한 스트레스의 적응을 발생시키는 특정 정렬과 힘의 운동학적 영향은 개인의 전반적인 특징, 그 사람의 건강 상태와 그 사람의 활동 수준과 활동 목표에 맞춰져야 한다.

학습 문제(STUDY QUESTIONS)

1. 발목관절(목말다리관절)을 구성하는 몸쪽 관절면과 먼쪽 관절면을 확인한다. 이 관절은 어떤 관절로 분류되는가?
2. 분류와 구성 기능을 포함해 몸쪽 정강종아리관절과 먼쪽 정강종아리관절을 설명해 본다.
3. 정강종아리관절를 지지하는 인대를 확인해 본다.
4. 구성 요소의 이름을 포함하여 발목관절을 지지하는 인대를 설명한다.
5. 발목관절의 운동이 왜 3면 운동으로 간주되는가?
6. 발목관절의 발등굽힘/발바닥굽힘 동안 종아리뼈가 왜 움직이는가?
7. 무엇이 발목관절 운동의 주요 억제 요소인가
8. 발목관절을 통과하는 근육 중에서 1 관절 근육은 무엇인가?
9. 관절주머니의 배열을 포함하여 목말밑관절의 3개 관절면을 설명해 본다.
10. 목말밑관절을 지지하는 인대는 무엇인가?
11. 목말밑관절 축에 대해 설명해 본다. 축을 중심으로 어떤 움직임이 일어나고, 이들 운동을 어떻게 정의하는가?
12. 발이 체중부하를 할 때, 목말밑관절의 발꿈치뼈(먼쪽분절)는 모든 방향으로 자유롭게 움직일 수 없다. 체중부하 상태에서의 목말밑관절 뒤침/엎침 시 일어나는 움직임을 기술해 본다.
13. 목말밑관절의 잠김자세는 무엇인가? 정강뼈의 어떤 움직임이 체중부하 시 목말밑관절을 잠기게 만드는가?
14. 목말밑관절과 목말발배관절 사이의 관계를 관절면, 축 및 운동을 기준으로 기술해 본다.
15. 가로발목관절을 기술해 본다.
16. 목말밑관절과 관련된 가로발목관절의 일반적인 기능은 무엇인가?
17. 발목발허리관절의 기둥은 무엇인가? 1번 기둥과 5번 기둥의 축을 설명하고, 각 축을 중심으로 어떤 움직임이 일어나는가?
18. 목말밑관절과 가로발목관절과 관련된 발목발허리관절의 기능은 무엇인가?
19. 발목발허리관절의 엎침 비틀림은 목말밑관절의 뒤침과 어떤 관련성이 있는가?
20. 안쪽세로발활의 지지에 기여하는 인대는 무엇인가?
21. 한발 서기 시 발목관절으로부터 발허리뼈머리를 통한 체중 분산이 어떤 관절을 통해 일어나는가?
22. 발허리발가락관절의 폄은 발의 안정성에 어떤 영향을 주는가?
23. 구조적 관점에서, 발의 발허리발가락관절과 손의 손허리손가락관절을 비교해 본다.
24. 발허리뼈 브레이크란 무엇인가? 이것이 언제 일어나고, 세로발활의 지지에 어떤 영향을 주는가?
25. 종아리세갈래근은 그들이 통과하는 각 관절에 어떤 역할을 하는가?
26. 목말밑관절과 가로발목관절의 비체중부하 자세는 무엇인가?
27. 종아리세갈래근 이외에, 어떤 근육들이 발목을 발바닥굽힘시키는가? 이들 근육의 주요 기능은 무엇인가?
28. 어떤 근육이 발활의 지지에 기여하는가?
29. 발바닥네모근의 기능은 무엇인가? 이 근육은 손의 어떤 근육과 비슷한가?
30. 발과 손의 유사점을 설명하고, 발의 내재근과 외재근의 기능을 각각 설명해 본다.
31. 만약 사람이 평발을 가지고 있다면, 평발을 일으킬 수 있는 2가지 이상의 원인을 설명해 본다.
32. 평발의 효과를 적어도 3가지 이상 확인해 본다.
33. 과도하게 뒤침된 발이나 엎침된 발을 확인할 수 있는 3가지 주요 징후를 확인해 본다.

참고문헌(REFERENCES)

1. Mueller MJ, Maluf KS: Tissue adaptation to physical stress: A proposed "physical stress theory" to guide physical therapist practice, education, and research. Physical therapy. 82:383, 2002.
2. Williams P: Gray's Anatomy, 38th ed. New York: Churchill Livingstone, 1999.
3. Espregueira-Mendes JD, da Silva MV: Anatomy of the proximal tibiofibular joint. Knee Surg Sports Traumatol Arthrosc 14:241, 2006.
4. Bozkurt M, Yilmaz E, Atlihan D, et.al: The proximal tibiofibular joint: An anatomic study. Clin Orthop Relat Res 406:136, 2003.
5. Soavi R, Girolami M, Loreti I, et.al: The mobility of the proximal tibiofibular joint. A roentgen stereophotogrammetric analysis on six cadaver specimens. Foot Ankle Int 21:336, 2000.
6. Sekiya JK, Kuhn JE: Instability of the proximal tibiofibular joint. J Am Acad Orthop Surg 11:120, 2003.
7. Hermans JJ, Beumer A, de Jong TA, et.al: Anatomy of the distal tibiofibular syndesmosis in adults: A pictorial essay with a multimodality approach. J Anat 217:633, 2010.
8. Teramoto A, Kura H, Uchiyama E, et.al: Three-dimensional analysis of ankle instability after tibiofibular syndesmosis injuries: A biomechanical experimental study. Am J Sports Med 36:348, 2008.

9. Williams GN, Jones MH, Amendola A: Syndesmotic ankle sprains in athletes. Am J Sports Med 35:1197, 2007.
10. Takebe K, Nakagawa A, Minami H, et.al: Role of the fibula in weight-bearing. Clin Orthop Relat Res 184:289, 1984.
11. Funk JR, Rudd RW, Kerrigan JR, Crandall JR: The line of action in the tibia during axial compression of the leg. J Biomech 40:2277, 2007.
12. Kong A, Cassumbhoy R, Subramaniam RM: Magnetic resonance imaging of ankle tendons and ligaments: Part I - anatomy. Australas Radiol 51:315, 2007.
13. Mengiardi B, Pfirrmann CW, Vienne P, et.al: Medial collateral ligament complex of the ankle: MR appearance in asymptomatic subjects. Radiology 242:817, 2007.
14. Fujii T, Kitaoka HB, Luo ZP, et.al: Analysis of ankle-hindfoot stability in multiple planes: An in vitro study. Foot Ankle Int 26:633, 2005.
15. Hintermann B, Valderrabano V, Boss A, et.al: Medial ankle instability: An exploratory, prospective study of fifty-two cases. Am J Sports Med 32:183, 2004.
16. Masciocchi C, Barile A: Magnetic resonance imaging of the hindfoot with surgical correlations. Skeletal Radiol 31:131, 2002.
17. Bonnel F, Toullec E, Mabit C, et.al: Chronic ankle instability: Biomechanics and pathomechanics of ligaments injury and associated lesions. Orthop Traumatol Surg Res 96:424, 2010.
18. Safran MR, Benedetti RS, Bartolozzi AR, 3rd, et.al: Lateral ankle sprains: A comprehensive review: Part 1: etiology, pathoanatomy, histopathogenesis, and diagnosis. Med Sci Sports Exerc 31:S429, 1999.
19. Colville MR, Marder RA, Boyle JJ, et.al: Strain measurement in lateral ankle ligaments. Am J Sports Med 18:196, 1990.
20. de Asla RJ, Kozanek M, Wan L, et.al: Function of anterior talofibular and calcaneofibular ligaments during in-vivo motion of the ankle joint complex. J Orthop Surg Res 4:7, 2009.
21. Fujii T, Luo ZP, Kitaoka HB, et.al: The manual stress test may not be sufficient to differentiate ankle ligament injuries. Clin Biomech 15:619, 2000.
22. Abu-Hijleh MF, Harris PF: Deep fascia on the dorsum of the ankle and foot: Extensor retinacula revisited. Clin Anat 20:186, 2007.
23. Hatch GF, Labib SA, Rolf RH, et.al: Role of the peroneal tendons and superior peroneal retinaculum as static stabilizers of the ankle. J Surg Orthop Adv 16:187, 2007.
24. Keener BJ, Sizensky JA: The anatomy of the calcaneus and surrounding structures. Foot Ank Clin 10:413, 2005.
25. Wang CL, Cheng CK, Chen CW, et.al: Contact areas and pressure distributions in the subtalar joint. J Biomech 28:269, 1995.
26. Harper MC: The lateral ligamentous support of the subtalar joint. Foot Ankle 11:354, 1991.
27. Stephens MM, Sammarco GJ: The stabilizing role of the lateral ligament complex around the ankle and subtalar joints. Foot Ankle 13:130, 1992.
28. Li SY, Hou ZD, Zhang P, et.al: Ligament structures in the tarsal sinus and canal. Foot Ankle Int 34:1729, 2013.
29. Keefe DT, Haddad SL: Subtalar instability. Etiology, diagnosis, and management. Foot Ankle Clin 7:577, 2002.
30. Golano P, Farinas O, Saenz I: The anatomy of the navicular and periarticular structures. Foot Ankle Clin 9:1, 2004.
31. Patil V, Ebraheim NA, Frogameni A, et.al: Morphometric dimensions of the calcaneonavicular (spring) ligament. Foot Ankle Int 28:927, 2007.
32. Taniguchi A, Tanaka Y, Takakura Y, et.al: Anatomy of the spring ligament. J Bone Joint Surg Am 85:2174, 2003.
33. Mengiardi B, Zanetti M, Schottle PB, et.al: Spring ligament complex: MR imaging-anatomic correlation and findings in asymptomatic subjects. Radiology 237:242, 2005.
34. Tryfonidis M, Jackson W, Mansour R, et.al: Acquired adult flat foot due to isolated plantar calcaneonavicular (spring) ligament insufficiency with a normal tibialis posterior tendon. Foot Ankle Surg 14:89, 2008.
35. Sammarco VJ: The talonavicular and calcaneocuboid joints: Anatomy, biomechanics, and clinical management of the transverse tarsal joint. Foot Ankle Clin 9:127, 2004.
36. Ward KA, Soames RW: Morphology of the plantar calcaneocuboid ligaments. Foot Ankle Int 18:649, 1997.
37. Lee CA, Birkedal JP, Dickerson EA, et.al: Stabilization of Lisfranc joint injuries: A biomechanical study. Foot Ankle Int 25:365, 2004.
38. Kura H, Luo ZP, Kitaoka HB, et.al: Mechanical behavior of the Lisfranc and dorsal cuneometatarsal ligaments: in vitro biomechanical study. J Orthop Trauma 15:107, 2001.
39. Stainsby GD: Pathological anatomy and dynamic effect of the displaced plantar plate and the importance of the integrity of the plantar plate-deep transverse metatarsal ligament tie-bar. Ann R Coll Surg Engl 79:58, 1997.
40. Drez D, Jr., Young JC, Johnston RD, et.al: Metatarsal stress fractures. Am J Sports Med 8:123,1980.
41. Davidson G, Pizzari T, Mayes S: The influence of second toe and metatarsal length on stress fractures at the base of the second metatarsal in classical dancers. Foot Ankle Int 28:1082, 2007.
42. Brenner E, Gruber H, Fritsch H: Fetal development of the first metatarsophalangeal joint complex with special reference to the intersesamoidal ridge. Ann Anat 184:481, 2002.
43. Brenner E: The intersesamoidal ridge of the first metatarsal bone: anatomical basics and clinical considerations. Surg Radiol Anat 25:127, 2003.
44. McCarthy DJ, Grode SE: The anatomical relationships of the first metatarsophalangeal joint: A cryomicrotomy study. J Am Podiatry Assoc 70:493, 1980.
45. Lee S, James WC, Cohen BE, et.al: Evaluation of hallux alignment and functional outcome after isolated tibial sesamoidectomy. Foot Ankle Int 26:803, 2005.
46. Yoshioka Y, Siu DW, Cooke TD, et.al: Geometry of the first metatarsophalangeal joint. J Orthop Res 6:878, 1988.
47. Cohen BE: Hallux sesamoid disorders. Foot Ankle Clin 14:91, 2009.
48. Biedert R, Hintermann B: Stress fractures of the medial great toe sesamoids in athletes. Foot Ankle Int 24:137, 2003.
49. Dedmond BT, Cory JW, McBryde A, Jr: The hallucal sesamoid complex. J Am Acad Orthop Surg 14:745, 2006.
50. Saxena A, Krisdakumtorn T: Return to activity after sesamoidectomy in athletically active individuals. Foot Ankle Int 24:415, 2003.
51. Gregg J, Silberstein M, Schneider T, et.al: Sonographic and MRI evaluation of the plantar plate: A prospective study. Eur Radiol 16:2661, 2006.
52. Gregg J, Marks P, Silberstein M, et.al: Histologic anatomy of the lesser metatarsophalangeal joint plantar plate. Surg Radiol Anat 29:141, 2007.
53. Deland JT, Lee KT, Sobel M, et.al: Anatomy of the plantar plate and its attachments in the lesser metatarsal phalangeal joint. Foot Ankle Int 16:480, 1995.
54. Lundberg A, Svensson OK, Nemeth G, et.al: The axis of rotation of the ankle joint. J Bone Joint Surg Br 71:94, 1989.
55. Seber S, Hazer B, Kose N, et.al: Rotational profile of the lower extremity and foot progression angle: Computerized tomographic examination of 50 male adults. Arch Ortho Trauma Surg 120:255, 2000.
56. Kristiansen LP, Gunderson RB, Steen H, et.al: The normal development of tibial torsion. Skeletal Radiol 30:519, 2001.
57. Shultz SJ, Nguyen AD: Bilateral asymmetries in clinical measures of lower-extremity anatomic characteristics. Clin J Sport Med 17:357, 2007.
58. Nguyen AD, Shultz SJ: Sex differences in clinical measures of lower extremity alignment. J Orthop Sports Phys Ther 37:389, 2007.
59. Hicks JH: The mechanics of the foot. I. The joints. J Anat 87:345, 1953.
60. Stiehl J: Biomechanics of the ankle joint. In: Stiehl J, ed. Inman's joints of the ankle, 2nd ed. Baltimore: Williams & Wilkin, 1991.
61. Komistek RD, Stiehl JB, Buechel FF, et.al: A determination of ankle kinematics using fluoroscopy. Foot Ankle Int 21:343, 2000.

62. Michelson JD, Schmidt GR, Mizel MS: Kinematics of a total arthroplasty of the ankle: Comparison to normal ankle motion. Foot Ankle Int 21:278, 2000.
63. Sheehan FT, Seisler AR, Siegel KL: In vivo talocrural and subtalar kinematics: A non-invasive 3D dynamic MRI study. Foot Ankle Int 28:323, 2007.
64. Barnett CH, Napier JR: The axis of rotation at the ankle joint in man; Its influence upon the form of the talus and the mobility of the fibula. J Anat 86:1, 1952.
65. Rasmussen O, Tovborg-Jensen I: Mobility of the ankle joint: Recording of rotatory movements in the talocrural joint in vitro with and without the lateral collateral ligaments of the ankle. Acta Orthop Scand 53:155, 1982.
66. Lundberg A, Svensson OK, Bylund C, et.al: Kinematics of the ankle/foot complex--Part 2: Pronation and supination. Foot Ankle 9:248, 1989.
67. Lundberg A, Goldie I, Kalin B, et al: Kinematics of the ankle/foot complex: Plantarflexion and dorsiflexion. Foot Ankle 9:194, 1989.
68. Lundberg A, Svensson OK, Bylund C, et.al: Kinematics of the ankle/foot complex.Part 3: Influence of leg rotation. Foot Ankle 9:304, 1989.
69. Martin RL, Stewart GW, Conti SF: Posttraumatic ankle arthritis: An update on conservative and surgical management. J Orthop Sports Phys Ther 37:253, 2007.
70. Conti S, Lalonde KA, Martin R: Kinematic analysis of the agility total ankle during gait. Foot Ankle Int 27:980, 2006.
71. Surgeons AAoO: American Academy of Orthopaedic Surgeons: Joint Motion: Method of Measuring and Recording. Chicago: AAOS; 1965.
72. Martin RL, McPoil TG: Reliability of ankle goniometric measurements: A literature review. J Am Podiatr Med Assoc 95:564, 2005.
73. Moseley AM, Crosbie J, Adams R: Normative data for passive ankle plantarflexion.dorsiflexion flexibility. Clin Biomech 16:514, 2001.
74. DiGiovanni CW, Kuo R, Tejwani N, et.al: Isolated gastrocnemius tightness. J Bone Joint Surg Am 84-A:962, 2002.
75. Saltzman CL, Salamon ML, Blanchard GM, et.al: Epidemiology of ankle arthritis: Report of a consecutive series of 639 patients from a tertiary orthopaedic center. Iowa Orthop J 25:44, 2005.
76. Inman V, Mann R: Biomechanics of the foot and ankle. In: Mann R, Ed. DuVries Surgery of the Foot, 4th ed. St. Louis: CV Mosby, 1978.
77. Bozkurt M, Tonuk E, Elhan A, et.al: Axial rotation and mediolateral translation of the fibula during passive plantarflexion. Foot Ankle Int 29:502, 2008.
78. Beumer A, Valstar ER, Garling EH, et.al: Effects of ligament sectioning on the kinematics of the distal tibiofibular syndesmosis: A radiostereometric study of 10 cadaveric specimens based on presumed trauma mechanisms with suggestions for treatment. Acta Orthop 77:531, 2006.
79. Tornetta P, 3rd, Spoo JE, Reynolds FA, et.al: Overtightening of the ankle syndesmosis: Is it really possible? J Bone Joint Surg Am 83-A:489, 2001.
80. De Monte G, Arampatzis A, Stogiannari C, et.al: In vivo motion transmission in the inactive gastrocnemius medialis muscle-tendon unit during ankle and knee joint rotation. J Electromyogr Kinesiol 16:413, 2006.
81. Di Gregorio R, Parenti-Castelli V, O'Connor JJ, et.al: Mathematical models of passive motion at the human ankle joint by equivalent spatial parallel mechanisms. Med Biol Eng Comput 45:305, 2007.
82. Manter J: Movements of the subtalar and transverse tarsal joints. Anat Rec 80:397, 1941.
83. Sangeorzan B: Biomechanics of the subtalar joint, 2nd ed. Baltimore: Williams & Wilkins, 1991.
84. DeLeo AT, Dierks TA, Ferber R, et.al: Lower extremity joint coupling during running: A current update. Clin Biomech 19:983, 2004.
85. Pohl MB, Messenger N, Buckley JG: Forefoot, rearfoot and shank coupling: Effect of variations in speed and mode of gait. Gait Posture 25:295, 2007.
86. Lundgren P, Nester C, Liu A, et.al: Invasive in vivo measurement of rear-, mid- and forefoot motion during walking. Gait Posture 28:93, 2008.
87. Pohl MB, Buckley JG: Changes in foot and shank coupling due to alterations in foot strike pattern during running. Clin Biomech 23:334, 2008.
88. Sarrafian SK: Biomechanics of the subtalar joint complex. Clin Orthop Relat Res 290:17, 1993.
89. Root M, Orien WP, Weed JH: Normal and abnormal function of the foot: Clinical biomechanics, vol II. Los Angeles: Clincial biomechanics corp; 1977.
90. Astrom M, Arvidson T: Alignment and joint motion in the normal foot. J Orthop Sports Phys Ther 22:216, 1995.
91. Taylor KF, Bojescul JA, Howard RS, et.al: Measurement of isolated subtalar range of motion: A cadaver study. Foot Ankle Int 22:426, 2001.
92. Pearce TJ, Buckley RE: Subtalar joint movement: Clinical and computed tomography scan correlation. Foot Ankle Int 20:428, 1999.
93. Elveru RA, Rothstein JM, Lamb RL: Goniometric reliability in a clinical setting. Subtalar and ankle joint measurements. Physical Therapy 68:672, 1988.
94. Bovens AM, van Baak MA, Vrencken JG, et.al: Variability and reliability of joint measurements. Am J Sports Med 18:58, 1990.
95. Menadue C, Raymond J, Kilbreath SL, et.al: Reliability of two goniometric methods of measuring active inversion and eversion range of motion at the ankle. BMC Musculoskelet Disord 7:60, 2006.
96. Keenan AM, Bach TM: Clinicians' assessment of the hindfoot: A study of reliability. Foot Ankle Int 27:451, 2006.
97. Buckley RE, Hunt DV: Reliability of clinical measurement of subtalar joint movement. Foot Ankle Int 18:229, 1997.
98. Bailey DS, Perillo JT, Forman M: Subtalar joint neutral. A study using tomography. J Am Podiatry Assoc 74:59, 1984.
99. Evans AM, Copper AW, Scharfbillig RW, et.al: Reliability of the foot posture index and traditional measures of foot position. J Am Podiatr Med Assoc 93:203, 2003.
100. Diamond JE, Mueller MJ, Delitto A, et.al: Reliability of a diabetic foot evaluation. Physical Therapy 69:797, 1989.
101. Cornwall MW, McPoil TG: Motion of the calcaneus, navicular, and first metatarsal during the stance phase of walking. J Am Podiatr Med Assoc 92:67, 2002.
102. McPoil T, Cornwall MW: Relationship between neutral subtalar joint position and pattern of rearfoot motion during walking. Foot Ankle Int 15:141, 1994.
103. McPoil TG, Cornwall MW: The relationship between static lower extremity measurements and rearfoot motion during walking. J Orthop Sports Phys Ther 24:309, 1996.
104. McPoil TG, Cornwall MW: Relationship between three static angles of the rearfoot and the pattern of rearfoot motion during walking. J Orthop Sports Phys Ther 23:370, 1996.
105. Garbalosa JC, McClure MH, Catlin PA, et.al: The frontal plane relationship of the forefoot to the rearfoot in an asymptomatic population. J Orthop Sports Phys Ther 20:200, 1994.
106. Van Gheluwe B, Kirby KA, Roosen P, et.al: Reliability and accuracy of biomechanical measurements of the lower extremities. J Am Podiatr Med Assoc 92:317, 2002.
107. Pierrynowski MR, Smith SB, Mlynarczyk JH: Proficiency of foot care specialists to place the rearfoot at subtalar neutral. J Am Podiatr Med Assoc 86:217, 1996.
108. McPoil TG, Hunt GC: Evaluation and management of foot and ankle disorders: Present problems and future directions. J Orthop Sports Phys Ther 21:381, 1995.
109. Elftman H: The transverse tarsal joint and its control. Clin Orthop 16:41, 1960.
110. Williams DS, 3rd, Tierney RN, Butler RJ: Increased medial longitudinal arch mobility, lower extremity kinematics, and ground reaction forces in high-arched runners. J Athl Train 49:290, 2014.
111. Williams DS, 3rd, McClay IS, Hamill J: Arch structure and injury patterns in runners. Clin Biomech 16:341, 2001.

112. Pinney SJ, Lin SS: Current concept review: Acquired adult flatfoot deformity. Foot Ankle Int 27:66, 2006.
113. Arangio GA, Chen C, Salathe EP: Effect of varying arch height with and without the plantar fascia on the mechanical properties of the foot. Foot Ankle Int 19:705, 1998.
114. Kitaoka HB, Luo ZP, An KN: Three-dimensional analysis of flatfoot deformity: Cadaver study. Foot Ankle Int 19:447, 1998.
115. Deland JT, de Asla RJ, Sung IH, et.al: Posterior tibial tendon insufficiency: Which ligaments are involved? Foot Ankle Int 26:427, 2005.
116. Richie DH, Jr: Biomechanics and clinical analysis of the adult acquired flatfoot. Clin Podiatr Med Surg 24:617, 2007.
117. Ness ME, Long J, Marks R, et.al: Foot and ankle kinematics in patients with posterior tibial tendon dysfunction. Gait Posture 27:331, 2008.
118. Lee MS, Vanore JV, Thomas JL, et.al: Diagnosis and treatment of adult flatfoot. J Foot Ankle Surg 44:78, 2005.
119. Holmes GB, Jr., Mann RA: Possible epidemiological factors associated with rupture of the posterior tibial tendon. Foot Ankle 13:70, 1992.
120. Kulig K, Reischl SF, Pomrantz AB, et.al: Nonsurgical management of posterior tibial tendon dysfunction with orthoses and resistive exercise: a randomized controlled trial. Physical Therapy 89:26, 2009.
121. Alvarez RG, Marini A, Schmitt C, et.al: Stage I and II posterior tibial tendon dysfunction treated by a structured nonoperative management protocol: An orthosis and exercise program. Foot Ankle Int 27:2, 2006.
122. Okita N, Meyers SA, Challis JH, et.al: Midtarsal joint locking: New perspectives on an old paradigm. J Orthop Res 32:110, 2014.
123. Somers DL, Hanson JA, Kedzierski CM, et.al: The influence of experience on the reliability of goniometric and visual measurement of forefoot position. J Orthop Sports Phys Ther 25:192, 1997.
124. Morris JM: Biomechanics of the foot and ankle. Clin Orthop Relat Res 122:10, 1977.
125. Scott G, Menz HB, Newcombe L: Age-related differences in foot structure and function. Gait Posture 26:68, 2007.
126. Halstead J, Redmond AC: Weight-bearing passive dorsiflexion of the hallux in standing is not related to hallux dorsiflexion during walking. J Orthop Sports Phys Ther 36:550, 2006.
127. Hopson MM, McPoil TG, Cornwall MW: Motion of the first metatarsophalangeal joint. Reliability and validity of four measurement techniques. J Am Podiatr Med Assoc 85:198, 1995.
128. Nawoczenski DA, Baumhauer JF, Umberger BR: Relationship between clinical measurements and motion of the first metatarsophalangeal joint during gait. J Bone Joint Surgery Am 81:370, 1999.
129. Mueller MJ, Hastings M, Commean PK, et.al: Forefoot structural predictors of plantar pressures during walking in people with diabetes and peripheral neuropathy. J Biomech 36:1009, 2003.
130. Robertson DD, Mueller MJ, Smith KE, et.al: Structural changes in the forefoot of individuals with diabetes and a prior plantar ulcer. J Bone Joint Surg Am 84-A:1395, 2002.
131. Easley ME, Trnka HJ: Current concepts review: Hallux valgus part 1: Pathomechanics, clinical assessment, and nonoperative management. Foot Ankle Int 28:654, 2007.
132. Glasoe WM, Allen MK, Saltzman CL: First ray dorsal mobility in relation to hallux valgus deformity and first intermetatarsal angle. Foot Ankle Int 22:98, 2001.
133. Gould N, Moreland M, Alvarez R, et.al: Development of the child's arch. Foot Ankle 9:241, 1989.
134. Pfeiffer M, Kotz R, Ledl T, et.al: Prevalence of flat foot in preschool-aged children. Pediatrics 118:634, 2006.
135. Mickle KJ, Steele JR, Munro BJ: Is the foot structure of preschool children moderated by gender? J Pediatr Orthop 28:593, 2008.
136. Thordarson DB, Schmotzer H, Chon J, et.al: Dynamic support of the human longitudinal arch. A biomechanical evaluation. Clin Orthop Relat Res 316:165, 1995.
137. Kitaoka HB, Ahn TK, Luo ZP, et.al: Stability of the arch of the foot. Foot Ankle Int 18:644, 1997.
138. Van Boerum DH, Sangeorzan BJ: Biomechanics and pathophysiology of flat foot. Foot Ankle Clin 8:419, 2003.
139. Moraes do Carmo CC, Fonseca de Almeida Melao LI, Valle de Lemos Weber MF, et.al: Anatomical features of plantar aponeurosis: Cadaveric study using ultrasonography and magnetic resonance imaging. Skeletal Radiol 37:929, 2008.
140. Erdemir A, Hamel AJ, Fauth AR, et.al: Dynamic loading of the plantar aponeurosis in walking. J Bone Joint Surg Am 86-A:546, 2004.
141. Gefen A: The in vivo elastic properties of the plantar fascia during the contact phase of walking. Foot Ankle Int 24:238, 2003.
142. Lapidus PW: Kinesiology and mechanical anatomy of the tarsal joints. Clin Orthop Relat Res 30:20, 1963.
143. Crary JL, Hollis JM, Manoli A, 2nd: The effect of plantar fascia release on strain in the spring and long plantar ligaments. Foot Ankle Int 24:245, 2003.
144. Hicks JH: The mechanics of the foot. II. The plantar aponeurosis and the arch. J Anat 88:25, 1954.
145. Martin RL, Davenport TE, Reischl SF, et.al: Heel pain-plantar fasciitis: Revision 2014. J Orthop Sports Phys Ther 44:A1, 2014.
146. Sarrafian SK: Functional characteristics of the foot and plantar aponeurosis under tibiotalar loading. Foot Ankle 8:4, 1987.
147. Birtane M, Tuna H: The evaluation of plantar pressure distribution in obese and non-obese adults. Clin Biomech 19:1055, 2004.
148. Kelly VE, Mueller MJ, Sinacore DR: Timing of peak plantar pressure during the stance phase of walking. A study of patients with diabetes mellitus and transmetatarsal amputation. J Am Podiatr Med Assoc 90:18, 2000.
149. Morag E, Cavanagh PR: Structural and functional predictors of regional peak pressures under the foot during walking. J Biomech 32:359, 1999.
150. Hessert MJ, Vyas M, Leach J, et.al: Foot pressure distribution during walking in young and old adults. BMC Geriatr 5:8, 2005.
151. Hills AP, Hennig EM, McDonald M, et al: Plantar pressure differences between obese and non-obese adults: A biomechanical analysis. Int J Obes Relat Metab Disord 25:1674, 2001.
152. Weijers RE, Walenkamp GH, van Mameren H, et.al: The relationship of the position of the metatarsal heads and peak plantar pressure. Foot Ankle Int 24:349, 2003.
153. Burns J, Crosbie J, Hunt A, et.al: The effect of pes cavus on foot pain and plantar pressure. Clin Biomech 20:877, 2005.
154. Chuckpaiwong B, Nunley JA, Mall NA, et.al: The effect of foot type on in-shoe plantar pressure during walking and running. Gait Posture 28:405, 2008.
155. Kitaoka HB, Luo ZP, An KN: Effect of the posterior tibial tendon on the arch of the foot during simulated weightbearing: Biomechanical analysis. Foot Ankle Int 18:43, 1997.
156. O'Connor KM, Hamill J: The role of selected extrinsic foot muscles during running. Clin Biomech 19:71, 2004.
157. Mann R, Inman VT: Phasic activity of intrinsic muscles of the foot. J Bone Joint Surg Am 46:469, 1964.
158. Wong YS: Influence of the abductor hallucis muscle on the medial arch of the foot: A kinematic and anatomical cadaver study. Foot Ankle Int 28:617, 2007.
159. Headlee DL, Leonard JL, Hart JM, et.al: Fatigue of the plantar intrinsic foot muscles increases navicular drop. J Electromyogr Kinesiol 18:420, 2008.
160. Fiolkowski P, Brunt D, Bishop M, et.al: Intrinsic pedal musculature support of the medial longitudinal arch: An electromyography study. J Foot Ankle Surg 42:327, 2003.
161. Gadeberg P, Andersen H, Jakobsen J: Volume of ankle dorsiflexors and plantar flexors determined with stereological techniques. J Appl Physiol 86:1670, 1999.
162. Klein P, Mattys S, Rooze M: Moment arm length variations of selected muscles acting on talocrural and subtalar joints during movement: An in vitro study. J Biomech 29:21, 1996.

163. Lee SS, Piazza SJ: Inversion-eversion moment arms of gastrocnemius and tibialis anterior measured in vivo. J Biomech 41:3366, 2008.
164. Leardini A, Stagni R, O'Connor JJ: Mobility of the subtalar joint in the intact ankle complex. J Biomech 34:805, 2001.
165. Hunt AE, Smith RM, Torode M: Extrinsic muscle activity, foot motion and ankle joint moments during the stance phase of walking. Foot Ankle Int 22:31, 2001.
166. Ogawa BK, Thordarson DB: Current concepts review: Peroneal tendon subluxation and dislocation. Foot Ankle Int 28:1034, 2007.
167. Perry J: Anatomy and biomechanics of the hindfoot. Clin Orthop Relat Res 177:9, 1983.
168. Reeser LA, Susman RL, Stern JT, Jr: Electromyographic studies of the human foot: Experimental approaches to hominid evolution. Foot Ankle 3:391, 1983.
169. Bryant JL, Beinlich NR: Foot care: Focus on the elderly. Orthop Nurs 18:53, 1999.
170. Lee DK, Mulder GD: Foot and ankle surgery: Considerations for the geriatric patient. J Am Board Fam Med 22:316, 2009.
171. Subotnick SI: The biomechanics of running. Implications for the prevention of foot injuries. Sports Med 2:144, 1985.
172. Ledoux WR, Shofer JB, Ahroni JH, et.al: Biomechanical differences among pes cavus, neutrally aligned, and pes planus feet in subjects with diabetes. Foot Ankle Int 24:845, 2003.
173. Manoli A, 2nd, Smith DG, Hansen ST, Jr: Scarred muscle excision for the treatment of established ischemic contracture of the lower extremity. Clin Orthop Relat Res 292:309, 1993.
174. Manoli A, 2nd, Graham B: The subtle cavus foot, "the underpronator." Foot Ankle Int 26:256, 2005.
175. Combs DB, Martin RL, Wukich DK: Pes cavus deformities. Orthopaedic Physical Therapy Practice 21:54, 2009.

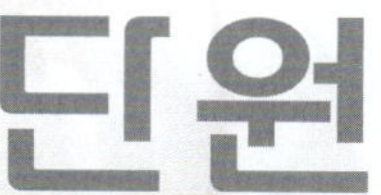
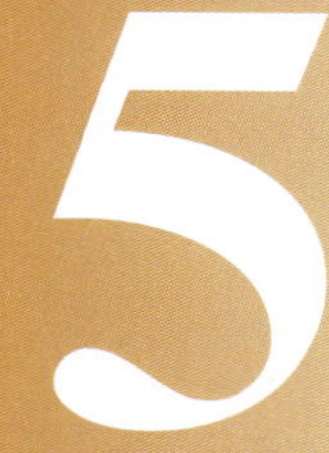

단원 5

통합 기능
Integrated Function

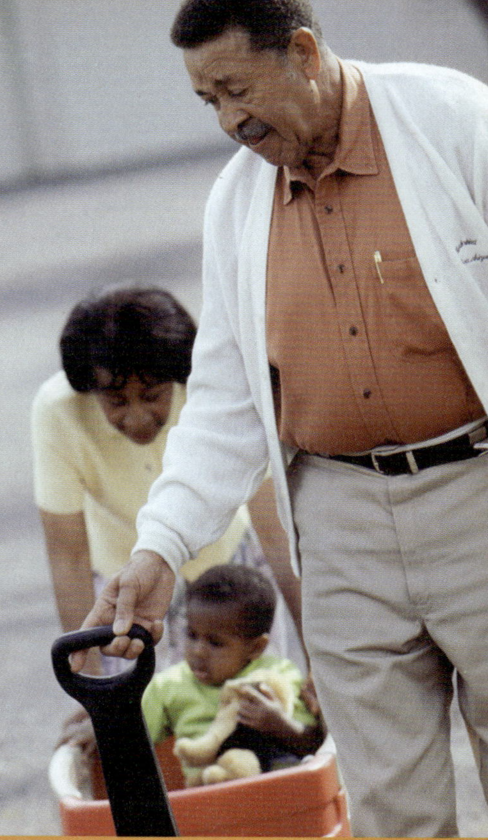

자세 Posture 13 장

Lee N. Marinko, PT, ScD, OCS, OMT, FAAOMPT | Cynthia C. Norkin, PT, EdD

본장 개요

서론(Introduction)

본 장의 관심사는 특정한 자세를 유지하거나, 한 자세(정렬)에서 다른 자세로 움직이기 위해 다양한 신체 구조들이 어떻게 단일 시스템으로 작용하는지를 알아보는 것이다. 자세 조절과 관련된 통합 기전이 우리의 관심사에 포함되고, 개별 관절과 근육의 구조와 기능에 대한 지식은 이상적인 자세에서 그들 각각이 평형과 안정성에 어떻게 기여하는지를 확인하는 기초로서 사용된다. 다양한 자세와 관련해 신체에 작용하는 내적 힘과 외적 힘을 고려해야 하고, 또한 초기 정렬에서의 편위가 관절 운동과 기능을 어떻게 변화시킬 수 있는지도 고려해야 한다.

본 장은 몇 가지 흔한 자세 편위를 고려하기 전에, 무엇이 다양한 정적 자세에 대한 이상적인 정렬인지를 먼저 확인하고, 물리치료를 할 때 접하는 다양한 문제점에 이들 편위가 어떤 영향을 미치고, 또 그 결과가 어떻게 되는지에 대해 거론할 것이다. 자세 조절과 균형에서 생애에 따른 차이점도 설명할 것이다.

자세와 균형(Posture and Balance Defined)

자세(Posture)

자세는 신체의 방향 또는 정렬이며, 정적일 수 있고 또 동적일 수도 있다. **정적 자세**의 경우, 신체와 신체 분절은 신체를 평형 상태로 유지하는 방식으로 분포된다. 선 자세, 앉기 자세 또는 누운 자세는 휴식 상태의 신체가 취하는 정적 자세의 예이다. **동적 자세**는 신체나 분절이 움직이는 상태의 자세로 간주되고, 보행, 달리기, 점프, 던지기 및 들기 등이 모두 동적 자세의 예이다. 인간의 모든 움직임은 정적 자세에서 시작되고, 여러 시스템의 통합을 통해 유지된다.

중력은 사람의 안정성에 직접적인 영향을 준다. 여러분이 안정 상태로 유지하려면, 질량중심(CoM)과 그 질량중심으로 통과하는 수직의 중력선(LoG)이 기저면(BoS; 1장 참고) 내에 유지되어야 한다. 중력선이 기저면을 벗어나면 넘어질 수 있기 때문에, 질량중심을 기저면 밖으로 변위시키는 것이 쉬운지 또는 어려운지는 안정성과 직접적으로 관련된다.

여러분은 기저면을 더 크게 만들거나 질량중심을 낮춤으로써 넘어지는 것을 피하는 안정성을 증가시킬 수 있다. 인체 뼈대의 다관절 성분은 무수히 많은 자세로 정렬될 수 있다. 이런 신체 분절의 재정렬은 질량중심과 중력선의 위치에 영향을 주어 신체의 안정성에 영향을 미친다(그림 13-1).[1,2]

균형(Balance)

균형은 똑바른 자세를 유지하는 과정이다. 자세 조절은 적절한 균형을 달성하고, 유지하고 또 복원하는 것을 담당한다.[3] 힘이 평형 상태에 있을 때, 신체가 휴식(또는 정적)을 하고, 안정된 것으로 간주된다. 균형은 단순히 역학적 문제 이상이며, 신체가 평형을 유지하기 위해서는 다중 시스템이 필요하다. 신체의 CoM을 BoS 경계 내에 유지하는 것은 안정성 또는 균형을 유지하는 필수 요건이며, 자세 조절의 궁극적인 목표이다. 해부학적 자세에서, 그 사람의 BoS는 양쪽 발꿈치 뒤쪽 면에서 양쪽 발의 발가락 끝에 의해 형성되며, CoM은 정중시상면에서 약 2번 엉치뼈 높이에 위치한다(그림. 13-1 참고). 앉기 자세의 경우, BoS는 발의 경계 뿐만 아니라 그 사람이 앉아 있는 좌석의 경계면/발자국을 포함한다. 의자에 앉을 때, 균형은 머리, 팔 및 몸통의 CoM에 좌우되는데, 그 이유는 골반과 하지가 지지를 받기 때문이다. 그러므로, 의자에 앉아 있을 때, CoM은 겨드랑이 바로 밑의 높이까지 위쪽으로 이동한다(그림 13-2).

그림 13-1과 같이 팔다리를 재분포는 그 사람의 CoM와 LoG의 위치를 변경시킬 것이다. 나이, 신장 및 체중과 같은 특성도 CoM을 변화시킬 수 있고, 안정성에 대한 요구 조건을

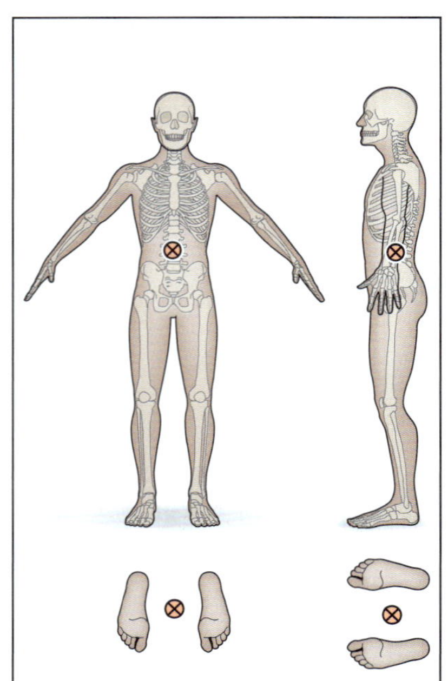

A 균형이 좋은 상태: 질량중심이 기저면 안에 위치한다.

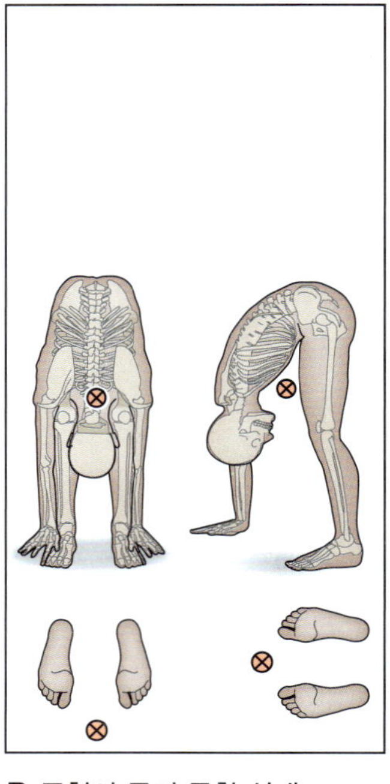

B 균형이 좋지 못한 상태: 질량중심이 기저면 밖에 위치한다.

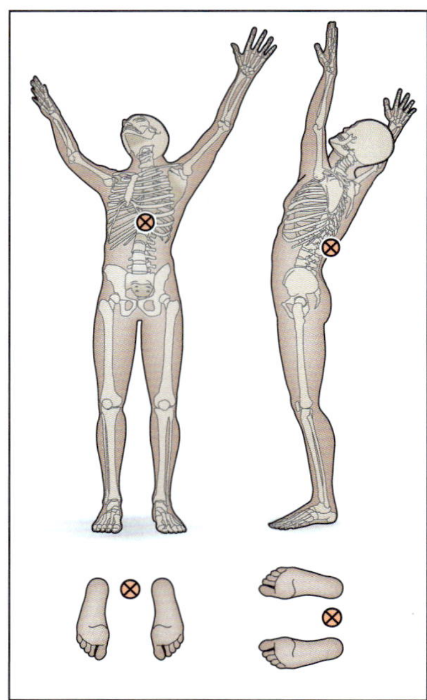

C 경계선 균형 상태: 질량중심이 기저면 경계선에 위치한다.

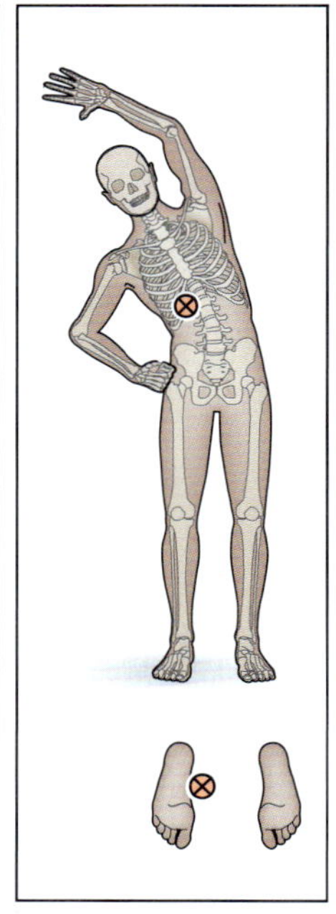

D 좋은 균형 상태: 질량중심이 기저면 안에 위치한다.

그림 13-1. 질량중심(CoM)과 기저면(BoS)은 안정성에 영향을 준다. 질량중심이 기저면 밖에 있을 때, 안정성이 떨어진다.

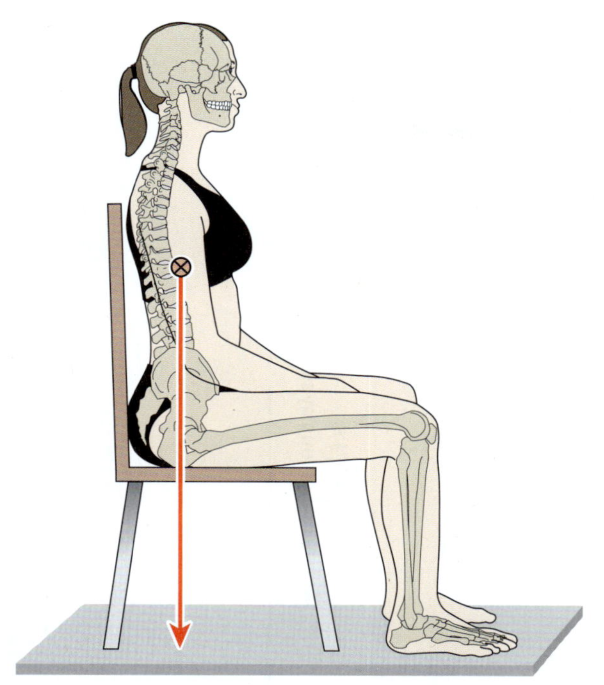

그림 13-2. 의자에 앉았을 때, CoM은 겨드랑이 바로 밑에 위치하고, BoS는 양 발의 경계면과 의자 경계면을 포함한다.

변경할 수 있다.[4] 사람의 균형은 근육뼈대계의 역학적 특성과 중추신경계(CNS)의 온전성 사이의 복잡한 상호작용을 필요로 한다.

환자 적용 13-1

Romberg 검사와 Sharpened Romberg 검사는 발의 위치에 따라 달라지는 개인의 균형을 임상적으로 측정하는 것이다.[5] Romberg 검사의 경우, 그 사람은 선 자세에서 양 발을 붙인다; Sharpened Romberg 검사는 선 자세에서 한발의 뒤꿈치를 다른 발의 발가락 끝에 붙인다(일자 형태의 발 자세). 이들 두 자세는 해부학적 자세(양 발을 어깨너비만큼 벌린 상태)보다 BoS를 감소시킨다. Romberg 검사 시, 이마면의 BoS가 해부학적 자세보다 감소했다.

Sharpened Romberg 검사의 경우, 이마면의 BoS는 훨씬 더 감소된다; 그러나 시상면의 BoS는 증가되었다. 그러므로, Sharpened Romberg 자세로 서 있는 일부 사람들은 정상 서기 자세 때보다 더 큰 앞뒤 방향의 안정성을 갖게 될 것이지만 안가쪽 방향의 안정성은 크게 떨어질 것이고, 안정성을 유지하기 위해 더 많은 노력을 해야 한다. 이런 검사의 진행은 안정성에 영향을 줄 수 있는 BoS를 어떻게 변화시키는지를 보여주는 예이다.

자세와 균형에서 감각운동을 통한 운동조절의 역할(The Role of Sensorimotor Motor Control in Posture and Balance)

자세 조절은 휴식 상태나 움직이는 도중에 균형을 유지하려는 행동이거나, 또는 개인, 환경 또는 과제의 제약조건을 고려하는 자세 변화이다. 모든 성공적인 움직임은 자세 조절을 필요로 한다. 과거의 경우, 임상가들은 자세 조절이 단순히 CNS에 의해 나타나는 반사적 기능이라고 믿었다.

오늘날에는, 자세 조절이 많은 시스템의 여러 과정을 통합하고 또 학습되거나 습득될 수 있는 복잡한 운동 기술로 이해되고 있다.[6] 자세 조절의 실험 연구를 통해, Scholz 등은 다양한 상황에서 안정성이 방해를 받을 때, 그 사람들은 자신의 CoM과 신체분절을 동요하기 이전의 자세로 지속적으로 재정렬했다는 것을 증명했고, 자세 조절의 주요 목표가 기저면 내에 CoM과 LoG를 유지시킨다는 개념을 지지했다.[2] 비록 비교적 작은 양의 근 활동만으로도 안정되고 똑바른 서기 자세를 유지할 수 있지만, 자세의 유지는 복잡한 신체 운동조절 시스템의 한 부분이다.[5] 자세 조절은 말초신경계와 중추신경계의 온전하고 적절한 신경근육 통합을 필요로 한다. 특히, 정보는 시각계, 안뜰계, 몸감각계(고유수용성, 피부 감각 및 관절수용기) 및 근육뼈대계(관절과 근육; 그림 13-3)으로부터 통합된다.[5,7]

사람은 안정성을 유지하기 위해 2가지 기전을 사용한다: **예상 자세 조정**(APA)과 **보상 자세 조정**(CPA).[8] 예상 자세 조정(APA)은 CoM의 자가 부담 균형 동요나 움직임이 일어나기 전에 몸통과 팔다리 근육의 피드포워드 활성화로 설명되어 왔다. 피드포워드는 움직임의 결과를 통해 근육이 수축하는 것이 아니라, 움직임을 예상하여 근육이 수축하는 것을 의미한다.

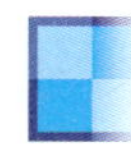

예제 13-1

간단한 예로, 선 자세에서 양 팔을 앞으로 쭉 뻗는다고 생각해 보자. 팔을 들어올리기 전에, 발목의 발바닥굽힘근이 정강뼈와 나머지 신체 부위를 뒤쪽으로 당기기 위해 수축해야 하며, 이것은 CoM을 약간 뒤쪽으로 이동시킬 것이다. 팔을 전방으로 들어올리기를 위한 준비 동작으로 CoM을 약간 뒤쪽으로 이동시키는 것은 팔을 들어올릴 때 CoM을 기저면 중앙으로 다시 위치시키기 위함이다. 그 결과, APA는 의도된 움직임이 끝날 때 CoM을 BoS의 중심에 유지시키기 위해 일어날 움직임에 대해 신체가 준비할 수 있도록 만드는다.

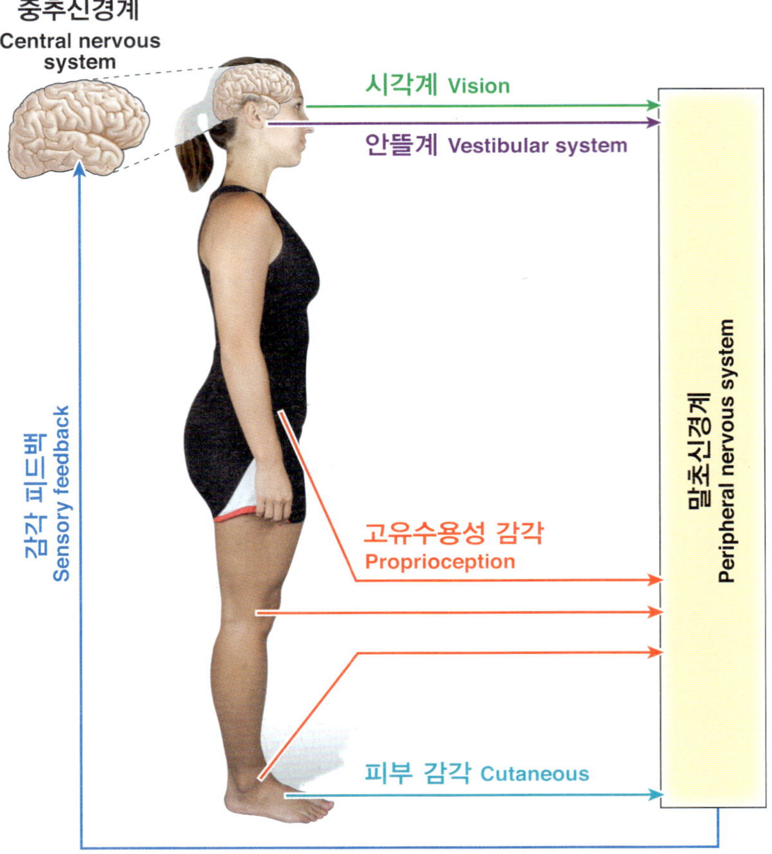

그림 13-3. 자세 조절은 말초신경과 중추신경의 통합을 요구한다.

APA의 역할은 의도된 움직임의 부정적인 결과를 줄이는 것이다: 예 13-1에서의 부정적 움직임은 앞으로 넘어지는 것이다. 따라서 APA가 성공적으로 이루어지기 위해서는 과제와 환경에 대한 사전 지식이 있어야 한다.[9] 보상 자세 조정(CPA)은 균형이 깨어졌을 때 일어나는 활성화된 운동 보상(근 수축)이다(피드백 전략으로 알려짐). CPA는 예측되거나 예측되지 않은 동요가 있을 때 감각 피드백 정보에 반응한다.[10] 만약 예상치 못하게 자세가 동요되면, CPA는 균형을 회복하기 위해 CNS가 사용하는 주요 전략이다. 알려진 동요나 계획된 운동이 있을 때는, APA와 CPA가 함께 작동한다. 즉, APA는 움직임을 위한 신체의 준비이고, CPA는 움직임 도중이나 이후에 일어나는 조절이다.

감각 정보는 자세 조절의 중요한 요소이다. 자세 조절에 기여하는 감각 정보의 주요 원천은 시각계, 안뜰계 및 몸감각계 등이다. 예를 들어, 시각은 APA를 조정하는 중요한 역할을 한다. 시력의 중요성을 증명하기 위해, Mohapatra와 Aruin은 다양한 시각 조건 아래에서 몸통 동요 동안 APA를 측정했다.[11] 그들은 대상자가 시각 정보를 받을 때 APA에서 뚜렷한 증가를 관찰했지만, 시야가 완전히 차단되었을 때는 APA가 나타나지 않았음을 확인했다. 이것은 APA가 동요에 대해 신체를 준비시키는 필수조건이라는 사실을 뒷받침했다. 안뜰계도 자세 조정을 시작하는데 관련되고, 혼란스런 몸감각 정보나 시각 정보가 있을 때 꼭 필요하다.[12] 안뜰계는 중력에 대한 공간좌표계로써 작용한다. 안뜰계의 역할에서, 안뜰계는 공간에서 머리와 몸통의 방향 변화에 반응하지만, 지지면의 변화에는 영향을 받지 않는다.[13,14]

마지막으로, 몸감각 정보는 지지면에 대한 신체 자세의 정보뿐만 아니라, 신체 분절의 위치와 공간내 움직임 사이의 상호관계에 대한 정보를 CNS에 제공한다. 특정 감각 세포(기계적 수용기)는 접촉, 관절 운동, 그리고 힘줄과 근육의 신장 뿐만 아니라, 팔다리가 얼마나 빠르게 움직이는지에 대한 정보를 제공하기 위해 피부, 관절 및 근육 구조물 안에 위치한다(그림. 13-3 참고). 적절한 시각적 정보와 안정된 표면이 있을 때, 대다수의 균형 조절은 하지의 관절로부터 오는 몸감각 정보의 결과이다. 불안정한 표면이 있는 경우, CNS는 몸감각 정보에 덜 의존하고, 상대적으로 시각과 안뜰계의 정보

표 13-1. 자세 조절

자세 조절의 기여 요소	자세에서의 역할
시각계(Visual system):[5,15] 3종류의 눈 운동 시스템이 CNS에 신체와 환경과 관련된 시각정보를 제공하기 위해 함께 작동한다.	• *원활추종 눈운동 시스템:* 느린 속도로 움직이는 물체의 고정은 신체 자세와 물체간의 관계에 대한 정보를 제공한다. • *도약눈운동 시스템:* 고정 지점이 변할 때 빠르고 작은 두 눈의 움직임을 동시에 담당하고, 신체 자세와 물체간의 관계에 대한 정보를 제공한다. • *시운동 시스템:* 전체 시야가 움직일 때 망막에 맺히는 상을 고정하기 위해 사용되며, 보행과 같은 환경에 대해 물체가 어떻게 움직이는지에 대한 정보를 제공한다.
안뜰계(Vestibular system)[12]	• 반고리관 속에 있는 특수한 역학적 수용기는 운동 속도와 각 변위에 대한 정보뿐만 아니라, 중력에 대한 머리의 위치에 대한 정보를 중계한다.
몸감각계 (Somatosensory system)[5]	• 통증, 온동, 접촉 및 고유수용성 감각(관절 위치) 등과 관련된 말초신경으로부터 도달하는 감각 정보 • *근방추:* 순간적인 근육 길이 상태(정적)와 근육의 길이 변화(동적)를 감지한다. • *Golgi 힘줄기관:* 순간적인 근육 장력(정적)과 장력의 변화(동적)을 감지한다. • *관절수용기:* 관절주머니와 관련 인대의 장력(긴장도) 변화를 감지한다.
예상 자세 조정(APA)[8] (Anticipatory postural adjustments)	• 과제에 필요한 실제 움직임이 일어나기도 전에, 발생하는 별도의 자세 근육의 수축. 임박한 과제에 관련된 자가부담 동요를 위해 신체를 준비시키는 운동 출력으로 생각되며, 이것은 경험과 감각 통합을 기본 바탕으로 이루어진다.
보상 자세 조정(CPA)[8] (Compensatory postural adjustments)	• 감각 정보나 피드백에 반응한 동요의 결과로써 일어나는 근육 활성과 운동 패턴. 그들은 균형이나 자세 조절을 회복시키는 1차 목표를 가진 자세 근육 활성이나 운동전략을 포함한다.

에 더 많이 의존하게 되는데, 이것은 자세 조절에서 협응된 감각 정보 통합을 이루는 것이다.

전반적으로, 안정 시 자세와 움직임을 관찰할 때 이들 다중 시스템의 통합된 역할을 이해하는 것이 중요한데, 그 이유는 이상적인 정렬에서 발생하는 편위는 감각 문제, 시각 문제, 또는 안뜰계 문제가 존재한다는 것을 의미하기 때문이다. 이런 문제에 대한 인식은 정적 자세 문제나 동적 자세 문제를 예측할 때 도움이 된다. 표 13-1은 자세 조절에 영향을 주는 요소에 대한 요약을 제공하고 있다.

정적 자세에서의 자세 조절 (Control of Posture in Static Positions)

안정성은 부분적으로, 사람의 BoS에 좌우된다. 비록 본 장이 ***정적*** 자세를 강조하지만, 정적이란 용어에는 오해의 소지가 많다. 신체의 모든 부분이 고정된 표면에서 지지되지 않는 한, 중력과 관성의 영향이 안정성 한계 내에서 미세한 움직임을 생성하는 일정의 외적 힘을 만든다. 이런 움직임은 미세하고 눈으로 확인되지 않을 만큼 적은 움직임이며, **"자세 동요"**로 알려진다.[5] 그러므로, 한 발짝 걷거나 BoS의 변화가 요구되지 않는다면, 정적 자세는 단일 지점이 아니라, BoS 내에서 그들의 CoM과 LoG를 유지할 수 있는 면적이다(그림 13-4).[6] 정적 자세의 유지는 신체 분절의 방향과 온전성, 안정 시 근육톤, 그리고 작은 근육 활성 크기 등에 좌우된다. 똑바른 정적 자세의 경우, 위쪽 목뼈가 척주 중에서 가장 가동성이 큰 분절이라는 사실에도 불구하고, 머리는 매우 안정된 상태를 유지한다(4장. 척주 참고). 이런 머리의 안정은 풍부한 근방추는 물론, 근방추가 시각과 전정계에 직접 연결되기 때문이다.[15] 똑바로 선 자세의 경우, 상대적으로 작은 BoS와 높은 CoM 사이의 간격(거리)은 지지면, 관절 가동성, 근육 조절 및 온전한 감각 정보 등에 의해 영향을 받는 자세 조절 기전을 필요로 한다.

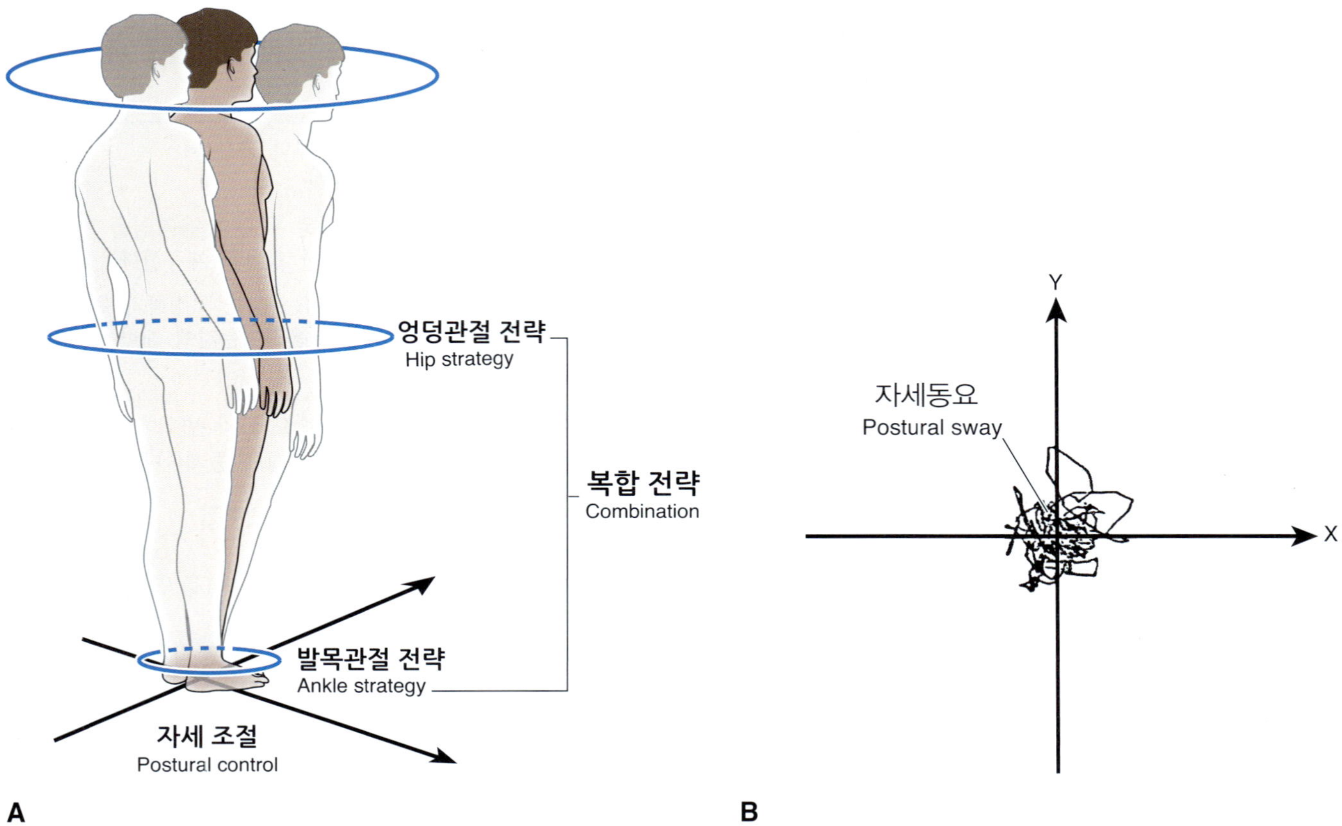

그림 13-4. 자세동요와 안정성 한계. A. 안정성은 발목관절 전략, 엉덩관절 전략, 그리고 복합 전략에 의해 제어된다. B. 대상자는 균형 플랫폼 위에 60초간 선 자세를 취하고, 압박중심의 이동을 기록했다.

자세 조절 전략(Postural Control Strategies)

세 가지 기본 운동 전략이 조용한 서기 자세 동안 안정성을 유지할 수 있다: 발목관절 전략(ankle strategy), 엉덩관절 전략(hip strategy), 복합 전략(combination strategy).

발목관절 전략은 종종 처음 적용되는 전략이며, 작은 동요를 관리하는 데 사용된다. 발목관절 전략은 가장 간단한 전략으로서, 신체 운동을 발목에서 일어나는 역전된 진자로 묘사된다.[16] 자세동요가 앞뒤 방향으로 일어날 때, 동요의 방향과 일치하는 먼쪽에서 몸쪽으로 향하는 근육 활성화 패턴이 관찰된다. 예를 들어, 신체의 병진운동이 뒤쪽 방향으로 일어난다면, 근육의 활성은 앞정강근부터 시작하고, 그 다음 넙다리곧은근, 그리고 맨 마지막으로 배곧은근이 활성화된다.[17] 반대로 신체의 병진운동이 앞쪽으로 일어난다면, 근육의 활성은 장딴지근에서부터 시작하고, 그 다음은 넙다리두갈래근, 그리고 맨 마지막으로는 척주세뭄근이 활성화된다.

두 번째 전략은 ***엉덩관절 전략***으로 불리며, 동요가 크거나 기저면이 더 작을 때 일어난다.[1,17] 이 전략은 다관절 진자처럼 작용하며, 근육 활성화는 몸쪽에서 먼쪽 방향으로 일어나고, 움직임은 주로 엉덩관절에서 일어난다.[13,17] 엉덩관절 전략 동안, 자세동요가 앞쪽에서 뒤쪽으로 일어날 때, 근육의 활성은 배 근육에서 시작되고, 그 다음 넙다리네갈래근의 활성화가 일어난다. 동요가 뒤쪽에서 앞쪽으로 일어나면, 근육의 활성화는 척주세움근에서부터 시작되고, 그 다음 뒤넙다리근의 활성화가 일어난다.[17]

비록 엉덩관절 전략과 발목관절 전략이 신체에 가해지는 다양한 요구를 토대로 독자적이고 분리된 전략으로 설명되어 왔지만, Create 등은 이들 전략이 항상 어느 정도 존재한다고 했고, 그렇기 때문에 발목관절 전략과 엉덩관절 전략이 동시에 일어나는 제 3의 전략인 복합 전략을 언급했다.[13] 이런 모든 전략에서 일어나는 근육 활성 패턴은 사람이 발목관절 전략과 엉덩관절 전략을 다양하게 보여줄 수 있도록 과제나 환경의 요구에 따라 나타난다.

환자 적용 13-2

다발성 경화증이나 말초혈관질환과 같이, 정상 몸감각 통합을 방해하는 말초신경계와 중추신경계와 관련된 병리는 균형 문제와 관련되고 낙상의 위험을 증가시킨다. 이들 병리는 발목에서 정상 감각 처리를 방해하여, 발목관절 전략으로부터 자세 안정성을 제한할 수 있다. 엉덩관절 전략을 이용하여 균형 훈련을 목적으로 하는 재활이 이들 먼쪽 부위(발목)의 문제를 조정하기 위해 통합될 수 있다.

등을 지지하고 똑바로 앉기 자세와 지지하지 않고 똑바로 앉기 자세(Supported and Unsupported Upright Sitting)

의자에 앉는 것은 서 있는 것보다 더 안정된 상황을 만들 것이다. 의자에 앉는 것은 사람의 발 뿐만 아니라 의자 다리에 의해 형성되는 커다란 BoS를 제공한다. 이와 같이, 앉기 자세의 CoM은 선 자세의 CoM보다 낮은 편이다. 따라서 CoM이 낮을수록 그리고 BoS가 클수록 더 안정적인 상황을 만든다. 그러나 앉기 자세는 BoS를 줄임으로써 상대적으로 덜 안정될 수도 있다. 즉, 지면으로부터 한 발이나 양 발을 들어 올리거나 또는 의자의 BoS를 줄임으로서 덜 안정된 상황을 만들 수 있다. 하나의 예를 들어 보면, 큰 공 위에 앉는 것은 의자에 앉는 것보다 덜 안정된 환경을 만든다.

고정된 표면에 앉는 것은 똑바로 선 자세보다 본질적으로 더 안정적이다. 비록 등을 지지하지 않은 앉기 자세(등받이 없이)도 지지한 앉기 자세보다 더 큰 자세적 요구를 필요로 하지만, 여전히 선 자세가 지지하지 않은 앉기 자세보다 더 큰 자세적 요구를 필요로 한다. 앉기 자세에서 일어나는 대부분의 동요는 앞뒤 방향으로 일어난다. 이런 동요는 몸통과 상체가 단일의 강체 단위를 형성하여 엉덩관절을 중심으로 일어나는 역전된 진자 운동 형태이다.[18,19] 앉기 자세 조절에 대한 최근의 연구에 따르면, 앉는 자세의 동요는 조용한 서기 자세에 비해 현저하게 줄어들고, 보상 반응이 지연되는 것을 보여주었다.[18-20] 앉기 자세에서 줄어든 자세동요는 여러 요인에 기인한다: (1) 의자와 접촉하는 신체 분절로부터의 큰 피부 감각 피드백, (2) 앉은 동안의 큰 BoS, (3) CoM과 진자 축 사이의 짧은 거리. 서기 자세일 때, 안정성을 결정하는 거리는 CoM(중간 엉치뼈 정도)과 발목의 축 사이의 거리이다. 앉기 자세를 취할 때, 안정성을 결정하는 거리는 중간 복장뼈의 CoM과 엉덩관절 사이의 간격이다.

부가적으로, 앉기 자세에서의 중요한 안뜰 정보와 몸감각 정보는 머리와 목의 동요를 통해 인식된다. 시각과 안뜰계의 직접적인 연결과 신체에 대한 머리의 위치와 움직임에 대한 빠른 정보의 중계는 내적 모멘트와 외적 모멘트 모두로부터 빠른 반응을 이끌어낼 수 있다.[21]

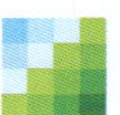

환자 적용 13-3

만성 목 통증, 뇌진탕, 목에 기인한 어지럼증, 그리고 채찍질 손상(WAD) 등이 있는 경우, 목뼈 내에서의 시각, 안뜰계와 몸감각계 사이의 관계는 비교적 새로운 연구 영역이다. 목뼈 손상을 입은 사람은 균형의 문제와 목뼈의 고유수용성 감각 문제를 보인다. 그들은 현기증과 균형이나 자세 조절의 문제를 종종 호소한다. 목의 자세 조절 근육에 특정 근육 훈련을 통합한 치료법은 이런 결손과 증상을 개선하는 것으로 밝혀졌다.[15]

움직임 동안의 자세 조절 (Control of Posture During Movement)

때때로, 사람이 선반으로 팔을 뻗거나, 바닥에 놓인 물체를 집어들기 위해 몸을 숙이거나, 또는 부엌으로 걸어갈 때처럼 신체의 움직임이 예상된다(계획되고 통제된). 어떨 때는 사람이 뒤쪽으로 밀리거나, 보도 틈새로 걷거나, 지하철 안에 서 있다가 급발진하는 등 움직임이 계획되지 않은 경우가 있다. 정적 자세 조절 때와 마찬가지로, 계획된 움직임이나 계획되지 않은 움직임 동안에도 동적 자세 조절이 요구된다. 최근의 근거에 따르면, 예상되고 계획된 운동 전략은 사전에 계획된 운동과 직접 관련되고 똑바른 자세를 유지하는 것보다 더 복잡한 운동 적응의 여러 단계와 근육 협력 작용을 포함한다.[22-24] APA는 자세 안정성을 유지하기 위해 설계되었으며, 계획된 운동보다 약 100 ms 앞서 서 일어난다.[22-24]

예상 협력 조정(ASA)은 계획된 운동 도중에 존재하는 또 다른 운동 전략이며, APA 보다 훨씬 앞서 서 일어난다.[25] 이런 협력은 일반적으로 두 가지 뚜렷한 패턴을 갖는다. 하나는 의도된 과제나 동작을 예측하는 운동 출력을 유지하도록 설계된 것이고, 다른 하나는 움직임 중단을 허용하는 것이다. ASA는 계획된 운동보다 약 250–300ms 먼저 일어나는 운동 협력이나 운동 출력이다.[25] 여러 신경학적 질환들은 운동 협력의 조절에 영향을 줄 것이고, 나쁜 자세 조절이나 눈에 보이는 운동 협응 결손을 초래할 수 있다.

확장 개념 13-1
조용한 서기 자세

비록 조용한 서기 자세가 자동적인 운동으로 간주되지만, 새로운 연구에 따르면 대뇌겉질 활동이 자세근의 재활동(피드포워드)보다 우선한다는 것이다.[26] 휴식으로부터 움직이는 도중에 자세를 검사할 때, 이상적이고 증가된 근 활성으로부터의 편위는 자세 조절에 문제가 있음을 의미하고 후속 검사를 필요로 한다.

확장 개념 13-2
손상된 조직을 보호하기 위한 자세 조절

급성 근육뼈대계 손상은 손상된 조직을 보호하기 위해 빠르게 활성화되는 근육처럼, 변화된 근 활성 패턴과 관련이 있다. 만약 이들 운동 전략이 장시간 유지된다면, 그들은 관절에 문제를 일으킬 수 있는데, 그 이유는 그 관절을 통한 증가된 하중, 움직임 감소와 운동 다양성의 감소 때문이다. 이것은 요통, 목 통증, 어깨 충돌 증후군, 가쪽관절융기염 및 엉덩관절과 무릎관절의 골관절염 등과 같은, 만성 근육뼈대계 질환을 가진 사람들에게서 입증되었다.[27]

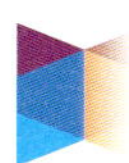

기본 개념 13-1
자세와 균형의 요약

- *자세*: 공간에서의 신체 방향과 정렬.
  자세는 정적(즉, 서기 자세나 앉기 자세와 같이 신체를 가만히 유지하는)일 수도 또는 동적(즉, 걷기와 뛰기와 같이 신체가 움직이는)일 수도 있다.
- *균형*: 똑바른 자세로 신체를 유지하고, 감각운동, 시각 또는 안뜰계 피드백을 요구한다.
- *자세 조절*: 신체의 균형을 달성하고, 유지하고, 복원시키는 활동.
- *APA*: 테이블 위의 컵 쪽으로 팔을 뻗는 것과 같이, 계획되거나 예상된 움직임 이전에 일어나는 몸통과 팔다리의 특정 자세근 활성. APA는 계획된 움직임을 위해 신체를 준비하는 것이고, 움직임이 일어나기 약 100 ms 전에 발생한다.
- *CPA*: CPA는 균형을 회복하거나 움직임 방향의 오류를 줄이기 위해 균형을 방해할 때 일어나는 근육 활성화이다. CPA는 정확성을 위해 피드백(예: 시각 신호, 관절수용기와 근육 감각 수용기)에 반응한다.
- *예상 협력 조정(ASA)*: 움직임이 사람에게 알려질 때, APA보다 먼저 일어나는 운동 전략이다.
  이들 근육 활성화는 두 가지 목적을 가진다:
  (1) 과제나 작용을 위해 의도된 움직임을 유지한다.
  (2) 움직임 중단을 허용하는 근육 활성화를 제공한다(동요를 준비하기 위해). 이들은 계획된 운동보다 약 250~300ms 앞서서 발생한다.

자세의 운동역학과 운동형상학, 그리고 자세 조절(Kinetics and Kinematics of Posture and Postural Control)

자세와 자세 조절을 검사할 때, 우리는 운동역학과 운동형상학의 개념과 근육뼈대계에 대한 그들의 영향을 고려할 필요가 있다. 인체에 작용하는 힘은 일반적으로 내적이나 외적으로 발생하는 것으로 기술된다. 균형과 자세 조절에 대한 근육 반응은 내적으로 생성된 힘의 예이다. 상기시키면, 내적 힘은 신체 내에서 발생하는 힘이며, 능동적인 근육 수축이나 조직의 수동 장력(예: 휴식상태의 근육 톤, 근육의 수동 강직도, 관절주머니와 인대의 장력)에 의해 생성될 수 있다.[28] 외적 힘은 중력과 같이, 신체나 분절의 외부에서 발생하는 힘이다(그림 13-5). 외적 힘의 다른 예는 손에 들고 있는 물체, 환경(예, 지면, 침대)과 신체가 접촉하는 지점, 그리고 다른 사람과의 물리적 상호작용 등이다. 정상적인 일상 활동 동안의 작은 동요와 자세 동요는 신체나 분절의 CoM에 작용하는 일정한 외적 힘인 중력의 적용으로부터 일어난다. 정적 서기 자세나 앉기 자세의 경우, 근육의 능동 장력과 결합조직의 수동 장력에서 나온 내적 힘의 모멘트와 알짜 힘은 머리를 똑바로 들고 양쪽 눈의 수평을 유지하기 위해 중력과 다른 물체에 의해 가해진 외적 힘과 모멘트를 상쇄시킨다.

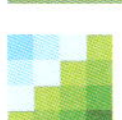

환자 적용 13-4

뇌혈관 사고(즉, 뇌졸중)로 신체 절반의 운동 조절 능력을 상실한 사람은 종종 똑바른 자세를 유지할 수 없다. 자세 조절의 부족은 중력의 힘을 상쇄시킬 만큼 내적 근육의 힘을 발생할 수 없기 때문에 일어난다. 물리치료사는 환자를 검사할 때마다, 자세 이상에 영향을 줄 수 있는 모든 요소를 고려해야 한다.

지면반응력(Ground Reaction Forces)

신체가 지면에 닿거나, 관절을 압박하기 위해 근육이 수축할 때, 크기는 같고 방향이 반대되는 힘이 생성된다. 이런 힘이 관절에서는 **관절반응력**(JRF)으로 불리고, 지면에서 발생하면 **지면반응력**(GRF)으로 불린다. 이 반응력은 기본면에 상응하는 3가지 방향의 힘 성분을 가진다.

지면반응력의 측정은 힘 변환장치나 힘판에서 생성된 힘의 3차원 곡선을 통해 이루어질 수 있다.[29] 자세 조절과 균형에

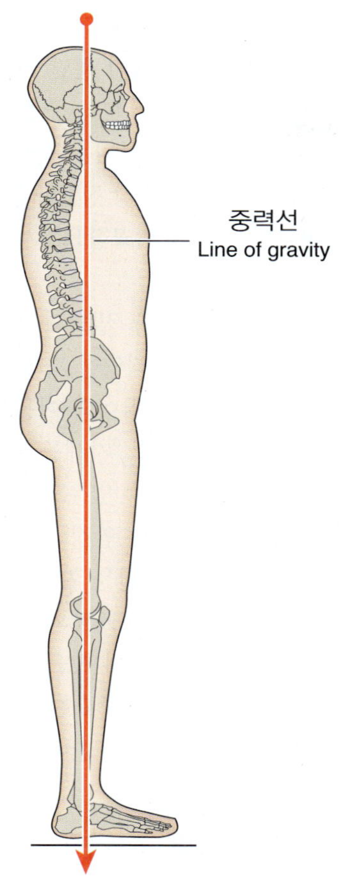

그림 13-5. 최적의 서기 자세에서 복합 작용선의 위치는 지면반응력(GRFV)과 중력선(LoG)에 의해 형성된다.

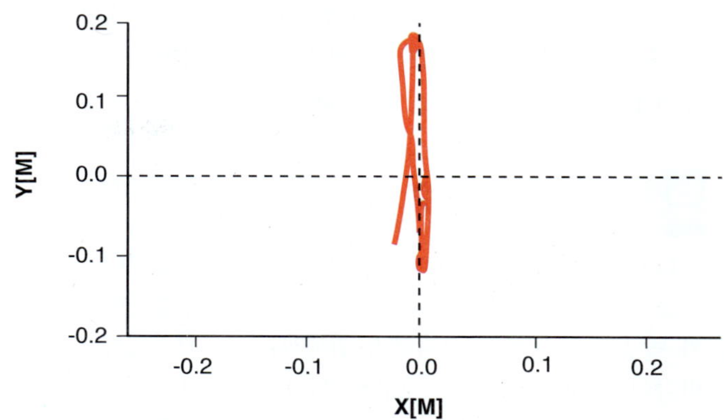

A 제어된 앞뒤 동요

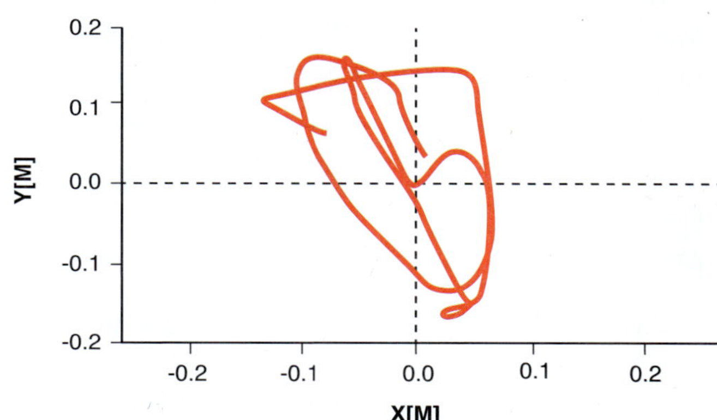

B 제어되지 않는 자세동요

그림 13-6. 똑바른 서기 자세에서의 압력중심(CoP) 궤적. A. 사람이 힘판 위에 서 있을 때 그려진 CoP의 궤적. 이런 경로는 약 30초 동안 서 있는 동안 일어나는 정상적인 리듬의 앞뒤 동요를 보여준다. B. CoP 궤적은 상대적으로 제어되지 않은 자세동요를 보여주고 있다.

관한 많은 연구는 **압력중심**(CoP)과 관련된 힘판 측정을 사용한다. 비록 발 전체가 지면과 접촉하고 있지만, 우리는 모든 접촉 압박의 합계를 나타내는 단일 작용점(CoP)을 추정할 수 있다. 그러므로 CoP는 접촉면에 계산된(이론적) 하나의 작용점이다. CoP 측정은 **지면반응력 벡터**(**GRFV**)의 상대적 위치와 똑바른 자세에서의 CoM 위치를 의미하는데 사용되어 왔다. 시간의 경과에 따른 CoP의 경로나 맵은 자세 동요 동안 CoM의 움직임을 나타내는데 사용된다(그림 13-6). 조용한 서기 자세의 경우에는, GRFV와 LoG가 같은 선에서 작용선을 가진다. 즉, 인체 관절에 크기는 같고 방향이 반대인 외적 힘을 생성한다(1장 참조).

관절반응력은 관절에서 발생하는 내적 힘과 외적 힘의 결합으로 발생한다. 근육 활성화(특히 대항근과의 공동 활성화)가 가장 큰 내적 힘이고, 반대로 중력이 지면반응력에 영향을 주는 가장 큰 외적 힘이다. 지면반응력(JRF)의 전반적인 증가는 골관절염과 같이, 하지에서 흔하게 발생하는 질환의 통증에 영향을 줄 수 있다.[30-32]

외적 모멘트와 내적 모멘트 (External and Internal Moments)

선 자세나 앉기 자세 동안 신체분절에 작용하는 내적 힘과 외적 힘의 전반적인 영향은 분절의 CoM으로부터 LoG(관절 회전축에 대해)가 얼마나 떨어져 있는가에 의해 결정된다. LoG가 관절을 통과하면, 모멘트가 발생하지 않는다. 그러나 LoG가 회전축으로부터 떨어진 거리로 통과하면 외적 모멘트가 생성된다. 조직의 수동 장력이나 근수축에 의해 생성된 내적 힘이 반대 작용을 하지 않는 한, 회전이 그 관절에서 일어날 것이다. 외적 모멘트나 내적 모멘트는 적용된 힘과 모멘트팔의 크기에 좌우된다.

상기시켜 보면, 모멘트팔은 회전축과 적용된 힘 벡터 사이의 수직거리이다(1장 참조). 외적 모멘트의 방향은 관절축에 대한 LoG의 위치에 의해 달라진다.

예제 13-2

LoG가 무릎관절 축보다 뒤쪽으로 떨어지면, 중력이 넙다리뼈를 뒤쪽으로 당길 것이고, 이로 인해 외적 무릎굽힘 모멘트가 발생한다. 평형을 유지하기 위해서는, 신체는 크기는 같고 방향이 반대인 내적 폄 모멘트(넙다리네갈래근의 수축으로 일어나는)를 발생시켜야 한다. 이것은 LoG이 무릎관절 축보다 뒤쪽(즉, 외적 무릎 굽힘 모멘트)에 위치하는 부분 스쿼팅 자세를 취할 때 쉽게 경험된다. 만약 여러분이 이것을 시도해 보면, 이 자세를 유지하기 위해 넙다리네갈래근이 활성화되는 것을 느낄 수 있을 것이다. 이런 정적 자세의 경우는, 내적 모멘트와 외적 모멘트의 합은 0이 된다.

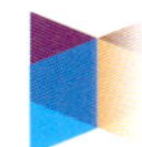

기본 개념 13-2
자세의 운동역학과 운동형상학에 관련된 요점

- GRF는 지면과 접촉하는 동안 신체나 신체 분절에 작용하는 힘과 크기는 같고 방향이 반대된 힘이다.
- CoP 측정은 자세 조절과 자세동요를 측정하기 위해 사용되는 지면반응력과 GRFV의 이론적 작용점이다.
- 똑바른 정적 자세의 경우에는, LoG와 GRFV가 동일선상에서 만나며, 크기는 같고 서로 반대되는 힘이다.
- 모멘트팔은 회전축과 적용되는 힘벡터의 수직거리이다.

물리치료에서의 자세 평가/초기 정렬의 역할 (Role of Postural Assessment/Initial Alignment in Physical Therapy)

물리치료실에서 이루어지는 임상 평가는 일반적으로 육안을 통해 시작된다. 물리치료에서 이루어지는 이런 육안 검사는 종종 환자의 자세를 관찰하는 것으로 시작한다. 예를 들어, 물리치료사는 환자가 침대에 어떻게 누워 있는지 또는 의자에 어떻게 앉아 있는지, 또는 환자가 의자에서 일어나 치료사에게 어떻게 다가오는지를 체크해야 한다. 이와 같은 초기 시진은 임상 가설을 설정하는데 도움을 주기 위해 검사 과정의 초기 단계에서 사용된다.[33] 특히 치료사들은 3가지 주요 질문을 하기 위해 종종 시진을 사용한다: 무엇을 할 수 있는가? 어떻게 하는가? 그리고 왜 그렇게 하는가?[33] 이런 질문에 대한 대답은 그 사람의 정렬 뿐만 아니라 신체 분절의 움직임을 관찰하는 것에서 나온다. 관찰된 것과 정상적인 정렬 및 이동 전략을 위해 예상되는 것을 비교하면 임상의사 결정에 도움이 될 수 있다. 정상 정렬과 운동 전략에 대해 기대했던 것과 관찰했던 것을 비교함으로서, 임상의사결정을 내릴 수 있다.

자세 조절은 유아와 아동의 운동 발달과 인지 발달에 대한 예측자로서 사용되기도 한다.[34] 다양한 자세 과제 동안에 이루어지는 운동의 다양성 평가는 유아와 아동을 위한 중재를 결정하는데 도움을 줄 수 있다.[34] 자세동요와 CoP 측정의 평가는 다양한 집단에서 일어날 수 있는 모든 위험의 결정요소로 사용될 수 있다.[35,36] 게다가, 안정 자세의 평가는 통증성 근육뼈대계 질환의 잠재적 원인을 확인하는데 도움을 줄 수 있다.[37,38] 자세 조절과 안정 시 정렬의 관찰은 인간 움직임에 관심을 갖는 모든 임상가들이 그들의 직무에서 발달시켜야 할 기본적인 스킬이고, 또 중요한 첫 번째 단계로서 이상적인 정렬을 제대로 알고 있어야 한다.

이상적인 서기 자세 정렬 (Ideal Standing Alignment)

이상적인 서기 자세는 모든 신체 분절이 비교적 수직으로 정렬되고, LoG(중력선)가 관절축을 통과하거나 가급적 가깝게 통과하는 자세이다(그림 13-7). LoG가 관절 회전축에 가까울수록, 발생할 외적 모멘트도 작아질 것이고, 이로 인해 내적 모멘트의 필요성도 작을 것이다. 이상적인 서기 자세는 적은 에너지 소비로 똑바로 선 자세를 유지할 수 있을 것이다. 그러나 LoG가 **모든** 관절축을 통과할 수 없는데, 그 이유는 관절의 형태와 구조가 본질적으로 다양하기 때문이다. 그러므로 **최적의 자세**는 가능하면 외적 모멘트를 최대한 작게 만들어 내적 모멘트를 최소화시키는 자세이다. 최적의 자세는 신장, 체중, 연령 및 성별 등과 같은 인체 계측학적 특성에 따라 달라질 수 있다.[39,40] 최적 정렬로부터의 큰 편위가 수동 지지 구조물의 스트레인을 증가시키거나 높은 근육 활성 수준을 요구하기 때문에, 이런 편위를 확인하고 해결하는 것이 중요하다.

서기 자세 분석(Analysis of Standing Posture)

자세 평가에서 가장 임상적으로 많이 사용되는 방법은 LoG나 다림줄(한쪽 끝에 무게를 매달은 줄)을 기준으로 신체

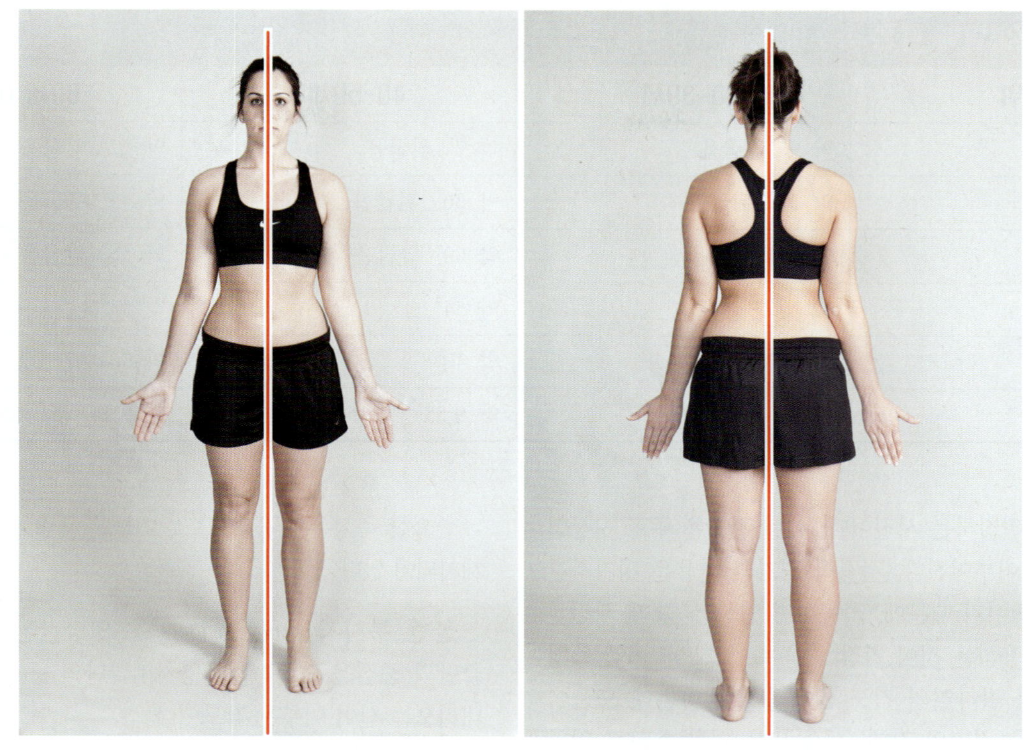

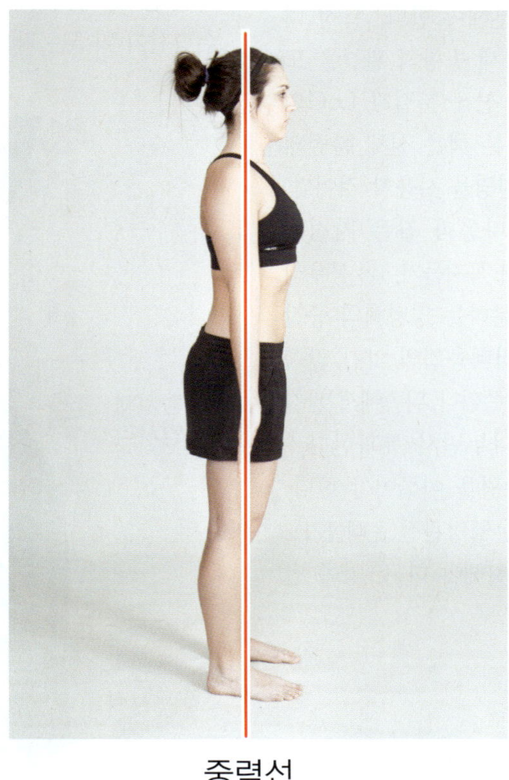

그림 13-7. 이상적인 똑바른 서기 자세. 모든 신체 분절은 비교적 수직으로 정렬되고, LoG(중력선)은 가급적 관절축을 통과하거나 가깝게 지나간다.

표 13-2. 연령별에 따른 척추의 정중시상면 각도[45,46]

부위	20-39세	40-59세	60세 이상
목뼈	약 9° 앞굽음	약 7° 앞굽음	약 22° 앞굽음
등뼈	약 38° 뒤굽음	약 36° 뒤굽힘	약 45° 뒤굽음
허리뼈	약 61° 앞굽음	약 60° 앞굽음	약 56° 앞굽음
골반 투사각	52°	약 54°	약 53°
엉치뼈 경사각	약 40°	약 40°	약 36°
골반 경사각	약 8.74° (21-30세)	약 9.55° (31-50세)	약 9.54° (51-65세)

분절의 편위를 관찰하는 시진이다. 이런 관찰은 주로 시상면과 이마면에서 이루어진다. 시각적 평가의 사용은 평가자간 신뢰도가 제한적이기 때문에, 가능하면 임상 실습 때 사진을 통해 평가를 사용하는 것이 가장 좋을 수 있다.[41] 이런 측정은 특히 척추와 팔다리의 각도 방향을 결정하는데 도움이 된다.[8,42] 사진은 질병의 진행, 성숙 또는 치료 효과로 인한 자세의 변화를 보여줄 때 유용하게 사용될 수 있다.

일반적으로, 측면에서 관찰할 때 LoG는 앞쪽 부분과 뒤쪽 부분을 비교적 동등하게 신체를 이등분해야 한다. 특정 뼈 표식점을 확인함으로써 LoG에 대한 자세 방향의 관찰을 도울 수 있다.[43,44] 정상적인 자세동요는 신체 분절과 LoG의 관계가 고정되지 않음을 의미하지만, 본 책은 신체 분절의 이상적인 방향을 확인하기 위해 단일 설명을 사용할 것이다. 신체를 측면에서 관찰하면, LoG는 다음과 같은 지점을 지나갈 것이다: (1) 귀의 앞쪽이나 관자뼈 꼭지돌기, (2) 봉우리돌기의 앞쪽, (3) ASIS와 PSIS를 이등분하는 엉덩뼈의 중간지점, (4) 넙다리뼈 큰뼈돌기, (5) 넙다리뼈융기의 약간 앞쪽(무릎뼈 뒤쪽), (6) 가쪽복사뼈. 신체를 앞쪽이나 뒤쪽에서 관찰하면, LoG는 신체 좌우를 균등하게 나누면서 통과한다.[39] 머리는 수직이어야 하고, 양쪽 눈은 수평을 이루어야 한다. 그리고 어깨(빗장뼈), 골반(엉덩뼈능선), 엉덩관절(큰뼈돌기), 그리고 무릎(무릎뼈)가 같은 높이에 위치해야 하고, 양쪽 발에 체중이 균등하게 분산되어야 한다.

서기 자세 분석: 측면 관찰 (Analysis of Standing Posture: Side View)

머리와 척주의 방향과 각도는 종종 시상면에서 관찰된다. 표 13-2는 척주의 정중시상면 각도를 연령별에 따라 제시하고 한다.

중요한 측정은 다음과 같고, 이들은 그림 13-8에 제시되어 있다:

골반 투사각(pelvic incidence): 엉덩관절 축에서 엉치뼈끝단의 중심을 잇는 선과 엉치뼈끝단의 중심에서 수직으로 내려오는 선이 이루는 각도이다.

엉치뼈 경사각(sacral slope): 엉치뼈 끝판을 지나가는 선과 수평선이 이루는 각도이다.

골반 경사각(pelvic tilt): PSIS와 ASIS을 잇는 선과 수평선이 이루는 각도이다.

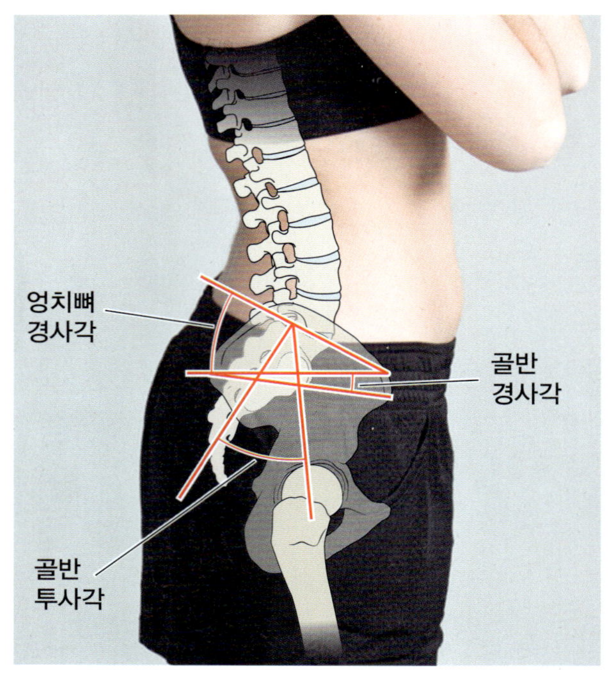

그림 13-8. 골반 투사각(Pelvis incidence angle), 엉치뼈 경사각(sacral slope), 그리고 골반 경사각(pelvic tilt)이 골반의 방향을 측정하는 다양한 방법으로 제시되어 왔다.

머리(Head)

이상적인 정렬에서, 머리는 귀가 빗장뼈 라인과 일직되게 양쪽 어깨 사이에 위치해야 한다. LoG는 관자뼈 꼭지돌기나 귓구멍을 통과하거나, 귓구멍보다 약간 앞쪽으로 지나간다(그림 13-9). 중력선은 C1-C2의 회전축보다 약간 앞쪽을 지나가기 때문에, 위쪽 목뼈에 대한 머리뼈의 외적 굽힘 모멘트를 일으킨다. 양쪽 눈은 수평으로 유지하고, 귀 위쪽에서 약간을 각도를 형성해야 하는데, 이 각도를 ***시상머리각도***라고 하며, 귓구멍을 통과하는 수평선과 눈서리를 지나가는 선에 의해 형성된다(그림 13-10).[47] 머리는 CoM(S2 분절 바로 위쪽에 위치하는)와 수직 일직선으로 정렬되어야 한다.[45] 이런 머리 자세의 유지는 중력에 의한 외적 굽힘 모멘트와 깊은 머리-목 폄근 사이의 균형에 의해 이루어진다.

척주(Vertebral Column)

척주는 목뼈에서 허리뼈까지 다양한 각도의 앞굽음과 뒤굽음을 가지고 있어야 한다(4장. 척주의 그림 4-1 참조). 이런 척추 각도의 정량화는 일반적으로 방사선 사진 상의 **Cobb 각도**로 표기되며, Cobb 각도는 위쪽 척추끝판을 지나가는 선과 아래쪽 척추끝판을 지나가는 선 사이의 각도로 측정된다(그림 13-11).[48] 척추 부위별의 평균 각도가 표 13-2에 제시되어 있다. 각 척추 부위별 척추 만곡의 정도는 상호의 존적이다. 예를 들어, T1 척추 끝판의 각도가 증가하면, 목뼈 만곡의 정도가 증가할 것이다. 골반이나 엉치뼈의 경사각도가 증가하면 허리뼈의 앞굽음 만곡이 증가하고, 반대로 위의 경사각도가 감소하면, 허리뼈의 앞굽음 만곡이 감소할 것이다.[49,50] 표 13-2에 요약된 기준값으로부터 편위는 많은 척추 질환의 통증이 있음을 의미하고, 건강과 관련된 삶의 질에서 결손과 관련될 수 있다.[51] 그러므로, 정상 각도의 복원이 많은 척추 수술 중재의 목표이기 때문에, 육안으로 확인되는 만곡의 편위는 방사선 검사를 통해 더욱 보증될 수 있다.

이마면상의 LoG는 몸통의 정중앙을 통과해야 한다. 목뼈와 허리뼈에서는 머리와 몸통의 LoG가 척추의 관절축보다 약간 뒤쪽으로 지나가고, 뒤굽음을 가진 등뼈에서는 관절축의 바로 앞쪽으로 지나가야 한다. 표 13-3는 중립위와 앞쪽으로 병진 자세 사이에서 일어나는 척추사이원반의 스트레스와 근육 힘의 변화를 보여주고 있다.

골반과 엉덩관절(Pelvis and Hip)

골반과 엉치뼈 경사의 시상면 정렬은 목뼈, 등뼈 및 허리뼈의 방향을 예측하기 위해 제시되어 왔다.[3,45,50,53]

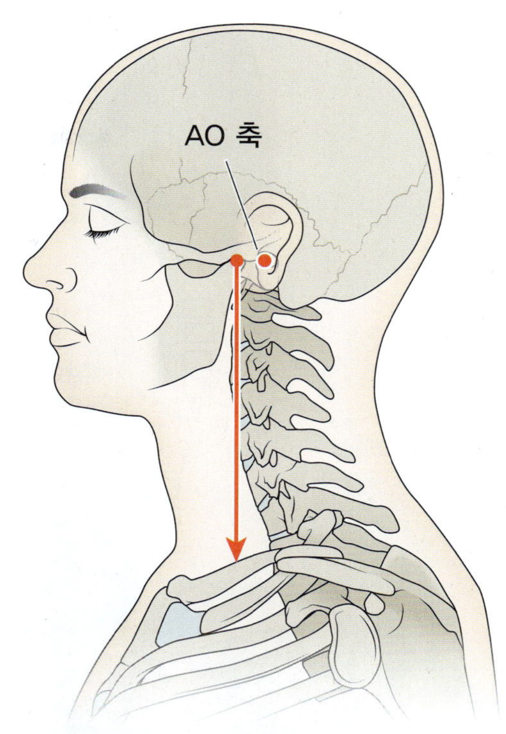

그림 13-9. 이상적인 머리 정렬은 귀가 빗장뼈와 일직선을 이루고 있는 것을 보여준다.

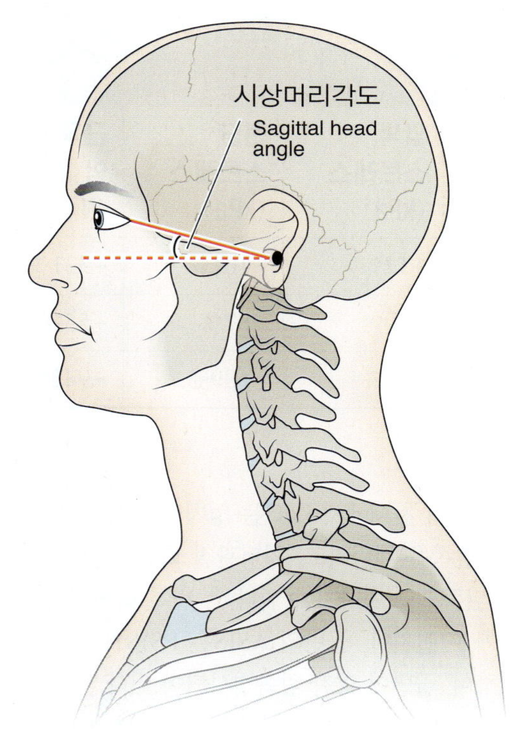

그림 13-10. 시상머리각도는 공간에서 머리가 어떻게 정렬되어 있는지를 보여준다.

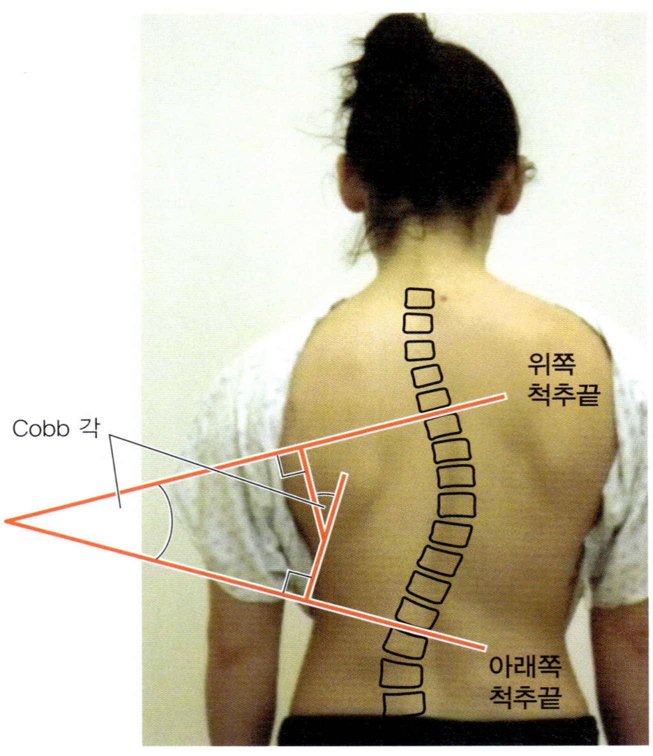

그림 13-11. Cobb 각

표 13-3 중립위와 앞쪽 병진 자세 사이에서 척추사이원반의 스트레스와 근육 활성의 증가(%)[52]

척추 부위	압박 스트레스 (kPa)	전단 스트레스 (kPa)	근육의 힘 (N)
목뼈	+12%	-101%	+331%
등뼈	+29%	+87%	+55%
허리뼈	+92%	+609%	+942%

이상적인 서기 자세에서 LoG는 엉치뼈(방사선 사진 상으로 S1)의 바로 앞쪽을 지나가고, 엉덩관절 회전축(넙다리뼈머리)보다 약간 뒤쪽으로 지나가야 한다.[39] 비록 촉진이나 시진으로 확인하기 어렵지만, 골반의 ASIS는 PSIS보다 약간 아래쪽에 위치하며, 골반이 약간 앞쪽경사되어 있다.[54] 그러므로, LoG의 위치는 엉치뼈에 대해 외적 굽힘 모멘트(뉴테이션을 생성하고, 엉덩관절에서는 외적 폄 모멘트를 생성한다.[55] 조용한 서기 자세일 때는, 이런 외적 엉덩관절 모멘트가 엉덩관절 굽힘근의 작용에 의해 상쇄된다(그림 13-12).[56]

무릎(Knee)

무릎에서의 LoG는 무릎관절 축(넙다리뼈융기)보다 약간 앞쪽이나 무릎뼈보다 뒤쪽을 지나가기 때문에, 외적 무릎 폄 모멘트를 생성한다.[55] 외적 모멘트팔이 작기 때문에 뒤넙다리근의 큰 활성을 요구하지 않지만, 무릎 폄 모멘트는 장딴지근의 몸쪽 부착점을 고려해 볼 때 장딴지근의 활성에 의해 제어될 수 있다.

발목(Ankle)

최적의 서기 자세일 때, 발목관절은 발등굽힘과 발바닥굽힘 사이의 중립위를 유지한다. LoG는 발목관절 회전축(가쪽복사뼈)의 앞쪽을 통과한다.[57] 이런 외적 모멘트팔은 외적 발등굽힘 모멘트를 생성할 것이고, 이것은 장딴지근/가자미근의 내적 근육 힘에 의해 상쇄된다.[55,56] 가자미근은 지속적인 활동을 하고, 자세 고정근으로서 I 형 근섬유를 많이 함유하고 있다. 부가적으로, 무릎관절 축보다 몸쪽에 위치하는 이는 곳을 가지고 있는 2관절 근육인 장딴지근은 내적 발바닥굽힘 모멘트를 촉진하도록 설계되어 있다.[58]

그림 13-13은 뼈 표식점이 표기된 이상적인 서기 자세(측면 관찰)를 보여주고 있다. 표 13-4는 똑바른 서기 자세에서의 시상면 정렬을 요약하고 있다.

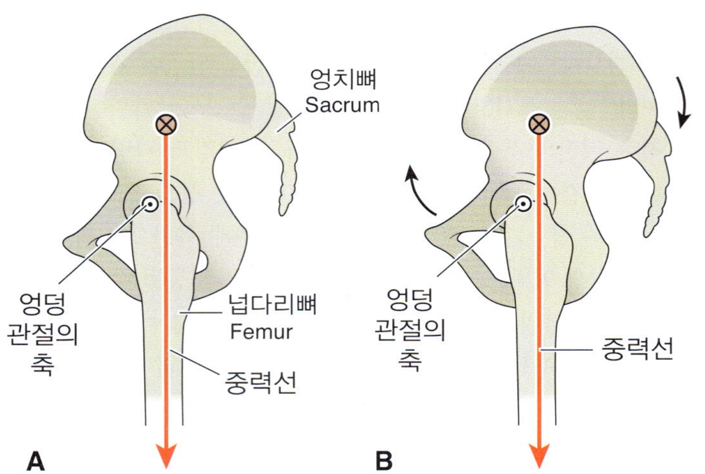

그림 13-12. 이상적인 정렬, 중력선, 그리고 엉덩관절에서 일어나는 내적 모멘트. A. 중력선은 큰뼈돌기와 엉덩관절 축의 뒤쪽을 지나간다. B. 중력선의 뒤쪽 위치는 엉덩관절에서 외적 폄 모멘트를 생성하고, 이런 폄 모멘트는 넙다리뼈머리에 대한 골반의 뒤쪽 경사를 일으킨다. 화살표는 중력 모멘트의 방향을 의미한다.

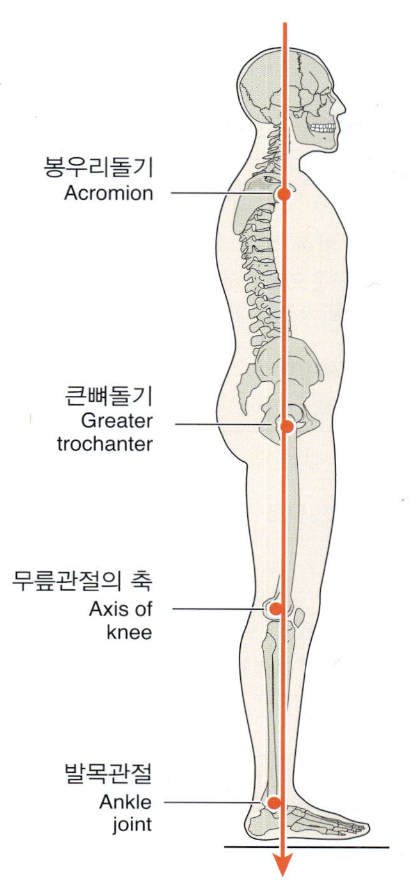

그림 13-13. 이상적인 서기 자세(뼈표식점이 표기되어 있음)

서기 자세 분석: 이마면
(Analysis of Standing Posture: Frontal Plane)

앞쪽에서 관찰하든 아니면 뒤쪽에서 관찰하든 자세를 이마면에서 관찰할 때, LoG는 신체를 좌우로 균등하게 이등분해야 하고, 좌우 분절의 높이와 위치가 동등해야 한다. 앞쪽이나 뒤쪽에서 관찰할 때, 머리는 기울어지거나 회전하지 않는 똑바른 자세를 유지해야 하고, 얼굴은 좌우가 균등하게 이등분되어야 한다. 눈, 귀, 빗장뼈 및 어깨 등의 좌우 높이는 동일해야 하고, 수평을 이루어야 한다.

뒤쪽에서 관찰할 때, 어깨뼈는 2번 갈비뼈에서 7번 갈비뼈 사이에서 가슴우리에 가지런하게 놓여야 하고, 아래각은 척주로부터 같은 거리와 같은 높이에 위치해야 한다. 양쪽 엉덩뼈능선의 높이는 같아야 하고 지면과 평행을 이루어야 한다. 양쪽 ASIS와 PSIS의 높이는 동일해야 하고, LoG로부터 같은 높이와 거리에 위치해야 하고, 또 양쪽 엉덩관절, 무릎관절 및 발목관절도 LoG로부터 같은 높이와 같은 거리에 위치해야 한다.

각 신체 분절을 관찰할 때, 넙다리뼈와 정강뼈는 수직된 것처럼 보여야 하고, 양쪽 무릎뼈는 동일한 높이에 위치하고 전방을 바라봐야 한다. 그리고 양쪽 다리의 안쪽복사뼈와 가쪽복사뼈는 서로 같은 높이에 위치해야 하고, 양 발은 전방

표 13-4. 서기 자세일 때 시상면의 정렬

관절	중력선	외적 모멘트	수동의 반대 힘	능동의 반대 힘
고리뒤통수관절 (C0-C1)	약간 앞쪽	굽힘	목덜미인대와 날개인대; 덮개막, 뒤쪽의 고리중쇠막과 고리뒤통수막	큰뒤머리곧은근과 작은뒤머리곧은근, 머리반가시근과 목반가시근, 머리널판근과 목널반근, 위머리빗근과 아래머리빗근
목뼈	뒤쪽	폄	앞세로인대, 섬유테의 앞쪽섬유 및 돌기사이관절주머니	앞목갈비근, 머리긴근과 목긴근
등뼈	앞쪽	굽힘	뒤세로인대, 가시위인대와 가시사이인대, 돌기사이관절주머니, 섬유테의 뒤쪽섬유	횡색인대, 가슴가장긴근, 가슴엉덩갈비근, 가슴가시근, 가슴반가시근
허리뼈	뒤쪽	폄	앞세로인대, 엉덩허리인대, 섬유테의 앞쪽섬유, 관절돌기사이관절주머니	배곧은근, 배바깥빗근과 배속빗근
골반 (엉치엉덩관절)	앞쪽	굽힘 (뉴테이션)	엉치결절인대, 엉치가시인대, 앞엉치엉덩인대	배가로근
엉덩관절	뒤쪽	폄	엉덩넙다리인대	엉덩허리근
무릎관절	앞쪽	폄	뒤쪽 관절주머니	뒤넙다리근, 장딴지근
발목관절	앞쪽	발등굽힘	아킬레스힘줄의 뻣뻣함	가자미근, 장딴지근

표 13-5. 서기 자세의 정렬: 앞쪽면

신체 분절	중력선	관찰
머리	이마, 코 및 턱의 정중앙을 통과한다.	눈과 귀가 같은 높이에 있고, 대칭적이다.
목/어깨/팔	후두덮개에서 목의 정중앙을 통과해 목을 이등분한다.	양쪽 어깨과 목 사이의 오른쪽 각과 왼쪽 각이 대칭적이고, 양쪽 빗장뼈가 대칭적이고, 양쪽 팔이 몸통으로부터 같은 거리에 매달려 있고, 손바닥은 허벅지쪽으로 향하고, 엄지는 전방을 한다.
몸통	복장뼈와 배꼽의 정중앙을 통과한다.	갈비우리와 갈비뼈각도가 대칭적이고, 허리 각도가 동일하다.
골반/엉덩관절	골반을 이등분하고 두덩결합을 통과한다.	양쪽 ASIS가 같은 높이에 위치한다.
무릎	양쪽 무릎 사이에서 양쪽 안쪽넙다리뼈융기가 동일한 거리에 위치한다.	양쪽 무릎뼈는 대칭적이고, 전방을 향한다.
발목/발	양쪽 발목 사이에서 안쪽복사뼈와 1번 발가락이 동일한 거리에 위치한다.	양쪽 복사뼈가 대칭적이고, 발과 발가락은 평행하게 위치하고, 발가락이 겹쳐지거나 편위되지 않아야 한다.

표 13-6. 서기 자세의 정렬: 뒤쪽면

신체 분절	중력선	관찰
머리	머리의 정중앙을 통과한다.	양쪽 귀가 같은 높이에 있고 대칭적이다.
목/어깨/팔	목을 이등분한다.	양쪽 어깨과 목 사이의 오른쪽 각과 왼쪽 각이 대칭적이고, 어깨뼈가 같은 높이로 가슴우리에 가지런하게 놓인다. 양 팔은 몸통으로부터 같은 거리에 매달려 있고, 펄꿈치머리돌기가 후방으로 향한다.
몸통	척주의 중앙을 통과한다.	갈비우리와 갈비뼈각도가 대칭적이고, 허리 각도가 동일하다.
골반/엉덩관절	골반을 이등분하고 좌우 PSIS가 같은 거리에 위치한다.	양쪽 PSIS가 같은 높이에 위치한다.
무릎	양쪽 무릎 사이에서 좌우 무릎관절의 안쪽면이 동일한 거리에 위치한다.	양쪽 오금의 높이가 같고, 후방을 향한다.
발목/발	양쪽 발목 사이에서 좌우 안쪽복사뼈가 동일한 거리에 위치한다.	발꿈치와 아킬레스힘줄이 수직 배열된 것처럼 보인다.

으로 향해야 한다. 이마면의 안정성은 좌우측 사이의 균형뿐만 아니라, 팔다리의 안쪽과 가쪽에 있는 근육의 힘에 의해 유지된다.[58,59]

표 13-5와 표 13-6은 각각 앞쪽에서 관찰한 서기 자세의 정렬과 뒤쪽에서 관찰한 서기 자세의 정렬을 요약하고 있다.

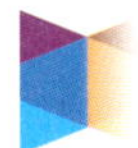

기본 개념 13-3
자세 평가

클리닉에서 이루어지는 자세 평가는 측면과 이마면(앞쪽면과 뒤쪽면) 모두에서 수행된다. 측면에서의 LoG는 신체를 균등하게 앞뒤로 이등분해야 한다. 앞쪽과 뒤쪽에서 관찰한 이마면의 LoG는 신체를 좌우 대칭적으로 나누어야 한다. 사진을 사용하는 것이 시간 경과에 따른 변화를 추적할 수 있을 뿐만 아니라, 자세 측정의

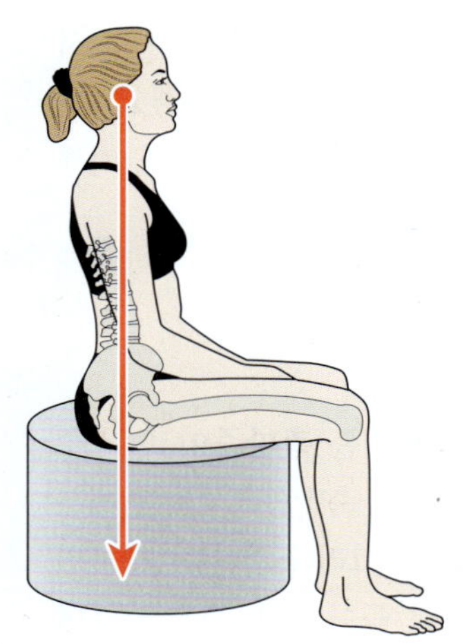

A 똑바른 앉기 자세

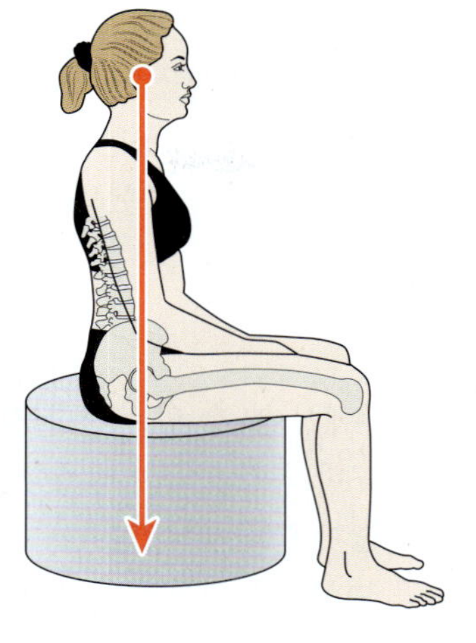

B 편안한 앉기 자세

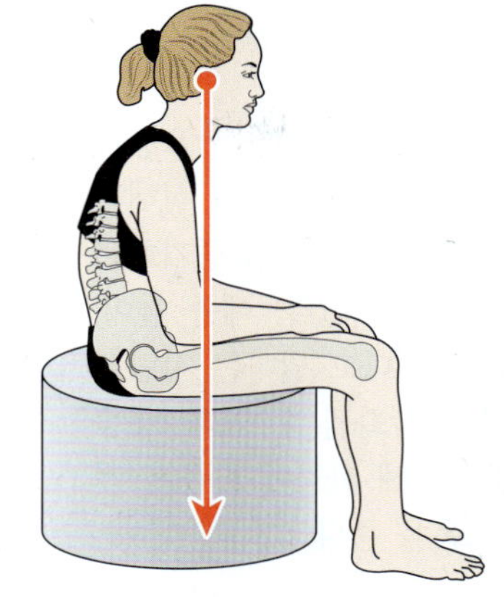

C 구부정한 앉기 자세

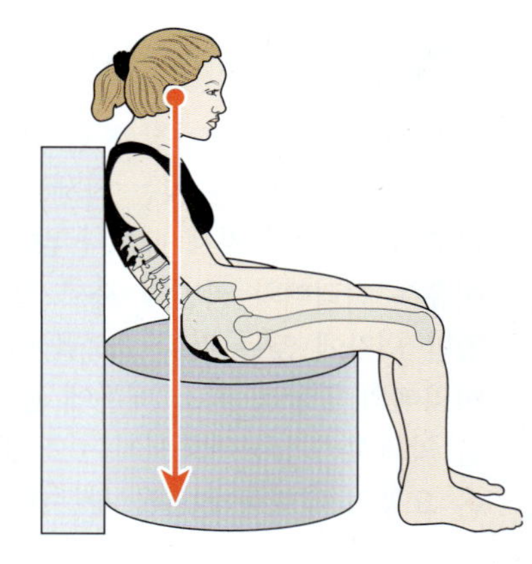

D 뒤로 기댄 앉기 자세

그림 13-14. 일반적인 앉기 자세

신뢰도와 정확도를 향상시킨다. 방사선 영상은 더욱 정확하고, 척추의 만곡 정도를 정량화하는데 도움을 준다. 그러나 방사선의 노출은 바람직하지 않을 수도 있다.

이상적인 앉기 자세 (Ideal Sitting Postures)

앉기 자세는 사람이 앉는 좌석에 의해 영향을 받는다. 앉기 자세의 전반적인 목적은 에너지 소비와 신체 구조물의 스트레스를 최소화하면서 안정된 신체 정렬을 달성하는 것이다. 다양한 종류의 앉기 자세가 있다; 가장 흔한 4가지 자세가 그림 13-14에 제시되어 있다.

똑바로 앉기 자세는 지지되지 않은 자세로서 가능하면 똑바로 앉으려고 사람들이 시도하는 자세이고, 가장 이상적인 앉기 자세이다. 이 자세는 **편안한 앉기 자세**, **구부정한 자세** 및 **등을 기댄 앉기 자세**와는 다르게 힘에 영향을 준다. 어떤 면에서, 앉기 자세는 서기 자세보다 더 복잡한 편이다. 서기 자세에서처럼 동일한 중력 모멘트가 고려되어야 하지만, 그 외에 우리는 머리와 목 등과 같이 여러 신체 분절이 의자의 여러 면(발판과 등받이 등)에 접촉할 때 발생되는 접촉력도 고려해야 한다. 다양한 또한 머리와 등 신체 각 부분이 발 받침대, 등받이 등 의자의 다양한 부분과 접점을 이룰 때 생기는 접촉력을 고려해야 한다. 의자나 스툴에 의해 여러 신체 부위에 제공된 지지의 크기와 위치는 신체 부위의 위치를 변화시킬 것이고, 결국에는 신체 구조물에 가해지는 스트레스의 크기를 변화시킬 것이다.

비록 이상적인 앉기 자세가 종종 권장되고 있지만, 이 자세를 지지하는 정량적인 데이터는 제한적이다.[60] 똑바른 앉기 자세에서의 LoG는 머리와 척추의 관절축 근처를 지나간다. 구부정한 자세에서의 LoG는 똑바로 앉기 자세나 편안한 앉기 자세보다 목뼈, 등뼈 및 허리뼈의 관절축보다 앞쪽을 지나간다. 그러므로, 다른 앉기 자세보다 구부정한 앉기 자세에서는 더 많은 근육 활동을 요구한다고 가정할 수 있다. 이런 기대와는 달리, 연구자들은 똑바른 앉기 자세를 유지하는 것이 편안한 앉기 자세와 구부정한 앉기 자세에 비해 이들 근육의 일부에서 더 큰 근육 활성 뿐만 아니라, 더 많은 몸통 근육의 참여가 요구되었음을 발견했다.[61]

굽힘 완화(FR) **현상**은 왜 구부정한 앉기 자세가 똑바른 앉기 자세보다 근육의 활동을 적게 요구하는지를 말해 주고 있다. 굽힘 이완은 근육 활동의 중단이며, 몸통을 굽힘하고 앉아 있거나 서 있는 동안 등뼈 폄근의 전기적 활동이 사라지는 것으로 나타난다.

등받이가 있는 표준 사무용 의자에서 이루어지는 앉기 자세는 등을 지지하지 않고 골반이 앞쪽으로 경사되는 자세에 비해 허리뼈의 앞굽음을 감소하는 골반 뒤쪽경사를 증가시킨다.[62] 흥미롭게도, 등받이가 존재함에도 불구하고, 사무용 의자에 앉는 자세는 자세동요와 근육 활성을 증가시키는 결과를 가져왔다. 앉기 자세와 통증에 대한 다른 많은 연구들은 등을 지지하지 않고 앉기 자세의 영향을 연구했고 또 표준 사무용 의자에서 척추에 가해지는 요구를 다루지 않았기 때문에, 등을 대고 앉기 자세에서 나타난 증가된 근육 활성의 결과는 매우 흥미롭다.[61,63,64]

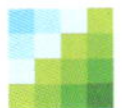

환자 적용 13-5

요통은 미국에서 가장 흔한 장애 중의 하나이다.[65] 요통을 가진 많은 사람들은 앉는 자세를 취할 때 증상이 더 심해진다고 했다. 서기 자세 때보다 앉기 자세 때 통증이 증가하는 이유는 허리뼈와 골반의 자세 변화로 일어난다. 예를 들어, 일반 의자에 앉는 것이 요통을 증가시킨다고 말하는 사람은 허리뼈의 앞굽음 감소 때문에 통증이 악화될 수 있다. 통증을 악화시키거나 완화시키는 자세에 대해 환자에게 묻는 것은 요통의 역학적 원인을 찾는데 도움을 준다.

이상적인 정렬에 일어나는 흔한 편위 (Common Deviations from Ideal Alignment)

통증의 역할(The Role of Pain)

건강한 사람을 대상으로 한 실험과 병리 실험 모두에서 이루어진 자세와 움직임에 대한 통증 역할의 연구는 굉장히 많다. 통증은 근육의 양상을 변화시키고, 자세나 움직임의 변화를 초래했다. 통증이 있을 때의 이런 자세 변화는 급성 손상 직후에 일어나는 긍정(보호) 반응이나 만성 상태에서 일어나는 유해(보상) 반응처럼 보일 수 있다.[66] 예를 들어, 사람의 자세를 관찰하는 것만으로 쉽게 통증의 지절이나 분절을 확인할 수 있다. 체중부하 시 다리에서 일어나는 통증은 체중을 반대쪽 다리로 이동하는 자세에 의해 쉽게 관찰될 수 있다. 척추의 통증은 정상 척추 만곡의 변화를 통해 관찰될 수 있다.

Harrison 등은 건강한 사람(n=72), 급성 목 통증 환자(n=52), 만성 목 통증 환자(n=70)를 대상으로 목뼈의 앞굽음을 비교했다.[67] 그들은 건강한 집단과 비교했을 때, 통증을 가진 대상자들은 목뼈의 앞굽음이 감소되었음을 발견했고, 만성 통증 환자의 앞굽음 감소가 심했음을 확인했다.

머리 전방 쏠림이나 구부정한 자세와 같은 척추 정렬의 변화는 허리뼈사이원반에서 일어나는 스트레스와 스트레인의 변화뿐만 아니라, 이런 자세를 유지하는데 요구되는 근 활동과도 관련된다.[52,68] 이런 비정상 척추 자세를 유지하는 것은 중력에 의한 외적 모멘트와 내적 모멘트(결합조직의 수동 장력과 근육의 능동 장력에 의한) 사이의 균형을 필요로 한다.

중요한 것은 근육의 활성화로 인한 내적 모멘트의 증가는 관절속 구조물이나 관절바깥 구조물에 가해지는 스트레스의 증가와도 관련이 있다는 것이다. 통증에 대한 다른 실험 연구는 척추 고정근의 근육 활동 증가 뿐만 아니라, 요통과 목 통증 시 자세동요가 증가되었음을 확인했다.[69–72]

다른 실험 연구는 하지 근육의 통증이 자세 조절을 변화시키고, 자세 안정성을 제대로 유지할 수 없었다고 했고, 또 하지 통증이 팔을 이용한 지지를 이끌어낼 뿐만 아니라, 자세 전환의 어려움을 표출했음을 확인했다.[73,74]

측만증(Scoliosis)

척주에서 볼 수 있는 흔한 자세 편위는 **측만증**이고, 척주의 과도한 측방 만곡이 발생한 것이다. 측만증은 이마면에서 가장 쉽게 관찰된다(그림. 13-10 참조); 그러나 측만증이 3차원 만곡 변형임을 인식해야 한다. 예를 들어, 측만증은 가로면(회전), 시상면(굽힘/폄) 및 이마면(옆굽힘)에서 변형이 일어난다. 이런 운동면 교차 만곡(cross-planar curvatures)이 일어나는데, 그 이유는 척추 파셋이 단일 운동면 상에 위치하지 않기 때문이다. 따라서, 아마면의 만곡은 동시에 가로면의 만곡 변화를 일으킬 것이다. 이것은 초기 측만증의 평가 시 종종 이용되는 ***갈비뼈 혹***의 유무를 확인하는 기초가 된다(그림 13-15).

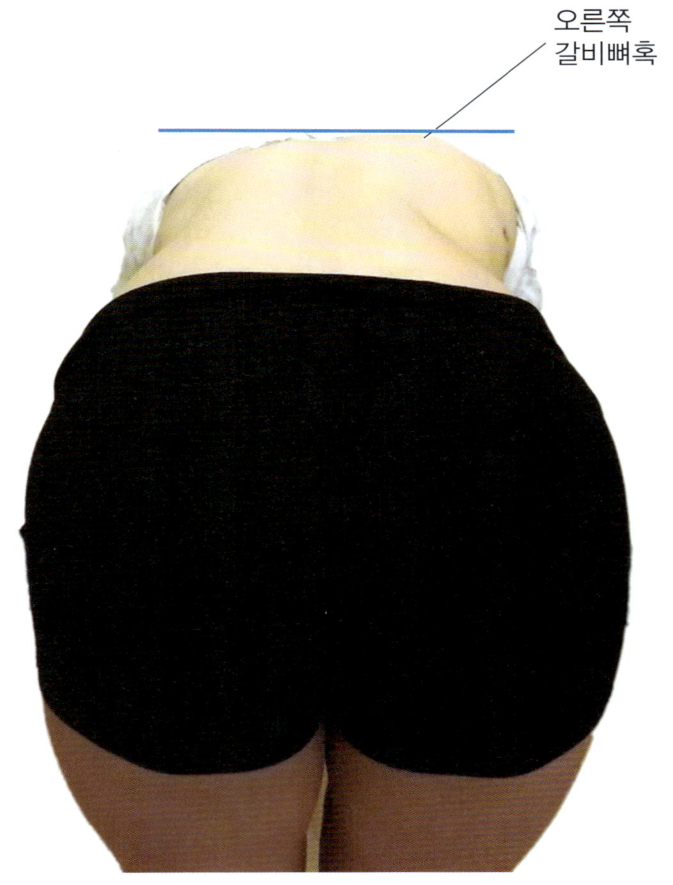

그림 13-15. 젊은 여성 측만증 환자에게 나타나는 오른쪽 갈비뼈혹

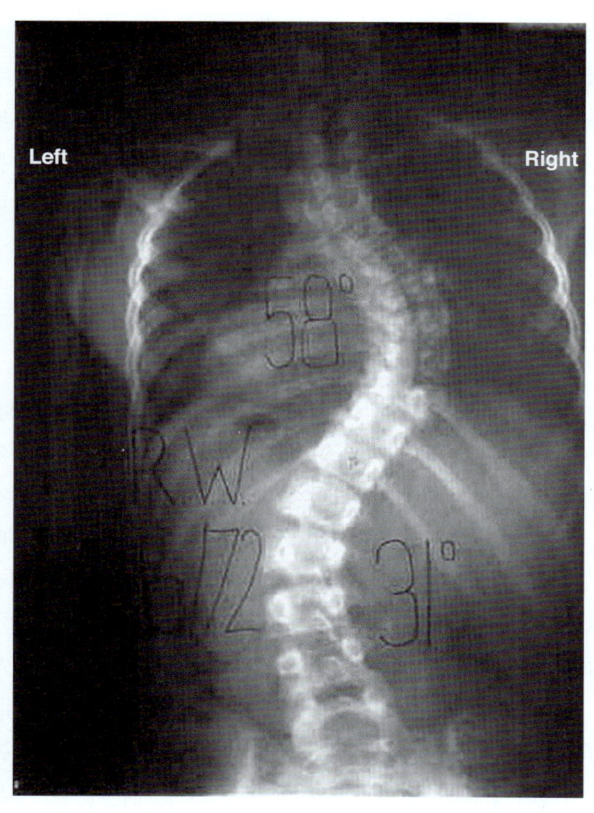

그림 13-16. S자 형태의 측만증: 왼쪽 허리뼈 만곡과 오른쪽 등뼈 만곡

만곡은 만곡의 볼록한 쪽과 비정상의 위치를 기준으로 이름이 붙여진다. 예를 들어, 오른쪽 등뼈 측만증이라면, 만곡이 등뼈에 위치하고 만곡의 볼록한 쪽이 오른쪽 방향이라는 것을 의미한다(그림 13-16).

측만증은 구조적 또는 기능적으로 나타날 수 있으며, 어느 연령대에서도 발병할 수 있다(비록 성인기에는 덜 발생하지만). 구조적 측만증은 불가역적인 뼈와 물렁조직의 변화를 가진다. 구조적 측만증의 대부분은 등뼈에 침범하고, 동측 갈비뼈 혹(그림. 13-15 참고) 뿐만 아니라, 다른 척추 영역의 보상적 만곡을 유발할 수 있다. 기능적 측만증은 다리 길이의 차이와 같은 몇 가지 근본 원인과 관련되며, 원인을 교정하면 정상으로 돌아올 수도 있다. 측만증의 종류는 다양하며, 주로 발생 연령을 기준으로 분류된다(표 13-7). 측만증은 특발성(알 수 없는 원인)으로 발생할 수도 있고, 또는 어느 한 요인을 지지하는 근거는 제한되지만 신경근육, 유전적, 환경적 또는 성장 조정 화학물질에 의한 대사적 원인 등과 같은 여러 잠재적 근본적인 원인들 때문에 발생할 수도 있다.[75]

표 13-7. 측만증의 분류

유형	발생 연령	위험 요소와 합병증	다른 분류
선천성	태아기 때 발달 (임신 약 6주)	• 남아에서 흔하게 발생 • 영아 때 진단됨 • 성인 때까지 확인되지 않을 수도 있다.	5세 이전 발생 초기 발생 측만증
유아성	생후 3년 이내에 진단된 경우. 주로 등뼈에서 나타남	• 만곡이 30° 이상이면, 호흡 합병증의 위험이 높다.	
아동성	4–10세	• 척추 만곡이 10° 이상 • 원인: 특발성, 선천성, 또는 신경근육성 • 만곡이 25–50°이면, 브레이스 처방	6세 이후의 발생 늦은 발생 측만증
청소년성	10–18세	• 척추 만곡이 10° 이상 • 여성에게서 더 많이 발생 • 원인: 특발성 또는 다중 요인(유전적, 호르몬, 대사적 요인 등 포함) • 만곡이 25–50°이면, 브레이스 처방	
성인성	뼈대가 완전히 성숙된 이후인 18세 이후	• 특발성은 뼈대 성숙 이후의 청소년성 측만증의 악화 • 퇴행성 측만증은 척추의 쐐기 변형을 초래하는 척추사이원반과 파셋의 변형으로 발생	

척추 이상(Spinal Abnormalities)

다른 흔한 척주 질환으로는 과도한 후만증, 척추증(척추굳음증), 척추전방전위증 등이 있다. 비록 척추 뒤굽음이 등뼈에서 일어나는 정상적인 만곡이지만, 노인들은 척추의 뒤굽음이 지나치게 과도해진 등뼈를 가질 수 있다. 이런 상태를 후만증(**과도한 뒤굽음증**)이라고 하고, 척추의 압박골절과 관련될 수도 있고, 척추 압박골절로 초래될 수도 있다.[76]

척추증은 흔히 노화와 관련되며, 척추사이원반의 높이가 감소되고, 후관절, 관절주머니 및 인대 등이 비후해진다. 척수병리나 신경뿌리병리와 같은 통증성 질환도 척추증과 관련될 수 있다.[77] 목이나 허리와 관련된 급성 근육 문제도 목뼈나 허리뼈의 앞굽음을 감소시킬 수 있다; 그러나 이것은 단기적으로만 발생하기 때문에 척추증으로 분류되지 않는다. **척추전방전위증**(spondylolistis)은 위쪽의 척추뼈몸통이 아래쪽 척추뼈몸통 위에서 앞쪽으로 활주하는 것이다. 이것은 분절의 퇴행, 양측 고리뿌리(pedicle)의 골절, 또는 외상의 결과로 발생할 수 있다. 과도한 허리뼈의 폄(예: 체조선수와 미식축구의 라인맨에 의해 경험하듯이)은 이런 손상의 흔한 기전이다. 일반적으로, 척추전방전위증은 아래쪽 허리뼈 분절에서 많이 나타난다. 척추전방전위증은 과도한 앞굽음에서 일자허리 형태까지 다양한 허리뼈의 자세를 만들 수 있다.[78]

목뼈의 머리 전방 쏠림 자세도 흔하게 일어나며, 좋지 못한 근육 조절에 의한 장기간의 자세 취하기와 관련되는 경향이 있다. 이 자세는 머리가 팔이음뼈보다 더 앞쪽에 위치하게 되며, 머리–목의 폄, 아래쪽 목뼈의 굽힘, 그리고 팔이음뼈의 전방 자세 등의 결합으로 일어난다(그림 13-17).

이런 자세의 측정은 사진을 이용해 검증되며, C7의 가장 뒤쪽 지점을 통과하는 수평선과, 그리고 C7에서 귀 이주(trgus)의 뒤쪽면을 잇는 선이 이루는 각도에 의해 결정된다.[79,80] 턱관절 기능장애, 목에 기인된 두통, 역학적 어깨 통증 등과 같은 많은 통증성 근육뼈대계 문제가 머리전방쏠림 자세와 관련될 수 있다.[81–83]

팔이음뼈(Shoulder Girdle)

어깨뼈의 부정정렬이나 비정상 움직임은 모든 연령대에서 흔하게 발견된다.[84] 어깨가슴관절의 안정화가 적절한 근력에 좌우된다는 사실은 놀라운 일이 아니다(7장 참고). 날개 어깨뼈는 어깨뼈의 안쪽 가장자리가 가슴벽으로부터 떨어져 어깨뼈가 과도하게 안쪽돌림된 것으로 정의된다(그림 13-18).[85] 이런 자세는 앞톱니근이나 마름근의 약증으로부터 초래될 수 있다. 어깨뼈의 과도한 앞쪽경사는 어깨뼈 아래각이 가슴우리로부터 떨어져 있는지를 확인함으로써 알 수 있고, 이것은 종종 작은가슴근의 단축과 관련된다.[84,86] 많은 통증성 어깨 문제는 어깨뼈의 나쁜 정렬과 자세에 관련되기 때문에, 이 부위를 철저하게 검사하는 것이 중요하다.

허리골반과 엉덩관절의 이상 (Lumbopelvic and Hip Abnormalities)

과도한 앞쪽경사나 뒤쪽경사는 시상면에서 확인할 수 있다. 이들 두 자세는 근육 길이의 문제로 초래될 수 있다. 앞쪽경사는 엉덩관절 굽힘근의 단축과 관련되고, 뒤쪽경사는 엉덩

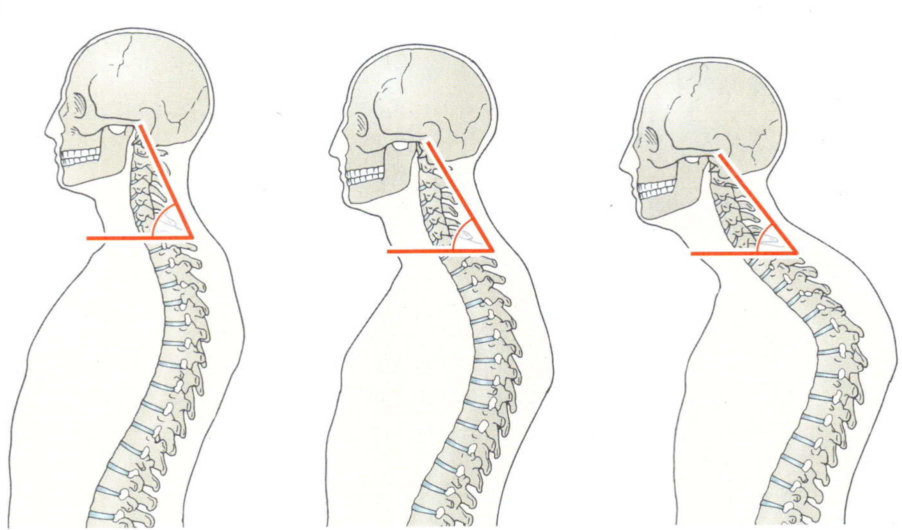

그림 13-17. 머리 전방 쏠림 자세

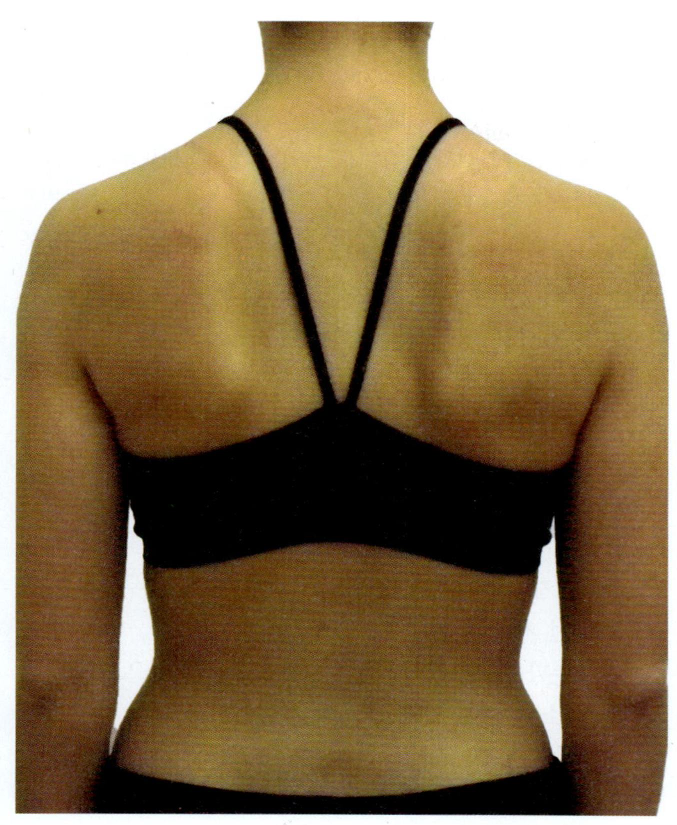

그림 13-18. 날개 어깨뼈

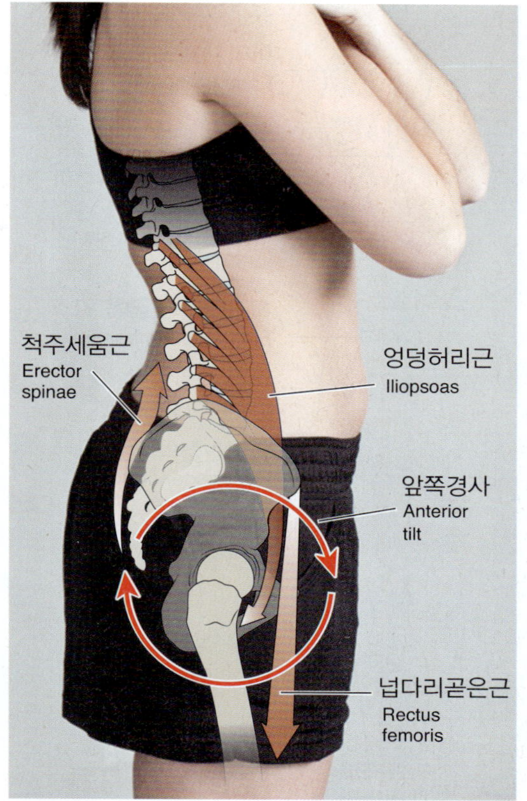

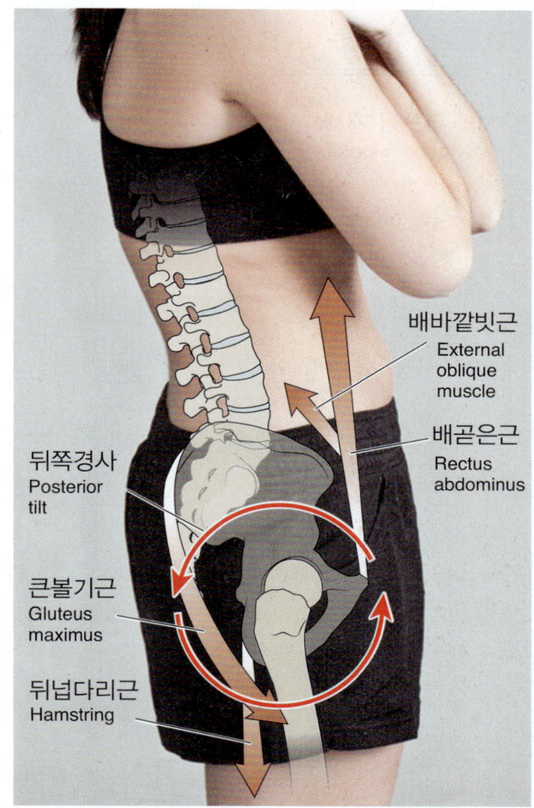

그림 13-19. A. 앞쪽경사와 B. 뒤쪽경사
(출처: Hougium P, Bertoti D. Brunnstrom' s Clinical Kinesiology, 6E. Philadelphia, PA: F. A. Davis; 2012, with permission. From Samuels V. Foundation in Kinesiology and Biomechanics. Philadelphia, PA: F. A. Davis; 2018).

관절 폄근(예, 뒤넙다리근)의 단축과 관련된다. 골반 앞쪽경사는 일반적으로 허리뼈의 앞굽음과 엉덩관절의 굽힘으로 발생되어, 허리뼈 후관절에 압박이 증가된다(그림 13-19).[87]

이와 반대로, 골반의 앞쪽 변위와 위쪽 몸통의 뒤쪽 변위는 종종 **굽은등**(swaying back) 자세로 간주된다(그림 13-20). 이런 자세는 허리뼈 앞굽음의 감소와 등뼈 뒤굽음의 증가를 가진다. 이에 상응하는 엉덩관절의 폄 증가는 엉덩관절의 뒤쪽을 지나가는 GRF를 유지하고, 지지를 위해 앞쪽 엉덩관절 인대를 사용하도록 만든다. 굽은등 자세는 종종 엉덩관절 앞쪽 통증의 증가와 관련되고, 허리뼈 척추사이원반에 압박력을 증가시킨다.[37,87]

무릎(Knee)

젖힌무릎(Genu requervatum)은 무릎이 10° 이상 젖힘된 상태이다(그림 13-21).[88] 이 자세의 LoG는 무릎관절 축의 앞쪽을 정상보다 더 멀리 떨어져서 통과하기 때문에, 무릎 관절주머니의 과도한 무릎 이완이 젖힌무릎으로 만든다는 몇몇 근거에 따르면, 이것이 앞십자인대 손상의 위험을 증가시킬 수 있다고 한다.[89] 이마면에서 일어나는 흔한 무릎의

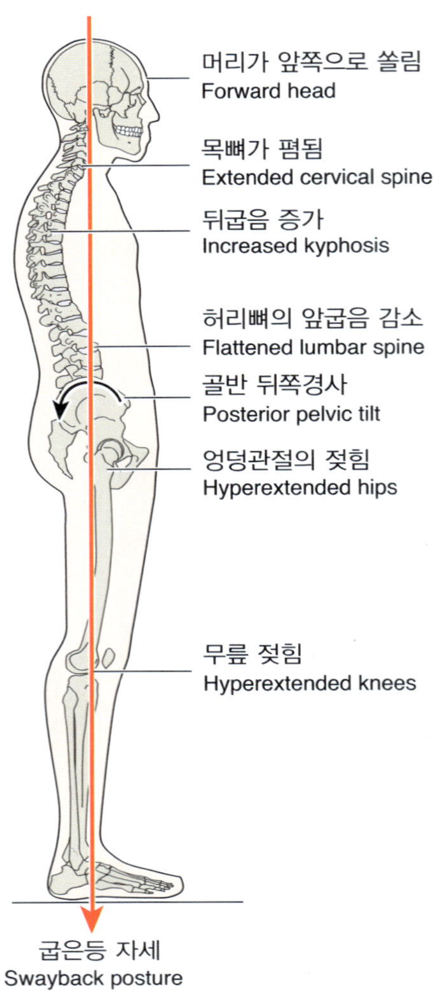

그림 13-20. 굽은등 자세

편위는 안굽이무릎과 밖굽이무릎이다(그림 13-22).

안굽이무릎(Genuvarum, bow-legs)은 양 발을 붙였을 때 정강뼈가 넙다리뼈에 대해 안쪽으로 향하는 것이다. 안굽이무릎은 대개 넙다리뼈와 정강뼈 모두의 문제로 일어난다. 안굽이무릎은 약 3세 아동까지는 정상 소견으로 간주된다.[90,91] 그러나 성인의 경우에 안굽이무릎이 존재하면, 무릎 안쪽 구획의 골관절염이 발생하거나 악화될 위험이 높다.[38,92] 이런 정렬의 경우, LoG는 무릎관절 축보다 안쪽으로 지나가서, 안쪽 무릎 구조물에 더 큰 압박을 가한다. 안쪽 반달판과 정가넙다리과절면에 하중이 증가하면, 내성 수준을 초과하는 물리적 스트레스가 일어날 수 있고, 이로 인해 골관절염을 발생시키거나 더욱 악화시킬 수 있는 조직 파괴를 초래한다.[38]

밖굽이무릎(Genuvalgum, knock-knee)은 넙다리뼈에 대해 정강뼈가 가쪽으로 각을 형성하는 것이다. 밖굽이무릎을 가진 사람은 선 자세를 취할 때 양쪽 무릎은 닿지만, 양쪽 발은 닿지 않는다. 이런 각형성은 3–7세까지는 정상으로 간주되지만, 청소년이 이런 각을 가지고 있다면 문제를 해결해야 한다.[90,91] 무릎의 증가된 밖굽이 각도는 LoG가 무릎관절 축보다 가쪽에 위치하게 만들어, 가쪽 관절구조물에 압박력을 증가시킨다. 무릎관절 골관절염 환자의 경우, 밖굽이무릎은 안쪽 구획 연골 퇴행의 발달과 악화를 감소시키는 한편, 가쪽 구획의 압박 하중 증가와 관련된다.[38,39] 정적 과제와 동적 과제 동안 밖굽이 각형성은 무릎넙다리관절에서 발생하는 스트레스와 통증의 증가와 관련될 수 있을 뿐만 아니라, ACL 손상 발생률의 증가와도 관련될 수 있다.[94–96]

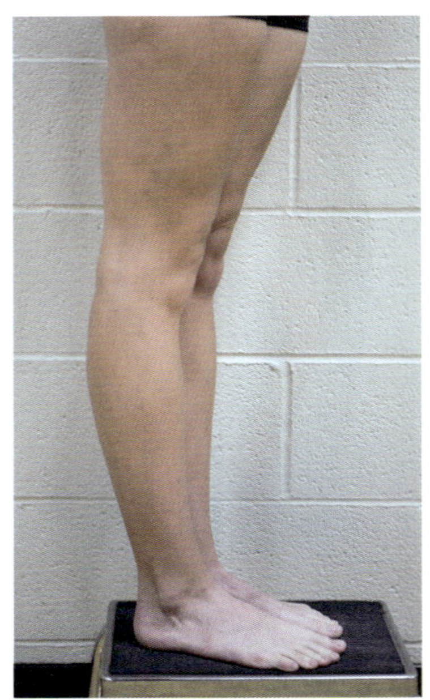

그림 13-21. 젖힌무릎

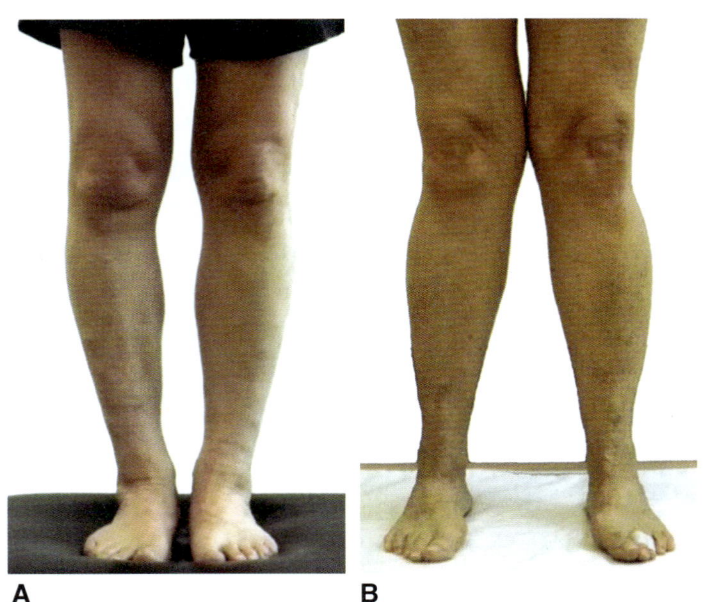

그림 13-22. 무릎의 흔한 자세 편위. A. 오른쪽 다리의 안굽이무릎. B. 밖굽이무릎

발목, 발 및 발가락(Ankle, Feet, and Toes)

발의 복잡성 때문에 자세 정렬은 매우 가변적일 수 있다. 발 자세의 가장 흔한 형태는 **중립발**, **평발** 및 **휜발**이다(그림 13-23).[97] 이들 발 유형을 분류하는 방법들은 다양하지만, 자세 분석의 경우에는 시진만 필요하다.[98] 중립발은 발뒤부와 발앞부 모두가 잘 정렬된 발로 정의된다. 중립발에서는 정강뼈 뒤쪽면의 정중앙선과 발꿈치 뒤쪽의 정중앙선이 일직선으로 정렬된다. 평발은 가장 흔하게 관찰되는 자세 비정상이다.[98,99] 평발은 엎침발로 불리며, 발뒤부가 밖굽이 각도를 형성하고 발활이 낮아진 경우나 또는 발앞부가 안굽이되고 발활이 낮아진 것경우로 분류될 수 있다. 발 영역의 비정상과 자세의 연구에 따르면, 과도한 엎침은 하지 손상, 요통 발생률의 증가, 보행 운동형상학의 변화, 보행 속도의 감소 및 삶의 질 감소와 관련된다는 것이다.[98,100–102] 이런 보행 편위는 스트레스 증가를 유발하여, 운동사슬의 위쪽 분절에 손상이나 통증을 야기시킬 수 있다.

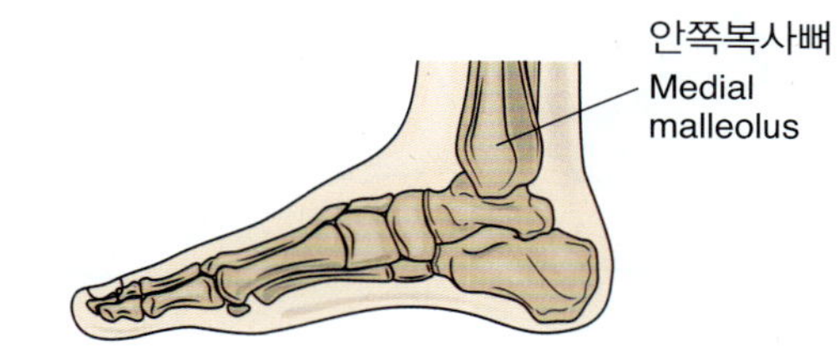

A 중립발(Neutral)

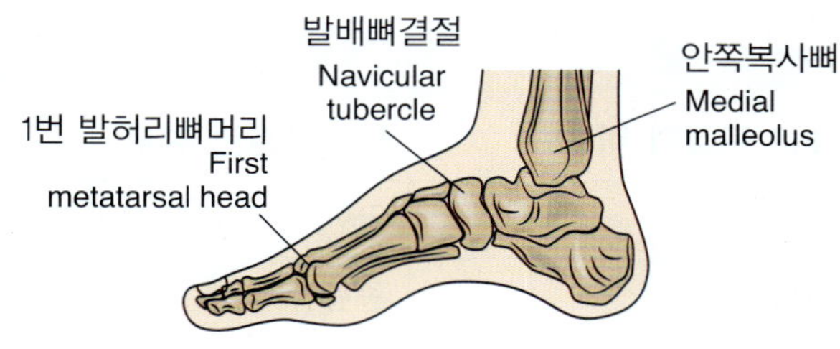

B 휜발(높은 발활) / Pes Cavus (high arch)

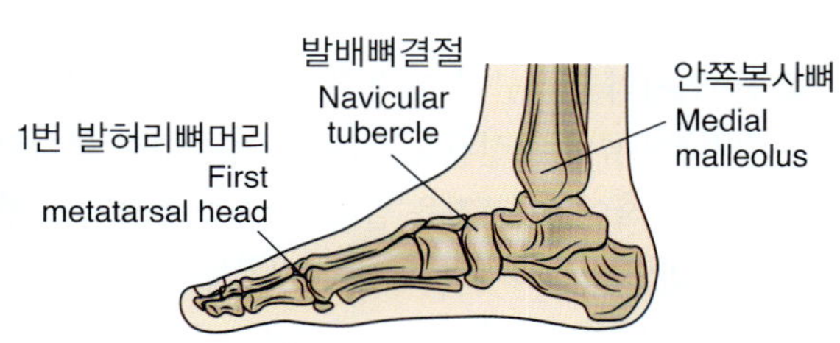

C 평발/Pes Planus (flat foot)

그림 13-23. 흔한 발 자세

게다가, Molines–Barroso 등은 당뇨발과 발 감각장애를 가진 사람들을 대상으로한 단면 연구에서, 엎침발을 가진 사람이 뒤침발이나 중립발을 가진 사람보다 족부 궤양의 발생률이 더 높았음을 확인했다.[103] 이들 연구에 따르면, 엎침발의 육안 확인은 그의 장애 수준을 높일 수 있는 특정 손상이나 통증성 문제의 위험에 그 사람이 처해 있음을 확인하는데 도움을 줄 있다고 했다.

휜발은 종종 뒤침발이나 발활이 높은 발로 불린다. 뒤침발은 발뒤부의 안굽이와 높은 발활을 가진 경우나 발앞부의 밖굽이와 높은 발활을 가진 경우, 또는 양쪽이 복합된 경우로 구성된다(12장 참고). 엎침발보다 뒤침발에 대한 문헌이 훨씬 적은 편이다; 그러나 뒤침발에 의해 발목 불안정과 스트레스 골절의 발생률이 높아지는 것을 제시하는 몇몇 근거들이 있다.[104,105] 보행의 운동형상학적 연구는 입각기 때의 휜발은 평발이나 중립발보다 부하반응기와 중간입각기 동안에 움직임이 적게 일어난다고 제시했다. 이런 움직임의 감소는 지면반응력의 흡수 감소와 발, 발목 및 종아리의 스트레스 증가를 초래할 수 있다.

휜발 변형은 다양한 신경학적 질환이나 편마비와 종종 관련된다(그림 13-24).[107,108] 뇌성마비아동의 경우, 휜발 기형은 현저한 보행 편위는 물론, 과도한 골반 회전, 엉덩관절 굽힘의 증가와 안쪽돌림의 증가와 같은 몸쪽 분절의 보상작용과 관련된다.[109] 뇌성마비아동의 경우, 이런 보상작용은 건강한 사람에 비해 역학적 일의 증가와 에너지 소비의 증가를 초래한다.[110] Manca 등에 따르면, 편마비와 휜발 기형을 가진 성인들은 다양한 보행 편위와 속도 문제를 가진다고 했다.[108]

발목과 발 변형의 심각도는 느린 보행 속도와 상지의 큰 보상 운동과 관련되었다. 이들 환자 그룹의 보행 속도는 집에서의 보행 제한과 지역사회 보행 제한을 가진 사람들의 보행 속도와 관련되었다. 비록 신경학적 질환의 복잡성이 이런 보행 속도의 차이에 영향을 준다지만, 임상가들이 휜발의 자세가

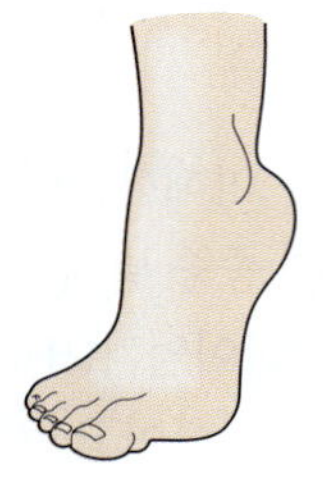

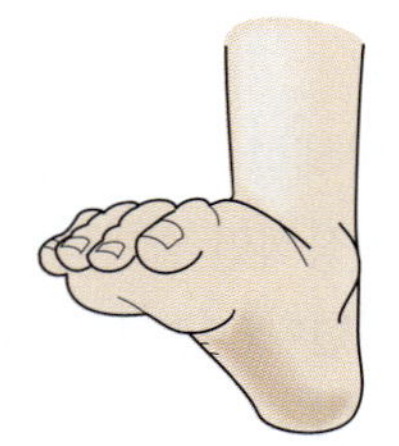

발꿈치들린휜발
Talipes equinus

발끝들린휜발
Talipes calcaneus

그림 13-24. 휜발 변형

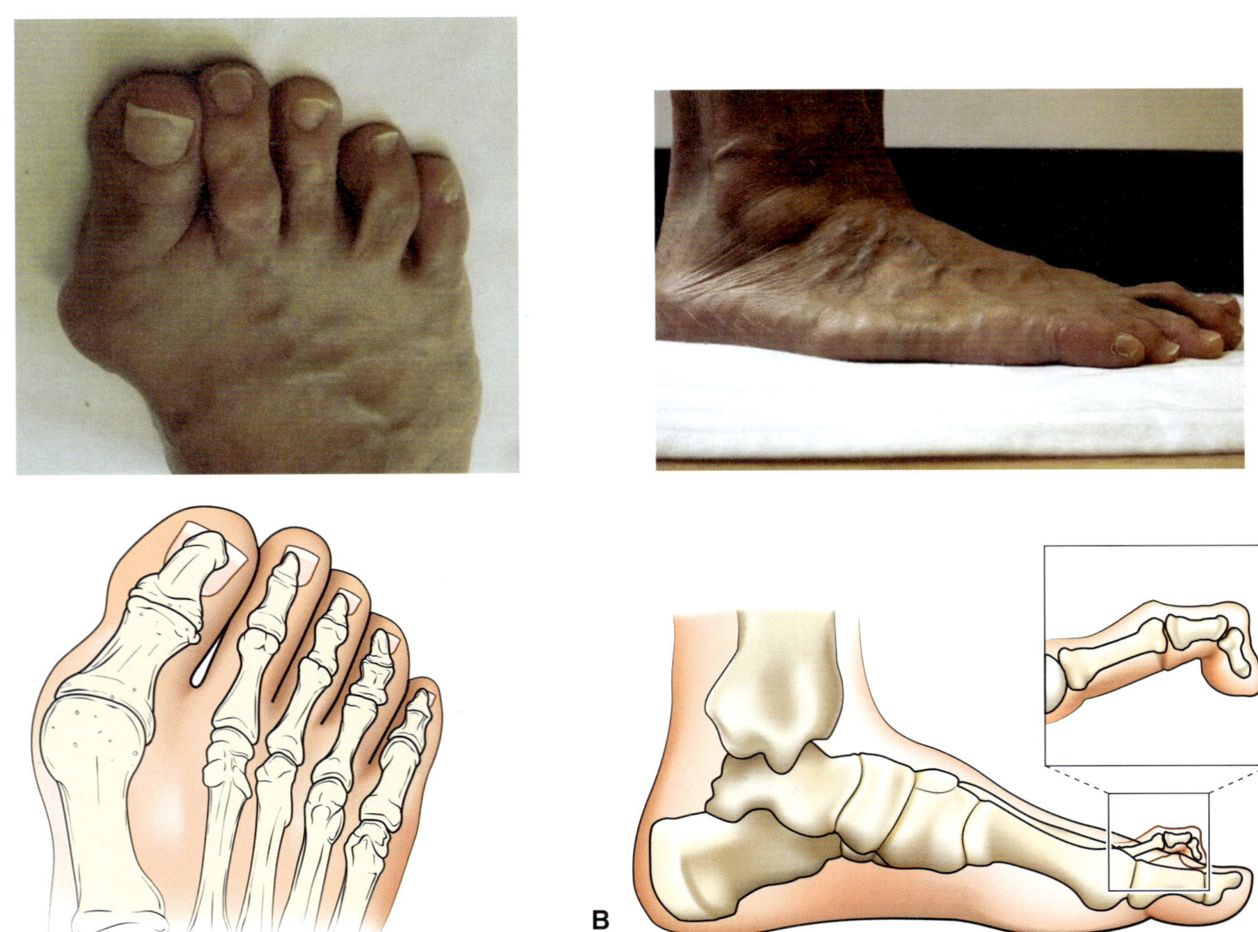

그림 13-25. 발가락의 비정상 정렬

표 13-8. 발가락의 비정상 자세

기형	MTP 관절의 위치	PIP 관절의 위치	DIP 관절의 위치
말렛발가락(Mallet toe)	중립위/폄	중립위/폄	굽힘
망치발가락(Hammer toe)	중립위/폄	굽힘	중립위/폄
갈퀴발가락(Claw toe)	폄	굽힘	굽힘

보행 진전을 방해할 수 있다는 것을 이해하는데 유용하다. 입각기 시 비정상적인 발가락 정렬은 종종 발의 뼈와 물렁조직 장애를 의미한다(그림 13-25). 밖굽이엄지(Hallux valgus)는 가장 흔한 엄지발가락의 진행성 변형이고, 이것은 1번 발허리뼈가 안쪽으로 편위되는 동시에 발가락이 벌림이나 가쪽으로 편위되는 것을 의미한다(그림 13-25A).[111]

밖굽이엄지는 남성보다 여성에게서 흔하게 발생하지만, 평발과 높은 체질량지수를 가진 남성이 평발이 없는 남성에 비해 밖굽이엄지의 발생률이 더 높은 편이다.[112] 밖굽이엄지는 종종 엄지건막류와 관련된다. 엄지건막류는 1번 발가락바닥에 통증성 뼈 혹이 있는 것을 말하고, 종종 수술적 교정을 필요로 한다. 엄지발가락에만 영향을 미치는 다른 변형으로는 말렛발가락, 망치발가락(그림 13-25B), 또는 갈퀴발가락 등이 있다. 이런 변형은 대개 발의 자세를 바꾸는 내재근과 외재근 사이에서 발생하는 비정상 장력의 결과로 초래된다(표 13-8).

이와 같은 변형은 외상, 신발의 부적합, 결합조직 질환, 신경근육 질환, 또는 대사 질환 등의 결과로도 발생할 수 있다.[113] 이런 변형이 자세 조절의 문제를 초래할 수 있고 또 몸쪽 분절에 가해지는 비정상의 보상성 스트레스를 초래할 수 있기 때문에, 이런 기형의 관찰을 반드시 체크해야 한다.[114] 통증성 발 질환을 가진 노인들은 발 통증이 없는 노인에 비해 낙상의 위험이 매우 높은 편이다.[114]

자세에 영향을 미치는 신경학적 질환 (Neurological Conditions That Influence Posture)

똑바른 자세의 유지는 근육뼈대계의 역학적 특성과 CNS 온전성 사이의 상호작용에 좌우된다. 이들 시스템 중 어느 하나에 영향을 미치는 질환은 자세 조절의 변화와 비정상 정렬을 초래할 것이다. 편마비는 대뇌, 뇌줄기 또는 척수의 신경학적 손상 때문에 신체의 한쪽 절반이 약해지는 질환이다. 왼쪽 편마비나 오른쪽 편마비를 가진 사람은 똑바른 정렬을 찾거나 몸통 조절에 어려움을 가질 것이다. 자세 정렬은 마비쪽으로 신체 전체가 기울어지거나 붕괴된다. 마비된 쪽으로의 기울어짐은 근육 약증이 기인되는데, 그 이유는 약해진 근육이 중력에 의한 외적 모멘트에 제대로 대항할 수 없기 때문이다. 신체 기울어짐은 신체의 공간 위치에 대한 지각 소실에 의해서도 교란될 수 있다.

척수에 영향을 주는 손상이나 질환도 병변 지점보다 먼쪽 신체 분절에 부분 또는 완전 운동 결손이나 감각 결손을 초래할 수 있고 또 시각계와 몸감각계의 재구성을 초래할 수 있다.[115] 이들 사람은 똑바른 자세를 유지하기 위해 근육뼈대계의 수동 지지 구조물에 의존할 것이다. 불완전 척수 손상 이후에는, LoG가 정상 상태 때보다 더 멀리 엉덩관절의 뒤쪽과 무릎관절의 앞쪽을 지나가도록 골반을 앞쪽으로 이동시키고, 이를 통해 엉덩관절과 무릎관절의 폄 모멘트를 생성시킴으로써 똑바른 서기 자세를 유지할 수 있다(그림 13-26). 이를 통해 그 사람은 똑바른 서기 자세를 유지하기 위해 수동 내적 모멘트에 의존할 것이다. 구체적으로, 그 사람은 외적 폄 모멘트에 저항하기 위해 커다란 앞쪽 엉덩관절 인대를 사용할 것이고, 반대로 무릎의 외적 폄 모멘트에 저항하기 위해서는 무릎관절주머니의 뒤쪽 부분과 무릎 뒤쪽 인대를 사용할 것이다. LoG가 발목관절의 앞쪽을 지나간다면, 똑바른 서기 자세를 유지하기 위해 아킬레스힘줄과 발목 뒤쪽 구조물의 수동 장력을 이용해 외적 발등굽힘 모멘트를 생성할 것이다. 만약 필요하다면, 근 활동 없이 서기 자세를 만들 수 있도록 브레이스를 사용하여 이들 관절의 자세를 유지할 수 있다.

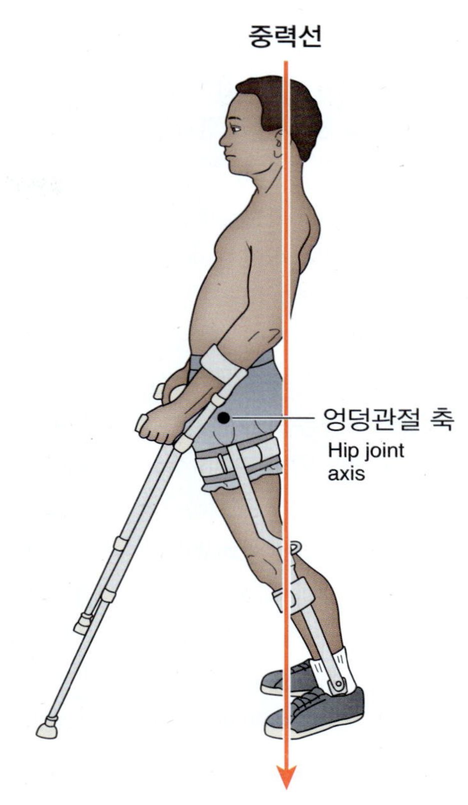

그림 13-26. 하지마비 환자는 종종 골반을 앞쪽으로 이동시켜 똑바른 자세를 유지하는데, 이런 골반 이동은 LoG를 엉덩관절 축으로부터 더 멀리 뒤쪽으로 이동하게 만든다. 외적 폄 모멘트는 앞쪽 엉덩관절인대의 내적 굽힘 모멘트(수동 저항)에 의해 상쇄된다.

앉기 자세의 경우에는, 등뼈보다 높은 부위의 척수 손상은 몸통이 굽힘되는 자세를 취하게 만들 것이고, 이때의 몸통 안정성은 척추뼈몸통의 앞쪽 압박과 척추 뒤쪽 인대와 뒤쪽 관절주머니의 수동 강직성에 의해 일어난다.

생애에 따른 자세 변화 (Postural Changes Across the Life Span)

자세 조절과 균형의 소실은 모든 연령대의 기능적 능력에 부정적인 효과를 가질 수 있다.[114,116] 자세 안정성은 나이에 따라 다르다. 6-97세 사이의 1,724명을 대상으로한 연구에서, Schwesig 등은 나이와 자세 안정성 사이의 중요한 비선형성 관계를 발견했다.[117] 이 집단에서, 그들은 자세 안정성이 어린 시절 때는 감소되었고, 청소년과 30대 중반 사이에서는 매우 좋았고, 40-70세 사이에 가장 큰 감소를 보였고, 80세 이후에는 상당한 제한이 있었음을 발견했다.[117] 이런 정보는 자세 안정성의 감소와 낙상 위험의 증가와 관련성이 있기 때문에 임상가에게 매우 유용한 정보이다.[114,116,118]

성인과 노인(Adults and Older Adults)

안정시 정렬의 편위는 자세 안정성을 높이기 위해 그 사람에 의해 통합되는 보상 기전의 결과일 수 있다. 노인에게서 나타나는 보상 기전의 예로는 지지하기 위해 팔을 앞으로 뻗거나 몸을 앞쪽으로 기울이는 것이다.

척추, 골반 및 하지의 시상면 정렬에서 나타나는 연령과 관련된 변화는 흔하다(그림 13-27).[119–124] 목뼈 앞굽음의 변화는 성인에서 등뼈 뒤굽음에 영향을 주고, 또 등뼈 뒤굽음으로부터 영향을 받는다.[50,125,126] 사실, 목뼈 앞굽음이 감소된 사람은 정상의 앞굽음을 가진 사람에 비해 약 10° 등뼈 뒤굽음의 감소를 가졌다.[125] 이와 비슷하게, Lee 등은 방사선 촬영을 통해 T1 척추뼈몸통의 기울기가 목뼈의 시상면 정렬을 결정하는 주요 요소임을 밝혀냈다.[50] 이런 정렬의 유지는 똑바른 자세 뿐만 아니라 수평 응시를 유지하는데 필수적이다. 많은 연구들은 나이가 증가함에 따라 골반에 대한 척추의 앞쪽 병진이 증가되었음을 확인했다.[87,119,124,127] 이런 척추뼈의 앞쪽 병진은 70–90대 사이에서 급격하게 증가한다.[124] 골반에 대한 척추 앞쪽 병진의 변화는 허리골반 영역이나 하지의 자세 변화에 의해 보상될 수 있다.[77,121,122,128,129] 흔한 보상작용으로는, 골반의 뒤쪽경사의 증가와 함께, 허리뼈 앞굽음의 감소, 등뼈 뒤굽음의 감소, 엉치뼈 기울기의 감소 등이 있다.[77,121–122,129,130] 이들 보상작용이 없다면, BoS내 CoM의 앞쪽 이동은 똑바른 자세를 유지하는데 더 많은 근육 작용을 필요로 할 것이다. 노인에서 근육의 동반 소실은 낙상의 위험을 증가시킬 것이고, 40–70대의 빠른 자세 안정성 감소와 관련이 있을 것이다. 이들 자세 변화는 건강과 관련된 삶의 질 감소와도 관련이 있는데, 이것은 전반적인 웰빙에 영향을 줄 수 있는 커다란 자세 편위의 증가를 의미한다.

임신(Pregnancy)

임신은 복부와 가슴의 체중 증가와 인대와 결합조직의 이완을 포함하는 많은 생리적 변화와 관련이 있다.[131] 이런 생리적 변화는 종종 자세 정렬의 변화와 그로 인한 요통, 다리이음뼈 통증 및 하지 통증과도 관련된다(그림 13-28).[131–133] 비임산부와 비교해, 임산부는 뚜렷한 등뼈 뒤굽음의 증가, 허리뼈 앞굽음의 감소, 엉치뼈 뒤쪽 경사 등을 보인다.[133,134]

복부 크기가 증가하면, BoS 위의 CoM 유지는 머리–목 영역 뿐만 아니라, 하지의 보상성 조정을 초래할 수 있다.[135] 허리와 다리이음뼈의 통증 증가는 축성 하중과 앞쪽 전단의 증가로 일어나는 허리뼈와 골반에 가해지는 스트레스의 증가와 관련이 있다. 자궁 팽창으로 인한 복부 근육과 골반바닥 근육의 비틀림은 자세 안정성에 꼭 필요한 운동 조절의 변화를 초래할 수 있다.[136,137] McCorry 등은 임산부가 비임산부에 비해 보행의 초기 접지기 때 등뼈의 폄이 증가되고, 보폭이 증가하고, 이마면 가동성이 더 커지는 보행을 한다는 것을 확인했다.[138] 이들 보행 편위는 체중 증가, 체중 분포 양상 및 신장 등의 개인적 특성에 따라 달라질 수 있다.

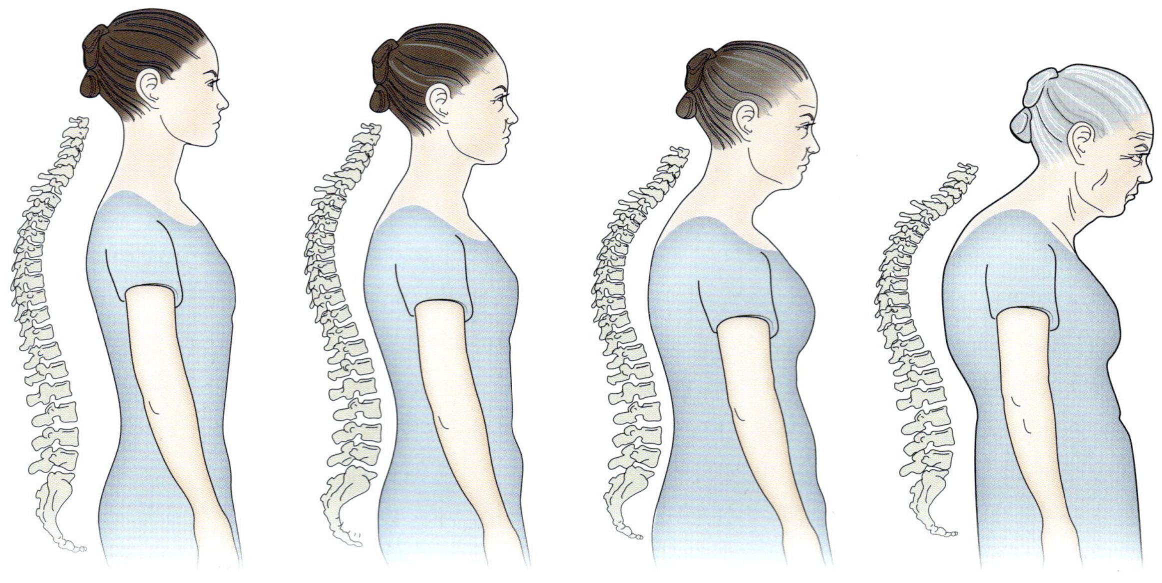

그림 13-27. 생애에 따른 자세 변화

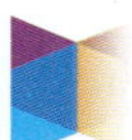

기본 개념 13-4
생애에 따른 자세 변화

생애에 따른 자세 안정성은 18–30세에서 가장 크게 일어났고, 40–70세 때 급격하게 감소되었다.

- 흥미롭게도, 여성의 경우 ACL 손상이 가장 많이 일어나는 연령은 최대 자세 안정성이 일어나기 직전인, 14–18세 였다.
- 임신은 CoM을 위쪽과 앞쪽으로 이동시키는데, 이런 CoM의 이동이 BoS 위에 CoM을 재중심화시키는 방법이다.
- 남성과 여성에서 엉덩관절 골절의 발생률이 가장 높은 시기는 50세 이상이며, 바로 50세 이상의 시기가 자세 안정성이 가장 급격하게 떨어지는 시기이다.
- 50세 이상의 성인이나 젊은 여성에서의 똑바른 자세와 균형의 평가는 근육뼈대계 손상의 위험을 확인하는데 도움을 주는 중요한 선별검사이다.

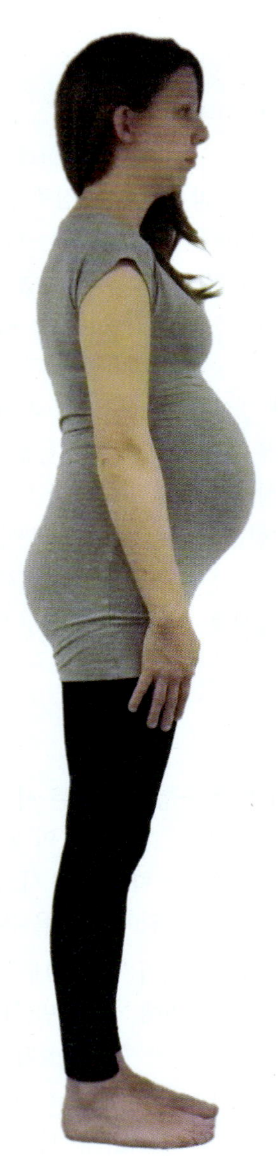

그림 13-28. 임신과 관련된 자세 변화

동적 자세 변화: 운동형상학과 운동역학 (Dynamic Postural Changes: Kinematics and Kinetics)

자세 전환 도중의 신체 정렬 조절은 일상생활의 기능 가동성에 필수적이다. 동적 활동을 검사할 때, 정상적인 운동형상학적 기능과 운동역학적 기능에 대한 지식은 필수적이다.

앉기 자세에서 서기 자세로의 전환 (Sit to Stand)

앉기 자세에서 서기 자세로의 성공적인 전환은 충분한 근육의 힘과 관절 가동성을 필요로 하며, 이런 전환을 수행하는 능력은 독립성과 장애의 차이일 수 있다. 노인이나 근육뼈대계 손상이나 신경학적 손상을 가진 사람이 팔의 지지나 보조가 없다면, 종종 앉기에서 서기로 전환할 때 상당한 어려움을 경험하게 된다.

Yoshioka 등은 건강한 젊은 성인이 앉기 자세에서 일어서기로 전환할 때 하지의 운동형상학을 평가했고, 이런 과제를 성공적으로 수행하기 위해서는 엉덩관절이 약 100°의 굽힘에서 0°의 굽힘으로 이동하고, 무릎관절이 120°의 굽힘에서 0° 굽힘으로 이동하고, 또 발목관절이 30°의 발등굽힘에서 0°의 발등굽힘으로 이동해야 한다는 것을 밝혀냈다.[139] 성공을 위해 꼭 필요한 결합된 엉덩관절–무릎관절 최대 관절 모멘트는 체중을 들어올릴 수 있을 만큼 충분해야 한다.

보다 최근의 연구에서, Yoshioka 등은 적절한 관절범위나 하지의 결합된 근력 없이는 성공적인 앉기에서 일어서기로의 전환이 일어날 수 없다는 것을 알아내기 위해 수학적 모델링을 사용했다.[140] 적절한 관절 운동이나 근육의 힘을 파괴시키는 질환은 앉기에서 서기의 전환에 나쁜 영향을 줄 것이다. 예를 들어, 무릎관절의 골관절염 환자는 종종 넙다리네갈래근의 근력 문제를 보인다. 그 결과, 그들은 반대쪽 다리를 통한 체중부하 증가, 몸통 굽힘의 증가, 무릎 폄 모멘트의 감소와 손상된 역학적 효율성을 포함한, 앉기 자세에서 일어설 때 편위를 보인다.[141,142]

서기에서 앉기의 복귀는 하지 폄근의 원심성 조절을 필요로 한다. 척수손상으로 인한 하지마비 환자는 건강한 사람의 조절에 비해 팔의 사용과 몸통 기울임을 더 많이 할 것이고,

과제를 수행하는데 많은 시간이 걸릴 것이고, 또 좌석 표면에 더 많은 힘을 가할 것이다.[143] 좌석 높이, 팔걸이의 존재, 그리고 과제 동안의 발 위치가 앉기에서 일어서기 과제를 성공적으로 수행하는 사람의 능력에 영향을 주는 중요한 요소이다.[144,145]

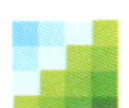

환자 적용 13-6

넙다리네갈래근의 약증을 가진 사람은 부드러운 쿠션을 가진 소파와 같이 낮은 높이의 좌석에서는 일어서는 것이 매우 힘들 수 있지만, 높은 좌석이나 부엌 의자와 같이 딱딱한 표면을 가진 표준 높이의 의자에서 일어서는 것은 크게 어렵지 않을 것이다. 소파에 앉아 있던 넙다리네갈래근 약증 환자는 똑바른 서기 자세를 달성하기 위해 모멘텀을 이용하거나 몸을 흔들면서 일어선다. 몸을 흔드는 이런 동작은 근력이 약한 하지를 보상하는 역할을 한다. 게다가, 뒤쪽 수술 접근으로 통해 실시된 전체 엉덩관절 치환술은 수술 후 첫 몇 주 동안에는 엉덩관절을 90° 이상 굽힘했을 때 탈구의 위험이 커진다. 변기 좌석이나 좌석 쿠션이 위로 올라가는 제품의 사용은 앉기 자세를 달성하는데 요구되는 엉덩관절 굽힘의 크기를 제한하기 위해 일반적으로 많이 사용되는 방법이다.

런지(Lunging)

런지는 한 발을 다른 발의 앞쪽으로 이동시키는 신체의 전방 움직임이다. 런지는 낮은 캐비넷이나 지면으로 팔을 뻗는데 요구되는 동작이다. 런지는 일반적으로 하지의 근력, 파워 및 균형을 발달시키는데 사용되는 운동법이다. 런지를 수행할 수 없거나 런지 동안 적절한 정렬을 유지할 수 없다면, 하지의 병리나 근약증을 의심할 수 있다. 런지는 앞쪽다리의 엉덩관절은 굽힘하고, 뒤쪽다리의 엉덩관절은 폄하면서, 양쪽 다리의 90° 이상 무릎 굽힘과 발목의 발등굽힘을 필요로 한다. Hale 등은 런지를 수행하는 남성과 여성 사이에서 다른 근육 활성 패턴을 관찰했다.[146] 특히, 남성은 넙다리두갈래근에서 큰 활성을 보였고, 반면 여성은 반힘줄모양근에서 큰 활성을 보였다. 남녀 모두는 과제 내내 넙다리네갈래근에서 비슷한 활성 패턴을 보였다. 체질량의 증가는 런지 동안 엉덩관절 폄근 모멘트를 증가시키는 것으로 보이기 때문에, 그 사람이 런지를 수행하기 어려운 이유일 수 있다.[147] 앞쪽에서 런지를 관찰할 때, 넙다리뼈의 이마면 안정성 평가가 필수적이다. 넙다리뼈를 중립위로 유지하지 못하면, 엉덩관절과 몸통의 약증이나 발목관절의 제한을 의미할 수 있다.[148,149]

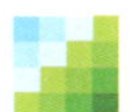

환자 적용 13-7

앞십자인대 열상과 무릎넙다리 통증 증후군은 활동과 참여를 제한시킬 수 있는 통증성 질환이다. 스쿼팅, 런지, 스테핑 다운(stepping down) 등과 같은 기능적 과제를 수행하는 동안 넙다리뼈의 이마면 운동 조절이 좋지 못한 사람은 위와 같은 통증성 질환의 위험이 높아진다는 몇몇 근거들이 있다. 이들 기능의 관찰은 추가적인 검사를 가이드하는데 도움을 줄 수 있다.

점핑(Jumping)

점핑이나 점핑 이후의 착지는 스포츠 활동에서 흔한 과제이고, 상당한 근력과 운동 조절을 필요로 한다. 앞십자인대 열상을 포함한 하지의 많은 손상은 점핑 활동 동안에 흔하게 일어난다. 손상의 위험을 높일 수 있는 다양한 변수를 확인하기 위해 광범위한 연구들이 점핑 활동을 연구하고 있다. 점핑 이후의 착지는 신체를 감속시키는 동시에 지면반응력을 완충하는 하지의 능력을 필요로 한다. 착지 기술은 무릎의 안정성 요건에 영향을 줄 수 있다. 최대 무릎 굽힘이 90° 이상되는 부드러운 착지 동안에는 무릎을 통해 감쇠되는 힘이 뻣뻣한 무릎 상태로 착지할 때보다 더 적을 것이다.[150–152] 임상가는 무릎 굽힘을 조절할 때 무릎의 이마면 정렬과 가로면 정렬을 유지하는 능력을 관찰함으로써, 손상의 위험을 초래할 수 있는 잠재적 손상을 인지할 수 있다.

요약(SUMMARY)

- 정적 균형과 동적 균형의 유지는 시각계, 안뜰계 및 몸감각계들로부터 오는 감각 정보의 통합을 통해 일어난다. 자세 조절은 피드포워드 반응 시스템과 피드백 반응 시스템을 이용해 BoS 위에 CoM을 유지시킨다.
- 최적의 서기 자세와 앉기 자세는 내적 관절 모멘트의 필요성을 최소화하기 위해 가능하면 관절축 근처를 LoG가 지나가도록 함으로써 종종 달성된다.
- 앉기 자세와 서기 자세의 관찰은 여러 관점(앞쪽, 뒤쪽 및 측면)의 관찰을 통해 여러 표식점의 검사에 의해 이루어진다.

- 앉기 자세와 서기 자세 동안, 각 관절에서 일어나는 내적 모멘트와 외적 모멘트가 평형을 유지해야 한다.
- 정적 자세와 이상적인 정렬의 평가는 여러 신체 영역(팔다리와 척주를 포함해서)의 특별한 기준으로 수행되었다. 흔한 자세 이상은 이상적인 자세와 생애에 따른 다양성에 영향을 줄 수 있는 여러 질환을 통해 설명되었다.
- 동적 기능 움직임 동안에도 자세 정렬의 역할이 작용하였다.

학습 문제(STUDY QUESTIONS)

1. 자세와 균형 사이의 차이점은 무엇인가?
2. 자세 조절을 위한 다음의 각 시스템(시각계, 안뜰계, 몸감각계)의 역할은 무엇인가?
3. 자세동요가 무엇이고, 똑바른 자세를 유지하기 위해 어떤 전략들이 있는가?
4. 알려진 자세동요와 알려지지 않은 자세동요에서 우리의 자세를 어떻게 유지하는가?
5. 예상치 못한 앞쪽 움직임의 결과로써 모든 신체 분절에 작용할 모멘트를 기술해 보자.
6. 클리닉에서 자세 평가의 역할은 무엇인가?
7. 이상적인 똑바른 자세에서, LoG는 다음 영역(머리, 척주, 엉덩관절, 무릎, 발목)을 어떻게 지나가는가? 이들 영역에서 LoG는 근육 활성에 어떤 영향을 미치는가?
8. 똑바른 서기 자세에서 GRFV, LoG 및 CoM 사이의 관계는 무엇인가?
9. 똑바른 서기 자세를 위해, 다음 구조물(허리뼈의 후관절, 등뼈 후관절주머니, L5-S1의 섬유테, 등뼈 영역의 앞세로인대, 그리고 엉치엉덩관절)에 영향을 주는 스트레스의 유형을 확인해 보자.
10. 똑바른 서기 자세 시 다음 구조물(골반, 허리엉치각, 엉덩관절, 무릎관절, 그리고 척주의 허리뼈 영역)의 정렬에 대한 타이트한 뒤넙다리근의 효과는 무엇인가?
11. 척주의 전형적인 특발성 측만증을 여러분은 어떻게 설명할 것인가?
12. 측만증 선별 검사 프로그램에 일반적으로 사용되는 신체 분절의 변화를 확인해 보자.
13. 어깨가슴관절의 다양한 자세 이상을 기술하고, 어떤 근육이 참여하는지를 설명해 보자.
14. 척추사이원반, 인대 및 관절 구조에 가해지는 스트레스 측면에서 굽힘된 허리뼈 자세와 폄된 허리뼈 자세를 비교해 보자.
15. 똑바른 앉기 자세, 구부정한 앉기 자세 및 편안한 앉기 자세와 서기 자세의 척추사이원반의 압력을 비교해 보자.
16. 정강넙다리관절의 안쪽 구획과 가쪽 구획에 대한 안굽이무릎과 밖굽이무릎의 효과를 기술해 보자.
17. 평발과 관련된 위험은 무엇인가?
18. 망치발가락, 갈퀴발가락 및 밖굽이엄지에 대한 발허리발가락관절, 몸쪽마디뼈사이관절, 먼쪽마디뼈사이관절의 다양한 자세를 기술해 보자.
19. 하지 근력과 자세 조절 요소가 부족한 사람이 어떻게 똑바른 서기 자세를 취할 수 있는지를 설명해 보자.
20. 척주의 자세 정렬에 노화가 어떤 영향을 미치는가? 그리고 이런 영향이 자세 조절에 어떤 영향을 미치는가?
21. 똑바른 자세에 대한 임신의 효과는 무엇이고, 이런 자세가 다음 구조물(머리, 척주, 엉덩관절, 무릎 및 발목)에 어떤 영향을 주는지를 확인해 보자.
22. 앉기 자세에서 일어설 때와 런지 활동을 할 때 관절 ROM의 역할을 기술해 보자. 이들 활동은 근육 요청에 어떻게 영향을 미치는가?

참고문헌(REFERENCES)

1. Le Huec JC, et.al: Pelvic parameters: Origin and significance. Eur Spine J 20:564, 2011.
2. Scholz JP, et.al: Motor equivalent control of the center of mass in response to support surface perturbations. Exp Brain Res 180:163, 2007.
3. Pollock AS, et.al: What is balance? Clin Rehabil 14:402, 2000.
4. Chen T, Chang CC, Chou LS: Sagittal plane center of mass movement strategy and joint kinetics during sit-to-walk in elderly fallers. Clin Biomech 28:807, 2013.
5. Shumway-Cook A, Woollacott M: Motor control: Translating research into clinical practice, 4th ed. Baltimore, MD: Lippincott Williams &Wilkins, 2012.
6. Horak FB: Postural orientation and equilibrium: What do we need to know about neural control of balance to prevent falls? Age Ageing 35: ii7, 2006.
7. Chiba R, et.al: Human upright posture control models based on multisensory inputs; In fast and slow dynamics. Neurosci Res 104: 96, 2016.
8. Santos, M.J., Kanekar N, Aruin AS: The role of anticipatory postural adjustments in compensatory control of posture: 2. Biomechanical analysis. J Electromyogr Kinesiol 20:398, 2010.
9. Aruin A, Shiratori T: Anticipatory postural adjustments while sitting: The effects of different leg supports. Exp Brain Res 151:46, 2003.
10. Kanekar N, Aruin AS: Aging and balance control in response to external perturbations: Role of anticipatory and compensatory postural mechanisms. Age 36:9621, 2014.

11. Mohapatra S, Aruin AS: Static and dynamic visual cues in feed-forward postural control. Exp Brain Res 224:25, 2013.
12. Horak FB: Postural compensation for vestibular loss and implications for rehabilitation. Restor Neurol Neurosci 28:57, 2010.
13. Creath, R, et.al: The role of vestibular and somatosensory systems in intersegmental control of upright stance. J Vestib Res 18:39, 2008.
14. Horak FB, Earhart GM, Dietz V: Postural responses to combinations of head and body displacements: Vestibular-somatosensory interactions. Exp Brain Res 141:410, 2001.
15. Kristjansson E, Treleaven J: Sensorimotor function and dizziness in neck pain: Implications for assessment and management. J Orthop Sports Phys Ther 39:364, 2009.
16. Schwab F, et.al: Adult spinal deformity-postoperative standing imbalance: How much can you tolerate? An overview of key parameters in assessing alignment and planning corrective surgery. Spine 35: 2224, 2010.
17. Horak FB, Nashner LM: Central programming of postural movements: Adaptation to altered support-surface configurations. J Neurophysiol 55:1369, 1986.
18. Grangeon M, et.al: Unsupported eyes closed sitting and quiet standing share postural control strategies in healthy individuals. Motor Control 19:10, 2015.
19. Vette AH, et.al: Posturographic measures in healthy young adults during quiet sitting in comparison with quiet standing. Med Eng Phys 32:32, 2010.
20. Grangeon M, et.al: Effects of upper limb positions and weight support roles on quasi-static seated postural stability in individuals with spinal cord injury. Gait Posture 36:572, 2012.
21. Forbes PA, et.al: Task, muscle and frequency dependent vestibular control of posture. Front Integr Neurosci 8:94, 2014.
22. Klous M, Mikulic P, Latash ML: Early postural adjustments in preparation to whole-body voluntary sway. J Electromyogr Kinesiol 22:110, 2012.
23. Krishnan V, Aruin AS, Latash ML: Two stages and three components of the postural preparation to action. Exp Brain Res 212:47, 2011.
24. Latash ML, et.al: Motor control theories and their applications. Medicina 46:382, 2010.
25. Zhou T, et.al: Anticipatory synergy adjustments: Preparing a quick action in an unknown direction. Exp Brain Res 226:565, 2013
26. Varghese JP, et.al: Standing still: Is there a role for the cortex? Neurosci Lett 590:18, 2015.
27. Hodges PW: Pain and motor control: From the laboratory to rehabilitation. J Electromyogr Kinesiol 21:220, 2011.
28. Eby SF, et.al: Shear wave elastography of passive skeletal muscle stiffness: Influences of sex and age throughout adulthood. Clin Biomech 30:22, 2015.
29. Pinsault N, Vuillerme N: Test-retest reliability of centre of foot pressure measures to assess postural control during unperturbed stance. Med Eng Phys31:276, 2009.
30. Bouchouras G., et.al: Kinematics and knee muscle activation during sit-to-stand movement in women with knee osteoarthritis. Clin Biomech 30:599, 2015.
31. Brechter JH, Powers CM: Patellofemoral joint stress during stair ascent and descent in persons with and without patellofemoral pain. Gait Posture 16:115, 2002.
32. Mills K, et.al: A systematic review and meta-analysis of lower limb neuromuscular alterations associated with knee osteoarthritis during level walking. Clin Biomech 28:713, 2013.
33. Tyson SF, DeSouza LH: A clinical model for the assessment of posture and balance in people with stroke. Disabil Rehabil 25:120, 2003.
34. Dusing SC, Harbourne RT: Variability in postural control during infancy: Implications for development, assessment, and intervention. Phys Ther 90:1838, 2010.
35. Mignardot JB, et.al: Postural sway, falls, and cognitive status: A cross-sectional study among older adults. J Alzheimers Dis 41:431, 2014.
36. Muir-Hunter SW, et.al: Identifying balance and fall risk in community-dwelling older women: The effect of executive function on postural control. Physiother Can 66:179, 2014.
37. Lewis CL, Sahrmann SA: Effect of posture on hip angles and moments during gait. Man Ther 20:176, 2015.
38. Sharma L, et.al: The role of varus and valgus alignment in the initial development of knee cartilage damage by MRI: The MOST study. Ann Rheum Dis 72:235, 2013.
39. Le Huec JC, et.al: Equilibrium of the human body and the gravity line: The basics. Eur Spine J 20:558, 2011.
40. Smith A, O'Sullivan P, Straker L: Classification of sagittal thoraco-lumbo-pelvic alignment of the adolescent spine in standing and its relationship to low back pain. Spine 33:2101, 2008.
41. Puglisi F, et.al: A photographic method for multi-plane assessment of adolescent posture. Ital J Anat Embryol 119:241, 2014.
42. van Niekerk SM, et.al: Photographic measurement of upper-body sitting posture of high school students: A reliability and validity study. BMC Musculoskelet Disord 9:113, 2008.
43. de Oliveira Pezzan PA, et.al: Postural assessment of lumbar lordosis and pelvic alignment angles in adolescent users and nonusers of high-heeled shoes. J Manipulative Physiol Ther 34:614, 2011
44. Opila KA, et.al: Postural alignment in barefoot and high-heeled stance. Spine 13:542, 1988.
45. Ames CP, et.al: Cervical radiographical alignment: Comprehensive assessment techniques and potential importance in cervical myelopathy. Spine 38:S149, 2013.
46. Herrington L: Assessment of the degree of pelvic tilt within a normal asymptomatic population. Man Ther 16:646, 2011.
47. Tecco S, Festa F: Cervical spine curvature and craniofacial morphology in an adult Caucasian group: A multiple regression analysis. Eur J Orthod 29:204, 2007.
48. Nunez-Pereira S, et.al: Sagittal balance of the cervical spine: An analysis of occipitocervical and spinopelvic interdependence, with C-7 slope as a marker of cervical and spinopelvic alignment. J Neurosurg Spine 23:16, 2015.
49. Lee CS, et.al: Normal patterns of sagittal alignment of the spine in young adults radiological analysis in a Korean population. Spine 36: E1648, 2011.
50. Lee SH, et.al: Factors determining cervical spine sagittal balance in asymptomatic adults: Correlation with spinopelvic balance and thoracic inlet.alignment. Spine J 15:705, 2015.
51. Protopsaltis TS, et.al: How the neck affects the back: Changes in regional cervical sagittal alignment correlate to HRQOL improvement in adult thoracolumbar deformity patients at 2-year follow-up. J Neurosurg Spine23:153, 2015.
52. Harrison DE, et.al: Anterior thoracic posture increases thoracolumbar disc loading. Eur Spine J 14:234, 2005.
53. Zhu F, et.al: Analysis of L5 incidence in normal population use of L5 incidence as a guide in reconstruction of lumbosacral alignment. Spine 39:E140, 1976.
54. Kendal F, McCreary E, Provance P: Muscles testing and function with posture and pain, 5th ed. Baltimore, MD: Lippincott Williams & Wilkins, 2005.
55. Blondel B, et.al: Postural spinal balance defined by net intersegmental moments: Results of a biomechanical approach and experimental errors measurement. World J Orthop 6:983, 2015.
56. Wang Z, et.al: The degrees of freedom problem in human standing posture: Collective and component dynamics. PLoS One 9:e85414, 2014.
57. Danis CG, et.al: Relationship between standing posture and stability. Phys Ther 78:502, 1998.
58. Torres-Oviedo G, Ting LH: Muscle synergies characterizing human postural responses. J Neurophysiol 98:2144, 2007.
59. Torres-Oviedo G, Ting LH: Subject-specific muscle synergies in human balance control are consistent across different biomechanical contexts. J Neurophysiol 103:3084, 2010.
60. Claus AP, et.al: Is 'ideal' sitting posture real? Measurement of spinal curves in four sitting postures. Man Ther14:404, 2009.

61. O'Sullivan PB, et.al: Effect of different upright sitting postures on spinal-pelvic curvature and trunk muscle activation in a pain-free population. Spine 31:E707, 2006.
62. Grooten WJ, et.al: Is active sitting as active as we think? Ergonomics 56:1304, 2013.
63. O'Sullivan K, et.al: The effect of dynamic sitting on trunk muscle activation: A systematic review. Appl Ergon 44:628, 2013.
64. Waongenngarm P, Rajaratnam BS, Janwantanakul P: Perceived body discomfort and trunk muscle activity in three prolonged sitting postures. J Phys Ther Sci 27:2183, 2015.
65. Hoy D, et.al: The global burden of low back pain: Estimates from the global burden of disease 2010 study. Ann Rheum Dis 73:968, 2014.
66. Hodges PW, Smeets RJ: Interaction between pain, movement, and physical activity: Short-term benefits, long-term consequences, and targets for treatment. Clin J Pain 31:97, 2015.
67. Harrison DD, et.al: Modeling of the sagittal cervical spine as a method to discriminate hypolordosis: Results of elliptical and circular modeling in 72 asymptomatic subjects, 52 acute neck pain subjects, and 70 chronic neck pain subjects. Spine 29:2485, 2004.
68. Legaye J, Duval-Beaupere G: Gravitational forces and sagittal shape of the spine. Clinical estimation of their relations. Int Orthop 32:809, 2008.
69. Hodges PW, et.al: New insight into motor adaptation to pain revealed by a combination of modelling and empirical approaches. Eur J Pain 17:1138, 2013.
70. Ruhe A, Fejer R, Walker B: Center of pressure excursion as a measure of balance performance in patients with non-specific low back pain compared to healthy controls: A systematic review of the literature. Eur Spine J 20:358, 2011.
71. Ruhe A, Fejer R, Walker B: Pain relief is associated with decreasing postural sway in patients with non-specific low back pain. BMC Musculoskelet Disord 13:39, 2012.
72. Ruhe A, Fejer R, Walker B: On the relationship between pain intensity and postural sway in patients with non-specific neck pain. J Back Musculoskelet Rehabil 26:401, 2013.
73. Hirata RP, et.al: Experimental knee pain impairs postural stability during quiet stance but not after perturbations. Eur J Appl Physiol 112:2511, 2012.
74. Hirata RP, et.al: Experimental muscle pain challenges the postural stability during quiet stance and unexpected posture perturbation. J Pain 12:911, 2011.
75. Alsiddiky AM: An insight into early onset of scoliosis: New update information - a review. Eur Rev Med Pharmacol Sci 19:2750, 2015.
76. Katzman WB, et.al: Thoracic kyphosis and rate of incident vertebral fractures: The Fracture Intervention Trial. Osteoporos Int 27:899, 2016.
77. Diebo BG, et.al: Sagittal alignment of the spine: What do you need to know? Clin Neurol Neurosurg 139:295, 2015.
78. Gille O, et.al: Degenerative lumbar spondylolisthesis: Cohort of 670 patients, and proposal of a new classification. Orthop Traumatol Surg Res 100:S311, 2014.
79. Harrison AL, Barry-Greb T, Wojtowicz G: Clinical measurement of head and shoulder posture variables. J Orthop Sports Phys Ther 23:353, 1996.
80. Nam SH, et.al: The intra- and inter-rater reliabilities of the forward head posture assessment of normal healthy subjects. J Phys Ther Sci 25:737, 2013.
81. Rocha CP, Croci CS, Caria PH: Is there relationship between temporomandibular disorders and head and cervical posture? A systematic review. J Oral Rehabil 40:875, 2013.
82. Farmer PK, et.al: An investigation of cervical spinal posture in cervicogenic headache. Phys Ther 95:212, 2015.
83. Malmstrom EM, et.al: A slouched body posture decreases arm mobility and changes muscle recruitment in the neck and shoulder region. Eur J Appl Physiol 115:2491, 2015.
84. Kibler WB, et.al: Clinical implications of scapular dyskinesis in shoulder injury: The 2013 consensus statement from the 'Scapular Summit'. Br J Sports Med 47:877, 2013.
85. Khadilkar SV, et.al: Is pushing the wall, the best known method for scapular winging, really the best? A comparative analysis of various methods in neuromuscular disorders. J Neurol Sci 351:179, 2015.
86. Scibek JS, Carcia CR: Validation of a new method for assessing scapular anterior-posterior tilt. Int J Sports Phys Ther 9:644, 2014
87. Roussouly P, Pinheiro-Franco JL: Biomechanical analysis of the spino-pelvic organization and adaptation in pathology. Eur Spine J 20:609, 2011.
88. Kawahara K, et.al: Effect of genu recurvatum on the anterior cruciate ligament-deficient knee during gait. Knee Surg Sports Traumatol Arthrosc 20:1479, 2012.
89. Myer GD, et.al: The effects of generalized joint laxity on risk of anterior cruciate ligament injury in young female athletes. Am J Sports Med 36:1073, 2008.
90. Arazi M, Ogun TC, Memik R: Normal development of the tibiofemoral angle in children: A clinical study of 590 normal subjects from 3 to 17 years of age. J Pediatr Orthop 21:264, 2001.
91. Sabharwal S, Zhao C: The hip-knee-ankle angle in children: Reference values based on a full-length standing radiograph. J Bone Joint Surg Am91:2461, 2009.
92. Chapple CM, et.al: Patient characteristics that predict progression of knee osteoarthritis: A systematic review of prognostic studies. Arthritis Care Res 63:1115, 2011.
93. Lerner ZF, et.al: How tibiofemoral alignment and contact locations affect predictions of medial and lateral tibiofemoral contact forces. J Biomech48:644, 2015.
94. Graci V, Salsich GB: Trunk and lower extremity segment kinematics and their relationship to pain following movement instruction during a single-leg squat in females with dynamic knee valgus and patellofemoral pain. J Sci Med Sport 18:343, 2015.
95. Salsich GB, Graci V, Maxam DE: The effects of movement pattern modification on lower extremity kinematics and pain in women with patellofemoral pain. J Orthop Sports Phys Ther 42:1017, 2012.
96. Nguyen AD, et.al: A preliminary multifactorial approach describing the relationships among lower extremity alignment, hip muscle activation, and lower extremity joint excursion. J Athl Train 46:246, 2011.
97. Hillstrom HJ, et.al: Foot type biomechanics part 1: Structure and function of the asymptomatic foot. Gait Posture 37:445, 2013.
98. Tong JW, Kong PW: Association between foot type and lower extremity injuries: Systematic literature review with meta-analysis. J Orthop Sports Phys Ther 43:700, 2013.
99. Shibuya N, et.al: Characteristics of adult flatfoot in the United States. J Foot Ankle Surg 49:363, 2010.
100. Menz HB, et.al: Association of planus foot posture and pronated foot function with foot pain: The Framingham foot study. Arthritis Care Res 65:1991, 2013.
101. Buldt AK, et.al: The relationship between foot posture and lower limb kinematics during walking: A systematic review. Gait Posture 38: 363.
102. Kothari A, et.al: The relationship between quality of life and foot function in children with flexible flatfeet. Gait Posture 41:786, 2015.
103. Molines-Barroso RJ, et.al: Forefoot ulcer risk is associated with foot type in patients with diabetes and neuropathy. Diabetes Res Clin Pract 114:93, 2016.
104. Bosman HA, Robinson AH: Treatment of ankle instability with an associated cavus deformity. Foot Ankle Clin 18:643, 2013.
105. Deben SE, Pomeroy GC: Subtle cavus foot: Diagnosis and management. J Am Acad Orthop Surg 22:512, 2014.
106. Buldt AK, et.al: Foot posture is associated with kinematics of the foot during gait: A comparison of normal, planus and cavus feet. Gait Posture 42:42, 2015.
107. Krzak JJ, et.al: Kinematic foot types in youth with equinovarus secondary to hemiplegia. Gait Posture 41:402, 2015.
108. Manca M, et.al: Gait patterns in hemiplegic patients with equinus foot deformity. Biomed Res Int 2014:939316, 2014.
109. Stebbins J, et.al: Gait compensations caused by foot deformity in cerebral palsy. Gait Posture 32:226, 2010.

110. Stoquart GG, et.al: Efficiency of work production by spastic muscles. Gait Posture 22:331, 2005.
111. Steinberg N., et.al: Relationship between lower extremity alignment and hallux valgus in women. Foot Ankle Int 34:824, 2013.
112. Nguyen US, et.al: Factors associated with hallux valgus in a population-based study of older women and men: The MOBILIZE Boston Study. Osteoarthritis Cartilage18:41, 2010.
113. Shirzad K, et.al: Lesser toe deformities. J Am Acad Orthop Surg 19: 505, 2011.
114. Stubbs B, et.al: Pain and the risk for falls in community-dwelling older adults: systematic review and meta-analysis. Arch Phys Med Rehabil 95:175, 2014.
115. Kokotilo KJ, Eng JJ, Curt A: Reorganization and preservation of motor control of the brain in spinal cord injury: A systematic review. J Neurotrauma 26:2113, 2009.
116. Agrawal Y, et.al: The modified Romberg Balance Test: Normative data in U.S. adults. Otol Neurotol 32:1309, 2011.
117. Schwesig R, Fischer D, Kluttig A: Are there changes in postural regulation across the lifespan? Somatosens Mot Res 30:167, 2013.
118. Ambrose AF, Paul G, Hausdorff JM: Risk factors for falls among older adults: A review of the literature. Maturitas 75:51, 2013.
119. Barrey C, et.al: Compensatory mechanisms contributing to keep the sagittal balance of the spine. Eur Spine J 22:S834, 2013.
120. Lamartina C, Berjano P: Classification of sagittal imbalance based on spinal alignment and compensatory mechanisms. Eur Spine J 23:1177, 2014.
121. Mac-Thiong JM, et.al: Age- and sex-related variations in sagittal sacropelvic morphology and balance in asymptomatic adults. Eur Spine J 20:572, 2011.
122. Roussouly P, et.al: Classification of the normal variation in the sagittal alignment of the human lumbar spine and pelvis in the standing position. Spine 30:346, 2005.
123. Shamsi M, et.al: Normal range of thoracic kyphosis in male school children. ISRN Orthop 2014:159465, 2014.
124. Yoshida G, et.al: Craniopelvic alignment in elderly asymptomatic individuals: Analysis of 671 cranial centers of gravity. Spine 39: 1121, 2014.
125. Erkan S, et.al: The influence of sagittal cervical profile, gender and age on the thoracic kyphosis. Acta Orthop Belg 76:675, 2010.
126. Yu M, et.al: Analysis of cervical and global spine alignment under Roussouly sagittal classification in Chinese cervical spondylotic patients and asymptomatic subjects. Eur Spine J 24:1265, 2015.
127. Kim YB, et.al: A comparative analysis of sagittal spinopelvic alignment between young and old men without localized disc degeneration. Eur Spine J 23:1400, 2014.
128. Barrey C, et.al: Sagittal balance disorders in severe degenerative spine. Can we identify the compensatory mechanisms? Eur Spine J 20:626, 2011.
129. Vialle R, et.al: Radiographic analysis of the sagittal alignment and balance of the spine in asymptomatic subjects. J Bone Joint Surg Am 87:260, 2005.
130. Araujo F, et.al: Sagittal standing posture, back pain, and quality of life among adults from the general population: A sex-specific association. Spine 39:E782, 2014.
131. Casagrande D, et.al: Low back pain and pelvic girdle pain in pregnancy. J Am Acad Orthop Surg 23:539, 2015.
132. Bergstrom C, Persson M, Mogren I: Pregnancy-related low back pain and pelvic girdle pain approximately 14 months after pregnancy.pain status, self-rated health and family situation. BMC Pregnancy Childbirth 14:48, 2014.
133. Okanishi, N, et.al: Spinal curvature and characteristics of postural change in pregnant women. Acta Obstet Gynecol Scand 91:856, 2012.
134. Betsch M, et.al: Spinal posture and pelvic position during pregnancy: A prospective rasterstereographic pilot study. Eur Spine J 24:1282, 2015.
135. Ribeiro AP, Joao SM, Sacco IC: Static and dynamic biomechanical adaptations of the lower limbs and gait pattern changes during pregnancy. Womens Health 9:99, 2013.
136. Inanir A, et.al: Evaluation of postural equilibrium and fall risk during pregnancy. Gait Posture 39:1122, 2014.
137. Yoo H, Shin D, Song C: Changes in the spinal curvature, degree of pain, balance ability, and gait ability according to pregnancy period in pregnant and nonpregnant women. J Phys Ther Sci 27:279, 2015.
138. McCrory JL, et.al: The pregnant "waddle": An evaluation of torso kinematics in pregnancy. J Biomech 47:2964, 2014.
139. Yoshioka S, et.al: Computation of the kinematics and the minimum peak joint moments of sit-to-stand movements. Biomed Eng Online 6:26, 2007.
140. Yoshioka S, et.al: The minimum required muscle force for a sit-to-stand task. J Biomech 45:699, 2012.
141. Turcot K, et.al: Sit-to-stand alterations in advanced knee osteoarthritis. Gait Posture 36:68, 2012.
142. Anan M, et.al: Do patients with knee osteoarthritis perform sit-to-stand motion efficiently? Gait Posture 41:488, 2015.
143. Chang SR, Kobetic R, Triolo RJ: Understanding stand-to-sit maneuver: Implications for motor system neuroprostheses after paralysis. J Rehabil Res Dev 51:1339, 2014.
144. Janssen WG, Bussmann HB, Stam HJ: Determinants of the sit-to-stand movement: A review. Phys Ther 82:866, 2002.
145. Ng SS, et.al: Effect of arm position and foot placement on the five times sit-to-stand test completion times of female adults older than 50 years of age. J Phys Ther Sci 27:1755, 2015.
146. Hale R, Hausselle JG, Gonzalez RV: A preliminary study on the differences in male and female muscle force distribution patterns during squatting and lunging maneuvers. Comput Biol Med 52:57, 2014.
147. Singh B, et.al: Biomechanical loads during common rehabilitation exercises in obese individuals. Int J Sports Phys Ther 10:189, 2015.
148. Wyndow N, et.al: The relationship of foot and ankle mobility to the frontal plane projection angle in asymptomatic adults. J Foot Ankle Res 9:3, 2016.
149. Wilson EL, et.al: Postural strategy changes with fatigue of the lumbar extensor muscles. Gait Posture 23:348, 2006.
150. Aerts I, et.al: A systematic review of different jump-landing variables in relation to injuries. J Sports Med Phys Fitness 53:509, 2013.
151. Nagai T, et.al: Knee proprioception and strength and landing kinematics during a single-leg stop-jump task. J Athl Train 48:31, 2013.
152. Walsh M, et.al: Lower extremity muscle activation and knee flexion during a jump-landing task. J Athl Train 47:406, 2012.

보행 Gait 14 장

Michael A. Hunt, PhD, BHK, MPT, MSc |
Sandra J. Olney, BSc (PT & OT), PhD, MD (hon) |
Janice J. Eng, PhD, BSR, (PT/OT), MSc

본장 개요

서론(Introduction)

사람의 "정상" 로코모션(보행)에 있어서, 똑바른 자세를 유지하고 신체를 전체적으로 움직이기 위해 개별 관절과 근육 기능이 어떻게 통합되는지를 살펴볼 기회를 독자에게 제공할 것이다. 정상 보행의 운동형상학과 운동역학에 대한 지식은 비정상 보행을 분석하고, 확인하고, 교정하는 필수 기반을 독자들에게 제공할 것이다.

보행은 아마도 모든 인체 움직임 중에서 가장 포괄적으로 연구되지만, 다양한 기술들이 다양한 학문적 관점과 결합하기 때문에 복잡하고 때로는 벅찬 학문일 수 있다. 보행을 구성하는 움직임의 기본 생체역학 요건은 논리적이고 쉽게 이해될 수 있다. 본 장의 목적은 보행, 달리기, 계단 보행을 포함하는 정상 움직임과 비정상 움직임의 분석을 위한 토대로서 정상 보행의 기전을 이해하는 것이다.

보행 분석(Gait Analysis)

초기 보행 분석은 움직임 운동형상학을 평가하기 위해 영상 필름과 시간소요 프레임-마커의 수동 디지털 프레임을 이용했고, 신체 표식점에 마커를 배치했다. 관절 운동역학의 계산을 제공하기 위해 힘판의 지면반응력 데이터로 포함시켰다. 인체의 정상 로코모션에 대한 우리의 현재 지식이 이런 초기 연구로부터 나왔지만, 데이터의 정확성과 많은 양을 위해 디지털 접근법을 사용했다. 지난 20년 동안 다양한 움직임에서 대량의 데이터를 빠르고 안정적으로 수집하고 처리할 수 있는 동작 분석 기법이 폭발적으로 발달했다. 보행 분석의 다음 주요 진전은 이미 시작되었고, 지역사회와 심지어 가정집을 포함해 임상 시설이나 실험실 밖에서 이루어지는 운동의 평가를 포함하고 있다.

오늘날의 보행 실험실(그림 14-1)은 관절중심과 질량중심을 가진 여러 분절의 신체를 모델링하고 3차원 해부학 좌표 데이터를 생성하는 여러 종류의 운동분석 시스템을 포함하고 있다. 이들 시스템은 분절 운동이나 정확한 마커 위치를 추적한다. 또한 지면반응력의 위치(압력중심), 크기와 방향을 포함하는 발-지면의 힘을 얻는 1개 이상의 힘판도 동작 분석 시스템에 포함된다. EMG 시스템은 표면전극이나 때로는 삽입전극을 사용하여 근육 활성에 대한 정보를 동시에 제공한다. 최소한으로, 운동역학적 데이터(힘판)와 EMG 데이터는 일반적으로 600 ㎐나 1200 ㎐(초당 샘플)로 샘플링되고, 반대로 운동형상학적 데이터(분절 운동)는 60 ㎐이나 120 ㎐로 샘플링된다. EMG와 동작분석을 포함한 임상 보행분석의 발전에 대한 훌륭하고 매력적인 보고가 Sutherland 연구에서 확인될 수 있다.[1,2]

사람의 로코모션(보행)은 하나의 물체(신체)로써 병진운동하는 것이고, 그 물체(인체)는 여러 신체 분절들의 협응된 회전운동을 통해 앞으로 병진운동하는 것이다.[3] 하지의 교대운동은 체중의 75%를 이루는 머리, 팔 및 몸통(HAT)을 지지하면서 그와 함께 움직인다. 여기에서 머리와 팔의 무게는 체중의 25%에 해당하고 몸통은 체중의 50%에 해당된다.[4] 본 장을 완전히 활용하기 위해 우리는 하지와 관련된 생체역학과 해부학을 공부해야 하고, 1장에서 제시된 기본 생체역학 개념을 이해해야 하고, 또 하지의 주요 관절가동범위와 주요 근육군과 그들의 작용에 대한 지식도 가져야 한다.

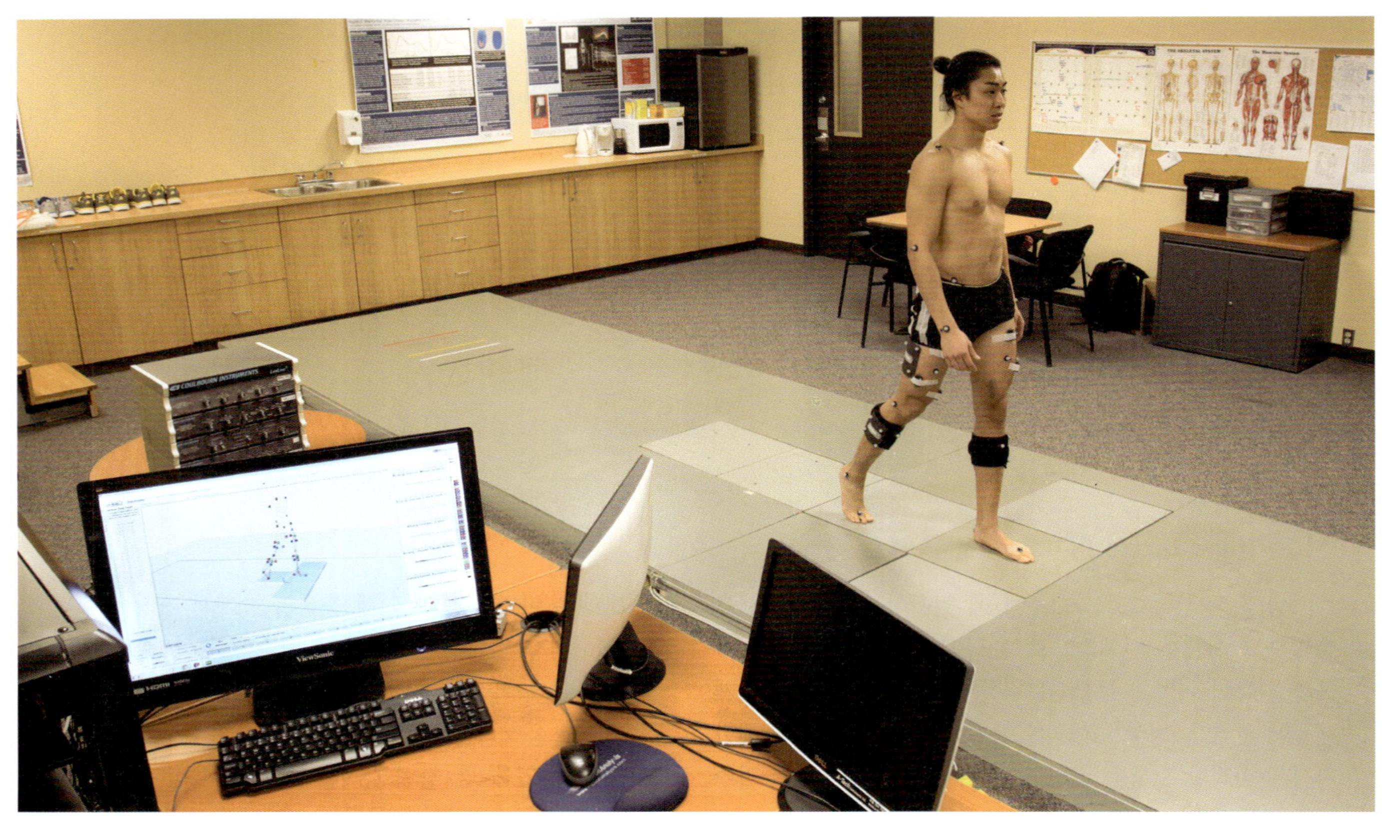

그림 14-1. 오늘날의 보행 실험실

보행의 주요 과제(Major Tasks of Gait)

보행을 이해하기 위해, 우리는 먼저 기본 목적을 확인해 보자. Winter는 보행의 주요 5가지 과제를 제안했다:[5]

1. 충격흡수와 안정성을 위한 또는 앞으로 진행하는 속도의 감소를 위한 역학적 에너지의 흡수
2. 똑바른 자세와 균형의 유지
3. 머리, 팔 및 몸통(HAT)의 지지: 즉, 하지의 붕괴 예방
4. 앞쪽 전진 속도를 유지하거나 앞쪽 전진 속도를 증가시키기 위한 역학적 에너지의 발생
5. 안전한 지면 클라이어런스와 부드러운 발꿈치닿기나 발가락닿기를 위한 발 움직임 궤적의 조절

보행 도중에 균형과 안정성을 유지하는 것은 매우 중요하고, 잠재적으로 불안정을 갖는 보행의 하위 과제에 대한 연구들이 증가하고 있다. 이들 연구의 내용으로는 보행의 시작과 끝, 계단보행, 방향 전환, 장애물 통과, 그리고 울퉁불퉁한 지면의 적응 등이 포함된다.[6–14] 보행의 시작과 끝, 그리고 계단 보행은 본 장의 후반부에서 소개될 것이다.

보행주기의 단계(Phases of the Gait Cycle)

보행은 일어나는 이벤트를 기술하고, 이해하고 또 분석할 수 있도록 많은 단계로 나누어져 왔다. 보행주기는 대개 하지가 지지 표면과 초기 접촉하는 동일 다리의 연속적인 2가지 이벤트로 구성된다. **보행주기**는 이벤트와 단계를 명확하게 하기 위해 백분율(%)로 표기된다. 실제 일어난 보행의 시간이 아닌, 백분율에 대한 보행주기의 표준화는 시간, 속도 또는 실제 움직임 과제와 무관한 보행 생체역학의 비교를 가능하게 만들었다. 정상 보행에 대한 값이 그림에 나타난다. 1번의 보행주기 동안, 각 다리는 2개의 주요 단계를 거친다:

- **입각기**는 발의 어느 부분이 지면과 접촉해 있는 시기로서 보행주기의 약 60%를 차지한다.
- **유각기**는 같은 발이 지면에 닿지 않는 시기이며, 보행주기의 나머지 40%를 차지한다(그림 14-2).

양쪽 발이 지면에 닿는 **이중지지기**(double support)는 2개의 기간이 존재하고, 이중지지기는 한 발이 초기접지기에 있는 시점과 발을 지면으로 들어올리는 시점인 다른 발의 발가락들기(toe-off)시점 사이에서 일어난다. 일반적인 보행 속도에서는, 각각의 이중지지기가 보행주기의 약 10%를 차지하여, 총 이중지지기는 보행주기의 약 20%를 차지하게 된다.

실제로 일어나는 보행주기(100%)는 발이 지면과 접촉하지 않는 40%의 유각기, 20%의 이중지지기, 그리고 40%의 한발지지기(반대쪽 다리는 유각기 상태에 있는)로 나뉘어질 수 있다.

입각기는 하위 단계의 시작과 끝을 표시하는 여러 이벤트들에 의해 여러 개의 하위 단계로 나누어진다. 그림 14-3은 초기접지기(종종 발꿈치닿기로도 표현되는)와 발가락들기로서 입각기를 구분하는 이벤트를 보여주고 있다.

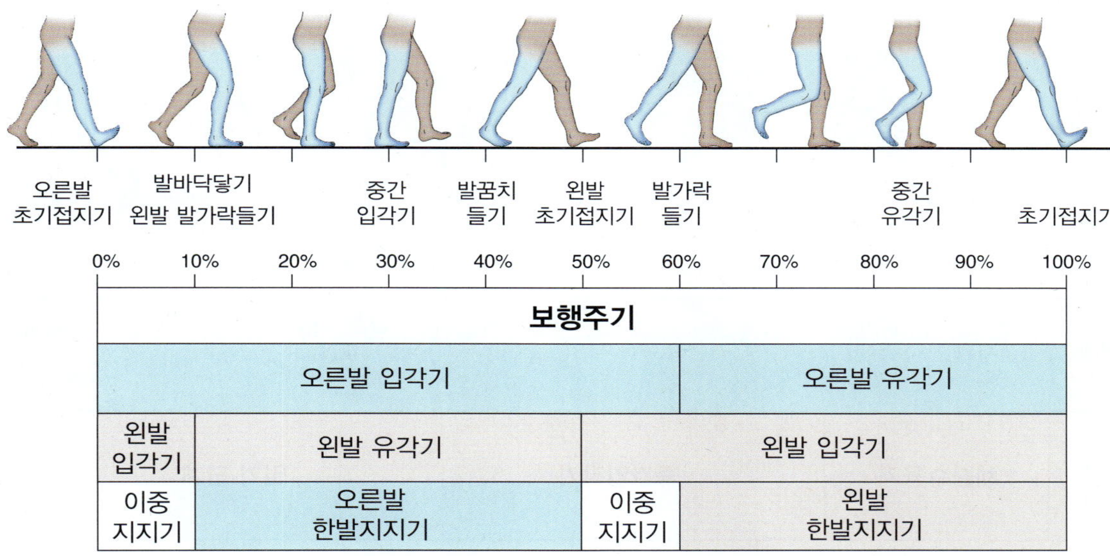

그림 14-2. 보행주기는 기준발(오른발)의 초기접지기와 같은 발의 연속 접촉을 걸쳐 있다. 보행주기의 주요 이벤트는 다음과 같다: 각 다리의 입각기와 유각기, 그리고 한발지지기와 이중지지기. 정상 보행 속도에서의 입각기는 보행주기의 60%이고, 유각기는 40%이다. 보행속도가 증가하거나 감소하면 각 단계에 걸리는 시간도 달라진다.

입각기(Events in Stance Phase)

1. **초기접지기**(initial contact)는 선행 발이 지면에 닿은 순간을 의미한다. 정상 보행 시에는, 대개 발꿈치가 먼저 지면에 닿기 때문에, **발꿈치닿기**라고도 한다. **닿기**(strike)라는 용어 표현은 실제로 수평속도가 약 0.4 ㎧로 감소하고, 수직속도는 0.05 ㎧로 감소한다는 점에서 잘못 표기된 용어이다.[15] 비정상 보행이나 달리기와 계단보행과 같은, 움직임에서는, 초기접지기를 만들기 위해 발꿈치보다 발 전체나 발가락이 지면에 먼저 닿을 수도 있다. 그래서, 초기접지기라는 용어가 더 적합하다.
2. 정상 보행 시 **발바닥닿기**(foot flat)는 초기접지기 이후 보행주기의 약 7% 시점에서 일어난다. 이것은 입각기 동안 발바닥이 지면에 닿는 첫 번째 시점이다.
3. **발꿈치들기**(Heel-off)는 기준발의 발꿈치가 지면으로부터 떨어지는 시점이며, 보행주기의 약 40%지점에서 일어난다.
4. **발가락들기**(toe-off)는 기준발의 발가락이 지면으로부터 떨어지는 시점이며, 대개 보행주기의 약 60% 지점에서 일어난다. 뚜렷한 발가락들기가 관찰되지 않는 순간에는, 입각기의 끝으로서 **발들기**(foot-off)라는 용어를 사용할 수도 있다.

입각기의 하위 단계(Subphases of Stance Phase)

1. **부하반응기**(loading response phase) 또는 **체중수용기**(weight-acceptance phase)는 초기접지기에서 시작하여 발바닥닿기에서 끝나고, 보행주기의 작은 비율을 차지한다(그림 14-3 참고). 이 단계는 초기접지기에서 시작하여 반대발이 발가락들기(이중지지기가 끝나는 시점)를 할 때 끝나며, 보행주기의 약 10%를 차지한다. 이 하위 단계는 큰 충격 하중이 발에서 하지 위로 올라오는 것이며, 이들 하중을 효과적으로 소멸시키기 위해 어떤 형태의 충격 흡수를 필요로 한다.
2. **중간입각기**(midstance phase)는 발바닥닿기와 반대발의 발가락들기(보행주기의 10% 지점)에서 시작하여 발꿈치들기(40% 지점)에서 끝난다. 이 하위 단계는 한발지지기에 해당되고, 신체의 앞쪽 전진을 유지한다(한발이 형성하는 작은 기저면 위를 상체가 지나기 때문에 상체의 안정화가 필요하다).
3. **밀기 단계**(push-off phase)는 보행주기의 약 40% 지점인 발꿈치들기에서 시작하고 보행주기의 60%에 해당하는 발가락들기에서 끝난다(그림. 14-3 참고). 이 하위 단계는 유각기를 거쳐 신체를 앞쪽으로 추진할 수 있는 강한 추진력이 요구되는 것이 특징이다. 이 단계는 **종말입각기**(terminal stance)이나 **전유각기**(pre-swing)로도 불린다.

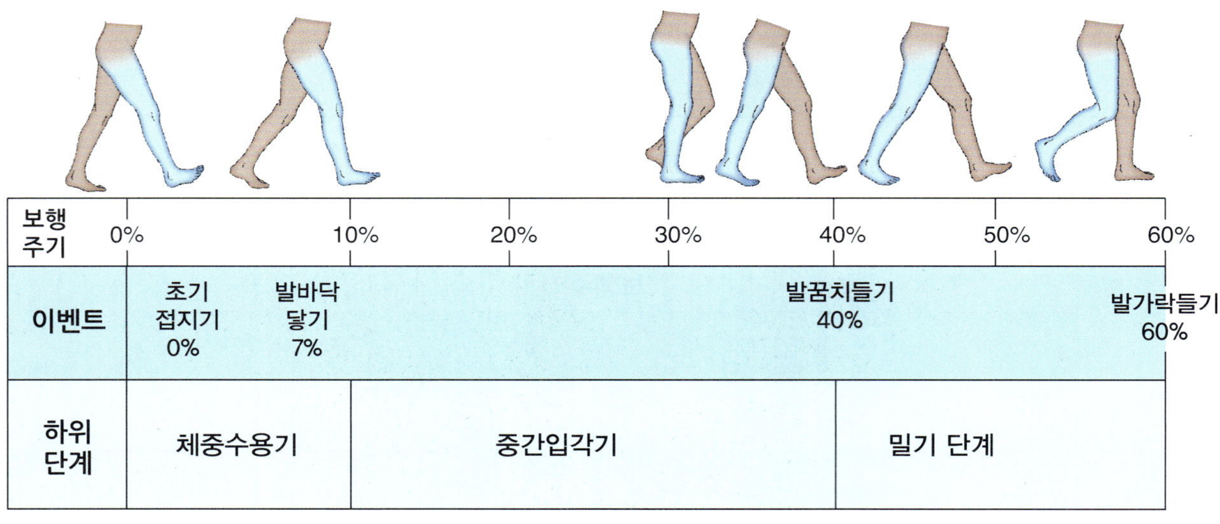

그림 14-3. 오른발을 기준발로 한 보행주기의 입각기. 하위 단계들을 규정하는 이벤트를 전체 보행주기의 퍼센트(%)로 표현하고 있다: 초기접지기, 발바닥닿기, 발꿈치들기 및 발가락들기. 하위 단계는 체중수용기, 중간입각기 및 밀기 단계로 구분된다.

유각기(Swing Phase)

1. **초기유각기**(early[initial] swing phase)는 발가락이 지면으로부터 떨어진 시점에서 시작해 유각기의 다리가 신체 바로 밑을 지나가는 중간유각기까지 이어진다(그림 14-4). 이 단계는 **가속기**(acceleration phase)로도 간주된다.
2. **중간유각기**(midswing)는 다리가 신체 바로 밑을 통과하는 시점(또는 가속기가 끝나는 시점)에서 시작해 감속기가 시작하는 시점까지 이어진다. 이 하위 단계와 관련된 주요 과제는 발이 신체 밑을 지나고 앞쪽으로 전진할 때의 발가락 클라이어런스이다. 부적절한 발가락 클라이어런스는 낙상의 위험을 증가시킨다.
3. **말기유각기**(late swing)는 중간유각기 이후에 일어나며, 다음 초기접지기를 준비하기 위해 다리를 감속시키는 시기이다. 이것은 **종말유각기**(terminal swing) 또는 **감속기**(deceleration phase)로도 알려져 있다.

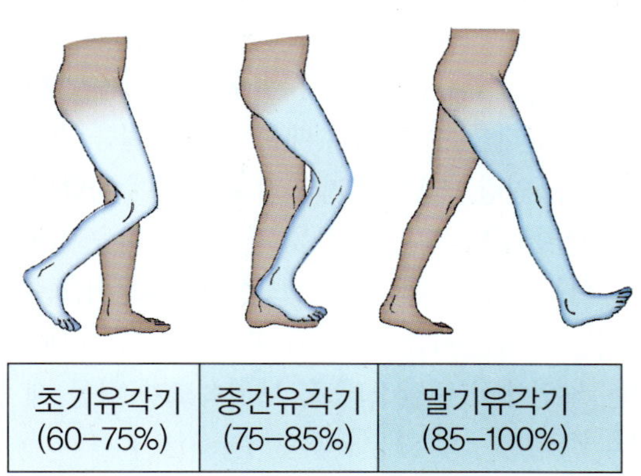

초기유각기 (60–75%)	중간유각기 (75–85%)	말기유각기 (85–100%)

그림 14-4. 보행주기의 유각기. 초기유각기는 가속기로도 알려져 있고, 말기유각기는 종말유각기 또는 감속기도 알려져 있다.

환자 적용 14-1

Marlene Brown은 63세 여성으로 보름 전 뇌졸중으로 오른쪽 팔과 다리의 마비(약증)를 가지고 있다. 그녀는 10일 동안 재활병동에 있었고, 비록 보행속도가 0.20 m/s 밖에 안되지만, 좋은 보행 진전을 보이고 있다. 약 1 m/s의 보행속도가 그녀 연령대의 건강한 사람들이 일반적으로 수행하는 보행속도이다. 그녀는 하지의 여러 근육군에 약증을 가지고 있다. 특히 발바닥굽힘근, 발등굽힘근, 무릎 폄근, 엉덩관절 굽힘근 등에서 약증이 뚜렷한 편이고, 몸쪽 근육보다는 먼쪽 근육의 약증이 더 심한 편이다. 특히 골치 아픈 것은 유각기 때 발을 지면으로부터 들어올리는 것이다. 그녀는 안정성을 위해 기저면이 큰 지팡이(네발 지팡이)를 사용하고 있다. 여러분은 보행 용어의 단락을 공부하면서, 여러분이 예상하는 정상 보행과 어떤 점이 다른지를 여러분 스스로에게 질문해 본다.

보행 용어(Gait Terminology)

시간과 거리의 용어(Time and Distance Terms)

시간과 거리는 운동의 2가지 기본 변수이고, 이들 변수의 측정은 보행의 기본적인 설명을 제공하지만, 매우 중요하다. 시간과 거리는 함께 흔히 보행의 **시공간적**(spatiotemporal) 특성으로 간주된다. **시간적 변수**로는 입각기 시간, 한발지지기와 이중지지기의 시간, 유각기 시간, 온걸음과 걸음의 시간, 분속수 및 속도 등이 있다. 그들은 원래의 시간단위로도 보고될 수도 있고, 또는 보행주기의 백분율(%)로 보고될 수도 있다.

거리(공간적) 변수에는 온걸음길이, 걸음길이와 걸음 폭, 그리고 보각(보행 진행방향과 발사이의 각도) 등이 있다. 거리의 단위로서, 그들은 일반적으로 미터(m) 단위로 보고되지만, 신장과 같은, 요소의 효과를 고려해 볼 때 그들은 다리길이를 기준으로 표준화되기도 한다(% 다리길이).[16–18]

1970년–1990년대의 고전적 연구에서 나온 이들 변수는 사람의 보행에 대한 필수 정량적 정보를 제공하기 때문에, 보행을 기술하는데 필요한 변수에 포함되어야 한다. 중요한 것은 이들 값이 시간이 지나도 변하지 않았기 때문에, 학생이나 임상가는 건강한 집단과 병적 집단이 가지게 될 예상값을 잘 알고 있어야 한다. 각 변수는 연령, 성별, 신장, 체구 및 뼈 성분, 키, 크기 및 뼈 성분의 형태, 신체 분절의 질량 분포, 관절 가동성, 근력, 그리고 옷이나 신발의 형태 등에 의해 영향을 받는다. 그러나 보행에 영향을 미치는 모든 요소에 대한 설명은 본 교재의 범위를 벗어나는 것이다.

시간 변수(Temporal Variables)

입각기 시간(Stance time)은 보행주기에서 한쪽 다리의 입각기 동안에 경과되는 시간이다.

한발지지기 시간(Single support time)은 보행주기에서 한쪽 발만 지면에 닿는 시간이다. 이 시기 때 반대쪽 다리는 **유각기**에 있다.

이중지지기 시간(Double support time)은 1번의 보행주기 동안 양쪽 발이 모두 지면에 닿아 있는 시간의 양이다.

이중지지기 시간은 노인과 균형 장애를 가진 사람에게서 더 길어질 수 있다. 이중지지기 시간은 보행속도가 증가할 때 감소된다.

걸음 기간(step duration)은 한 걸음 동안에 소요되는 시간의 양으로 간주된다. 하지에 통증이나 약증이 있을 때, 환측 다리의 걸음 기간은 감소되고, 비환측(건측) 다리의 걸음 기간은 증가될 것이다.

분속수(cadence)는 단위시간당 사람이 걷는 걸음의 **횟수**이다. 분속수는 초당 또는 분당의 걸음수로 측정될 수 있지만, 주로 분당 걸음수가 많이 사용된다. 특정 속도로 보행할 때, 걸음 기간이 짧아지면 분속수가 증가된다.[19] 사람이 증가된 분속수로 걸으면, 이중지지기 시간이 감소된다. 분속수가 분당 180걸음에 가까워지면, 이중지지기가 사라지게 되어 달리기 형태로 바뀌기 시작한다. 110의 걸음 횟수는 "일반" 성인 남성의 분속수이다; 여성의 분속수는 약 116 정도이다.[4] 가끔 몇몇 학자들은 온걸음의 분속수를 제시하는데, 이것은 정확히 걸음 분속수의 절반에 해당된다.

보행속도는 초당 이동한 거리, 분당 이동한 거리, 시간당 이동한 거리 등으로 표현될 수 있으며, 신체의 선형 앞쪽 움직임의 속도이다. **속도**(velocity)라는 용어는 비록 방향이 자주 언급되지 않지만, 특정한 방향을 내포하고 있고, **속력**(speed)는 방향을 언급하지 않을 때 사용되는 용어이다. 도구를 이용한 보행 분석에서는, 분절 속도가 특정 방향을 내포하고 있기 때문에 **보행속도**라는 용어가 사용된다:

보행속도(m/s) = 이동한 거리(미터)/시간(초)

임상적으로, 보행속력/보행속도는 10 m 보행 검사를 사용해 측정된다. 이 검사를 할 때 환자는 14 m의 거리를 걷는데, 그 중 첫 번째 2 m 구간과 마지막 2 m 구간은 각각 가속기와 감속기로 사용된다. 14 m 중 중간의 10 m를 보행하는데 걸리는 시간을 초시계로 기록하여, 보행속도(10m/초)를 계산한다. 예를 들어, 환자가 10미터를 걷는 데 9초가 걸렸다면, 보행속도는

10/9가 되며, 즉, 1.11 m/s가 될 것이다.

여성은 같은 보행속도의 남성보다 짧은 걸음 폭으로 빠르게 걷는 경향이 있는데, 그 이유는 신장과 다리길이의 차이 때문이다. 최대 1.2 m/s까지의 보행속도 증가는 분속수와 온걸음길이를 증가함으로서 이루어질 수 있지만, 1.2 m/s 이상의 보행속도에서는 걸음 길이의 효과는 사라지고, 분속수의 증가만으로 보행속도가 증가된다. 사람의 편안한 보통 보행속도는 **선호속도**, **자연스런 속도**, **자기 선택 속도** 또는 **자유 보행 속도**로 간주될 수 있다. **느린** 보행속도와 **빠른** 보행속도는 편안한 보행속도보다 더 느리거나 더 빠른 속도를 의미하며, 다양한 방법으로 설계될 수 있다.

거리 변수(Distance Variables)

온걸음 길이(stride length)는 보행 동안 **동일** 다리에 의해 이루어지는 2개의 연속 이벤트(입각기와 유각기) 동안의 이동한 선형거리이다.[20] 일반적으로, 온걸음 길이는 **같은** 발을 기준으로 그 발의 초기접지기 지점에서 그 다음 초기접지기 지점까지의 선형 거리로 측정된다(그림 14-5). 온걸음 길이는 보행주기의 모든 이벤트를 포함한다. 온걸음 길이는 발가락들기와 같은, 동일 다리의 다른 이벤트를 통해서도 측정될 수 있지만, 정상 보행의 경우에는, 대개 2번 연속으로 일어나는 동측 다리의 초기접지기가 이용된다. 온걸음(stride)은 2단계로 이루어진다: 오른쪽 다리의 걸음(step)과 왼쪽 다리의 걸음(step). 그러나, 온걸음 길이는 반드시 단일 걸음 길이의 2배는 아니다. 그 이유는 오른쪽 걸음 길이와 왼쪽 걸음 길이가 다를 수도 있기 때문이다. 온걸음 길이는 다리 길이, 신장, 연령, 성별 및 기타 요소 때문에 사람에 따라 큰 차이를 보일 수도 있다. 온걸음 길이는 온걸음 길이를 다리 길이로 나누거나 또는 신장(키)으로 나눔으로써 표준화될 수 있기 때문에, 다른 사람의 크기와 비교될 수 있다. 대개 온걸음 길이는 노인에서는 감소되고, 보행속도가 빠를 때 증가한다.[19,21-23]

온걸음 기간(stride duration)은 1번의 온걸음을 달성하는 걸리는 시간의 양이다. 온걸음 기간과 보행주기는 동의어로서 같은 의미를 갖는다. 정상 성인의 경우, 온걸음 기간은 약 1초 정도이다.[24]

걸음 길이(step length)는 서로 **반대되는** 다리들이 지면에 닿는 동일 지점 사이의 선형 거리이다. 이것은 대개 한발의 초기접지기에서 다른 발의 초기접지기 사이의 거리로 측정된다(그림. 14-5 참고). 오른쪽 걸음 길이와 왼쪽 걸음 길이의 비교는 보행의 대칭성을 보여주는 기준점을 제공할 것이다. 양쪽 발의 걸음 길이가 동등할수록, 그 보행은 더욱 대칭적이다.

걸음 폭(step width) 또는 보행 폭(walking width)은 한쪽 발꿈치 중심점과 반대쪽 발꿈치 중심점 사이의 거리인 이마면의 선형 거리를 측정함으로 확인될 수 있다(그림. 14-5 참고). 걸음 폭은 노인이나 어린 아동과 같이, 좌우 안정성의 증가가

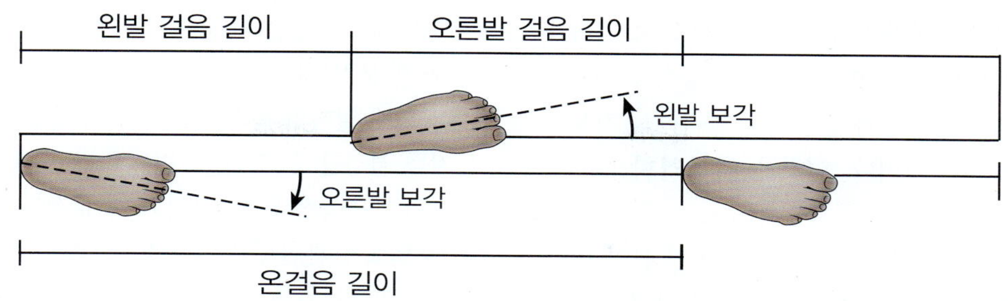

그림 14-5. 온걸음 길이(stride length), 걸음 길이(step length), 그리고 걸음 폭이 보각과 함께 그려져 있다. 걸음 폭은 양쪽 발꿈치 중심점 사이의 이마면 간격으로 측정된다.

요구될 때 증가되는 것으로 확인되었다. 유아와 어린 아동은 중력중심이 성인보다 상대적으로 높아서, 안정성을 위해 넓은 기저면을 필요로 한다. 정상인의 경우, 평균 기저면의 폭은 약 3.5인치이며 일반적으로 1–5인치 범위 내에서 다양하다.

보각(Toe-out angle)은 발 배치의 각도를 나타내며, 발의 진행선과 두 번째 발가락과 발꿈치를 잇는 선이 형성하는 각도를 측정함으로써 확인될 수 있다. 정상 남성 성인이 자유 보행속도로 걸을 때 보각은 약 7°이다(그림. 14-5 참고).[21] 정상 남성의 경우 보행속도가 증가할수록, 보각 크기가 감소한다.[21]

운동형상학적 용어(Kinematic Terms)

운동형상학(Kinematics)은 움직임을 일으켰던 내적 힘이나 외적 힘을 고려하지 않고 움직임을 묘사하는 학문이다. 이들 요소로는 신체분절이나 관절의 위치, 속도 및 가속도 등이 있다.[1,2,25–27]

정교한 장비(먼저, 스트로보 사진 촬영기, 영화 영상 촬영기법, 전자측각기, 그리고 최근에는 많은 종류의 전산화된 동작분석 시스템)는 정상 보행과 비정상 보행에서 지절의 위치와 그들의 움직임에 대한 포괄적인 정보를 제공해 왔다. 그러나 실험 연구실에는 고급 장비들이 많이 설치되어 있지만, 임상 시설은 그렇지 못하다. 그 대신, **관찰적 보행분석**을 사용하는데, 이것은 임상가가 특수 장비를 사용하지 않고, 표준으로부터 특정 관절 각도나 관절 운동이 어떻게 변화되었는지를 판단하는 과정이다. 표준화된 체크리스트는 임상가가 보행의 중요한 측면을 확인하는데 도움을 준다. 많은 종류의 체크리스트가 사용될 수 있다.[28] 대개 관찰적 보행 분석은 편위의 원인을 추정하고 치료 목표를 감독하는 데 사용된다. 관찰적 분석 방법의 한 가지 단점은 사람이 보행하는 동안 특정 관절 각도가 표준에서 벗어나는지 식별할 수 있으려면 많은 훈련과 연습이 요구된다는 것이다. 비디오 카메라, 스마트폰 또는 태블릿을 사용하여 동작을 기록한 다음, 느린 재생을 사용하여 동작을 보는 것이 이런 단점을 개선하는데 도움이 된다. 관찰적 보행 분석 방법의 또 다른 단점은 몇몇 연구들이 몇몇 변수와 조건에서 신뢰도가 만족스럽다는 것을 확인해 주었지만, 관찰자간의 신뢰도는 낮은 편이다.[29]

공간에서 신체분절의 **궤적**(trajectories)이나 경로(path)가 특히 흥미롭다. 예를 들어, 유각기 동안 지면 위의 발가락 클라이어런스가 1.0~2.5 ㎝로 낮을 수 있기 때문에, 보행 동안 발가락의 궤적은 장애물에 걸려 넘어지는 것을 방지하는데 중요한 역할을 한다.

관절각도는 보행을 분석할 때 가장 중요한 부분이다. 관절각도는 공간에서 절대 위치로 표현될 수 있고, 또는 엉덩관절이나 무릎관절과 같은 이웃한 분절 사이의 상대적 관절 각도로도 표현될 수 있다. 대부분의 문헌에서는 해부학적 위치를 관절의 "영점" 자세라고 부른다.

운동역학적 용어(Kinetic Terms)

운동역학은 움직임의 원인이 되는 신체에 작용한 힘과 관련된 학문이다. 운동역학적 분석은 지지 표면에 의해 발에 작용하는 힘, 관절에 가해지거나 통과하는 힘, 근육에 의해 생성되는 힘, 관절을 가로지르는 근육에 의해 생성되는 힘의 모멘트, 이들 근육에 의해 발생하거나 흡수되는 역학적 파워(파워), 그리고 보행 동안에 발생하는 신체의 에너지 패턴 등을 이해하기 위해 수행된다. 내적 힘의 이해는 변화된 보행 패턴으로 인한 관절 하중을 아는데 도움을 아는데 도움을 줄 뿐만 아니라, 관절 통증이나 퇴행성 변화를 설명하거나 예측하는데 도움을 준다. 비록 수술 시 이용될 수 있는 침습적으로 관절을 측정하는 도구에 대한 보고도 있지만(예: 보행 동안의 힘을 측정하는 무릎관절 치환술), 이런 방법은 분명히 실용적인 방법이 아니다.[30] 신체 움직임을 생성할 때 내적으로 일어나는 것을 추정하는 대안적인 접근 방식은 분절 운동형상학의 측정과 신체에 적용되는 외적 힘과 결합되는 물리학적 지식과 수학적 지식을 이용하는 것이다. 이것은 **역동역학**(inverse dynamics)이다.

분절 링크 모델(link segment model)은 움직임 동안 내적 힘을 알기 위해 역동역학적 접근법과 함께 가장 많이 사용되는 방법이다. 이것은 우리가 신체를 관절에 연결되는 분절들의 연속으로 본다는 의미이다. 우리는 지지 표면과 닿아 있는 분절(발)부터 분석을 시작하고, 뉴톤 역학을 사용한다(그림 14-6). 이것을 하기 위해, 우리는 보행주기 동안 동작 분석 기법에 사용되는 신체 마커의 위치를 알아야 한다. 또한 우리는 신체에 작용하는 힘을 알 필요가 있다. 그리고 보행하는 사람을 위해, 이들 힘로는 힘판에서 발생하는 지면반응력, 신체 분절의 무게(중력 가속도 때문), 그리고 신체 분절의 관성 등이다.[4,15,31] **관성**(단위: ㎏㎡)은 회전속도의 변화에 대한 물체의 저항이다. 관성은 질량의 회전 아날로그이다. 관성은 보행주기 동안 빠르게 움직이는 신체 분절을 분석하는 데 매우 중요하다.

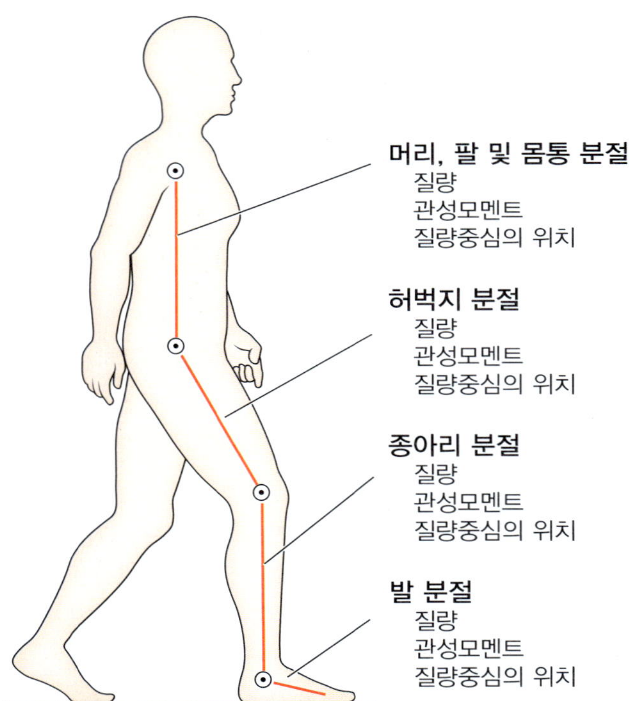

그림 14-6. 인체의 절반에 해당하는 4개 분절로 이루어진 분절 링크 모델이 보행 연구에 사용된다. 확인된 각 분절의 질량, 관성모멘트 그리고 질량중심의 위치 등이 적용을 위해 알려져야 한다.

분절 링크 모델을 이용하여, 우리는 특정 질량과 관성모멘트를 가진 분절(예, 정강이)이 선형 가속도와 각가속도를 일으키기 위해 얼마의 힘과 모멘트가 각 관절(예, 발목)에 작용했는지를 결정할 수 있다. 그러므로 우리는 발에 작용하는 힘, 사람의 계측학적 요소, 그리고 각 분절이 어떻게 움직이는지를 앎으로써 관절 운동역학을 계산할 수 있다. 이런 과정은 분절을 따라 위쪽 분절로 진행해 몸쪽 관절을 해결한다. 더 많은 분절이 있는 경우와 3차원 분석이 위의 분절 링크 모델보다 복잡하지만, 그 원리는 동일하다.

지면반응력(GRF)은 입각기 때 지면으로부터 발에 가해지는 힘이다. 지면반응력은 발에 의해 지면에 가해지는 힘과 크기는 같고 방향이 반대되는 힘이다. GRF는 수직축, 앞뒤축과 안가축으로 표시된다.[4,15] 만약 우리가 2개 또는 3개 운동면에서 힘 성분을 합성한다면, 벡터의 합계는 단일 힘인 지면반응력으로 표현되며, **지면반응력 벡터**(GRFV)로 불린다. 우리가 수직 지면반응력과 같은 1개의 힘 성분을 언급할 때, 약어 GRF를 사용할 것이다. 만약 힘 성분들이 단일 벡터로 결합되면, GRFV를 사용할 것이다. 보행 시, 우리는 시상 GRFV를 자주 사용한다. 지지 표면에 가해지는 **발의 압력중심**(CoP)은 바닥과 발에서 발생하는 모든 힘 성분의 합성력이 작용하는 지점이다. 압력중심은 보행 동안 경로를 따라 움직이고, 특정의 패턴을 보인다. 정상 보행의 특징인 GRF, GRFV 및 CoP는 그림 14-10, 14-11, 14-12, 14-13과 같은 부분에서 나중에 설명될 것이다.

일반적으로, **힘 모멘트**는 단순히 **모멘트**로 불리며, 1장에서 소개된 **토크**와 같다. 힘 모멘트는 힘(예, 근육의 힘이나 지면반응력)에다 작용선에서 관절축까지의 수직거리(**모멘트 암**)를 곱한 것으로 정의된다. 힘 모멘트는 힘의 각도에 해당되며, 축(즉, 관절)을 중심으로 분절을 회전시킬 수 있다.

확장 개념 14-1
보행의 운동역학이 어떻게 연구되는지를 이해하기

2차원 분석은 3가지 방정식을 요구한다. 다음의 3개 방정식이 각 관절에 적용된다:

$\Sigma F_x = ma_x$ (1) x는 수평 방향을 의미한다.

$\Sigma F_y = ma_y$ (2) y는 수직 방향을 의미한다.

$\Sigma M_0 = I\alpha$ (3)

여기에서

Σ는 "총합"을 의미한다.

F_x = 지정된 x 축 방향의 힘이고, 이 경우에는 수평 방향이며, 단위는 뉴턴(N)이다.

m = 인체계측학 표에서 알아낸 분절의 질량(mass)이다, 단위는 킬로그램 (kg)

a_x = 위치와 시간 데이터에서 얻어낸, 분절 질량중심에서 x축 방향으로 발생하는 중력가속도이다(㎨).

F_y = 지정된 y 축 방향의 힘이고, 이 경우에는 수직 방향이며, 단위는 뉴턴(N)이다.

a_y = 위치와 시간 데이터에서 얻어낸, 분절 질량중심에서 y축 방향으로 발생하는 중력가속도이다(㎨)

M_0 = 질량중심으로 선택된 점 0에 대한 모멘트, 단위는 newton-meters(N · m), 주로 근활동에 기인하며, 더 적은 범위으로는 인대, 힘줄, 관절주머니, 뼈의 구성분이 포함된다.

I = 인체계측학 표에서 얻어낸 관성모멘트, 단위는 kg · ㎡

α = 분절의 위치와 시간 데이터에서 추론된 분절의 각가속도 (rad/sec²). 1 라디안은 약 57°이다.

만약에 우리가 발 분절을 기준으로 **그림 14-7**을 참고한다면, 방정식(1)이 의미하는 것은 모든 수평 성분의 합성력은 발의 질량에다 수평 방향의 가속도를 곱한 것과 같아야 한다는 것이다. 방정식(2)은 모든 수직 성분의 합성력은 발의 질량에다 수직 방향의 가속도를 곱한 것이다. 방정식(3)은 선택된 질량중심에 대한 모멘트의 합(우리는 발의 질량중심을 선택하고 있다)은 관성모멘트에다 분절의 각가속도를 곱한 것과 같아야 한다. 그림 14-7은 우리가 알지 못하는 3가지를 보여주고 있다: 발목에 작용하는 수평 성분(E), 발목에 작용하는 수직 성분(B), 그리고 발목에서 발생하는 모멘트(M_a). 발에 대한 바닥의 힘은 A와 D이고, 힘판에서 유도된다.

우리가 3개의 방정식을 가지고 있기 때문에, 3개의 미지수를 풀 수 있지만, 만약 공동 수축이 일어나면, 우리는 관절의 반대쪽에서 일어나는 근육 모멘트를 계산할 수 없다. 실제로, 역동역학 사용의 제한은 계산된 생체역학적 결과(특히, 관절반응력)는 공동수축이 일어나는 예에서 부정확해질 수 있다. 이들 3개 방정식의 풀이는 발에 대한 정강뼈의 수평힘(발목관절에서), 발에 대한 정강뼈의 수직힘(발목관절에서), 그리고 발목관절에서 발생하는 모멘트를 제공한다. ***한편, 우리는 특정 질량과 관성모멘트를 가진 발이 특정의 선형가속도와 각가속도를 가지고 움직이는 발목에서 어떤 힘과 모멘트가 작용해야 했는지 알아낸다.*** 이제 우리는 분절을 따라 신체 위쪽(종아리, 허벅지, 그리고 골반/몸통)으로 진행하면서 모멘트와 힘을 계속 계산할 수 있다. 분절의 숫자가 더 많은 경우와 3차원 분석도 4개 분절의 분절 링크 모델보다 더 복잡하지만, 원리는 동일하다.

내적 모멘트는 신체에 작용하는 외적 모멘트를 상쇄시키기 위해 내적 구조물(예, 근육, 관절주머니와 인대)의 능동 장력에 의해 발생하거나 수동 장력에 의해 발생되는 모멘트이다. 지반반응력과 같은 외적 힘은 관절에 대한 **외적 모멘트**를 생성한다. 예를 들어, 초기접지기 때 체중이 발꿈치에 가해질 때(그림. 14-11 참고), 외적 발바닥굽힘 모멘트는 GRFV에 의해 생성되고, 발목관절을 발바닥굽힘시킬 것이다.

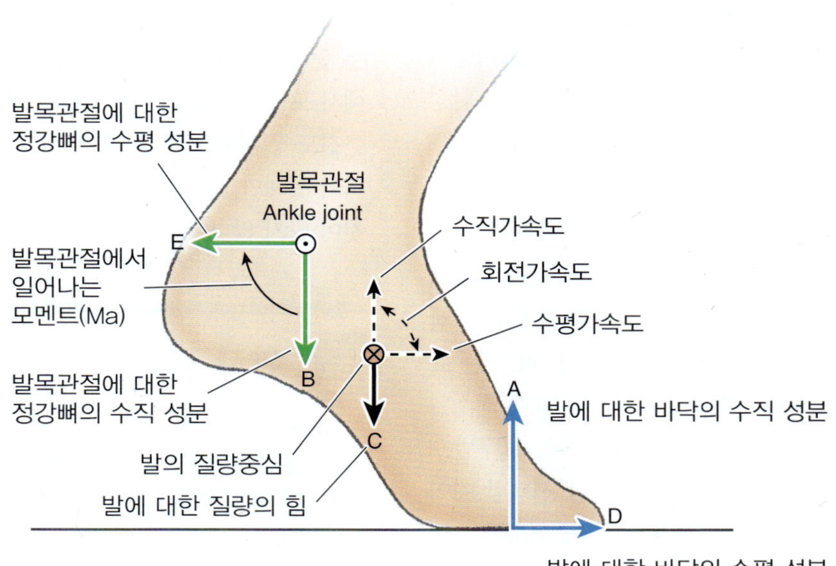

그림 14-7. 몸쪽 관절(발목관절)과 그 분절에 작용하는 모든 힘과 모멘트를 보여주는 입각기 때의 발 분절 그림. 고정되지 않은 분절에서는 모멘트가 없다. 알고 있는 힘과 그들의 위치는 발에 대한 바닥의 힘(A와 D)과 발 질량에 의한 힘(C)으로 구성된다; 질량중심에 대해 계산될 수 있는 모멘트는 A와 D에 의한 모멘트이고, 발의 관성모멘트이다. 알지 못하는 힘은 발목에서 일어나는 관절반응력(B와 E)와 근육(주로 발바닥굽힘근)에 의해 발목에서 일어나는 알짜 모멘트(Ma)이다.

외적 발바닥굽힘 모멘트는 평형을 유지하기 위해 앞정강근에 의해 생성되는 내적 발등굽힘근 모멘트에 반대 작용을 해야 한다. 우리는 본 장에서 내적 모멘트 편의성을 이용할 것이다. 그리고 독자들을 위해, 특별한 언급이 없다면, **모멘트**는 내적 모멘트를 의미할 것이다.

우리는 그림에서 내적 모멘트를 나타내기 위해 다른 **모멘트 편의성**을 이용하지만, 그들은 **굽힘근/폄근**, **벌림근/모음근**, **그림 안쪽돌림근/가쪽돌림근** 등 용어의 사용에 의해 모멘트의 방향을 의미하게 된다. 본 장에 제시된 모멘트 프로파일은 다음의 내적 모멘트는 (+) 모멘트로 나타낸다: 발목관절 발바닥굽힘근, 무릎관절 폄근 및 엉덩관절 폄근.

에너지(energy)는 일을 할 수 있는 능력이며, **일**(work)과 에너지는 같은 단위, 줄(J)로 표현된다. 일은 신체와 신체 분절의 가속이나 감속을 생성하는 힘의 적용에 의해 이루어진다. 근육은 기계적 일을 수행하기 위해 대사 에너지를 역학적 에너지를 전환시킨다. 로코모션(보행)의 주요 목표는 최소한의 에너지로 신체를 공간으로 이동시키는 것이다.

보행 동안 발생하는 전체 대사 비용은 이동거리 단위당 신체의 산소 흡수 또는 산소 소비량(VO_2)을 평가함으로써 측정될 수 있다. 산소 소비량을 측정하기 위해 대사 카트로 불리는 시스템에 부착된 마스크나 튜브를 통해 숨을 쉰 후, 호흡률이나 공기량을 포함한 몇 개의 변수를 분석한다. 만약 장거리를 이동했지만 적은 양의 산소만 소비되었다면, 그 보행의 대사 비용은 낮다. 20-30대의 사람이 안정 상태에서 편안한 속도로 보행한다면, 약 32%의 최대 산소 소비량이 발생한다; 이런 보행 상태로 75세 사람이 걷거나, 또는 만성 질환을 가진 사람이 힘든 힘을 할 때는 산소 소비량이 48%까지 올라간다.[32,33]

대사 당량(MET)은 활동 시 에너지 비용을 표현하기 위해 사용되는데, 이것은 안정 시 대사 당량의 배수로서 표현된다. 시속 4-5 km로 걷는 사람의 산소 소비량은 평균 분당 100 mL/kg이고, 일반적으로 2.5-4 METS이다. 가장 큰 효율성은 단위 거리를 이동하는데 요구되는 에너지가 최소일 때 달성된다. 어떤 사람이 편안한 속도의 보행을 요구받으면, 그 사람은 가장 높은 에너지 효율의 속도를 선택할 것이고, 만약 편안한 보행 속도가 더 빠르거나 느리게 걷도록 요구를 받으면, 단위거리당 에너지 비용은 증가하게 된다.[32]

파워 생성(Power generation)은 근육이 짧아질 때(구심성 수축), 일어난다. 근육은 양의 일을 수행하게 되는 것이고, 총 신체 에너지를 증가시킨다. 파워는 Watts 단위로 표기되며, 일이나 에너지값을 시간으로 나눈 값이다. 보행을 수행하는 근육군의 파워는 역동역학적 접근법으로 계산된다. 관절에서 발생되거나 흡수되는 파워는 알짜 모멘트에다 알짜 각속도를 곱한 것이다.[34] 이들 둘(관절 운동과 모멘트)이 같은 방향이면(예, 굽힘근이 굽힘하거나, 폄근이 폄하는), 에너지 생성을 통해 양의 일이 이루어진다.

파워 흡수(Power absorption)는 근육이 길어지는 수축(원심성 수축)할 때 달성된다. 이때 근육은 음의 일을 하는 것이고, 총 신체 에너지를 감소시킨다. 만약 관절 운동과 모멘트가 서로 반대 방향이면, 에너지 흡수를 통해 음의 일이 이루어진다.

근전도(Electromyography)

근전도(EMG)는 근육의 활성 신호를 평가하고 기록하는 기법이다. EMG는 **근전도**(electromyogram)라고 불리는 기록을 만들기 위해 **근전계**(electromyograph)라는 도구를 사용하는 것이며, 근육이나 근육군에 의해 발생되는 전기적 활동을 기록한다. 전극은 피부 표면에 붙이는 것과 근육 안에 삽입하는 것으로 크게 구분된다. 보행에 대한 근전도 정보는 매우 많이 존재하고, 다양한 기법으로 적용되고, 다양한 패턴을 얻을 수 있다.[34-37] EMG는 종종 힘판, 측각기, 또는 동작분석 시스템과 함께 사용되어, 보행주기 동안의 근육 활동을 확인한다. EMG 기록은 특정 근육이 활성하는 시간과 그 활동의 상대적인 수준이나 프로파일에 대한 정보를 제공한다.

중요한 것은, 왜 근육이 작용하는지 또는 근육이 얼마나 많은 힘을 발생시키는지에 대한 설명을 제공하지 못한다. 독자는 근육 기하학과 인체계측학을 포함한 수학적 시뮬레이션에서 도출된 근육 기능에 대한 문헌을 많이 참고해야 한다.[38,39] 근전도에 대한 연구가 지난 20년 동안 기하급수적으로 진행되어 왔지만, 근육과 관절의 양상에 대해서는 여전히 알려진 것이 많지 않다.[40]

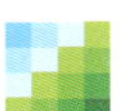

환자 적용 14-2

Brown은 0.2 ㎧의 속도와 25의 분속수를 가지고 걷는다. 육안적으로도 이중지지기 시간이 정상의 양쪽 걸음보다 상당히 긴 편이었다. 환측 다리의 입각기도 보행주기의 60% 이상이었으나 그녀는 건측 다리의 입각기로 더 많은 시간을 보냈다. 그녀의 왼쪽 걸음 길이(건측)이 오른쪽 걸음 길이보다 짧았지만, 온걸음 길이는 동일하다. 이유는 뭘까? 만약 여러분이 직선으로 걷은 사람이 동일한 온걸음 길이로 걸어야 하지만 걸음 길이가 다를 수 있다는 것을 이해한다면, 걸음과 온걸음의 개념을 알고 있는 것이다.

정상 보행의 특성 (Characteristics of Normal Gait)

시간-거리의 특성 (Time and Distance Characteristics)

보행속도, 온걸음 길이, 분속수에 대한 평균과 표준편차가 표 14-1에 제시되어 있다. 이 값은 1,100명의 보행을 은밀하게 측정한 Finley와 Cody의 연구, Kadaba 등의 연구, 그리고 실험실에서 보행을 측정했던 Oberg 등의 연구에서 나온 것이다.[16-18] 정상 보행의 수치 범위에 대한 지식은 비정상 보행을 확인하려는 사람에게는 필수적이다.

중요한 것은 최소 임계값이 독립적인 지역사회 보행을 가능하게 하는 특정 주요 변수가 확인되었다는 것이다. 예를 들어, 일반적으로 0.8 m/s의 보행속도가 지역사회에서 기능적으로 보행할 수 있는 최소 보행속도로 알려졌고, 건널목을 안전하게 걸을 수 있는 속도라고 제시되었다.[41]

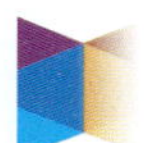

기본 개념 14-1 시간과 거리의 보행 변수에 대한 기준값

대략적인 시간과 거리의 측정값을 염두에 두는 것은 임상 직무에 도움이 된다. 표 14-1에서, 우리는 온걸음 길이가 보통 1m, 1.25m, 그리고 1.50m 사이에 있음을 알 수 있다; 보행속도는 대략 초당 온걸임 길이(1.2-1.5m/s) 정도다; 분속수는 대략 120회이다.

시상면 관절각도(Sagittal Plane Joint Angles)

시상면과 이마면의 운동형상학과 운동역학은 상당히 잘 설명되어 왔지만, 가로면 데이터는 일관성이 떨어지고, 사용된 관절 위치와 특정 형태(예, 분절 링크 모델)의 변수에 따라 좌우되었다. 그리고 여기에서는 가로면에 대한 내용을 설명하지 않을 것이다.

정상 보행에 요구되는 시상면 가동범위와 각 주요 관절의 최대 굽힘과 폄이 일어나는 시간은 그림 14-8에 있는 관절 각도와 프로파일을 검사함으로써 결정될 수 있다. 평균 프로파일(실선)에 있는 표준편차막대(점선)는 사람들간에 얼마의 변화가 있는지를 나타나며, 대상자 값의 67%가 제시된 범위 내에 있음을 보여준다. 정상 보행 연구에서 보고된 결과는 연령, 성별, 신장 및 보행속도 등과 분석 방법에 따라 달라질 수 있다.[34] 여기에 제시된 데이터는 3차 분석에서 나온 값들이다. 단순화를 위해, 본 책은 그림에 표시된 평균 값에 가장 가까운 5°를 선택하고, 이 값들이 고정되지 않았음을 독자들에게 상기시키기 위해 "대략적인" 값을 의미하는 (~)를 사용할 것이다. 해부학적 위치는 엉덩관절, 무릎관절 및 발목관절이 0° 또는 중립위라는 것을 의미한다. 본 책의 목적을 위해, 엉덩관절과 무릎관절의 굽힘과 발목관절의 발등굽힘은 (+)값을 부여하고, 반대로, 폄과 발바닥굽힘에는 (-)값을 부여한다.

그림 14-8을 통해 우리는 초기접지기(보행주기의 0%) 때 엉덩관절이 최대로 ~20-30° 굽힘을 달성하고, 발꿈치들기와 발가락들기 사이인 보행주기의 약 50%지점에서 가장 큰 폄 자세에 도달했음을 알 수 있다. 무릎관절은 초기접지기 때 0°이고, 보행주기의 40%인 발꿈치들기 직전에 다시 거의 폄 되었다. 유각기 동안, 무릎은 보행주기의 70% 지점에서 최대 굽힘인 ~60-70° 굽힘에 도달한다. 그리고 보행주기의 10% 지점에서 무릎관절이 가장 작은 굽힘에 도달하고, 약 15°의 굽힘이 최대이다. 발목은 보행주기의 약 40%인 발꿈치들기 때 약 7°의 가장 큰 발등굽힘을 하고, 발가락들기(60%) 때 가장 큰 발바닥굽힘(25°)을 한다.

표 14-1. 시간과 거리 변수의 표준값

특성	남성: 평균(SD)	여성: 평균(SD)	문헌
보행속도(m/s)	1.37 (0.22) 1.22-1.32* 1.34 (0.22)	1.23 (0.22) 1.10-1.29* 1.27 (0.16)	Finley and Cody[16] Oberg et al[18] Kadaba et al[36]
온걸음 길이(m)	1.48 (0.18) 1.23-1.30* 1.41 (0.14)	1.27 (0.19) 1.07-1.19* 1.30 (0.10)	Finley and Cody[16] Oberg et al[18] Kadaba et al36
분속수(걸음수/분)	110 (10) 117-121* 112 (9)	116 (12) 122-130* 115 (9)	Finley and Cody[16] Oberg et al[18] Kadaba et al[36]

*평균 범위

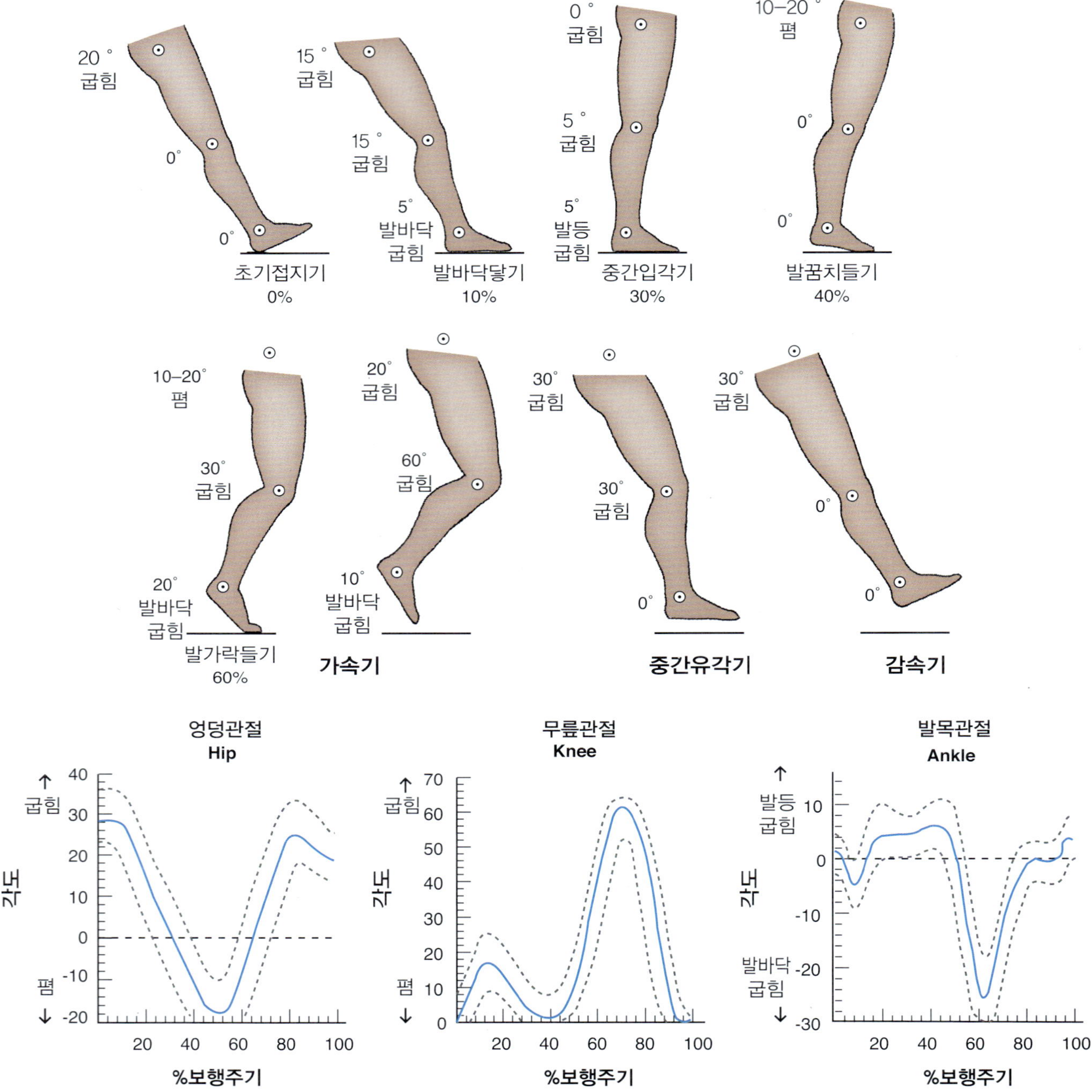

그림 14-8. 시상면상의 엉덩관절, 무릎관절 및 발목관절의 관절각도(°). 점선은 표준편차를 의미하고, 실선은 평균값을 의미한다(관절각도 그림의 출처: Winter DA, Eng JJ, Isshac MG: A review of kinetic parameters in human walking. In Craik RL, Otis CA [eds]: Gait analysis: Theory and application, pp 263–265. St. Louis, MO: Mosby–Year Book, 1994, with permission from Elsevier.)

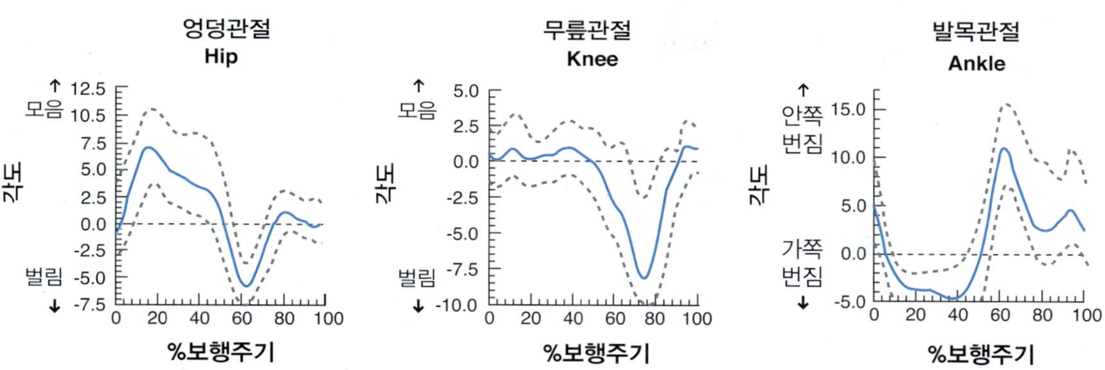

그림 14-9. 이마면상의 엉덩관절, 무릎관절 및 발목관절의 관절각도(°)(출처:DA, Eng JJ, Isshac MG: A review of kinetic parameters in human walking. In Craik RL, Otis CA [eds]: Gait analysis: Theory and application, pp 263–265. St. Louis, MO: Mosby–Year Book, 1994, with permission from Elsevier.)

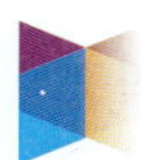

기본 개념 14-2
정상 보행에 필요한 엉덩관절, 무릎관절, 발목관절의 관절가동범위

정상 보행을 하려면 엉덩관절이 약 20° 폄에서 20° 굽힘으로 움직여야 하고, 무릎관절은 0° (완전 폄)에서 60°굽힘으로 움직여야 하고, 발목관절은 25° 발바닥굽힘에서 7° 발등굽힘 범위로 움직여야 한다. 이런 관절 범위가 원활하지 않으면, 보행 양상이 정상에 비해 상당한 편위를 나타낼 것이다.

이마면 관절각도(Frontal Plane Joint Angles)

입각기의 첫 20% 동안, 반대측(유각기) 다리의 골반이 약 5° 정도 아래로 하강하는데, 이것은 동측 엉덩관절을 모음시킨다(그림 14-9). 그런 다음, 엉덩관절은 약 벌림 5°까지 부드럽게 벌림하고, 발가락들기 때 최대의 벌림을 일으킨 후, 초기접지기 때 다시 중립위로 돌아간다. 무릎관절은 다소 중립위를 유지하는데, 중간유각기 때 약 7°의 최대 벌림 이후에는 다시 중립위로 돌아간다.[27] 그림으로부터, 발목 복합체는 초기입각기 때 약 5°의 안쪽번짐에서 약 5°의 가쪽번짐으로 바뀌고, 밀기 단계 동안 약 15°로 안쪽번짐한다.

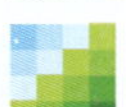

환자 적용 14-3

비디오 테이프에 녹화된 관절 각도 검사에 따르면, Brown은 초기 유각기 때 무릎관절 의 굽힘이 없었고, 중간입각기 때 무릎이 완전히 펴되는 경향을 띠었다. 그녀는 최소의 발목 발등굽힘 능력을 가지고 있고, 이런 나쁜 발등굽힘의 결과와 그리고 무릎을 유각기 동안 많이 굽힐 수 없었기 때문에 환측 다리의 발가락 클라이어런스가 좋지 못했다. 그 대신에, 그녀는 환측 발을 지면으로부터 들어올리기 위해 환측 다리의 유각기 때 골반을 들어올렸다. 환측 엉덩관절은 중립위까지 펴하지 못했다. Brown의 관절각도는 입각기와 유각기 모두에서 정상과 얼마나 다르게 나타났는가?

지면반응력과 압력중심 (Ground Reaction Force and Center of Pressure)

입각기 때의 지면반응력은 초기접지기에서 발가락들기 때까지 전형적인 패턴을 가진다(그림 14-10).[42] 처음에는 수직 방향의 힘이 낮은 편이지만, 초기입각기와 말기입각기 때 체중보다 더 크게 증가하고, 그 다음 중간입각기 때 낮아진다. 첫 번째 언덕은 신체가 아래쪽으로 천천히 내려가는 시기(신체 질량의 위쪽 가속도)인 체중수용기와 관련된다. 두 번째 언덕은 밀기 단계에서 일어나고, 위쪽 속도를 증가시키기 위해 질량중심이 위쪽으로 가속하는 것을 보여준다. 초기접지기 때 GRF는 발에 대해 뒤쪽 방향의 힘을 생성하여 발이 앞쪽으로 미끄러지는 것을 막는다. 이런 뒤쪽 방향의 힘은 "제동력"으로 작용하여 신체를 감속시키고, 체중수용기 직후 최대로 약 체중의 20% 크기에 도달한다. 중간입각기 시, 지면반응력은 수직 방향으로 향하지만, 신체가 입각기의 후반에 들어설 때, 지면반응력의 벡터는 발에 대항해 앞쪽으로 향하

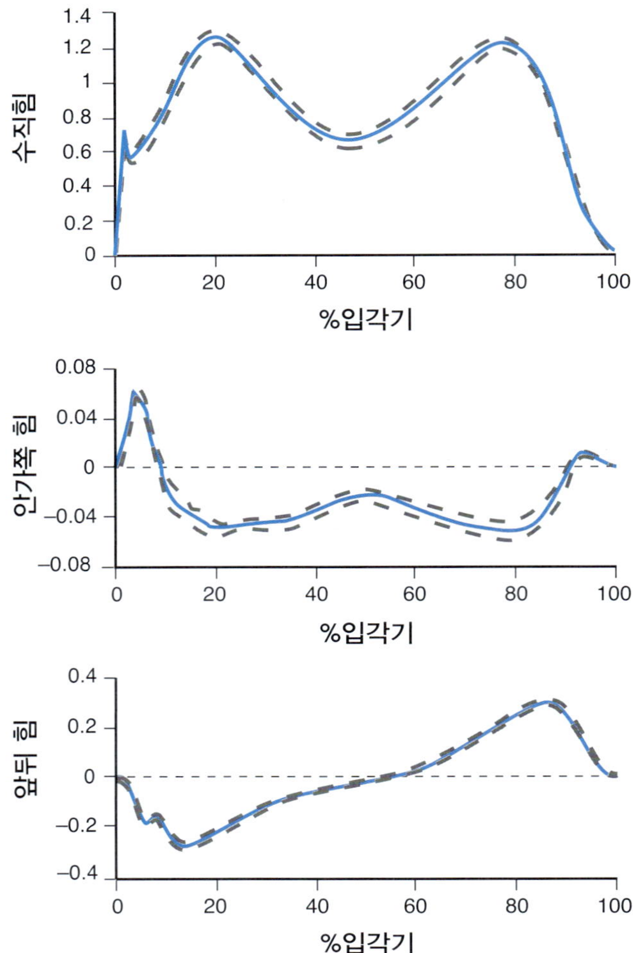

그림 14-10. 지면반응력은 입각기 동안 체중의 비율로 나타난다. 양의 값은 발에 작용하는 지면의 위쪽, 가쪽, 앞쪽의 힘을 의미한다(출처: Hunt AE, Smith RM, Torode M, et al: Intersegment foot motion and ground reaction forces over the stance phase of walking. Clin Biomech [Bristol, Avon] 16:592, 2001.

여 그 사람의 앞쪽 진전을 가속시킨다. 일반적으로 이런 힘을 추진력이라고 부른다. 안가쪽 힘은 가장 작은 크기이고, 사람에 따라 가변적이다. 일반적으로, 발에 작용하는 안쪽 방향의 힘은 작은 편이다. 그러나 어떤 사람이 기저면을 넓게 하고 걷는다면, 안쪽 방향의 힘이 커질 수 있다.

그림 14-11은 초기 입각기 때의 관절 위치에 대한 시상면의 GRFV를 보여준다. 여러분은 초기접지기 때의 GRFV가 발목관절의 뒤쪽으로 지나가는 것(발바닥굽힘하는 경향)을 볼 수 있지만, GRFV는 무릎관절과 엉덩관절의 앞쪽을 지나가게 된다(엉덩관절을 굽힘하고 무릎관절을 폄시키는 경향). 초기 입각기 때, GRFV는 무릎 뒤쪽을 통과한(굽힘 경향이 있는) 후, 종말입각기까지 지면반응력을 앞쪽으로 이동시킨다. 중간입각기 때(그림 14-12), GRFV는 엉덩관절 뒤쪽을 지나가고, 유각기가 시작할 때까지 엉덩관절 뒤쪽에 위치한다. 관절에 대한 GRFV의 위치가 갖는 의미는 나중에 자세히 설명하겠다.

발에 있는 단일 점은 표면 압력의 합성힘으로서 **압력중심**(CoP)으로 불린다. 압력중심은 GRFV가 시작되는 지점이다. 지지하는 발의 CoP는 특정 패턴을 생성한다(그림 14-13). 맨발로 보행하는 정상인의 패턴은 다양한 종류의 신발을 신고 걸을 때와 다른 패턴을 보일 수 있다.[43] 맨발 보행 시, CoP는 입각기 시작 때 발꿈치의 뒤가쪽면에서 시작한 후, 발 중간부를 거의 직선으로 통과하고, 첫 번째 발허리뼈바닥을 따라 발의 언덕 부위를 가로질러 안쪽으로 이동한다. 그런 다음 CoP는 종말입각기 동안 2번 발가락과 1번 발가락 쪽으로 이동한다.

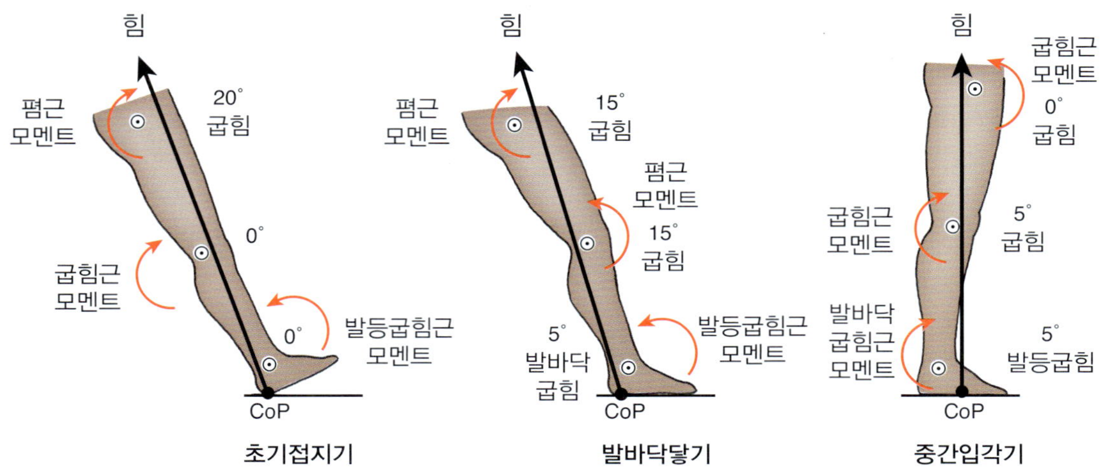

그림 14-11. 보행주기 중 초기접지기, 발바닥닿기 및 중간입각기 동안 압력중심(CoP), 지면반응력벡터(GRFV), 그리고 내적 알짜(net) 모멘트와 관절 위치를 나타낸 그림

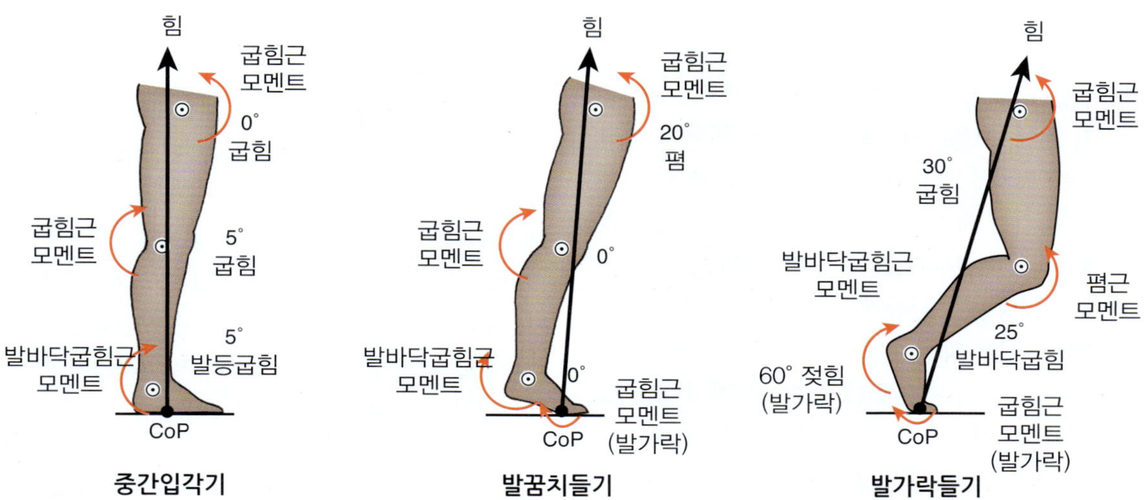

그림 14-12. 중간입각기, 발꿈치들기 및 발가락들기 동안 압력중심(CoP), 지면반응력벡터(GRFV), 그리고 내적 알짜 모멘트와 관절 위치를 나타낸 그림

확장 개념 14-2

나에게 왜 엉덩관절, 무릎관절 및 발목관절의 모멘트 그림이 익숙하지 않는가?

가끔 우리가 보행시 엉덩관절, 무릎관절과 발목관절에서 일어나는 관절모멘트의 그림과 설명이 들어 있는 논문을 읽을 때, 그 모양이 전반적으로 어색하고 설명이 잘 이해되지 않는 경우를 만난다. 사실, 그들은 종종 일어난 순서가 정확하게 "역전된" 느낌이 들기도 한다. 모멘트를 제시하는 방법은 2가지이다.

어떤 학자들은 "외적" 모멘트를 사용한다. 외적 모멘트는 관절 주위에 작용하는 계산된 외적 힘(예: 중력, GRFV)에 의해 생성되는 모멘트이다. 여기에서 우리는 내적 모멘트를 사용할 것이다. "내적" 모멘트는 ***근육이나 관절 주위의 다른 내적 구조물에 의해 생성되는 모멘트이다.*** 평형을 이루기 위해, 내적 모멘트는 계산된 외적 모멘트와 크기는 같고 방향이 반대이어야 하고, 내적 모멘트는 모션 캡처 시스템으로 관찰하는 신체 분절의 운동이나 가속도를 생성하기 위해 일어나야 한다. 알짜 각가속도(관절에서 일어나는 회전)는 이들 알짜 내적 모멘트의 결과가 될 것이다. 예를 들어, 만약 GRFV가 초기 입각기 동안 무릎 뒤쪽을 지나간다면, 이것에 의해 외적 무릎 굽힘 모멘트가 발생할 것이고, 이 외적 모멘트는 넙다리네갈래근에 의한 내적 무릎 모멘트는 크기가 같지만 방향이 반대일 것이다. 만약 외적 무릎 굽힘 모멘트가 내적 무릎 폄 모멘트보다 크다면, 알짜 굽힘 모멘트는 무릎 관절의 굽힘을 초래할 것이다. 비슷하게, 내적 벌림근 모멘트는 크기는 같고 방향이 반대인 외적 모음근 모멘트에 반대 작용할 것이다. 그러므로, 우리가 관찰하는 위치와 움직임을 초래하기 위해 내적 모멘트는 크기는 같고 방향이 반대인 외적 모멘트와 연결되어야 한다.

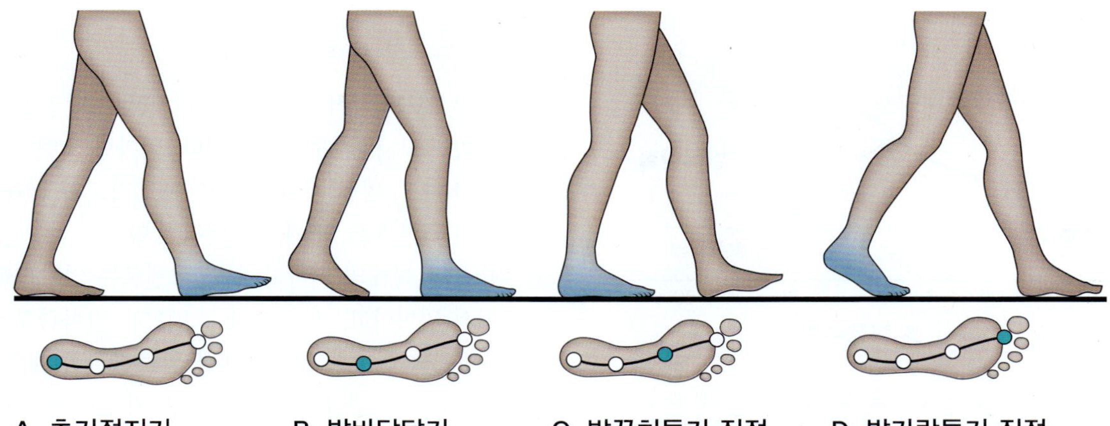

그림 14-13. 압력중심(CoP)의 경로가 초기접지기(A), 발바닥닿기(B), 그리고 발꿈치들기 직전(C), 그리고 발꿈치들기 직전(D) 때 파란색 점으로 표시된다.

시상면 모멘트(Sagittal Plane Moments)

엉덩관절, 무릎관절, 발목관절에 대한 개별 시상면 모멘트에 관심을 갖기 전에, 보행주기를 통해 모멘트 패턴을 이해하는데 도움을 줄 지지 모멘트의 개념을 생각해 보자. 엉덩관절 모멘트, 무릎관절 모멘트, 그리고 발목관절 모멘트의 합은 입각기 동안 다리가 무너지는 것을 막아 준다. 즉, 대부분의 입각기 동안 엉덩관절, 무릎관절 및 발목관절에서 작용하는 모든 모멘트의 합은 양성 모멘트 또는 폄근 모멘트이다(그림 14-14). Winter는 이런 전체 다리 협력을 **지지 모멘트**(support moment)라고 불렀다.[5] 그는 폄근 지지 모멘트가 정상인과 장애를 가진 사람 모두의 모든 보행속도에서 일관된다는 것을 발견했다.

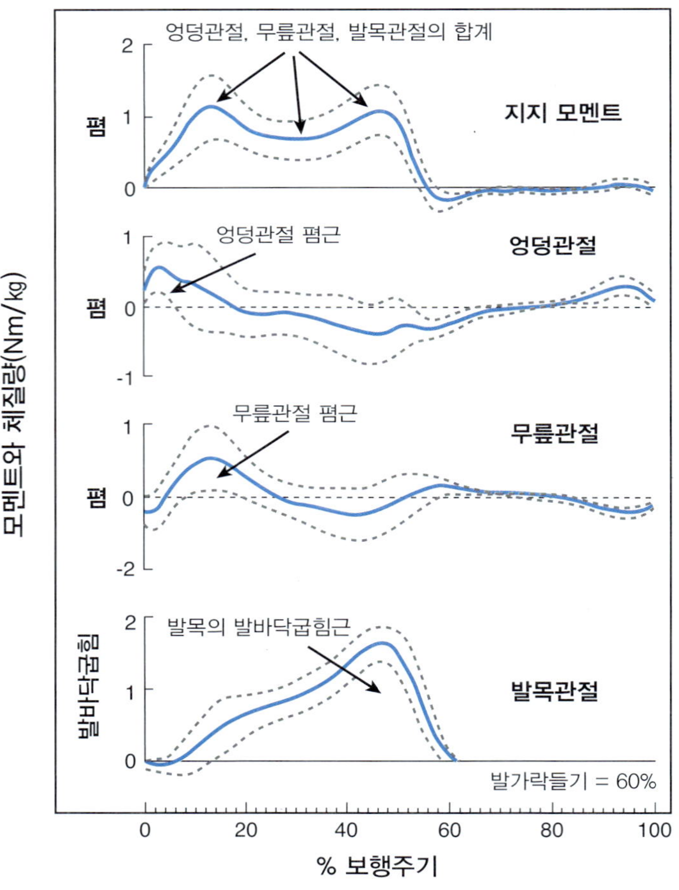

그림 14-14. 엉덩관절, 무릎관절, 발목관절에서 일어나는 전형적인 시상면 모멘트 패턴(출처: Winter DA: The biomechanics and motor control of human gait: Normal, elderly and pathological [ed. 2]. Waterloo, Ontario: Waterloo Biomechanics, 1991, with permission from David A. Winter.)

그림 14-14를 통해, 우리는 엉덩관절의 폄이 초기 입각기 때 모든 양성 모멘트를 제공하지만, 무릎 폄근 모멘트에 의해 곧 연결된다는 것을 알 수 있다(모멘트는 근육군의 "지지"만을 확인한다는 것을 기억하자: 이것은 근육이 단축되는지 아니면 길어지는지를 의미하지 않는다. 근육이 짧아지거나 길어지는 것을 확인하려면, 관절 각도 프로파일을 참조해야 한다: 심지어 관절 각도에 변화가 없다라도, 모멘트가 발생할 수 있다. 예를 들어, 정상 보행 시, 무릎관절 폄근이 가장 먼저 길어진 후 단축될 것이다). 입각기가 계속 진행하면, ***대부분의 종말입각기에서 그들이 유리한 지지가 될 때까지*** 발목의 발바닥굽힘근에 의해 제공되는 지지가 증가된다.

지지 모멘트는 종말입각기(보행주기의 55-60%)에서 알짜 폄근 모멘트에서 알짜 굽힘근 모멘트로 바뀌고, 굽힘근 모멘트가 유각기의 시작에 관여한다. 종말유각기에서는, 마지막 자세에 도움을 주고 초기접지기를 위한 준비단계로서 작은 알짜 폄근 모멘트가 다시 나타난다.[5,43]

임상적으로 지지 모멘트의 특징은 폄근 모멘트가 되기 위해 모멘트가 증가되는 한, 신체는 자신의 지지를 달성하기 위해 어떻게든 변할 수 있다. 예를 들어, 만약 발목 발바닥굽힘근이 약하다면, 엉덩관절 폄근이나 무릎관절 폄근이 보상작용할 수 있다는 것이다. 무릎관절 폄근이 수축할 때 통증이 발생하면, 엉덩관절 폄근이나 발목관절 발바닥굽힘근이 더 강하게 수축한다. 지지 모멘트는 각 관절에 대한 관절모멘트 프로파일을 우리가 이해할 수 있도록 도움을 준다.

엉덩관절, 무릎관절 및 발목관절의 시상면 모멘트 프로파일은 그림 14-15에서는 GRFV와 함께 보여지고, 그림 14-16에서는 관절각도 프로파일과 근육 작용과 함께 제시되어 있다.

이마면 모멘트(Frontal Plane Moments)

비록 생체역학적 개념이 동일하지만, 이마면 모멘트는 시상면 모멘트보다 덜 보고된 편이다. 이마면 모멘트 프로파일은 그림 14-17에 제시되어 있고, 관절각도와 근육 활성 프로파일은 그림 14-18에 제시되어 있다.

비슷한 형태의 커다란 벌림 모멘트는 엉덩관절과 무릎관절에서 일어나고, 작은 벌림 모멘트는 발목관절에서 일어난다. 이것들은 주로 무릎관절과 발목관절 인대의 힘에 의해 제공되고, 질량중심이 대부분의 입각기 전반에 걸쳐 발의 지지점보다 안쪽에 위치하기 때문에 벌림 모멘트가 필요한 것이다. 특히 임상적으로 중요한 것은 무릎 벌림 모멘트이다(문헌에서 일반적으로 외적 무릎 모음 모멘트로 표기된다).

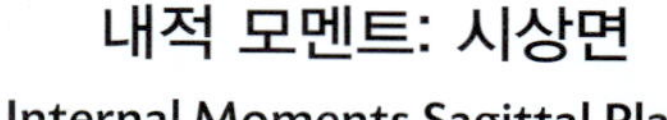

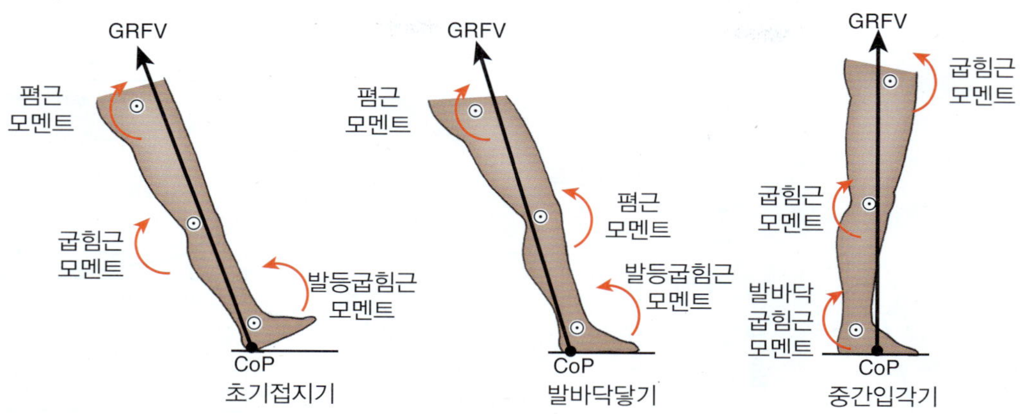

A 입각기의 초기 절반

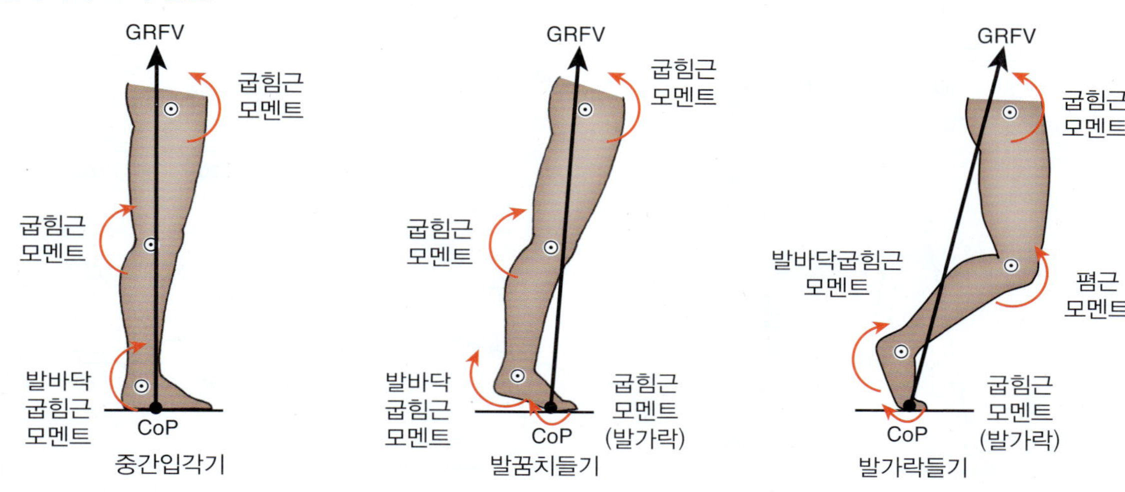

B 입각기의 후기 절반

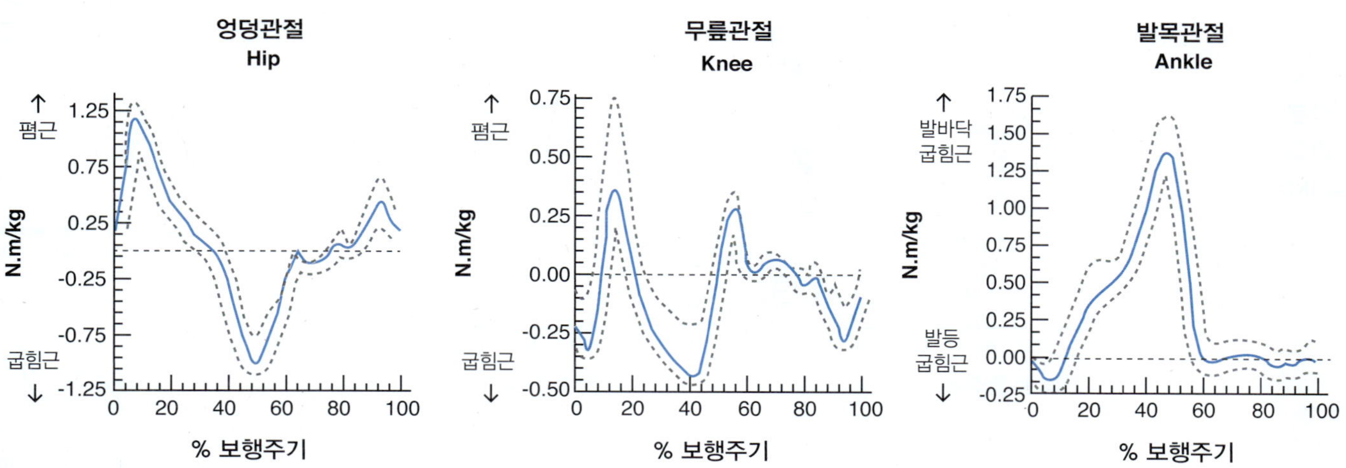

C 시상면 관절 모멘트

그림 14-15. 엉덩관절, 무릎관절 및 발목관절에서 나타나는 시상면의 내적 모멘트 패턴, 압력중심 및 지면반응력(GRFVs). 점선은 표준편차를 나타내고, 실선은 평균값을 의미한다(내적 모멘트 그림에 대한 출처: Winter DA, Eng JJ, Isshac MG: A review of kinetic parameters in human walking. In Craik RL, Otis CA [eds]: Gait analysis: Theory and application, pp 263–265. St. Louis, MO: Mosby–Year Book, 1994, with permission from Elsevier.).

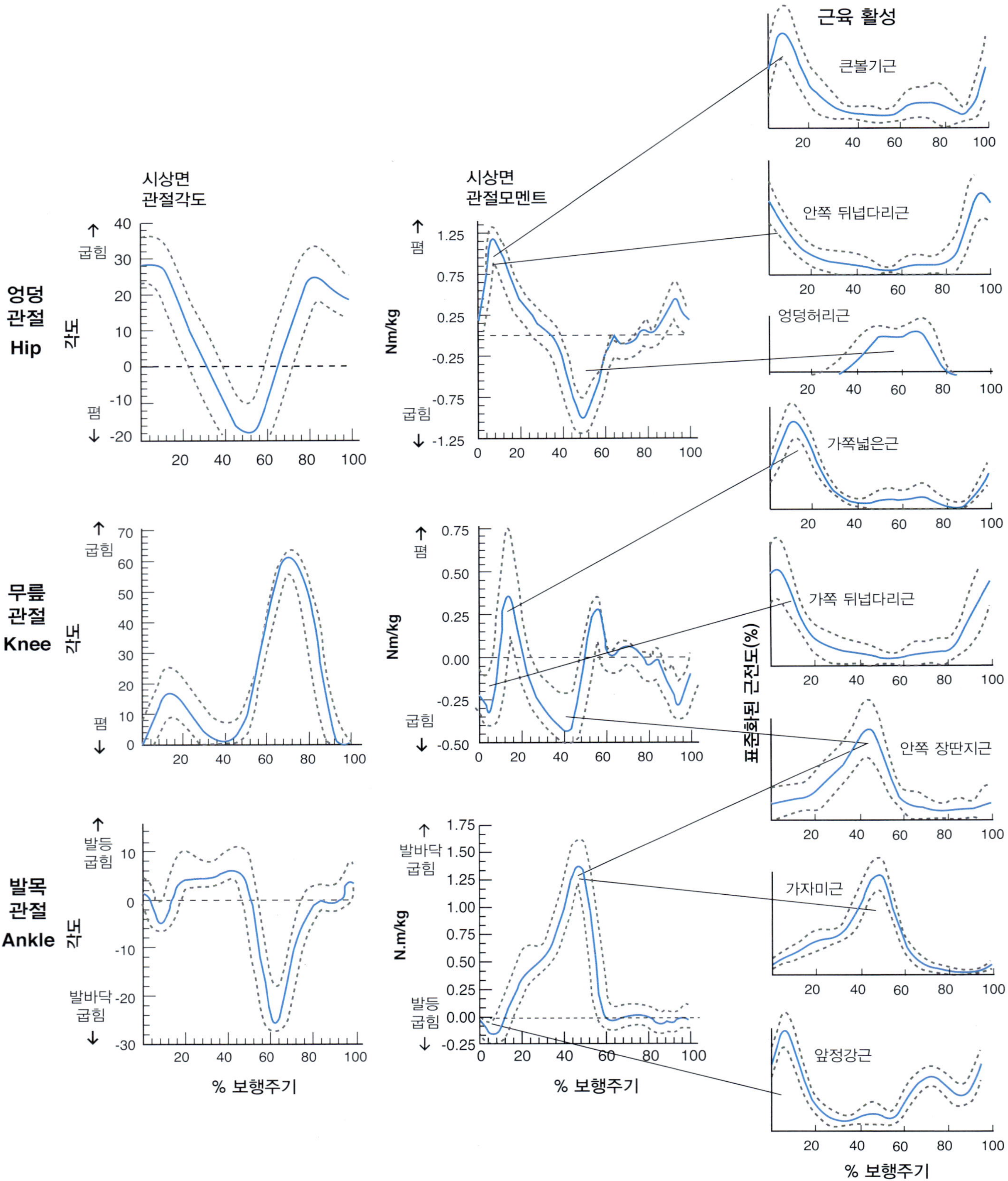

그림 14-16. 성인 보행 동안 엉덩관절, 무릎관절 및 발목관절의 관절모멘트에 주요 기여 요소인, 시상면 관절각도와 알짜 내적 관절모멘트, 그리고 EMG 프로파일 (각도와 모멘트 프로파일에 대한 출처: Winter DA, Eng JJ, Isshac MG: A review of kinetic parameters in human walking. In Craik RL, Otis CA [eds]: Gait analysis: Theory and application, pp 263-265. St. Louis, MO: Mosby-Year Book, 1994, with permission from Elsevier. 근육 활동에 대한 출처: Winter DA: The biomechanics and motor control of human gait: Normal, elderly and pathological [ed. 2]. Waterloo, Ontario:, Waterloo Biomechanics, 1991, with permission from David A. Winter. Iliopsoas muscle activity redrawn from Bechtol CO: Normal human gait. In American Academy of Orthopaedic Surgeons: Atlas of Orthotics, p 141. St Louis, MO: CV Mosby, 1974.)

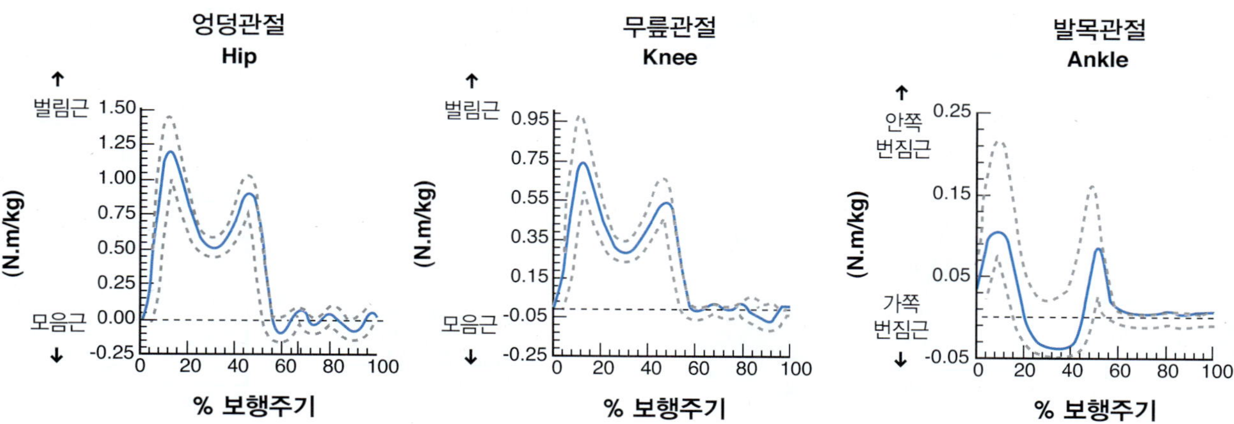

그림 14-17. 엉덩관절, 무릎관절 및 발목관절에서 나타나는 이마면의 내적 모멘트 패턴, 압력중심 및 지면반응력(GRFVs). 점선은 표준편차를 나타내고, 실선은 평균값을 의미한다(출처: Winter DA, Eng JJ, Isshac MG: A review of kinetic parameters in human walking. In Craik RL, Otis CA [eds]: Gait analysis: Theory and application, pp 263–265. St. Louis, MO: Mosby–Year Book, 1994, with permission from Elsevier.)

이것은 무릎 골관절염의 연구와 치료에서 중요한 생체역학적 결과로 나타났다.[44,45] 이것은 정강넙다리관절 하중 분포의 유용한 대용물로서 제시되어 왔으며, 그 값이 높으면 안쪽 무릎 구획의 골관절염 위험이 더욱 커진다.[45]

환자 적용 14-4

Brown은 하지의 근력이 약화되었으며, 특히 발목 발바닥 굽힘근과 무릎관절 폄근이 많이 약한 편이고, 엉덩관절 폄근도 어느 정도 약한 편이다. 이런 하지 근육의 약증으로 인해 그녀는 적절한 지지 모멘트를 만들 수 없었다. 그녀는 무릎의 안정화를 얻기 위해 무릎을 뒤쪽으로 밀어넣는 경향을 보이고 있다. 우리는 그녀가 발목보다 엉덩이의 결손이 더 작다는 것을 알고 있기 때문에, 초기 입각기 때 지지 모멘트로 보조하고, 또 무릎 폄근을 자극하기 위해 능동 엉덩관절 폄을 더 장려할 것이다. 뇌졸중 후 초기 단계에서, 우리는 근육힘 생성의 자연스런 증가를 예상할 수 있으며, 그리고 기능적 움직임 동안 근육을 강화시키는 이점을 준비하기 위해 보행을 할 때 전기자극(기능적 전기자극)을 통한 근육 활성화를 얻으려고 노력할 것이다. 시간이 경과해도 충분한 지지력을 제공할 수 없으면, 발목 보조기를 제공하여 수동 폄근 모멘트를 향상시킬 것이다. 그러나 보조기의 적용은 부가적인 에너지 비용을 증가시킬 수 있다.

확장 개념 14-3
발과 발목의 운동형상학과 운동역학

보행 동안 발의 생체역학에 대한 구체적인 설명은 발목, 목말밑관절 및 가로발목관절에 의해 생성되는 복합 운동의 복잡성 때문에, 많은 어려움이 있었다. 이들 운동형상학은 **엎침**(발등굽힘, 가쪽번짐 및 벌림의 결합)과 **뒤침**(발바닥굽힘, 안쪽번짐 및 모음의 결합)으로 알려져 있다.

발의 움직임은 입각기 초기에는 엎침으로 일어난 후, 그 다음 뒤침으로 진행된다. 그러나, 종아리와 발의 3차원 분석은 발앞부 분절과 발뒤부 분절로 모델링(발의 움직임을 단순화시키는 단일 분절이기 보다)하여 입각기 동안 그들의 양상을 더 많이 밝혀냈다.[46,47] 비록 운동형상학과 운동역학이 대상자, 발 위치, 지면, 분석 방법 등에 따라 매우 가변적이고 다르지만, 일반적인 특징이 발생하는 것으로 생각된다. 발뒤부 분절은 입각기 초기에 종아리에 대해 가쪽번짐하고, 밀기 단계 때 안쪽번짐한다. 가로면 상에서 볼 때, 초기 입각기 때 발뒤부 분절은 정강뼈 아래에서 가쪽돌림(벌림)하고, 밀기 단계 때는 정강뼈 아래에서 안쪽돌림(모음)를 한다. 발앞부는 초기 입각기 동안 발등굽힘에 상당한 힘을 보탠다.

시상면 파워(일률)(Sagittal Plane Powers)

엉덩관절, 무릎관절 및 발목관절의 시상면 파워 프로파일은 **그림 14-19**에서 관절각도와 주요 근육 활성의 프로파일과 비교된다. 전체 보행주기 동안 파워의 생성과 흡수 단계에 대한 요약이 표 14-2에 제시되어 있다.

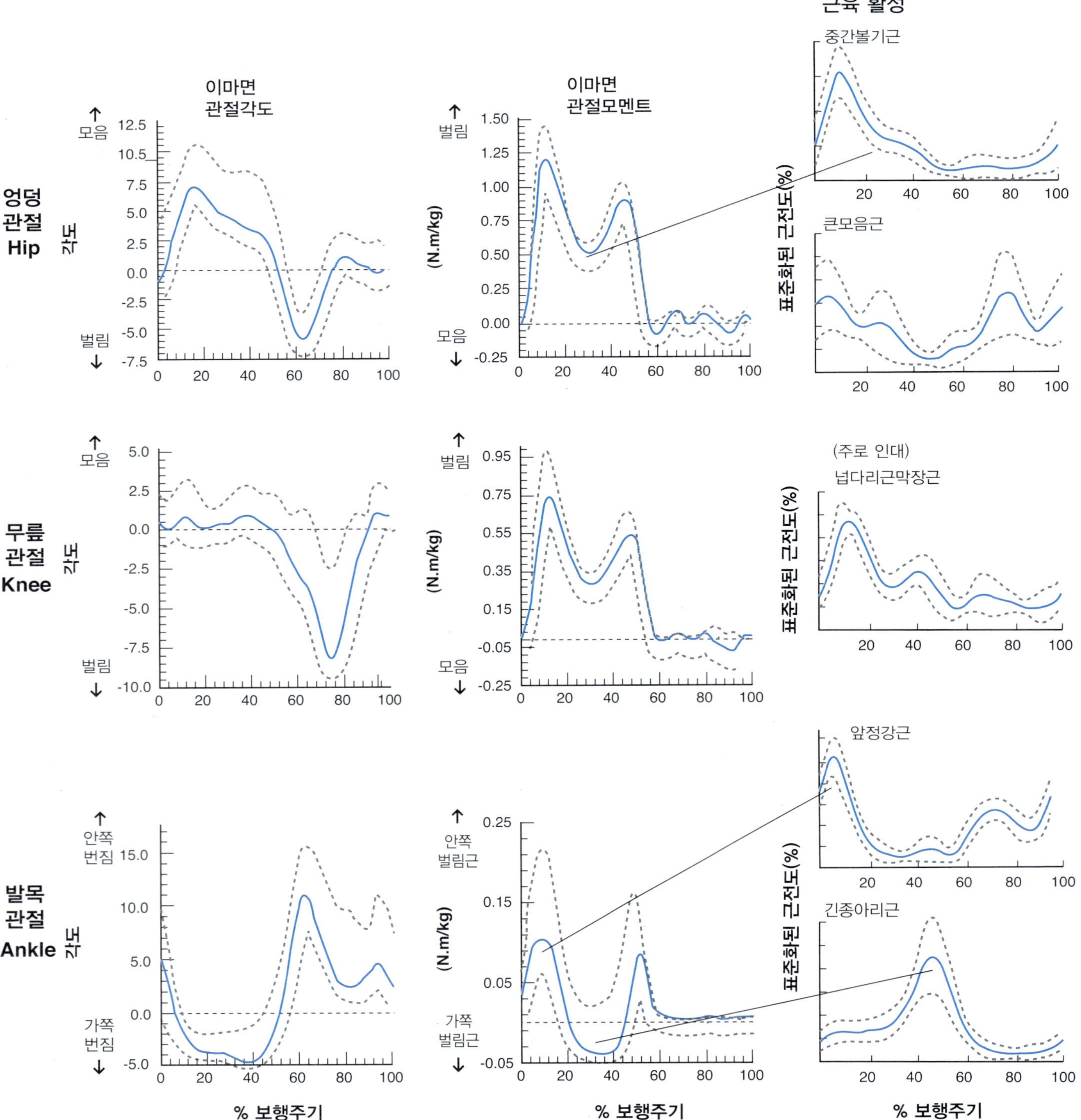

그림 14-18. 성인 보행 동안 엉덩관절, 무릎관절 및 발목관절의 관절모멘트에 주요 기여 요소인, 이마면 관절각도와 알짜 내적 관절모멘트, 그리고 EMG 프로파일(관절각도와 모멘트 프로파일에 대한 출처: Winter DA, Eng JJ, Isshac MG: A review of kinetic parameters in human walking. In Craik RL, Otis CA [eds]: Gait analysis: Theory and application, pp 263-265. St. Louis, MO: Mosby-Year Book, 1994, with permission from Elsevier. 근육 활성에 대한 출처: Winter DA: The biomechanics and motor control of human gait: Normal, elderly and pathological [ed. 2]. Waterloo, Ontario: Waterloo Biomechanics, 1991.)

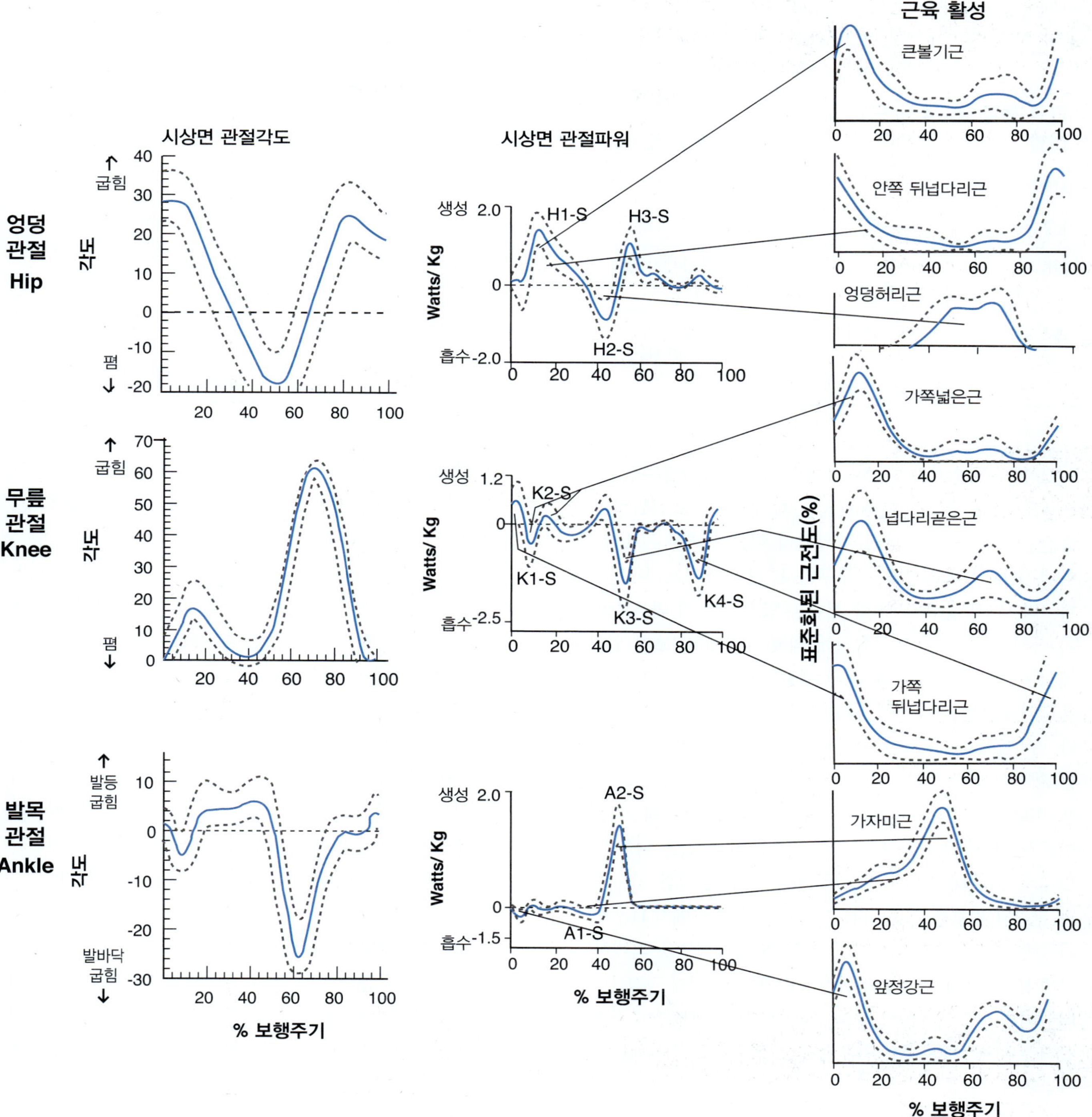

그림 14-19. 성인 보행 동안 엉덩관절, 무릎관절 및 발목관절의 관절 파워에 주요 기여 요소인, 시상면 관절각도와 관절 파워, 그리고 EMG 프로파일(각도 프로파일에 대한 출처: Winter DA, Eng JJ, Isshac MG: A review of kinetic parameters in human walking. In Craik RL, Otis CA [eds]: Gait analysis: Theory and application, pp 263-265. St. Louis, MO: Mosby-Year Book, 1994. 파워 프로파일에 대한 출처: Eng JJ, Winter DA: Kinetic analysis of the lower limbs during walking: What information can be gained from a three dimensional model? J Biomech 28:753, 1995, with permission from Elsevier. 근육 활성에 대한 출처: Winter DA: The biomechanics and motor control of human gait: Normal, elderly and pathological [ed. 2]. Waterloo, Ontario: Waterloo Biomechanics, 1991, with permission from David A. Winter. Iliopsoas muscle activity redrawn from Bechtol CO: Normal human gait. In American Academy of Orthopaedic Surgeons: Atlas of orthotics, p 141. St Louis, MO: CV Mosby, 1974.)

표 14-2. 보행주기 동안 파워의 생성과 흡수의 주요 단계 요약

파워 생성(구심성 수축)			파워 흡수(원심성 수축)		
파워 돌발 이름	**주요 근육 또는 근육군**	**보행주기에서 발생 시점**	**파워 돌발 이름**	**주요 근육 또는 근육군**	**보행주기에서 발생 시점**
H1-S	뒤넙다리근, 볼기근	초기 입각기	H2-S	허리근, 넙다리곧은근	중간입각기
K2-S(작음)	넙다리네갈래근	초기 입각기	K1-S	넙다리네갈래근	초기(매우) 입각기
H3-S	허리근, 넙다리곧은근	종말입각기, "당김 단계"	K3-S	넙다리곧은근	종말입각기
A2-S	발바닥굽힘근	종말입각기, "밀기 단계"	K4-S	뒤넙다리근	말기유각기
			A1-S	발바닥굽힘근	초기입각기와 중간입각기

표 14-3은 초기접지기에서 중간입각기까지 관절운동, GRF, 모멘트, 근육 활성과 함께 파워를 제시하고 있고, 표 14-4는 중간입각기에서 발가락들기까지의 이들을 제시하고 있다. 이런 정보의 복잡성에도 불구하고, 중요한 사실은 간단한 편이다. 가장 중요한 것 중 하나는 양성 파워의 대부분이 밀기 단계에서는 발바닥굽힘근에 의해 제공되고, 초기 입각기에서는 엉덩관절 폄근에 의해 제공되고, 종말입각기와 초기 유각기에서는 엉덩관절 굽힘근에 의해 제공된다는 사실이다. 두 번째는 무릎관절 폄근이 정상적으로 매우 작은 파워를 제공한다는 것이고, 초기 입각기에서 특히 하중을 받을 때 주로 파워 흡수장치로써 작용한다는 것이다. 대상자들의 비교가 가능해지도록 대상자의 질량으로 파워를 나누어 파워 값을 표준화시켰다. 중요한 요점은 관절, 시점 및 운동면과 관련된 기호를 제공했다: 예를 들어, H1-S에서 H는 엉덩관절이고, 1은 첫 번째 정점값이고, S는 시상면을 의미하고, 반면 K2-F에서, K는 무릎관절이고, 2는 두 번째 정점값이고, F는 이마면을 의미한다. 이들 정점은 특정 보행주기 동안에 갑작스런 에너지 생성이나 흡수를 의미하는 돌발(burst)로 간주될 수 있다.

시상면(그림. 14-19 참고)에서, 초기 입각기(H1-S) 동안 양성 파워의 돌발(에너지 생성)은 엉덩관절 폄근의 구심성 수축으로 일어나고, 반대로 무릎 폄근은 초기 입각기 동안 무릎관절의 굽힘을 제어하기 위해 원심성 수축(K1-S)을 하면서 음성 파워(에너지 흡수)를 수행한다.[48] 초기접지기 때의 발등굽힘근에 의한 짧은 음성 파워 기간 이후에, 발바닥닿기에서 보행주기 40% 지점에 이르는 입각기 동안 종아리가 발 위에서 돌림할 때 발바닥굽힘근(A1-S)에 의해 음의 일이 수행된다. 그러나, 작은 양의 일은 발바닥닿기 이후에 무릎관절을 펴시키는 이 기간(K2-S)의 시작점에서 무릎관절 폄근에 의해 수행된다. 밀기 단계(A2-S: 종말입각기, 보행주기의 약 40-60%)에서 이루어지는 발바닥굽힘근의 양의 일과 당김 단계(H3-S: 종말입각기와 유각기 초기, 약 50-75%; pull-off)에서의 엉덩관절 굽힘근에 의한 양의 일은 신체의 에너지 레벨을 증가시킨다.[48] 보행주기의 40-60% 동안, 에너지가 A2-S와 H3-S에서 생성될 때, 동시적으로 에너지 흡수가 무릎관절 폄근에 의해 일어난다(K3-S).

말기 유각기에서는, 음의 일이 무릎관절 굽힘근(K4-S)에 의해 수행되는데, 그 이유는 그들이 초기접지기를 준비하기 위해 원심성 수축으로 다리를 감속시키기 때문이다. 최근의 기술 발전은 신체의 음의 일을 외적 힘을 위한 양의 일로 전환시키기 위해 이런 관계를 이용하려는 시도를 하고 있다.

예를 들어, Donelan 등은 무릎 보조기를 하지에 고정시켰다. 하이브리드 자동차의 "재생 제동"과 유사하게, 종말유각기(K4-S)에서 무릎관절의 감속기 동안 파워를 포착하기 위해 참여자의 다리에 무릎 보호대를 고정했다.[49] 그들은 보행주기 동안 얻어낸 파워를 이용해 휴대전화나 전동 의족과 같은 휴대용 장비를 작동시킬 수 있었다.

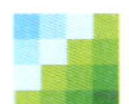

환자 적용 14-5

Brown은 유각기에서 발가락을 지면으로부터 들어올리는 것이 어려워서, 환측 골반와 다리를 위로 들어올린다는 생각을 해 보자. 상체의 전 체중을 들어올렸다 내리는 동작은 상당한 에너지 소모를 야기시키고, 이로 인해 운동에너지와 위치에너지의 교환에 의한 에너지 저장을 할 수 없게 된다.[50] 그녀가 발목을 발등굽힘할 수 없기 때문에, 유각기 동안

표 14-3. 초기접지기에서 중간입각기 사이의 보행 특성 요약

시상면 분석

관절	운동	지면반응력	내적 모멘트	파워	주요 근육 활성
엉덩관절	폄: 20° -30° → 0°	앞 → 뒤	폄근에서 중립위	생성(엉덩관절 폄근)	큰볼기근 뒤넙다리근
무릎관절	굽힘: 0° → 15°, 그 다음 폄: 10° → 5°	앞 → 뒤 → 앞	굽힘근 → 폄근 → 굽힘근	생성(무릎관절 굽힘근) 흡수(무릎관절 폄근) 생성(무릎관절 폄근) 흡수(무릎관절 굽힘근)	뒤넙다리근 넙다리네갈래근 장딴지근
발목관절	발바닥굽힘: 0°→ -5°, 그 다음 발등굽힘: → 5°	뒤 → 앞	발등굽힘근 → 발바닥굽힘근	흡수(발등굽힘근) 흡수(발바닥굽힘근)	앞정강근 가자미근 장딴지근

이마면 분석

관절	운동	지면반응력	내적 모멘트	파워	주요 근육 활성
엉덩관절	모음: 중립위 → 5°, 그 다음 벌림: → 3°	안쪽	벌림근	흡수(엉덩관절 벌림근) 생성(엉덩관절 벌림근)	중간볼기근
무릎관절	중립위에서 약간 변화	안쪽	벌림근	작은 생성(무릎관절 벌림근)	넙다리근막긴장근
발목관절	일치성이 않음				

가로면 분석

관절	운동	모멘트	파워	주요 근육 활성
엉덩관절	약간 안쪽돌림	가쪽돌림근	흡수(안쪽돌림근)	넙다리근막긴장근(주로 인대 부분) 중간볼기근 작은볼기근
무릎관절	약간의 가쪽돌림에서 중립위	매우 약간 가쪽돌림근	약간 흡수(가쪽돌림근)	
발목관절	일치성이 없음			

출처: Eng JJ, Winter DA: Kinetic analysis of the lower limbs during walking: What information can be gained from a three dimensional model? J Biomech 28:753, 1995; and from Winter DA, Eng JJ, Isshac MG: A review of kinetic parameters in human walking. In Craik RL, Otis CA (eds): Gait analysis: Theory and application. St. Louis, MO: Mosby-Year Book, 1994.
값은 젊은 남성의 값이다.

발목을 중립위로 유지시킬 수 있는 가벼운 발목-발 보조기(AFO)를 처방했다. 보조기는 입각기 동안 충분한 지지를 제공하지 못하는 그녀의 능력에 도움을 줄 것이다. 신체가 발 위로 지나가기 때문에 어느 정도 강직성을 가진 재질의 보조기가 입각기 동안에도 그녀의 발등굽힘에 저항할 수 있을 것이다. 그녀는 말기입각기 동안 자신의 무릎을 굽힘하는 능력을 얻게 되었고, 이것을 통해 엉덩관절을 하이킹할 필요가 없게 되었다. 여러분이 파워와 일에 대한 단락을 공부할 때 일어날 수 있는 단점에 주의해야 한다. 만약 보조기가 밀기 단계에서 발목의 발바닥굽힘을 허용하지 않는다면, 그녀는 발바닥굽힘근에 의해 생성될 에너지를 잃게 될 것이다.

이마면 파워(Frontal Plane Powers)

이마면(그림 14-20)에서, 엉덩관절 벌림근(H1-F)에 의한 초기 흡수 기간에 이어 나머지 입각기 동안(H2-F, H3-F)에, 작은 양성 파워의 돌발들이 뒤따른다. 이들 돌발(burst)은 질량 중심의 안가쪽 위치를 섬세하게 조절한다. 무릎관절의 경우, 입각기의 전반(K1-F) 동안 매우 작은 생성 패턴이 있고, 그 다음에 벌림근에 의해 생성되는 작은 흡수(K2-F)가 일어난다. 발목관절의 파워 패턴은 작고 다소 일관성이 없어 보인다.

표 14-4. 중간입각기에서 발가락들기 사이의 보행 특성 요약

시상면 분석

관절	운동	지면반응력	내적 모멘트	파워	주요 근육 활성
엉덩관절	폄: 0°→ −20°, 그 다음 다시 굽힘	뒤쪽	굽힘근	흡수(굽힘근) 생성(굽힘근)	엉덩허리근 넙다리곧은근 엉덩허리근 넙다리곧은근
무릎관절	폄: 5°에서 폄, 그 다음 45°로 굽힘	뒤쪽	굽힘근 → 폄근	흡수(폄근) 작은 생성(무릎관절 굽힘근) 큰 흡수(폄근)	넓은근 장딴지근 넙다리곧은근
발목관절	발등굽힘: 5°에서 더 발등굽힘, 그 다음 −25°로 발바닥굽힘	앞쪽	발바닥굽힘근	흡수(발등굽힘근) 흡수(발바닥굽힘근)	가자미근 장딴지근 가자미근 장딴지근

이마면 분석

관절	운동	지면반응력	내적 모멘트	파워	주요 근육 활성
엉덩관절	벌림: 3°→ −5°	안쪽	벌림근	생성(엉덩관절 벌림근) 흡수(엉덩관절 벌림근)	중간볼기근
무릎관절	중립위에서 약간 벌림: −3°	안쪽	벌림근	작은 생성(무릎관절 벌림근)	넙다리근막긴장근
발목관절	일치성이 않음				

가로면 분석

관절	운동	모멘트	파워	
엉덩관절	−3°에서 더 가쪽돌림	안쪽돌림근	매우 작은 흡수(가쪽돌림근)	
무릎관절	거의 중립위 유지	안쪽돌림근	매우 작은 흡수(인대 부분)	
발목관절	일치성이 없음			

출처: Eng JJ, Winter DA: Kinetic analysis of the lower limbs during walking: What information can be gained from a three dimensional model? J Biomech 28:753, 1995; and from Winter DA, Eng JJ, Isshac MG: A review of kinetic parameters in human walking. In Craik RL, Otis CA (eds): Gait analysis: Theory and application. St. Louis, MO: Mosby-Year Book, 1994.

값은 젊은 남성의 값이다.

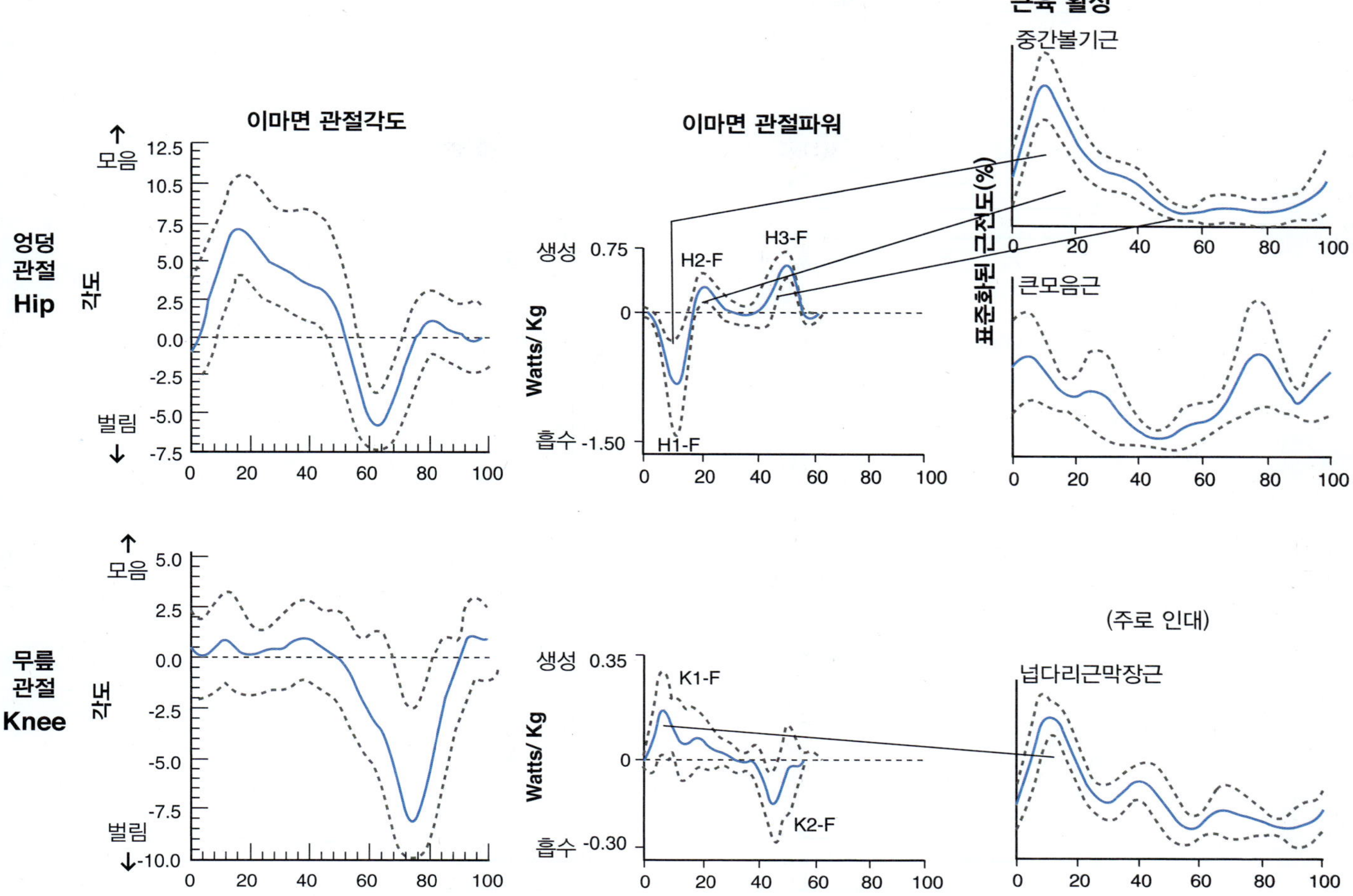

그림 14-20. 성인 보행 동안 엉덩관절, 무릎관절 및 발목관절의 관절 파워에 주요 기여 요소인, 이마면 관절각도와 관절 파워, 그리고 EMG 프로파일(각도 프로파일에 대한 출처: Winter DA, Eng JJ, Isshac MG: A review of kinetic parameters in human walking. In Craik RL, Otis CA [eds]: Gait analysis: Theory and application, pp 263–265. St. Louis, MO: Mosby–Year Book, 1994, with permission from Elsevier. 파워 프로파일에 대한 출처: Eng JJ, Winter DA: Kinetic analysis of the lower limbs during walking: What information can be gained from a three dimensional model? J Biomech 28:753, 1995, with permission. 근육 활성에 대한 출처: Winter DA: The biomechanics and motor control of human gait: Normal, elderly and pathological [ed. 2]. Waterloo, Ontario: Waterloo Biomechanics, 1991.)

근육 활동(Muscle Activity)

보행에서의 근육의 일은 특정한 목적을 위해 작용해야 될 근육군을 예상함으로써 단순화될 수 있다. 근육의 일은 논리적이고, 독자들은 2가지 주요 특성이 근육 일의 패턴을 결정할 것임을 이미 알고 있다:

- 입각기를 통한 지지 모멘트를 제공할 필요성
- 움직임을 위한 에너지 생성의 필요성

보행의 EMG 연구는 분절 링크 모델 분석에 의해 제공된 지식을 더 향상시키고, 특정 기능에 대해 왜 근육이 필요한지를 설명하는 이론적 모델을 검증하고, EMG에 의해 발견된 근육 활동을 설명하기 위해 개발된 이론 모델을 검증하기 위해 사용된다.[37] 다음 단락에서 보고된 EMG는 Winter의 연구에서 나온 것이고, 그림 14-21과 그림 14-22에 제시되어 있다.[51] 관절 각도와 모멘트, 그리고 관련된 EMG는 그림 14-16과 14-18에서 보이고, 관절 각도와 파워에 대한 EMG는 그림 14-19와 14-20에 제시되어 있다.

지지 모멘트에 대해 우리가 알고 있는 것을 고려해서, 엉덩관절, 무릎관절 및 발목관절에서 일어나는 근육의 일을 예상해 보자(그림 14-21과 14-22 참고). 우리는 이미 **엉덩관절 폄근**이 입각기의 초기에 폄근 모멘트를 생성한다는 사실에 대해 우리는 이미 언급했다. **무릎관절 폄근**은 부하반응기 동안, 폄근 모멘트를 생성하고, 그 다음, 유각기를 위한 준비로서 종말입각기 때 굽힘하기 전에 엉덩관절과 무릎관절에서 **굽힘근 모멘트**가 생성된다.

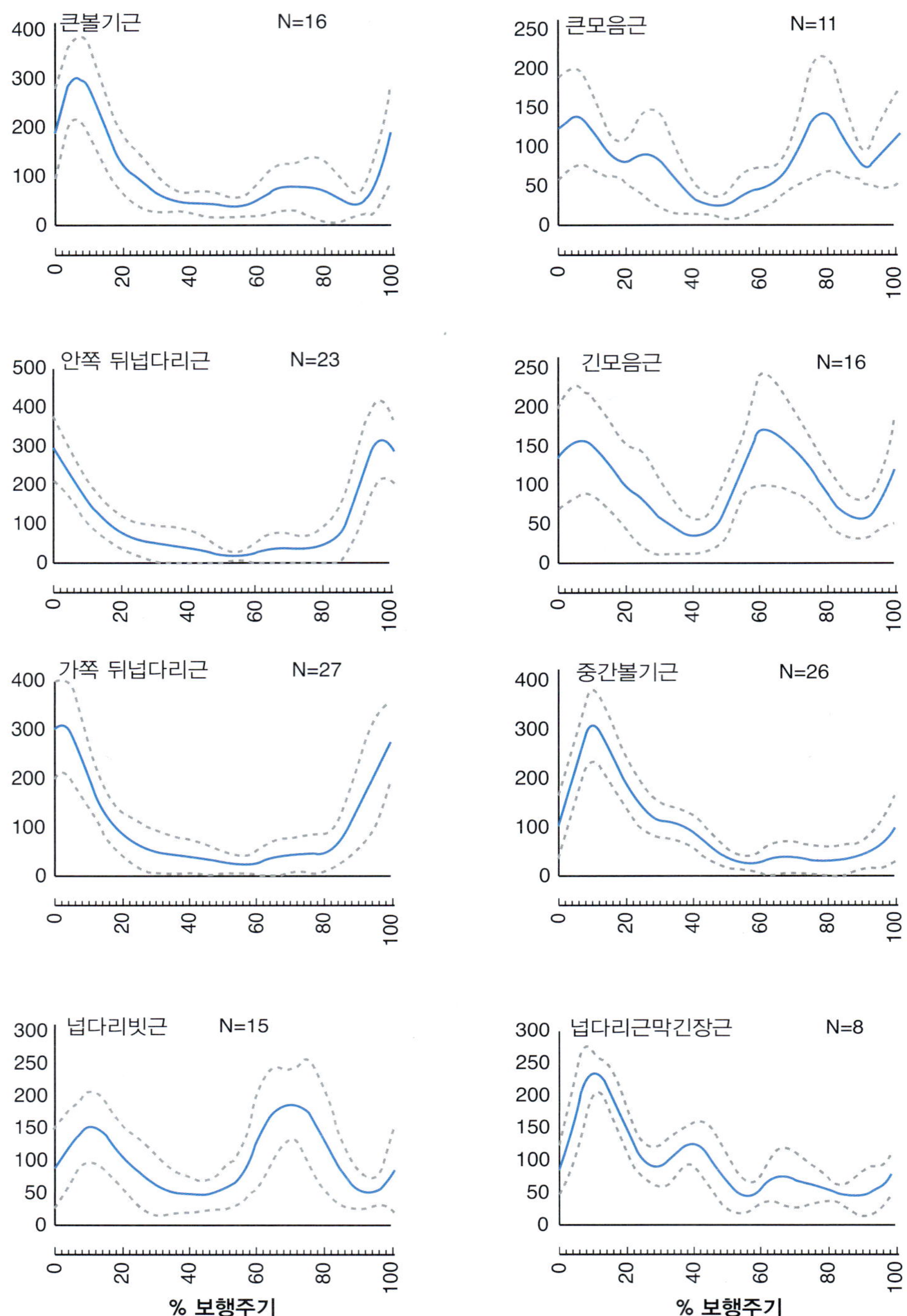

그림 14-21. 보행주기 동안에 일어나는 주요 엉덩관절 근육군의 근전도 활성 프로파일을 보여주고 있다. 근전도 신호는 양극 표면전극으로 도출되고, 각 대상자의 평균 데이터를 표준화하였다. 엉덩관절 굽힘근인 엉덩허리근에 대한 프로파일이 없는데, 그 이유는 표면전극으로 엉덩허리근의 정보를 얻을 수 없기 때문이다. (출처: Winter DA: The biomechanics and motor control of human gait: Normal, elderly and pathological [ed. 2]. Waterloo, Ontario: Waterloo Biomechanics, 1991.)

이들 두 근육군이 분절 시스템을 굽힘하는 한편, **발목관절의 발바닥굽힘근**은 앞장서서 지지와 앞쪽 추진을 제공한다. 입각기 초기에서 일어나는 엉덩관절 폄근(**뒤넙다리근**)의 작용, 그 직후에서 일어나는 무릎관절 폄근(**넙다리네갈래근**)의 작용, 그 다음으로 일어나는 발목관절의 발바닥굽힘근(**가자미근**, **안쪽** 및 **가쪽 장딴지근**, 그리고 기타 작은 근육)의 부드러운 수축 증가 활동이 중간 밀기 단계까지 계속하고, 그 다음 점차 감소되어 보행주기의 약 60% 지점에서 끝난다는 사실은 놀라운 일이 아니다. 종말입각기 동안에 일어나는 발바닥굽힘근(신체를 앞쪽으로 추진하는데 필요한 강력한 밀기 단계와 주로 관련

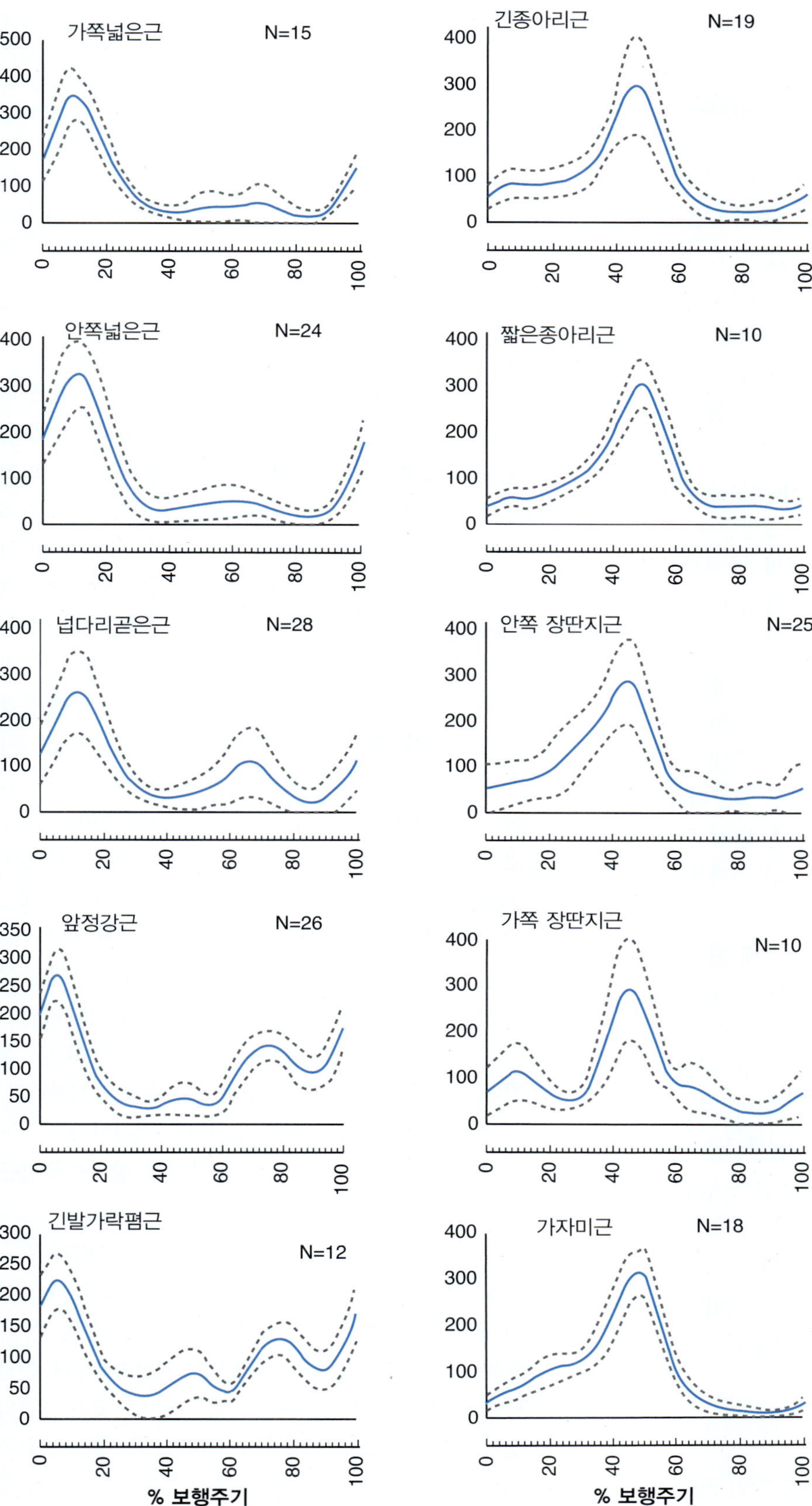

그림 14-22. 보행주기 동안에 일어나는 무릎관절과 발목관절의 주요 근육군의 근전도 활성 프로파일을 보여주고 있다. 근전도 신호는 양극 표면전극으로 도출되고, 각 대상자의 평균 데이터를 표준화하였다. (출 처: Winter DA: The biomechanics and motor control of human gait: Normal, elderly and pathological [ed. 2]. Waterloo, Ontario: Waterloo Biomechanics, 1991.)

되는) 활동 이외에, 위에서 설명된 대부분의 근육 일은 입각기 동안 이루어지는 신체의 지지와 관련되거나, 또는 외적 힘에 의해 생성된 관절 회전을 원심성으로 제어하는 것(예를 들어, 부하반응기 동안 무릎관절 굽힘의 속도를 제어하는 넙다리네갈래근의 작용; 더 많은 내용을 알고 싶으면 확장 개념 14-4 참고)이다.

이제는 양의 일에서 주요 돌발을 담당하는 근육의 일을 살펴보고, 그림 14-21과 그림 14-22에서 볼 수 있는 근육의 일을 그림 14-19와 그림 14-20에 있는 파워 프로파일과 관련시켜 보자. 우리는 시상면에서 **엉덩관절 폄근**(**큰볼기근**, **안쪽 뒤넙다리근**과 **가쪽 뒤넙다리근**)이 초기 입각기(H1-S)때 활성화되는 것을 확인할 수 있다; 실제로, 그들은 그 기간 동안 지지를 제공하는 기능을 하고 있었다. 초기 입각기에서 작은 에너지를 생성하는 K2-S는 **넙다리네갈래근**(**안쪽넓은근**, **가쪽넓은근**, **중간넓은근** 및 **넙다리곧은근**)의 활성에 반영된다. 보행의 일에 가장 크게 기여하는 것은 **발목관절의 발바닥굽힘근**(**가자미근**, **안쪽** 및 **가쪽 장딴지근**)이라는 것을 다시 상기해 보자. 이들 근육(발바닥굽힘근)은 초기 입각기에서 보행주기의 40% 지점까지 원심성으로 작용한다. 즉, 상체가 고정된 발 위를 통과할 때부터, 목말뼈 위에서 정강뼈가 앞쪽으로 움직이는 것을 원심성 수축을 하면서 제어시킨다. 보행주기의 약 40%에서, 발바닥굽힘근은 구심성 활동의 돌발(A2-S)을 생성하고, 발가락들기에서 끝난다. 먼저 원심성 수축을 하다가 구심성 수축으로 바뀌는 비슷한 전개가 **엉덩관절 굽힘근**(**엉덩허리근**과 **넙다리곧은근**)에서도 일어난다. 먼저, 엉덩관절 굽힘근은 엉덩관절이 폄을 할 때 원심성 수축하면서 에너지를 흡수한다(H2-S); 그 다음, 근육의 힘이 지면반응력에서 오는 외적 모멘트를 이겨내고 구심성 수축을 시작하여 에너지를 생성하는 당김 단계(pull-off)를 일으킨다(H3-S). **엉덩허리근**은 주요 엉덩관절 굽힘근이지만, 표면전극을 배치할 수 없는 근육이다. 그러나, 엉덩관절을 지나가는 넙다리네갈래근 중의 하나인 **넙다리곧은근**도 엉덩관절을 굽힘하는 근육이며, 종말입각기 때의 넙다리곧은근 활동은 종말입각기 때 엉덩허리근의 활동과 관련된다. 우리는 보행주기의 70% 지점에서 정점을 이루는 넙다리곧은근의 활동을 볼 수 있다. **넙다리곧은근**의 기능이 엉덩관절 굽힘근의 기능을 반영할 수 있다.

확장 개념 14-4
보행 동안 발바닥굽힘근의 근육힘줄 단위 기능

비록 근육의 힘이 뼈로 전달될 때 힘줄이 종종 탄탄한 스트러트로 간주되지만, 사실 힘줄에는 상당한 탄력성이 존재한다. 아킬레스힘줄이 좋은 예이다. 앞에서 설명한 바와 같이, 발바닥굽힘근의 근육힘줄단위(근육과 힘줄)는 입각기 때 길어진 후, 다시 빠르게 짧아진다. 그러나 보행 동안에 수행된 초음파 연구에 따르면, 장딴지근과 가자미근의 근섬유는 이 기간 동안 주로 등척성 수축을 하고 있다는 것이 밝혀졌다. 근섬유가 짧아지고 길어지기 보다는 우리 몸이 아킬레스힘줄을 용수철처럼 사용하고 있는 것 같다. 입각기 동안 아킬레스힘줄은 스프링처럼 늘어나는데, 이것은 전체 근육힘줄단위가 짧아지는 밀기 단계 동안 늘어날 때 저장된 에너지를 사용하도록 만든다(**그림 14-23**). 이것은 관절 파워를 생성하기 위해 근섬유가 짧아지고 늘어나는 것보다, 대사적으로 더 효율적이다.

이제 주요 에너지 흡수 단계와 그것을 담당하는 근육에 대해 살펴보자. 보행주기 20% 이전에 일어나는 K1-S는 **무릎관절 폄근**(**가쪽넓은근**, **안쪽넓은근**, **중간넓은근** 및 **넙다리곧은근**)의 원심성 수축 단계이며, 이것은 구심성의 K2-S 에너지 생성 단계보다 먼저 일어난다. 우리는 중간입각기와 종말입각기에서 일어나는 **엉덩관절 굽힘근**(**엉덩허리근**과 **넙다리곧은근**)의 원심성 작용인 H2-S에 대해 설명하겠다. 비록 유각기가 끝나는 시점 때 우세한 모멘트가 무릎관절 굽힘근에 의해 제공되지만, 유각기가 끝나는 시점에서 **무릎관절 폄근**과 **엉덩관절 폄근**이 수축을 시작한다는 점에 유념하자. K3-S는 무릎이 빠르게 굽힘할 때(보행주기의 ~50~70%) 일어나는 작은 에너지 흡수 무릎관절 폄근 모멘트이며, 이것은 **넓은근**(특히, 넙다리곧은근)의 낮은 수축으로 반영된다. **넙다리곧은근**은 엉덩관절과 무릎관절을 모두 지나가기 때문에, 위의 시기 때는 **엉덩관절 굽힘근**으로 작용한다(H3-S). K4-S는 유각기가 끝나는 시점에서 일어나는 **무릎관절**이 에너지 흡수 단계이며, **안쪽 뒤넙다리근**과 **가쪽 뒤넙다리근**의 활성으로 EMG 기록에 반영된다. 발목관절과 무릎관절을 모두 지나가는 장딴지근도 말기 유각기 때 활동을 시작한다. 발목관절에서 초기 입각기와 중간입각기를 거쳐서 일어나는 A1-S 흡수는 앞에서 설명했듯이 **발목관절의 발바닥굽힘근** 활동에 기인한다.

이제 지지 모멘트와 파워 프로파일에 대해 우리가 알고 있는 근육 활동을 추론하여 그림 14-21과 그림 14-22에 제시된 주요 EMG 기능을 우리가 놓쳤는지를 살펴보자. 먼저, 시상면에서 우리는 **발등굽힘근**(**앞정강근**, **긴발가락폄근**, **긴엄지폄근**)을 고려하지 않았고, 이들 근육은 발바닥닿기 이전의 초기 입각기 때 원심성으로 활동하여 지면으로 발을 천천히 내려놓는 작용을 한다. 이들 근육은 유각기 동안 발가락이 지면에 닿지 않도록 다시 활동하여 발을 중립위로 유지시킨다. 이들 근육은 보행주기의 다른 시간에도 활동을 하지만, 활동 수준은 매우 작은 편이다.

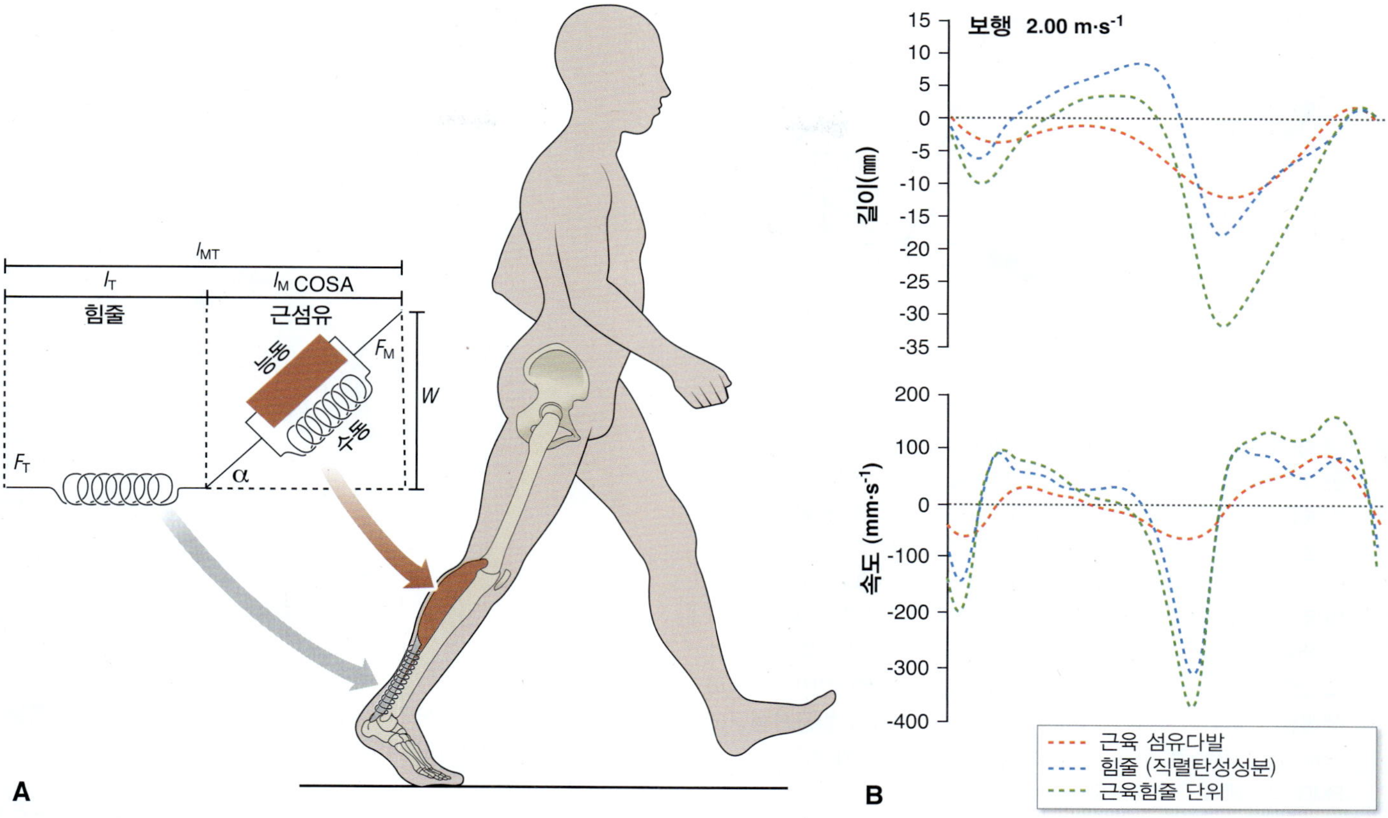

그림 14-23. **A.** 근육힘줄 단위는 Hill-형 근육 모델로 묘사되고 있다. **B.** 아킬레스힘줄의 탄성은 근육 섬유다발이 힘줄에 하중을 가하기 위해 등척성 수축을 할 때 뚜렷해진다.

우리는 입각기 때 이마면에서 일어나는 엉덩관절 벌림근인 **작은볼기근**과 **넙다리근막긴장근**(보이지 않음)과 함께, **중간볼기근**의 활동에 대해 주목하지 않았다. 이들 근육은 비체중부하된 다리쪽 골반이 아래로 떨어지는 것을 제어한다. 이런 근육의 활동은 중간입각기 동안에 감소하고, 반대쪽 다리가 지면에 닿을 때 활동이 멈춘다.[21] 엉덩관절 벌림근의 약증은 입각기 다리쪽 위로 몸통을 기울이는 다른 보상이 없는 한, 반대쪽으로 골반이 하강하는 것(양성 Trendelenburg 징후)이 뚜렷해질 것이다. 이와 같이 몸통을 옆굽힘하는 것은 약화된 엉덩관절 벌림근의 작용을 줄여준다.

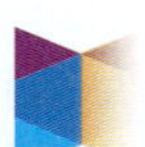

기본 개념 14-3

외적 힘, 내적 모멘트, 근육 활성 및 합성 운동형상학 사이의 관계

우리는 어떤 근육이 언제 활동하는지 확인할 수 있으니까, 이제는 근육들이 언제, 그리고 활동하는지를 아는 것이 중요하다. 특정 관절에서 합성 움직임이 그것이 경험하는 알짜 선형 힘과 회전 힘에 의해 좌우된다는 것을 기억해 보자. 비록 근육 활성이 이들 힘에 의해 분명히 일어나지만, 중력과 지면반응력과 같은 외적 힘에 의해서도 일어난다. 초기접지기 이후의 짧은 기간을 고려해 보자.

그림 14-16을 보면, 발목관절의 발바닥굽힘이 약 5° 일어남을 알 수 있다. 일반적으로, 발바닥굽힘이 종아리세갈래근(장딴지근과 가자미근)의 활성화로부터 일어남을 예상할 수 있다. 그러나, 시상면 모멘트 그래프와 EMG 패턴을 면밀히 살펴보면, 이 시점에서 발등굽힘근의 활성이 우세함을 볼 수 있다. 이것을 어떻게 설명하겠는가? 첫째, 이 시점에서 GRFV는 발목관절축보다 ***뒤쪽***을 지나 ***위쪽으로*** 향하기 때문에, 발목을 발바닥굽힘하는 외적 발바닥굽힘 모멘트를 생성하기 때문이다. 두 번째는 발 분절의 질량중심이 발목관절보다 앞쪽으로 지나가기 때문이다. 이들 두 힘이 함께 작용하여 발목을 발바닥굽힘시키는데 필요한 외적 모멘트를 생성한다(**그림 14-24**). 이것은 구심성 수축하는 종아리세갈래근으로부터 파워를 생성할 만큼 충분히 효율적이지 않을 수 있다; 오히려, 발바닥굽힘의 속도를 제어하는 에너지 흡수(파워 곡선에서 A1-S로 확인된)와 앞정강근의 원심성 활동이 나타난다.

동일한 개념이 초기 입각기의 무릎 굽힘 동안(GRFV가 무릎 뒤쪽을 지나감으로써 무릎 굽힘을 일으키고 넙다리네갈래근의 원심성 활동이 필요하게 된다)과 중간입각기의 발목관절(발목보다 앞쪽에 위치하는 GRFV가 수동으로 발등굽힘을 일으키는)에서 나타난다. 장딴지근이 보행주기의 약 40% 지점까지 목말뼈 위에서 움직이는 정강뼈를 제어하기 위해 원심성으로 작용한다는 사실과 발목이 발바닥굽힘을 시작하도록 될 때 구심성 수축만 한다는

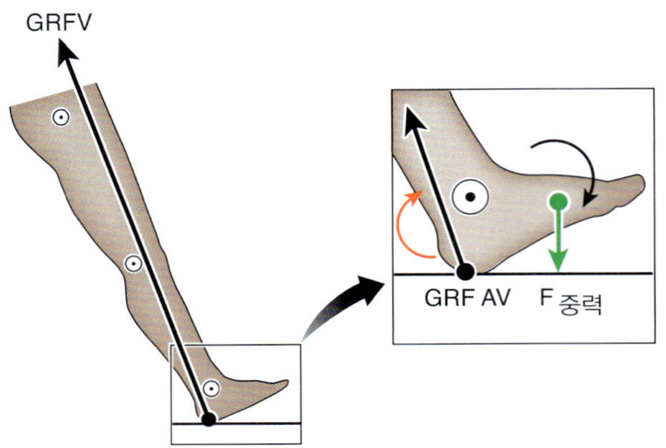

그림 14-24. 초기접지기 이후 발목관절에서 일어나는 GRFV와 중력, 그리고 시상면 회전 사이의 관계를 보여주고 있다. GRFV가 발목관절 축보다 뒤쪽을 지나가기 때문에 외적 발목 발바닥굽힘 모멘트가 생성된다. 비슷하게, 중력이 발의 질량중심을 통과하기 때문에, 외적 발바닥굽힘 모멘트가 발생하는 것이다. 이 시점에서 발목이 실제로 발바닥굽힘을 하기 때문에, 2가지 주요 측면이 이 상황에서 고려될 수 있다: (1) 외적 모멘트(이 경우는 발바닥굽힘)의 크기가 내적 모멘트보다 크다. 그리고 (2) 외적 모멘트에 의해 생성된 발바닥굽힘을 제어하기 위해 근육 활동이 발등굽힘근에 의해 생성되는 것 같다. 사실, 이것은 그림 14-19의 발목 파워와 EMG 곡선에서 잘 묘사되어 있다.

사실을 상기해 보자.

여기서 논의되는 관계는 외적 힘과 내적 근육 요구 사이의 관계를 이해하는데 사용되어야 한다는 것을 반드시 알아야 한다. GRFV의 크기에 모멘트팔을 곱함으로써 이루어지는 내적 모멘트와 외적 모멘트의 계산은 완전한 역동역학적 접근법을 대체해서는 안된다.

환자 적용 14-6

발꿈치들기(보행주기의 약 40%) 시, 엉덩관절과 무릎관절을 펴하는 경향이 있는 GRFV(그림 14-12 참고)는 엉덩관절 굽힘근(엉덩허리근과 넙다리곧은근) 모멘트와 무릎관절 폄근(장딴지근) 모멘트에 의해 제공되는 반대 모멘트와 일치한다(그림 14-16 참고). 무릎관절을 폄시키는 정상적인 상황보다 더 큰 효과를 고려해 보자.

예를 들어 Brown은 무릎의 안정성을 얻기 위해 자신의 무릎을 뒤쪽으로 민다(그림 14-25). 그 시점에서 활성화되는 무릎관절 굽힘근이 과도한 모멘트를 극복할 수 없었기 때문에, Brown은 자신의 무릎을 굽힘할 수 없고, 이것은 엉덩관절과 발목관절의 굽힘을 방해했고, A2-S에서의 발목관절과 H3-S에서의 엉덩관절에서 일을 생성시킬 기회를 감소시켰다. 입각기 끝지점에서의 "무릎 굽힘" 장력와 발목-발 보조기

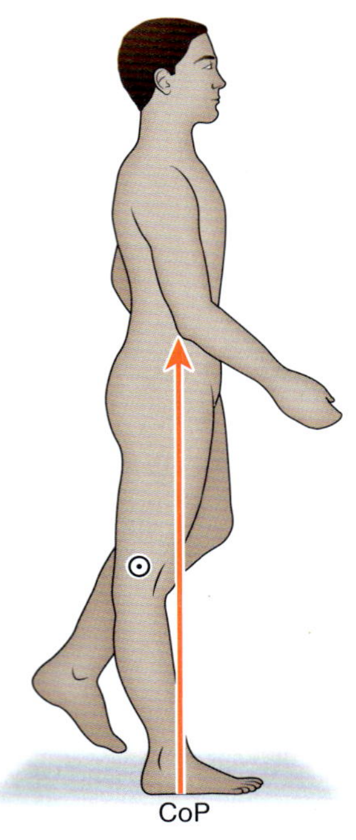

그림 14-25. GRFV가 무릎 관절 중심보다 과도하게 앞쪽을 지나서 무릎을 구부리기 어렵게 만든다.

의 일시적인 사용으로 입각기에서 무릎 잠김이 일어나지 않도록 하는 것이 Brown의 보행 재교육에서 중요했다.

확장 개념 14-5
어떤 보행 정보가 중요한가?

보행에 관한 정보를 이용할 수 있다는 점을 고려할 때, 어떤 정보가 그 상황에 도움이 되는지는 종종 명확하지 않는 경우가 있다. 먼저, 정보를 원하는 이유를 아는 것이 중요하다. 대개 그 이유는 다음 중 한 개 이상일 수 있다: (1) 정상 보행이나 병적 보행에 대한 지식을 얻기 위해, (2) 운동 진단에 도움을 주기 위해 그리고 병적 보행의 특정 원인을 확인하기 위해, (3) 치료 선택에 대한 정보를 얻기 위해, 그리고 (4) 치료의 효율성을 평가하기 위해. 두 번째는, 그 상황에 어떤 보행의 측정이 중요한지를 물을 수 있다. 예를 들어, 만약 여러분이 발목 보조기의 공급으로 에너지 소비가 감소되는지를 알고 싶다면, 자유 보행속도의 측정으로 충분할 수 있을 것이다. 만약 신경학적 질환 환자를 치료함에 있어 어느 근육군이 증가된 보행속도를 얻는데 이용될 수 있는지를 알고 싶다면, 여러분은 파워 분석이나 EMG 평가를 참고하고, 새로운 발목-발 보조기가 밀기 단계 동안 에너지를 반환시켰는지를 알고 싶다면 여러분은 파워 분석을 참고한다. 그리고 만약 정강뼈와 종아리뼈를 재정렬하는 수술이 무릎에 대한 안굽이 모멘트나 밖굽이 모멘트를 성공적으로 감소시켰는지를 알고 싶으면, 이마면 모멘트 분석을 참고한다. 파워 분석은 신경학적 질환에 더 유용하고, 반대로 모멘트 분석이 근육뼈대계 질환(특히, 통증을 가진 환자)에 더 유용한 편이다.

우리는 지금까지 이마면과 시상면 모두에서 작용하고, 보행 주기의 약 10% 시점과 65~80% 시점에서 동등한 크기의 정점을 보여주는 **긴모음근**과 **짧은모음근**에 대해 관심을 갖지 않았다. 첫 번째 정점은 엉덩관절 벌림근과 함께 일어나고, **엉덩관절**의 안정화를 제공할 수 있다; 두 번째 정점은 유각기의 초기에 일어나고, **엉덩허리근**과 **넙다리곧은근**을 돕기 위해 엉덩관절 굽힘을 제공한다. 더 자세한 정보는 문헌을 통해 찾을 수 있다.[35,36,52] 몸통 근육의 활성화에 대해서는 나중에 설명할 것이다.

보행의 시작과 끝 (Gait Initiation and Termination)

이전 단락에서 보행을 지속적인 활동을 설명했다. 그러나 보행의 시작과 멈춤 모두는 특정한 일련의 운동 이벤트를 요구한다. 이들 이벤트는 흥미로운데, 그 이유는 그들이 연속적인 보행과 아주 다르기 때문이고, 보행은 잠재적으로 그 사람의 균형을 무너뜨리는 것이지만, 보행의 기능에 필수적이다.

보행의 시작(gait initiation)은 움직임의 시작에서 보행주기의 시작까지 일어나는 일련의 연속 이벤트를 포함하는 정형화된 활동으로 정의된다. 보행 시작은 앞정강근의 활성화에 밀접하게 뒤따르는 장딴지근과 가자미근이 억제된 선 자세에서부터 시작한다.[53] 양쪽 앞정강근의 구심성 수축(안정된 발 위에서 정강뼈를 앞쪽으로 당기는)은 발목으로부터 신체를 앞쪽으로 경사시키는 시상면의 모멘트를 초래한다.

처음에는 CoP가 양쪽 발 사이와 발목관절의 앞쪽에 위치하는 CoP의 안정 위치로부터 첫 스윙하는 발쪽인 뒤쪽으로 이동한다(그림 14-26). 스윙하려는 발꿈치를 지면으로부터 들어올릴 때, CoP는 빠르게 고정된 발의 발꿈치 쪽으로 이동한다; 그런 다음, 스윙하는 발의 발가락을 지면으로부터 들어올릴 때, CoP는 발앞부로 이동한다.[6]

중간볼기근의 활성화로 인한 스윙하는 다리(유각기 다리)의 엉덩관절 벌림은 앞정강근의 수축과 거의 동시에 일어난다. 체중이 입각기 다리 쪽으로 이동할 때, 입각기 쪽 다리의 중간볼기근이 활성화하기 시작한다. Elble 등에 따르면, 지지하는 쪽 다리의 엉덩관절과 무릎관절이 약간 굽힘하고 (3°~10°), CoP가 지지하는 다리쪽으로 앞쪽과 안쪽으로 이동한다.[54] 건강한 사람은 오른쪽 다리나 왼쪽 다리로 먼저 보행을 시작할 수 있고, 보행 시작 패턴에서 변화가 없을 것이다. 이와 반대로, 환자는 근력, ROM 및 통증 등과 같은 요인에 따라 보행을 시작하는 특정 다리를 선호하는 경향이 있다. 보행 시작의 시간적, 공간적 패턴은 일반적으로 노인들에게

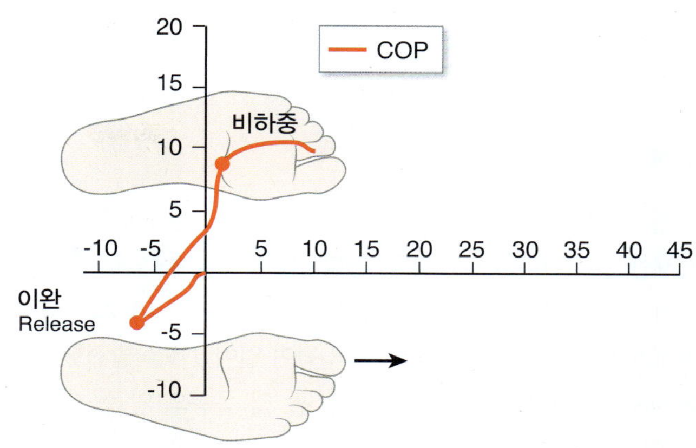

그림 14-26. 보행을 시작할 때 발생하는 CoP의 경로

보존되는데, 더 작은 움직임, 더 느린 속도, 그리고 하지 근육의 공동 수축을 증가시키려는 경향이 있다.[6,53]

보행의 끝은 보행 시작보다 훨씬 적은 관심을 받아 왔다(리뷰를 위해 Sparrow와 Tirosh, 2005 참고).[7] 보행 멈춤의 예상은 초기접지기 전의 EMG 활동에 영향을 미치는 것으로 보인다.[55] 신체는 질량중심의 앞쪽에 입각기 다리를 유지하려고 시도하는데, 이것은 에너지 흡수 장치로서 엉덩관절 폄근과 무릎관절 폄근을 활성화하고, 또 밀기 단계를 감소시킴으로써 입각기 다리에서 먼저 시작된다. 입각기 다리의 감소된 밀기는 가자미근의 억제와 앞정강근의 강한 활동에 의해 이루어진다.[55]

유각기 다리의 경우에는 대개 가쪽넓은근이 먼저 활성화된다.[7] 그런 다음 초기접지기 때 발목의 발바닥굽힘을 제어하기 위해 커다란 가자미근 돌발에 의해 유각기 다리에서 제동력 생성되고, 발등굽힘을 억제하기 위해 앞정강근의 활동이 감소된다. 무릎관절의 폄을 유지하고 몸통을 안정화시키기 위해, 가쪽넓은근의 활동이 계속되고, 척주세움근이 활성화된다.

환자 적용 14-7

Brown과 같은 편마비 환자는 환측 다리로 걸음을 시작하는지 아니면 건측 다리로 걸음을 하는지에 따라 보행 시작에 어느 정도 어려움을 보인다. 그 사람이 건측 다리로 지탱하고 환자 다리로 걸음을 내디딜 때, 보행 시작의 타이밍과 패턴이 건강한 사람의 보행과 실제로 동일하지만, 편마비 환자가 건측으로 보행을 시작하려고 시도할 때 체중이 먼저 환측으로 이동해야 하기 때문에, 결과적으로 비정상 이벤트 패턴이 나타나고, 안정성에 심각한 문제가 일어날 수 있다.[56]

몸통과 팔
(Trunk and Upper Extremities)

몸통(Trunk)

평지에서의 정상 보행 속도 동안 몸통은 기본적으로 똑바른 자세를 유지한다(1.5°만 기울어진다).[57] Krebs 등은 각 초기접지기 근처에서 낮은 정점 진폭의 앞쪽 굽힘이 일어났고, 한발지지기 동안에는 낮은 정점 진폭의 폄이 일어났음을 발견했다.[58] Winter는 초기접지기에서의 머리, 팔 및 몸통의 앞쪽 가속도는 아주 큰 편이었고 엉덩관절로부터 먼 거리에서 작용했기 때문에, 체중수용기 동안 몸통의 굽힘을 강하게 일으키는 불균형한 모멘트가 생성되었다고 설명했다.[51] 그러나, 거의 크기가 동등하고 방향이 반대인 모멘트가 엉덩관절 폄근에 의해 제공된다(우리는 H1-S에서 에너지 생성과 지지하는 그들의 역할을 전에 본 적이 있다). 이마면에서도 비슷한 상황이 존재한다. 머리, 팔 및 몸통의 질량중심은 항상 무릎관절과 엉덩관절, 그리고 질량중심보다 안쪽에 위치하기 때문에, 상당한 모멘트를 생성하는데, 이렇게 생성된 모멘트는 체중부하쪽 다리의 내적 엉덩관절 벌림근 모멘트에 의해 주로 균형이 맞춰지고(그림 14-18 참고), 엉덩관절의 안쪽 선형 가속도에 의해 도움을 받는다.

현재의 생체역학적 모델은 골반과 몸통을 구분하지 못한다. 시상면에서 보면, 골반은 각 걸음마다 위로 4㎝, 그리고 아래로 5㎝ 되는 파형으로 그리면서 병진하고, 낮은 지점은 각 발의 초기접지기 때와 일치하고, 높은 지점은 무릎이 완전히 펴되는 중간입각기 때와 일치한다. 이마면에서 보면, 골반은 입각기 다리쪽으로 동일하게 좌우로 병진하고, 초기입각기에서 중간입각기 동안 좌우로 유각기 다리쪽으로 약 5°씩 하방 회전한다. 위에서 아래로 골반을 보면, 반대쪽 골반은 초기 입각기 때 입각기 다리쪽으로 4–8° 회전하고, 중간입각기 때는 중립위가 유지되고, 유각기 동안에는 같은 크기(4–8° 회전)로 반대 방향으로 회전을 한다.

골반이 회전할 때, 몸통은 골반과 반대되는 방향으로 회전하여 몸통이 정면을 바라보도록 유지한다. 몸통과 골반의 상반된 회전은 안정성을 유지하고 에너지 소모를 줄이는데 중요한 역할을 한다(그림 14-27). 골반이 유각기 다리와 함께 앞쪽으로 회전할 때, 반대쪽 몸통이 앞쪽으로 회전을 한다. 사실, 가슴우리는 입각기 다리를 들어올린 후, 반전되는 이상성 회전 패턴(biphasic rotation pattern)을 하게 된다.

이중지지기 동안에는 몸통이 뒤쪽으로 회전된 후, 한발지지기 동안 앞쪽으로 천천히 회전을 한다. 이런 몸통 움직임은 과도한 신체 운동을 막는데 도움을 주고, 또 골반의 반대 회전을 돕는다. Krebs 등은 자유 보행 속도를 할 때 각 초기접지기 후 보행주기의 10%되는 지점에서 가로면 회전이 최대 9°에 도달했음을 확인했다.[58] 몸통의 안가쪽 병진운동은 골반에 대한 좌우 운동(옆굽힘)으로 일어난다. 예를 들어, 오른발의 초기접지기에서 왼발의 발가락들기까지는 몸통이 오른쪽으로 옆굽힘하고, 왼발의 발가락들기에서부터 몸통을 왼쪽 옆굽힘하기 시작하여 오른발 발가락들기까지 왼쪽 옆굽힘을 유지한다. 좌우 몸통 옆굽힘 동안 일어나는 평균 가동범위는 약 5.4 ㎝이다.[59]

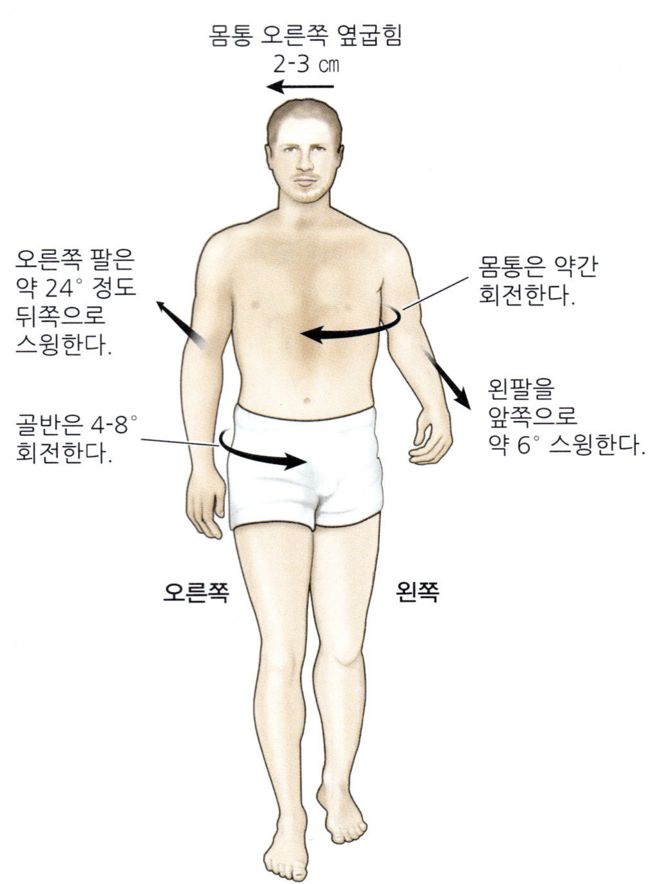

그림 14-27. 골반, 몸통 및 팔의 움직임. 몸통과 팔은 골반과 반대되는 방향으로 회전한다.

Hirasaki 등은 다양한 보행 속도에서 일어나는 몸통과 머리의 움직임을 연구하기 위해 트레드밀과 비디오 기반 동작 분석 시스템을 사용했다.[60] 그들은 보행속도와 머리/몸통 움직임 사이의 관계는 보행속도가 1.2–1.8 ㎧일 때 가장 선형 관계를 일어났음을 확인했다. 보행속도가 이것보다 높으면, 머리와 몸통의 움직임이 잘 협응되지 않았다.

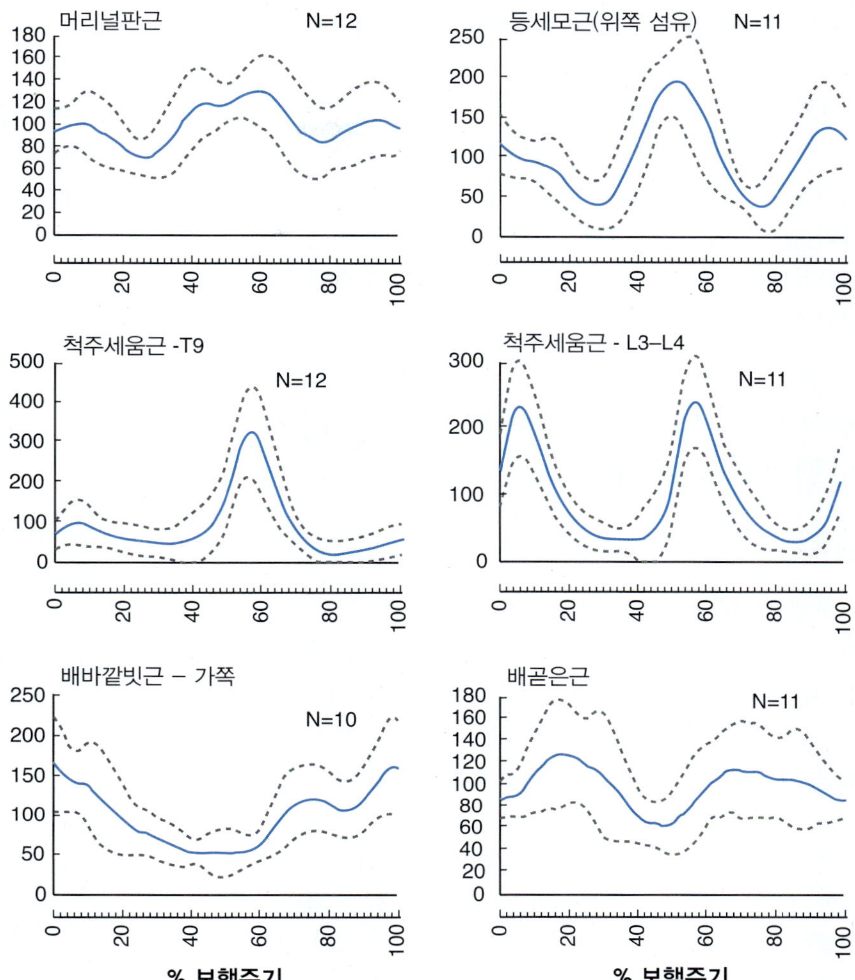

그림 14-28. 보행주기 동안에 일어나는 주요 몸통 근육군의 근전도 활성 프로파일을 보여주고 있다. 근전도 신호는 양극 표면 전극으로 도출되고, 각 대상자의 평균 데이터를 표준화했다.
(출 처: Winter DA: The biomechanics and motor control of human gait: Normal, elderly and pathological [ed. 2]. Waterloo, Ontario: Waterloo Biomechanics, 1991.)

EMG 프로파일과 기능적 역할이 **그림 14-28**에 있는 몇몇 몸통 근육에서 보여진다. 몸통 근육에 대한 근육 활성의 정확한 평가를 얻기 어려운데, 그 이유는 이들 근육이 피부 깊숙이 위치하고, 표면전극 EMG를 이용했을 때 특정 근육만 단독으로 평가하기 어렵기 때문이다.

보행 시 몸통 근육에 대한 최근 EMG 연구는 EMG 데이터에 군집 분석을 사용했을 때 비슷한 근육 활동 패턴을 보이는 사람이 있을을 확인했다.[61] 이것은 **배속빗근**, **배바깥빗근**, **배곧은근**, **허리뼈 척주세움근** 등에 적용된다. 비록 대부분의 사람들이 보행주기 동안 낮은 수준의 활동을 보였지만, **배속빗근**과 **척주세움근**은 초기접지기 때 뚜렷한 돌발을 가졌다. 일부 연구자들은 2개 시점(초기접지기와 발가락들기)에서 **척주세움근**의 활동이 있었음을 확인했다.[62] 척주세움근의 기능은 체중수용기 동안 몸통의 굽힘을 강하게 일으키는 불균형의 모멘트에 대항한다.

팔(Upper Extremities)

비록 광범위한 EMG의 매핑이 수십년에 걸쳐 수행되었지만, 정상 보행 동안 상지의 자세한 운동형상학에 대한 내용은 많이 보고되지 않았다.[62,63] 비록 하지가 앞뒤로 교대로 움직이지만, 팔은 율동적으로 스윙을 하고, 어깨가슴관절의 근육으로부터 구조적 지지를 가진 어깨 근육에 의해 주로 제어된다. 그러나 팔의 스윙 방향은 다리와 골반의 방향과는 반대이지만 몸통의 움직임 방향과는 유사하다(그림. 14-27 참고).

오른쪽 팔은 왼쪽 하지의 앞쪽 스윙과 함께 앞쪽으로 스윙하는 반면, 왼쪽 팔은 뒤쪽으로 스윙한다. 팔의 스윙은 다리의 앞쪽 스윙에 반대되는 작용을 제공하고, 회전하는 골반에 의해 전달되는 신체의 회전을 감소시키는데 도움이 된다. 어깨의 총 ROM은 그리 크지 않다. 정상 보행 속도에서 어깨의 ROM은 약 30° 밖에 안된다(폄이 24°이고, 굽힘이 6° 정도).

그러나 분명한 것은 팔 운동의 제한이 보행의 에너지 소모를 증가시킨다는 것이다.[64]

최근 연구는 보행 동안에 일어나는 팔과 다리의 신경학적 협응을 지지해 준다. Dietz 등과 Wannier 등은 2개로 구성된 진동장치(two coupled oscillators) 시스템에 해당되는 다리과 팔의 행동 양상을 보고했다.[65,66] 그 결과들은 몸쪽 팔 근육이 네발기기의 잔여 기능으로써 보행 동안에 팔의 스윙과 관련 다고 했다.

트레드밀 보행, 계단 보행 및 달리기 보행(Treadmill, Stair, and Running Gaits)

트레드밀 보행(Treadmill Gait)

보행 측정과 훈련에 사용되는 트레드밀은 작은 공간 차지, 환자 안전을 위한 체중 지탱의 가능성, 내장된 힘판 뿐만 아니라, 대사 분석을 포함할 수 있는 정교한 도구라는 여러 가지 장점을 가지고 있다. 트레드밀 보행과 지상 보행을 비교해 보면, 비록 다른 사람들은 이들 차이점을 보고하지 않았지만, 트레드밀 보행은 편안한 보행속도에서 더 큰 분속수와 짧은 입각기를 가진다.[67-70] 관절 ROM의 차이도 보고되었지만, 일반적으로 2.5° 미만이었고, 중요하지 않은 것으로 간주된다.[71,72] 운동역학적 비교에 따르면, 비록 밀기 단계의 힘과 GRF가 트레드밀 보행시 낮았지만(특히 앞뒤 방향에서), 트레드밀 보행과 지상 보행은 비슷한 모멘트를 가졌다. 대사 비용에서는 특별한 차이가 없었다.[70,72] Pearce 등은 젊은 남성과 고령층 남성을 대상으로 같은 속도의 트레드밀 보행을 지상 보행과 비교했을 때, 트레드밀 보행에서 낮은 산소섭취가 발생했음을 보고했고, 반면 Parvataneni 등에 의한 최근 연구는 건강한 노인이 같은 속도의 지상 보행보다 트레드밀 보행을 했을 때 더 높은 대사 비용을 가졌다고 했다.[73,74] 이런 결과는 Greig 등이 보고했던 높은 심박동율과 일치한다.[69] 트레드밀 보행과 지상 보행 사이의 에너지 차이를 평가하고, 또 그들의 원인과 임상적 의미를 결정하기 위해서는 더 많은 연구들이 필요하다.

계단 보행(Stair Gait)

계단을 오르고 내리는 계단 보행은 일상생활동작을 수행하는데 요구되는 기본적인 신체 운동이다. 비록 평지 보행과 계단 보행 사이에 많은 유사점이 존재하지만, 이들 보행 사이의 차이점은 환자 집단에서 뚜렷해진다.

환자가 평지 보행에 적절한 근력과 관절 ROM을 가지고 있다고 해서 계단 보행을 할 수 있는 것은 아니다. 계단 보행은 추가적인 요구를 필요로 하고, 평지 보행 때 나타나지 않았던 차이점(특히, 환자)을 드러낼 수 있다.[75]

계단 보행이 유각기와 입각기를 가지고 있고, 또 신체의 앞쪽 전진이 하지의 교대 움직임에 의해 일어난다는 점에서 평지 보행과 비슷하다. 게다가, 계단 보행의 입각기(64%)와 유각기(36%)의 시간도 평지 보행과 비슷하다.[76] 또한, 계단 보행과 평지 보행 모두, 하지는 균형을 유지해야 하고, 머리, 팔 및 몸통을 운반해야 한다. McFayden과 Winter(계단의 치수는 높이가 22 ㎝이고, 계단 깊이는 28 ㎝이다)는 계단 보행의 시상면 분석을 수행했다.[76] 그들은 1명의 대상자를 대상으로 8번 시도하여 운동역학 데이터와 운동형상학적 데이터를 수집했다. 그림 14-29에 제시된 계단 오르기의 계단 보행 주기는 McFayden과 Winter 연구의 데이터에 근거한 것이다.[76] 비록 발목 모멘트가 평지 보행과 거의 비슷하지만, 계단 보행에서의 무릎관절 폄근 모멘트는 평지 보행 때보다 3배나 더 컸다. 이것은 무릎의 통증이나 약증의 환자에게 가동성 문제를 일으킬 수 있다: 골관절염과 무릎넙다리관절 통증 증후군과 같은 질환을 가진 환자에게도 마찬가지다. 비록 무릎이 평지 보행 때는 흡수 기능을 주로 하지만, 계단 보행 때는 무릎의 힘으로 신체를 들어올려야 하기 때문에 에너지의 생성 역할을 한다. 일반적으로 관절 파워는 계단을 올라갈 때 하지의 모든 관절에서 주로 에너지를 생성하고, 계단을 내려올 때는 에너지를 흡수한다.

평지 보행과 비슷하게, 계단 보행의 입각기도 3개의 하위 단계로 나누어지고 유각기는 2개의 하위 단계로 나누어진다.[76] 입각기의 하위 단계는 체중수용기(weight acceptance), 위쪽 당김기(pull-up), 앞쪽 지속기(forward continuance)이다. 유각기의 하위 단계는 발 클라이어런스기(foot clearance)와 발 배치기(foot placement)이다.

그림 14-29에서 볼 수 있듯이, 체중수용기는 보행주기의 첫 15%에 해당하고, 보행의 초기접지기에서 부하반응기까지 어느 정도 호환된다. 그러나 평지 보행과는 달리, 계단 위에서 이루어지는 발의 초기접지기는 대개 발의 앞부분에서 이루어지고, 체중을 수용할 때는 발의 중간 부분으로 이동한다. 위쪽 당김기는 보행주기의 약 14%–32%에 해당되고, 한발지지기가 이루어진다. 위쪽 당김기(pull-up)의 초기 부분은 불안정의 시기이고, 엉덩관절, 무릎관절 및 발목관절에서 굽힘이 일어날 때 모든 체중이 입각기 다리 위로 이동된다. 위쪽 당김기는 지지 모멘트를 유지하는 능력에 중대한 영향

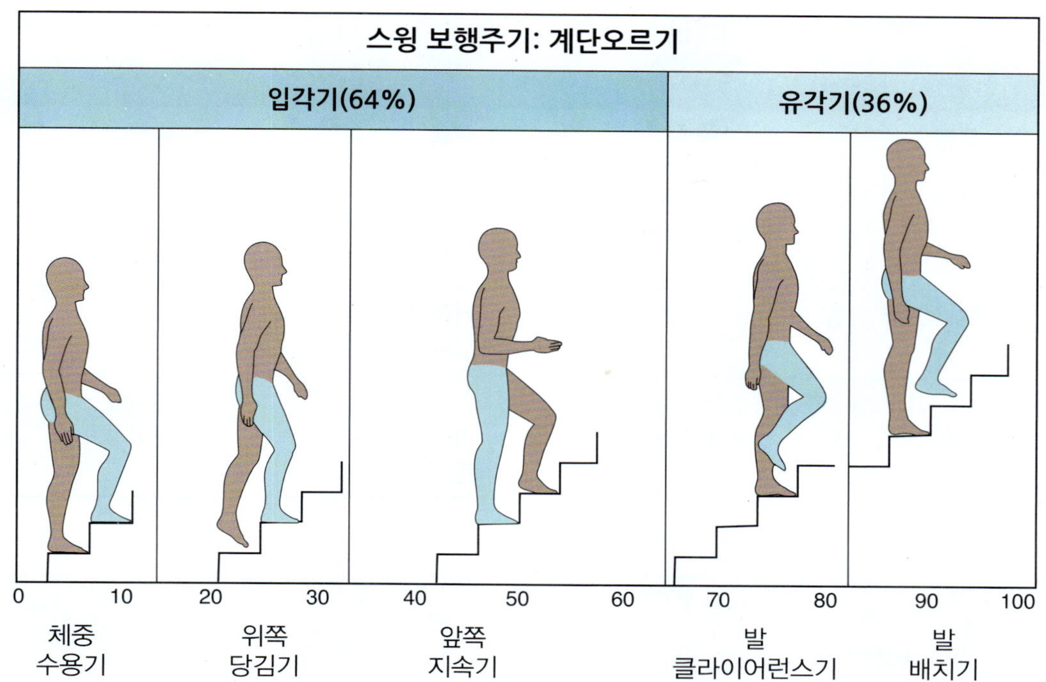

그림 14-29. 계단 보행주기

을 미친다. 이 기간 동안, 과제는 다음 계단 위로 체중을 들어올리는 시기이다. 무릎관절 폄근은 위쪽 당김기를 달성하는 데 요구되는 대부분의 에너지 생성을 담당한다. 앞쪽 지속기는 보행주기의 약 32–64%까지이며, 평지 보행의 중간입각기에서 발가락들기까지 해당된다. 이 기간에는 발목의 발바닥 굽힘근에 의해 가장 큰 에너지가 생성된다. 계단을 오를 때 관절 ROM과 근육 활동에 대한 데이터는 표 14-5, 14-6, 14-7에 제시되어 있다.[76] Protopapadaki, Costigan, Salsich과 그들의 동료에 의해서도 비슷한 결과가 보고되었다.[77–79] 연구들은 계단 치수, 몸통 기울이기, 발 접촉 지점, 그리고 대상자의 특성과 방법에 따라 차이를 보인다.

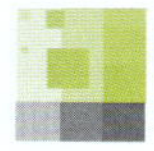

확장 개념 14-6

평지 보행과 계단 보행 사이의 차이점

표 14-5에서 보면 정상 평지 보행보다도 계단 보행에서 초기 단계에 요구되는 엉덩관절과 무릎관절의 굽힘이 상당히 더 크다는 것을 알 수 있다. 따라서 환자가 계단을 오를 때(동일한 크기와 기울기의 계단)의 가 평지 보행보다 관절가동범위가 더 커야 한다. 보다 중요한 것은 중력을 이겨내고 몸을 들어올리는 요구는 계단을 올라갈 때 더 큰 근육의 힘을 초래한다. 결과적으로 하지 근력이 부족한 사람은 계단을 올라가는데 더 많은 어려움을 갖게 될 것이다. 만약 치수의 계단을 사용할 때는 자연스럽게 근육 활동과 관절 ROM이 변하게 될 것이다.

계단 오르기는 하지 폄근의 구심성 수축을 통해 커다란 양의 일을 수행한다. 계단 내려가기는 거의 대부분이 동일 근육의 원심성 수축을 통해 달성되며, 에너지 흡수와 관련된다. 계단 오르기, 계단 내려가기, 그리고 평지 보행 동안의 지지 모멘트는 비슷한 패턴을 보인다; 그러나 모멘트의 크기는 계단 보행에서 더 컸고, 결과적으로 더 많은 근력이 요구되었다.

달리기(Running Gait)

달리기는 보행과 비슷하지만 또 다른 형태의 이동 활동이며, 특정 차이점이 검사될 필요가 있다. 계단 보행에서처럼, 평지 보행을 할 수 있는 환자라도 달리기를 하지 못할 수도 있다. 달리기는 정상 보행보다 더 큰 균형, 근력 및 ROM을 필요로 한다. 달리기는 상당히 작은 기저면을 가지고 있지만, 정상 보행 때 관찰되는 이중지지기가 없고, 그 대신 양쪽 발이 동시에 지면에서 떨어지는 부유기가 존재하기 때문에 더 큰 균형 능력이 요구된다(그림 14-30).

그림 14-2의 보행주기는 달리기의 보행주기와 비교할 때 이용될 수 있다. 주된 차이는 입각기에 걸리는 시간이 적은 편이고(달리기의 입각기는 40%), 달리기의 속도가 증가할수록 입각기의 시간은 줄어든다. 부유기에 소요되는 보행주기의 %은 달리기의 속도가 빨라질수록 증가할 것이다. 근육은 머리, 팔 및 몸통을 정상 보행보다 더 높이 들어올려야 하고,

표 14-5. 계단 오르기의 시상면 분석(그림 14-29): 입각기–체중수용기(0~14%)에서 위쪽 당김기(14~32%)까지

관절	운동	근육	수축
엉덩관절	폄: 60–30° 굽힘	큰볼기근 반힘줄모양근 중간볼기근	구심성
무릎관절	폄: 80–35° 굽힘	가쪽넓은근 넙다리곧은근	구심성
발목관절	발등굽힘: 20–25° 발등굽힘 발바닥굽힘: 25–15° 발등굽힘	앞정강근 가자미근 장딴지근	구심성 구심성

표 14-6. 계단 오르기의 시상면 분석(그림 14-29): 입각기–위쪽 당김기(끝지점에서)에서 앞쪽 지속기(32~64%)까지

관절	운동	근육	수축
엉덩관절	폄: 30–5° 굽힘 굽힘: 5°→ 10–20° 굽힘	큰볼기근 중간볼기근 반힘줄모양근 큰볼기근 중간볼기근	구심성과 등척성 원심성
무릎관절	폄: 35–10° 굽힘 굽힘: 5° 굽힘 → 10–20° 굽힘	가쪽넓은근 넙다리곧은근 넙다리곧은근 가쪽넓은근	구심성 원심성
발목관절	발바닥굽힘: 15° 발등굽힘 → 15–10° 발바닥굽힘	가자미근 장딴지근 앞정강근	구심성 원심성

표 14-7. 계단 오르기의 시상면 분석(그림 14-29): 유각기(64~100%)–발 클라이어런스기에서 발배치기까지

관절	운동	근육	수축
엉덩관절	굽힘: 10–20°→ 40–60° 굽힘 폄: 40–60° 굽힘 → 50° 굽힘	중간볼기근	구심성
무릎관절	굽힘: 10° 굽힘 → 90–100° 굽힘 폄: 90–100° 굽힘 → 85° 굽힘	반힘줄모양근 가쪽넓은근 넙다리곧은근	구심성 구심성
발목관절	발등굽힘: 10° 발바닥굽힘 → 20° 발등굽힘	앞정강근	구심성과 등척성

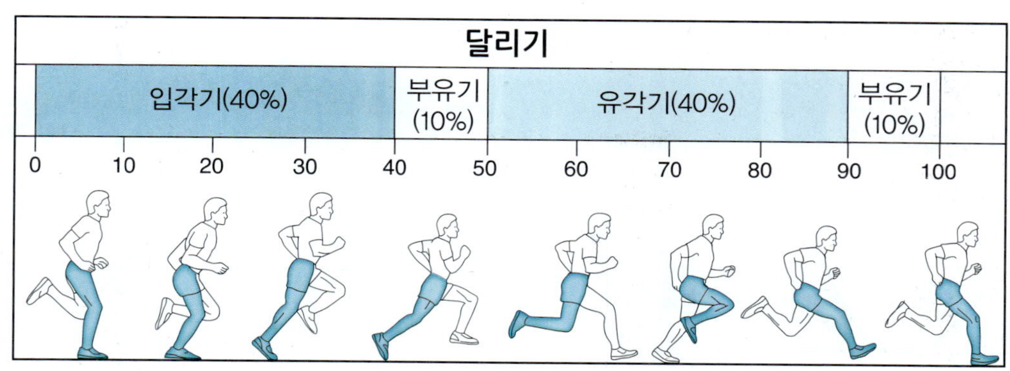

그림 14-30. 달리기 보행주기

또 보행주기 동안 머리, 팔 및 몸통을 지지하고 균형을 잡아야 하기 때문에 더 큰 에너지를 생성해야 한다. 근육과 관절의 구조도 머리, 팔 및 몸통의 무게를 수용하고 조절하기 위해 에너지를 더 흡수할 수 있어야 한다.

예를 들어, 평지 보행은 초기접지기 때 수직 GRF의 크기가 체중의 약 70–80%이고, 보행주기의 다른 시점에서도 체중의 120%를 초과하는 경우는 거의 없다.[80] 그러나 달리기의 경우에는 초기접지기 때 GRF가 체중의 200%에 도달하고, 달리기 주기 동안 체중의 250%까지 증가한다. 게다가, 발이 지면에 닿을 때 무릎이 약 20°까지 굽힘한다. 이 정도의 무릎 굽힘은 충격의 힘을 감쇠하는데 도움이 되지만, 무릎넙다리관절에 작용하는 힘을 증가시킨다. 그 외에 달리기의 기저면은 보행의 기저면보다 상당히 작은 편이다. 보행 때는 걸음 폭이 기저면을 의미하고 약 2–4인치 정도이며, 반면 달리기는 양쪽 발이 같은 진행 선상에 놓이기 때문에 질량중심은 지지하는 한쪽 발 위에 놓여야 한다.

달리기 동안의 관절운동과 근육 활동
(Joint Motion and Muscle Activity During Running)

관절 운동(JOINT MOTION)

ROM은 사람에 따라 큰 차이를 보이며, 달리기 속도와 지면에 발닿기 패턴과 같은 요소에 영향을 받는다. 일반적으로, 관절 ROM은 달리기 속도가 증가할 때 모든 관절에서 증가한다. 결과적으로, 각 관절에 대한 특정 값을 결정하기 쉽지 않다. 아래에 제시된 값은 달리기 변수의 개요를 제공하는 것이고, 단지 추정되는 값이다. 관절 각도, 모멘트 및 파워의 일반적인 비교가 **그림 14-31**에 제시되어 있고, 달리기와 보행 사이의 차이점을 개괄적으로 보여주고 있다. 한 가지 주요 차이는 발가락들기가 달리기를 할 때 더 빨리 일어난다는 것이다–달리기 때는 보행주기의 40%에서 일어나지만, 보행 때는 60%에서 일어난다. 다른 주요 차이점은 달리기 때는 이중지지기가 존재하지 않고, 양쪽 발이 동시에 지면에 닿지 않는 부유기(float period)가 존재한다는 것이다.

달리기(빠른 속도의 달리기가 아닌)의 입각기가 시작할 지점에서, 엉덩관절은 초기접지기 때 약 45° 굽힘하고, 발가락들기 직후의 20° 폄에 도달할 때까지 나머지 입각기 동안 폄을 한다.[81] 이렇게 폄이 일어난 후, 엉덩관절은 말기 유각기 때 약 55–60°의 굽힘에 도달한다. 유각기가 끝나기 직전에, 엉덩관절은 후속 초기접지기를 준비하기 위해 약 45°까지 약간 폄한다. 무릎관절은 초기접지기 때 약 20–30° 굽힘된 후, 계속하여 굽힘하여 부하반응기 때는 30–40°까지 굽힘한다. 그 후, 무릎관절은 폄을 하기 시작하여 발가락들기 직전에 약 20° 굽힘에 도달한다. 유각기와 초기 부유기 동안, 무릎관절은 굽힘을 하고, 유각기 중간 지점에서 최대 90–100°까지 굽힘한다. 말기유각기 때, 무릎관절은 초기접지기를 준비하기 위해 약 20–30°까지 폄한다.

그림 14-31에서, 관절 각도에서의 이들 차이를 평지 보행과 비교해 보자. 각 관절에서 달리기의 최대값은 보행의 최대값을 초과한다. 엉덩관절의 경우에는 굽힘가동범위만 증가된다. 무릎관절의 경우에는 보행과 크게 차이가 나지 않지만, 굽힘이 약 25° 더 일어난다.

발목관절의 운동은 선택된 발 닿기 패턴에 의해 크게 영향을 받을 수 있다. 2가지 주요 발 닿기 패턴으로는, 발앞부 닿기 패턴과 발뒤부 닿기 패턴이다. 이런 발 닿기패턴 사이에서 발목 운동형상학의 차이점은 초기접지기에서 중간입각기까지 그쪽 발로 체중을 수용할 때 뚜렷하게 나타날 수 있다. 발앞부로 착지하는 사람은 초기접지기 때 발목을 약 10–15°로 발바닥굽힘하면서 착지할 것이고, 그 다음 발바닥닿기에 이를 때까지 발등굽힘으로 진행할 것이다.

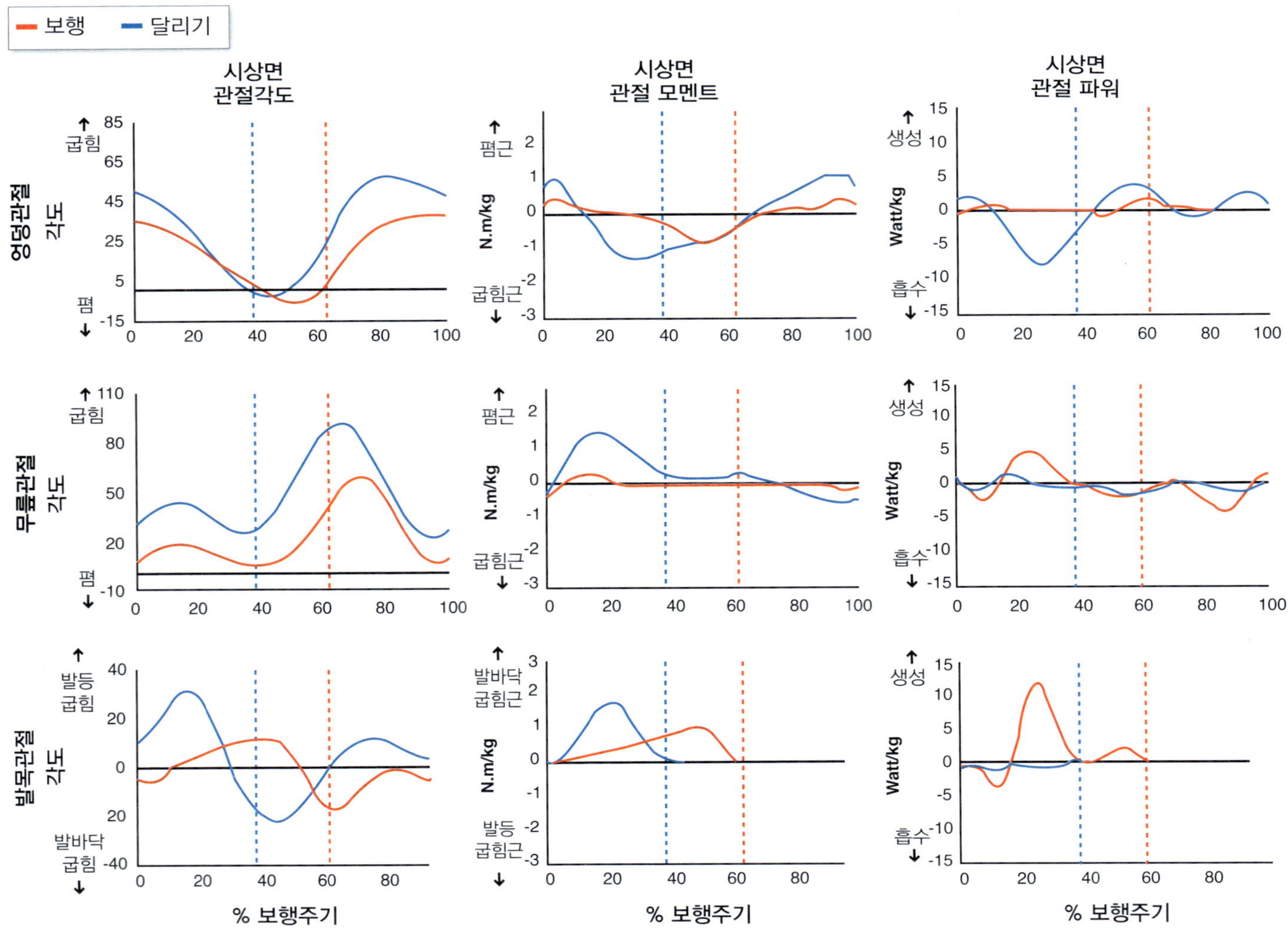

그림 14-31. 달리기(파란선)와 보행(빨간선)에 대한 시상면 관절 각도, 모멘트 및 파워. 관절 각도는 굽힘과 발등굽힘일 때 (+)값으로 그려진다. 모멘트는 체질량을 표준화한 내적 모멘트이고, 폄근 모멘트와 발바닥굽힘근 모멘트일 때 (+)값으로 그려진다. 파워는 체질량에 대해 표준화되고, 에너지 생성일 때 (+)값으로, 에너지 흡수일 때 (−)값으로 그려진다. 보행주기 40% 근처에 있는 수직 파란선은 달리기의 발가락들기를 나타낸다; 보행주기 60% 근처인 수직 빨간선은 보행의 발가락들기를 나타낸다(달리기의 관절 각도, 모멘트 및 파워에 대한 출처: Novacheck TF: The biomechanics of running. Gait Posture 7:77, 1998, with permission from Elsevier.)

이와 반대로, 발뒤부의 발 닿기로 달리기하는 사람은 먼저 약 15°의 발등굽힘을 한 후, 발바닥닿기가 이루어지는 중간입각기 때까지 발바닥굽힘으로 계속 진행한다. 발바닥굽힘은 유각기의 초기 때 최대 25°까지 도달한다. 나머지 유각기 동안에는 후속 초기접지기를 준비하기 위해 발등굽힘이 이루어진다(발 닿기 패턴에 따라 발바닥굽힘이나 발등굽힘을 한다). 발 닿기 패턴(footstrike pattern)도 무릎의 운동형상학에 영향을 줄 수 있다. 발앞부 닿기 패턴은 초기 입각기 때 무릎관절이 더 많이 굽힘되는 것과 관련되고, 발뒤부 닿기 패턴은 초기 입각기 때 더 많이 폄되는 것과 관련된다.[82]

전체 다리는 유각기 동안 안쪽으로 돌림하기 시작한다. 초기접지기 때, 다리는 안쪽으로 계속 돌림하고, 발은 엎침된다. 중간입각기에서 유각기 다리가 입각기 다리를 지나갈 때, 입각기 다리는 가쪽돌림하기 시작하고, 그 발은 뒤침하기 시작한다. 달리기할 때 요구되는 하지의 ROM과 정상 보행 때 요구되는 하지의 ROM이 표 14-8에 제시되어 있다. 이런 두 활동 사이의 전체 ROM 요건에서 가장 큰 차이는 무릎관절과 엉덩관절에서 나타난다. 단거리 달리기와 보행은 무릎관절에서 최대 30°의 굽힘을 필요로 한다. 달리기 때 엉덩관절의 가동범위는 보행 때보다 약 2배의 가동범위를 필요로 한다.

표 14-8. 엉덩관절, 무릎관절 및 발목관절에서 일어나는 정점 운동형상학 값: 달리기와 보행 사이 비교[81]

달리기(runing)		보행(walking)	
엉덩관절		엉덩관절	
굽힘	55–65°	굽힘	30°
폄	10–20°	폄	0–20°
무릎관절		무릎관절	
굽힘	90–100°	굽힘	40–50°
폄	20°	폄	0°
발목관절		발목관절	
발등굽힘	10–30° (발뒤부 닿기 패턴)	발등굽힘	10°
발바닥굽힘	20–30°	발바닥굽힘	20°

근육 활성(MUSCLE ACTIVITY)

보행에 비해 달리기가 증가된 속도와 외적 힘을 가졌기 때문에 예상할 수 있듯이, 하지 근육조직에 더 많은 요구가 가해진다. 일반적으로, 근육 활성화 패턴은 비슷하지만 활성의 크기가 달리기 때 더 크게 나타난다. 그러나 중요한 것은 발 닿기 패턴과 같은 요소가 달리기의 생체역학적 특성에 큰 영향을 준다.[82] **큰볼기근**과 **중간볼기근**은 입각기를 시작할 때와 유각기의 끝지점에서 활성화한다. **넙다리근막긴장근**도 입각기를 시작할 때와 유각기의 끝지점에서 활성화하고, 또 초기 유각기와 중간유각기 때도 활성화한다.

큰모음근은 종말입각기에서 초기 유각기까지 달리기 주기의 약 25% 동안에 활성한다. **엉덩허리근**의 활성도 큰모음근과 동일한 보행주기 때 일어나지만, 엉덩허리근의 활성은 달리기 주기의 35%에서 60% 지점까지 유각기 동안에 일어난다.

넙다리네갈래근은 부하반응기를 준비하기 위해 초기접지기 전에 활성화하고, 그 다음 입각기의 10–20% 동안에는 무릎이 빠르게 굽힘되는 것을 제어하기 위해 원심성 수축을 한다. 넙다리네갈래근은 입각기의 초반이 지난 후에는 활동을 멈추고, 유각기의 마지막 10–20%가 될 때까지 어떤 활동도 하지 않고, 초기접지기를 준비하기 위해 넙다리네갈래근이 구심성으로 수축하여 무릎을 펴하기 시작한다(무릎관절 40° 굽힘까지 폄을 한다). **뒤넙다리근**은 초기접지기 전 20–30% 보행주기 동안 활성화되고, 입각기의 첫 20–30% 내내 활성화된다. 초기 입각기 동안, 무릎은 굽힘하고 엉덩관절은 폄한다. 이때 뒤넙다리근이 엉덩관절을 폄시키고 무릎관절의 움직임을 제어하기 위해 작용한다. 말기 유각기 때, 뒤넙다리근은 무릎관절의 폄을 제어하고 엉덩관절을 다시 폄하기 위해 원심성으로 수축한다.

위에서 설명한 바와 같이, 발목관절의 운동형상학은 초기접지기 때의 발 닿기 패턴에 따라 크게 달라진다. 결과적으로, 근육 활성화 요구 조건도 그에 따라 달라질 것이다. 발목을 발바닥굽힘하여 발앞부 닿기 패턴을 하는 사람의 경우에는, 발꿈치 하강(발등굽힘)의 속도를 제어하기 위해 **장딴지근**이 즉각 원심성 수축할 것이다. 이와 반대로, 발뒤부 닿기 패턴을 하는 사람의 경우는 먼저 발목을 발등굽힘하여 발꿈치를 지면에 닿기한 후, 발을 지면으로 내려놓는데, 이때 발앞부의 하강을 제어하기 위해 **앞정강근**이 원심성 수축을 한다. 비록 이것이 보행때 관찰되는 것과 비슷하지만, 근육 활성화의 크기는 달리기 때가 훨씬 높다. 또한 보행과 비슷하게, 앞정강근의 구심성 활동이 발가락 클라이어런스를 확보하기 위해 대부분의 유각기 동안에 일어난다.

발앞부 닿기 패턴과 발뒤부 닿기 패턴 사이의 관절운동형상학고 근육 활성의 차이점은 손상에 대한 영향을 이해하는데 중요하다. 발 닿기 패턴과 관련하여 손상율과 손상의 유형을 비교하는 연구들이 늘어나고 있다. 실제로, "달리기 손상"이 많이 연구되어 왔고, 무릎넙다리관절 통증 증후군, 정강뼈 스트레스 증후군, 발바닥근막염 등과 같은 흔한 달리기 손상이 확인되었지만, 최근의 연구는 발 닿기 패턴에 기초한 하중 속도와 그에 따른 손상의 차이를 연구하는 쪽으로 관점이 이동하였다.[83] 발뒤부 닿기 패턴 시 높은 충격 하중이 정강뼈 스트레스 골절과 같은 손상의 위험을 증가시키는 반면, 발앞뒤 닿기 패턴은 아킬레스힘줄에 반복적인 원심성 하중이 가해져서 발바닥굽힘근의 힘줄 병리를 증가시킨다.[84,85] 일반적으로, 발뒤부 닿기 패턴은 발앞뒤 닿기 패턴보다 무릎관절 폄근에 하중을 가하는 경향이 있고, 반면 발앞부 닿기 패턴은 발바닥굽힘근에 하중을 증가시키는 경향이 있다. 발목과 무릎 사이의 이런 관절 일의 이동은 손상과 재활에 영향을 준다. 게다가, 다양한 종류의 신발 효과는 맨발 달리기의 최근 부활로 더욱 관심을 받게 되었다.[86] 그러나, 이것은 새로운 연구 분야이고, 원인과 효과의 관계를 잘 알아내기 위해서는 장기간의 추적 연구가 요구된다.

달리기 동안의 모멘트와 파워 (Moments and Powers During Running)

그림 14-31에서 보행과 달리기의 내적 모멘트와 파워의 차이를 확인해 보자(그림. 14-16과 그림. 14-19 참조). 보행에 비해 달리기를 할 때 모든 관절에서 모멘트가 크게 증가되는데, 특히 초기 입각기 때 무릎 폄근 모멘트가 크게 증가한다. 유사하게, 모든 파워 생성장치도 달리기를 할 때 크게 증가된다. 주요 에너지 생성 장치는 A2, H3과 H1이지만, K2도 중요하다. 초기 입각기 때 무릎관절 폄근(K2)이 달리기 때 중요한지를 확인해 보자. 보행의 에너지 흡수 단계도 달리기를 할 때 모든 관절에서 증가된다.

보행에 대한 연령과 성별의 효과 (Effects of Age and Sex On Gait)

연령(Age)

어린 아동의 보행은 성인에 비해 덜 주목을 받아 왔다. 상대적으로 덜 연구된 아동의 보행은 독립 보행이 시작되는 연령이 아동에 따라 매우 가변적이고, 이런 가변성은 보행의 발달 단계내내 지속된다. Cioni 등은 만삭으로 태어난 25명의 유아를 대상으로 연구하여 독립 보행(지지 없이 연속 10 걸음을 할 수 있는 능력)이 12.6-16.6 개월에서 달성되었음을 확인했다.[87] 독립 보행을 하는 아동(toddlers)은 발꿈치닿기, 교대 팔 흔들기와 몸통 회전을 보이지 않았다. 그러나 독립 보행이 달성된 후 4개월이 지나면, 거의 아동의 절반은 발꿈치닿기를 할 수 있었고, 아동의 ⅔는 교대 팔 흔들기와 몸통 회전을 할 수 있었다.

아동의 보행은 성인의 정상 보행에 비해 높은 질량중심, 넓은 기저면, 짧은 한발지지 시간, 짧은 걸음 길이, 느린 보행속도, 그리고 높은 분속수를 가지고 있다.

3-5세 아동은 몇몇 변수들은 성인 보행에서 나타나는 변수와 비슷함을 보였다.[88] 예를 들어, 3-5세 아동은 느린 보행속도에서 자유 보행속도로, 그리고 자유 보행속도에서 빠른 보행 속도로 걸었을 때 온걸음 길이, 걸음 길이 및 분속수 등에서 뚜렷한 증가를 보였다. 6-13세 아동의 연구에서는, Foley 등은 하지 관절의 굽힘과 폄 ROM이 성인의 ROM과 거의 비슷했음을 보고했다.[89] 그러나 선형 변위, 속도와 가속도는 성인보다 6-13세 아동에서 일관적으로 더 크게 나타났음을 확인했다.[89]

Sutherland 등은 1-7세 아동 186명을 대상으로 다음과 같은 5개 보행 변수를 보행의 성숙도를 결정하는 기준을 이용했다: 한발지지기의 시간, 보행속도, 분속수, 걸음 길이, 그리고 골반의 폭과 양쪽 발목 사이 거리의 비율(이중지지기 동안 발목 사이의 거리) 등.[90] 분속수를 제외한, 나머지 모든 변수의 증가가 보행 성숙도의 증가를 의미한다. Sutherland 등의 연구에서, 1세 아동의 한발지지기 기간은 보행주기 중 32%를 차지했고, 7세 아동의 한발지지기 기간은 38%을 차지했다(성인의 한발지지기는 40% 정도이다).[90] 보행속도도 일정하게 증가되었지만, 분속수는 연령이 증가함에 따라 반대로 감소되었다.[90] Beck 등은 시간과 거리의 변수와 GRF가 아동의 보행속도와 연령에 좌우됨을 확인했다.[91] 신장의 증가는 연령에 따른 시간과 거리 측정의 변수를 결정하는데 중요한 요인이었다. 평균 온걸음 길이는 아동의 연령에 관계없이 1.04 m/sec의 보행속도에서 신장의 76%에 해당되었다. 일반적인 동의로써, 아동의 보행 패턴이 적어도 7세쯤에 성숙하게 되고, 어떤 변수는 상당히 일찍 성숙된다는 것이다.[91,92] 아동의 근육뼈대계와 신경계가 다른 발달 단계에 있기 때문에 어린 아동와 관련된 연구는 수행하기 어렵고, 종종 복잡해진다.

어린 아동 보행의 연구가 부족한 것과는 반대로, 보행에 대한 노화의 연구는 계속 이루어지고 있다.[18,43,93] 노인 보행에 대한 이런 관심은 노인들이 경험하게 되는 많은 낙상과 그 후속 엉덩관절 골절 뿐만 아니라 골관절염과 같이 보행 기능에 영향을 미치는 만성 질병의 발병률에 의해 촉진되어 왔다. 노인 중의 50%는 엉덩관절 골절 이후에 독립적으로 걷거나 생활할 수 없게 되었다.[94] 게다가, 노인은 적어도 1년에 2번씩 낙상하는 것으로 추정되며, 여성이 남성보다 발병률이 높고, 연령이 증가함에 따라 발병률도 증가한다.[94,95] 연령이 증가되면 흔들림(동요)의 증가와 생리적 쇠퇴가 수반되고, 걷거나 머리를 회전할 때 낙상이 많이 일어난다.[96] 그러므로, 많은 연구들이 정상 노인의 보행 쪽으로 맞춰지게 되고, 낙상이 일어나는 원인이 운동 기능이나 운동조절의 문제인지 아니면 정상적인 노화로 인한 다른 문제점로 일어나는 것인지에 초점을 맞추고 있다.[97]

많은 연구자들은 다양한 연령대와 다양한 활동 수준(제한된 활동 그룹과 활동적인 그룹)을 대상으로 연구하였지만, 이들 다양한 연구로 인해 정상 노화의 영향에 대한 결론을 제대로 도출할 수 없게 되었다. 시간적 변수와 운동형상학적 변수와 관련해, 노인 그룹은 젊은 그룹에 비해 자연 보행 속도의 감소, 짧은 온걸음 길이와 걸음 길이, 이중지지기 기간의 증가, 그리고 유각기와 입각기의 비율 감소 등을 보였고, 이들 모두가 안정성을 증가시키는 것으로 간주된다.[18,98,99]

Himann 등은 19−62세를 대상으로 연구하여 남성과 여성의 10년마다 정상 보행속도가 각각 2.5%와 4.5% 씩 감소되었음을 확인했다.[98] 62세 이후에는, 남성과 여성이 각각 16%와 12%의 보행속도 감소를 보여 정상 보행속도의 감소가 가속되었다.[98] Winter 등은 건강한 노인과 젊은 성인을 비교한 결과, 자연스런 분속수에는 노인과 젊은 성인 사이에 큰 차이점이 없었지만, 온걸음 길이는 노인에게 현저하게 짧았고, 입각기와 이중지지기가 노인에게서 더 길었음을 확인했다.[51] 초기접지기에서 뚜렷하게 높은 수평 발꿈치 속도가 보고되었는데, 이것은 미끄러짐으로 일어날 수 있는 낙상의 위험을 증가시킬 것이고, 이런 낙상은 젊은 사람보다 보행 속도가 느린 노인에게서 더 많이 일어난다. Kerrigan 등은 노인들이 젊은 사람에 비해 발바닥굽힘 ROM과 정점 엉덩관절 폄 ROM이 감소되었고, 또 골반의 앞쪽경사가 증가되었음을 확인했고, 미세한 엉덩관절 굽힘 구축과 발바닥굽힘근의 약증이 노인의 관절 각도를 변화시키는 원인일 수 있음을 보고했다.[99]

보행의 운동형상학적 측정에서도 차이점이 보고되었다. Kerrigan 등과 똑같이, Winter 등도 파워 분석을 통해 발바닥굽힘에 의한 강력한 밀기 단계가 덜 일어났음을 보고했다.[99] Mueller 등은 발바닥굽힘근의 정점 토크와 발등굽힘사이의 상관관계를 밝혀냈다.[100] 그들은 보행속도와 걸음 길이가 발바닥굽힘근 정점 토크와 발등굽힘 ROM의 증가에 의해 향상되었음을 보고했다.[100]

운동역학의 변화를 목표로 삼고 있는 근력강화 프로그램과 컨디셔닝 프로그램은 60세 이상의 여성을 위한 운동 프로그램을 소개한 Lord 등의 연구와 비슷한 결과를 보였다.[101] 프로그램이 끝난 후, 그들은 분속수와 온걸음 길이의 뚜렷한 증가 뿐만 아니라, 입각기 시간, 유각기 및 입각기 기간의 감소를 발견했다. 그러나 탈훈련(detraining)이 실질적일 수 있다. Connelly과 Vandervoort는 평균 82.8세의 노인을 대상으로 넙다리네갈래근 훈련 프로그램을 한 후, 1년 후에 근력이 68.3%의 감소했음을 보고했다.[102] 이 노인 그룹에서 자율선택 보행속도도 19.5% 감소했다.

비록 덜 효율적인 보행이 노화의 일반적인 현상이지만, 더 많은 연구를 통해 가능성이 있는 원인을 찾아내야 한다. Winter는 보행주기의 같은 시점에서 보행주기의 같은 시점에서 발바닥굽힘근에 의한 낮은 밀기 능력과 무릎관절 폄근(K3)에 의한 높은 에너지 흡수를 보고했다.[51] 비록 낮은 밀기 능력을 일으키는 원인이 여러 가지일 수 있지만, 피스톤 작용과 같은 강한 밀기 능력은 노인에게 오히려 더 불안정한 것으로 인식되기 때문에 피하는 것이 좋다. Kuo에 의해 제시되었듯이, 보행의 일을 생성하는 발바닥굽힘근에 의해 수행된 낮은 일은 노인의 보행이 비효율적 것임을 설명해 준다.[103] 간단한 이론적 모델을 사용하여, Kuo는 보행의 긍정 작용을 일으키기 위해 엉덩관절 폄근(H1)과 엉덩관절 굽힘근(H3)인 다른 두 근육군을 사용할 때보다 발바닥굽힘근(A2)의 커다란 일을 사용할 때가 더 효과적이었음을 확인했다.[103] 적은 발바닥굽힘근의 일과 높은 엉덩관절의 일은 노인에게서 나타나는 전형적인 현상이기 때문에, 훨씬 덜 효율적인 것으로 예상된다. 그러나, Winter에 의해 보고된 무릎관절 폄근의 에너지 흡수 증가가 보행의 효율성을 떨어뜨리는지를 확인해 보자.[51] 노인의 보행에서 대항근의 증가된 공동 수축이 보행의 효율성을 저하시킨다는 증거들도 있다.[104] 그 이외에, 연령과 관련된 변화가 균형에 영향을 미치고, 이에 따른 보상작용도 노인들의 에너지 비용 증가의 원인일 수 있다.[105]

비록 젊은 사람에게서 보행 평가와 보행 수행의 의미가 분명하지 않을지라도, 보행 능력은 노인에게 중요한 영향을 가진다. 보행의 척도는 독립성과 전반적인 건강의 지표일 뿐만 아니라, 미래의 건강에 대한 예측 값을 가진다.[106] 자기조절 보행 속도(자유 보행속도)는 보행에서 가장 많이 측정된 보행이며, 한 지점에서 다른 지점으로 신체를 이동시키는 능력을 반영한다. Perry 등은 0.4m/sec의 평균 자율 선택 보행속도는 제한 지역사회 보행에 대한 최소한의 기준이며, 비제한된 지역사회 보행 속도는 0.8m/sec이라고 제안했다.[41] 하루에 걷는 걸음의 횟수를 계산하는 것도 보행 기능을 평가하는 새로운 방법이면서 인기가 좋은 방법이다. 하루에 5,000보 이상의 걸음은 좌식생활을 하는 사람에게 해당되고, 12,000보 이상의 걸음은 활동적인 사람에게 해당된다고 제안했다.[107] 건강한 노인을 위한 평균 걸음 횟수는 하루에 5,000−6,000보이다.[108,109] 보행의 기능은 예측 값을 가진다. 400m

걷는 능력과 그것에 소요되는 시간의 측정은 지역사회 거주 노인의 사망률, 심혈관 질환, 그리고 이동 장애를 예측할 수 있는 중요한 요소가 되는 것으로 밝혀졌다.[110]

보행은 뼈 건강에 중요한 것으로 알려져 있다. 예를 들어, 6분 보행 검사로 측정된 좋지 못한 보행 지구력이나 뇌졸중 환자의 낮은 지면반응력은 하지마비된 엉덩관절의 뼈밀도와 관련이 있고, 엉덩관절 골절의 위험에 영향을 줄 수 있는 것으로 알려져 왔다.[106] 빠른 보행은 긍정적인 이점을 가지고 있는 것으로 보인다. 정점 수직 GRF(또는 체중), 하중 횟수, 그리고 보행 회기의 수 등을 반영하는 뼈형성 지수는 정상 보행 때보다 빠른 보행일 때 더 높게 나타나서, 빠른 보행이 뼈의 건강을 더욱 촉진시킬 수 있다.[111,112]

성별(Sex)

성별 차이에 대한 보행의 연구는 연령에 대한 보행의 연구만큼 많은 어려움을 가진다. 방법, 기법, 그리고 대상자의 다양성 때문에 성별의 효과에 대한 결론을 내리기가 쉽지 않다. 성별간의 신장, 체중 및 다리길이의 차이를 고려하면, 성별간의 차이는 그리 크기 않다. Oberg 등은 느린 속도, 정상 속도 및 빠른 속도의 중간입각기와 유각기 때 무릎관절의 굽힘/폄에서 남성과 여성의 뚜렷한 차이를 발견했다.[113] 그들은 보행속도가 증가할수록 관절 각도가 뚜렷하게 증가됨을 발견했다. 예를 들어, 중간입각기에서의 무릎 각도는 남성의 경우 15°에서 24°로 증가했고, 여성은 12°에서 20°로 증가했다. 그러나, Oberg 등은 무릎관절과 엉덩관절만 관찰했다. 다른 연구자들은 속도, 걸음 길이 및 걸음 횟수를 관찰했다.[18] 보행 속도는 여성이 남성(남성 118-134 ㎝/s, 여성 110-129 ㎝/s) 보다 느린 것으로 나타났으며, 걸음 길이는 남성보다 여성이 짧았다. Kerrigan 등은 여성들이 보행의 시작 동안 큰 엉덩관절의 굽힘과 작은 무릎관절 폄을 가졌고, 종말입각기 때 더 큰 내적 무릎 폄 모멘트를 가졌고, 또 종말입각기 때 커다란 정점 무릎 파워 흡수(K3)를 가졌다는 것을 확인했다.[114] 운동역학적 데이터는 신장과 체중에서 표준화되었다. 그들은 여성이 남성보다 온걸음 길이의 비율이 더 컸고, 큰 분속수로 걸었음을 발견했다.[114]

이상 보행(Abnormal Gait)

보행의 정량적 평가와 정성적 평가는 사람의 기능에 대한 유용한 평가 지표가 된다. 가장 중요한 정량적 변수는 보행 속도이고, 이것은 장애의 모든 수준과 관련되는 것을 알려져 있다.[115] 개인의 보행 패턴은 신체적 상태나 심리적 상태 뿐만 아니라 하지의 관절이나 근육의 결함이나 손상을 반영할 수 있다. 비정상 보행을 평가할 때, 편위의 원인을 구조적 손상이나 기능적 손상으로 분류하는 것이 유용하다. 기능 장애는 일반적인 원인에 의해 더 자세히 분류될 수 있다: 근육이나 신경계의 직접적인 이상이나, 아니면 그들의 조절에 문제인지, 또는 통증에 의한 것인지. 광범위한 리뷰는 본 책의 범위를 벗어나는 것이지만, 이상 보행 검사를 위한 틀로써 흔히 접할 수 있는 예제를 제공할 것이다.

구조적 손상(Structural Impairment)

구조적 손상은 선천적으로, 손상이나, 또는 손상에 의한 2차적(간접)으로 발생하는 구조적인 부정 형성(변형)이다.

흔한 구조적 이상은 다리 길이의 불일치이다. Kaufman 등은 보행 이상을 야기할 수 있는 다리길이 불균형의 크기를 결정하는 연구를 수행했다.[116] 대부분의 사소한 다리 길이 불균형이 일반 사람에게도 관찰되었지만, 이들 중의 많은 부분은 특별한 치료나 중재를 필요치 않는데, 그 이유는 그들이 보행에 뚜렷한 영향을 주지 않았기 때문이다. 그들은 2.0㎝의 다리 길이 불균형이 비대칭 보행을 초래하고, 잠재적으로 관절연골의 변화를 초래할 수 있다고 결론을 내렸다. Song 등은 전체 다리 길이의 0.8-15.8%(0.6-11.1 ㎝)에 해당되는 다리 길이 불균형을 갖겼지만 신경학적으로는 문제가 없는 아동을 평가했다.[117] 그들이 관찰된 보상 전략으로는 짧은쪽 다리는 발가락 보행을 하고, 긴쪽 다리는 도약 보행하거나, 관절을 증가시키거나, 또는 휘돌림 보행을 한다는 것이다. 발가락 보행을 사용했던 아동은 정상 대조군보다 질량중심을 수직으로 더 많이 병진시켰다. 구조적인 문제는 달리기 손상과도 관련될 수 있다. Q각의 증가, 정강뼈 비틀림, 그리고 발의 엎침이 무릎넙다리관절 증후군에 영향을 줄 수 있다. 달리기 시, 스트레스가 보행 때보다 더 커져서 손상의 가능성이 증가될 수 있다. 1978-1980년 1,650명의 달리기 환자의 기록을 조사한 결과, 1,819개의 손상을 확인했다.[118]
무릎관절은 달리기할 때 가장 흔하게 손상되는 부위이고, 무릎넙다리관절 통증이 가장 많이 호소되는 증상이었다.

발의 경우, 휜발과 평발은 족압 분포에 변화를 일으킬 수 있고, 또 엉덩관절이나 무릎관절에 비정상 스트레스를 일으킬 수 있다. 휜발의 경우, 체중은 주로 발뒤부와 발허리뼈에 가해지고, 발중간부는 최소한의 지지면을 제공한다. 달리기를 할 때, 체중이 발허리뼈에는 잘 분포되지 않는다. 평발의 경우, 정상 보행의 발에서처럼, 체중은 발뒤부 보다는 주로 발중간부, 가쪽 발중간부, 발허리뼈 및 발가락에서 분포된다. 보행의 추진 단계가 심하게 손상될 수 있다.

기능적 손상(Functional Impairment)

기능적 손상은 근육이나 신경계의 비정상이든 아니면 그들의 조절이나 통증의 문제이든, 또는 비정상이나 통증에 대한 보상/적응의 문제이든 간에 근육 활성의 타이밍이나 크기가 비정상으로 만드는 여러 원인을 포함한다.

중추신경계의 이상은 파킨슨병, 뇌졸중, 뇌성마비 등과 같은 질환을 일으킨다. 이들 질환은 잘 훈련된 관찰자에 의해 쉽게 확인되는 보행의 특징을 가진다. 파킨슨병 보행의 독특한 특징은 증가된 분속수, 짧은 온걸음 길이, 발꿈치닿기와 발가락들기의 부족, 그리고 팔 스윙의 감소 등이다. 파킨슨병의 특징인 근육 강직은 정상적인 상호 움직임 패턴을 방해한다.[119] 뇌졸중은 근력 감소와 하지 근력의 파워 감소로 인한 비정상 보행을 일으킨다(뇌졸중 환자는 몸쪽보다 먼쪽 분절의 문제가 더 심한 편이다). 이런 결손은 유연성과 운동조절의 결손으로 가중될 수 있다. 뇌성마비 아동은 뇌졸중 환자의 병변과 비슷한 뇌손상을 가진다; 그러나, 뇌성마비 아동들은 때때로 양쪽 하지가 침범되고, 뼈 성장을 따라가지 못해서 발생하는 근육의 짧아짐을 가지고 있다. 반대로 뇌성마비 아동은 뇌졸중 환자가 사용하지 않는 보상작용을 종종 보인다.

보행에서 에너지 생성의 주요 근원인 발바닥굽힘근이 충분한 파워를 내지 못한다면, 다른 관절의 근육들이 보상작용을 하거나 정상 보행 때보다 더 많은 에너지를 만들어야 한다.[4] 예를 들어, Winter는 무릎밑절단환자와 무릎밑 의족을 착용하는 환자가 발바닥굽힘근의 소실을 보상하기 위한 에너지 생성 작용으로써 큰볼기근, 반힘줄모양근, 무릎관절 폄근을 사용했다는 것을 발견했다.[120] Olney 등은 편측 발바닥굽힘근 약증을 가진 뇌성마비아동의 경우, 정상 보행 때 생성되는 66%의 파워에 비해 33%의 파워만 생성한다는 것을 발견했다.[121]

무릎뼈 통증 환자는 넙다리네갈래근의 수축을 억제하고, 운동형상적으로 정상처럼 보이는 보행을 한다. 그 환자들이 정상적인 엉덩관절 폄근과 발바닥굽힘근을 가진다면, 넙다리네갈래근의 기능을 쉽게 보상할 수 있다. 이 환자는 큰볼기근과 가자미근으로 넙다리뼈와 정강뼈를 각각 뒤쪽으로 당겨, 무릎관절을 폄시킬 것이다. 만약 엉덩관절 폄근과 발목의 발바닥굽힘의 활동이 부적절하다면, 다른 보상작용으로써 초기접지기 때 몸통을 앞쪽으로 굽힘시켜 무릎관절의 폄을 달성하려고 할 것이다. 체중의 앞쪽 이동은 GRFV를 무릎관절보다 앞쪽으로 이동시킨다(초기접지기와 부하반응기 동안). 이것은 무릎을 젖힘시킬 수 있고, 넙다리네갈래근의 활동을 필요없게 만들 것이다. 무릎의 젖힘을 보행 훈련으로 제대로 교정할 필요가 있다.

확장 개념 14-7
발등굽힘근 마비

보행 시 발등굽힘근의 정상 기능은 (1) 초기접지기 때 발꿈치가 지면에 닿을 수 있도록 발목관절을 중립위로 유지시키는 것; (2) 발꿈치닿기 때 가쪽 발바닥굽힘 모멘트를 제어하는 것; (3) 초기유각기 때 발을 발등굽힘시키는 것; (4) 중간유각기와 말기 유각기 동안 발목관절을 발등굽힘 자세로 유지하는 것이다. 만약 위의 기능이 없다면, 다음과 같은 상황들이 일어날 수 있다: (1) 초기접지기 때 발 전체나 발가락을 지면에 먼저 내려놓는다; (2) 유각기 때 엉덩관절과 무릎관절의 굽힘을 증가시켜 발이 지면으로부터 떨어지도록 한다. ***발목-발 보조기***(AFO)라고 불리는 발을 지지해 주는 보조기가 이런 문제(발가락이 지면에 닿는)를 피할 수 있도록 자주 사용된다. 이런 보조기는 *기능적 전기자극*(FES)이나 *기능적 신경근 자극*(FNS)으로 불린 전기자극과 함께 적용되어 사용되어 효과적을 볼 수 있다.[122] 부가적으로, FES를 단독으로 검사했을 때, 최근 연구에 따르면 FES가 보행속도나 보행지구력 등과 같은 기능적 결과에서 수동적인 AFO에 비해 효율적일 수 있음을 확인했다.[123]

통증(Pain)

이 부분은 통증에 주로 영향을 미치는 모든 다양한 원인으로 나누어진다. 모든 과사용 손상과 대부분의 관절 병리도 통증 범주에 속한다. 무릎뼈 통증이나 무릎 골관절염을 가진 환자는 일반적으로 넙다리네갈래근의 수축을 억제하지만, 운동형상학적으로 정상으로 보이는 보행 패턴을 보여준다. 만약 그 사람이 정상적인 엉덩관절 폄근과 발바닥굽힘근을 가지고 있다면, 넙다리네갈래근의 기능을 쉽게 보상할 수 있다.

많은 보행 변이가 골관절염 환자에게 나타날 수 있다.[124] 예를 들어, 엉덩관절 통증은 그 사람으로 하여금 한발지지기 동안 엉덩관절 벌림근인 중간볼기근의 활동 수준을 감소시키도록 만든다. 이것은 Trendelenburg 보행으로 불리는 전형적인 패터을 초래한다. 정상적으로 중간볼기근은 한발지지기 동안 골반의 하강을 조절함으로써 엉덩관절과 골반을 고정시킨다. 만약 입각기 다리쪽의 중간볼기근 활동이 감소되면, 몸통과 골반은 스윙하는 다리쪽으로 과도하게 넘어지는 경향이 있는데, 이것에 의해 균형 소실이 초래된다. 몸통과 골반이 유각기 다리쪽으로 넘어지는 것을 막기 위해, 그 사람은 초기접지기, 체중수용기, 그리고 한발지지기 동안 몸통을 입각기 다리쪽으로 기울일 것이다. 이런 몸통 움직임은 질량중심을 입각기 다리쪽 엉덩관절로 가져가게 만들어서, 강한 엉덩관절 벌림근 수축의 필요성을 감소시켜, 통증의 발생을 감소시킬 것이다(10장 참고).[125]

무릎관절 통증은 무릎 골관절염을 가진 55세 이상의 20%에 해당되는 사람이 임상적으로 겪는 중요한 문제이고, 이들 중 ¼은 광범위한 보행 제한이 일어날 만큼 심한 장애를 가진다.[126] 안굽이무릎이 무릎의 안쪽 구획 골관절염과 일반적으로 관련되기 때문에, 내적 무릎 벌림근 모멘트(문헌에서는 외적 벌림근 모멘트 또는 **모음근 모멘트**로 언급된다)가 높은 편이고, 무릎의 안쪽 구획에 비정상적으로 가해지는 커다란 압박력과 관련된다. 이마면 무릎의 힘을 제한하는 노력으로는 보행 수정, 체중(무게) 감소, 지팡이 사용, 그리고 GRFV의 방향을 변경시키는 신발용 보조기 사용 등이 포함된다.

통증도 산소소비량의 증가를 일으키는 요인으로 보인다. 통증이 증가하면, 산소소비량도 증가되는 것으로 밝혀졌다.[127]

확장 개념 14-8
반대측 보상작용

움직임 보상작용은 초기 문제(예, 통증, 약증, 불안정)를 가진 지절에서는 반드시 일어나는 것이 아니다. 그 대신, 반대쪽 지절이 움직임 보상작용이 일어날 수 있다. 예를 들어, 비손상된 다리의 종말입각기 동안 발목이 과도하게 발바닥굽힘되는 현상을 보인다. 주 원인은 반대쪽 다리일 수 있다: 예를 들어, 유각기 때 발가락을 지면으로 들어올리지 못하는 경우에는 무릎을 과도하게 굽힘할 것이다. 입각기 다리의 과도한 발바닥굽힘도 적응 현상이 일 수 있다.

확장 개념 14-9
유각기 동안 무릎관절 굽힘 구축의 적응

적응의 또다른 예는 무릎 굽힘 구축에 의해 일어날 수 있다. 침범된 하지로 체중부하하면, 질량중심이 아래로 내려가 있기 때문에 비침범된 하지를 정상 방법으로 스윙하지 못할 수 있다. 다리 길이를 균등하게 만드는 방법은 유각기 다리가 지면을 닿지 않도록 스윙하는 것이 필수적이다. 앞에서 언급되었듯이, 침범된 다리의 밀기 단계 동안 발바닥굽힘을 일으키는 것도 하나의 방법일 수 있다. 이런 경우, 적응성 움직임에는 기능적 비정상이나 구조적 비정상이 존재하지 않는다. 이와 다른 방법으로, 유각기에 있는 비침범된 다리의 엉덩관절, 무릎관절 및 발목관절의 굽힘을 증가시키는 것이다. 적응을 보이는 다리는 기능적 손상과 구조적 손상을 갖지 않는다. 유각기 다리의 상대적 단축을 일으키는 다른 방법은 엉덩관절을 올림하거나 휘돌림하는 것이다. 이들 각 보상작용은 보행을 가능하게 만들지만, 정상 보행보다는 높은 에너지 요구를 필요로 한다.

보행 질환의 치료 (Treatment of Gait Disorders)

물론, 보행의 정확한 평가와 분석은 정상 보행과 비정상 보행의 기능을 이해할 때 필수적이다. 이것은 우리가 클리닉에서 볼 수 있는 보행 질환의 치료 방법만큼 중요하다. 다행스럽게도 신경근육계 손상이나 구조적 손상을 감당할 수 있는 외적 지지를 제공하거나 기능이 최적화 되도록 환자의 보행 패턴을 수정할 수 있는 많은 전략들이 존재한다. 아래의 단락은 보행 치료에 흔히 적용되는 일반적인 전략에 대해 간단히 설명할 것이다.

보조장비(Assistive Devices)

대부분의 사람들은 보조장비(목말, 지팡이, 워커)를 사용하지 않고 걷는 것은 선호한다. 그러나 하지 골절, 치유중인 뼈가 완전 체중부하를 피해야 하는 경우, 또는 균형 문제가 있는 경우, 그리고 근육 결손이나 관절 통증을 보상해야 할 경우에는 이런 장비가 종종 필요할 수 있다. 손의 힘 작용점이 엉덩관절 축과의 수직거리가 길기 때문에, 손의 작은 힘으로도 선 자세에 대해 커다란 균형 모멘트를 생성한다는 10장의 내용을 상기해 보자. 여러분은 지팡이 사용과 그와 관련된 그림이 있는 10장의 내용을 지금 검토해 보자. 지팡이는 침범쪽 엉덩관절에 작용하는 힘을 줄이도록 일반적으로 건측에 사용되어 왔는데, 그 이유는 엉덩관절 축에서 떨어진 손에서 위로 향하는 힘이 제공될 경우에는, 한발지지기 동안 상체의 체중에 균형을 맞추기 위해 침범된 쪽의 벌림근의 힘이 더 작게 작용해야 하기 때문이다. Krebs 등은 절구에 가해지는 접촉 압박력을 측정할 수 있는 인공 넙다리뼈머리 보조기를 사용하여 압박력 감소에 대한 지팡이의 효과를 검사했다.[128] 인공 넙다리뼈머리에는 13개의 매우 예민한 센서 변환기가 달려 있었다. 보조 없는 보행에 비해, 지팡이 보조 보행 시 절구 접촉 압박력의 크기는 1개 센서 변환기에서 28%가 감소되었고, 다른 변환기에서 40% 감소되었다. 엉덩관절의 압박력 감소는 보조없이 이루어진 보행의 EMG 진폭의 감소와 일치했다. 그들은 반대쪽 지팡이 사용이 기저면을 증가시킬 뿐만 아니라, 침범쪽 엉덩관절에 가해지는 근육의 힘과 지면 반응력을 감소시켰다는 결론을 내렸다. 엉덩관절 벌림근의 힘이 감소되었고, 큰볼기근의 활동이약 45% 감소되었다. 반대쪽 지팡이의 사용은 골관절염 환자의 무릎을 통과하는 힘을 줄이는 것으로 확인되었다.[129] 중요한 것은 지팡이를 통해 감당하는 무게량이 크면 클수록, 입각기쪽 다리의 무릎을 통과하는 힘이 줄어든다는 점이다.

환측 팔이 침범되었기 때문에, Brown이 건측 팔로 4점 지팡이를 사용했던 것을 상기해 보자. 그녀에게 있어서 가장 중요한 목표는 관절 압박력을 줄이는 것이 아니라, 균형과 안정성을 얻는 것이었다. 뇌졸중 환자가 지팡이를 사용하는 또 다른 장점은 그 지팡이가 지면에 추가적인 지지점을 제공하여 안정성을 높인다는 것이다.

보조기(Orthoses)

보행 시 보조기(예: 무릎 부목, 발목발 보조기[AFO], 신발용 보조기[인솔])의 기능은 보행의 역학을 변화시키는 것이다. 보조기는 정상 정렬을 지지하고, 원하지 않는 움직임을 막아주고, 변형을 예방하고, 원치 않는 힘이나 모멘트를 줄여주고, 또 관절 파워를 증강시키기 위해 이용된다.[130–133] 비록 보조기에 대한 전반적인 거론이 이 책의 범위를 벗어났지만, 학생들은 보행의 역학적 지식과 함께 다양한 보조기의 효과를 추론할 수 있다. 모든 보조기의 목적은 가능하면 정상적인 역학을 허용하면서 원치 않는 움직임이나 힘을 줄이거나 예방하는 것이다. 예를 들어, 뇌성마비아동이 근육의 경직에 의해 심한 발바닥굽힘을 보이고 있다면, 어떤 사람은 뇌성마비아동의 발바닥굽힘이 제한되길 원할 것이다. 그러나, 그렇게 했을 때, 어떤 사람은 밀기 단계 동안 발바닥굽힘근(A2)에 의한 에너지 생성 활동이 장려되는 것을 선호할 수 있다. 어떤 종류의 보조기가 단단한 재질로 만들어져 발목의 움직임을 허용하지 않을지라도, 많은 경첩의 디자인이 후방 차단을 사용하여 과도한 발바닥굽힘을 막을 수 있고, 종말입각기 때 발목의 발등굽힘을 허용한다. 그러므로, 뇌성마비아동은 발바닥굽힘을 통해 어느 정도 파워를 발생할 수 있다. 뇌졸중 환자의 경우에는, 엉덩관절, 무릎관절 및 발목관절의 움직임을 돕는 탄성 밴드를 보조기에 적용하여 에너지 비용을 줄일 수 있었다.[134] 오늘날의 탄소섬유-스프링 발목-발 보조기와 탄소섬유 무릎-발목-발 보조기는 에너지를 저장하는데 최적화되어 있고, 스포츠 이벤트의 수행 뿐만 아니라 보행을 향상시킬 수 있다.

절단환자에 대한 의수족의 디자인과 제조기법이 상당한 발전되었다. 비록 이 책의 범위를 벗어나지만, 의지(prosthese)는 무겁고 상대적으로 덜 가동적인 단순한 경첩성 의지에서 전자적으로 제어될 수 있는 경량의 탄소섬유와 티타늄으로 만들어지고, 3축이면서 다관절의 형태로 변화되었다. 새로운 접근 방식은 의지의 신경 제어를 통해 신경근육계과 뼈대계를 통합시키는 쪽으로 이루어지고 있다. 사실, 의족를 착용하고 있는 절단환자들은 육안으로 쉽게 알아볼 수 없는 비교적 정상에 가까운 보행 패턴을 보이고 있다.

환자 적용 14-8

입각기 동안 적절한 지지 모멘트를 제공하고, 유각기 때 발 떨어짐을 막기 위해 Brown에게 처방된 발목-발 보조기를 상기해 보자. 만약 보조기가 너무 강직되어 있다면, 종말입각기 동안 A2-S 밀기 단계를 달성하지 못할 수도 있다. 두 가지 선택이 고려되어야 한다: (1) 경첩형 보조기(밀기 단계를 제한하는) - 발등굽힘을 제한하지 않고 발바닥굽힘만 10° 제한하는; (2) 유연한 발목-발 보조기 - 제한된 발등굽힘과 발바닥굽힘의 ROM만 허용한다.

Brown의 경우에는 보조기의 사용이 일시적일 것이라는 희망 때문에, 유연한 보조기가 선택되었다. 보행 재교육은 퇴원시 근력의 향상으로 보조기 없이 이루어지는 점진적 훈련을 포함시켰다. Brown은 실외에서만 AFO를 사용했다. 그녀의 안정성이 향상됨에 따라, 4점 지팡이에서 일자형 지팡이로 발전할 수 있었다. 그녀가 퇴원하고 외래로 치료받으려 왔을 때, 그녀의 보행속도는 0.55 m/s이었다.

보행 재교육(Gait Retraining)

비록 보조장비와 보조기가 많은 종류의 환자에게 보행의 생체역학을 향상시키는데 효과적으로 나타났지만, 그들의 의도는 그 사람 고유의 보행 특성을 변화시키기보다는 보행 결손(예를 들어, 부가적인 구조적 지지나 하지의 재정렬함으로써)을 조정하는 것이다. 이것과 달리, 보행의 재교육 방법은 보행 수행을 최적화하기 위해 1개 이상의 보행 결점을 직접 변화시키는 것에 목표를 둔다. 놀랍게도, 통증이나 기능장애를 가진 많은 사람들은 이미 건강관리 전문가의 도움 없이도 기능을 향상시키는 보행의 보상작용을 보이고 있다. 이들 보상작용의 대부분은 무의식적으로 수행되고, 만약 발의 과도한 엎침과 같이 장애가 가볍다면, 그 사람은 자신의 보행패턴이 이상하다는 것을 인지하지 못할 수도 있다. 그러나 대부분의 보상은 에너지 비용의 증가를 초래하고 신체의 다른 구조에 과도한 스트레스를 초래할 수 있다.[135]

보행 재교육의 가장 일반적인 목표는 보행을 정상화하는 것이다. 예를 들어, 걸음 길이의 감소는 뇌졸중, 파킨슨병, 그리고 앞십자인대 파열 등과 같은 근육뼈대계 손상을 포함한 많은 환자에서 흔한 볼 수 있는 현상이다. 이것은 보행 속도

뿐만 아니라, 전반적인 보행의 대칭성에도 영향을 미친다. 따라서, 구두지시나 시각 지시(예를 들어, 지면에 선을 긋고 그 위를 걷도록 하는)를 통한 걸음 길이를 증가시키려는 시도는 이들 환자를 위한 전반적인 치료의 중요한 구성 요소를 제시하는 것이다. 몇몇 예에서, 근육이나 관절이 이들 변화를 달성할 수 있도록 외적 도움을 필요로 한다. 예를 들어, 뇌졸중과 같은 일부 신경학적 질환의 경우에, 임상가는 보행 중에 청각이나 시각적 피드백을 통해 1개 이상 근육의 활동을 환자게 알려주는 EMG 생체피드백 시스템을 사용할 수 있다. EMG 생체피드백 훈련이 뇌졸중 환자의 보행을 향상시킬 수 있다는 근거들이 존재한다.[136]

척수손상에 의해 양측 하지마비를 가진 환자의 경우, 대부분은 장족보조기를 착용하고 목발 보행을 한다. 보행의 형태로 볼 때, 몸통과 상지 근육으로 모든 보행을 수행하고, 정상인보다 훨씬 많은 에너지를 소모하게 된다. 결과적으로, 기능적 전기자극은 마비된 하지 근육을 활성화시킬 목적으로 제공하고, 보행을 위해 에너지를 만든다. 그러나 기능적 전기 자극에 의한 유도되는 보행의 에너지 비용은 여전히 정상보행보다 높을 것이다.[137] 새로운 선택은 다리에 착용할 수 있는 웨어러블 기법인 전동 로봇 외골계 장비이며, 이것은 정상 보행을 할 수 없는 약증이나 마비를 가진 환자에게 지상보행을 할 수 있도록 관절 움직임을 제어하는 장치를 가지고 있다.[138] 전동 외골격 장비(Powered exoskeleton)는 재활 훈련 도구로써 사용되어 왔지만, 등뼈 척수손상 환자를 위한 보조장비로 사용되는 가정용 버전도 개발되었다. 지난 10년간 보행 재교육을 위한 기술 응용 분야에서 큰 발전하고 있으며, 비용을 절감하고 접근성을 높이는 방법이 현재 연구중에 있다.

손상의 위험을 증가시키는 비정상의 힘이 존재할 때, 이런 비정상의 힘을 줄이는 시도로서 1개 이상의 보행 변수를 변화시키는 것도 종종 필요하다. 이런 경우, 그 환자는 비정상의 운동형상학적 변수나 운동역학적 변수를 정상처럼 보이도록 재교육받아야 한다. 예를 들어, 높은 수직 하중 비율은 달리기 손상의 형성에 중요한 역할을 하는 것으로 알려져 있고, 발 닿기 패턴 변화, 온걸음 길이의 증가와 감소, 또는 초기 접지기 때의 무릎관절 굽힘 증가 등과 같은, 달리기의 요소를 수정하거나 환자가 더 가볍게 달릴 수 있도록 교육시켜 왔다.[139–141] 달리기 수행의 실시간 생체피드백을 이용한 많은 연구(예, Crowell과 Davis)가 수행되어 왔고, 달리기의 측정값들이 훈련에 의해 효율적으로 수정될 수 있었음을 확인했다.[142]

무릎 골관절염을 위한 보행 수정은 관심을 받는 분야로서 현재 많은 연구가 이루어지고 있다. 달리기 선수의 재교육과 유사하게, 무릎 골관절염을 위한 보행 수정의 목표는 운동형상학적 변수의 비정상 변화를 교정함으로써 무릎관절에 걸리는 하중(특히, 내적 무릎 벌림근 모멘트)을 변화시키는 것이다. 몸통의 동측 옆굽힘과 발의 회전(보각의 변화) 등과 같은 이마면 값의 변화는 벌림근 모멘트를 줄이는 능력 때문에 많은 관심을 받았다.[143,144] 몸통의 옆굽힘이나 보각의 증가가 정상값보다 100% 이상 증가되었고, 용량–반응이 확인되었다; 즉, 더 커다란 변화가 무릎 하중을 더 크게 감소시켰다.[125] 이런 집단을 대상으로한 보행 수정의 장기적 효과를 연구하는 최근의 임상 시도는 통증이나 기능과 같은, 좋은 임상적 결과를 달성할 수 있었다.[44,145] 실험실에서는 수정된 변수에 순간적인 시각 자극을 제공할 수 있는 실시간 생체피드백 기법이 자주 사용되고 있지만, 여전히 임상시설은 표준 벽 거울과 같이, 단순하고 저렴한 방법이 이용하고 있다.[146,147]

요약(SUMMARY)

- 많은 연구자의 노력 결실로, 인간의 로코모션에 대한 우리의 현재 지식이 폭넓어지고 있다. 그러나, 보행은 복잡한 주제이며, 더 많은 연구를 통해 운동형상학적 변수와 운동역학적 변수를 정의하고 측정하는 방법을 표준화시킬 필요가 있고, 임상 시설에서도 사용할 수 있는 저렴하면서 신뢰성이 높은 보행 분석 장비의 개발이 필요하고, 또 아동과 노인의 보행에서 운동형상학과 운동역학에 관련된 지식을 크게 증대시킬 필요가 있다.
- 보행 변수를 정량화하는데 사용되는 장비와 방법의 표준화와 이런 변수를 설명하는데 사용되는 용어의 표준화는 문헌에서 발견되는 현재의 혼동을 제거하고, 여러 연구자들의 연구 결과를 보다 정확하게 비교할 수 있도록 만든다. 몇몇 표준화가 동작분석 시스템을 제조하는 회사에 의해 제공되었다: 결과적으로, 비슷한 시스템을 사용한 연구자들은 동일한 규칙을 사용하게 된다.
- 최근 모바일 기술의 발전으로 실험실 밖이나 실제 상황에서도 보행을 쉽게 평가할 수 있게 되었다(물론, 실험실 기반 시스템만 정확하지 않지만). 웨어러블 센서 기술도 최근 몇 년간 크게 향상되었으며, 온라인 알고리즘 처리와 연계된 자이로스코프와 가속도계를 통합한 시스템은 실시간 바이오 피드백 기능으로 보행을 정확하게 평가

할 수 있게 되었다. 부가적으로, 무료 이용이 가능한 소프트웨어도 온걸음 길이, 보행 속도 및 2차원 운동형상학 등과 같은 간단한 변수를 빠른 계산할 수 있도록 허용한다. 이런 방법은 환자의 상태를 객관적으로 평가하고 전반적인 변화를 감지하는 간단한 수단을 제공한다. 걸음 길이의 증가와 걸음 기간의 감소가 정상 보행 패턴으로 가는 환자의 진전을 기록하는데 이용될 수 있다: 그러나 정상 보행 패턴이 많은 환자에게 적절하지 않을 수도 있다. 비록 많은 운동 전문가들이 재활 초기 단계에서 정상 보행에 목표를 두는 것이 가장 좋겠지만, 결손을 보상하기 위해 자신의 유연성을 그 사람이 사용할 수 있는지를 확인하는 것도 중요하다. 자동화된 보행 분석 컴퓨터 프로그램은 특정 대상자나 환자에 관련된 모든 운동형상학적 변수와 운동역학적 보행 변수에 대한 정보를 임상가에게 제공할 수 있다. 그러나, 연구자나 임상가는 환자의 이익을 위해 정보를 해석하고 사용할 수 있도록 정상 보행의 운동형상학과 운동역학에 대한 충분한 지식을 가지고 있어야 한다.

- 보행 분석의 목적은 기준과 그들의 원인으로부터 얼마나 어떻게 편위되는지를 확인하는 것이다. 일단 원인이 확인되면, 수행을 향상시키고, 비정상 스트레스를 제거하거나 줄이고, 또 에너지 소비를 감소시킬 수 있는 교정 작용이 가능할 수 있다. 가끔 신발의 리프트를 사용하여 다리 길이를 균일하게 하거나 또는 엉덩관절, 무릎관절 또는 발목관절의 힘이나 유연성을 증가시키는 운동 프로그램을 개발함으로써 교정 방법을 간단하게 할 수 있다. 다른 예의 경우에는 교정 작용은 부목, 지팡이 또는 목발과 같은 보조장비의 사용을 필요할 수 있다. 그러나 비정상 보행의 복잡성에 대한 지식과, 비정상 보행 패턴을 감지하고 이들 편위의 원인을 결정하는 능력은 정상 구조와 기능의 지식을 바탕으로 이루어져야 한다. 인체 자세의 연구와 마찬가지로, 사람의 보행에 대한 연구는 구조와 기능의 상호의존성을 보여주고, 사람이 할 수 있는 다양한 자세와 보행을 보여주고 있다.

학습 문제(STUDY QUESTIONS)

1. 정상 보행의 입각기가 차지하는 기간은 보행주기에서 어느 정도인가? 보행속도의 증가가 입각기의 시간에 어떤 영향을 주는가?
2. 보행주기의 몇 %가 이중지지기에 해당되는가? 이중지지기가 보행속도의 증가와 감소에 의해 어떻게 영향을 받는가?
3. 보행주기의 입각기와 유각기를 세분화해 보자.
4. 보행주기의 어떤 기간에서 무릎관절의 최대 굽힘이 일어나는가?
5. 무릎관절, 엉덩관절 및 발목관절에서 정상 보행에 요구되는 최대 굽힘과 폄의 값은 무엇인가?
6. 정상 보행, 달리기, 그리고 계단 보행을 비교하고, 이때 요구되는 무릎관절, 엉덩관절 및 발목관절의 전체 가동범위는 얼마나 되는가?
7. 내적 모멘트와 외적 모멘트의 차이점은 무엇인가?
8. 지지 모멘트의 개념은 무엇이고, 어떤 주요 근육군이 담당하는가?
9. 초기접지기 때 발목관절, 무릎관절 및 엉덩관절에 작용하는 모멘트는 무엇인가?
10. 입각기 때 무릎에서 일어나는 내적 모음근 모멘트를 무엇이 주로 담당하는가?
11. 정상 보행에서 뒤넙다리근의 역할은 무엇인가? 뒤넙다리근은 지지나 파워에 기여하는가?
12. 보행에서 양의 일을 하는 주요 근육군은 무엇이고, 그들의 기여가 보행주기의 어느 시기에 일어나는가?
13. 왜 정상 보행속도보다 빠른 보행속도가 에너지 비용을 더 증가시키고, 또 정상 보행속도보다 느린 보행속도도 왜 에너지 비용을 더 증가시키는가?
14. 긴 이중지지기가 왜 에너지 소비의 증가를 초래하는가?
15. 정상 보행 동안 넙다리네갈래근의 역할은 무엇인가?
16. 정상 보행 동안 발바닥굽힘근의 기능은 무엇인가?
17. 정상 보행 동안 발등굽힘근의 기능은 무엇인가?
18. 상지의 스윙 운동이 정상 보행 동안 어떻게 몸통, 골반 및 하지에 관련되는가?
19. 달리기 때 근육 작용과 평지 보행시 근육작용을 비교해 보자.
20. 만약 그 사람의 발바닥굽힘근이 약하다면, 보행과 달리기 때 무슨 일이 일어나는지를 설명해 보자. 어떤 보상작용이 일어날 것으로 기대되는가?

참고문헌(REFERENCES)

1. Sutherland D: The evolution of clinical gait analysis. Part I: Kinesiological EMG. Gait Posture 14:61, 2001.
2. Sutherland D: The evolution of clinical gait analysis. Part II: Kinematics. Gait Posture 16:159, 2002.
3. Rowe P, Myles C, Walker C, et.al: Knee joint kinematics in gait and other functional activities measured using flexible electrogoniometry: How much knee motion is sufficient for normal daily life? Gait Posture 12:143, 2000.
4. Rose J, Gamble J: Human Walking, 2nd ed. Philadelphia, PA: Williams & Wilkins, 1994.
5. Winter D: Biomechanics of normal and pathological gait: Implications for understanding human locomotor control. J Motor Behav 21:337, 1989.
6. Halliday S, Winter D, Frank J, et.al: The initiation of gait in young, elderly, and Parkinson's disease subjects. Gait Posture 8:8, 1998.
7. Sparrow W, Tirosh O: Gait termination: A review of experimental methods and the effects of ageing and gait pathologies. Gait Posture 22:362, 2005.
8. Lewis J, Freisinger G, Pan X, et.al: Changes in lower extremity peak angles, moments and muscle activations during stair climbing at different speeds. J Electromyogr Kinesiol 25:982, 2015.
9. Fino P, Lockhart TE: Required coefficient of friction during turning at self-selected slow, normal, and fast walking speeds. J Biomech 47:1395, 2014.
10. Patla A, Prentice S, Robinson C, et.al: Visual control of locomotion: Strategies for changing direction and for going over obstacles. J Exp Psychol 17:603, 1991.
11. Patla A, Rietdyk S: Visual control of limb trajectory over obstacles during locomotion: Effect of obstacle height and width. Gait Posture 1:45, 1993.
12. Sparrow W, Shinkfield A, Chow S, et.al: Gait characteristics in stepping over obstacles. Hum Mov Sci 15:605, 1996.
13. Begg R, Sparrow W, Lythgo N: Time-domain analysis of foot.ground reaction forces in negotiating obstacles. Gait Posture 7:99, 1998.
14. Alexander N, Schwameder H: Lower limb joint forces during walking on the level and slopes at different inclinations. Gait Posture 45:137, 2016.
15. Winter D: The biomechanics and motor control of human movement, 2nd ed. New York, NY: John Wiley & Sons Inc, 1991.
16. Finley F, Cody K: Locomotive characteristics of urban pedestrians. Arch Phys Med Rehabil 51:423, 1970.
17. Kadaba M, Ramakrishnan H, Wootten M: Measurement of lower extremity kinematics during level walking. J Orthop Res 8:383, 1990.
18. Oberg T, Karznia A, Oberg K: Basic gait parameters: Reference data for normal subjects 10.79 years of age. J Rehabil Res Dev 30:210, 1993.
19. Larsson L, Odenrick P, Sandlund B, et.al: The phases of stride and their interaction in human gait. Scand J Rehabil Med 12:107, 1980.
20. Lamoreaux L: Kinematic measurements in the study of human walking. Bull Prosthet Res 10:3, 1971.
21. Murray M: Gait as a total pattern of movement. Am J Phys Med 46:290, 1967.
22. Murray M, Drought A, Kory R: Walking patterns of normal men. J Bone Joint Surg Am 46:335, 1964.
23. Crowinshield R, Brand R, Johnston R: Effects of walking velocity and age on hip kinematics and kinetics. Clin Orthop Relat Res 132:140, 1978.
24. Wernick J, Volpe R: Lower extremity function. In Valmassy R (ed). Clinical biomechanics of the lower extremities. St. Louis, MO: CV Mosby, 1996.
25. Soderberg G, Gavel R: A light emitting diode system for the analysis of gait. Phys Ther 58:4, 1978.
26. Herschler C, Milner M: Angle-angle diagrams in the assessment of locomotion. Am J Phys Med 59:3, 1980.
27. Lafortune M, Cavanagh P, Sommer H, et.al: Three-dimensional kinematics of the human knee during walking. J Biomech 25:347, 1992.
28. Ferrarello F, Bianchi V, Baccini M, et.al: Tools for observational gait analysis in patients with stroke: A systematic review. Phys Ther 93:1673, 2013.
29. McGinley J, Goldie P, Greenwood K, et.al: Accuracy and reliability of observational gait analysis data: Judgments of push-off in gait after stroke. Phys Ther 83:146, 2003.
30. Zhao D, Banks S, Mitchell K, et.al: Correlation between the knee adduction torque and medial contact force for a variety of gait patterns. J Orthop Res 25:789, 2007.
31. Eng J, Winter D: Kinetic analysis of the lower limbs during walking: What information can be gained from a three dimensional model? J Biomech 28:753, 1995.
32. Waters R, Mulroy S: The energy expenditure of normal and pathologic gait. Gait Posture 9:207, 1999.
33. Farris DJ, Hampton A, Lewek MD, et.al: Revisiting the mechanics and energetics of walking in individuals with chronic hemiparesis following stroke: From individual limbs to lower limb joints. J Neuroeng Rehabil 12:24, 2015.
34. Winter D, Eng J, Isshac M: A review of kinetic parameters in human walking. In Craik R, Otis C, (eds).Gait analysis: Theory and application. St. Louis, MO: Mosby-Year Book, 1994.
35. Shiavi R: Electromyographic patterns in adult locomotion: A comprehensive review. J Rehabil Res Dev 22:85, 1985.
36. Kadaba M, Ramakrishnan H, Wootten M, et.al: Repeatability of kinematic, kinetic and electromyographic data in normal adult gait. J Orthop Res 7:849, 1989.
37. Winter D, Yack H: EMG profiles during normal walking: Stride to stride and inter-subject variability. Electroenceph Clin Neurophys 67:402, 1987.
38. Zajac F, Neptune R, Kautz S: Biomechanics and muscle coordination of human walking. Part I: Introduction to concepts, power transfer, dynamics and simulations. Gait Posture 16:215, 2002.
39. Thelen DG, Won Choi K, and Schmitz AM: Co-simulation of neuromuscular dynamics and knee mechanics during human walking. J Biomech Eng 136:021033, 2014.
40. Kinney AL, Besier TF, D'Lima DD, et.al: Update on grand challenge competition to predict in vivo knee loads. J Biomech Eng 135:021012, 2013.
41. Perry J, Garrett M, Gronley J, et.al: Classification of walking handicap in the stroke population. Stroke 26:982, 1995.
42. Hunt A, Smith R, Torode M, et.al: Inter-segment foot motion and ground reaction forces over the stance phase of walking. Clin Biomech 16:592, 2001.
43. Katoh Y, Chao E, Laughman R, et.al: Biomechanical analysis of foot function during gait and clinical applications. Clin Orthop Relat Res 177:23, 1983.
44. Hunt M, Takacs J: Effects of a 10-week toe-out gait modification intervention in people with medial knee osteoarthritis: A pilot, feasibility study. Osteoarthritis Cartilage 22:904, 2014.
45. Bennell KL, Bowles KA, Wang Y, et.al: Higher dynamic medial knee load predicts greater cartilage loss over 12 months in medial knee osteoarthritis. Annals Rheum Dis 70:1770, 2011.
46. Winter D, Patla A, Frank J, et.al: Biomechanical walking pattern changes in the fit and healthy elderly. Phys Ther 70:340, 1990.
47. Rattanaprasert U, Smith R, Sullivan M, et.al: Three-dimensional kinematics of the forefoot, rearfoot, and leg without the function of tibialis posterior in comparison with normals during stance. Clin Biomech 14:14, 1999.
48. Winter D, Quanbury A, Reimer G: Analysis of instantaneous energy of normal gait. J Biomech 9:253, 1976.
49. Donelan J, Li Q, V. N, et.al: Biomechanical energy harvesting: Generating electricity during walking with minimal user effort. Science 319:807, 2008.
50. Olney S, Monga T, Costigan P: Mechanical energy of walking of stroke patients. Arch Phys Med Rehabil 67:92, 1986.
51. Winter D: The biomechanics and motor control of human gait: Normal, elderly and pathological, 2nd ed. Waterloo, ON: Waterloo Biomechanics, 1991.

52. Kleissen R, Litjens M, Baten C, et.al: Consistency of surface EMG patterns obtained during gait from three laboratories using standardized measurement technique. Gait Posture 6:200, 1997.
53. Khanmohammadi R, Talebian S, Hadian MR, et.al: Characteristic muscle activity patterns during gait initiation in the healthy younger and older adults. Gait Posture 43:148, 2016.
54. Elble R, Cousins R, Leffler K, et.al: Gait initiation by patients with lower-half parkinsonism. Brain 119:1705, 1996.
55. Hase K, Stein R: Analysis of rapid stopping during human walking. J Neurophysiol 80:255, 1998.
56. Hesse S, Reiter F, Jahnke M, et.al: Asymmetry of gait initiation in hemiparetic stroke subjects. Arch Phys Med Rehabil 78:719, 1997.
57. Thorstensson A, Nilsson J, Carlson H, et.al: Trunk movements in human locomotion. Acta Physiol Scand 121:9, 1984.
58. Krebs D, Wong D, Jevsevar D, et.al: Trunk kinematics during locomotor activities. Phys Ther 72:505, 1992.
59. Stokes V, Andersson C, Forssberg H: Rotational and translational movement features of the pelvis and thorax during adult human locomotion. J Biomech 22:43, 1989.
60. Hirasaki E, Moore S, Raphan T, et.al: Effects of walking velocity on vertical head and body movements during locomotion. Exp Brain Res 127:117, 1999.
61. White S, McNair P: Abdominal and erector spinae muscle activity during gait: The use of cluster analysis to identify patterns of activity. Clin Biomech 17:177, 2002.
62. Basmajian J: Muscles Alive, 4th ed. Baltimore, MD: Williams & Wilkins, 1979.
63. Hogue R: Upper extremity muscle activity at different cadences and inclines during normal gait. Phys Ther 49:9, 1969.
64. Yizhar Z, Boulos S, Inbar O, et.al: The effect of restricted arm swing on energy expenditure in healthy men. Int J Rehabil Res 32:115, 2009.
65. Dietz V, Fouad K, Bastiaanse C: Neuronal coordination of arm and leg movements during human locomotion. Eur J Neurosci 14:1906, 2001.
66. Wannier T, Bastiaanse C, Colombo G, et.al: Arm to leg coordination in humans during walking, creeping and swimming activities. Exp Brain Res 141:375, 2001.
67. Warabi T, Kato M, Kiriyama K, et.al: Treadmill walking and overground walking of human subjects compared by recording sole. floor reaction force. Neurosci Res 53:343, 2005.
68. Hollman JH, Watkins MK, Imhoff AC, et.al: A comparison of variability in spatiotemporal gait parameters between treadmill and overground walking conditions. Gait Posture 43:204, 2016.
69. Greig C, Butler F, Skelton D, et.al: Treadmill walking in old age may not reproduce the real life situation. J Am Geriatr Soc 41:15, 1993.
70. Riley P, Paolini G, Croce U, et.al: A kinematic and kinetic comparison of overground and treadmill walking in healthy subjects. Gait Posture 26:17, 2007.
71. Alton F, Baldey L, Caplan S, et.al: A kinematic comparison of overground and treadmill walking. Clin Biomech 13:434, 1998.
72. Lee H, Hidler J: Biomechanics of overground versus treadmill walking in healthy individuals. J Appl Physiol 104:747, 2008.
73. Pearce M, Cunningham D, Donner A: Energy cost of treadmill and floor walking at self-selected paces. Eur J Appl Physiol Occup Physiol 52:115, 1983.
74. Parvataneni K, Ploeg L, Olney S, et.al: Kinematic, kinetic and metabolic parameters of treadmill versus overground walking in healthy older adults. Clin Biomech 24:95, 2009.
75. Rylander J, Shu B, Favre J, et.al: Functional testing provides unique insights into the pathomechanics of femoroacetabular impingement and an objective basis for evaluating treatment outcome. J Orthop Res 31:1461, 2013.
76. McFadyen BJ, Winter DA: An integrated biomechanics analysis of normal stair ascent and descent. J Biomech 21:733, 1988.
77. Protopapadaki A, Drechsler W, Cramp M, et.al: Hip, knee, ankle kinematics and kinetics during stair ascent and descent in healthy young individuals. Clin Biomech 22:203, 2007.
78. Costigan P, Deluzio K, Wyss U: Knee and hip kinetics during normal stair climbing. Gait Posture 16:31, 2002.
79. Salsich G, Brechter J, Powers C: Lower extremity kinetics during stair ambulation in patients with and without patellofemoral pain. Clin Biomech 16:906, 2001.
80. Nuber G: Biomechanics of the foot and ankle during gait. Clin Sports Med 7:1, 1988.
81. Novacheck T: The biomechanics of running. Gait Posture 7:77, 1998.
82. Almeida MO, Davis IS, Lopes AD: Biomechanical differences of footstrike patterns during running: A systematic review with meta-analysis. J Orthop Sports Phys Ther 45:738, 2015.
83. Taunton J, Ryan M, Clement D, et.al: A retrospective case-control analysis of 2002 running injuries. Br J Sports Med 36:95, 2002.
84. van der Worp H, Vrielink JW, Bredeweg SW: Do runners who suffer injuries have higher vertical ground reaction forces than those who remain injury-free? A systematic review and meta-analysis. Br J Sports Med 50:450, 2016.
85. Lyght M, Nockerts M, Kernozek T, et.al: Effects of footstrike and step frequency on Achilles tendon stress during running. J Appl Biomech 2016.
86. Lieberman DE, Venkadesan M, Werbel WA: Footstrike patterns and collision forces in habitually barefoot versus shod runners. Nature 463:531, 2010.
87. Cioni G, Duchini F, Milianti B, et.al: Differences and variations in the patterns of early independent walking. Early Hum Dev 35:193, 1993.
88. Rose-Jacobs R: Development of gait at slow, free, and fast speeds in 3 and 5 year old children. Phys Ther 63:1251, 1983.
89. Foley C, Quanbury A, Steinke T: Kinematics of normal child locomotion.A statistical study based upon TV data. J Biomech 12:1, 1979.
90. Sutherland D, Olshen R, Cooper L, et.al: The development of mature gait. J Bone Joint Surg Am 62:336, 1980.
91. Beck R, Andriacchi T, Kuo K, et.al: Changes in the gait patterns of growing children. J Bone Joint Surg Am 63:1452, 1981.
92. Hillman S, Stansfield B, Richardson A, et.al: Development of temporal and distance parameters of gait in normal children. Gait Posture 29:81, 2009.
93. Blanke D, Hageman P: Comparison of gait of young men and elderly men. Phys Ther 69:144, 1989.
94. Rothstein J, Roy S, Wolf S: The rehabilitation specialist's handbook, 2nd ed. Philadelphia, PA: FA Davis, 1998.
95. Prudham D, Evans J: Factors associated with falls in the elderly: A community study. Age Ageing 10:141, 1981.
96. Overstall P, Exton-Smith A, Imms F, et.al: Falls in the elderly related to postural imbalance. Br Med J 1:261, 1977.
97. Maly M, Costigan P, Olney S: Self-efficacy mediates walking performance in older adults with knee osteoarthritis. J Gerontol A Biol Sci Med Sci 62:1142, 2007.
98. Himann J, Cunningham D, Rechnitzer P, et.al: Age-related changes in speed of walking. Med Sci Sport Exer 20:161, 1988.
99. Kerrigan D, Todd M, Della Croce U, et.al: Bio-mechanical gait alterations independent of speed in the healthy elderly: Evidence for specific limiting impairments. Arch Phys Med Rehabil 79:317, 1998.
100. Mueller M, Minor S, Schaaf J, et.al: Relationship of plantar-flexor peak torque and dorsiflexion range of motion to kinetic variables during walking. Phys Ther 75:684, 1995.
101. Lord S, Lloyd D, Nirui M, et.al: The effect of exercise on gait patterns in older women: A randomized controlled trial. J Gerontol A Biol Sci Med Sci 51:M64, 1996.
102. Connelly D, Vandervoort A: Effects of detraining on knee extensor strength and functional mobility in a group of elderly women. J Orthop Sports Phys Ther 26:340, 1997.
103. Kuo A: Energetics of actively powered locomotion using the simplest walking model. J Biomech Eng 124:113, 2002.
104. Mian O, Thom J, Ardigo L, et.al: Metabolic cost, mechanical work, and efficiency during walking in young and older men. Acta Physiol (Oxf) 186:127, 2006.

105. Dean J, Alexander N, Kuo A: The effect of lateral stabilization on walking in young and old adults. IEEE Trans Biomed Eng 54:1919, 2007.
106. Pang M, Eng J, Dawson A: Relationship between ambulatory capacity and cardiorespiratory fitness in chronic stroke: Influence of stroke-specific impairments. Chest 127:495, 2005.
107. Ashe M, Eng J, Miller W, et.al: Disparity between physical capacity and participation in seniors with chronic disease. Med Sci Sport Exer 39:1139, 2007.
108. Michael K, Allen J, Macko R: Reduced ambulatory activity after stroke: The role of balance, gait, and cardiovascular fitness. Arch Phys Med Rehabil 86:1552, 2005.
109. Haeuber E, Shaughnessy M, Forrester L, et.al: Accelerometer monitoring of home- and community-based ambulatory activity after stroke. Arch Phys Med Rehabil 85:1997, 2004.
110. Newman A, Simonsick E, Naydeck B, et.al: Association of long-distance corridor walk performance with mortality, cardiovascular disease, mobility limitation, and disability. JAMA 295:2018, 2006.
111. Turner C, Robling A: Designing exercise regimens to increase bone strength. Exerc Sport Sci Rev 31:45, 2003.
112. Lau R, Pang M: An assessment of the osteogenic index of therapeutic exercises for stroke patients: Relationship to severity of leg motor impairment. Osteoporos Int 20:979, 2009.
113. Oberg T, Karsznia A, Oberg K: Joint angle parameters in gait: Reference data for normal subjects, 10.79 years of age. J Rehabil Res Dev 31:199, 1994.
114. Kerrigan D, Todd M, Della Croce U: Gender differences in joint biomechanics during walking: Normative study in young adults. Am J Phys Med Rehabil 77:2, 1998.
115. Teixeira-Salmela L, Nadeau S, Mcbride I, et.al: Effects of muscle strengthening and physical conditioning training of temporal, kinematic and kinetic variables during gait in chronic stroke survivors. J Rehabil Med 33:53, 2001.
116. Kaufman K, LS. M, DH S: Gait asymmetry in patients with limb-length inequality. J Pediatr Orthop 16:144, 1996.
117. Song K, Halliday S, Little D: The effect of limb-length discrepancy on gait. J Bone Joint Surg Am 79:1690, 1997.
118. Clement D, Taunton J, Smart G, et.al: A survey of overuse running injuries. Phys Sportsmed 9:5, 1981.
119. Scandalis T, Bosak A, Berliner J, et.al: Resistance training and gait function in patients with Parkinson's disease. Am J Phys Med Rehabil 80:38, 2001.
120. Winter D: Biomechanics of below knee amputee gait. J Biomech 21:361, 1988.
121. Olney S, MacPhail H, Hedden D, et.al: Work and power in hemiplegic cerebral palsy gait. Phys Ther 70:431, 1990.
122. Kottink A, Oostendorp L, Buurke J, et.al: The orthotic effect of functional electrical stimulation on the improvement of walking in stroke patients with a dropped foot: A systematic review. Artif Organs 28:577, 2004.
123. Bethoux F, Rogers HL, Nolan KJ, et.al: Long-term follow-up to a randomized controlled trial comparing peroneal nerve functional electrical stimulation to an ankle foot orthosis for patients with chronic stroke. Neurorehabil Neural Repair 29:911, 2015.
124. Teixeira L, Olney S: Relationships between alignment, kinematic and kinetic measures of the knee of osteoarthritic elderly subjects in level walking. Clin Biomech 11:126, 1996.
125. Hunt M, Simic M, Hinman R, et.al: Feasibility of a gait retraining strategy for reducing knee joint loading: Increased trunk lean guided by real-time biofeedback. J Biomech 44:943, 2011.
126. Mills K, Hunt M, Ferber R: Biomechanical deviations during level walking associated with knee osteoarthritis: A systematic review and meta-analysis. Arthritis Care Res 65:1643, 2013.
127. Gussoni M, Margonato V, Ventura R, et.al: Energy cost of walking with hip impairment. Phys Ther 70:295, 1990.
128. Krebs D, Robbins C, Lavine L, et.al: Hip biomechanics during gait. J Orthop Sports Phys Ther 28:51, 1998.
129. Simic M, Bennell K, Hunt M, et.al: Contralateral cane use and knee joint load in people with medial knee osteoarthritis: The effect of varying body weight support. Osteoarthritis Cartilage 19:1330, 2011.
130. Crenshaw S, Pollo F, Calton E: Effects of lateral-wedged insoles on kinetics at the knee. Clin Orthop Rel Res 375:185, 2000.
131. Finger S and Paulos L: Clinical and biomechanical evaluation of the unloading brace. J Knee Surg 15:155, 2002.
132. Maly M, Culham E, Costigan P: Static and dynamic biomechanics of foot orthoses in people with medial compartment knee osteoarthritis. Clin Biomech 17:603, 2002.
133. Ounpuu S, Bell K, Davis R, et.al: An evaluation of the posterior leaf spring orthosis using joint kinematics and kinetics. J Pediatr Orthop 16:378, 1996.
134. Thijssen D, Paulus R, van Uden C, et.al: Decreased energy cost and improved gait pattern using a new orthosis in persons with long-term stroke. Arch Phys Med Rehabil 88:181, 2007.
135. Takacs J, Kirkham A, Perry F, et.al: Lateral trunk lean gait modification increases the energy cost of treadmill walking in those with knee osteoarthritis. Osteoarthritis Cartilage 22:203, 2014.
136. Stanton R, Ada L, Dean C, et.al: Biofeedback improves activities of the lower limb after stroke: A systematic review. J Physiother 57:145, 2011.
137. Marsolais E, Edwards B: Energy costs of walking and standing with functional neuromuscular stimulation and long leg braces. Arch Phys Med Rehabil 69:243, 1988.
138. Louie D, Eng J, Lam T: Gait speed using powered robotic exoskeletons after spinal cord injury: A systematic review and correlational study. J Neuroeng Rehabil 12:82, 2015.
139. Bredeweg S, Kluitenberg B, Bessem B, et.al: Differences in kinetic variables between injured and noninjured novice runners: A prospective cohort study. J Sci Med Sport 16:205, 2013.
140. Napier C, Cochrane C, Taunton J, et.al: Gait modifications to change lower extremity gait biomechanics in runners: A systematic review. Br J Sports Med 49:1382, 2015.
141. Zadpoor A, Nikooyan A: The relationship between lower-extremity stress fractures and the ground reaction force: A systematic review. Clin Biomech 26:23, 2011.
142. Crowell H, Davis I: Gait retraining to reduce lower extremity loading in runners. Clin Biomech 26:78, 2011.
143. Simic M, Hunt M, Bennell K, et.al: Trunk lean gait modification and knee joint load in people with medial knee osteoarthritis: The effect of varying trunk lean angles. Arthritis Care Res 64:1545, 2012.
144. Simic M, Wrigley T, Hinman R, et.al: Altering foot progression angle in people with medial knee osteoarthritis: The effects of varying toe-in and toe-out angles are mediated by pain and malalignment. Osteoarthritis Cartilage 21:1272, 2013.
145. Shull P, Silder A, Shultz R, et.al: Six-week gait retraining program reduces knee adduction moment, reduces pain, and improves function for individuals with medial compartment knee osteoarthritis. J Orthop Res 31:1020, 2013.
146. Barrios J, Crossley K, Davis I: Gait retraining to reduce the knee adduction moment through real-time visual feedback of dynamic knee alignment. J Biomech 43:2208, 2010.
147. Hunt M, Takacs J, Hart K, et.al: Comparison of mirror, raw video, and real-time visual biofeedback for training toe-out gait in individuals with knee osteoarthritis. Arch Phys Med Rehabil 95:1912, 2014.

색인
Index

로마자

C

K

L

P

T

한국어

ㄱ

ㄹ

ㅁ

ㅈ

ㅊ

ㅋ